查舜　陈杨　邵英　主编

云南省死因监测数据集

YUNNANSHENG SIYIN JIANCE SHUJUJI

2018

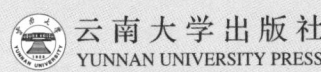

云南大学出版社
YUNNAN UNIVERSITY PRESS

图书在版编目（CIP）数据

云南省死因监测数据集.2018 / 查舜，陈杨，邵英
主编. —— 昆明：云南大学出版社，2020
ISBN 978-7-5482-4177-5

Ⅰ.①云… Ⅱ.①查… ②陈… ③邵… Ⅲ.①卫生监
测—检测系统—死亡—统计数据—云南—2018 Ⅳ.
①R195.4

中国版本图书馆CIP数据核字（2020）第215166号

策划编辑：赵红梅
责任编辑：王　颖
封面设计：刘　雨

云南省死因监测数据集

YUNNANSHENG SIYIN JIANCE SHUJUJI

查舜　陈杨　邵英　主编

出版发行：云南大学出版社
印　　装：昆明理煜印务有限公司
开　　本：787mm×1092mm　1/16
印　　张：37.5
字　　数：594千
版　　次：2021年3月第1版
印　　次：2021年3月第1次印刷
书　　号：ISBN 978-7-5482-4177-5
定　　价：96.00元

社　　址：昆明市一二一大街182号（云南大学东陆校区英华园内）
邮　　编：650091
电　　话：（0871）65033244　65031071
E-mail：market@ynup.com

若发现本书有印装质量问题，请与印厂联系调换，联系电话：0871-64167045。

编委名单：

昆明市

杨　昭（昆明市）江家云（五华区）王睿翊（盘龙区）张云先（官渡区）杨跃高（西山区）
俞　宸（东川区）姜佳波（呈贡区）李明珠（晋宁区）赵会联（安宁市）卢翠玲（富民县）
黄文斌（宜良县）段　能（嵩明县）李成艳（石林县）潘庆葵（禄劝县）朱亚华（寻甸县）

昭通市

马东琼（昭通市）陈　会（昭阳区）朱晓蕾（水富市）马文瑶（鲁甸县）计智琼（巧家县）
安　心（镇雄县）李　萍（彝良县）刘志颖（威信县）龚　春（盐津县）马勋梅（大关县）
曾志会（永善县）黄光学（绥江县）

曲靖市

孔虹倩（曲靖市）丁鹏俊（麒麟区）卢翃章（沾益区）张文斌（马龙区）王树文（富源县）
刘曼青（罗平县）满　勋（师宗县）唐欣然（陆良县）李　静（会泽县）沈菜芬（宣威市）

玉溪市

魏如清（玉溪市）赵明洪（红塔区）史伊冉（江川区）杨春琼（通海县）周红云（澄江县）
姜万祥（华宁县）周永斌（易门县）金自萍（峨山县）殷文学（新平县）张坤平（元江县）

保山市

邓　丽（保山市）杨善华（隆阳区）朱海燕（施甸县）李亚丹（腾冲市）杨福娣（龙陵县）
杨绍杰（昌宁县）

楚雄彝族自治州

李中平（楚雄州）仇剑芝（楚雄市）杨兆寿（双柏县）工淑兰（牟定县）段和平（南华县）
罗洪晟（姚安县）杨　波（大姚县）杨晓平（永仁县）邓绍宗（元谋县）李淑华（武定县）
毕志梅（禄丰县）

红河哈尼族彝族自治州

唐秀维（红河州）余　伟（个旧市）张　燕（开远市）张燕梅（蒙自市）段尚梅（弥勒市）
余仕碧（元阳县）白福塔（红河县）李　琴（绿春县）高　霞（石屏县）刘　怡（建水县）
戴　丽（泸西县）冯　伟（屏边县）李　雁（金平县）姚　倩（河口县）

文山壮族苗族自治州

李永杰（文山州）害极宁（文山市）刘细方（砚山县）袁　丽（西畴县）　胡美欣（麻栗坡县）
恩荣林（马关县）朱　芳（丘北县）蒙礼正（广南县）何莉华（富宁县）

普洱市

唐　颖（普洱市）夏聃荣（思茅区）赵桂兰（宁洱县）蔡思曼（墨江县）龚　晨（景东县）
陈　波（景谷县）王　毅（镇沅县）罗　路（江城县）李红梅（澜沧县）岩　若（孟连县）
刘丽萍（西盟县）

西双版纳傣族自治州

陈　萍（版纳州）马春跃（景洪市）杨梓艺（勐海县）牛晓文（勐腊县）

大理白族自治州

陈　玲（大理州）杨　彤（大理市）张丽娟（漾濞县）张建荣（祥云县）蔡文娟（宾川县）
孙海欧（弥渡县）吕　雪（巍山县）刘一桂（南涧县）马再伟（永平县）赵玉娥（云龙县）
杨刘佳（洱源县）李四元（剑川县）吴玉蓉（鹤庆县）

德宏傣族景颇族自治州

高右东（德宏州）董学书（芒　市）张翰茹（瑞丽市）刘淑红（陇川县）陈晓凤（盈江县）
方永兴（梁河县）

丽江市

王恭汉（丽江市）崔舒静（古城区）白丽和（玉龙县）金德良（永胜县）卢国春（华坪县）
李国强（宁蒗县）

怒江州

陈　轩（怒江州）和映山（兰坪县）范晓丽（福贡县）李艳梅（贡山县）周应美（泸水市）

迪庆藏族自治州

杜晓霞（迪庆州）杨丽（香格里拉市）刘春梅（维西县）取　追（德钦县）

临沧市

胡　红（临沧市）李天玺（临翔区）李新婷（云县）赵家美（凤庆县）陈云富（永德县）
杨　凤（镇康县）俸世元（双江县）郭　蕾（耿马县）李红兰（沧源县）

云南省疾控中心

肖义泽　宋　欣　郑克勤　杨永芳　许　雯　成会荣　唐　娴
邵　英　杨希良　朱秋艳　高　娇　闫雪晶　余秋丽　秦明芳
陈　杨　任思颖　朱云芳　石青萍　杨沧江　文洪梅

目　录

第一章

概　述

人群死亡水平和死因分布是反映一个地区居民健康状况的重要指标，综合反映人群健康水平的期望寿命、去死因死亡寿命、早死概率等指标的测算基础也是死亡登记或死因监测信息。我省自 2003 年开展死因监测工作，当时国家级死因监测点仅有 6 个，为玉溪市红塔区和通海县、怒江傈僳族自治州兰坪县、西双版纳傣族自治州勐腊县、文山壮族苗族自治州广南县、大理白族自治州祥云县，监测人口达 258 万，约占全省人口的 5.5%。2013 年，国家级死因监测点扩大到 25 个县，为西双版纳州的勐腊县，保山市的龙陵县、隆阳区和腾冲市，楚雄州的楚雄市、大姚县和南华县，大理州的巍山县和祥云县，德宏州的梁河县、芒市和瑞丽市，红河州的个旧市、蒙自市和弥勒市，丽江市的玉龙县，怒江州的兰坪县，普洱市的景东县、思茅区和镇沅县，文山州的广南县、玉溪市的红塔区和通海县、昭通市的水富市和绥江县，监测人口达 1038 万，约占全省人口的 22.17%。2018 年，我省死因监测已覆盖全省 129 个县，死因数据质量大幅提升，具有了省级和州市级的代表性，故编制《云南省死因监测数据集 2018》，供各级各类公共卫生专业人员查询使用。

第二章

数据来源

一、人口资料

本数据集统计的人口为中国疾病预防控制中心"人口死亡信息登记管理系统"中记录的云南省内各州市 2018 年常住人口。

表 2-1 云南省 2018 年地区别、年龄别常住人口数

年龄	全省			城市			农村		
（岁）	男性	女性	合计	男性	女性	合计	男性	女性	合计
0 -	298210	265195	563405	90108	81625	171733	208102	183570	391672
1 -	1136698	1002981	2139679	353428	318924	672352	783270	684057	1467327
5 -	1584402	1440883	3025285	483578	440136	923714	1100824	1000747	2101571
10 -	1545262	1372371	2917633	477793	434149	911942	1067469	938222	2005691
15 -	1864797	1674993	3539790	659073	608972	1268045	1205724	1066021	2271745
20 -	2262958	2141110	4404068	813998	783794	1597792	1448960	1357316	2806276
25 -	1841123	1686792	3527915	650541	627486	1278027	1190582	1059306	2249888
30 -	1923593	1725103	3648696	704696	638788	1343484	1218897	1086315	2305212
35 -	2353515	2064740	4418255	867971	769615	1637586	1485544	1295125	2780669
40 -	2252234	1996430	4248664	803883	726068	1529951	1448351	1270362	2718713
45 -	2464482	2255512	4719994	877573	808872	1686445	1586909	1446640	3033549
50 -	1175875	1095680	2271555	421340	396856	818196	754535	698824	1453359
55 -	1233278	1209086	2442364	450758	454011	904769	782520	755075	1537595
60 -	915342	892337	1807679	331991	322895	654886	583351	569442	1152793
65 -	724738	743561	1468299	251684	256608	508292	473054	486953	960007
70 -	583317	612680	1195997	212777	217613	430390	370540	395067	765607
75 -	404523	454405	858928	148884	158480	307364	255639	295925	551564
80 -	249093	308795	557888	91631	103545	195176	157462	205250	362712
85 -	95588	153296	248884	35368	52009	87377	60220	101287	161507
合计	24909028	23095950	48004978	8727075	8200446	16927521	16181953	14895504	31077457

注：

城市地区共 33 个：五华区、盘龙区、西山区、官渡区、呈贡区、东川区、晋宁区、安宁市、楚雄市、红塔区、江川区、个旧市、蒙自市、弥勒市、开远市、瑞丽市、芒市、文山市、昭阳区、水富市、临翔区、思茅区、景洪市、隆阳区、腾冲市、沾益区、麒麟区、宣威市、马龙区、大理市、香格里拉市、古城区、泸水市。

农村地区共 96 个：昌宁县、施甸县、龙陵县、师宗县、陆良县、会泽县、罗平县、富源县、景东县、景谷县、墨江县、宁洱县、镇沅县、江城县、孟连县、西盟县、澜沧县、麻栗坡县、富宁县、马关县、丘北县、砚山县、西畴县、广南县、巧家县、盐津县、镇雄县、大关县、绥江县、彝良县、鲁甸县、永善县、威信县、永德县、凤庆县、双江县、沧源县、云县、耿马县、镇康县、兰坪县、贡山县、福贡县、永平县、鹤庆县、弥渡县、巍山县、漾濞县、云龙县、祥云县、南涧县、宾川县、洱源县、剑川县、玉龙县、华坪县、永胜县、宁蒗县、双柏县、武定县、南华县、禄丰县、姚安县、牟定县、大姚县、永仁县、元谋县、易门县、华宁县、新平县、峨山县、澄江县、元江县、通海县、禄劝县、富民县、宜良县、寻甸县、嵩明县、石林县、红河县、元阳县、屏边县、石屏县、建水县、泸西县、金平县、绿春县、河口县、盈江县、陇川县、梁河县、勐腊县、勐海县、德钦县、维西县。

二、死亡资料

本数据集的死亡数据来自中国疾病预防控制中心"人口死亡信息登记管理系统"中常住地址为云南省境内，死亡时间为 2018 年 1 月 1 日至 2018 年 12 月 31 日的死亡个案。个案导出时间为 2019 年 3 月 31 日。

表 2-2　云南省 2018 年地区别、年龄别死亡数

年龄（岁）	全省			城市			农村		
	男性	女性	合计	男性	女性	合计	男性	女性	合计
0 -	2650	1938	4588	878	619	1497	1772	1319	3091
1 -	1127	962	2089	299	242	541	828	720	1548
5 -	580	383	963	136	90	226	444	293	737
10 -	668	339	1007	181	90	271	487	249	736
15 -	1420	612	2032	371	191	562	1049	421	1470
20 -	1913	704	2617	560	171	731	1353	533	1886
25 -	2531	835	3366	728	266	994	1803	569	2372
30 -	3877	1139	5016	1101	308	1409	2776	831	3607
35 -	5319	1500	6819	1436	428	1864	3883	1072	4955
40 -	8612	2533	11145	2433	768	3201	6179	1765	7944
45 -	11499	3935	15434	3625	1240	4865	7874	2695	10569
50 -	14629	5776	20405	4386	1819	6205	10243	3957	14200
55 -	12549	5304	17853	4014	1759	5773	8535	3545	12080
60 -	17848	8511	26359	5679	2747	8426	12169	5764	1793
65 -	19521	10866	30387	6408	3475	9883	13113	7391	20504
70 -	22340	15393	37733	7151	4735	11886	15189	10658	25847
75 -	26181	20720	46901	8878	6676	15554	17303	14044	31347
80 -	26752	25981	52733	9352	8667	18019	17400	17314	34714
85 及以上	25458	33152	58610	9675	11544	21219	15783	21608	37391
合计	205474	140583	346057	67291	45835	113126	138183	94748	232931

三、统计分析方法

（一）死亡数

本数据集中的死亡数为各地在"人口死亡信息登记管理系统"中登记报告的数据。

（二）死亡率

死亡率的计算公式为：

$$死亡率 = 死亡数／人口数 \times 100000／10 万$$

在性别死亡率、年龄死亡率中，相应的死亡数分别为某性别死亡数、某年龄组死亡数，相应的人口数分别为某性别人口数、某年龄组人口数。在死因别死亡率中，相应的死

亡数为因某类死因死亡数，人口数与计算死亡时的人口数相同。

（三）标化死亡率

标化死亡率的计算公式为：

$$标化死亡率 = \frac{\sum nP_x \cdot nM_x}{\sum nP_x}$$

式中，nP_x 是标准人口的年龄别人口数，nM_x 为待标化人口的年龄别死亡率，n 为各年龄组间距，x 为各年龄组起始年龄。

本数据集使用的标准人口数据为我国 2010 年第六次人口普查获得的各年龄组人口数，不分性别。

（四）0 岁组死亡率

$$0\ 岁组死亡数 = \frac{0\ 岁组死亡数}{0\ 岁组人口数} \times 1000‰$$

（五）三大类疾病

三大类疾病的定义和相应的 ICD－10 编码范围如下：

第一大类：传染病、母婴疾病及营养缺乏性疾病

包括以下几类疾病：

传染病和寄生虫病（A00－B99）；

某些感染性疾病：包括脑炎类（G00－G04），中耳炎（H65－H66），急性上呼吸道感染（J00－J06），流行性感冒和肺炎（J10－J18），其他急性下呼吸道感染（J20－J22），女性盆腔器官部分炎性疾病（N70－N73）；

营养缺乏性疾病：包括部分甲状腺疾病（E00－E02），营养性贫血（D50－D53），贫血（D64.9），营养不良（E40－E46）和其他营养缺乏（E50－E64）；

妊娠、分娩和产褥期并发症（O00－O99）；

起源于围生期的某些情况（P00－P96）。

第二大类：慢性非传染性疾病（简称慢性病）

包括以下几类疾病：

肿瘤：恶性肿瘤（C00－C97），其他肿瘤（D00－D48）；

血液造血器官及免疫疾病（D50－D89，不包括 D50－D53、D64.9）；

内分泌营养和代谢疾病（E00－E90，不包括 E00－E02，E40－E64）；

精神障碍（F00－F99）；

神经系统疾病（G00－G99，不包括 G00－G04）；

循环系统疾病（I00－I99）；

呼吸系统疾病（J00－J99，不包括 J00－J22）；

消化系统疾病（K00－K93）；

泌尿生殖系统疾病（N00 – N99，不包括 N70 – N73）；

先天畸形变性和染色体异常（Q00 – Q99）；

其他疾病：眼和附器疾病（H00 – H59，不包括 H00），耳和乳突疾病（H60 – H95，不包括 H65 – H66），皮肤和皮下组织疾病（L00 – L99），肌肉骨骼和结蹄组织疾病（M00 – M99）。

第三大类：伤害（V01 – Y89）

其他疾病：死因诊断不明疾病（R00 – R99）。

第三章

地区别、 性别、 年龄别、 死因别 死亡数

表 3－1　2018 年云南省死因别、年龄别死亡数（城乡合计、男女合计）

疾病编码	疾病名称	总计	年龄组（岁）																			不详
			0－	1－	5－	10－	15－	20－	25－	30－	35－	40－	45－	50－	55－	60－	65－	70－	75－	80－	85 及以上	
U000	全死因	297936	3349	1464	798	913	1671	2194	2855	4118	5757	9443	13306	17475	15117	22563	26345	32799	40743	45944	51082	－
U001	I.传染病、母婴疾病和营养缺乏性疾病	17350	2171	293	115	55	77	117	177	281	414	609	723	778	622	875	979	1302	1817	2477	3468	－
U002	A.传染病和寄生虫病	5984	127	88	62	28	45	78	125	213	327	479	559	547	433	546	507	495	518	443	364	－
U003	1.结核病	1775	2	1	4	3	18	31	40	62	97	124	153	164	140	211	208	178	188	104	47	－
U004	2.性传播疾病	37	－	－	－	－	－	－	1	2	－	2	1	7	5	6	3	1	5	2	2	－
U005	a.梅毒	5	－	－	－	－	－	－	－	－	－	－	－	1	－	1	－	－	2	－	1	－
U006	b.衣原体病	3	－	－	－	－	－	－	－	－	－	－	－	－	－	－	1	－	2	－	－	－
U007	c.淋病	5	－	－	－	－	－	－	－	－	－	1	－	1	－	1	－	－	－	1	1	－
U008	d.其他	24	－	－	－	－	－	－	1	2	－	1	1	5	5	4	2	1	1	1	－	－
U009	3.艾滋病	831	1	2	－	－	－	14	38	82	129	156	142	80	47	29	35	32	19	22	20	－
U010	4.腹泻性疾病	116	12	12	3	3	1	－	－	－	－	2	4	3	11	3	9	7	17	12	3	－
U011	5.好发于儿童期的疾病	38	3	－	1	1	1	－	－	3	3	2	4	3	3	4	2	3	4	2	3	－
U012	a.百日咳	－	－	－	－	－	－	－	－	－	－	－	－	－	－	－	－	－	－	－	－	－
U013	b.脊髓灰质炎及后遗症	－	－	－	－	－	－	－	－	－	－	－	－	－	－	－	－	－	－	－	－	－
U014	c.白喉	1	－	－	1	－	－	－	－	－	－	－	－	－	－	－	－	－	－	－	－	－
U015	d.麻疹	－	－	－	－	－	－	－	－	－	－	－	－	－	－	－	－	－	－	－	－	－
U016	e.破伤风	37	3	－	－	－	－	－	－	3	3	2	4	3	3	4	2	3	4	2	1	－
U017	6.脑膜炎	286	35	19	26	15	12	11	10	10	6	17	10	14	9	15	19	13	24	12	9	－
U018	7.乙型肝炎	1459	3	－	1	1	2	5	13	25	50	104	155	200	149	182	136	136	124	93	81	－
U019	丙型肝炎	86	－	－	－	－	－	－	2	2	14	14	25	10	7	2	3	7	－	－	－	－
U020	8.疟疾	3	－	－	－	－	－	－	－	－	－	1	－	－	－	1	－	－	－	1	－	－
U021	9.热带病	55	－	－	－	－	－	－	－	－	－	3	4	2	3	5	8	12	5	8	5	－
U022	a.锥虫病	－	－	－	－	－	－	－	－	－	－	－	－	－	－	－	－	－	－	－	－	－
U023	b.南美锥虫病	1	－	－	－	－	－	－	－	－	－	－	－	－	－	－	－	－	－	1	－	－
U024	c.血吸虫病	54	－	－	－	－	－	－	－	－	－	3	4	2	3	5	8	12	5	7	5	－
U025	d.利什曼病	－	－	－	－	－	－	－	－	－	－	－	－	－	－	－	－	－	－	－	－	－
U026	e.淋巴性丝虫病	－	－	－	－	－	－	－	－	－	－	－	－	－	－	－	－	－	－	－	－	－
U027	f.盘尾丝虫病	－	－	－	－	－	－	－	－	－	－	－	－	－	－	－	－	－	－	－	－	－
U028	10.麻风病	15	－	－	－	－	－	－	－	－	－	－	－	1	1	2	3	1	2	2	3	－
U029	11.登革热	－	－	－	－	－	－	－	－	－	－	－	－	－	－	－	－	－	－	－	－	－
U030	12.流行性乙型脑炎	2	－	－	－	－	－	－	－	－	－	1	－	1	－	－	－	－	－	－	－	－
U031	13.沙眼	－	－	－	－	－	－	－	－	－	－	－	－	－	－	－	－	－	－	－	－	－
U032	14.肠线虫感染	3	－	－	－	－	－	－	－	－	－	－	－	1	－	－	－	－	－	－	2	－

续表

疾病编码	疾病名称	总计	年龄组（岁）																		不详
			0 –	1 –	5 –	10 –	15 –	20 –	25 –	30 –	35 –	40 –	45 –	50 –	55 –	60 –	65 –	70 –	75 –	80 –	85 及以上	
U033	a. 蛔虫病	–	–	–	–	–	–	–	–	–	–	–	–	–	–	–	–	–	–	–	–	–
U034	b. 鞭虫病	–	–	–	–	–	–	–	–	–	–	–	–	–	–	–	–	–	–	–	–	–
U035	c. 钩虫病	1	–	–	–	–	–	–	–	–	–	–	–	–	–	–	–	–	–	–	–	–
U036	d. 其他	2	–	–	–	–	–	–	–	–	–	–	–	–	–	–	–	–	–	–	–	–
U037	其他传染病	1277	74	54	27	6	12	16	23	25	28	55	59	62	57	89	81	105	130	180	194	–
U038	B. 呼吸系统感染	7968	394	158	39	25	23	27	35	42	58	111	137	213	166	303	412	704	1116	1646	2359	–
U039	1. 下呼吸道感染	7886	392	151	38	25	22	26	35	42	56	110	137	213	163	300	406	692	1104	1634	2340	–
U040	2. 上呼吸道感染	79	2	7	1	–	1	1	–	–	2	1	–	1	3	3	6	12	11	12	18	–
U041	3. 中耳炎	3	–	–	–	–	–	–	–	–	1	–	–	–	–	–	–	–	1	–	1	–
U042	C. 妊娠、分娩和产褥期并发症	68	–	–	–	–	3	7	15	20	13	5	5	–	–	–	–	–	–	–	–	–
U043	1. 孕产妇出血	17	–	–	–	–	2	2	5	2	5	1	–	–	–	–	–	–	–	–	–	–
U044	2. 产妇败血症	3	–	–	–	–	–	–	1	1	–	1	–	–	–	–	–	–	–	–	–	–
U045	3. 妊娠高血压综合征	4	–	–	–	–	–	1	–	1	2	–	–	–	–	–	–	–	–	–	–	–
U046	4. 梗阻性分娩	–	–	–	–	–	–	–	–	–	–	–	–	–	–	–	–	–	–	–	–	–
U047	5. 流产	9	–	–	–	–	–	2	3	3	1	–	–	–	–	–	–	–	–	–	–	–
U048	其他	33	–	–	–	–	2	1	7	11	5	4	4	–	–	–	–	–	–	–	–	–
U049	D. 起源于围生期的情况	1679	1634	39	4	–	–	–	–	–	–	–	–	–	–	–	–	–	–	–	–	–
U050	1. 出生低体重	357	350	7	–	–	–	–	–	–	–	–	–	–	–	–	–	–	–	–	–	–
U051	2. 出生产伤和窒息	1004	979	20	3	–	–	–	–	–	–	–	–	–	–	–	–	–	–	–	–	–
U052	其他	318	305	12	1	–	–	–	–	–	–	–	–	–	–	–	–	–	–	–	–	–
U053	E. 营养缺乏	1650	16	8	10	2	6	4	2	5	16	13	22	18	23	26	60	103	183	388	745	–
U054	1. 蛋白质 – 能量营养不良	1239	11	4	7	1	4	4	1	–	8	4	11	13	9	11	26	61	142	322	600	–
U055	2. 碘缺乏	2	–	–	–	–	–	–	–	–	–	–	–	–	–	–	–	–	–	1	1	–
U056	3. 维生素 A 缺乏病	–	–	–	–	–	–	–	–	–	–	–	–	–	–	–	–	–	–	–	–	–
U057	4. 缺铁性贫血	176	3	1	1	1	–	–	–	5	8	8	7	3	7	11	22	27	25	18	35	–
U058	其他营养缺乏症	233	2	3	2	–	2	–	1	–	–	1	4	2	7	4	12	15	16	47	109	–
U059	II. 慢性非传染性疾病	245566	791	487	272	331	578	767	1162	1984	3220	6082	9581	13710	12507	19434	23510	29620	36759	40946	43825	–
U060	A. 恶性肿瘤	41133	39	35	84	108	147	172	292	499	814	1740	2894	4168	3784	5593	5478	5003	4611	3422	2190	–
U061	1. 唇、口腔和咽恶性肿瘤	752	–	–	–	–	3	3	13	11	19	43	76	89	80	97	82	89	50	47	48	–
U062	2. 食道癌	1546	–	–	–	–	2	2	6	3	6	47	102	186	182	296	229	197	165	83	40	–
U063	3. 胃癌	3926	–	–	–	–	1	6	17	35	58	122	212	321	353	536	551	531	524	389	270	–
U064	4. 结直肠癌	3400	–	1	2	2	5	16	18	30	58	93	170	243	252	409	522	478	458	404	239	–
U065	5. 肝癌	6543	3	5	3	4	4	15	27	73	192	422	632	847	700	919	808	668	572	407	241	–

续 表

疾病编码	疾病名称	总计	年龄组（岁）																			不详
			0 –	1 –	5 –	10 –	15 –	20 –	25 –	30 –	35 –	40 –	45 –	50 –	55 –	60 –	65 –	70 –	75 –	80 –	85及以上	
U066	6. 胰腺癌	1022	–	–	–	3	6	1	4	6	9	28	64	92	88	159	133	136	149	95	58	–
U067	7. 肺癌	11241	–	–	–	3	6	14	10	54	127	318	623	1034	992	1639	1699	1593	1432	1042	655	–
U068	8. 皮肤癌	290	–	–	–	–	–	4	1	4	6	18	16	20	18	26	24	36	33	41	43	–
U069	9. 乳腺癌	981	–	–	–	–	1	1	4	28	50	74	157	162	118	126	91	62	49	31	27	–
U070	10. 子宫颈癌	948	–	–	–	–	–	5	6	24	38	76	121	182	104	120	94	78	48	34	18	–
U071	11. 子宫体癌	456	–	–	–	–	2	1	2	4	8	23	45	72	62	58	52	39	35	22	10	–
U072	12. 卵巢癌	297	–	–	–	–	2	1	2	3	8	16	34	45	39	41	32	29	23	14	8	–
U073	13. 前列腺癌	554	–	–	–	–	–	–	–	–	–	1	4	9	13	34	52	82	115	142	102	–
U074	14. 膀胱癌	598	–	–	–	–	–	1	4	1	2	7	15	25	25	52	77	82	99	116	92	–
U075	15. 淋巴瘤与多发性骨髓瘤	889	3	7	5	6	9	9	23	18	28	34	76	65	92	124	117	103	88	61	21	–
U076	16. 白血病	1341	15	38	36	51	69	49	70	75	60	96	93	113	87	128	114	89	82	51	25	–
U077	其他	6349	18	43	37	41	45	46	81	124	139	323	454	663	579	829	791	711	689	443	293	–
U078	B. 其他肿瘤	514	4	8	5	4	3	8	7	10	21	27	30	43	37	58	58	51	55	55	30	–
U079	C. 糖尿病	6283	–	3	1	1	7	9	20	28	65	115	215	384	371	628	806	920	1012	910	789	–
U080	D. 内分泌紊乱	1433	45	30	12	10	16	19	15	30	41	54	63	77	76	77	98	137	154	192	287	–
U081	E. 神经系统和精神障碍疾病	6116	39	79	68	70	87	115	141	132	189	243	260	295	209	243	305	472	651	993	1525	–
U082	1. 单相精神抑郁	48	–	–	–	2	2	3	3	2	2	2	4	6	3	1	4	5	1	5	2	–
U083	2. 双相情感障碍	16	–	–	–	–	1	–	–	–	–	5	5	1	1	1	–	2	–	–	–	–
U084	3. 精神分裂症	357	–	–	1	1	3	16	18	12	30	23	28	38	24	26	33	31	27	31	15	–
U085	4. 癫痫症	618	10	12	11	20	24	44	56	41	52	60	48	71	35	29	18	32	21	19	15	–
U086	5. 酒精使用所致精神障碍	360	–	–	–	–	2	9	9	20	30	50	66	56	31	36	22	13	9	4	3	–
U087	6. 阿尔次海默病和其他痴呆	2282	–	–	–	–	–	–	5	4	5	8	11	23	30	44	87	172	325	604	958	–
U088	7. 帕金森病	183	–	–	–	–	–	–	–	–	–	3	3	6	6	12	26	36	19	41	30	–
U089	8. 多发性硬化	3	1	–	–	–	–	–	–	–	–	–	–	–	–	–	–	–	–	–	2	–
U090	9. 药物使用所致精神障碍	139	–	–	–	–	4	7	14	12	25	28	18	14	5	5	2	–	2	1	2	–
U091	10. 创伤后应激障碍	–	–	–	–	–	–	–	–	–	–	–	–	–	–	–	–	–	–	–	–	–
U092	11. 强迫症	–	–	–	–	–	–	–	–	–	–	–	–	–	–	–	–	–	–	–	–	–
U093	12. 惊恐障碍	–	–	–	–	–	–	–	–	–	–	–	–	–	–	–	–	–	–	–	–	–
U094	13. 失眠症	–	–	–	–	–	–	–	–	–	–	–	–	–	–	–	–	–	–	–	–	–
U095	14. 偏头痛	6	–	1	3	–	–	–	–	–	–	1	–	1	–	–	–	–	–	–	–	–
U096	15. 由于药募引起的精神发育障碍	24	–	1	–	3	–	3	3	3	3	3	3	–	–	–	2	–	–	–	–	–
U097	其他	2034	28	64	54	43	48	36	33	36	43	65	73	76	70	84	109	171	234	280	487	–
U098	F. 感官疾病	20	–	–	1	–	–	–	–	1	–	1	1	4	–	2	2	2	1	2	2	–

续 表

疾病编码	疾病名称	总计	0-	1-	5-	10-	15-	20-	25-	30-	35-	40-	45-	50-	55-	60-	65-	70-	75-	80-	85及以上	不详
U099	1. 青光眼	-	-	-	-	-	-	-	-	-	-	-	-	-	-	-	-	-	-	-	-	-
U100	2. 白内障	2	-	-	-	-	-	-	-	-	-	-	-	-	-	-	-	1	-	-	1	-
U101	3. 与年龄有关的视觉障碍	-	-	-	-	-	-	-	-	-	-	-	-	-	-	-	-	-	-	-	-	-
U102	4. 成年开始的听力损失	-	-	-	1	-	-	-	-	-	-	-	-	-	-	-	-	1	1	-	1	-
U103	其他	18	-	1	1	-	-	-	-	-	-	1	1	4	-	2	2	1	2	2	1	-
U104	G. 心血管疾病	116990	37	32	27	37	165	236	407	750	1237	2494	3968	5838	5515	8548	11042	14490	18675	20951	22541	-
U105	1. 风湿性心脏病	3896	-	-	-	-	9	9	11	26	40	62	120	203	188	306	405	524	599	674	720	-
U106	2. 高血压及并发症	12928	1	-	1	2	2	11	20	47	72	172	312	454	492	805	1066	1600	2191	2635	3046	-
U107	3. 缺血性心脏病	32480	-	-	1	3	37	54	125	256	421	777	1257	1661	1589	2432	2897	3821	4788	5649	6712	-
U108	4. 脑血管病	57336	1	4	9	8	73	101	176	289	526	1174	1874	2994	2795	4291	5798	7476	9636	10246	9865	-
U109	5. 炎性心脏病	1673	8	5	9	6	13	13	22	38	38	75	101	121	95	123	162	145	197	214	288	-
U110	其他	8143	25	21	5	17	28	46	53	92	128	218	286	385	322	536	658	873	1184	1452	1814	-
U111	H. 主要呼吸系统疾病	49706	40	42	14	18	27	46	53	110	156	306	619	1034	1056	2394	3675	6243	8997	11568	13308	-
U112	1. 慢性阻塞性肺疾病	45019	3	4	1	2	2	13	18	52	85	210	454	816	878	2104	3326	5705	8305	10756	12278	-
U113	2. 哮喘	1742	1	1	-	1	2	3	8	11	14	17	32	45	59	93	153	243	307	361	391	-
U114	其他	2945	36	37	13	15	16	30	27	47	57	79	133	173	119	197	196	295	385	451	639	-
U115	I. 主要消化系统疾病	15421	96	48	15	19	31	52	106	255	501	808	1119	1335	1036	1323	1370	1522	1739	1947	2099	-
U116	1. 消化性溃疡	2454	-	1	-	-	4	7	15	34	45	86	104	155	146	198	242	291	351	381	394	-
U117	2. 肝硬化	5243	1	2	2	3	4	19	43	137	307	500	682	771	547	560	503	418	344	234	174	-
U118	3. 阑尾炎	140	1	2	2	-	-	-	2	2	6	3	9	7	7	10	16	15	21	19	17	-
U119	其他	7575	95	45	13	18	21	26	47	82	141	219	324	400	335	555	608	797	1023	1312	1514	-
U120	J. 主要泌尿生殖系统疾病	5406	8	9	10	15	31	56	75	111	147	216	314	415	340	457	516	582	691	674	739	-
U121	1. 肾炎和肾病	4787	8	8	10	15	29	52	74	107	140	208	293	382	308	425	464	510	597	552	605	-
U122	2. 前列腺增生	96	-	-	-	-	-	-	-	-	-	-	-	1	2	-	6	11	19	21	35	-
U123	其他	523	-	1	-	-	2	4	1	4	7	8	21	32	30	31	46	61	75	101	99	-
U124	K. 皮肤病	222	4	3	-	3	2	1	4	3	4	6	10	8	10	10	15	22	21	38	58	-
U125	L. 肌肉骨骼和结缔组织疾病	1370	3	4	5	9	20	19	11	27	20	50	65	88	59	94	140	166	148	191	251	-
U126	1. 风湿性关节炎	502	-	-	1	1	-	-	-	2	2	6	15	19	17	42	57	76	64	85	118	-
U127	2. 骨关节炎	12	-	-	-	-	-	-	-	-	-	1	1	2	-	-	1	1	1	2	3	-
U128	3. 痛风	213	-	3	-	-	-	-	-	2	3	10	11	19	14	16	37	25	25	26	25	-
U129	4. 腰痛	21	-	-	-	-	-	-	-	2	-	3	3	2	-	1	3	3	2	2	1	-
U130	其他	610	2	3	5	8	20	18	10	21	15	32	35	46	28	34	41	56	56	76	104	-
U131	M. 先天异常	942	476	133	31	37	42	34	30	29	25	21	23	20	13	7	4	9	3	3	2	-

年龄组（岁）

续 表

疾病编码	疾病名称	总计	0–	1–	5–	10–	15–	20–	25–	30–	35–	40–	45–	50–	55–	60–	65–	70–	75–	80–	85及以上	不详
U132	1. 腹壁缺损	1	1	-	-	-	-	-	-	-	-	-	-	-	-	-	-	-	-	-	-	-
U133	2. 无脑畸形	2	1	1	-	-	-	-	-	-	-	-	-	-	-	-	-	-	-	-	-	-
U134	3. 肛门直肠闭锁	9	9	-	-	-	-	-	-	-	-	-	-	-	-	-	-	-	-	-	-	-
U135	4. 唇裂	1	1	-	-	-	-	-	-	-	-	-	-	-	-	-	-	-	-	-	-	-
U136	5. 腭裂	5	5	-	-	-	-	-	-	-	-	-	-	-	-	-	-	-	-	-	-	-
U137	6. 食管闭锁	10	9	-	-	1	-	-	-	-	-	-	-	-	-	-	-	-	-	-	-	-
U138	7. 肾发育不全	12	-	-	-	-	-	-	-	-	1	-	-	1	5	-	1	3	1	-	-	-
U139	8. 庸氏综合征	10	6	-	-	-	1	1	1	-	-	-	-	-	-	-	1	-	-	-	-	-
U140	9. 先天性心脏异常	731	332	120	29	30	37	32	27	28	21	19	19	15	5	5	3	6	1	-	1	-
U141	10. 脊柱裂	4	3	-	-	-	-	-	-	-	-	-	-	-	-	1	-	-	-	-	-	-
U142	其他	157	109	11	2	5	4	2	3	6	7	1	3	3	-	-	1	-	-	-	-	-
U143	N. 口腔疾病	-	-	-	-	-	-	-	-	-	-	-	-	-	-	-	-	-	-	-	-	-
U144	1. 龋齿	-	-	-	-	-	-	-	-	-	-	-	-	-	-	-	-	-	-	-	-	-
U145	2. 牙周病	-	-	-	-	-	-	-	-	-	-	-	-	-	-	-	-	-	-	-	-	-
U146	3. 无牙症	-	-	-	-	-	-	-	-	-	-	-	-	-	-	-	-	-	-	-	-	-
U147	其他	10	-	-	-	-	1	-	-	-	-	1	1	1	-	1	1	-	-	-	4	-
U148	Ⅲ. 伤害	30922	277	628	387	492	964	1259	1449	1768	2018	2611	2874	2840	1879	2117	1729	1658	1832	1891	2249	-
U149	A. 意外伤害	25753	270	613	377	433	804	1007	1206	1450	1649	2147	2368	2315	1523	1663	1380	1311	1508	1641	2088	-
U150	1. 道路交通事故	8216	26	172	102	134	413	564	642	694	683	818	924	848	524	502	393	277	227	177	96	-
U151	2. 意外中毒	3487	3	25	17	17	67	82	134	233	286	433	451	428	291	299	228	180	160	100	53	-
U152	3. 意外跌落	8252	20	81	49	60	86	104	155	203	281	411	543	590	416	576	538	614	863	1084	1578	-
U153	4. 火灾	261	2	12	7	4	7	9	4	5	7	18	18	16	15	17	16	17	33	33	21	-
U154	5. 溺水	1828	8	200	158	175	129	97	84	89	90	106	104	105	80	92	56	73	72	64	46	-
U155	其他	3709	211	123	44	43	102	151	187	226	302	361	328	328	197	177	149	150	153	183	294	-
U156	B. 故意伤害	4677	2	4	6	53	143	217	231	281	327	424	460	473	321	422	327	322	294	227	143	-
U157	1. 自杀及后遗症	4260	-	-	2	42	116	189	190	235	277	377	406	434	309	403	316	316	287	222	139	-
U158	2. 他杀及后遗症	355	2	4	4	11	26	25	36	40	43	33	41	31	10	16	11	6	7	5	4	-
U159	3. 战争	1	-	-	-	-	-	-	1	-	-	-	-	-	-	-	-	-	-	-	-	-
U160	其他	61	-	-	-	-	1	3	4	6	7	14	13	8	2	3	-	-	-	-	-	-
U161	其他剩余疾病	4098	110	56	24	35	52	51	67	85	105	141	128	147	109	137	127	219	335	630	1540	-

表 3－2　2018 年云南省死因别、年龄别死亡数（城乡合计、男）

疾病编码	疾病名称	总计	0－	1－	5－	10－	15－	20－	25－	30－	35－	40－	45－	50－	55－	60－	65－	70－	75－	80－	85 及以上	不详
U000	全死因	176788	2014	891	496	605	1194	1605	2155	3144	4522	7315	9895	12509	10658	15173	16907	19435	22714	23190	22366	-
U001	I. 传染病、母婴疾病和营养缺乏性疾病	10049	1323	170	67	30	43	84	118	197	330	491	571	570	464	615	625	745	954	1214	1438	-
U002	A. 传染病和寄生虫病	4180	78	52	36	16	27	63	96	166	272	396	452	413	330	395	351	313	306	236	182	-
U003	1. 结核病	1339	1	1	2	2	12	28	32	50	83	111	123	129	111	161	154	117	123	66	33	-
U004	2. 性传播疾病	8	-	-	-	-	-	1	1	-	-	1	-	-	1	1	-	-	2	-	1	-
U005	a. 梅毒	2	-	-	-	-	-	-	-	-	-	1	-	-	-	-	-	-	-	-	1	-
U006	b. 衣原体病	2	-	-	-	-	-	-	-	-	-	-	-	-	1	-	-	-	1	-	-	-
U007	c. 淋病	4	-	-	-	-	-	1	1	-	-	-	-	-	-	1	-	-	1	-	-	-
U008	d. 其他	-	-	-	-	-	-	-	-	-	-	-	-	-	-	-	-	-	-	-	-	-
U009	3. 艾滋病	660	1	1	-	1	-	11	29	65	99	124	116	62	37	24	26	29	17	19	9	-
U010	4. 腹泻性疾病	69	8	6	2	-	1	-	-	2	2	2	3	3	10	2	7	4	8	4	2	-
U011	5. 好发于儿童期的疾病	26	22	2	-	-	1	-	-	-	-	1	-	-	-	-	-	-	-	-	-	-
U012	a. 百日咳	-	-	-	-	-	-	-	-	-	-	-	-	-	-	-	-	-	-	-	-	-
U013	b. 脊髓灰质炎及后遗症	-	-	-	-	-	-	-	-	-	-	-	-	-	-	-	-	-	-	-	-	-
U014	c. 白喉	-	-	-	-	-	-	-	-	-	-	-	-	-	-	-	-	-	-	-	-	-
U015	d. 麻疹	-	-	-	-	-	-	-	-	-	-	-	-	-	-	-	-	-	-	-	-	-
U016	e. 破伤风	26	22	2	-	-	1	-	-	-	-	1	-	-	-	-	-	-	-	-	-	-
U017	6. 脑膜炎	162	1	12	16	10	4	5	6	6	5	10	4	8	6	10	11	6	10	5	4	-
U018	7. 乙型肝炎	1045	1	1	1	-	2	4	10	17	48	92	134	156	116	132	91	80	69	45	46	-
U019	丙型肝炎	64	-	-	-	-	-	-	-	1	13	10	22	8	5	1	2	2	-	-	-	-
U020	8. 疟疾	3	-	-	-	-	-	-	-	1	1	1	-	-	-	-	-	-	-	-	-	-
U021	9. 热带病	21	-	-	-	-	-	-	-	-	3	3	3	3	-	3	-	3	3	-	-	-
U022	a. 锥虫病	1	-	-	-	-	-	-	-	-	-	-	-	-	-	-	-	-	1	-	-	-
U023	b. 南美锥虫病	-	-	-	-	-	-	-	-	-	-	-	-	-	-	-	-	-	-	-	-	-
U024	c. 血吸虫病	20	-	-	-	-	-	-	-	-	3	3	3	3	-	3	-	3	2	-	-	-
U025	d. 利什曼病	-	-	-	-	-	-	-	-	-	-	-	-	-	-	-	-	-	-	-	-	-
U026	e. 淋巴性丝虫病	-	-	-	-	-	-	-	-	-	-	-	-	-	-	-	-	-	-	-	-	-
U027	f. 盘尾丝虫病	-	-	-	-	-	-	-	-	-	-	-	-	-	-	-	-	-	-	-	-	-
U028	10. 麻风病	10	-	-	-	-	-	-	-	-	-	-	1	-	-	-	2	1	1	4	1	-
U029	11. 登革热	-	-	-	-	-	-	-	-	-	-	-	-	-	-	-	-	-	-	-	-	-
U030	12. 流行性乙型脑炎	-	-	-	-	-	-	-	-	-	-	-	-	-	-	-	-	-	-	-	-	-
U031	13. 沙眼	-	-	-	-	-	-	-	-	-	-	-	-	-	-	-	-	-	-	-	-	-
U032	14. 肠线虫感染	-	-	-	-	-	-	-	-	-	-	-	-	-	-	-	-	-	-	-	-	-

年龄组（岁）

续　表

疾病编码	疾病名称	总计	0–	1–	5–	10–	15–	20–	25–	30–	35–	40–	45–	50–	55–	60–	65–	70–	75–	80–	85及以上	不详
									年龄组（岁）													
U033	a. 蛔虫病	—	—	—	—	—	—	—	—	—	—	—	—	—	—	—	—	—	—	—	—	—
U034	b. 鞭虫病	—	—	—	—	—	—	—	—	—	—	—	—	—	—	—	—	—	—	—	—	—
U035	c. 钩虫病	—	—	—	—	—	—	—	—	—	—	—	—	—	—	—	—	—	—	—	—	—
U036	d. 其他	—	—	—	—	—	—	—	—	—	—	—	—	—	—	—	—	—	—	—	—	—
U037	其他传染病	772	46	32	16	3	8	14	14	23	22	42	41	43	37	59	55	69	72	91	85	—
U038	B. 呼吸系统感染	4146	234	85	23	13	13	18	21	28	46	85	106	147	116	207	244	377	565	814	1004	—
U039	1. 下呼吸道感染	4102	232	79	23	13	12	17	21	28	44	84	106	147	114	205	241	373	558	808	997	—
U040	2. 上呼吸道感染	42	2	6	—	—	1	—	—	—	2	1	—	—	2	2	3	4	6	6	7	—
U041	3. 中耳炎	2	—	—	—	—	—	—	—	—	—	—	—	—	—	—	—	—	—	—	—	—
U042	C. 妊娠、分娩和产褥期并发症	—	—	—	—	—	—	—	—	—	—	—	—	—	—	—	—	—	—	—	—	—
U043	1. 孕产妇出血	—	—	—	—	—	—	—	—	—	—	—	—	—	—	—	—	—	—	—	—	—
U044	2. 产妇败血症	—	—	—	—	—	—	—	—	—	—	—	—	—	—	—	—	—	—	—	—	—
U045	3. 妊娠高血压综合征	—	—	—	—	—	—	—	—	—	—	—	—	—	—	—	—	—	—	—	—	—
U046	4. 梗阻性分娩	—	—	—	—	—	—	—	—	—	—	—	—	—	—	—	—	—	—	—	—	—
U047	5. 流产	—	—	—	—	—	—	—	—	—	—	—	—	—	—	—	—	—	—	—	—	—
U048	其他	—	—	—	—	—	—	—	—	—	—	—	—	—	—	—	—	—	—	—	—	—
U049	D. 起源于围生期的情况	1032	1001	28	2	—	—	—	—	—	—	1	—	—	—	—	—	—	—	—	—	—
U050	1. 出生低体重	223	217	6	—	—	—	—	—	—	—	—	—	—	—	—	—	—	—	—	—	—
U051	2. 出生产伤和窒息	618	601	14	2	—	—	—	—	—	—	—	—	—	—	—	—	—	—	—	—	—
U052	其他	191	183	8	—	—	—	—	—	—	—	—	—	—	—	—	—	—	—	—	—	—
U053	E. 营养缺乏	691	10	5	6	1	3	3	1	3	12	9	13	10	18	13	30	55	83	164	252	—
U054	1. 蛋白质–能量营养不良	512	7	2	3	—	1	5	5	3	6	3	9	10	7	5	13	31	67	137	206	—
U055	2. 碘缺乏	—	—	—	—	—	—	—	—	—	—	—	—	—	—	—	—	—	—	—	—	—
U056	3. 维生素 A 缺乏病	—	—	—	—	—	—	—	—	—	—	—	—	—	—	—	—	—	—	—	—	—
U057	4. 缺铁性贫血	79	2	1	3	1	—	4	10	1	4	5	3	—	5	5	11	—	7	9	8	—
U058	其他营养性疾病	100	2	1	3	2	2	1	2	1	4	—	—	—	6	5	6	—	9	18	38	—
U059	II. 慢性非传染性疾病	142689	457	288	155	193	378	493	795	1425	2428	4573	6913	9614	8677	12930	15045	17577	20573	20763	19412	—
U060	A. 恶性肿瘤	26334	25	50	40	66	92	110	173	302	522	1141	1856	2690	2543	3723	3714	3202	2828	2037	1220	—
U061	1. 唇、口腔和咽恶性肿瘤	515	—	—	—	—	3	2	11	8	15	31	55	70	64	72	54	52	26	28	24	—
U062	2. 食道癌	1356	—	—	—	—	1	5	5	3	5	44	94	174	177	267	206	170	130	58	20	—
U063	3. 胃癌	2460	—	—	—	—	—	4	9	19	42	89	147	224	243	377	380	334	281	187	124	—
U064	4. 结直肠癌	2077	—	—	2	1	5	10	10	23	34	58	104	150	158	256	340	292	280	225	131	—
U065	5. 肝癌	4828	3	4	—	2	2	11	22	61	170	368	528	673	552	688	594	442	348	235	123	—

续 表

疾病编码	疾病名称	总计	0–	1–	5–	10–	15–	20–	25–	30–	35–	40–	45–	50–	55–	60–	65–	70–	75–	80–	85及以上	不详
											年龄组（岁）										
U066	6. 胰腺癌	660	—	—	—	—	—	—	2	4	8	21	43	70	63	103	93	85	75	59	34	—
U067	7. 肺癌	7888	—	—	—	2	5	9	8	34	86	215	419	742	730	1194	1268	1118	998	662	398	—
U068	8. 皮肤癌	153	—	—	—	—	—	3	1	3	3	10	12	12	7	15	14	20	16	21	16	—
U069	9. 乳腺癌	26	—	—	—	—	—	—	1	—	2	—	3	1	3	6	3	—	4	1	1	—
U070	10. 子宫颈癌	—	—	—	—	—	—	—	—	—	—	—	—	—	—	—	—	—	—	—	—	—
U071	11. 子宫体癌	—	—	—	—	—	—	—	—	—	—	—	—	—	—	—	—	—	—	—	—	—
U072	12. 卵巢癌	—	—	—	—	—	—	—	—	—	—	—	—	—	—	—	—	—	—	—	—	—
U073	13. 前列腺癌	554	—	—	—	—	—	—	—	1	—	—	4	9	13	34	52	82	115	142	102	—
U074	14. 膀胱癌	469	—	—	—	—	—	—	—	—	6	7	13	17	21	44	60	65	77	92	67	—
U075	15. 淋巴瘤与多发性骨髓瘤	555	1	3	2	3	6	5	12	15	19	24	50	43	65	79	62	63	53	38	12	—
U076	16. 白血病	773	10	23	21	30	41	33	37	38	33	59	51	63	56	61	70	53	44	32	18	—
U077	其他	4020	11	20	15	27	29	32	55	93	99	215	333	442	391	527	518	425	381	257	150	—
U078	B. 其他肿瘤	267	1	5	3	2	2	4	5	7	5	10	16	20	25	30	31	29	29	30	13	—
U079	C. 糖尿病	3095	—	—	—	1	2	5	12	24	50	81	143	249	221	327	399	439	441	374	327	—
U080	D. 内分泌紊乱	744	26	15	6	6	9	8	6	14	26	31	42	42	42	51	54	79	82	95	110	—
U081	E. 神经系统和精神障碍疾病	3435	26	50	43	48	66	80	100	102	144	201	212	215	149	161	175	274	324	458	607	—
U082	1. 单相情感抑郁	24	—	—	—	—	2	1	—	—	—	—	4	1	1	—	3	1	2	2	—	—
U083	2. 双相情感障碍	5	—	—	—	—	—	—	—	—	—	—	1	—	—	—	—	—	—	—	—	—
U084	3. 精神分裂症	215	—	—	1	—	2	11	8	9	19	19	18	20	14	18	20	19	14	17	6	—
U085	4. 癫痫症	426	7	11	8	15	18	29	42	26	34	44	37	48	28	17	10	20	16	9	7	—
U086	5. 酒精使用所致精神障碍	339	—	—	1	—	2	8	8	19	30	47	66	54	29	31	18	13	7	4	2	—
U087	6. 阿尔茨海默病和其他痴呆	1052	—	—	—	2	1	4	—	3	4	6	8	16	20	23	47	94	157	278	389	—
U088	7. 帕金森病	103	—	—	—	—	—	—	—	—	—	3	2	5	3	9	13	21	9	22	15	—
U089	8. 多发性硬化	—	—	—	—	—	—	—	—	—	—	—	—	—	—	—	—	—	—	—	—	—
U090	9. 药物使用所致精神障碍	128	1	—	—	—	2	7	13	11	25	26	17	11	5	5	2	—	1	1	—	—
U091	10. 创伤后应激障碍	—	—	—	—	—	—	—	—	—	—	—	—	—	—	—	—	—	—	—	—	—
U092	11. 强迫症	—	—	—	—	—	—	—	—	—	—	—	—	—	—	—	—	—	—	—	—	—
U093	12. 惊恐障碍	—	—	—	—	—	—	—	—	—	—	—	—	—	—	—	—	—	—	—	—	—
U094	13. 失眠症	—	—	—	—	—	—	—	—	—	—	—	—	—	—	—	—	—	—	—	—	—
U095	14. 偏头痛	3	—	—	—	—	—	—	—	—	—	—	—	—	—	—	—	1	—	2	—	—
U096	15. 由于铅暴露引起的精神发育障碍	12	—	—	—	3	1	—	1	—	—	—	—	—	—	—	—	—	—	—	—	—
U097	其他	1108	18	39	33	28	38	24	22	30	30	52	58	55	47	57	60	100	114	122	181	—
U098	F. 感官疾病	13	—	1	—	1	—	—	1	—	—	—	—	3	—	2	2	—	—	1	1	—

续 表

疾病编码	疾病名称	总计	0-	1-	5-	10-	15-	20-	25-	30-	35-	40-	45-	50-	55-	60-	65-	70-	75-	80-	85及以上	不详
U099	1. 青光眼	—	—	—	—	—	—	—	—	—	—	—	—	—	—	—	—	—	—	—	—	—
U100	2. 白内障	1	—	—	—	—	—	—	1	—	—	—	—	—	—	—	—	—	—	—	1	—
U101	3. 与年龄有关的视觉障碍	—	—	—	—	—	—	—	—	—	—	—	—	—	—	—	—	—	—	—	—	—
U102	4. 成年开始的听力损失	—	—	—	—	—	—	—	—	—	—	—	—	—	—	—	—	—	—	—	—	—
U103	其他	12	—	1	—	—	—	—	—	—	—	—	1	3	—	2	2	—	—	1	—	—
U104	G. 心血管疾病	65472	19	17	17	24	114	157	303	583	987	1966	2960	4145	3862	5631	6849	8199	10013	10206	9420	—
U105	1. 风湿性心脏病	1817	—	—	2	2	6	5	6	12	26	38	66	102	92	156	218	239	258	290	303	—
U106	2. 高血压及并发症	6708	—	—	1	2	1	8	9	32	55	133	216	313	350	510	641	900	1130	1205	1203	—
U107	3. 缺血性心脏病	18118	1	2	7	1	25	37	96	203	352	629	978	1239	1127	1617	1771	2129	2547	2652	2714	—
U108	4. 脑血管病	32951	2	2	6	6	58	69	144	240	417	926	1383	2105	1970	2859	3644	4320	5304	5199	4297	—
U109	5. 炎性心脏病	998	4	2	2	3	5	10	12	26	31	63	82	93	75	81	102	85	99	104	115	—
U110	其他	4592	13	30	9	12	18	27	36	69	98	166	223	282	225	376	439	499	628	718	748	—
U111	H. 主要呼吸系统疾病	28418	23	30	1	10	20	33	37	77	117	239	460	787	762	1669	2464	3930	5336	6135	6280	—
U112	1. 慢性阻塞性肺疾病	25642	2	4	—	2	7	10	12	36	61	159	335	615	630	1454	2234	3577	4963	5721	5819	—
U113	2. 哮喘	944	1	—	7	1	—	7	4	5	11	13	20	32	38	59	97	157	165	166	173	—
U114	其他	1832	20	26	14	7	13	21	21	36	45	67	105	140	94	156	133	196	208	248	288	—
U115	I. 主要消化系统疾病	10323	55	30	17	14	15	34	84	216	448	713	966	1128	819	1010	946	961	1013	948	914	—
U116	1. 消化性溃疡	1580	—	—	8	—	—	4	10	24	37	75	83	131	108	135	163	185	217	213	195	—
U117	2. 肝硬化	4407	1	—	9	2	2	18	37	124	290	468	618	689	459	484	403	325	241	153	96	—
U118	3. 阑尾炎	74	—	—	—	—	—	—	—	1	5	2	6	7	5	5	7	6	10	11	6	—
U119	其他	4255	54	30	8	13	13	12	37	67	114	168	259	299	246	386	373	444	545	570	617	—
U120	J. 主要泌尿生殖系统疾病	3262	4	4	4	7	20	35	49	73	105	152	200	267	206	262	318	357	415	382	402	—
U121	1. 肾炎和肾病	2813	4	4	4	7	19	32	48	71	102	147	189	241	184	246	280	305	342	291	297	—
U122	2. 前列腺增生	96	—	—	—	—	1	—	—	—	—	—	—	—	2	1	6	11	19	21	35	—
U123	其他	353	1	—	4	1	9	—	4	2	11	5	11	25	20	15	32	41	54	70	70	—
U124	K. 皮肤病	108	—	2	—	—	—	—	4	2	2	3	7	5	8	5	6	12	12	16	21	—
U125	L. 肌肉骨骼和结缔组织疾病	682	1	3	4	3	9	5	4	8	8	28	39	51	34	54	84	90	80	81	96	—
U126	1. 风湿性关节炎	239	—	—	—	—	9	—	—	2	—	4	9	10	13	26	30	40	31	33	40	—
U127	2. 骨关节炎	9	—	—	—	—	—	—	—	—	—	1	—	2	—	—	1	2	1	2	2	—
U128	3. 痛风	174	—	—	4	2	2	2	4	2	3	10	11	17	13	12	33	20	19	17	17	—
U129	4. 腰痛	14	—	—	4	—	—	—	4	2	2	1	2	1	—	—	2	2	2	1	1	—
U130	其他	243	—	3	4	2	9	4	4	5	5	12	17	21	8	15	19	24	28	30	36	—
U131	M. 先天异常	533	276	81	19	12	29	21	17	17	13	8	11	12	5	5	2	4	—	—	1	1

续　表

疾病编码	疾病名称	总计	年龄组（岁）																			
			0 –	1 –	5 –	10 –	15 –	20 –	25 –	30 –	35 –	40 –	45 –	50 –	55 –	60 –	65 –	70 –	75 –	80 –	85 及以上	不详
U132	1. 腹壁缺损	—	—	—	—	—	—	—	—	—	—	—	—	—	—	—	—	—	—	—	—	—	—
U133	2. 无脑畸形	2	1	1	—	—	—	—	—	—	—	—	—	—	—	—	—	—	—	—	—	—	—
U134	3. 肛门直肠闭锁	7	7	—	—	—	—	—	—	—	—	—	—	—	—	—	—	—	—	—	—	—	—
U135	4. 唇裂	1	1	—	—	—	—	—	—	—	—	—	—	—	—	—	—	—	—	—	—	—	—
U136	5. 腭裂	1	1	—	—	—	—	—	—	—	—	—	—	—	—	—	—	—	—	—	—	—	—
U137	6. 食管闭锁	7	6	—	—	1	—	—	—	—	—	—	—	—	—	—	—	—	—	—	—	—	—
U138	7. 肾发育不全	8	—	—	—	—	—	—	—	—	—	—	—	—	—	—	—	3	—	—	—	—	—
U139	8. 唐氏综合征	6	4	—	—	—	—	—	—	—	—	—	—	—	—	—	—	—	—	—	—	—	—
U140	9. 先天性心脏异常	411	195	71	18	10	24	20	15	16	11	8	8	9	1	3	1	1	—	—	—	—	—
U141	10. 脊柱裂	3	2	—	—	—	1	—	—	—	—	—	—	—	1	—	—	—	—	—	—	—	—
U142	其他	87	59	9	1	—	4	2	2	1	—	—	2	2	3	—	—	—	—	—	—	—	—
U143	N. 口腔疾病	3	—	—	—	—	—	—	—	—	—	—	—	—	1	—	—	—	—	—	—	—	—
U144	1. 龋齿	—	—	—	—	—	—	—	—	—	—	—	—	—	—	—	—	—	—	—	—	—	—
U145	2. 牙周病	—	—	—	—	—	—	—	—	—	—	—	—	—	—	—	—	—	—	—	—	—	—
U146	3. 无牙症	—	—	—	—	—	—	—	—	—	—	—	—	—	—	—	—	—	—	—	—	—	—
U147	其他	3	—	—	—	—	—	—	—	—	—	—	—	—	—	—	1	1	—	—	—	—	—
U148	Ⅲ. 伤害	21769	168	393	259	353	737	991	1186	1453	1682	2125	2305	2205	1430	1525	1158	991	1006	914	888	—
U149	A. 意外伤害	18349	165	383	253	317	635	832	1011	1229	1406	1777	1956	1829	1176	1221	942	796	824	787	810	—
U150	1. 道路交通事故	6201	15	103	64	90	327	477	534	580	558	645	716	638	380	350	262	172	133	113	44	—
U151	2. 意外中毒	2795	1	14	6	10	42	60	110	192	258	382	405	367	235	236	171	119	101	62	24	—
U152	3. 意外跌落	5126	15	44	27	42	69	74	125	181	244	347	467	480	330	432	361	360	455	477	596	—
U153	4. 火灾	175	1	10	3	2	7	3	4	4	5	14	13	13	11	13	8	15	18	19	12	—
U154	5. 溺水	1324	4	145	126	142	104	86	69	75	73	78	80	67	50	56	35	47	33	35	19	—
U155	其他	2728	129	67	27	31	86	132	169	197	268	311	275	264	170	134	105	83	84	81	115	—
U156	B. 故意伤害	3026	1	1	3	31	86	130	165	193	238	311	310	327	225	277	197	179	163	117	70	—
U157	1. 自杀及后遗症	2730	—	—	1	20	67	109	137	160	202	275	273	299	215	265	189	176	160	114	68	—
U158	2. 他杀及后遗症	237	1	1	2	11	18	18	23	27	30	24	24	20	8	11	8	3	3	3	2	—
U159	3. 战争	1	—	—	—	—	1	—	—	—	—	—	—	—	—	—	—	—	—	—	—	—
U160	其他	58	—	—	—	—	—	3	5	6	6	12	13	8	2	1	—	—	—	—	—	—
U161	其他剩余疾病	2281	66	40	15	29	36	37	56	69	82	126	106	120	87	103	79	122	181	299	628	—

表 3 – 3　2018 年云南省死因别、年龄别死亡数（城乡合计、女）

疾病编码	疾病名称	总计	0–	1–	5–	10–	15–	20–	25–	30–	35–	40–	45–	50–	55–	60–	65–	70–	75–	80–	85及以上	不详
											年龄组（岁）										
U000	全死因	121148	1335	573	302	308	477	589	700	974	1235	2128	3411	4966	4459	7390	9438	13364	18029	22754	28716	–
U001	I. 传染病、母婴疾病和营养缺乏性疾病	7301	848	123	48	25	34	33	59	84	84	118	152	208	158	260	354	557	863	1263	2030	–
U002	A. 传染病和寄生虫病	1804	49	36	26	12	18	15	29	47	55	83	107	134	103	151	156	182	212	207	182	–
U003	1. 结核病	436	1	–	2	1	6	3	8	12	14	13	30	35	29	50	54	61	65	38	14	–
U004	2. 性传播疾病	29	–	–	2	–	–	3	2	–	1	1	1	7	3	5	3	1	3	2	1	–
U005	a. 梅毒	3	–	–	–	–	–	–	–	–	–	–	–	–	–	–	–	–	1	1	–	–
U006	b. 衣原体病	1	–	–	–	–	–	–	–	–	–	–	–	–	–	–	–	–	–	–	–	–
U007	c. 淋病	1	–	–	–	–	–	–	–	–	–	–	–	–	–	1	–	–	–	1	1	–
U008	d. 其他	24	1	1	–	2	–	3	2	–	1	1	1	7	3	4	3	1	2	3	–	–
U009	3. 艾滋病	171	1	6	1	2	3	9	9	17	30	32	26	18	10	5	1	1	–	–	1	–
U010	4. 腹泻性疾病	47	4	–	1	–	–	–	–	2	–	–	–	–	–	5	2	3	2	1	1	–
U011	5. 好发于儿童期的疾病	12	1	–	1	–	–	–	–	–	–	–	–	–	–	–	–	–	–	–	–	–
U012	a. 百日咳	–	–	–	–	–	–	–	–	–	–	–	–	–	–	–	–	–	–	–	–	–
U013	b. 脊髓灰质炎及后遗症	–	–	–	–	–	–	–	–	–	–	–	–	–	–	–	–	–	–	–	–	–
U014	c. 白喉	–	–	–	–	–	–	–	–	–	–	–	–	–	–	–	–	–	–	–	–	–
U015	d. 麻疹	1	1	–	–	–	–	–	–	–	–	–	–	–	–	–	–	–	–	–	–	–
U016	e. 破伤风	11	–	–	1	–	–	–	–	–	–	–	–	–	–	–	1	–	–	–	1	–
U017	6. 脑膜炎	124	13	7	10	5	8	6	2	4	1	7	6	6	3	5	8	7	14	7	5	–
U018	7. 乙型肝炎	414	2	–	1	–	–	2	–	8	2	12	21	44	33	50	45	56	55	48	35	–
U019	丙型肝炎	22	–	–	–	–	–	–	–	–	–	–	3	2	2	1	1	5	–	2	–	–
U020	8. 疟疾	–	–	–	–	–	–	–	–	–	–	–	–	–	–	–	–	–	–	–	–	–
U021	9. 热带病	34	–	–	–	–	–	–	–	–	–	1	–	1	–	2	7	9	3	7	4	–
U022	a. 锥虫病	–	–	–	–	–	–	–	–	–	–	–	–	–	–	–	–	–	–	–	–	–
U023	b. 南美锥虫病	–	–	–	–	–	–	–	–	–	–	–	–	–	–	–	–	–	–	–	–	–
U024	c. 血吸虫病	34	–	–	–	–	–	–	–	–	–	1	–	1	–	2	7	9	3	7	4	–
U025	d. 利什曼病	–	–	–	–	–	–	–	–	–	–	–	–	–	–	–	–	–	–	–	–	–
U026	e. 淋巴性丝虫病	–	–	–	–	–	–	–	–	–	–	–	–	–	–	–	–	–	–	–	–	–
U027	f. 盘尾丝虫病	–	–	–	–	–	–	–	–	–	–	–	–	–	–	–	–	–	–	–	–	–
U028	10. 麻风病	5	–	–	–	–	–	–	–	–	–	–	–	–	–	–	1	–	1	4	–	–
U029	11. 登革热	2	–	–	–	–	–	–	–	–	–	–	–	–	–	–	–	–	–	–	2	–
U030	12. 流行性乙型脑炎	–	–	–	–	–	–	–	–	–	–	1	–	–	–	–	–	–	–	–	–	–
U031	13. 沙眼	–	–	–	–	–	–	–	–	–	–	–	–	–	–	–	–	–	1	–	–	–
U032	14. 肠线虫感染	3	–	–	–	–	–	–	–	–	–	–	–	1	–	–	1	–	–	2	–	–

续　表

疾病编码	疾病名称	总计	0—	1—	5—	10—	15—	20—	25—	30—	35—	40—	45—	50—	55—	60—	65—	70—	75—	80—	85及以上	不详
														年龄组（岁）								
U033	a. 蛔虫病	—	—	—	—	—	—	—	—	—	—	—	—	—	—	—	—	—	—	—	—	—
U034	b. 鞭虫病	—	—	—	—	—	—	—	—	—	—	—	—	—	—	—	—	—	—	—	—	—
U035	c. 钩虫病	1	—	—	—	—	—	—	—	—	—	—	—	—	—	—	—	—	1	—	—	—
U036	d. 其他	2	—	—	—	—	—	—	—	—	—	—	—	—	—	—	—	—	1	1	—	—
U037	其他传染病	505	28	22	11	3	4	2	9	2	6	13	18	19	20	30	26	36	58	89	109	—
U038	B. 呼吸系统疾病	3822	160	73	16	12	10	9	14	14	12	26	31	66	50	96	168	327	551	832	1355	—
U039	1. 下呼吸道感染	3784	160	72	15	12	10	9	14	14	12	26	31	66	49	95	165	319	546	826	1343	—
U040	2. 上呼吸道感染	37	—	1	1	—	—	—	—	—	—	—	—	—	1	1	3	8	5	6	11	—
U041	3. 中耳炎	1	—	—	—	—	—	—	—	—	—	—	—	—	—	—	—	—	—	—	1	—
U042	C. 妊娠、分娩和产褥期并发症	68	—	—	—	—	3	7	15	20	13	5	5	—	—	—	—	—	—	—	—	—
U043	1. 孕产妇出血	17	—	—	—	—	2	2	3	3	5	1	1	—	—	—	—	—	—	—	—	—
U044	2. 产妇败血症	3	—	—	—	—	—	—	—	1	2	—	—	—	—	—	—	—	—	—	—	—
U045	3. 妊娠高血压综合征	4	—	—	—	—	—	—	1	1	2	—	—	—	—	—	—	—	—	—	—	—
U046	4. 梗阻性分娩	—	—	—	—	—	—	—	—	—	—	—	—	—	—	—	—	—	—	—	—	—
U047	5. 流产	9	—	—	—	—	—	—	3	3	1	1	1	—	—	—	—	—	—	—	—	—
U048	其他	33	—	—	—	—	1	5	7	11	3	3	3	—	—	—	—	—	—	—	—	—
U049	D. 起源于围生期的情况	647	633	11	2	1	—	—	—	—	—	—	—	—	—	—	—	—	—	—	—	—
U050	1. 出生低体重	134	133	1	—	—	—	—	—	—	—	—	—	—	—	—	—	—	—	—	—	—
U051	2. 出生产伤和窒息	386	378	6	1	1	—	—	—	—	—	—	—	—	—	—	—	—	—	—	—	—
U052	其他	127	122	4	1	—	—	—	—	—	—	—	—	—	—	—	—	—	—	—	—	—
U053	E. 营养缺乏	959	6	3	4	1	3	1	1	2	4	4	9	8	5	13	30	48	100	224	493	—
U054	1. 蛋白质-能量营养不良	727	4	2	4	1	2	—	—	2	2	1	2	3	2	6	13	30	75	185	394	—
U055	2. 碘缺乏	2	—	—	—	—	—	—	—	—	—	—	—	—	—	—	—	—	1	1	—	—
U056	3. 维生素 A 缺乏病	—	—	—	—	—	—	—	—	—	—	—	—	—	—	—	—	—	—	—	—	—
U057	4. 缺铁性贫血	97	1	1	—	—	—	—	—	—	1	3	4	3	2	6	11	11	18	9	27	—
U058	其他营养缺乏症	133	1	1	—	—	1	1	2	—	1	—	3	2	1	1	6	7	7	29	71	—
U059	II. 慢性非传染性疾病	102877	534	199	117	138	200	274	367	559	792	1509	2668	4096	3830	6504	8465	12043	16186	20183	24413	—
U060	A. 恶性肿瘤	14799	14	45	44	42	55	62	119	197	292	599	1038	1478	1241	1870	1764	1801	1783	1385	970	—
U061	1. 唇、口腔和咽恶性肿瘤	237	—	—	—	—	2	2	2	—	4	12	21	19	16	25	28	37	24	25	24	—
U062	2. 食道癌	190	—	—	—	—	—	—	1	—	—	3	8	12	5	29	23	27	35	25	20	—
U063	3. 胃癌	1466	—	2	—	—	1	8	16	16	16	33	65	97	110	159	171	197	243	202	146	—
U064	4. 结直肠癌	1323	—	1	—	1	—	—	8	7	24	35	66	93	94	153	182	186	178	179	108	—
U065	5. 肝癌	1715	—	2	2	2	2	4	5	12	22	54	104	174	148	231	214	226	224	172	118	—

续 表

疾病编码	疾病名称	总计	年龄组（岁）																			
			0 –	1 –	5 –	10 –	15 –	20 –	25 –	30 –	35 –	40 –	45 –	50 –	55 –	60 –	65 –	70 –	75 –	80 –	85及以上	不详
U066	6.胰腺癌	362	—	—	—	—	—	1	2	2	1	7	21	22	25	56	40	51	74	36	24	—
U067	7.肺癌	3353	—	—	—	1	1	5	—	20	41	103	204	292	262	445	431	475	434	380	257	—
U068	8.皮肤癌	137	—	—	3	1	1	—	—	1	—	8	4	8	11	11	10	16	17	20	27	—
U069	9.乳腺癌	955	—	—	2	—	1	—	3	28	48	74	154	161	115	120	88	61	45	30	26	—
U070	10.子宫颈癌	948	—	—	—	—	—	5	6	24	38	76	121	182	104	120	94	78	48	34	18	—
U071	11.子宫体癌	456	—	—	—	—	2	—	10	9	8	23	45	72	62	58	62	39	35	22	10	—
U072	12.卵巢癌	297	—	—	3	2	2	—	—	4	8	16	34	45	39	41	32	29	23	14	8	—
U073	13.前列腺癌	—	—	—	—	—	—	—	—	—	—	—	—	—	—	—	—	—	—	—	—	—
U074	14.膀胱癌	129	—	—	—	—	—	—	—	—	2	—	2	8	4	8	17	17	22	24	25	—
U075	15.淋巴瘤与多发性骨髓瘤	334	2	4	3	—	4	4	11	—	9	10	26	22	27	45	55	40	35	23	9	—
U076	16.白血病	568	5	15	22	14	28	16	33	37	40	37	42	50	31	67	44	36	38	19	7	—
U077	其他	2329	7	23	2	—	16	14	26	31	40	108	121	221	188	302	273	286	308	186	143	—
U078	B.其他肿瘤	247	3	3	2	—	5	4	8	3	16	17	14	23	12	28	27	22	26	25	17	—
U079	C.糖尿病	3188	19	3	6	4	7	11	9	16	15	34	72	135	150	301	407	481	571	536	462	—
U080	D.内分泌紊乱	689	13	15	25	22	21	11	9	16	15	23	21	35	34	26	44	58	72	97	177	—
U081	E.神经系统和精神障碍疾病	2681	—	29	22	22	21	35	41	30	45	42	48	80	60	82	130	198	327	535	918	—
U082	1.单相精神抑郁	24	—	—	—	—	2	2	1	1	1	3	—	4	2	1	1	4	2	3	2	—
U083	2.双相情感障碍	11	—	—	—	—	—	—	—	1	4	—	4	—	—	—	—	2	—	—	—	—
U084	3.精神分裂症	142	—	—	3	1	6	5	10	3	11	4	10	18	10	8	13	12	13	14	9	—
U085	4.癫痫症	192	—	1	3	5	6	15	14	15	18	16	11	23	7	12	8	12	5	10	8	—
U086	5.酒精使用所致精神障碍	21	—	—	—	—	—	—	—	—	3	3	—	2	2	5	4	—	2	—	—	—
U087	6.阿尔茨海默病和其他痴呆	1230	—	2	—	—	—	—	3	—	—	2	3	7	10	21	40	78	168	326	569	—
U088	7.帕金森病	80	—	—	—	—	—	—	—	—	—	—	—	3	3	3	13	15	10	19	15	—
U089	8.多发性硬化	3	—	—	—	—	—	—	—	—	—	—	—	—	—	—	—	—	—	—	—	—
U090	9.药物使用所致精神障碍	11	—	—	—	—	1	—	—	—	—	2	1	3	—	—	—	—	1	—	2	—
U091	10.创伤后应激障碍	—	—	—	—	—	—	—	—	—	—	—	—	—	—	—	—	—	—	—	—	—
U092	11.强迫症	—	—	—	—	—	—	—	—	—	—	—	—	—	—	—	—	—	—	—	—	—
U093	12.惊恐障碍	—	—	—	—	—	—	—	—	—	—	—	—	—	—	—	—	—	—	—	—	—
U094	13.失眠症	—	—	—	—	—	—	—	—	—	—	—	—	—	—	—	—	—	—	—	—	—
U095	14.偏头痛	3	—	—	2	—	—	—	—	—	—	—	—	—	—	—	—	—	—	—	1	—
U096	15.由于铅暴露引起的精神发育障碍	12	10	1	—	—	—	—	—	—	—	—	—	—	—	—	—	—	—	—	1	—
U097	其他	926	10	25	21	15	10	12	12	—	13	13	15	21	23	27	49	71	120	158	306	—
U098	F.感官疾病	7	—	—	—	—	—	—	—	—	—	1	—	1	1	1	—	2	—	—	1	—

续表

年龄组（岁）

疾病编码	疾病名称	总计	0—	1—	5—	10—	15—	20—	25—	30—	35—	40—	45—	50—	55—	60—	65—	70—	75—	80—	85及以上	不详
U099	1.青光眼	—	—	—	—	—	—	—	—	—	—	—	—	—	—	—	—	—	—	—	—	—
U100	2.白内障	1	—	—	—	—	—	—	—	—	—	—	—	—	—	—	—	—	—	—	1	—
U101	3.与年龄有关的视觉障碍	—	—	—	—	—	—	—	—	—	—	—	—	—	—	—	—	—	—	—	—	—
U102	4.成年开始的听力损失	—	—	—	—	—	—	—	—	—	—	—	—	—	—	—	—	1	1	1	1	—
U103	其他	6	—	—	—	—	—	—	—	—	1	1	—	—	—	—	—	1	1	1	1	—
U104	G.心血管疾病	51518	18	15	10	13	51	79	104	167	250	528	1008	1693	1653	2917	4193	6291	8662	10745	13121	—
U105	1.风湿性心脏病	2079	1	—	—	—	3	4	5	14	14	24	54	101	96	150	187	285	341	384	417	—
U106	2.高血压及并发症	6220	—	—	—	—	12	17	11	15	17	39	96	141	142	295	425	700	1061	1430	1843	—
U107	3.缺血性心脏病	14362	—	—	2	2	12	17	29	53	69	148	279	422	462	815	1126	1692	2241	2997	3998	—
U108	4.脑血管病	24385	—	2	2	3	15	32	32	49	109	248	491	889	825	1432	2154	3156	4332	5047	5568	—
U109	5.炎性心脏病	675	4	3	3	5	8	3	10	12	7	12	19	28	20	42	60	60	98	110	173	—
U110	其他	3551	12	8	3	5	10	19	17	23	30	52	63	103	97	160	219	374	556	734	1066	—
U111	H.主要呼吸系统疾病	21288	17	12	5	8	7	13	16	33	39	67	159	247	294	725	1211	2313	3661	5433	7028	—
U112	1.慢性阻塞性肺疾病	19377	1	—	—	8	2	3	6	16	24	51	119	201	248	650	1092	2128	3342	5035	6459	—
U113	2.哮喘	798	—	1	—	—	2	3	4	6	3	4	12	13	21	34	56	86	142	195	218	—
U114	其他	1113	16	11	5	8	3	—	6	11	12	12	28	33	25	41	63	99	177	203	351	—
U115	I.主要消化系统疾病	5098	41	18	6	5	16	18	22	39	53	95	153	207	217	313	424	561	726	999	1185	—
U116	1.消化性溃疡	874	—	1	—	—	4	—	5	10	8	11	21	24	38	63	79	106	134	168	199	—
U117	2.肝硬化	836	—	—	2	6	2	—	6	13	17	32	64	82	88	76	100	93	103	81	78	—
U118	3.阑尾炎	66	—	2	1	—	2	—	—	1	1	3	3	—	2	5	9	9	11	8	11	—
U119	其他	3320	41	15	5	5	8	14	10	15	27	51	65	101	89	169	235	353	478	742	897	—
U120	J.主要泌尿生殖系统疾病	2144	4	5	6	8	11	21	26	38	42	64	114	148	134	195	198	225	276	292	337	—
U121	1.肾炎和肾病	1974	4	4	6	8	10	20	26	36	38	61	104	141	124	179	184	205	255	261	308	—
U122	2.前列腺增生	170	—	1	—	—	1	1	—	2	4	3	10	7	10	16	14	20	21	31	29	—
U123	其他	—	—	—	—	—	—	—	—	—	—	—	—	—	—	—	—	—	—	—	—	—
U124	K.皮肤病	114	3	1	—	—	—	—	—	1	1	3	3	3	2	5	9	10	9	22	37	—
U125	L.肌肉骨骼和结缔组织疾病	688	2	1	2	6	11	14	7	19	12	22	26	37	25	40	56	76	68	110	155	—
U126	1.风湿性关节炎	263	—	—	3	6	11	7	6	13	5	9	18	12	9	16	22	27	36	33	52	—
U127	2.骨关节炎	3	—	—	—	—	—	—	—	—	—	—	—	—	—	—	—	—	1	1	1	—
U128	3.痛风	39	—	—	—	—	—	—	—	—	—	—	—	2	1	4	4	5	6	9	8	—
U129	4.腰痛	7	—	—	—	—	—	—	—	—	—	—	—	—	—	1	2	1	1	1	1	—
U130	其他	367	2	—	6	6	11	14	19	19	10	20	18	25	20	19	22	32	46	46	68	—
U131	M.先天异常	409	200	52	12	25	13	13	12	12	12	13	12	8	8	2	2	5	3	3	1	1

续 表

疾病编码	疾病名称	总计	年龄组（岁）																		不详
			0—	1—	5—	10—	15—	20—	25—	30—	35—	40—	45—	50—	55—	60—	65—	70—	75—	80—	85及以上	
U132	1. 腹壁缺损	1	1	—	—	—	—	—	—	—	—	—	—	—	—	—	—	—	—	—	—	—
U133	2. 无脑畸形	—	—	—	—	—	—	—	—	—	—	—	—	—	—	—	—	—	—	—	—	—
U134	3. 肛门直肠闭锁	2	2	—	—	—	—	—	—	—	—	—	—	—	—	—	—	—	—	—	—	—
U135	4. 唇裂	4	4	—	—	—	—	—	—	—	—	—	—	—	—	—	—	—	—	—	—	—
U136	5. 腭裂	3	3	—	—	—	—	—	—	—	—	—	—	—	—	—	—	—	—	—	—	—
U137	6. 食管闭锁	3	3	—	—	—	—	—	—	—	—	—	—	—	—	—	—	—	—	—	—	—
U138	7. 肾发育不全	4	2	1	1	—	—	—	—	—	—	—	—	—	—	—	—	—	—	—	—	—
U139	8. 唐氏综合征	4	2	1	1	—	—	—	—	—	—	—	—	—	—	—	—	—	—	—	—	—
U140	9. 先天性心脏异常	320	137	49	11	20	13	12	12	12	10	11	11	6	5	2	2	5	1	1	—	—
U141	10. 脊柱裂	1	1	—	—	—	—	—	—	—	—	—	—	—	—	—	—	—	—	—	—	—
U142	其他	70	50	2	11	4	1	1	—	—	—	—	—	—	—	—	—	—	—	—	1	—
U143	N. 口腔疾病	7	—	—	—	—	—	—	—	—	—	—	—	—	—	—	—	1	1	1	4	—
U144	1. 龋齿	—	—	—	—	—	—	—	—	—	—	—	—	—	—	—	—	—	—	—	—	—
U145	2. 牙周病	—	—	—	—	—	—	—	—	—	—	—	—	—	—	—	—	—	—	—	—	—
U146	3. 无牙症	—	—	—	—	—	—	—	—	—	—	—	—	—	—	—	—	—	—	—	—	—
U147	其他	7	—	—	—	—	—	—	—	—	—	—	—	—	—	—	—	1	1	1	4	—
Ⅲ. 伤害																						
U148	Ⅲ. 伤害	9153	109	235	128	139	227	268	263	315	336	486	569	635	449	592	571	667	826	977	1361	—
U149	A. 意外伤害	7404	105	230	124	116	169	175	195	221	243	370	412	486	347	442	438	515	684	854	1278	—
U150	1. 道路交通事故	2015	11	69	38	44	86	87	108	114	125	173	208	210	144	152	131	105	94	64	52	—
U151	2. 意外中毒	692	2	11	11	7	25	22	24	41	28	51	46	61	56	63	57	61	59	38	29	—
U152	3. 意外跌落	3126	5	37	22	18	17	30	30	22	37	64	76	110	86	144	177	254	408	607	982	—
U153	4. 火灾	86	1	2	4	2	—	6	—	1	2	4	5	3	4	4	8	2	15	14	9	—
U154	5. 溺水	504	4	55	32	33	25	11	15	14	17	28	24	38	30	36	21	26	39	29	27	—
U155	其他	981	82	56	17	12	16	19	18	29	34	50	53	64	27	43	44	67	69	102	179	—
U156	B. 故意伤害	1651	1	3	3	22	57	87	66	88	88	112	150	146	96	145	130	143	131	110	73	—
U157	1. 自杀及后遗症	1530	—	—	1	22	49	80	53	75	75	102	133	135	94	138	127	140	127	108	71	—
U158	2. 他杀及后遗症	118	1	3	2	—	8	7	13	13	13	9	17	11	2	5	3	3	4	2	2	—
U159	3. 战争	—	—	—	—	—	—	—	—	—	—	—	—	—	—	—	—	—	—	—	—	—
U160	其他	3	—	—	—	—	—	—	—	—	—	1	—	—	—	2	—	—	—	—	—	—
U161	其他剩余疾病	1817	44	16	9	6	16	14	11	16	23	15	22	27	22	34	48	97	154	331	912	—

表 3－4 2018 年云南省死因别、年龄别死亡数（城市、男女合计）

疾病编码	疾病名称	总计	年龄组（岁）																			不详
			0－	1－	5－	10－	15－	20－	25－	30－	35－	40－	45－	50－	55－	60－	65－	70－	75－	80－	85及以上	
U000	全死因	97510	1097	381	187	247	462	617	848	1157	1573	2715	4196	5317	4890	7211	8568	10330	13513	15701	18500	－
U001	I. 传染病、母婴疾病和营养缺乏性疾病	6421	744	67	26	11	19	38	54	88	129	214	255	217	200	246	300	410	684	1024	1695	－
U002	A. 传染病和寄生虫病	1540	36	25	11	4	10	21	31	63	87	167	196	131	122	125	109	101	122	94	85	－
U003	1. 结核病	342	1	1	1	1	2	7	8	13	13	27	35	27	30	40	31	30	32	27	16	－
U004	2. 性传播疾病	4	－	－	－	－	－	－	－	－	－	－	－	－	1	－	－	－	2	－	1	－
U005	a. 梅毒	1	－	－	－	－	－	－	－	－	－	－	－	－	1	－	－	－	－	－	－	－
U006	b. 衣原体病	1	－	－	－	－	－	－	－	－	－	－	－	－	－	－	－	－	1	－	－	－
U007	c. 淋病	1	－	－	－	－	－	－	－	－	－	－	－	－	－	－	－	－	1	－	－	－
U008	d. 其他	1	－	－	－	－	－	－	－	－	－	－	－	－	－	－	－	－	－	－	1	－
U009	3. 艾滋病	384	5	1	－	－	－	2	13	34	50	73	78	35	28	12	24	15	11	8	1	－
U010	4. 腹泻性疾病	30	5	3	－	－	1	－	－	－	－	－	－	－	3	1	3	1	7	2	4	－
U011	5. 好发于儿童期的疾病	10	8	－	－	1	－	－	－	－	－	－	－	－	－	－	1	－	－	－	－	－
U012	a. 百日咳	－	－	－	－	－	－	－	－	－	－	－	－	－	－	－	－	－	－	－	－	－
U013	b. 脊髓灰质炎及后遗症	－	－	－	－	－	－	－	－	－	－	－	－	－	－	－	－	－	－	－	－	－
U014	c. 白喉	－	－	－	－	－	－	－	－	－	－	－	－	－	－	－	－	－	－	－	－	－
U015	d. 麻疹	1	－	－	－	1	－	－	－	－	－	－	－	－	－	－	－	－	－	－	－	－
U016	e. 破伤风	9	8	－	－	－	－	－	－	－	－	－	－	－	－	－	1	－	－	－	－	－
U017	6. 脑膜炎	77	1	4	5	3	1	5	2	4	3	8	3	4	2	4	5	1	3	3	4	－
U018	7. 乙型肝炎	344	8	4	5	3	－	1	3	3	11	24	34	43	39	46	30	25	40	18	27	－
U019	丙型肝炎	62	－	－	－	－	－	－	－	1	8	11	21	9	4	1	2	4	－	1	－	－
U020	8. 疟疾	2	－	－	－	－	－	－	－	1	－	－	1	－	－	－	－	－	－	－	－	－
U021	9. 热带病	1	－	－	－	－	－	－	－	－	－	－	－	－	－	－	1	－	－	－	－	－
U022	a. 锥虫病	－	－	－	－	－	－	－	－	－	－	－	－	－	－	－	－	－	－	－	－	－
U023	b. 南美锥虫病	－	－	－	－	－	－	－	－	－	－	－	－	－	－	－	－	－	－	－	－	－
U024	c. 血吸虫病	1	－	－	－	－	－	－	－	－	－	－	－	－	－	－	1	－	－	－	－	－
U025	d. 利什曼病	－	－	－	－	－	－	－	－	－	－	－	－	－	－	－	－	－	－	－	－	－
U026	e. 淋巴性丝虫病	－	－	－	－	－	－	－	－	－	－	－	－	－	－	－	－	－	－	－	－	－
U027	f. 盘尾丝虫病	－	－	－	－	－	－	－	－	－	－	－	－	－	－	－	－	－	－	－	－	－
U028	10. 麻风病	2	－	－	－	－	－	－	－	－	－	－	－	－	1	－	1	－	－	－	－	－
U029	11. 登革热	－	－	－	－	－	－	－	－	－	－	－	－	－	－	－	－	－	－	－	－	－
U030	12. 流行性乙型脑炎	－	－	－	－	－	－	－	－	－	－	－	－	－	－	－	－	－	－	－	－	－
U031	13. 沙眼	－	－	－	－	－	－	－	－	－	－	－	－	－	－	－	－	－	－	－	－	－
U032	14. 肠线虫感染	1	－	－	－	－	－	－	－	－	－	－	－	－	－	－	－	－	－	1	－	－

续 表

疾病编码	疾病名称	总计	0—	1—	5—	10—	15—	20—	25—	30—	35—	40—	45—	50—	55—	60—	65—	70—	75—	80—	85 及以上	不详
U033	a. 蛔虫病	—	—	—	—	—	—	—	—	—	—	—	—	—	—	—	—	—	—	—	—	—
U034	b. 鞭虫病	—	—	—	—	—	—	—	—	—	—	—	—	—	—	—	—	—	—	—	—	—
U035	c. 钩虫病	1	—	—	—	—	—	—	—	—	—	—	—	—	—	—	—	—	1	—	—	—
U036	d. 其他	—	—	—	—	—	—	—	—	—	—	—	—	—	—	—	—	—	—	—	—	—
U037	其他传染病	281	22	16	5	—	2	6	5	7	5	24	22	13	13	20	13	19	24	33	32	—
U038	B. 呼吸系统疾病	3178	105	36	9	5	6	12	14	16	31	38	53	78	67	106	163	257	439	658	1085	—
U039	1. 下呼吸道感染	3158	105	35	9	5	6	11	14	16	31	38	53	78	65	106	162	256	435	654	1079	—
U040	2. 上呼吸道感染	18	—	1	—	—	—	1	—	—	—	—	—	—	—	1	1	1	3	4	6	—
U041	3. 中耳炎	2	—	—	—	—	—	—	—	—	—	1	—	—	—	—	—	—	1	—	—	—
U042	C. 妊娠、分娩和产褥期并发症	26	—	—	—	—	1	3	7	8	4	2	1	—	—	—	—	—	—	—	—	—
U043	1. 孕产妇出血	6	—	—	—	—	—	—	2	1	3	—	—	—	—	—	—	—	—	—	—	—
U044	2. 产妇败血症	1	—	—	—	—	—	—	—	—	—	1	—	—	—	—	—	—	—	—	—	—
U045	3. 妊娠高血压综合征	3	—	—	—	—	—	—	1	—	2	—	—	—	—	—	—	—	—	—	—	—
U046	4. 梗阻性分娩	—	—	—	—	—	—	—	—	—	—	—	—	—	—	—	—	—	—	—	—	—
U047	5. 流产	6	—	—	—	—	—	3	3	—	—	—	—	—	—	—	—	—	—	—	—	—
U048	其他	9	—	—	—	—	—	2	2	2	2	1	—	—	—	—	—	—	—	—	—	—
U049	D. 起源于围生期的情况	606	600	4	1	1	—	—	—	—	—	—	—	—	—	—	—	—	—	—	—	—
U050	1. 出生低体重	121	121	—	—	—	—	—	—	—	—	—	—	—	—	—	—	—	—	—	—	—
U051	2. 出生产伤和窒息	382	377	3	1	1	—	—	—	—	—	—	—	—	—	—	—	—	—	—	—	—
U052	其他	103	102	1	—	—	—	—	—	—	—	—	—	—	—	—	—	—	—	—	—	—
U053	E. 营养缺乏	1070	3	2	5	2	2	2	5	6	7	7	5	8	11	15	28	52	123	272	525	—
U054	1. 蛋白质-能量营养不良	898	2	2	5	1	2	1	2	3	3	2	4	7	4	9	18	34	110	240	453	—
U055	2. 碘缺乏	1	—	—	—	—	—	—	—	—	—	—	—	—	—	—	—	—	—	1	—	—
U056	3. 维生素 A 缺乏病	—	—	—	—	—	—	—	—	—	—	—	—	—	—	—	—	—	—	—	—	—
U057	4. 缺铁性贫血	74	1	—	—	1	—	—	1	1	2	2	1	—	4	4	7	10	11	8	21	—
U058	其他营养性疾病	97	—	—	—	—	—	1	1	1	—	1	—	1	3	2	3	8	2	23	51	—
U059	II. 慢性非传染性疾病	80822	249	122	71	98	166	205	327	524	842	1749	3061	4240	4135	6334	7744	9373	12193	13923	15466	—
U060	A. 恶性肿瘤	14926	13	29	26	34	39	41	94	133	228	517	964	1328	1380	1983	2013	1850	1830	1457	967	—
U061	1. 唇、口腔和咽恶性肿瘤	261	—	—	—	—	—	3	7	2	8	9	30	32	33	34	26	26	12	21	16	—
U062	2. 食道癌	410	—	—	—	—	1	1	1	6	13	11	25	40	49	80	69	43	55	22	10	—
U063	3. 胃癌	1094	—	—	—	—	1	6	3	6	14	24	55	90	98	149	141	139	157	124	93	—
U064	4. 结直肠癌	1443	—	—	—	2	2	2	3	6	14	39	66	75	99	163	210	213	200	210	134	—
U065	5. 肝癌	2141	2	4	—	—	—	2	8	24	45	125	200	255	238	284	269	231	191	165	98	—

续　表

疾病编码	疾病名称	总计	0–	1–	5–	10–	15–	20–	25–	30–	35–	40–	45–	50–	55–	60–	65–	70–	75–	80–	85及以上	不详
											年龄组（岁）											
U066	6. 腺腺癌	460	—	—	—	—	—	—	2	1	2	9	30	29	38	72	53	61	71	55	37	—
U067	7. 肿瘤	4665	—	—	—	—	4	3	2	13	45	112	266	384	423	681	722	644	615	458	292	—
U068	8. 皮肤癌	99	—	—	—	—	—	1	1	1	2	5	5	5	5	9	10	14	10	12	19	—
U069	9. 乳腺癌	413	—	—	—	1	—	1	—	10	15	32	65	59	60	56	35	30	21	14	15	—
U070	10. 子宫颈癌	308	—	—	—	—	—	—	3	5	13	24	32	59	38	37	29	34	18	12	4	—
U071	11. 子宫体癌	139	—	—	—	—	—	—	2	3	2	6	8	23	20	15	18	13	18	7	4	—
U072	12. 卵巢癌	161	—	—	—	—	—	—	—	3	3	7	19	21	20	22	13	19	17	13	6	—
U073	13. 前列腺癌	305	—	—	—	—	—	—	—	—	—	—	1	5	9	10	26	44	61	80	69	—
U074	14. 膀胱癌	234	—	—	—	—	—	—	—	—	—	—	6	7	12	17	26	34	43	49	40	—
U075	15. 淋巴瘤与多发性骨髓瘤	334	1	1	—	3	4	2	7	7	10	9	23	24	28	60	49	42	35	20	9	—
U076	16. 白血病	464	3	13	13	13	15	14	24	20	16	30	28	41	29	46	48	39	35	24	13	—
U077	其他	1995	7	11	13	16	12	8	28	31	38	75	105	179	181	248	269	224	271	171	108	—
U078	B. 其他肿瘤	145	1	—	2	1	—	—	1	2	3	8	4	11	12	16	16	13	20	23	11	—
U079	C. 糖尿病	2684	—	1	—	—	—	6	3	9	19	42	86	147	149	231	341	365	435	432	413	—
U080	D. 内分泌紊乱	474	20	5	3	8	4	5	4	9	9	14	26	25	26	23	35	41	52	62	106	—
U081	E. 神经系统和精神障碍疾病	1711	11	20	21	21	36	33	42	29	39	80	77	92	63	77	103	130	168	252	417	—
U082	1. 单相精神神郁	11	—	—	—	—	—	—	1	1	1	1	—	1	1	1	—	1	1	2	—	—
U083	2. 双相情感障碍	4	—	—	—	—	—	—	—	—	—	—	1	1	1	1	—	—	—	—	—	—
U084	3. 精神分裂症	105	—	3	4	—	1	3	2	2	7	5	4	11	8	8	15	9	11	14	3	—
U085	4. 癫痫症	182	4	—	8	8	5	13	16	8	6	16	17	21	9	14	8	14	6	9	8	—
U086	5. 酒精使用所致精神障碍	96	—	—	—	—	—	—	—	1	4	16	16	18	8	7	6	8	6	3	1	—
U087	6. 阿尔茨海默病和其他痴呆	652	—	—	—	—	—	—	—	—	—	—	4	5	7	15	28	48	98	161	277	—
U088	7. 帕金森病	84	—	—	—	—	—	—	—	—	—	—	—	6	5	8	10	14	8	18	15	—
U089	8. 多发性硬化	3	—	—	—	—	—	—	—	—	—	—	1	—	1	—	1	—	—	—	—	—
U090	9. 药物使用所致精神障碍	56	1	—	—	—	—	3	5	3	12	16	7	6	1	—	—	—	—	1	1	—
U091	10. 创伤后应激障碍	—	—	—	—	—	—	—	—	—	—	—	—	—	—	—	—	—	—	—	—	—
U092	11. 强迫症	—	—	—	—	—	—	—	—	—	—	—	—	—	—	—	—	—	—	—	—	—
U093	12. 惊恐障碍	—	—	—	—	—	—	—	—	—	—	—	—	—	—	—	—	—	—	—	—	—
U094	13. 失眠症	—	—	—	—	—	—	—	—	—	—	—	—	—	—	—	—	—	—	—	—	—
U095	14. 偏头痛	2	—	—	—	—	—	—	—	—	—	—	—	—	—	—	—	—	—	—	2	—
U096	15. 由于铝暴露引起的精神发育障碍	6	—	—	—	—	—	—	—	—	—	—	—	—	—	—	—	—	—	—	—	—
U097	其他	495	6	16	16	13	28	13	13	10	8	22	24	25	27	29	34	28	34	41	108	—
U098	F. 感官疾病	2	—	—	—	—	—	—	—	—	—	—	—	—	—	—	1	1	—	—	—	—

续　表

疾病编码	疾病名称	总计	0–	1–	5–	10–	15–	20–	25–	30–	35–	40–	45–	50–	55–	60–	65–	70–	75–	80–	85 及以上	不详
U099	1. 青光眼	–	–	–	–	–	–	–	–	–	–	–	–	–	–	–	–	–	–	–	–	–
U100	2. 白内障	–	–	–	–	–	–	–	–	–	–	–	–	–	–	–	–	–	–	–	–	–
U101	3. 与年龄有关的视觉障碍	–	–	–	–	–	–	–	–	–	–	–	–	–	–	–	–	–	–	–	–	–
U102	4. 成年开始的听力损失	–	–	–	–	–	–	–	–	–	–	–	–	–	–	–	–	–	–	–	–	–
U103	其他	2	–	–	–	–	–	–	–	–	–	–	–	–	–	1	–	1	–	–	–	–
U104	G. 心血管疾病	38780	10	7	8	11	41	69	115	194	353	775	1318	1886	1827	2823	3571	4580	6163	7124	7905	–
U105	1. 风湿性心脏病	930	–	–	–	–	4	5	3	7	5	18	31	51	49	73	89	116	164	163	152	–
U106	2. 高血压及并发症	4179	–	–	1	–	1	3	6	6	14	46	97	126	151	241	324	483	715	891	1075	–
U107	3. 缺血性心脏病	11617	–	–	1	3	10	15	43	86	144	266	463	603	631	907	1056	1317	1699	2018	2358	–
U108	4. 脑血管病	19210	–	–	2	3	12	30	46	56	142	360	590	957	886	1396	1849	2381	3205	3596	3699	–
U109	5. 炎性心脏病	501	2	3	5	–	3	5	3	13	11	17	38	34	25	42	51	42	54	59	92	–
U110	其他	2254	8	4	–	6	10	11	14	25	35	67	94	113	79	152	190	232	314	387	513	–
U111	H. 主要呼吸系统疾病	15163	12	11	3	5	5	12	13	27	35	64	166	269	299	658	1059	1769	2685	3602	4472	–
U112	1. 慢性阻塞性肺疾病	13730	–	–	–	3	1	2	3	15	19	39	107	208	248	583	960	1633	2480	3317	4110	–
U113	2. 哮喘	471	1	1	3	2	1	7	3	1	4	6	15	14	15	20	42	59	76	105	108	–
U114	其他	962	11	10	–	6	6	7	7	11	12	19	44	47	36	55	57	77	129	180	254	–
U115	I. 主要消化系统疾病	4470	29	13	2	6	–	13	28	63	111	170	290	334	250	358	396	383	556	659	803	–
U116	1. 消化性溃疡	842	–	–	–	–	–	2	–	7	10	23	32	46	43	64	79	89	135	142	168	–
U117	2. 肝硬化	1222	1	–	1	2	2	4	8	34	55	94	165	186	119	140	118	94	90	58	55	–
U118	3. 阑尾炎	37	–	–	–	–	–	–	–	–	–	3	3	–	1	3	4	4	7	6	7	–
U119	其他	2366	28	13	2	6	3	7	18	22	45	53	90	101	87	151	194	196	324	453	573	–
U120	J. 主要泌尿生殖系统疾病	1672	3	2	2	–	9	11	15	38	34	58	94	113	101	127	162	176	226	237	264	–
U121	1. 肾炎和肾病	1459	3	2	1	–	8	9	15	38	34	55	88	102	91	123	141	148	200	183	217	–
U122	2. 前列腺增生	30	–	–	–	–	–	–	–	–	–	–	–	–	–	4	–	4	5	11	9	–
U123	其他	183	–	–	–	–	1	2	–	–	1	3	6	10	10	4	21	24	21	43	38	–
U124	K. 皮肤病	92	–	–	–	–	–	–	–	1	1	1	7	5	–	5	4	11	14	14	24	–
U125	L. 肌肉骨骼和结缔组织疾病	420	–	–	1	–	2	4	4	10	5	14	20	24	24	29	42	46	43	60	82	–
U126	1. 风湿性关节炎	129	–	–	–	–	–	5	–	–	–	6	6	5	3	13	12	20	17	22	30	–
U127	2. 骨关节炎	5	–	–	–	–	–	–	–	1	–	1	–	–	1	–	–	1	1	–	2	–
U128	3. 痛风	57	–	–	–	–	–	–	–	3	4	3	1	3	6	6	7	10	7	6	9	–
U129	4. 腰痛	5	–	–	–	–	–	–	–	–	–	–	–	–	–	2	–	–	–	–	1	–
U130	其他	221	–	1	–	8	8	6	4	10	4	9	13	16	16	9	20	14	18	31	40	–
U131	M. 先天异常	281	150	33	5	15	8	9	7	5	5	6	9	6	4	3	2	7	1	1	1	–

续表

疾病编码	疾病名称	总计	0–	1–	5–	10–	15–	20–	25–	30–	35–	40–	45–	50–	55–	60–	65–	70–	75–	80–	85及以上	不详
U132	1. 腹壁缺损	1	1	–	–	–	–	–	–	–	–	–	–	–	–	–	–	–	–	–	–	–
U133	2. 无脑畸形	3	3	–	–	–	–	–	–	–	–	–	–	–	–	–	–	–	–	–	–	–
U134	3. 肛门直肠闭锁	3	3	–	–	–	–	–	–	–	–	–	–	–	–	–	–	–	–	–	–	–
U135	4. 唇裂	1	1	–	–	–	–	–	–	–	–	–	–	–	–	–	–	–	–	–	–	–
U136	5. 腭裂	1	1	–	–	–	–	–	–	–	–	–	–	–	–	–	–	–	–	–	–	–
U137	6. 食管闭锁	4	3	–	–	–	–	–	–	–	–	–	–	–	1	–	–	–	–	–	–	–
U138	7. 肾发育不全	2	2	–	–	–	–	–	–	–	–	–	–	–	–	–	–	–	–	–	–	–
U139	8. 唐氏综合征	2	2	–	–	–	–	–	–	–	–	–	–	–	–	–	–	–	–	–	–	–
U140	9. 先天性心脏异常	217	104	30	5	10	8	9	7	9	3	6	8	5	2	2	2	6	–	–	1	–
U141	10. 脊柱裂	1	1	–	–	–	–	–	–	–	–	–	–	–	–	–	–	–	–	–	–	–
U142	其他	49	34	3	5	5	1	1	–	–	–	–	–	–	–	–	–	–	–	–	–	–
U143	N. 口腔疾病	2	–	–	–	–	–	–	–	–	–	–	–	–	–	–	1	–	–	–	1	–
U144	1. 龋齿	–	–	–	–	–	–	–	–	–	–	–	–	–	–	–	–	–	–	–	–	–
U145	2. 牙周病	–	–	–	–	–	–	–	–	–	–	–	–	–	–	–	–	–	–	–	–	–
U146	3. 无牙症	–	–	–	–	–	–	–	–	–	–	–	–	–	–	–	–	–	–	–	–	–
U147	其他	2	–	–	–	–	–	–	–	–	–	–	–	–	–	–	1	–	–	–	1	–
U148	III. 伤害	9204	78	182	86	128	266	367	453	525	573	727	849	832	529	597	492	500	557	604	859	–
U149	A. 意外伤害	7926	76	178	85	114	213	307	383	432	476	610	721	708	453	490	419	415	481	546	819	–
U150	1. 道路交通事故	2453	10	45	25	38	112	179	182	207	196	226	265	255	158	154	125	104	75	61	36	–
U151	2. 意外中毒	938	–	7	5	5	13	16	46	66	80	116	125	129	74	66	54	38	45	35	18	–
U152	3. 意外跌落	2871	11	22	13	12	30	27	49	58	79	130	174	194	128	182	182	207	292	389	692	–
U153	4. 火灾	67	–	6	2	–	2	1	–	3	1	4	4	4	1	4	7	4	7	13	4	–
U154	5. 溺水	559	2	62	33	47	32	31	33	25	21	30	37	36	28	27	17	25	32	23	18	–
U155	其他	1038	52	36	7	12	24	53	73	73	99	105	116	90	64	57	34	37	30	25	51	–
U156	B. 故意伤害	1177	1	3	1	13	49	45	52	69	87	109	116	99	61	98	69	81	70	54	39	–
U157	1. 自杀及后遗症	1026	–	–	–	10	40	45	52	69	61	93	97	99	61	98	67	79	67	50	38	–
U158	2. 他杀及后遗症	120	1	3	1	3	8	7	14	9	20	9	12	12	5	4	2	3	3	4	1	–
U159	3. 战争	1	–	–	–	–	1	–	–	–	–	–	–	–	–	–	–	–	–	–	–	–
U160	其他	30	–	–	–	–	–	–	3	3	6	7	7	–	2	2	–	–	–	–	–	–
U161	其他剩余疾病	1063	26	10	4	10	11	7	14	20	29	25	31	28	26	34	32	47	79	150	480	–

表 3－5　2018 年云南省死因别、年龄别死亡数（城市、男）

年龄组（岁）

疾病编码	疾病名称	总计	0—	1—	5—	10—	15—	20—	25—	30—	35—	40—	45—	50—	55—	60—	65—	70—	75—	80—	85及以上	不详
U000	全死因	57966	669	237	117	165	313	472	624	893	1220	2069	3120	3751	3409	4825	5550	6220	7702	8108	8502	—
U001	I.传染病、母婴疾病和营养缺乏性疾病	3666	449	42	18	7	10	25	33	66	93	172	205	155	151	168	196	237	350	539	750	—
U002	A.传染病和寄生虫病	1116	21	15	9	3	5	15	24	54	66	137	160	96	93	88	77	62	76	62	53	—
U003	1.结核病	267	—	1	1	1	2	6	8	13	9	23	28	19	24	31	23	21	23	20	14	—
U004	2.性传播疾病	3	—	—	—	—	—	—	—	—	—	—	—	—	1	—	—	—	1	—	1	—
U005	a.梅毒	1	—	—	—	—	—	—	—	—	—	—	—	—	1	—	—	—	—	—	—	—
U006	b.衣原体病	1	—	—	—	—	—	—	—	—	—	—	—	—	—	—	—	—	—	—	1	—
U007	c.淋病	1	—	—	—	—	—	—	—	—	—	—	—	—	—	—	—	—	1	—	—	—
U008	d.其他	—	—	—	—	—	—	—	—	—	—	—	—	—	—	—	—	—	—	—	—	—
U009	3.艾滋病	306	3	1	—	—	2	9	9	27	37	60	63	26	24	10	19	12	11	6	3	—
U010	4.腹泻性疾病	19	3	1	—	—	—	—	—	1	1	—	—	—	—	—	—	—	—	—	—	—
U011	5.好发于儿童期的疾病	6	—	—	—	—	1	—	—	—	—	2	2	—	—	1	—	—	—	—	—	—
U012	a.百日咳	—	—	—	—	—	—	—	—	—	—	—	—	—	—	—	—	—	—	—	—	—
U013	b.脊髓灰质炎及其后遗症	—	—	—	—	—	—	—	—	—	—	—	—	—	—	—	—	—	—	—	—	—
U014	c.白喉	—	—	—	—	—	—	—	—	—	—	—	—	—	—	—	—	—	—	—	—	—
U015	d.麻疹	—	—	—	—	—	—	—	—	—	—	—	—	—	—	—	—	—	—	—	—	—
U016	e.破伤风	6	5	1	—	—	—	—	—	—	—	—	—	—	—	—	—	—	—	—	—	—
U017	6.脑膜炎	41	5	4	4	2	—	1	1	3	1	—	2	2	3	3	2	3	2	2	2	—
U018	7.乙型肝炎	230	—	—	—	—	—	1	2	2	9	22	29	32	28	28	19	10	20	11	17	—
U019	丙型肝炎	47	—	—	—	—	—	1	1	1	7	9	18	3	—	3	1	2	—	1	—	—
U020	8.疟疾	2	—	—	—	—	—	1	—	—	—	—	1	—	—	—	—	—	—	—	—	—
U021	9.热带病	—	—	—	—	—	—	—	—	—	—	—	—	—	—	—	—	—	—	—	—	—
U022	a.锥虫病	—	—	—	—	—	—	—	—	—	—	—	—	—	—	—	—	—	—	—	—	—
U023	b.南美锥虫病	—	—	—	—	—	—	—	—	—	—	—	—	—	—	—	—	—	—	—	—	—
U024	c.血吸虫病	—	—	—	—	—	—	—	—	—	—	—	—	—	—	—	—	—	—	—	—	—
U025	d.利什曼病	—	—	—	—	—	—	—	—	—	—	—	—	—	—	—	—	—	—	—	—	—
U026	e.淋巴性丝虫病	—	—	—	—	—	—	—	—	—	—	—	—	—	—	—	—	—	—	—	—	—
U027	f.盘尾丝虫病	—	—	—	—	—	—	—	—	—	—	—	—	—	—	—	—	—	—	—	—	—
U028	10.麻风病	2	—	—	—	—	—	—	—	—	—	—	—	—	—	—	—	1	—	1	—	—
U029	11.登革热	—	—	—	—	—	—	—	—	—	—	—	—	—	—	—	—	—	—	—	—	—
U030	12.流行性乙型脑炎	—	—	—	—	—	—	—	—	—	—	—	—	—	—	—	—	—	—	—	—	—
U031	13.沙眼	—	—	—	—	—	—	—	—	—	—	—	—	—	—	—	—	—	—	1	—	—
U032	14.肠线虫感染	—	—	—	—	—	—	—	—	—	—	—	—	—	—	—	—	—	—	—	—	—

续　表

疾病编码	疾病名称	总计	年龄组（岁）																			
			C–	1–	5–	10–	15–	20–	25–	30–	35–	40–	45–	50–	55–	60–	65–	70–	75–	80–	85及以上	不详
U033	a. 蛔虫病	–	–	–	–	–	–	–	–	–	–	–	–	–	–	–	–	–	–	–	–	–
U034	b. 鞭虫病	–	–	–	–	–	–	–	–	–	–	–	–	–	–	–	–	–	–	–	–	–
U035	c. 钩虫病	–	–	–	–	–	–	–	–	–	–	–	–	–	–	–	–	–	–	–	–	–
U036	d. 其他	–	–	–	–	–	–	–	–	–	–	–	–	–	–	–	–	–	–	–	–	–
U037	其他传染病	193	13	9	4	2	2	4	4	7	4	19	18	10	9	14	10	14	15	21	16	–
U038	B. 呼吸系统感染	1721	63	22	6	3	4	9	8	12	22	29	42	54	48	71	104	147	216	351	510	–
U039	1. 下呼吸道感染	1709	63	21	6	3	4	8	8	12	22	29	42	54	46	71	104	147	213	348	508	–
U040	2. 上呼吸道感染	10	–	1	–	–	–	–	–	–	–	1	–	–	2	–	–	–	1	3	2	–
U041	3. 中耳炎	2	–	–	–	–	1	–	–	–	–	–	–	–	–	–	–	–	1	–	–	–
U042	C. 妊娠、分娩和产褥期并发症	–	–	–	–	–	–	–	–	–	–	–	–	–	–	–	–	–	–	–	–	–
U043	1. 孕产妇出血	–	–	–	–	–	–	–	–	–	–	–	–	–	–	–	–	–	–	–	–	–
U044	2. 产妇败血症	–	–	–	–	–	–	–	–	–	–	–	–	–	–	–	–	–	–	–	–	–
U045	3. 妊娠高血压综合征	–	–	–	–	–	–	–	–	–	–	–	–	–	–	–	–	–	–	–	–	–
U046	4. 梗阻性分娩	–	–	–	–	–	–	–	–	–	–	–	–	–	–	–	–	–	–	–	–	–
U047	5. 流产	–	–	–	–	–	–	–	–	–	–	–	–	–	–	–	–	–	–	–	–	–
U048	其他	–	–	–	–	–	–	–	–	–	–	–	–	–	–	–	–	–	–	–	–	–
U049	D. 起源于围生期的情况	368	364	3	1	–	–	–	–	–	–	–	–	–	–	–	–	–	–	–	–	–
U050	1. 出生低体重	75	75	–	–	–	–	–	–	–	–	–	–	–	–	–	–	–	–	–	–	–
U051	2. 出生产伤和窒息	243	239	3	1	–	–	–	–	–	–	–	–	–	–	–	–	–	–	–	–	–
U052	其他	50	50	–	–	–	–	–	–	–	–	–	–	–	–	–	–	–	–	–	–	–
U053	E. 营养缺乏	461	1	2	2	1	1	–	–	4	5	6	3	5	10	9	15	28	58	126	187	–
U054	1. 蛋白质-能量营养不良	386	1	2	2	1	1	–	–	1	5	1	3	4	4	5	10	19	54	112	164	–
U055	2. 碘缺乏	–	–	–	–	–	–	–	–	–	–	–	–	–	–	–	–	–	–	–	–	–
U056	3. 维生素 A 缺乏病	–	–	–	–	–	–	–	–	–	–	–	–	–	–	–	–	–	–	–	–	–
U057	4. 缺铁性贫血	33	–	–	–	–	–	–	–	2	2	4	–	3	3	2	3	4	3	5	6	–
U058	其他营养性疾病	42	–	–	–	–	–	–	–	–	2	–	–	–	3	2	2	5	1	9	17	–
U059	II. 慢性非传染性疾病	47355	154	74	39	56	101	138	215	374	627	1290	2194	2933	2827	4201	5003	5666	7007	7208	7248	–
U060	A. 恶性肿瘤	9468	11	16	13	19	26	49	75	139	328	599	599	836	906	1280	1333	1175	1163	905	569	–
U061	1. 唇、口腔和咽恶性肿瘤	185	–	–	–	–	1	6	6	3	6	5	25	23	28	25	16	18	7	12	10	–
U062	2. 食道癌	364	–	–	–	–	–	–	–	1	2	11	25	39	49	69	62	37	44	16	8	–
U063	3. 胃癌	702	–	–	–	1	–	–	4	4	7	17	34	61	72	107	97	96	88	66	53	–
U064	4. 结直肠癌	886	–	–	–	2	2	5	16	4	10	21	38	50	60	105	135	133	126	120	78	–
U065	5. 肝癌	1530	2	3	–	–	–	5	2	16	40	113	161	201	183	204	188	148	116	96	52	–

续 表

疾病编码	疾病名称	总计	年龄组（岁）																			不详
			0—	1—	5—	10—	15—	20—	25—	30—	35—	40—	45—	50—	55—	60—	65—	70—	75—	80—	85及以上	
U066	6.胰腺癌	280	—	—	—	—	—	—	—	—	2	8	20	24	27	44	32	33	34	33	22	—
U067	7.肺癌	3274	—	—	—	—	—	—	—	8	31	80	173	278	307	489	518	449	446	307	182	—
U068	8.皮肤癌	55	—	—	—	1	3	—	1	—	1	2	4	3	2	4	6	7	8	7	6	—
U069	9.乳腺癌	6	—	—	—	—	—	—	—	—	—	2	1	—	—	1	—	—	1	1	—	—
U070	10.子宫颈癌	—	—	—	—	—	—	—	—	—	—	—	—	—	—	—	—	—	—	—	—	—
U071	11.子宫体癌	—	—	—	—	—	—	—	—	—	—	—	—	—	—	—	—	—	—	—	—	—
U072	12.卵巢癌	—	—	—	—	—	—	—	—	—	—	—	—	—	—	—	—	—	—	—	—	—
U073	13.前列腺癌	305	—	—	—	—	—	—	—	—	—	—	1	5	9	10	26	44	61	80	69	—
U074	14.膀胱癌	174	—	—	—	—	—	—	—	—	—	—	5	4	11	13	22	26	32	37	24	—
U075	15.淋巴瘤与多发性骨髓瘤	209	1	—	—	1	3	2	5	3	5	6	15	16	21	39	23	27	23	13	6	—
U076	16.白血病	282	2	4	6	11	9	11	16	8	11	20	19	26	18	22	30	25	21	14	9	—
U077	其他	1216	6	—	1	1	1	5	16	22	24	45	78	108	118	149	176	132	156	101	50	—
U078	B.其他肿瘤	72	1	—	1	1	—	—	—	—	1	4	2	6	7	6	9	9	8	14	3	—
U079	C.糖尿病	1367	—	—	—	—	1	—	8	8	16	31	58	95	90	115	184	182	210	189	180	—
U080	D.内分泌紊乱	222	10	3	2	1	2	—	3	3	5	5	19	12	13	14	19	22	27	26	36	—
U081	E.神经系统和精神障碍疾病	975	9	15	14	17	27	27	31	22	31	65	64	67	43	49	54	72	82	118	168	—
U082	1.单相精神抑郁	6	—	—	—	—	—	—	—	—	—	1	2	1	—	—	—	—	1	1	—	—
U083	2.双相情感障碍	3	—	—	—	—	—	—	—	1	1	—	—	1	—	—	—	—	—	—	—	—
U084	3.精神分裂症	61	—	—	—	3	2	3	2	4	4	4	3	4	6	5	5	6	6	3	1	—
U085	4.癫痫病	119	3	3	3	6	4	9	12	4	2	16	16	4	6	6	5	8	6	3	3	—
U086	5.酒精使用所致精神障碍	94	—	—	—	—	—	2	2	4	4	13	16	18	8	6	3	8	6	3	1	—
U087	6.阿尔茨海默病和其他痴呆	279	—	—	—	—	—	—	—	—	—	1	4	3	5	6	12	24	44	68	112	—
U088	7.帕金森病	51	—	—	—	—	—	—	—	—	—	—	2	3	5	4	4	3	10	12	8	—
U089	8.多发性硬化	—	—	—	—	—	—	—	—	—	—	—	—	—	—	—	—	—	—	—	—	—
U090	9.药物使用所致精神障碍	52	1	—	—	—	—	2	2	3	12	14	7	5	6	—	—	—	—	1	—	—
U091	10.创伤后应激障碍	—	—	—	—	—	—	—	—	—	—	—	—	—	—	—	—	—	—	—	—	—
U092	11.强迫症	—	—	—	—	—	—	—	—	—	—	—	—	—	—	—	—	—	—	—	—	—
U093	12.惊恐障碍	—	—	—	—	—	—	—	—	—	—	—	—	—	—	—	—	—	—	—	—	—
U094	13.失眠症	—	—	—	—	—	—	—	—	—	—	—	—	—	—	—	—	—	—	—	—	—
U095	14.偏头痛	2	—	—	—	—	—	—	—	—	—	—	—	—	—	—	—	—	—	—	2	—
U096	15.由于精暴引起的精神营养碍	2	—	—	—	—	—	—	—	—	—	2	—	—	—	—	—	—	—	—	—	—
U097	其他	299	5	12	10	11	22	12	8	10	7	16	16	18	16	23	20	19	13	22	39	—
U098	F.感官疾病	1	—	—	—	—	—	—	—	—	—	—	—	—	—	1	—	—	—	—	—	—

续　表

疾病编码	疾病名称	总计	0 -	1 -	5 -	10 -	15 -	20 -	25 -	30 -	35 -	40 -	45 -	50 -	55 -	60 -	65 -	70 -	75 -	80 -	85 及以上	不详
U099	1. 青光眼	—	—	—	—	—	—	—	—	—	—	—	—	—	—	—	—	—	—	—	—	—
U100	2. 白内障	—	—	—	—	—	—	—	—	—	—	—	—	—	—	—	—	—	—	—	—	—
U101	3. 与年龄有关的视觉障碍	—	—	—	—	—	—	—	—	—	—	—	—	—	—	—	—	—	—	—	—	—
U102	4. 成年开始的听力损失	—	—	—	—	—	—	—	—	—	—	—	—	—	—	—	—	—	—	—	—	—
U103	其他	1	—	—	—	—	—	—	—	—	—	—	—	—	—	1	—	—	—	—	—	—
U104	G. 心血管疾病	21987	6	3	6	8	26	45	86	147	280	612	1010	1368	1282	1886	2290	2673	3353	3488	3418	—
U105	1. 风湿性心脏病	409	—	—	—	—	4	3	2	2	3	8	20	26	23	31	54	50	63	64	56	—
U106	2. 高血压及并发症	2157	—	—	1	—	7	1	4	4	10	34	68	92	104	156	189	292	376	402	424	—
U107	3. 缺血性心脏病	6688	—	—	1	—	7	10	35	69	120	227	376	458	445	614	668	770	939	980	969	—
U108	4. 脑血管病	11081	—	—	2	3	7	17	36	46	111	281	440	687	628	944	1211	1389	1776	1809	1694	—
U109	5. 炎性心脏病	308	1	1	3	4	—	5	2	7	8	14	30	27	20	28	33	28	25	34	40	—
U110	其他	1302	5	2	—	4	6	9	7	19	27	47	74	77	57	107	130	141	166	194	230	—
U111	H. 主要呼吸系统疾病	8978	8	7	1	2	2	9	8	20	25	49	117	191	212	475	714	1150	1675	1991	2324	—
U112	1. 慢性阻塞性肺疾病	8126	—	—	—	—	2	3	1	10	13	30	76	149	171	421	645	1057	1562	1840	2147	—
U113	2. 哮喘	261	1	—	—	—	—	3	1	—	3	5	8	8	10	11	32	40	41	48	53	—
U114	其他	591	7	7	1	2	—	6	6	10	9	14	33	34	31	43	37	53	72	103	124	—
U115	I. 主要消化系统疾病	2867	18	7	—	4	4	20	20	60	98	146	250	271	198	281	266	238	320	314	364	—
U116	1. 消化性溃疡	532	—	—	—	—	1	7	—	7	9	20	28	34	27	43	57	58	80	80	87	—
U117	2. 肝硬化	991	—	—	—	1	1	4	5	32	50	86	148	165	103	124	90	67	54	33	29	—
U118	3. 阑尾炎	17	—	—	—	—	—	—	—	—	—	—	1	—	—	2	2	1	4	4	1	—
U119	其他	1325	17	7	—	4	3	2	14	21	38	40	73	71	67	112	117	112	182	197	247	—
U120	J. 主要泌尿生殖系统疾病	1014	1	1	—	—	5	9	12	29	28	41	61	71	65	71	107	106	135	134	137	—
U121	1. 肾炎和肾病	867	1	1	—	—	4	7	12	29	28	38	59	63	59	69	93	84	117	96	106	—
U122	2. 前列腺增生	30	—	—	—	—	—	—	—	—	—	—	1	1	—	—	—	4	5	11	9	—
U123	其他	117	—	—	—	—	1	2	—	—	1	3	2	7	6	2	14	18	13	27	22	—
U124	K. 皮肤病	53	—	—	—	—	—	—	—	—	1	1	6	4	3	3	2	6	9	7	11	—
U125	L. 肌肉骨骼和结缔组织疾病	195	—	1	—	1	2	1	1	2	2	6	6	9	9	17	24	30	25	22	37	—
U126	1. 风湿性关节炎	64	—	—	—	1	—	1	1	1	—	1	—	3	4	9	8	12	11	8	12	—
U127	2. 骨关节炎	4	—	—	—	—	—	—	—	—	—	—	—	—	—	—	—	1	1	—	1	—
U128	3. 痛风	47	—	—	—	—	—	—	—	2	2	3	3	—	4	4	7	9	5	3	8	—
U129	4. 腰痛	4	—	—	—	—	—	—	—	—	—	—	—	—	—	—	—	—	—	1	1	—
U130	其他	75	—	1	1	1	2	2	2	2	2	2	4	5	3	3	8	7	8	10	15	—
U131	M. 先天异常	155	90	21	1	4	4	7	3	6	2	2	3	3	2	3	1	2	—	—	1	—

续　表

疾病编码	疾病名称	总计	0–	1–	5–	10–	15–	20–	25–	30–	35–	40–	45–	50–	55–	60–	65–	70–	75–	80–	85及以上	不详
U132	1. 腹壁缺损	–	–	–	–	–	–	–	–	–	–	–	–	–	–	–	–	–	–	–	–	–
U133	2. 无脑畸形	3	3	–	–	–	–	–	–	–	–	–	–	–	–	–	–	–	–	–	–	–
U134	3. 肛门直肠闭锁	1	1	–	–	–	–	–	–	–	–	–	–	–	–	–	–	–	–	–	–	–
U135	4. 唇裂	–	–	–	–	–	–	–	–	–	–	–	–	–	–	–	–	–	–	–	–	–
U136	5. 腭裂	1	1	–	–	–	–	–	–	–	–	–	–	–	–	–	–	–	–	–	–	–
U137	6. 食管闭锁	2	2	–	–	–	–	–	–	–	–	–	–	–	–	–	–	–	–	–	–	–
U138	7. 肾发育不全	1	1	–	–	–	–	–	–	–	–	–	–	–	–	–	–	–	–	–	–	–
U139	8. 唐氏综合征	–	–	–	–	–	–	–	–	–	–	–	–	–	–	–	–	–	–	–	–	–
U140	9. 先天性心脏异常	121	64	18	1	3	4	7	3	6	1	2	3	3	1	2	1	1	–	–	1	–
U141	10. 脊柱裂	1	1	–	–	–	–	–	–	–	–	–	–	–	–	–	–	–	–	–	–	–
U142	其他	26	20	3	1	1	–	–	–	–	–	–	–	–	–	1	–	–	–	–	–	–
U143	N. 口腔疾病	1	–	–	–	–	–	–	–	–	–	–	–	–	–	–	–	1	–	–	–	–
U144	1. 龋齿	–	–	–	–	–	–	–	–	–	–	–	–	–	–	–	–	–	–	–	–	–
U145	2. 牙周病	–	–	–	–	–	–	–	–	–	–	–	–	–	–	–	–	–	–	–	–	–
U146	3. 无牙症	–	–	–	–	–	–	–	–	–	–	–	–	–	–	–	–	–	–	–	–	–
U147	其他	1	–	–	–	–	–	–	–	–	–	–	–	–	–	–	–	1	–	–	–	–
U148	Ⅲ. 伤害	6380	51	115	59	94	194	303	365	438	479	585	693	641	408	436	329	292	301	289	308	–
U149	A. 意外伤害	5531	49	113	58	85	167	266	319	373	398	499	597	558	354	364	285	247	252	260	287	–
U150	1. 道路交通事故	1873	4	28	14	25	92	158	153	177	159	182	214	199	111	111	81	65	43	44	13	–
U151	2. 意外中毒	763	–	2	3	4	6	10	40	52	72	103	109	109	67	55	41	28	30	23	9	–
U152	3. 意外跌落	1670	7	13	6	9	24	20	35	55	64	110	146	160	104	134	128	118	142	162	233	–
U153	4. 火灾	48	1	5	1	2	2	1	–	3	–	2	4	3	1	4	4	4	4	7	2	–
U154	5. 溺水	385	2	45	30	41	22	28	27	23	17	16	27	20	15	16	7	12	14	13	10	–
U155	其他	792	35	20	4	4	21	49	64	63	86	86	97	67	56	44	24	20	19	11	20	–
U156	B. 故意伤害	765	1	2	1	5	22	31	37	38	50	86	98	83	54	73	44	45	47	27	21	–
U157	1. 自杀及后遗症	654	1	1	–	3	16	24	26	27	27	78	87	73	47	69	40	42	45	27	21	–
U158	2. 他杀及后遗症	81	–	1	1	1	6	6	8	8	17	7	9	8	5	2	–	1	1	–	–	–
U159	3. 战争	1	–	–	–	–	–	–	–	–	–	–	–	–	–	–	–	–	–	–	–	–
U160	其他	29	–	–	–	1	–	1	3	3	6	1	2	2	2	2	4	2	1	–	–	–
U161	其他剩余疾病	565	15	6	1	8	8	6	11	15	21	22	28	22	23	20	22	25	44	72	196	–

表 3－6 2018 年云南省死因别、年龄别死亡数（城市、女）

年龄组（岁）

疾病编码	疾病名称	总计	0—	1—	5—	10—	15—	20—	25—	30—	35—	40—	45—	50—	55—	60—	65—	70—	75—	80—	85及以上	不详
U000	全死因	39544	428	144	70	82	149	145	224	264	353	646	1076	1566	1481	2386	3018	4110	5811	7593	9998	—
U001	Ⅰ.传染病、母婴疾病和营养缺乏性疾病	2755	295	25	8	4	9	13	21	22	36	42	50	62	49	78	104	173	334	485	945	—
U002	A.传染病和寄生虫病	424	15	10	2	1	5	6	7	9	21	30	36	35	29	37	32	39	46	32	32	—
U003	1.结核病	75	1	—	—	—	1	1	—	—	4	4	7	8	6	9	8	9	9	7	2	—
U004	2.性传播疾病	1	—	—	—	—	—	—	—	—	—	—	—	—	—	—	—	—	1	—	—	—
U005	a.梅毒	—	—	—	—	—	—	—	—	—	—	—	—	—	—	—	—	—	—	—	—	—
U006	b.衣原体病	—	—	—	—	—	—	—	—	—	—	—	—	—	—	—	—	—	—	—	—	—
U007	c.淋病	—	—	—	—	—	—	—	—	—	—	—	—	—	—	—	—	—	—	—	—	—
U008	d.其他	1	—	—	—	—	—	—	—	—	—	—	—	—	—	—	—	—	1	—	—	—
U009	3.艾滋病	78	—	1	—	—	—	4	4	7	13	13	15	9	4	2	5	3	—	2	1	—
U010	4.腹泻性疾病	11	2	2	—	—	—	—	—	—	—	—	—	—	—	—	1	1	4	—	1	—
U011	5.好发于儿童期的疾病	4	3	1	—	—	—	—	—	—	—	—	—	—	—	—	—	—	—	—	—	—
U012	a.百日咳	—	—	—	—	—	—	—	—	—	—	—	—	—	—	—	—	—	—	—	—	—
U013	b.脊髓灰质炎及后遗症	—	—	—	—	—	—	—	—	—	—	—	—	—	—	—	—	—	—	—	—	—
U014	c.白喉	—	—	—	—	—	—	—	—	—	—	—	—	—	—	—	—	—	—	—	—	—
U015	d.麻疹	1	—	1	—	—	—	—	—	—	—	—	—	—	—	—	—	—	—	—	—	—
U016	e.破伤风	3	3	—	—	—	—	—	—	—	—	—	—	—	—	—	—	—	—	—	—	—
U017	6.脑膜炎	36	3	—	—	5	3	1	1	1	1	4	2	2	1	1	3	2	2	2	2	—
U018	7.乙型肝炎	114	—	—	—	—	—	—	1	1	2	2	5	11	11	18	11	15	20	7	10	—
U019	丙型肝炎	15	—	—	—	—	—	—	—	1	1	2	3	2	2	—	—	2	—	1	1	—
U020	8.疟疾	—	—	—	—	—	—	—	—	—	—	—	—	—	—	—	—	—	—	—	—	—
U021	9.热带病	1	—	—	—	—	—	—	—	—	—	—	—	—	—	—	—	1	—	—	—	—
U022	a.锥虫病	—	—	—	—	—	—	—	—	—	—	—	—	—	—	—	—	—	—	—	—	—
U023	b.南美锥虫病	—	—	—	—	—	—	—	—	—	—	—	—	—	—	—	—	—	—	—	—	—
U024	c.血吸虫病	1	—	—	—	—	—	—	—	—	—	—	—	—	—	—	—	1	—	—	—	—
U025	d.利什曼病	—	—	—	—	—	—	—	—	—	—	—	—	—	—	—	—	—	—	—	—	—
U026	e.淋巴丝虫病	—	—	—	—	—	—	—	—	—	—	—	—	—	—	—	—	—	—	—	—	—
U027	f.盘尾丝虫病	—	—	—	—	—	—	—	—	—	—	—	—	—	—	—	—	—	—	—	—	—
U028	10.麻风病	—	—	—	—	—	—	—	—	—	—	—	—	—	—	—	—	—	—	—	—	—
U029	11.登革热	—	—	—	—	—	—	—	—	—	—	—	—	—	—	—	—	—	—	—	—	—
U030	12.流行性乙型脑炎	—	—	—	—	—	—	—	—	—	—	—	—	—	—	—	—	—	—	—	—	—
U031	13.沙眼	—	—	—	—	—	—	—	—	—	—	—	—	—	—	—	—	—	—	—	—	—
U032	14.肠线虫感染	1	—	—	—	—	—	—	—	—	—	—	—	—	—	—	—	—	—	1	—	—

续　表

疾病编码	疾病名称	总计	0–	1–	5–	10–	15–	20–	25–	30–	35–	40–	45–	50–	55–	60–	65–	70–	75–	80–	85及以上	不详
U033	a. 蛔虫病	—	—	—	—	—	—	—	—	—	—	—	—	—	—	—	—	—	—	—	—	—
U034	b. 鞭虫病	—	—	—	—	—	—	—	—	—	—	—	—	—	—	—	—	—	—	—	—	—
U035	c. 钩虫病	1	—	—	—	—	—	—	—	—	—	—	—	—	—	—	—	—	—	1	—	—
U036	d. 其他	—	—	—	—	—	—	—	—	—	—	—	—	—	—	—	—	—	—	—	—	—
U037	其他传染病	88	9	7	1	—	—	2	—	—	1	5	4	3	4	6	3	5	9	12	16	—
U038	B. 呼吸系统感染	1457	42	14	3	2	2	3	7	4	9	9	11	24	19	35	59	110	223	307	575	—
U039	1. 下呼吸道感染	1449	42	14	3	2	2	3	6	4	9	9	11	24	19	35	58	109	222	306	571	—
U040	2. 上呼吸道感染	8	—	—	—	—	—	—	—	—	—	—	—	—	—	—	1	1	1	1	4	—
U041	3. 中耳炎	—	—	—	—	—	—	—	—	—	—	—	—	—	—	—	—	—	—	—	—	—
U042	C. 妊娠、分娩和产褥期并发症	26	—	—	—	—	—	3	7	8	4	2	1	1	—	—	—	—	—	—	—	—
U043	1. 出产妇出血	6	—	—	—	—	—	—	2	1	3	—	—	—	—	—	—	—	—	—	—	—
U044	2. 产妇败血症	1	—	—	—	—	—	1	—	—	—	—	—	—	—	—	—	—	—	—	—	—
U045	3. 妊娠高血压综合征	3	—	—	—	—	1	1	—	—	1	—	—	—	—	—	—	—	—	—	—	—
U046	4. 梗阻性分娩	—	—	—	—	—	—	—	—	—	—	—	—	—	—	—	—	—	—	—	—	—
U047	5. 流产	6	—	—	—	—	—	—	2	2	—	1	1	—	—	—	—	—	—	—	—	—
U048	其他	9	—	—	—	—	—	—	3	3	—	2	1	—	—	—	—	—	—	—	—	—
U049	D. 起源于围生期的情况	238	236	1	1	—	—	—	—	—	—	—	—	—	—	—	—	—	—	—	—	—
U050	1. 出生低体重	46	46	—	—	—	—	—	—	—	—	—	—	—	—	—	—	—	—	—	—	—
U051	2. 出生产伤和窒息	139	138	1	—	—	—	—	—	—	—	—	—	—	—	—	—	—	—	—	—	—
U052	其他	53	52	1	—	—	—	—	—	—	—	—	—	—	—	—	—	—	—	—	—	—
U053	E. 营养缺乏	609	2	—	3	—	—	—	4	2	2	2	2	3	1	6	13	24	65	146	338	—
U054	1. 蛋白质-能量营养不良	512	1	—	3	—	—	—	3	2	2	1	2	2	2	4	8	15	56	128	289	—
U055	2. 碘缺乏	1	—	—	—	—	—	—	—	—	—	—	—	—	—	—	—	—	—	1	—	—
U056	3. 维生素 A 缺乏病	—	—	—	—	—	—	—	—	—	—	—	—	—	—	—	—	—	—	—	—	—
U057	4. 缺铁性贫血	41	—	—	—	—	—	—	—	—	—	—	2	1	—	2	4	6	8	3	15	—
U058	其他营养缺乏症	55	1	—	—	—	—	—	—	—	—	—	—	—	—	—	1	3	3	14	34	—
U059	II. 慢性非传染性疾病	33467	95	48	32	42	65	67	112	150	215	459	867	1307	1308	2133	2741	3707	5186	6715	8218	—
U060	A. 恶性肿瘤	5458	2	13	13	15	13	15	45	58	89	189	365	492	474	703	680	675	667	552	398	—
U061	1. 唇、口腔和咽恶性肿瘤	76	—	—	—	—	—	—	—	—	2	4	5	9	5	9	10	8	5	9	6	—
U062	2. 食道癌	46	—	—	—	—	—	—	—	—	—	—	5	1	—	11	7	6	11	6	2	—
U063	3. 胃癌	392	—	—	—	—	—	—	3	2	6	7	21	29	26	42	44	43	69	58	40	—
U064	4. 结直肠癌	557	—	—	—	—	—	—	4	2	4	18	28	25	39	58	75	80	74	90	56	—
U065	5. 肝癌	611	—	1	—	—	—	—	3	8	5	12	39	54	55	80	81	83	75	69	46	—

续　表

疾病编码	疾病名称	总计	0 –	1 –	5 –	10 –	15 –	20 –	25 –	30 –	35 –	40 –	45 –	50 –	55 –	60 –	65 –	70 –	75 –	80 –	85及以上	不详
U066	6. 胰腺癌	180	–	–	–	–	–	–	1	1	–	1	10	5	11	28	21	28	37	22	15	–
U067	7. 肺癌	1391	–	–	–	–	1	2	1	5	14	32	93	106	116	192	204	195	169	151	110	–
U068	8. 皮肤癌	44	–	–	–	–	1	–	–	–	1	3	1	2	3	5	4	7	2	3	13	–
U069	9. 乳腺癌	407	–	–	–	1	–	1	–	10	15	32	64	59	59	56	33	30	20	13	15	–
U070	10. 子宫颈癌	308	–	–	–	–	–	–	3	5	13	24	32	59	38	37	29	34	18	12	4	–
U071	11. 子宫体癌	139	–	–	–	–	–	–	2	3	2	6	8	23	20	15	18	13	18	7	4	–
U072	12. 卵巢癌	161	–	–	–	–	–	–	1	1	3	7	19	21	20	22	13	19	17	13	6	–
U073	13. 前列腺癌	–	–	–	–	–	–	–	–	–	–	–	1	3	1	4	4	8	11	12	16	–
U074	14. 膀胱癌	60	–	1	–	–	–	–	2	2	5	3	8	10	7	21	26	15	12	7	3	–
U075	15. 淋巴瘤与多发性骨髓瘤	125	1	4	6	7	6	1	12	6	5	10	9	15	11	24	18	14	14	10	4	–
U076	16. 白血病	182	1	7	7	5	3	1	12	9	14	30	27	71	63	99	93	92	115	70	58	–
U077	其他	779	1	1	1	–	2	2	1	1	3	4	3	5	5	10	7	4	12	9	8	–
U078	B. 其他肿瘤	73	10	1	–	–	–	2	–	6	4	11	28	52	59	116	157	183	225	243	233	–
U079	C. 糖尿病	1317	2	5	7	4	5	3	3	6	4	9	7	13	13	9	16	19	25	36	70	–
U080	D. 内分泌紊乱	252	–	1	7	4	9	6	11	7	8	15	13	25	20	28	49	58	86	134	249	–
U081	E. 神经系统和精神障碍疾病	736	–	–	–	–	–	1	–	–	–	–	–	–	–	1	–	1	–	1	–	–
U082	1. 单相精神抑郁	5	–	–	–	–	–	–	–	–	–	2	–	–	–	–	–	1	1	1	–	–
U083	2. 双相情感障碍	1	–	–	–	–	–	–	–	–	1	1	–	7	4	5	7	3	3	7	2	–
U084	3. 精神分裂症	44	–	–	–	–	–	–	–	–	1	–	–	7	4	3	5	6	1	5	5	–
U085	4. 癫痫症	63	1	1	–	2	–	4	4	–	–	5	–	–	2	3	1	6	–	–	–	–
U086	5. 酒精使用所致精神障碍	2	–	–	–	–	–	–	–	–	–	–	–	–	2	9	16	30	54	93	165	–
U087	6. 阿尔次海默氏和其他痴呆	373	–	1	–	–	–	–	–	–	–	–	–	–	–	–	6	8	5	6	7	–
U088	7. 帕金森病	33	–	–	–	–	–	–	–	–	1	2	–	–	–	–	–	–	–	–	–	–
U089	8. 多发性硬化	3	–	–	–	–	–	1	–	–	–	–	–	–	–	1	–	1	–	–	–	–
U090	9. 药物使用所致精神障碍	4	–	–	–	–	–	–	–	–	–	–	–	–	–	–	–	–	–	1	–	–
U091	10. 创伤后应激症	–	–	–	–	–	–	–	–	–	–	–	–	–	–	–	–	–	–	–	–	–
U092	11. 强迫症	–	–	–	–	–	–	–	–	–	–	–	–	–	–	–	–	–	–	–	–	–
U093	12. 惊恐障碍	–	–	–	–	–	–	–	–	–	–	–	–	–	–	–	–	–	–	–	–	–
U094	13. 失眠症	–	–	–	–	–	–	–	–	–	–	–	–	–	–	–	–	–	–	–	–	–
U095	14. 偏头痛	–	–	–	–	1	1	–	–	–	–	–	–	–	–	–	–	–	–	–	–	–
U096	15. 由于铅暴露引起的精神发育障碍	4	1	4	6	2	6	–	5	–	1	–	8	7	11	6	14	9	21	19	69	–
U097	其他	196	–	–	–	–	–	–	–	–	–	–	–	–	–	–	–	1	–	1	–	–
U098	F. 感官疾病	1	–	–	–	–	–	–	–	–	–	–	–	–	–	–	–	1	–	–	–	–

续 表

疾病编码	疾病名称	总计	0-	1-	5-	10-	15-	20-	25-	30-	35-	40-	45-	50-	55-	60-	65-	70-	75-	80-	85及以上	不详
U099	1. 青光眼	—	—	—	—	—	—	—	—	—	—	—	—	—	—	—	—	—	—	—	—	—
U100	2. 白内障	—	—	—	—	—	—	—	—	—	—	—	—	—	—	—	—	—	—	—	—	—
U101	3. 与年龄有关的视觉障碍	—	—	—	—	—	—	—	—	—	—	—	—	—	—	—	—	—	—	—	—	—
U102	4. 成年开始的听力损失	—	—	—	—	—	—	—	—	—	—	—	—	—	—	—	—	—	—	—	—	—
U103	其他	1	—	—	—	—	—	—	—	—	—	—	—	—	—	—	—	1	—	—	—	—
U104	G. 心血管疾病	16793	4	4	2	3	15	24	29	47	73	163	308	518	545	937	1281	1907	2810	3636	4487	—
U105	1. 风湿性心脏病	521	3	2	—	2	—	—	1	5	2	10	11	25	26	42	35	66	101	99	96	—
U106	2. 高血压及并发症	2022	4	—	—	—	—	—	—	—	4	12	29	34	47	85	135	191	339	489	651	—
U107	3. 缺血性心脏病	4929	—	—	—	—	3	5	8	17	24	39	87	145	186	293	388	547	760	1038	1389	—
U108	4. 脑血管病	8129	—	—	—	—	5	13	10	10	31	79	150	270	258	452	638	992	1429	1787	2005	—
U109	5. 炎性心脏病	193	1	2	2	2	2	—	1	6	3	3	8	7	5	14	18	14	29	25	52	—
U110	其他	952	3	2	3	2	4	2	7	6	8	15	20	36	22	45	60	91	148	193	283	—
U111	H. 主要呼吸系统疾病	6185	4	4	—	—	3	3	5	7	10	9	49	78	87	183	345	619	1010	1611	2148	—
U112	1. 慢性阻塞性肺疾病	5604	—	—	—	1	2	3	5	5	5	9	31	59	77	162	315	576	918	1477	1963	—
U113	2. 哮喘	210	—	—	3	1	1	—	1	—	—	1	7	6	5	9	10	19	35	57	55	—
U114	其他	371	4	3	1	1	—	2	—	1	3	5	11	13	5	12	20	24	57	77	130	—
U115	I. 主要消化系统疾病	1603	11	6	1	2	2	6	8	3	13	24	40	63	52	77	130	145	236	345	439	—
U116	1. 消化性溃疡	310	—	—	—	—	—	1	1	—	1	3	4	12	16	21	22	31	55	62	81	—
U117	2. 肝硬化	231	—	—	—	—	—	3	3	3	5	8	17	21	16	16	28	27	36	25	26	—
U118	3. 阑尾炎	20	—	—	—	—	1	—	—	—	—	—	2	—	—	1	2	3	3	2	6	—
U119	其他	1041	11	6	1	2	4	5	4	5	7	13	17	30	20	39	77	84	142	256	326	—
U120	J. 主要泌尿生殖系统疾病	658	2	1	—	—	4	2	2	9	6	17	33	42	36	56	55	70	91	103	127	—
U121	1. 肾炎和肾病	592	2	—	—	1	4	2	2	9	6	17	29	39	32	54	48	64	83	87	111	—
U122	2. 前列腺增生	—	—	—	—	—	—	—	—	—	—	—	—	—	—	—	—	—	—	—	—	—
U123	其他	66	—	1	1	1	—	—	3	—	—	4	4	3	4	2	7	6	8	16	16	—
U124	K. 皮肤病	39	—	—	—	2	—	—	—	—	—	—	1	1	—	—	2	2	5	7	13	—
U125	L. 肌肉骨骼和结缔组织疾病	225	—	2	—	6	6	3	3	8	3	8	14	15	15	12	18	16	18	38	45	—
U126	1. 风湿性关节炎	65	—	—	—	—	2	—	1	1	3	3	5	4	1	4	4	8	6	14	18	—
U127	2. 骨关节炎	1	—	—	—	—	—	—	—	—	—	—	—	—	—	—	—	—	—	—	1	—
U128	3. 痛风	10	—	—	—	—	—	—	—	—	—	—	2	—	—	1	—	1	2	3	1	—
U129	4. 腰痛	1	—	—	—	—	—	—	—	—	—	—	—	—	—	—	—	—	—	1	—	—
U130	其他	146	—	—	—	2	6	4	4	8	3	7	9	11	13	6	12	7	10	21	25	—
U131	M. 先天异常	126	60	12	4	11	4	—	4	6	3	4	6	3	2	—	1	5	1	1	—	—

续　表

疾病编码	疾病名称	总计	0–	1–	5–	10–	15–	20–	25–	30–	35–	40–	45–	50–	55–	60–	65–	70–	75–	80–	85及以上	不详
U132	1. 腹壁缺损	1	1	–	–	–	–	–	–	–	–	–	–	–	–	–	–	–	–	–	–	–
U133	2. 无脑畸形	–	–	–	–	–	–	–	–	–	–	–	–	–	–	–	–	–	–	–	–	–
U134	3. 肛门直肠闭锁	–	–	–	–	–	–	–	–	–	–	–	–	–	–	–	–	–	–	–	–	–
U135	4. 唇裂	1	1	–	–	–	–	–	–	–	–	–	–	–	–	–	–	–	–	–	–	–
U136	5. 腭裂	2	2	–	–	–	–	–	–	–	–	–	–	–	–	–	–	–	–	–	–	–
U137	6. 食管闭锁	1	–	1	–	–	–	–	–	–	–	–	–	–	–	–	–	–	–	–	–	–
U138	7. 肾发育不全	2	2	–	–	–	–	–	–	–	–	–	–	–	–	–	–	–	–	–	–	–
U139	8. 唐氏综合征	2	–	2	–	–	–	–	–	–	–	–	–	–	–	–	–	–	–	–	–	–
U140	9. 先天性心脏异常	96	40	12	4	7	4	2	4	3	1	4	5	2	2	–	1	5	–	–	–	–
U141	10. 脊柱裂	–	–	–	–	–	–	–	–	–	–	–	–	–	–	–	–	–	–	–	–	–
U142	其他	23	14	–	–	4	–	–	–	–	2	–	1	–	–	–	–	1	1	–	–	–
U143	N. 口腔疾病	1	–	–	–	–	–	–	–	–	–	–	–	–	–	–	–	–	–	–	1	–
U144	1. 龋齿	–	–	–	–	–	–	–	–	–	–	–	–	–	–	–	–	–	–	–	–	–
U145	2. 牙周病	–	–	–	–	–	–	–	–	–	–	–	–	–	–	–	–	–	–	–	–	–
U146	3. 无牙症	–	–	–	–	–	–	–	–	–	–	–	–	–	–	–	–	–	–	–	–	–
U147	其他	1	–	–	–	–	–	–	–	–	–	–	–	–	–	–	–	–	–	–	1	–
U148	III. 伤害	2824	27	67	27	34	72	64	88	87	94	142	156	191	121	161	163	208	256	315	551	–
U149	A. 意外伤害	2395	27	65	27	29	46	41	64	59	78	111	124	150	99	126	134	168	229	286	532	–
U150	1. 道路交通事故	580	6	17	11	13	20	21	29	30	37	44	51	56	47	43	44	39	32	17	23	–
U151	2. 意外中毒	175	–	5	2	1	7	6	6	14	8	13	16	20	7	11	13	10	15	12	9	–
U152	3. 意外跌落	1201	4	9	7	3	6	7	14	3	15	20	28	34	24	48	54	89	150	227	459	–
U153	4. 火灾	19	–	1	1	–	1	–	–	–	–	1	–	1	–	–	3	–	3	6	2	–
U154	5. 溺水	174	–	17	3	6	9	4	9	8	10	19	15	13	11	9	8	12	9	4	8	–
U155	6. 其他	246	17	16	3	6	3	3	6	4	8	14	14	26	10	15	12	18	20	20	31	–
U156	B. 故意伤害	412	–	2	4	5	26	23	20	26	15	31	29	40	20	35	29	39	25	27	18	–
U157	1. 自杀及后遗症	372	–	–	1	5	24	22	17	23	12	29	24	34	20	32	27	37	23	26	17	–
U158	2. 他杀及后遗症	39	–	2	3	–	2	1	3	3	3	2	5	6	–	2	2	2	2	1	1	–
U159	3. 战争	–	–	–	–	–	–	–	–	–	–	–	–	–	–	–	–	–	–	–	–	–
U160	其他	1	–	–	–	–	–	–	–	–	–	–	–	–	–	1	–	–	–	–	–	–
U161	其他剩余疾病	498	11	4	3	2	3	1	5	5	8	3	3	6	3	14	10	22	35	78	284	–

表3-7 2018年云南省死因别、年龄别死亡数（农村、男女合计）

疾病编码	疾病名称	总计	年龄组（岁）																			不详
			0—	1—	5—	10—	15—	20—	25—	30—	35—	40—	45—	50—	55—	60—	65—	70—	75—	80—	85及以上	
U000	全死因	200426	2252	1083	611	666	1209	1577	2007	2961	4184	6728	9110	12158	10227	15352	17777	22469	27230	30243	32582	—
U001	I. 传染病、母婴疾病和营养缺乏性疾病	10929	1427	226	89	44	58	79	123	193	285	395	468	561	422	629	679	892	1133	1453	1773	—
U002	A. 传染病和寄生虫病	4444	91	63	51	24	35	57	94	150	240	312	363	416	311	421	398	394	396	349	279	—
U003	1. 结核病	1433	1	—	3	2	16	24	32	49	84	97	118	137	110	171	177	148	156	77	31	—
U004	2. 性传播疾病	33	—	—	—	—	—	1	1	2	1	1	1	6	4	6	3	1	3	2	1	—
U005	a. 梅毒	4	—	—	—	—	—	—	—	—	—	—	—	1	—	1	—	—	1	—	1	—
U006	b. 衣原体疾病	2	—	—	—	—	—	—	—	—	—	—	—	—	—	—	1	—	—	1	—	—
U007	c. 淋病	4	—	—	—	—	—	1	1	—	—	—	—	—	1	1	—	—	—	—	—	—
U008	d. 其他	23	—	—	—	—	—	—	—	2	1	1	1	5	3	4	2	1	2	1	—	—
U009	3. 艾滋病	447	1	1	—	3	—	12	25	48	79	83	64	45	19	17	11	17	8	14	—	—
U010	4. 腹泻性疾病	86	7	9	3	3	—	—	—	—	3	2	4	3	8	2	6	6	4	10	16	—
U011	5. 好发于儿童期的疾病	28	27	—	1	—	—	—	—	—	—	—	—	—	—	—	—	—	—	—	—	—
U012	a. 百日咳	—	—	—	—	—	—	—	—	—	—	—	—	—	—	—	—	—	—	—	—	—
U013	b. 脊髓灰质炎及后遗症	—	—	—	—	—	—	—	—	—	—	—	—	—	—	—	—	—	—	—	—	—
U014	c. 白喉	—	—	—	—	—	—	—	—	—	—	—	—	—	—	—	—	—	—	—	—	—
U015	d. 麻疹	—	—	—	—	—	—	—	—	—	—	—	—	—	—	—	—	—	—	—	—	—
U016	e. 破伤风	28	27	—	1	—	—	—	—	—	—	—	—	—	—	—	—	—	—	—	—	—
U017	6. 脑膜炎	209	31	15	21	12	6	6	8	3	6	9	7	10	7	11	14	8	21	9	5	—
U018	7. 乙型肝炎	1115	3	—	—	1	2	4	10	22	39	80	121	157	110	136	106	111	84	75	54	—
U019	丙型肝炎	24	—	—	—	—	—	—	1	1	6	3	4	3	—	1	—	3	1	1	—	—
U020	8. 疟疾	1	—	—	—	—	—	—	—	1	—	—	—	—	—	—	—	—	—	—	—	—
U021	9. 热带病	54	—	—	—	—	—	—	—	—	1	3	4	2	3	5	8	11	5	7	5	—
U022	a. 锥虫病	1	—	—	—	—	—	—	—	—	1	—	—	—	—	—	—	—	—	—	—	—
U023	b. 南美锥虫病	—	—	—	—	—	—	—	—	—	—	—	—	—	—	—	—	—	—	—	—	—
U024	c. 血吸虫病	53	—	—	—	—	—	—	—	—	—	3	4	2	3	5	8	11	5	7	5	—
U025	d. 利什曼病	—	—	—	—	—	—	—	—	—	—	—	—	—	—	—	—	—	—	—	—	—
U026	e. 淋巴丝虫病	—	—	—	—	—	—	—	—	—	—	—	—	—	—	—	—	—	—	—	—	—
U027	f. 盘尾丝虫病	—	—	—	—	—	—	—	—	—	—	—	—	—	—	—	—	—	—	—	—	—
U028	10. 麻风病	13	—	—	—	—	—	—	—	—	—	—	1	—	1	1	2	1	2	3	3	—
U029	11. 登革热	—	—	—	—	—	—	—	—	—	—	—	—	—	—	—	—	—	—	—	—	—
U030	12. 流行性乙型脑炎	2	—	—	1	—	—	—	—	—	—	1	—	—	—	—	—	—	—	—	—	—
U031	13. 沙眼	—	—	—	—	—	—	—	—	—	—	—	—	—	—	—	—	—	—	—	—	—
U032	14. 肠线虫感染	2	—	—	—	—	—	—	—	—	—	—	—	1	—	—	—	—	—	1	—	—

续　表

疾病编码	疾病名称	总计	年龄组（岁）																		不详
			0—	1—	5—	10—	15—	20—	25—	30—	35—	40—	45—	50—	55—	60—	65—	70—	75—	80—	85及以上	
U033	a. 蛔虫病	—	—	—	—	—	—	—	—	—	—	—	—	—	—	—	—	—	—	—	—	—
U034	b. 鞭虫病	—	—	—	—	—	—	—	—	—	—	—	—	—	—	—	—	—	—	—	—	—
U035	c. 钩虫病	—	—	—	—	—	—	—	—	—	—	—	—	—	—	—	—	—	—	—	—	—
U036	d. 其他	2	—	—	—	—	—	—	—	—	—	—	—	1	—	—	—	—	—	1	—	—
U037	其他传染病	996	52	38	22	6	10	10	18	18	23	31	37	49	44	69	68	86	106	147	162	—
U038	B. 呼吸系统感染	4790	289	122	30	20	17	15	21	26	27	73	84	135	99	197	249	447	677	988	1274	—
U039	1. 下呼吸道感染	4728	287	116	29	20	16	15	21	26	25	72	84	135	98	194	244	436	669	980	1261	—
U040	2. 上呼吸道感染	61	2	6	1	—	1	—	—	—	2	1	—	—	1	3	5	11	8	8	12	—
U041	3. 中耳炎	1	—	—	—	—	—	—	—	—	—	—	—	—	—	—	—	—	—	—	1	—
U042	C. 妊娠、分娩和产褥期并发症	42	—	—	—	—	2	4	8	12	9	3	4	—	—	—	—	—	—	—	—	—
U043	1. 孕产妇出血	11	—	—	—	—	—	2	3	1	2	—	3	—	—	—	—	—	—	—	—	—
U044	2. 产妇败血症	2	—	—	—	—	—	—	1	—	—	1	—	—	—	—	—	—	—	—	—	—
U045	3. 妊娠高血压综合征	1	—	—	—	—	—	—	—	—	1	—	—	—	—	—	—	—	—	—	—	—
U046	4. 梗阻性分娩	—	—	—	—	—	—	—	—	—	—	—	—	—	—	—	—	—	—	—	—	—
U047	5. 流产	3	—	—	—	—	—	1	1	1	—	—	—	—	—	—	—	—	—	—	—	—
U048	其他	24	—	—	—	—	2	1	3	10	6	2	—	—	—	—	—	—	—	—	—	—
U049	D. 起源于围生期的情况	1073	1034	35	4	—	—	—	—	—	—	—	—	—	—	—	—	—	—	—	—	—
U050	1. 出生低体重	236	229	7	—	—	—	—	—	—	—	—	—	—	—	—	—	—	—	—	—	—
U051	2. 出生产伤和窒息	622	602	17	3	—	—	—	—	—	—	—	—	—	—	—	—	—	—	—	—	—
U052	其他	215	203	11	1	—	—	—	—	—	—	—	—	—	—	—	—	—	—	—	—	—
U053	E. 营养缺乏	580	13	6	5	4	4	3	5	5	9	6	17	10	12	11	32	51	60	116	220	—
U054	1. 蛋白质-能量营养不良	341	9	2	2	—	2	3	—	—	5	2	7	6	5	2	8	27	32	82	147	—
U055	2. 碘缺乏	1	—	—	—	—	—	—	—	—	—	—	—	—	—	—	—	—	—	—	1	—
U056	3. 维生素 A 缺乏病	—	—	—	—	—	—	—	—	—	—	—	—	—	—	—	—	—	—	—	—	—
U057	4. 缺铁性贫血	102	3	2	—	—	—	—	—	1	3	4	6	3	3	7	15	17	14	10	14	—
U058	其他营养缺乏症	136	1	2	3	4	2	—	5	4	1	—	4	1	4	2	9	7	14	24	58	—
U059	II. 慢性非传染性疾病	164744	542	365	201	233	412	562	835	1460	2378	4333	6520	9470	8372	13100	15766	20247	24566	27023	28359	—
U060	A. 恶性肿瘤	26207	26	66	58	74	108	131	198	366	586	1223	1930	2840	2404	3610	3465	3153	2781	1965	1223	—
U061	1. 唇、口腔和咽恶性肿瘤	491	—	—	1	—	3	—	6	7	11	34	46	57	47	63	56	63	38	26	32	—
U062	2. 食道癌	1136	—	—	—	—	—	2	4	2	4	36	77	146	133	216	160	154	110	61	30	—
U063	3. 胃癌	2832	—	1	—	—	—	5	14	29	45	98	157	231	255	387	410	392	367	265	177	—
U064	4. 结直肠癌	1957	—	1	2	3	3	10	13	24	44	54	104	168	153	246	312	265	258	194	105	—
U065	5. 肝癌	4402	1	2	3	4	4	13	19	49	147	297	432	592	462	635	539	437	381	242	143	—

续　表

疾病编码	疾病名称	总计	0-	1-	5-	10-	15-	20-	25-	30-	35-	40-	45-	50-	55-	60-	65-	70-	75-	80-	85及以上	不详
											年龄组（岁）											
U066	6. 胰腺癌	562	-	-	-	-	-	1	2	5	7	19	34	63	50	87	80	75	78	40	21	-
U067	7. 肺癌	6576	-	-	-	2	2	11	8	41	82	206	357	650	569	958	977	949	817	584	363	-
U068	8. 皮肤癌	191	-	-	-	2	-	-	-	3	4	13	11	15	13	17	14	22	23	29	24	-
U069	9. 乳腺癌	568	-	-	-	1	-	4	3	18	35	42	92	103	58	70	56	32	28	17	12	-
U070	10. 子宫颈癌	640	-	-	-	-	-	5	3	19	25	52	89	123	66	83	65	44	30	22	14	-
U071	11. 子宫体癌	317	-	-	-	-	2	-	8	6	6	17	37	49	42	43	44	26	17	15	6	-
U072	12. 卵巢癌	136	-	-	-	-	-	-	-	3	5	9	15	24	4	19	19	10	6	1	2	-
U073	13. 前列腺癌	249	-	-	-	-	-	-	-	1	-	-	3	4	13	24	26	38	54	62	33	-
U074	14. 膀胱癌	364	-	-	-	-	-	-	-	-	8	7	9	18	13	35	51	48	56	67	52	-
U075	15. 淋巴瘤与多发性骨髓瘤	555	2	6	5	3	5	7	16	11	18	25	53	41	64	64	68	61	53	41	12	-
U076	16. 白血病	877	12	25	23	38	54	35	46	55	44	66	65	72	58	82	66	50	47	27	12	-
U077	其他	4354	11	32	24	25	33	38	53	93	101	248	349	484	398	581	522	487	418	272	185	-
U078	B. 其他肿瘤	369	3	8	3	3	3	8	17	8	18	19	26	32	25	42	42	38	35	32	19	-
U079	C. 糖尿病	3599	-	-	9	8	6	3	11	21	32	73	129	237	222	397	465	555	577	478	376	-
U080	D. 内分泌紊乱	959	25	25	-	-	3	14	21	26	40	37	37	52	50	54	63	96	102	130	181	-
U081	E. 神经系统和精神障碍疾病	4405	28	59	47	49	51	82	99	103	150	163	183	203	146	166	202	342	483	741	1108	-
U082	1. 单相情感精神郁	37	-	-	-	-	-	2	2	2	2	2	2	6	2	2	4	5	1	3	2	-
U083	2. 双相情感障碍	12	-	-	-	-	-	-	-	-	-	-	5	-	1	1	-	1	1	3	-	-
U084	3. 精神分裂症	252	-	-	-	2	2	13	17	10	23	18	24	27	15	17	18	22	16	16	12	-
U085	4. 癫痫症	436	6	9	7	12	19	31	40	33	46	44	31	50	27	21	10	18	15	10	7	-
U086	5. 酒精使用所致精神障碍	264	-	-	1	-	-	9	7	19	26	34	50	38	23	29	16	5	3	1	1	-
U087	6. 阿尔茨海默病和其他痴呆	1630	-	-	-	-	-	-	2	2	3	7	7	18	23	29	59	124	227	443	681	-
U088	7. 帕金森病	99	-	-	-	-	-	-	1	2	-	3	1	3	4	7	16	15	11	23	15	-
U089	8. 多发性硬化	-	-	-	-	-	-	-	-	-	-	-	-	-	-	-	-	-	-	-	-	-
U090	9. 药物使用所致精神障碍	83	-	-	-	-	-	2	9	9	13	12	11	8	4	4	-	-	-	2	-	-
U091	10. 创伤后应激症	-	-	-	-	-	-	-	-	-	-	-	-	-	-	-	-	-	-	-	-	-
U092	11. 强迫症	-	-	-	-	-	-	-	-	-	-	-	-	-	-	-	-	-	-	-	-	-
U093	12. 惊恐障碍	-	-	-	-	-	-	-	-	-	-	-	-	2	-	-	-	-	-	-	-	-
U094	13. 失眠症	-	-	-	-	-	-	-	-	-	-	-	-	-	-	-	-	-	-	-	-	-
U095	14. 偏头痛	4	-	-	-	-	-	-	-	-	-	-	-	2	-	-	-	-	-	1	1	-
U096	15. 由于铅暴露引起的精神发育障碍	18	-	1	3	3	-	-	-	-	-	1	1	2	-	1	-	-	-	-	1	-
U097	其他	1539	22	48	38	30	20	23	20	26	35	43	49	51	43	55	75	143	200	239	379	-
U098	F. 感官疾病	18	-	-	1	1	-	-	1	-	-	1	1	4	-	1	2	1	1	2	2	-

续　表

疾病编码	疾病名称	总计	年龄组（岁）																			不详
			0 –	1 –	5 –	10 –	15 –	20 –	25 –	30 –	35 –	40 –	45 –	50 –	55 –	60 –	65 –	70 –	75 –	80 –	85 及以上	
U099	1. 青光眼	-	-	-	-	-	-	-	-	-	-	-	-	-	-	-	-	-	-	-	-	-
U100	2. 白内障	2	-	-	-	-	-	-	-	-	-	-	-	-	-	-	-	1	-	-	1	-
U101	3. 与年龄有关的视觉障碍	-	-	-	-	-	-	-	-	-	-	-	-	-	-	-	-	-	-	-	-	-
U102	4. 成年开始的听力损失	-	-	-	-	-	-	-	-	-	-	-	-	-	-	-	-	-	-	-	-	-
U103	其他	16	-	1	1	-	-	-	1	-	-	1	1	4	-	1	2	-	1	2	1	-
U104	G. 心血管疾病	78210	27	25	19	26	124	167	292	556	884	1719	2650	3952	3688	5725	7471	9910	12512	13827	14636	-
U105	1. 风湿性心脏病	2966	25	-	-	5	5	4	8	19	35	44	89	152	139	233	316	408	435	511	568	-
U106	2. 高血压及并发症	8749	-	-	-	2	4	8	14	41	58	126	215	328	341	564	742	1117	1476	1744	1971	-
U107	3. 缺血性心脏病	20863	1	4	7	3	27	39	82	170	277	511	794	1058	958	1525	1841	2504	3089	3631	4354	-
U108	4. 脑血管病	38126	1	2	4	5	61	71	130	233	384	814	1284	2037	1909	2895	3949	5095	6431	6650	6166	-
U109	5. 炎性心脏病	1172	6	17	5	11	18	35	25	67	27	58	63	87	70	81	111	103	143	155	196	-
U110	其他	5889	17	31	11	16	22	34	40	83	121	151	192	272	243	384	468	641	870	1065	1301	-
U111	H. 主要呼吸系统疾病	34543	28	31	11	14	17	34	40	83	121	242	453	765	757	1736	2616	4474	6312	7966	8836	-
U112	1. 慢性阻塞性肺疾病	31289	3	4	1	1	1	8	15	37	66	171	347	608	630	1521	2366	4072	5825	7439	8168	-
U113	2. 哮喘	1271	-	-	-	-	1	3	5	10	10	11	17	31	44	73	111	184	231	256	283	-
U114	其他	1983	25	27	10	13	15	23	20	36	45	60	89	126	83	142	139	218	256	271	385	-
U115	I. 主要消化系统疾病	10951	67	35	13	13	25	39	78	192	390	638	829	1001	786	965	974	1139	1183	1288	1296	-
U116	1. 消化性溃疡	1612	-	1	-	-	4	5	13	27	35	63	72	109	103	134	163	202	216	239	226	-
U117	2. 肝硬化	4021	-	-	2	1	4	15	35	103	252	406	517	585	428	420	385	324	254	176	119	-
U118	3. 阑尾炎	103	-	2	2	1	-	1	2	2	6	3	6	7	6	7	12	11	14	13	10	-
U119	其他	5209	67	32	11	14	18	29	60	60	96	166	234	299	248	404	414	601	699	859	941	-
U120	J. 主要泌尿生殖系统疾病	3734	5	7	9	14	22	45	60	73	113	158	220	302	239	330	354	406	465	437	475	-
U121	1. 肾炎和肾病	3328	5	6	9	14	21	43	59	69	106	153	205	280	217	302	323	362	397	369	388	-
U122	2. 前列腺增生	66	-	-	-	-	-	-	-	-	-	-	-	-	2	1	6	7	14	10	26	-
U123	其他	340	-	1	-	-	1	2	1	4	7	5	15	22	20	27	25	37	54	58	61	-
U124	K. 皮肤病	130	4	3	-	2	4	3	3	2	3	5	3	3	10	5	11	11	7	24	34	-
U125	L. 肌肉骨骼和结缔组织疾病	950	3	3	-	6	12	14	17	12	15	36	45	64	35	65	98	120	105	131	169	-
U126	1. 风湿性关节炎	373	3	-	-	1	-	-	-	-	-	5	9	14	14	29	45	56	47	63	88	-
U127	2. 骨关节炎	7	-	-	-	-	-	-	-	-	-	-	-	2	-	-	-	1	2	2	-	-
U128	3. 痛风	156	-	-	-	-	-	-	-	2	3	7	10	16	9	10	30	15	18	20	16	-
U129	4. 腰痛	16	-	-	-	-	-	-	-	2	3	-	3	1	-	-	2	3	-	2	-	-
U130	其他	389	2	3	5	-	12	13	11	11	11	23	22	30	12	25	21	42	38	45	64	-
U131	M. 先天异常	661	326	100	26	22	34	23	20	20	20	15	14	14	9	4	2	2	2	2	1	1

续 表

疾病编码	疾病名称	总计	0–	1–	5–	10–	15–	20–	25–	30–	35–	40–	45–	50–	55–	60–	65–	70–	75–	80–	85及以上	不详
U132	1.腹壁缺损	—	—	—	—	—	—	—	—	—	—	—	—	—	—	—	—	—	—	—	—	—
U133	2.无脑畸形	2	1	1	—	—	—	—	—	—	—	—	—	—	—	—	—	—	—	—	—	—
U134	3.肛门直肠闭锁	6	6	—	—	—	—	—	—	—	—	—	—	—	—	—	—	—	—	—	—	—
U135	4.唇裂	—	—	—	—	—	—	—	—	—	—	—	—	—	—	—	—	—	—	—	—	—
U136	5.腭裂	4	4	—	—	—	—	—	—	—	—	—	—	—	—	—	—	—	—	—	—	—
U137	6.食管闭锁	6	6	—	—	—	—	—	—	—	—	—	—	—	—	—	—	—	—	—	—	—
U138	7.肾发育不全	10	—	—	—	1	—	—	—	1	1	2	1	1	1	1	1	—	—	—	—	—
U139	8.唐氏综合征	8	4	1	—	1	1	—	—	—	—	—	—	1	—	—	—	—	—	—	—	—
U140	9.先天性心脏异常	514	228	90	24	20	29	23	20	19	18	13	11	10	3	3	—	2	—	—	1	—
U141	10.脊柱裂	3	2	—	—	—	—	—	—	—	—	—	—	—	—	—	—	—	—	—	1	—
U142	其他	108	75	8	2	—	4	2	3	—	—	2	2	3	4	1	—	—	1	—	3	—
U143	N.口腔疾病	8	—	—	—	—	—	—	—	—	—	1	2	3	1	1	—	—	—	—	—	—
U144	1.龋齿	—	—	—	—	—	—	—	—	—	—	—	—	—	—	—	—	—	—	—	—	—
U145	2.牙周病	—	—	—	—	—	—	—	—	—	—	—	—	—	—	—	—	—	—	—	—	—
U146	3.无牙症	—	—	—	—	—	—	—	—	—	—	—	—	—	—	—	—	—	—	—	—	—
U147	其他	8	—	—	—	—	—	—	—	—	—	1	1	1	1	1	—	—	—	—	3	—
U148	Ⅲ.伤害	21718	199	446	301	364	698	892	996	1243	1445	1884	2025	2008	1350	1520	1237	1158	1275	1287	1390	—
U149	A.意外伤害	17827	194	435	292	319	591	700	823	1018	1173	1537	1647	1607	1070	1173	961	896	1027	1095	1269	—
U150	1.道路交通事故	5763	16	127	77	96	301	385	460	487	487	592	659	593	366	348	268	173	152	116	60	—
U151	2.意外中毒	2549	3	18	12	12	54	66	88	167	206	317	326	299	217	233	174	142	115	65	35	—
U152	3.意外跌落	5381	9	59	36	48	56	77	106	145	202	281	369	396	288	394	356	407	571	695	886	—
U153	4.火灾	194	1	6	5	4	5	8	4	2	6	15	14	12	14	13	9	13	26	20	17	—
U154	5.溺水	1269	6	138	125	128	97	66	51	64	69	76	67	69	52	65	39	48	40	41	28	—
U155	其他	2671	159	87	37	31	78	98	114	153	203	256	212	238	133	120	115	113	123	158	243	—
U156	B.故意伤害	3500	1	1	5	40	94	164	164	200	240	315	344	360	254	318	258	241	224	173	104	—
U157	1.自杀及后遗症	3234	—	—	2	32	76	144	138	166	216	284	309	335	248	305	249	237	220	172	101	—
U158	2.他杀及后遗症	235	1	1	3	8	18	18	22	31	23	24	29	19	5	12	9	4	4	1	3	—
U159	3.战争	—	—	—	—	—	—	—	—	—	—	—	—	—	—	—	—	—	—	—	—	—
U160	其他	31	—	—	—	—	—	2	4	3	1	7	6	6	1	1	—	—	—	—	—	—
U161	其他剩余疾病	3035	84	46	20	25	41	44	53	65	76	116	97	119	83	103	95	172	256	480	1060	—

表 3 – 8 2018 年云南省死因别、年龄别死亡数（农村、男）

疾病编码	疾病名称	总计	0—	1—	5—	10—	15—	20—	25—	30—	35—	40—	45—	50—	55—	60—	65—	70—	75—	80—	85及以上	不详
											年龄组（岁）											
U000	全死因	118822	1345	654	379	440	881	1133	1531	2251	3302	5246	6775	8758	7249	10348	11357	13215	15012	15082	13864	—
U001	Ⅰ.传染病、母婴疾病和营养缺乏性疾病	6383	874	128	49	23	33	59	85	131	237	319	366	415	313	447	429	508	604	675	688	—
U002	A.传染病和寄生虫病	3064	57	37	27	13	22	48	72	112	206	259	292	317	237	307	274	251	230	174	129	—
U003	1.结核病	1072	1	—	1	1	10	22	24	37	74	88	95	110	87	130	131	96	100	46	19	—
U004	2.性传播疾病	5	—	—	—	—	—	—	1	—	1	1	—	—	1	1	—	—	—	—	—	—
U005	a.梅毒	1	—	—	—	—	—	—	—	—	—	—	—	—	—	1	—	—	—	—	—	—
U006	b.衣原体病	1	—	—	—	—	—	—	—	—	—	—	—	—	1	—	—	—	—	—	—	—
U007	c.淋病	3	—	—	—	—	—	—	1	—	1	1	—	—	—	—	—	—	—	—	—	—
U008	d.其他	—	—	—	—	—	—	—	—	—	—	—	—	—	—	—	—	—	—	—	—	—
U009	3.艾滋病	354	—	1	—	—	9	9	20	38	62	64	53	36	13	14	7	17	6	13	6	—
U010	4.腹泻性疾病	50	5	5	2	—	—	—	—	—	—	2	3	3	7	1	5	4	5	2	6	—
U011	5.好发于儿童期的疾病	20	17	3	—	—	—	—	—	—	—	—	—	—	—	—	—	—	—	—	—	—
U012	a.百日咳	—	—	—	—	—	—	—	—	—	—	—	—	—	—	—	—	—	—	—	—	—
U013	b.脊髓灰质炎及后遗症	—	—	—	—	—	—	—	—	—	—	—	—	—	—	—	—	—	—	—	—	—
U014	c.白喉	—	—	—	—	—	—	—	—	—	—	—	—	—	—	—	—	—	—	—	—	—
U015	d.麻疹	—	—	—	—	—	—	—	—	—	—	—	—	—	—	—	—	—	—	—	—	—
U016	e.破伤风	20	17	3	—	—	—	—	—	—	—	—	—	—	—	—	—	—	—	—	—	—
U017	6.脑膜炎	121	17	8	12	8	4	3	7	3	5	6	3	6	5	7	9	3	9	4	2	—
U018	7.乙型肝炎	815	1	—	—	3	2	—	10	15	39	70	105	124	88	104	72	70	49	34	29	—
U019	丙型肝炎	17	—	—	—	—	—	—	—	—	6	1	4	1	3	—	1	—	1	—	—	—
U020	8.疟疾	1	—	—	—	—	—	—	—	—	—	1	—	—	—	—	—	—	—	—	—	—
U021	9.热带病	21	—	—	—	—	—	—	—	—	1	—	6	1	3	3	—	3	2	1	1	—
U022	a.锥虫病	—	—	—	—	—	—	—	—	—	—	—	—	—	—	—	—	—	—	—	—	—
U023	b.南美锥虫病	1	—	—	—	—	—	—	—	—	1	—	—	—	—	—	—	—	—	—	—	—
U024	c.血吸虫病	20	—	—	—	—	—	—	—	—	—	—	6	1	3	3	—	3	2	1	1	—
U025	d.利什曼病	—	—	—	—	—	—	—	—	—	—	—	—	—	—	—	—	—	—	—	—	—
U026	e.淋巴性丝虫病	—	—	—	—	—	—	—	—	—	—	—	—	—	—	—	—	—	—	—	—	—
U027	f.盘尾丝虫病	—	—	—	—	—	—	—	—	—	—	—	—	—	—	—	—	—	—	—	—	—
U028	10.麻风病	8	—	—	—	—	—	—	—	—	—	—	—	1	—	—	1	1	1	3	1	—
U029	11.登革热	—	—	—	—	—	—	—	—	—	—	—	—	—	—	—	—	—	—	—	—	—
U030	12.流行性乙型脑炎	—	—	—	—	—	—	—	—	—	—	—	—	—	—	—	—	—	—	—	—	—
U031	13.沙眼	—	—	—	—	—	—	—	—	—	—	—	—	—	—	—	—	—	—	—	—	—
U032	14.肠线虫感染	—	—	—	—	—	—	—	—	—	—	—	—	—	—	—	—	—	—	—	—	—

续　表

疾病编码	疾病名称	总计	0–	1–	5–	10–	15–	20–	25–	30–	35–	40–	45–	50–	55–	60–	65–	70–	75–	80–	85及以上	不详
U033	a. 蛔虫病	–	–	–	–	–	–	–	–	–	–	–	–	–	–	–	–	–	–	–	–	–
U034	b. 鞭虫病	–	–	–	–	–	–	–	–	–	–	–	–	–	–	–	–	–	–	–	–	–
U035	c. 钩虫病	–	–	–	–	–	–	–	–	–	–	–	–	–	–	–	–	–	–	–	–	–
U036	d. 其他	–	–	–	–	–	–	–	–	–	–	–	–	–	–	–	–	–	–	–	–	–
U037	其他传染病	579	33	–	12	3	6	10	10	16	18	23	23	33	28	45	45	55	57	70	69	–
U038	B. 呼吸系统感染	2425	171	23	17	10	9	9	13	16	24	56	64	93	68	136	140	230	349	463	494	–
U039	1. 下呼吸道感染	2393	169	58	17	10	8	9	13	16	22	55	64	93	68	134	137	226	345	460	489	–
U040	2. 上呼吸道感染	32	2	5	–	–	1	–	–	–	2	1	–	–	–	2	3	4	4	3	5	–
U041	3. 中耳炎	–	–	–	–	–	–	–	–	–	–	–	–	–	–	–	–	–	–	–	–	–
U042	C. 妊娠、分娩和产褥期并发症	–	–	–	–	–	–	–	–	–	–	–	–	–	–	–	–	–	–	–	–	–
U043	1. 孕产妇出血	–	–	–	–	–	–	–	–	–	–	–	–	–	–	–	–	–	–	–	–	–
U044	2. 产褥期感染	–	–	–	–	–	–	–	–	–	–	–	–	–	–	–	–	–	–	–	–	–
U045	3. 妊娠高血压综合征	–	–	–	–	–	–	–	–	–	–	–	–	–	–	–	–	–	–	–	–	–
U046	4. 梗阻性分娩	–	–	–	–	–	–	–	–	–	–	–	–	–	–	–	–	–	–	–	–	–
U047	5. 流产	–	–	–	–	–	–	–	–	–	1	–	–	–	–	–	–	–	–	–	–	–
U048	其他	–	–	–	1	–	–	–	–	–	–	1	–	–	–	–	–	–	–	–	–	–
U049	D. 起源于围生期的情况	664	637	25	1	1	–	–	–	–	–	–	–	–	–	–	–	–	–	–	–	–
U050	1. 出生体重低	148	142	6	–	–	–	–	–	–	–	–	–	–	–	–	–	–	–	–	–	–
U051	2. 出生产伤和窒息	375	362	11	1	1	–	–	–	–	–	–	–	–	–	–	–	–	–	–	–	–
U052	其他	141	133	8	–	–	–	–	–	–	–	–	–	–	–	–	–	–	–	–	–	–
U053	E. 营养缺乏	230	9	3	4	2	2	2	3	–	7	3	10	5	8	4	15	27	25	38	65	–
U054	1. 蛋白质–能量营养不良	126	6	2	1	1	1	2	–	5	5	2	6	5	3	–	3	12	13	25	42	–
U055	2. 碘缺乏	–	–	–	–	–	–	–	–	–	–	–	–	–	–	–	–	–	–	–	–	–
U056	3. 维生素A缺乏病	–	–	–	–	–	–	–	–	–	–	–	–	–	–	–	–	–	–	–	–	–
U057	4. 缺铁性贫血	46	2	2	–	–	–	–	1	1	2	–	3	–	2	3	8	12	4	4	2	–
U058	其他营养缺乏症	58	1	1	3	–	3	–	2	2	–	–	1	–	3	1	4	–	8	9	21	–
U059	II. 慢性非传染性疾病	95334	303	214	116	137	277	355	580	1051	1801	3283	4719	6681	5850	8729	10042	11911	13566	13555	12164	–
U060	A. 恶性肿瘤	16866	14	34	27	47	66	84	124	227	383	813	1257	1854	1637	2443	2381	2027	1665	1132	651	–
U061	1. 唇、口腔和咽恶性肿瘤	330	–	–	–	–	3	–	5	5	9	26	30	47	36	47	38	34	19	16	14	–
U062	2. 食道癌	992	–	–	–	–	1	4	2	2	3	33	69	135	128	198	144	133	86	42	12	–
U063	3. 胃癌	1758	–	–	–	1	–	4	15	15	35	72	113	163	171	270	283	238	193	121	71	–
U064	4. 结直肠癌	1191	–	–	–	1	3	7	19	19	24	37	66	100	98	151	205	159	154	105	53	–
U065	5. 肝癌	3298	1	1	2	2	2	9	17	45	130	255	367	472	369	484	406	294	232	139	71	–

续　表

疾病编码	疾病名称	总计	年龄组（岁）																		不详
			0-	1-	5-	10-	15-	20-	25-	30-	35-	40-	45-	50-	55-	60-	65-	70-	75-	80-	85及以上	
U066	6.胰腺癌	380	-	-	-	-	-	-	1	4	6	13	23	46	36	59	61	52	41	26	12	-
U067	7.肺癌	4614	-	-	-	1	2	8	7	26	55	135	246	464	423	705	750	669	552	355	216	-
U068	8.皮肤癌	98	-	-	-	1	2	2	1	2	2	8	8	9	5	11	8	13	8	12	10	-
U069	9.乳腺癌	20	-	-	-	-	-	-	1	-	2	-	2	1	2	6	1	1	3	-	1	-
U070	10.子宫颈癌	-	-	-	-	-	-	-	-	-	-	-	-	-	-	-	-	-	-	-	-	-
U071	11.子宫体癌	-	-	-	-	-	-	-	-	-	-	-	-	-	-	-	-	-	-	-	-	-
U072	12.卵巢癌	-	-	-	-	-	-	-	-	-	-	-	-	-	-	-	-	-	-	-	-	-
U073	13.前列腺癌	249	-	-	-	-	-	-	-	1	-	-	3	4	4	24	26	38	54	62	33	-
U074	14.膀胱癌	295	-	-	-	-	-	-	-	-	6	7	8	13	10	31	38	39	45	55	43	-
U075	15.淋巴瘤与多发性骨髓瘤	346	-	3	2	2	3	3	7	10	14	18	35	29	44	40	39	36	30	25	6	-
U076	16.白血病	491	8	14	14	24	32	22	25	27	22	39	32	37	38	39	40	28	23	18	9	-
U077	其他	2804	5	16	9	16	20	27	39	71	75	170	255	334	273	378	342	293	225	156	100	-
U078	B.其他肿瘤	195	-	5	2	-	1	4	4	6	5	6	15	14	18	24	22	20	21	16	10	-
U079	C.糖尿病	1728	-	-	-	-	-	-	10	16	34	50	85	154	131	212	215	257	231	185	147	-
U080	D.内分泌紊乱	522	16	12	4	5	7	6	11	16	21	26	23	30	29	37	35	57	55	69	74	-
U081	E.神经系统和精神障碍疾病	2460	17	35	29	31	39	53	69	80	113	136	148	148	106	112	121	202	242	340	439	-
U082	1.单相情感抑郁	18	-	-	-	1	2	-	1	-	-	1	2	2	1	1	3	1	1	1	1	-
U083	2.双相情感障碍	2	-	-	-	-	-	-	-	-	-	-	1	-	1	-	-	-	-	-	-	-
U084	3.精神分裂症	154	-	-	-	-	1	8	7	8	15	15	15	16	9	14	12	13	6	10	5	-
U085	4.癫痫病	307	4	8	5	9	14	20	30	22	32	33	23	34	22	12	7	12	11	5	4	-
U086	5.酒精使用所致精神障碍	245	-	-	-	-	-	8	6	18	26	31	50	36	21	25	13	5	1	1	1	-
U087	6.阿尔茨海默病和其他痴呆	773	-	-	-	-	1	2	1	2	2	5	4	13	15	17	35	76	113	210	277	-
U088	7.帕金森病	52	-	-	-	-	-	-	-	-	-	3	1	2	1	5	9	8	6	10	7	-
U089	8.多发性硬化	-	-	-	-	-	-	-	-	-	-	-	-	-	-	-	-	-	-	-	-	-
U090	9.药物使用所致精神障碍	76	-	-	-	-	3	4	9	8	13	12	10	6	4	4	2	-	1	-	-	-
U091	10.创伤后应激障碍	-	-	-	-	-	-	-	-	-	-	-	-	-	-	-	-	-	-	-	-	-
U092	11.强迫症	-	-	-	-	-	-	-	-	-	-	-	-	-	-	-	-	-	-	-	-	-
U093	12.惊恐障碍	-	-	-	-	-	-	-	-	-	-	-	-	-	-	-	-	-	-	-	-	-
U094	13.失眠症	-	-	-	-	-	-	-	-	-	-	-	-	-	-	-	-	-	-	-	-	-
U095	14.偏头痛	1	-	-	-	-	-	-	-	-	1	-	-	-	-	-	-	-	-	-	-	-
U096	15.由于铅暴露引起的精神发育障碍	10	-	-	-	5	3	2	-	-	-	-	-	-	-	-	-	-	-	-	-	-
U097	其他	809	13	27	23	17	16	12	14	20	23	36	42	37	31	34	40	81	101	100	142	-
U098	F.感官疾病	12	-	1	-	-	-	-	1	-	-	-	1	3	1	1	2	-	-	1	1	-

续　表

疾病编码	疾病名称	总计	0 -	1 -	5 -	10 -	15 -	20 -	25 -	30 -	35 -	40 -	45 -	50 -	55 -	60 -	65 -	70 -	75 -	80 -	85 及以上	不详
U099	1. 青光眼	—	—	—	—	—	—	—	—	—	—	—	—	—	—	—	—	—	—	—	—	—
U100	2. 白内障	1	—	—	—	—	—	—	—	—	—	—	—	—	—	—	—	—	—	—	1	—
U101	3. 与年龄有关的视觉障碍	—	—	—	—	—	—	—	—	—	—	—	—	—	—	—	—	—	—	—	—	—
U102	4. 成年开始的听力损失	—	—	—	—	—	—	—	—	—	—	—	—	—	—	—	—	—	—	—	—	—
U103	其他	11	—	1	—	—	1	—	1	—	1	—	—	3	—	1	2	—	—	1	—	—
U104	G. 心血管疾病	43485	13	14	11	16	88	112	217	436	707	1354	1950	2777	2580	3745	4559	5526	6660	6718	6002	—
U105	1. 风湿性心脏病	1408	—	—	11	—	2	2	4	10	23	30	46	76	69	125	164	189	195	226	247	—
U106	2. 高血压及并发症	4551	—	—	—	2	7	7	5	28	45	99	148	221	246	354	452	608	754	803	779	—
U107	3. 缺血性心脏病	11430	1	2	5	3	18	27	61	134	232	402	602	781	682	1003	1103	1359	1608	1672	1745	—
U108	4. 脑血管病	21870	—	1	3	3	51	52	108	194	306	645	943	1418	1342	1915	2433	2931	3528	3390	2603	—
U109	5. 炎性心脏病	690	3	2	2	2	4	5	10	19	23	49	52	66	55	53	69	57	74	70	75	—
U110	其他	3290	8	11	9	8	18	24	29	50	71	119	149	205	168	269	309	358	462	524	518	—
U111	H. 主要呼吸系统疾病	19440	15	23	9	9	18	24	29	57	92	190	343	596	550	1194	1750	2780	3661	4144	3956	—
U112	1. 慢性阻塞性肺疾病	17516	2	4	9	1	6	7	11	26	48	129	259	466	459	1033	1589	2520	3401	3881	3672	—
U113	2. 哮喘	683	—	—	—	1	—	2	3	5	8	8	12	24	28	48	65	117	124	118	120	—
U114	其他	1241	13	19	8	6	12	15	15	26	36	53	72	106	63	113	96	143	136	145	164	—
U115	I. 主要消化系统疾病	7456	—	23	8	10	27	27	64	156	350	567	716	857	621	729	680	723	693	634	550	—
U116	1. 消化性溃疡	1048	—	—	—	—	3	3	9	17	28	55	55	97	81	92	106	127	137	133	108	—
U117	2. 肝硬化	3416	—	—	1	—	—	14	32	92	240	382	470	524	356	360	313	258	187	120	67	—
U118	3. 阑尾炎	57	—	—	—	—	—	—	—	1	5	2	5	7	4	3	5	5	6	7	5	—
U119	其他	2930	37	23	7	9	10	10	23	46	76	128	186	228	179	274	256	332	363	373	370	—
U120	J. 主要泌尿生殖系统疾病	2248	3	3	3	7	26	26	37	44	77	111	139	196	141	191	211	251	280	248	265	—
U121	1. 肾炎和肾病	1946	3	3	3	7	25	25	36	42	74	109	130	178	125	177	187	221	225	195	191	—
U122	2. 前列腺增生	66	—	—	—	—	—	—	—	—	—	—	—	—	2	1	6	7	14	10	26	—
U123	其他	236	—	—	—	—	1	1	1	2	3	2	9	18	14	13	18	23	41	43	48	—
U124	K. 皮肤病	55	1	2	—	—	—	—	3	1	2	2	—	1	8	2	4	6	3	9	10	—
U125	L. 肌肉骨骼和结缔组织疾病	487	1	2	4	—	7	4	3	6	6	22	33	42	25	37	60	60	55	59	59	—
U126	1. 风湿性关节炎	175	—	—	2	—	—	4	3	6	6	4	8	9	11	17	22	28	20	25	28	—
U127	2. 骨关节炎	5	—	—	—	—	—	—	—	—	—	—	—	2	—	—	—	—	1	1	1	—
U128	3. 痛风	127	—	—	—	—	—	1	—	2	3	7	10	14	9	8	26	11	14	14	9	—
U129	4. 腰痛	10	—	—	—	—	—	—	—	—	—	1	2	1	—	—	1	2	2	1	—	—
U130	其他	168	—	2	4	7	7	3	—	2	3	10	13	16	5	12	11	17	20	20	21	—
U131	M. 先天异常	378	186	60	18	8	25	14	14	11	11	6	8	9	3	2	1	2	—	—	—	—

续　表

年龄组（岁）

疾病编码	疾病名称	总计	0—	1—	5—	10—	15—	20—	25—	30—	35—	40—	45—	50—	55—	60—	65—	70—	75—	80—	85及以上	不详
U132	1. 腹壁缺损	—	—	—	—	—	—	—	—	—	—	—	—	—	—	—	—	—	—	—	—	—
U133	2. 无脑畸形	2	1	1	—	—	—	—	—	—	—	—	—	—	—	—	—	—	—	—	—	—
U134	3. 肛门直肠闭锁	4	4	—	—	—	—	—	—	—	—	—	—	—	—	—	—	—	—	—	—	—
U135	4. 唇裂	—	—	—	—	—	—	—	—	—	—	—	—	—	—	—	—	—	—	—	—	—
U136	5. 腭裂	1	1	—	—	—	—	—	—	—	—	—	—	—	—	—	—	—	—	—	—	—
U137	6. 食管闭锁	5	5	—	—	—	—	—	—	—	—	—	—	—	—	—	—	—	—	—	—	—
U138	7. 肾发育不全	7	—	—	—	—	—	—	—	—	—	—	1	1	1	1	1	2	—	—	—	—
U139	8. 唐氏综合征	6	4	—	—	1	1	—	—	—	—	—	—	—	—	—	—	—	—	—	—	—
U140	9. 先天性心脏异常	290	131	53	17	7	20	13	12	10	9	6	5	6	1	1	—	—	—	—	—	—
U141	10. 脊柱裂	2	1	—	—	—	—	—	—	—	—	—	—	1	—	—	—	—	—	—	—	—
U142	其他	61	39	6	1	—	4	1	2	1	—	—	2	2	2	—	—	—	—	—	—	—
U143	N. 口腔疾病	2	—	—	—	—	—	—	—	—	—	—	—	—	1	—	1	—	—	—	—	—
U144	1. 龋齿	—	—	—	—	—	—	—	—	—	—	—	—	—	—	—	—	—	—	—	—	—
U145	2. 牙周病	—	—	—	—	—	—	—	—	—	—	—	—	—	—	—	—	—	—	—	—	—
U146	3. 无牙症	—	—	—	—	—	—	—	—	—	—	—	—	—	—	—	—	—	—	—	—	—
U147	其他	2	—	—	—	—	—	—	—	—	—	—	—	—	1	—	1	—	—	—	—	—
U148	Ⅲ. 伤害	15389	117	278	200	259	543	688	821	1015	1203	1540	1612	1564	1022	1089	829	699	705	625	580	—
U149	A. 意外伤害	12818	116	270	195	232	468	566	692	856	1008	1278	1359	1271	822	857	657	549	572	527	523	—
U150	1. 道路交通事故	4328	11	75	50	65	235	319	381	403	399	463	502	439	269	239	181	107	90	69	31	—
U151	2. 意外中毒	2032	1	12	3	6	36	50	70	140	186	279	296	258	168	181	130	91	71	39	15	—
U152	3. 意外跌落	3456	8	31	21	33	45	54	90	126	180	237	321	320	226	298	233	242	313	315	363	—
U153	4. 火灾	127	—	5	2	2	5	2	4	1	5	12	9	10	10	9	4	11	14	12	10	—
U154	5. 溺水	939	2	100	96	101	82	58	42	52	56	62	53	47	35	40	28	35	19	22	9	—
U155	其他	1936	94	47	23	25	65	83	105	134	182	225	178	197	114	90	81	63	65	70	95	—
U156	B. 故意伤害	2261	—	—	2	23	63	100	121	138	167	234	223	254	178	208	157	136	118	90	49	—
U157	1. 自杀及后遗症	2076	—	—	1	15	51	86	102	114	153	211	200	234	174	199	149	134	116	90	47	—
U158	2. 他杀及后遗症	156	—	—	—	8	12	12	15	21	13	17	17	14	3	9	8	2	2	—	2	—
U159	3. 战争	—	—	—	—	—	—	—	—	—	—	—	—	—	—	—	—	—	—	—	—	—
U160	其他	29	—	—	—	—	—	2	4	3	1	6	6	6	1	—	—	—	—	—	—	—
U161	其他剩余疾病	1716	51	34	14	21	28	31	45	54	61	104	78	98	64	83	57	97	137	227	432	—

表 3－9 2018 年云南省死因别、年龄别死亡数（农村、女）

疾病编码	疾病名称	总计	0-	1-	5-	10-	15-	20-	25-	30-	35-	40-	45-	50-	55-	60-	65-	70-	75-	80-	85及以上	不详
U000	全死因	81604	907	429	232	226	328	444	476	710	882	1482	2335	3400	2978	5004	6420	9254	12218	15161	18718	-
U001	Ⅰ.传染病、母婴疾病和营养缺乏性疾病	4546	553	98	40	21	25	20	38	62	48	76	102	146	109	182	250	384	529	778	1085	-
U002	A.传染病和寄生虫病	1380	34	26	24	11	13	9	22	38	34	53	71	99	74	114	124	143	166	175	150	-
U003	1.结核病	361	-	-	2	1	6	2	8	12	10	9	23	27	23	41	46	52	56	31	12	-
U004	2.性传播疾病	28	-	-	-	-	-	-	-	2	1	1	-	7	3	5	3	1	2	2	1	-
U005	a.梅毒	3	-	-	-	-	-	-	-	-	-	-	-	-	-	-	1	-	1	1	-	-
U006	b.衣原体病	1	-	-	-	-	-	-	-	-	-	-	-	-	-	-	-	-	-	-	1	-
U007	c.淋病	1	-	-	-	-	-	-	-	-	-	-	1	-	-	-	-	-	-	-	-	-
U008	d.其他	23	-	-	-	-	-	-	-	2	2	1	1	7	3	-	2	2	1	1	1	-
U009	3.艾滋病	93	-	-	-	-	-	-	-	-	17	19	11	9	6	3	4	1	5	8	10	-
U010	4.腹泻性疾病	36	2	4	1	2	2	3	5	2	2	1	1	1	1	2	1	1	1	2	2	-
U011	5.好发于儿童期的疾病	8	1	7	-	-	-	-	-	-	-	-	-	-	-	-	-	-	-	-	-	-
U012	a.百日咳	-	-	-	-	-	-	-	-	-	-	-	-	-	-	-	-	-	-	-	-	-
U013	b.脊髓灰质炎及后遗症	-	-	-	-	-	-	-	-	-	-	-	-	-	-	-	-	-	-	-	-	-
U014	c.白喉	-	-	-	-	-	-	-	-	-	-	-	-	-	-	-	-	-	-	-	-	-
U015	d.麻疹	-	-	-	-	-	-	-	-	-	-	-	-	-	-	-	-	-	-	-	-	-
U016	e.破伤风	8	1	7	-	-	-	-	-	-	-	-	-	-	-	-	-	-	-	-	-	-
U017	6.脑膜炎	88	10	7	9	4	3	3	1	1	1	2	4	4	2	4	5	8	12	5	3	-
U018	7.乙型肝炎	300	2	7	2	1	3	1	1	7	10	16	25	33	22	32	34	41	35	25	3	-
U019	丙型肝炎	7	-	-	-	-	-	-	-	-	-	-	-	1	1	1	1	3	-	-	-	-
U020	8.疟疾	-	-	-	-	-	-	-	-	-	-	-	-	-	-	-	-	-	-	-	-	-
U021	9.热带病	33	-	-	-	-	-	-	-	-	-	1	3	2	2	2	7	8	3	1	4	-
U022	a.锥虫病	-	-	-	-	-	-	-	-	-	-	-	-	-	-	-	-	-	-	-	-	-
U023	b.南美锥虫病	-	-	-	-	-	-	-	-	-	-	-	-	-	-	-	-	-	-	-	-	-
U024	c.血吸虫病	33	-	-	-	-	-	-	-	-	-	1	3	2	2	2	7	8	3	1	4	-
U025	d.利什曼病	-	-	-	-	-	-	-	-	-	-	-	-	-	-	-	-	-	-	-	-	-
U026	e.淋巴性丝虫病	-	-	-	-	-	-	-	-	-	-	-	-	-	-	-	-	-	-	-	-	-
U027	f.盘尾丝虫病	-	-	-	-	-	-	-	-	-	-	-	-	-	-	-	-	-	-	-	-	-
U028	10.麻风病	5	-	-	-	-	-	-	-	-	-	-	-	-	-	-	-	1	1	1	2	-
U029	11.登革热	-	-	-	-	-	-	-	-	-	-	-	-	-	-	-	-	-	-	-	-	-
U030	12.流行性乙型脑炎	2	-	-	-	-	-	-	-	-	-	-	-	-	-	-	1	-	-	1	-	-
U031	13.沙眼	-	-	-	-	-	-	-	-	-	-	-	-	-	-	-	-	-	-	-	-	-
U032	14.肠线虫感染	2	-	-	-	-	-	-	-	-	-	-	-	-	-	-	-	-	1	1	-	-

续表

疾病编码	疾病名称	总计	年龄组（岁）																		
			0-	1-	5-	10-	15-	20-	25-	30-	35-	40-	45-	50-	55-	60-	65-	70-	75-	80-	85及以上	不详
U033	a. 蛔虫病	-	-	-	-	-	-	-	-	-	-	-	-	-	-	-	-	-	-	-	-	-
U034	b. 鞭虫病	-	-	-	-	-	-	-	-	-	-	-	-	-	-	-	-	-	-	-	-	-
U035	c. 钩虫病	-	-	-	-	-	-	-	-	-	-	-	-	-	-	-	-	-	-	-	-	-
U036	d. 其他	2	-	-	-	-	-	-	-	-	-	-	-	-	-	-	-	-	-	-	-	-
U037	其他传染病	417	19	15	10	3	4	-	8	2	5	8	14	16	16	24	23	31	49	77	93	-
U038	B. 呼吸系统感染	2365	118	59	13	10	8	6	8	10	3	17	20	42	31	61	109	217	328	525	780	-
U039	1. 下呼吸道感染	2335	118	58	12	10	8	6	8	10	3	17	20	42	30	60	107	210	324	520	772	-
U040	2. 上呼吸道感染	29	-	-	1	-	-	-	-	-	-	-	-	1	1	1	2	7	4	5	7	-
U041	3. 中耳炎	1	-	-	-	-	-	-	-	-	-	-	-	-	-	-	-	-	-	-	1	-
U042	C. 妊娠、分娩和产褥期并发症	42	-	-	-	2	2	4	8	12	9	3	2	-	-	-	-	-	-	-	-	-
U043	1. 孕产妇出血	11	-	-	-	-	2	1	3	1	2	1	1	-	-	-	-	-	-	-	-	-
U044	2. 产妇败血症	2	-	-	-	-	-	-	1	-	1	-	-	-	-	-	-	-	-	-	-	-
U045	3. 妊娠高血压综合征	1	-	-	-	-	-	-	-	1	-	-	-	-	-	-	-	-	-	-	-	-
U046	4. 梗阻性分娩	-	-	-	-	-	-	-	-	-	-	-	-	-	-	-	-	-	-	-	-	-
U047	5. 流产	3	-	-	-	-	1	1	1	-	-	-	-	-	-	-	-	-	-	-	-	-
U048	其他	24	-	-	2	-	-	1	4	8	5	2	2	-	-	-	-	-	-	-	-	-
U049	D. 起源于围生期的情况	409	397	10	2	-	-	-	-	-	-	-	-	-	-	-	-	-	-	-	-	-
U050	1. 出生低体重	88	87	1	-	-	-	-	-	-	-	-	-	-	-	-	-	-	-	-	-	-
U051	2. 出生产伤和窒息	247	240	6	1	-	-	-	-	-	-	-	-	-	-	-	-	-	-	-	-	-
U052	其他	74	70	3	1	-	-	-	-	-	-	-	-	-	-	-	-	-	-	-	-	-
U053	E. 营养缺乏	350	4	3	-	2	2	-	2	2	-	3	7	5	4	7	17	24	35	78	155	-
U054	1. 蛋白质-能量营养不良	215	3	2	-	-	-	-	-	-	-	-	2	3	2	2	5	15	19	57	105	-
U055	2. 碘缺乏	1	-	-	-	-	-	-	-	-	-	1	-	-	-	-	-	-	-	-	-	-
U056	3. 维生素A缺乏病	-	-	-	-	-	-	-	-	-	-	-	-	-	-	-	-	-	-	-	-	-
U057	4. 缺铁性贫血	56	1	1	-	2	2	-	-	2	-	-	1	1	1	4	7	5	10	6	13	-
U058	其他营养病症	78	-	-	-	-	-	-	2	-	-	2	4	1	1	1	5	4	6	15	37	-
U059	II. 慢性非传染性疾病	69410	239	151	85	96	135	207	255	409	577	1050	1801	2789	2522	4371	5724	8336	11000	13468	16195	-
U060	A. 恶性肿瘤	9341	12	32	31	27	42	47	74	139	203	410	673	986	767	1167	1084	1126	1116	833	572	-
U061	1. 唇、口腔和咽恶性肿瘤	161	-	-	-	-	-	1	1	2	2	8	16	10	11	16	18	29	19	10	18	-
U062	2. 食道癌	144	-	-	-	-	-	-	-	-	1	3	8	11	5	18	16	21	24	19	18	-
U063	3. 胃癌	1074	-	-	-	-	-	1	5	14	10	26	44	68	84	117	127	154	174	144	106	-
U064	4. 结直肠癌	766	-	1	2	1	1	3	2	5	20	17	38	68	55	95	107	106	104	89	52	-
U065	5. 肝癌	1104	-	1	1	-	-	3	4	7	17	42	65	120	93	151	133	143	149	103	72	-

续　表

疾病编码	疾病名称	总计	年龄组（岁）																			
			0–	1–	5–	10–	15–	20–	25–	30–	35–	40–	45–	50–	55–	60–	65–	70–	75–	80–	85及以上	不详
U066	6. 胰腺癌	182	–	–	–	–	1	1	1	–	–	6	11	17	14	28	19	23	37	14	9	–
U067	7. 肺癌	1962	–	–	–	1	–	3	1	15	27	71	111	186	146	253	227	280	265	229	147	–
U068	8. 皮肤癌	93	–	–	–	–	1	–	3	–	2	5	3	6	8	6	6	9	15	17	14	–
U069	9. 乳腺癌	548	–	–	–	1	–	5	3	18	33	42	90	102	56	64	55	31	15	17	11	–
U070	10. 子宫颈癌	640	–	–	–	–	–	5	3	19	25	52	89	123	66	83	65	44	30	22	14	–
U071	11. 子宫体癌	317	–	–	–	–	2	–	8	6	6	17	37	49	42	43	44	26	17	15	6	–
U072	12. 卵巢癌	136	–	–	–	–	2	2	2	3	5	9	15	24	19	19	19	10	6	1	2	–
U073	13. 前列腺癌	–	–	–	–	–	–	–	–	–	–	–	–	–	–	–	–	–	–	–	–	–
U074	14. 膀胱癌	69	–	–	–	–	2	–	9	1	2	1	1	5	3	4	13	9	11	12	9	–
U075	15. 淋巴瘤与多发性骨髓瘤	209	2	3	3	1	2	–	9	1	4	7	18	12	20	24	29	25	23	16	6	–
U076	16. 白血病	386	4	11	9	14	22	13	21	28	22	27	33	35	20	43	26	22	24	9	3	–
U077	其他	1550	6	16	15	9	13	11	14	22	26	78	94	150	125	203	180	194	193	116	85	–
U078	B. 其他肿瘤	174	3	3	1	–	4	4	2	2	13	13	11	18	7	18	20	18	14	16	9	–
U079	C. 糖尿病	1871	9	13	5	–	3	–	6	3	12	23	44	83	91	185	250	298	346	293	229	–
U080	D. 内分泌紊乱	437	9	13	5	18	2	6	6	10	11	14	14	22	21	17	28	39	47	61	107	–
U081	E. 神经系统和精神障碍疾病	1945	11	24	18	18	12	29	30	23	37	27	35	55	40	54	81	140	241	401	669	–
U082	1. 单相精神抑郁	19	–	–	–	–	–	–	1	1	–	–	4	4	1	1	1	4	1	2	2	–
U083	2. 双相情感障碍	10	–	–	–	–	–	–	1	1	–	–	4	–	1	1	–	1	1	–	–	–
U084	3. 精神分裂症	98	2	1	2	3	5	5	10	2	8	3	9	11	6	3	6	9	10	7	7	–
U085	4. 癫痫症	129	2	–	2	5	11	11	10	11	14	11	8	16	2	9	3	6	4	5	3	–
U086	5. 酒精使用所致精神障碍	19	–	–	–	–	–	–	1	1	1	3	3	2	2	4	3	–	2	2	–	–
U087	6. 阿尔茨海默病和其他痴呆	857	–	–	–	–	–	–	–	–	1	2	3	5	8	12	24	48	114	233	404	–
U088	7. 帕金森病	47	–	–	–	–	–	–	–	–	–	–	–	1	3	7	7	7	5	13	8	–
U089	8. 多发性硬化	–	–	–	–	–	–	–	–	–	–	–	–	–	–	–	–	–	–	–	–	–
U090	9. 药物使用所致精神障碍	7	–	–	–	–	–	–	–	–	–	–	2	–	–	1	–	–	1	–	2	–
U091	10. 创伤后应激障碍	–	–	–	–	–	–	–	–	–	–	–	–	–	–	–	–	–	–	–	–	–
U092	11. 强迫症	–	–	–	–	–	–	–	–	–	–	–	–	–	–	–	–	–	–	–	–	–
U093	12. 惊恐障碍	–	–	–	–	–	–	–	–	–	–	–	–	–	–	–	–	–	–	–	–	–
U094	13. 失眠症	–	–	–	–	–	–	–	–	–	–	–	–	–	–	–	–	–	–	–	–	–
U095	14. 偏头痛	3	–	–	–	–	–	–	–	–	–	–	–	–	–	2	–	–	–	–	1	–
U096	15. 由于铅暴露引起的精神发育障碍	8	–	1	1	1	2	–	1	1	–	1	–	–	–	–	–	–	–	–	–	–
U097	其他	730	9	21	15	13	4	11	6	6	12	7	7	14	12	21	35	62	99	139	237	1
U098	F. 感官疾病	6	–	–	–	–	–	–	–	–	–	–	1	1	–	–	1	1	1	1	1	–

续　表

年龄组（岁）

疾病编码	疾病名称	总计	0-	1-	5-	10-	15-	20-	25-	30-	35-	40-	45-	50-	55-	60-	65-	70-	75-	80-	85及以上	不详
U099	1. 青光眼	-	-	-	-	-	-	-	-	-	-	-	-	-	-	-	-	-	-	-	-	-
U100	2. 白内障	1	-	-	-	-	-	-	-	-	-	-	-	-	-	-	-	1	-	-	-	-
U101	3. 与年龄有关的视觉障碍	-	-	-	-	-	-	-	-	-	-	-	-	-	-	-	-	-	-	-	-	-
U102	4. 成年开始的听力损失	-	-	-	-	-	-	-	-	-	-	-	-	-	-	-	-	-	-	-	-	-
U103	其他	5	-	-	-	-	-	-	-	-	-	-	1	1	-	-	-	-	1	1	1	-
U104	G. 心血管疾病	34725	14	11	8	10	36	55	75	120	177	365	700	1175	1108	1980	2912	4384	5852	7109	8634	-
U105	1. 风湿性心脏病	1558	-	-	8	-	3	2	4	9	12	14	43	76	70	108	152	219	240	285	321	-
U106	2. 高血压及并发症	4198	1	-	-	2	9	12	9	13	13	27	67	107	95	210	290	509	722	941	1192	-
U107	3. 缺血性心脏病	9433	-	-	-	2	9	12	21	36	45	109	192	277	276	522	738	1145	1481	1959	2609	-
U108	4. 脑血管病	16256	-	2	2	2	10	19	22	39	78	169	341	619	567	980	1516	2164	2903	3260	3563	-
U109	5. 炎性心脏病	482	3	1	1	-	6	3	9	6	4	9	11	21	15	28	42	46	69	85	121	-
U110	其他	2599	9	6	3	6	6	17	10	17	22	32	43	67	75	115	159	283	408	541	783	-
U111	H. 主要呼吸系统疾病	15103	13	8	2	7	4	10	11	26	29	52	110	169	207	542	866	1694	2651	3822	4880	-
U112	1. 慢性阻塞性肺疾病	13773	1	-	-	-	-	4	4	11	18	42	88	142	171	488	777	1552	2424	3558	4496	-
U113	2. 哮喘	588	-	-	2	2	-	-	5	5	3	3	5	7	16	25	46	67	107	138	163	-
U114	其他	742	12	8	2	7	3	8	5	10	9	7	17	20	20	29	43	75	120	126	221	-
U115	I. 主要消化系统疾病	3495	30	12	5	3	14	12	14	36	40	71	113	144	165	236	294	416	490	654	746	-
U116	1. 消化性溃疡	564	-	1	-	-	4	4	2	10	7	8	17	12	22	42	57	75	79	106	118	-
U117	2. 肝硬化	605	-	-	-	4	5	3	3	11	12	24	47	61	72	60	72	66	67	56	52	-
U118	3. 阑尾炎	46	-	2	1	-	-	1	1	1	-	1	1	-	2	4	7	6	8	6	5	-
U119	其他	2279	30	9	4	3	8	9	6	14	20	38	48	71	69	130	158	269	336	486	571	-
U120	J. 主要泌尿生殖系统疾病	1486	2	4	6	3	7	19	23	29	36	47	81	106	98	139	143	155	185	189	210	-
U121	1. 肾炎和肾病	1382	2	3	6	7	6	18	23	27	32	44	75	102	92	125	136	141	172	174	197	-
U122	2. 前列腺增生	-	-	-	-	-	-	-	-	-	-	-	-	-	-	-	-	-	-	-	-	-
U123	其他	104	-	1	-	-	-	1	-	2	4	3	6	4	6	14	7	14	13	15	13	-
U124	K. 皮肤病	75	3	1	-	2	-	-	-	1	1	3	2	2	2	3	7	5	4	15	24	-
U125	L. 肌肉骨骼和结缔组织病	463	2	1	1	4	5	10	4	11	9	14	12	22	10	28	38	60	50	72	110	-
U126	1. 风湿性关节炎	198	-	-	-	-	-	-	-	-	-	1	1	5	3	12	23	28	27	38	60	-
U127	2. 骨关节炎	2	-	-	-	-	-	-	-	-	-	-	-	-	-	2	-	-	-	-	-	-
U128	3. 痛风	29	-	-	-	-	-	-	-	-	-	-	-	2	1	1	4	4	4	6	7	-
U129	4. 腰痛	6	-	-	1	-	-	-	1	-	-	-	-	2	-	-	-	-	1	-	-	-
U130	其他	221	2	-	1	4	5	10	4	11	8	13	9	14	7	13	10	25	18	25	43	-
U131	M. 先天异常	283	140	40	8	14	9	11	-	9	9	9	6	5	6	2	-	-	2	2	1	1

续表

疾病编码	疾病名称	总计	0-	1-	5-	10-	15-	20-	25-	30-	35-	40-	45-	50-	55-	60-	65-	70-	75-	80-	85及以上	不详
U132	1.腹壁缺损	-	-	-	-	-	-	-	-	-	-	-	-	-	-	-	-	-	-	-	-	-
U133	2.无脑畸形	2	2	-	-	-	-	-	-	-	-	-	-	-	-	-	-	-	-	-	-	-
U134	3.肛门直肠闭锁	2	2	-	-	-	-	-	-	-	-	-	-	-	-	-	-	-	-	-	-	-
U135	4.唇裂	3	3	-	-	-	-	-	-	-	-	-	-	-	-	-	-	-	-	-	-	-
U136	5.腭裂	1	1	-	-	-	-	-	-	-	-	-	-	-	-	-	-	-	-	-	-	-
U137	6.食管闭锁	3	3	-	-	-	-	-	-	-	-	-	-	-	-	-	-	-	-	-	-	-
U138	7.肾发育不全	2	2	-	-	-	-	-	-	-	-	-	-	-	-	-	-	-	-	-	-	-
U139	8.唐氏综合征	2	-	1	1	-	-	-	-	-	-	-	-	-	-	-	-	-	-	-	-	-
U140	9.先天性心脏异常	224	97	37	7	13	9	10	8	9	9	7	6	4	3	2	1	1	1	1	1	-
U141	10.脊柱裂	1	1	-	-	-	-	-	-	-	-	-	-	-	-	-	-	-	-	-	-	-
U142	其他	47	36	2	1	-	-	-	-	-	-	1	-	1	2	1	-	-	-	-	3	-
U143	N. 口腔疾病	6	-	-	-	-	-	-	-	-	-	-	-	-	-	-	-	-	-	1	3	-
U144	1.龋齿	-	-	-	-	-	-	-	-	-	-	-	-	-	-	-	-	-	-	-	-	-
U145	2.牙周病	-	-	-	-	-	-	-	-	-	-	-	-	-	-	-	-	-	-	-	-	-
U146	3.无牙症	-	-	-	-	-	-	-	-	-	-	-	-	-	-	-	-	-	-	-	-	-
U147	其他	6	-	-	-	-	-	-	-	-	-	1	-	-	-	-	-	-	1	1	3	-
Ⅲ. 伤害																						
U148	Ⅲ.伤害	6329	82	168	101	105	155	204	175	228	242	344	413	444	328	431	408	459	570	662	810	-
U149	A.意外伤害	5009	78	165	97	87	123	134	131	162	165	259	288	336	248	316	304	347	455	568	746	-
U150	1.道路交通事故	1435	5	52	27	31	66	66	79	84	88	129	157	154	97	109	87	66	62	47	29	-
U151	2.意外中毒	517	2	6	9	6	18	16	18	27	20	38	30	41	49	52	44	51	44	26	20	-
U152	3.意外跌落	1925	1	28	15	15	11	23	16	19	22	44	48	76	62	96	123	165	258	380	523	-
U153	4.火灾	67	1	1	3	2	-	6	-	1	1	3	5	2	4	4	5	2	12	8	7	-
U154	5.溺水	330	4	38	29	27	15	8	9	12	13	14	14	22	17	25	11	13	21	19	19	-
U155	其他	735	65	40	14	6	13	15	9	19	21	31	34	41	19	30	34	50	58	88	148	-
U156	B.故意伤害	1239	1	1	3	17	31	64	43	62	73	81	121	106	76	110	101	105	106	83	55	-
U157	1.自杀及后遗症	1158	-	-	1	17	25	58	36	52	63	73	109	101	74	106	100	103	104	82	54	-
U158	2.他杀及后遗症	79	1	1	2	-	6	6	7	10	10	7	12	5	2	3	1	2	2	1	1	-
U159	3.战争	-	-	-	-	-	-	-	-	-	-	-	-	-	-	-	-	-	-	-	-	-
U160	其他	2	-	-	-	-	-	-	-	-	-	1	-	-	-	1	-	-	-	-	-	-
U161	其他剩余疾病	1319	33	12	6	4	13	13	8	11	15	12	19	21	19	20	38	75	119	253	628	-

表3-10　2018年昆明市死因别、年龄别死亡数（男女合计）

疾病编码	疾病名称	总计	0—	1—	5—	10—	15—	20—	25—	30—	35—	40—	45—	50—	55—	60—	65—	70—	75—	80—	85及以上	不详
																	年龄组（岁）					
U000	全死因	37262	4□	133	48	85	125	180	213	272	443	817	1371	1735	1673	2542	3227	3843	5363	6440	8318	1
U001	Ⅰ.传染病、母婴疾病和营养缺乏性疾病	2331	2□	22	8	4	6	10	17	22	39	47	83	62	68	98	93	155	251	364	690	—
U002	A.传染病和寄生虫病	434	4	7	2	3	2	6	12	10	21	28	60	32	43	45	19	31	42	33	34	—
U003	1.结核病	88	—	—	—	2	1	5	4	—	3	1	9	1	6	13	5	7	13	8	10	—
U004	2.性传播疾病	2	—	—	—	—	—	—	—	—	—	—	—	—	—	—	—	—	—	—	—	—
U005	a.梅毒	2	—	—	—	—	—	—	—	—	—	—	—	—	—	—	—	—	—	—	—	—
U006	b.衣原体病	—	—	—	—	—	—	—	—	—	—	—	—	—	—	—	—	—	—	—	—	—
U007	c.淋病	—	—	—	—	—	—	—	—	—	—	—	—	—	—	—	—	—	—	—	—	—
U008	d.其他	—	—	—	—	—	—	—	—	—	—	—	—	—	—	—	—	—	—	—	—	—
U009	3.艾滋病	73	—	—	—	—	—	—	6	6	8	9	16	5	10	2	3	3	5	—	—	—
U010	4.腹泻性疾病	7	—	2	—	—	—	—	—	—	—	—	1	1	3	—	—	—	—	1	—	—
U011	5.好发于儿童期的疾病	—	—	—	—	—	—	—	—	—	—	—	—	—	—	—	—	—	—	—	—	—
U012	a.百日咳	—	—	—	—	—	—	—	—	—	—	—	—	—	—	—	—	—	—	—	—	—
U013	b.脊髓灰质炎及后遗症	—	—	—	—	—	—	—	—	—	—	—	—	—	—	—	—	—	—	—	—	—
U014	c.白喉	—	—	—	—	—	—	—	—	—	—	—	—	—	—	—	—	—	—	—	—	—
U015	d.麻疹	—	—	—	—	—	—	—	—	—	—	—	—	—	—	—	—	—	—	—	—	—
U016	e.破伤风	—	—	—	—	—	—	—	—	—	—	—	—	—	—	—	—	—	—	—	—	—
U017	6.脑膜炎	18	4	1	—	1	—	—	—	—	1	3	1	2	1	1	—	—	1	—	—	—
U018	7.乙型肝炎	120	—	—	—	—	—	1	1	—	2	10	11	17	12	19	7	9	13	9	9	—
U019	丙型肝炎	29	—	—	—	—	—	—	—	—	3	1	9	4	5	—	1	3	1	1	—	—
U020	8.疟疾	—	—	—	—	—	—	—	—	—	—	—	—	—	—	—	—	—	—	—	—	—
U021	9.热带病	—	—	—	—	—	—	—	—	—	—	—	—	—	—	—	—	—	—	—	—	—
U022	a.锥虫病	—	—	—	—	—	—	—	—	—	—	—	—	—	—	—	—	—	—	—	—	—
U023	b.南美锥虫病	—	—	—	—	—	—	—	—	—	—	—	—	—	—	—	—	—	—	—	—	—
U024	c.血吸虫病	—	—	—	—	—	—	—	—	—	—	—	—	—	—	—	—	—	—	—	—	—
U025	d.利什曼病	—	—	—	—	—	—	—	—	—	—	—	—	—	—	—	—	—	—	—	—	—
U026	e.淋巴性丝虫病	—	—	—	—	—	—	—	—	—	—	—	—	—	—	—	—	—	—	—	—	—
U027	f.盘尾丝虫病	—	—	—	—	—	—	—	—	—	—	—	—	—	—	—	—	—	—	—	—	—
U028	10.麻风病	—	—	—	—	—	—	—	—	—	—	—	—	—	—	—	—	—	—	—	—	—
U029	11.登革热	—	—	—	—	—	—	—	—	—	—	—	—	—	—	—	—	—	—	—	—	—
U030	12.流行性乙型脑炎	—	—	—	—	—	—	—	—	—	—	—	—	—	—	—	—	—	—	—	—	—
U031	13.沙眼	—	—	—	—	—	—	—	—	—	—	—	—	—	—	—	—	—	—	—	—	—
U032	14.肠线虫感染	1	—	—	—	—	—	—	—	—	—	—	—	—	—	—	—	—	—	1	—	—

续　表

年龄组（岁）

疾病编码	疾病名称	总计	0–	1–	5–	10–	15–	20–	25–	30–	35–	40–	45–	50–	55–	60–	65–	70–	75–	80–	85及以上	不详
U033	a. 蛔虫病	—	—	—	—	—	—	—	—	—	—	—	—	—	—	—	—	—	—	—	—	—
U034	b. 鞭虫病	—	—	—	—	—	—	—	—	—	—	—	—	—	—	—	—	—	—	—	—	—
U035	c. 钩虫病	—	—	—	—	—	—	—	—	—	—	—	—	—	—	—	—	—	—	—	—	—
U036	d. 其他	1	—	—	—	—	—	—	—	—	—	—	—	—	—	—	—	—	—	1	—	—
U037	其他传染病	96	—	4	2	—	1	—	1	—	4	4	14	2	6	10	3	9	9	13	14	—
U038	B. 呼吸系统感染	1468	27	9	4	—	2	3	4	9	10	18	22	28	23	50	65	115	191	297	591	—
U039	1. 下呼吸道感染	1462	27	9	4	—	2	3	4	9	10	18	22	28	21	50	65	115	191	296	588	—
U040	2. 上呼吸道感染	6	—	—	—	—	—	—	—	—	—	—	—	—	2	—	—	—	—	1	3	—
U041	3. 中耳炎	—	—	—	—	—	—	—	—	—	—	—	—	—	—	—	—	—	—	—	—	—
U042	C. 妊娠、分娩和产褥期并发症	9	—	—	—	—	—	1	1	3	4	—	—	—	—	—	—	—	—	—	—	—
U043	1. 孕产妇出血	3	—	—	—	—	—	—	1	—	2	—	—	—	—	—	—	—	—	—	—	—
U044	2. 产妇吸血症	1	—	—	—	—	—	—	—	—	1	—	—	—	—	—	—	—	—	—	—	—
U045	3. 妊娠高血压综合征	1	—	—	—	—	—	1	—	—	—	—	—	—	—	—	—	—	—	—	—	—
U046	4. 梗阻性分娩	—	—	—	—	—	—	—	—	—	—	—	—	—	—	—	—	—	—	—	—	—
U047	5. 流产	2	—	—	—	—	—	—	—	1	1	—	—	—	—	—	—	—	—	—	—	—
U048	其他	2	—	—	—	—	—	—	—	2	—	—	—	—	—	—	—	—	—	—	—	—
U049	D. 起源于围生期的情况	264	259	5	—	—	—	—	—	—	—	—	—	—	—	—	—	—	—	—	—	—
U050	1. 出生低体重	67	67	—	—	—	—	—	—	—	—	—	—	—	—	—	—	—	—	—	—	—
U051	2. 出生产伤和窒息	150	145	5	—	—	—	—	—	—	—	—	—	—	—	—	—	—	—	—	—	—
U052	其他	47	47	—	—	—	—	—	—	—	—	—	—	—	—	—	—	—	—	—	—	—
U053	E. 营养缺乏	156	2	1	—	—	—	1	—	—	4	1	1	2	2	3	9	9	18	34	65	—
U054	1. 蛋白质–能量营养不良	114	1	1	—	—	—	1	—	—	3	1	1	2	1	2	4	3	15	28	48	—
U055	2. 碘缺乏	—	—	—	—	—	—	—	—	—	—	—	—	—	—	—	—	—	—	—	—	—
U056	3. 维生素 A 缺乏病	—	—	—	—	—	—	—	—	—	—	—	—	—	—	—	—	—	—	—	—	—
U057	4. 缺铁性贫血	21	—	—	—	—	—	—	—	—	—	—	—	—	—	1	3	3	3	2	7	—
U058	其他营养病	21	1	—	—	—	—	—	—	—	—	—	—	—	1	—	2	—	—	4	10	—
U059	II. 慢性非传染性疾病	31588	106	48	20	38	43	66	88	132	253	552	1002	1385	1407	2218	2942	3479	4857	5797	7154	1
U060	A. 恶性肿瘤	6215	5	13	9	15	8	11	29	30	70	153	327	477	486	794	837	798	863	718	572	—
U061	1. 唇、口腔和咽恶性肿瘤	102	—	—	—	—	—	—	3	1	1	8	12	13	6	12	15	8	6	8	8	—
U062	2. 食道癌	161	—	—	—	—	—	—	—	—	5	3	11	15	19	27	23	19	22	13	8	—
U063	3. 胃癌	493	—	—	—	—	—	—	3	5	5	6	26	37	33	45	59	54	79	76	65	—
U064	4. 结直肠癌	713	—	—	—	—	—	—	5	2	7	7	23	43	35	83	109	102	109	112	78	—
U065	5. 肝癌	1006	—	1	—	—	—	1	5	3	16	45	86	111	99	128	123	111	108	98	71	—

续 表

年龄组（岁）

疾病编码	疾病名称	总计	0–	1–	5–	10–	15–	20–	25–	30–	35–	40–	45–	50–	55–	60–	65–	70–	75–	80–	85及以上	不详
U066	6. 胰腺癌	226	—	—	—	—	—	—	—	—	2	2	11	15	15	28	23	35	42	27	27	—
U067	7. 肺癌	1709	—	—	—	—	2	—	—	3	8	23	55	120	144	251	265	254	253	189	142	—
U068	8. 皮肤癌	28	—	—	—	—	2	—	—	—	—	—	1	—	2	5	4	2	2	2	8	—
U069	9. 乳腺癌	176	—	—	—	—	—	—	—	3	7	12	31	16	30	19	16	14	12	8	8	—
U070	10. 子宫颈癌	114	—	—	—	—	—	—	—	2	—	6	17	26	6	15	11	7	11	7	5	—
U071	11. 子宫体癌	54	—	—	—	—	—	—	—	—	—	3	3	7	8	6	9	6	5	4	2	—
U072	12. 卵巢癌	72	—	—	—	—	—	2	2	—	2	2	2	—	2	12	6	8	10	6	6	—
U073	13. 前列腺癌	169	—	—	—	1	—	—	—	—	—	1	2	3	6	5	13	25	36	48	40	—
U074	14. 膀胱癌	117	—	—	—	—	—	—	—	—	—	—	5	4	14	8	12	14	20	25	25	—
U075	15. 淋巴瘤与多发性骨髓瘤	146	—	—	1	1	1	2	2	—	3	5	9	4	14	26	23	24	15	12	5	—
U076	16. 白血病	195	3	9	3	6	2	3	9	4	10	11	9	17	10	20	22	20	18	9	10	—
U077	其他	734	2	3	5	7	3	3	6	6	7	19	24	44	50	104	104	95	115	73	64	—
U078	B. 其他肿瘤	72	2	1	2	—	2	3	—	—	2	1	3	5	4	4	11	7	11	16	6	—
U079	C. 糖尿病	1265	1	1	2	—	2	3	2	—	7	19	33	61	51	94	152	170	204	211	252	—
U080	D. 内分泌紊乱	188	8	2	2	1	2	1	2	6	—	2	8	9	9	10	16	17	24	31	38	—
U081	E. 神经系统和精神障碍疾病	639	1	8	3	11	10	10	9	5	9	25	38	32	28	18	23	52	71	96	190	—
U082	1. 单相精神抑郁	4	—	—	—	—	—	—	—	—	—	—	2	—	—	—	2	—	—	—	—	—
U083	2. 双相情感障碍	—	—	—	—	—	—	—	—	—	—	—	—	—	—	—	—	—	—	—	—	—
U084	3. 精神分裂症	30	—	—	—	—	1	—	—	—	—	5	—	6	5	1	1	3	1	—	3	—
U085	4. 癫痫病	57	—	—	4	4	3	4	4	—	—	5	—	7	6	3	—	5	3	3	4	—
U086	5. 酒精使用所致精神障碍	45	—	—	—	—	—	2	2	—	2	8	10	5	7	3	3	3	2	1	—	—
U087	6. 阿尔茨海默病和其他痴呆	238	—	1	—	—	—	—	—	1	—	—	1	—	2	3	4	17	42	45	118	—
U088	7. 帕金森病	40	—	—	—	—	—	—	—	—	—	—	—	—	2	3	2	9	5	14	5	—
U089	8. 多发性硬化	—	—	—	—	—	—	—	—	—	—	—	—	—	—	—	—	—	—	—	—	—
U090	9. 药物使用所致精神障碍	18	—	—	—	—	—	2	1	—	—	2	2	6	2	1	—	—	—	—	—	—
U091	10. 创伤后应激障碍	—	—	—	—	—	—	—	—	—	—	—	—	—	—	—	—	—	—	—	—	—
U092	11. 强迫症	—	—	—	—	—	—	—	—	—	—	—	—	—	—	—	—	—	—	—	—	—
U093	12. 惊恐障碍	—	—	—	—	—	—	—	—	—	—	—	—	—	—	—	—	—	—	—	—	—
U094	13. 失眠症	—	—	—	—	—	—	—	—	—	—	—	—	—	—	—	—	—	—	—	—	—
U095	14. 偏头痛	3	1	—	—	—	—	—	—	—	—	—	—	—	—	—	—	—	—	—	2	—
U096	15. 由于铅暴露引起的精神发育障碍	5	—	1	3	1	—	—	—	—	—	—	—	—	—	—	—	—	—	—	—	—
U097	其他	194	1	6	6	—	4	4	1	—	—	8	8	6	10	7	13	14	16	32	57	—
U098	F. 感官疾病	—	—	—	—	—	—	—	—	—	—	—	—	—	—	—	—	—	—	—	—	—

续 表

疾病编码	疾病名称	总计	年龄组（岁）																			不详
			0 –	1 –	5 –	10 –	15 –	20 –	25 –	30 –	35 –	40 –	45 –	50 –	55 –	60 –	65 –	70 –	75 –	80 –	85 及以上	
U099	1. 青光眼	–	–	–	–	–	–	–	–	–	–	–	–	–	–	–	–	–	–	–	–	–
U100	2. 白内障	–	–	–	–	–	–	–	–	–	–	–	–	–	–	–	–	–	–	–	–	–
U101	3. 与年龄有关的视觉障碍	–	–	–	–	–	–	–	–	–	–	–	–	–	–	–	–	–	–	–	–	–
U102	4. 成年开始的听力损失	–	–	–	–	–	–	–	–	–	–	–	–	–	–	–	–	–	–	–	–	–
U103	其他	–	–	–	–	–	–	–	–	–	–	–	–	–	–	–	–	–	–	–	–	–
U104	G. 心血管疾病	13955	2	1	2	3	9	22	32	59	116	243	426	540	588	874	1228	1541	2251	2705	3312	1
U105	1. 风湿性心脏病	337	–	–	–	–	–	1	1	1	1	2	14	15	20	19	38	41	52	68	66	–
U106	2. 高血压及并发症	1254	–	–	–	1	–	1	–	–	1	15	23	31	34	54	85	131	205	287	384	1
U107	3. 缺血性心脏病	4516	–	–	–	–	4	6	13	30	60	94	176	187	224	332	419	493	648	775	1055	–
U108	4. 脑血管病	7018	–	1	1	1	4	8	14	15	37	111	170	261	274	414	589	809	1242	1447	1623	–
U109	5. 炎性心脏病	163	1	–	–	3	1	3	5	4	4	6	14	11	13	10	24	5	16	20	31	–
U110	其他	648	1	3	1	1	2	2	5	7	12	15	28	35	23	43	71	61	86	106	148	–
U111	H. 主要呼吸系统疾病	6494	–	1	1	1	3	3	7	4	11	20	36	71	101	249	417	655	1069	1619	2233	–
U112	1. 慢性阻塞性肺疾病	5910	–	1	1	1	2	3	5	4	6	16	21	56	86	225	377	601	989	1482	2050	–
U113	2. 哮喘	158	–	–	–	–	1	–	–	–	4	2	5	4	4	4	10	18	24	38	43	–
U114	其他	426	–	2	–	1	–	2	2	–	1	2	5	11	11	20	30	36	56	99	140	–
U115	I. 主要消化系统疾病	1785	17	3	1	3	3	5	7	21	27	55	94	137	92	104	170	151	238	276	381	–
U116	1. 消化性溃疡	412	–	3	1	3	3	3	3	2	5	9	17	25	25	21	41	46	73	66	80	–
U117	2. 肝硬化	430	–	–	1	1	2	2	12	12	8	28	56	71	35	39	53	39	31	22	31	–
U118	3. 阑尾炎	8	–	–	–	–	–	–	–	–	–	–	1	–	–	–	–	1	–	1	2	–
U119	其他	934	17	2	1	3	3	2	7	7	14	18	20	40	32	44	75	66	131	187	268	–
U120	J. 主要泌尿生殖系统疾病	612	–	2	1	2	3	3	3	4	8	26	25	38	39	52	62	63	91	82	111	–
U121	1. 肾炎和肾病	534	–	2	1	2	3	3	3	4	7	24	24	36	36	49	53	53	77	70	91	–
U122	2. 前列腺增生	13	–	–	–	–	–	–	–	–	–	–	–	3	1	–	2	1	4	2	3	–
U123	其他	65	–	–	–	1	–	–	–	–	1	2	1	2	2	3	7	9	10	10	17	–
U124	K. 皮肤病	30	–	–	–	–	–	–	–	–	–	1	1	2	2	1	2	–	5	8	10	–
U125	L. 肌肉骨骼和结缔组织疾病	213	–	–	–	–	–	–	–	–	2	5	9	10	8	15	23	21	30	34	48	–
U126	1. 风湿性关节炎	43	–	–	–	–	–	–	–	–	–	1	2	3	2	7	5	6	7	6	5	–
U127	2. 骨关节炎	5	–	–	–	–	–	–	–	–	–	–	–	–	–	–	–	2	4	–	2	–
U128	3. 痛风	29	–	–	–	–	–	–	–	–	2	1	2	2	2	2	7	3	–	4	4	–
U129	4. 腰痛	4	–	–	–	–	–	–	–	–	–	–	–	–	1	–	1	–	–	1	1	–
U130	其他	132	–	–	1	1	4	4	–	–	2	3	5	5	4	8	10	10	19	23	36	–
U131	M. 先天异常	120	71	15	1	3	4	6	2	–	–	3	2	3	1	3	1	3	–	1	1	–

续 表

疾病编码	疾病名称	总计	0-	1-	5-	10-	15-	20-	25-	30-	35-	40-	45-	50-	55-	60-	65-	70-	75-	80-	85及以上	不详
U132	1. 腹壁缺损	1	1	-	-	-	-	-	-	-	-	-	-	-	-	-	-	-	-	-	-	-
U133	2. 无脑畸形	-	-	-	-	-	-	-	-	-	-	-	-	-	-	-	-	-	-	-	-	-
U134	3. 肛门直肠闭锁	2	2	-	-	-	-	-	-	-	-	-	-	-	-	-	-	-	-	-	-	-
U135	4. 唇裂	-	-	-	-	-	-	-	-	-	-	-	-	-	-	-	-	-	-	-	-	-
U136	5. 腭裂	1	1	-	-	-	-	-	-	-	-	-	-	-	-	-	-	-	-	-	-	-
U137	6. 食管闭锁	3	3	-	-	-	-	-	-	-	-	-	-	-	-	-	-	-	-	-	-	-
U138	7. 肾发育不全	-	-	-	-	-	-	-	-	-	-	-	-	-	-	-	-	-	-	-	-	-
U139	8. 唐氏综合征	-	-	-	-	-	-	-	-	-	-	-	-	-	-	-	-	-	-	-	-	-
U140	9. 先天性心脏异常	91	48	15	1	2	4	6	2	-	-	3	1	2	1	2	1	3	-	1	1	-
U141	10. 脊柱裂	-	-	-	-	-	-	-	-	-	-	-	-	-	-	-	-	-	-	-	-	-
U142	其他	22	16	-	-	-	-	-	-	-	-	-	-	-	-	-	-	-	-	-	-	-
U143	N. 口腔疾病	-	-	-	-	-	-	-	-	-	-	-	-	-	-	-	-	-	-	-	-	-
U144	1. 龋齿	-	-	-	-	-	-	-	-	-	-	-	-	-	-	-	-	-	-	-	-	-
U145	2. 牙周病	-	-	-	-	-	-	-	-	-	-	-	-	-	-	-	-	-	-	-	-	-
U146	3. 无牙症	-	-	-	-	-	-	-	-	-	-	-	-	-	-	-	-	-	-	-	-	-
U147	其他	-	-	-	-	-	-	-	-	-	-	-	-	-	-	-	-	-	-	-	-	-
U148	III. 伤害	3149	34	59	20	42	73	99	107	115	147	210	279	285	190	219	187	193	239	261	390	-
U149	A. 意外伤害	2646	34	57	20	37	53	69	91	88	121	173	222	233	157	184	150	160	194	228	375	-
U150	1. 道路交通事故	708	5	13	4	12	32	33	47	35	49	49	70	79	57	68	51	38	33	15	18	-
U151	2. 意外中毒	331	-	2	2	1	5	6	6	15	20	41	43	48	22	29	26	18	22	16	9	-
U152	3. 意外跌落	1102	6	11	6	6	4	12	19	16	20	39	64	76	46	61	53	73	112	170	311	-
U153	4. 火灾	44	-	3	-	-	1	1	2	-	2	2	2	2	7	1	2	2	6	7	4	-
U154	5. 溺水	167	2	13	8	15	6	5	5	6	9	11	12	7	8	7	7	11	10	15	10	-
U155	其他	294	21	15	3	3	5	12	12	16	21	31	31	21	17	18	11	18	11	5	23	-
U156	B. 故意伤害	452	-	1	-	5	17	27	15	25	20	32	52	46	31	33	35	29	40	31	13	-
U157	1. 自杀后遗症	404	-	-	-	5	13	24	10	21	14	26	43	44	29	32	35	29	37	29	13	-
U158	2. 他杀及后遗症	44	-	1	-	-	4	3	5	4	6	5	8	1	1	1	-	-	3	2	-	-
U159	3. 战争	-	-	-	-	-	-	-	-	-	-	-	-	-	-	-	-	-	-	-	-	-
U160	其他	4	-	-	-	-	-	-	-	-	-	-	1	1	1	1	-	-	-	-	-	-
U161	其他剩余疾病	194	1	4	-	1	3	5	1	3	4	8	7	3	8	7	5	16	16	18	84	-

表 3 – 11 2018 年昆明市死因别、年龄别死亡数（男）

疾病编码	疾病名称	总计	年龄组（岁）																			不详
			0 –	1 –	5 –	10 –	15 –	20 –	25 –	30 –	35 –	40 –	45 –	50 –	55 –	60 –	65 –	70 –	75 –	80 –	85 及以上	
U000	全死因	21915	252	85	22	50	95	126	152	204	336	612	1012	1260	1177	1719	2113	2354	3119	3353	3874	–
U001	I．传染病、母婴疾病和营养缺乏性疾病	1337	175	15	4	1	3	9	12	12	26	33	66	45	55	74	64	87	143	198	315	–
U002	A．传染病和寄生虫病	316	2	5	–	1	2	6	10	7	17	19	50	25	36	36	14	21	28	18	19	–
U003	1．结核病	67	–	–	–	–	1	5	3	–	2	1	8	1	4	10	4	5	9	7	7	–
U004	2．性传播疾病	1	–	–	–	–	–	–	–	–	–	–	–	–	–	–	–	–	1	–	–	–
U005	a．梅毒	1	–	–	–	–	–	–	–	–	–	–	–	–	–	–	–	–	1	–	–	–
U006	b．衣原体病	–	–	–	–	–	–	–	–	–	–	–	–	–	–	–	–	–	–	–	–	–
U007	c．淋病	–	–	–	–	–	–	–	–	–	–	–	–	–	–	–	–	–	–	–	–	–
U008	d．其他	–	–	–	–	–	–	–	–	–	–	–	–	–	–	–	–	–	–	–	–	–
U009	3．艾滋病	62	–	–	–	–	–	–	5	5	6	6	14	3	10	2	3	3	5	–	–	–
U010	4．腹泻性疾病	6	–	–	–	–	–	–	–	–	–	–	–	–	–	–	3	3	–	–	–	–
U011	5．好发于儿童期的疾病	–	–	–	–	–	–	–	–	–	–	–	–	–	–	–	–	–	–	–	–	–
U012	a．百日咳	–	–	–	–	–	–	–	–	–	–	–	–	–	–	–	–	–	–	–	–	–
U013	b．脊髓灰质炎及后遗症	–	–	–	–	–	–	–	–	–	–	–	–	–	–	–	–	–	–	–	–	–
U014	c．白喉	–	–	–	–	–	–	–	–	–	–	–	–	–	–	–	–	–	–	–	–	–
U015	d．麻疹	–	–	–	–	–	–	–	–	–	–	–	–	–	–	–	–	–	–	–	–	–
U016	e．破伤风	8	2	1	–	–	–	1	–	1	1	1	–	1	–	–	–	–	–	–	–	–
U017	6．脑膜炎	–	–	–	–	–	–	–	–	–	–	–	–	–	–	–	–	–	–	–	–	–
U018	7．乙型肝炎	86	–	–	–	–	–	–	1	1	2	8	10	13	11	14	5	6	6	3	6	–
U019	丙型肝炎	22	–	–	–	–	–	1	–	–	3	1	8	4	3	–	–	1	1	–	–	–
U020	8．疟疾	–	–	–	–	–	–	–	–	–	–	–	–	–	–	–	–	–	–	–	–	–
U021	9．热带病	–	–	–	–	–	–	–	–	–	–	–	–	–	–	–	–	–	–	–	–	–
U022	a．锥虫病	–	–	–	–	–	–	–	–	–	–	–	–	–	–	–	–	–	–	–	–	–
U023	b．南美锥虫病	–	–	–	–	–	–	–	–	–	–	–	–	–	–	–	–	–	–	–	–	–
U024	c．血吸虫病	–	–	–	–	–	–	–	–	–	–	–	–	–	–	–	–	–	–	–	–	–
U025	d．利什曼病	–	–	–	–	–	–	–	–	–	–	–	–	–	–	–	–	–	–	–	–	–
U026	e．淋巴性丝虫病	–	–	–	–	–	–	–	–	–	–	–	–	–	–	–	–	–	–	–	–	–
U027	f．盘尾丝虫病	–	–	–	–	–	–	–	–	–	–	–	–	–	–	–	–	–	–	–	–	–
U028	10．麻风病	–	–	–	–	–	–	–	–	–	–	–	–	–	–	–	–	–	–	–	–	–
U029	11．登革热	–	–	–	–	–	–	–	–	–	–	–	–	–	–	–	–	–	–	–	–	–
U030	12．流行性乙型脑炎	–	–	–	–	–	–	–	–	–	–	–	–	–	–	–	–	–	–	–	–	–
U031	13．沙眼	–	–	–	–	–	–	–	–	–	–	–	–	–	–	–	–	–	–	–	–	–
U032	14．肠线虫感染	–	–	–	–	–	–	–	–	–	–	–	–	–	–	–	–	–	–	–	–	–

续 表

疾病编码	疾病名称	总计	0 –	1 –	5 –	10 –	15 –	20 –	25 –	30 –	35 –	40 –	45 –	50 –	55 –	60 –	65 –	70 –	75 –	80 –	85 及以上	不详
U033	a. 蛔虫病	–	–	–	–	–	–	–	–	–	–	–	–	–	–	–	–	–	–	–	–	–
U034	b. 鞭虫病	–	–	–	–	–	–	–	–	–	–	–	–	–	–	–	–	–	–	–	–	–
U035	c. 钩虫病	–	–	–	–	–	–	–	–	–	–	–	–	–	–	–	–	–	–	–	–	–
U036	d. 其他	–	–	–	–	–	–	–	–	–	–	–	–	–	–	–	–	–	–	–	–	–
U037	其他传染病	64	–	3	–	1	1	1	1	–	3	2	10	2	5	10	1	6	6	8	6	–
U038	B. 呼吸系统疾病	788	15	6	3	1	1	2	2	5	7	13	15	19	17	36	44	59	108	163	273	–
U039	1. 下呼吸道感染	785	15	6	3	1	1	2	2	5	7	13	15	19	15	36	44	59	108	163	272	–
U040	2. 上呼吸道感染	3	–	–	–	–	–	–	–	–	–	–	–	–	2	–	–	–	–	–	1	–
U041	3. 中耳炎	–	–	–	–	–	–	–	–	–	–	–	–	–	–	–	–	–	–	–	–	–
U042	C. 妊娠、分娩和产褥期并发症	–	–	–	–	–	–	–	–	–	–	–	–	–	–	–	–	–	–	–	–	–
U043	1. 孕产妇出血	–	–	–	–	–	–	–	–	–	–	–	–	–	–	–	–	–	–	–	–	–
U044	2. 产妇败血症	–	–	–	–	–	–	–	–	–	–	–	–	–	–	–	–	–	–	–	–	–
U045	3. 妊娠高血压综合征	–	–	–	–	–	–	–	–	–	–	–	–	–	–	–	–	–	–	–	–	–
U046	4. 梗阻性分娩	–	–	–	–	–	–	–	–	–	–	–	–	–	–	–	–	–	–	–	–	–
U047	5. 流产	–	–	–	–	–	–	–	–	–	–	–	–	–	–	–	–	–	–	–	–	–
U048	其他	–	–	–	–	–	–	–	–	–	–	–	–	–	–	–	–	–	–	–	–	–
U049	D. 起源于围生期的情况	161	157	4	–	–	–	–	–	–	–	–	–	–	–	–	–	–	–	–	–	–
U050	1. 出生低体重	42	42	–	–	–	–	–	–	–	–	–	–	–	–	–	–	–	–	–	–	–
U051	2. 出生产伤和窒息	91	87	4	–	–	–	–	–	–	–	–	–	–	–	–	–	–	–	–	–	–
U052	其他	28	28	–	–	–	–	–	–	–	–	–	–	–	–	–	–	–	–	–	–	–
U053	E. 营养缺乏	72	1	–	1	–	–	1	2	–	2	1	1	1	2	2	6	7	7	17	23	–
U054	1. 蛋白质 - 能量营养不良	53	1	–	1	–	–	1	2	–	2	1	1	1	2	2	2	3	6	13	20	–
U055	2. 碘缺乏	–	–	–	–	–	–	–	–	–	–	–	–	–	–	–	–	–	–	–	–	–
U056	3. 维生素 A 缺乏病	–	–	–	–	–	–	–	–	–	–	–	–	–	–	–	–	–	–	–	–	–
U057	缺铁性贫血	9	–	–	–	–	–	–	–	–	1	–	1	–	–	–	3	1	1	2	–	–
U058	其他营养病症	10	–	–	–	–	–	–	–	–	1	–	–	–	1	1	–	3	1	–	3	–
U059	II. 慢性非传染性疾病	18381	56	28	9	19	30	43	55	98	183	402	708	999	971	1476	1927	2137	2838	3034	3368	–
U060	A. 恶性肿瘤	3938	1	7	4	5	7	6	15	16	44	89	194	320	320	514	564	519	534	453	326	–
U061	1. 唇、口腔和咽恶性肿瘤	64	–	–	–	–	–	–	–	–	1	4	11	11	5	8	7	4	2	5	3	–
U062	2. 食道癌	143	–	–	–	–	–	–	–	–	1	3	11	14	19	24	21	17	19	10	4	–
U063	3. 胃癌	296	–	–	–	–	–	–	2	3	3	4	16	29	24	31	40	36	35	37	36	–
U064	4. 结直肠癌	434	–	–	–	–	–	–	2	1	5	4	16	27	18	49	65	63	69	68	48	–
U065	5. 肝癌	711	–	1	–	–	–	–	3	3	14	37	71	82	82	93	99	69	68	54	34	–

续 表

疾病编码	疾病名称	总计	0-	1-	5-	10-	15-	20-	25-	30-	35-	40-	45-	50-	55-	60-	65-	70-	75-	80-	85及以上	不详
U066	6.胰腺癌	138	-	-	-	-	-	-	-	-	1	2	8	11	10	17	18	21	16	17	17	-
U067	7.肺癌	1284	-	-	-	-	2	-	-	-	7	14	33	101	107	196	209	196	195	138	86	-
U068	8.皮肤癌	9	-	-	-	-	-	-	-	-	-	-	-	-	1	3	3	1	1	-	-	-
U069	9.乳腺癌	4	-	-	-	-	-	-	-	-	2	-	-	-	-	-	-	1	1	-	-	-
U070	10.子宫颈癌	-	-	-	-	-	-	-	-	-	-	-	-	-	-	-	-	-	-	-	-	-
U071	11.子宫体癌	-	-	-	-	-	-	-	-	-	-	-	-	-	-	-	-	-	-	-	-	-
U072	12.卵巢癌	169	-	-	-	-	-	-	-	-	-	-	-	2	-	5	13	25	36	48	40	-
U073	13.前列腺癌	85	-	-	-	-	-	-	-	-	-	2	1	2	4	6	8	12	15	18	17	-
U074	14.膀胱癌	80	-	-	-	-	-	-	-	-	-	5	7	4	12	12	6	14	11	6	3	-
U075	15.淋巴瘤与多发性骨髓瘤	110	-	5	2	2	1	3	4	3	5	9	6	10	12	10	12	7	7	6	7	-
U076	16.白血病	411	1	1	2	3	2	9	-	5	3	10	14	29	32	60	63	49	60	45	29	-
U077	其他	34	-	-	-	-	-	-	-	-	1	2	3	3	3	5	3	4	5	3	2	-
U078	B.其他肿瘤	-	-	-	-	-	-	-	-	-	-	-	-	-	-	-	-	-	-	-	-	-
U079	C.糖尿病	648	-	-	-	-	-	2	-	3	3	13	20	47	34	55	83	92	93	93	110	-
U080	D.内分泌紊乱	102	3	2	2	-	-	-	-	3	3	2	6	3	3	7	8	9	15	16	19	-
U081	E.神经系统和精神障碍疾病	349	-	4	7	7	9	9	-	4	7	17	28	20	21	15	12	32	34	45	78	-
U082	1.单相精神抑郁	3	-	-	-	-	-	-	-	-	-	1	-	1	-	1	-	-	-	-	-	-
U083	2.双相情感障碍	-	-	-	-	-	-	-	-	-	-	-	-	-	-	-	-	-	-	-	-	-
U084	3.精神分裂症	17	-	-	-	3	1	-	1	1	2	2	2	2	3	1	2	-	-	-	-	-
U085	4.癫痫症	34	-	-	2	-	3	-	4	2	3	3	4	4	5	1	-	2	-	-	1	-
U086	5.酒精使用所致精神障碍	45	-	-	-	3	3	1	-	-	4	8	10	5	3	3	1	3	2	1	2	-
U087	6.阿尔茨海默病和其他痴呆	99	-	-	-	-	-	-	-	-	-	-	-	1	-	3	1	10	18	15	49	-
U088	7.帕金森病	28	-	-	-	-	-	-	-	-	-	1	-	-	1	3	2	5	2	11	4	-
U089	8.多发性硬化	14	-	-	-	-	-	-	-	-	-	1	2	2	2	2	2	2	-	1	-	-
U090	9.药物使用所致精神障碍	-	-	-	-	-	-	-	-	-	-	-	-	-	-	-	-	-	-	-	-	-
U091	10.创伤后应激障碍	-	-	-	-	-	-	2	-	-	2	1	2	2	3	1	2	2	1	-	1	-
U092	11.强迫症	-	-	-	-	-	-	-	-	-	-	-	-	-	-	-	-	-	-	-	-	-
U093	12.惊恐障碍	-	-	-	-	-	-	-	-	-	-	-	-	-	-	-	-	-	-	-	-	-
U094	13.失眠症	2	-	-	-	-	-	-	-	-	-	-	-	1	-	-	-	-	-	-	-	-
U095	14.偏头痛	2	-	-	-	-	-	-	-	-	-	1	-	-	-	-	-	-	-	-	-	-
U096	15.由于铝暴露引起的精神发育障碍	105	1	4	2	3	2	4	-	-	-	1	1	1	8	6	7	10	9	15	20	-
U097	其他	-	-	-	-	-	-	-	-	-	-	-	-	-	-	-	-	-	-	-	-	-
U098	F.感官疾病	-	-	-	-	-	-	-	-	-	-	-	-	-	-	-	-	-	-	-	-	-

续　表

疾病编码	疾病名称	总计	0–	1–	5–	10–	15–	20–	25–	30–	35–	40–	45–	50–	55–	60–	65–	70–	75–	80–	85及以上	不详
U099	1. 青光眼	–	–	–	–	–	–	–	–	–	–	–	–	–	–	–	–	–	–	–	–	–
U100	2. 白内障	–	–	–	–	–	–	–	–	–	–	–	–	–	–	–	–	–	–	–	–	–
U101	3. 与年龄有关的视觉障碍	–	–	–	–	–	–	–	–	–	–	–	–	–	–	–	–	–	–	–	–	–
U102	4. 成年开始的听力损失	–	–	–	–	–	–	–	–	–	–	–	–	–	–	–	–	–	–	–	–	–
U103	其他	–	–	–	–	–	–	–	–	–	–	–	–	–	–	–	–	–	–	–	–	–
U104	G. 心血管疾病	7812	1	–	–	2	6	12	24	47	89	198	336	409	411	579	804	896	1254	1315	1429	–
U105	1. 风湿性心脏病	149	–	–	–	–	–	–	–	–	–	–	9	9	8	7	17	17	23	35	24	–
U106	2. 高血压及并发症	604	–	–	–	–	–	1	–	2	1	12	15	26	24	37	50	74	114	122	126	–
U107	3. 缺血性心脏病	2645	–	–	–	–	3	4	11	25	48	85	147	153	166	225	268	311	363	372	464	–
U108	4. 脑血管病	3911	1	–	–	2	3	–	10	12	29	82	128	190	184	272	405	452	700	715	727	–
U109	5. 炎性心脏病	102	1	–	–	2	–	–	3	3	9	13	14	9	11	9	14	2	6	10	14	–
U110	其他	391	–	–	–	2	1	1	3	5	9	13	22	22	18	30	49	39	48	60	69	–
U111	H. 主要呼吸系统疾病	3847	1	3	–	–	3	3	–	2	10	15	26	53	84	183	288	443	688	895	1152	–
U112	1. 慢性阻塞性肺疾病	3508	1	1	–	1	2	1	–	–	5	12	15	42	70	166	263	407	640	822	1065	–
U113	2. 哮喘	81	–	–	–	–	–	–	–	–	4	1	2	3	3	2	6	9	14	17	19	–
U114	其他	258	10	2	–	3	3	2	6	2	4	2	9	8	11	15	19	27	34	56	68	–
U115	I. 主要消化系统疾病	1120	10	3	–	3	3	4	6	20	22	45	75	109	73	86	116	92	143	142	167	–
U116	1. 消化性溃疡	261	–	1	–	–	–	1	–	1	5	6	13	22	19	18	27	26	45	37	40	–
U117	2. 肝硬化	335	–	–	–	–	–	3	3	12	6	26	46	61	28	35	41	26	17	12	20	–
U118	3. 阑尾炎	3	–	–	–	–	–	–	–	–	–	–	–	–	–	–	–	–	2	1	–	–
U119	其他	520	10	–	–	3	3	3	–	7	11	13	16	25	26	33	48	40	79	92	107	–
U120	J. 主要泌尿生殖系统疾病	364	–	–	–	1	1	2	1	3	5	19	17	28	18	28	39	39	53	47	62	–
U121	1. 肾炎和肾病	311	–	–	–	–	–	2	2	3	5	17	17	26	15	27	34	32	43	38	49	–
U122	2. 前列腺增生	13	–	–	–	–	–	–	–	–	–	–	–	–	1	–	2	1	4	2	3	–
U123	其他	40	–	–	–	–	–	–	–	–	–	2	–	2	2	1	3	6	6	7	10	–
U124	K. 皮肤病	15	–	–	–	–	–	–	1	–	–	–	1	–	1	–	1	1	4	3	4	–
U125	L. 肌肉骨骼和结缔组织疾病	88	–	–	–	–	–	–	1	–	1	2	4	3	4	6	10	10	15	14	18	–
U126	1. 风湿性关节炎	22	–	–	–	–	–	1	1	–	–	2	1	1	–	1	2	2	5	2	4	–
U127	2. 骨关节炎	4	–	–	–	–	–	–	–	–	–	–	1	–	–	–	–	1	–	1	1	–
U128	3. 痛风	24	–	–	–	–	–	1	1	–	–	1	–	2	2	5	3	3	3	1	3	–
U129	4. 腰痛	2	–	–	–	–	–	–	–	–	–	–	–	–	–	–	–	–	–	1	1	–
U130	其他	36	–	–	–	1	–	–	1	–	–	1	2	2	1	3	3	3	7	8	9	–
U131	M. 先天异常	64	39	9	–	1	3	5	1	–	–	1	–	2	1	–	–	–	–	–	1	–

续　表

疾病编码	疾病名称	总计	0—	1—	5—	10—	15—	20—	25—	30—	35—	40—	45—	50—	55—	60—	65—	70—	75—	80—	85及以上	不详
											年龄组（岁）											
U132	1.腹壁缺损	—	—	—	—	—	—	—	—	—	—	—	—	—	—	—	—	—	—	—	—	—
U133	2.无脑畸形	2	2	—	—	—	—	—	—	—	—	—	—	—	—	—	—	—	—	—	—	—
U134	3.肛门直肠闭锁	2	2	—	—	—	—	—	—	—	—	—	—	—	—	—	—	—	—	—	—	—
U135	4.唇裂	—	—	—	—	—	—	—	—	—	—	—	—	—	—	—	—	—	—	—	—	—
U136	5.腭裂	—	—	—	—	—	—	—	—	—	—	—	—	—	—	—	—	—	—	—	—	—
U137	6.食管闭锁	1	1	—	—	—	—	—	—	—	—	—	—	—	—	—	—	—	—	—	—	—
U138	7.肾发育不全	—	—	—	—	—	—	—	—	—	—	—	—	—	—	—	—	—	—	—	—	—
U139	8.唐氏综合征	—	—	—	—	—	—	—	—	—	—	—	—	—	—	—	—	—	—	—	—	—
U140	9.先天性心脏异常	54	32	9	3	1	3	5	—	—	—	1	—	—	—	—	—	—	—	—	—	—
U141	10.脊柱裂	—	—	—	—	—	—	—	—	—	—	—	—	—	—	—	—	—	—	—	—	—
U142	其他	7	4	—	—	—	1	—	—	—	—	—	1	1	—	—	—	—	—	—	—	—
U143	N.口腔疾病	—	—	—	—	—	—	—	—	—	—	—	—	—	—	—	—	—	—	—	—	—
U144	1.龋齿	—	—	—	—	—	—	—	—	—	—	—	—	—	—	—	—	—	—	—	—	—
U145	2.牙周病	—	—	—	—	—	—	—	—	—	—	—	—	—	—	—	—	—	—	—	—	—
U146	3.无牙症	—	—	—	—	—	—	—	—	—	—	—	—	—	—	—	—	—	—	—	—	—
U147	其他	—	—	—	—	—	—	—	—	—	—	—	—	—	—	—	—	—	—	—	—	—
U148	III.伤害	2094	20	39	9	29	59	70	84	92	123	169	232	215	146	163	118	119	131	115	161	—
U149	A.意外伤害	1759	20	37	9	25	46	50	73	71	100	141	190	181	126	140	95	95	106	103	151	—
U150	1.道路交通事故	507	3	8	3	5	28	24	38	26	37	42	56	53	39	46	34	24	22	10	9	—
U151	2.意外中毒	261	—	—	—	1	5	4	5	11	19	34	39	39	20	23	18	13	11	13	6	—
U152	3.意外跌落	635	5	8	1	4	3	8	15	14	17	30	58	66	42	49	31	42	57	67	118	—
U153	4.火灾	30	—	3	—	—	1	—	2	—	1	2	1	1	4	1	1	2	3	4	4	—
U154	5.溺水	116	1	10	5	13	5	10	3	6	8	7	9	4	5	4	5	7	7	8	4	—
U155	其他	210	11	8	2	2	4	9	10	14	18	26	27	18	16	17	6	7	6	1	10	—
U156	B.故意伤害	294	—	1	—	4	10	18	11	19	18	23	38	29	19	21	22	21	21	11	8	—
U157	1.自杀及后遗症	255	—	—	—	4	7	15	7	16	12	17	31	28	17	20	22	21	20	10	8	—
U158	2.他杀及后遗症	35	—	1	—	—	3	3	4	3	6	5	6	—	1	1	—	—	—	1	—	—
U159	3.战争	—	—	—	—	—	—	—	—	—	—	—	—	—	—	—	—	—	—	—	—	—
U160	其他	4	—	—	—	—	—	—	—	—	1	1	1	—	1	—	—	—	—	—	—	—
U161	其他剩余疾病	103	1	3	—	1	4	4	2	4	4	8	6	1	5	6	4	11	7	6	30	—

表3-12　2018年昆明市死因别、年龄别死亡数（女）

疾病编码	疾病名称	总计	年龄组（岁）																			
			0-	1-	5-	10-	15-	20-	25-	30-	35-	40-	45-	50-	55-	60-	65-	70-	75-	80-	85及以上	不详
U000	全死因	15345	131	48	26	35	30	54	61	68	107	205	359	475	495	822	1114	1489	2244	3087	4444	1
U001	Ⅰ.传染病、母婴疾病和营养缺乏性疾病	994	117	7	4	3	3	1	5	10	13	14	17	17	13	24	29	68	108	166	375	-
U002	A.传染病和寄生虫病	118	2	2	2	2	-	-	2	3	4	9	10	7	7	9	5	10	14	15	15	-
U003	1.结核病	21	-	-	-	2	-	1	1	1	1	1	1	2	2	3	1	2	4	1	3	-
U004	2.性传播疾病	1	-	-	-	-	-	-	1	-	-	-	-	-	-	-	-	-	-	-	-	-
U005	a.梅毒	1	-	-	-	-	-	-	1	-	-	-	-	-	-	-	-	-	-	-	-	-
U006	b.衣原体病	-	-	-	-	-	-	-	-	-	-	-	-	-	-	-	-	-	-	-	-	-
U007	c.淋病	-	-	-	-	-	-	-	-	-	-	-	-	-	-	-	-	-	-	-	-	-
U008	d.其他	-	-	-	-	-	-	-	-	-	-	-	-	-	-	-	-	-	-	-	-	-
U009	3.艾滋病	11	-	-	-	-	-	-	-	1	2	3	2	2	1	-	-	-	-	-	-	-
U010	4.腹泻性疾病	1	-	1	-	-	-	-	-	-	-	-	-	-	-	-	-	-	-	-	-	-
U011	5.好发于儿童时期的疾病	-	-	-	-	-	-	-	-	-	-	-	-	-	-	-	-	-	-	-	-	-
U012	a.百日咳	-	-	-	-	-	-	-	-	-	-	-	-	-	-	-	-	-	-	-	-	-
U013	b.脊髓灰质炎及后遗症	-	-	-	-	-	-	-	-	-	-	-	-	-	-	-	-	-	-	-	-	-
U014	c.白喉	-	-	-	-	-	-	-	-	-	-	-	-	-	-	-	-	-	-	-	-	-
U015	d.麻疹	-	-	-	-	-	-	-	-	-	-	-	-	-	-	-	-	-	-	-	-	-
U016	e.破伤风	-	-	-	-	-	-	-	-	-	-	-	-	-	-	-	-	-	-	-	-	-
U017	6.脑膜炎	10	2	-	-	-	-	-	-	1	2	-	1	1	1	1	-	-	-	-	1	-
U018	7.乙型肝炎	34	-	-	-	-	-	-	-	-	-	2	1	4	1	5	2	3	7	6	3	-
U019	8.丙型肝炎	7	-	-	-	-	-	-	-	1	-	-	1	-	2	-	-	2	-	1	1	-
U020	8.疟疾	-	-	-	-	-	-	-	-	-	-	-	-	-	-	-	-	-	-	-	-	-
U021	9.热带病	-	-	-	-	-	-	-	-	-	-	-	-	-	-	-	-	-	-	-	-	-
U022	a.锥虫病	-	-	-	-	-	-	-	-	-	-	-	-	-	-	-	-	-	-	-	-	-
U023	b.南美锥虫病	-	-	-	-	-	-	-	-	-	-	-	-	-	-	-	-	-	-	-	-	-
U024	c.血吸虫病	-	-	-	-	-	-	-	-	-	-	-	-	-	-	-	-	-	-	-	-	-
U025	d.利什曼病	-	-	-	-	-	-	-	-	-	-	-	-	-	-	-	-	-	-	-	-	-
U026	e.淋巴性丝虫病	-	-	-	-	-	-	-	-	-	-	-	-	-	-	-	-	-	-	-	-	-
U027	f.盘尾丝虫病	-	-	-	-	-	-	-	-	-	-	-	-	-	-	-	-	-	-	-	-	-
U028	10.麻风病	-	-	-	-	-	-	-	-	-	-	-	-	-	-	-	-	-	-	-	-	-
U029	11.登革热	-	-	-	-	-	-	-	-	-	-	-	-	-	-	-	-	-	-	-	-	-
U030	12.流行性乙型脑炎	-	-	-	-	-	-	-	-	-	-	-	-	-	-	-	-	-	-	-	-	-
U031	13.沙眼	-	-	-	-	-	-	-	-	-	-	-	-	-	-	-	-	-	-	-	-	-
U032	14.肠线虫感染	1	-	-	-	-	-	-	-	-	-	-	-	-	-	-	-	-	-	1	-	-

续　表

疾病编码	疾病名称	总计	0-	1-	5-	10-	15-	20-	25-	30-	35-	40-	45-	50-	55-	60-	65-	70-	75-	80-	85及以上	不详
U033	a. 蛔虫病	—	—	—	—	—	—	—	—	—	—	—	—	—	—	—	—	—	—	—	—	—
U034	b. 鞭虫病	—	—	—	—	—	—	—	—	—	—	—	—	—	—	—	—	—	—	—	—	—
U035	c. 钩虫病	—	—	—	—	—	—	—	—	—	—	—	—	—	—	—	—	—	—	—	—	—
U036	d. 其他	1	—	—	1	—	—	—	—	—	—	—	—	—	—	—	—	—	—	—	—	—
U037	其他传染病	32	—	1	2	1	1	—	1	—	1	2	2	—	—	—	2	3	3	5	8	—
U038	B. 呼吸系统感染	680	12	3	1	—	—	—	4	4	3	5	7	9	6	14	21	56	83	134	318	—
U039	1. 下呼吸道感染	677	12	3	1	—	—	—	4	4	3	5	7	9	6	14	21	56	83	133	316	—
U040	2. 上呼吸道感染	3	—	—	—	—	—	—	—	—	—	—	—	—	—	—	—	—	—	1	2	—
U041	3. 中耳炎	—	—	—	—	—	—	—	—	—	—	—	—	—	—	—	—	—	—	—	—	—
U042	C. 妊娠、分娩和产褥期并发症	9	—	—	—	—	—	—	1	3	4	1	—	—	—	—	—	—	—	—	—	—
U043	1. 孕产妇出血	3	—	—	—	—	—	—	—	1	2	—	—	—	—	—	—	—	—	—	—	—
U044	2. 产妇败血症	1	—	—	—	—	—	—	—	—	1	—	—	—	—	—	—	—	—	—	—	—
U045	3. 妊娠高血压综合征	1	—	—	—	—	—	—	—	—	1	—	—	—	—	—	—	—	—	—	—	—
U046	4. 梗阻性分娩	—	—	—	—	—	—	—	—	—	—	—	—	—	—	—	—	—	—	—	—	—
U047	5. 流产	2	—	—	—	—	—	—	1	1	—	—	—	—	—	—	—	—	—	—	—	—
U048	其他	2	—	—	—	—	—	—	—	1	—	—	—	—	—	—	—	—	—	—	—	—
U049	D. 起源于围生期的情况	103	102	1	—	—	—	—	—	—	—	—	—	—	—	—	—	—	—	—	—	—
U050	1. 出生低体重	25	25	—	—	—	—	—	—	—	—	—	—	—	—	—	—	—	—	—	—	—
U051	2. 出生产伤和窒息	59	58	1	—	—	—	—	—	—	—	—	—	—	—	—	—	—	—	—	—	—
U052	其他	19	19	—	—	—	—	—	—	—	—	—	—	—	—	—	—	—	—	—	—	—
U053	E. 营养缺乏	84	—	—	—	—	—	—	—	2	2	—	1	1	—	3	3	2	11	17	42	—
U054	1. 蛋白质－能量营养不良	61	—	—	—	—	—	—	—	2	2	—	1	1	—	1	2	—	9	15	28	—
U055	2. 碘缺乏	—	—	—	—	—	—	—	—	—	—	—	—	—	—	—	—	—	—	—	—	—
U056	3. 维生素 A 缺乏病	—	—	—	—	—	—	—	—	—	—	—	—	—	—	—	—	—	—	—	—	—
U057	4. 缺铁性贫血	12	—	—	—	—	—	—	—	—	—	—	—	—	—	2	1	2	—	—	7	—
U058	其他营养病症	11	—	—	—	—	—	—	—	—	—	—	—	—	—	—	—	—	2	2	7	—
U059	Ⅱ. 慢性非传染性疾病	13206	50	20	11	19	13	23	33	34	70	150	294	386	436	741	1015	1342	2019	2763	3786	1
U060	A. 恶性肿瘤	2277	4	6	5	10	1	5	14	14	26	64	133	157	166	280	273	279	329	265	246	—
U061	1. 唇、口腔和咽恶性肿瘤	38	—	—	—	—	—	—	—	1	1	2	4	1	1	4	8	4	4	3	5	—
U062	2. 食道癌	18	—	—	—	—	—	—	—	—	—	—	2	—	—	3	2	4	4	3	—	—
U063	3. 胃癌	197	—	—	—	—	—	—	2	2	2	2	9	8	9	14	19	18	44	39	29	—
U064	4. 结直肠癌	279	—	—	—	—	—	2	—	3	3	7	—	16	17	34	44	39	40	44	30	—
U065	5. 肝癌	295	—	—	—	—	—	—	2	—	2	8	15	29	17	35	24	42	40	44	37	—

续 表

疾病编码	疾病名称	总计	年龄组（岁）																			
---	---	---	0—	1—	5—	10—	15—	20—	25—	30—	35—	40—	45—	50—	55—	60—	65—	70—	75—	80—	85及以上	不详
U066	6. 胰腺癌	88	—	—	—	—	—	—	—	—	—	—	3	4	5	11	5	14	26	10	10	—
U067	7. 肺癌	425	—	—	—	—	—	—	—	3	1	9	22	19	37	55	56	58	58	51	56	—
U068	8. 皮肤癌	19	—	—	—	—	—	—	—	—	—	12	1	—	2	2	1	2	1	2	6	—
U069	9. 乳腺癌	172	—	—	—	4	1	—	—	3	5	12	31	16	29	19	16	13	12	8	8	—
U070	10. 子宫颈癌	114	—	—	—	—	—	—	2	2	1	6	17	26	6	15	11	7	11	7	5	—
U071	11. 子宫体癌	54	—	—	—	—	—	—	—	—	—	3	3	7	7	6	9	6	5	4	2	—
U072	12. 卵巢癌	72	—	—	—	—	—	—	—	—	—	2	7	6	8	12	6	8	10	7	6	—
U073	13. 前列腺癌	—	—	—	—	—	—	—	—	—	—	—	—	—	—	—	—	—	—	—	—	—
U074	14. 膀胱癌	32	—	—	—	—	—	—	—	—	—	4	1	1	2	2	4	2	5	7	8	—
U075	15. 淋巴瘤与多发性骨髓瘤	66	—	1	1	4	5	—	—	—	5	2	2	—	6	10	10	8	4	6	2	—
U076	16. 白血病	85	3	4	1	4	2	—	5	3	5	2	3	7	6	10	10	8	11	2	3	—
U077	其他	323	1	2	3	4	1	—	4	—	4	9	10	15	18	44	41	46	55	28	35	—
U078	B. 其他肿瘤	38	1	1	—	—	—	—	—	—	1	—	2	2	2	3	8	3	6	5	4	—
U079	C. 糖尿病	617	—	—	—	—	—	—	1	4	4	6	13	14	17	39	69	78	111	118	142	—
U080	D. 内分泌紊乱	86	5	—	—	—	2	—	3	3	—	—	2	6	6	3	8	8	9	15	19	—
U081	E. 神经系统和精神障碍疾病	290	—	4	—	4	3	—	2	2	—	8	10	12	7	3	11	20	37	51	112	—
U082	1. 单相精神抑郁	1	—	—	—	—	—	—	—	—	1	—	—	—	—	—	—	—	—	—	—	—
U083	2. 双相情感障碍	—	—	—	—	—	—	—	—	—	—	—	—	—	—	—	—	—	—	—	—	—
U084	3. 精神分裂症	13	—	—	—	—	—	—	—	—	—	—	4	4	2	—	1	1	1	—	1	—
U085	4. 癫痫症	23	—	—	—	—	2	—	—	—	—	—	3	3	1	1	—	3	—	—	3	—
U086	5. 酒精使用所致精神障碍	—	—	—	—	—	—	—	—	—	—	—	—	—	—	—	—	—	—	—	—	—
U087	6. 阿尔次海默病和其他痴呆	139	—	1	—	—	—	—	—	—	—	—	—	—	—	3	3	7	24	30	69	—
U088	7. 帕金森病	12	—	—	—	—	—	—	—	—	—	—	—	—	—	—	—	4	3	—	1	—
U089	8. 多发性硬化	—	—	—	—	—	—	—	—	—	—	—	—	—	—	—	—	—	—	—	—	—
U090	9. 药物使用所致精神障碍	4	—	—	—	—	—	—	—	—	—	2	—	—	—	—	—	—	1	—	3	—
U091	10. 创伤后应激症	—	—	—	—	—	—	—	—	—	—	—	—	—	—	—	—	—	—	—	—	—
U092	11. 强迫症	—	—	—	—	—	—	—	—	—	—	—	—	—	—	—	—	—	—	—	—	—
U093	12. 惊恐障碍	—	—	—	—	—	—	—	—	—	—	—	—	—	—	—	—	—	—	—	—	—
U094	13. 失眠症	—	—	—	—	—	—	—	—	—	—	—	—	—	—	—	—	—	—	—	—	—
U095	14. 偏头痛	1	—	—	—	—	1	—	—	—	—	—	—	—	—	—	—	—	—	—	—	—
U096	15. 由于铅暴露引起的精神发育障碍	3	—	1	—	—	1	—	—	—	—	—	1	—	—	—	—	—	—	—	—	—
U097	其他	89	—	2	—	3	2	—	—	—	—	3	1	2	2	1	6	4	7	17	37	—
U098	F. 感官疾病	—	—	—	—	—	—	—	—	—	—	—	—	—	—	—	—	—	—	—	—	—

续表

疾病编码	疾病名称	总计	0–	1–	5–	10–	15–	20–	25–	30–	35–	40–	45–	50–	55–	60–	65–	70–	75–	80–	85及以上	不详
U099	1. 青光眼	—	—	—	—	—	—	—	—	—	—	—	—	—	—	—	—	—	—	—	—	—
U100	2. 白内障	—	—	—	—	—	—	—	—	—	—	—	—	—	—	—	—	—	—	—	—	—
U101	3. 与年龄有关的视觉障碍	—	—	—	—	—	—	—	—	—	—	—	—	—	—	—	—	—	—	—	—	—
U102	4. 成年开始的听力损失	—	—	—	—	—	—	—	—	—	—	—	—	—	—	—	—	—	—	—	—	—
U103	其他	—	—	—	—	—	—	—	—	—	—	—	—	—	—	—	—	—	—	—	—	—
U104	G. 心血管疾病	6142	1	1	2	3	3	10	8	12	27	45	90	131	177	294	424	645	997	1390	1883	1
U105	1. 风湿性心脏病	188	—	1	2	—	—	1	—	1	—	2	5	6	12	12	21	24	29	33	42	—
U106	2. 高血压及并发症	650	—	—	1	—	1	2	—	5	3	3	8	5	10	17	35	57	91	165	258	1
U107	3. 缺血性心脏病	1871	—	—	—	1	2	2	4	5	12	9	29	34	58	107	151	182	285	403	591	—
U108	4. 脑血管病	3106	—	—	—	—	—	5	4	3	8	29	42	71	90	141	184	357	542	732	896	17
U109	5. 炎性心脏病	61	—	1	—	—	—	—	—	3	2	2	—	2	2	3	10	3	10	10	17	—
U110	其他	257	1	—	1	—	—	—	1	—	3	5	6	13	5	13	22	22	38	46	79	—
U111	H. 主要呼吸系统疾病	2647	—	—	—	1	—	—	—	1	1	4	10	18	17	66	129	212	381	724	1081	—
U112	1. 慢性阻塞性肺疾病	2402	—	—	1	1	1	1	1	1	1	4	6	14	16	59	114	194	349	660	985	—
U113	2. 哮喘	77	—	—	—	1	1	—	—	—	—	1	3	1	1	2	4	9	10	21	24	—
U114	其他	168	—	—	—	—	1	—	—	1	5	10	1	3	—	5	11	9	22	43	72	—
U115	I. 主要消化系统疾病	665	7	2	—	—	—	—	—	1	—	3	19	28	19	18	54	59	95	134	214	—
U116	1. 消化性溃疡	151	—	—	—	—	—	—	—	—	2	2	4	3	6	3	14	20	28	29	40	—
U117	2. 肝硬化	95	—	—	—	—	—	—	1	1	2	—	10	10	7	4	12	13	14	10	11	—
U118	3. 阑尾炎	5	—	—	—	—	—	—	—	—	—	—	1	—	—	—	1	—	1	—	2	—
U119	4. 其他	414	7	2	—	—	—	—	—	—	3	5	4	15	6	11	27	26	52	95	161	—
U120	J. 主要泌尿生殖系统疾病	248	—	2	—	—	—	—	—	—	3	7	8	10	21	24	23	24	38	35	49	—
U121	1. 肾炎和肾病	223	—	2	—	—	—	—	—	1	2	7	7	10	21	22	19	21	34	32	42	—
U122	2. 前列腺增生	—	—	—	—	—	—	—	—	—	—	—	—	—	—	—	—	—	—	—	—	—
U123	其他	25	—	—	—	—	—	—	—	—	—	—	1	1	—	1	4	3	4	3	7	—
U124	K. 皮肤病	15	—	—	—	—	—	—	—	—	—	—	—	—	2	2	2	—	1	5	6	—
U125	L. 肌肉骨骼和结缔组织病	125	—	—	—	1	1	—	—	3	—	6	5	7	4	9	13	11	15	20	30	—
U126	1. 风湿性关节炎	21	—	—	—	—	1	—	—	—	—	2	—	4	—	4	3	4	1	4	1	—
U127	2. 骨关节炎	1	—	—	—	—	—	—	—	—	—	—	1	—	—	—	—	—	1	—	1	—
U128	3. 痛风	5	—	—	—	—	—	—	—	—	—	—	—	—	—	—	2	—	—	—	1	—
U129	4. 腰痛	2	—	—	—	—	—	—	—	—	—	2	3	—	—	—	—	—	—	1	1	—
U130	其他	96	—	—	—	1	2	—	3	2	—	3	2	5	4	5	1	7	12	15	27	—
U131	M. 先天异常	56	32	6	—	—	1	1	2	—	—	2	—	1	—	1	1	3	—	1	—	—

续　表

疾病编码	疾病名称	总计	0–	1–	5–	10–	15–	20–	25–	30–	35–	40–	45–	50–	55–	60–	65–	70–	75–	80–	85及以上	不详
U132	1. 腹壁缺损	1	1	–	–	–	–	–	–	–	–	–	–	–	–	–	–	–	–	–	–	–
U133	2. 无脑畸形	–	–	–	–	–	–	–	–	–	–	–	–	–	–	–	–	–	–	–	–	–
U134	3. 肛门直肠闭锁	–	–	–	–	–	–	–	–	–	–	–	–	–	–	–	–	–	–	–	–	–
U135	4. 唇裂	1	1	–	–	–	–	–	–	–	–	–	–	–	–	–	–	–	–	–	–	–
U136	5. 腭裂	2	2	–	–	–	–	–	–	–	–	–	–	–	–	–	–	–	–	–	–	–
U137	6. 食管闭锁	–	–	–	–	–	–	–	–	–	–	–	–	–	–	–	–	–	–	–	–	–
U138	7. 肾发育不全	–	–	–	–	–	–	–	–	–	–	–	–	–	–	–	–	–	–	–	–	–
U139	8. 唐氏综合征	–	–	–	–	–	–	–	–	–	–	–	–	–	–	–	–	–	–	–	–	–
U140	9. 先天性心脏异常	37	16	6	1	1	1	1	2	–	–	2	1	1	–	1	1	3	–	–	–	–
U141	10. 脊柱裂	–	–	–	–	–	–	–	–	–	–	–	–	–	–	–	–	–	–	–	–	–
U142	其他	15	12	2	–	–	–	–	–	–	–	–	–	–	–	–	–	–	–	1	–	–
U143	N. 口腔疾病	–	–	–	–	–	–	–	–	–	–	–	–	–	–	–	–	–	–	–	–	–
U144	1. 龋齿	–	–	–	–	–	–	–	–	–	–	–	–	–	–	–	–	–	–	–	–	–
U145	2. 牙周病	–	–	–	–	–	–	–	–	–	–	–	–	–	–	–	–	–	–	–	–	–
U146	3. 无牙症	–	–	–	–	–	–	–	–	–	–	–	–	–	–	–	–	–	–	–	–	–
U147	其他	–	–	–	–	–	–	–	–	–	–	–	–	–	–	–	–	–	–	–	–	–
U148	III. 伤害	1054	14	20	11	13	14	29	23	23	24	41	47	70	43	56	69	74	108	146	229	–
U149	A. 意外伤害	886	14	20	11	12	7	19	18	17	21	32	32	52	30	44	55	65	88	125	224	–
U150	1. 道路交通事故	201	2	5	1	7	4	9	9	9	12	7	14	26	18	22	17	14	11	5	9	–
U151	2. 意外中毒	70	–	2	2	–	–	2	1	4	1	7	4	9	2	6	8	5	11	3	3	–
U152	3. 意外跌落	467	1	3	2	2	1	4	4	2	3	9	6	10	4	12	22	31	55	103	193	–
U153	4. 火灾	13	–	–	–	–	–	–	–	1	1	–	1	1	2	–	1	–	3	3	–	–
U154	5. 溺水	51	1	3	3	2	1	2	2	1	1	4	3	3	1	3	2	4	3	7	6	–
U155	其他	84	10	7	3	1	1	2	2	2	3	5	4	3	1	1	5	11	5	4	6	–
U156	B. 故意伤害	158	–	–	–	1	7	9	4	6	2	9	14	17	12	12	13	8	19	20	5	–
U157	1. 自杀及后遗症	149	–	–	–	1	6	9	3	5	2	9	12	16	12	12	13	8	17	19	5	–
U158	2. 他杀及后遗症	9	–	–	–	–	1	–	1	1	–	–	2	1	–	–	–	–	2	1	–	–
U159	3. 战争	–	–	–	–	–	–	–	–	–	–	–	–	–	–	–	–	–	–	–	–	–
U160	其他	–	–	–	–	–	–	–	–	–	–	–	–	–	–	–	–	–	–	–	–	–
U161	其他剩余疾病	91	–	1	–	–	–	–	–	1	1	–	1	2	3	1	1	5	9	12	54	–

年龄组（岁）

表3-13 2018年曲靖市死因别、年龄别死亡数（男女合计）

疾病编码	疾病名称	总计	0-	1-	5-	10-	15-	20-	25-	30-	35-	40-	45-	50-	55-	60-	65-	70-	75-	80-	85及以上	不详
U000	全死因	38057	457	184	90	126	212	249	322	438	582	1050	1579	1995	1833	2695	3229	3957	5566	6512	6981	-
U001	I.传染病、母婴疾病和营养缺乏性疾病	2042	302	29	9	10	9	12	17	17	32	42	66	57	68	71	87	117	232	351	514	-
U002	A.传染病和寄生虫病	450	17	5	4	8	6	7	10	11	23	32	48	30	34	36	32	33	40	31	43	-
U003	1.结核病	93	-	-	-	1	1	1	2	1	4	9	9	8	8	12	10	8	5	8	5	-
U004	2.性传播疾病	1	-	-	-	-	-	-	-	-	-	-	-	-	-	-	-	-	-	-	-	-
U005	a.梅毒	-	-	-	-	-	-	-	-	-	-	-	-	-	-	-	-	-	-	-	-	-
U006	b.衣原体病	-	-	-	-	-	-	-	-	-	-	-	-	-	-	-	-	-	-	-	-	-
U007	c.淋病	-	-	-	-	-	-	-	-	-	-	-	-	-	-	-	-	-	-	-	-	-
U008	d.其他	1	-	-	-	-	-	-	-	-	-	-	-	-	-	-	-	-	1	-	-	-
U009	3.艾滋病	46	-	-	-	1	-	1	3	4	10	6	10	-	2	-	2	3	2	2	2	-
U010	4.腹泻性疾病	9	1	-	-	1	-	-	-	-	-	-	-	-	-	-	-	-	4	2	2	-
U011	5.好发于儿童期的疾病	1	1	-	-	-	-	-	-	-	-	-	-	-	-	-	-	-	-	-	-	-
U012	a.百日咳	-	-	-	-	-	-	-	-	-	-	-	-	-	-	-	-	-	-	-	-	-
U013	b.脊髓灰质炎及后遗症	-	-	-	-	-	-	-	-	-	-	-	-	-	-	-	-	-	-	-	-	-
U014	c.白喉	-	-	-	-	-	-	-	-	-	-	-	-	-	-	-	-	-	-	-	-	-
U015	d.麻疹	-	-	-	-	-	-	-	-	-	-	-	-	-	-	-	-	-	-	-	-	-
U016	e.破伤风	1	-	1	-	-	-	-	-	-	-	-	-	-	-	-	-	-	-	-	-	-
U017	6.脑膜炎	39	7	1	3	4	4	1	2	1	1	2	2	1	1	1	2	1	3	1	-	-
U018	7.乙型肝炎	180	-	-	-	1	-	1	-	3	5	11	22	18	19	23	12	17	19	9	18	-
U019	丙型肝炎	2	-	-	-	-	-	-	-	-	-	-	1	-	-	-	1	-	-	-	-	-
U020	8.疟疾	-	-	-	-	-	-	-	-	-	-	-	-	-	-	-	-	-	-	-	-	-
U021	9.热带病	-	-	-	-	-	-	-	-	-	-	-	-	-	-	-	-	-	-	-	-	-
U022	a.锥虫病	-	-	-	-	-	-	-	-	-	-	-	-	-	-	-	-	-	-	-	-	-
U023	b.南美锥虫病	-	-	-	-	-	-	-	-	-	-	-	-	-	-	-	-	-	-	-	-	-
U024	c.血吸虫病	-	-	-	-	-	-	-	-	-	-	-	-	-	-	-	-	-	-	-	-	-
U025	d.利什曼病	-	-	-	-	-	-	-	-	-	-	-	-	-	-	-	-	-	-	-	-	-
U026	e.淋巴性丝虫病	-	-	-	-	-	-	-	-	-	-	-	-	-	-	-	-	-	-	-	-	-
U027	f.盘尾丝虫病	-	-	-	-	-	-	-	-	-	-	-	-	-	-	-	-	-	-	-	-	-
U028	10.麻风病	-	-	-	-	-	-	-	-	-	-	-	-	-	-	-	-	-	-	-	-	-
U029	11.登革热	-	-	-	-	-	-	-	-	-	-	-	-	-	-	-	-	-	-	-	-	-
U030	12.流行性乙型脑炎	-	-	-	-	-	-	-	-	-	-	-	-	-	-	-	-	-	-	-	-	-
U031	13.沙眼	-	-	-	-	-	-	-	-	-	-	-	-	-	-	-	-	-	-	-	-	-
U032	14.肠线虫感染	-	-	-	-	-	-	-	-	-	-	-	-	-	-	-	-	-	-	-	-	-

续 表

疾病编码	疾病名称	总计	0–	1–	5–	10–	15–	20–	25–	30–	35–	40–	45–	50–	55–	60–	65–	70–	75–	80–	85及以上	不详
U033	a. 蛔虫病	—	—	—	—	—	—	—	—	—	—	—	—	—	—	—	—	—	—	—	—	—
U034	b. 鞭虫病	—	—	—	—	—	—	—	—	—	—	—	—	—	—	—	—	—	—	—	—	—
U035	c. 钩虫病	—	—	—	—	—	—	—	—	—	—	—	—	—	—	—	—	—	—	—	—	—
U036	d. 其他	—	—	—	—	—	—	—	—	—	—	—	—	—	—	—	—	—	—	—	—	—
U037	其他传染病	78	9	4	1	1	1	1	1	2	3	4	4	2	3	—	4	3	6	11	18	—
U038	B. 呼吸系统感染	959	73	16	5	2	3	2	3	3	7	9	16	25	30	32	42	63	135	207	286	—
U039	1. 下呼吸道感染	946	72	16	5	2	3	2	3	3	6	9	16	25	30	32	42	62	133	203	282	—
U040	2. 上呼吸道感染	12	1	—	—	—	—	—	—	—	—	—	—	—	—	—	—	1	2	4	4	—
U041	3. 中耳炎	1	—	—	—	—	—	—	—	—	1	—	—	—	—	—	—	—	—	—	—	—
U042	C. 妊娠、分娩和产褥期并发症	12	—	—	—	—	—	2	4	3	1	1	1	—	—	—	—	—	—	—	—	—
U043	1. 孕产妇出血	3	—	—	—	—	—	—	2	—	1	—	—	—	—	—	—	—	—	—	—	—
U044	2. 产妇败血症	—	—	—	—	—	—	—	—	—	—	—	—	—	—	—	—	—	—	—	—	—
U045	3. 妊娠高血压综合征	1	—	—	—	—	—	1	—	—	—	—	—	—	—	—	—	—	—	—	—	—
U046	4. 梗阻性分娩	—	—	—	—	—	—	—	—	—	—	—	—	—	—	—	—	—	—	—	—	—
U047	5. 流产	1	—	—	—	—	—	—	—	1	—	—	—	—	—	—	—	—	—	—	—	—
U048	其他	7	—	—	—	—	—	1	2	2	—	1	1	—	—	—	—	—	—	—	—	—
U049	D. 起源于围生期的情况	220	212	7	1	—	—	—	—	—	—	—	—	—	—	—	—	—	—	—	—	—
U050	1. 出生低体重	46	43	3	—	—	—	—	—	—	—	—	—	—	—	—	—	—	—	—	—	—
U051	2. 出生产伤和窒息	135	131	3	1	—	—	—	—	—	—	—	—	—	—	—	—	—	—	—	—	—
U052	其他	39	38	1	—	—	—	—	—	—	—	—	—	—	—	—	—	—	—	—	—	—
U053	E. 营养缺乏	401	—	—	—	—	—	—	—	—	—	1	2	2	4	3	13	21	57	113	185	—
U054	1. 蛋白质–能量营养不良	363	—	—	—	—	—	—	—	—	—	—	—	2	1	1	9	12	56	109	173	—
U055	2. 碘缺乏	—	—	—	—	—	—	—	—	—	—	—	—	—	—	—	—	—	—	—	—	—
U056	3. 维生素 A 缺乏症	—	—	—	—	—	—	—	—	—	—	—	—	—	—	—	—	—	—	—	—	—
U057	4. 缺铁性贫血	11	—	—	—	—	—	—	—	—	—	—	—	—	2	—	1	5	1	—	2	—
U058	其他营养病症	27	—	—	—	—	—	—	—	—	—	1	2	—	1	2	3	4	—	4	10	—
U059	II. 慢性非传染性疾病	31620	105	56	26	36	71	68	127	197	322	643	1137	1562	1495	2331	2912	3625	5043	5868	5996	—
U060	A. 恶性肿瘤	6735	6	12	11	14	25	25	39	62	119	260	475	684	653	834	878	789	844	605	400	—
U061	1. 唇、口腔和咽恶性肿瘤	112	—	—	—	—	—	—	—	4	4	8	7	8	12	12	7	8	11	8	21	—
U062	2. 食道癌	131	—	—	—	—	—	—	—	—	—	6	5	18	13	30	21	13	13	8	2	—
U063	3. 胃癌	396	—	—	—	—	—	—	—	2	6	9	18	17	36	43	41	51	69	56	42	—
U064	4. 结直肠癌	371	—	—	—	—	1	4	6	7	8	15	21	19	24	34	52	57	63	43	23	—
U065	5. 肝癌	877	1	2	1	—	—	3	4	6	18	54	69	110	112	106	117	75	98	72	29	—

续　表

疾病编码	疾病名称	总计	0–	1–	5–	10–	15–	20–	25–	30–	35–	40–	45–	50–	55–	60–	65–	70–	75–	80–	85及以上	不详
U066	6. 胰腺癌	117	—	—	—	—	—	—	—	1	—	2	11	13	11	17	22	12	21	6	1	—
U067	7. 肺癌	3463	—	—	—	1	1	2	2	11	44	99	248	367	343	459	478	441	439	319	209	—
U068	8. 皮肤癌	33	—	—	—	1	—	—	—	2	—	—	3	—	3	3	12	4	4	7	5	—
U069	9. 乳腺癌	113	—	—	—	1	—	2	—	2	6	9	8	18	5	10	9	11	7	7	1	—
U070	10. 子宫颈癌	83	—	—	—	—	—	—	2	2	6	12	20	18	5	7	4	4	2	2	1	—
U071	11. 子宫体癌	37	—	—	—	—	—	—	—	2	4	1	5	3	4	5	1	6	4	2	—	—
U072	12. 卵巢癌	22	—	—	—	—	—	—	—	—	1	4	3	1	—	3	6	1	3	—	—	—
U073	13. 前列腺癌	51	—	—	—	—	—	—	—	1	—	—	1	2	1	7	6	6	13	1	13	—
U074	14. 膀胱癌	89	—	—	—	—	—	—	—	—	—	1	2	3	7	13	11	14	12	10	16	—
U075	15. 淋巴瘤与多发性骨髓瘤	100	1	3	1	7	3	—	—	—	3	4	6	12	7	13	11	10	15	8	2	—
U076	16. 白血病	175	—	3	4	7	11	10	14	12	3	7	10	15	13	12	16	14	7	8	4	—
U077	其他	565	3	7	5	6	8	4	9	11	15	29	38	61	53	62	64	59	63	37	31	—
U078	B. 其他肿瘤	38	—	—	—	—	1	—	6	1	2	6	—	5	3	5	2	3	2	1	2	—
U079	C. 糖尿病	743	5	—	1	—	1	—	—	5	11	13	29	54	33	66	85	115	131	118	81	—
U080	D. 内分泌紊乱	148	9	4	2	2	3	1	—	4	—	3	7	11	10	9	13	17	19	20	17	—
U081	E. 神经系统和精神障碍疾病	661	9	8	4	4	10	11	9	11	10	18	19	28	12	15	23	44	79	150	197	—
U082	1. 单相精神抑郁	1	—	—	—	—	—	—	—	—	—	—	—	—	—	—	—	—	—	1	—	—
U083	2. 双相情感障碍	1	—	—	—	—	—	—	—	—	—	—	—	—	—	1	—	—	—	—	—	—
U084	3. 精神分裂症	39	—	—	—	—	—	2	—	1	1	5	4	4	2	1	2	5	5	6	1	—
U085	4. 癫痫症	55	4	1	2	2	3	7	5	3	1	4	4	4	5	—	2	2	3	—	—	—
U086	5. 酒精使用所致精神障碍	8	—	—	—	—	—	—	—	—	—	—	2	—	—	1	2	—	—	2	2	—
U087	6. 阿尔茨海默病和其他痴呆	424	—	—	—	—	—	—	—	—	—	—	5	4	5	7	12	27	54	135	176	—
U088	7. 帕金森病	15	—	—	—	—	—	—	—	—	—	—	—	1	1	1	2	5	2	3	—	—
U089	8. 多发性硬化	—	—	—	—	—	—	—	—	—	—	—	—	—	—	—	—	—	—	—	—	—
U090	9. 药物使用所致精神障碍	9	—	—	—	—	—	—	—	1	2	—	3	—	1	—	—	—	1	1	—	—
U091	10. 创伤后应激障碍	—	—	—	—	—	—	—	—	—	—	—	—	—	—	—	—	—	—	—	—	—
U092	11. 强迫症	—	—	—	—	—	—	—	—	—	—	—	—	—	—	—	—	—	—	—	—	—
U093	12. 惊恐障碍	—	—	—	—	—	—	—	—	—	—	—	—	—	—	—	—	—	—	—	—	—
U094	13. 失眠症	—	—	—	—	—	—	—	—	—	—	—	—	—	—	—	—	—	—	—	—	—
U095	14. 偏头痛	—	—	—	—	—	—	—	—	—	—	—	—	—	—	—	—	—	—	—	—	—
U096	15. 由于铅暴露引起的精神发育障碍	1	—	—	—	—	—	—	—	—	—	—	—	—	—	—	—	—	—	—	—	—
U097	其他	105	5	7	2	2	7	4	—	5	4	6	6	9	2	3	5	5	13	7	14	—
U098	F. 感官疾病	2	—	—	—	—	—	—	—	—	—	—	—	—	—	—	—	—	1	1	—	—

续 表

编码	疾病名称	总计	0-	1-	5-	10-	15-	20-	25-	30-	35-	40-	45-	50-	55-	60-	65-	70-	75-	80-	85及以上	不详
U099	1. 青光眼	-	-	-	-	-	-	-	-	-	-	-	-	-	-	-	-	-	-	-	-	-	-
U100	2. 白内障	-	-	-	-	-	-	-	-	-	-	-	-	-	-	-	-	-	-	-	-	-	-
U101	3. 与年龄有关的视觉障碍	-	-	-	-	-	-	-	-	-	-	-	-	-	-	-	-	-	-	-	-	-	-
U102	4. 成年开始的听力损失	-	-	-	-	-	-	-	-	-	-	-	-	-	-	-	-	-	-	-	-	-	-
U103	其他	2	-	1	-	-	-	-	-	-	-	-	-	-	-	-	-	-	-	-	1	-	-
U104	G. 心血管疾病	10618	-	3	3	2	12	15	45	53	98	217	366	454	472	733	970	1197	1809	2053	2116	-
U105	1. 风湿性心脏病	284	-	-	3	-	1	1	1	2	3	4	8	13	15	30	40	31	44	46	46	-
U106	2. 高血压及并发症	735	-	-	-	-	-	4	4	1	1	14	27	26	40	45	66	84	130	127	169	-
U107	3. 缺血性心脏病	3022	-	1	-	-	3	5	14	23	44	74	148	164	182	228	276	322	457	536	546	-
U108	4. 脑血管病	6206	-	3	3	2	6	5	17	20	42	103	165	237	220	393	568	721	1117	1299	1293	-
U109	5. 炎性心脏病	84	-	1	3	-	-	1	1	3	3	4	2	6	4	12	5	15	12	7	3	-
U110	其他	280	-	2	-	-	1	3	8	4	5	18	16	7	11	25	15	23	48	37	57	-
U111	H. 主要呼吸系统疾病	10573	5	1	-	-	5	5	10	23	29	55	133	202	203	506	757	1260	1900	2617	2862	-
U112	1. 慢性阻塞性肺疾病	10027	-	-	-	-	4	4	6	16	24	47	114	187	191	485	720	1186	1819	2493	2731	-
U113	2. 哮喘	386	-	1	-	-	-	2	2	4	4	3	5	8	7	13	26	59	66	97	92	-
U114	其他	160	5	1	1	-	1	-	2	3	4	5	14	7	5	8	11	15	15	27	39	-
U115	I. 主要消化系统疾病	1308	5	2	2	3	2	3	10	16	33	50	68	79	66	111	119	123	178	227	211	-
U116	1. 消化性溃疡	321	-	-	-	1	-	1	3	3	2	8	10	17	13	18	18	33	55	64	70	-
U117	2. 肝硬化	233	-	-	-	-	1	2	2	2	14	21	22	28	27	21	29	24	15	17	9	-
U118	3. 阑尾炎	15	-	-	-	-	-	-	-	-	1	-	-	-	1	-	-	1	3	4	3	-
U119	其他	738	5	2	2	3	-	6	10	10	16	21	36	34	25	63	72	65	105	141	129	-
U120	J. 主要泌尿生殖系统疾病	534	2	2	1	4	5	2	10	12	13	19	27	35	39	42	51	62	69	58	81	-
U121	1. 肾炎和肾病	470	2	1	1	4	5	2	10	11	12	19	27	33	34	40	44	55	60	49	61	-
U122	2. 前列腺增生	7	-	-	-	-	-	-	-	-	-	-	-	-	-	-	-	1	1	1	4	-
U123	其他	57	-	1	-	-	-	-	1	1	1	-	-	2	5	2	7	6	8	8	16	-
U124	K. 皮肤病	33	-	-	-	-	-	2	2	2	-	1	-	3	3	3	1	5	4	5	8	-
U125	L. 肌肉骨骼和结缔组织病	98	-	1	-	3	4	1	4	4	1	1	6	4	3	7	13	10	8	13	21	-
U126	1. 风湿性关节炎	45	-	-	-	3	-	-	-	-	-	-	3	1	-	-	-	4	6	4	16	-
U127	2. 骨关节炎	-	-	-	-	-	-	-	-	-	-	-	-	-	-	-	-	-	-	-	-	-
U128	3. 痛风	11	-	-	-	-	-	-	1	1	-	1	-	-	2	-	2	3	1	-	-	-
U129	4. 腰痛	2	-	-	-	-	-	-	-	-	-	-	-	-	-	2	-	-	-	-	-	-
U130	其他	39	-	1	3	-	5	2	3	3	1	-	2	3	1	2	2	2	1	9	5	-
U131	M. 先天异常	129	73	21	5	4	-	2	4	4	5	1	2	3	1	-	-	-	-	-	5	-

续 表

疾病编码	疾病名称	总计	0-	1-	5-	10-	15-	20-	25-	30-	35-	40-	45-	50-	55-	60-	65-	70-	75-	80-	85及以上	不详
U132	1. 腹壁缺损	1	1	—	—	—	—	—	—	—	—	—	—	—	—	—	—	—	—	—	—	—
U133	2. 无脑畸形	1	1	—	—	—	—	—	—	—	—	—	—	—	—	—	—	—	—	—	—	—
U134	3. 肛门直肠闭锁	1	1	—	—	—	—	—	—	—	—	—	—	—	—	—	—	—	—	—	—	—
U135	4. 唇裂	1	1	—	—	—	—	—	—	—	—	—	—	—	—	—	—	—	—	—	—	—
U136	5. 腭裂	1	1	—	—	—	—	—	—	—	—	—	—	—	—	—	—	—	—	—	—	—
U137	6. 食管闭锁	1	1	—	—	—	—	—	—	—	—	—	—	—	—	—	—	—	—	—	—	—
U138	7. 肾发育不全	1	—	1	—	—	—	—	—	—	—	—	—	—	—	—	—	—	—	—	—	—
U139	8. 唐氏综合征	1	1	—	—	—	—	—	—	—	—	—	—	—	—	—	—	—	—	—	—	—
U140	9. 先天性心脏异常	100	52	18	5	3	5	4	4	4	4	—	—	—	—	—	—	—	—	—	—	—
U141	10. 脊柱裂	—	—	—	—	—	—	—	—	—	—	—	—	—	—	—	—	—	—	—	—	—
U142	其他	24	18	2	—	—	—	—	—	—	—	—	1	2	1	—	—	—	—	—	—	—
U143	N. 口腔疾病	—	—	—	—	—	—	—	—	—	—	—	—	—	—	—	—	—	—	—	—	—
U144	1. 龋齿	—	—	—	—	—	—	—	—	—	—	—	—	—	—	—	—	—	—	—	—	—
U145	2. 牙周病	—	—	—	—	—	—	—	—	—	—	—	—	—	—	—	—	—	—	—	—	—
U146	3. 无牙症	—	—	—	—	—	—	—	—	—	—	—	—	—	—	—	—	—	—	—	—	—
U147	其他	—	—	—	—	—	—	—	—	—	—	—	—	—	—	—	—	—	—	—	—	—
U148	Ⅲ. 伤害	3992	42	97	55	79	130	167	174	219	219	354	371	367	262	282	221	203	263	221	266	—
U149	A. 意外伤害	3327	42	96	54	63	108	136	149	175	186	300	324	291	212	224	183	151	212	185	236	—
U150	1. 道路交通事故	1071	3	22	16	18	50	73	72	75	65	114	122	105	79	65	61	40	43	30	18	—
U151	2. 意外中毒	434	—	4	3	6	16	9	19	29	27	54	45	39	32	42	29	19	30	21	10	—
U152	3. 意外跌落	1043	3	14	7	6	16	15	20	24	46	64	97	82	61	75	64	66	109	103	171	—
U153	4. 火灾	37	—	1	2	—	1	1	—	—	—	7	2	3	2	1	1	3	2	6	4	—
U154	5. 溺水	299	—	34	21	30	14	24	17	10	10	13	18	19	16	19	10	7	14	10	11	—
U155	其他	443	36	21	5	3	11	14	25	30	38	48	40	43	22	22	18	16	14	15	22	—
U156	B. 故意伤害	593	—	—	1	15	15	26	25	37	31	45	43	61	45	55	36	47	48	35	28	—
U157	1. 自杀及后遗症	545	—	—	1	11	13	25	24	30	24	38	39	55	45	54	34	45	46	34	28	—
U158	2. 他杀及后遗症	45	—	—	—	4	2	1	1	6	7	6	3	6	—	1	2	—	2	1	—	—
U159	3. 战争	—	—	—	—	—	—	—	—	—	—	—	—	—	—	—	—	—	—	—	—	—
U160	其他	3	—	—	—	1	—	2	—	—	—	—	1	—	—	—	—	—	—	—	—	—
U161	其他剩余疾病	403	8	2	—	1	2	2	5	5	9	11	5	9	8	11	9	12	28	72	205	—

表3-14　2018年曲靖市死因别、年龄别死亡数（男）

疾病编码	疾病名称	总计	0-	1-	5-	10-	15-	20-	25-	30-	35-	40-	45-	50-	55-	60-	65-	70-	75-	80-	85及以上	不详
U000	全死因	22570	289	119	63	88	144	179	245	321	447	791	1087	1322	1226	1714	2002	2381	3138	3496	3528	-
U001	Ⅰ.传染病、母婴疾病和营养缺乏性疾病	1110	187	19	6	5	4	6	10	10	23	30	48	35	48	44	52	66	110	183	224	-
U002	A.传染病和寄生虫病	290	10	3	3	4	2	5	8	8	15	24	34	20	21	24	23	20	23	21	22	-
U003	1.结核病	63	-	-	-	1	1	2	2	-	2	5	6	5	8	7	8	3	2	7	4	-
U004	2.性传播疾病	-	-	-	-	-	-	-	-	-	-	-	-	-	-	-	-	-	-	-	-	-
U005	a.梅毒	-	-	-	-	-	-	-	-	-	-	-	-	-	-	-	-	-	-	-	-	-
U006	b.衣原体病	-	-	-	-	-	-	-	-	-	-	-	-	-	-	-	-	-	-	-	-	-
U007	c.淋病	-	-	-	-	-	-	-	-	-	-	-	-	-	-	-	-	-	-	-	-	-
U008	d.其他	-	-	-	-	-	-	-	-	-	-	-	-	-	-	-	-	-	-	-	-	-
U009	3.艾滋病	34	-	-	-	-	-	-	2	4	7	5	7	-	2	-	1	2	2	2	1	-
U010	4.腹泻性疾病	5	-	-	-	-	-	-	-	-	-	-	1	-	-	-	-	1	2	-	1	-
U011	5.好发于儿童期的疾病	-	-	-	-	-	-	-	-	-	-	-	-	-	-	-	-	-	-	-	-	-
U012	a.百日咳	-	-	-	-	-	-	-	-	-	-	-	-	-	-	-	-	-	-	-	-	-
U013	b.脊髓灰质炎及后遗症	-	-	-	-	-	-	-	-	-	-	-	-	-	-	-	-	-	-	-	-	-
U014	c.白喉	-	-	-	-	-	-	-	-	-	-	-	-	-	-	-	-	-	-	-	-	-
U015	d.麻疹	-	-	-	-	-	-	-	-	-	-	-	-	-	-	-	-	-	-	-	-	-
U016	e.破伤风	-	-	-	-	-	-	-	-	-	-	-	-	-	-	-	-	-	-	-	-	-
U017	6.脑膜炎	21	3	1	2	3	1	-	2	1	1	2	-	1	-	-	2	-	1	-	-	-
U018	7.乙型肝炎	114	-	-	-	-	1	-	2	1	3	9	18	12	9	17	7	11	13	4	7	-
U019	丙型肝炎	-	-	-	-	-	-	-	-	-	-	-	-	-	-	-	-	-	-	-	-	-
U020	8.疟疾	-	-	-	-	-	-	-	-	-	-	-	-	-	-	-	-	-	-	-	-	-
U021	9.热带病	-	-	-	-	-	-	-	-	-	-	-	-	-	-	-	-	-	-	-	-	-
U022	a.锥虫病	-	-	-	-	-	-	-	-	-	-	-	-	-	-	-	-	-	-	-	-	-
U023	b.南美锥虫病	-	-	-	-	-	-	-	-	-	-	-	-	-	-	-	-	-	-	-	-	-
U024	c.血吸虫病	-	-	-	-	-	-	-	-	-	-	-	-	-	-	-	-	-	-	-	-	-
U025	d.利什曼病	-	-	-	-	-	-	-	-	-	-	-	-	-	-	-	-	-	-	-	-	-
U026	e.淋巴丝虫病	-	-	-	-	-	-	-	-	-	-	-	-	-	-	-	-	-	-	-	-	-
U027	f.盘尾丝虫病	-	-	-	-	-	-	-	-	-	-	-	-	-	-	-	-	-	-	-	-	-
U028	10.麻风病	-	-	-	-	-	-	-	-	-	-	-	-	-	-	-	-	-	-	-	-	-
U029	11.登革热	-	-	-	-	-	-	-	-	-	-	-	-	-	-	-	-	-	-	-	-	-
U030	12.流行性乙型脑炎	-	-	-	-	-	-	-	-	-	-	-	-	-	-	-	-	-	-	-	-	-
U031	13.沙眼	-	-	-	-	-	-	-	-	-	-	-	-	-	-	-	-	-	-	-	-	-
U032	14.肠线虫感染	-	-	-	-	-	-	-	-	-	-	-	-	-	-	-	-	-	-	-	-	-

年龄组（岁）

续表

疾病编码	疾病名称	总计	0-	1-	5-	10-	15-	20-	25-	30-	35-	40-	45-	50-	55-	60-	65-	70-	75-	80-	85及以上	不详
											年龄组（岁）											
U033	a. 蛔虫病	-	-	-	-	-	-	-	-	-	-	-	-	-	-	-	-	-	-	-	-	-
U034	b. 鞭虫病	-	-	-	-	-	-	-	-	-	-	-	-	-	-	-	-	-	-	-	-	-
U035	c. 钩虫病	-	-	-	-	-	-	-	-	-	-	-	-	-	-	-	-	-	-	-	-	-
U036	d. 其他	-	-	-	-	-	-	-	-	-	-	-	-	-	-	-	-	-	-	-	-	-
U037	其他传染病	52	7	2	1	-	-	-	-	2	2	3	3	2	2	-	4	3	3	8	10	-
U038	B. 呼吸系统感染	505	50	13	3	-	2	1	2	2	7	6	14	14	23	18	23	36	62	105	123	-
U039	1. 下呼吸道感染	498	49	13	3	-	2	2	2	2	6	6	14	14	23	18	23	36	61	102	122	-
U040	2. 上呼吸道感染	6	1	-	-	-	-	-	-	-	1	-	-	-	-	-	-	-	-	3	1	-
U041	3. 中耳炎	1	-	-	-	-	-	-	-	-	-	-	1	-	-	-	-	-	-	-	-	-
U042	C. 妊娠、分娩和产褥期并发症	-	-	-	-	-	-	-	-	-	-	-	-	-	-	-	-	-	-	-	-	-
U043	1. 孕产妇出血	-	-	-	-	-	-	-	-	-	-	-	-	-	-	-	-	-	-	-	-	-
U044	2. 产妇败血症	-	-	-	-	-	-	-	-	-	-	-	-	-	-	-	-	-	-	-	-	-
U045	3. 妊娠高血压综合征	-	-	-	-	-	-	-	-	-	-	-	-	-	-	-	-	-	-	-	-	-
U046	4. 梗阻性分娩	-	-	-	-	-	-	-	-	-	-	-	-	-	-	-	-	-	-	-	-	-
U047	5. 流产	-	-	-	-	-	-	-	-	-	-	-	-	-	-	-	-	-	-	-	-	-
U048	其他	-	-	-	-	-	-	-	-	-	-	-	-	-	-	-	-	-	-	-	-	-
U049	D. 起源于围生期的情况	130	127	3	-	-	-	-	-	-	-	-	-	-	-	-	-	-	-	-	-	-
U050	1. 出生低体重	26	24	2	-	-	-	-	-	-	-	-	-	-	-	-	-	-	-	-	-	-
U051	2. 出生产伤和窒息	78	77	1	-	-	-	-	-	-	-	-	-	-	-	-	-	-	-	-	-	-
U052	其他	26	26	-	-	-	-	-	-	-	-	-	-	-	-	-	-	-	-	-	-	-
U053	E. 营养缺乏	185	-	-	-	-	-	-	-	-	1	-	-	1	4	2	6	10	25	57	79	-
U054	1. 蛋白质-能量营养不良	167	-	-	-	-	-	-	-	-	-	-	-	1	1	-	5	5	25	56	74	-
U055	2. 碘缺乏	-	-	-	-	-	-	-	-	-	-	-	-	-	-	-	-	-	-	-	-	-
U056	3. 维生素 A 缺乏病	-	-	-	-	-	-	-	-	-	-	-	-	-	-	-	-	-	-	-	-	-
U057	4. 缺铁性贫血	5	-	-	-	-	-	-	-	-	-	-	-	-	1	-	-	3	-	-	1	-
U058	其他营养缺乏	13	-	-	-	-	-	-	-	-	1	1	-	-	2	2	1	2	-	1	4	-
U059	Ⅱ. 慢性非传染性疾病	18423	70	33	16	21	44	42	89	138	238	459	761	1015	976	1473	1796	2182	2862	3141	3067	-
U060	A. 恶性肿瘤	4227	5	7	8	8	15	16	22	37	78	164	298	441	427	531	575	493	505	359	238	-
U061	1. 唇、口腔和咽恶性肿瘤	76	-	-	-	-	-	1	1	3	4	8	4	6	9	8	5	5	5	6	11	-
U062	2. 食道癌	115	-	-	-	-	-	-	-	1	-	6	5	17	12	25	16	13	11	6	2	-
U063	3. 胃癌	238	-	-	-	-	-	-	3	1	4	6	11	10	28	30	29	32	36	30	17	-
U064	4. 结直肠癌	235	-	-	-	-	-	1	3	5	5	9	13	11	16	19	37	39	41	21	16	-
U065	5. 肝癌	627	1	1	-	-	-	3	3	3	16	44	56	88	82	80	80	45	57	49	18	-

续　表

疾病编码	疾病名称	总计	0–	1–	5–	10–	15–	20–	25–	30–	35–	40–	45–	50–	55–	60–	65–	70–	75–	80–	85及以上	不详
U066	6. 胰腺癌	72	–	–	–	–	–	–	–	–	–	2	8	10	7	9	12	8	10	5	1	–
U067	7. 肺癌	2227	–	–	–	1	–	–	–	9	31	63	160	243	229	303	321	278	281	183	122	–
U068	8. 皮肤癌	19	–	–	–	1	–	–	2	1	1	–	3	2	2	–	1	3	3	2	3	–
U069	9. 乳腺癌	3	–	–	–	–	–	–	–	1	1	–	1	–	–	–	–	–	1	–	–	–
U070	10. 子宫颈癌	–	–	–	–	–	–	–	–	–	–	–	–	–	–	–	–	–	–	–	–	–
U071	11. 子宫体癌	–	–	–	–	–	–	–	–	–	–	–	–	–	–	–	–	–	–	–	–	–
U072	12. 卵巢癌	–	–	–	–	–	–	–	–	–	–	–	–	–	–	–	–	–	–	–	–	–
U073	13. 前列腺癌	51	–	–	1	–	2	–	2	–	1	1	2	3	1	6	6	6	13	10	13	–
U074	14. 膀胱癌	70	–	–	3	–	5	–	–	–	–	5	3	9	9	11	15	10	7	12	13	–
U075	15. 淋巴瘤与多发性骨髓瘤	69	1	2	3	4	6	3	5	6	4	5	7	10	5	5	11	9	11	8	1	–
U076	16. 白血病	104	3	4	3	3	6	–	6	8	12	17	24	34	26	33	37	38	24	23	18	–
U077	其他	321	3	4	3	3	6	–	6	8	12	17	24	34	26	33	37	38	24	23	18	–
U078	B. 其他肿瘤	22	–	–	–	–	–	–	1	1	4	4	3	2	3	1	2	–	2	1	–	–
U079	C. 糖尿病	364	–	3	3	–	2	–	1	4	11	8	18	33	18	28	38	48	58	56	43	–
U080	D. 内分泌紊乱	79	4	3	2	–	2	–	–	–	1	1	3	8	2	8	5	10	8	12	10	–
U081	E. 神经系统和精神障碍疾病	378	7	3	2	4	8	7	8	9	5	16	17	17	3	9	13	28	36	84	97	–
U082	1. 单相精神抑郁	1	–	–	–	–	–	–	–	–	–	–	–	–	–	–	–	–	1	–	–	–
U083	2. 双相情感障碍	1	–	–	–	–	–	–	–	–	–	–	–	1	–	–	1	–	–	–	1	–
U084	3. 精神分裂症	23	–	1	–	–	2	–	–	–	–	4	3	1	–	3	1	3	3	2	1	–
U085	4. 癫痫	44	4	–	–	–	3	5	5	–	–	4	4	5	1	3	2	3	2	–	2	–
U086	5. 酒精使用所致精神障碍	7	–	–	–	–	–	–	–	1	1	2	–	1	1	–	–	–	–	–	–	–
U087	6. 阿尔茨海默病和其他痴呆	219	–	–	–	–	–	–	–	–	–	–	1	–	1	4	6	16	22	76	87	–
U088	7. 帕金森	13	–	–	–	–	–	–	–	–	–	–	–	–	1	–	2	5	1	–	2	–
U089	8. 多发性硬化	–	–	–	–	–	–	–	–	–	–	–	–	–	–	–	–	–	–	–	–	–
U090	9. 药物使用所致精神障碍	6	–	–	–	–	–	–	–	–	2	1	2	–	–	–	–	–	–	–	–	–
U091	10. 创伤后应激障碍	–	–	–	–	–	–	–	–	–	–	–	1	–	–	–	–	–	–	–	–	–
U092	11. 强迫症	–	–	–	–	–	–	–	–	–	–	–	–	–	–	–	–	–	–	–	–	–
U093	12. 惊恐障碍	–	–	–	–	–	–	–	–	–	–	–	–	–	–	–	–	–	–	–	–	–
U094	13. 失眠症	–	–	–	–	–	–	–	–	–	–	–	–	–	–	–	–	–	–	–	–	–
U095	14. 偏头痛	–	–	–	–	–	–	–	–	–	–	–	–	–	–	–	–	–	–	–	–	–
U096	15. 由于铅暴露引起的精神发育障碍	1	–	–	–	–	–	–	–	1	–	–	–	–	–	–	–	–	–	–	–	–
U097	其他	61	3	2	1	2	5	–	3	5	2	5	4	6	2	2	2	2	8	4	4	–
U098	F. 感官疾病	2	–	1	–	–	–	–	–	–	–	–	–	–	–	–	–	–	1	–	4	–

续表

疾病编码	疾病名称	总计	年龄组（岁）																			不详
			0—	1—	5—	10—	15—	20—	25—	30—	35—	40—	45—	50—	55—	60—	65—	70—	75—	80—	85及以上	
U099	1. 青光眼	—	—	—	—	—	—	—	—	—	—	—	—	—	—	—	—	—	—	—	—	—
U100	2. 白内障	—	—	—	—	—	—	—	—	—	—	—	—	—	—	—	—	—	—	—	—	—
U101	3. 与年龄有关的视觉障碍	—	—	—	—	—	—	—	—	—	—	—	—	—	—	—	—	—	—	—	—	—
U102	4. 成年开始的听力损失	—	—	—	—	—	—	—	—	—	—	—	—	—	—	—	—	—	—	—	—	—
U103	其他	2	—	—	—	1	—	—	—	—	—	—	—	—	—	—	—	—	—	1	—	—
U104	G. 心血管疾病	6086	—	2	1	1	9	9	36	43	76	168	255	298	305	465	581	696	993	1095	1053	—
U105	1. 风湿性心脏病	133	—	—	—	—	—	1	1	1	3	9	6	17	6	13	19	19	15	26	20	—
U106	2. 高血压及并发症	418	—	—	—	—	—	—	2	1	2	9	18	17	26	27	40	47	72	73	84	—
U107	3. 高血压性心脏病	1801	—	—	—	—	2	4	14	18	36	63	110	122	124	145	173	186	253	277	274	—
U108	4. 脑血管病	3520	—	1	—	—	5	3	12	18	29	78	107	147	137	257	337	420	627	696	647	—
U109	5. 炎性心脏病	56	—	1	1	—	1	—	—	3	2	4	2	4	4	7	2	10	6	6	3	—
U110	其他	157	—	1	1	—	1	3	3	2	5	12	12	8	8	16	10	14	20	17	24	—
U111	H. 主要呼吸系统疾病	5968	3	1	1	—	4	4	8	16	22	41	87	133	136	325	473	767	1105	1377	1466	—
U112	1. 慢性阻塞性肺疾病	5658	—	1	1	—	3	3	5	12	18	35	73	123	126	311	446	718	1066	1316	1403	—
U113	2. 哮喘	209	—	—	—	—	—	—	1	1	3	3	3	5	5	8	19	39	36	45	41	—
U114	其他	101	3	1	2	3	—	2	3	—	—	7	8	5	5	6	8	10	3	16	22	—
U115	I. 主要消化系统疾病	835	4	2	2	3	7	7	14	30	42	58	61	54	74	75	81	110	122	95	—	—
U116	1. 消化性溃疡	210	—	2	2	2	2	2	2	8	2	8	8	14	8	12	12	23	41	43	35	—
U117	2. 肝硬化	191	—	—	—	3	5	3	2	2	14	18	21	23	25	19	24	21	12	8	2	—
U118	3. 阑尾炎	8	—	—	—	—	—	—	—	—	—	—	—	1	1	1	—	—	1	3	1	—
U119	其他	425	4	2	2	3	3	4	9	9	13	16	29	24	20	42	39	37	56	67	57	—
U120	J. 主要泌尿生殖系统疾病	330	1	1	2	2	3	6	6	9	12	15	19	17	22	25	26	46	41	31	52	—
U121	1. 肾炎和肾病	281	1	1	2	2	3	3	8	8	11	15	19	17	18	25	19	40	36	25	33	—
U122	2. 前列腺增生	7	—	—	—	—	—	—	—	—	—	—	—	—	—	—	—	1	1	1	4	—
U123	其他	42	—	1	1	1	1	—	—	1	1	—	—	1	4	5	7	5	4	5	15	—
U124	K. 皮肤病	16	—	1	—	—	—	—	—	—	—	—	—	—	—	5	—	3	1	1	5	—
U125	L. 肌肉骨骼和结缔组织疾病	44	—	1	—	1	—	—	2	2	2	—	1	2	—	5	7	7	3	3	8	—
U126	1. 风湿性关节炎	15	—	—	—	—	—	—	—	—	—	—	—	—	—	—	2	3	2	3	5	—
U127	2. 骨关节炎	—	—	—	—	—	—	—	—	—	—	—	—	—	—	—	—	—	—	—	—	—
U128	3. 痛风	8	—	—	—	—	—	—	—	—	—	—	—	—	—	2	2	3	1	—	—	—
U129	4. 腰痛	1	—	—	—	—	—	—	—	—	—	—	—	—	1	—	—	—	—	—	—	—
U130	其他	20	—	1	—	1	1	—	1	1	—	1	1	2	—	2	2	—	1	3	3	—
U131	M. 先天异常	72	46	11	3	1	1	3	—	—	3	—	1	—	—	2	—	—	1	—	—	—

续 表

疾病编码	疾病名称	总计	0–	1–	5–	10–	15–	20–	25–	30–	35–	40–	45–	50–	55–	60–	65–	70–	75–	80–	85及以上	不详
U132	1. 腹壁缺损	–	–	–	–	–	–	–	–	–	–	–	–	–	–	–	–	–	–	–	–	–
U133	2. 无脑畸形	1	1	–	–	–	–	–	–	–	–	–	–	–	–	–	–	–	–	–	–	–
U134	3. 肛门直肠闭锁	–	–	–	–	–	–	–	–	–	–	–	–	–	–	–	–	–	–	–	–	–
U135	4. 唇裂	1	1	–	–	–	–	–	–	–	–	–	–	–	–	–	–	–	–	–	–	–
U136	5. 腭裂	–	–	–	–	–	–	–	–	–	–	–	–	–	–	–	–	–	–	–	–	–
U137	6. 食管闭锁	1	1	–	–	–	–	–	–	–	–	–	–	–	–	–	–	–	–	–	–	–
U138	7. 肾发育不全	1	–	–	–	–	–	–	–	–	–	–	–	–	–	–	–	–	–	–	–	–
U139	8. 甫氏综合征	–	–	–	–	–	–	–	–	–	–	–	–	–	–	–	–	–	–	–	–	–
U140	9. 先天性心脏异常	55	32	10	3	–	1	3	1	1	2	–	1	2	–	–	–	–	–	–	–	–
U141	10. 脊柱裂	–	–	–	–	–	–	–	–	–	–	–	–	–	–	–	–	–	–	–	–	–
U142	其他	13	11	1	–	–	1	–	–	–	–	–	–	–	–	–	–	–	–	–	–	–
U143	N. 口腔疾病	–	–	–	–	–	–	–	–	–	–	–	–	–	–	–	–	–	–	–	–	–
U144	1. 龋齿	–	–	–	–	–	–	–	–	–	–	–	–	–	–	–	–	–	–	–	–	–
U145	2. 牙周病	–	–	–	–	–	–	–	–	–	–	–	–	–	–	–	–	–	–	–	–	–
U146	3. 无牙症	–	–	–	–	–	–	–	–	–	–	–	–	–	–	–	–	–	–	–	–	–
U147	其他	–	–	–	–	–	–	–	–	–	–	–	–	–	–	–	–	–	–	–	–	–
U148	III. 伤害	2795	26	65	41	62	95	130	143	168	180	291	273	266	185	193	147	127	146	131	126	–
U149	A. 意外伤害	2394	26	64	40	52	78	112	129	145	159	250	245	212	154	162	124	101	117	110	114	–
U150	1. 道路交通事故	791	2	16	10	13	36	57	60	60	53	92	86	76	55	46	38	29	30	22	10	–
U151	2. 意外中毒	325	–	2	2	3	7	7	17	25	24	48	40	31	23	28	22	10	18	14	4	–
U152	3. 意外跌落	700	2	7	6	4	12	13	16	20	40	59	76	59	46	58	45	43	59	54	81	–
U153	4. 火灾	28	–	1	–	–	1	1	1	–	–	5	–	3	1	1	1	3	2	5	1	–
U154	5. 溺水	215	–	24	17	29	12	22	10	14	7	8	12	9	9	13	6	6	3	8	6	–
U155	其他	335	22	14	4	3	10	12	25	26	35	38	30	34	20	16	12	10	5	7	12	–
U156	B. 故意伤害	339	–	–	1	9	10	14	14	17	19	34	24	40	27	28	21	22	28	20	11	–
U157	1. 自杀及后遗症	308	–	–	1	5	8	13	14	17	15	27	22	38	27	28	20	21	26	19	11	–
U158	2. 他杀及后遗症	28	2	–	4	4	2	–	–	2	4	6	1	2	–	–	1	1	2	1	–	–
U159	3. 战争	3	–	–	–	–	–	1	–	1	–	1	1	–	–	–	–	–	–	–	–	–
U160	其他	–	–	–	–	–	–	–	–	–	–	–	–	–	–	–	–	–	–	–	–	–
U161	其他剩余疾病	242	6	2	–	1	1	1	3	5	6	11	5	6	7	4	7	6	20	41	111	–

表3-15 2018年曲靖市死因别、年龄别死亡数（女）

疾病编码	疾病名称	总计	年龄组（岁）																			不详
			0–	1–	5–	10–	15–	20–	25–	30–	35–	40–	45–	50–	55–	60–	65–	70–	75–	80–	85及以上	
U000	全死因	15487	168	65	27	38	68	70	77	117	135	259	492	673	617	981	1227	1576	2428	3016	3453	–
U001	Ⅰ. 传染病、母婴疾病和营养缺乏性疾病	932	115	10	3	5	5	6	7	7	9	12	18	22	20	27	35	51	122	168	290	–
U002	A. 传染病和寄生虫病	160	7	2	1	4	4	2	2	3	8	8	14	10	13	12	9	13	17	10	21	–
U003	1. 结核病	30	–	–	–	–	–	–	–	1	2	4	3	3	–	5	2	5	3	1	1	–
U004	2. 性传播疾病	1	–	–	–	–	–	–	–	1	–	–	–	–	–	–	–	–	–	–	–	–
U005	a. 梅毒	–	–	–	–	–	–	–	–	–	–	–	–	–	–	–	–	–	–	–	–	–
U006	b. 衣原体病	–	–	–	–	–	–	–	–	–	–	–	–	–	–	–	–	–	–	–	–	–
U007	c. 淋病	1	–	–	–	–	–	–	–	1	–	–	–	–	–	–	–	–	–	–	–	–
U008	d. 其他	–	–	–	–	–	–	–	–	–	–	–	–	–	–	–	–	–	–	–	–	–
U009	3. 艾滋病	12	1	–	–	–	–	–	–	1	3	1	3	–	–	–	1	1	1	–	–	–
U010	4. 腹泻性疾病	4	1	1	–	–	–	–	–	–	–	–	–	–	–	–	–	–	1	–	1	–
U011	5. 好发于儿童期的疾病	1	1	–	–	–	–	–	–	–	–	–	–	–	–	–	–	–	–	–	–	–
U012	a. 百日咳	–	–	–	–	–	–	–	–	–	–	–	–	–	–	–	–	–	–	–	–	–
U013	b. 脊髓灰质炎及后遗症	–	–	–	–	–	–	–	–	–	–	–	–	–	–	–	–	–	–	–	–	–
U014	c. 白喉	–	–	–	–	–	–	–	–	–	–	–	–	–	–	–	–	–	–	–	–	–
U015	d. 麻疹	–	–	–	–	–	–	–	–	–	–	–	–	–	–	–	–	–	–	–	–	–
U016	e. 破伤风	1	1	–	–	–	–	–	–	–	–	–	–	–	–	–	–	–	–	–	–	–
U017	6. 脑膜炎	18	4	–	1	1	3	–	–	2	2	–	2	–	–	–	–	1	2	–	–	–
U018	7. 乙型肝炎	66	–	–	–	–	–	–	–	3	2	2	4	6	10	6	5	6	6	5	11	–
U019	丙型肝炎	2	–	–	–	–	–	–	–	–	–	–	–	–	1	–	1	–	–	–	–	–
U020	8. 疟疾	–	–	–	–	–	–	–	–	–	–	–	–	–	–	–	–	–	–	–	–	–
U021	9. 热带病	–	–	–	–	–	–	–	–	–	–	–	–	–	–	–	–	–	–	–	–	–
U022	a. 锥虫病	–	–	–	–	–	–	–	–	–	–	–	–	–	–	–	–	–	–	–	–	–
U023	b. 南美锥虫病	–	–	–	–	–	–	–	–	–	–	–	–	–	–	–	–	–	–	–	–	–
U024	c. 血吸虫病	–	–	–	–	–	–	–	–	–	–	–	–	–	–	–	–	–	–	–	–	–
U025	d. 利什曼病	–	–	–	–	–	–	–	–	–	–	–	–	–	–	–	–	–	–	–	–	–
U026	e. 淋巴性丝虫病	–	–	–	–	–	–	–	–	–	–	–	–	–	–	–	–	–	–	–	–	–
U027	f. 盘尾丝虫病	–	–	–	–	–	–	–	–	–	–	–	–	–	–	–	–	–	–	–	–	–
U028	10. 麻风病	–	–	–	–	–	–	–	–	–	–	–	–	–	–	–	–	–	–	–	–	–
U029	11. 登革热	–	–	–	–	–	–	–	–	–	–	–	–	–	–	–	–	–	–	–	–	–
U030	12. 流行性乙型脑炎	–	–	–	–	–	–	–	–	–	–	–	–	–	–	–	–	–	–	–	–	–
U031	13. 沙眼	–	–	–	–	–	–	–	–	–	–	–	–	–	–	–	–	–	–	–	–	–
U032	14. 肠线虫感染	–	–	–	–	–	–	–	–	–	–	–	–	–	–	–	–	–	–	–	–	–

续表

疾病编码	疾病名称	总计	0–	1–	5–	10–	15–	20–	25–	30–	35–	40–	45–	50–	55–	60–	65–	70–	75–	80–	85及以上	不详
U033	a. 蛔虫病	—	—	—	—	—	—	—	—	—	—	—	—	—	—	—	—	—	—	—	—	—
U034	b. 鞭虫病	—	—	—	—	—	—	—	—	—	—	—	—	—	—	—	—	—	—	—	—	—
U035	c. 钩虫病	—	—	—	—	—	—	—	—	—	—	—	—	—	—	—	—	—	—	—	—	—
U036	d. 其他	—	—	—	—	—	—	—	—	—	—	—	—	—	—	—	—	—	—	—	—	—
U037	其他传染病	26	2	2	—	1	1	—	—	—	—	—	—	1	—	—	—	—	3	3	8	—
U038	B. 呼吸系统感染	454	23	3	2	1	1	2	—	3	—	3	2	11	7	14	19	27	73	102	163	—
U039	1. 下呼吸道感染	448	23	3	2	1	1	2	—	3	—	3	2	11	7	14	19	26	72	101	160	—
U040	2. 上呼吸道感染	6	—	—	—	—	—	—	—	—	—	—	—	—	—	—	—	1	1	1	3	—
U041	3. 中耳炎	—	—	—	—	—	—	—	—	—	—	—	—	—	—	—	—	—	—	—	—	—
U042	C. 妊娠、分娩和产褥期并发症	12	—	—	—	—	—	2	4	3	—	1	1	1	—	—	—	—	—	—	—	—
U043	1. 孕产妇出血	3	—	—	—	—	—	—	2	1	—	—	—	—	—	—	—	—	—	—	—	—
U044	2. 产妇败血症	1	—	—	—	—	—	—	—	—	—	—	—	1	—	—	—	—	—	—	—	—
U045	3. 妊娠高血压综合征	1	—	—	—	—	—	1	—	—	—	—	—	—	—	—	—	—	—	—	—	—
U046	4. 梗阻性分娩	—	—	—	—	—	—	—	—	—	—	—	—	—	—	—	—	—	—	—	—	—
U047	5. 流产	1	—	—	—	—	—	—	—	1	—	—	—	—	—	—	—	—	—	—	—	—
U048	其他	7	—	—	—	—	—	—	2	2	—	1	1	1	—	—	—	—	—	—	—	—
U049	D. 起源于围生期的情况	90	85	4	1	—	—	—	—	—	—	—	—	—	—	—	—	—	—	—	—	—
U050	1. 出生低体重	20	19	1	—	—	—	—	—	—	—	—	—	—	—	—	—	—	—	—	—	—
U051	2. 出生产伤和窒息	57	54	2	1	—	—	—	—	—	—	—	—	—	—	—	—	—	—	—	—	—
U052	其他	13	12	1	—	—	—	—	—	—	—	—	—	—	—	—	—	—	—	—	—	—
U053	E. 营养缺乏	216	—	1	—	—	—	—	—	1	—	1	1	1	1	1	7	11	32	56	106	—
U054	1. 蛋白质－能量营养不良	196	—	1	—	—	—	—	—	1	—	1	1	1	1	1	4	7	31	53	99	—
U055	2. 碘缺乏	—	—	—	—	—	—	—	—	—	—	—	—	—	—	—	—	—	—	—	—	—
U056	3. 维生素 A 缺乏病	—	—	—	—	—	—	—	—	—	—	—	—	—	—	—	—	—	—	—	—	—
U057	4. 缺铁性贫血	6	—	—	—	—	—	—	—	—	—	—	—	—	—	—	—	2	1	3	—	—
U058	其他营养缺乏症	14	—	—	—	—	—	—	—	—	—	—	—	—	—	—	2	2	1	3	6	—
U059	II. 慢性非传染性疾病	13197	35	23	10	15	27	26	38	59	84	184	376	547	519	858	1116	1443	2181	2727	2929	—
U060	A. 恶性肿瘤	2508	1	5	3	6	10	9	17	25	41	96	177	243	226	303	303	296	339	246	162	—
U061	1. 唇、口腔和咽恶性肿瘤	36	—	—	—	—	—	—	—	—	—	3	3	2	1	4	2	3	6	2	10	—
U062	2. 食道癌	16	—	—	—	—	—	—	—	—	—	—	—	1	1	5	5	—	2	2	—	—
U063	3. 胃癌	158	—	—	—	—	1	1	—	1	—	2	8	7	8	13	12	19	33	26	25	—
U064	4. 结直肠癌	136	—	—	—	—	—	1	1	—	—	6	13	8	8	15	15	18	22	22	7	—
U065	5. 肝癌	250	—	1	1	—	—	—	1	3	1	10	13	22	30	26	37	30	41	23	11	—

续　表

疾病编码	疾病名称	总计	0–	1–	5–	10–	15–	20–	25–	30–	35–	40–	45–	50–	55–	60–	65–	70–	75–	80–	85及以上	不详
										年龄组（岁）												
U066	6. 胰腺癌	45	—	—	—	—	—	—	—	1	—	—	3	3	4	8	10	4	11	1	—	—
U067	7. 肺癌	1236	—	—	—	—	—	—	1	2	13	36	88	124	114	156	157	163	158	136	87	—
U068	8. 皮肤癌	14	—	—	—	—	—	—	—	—	—	—	—	1	1	2	—	1	1	5	2	—
U069	9. 乳腺癌	110	—	—	—	—	—	—	—	3	6	12	19	18	11	15	11	7	6	1	1	—
U070	10. 子宫颈癌	83	—	—	—	—	—	—	—	2	6	12	8	18	11	10	9	7	1	2	1	—
U071	11. 子宫体癌	37	—	—	—	—	—	—	—	—	—	4	5	3	4	5	4	6	4	4	—	—
U072	12. 卵巢癌	22	—	—	—	—	—	—	1	—	—	—	3	1	4	5	5	1	4	1	—	—
U073	13. 前列腺癌	—	—	—	—	—	—	—	—	—	—	—	—	—	—	—	—	—	—	—	—	—
U074	14. 膀胱癌	19	—	—	—	—	—	—	—	—	—	—	—	—	—	1	3	4	5	3	3	—
U075	15. 淋巴瘤与多发性骨髓瘤	31	—	—	1	3	2	5	1	—	—	—	3	3	2	2	6	3	4	—	1	—
U076	16. 白血病	71	1	1	2	3	5	2	9	6	—	2	14	5	4	7	5	5	2	4	1	—
U077	其他	244	—	3	2	—	—	—	—	—	—	12	14	27	27	29	27	21	39	14	13	—
U078	B. 其他肿瘤	16	—	—	—	—	—	—	—	—	—	—	—	—	—	—	—	—	—	1	2	—
U079	C. 糖尿病	379	1	1	2	3	1	4	3	3	5	5	11	21	15	38	47	67	73	62	38	—
U080	D. 内分泌紊乱	69	—	—	—	—	—	—	—	—	—	2	4	3	8	1	8	7	11	8	7	—
U081	E. 神经系统和精神障碍疾病	283	2	5	2	2	2	4	—	—	5	2	2	11	4	6	10	16	43	66	100	—
U082	1. 单相精神抑郁	—	—	—	—	—	—	—	—	—	—	—	—	—	—	—	—	—	—	—	—	—
U083	2. 双相情感障碍	—	—	—	—	—	—	—	—	—	—	—	—	—	—	—	—	—	—	—	—	—
U084	3. 精神分裂症	16	—	—	1	—	—	—	—	—	—	—	1	3	—	—	1	2	2	4	—	—
U085	4. 癫痫病	11	—	—	—	—	—	3	—	—	—	—	—	—	—	—	—	—	—	—	—	—
U086	5. 酒精使用所致精神障碍	1	—	—	—	—	—	—	—	—	—	—	—	—	—	—	—	—	—	—	—	—
U087	6. 阿尔茨海默病和其他痴呆	205	—	—	—	—	—	—	—	—	—	—	—	—	2	3	6	11	32	59	89	—
U088	7. 帕金森病	—	—	—	—	—	—	—	—	—	—	—	—	—	—	—	—	—	—	—	—	—
U089	8. 多发性硬化	2	—	—	—	—	—	—	—	—	—	—	—	—	—	—	—	—	—	—	—	—
U090	9. 药物使用所致精神障碍	3	—	—	—	—	1	—	—	—	—	—	—	—	—	—	—	—	1	—	1	—
U091	10. 创伤后应激障碍	—	—	—	—	—	—	—	—	—	—	—	—	—	—	—	—	—	—	—	—	—
U092	11. 强迫症	—	—	—	—	—	—	—	—	—	—	—	—	—	—	—	—	—	—	—	—	—
U093	12. 惊恐障碍	—	—	—	—	—	—	—	—	—	—	—	—	—	—	—	—	—	—	—	—	—
U094	13. 失眠症	—	—	—	—	—	—	—	—	—	—	—	—	—	—	—	—	—	—	—	—	—
U095	14. 偏头痛	—	—	—	—	—	—	—	—	—	—	—	—	—	—	—	—	—	—	—	—	—
U096	15. 由于暴露引起的精神发育障碍	—	—	—	—	—	—	—	—	—	—	—	—	—	—	—	—	—	—	—	—	—
U097	其他	44	2	5	1	—	—	—	—	—	2	—	—	3	—	1	3	3	5	3	10	—
U098	F. 感官疾病	—	—	—	—	—	—	—	—	—	—	—	—	—	—	—	—	—	—	—	—	—

续　表

疾病编码	疾病名称	总计	0—	1—	5—	10—	15—	20—	25—	30—	35—	40—	45—	50—	55—	60—	65—	70—	75—	80—	85及以上	不详
U099	1. 青光眼	—	—	—	—	—	—	—	—	—	—	—	—	—	—	—	—	—	—	—	—	—
U100	2. 白内障	—	—	—	—	—	—	—	—	—	—	—	—	—	—	—	—	—	—	—	—	—
U101	3. 与年龄有关的视觉障碍	—	—	—	—	—	—	—	—	—	—	—	—	—	—	—	—	—	—	—	—	—
U102	4. 成年开始的听力损失	—	—	—	—	—	—	—	—	—	—	—	—	—	—	—	—	—	—	—	—	—
U103	其他	—	—	—	—	—	—	—	—	—	—	—	—	—	—	—	—	—	—	—	—	—
U104	G. 心血管疾病	4532	—	1	2	1	3	6	9	10	22	49	111	156	167	268	389	501	816	958	1063	—
U105	1. 风湿性心脏病	151	—	—	—	—	—	—	—	2	—	2	2	11	9	17	21	12	29	20	26	—
U106	2. 高血压及并发症	317	—	—	—	—	1	—	2	5	8	5	9	9	14	18	26	37	58	54	85	—
U107	3. 缺血性心脏病	1221	—	—	—	1	—	2	5	2	13	11	38	42	58	83	103	136	204	259	272	—
U108	4. 脑血管病	2686	—	—	2	—	1	2	5	2	13	25	58	90	83	136	231	301	490	603	646	—
U109	5. 炎性心脏病	28	—	—	—	—	—	—	—	1	—	—	—	2	—	5	3	5	6	1	—	—
U110	其他	123	—	1	2	—	1	2	1	1	—	6	4	1	3	9	5	9	28	20	33	—
U111	H. 主要呼吸系统疾病	4605	2	—	—	—	1	—	2	7	7	14	46	69	67	181	284	493	795	1240	1396	—
U112	1. 慢性阻塞性肺疾病	4369	—	—	—	—	1	—	—	4	6	12	41	64	65	174	274	468	753	1177	1328	—
U113	2. 哮喘	177	—	—	—	1	—	—	3	3	—	2	2	3	2	5	7	20	30	52	51	—
U114	其他	59	2	—	—	—	—	—	—	—	2	—	3	2	—	2	3	5	12	11	17	—
U115	I. 主要消化系统疾病	473	1	—	—	—	2	—	2	2	3	8	10	18	12	37	44	42	68	105	116	—
U116	1. 消化性溃疡	111	—	—	—	—	—	—	—	—	—	—	3	3	5	14	6	10	14	21	35	—
U117	2. 肝硬化	42	—	—	—	—	—	—	—	—	—	3	—	5	2	2	5	3	3	9	7	—
U118	3. 阑尾炎	7	—	—	—	—	—	—	—	—	—	—	1	—	—	—	—	2	1	1	2	—
U119	其他	313	1	—	—	—	—	2	2	1	3	5	7	10	5	21	33	28	49	74	72	—
U120	J. 主要泌尿生殖系统疾病	204	1	1	—	2	1	2	4	4	3	4	8	18	16	21	25	15	24	27	28	—
U121	1. 肾炎和肾病	189	1	1	—	2	1	2	4	3	4	4	8	18	16	17	25	15	24	24	29	—
U122	2. 前列腺增生	—	—	—	—	—	—	—	—	—	—	—	—	—	—	—	—	—	—	—	—	—
U123	其他	15	—	1	—	—	—	—	1	—	—	—	3	2	—	2	1	1	—	3	1	—
U124	K. 皮肤病	17	—	—	—	—	—	—	—	—	—	—	—	2	—	1	2	2	3	4	3	—
U125	L. 肌肉骨骼和结缔组织疾病	54	—	—	—	—	—	—	1	1	—	1	4	2	2	2	6	3	5	10	13	—
U126	1. 风湿性关节炎	30	—	—	—	—	1	—	—	—	—	—	3	—	—	2	5	3	4	4	11	—
U127	2. 骨关节炎	—	—	—	—	—	—	—	—	—	—	—	—	—	—	—	—	—	—	—	—	—
U128	3. 痛风	3	—	—	—	—	—	—	—	—	—	—	—	—	—	—	—	—	—	—	—	—
U129	4. 腰痛	1	—	—	—	—	1	—	—	—	—	—	—	—	—	—	—	—	—	—	—	—
U130	其他	19	—	—	—	1	1	2	1	3	—	—	—	—	—	1	—	1	1	6	2	—
U131	M. 先天异常	57	27	10	2	4	4	1	1	3	2	1	1	—	—	—	—	—	—	—	2	—

续 表

疾病编码	疾病名称	总计	0-	1-	5-	10-	15-	20-	25-	30-	35-	40-	45-	50-	55-	60-	65-	70-	75-	80-	85及以上	不详
U132	1. 腹壁缺损	—	—	—	—	—	—	—	—	—	—	—	—	—	—	—	—	—	—	—	—	—
U133	2. 无脑畸形	—	—	—	—	—	—	—	—	—	—	—	—	—	—	—	—	—	—	—	—	—
U134	3. 肛门直肠闭锁	—	—	—	—	—	—	—	—	—	—	—	—	—	—	—	—	—	—	—	—	—
U135	4. 唇裂	—	—	—	—	—	—	—	—	—	—	—	—	—	—	—	—	—	—	—	—	—
U136	5. 腭裂	—	—	—	—	—	—	—	—	—	—	—	—	—	—	—	—	—	—	—	—	—
U137	6. 食管闭锁	—	—	—	—	—	—	—	—	—	—	—	—	—	—	—	—	—	—	—	—	—
U138	7. 肾发育不全	1	1	—	—	—	—	—	—	—	—	—	—	—	—	—	—	—	—	—	—	—
U139	8. 唐氏综合征	1	—	1	—	—	—	—	—	—	—	—	—	—	—	—	—	—	—	—	—	—
U140	9. 先天性心脏异常	45	20	8	2	3	4	1	—	3	2	—	1	1	—	—	—	—	—	—	—	—
U141	10. 脊柱裂	—	—	—	—	—	—	—	—	—	—	—	—	—	—	—	—	—	—	—	—	—
U142	其他	11	7	—	1	1	—	1	—	—	—	—	—	1	—	—	—	—	—	—	—	—
	N. 口腔疾病	—	—	—	—	—	—	—	—	—	—	—	—	—	—	—	—	—	—	—	—	—
U143	1. 龋齿	—	—	—	—	—	—	—	—	—	—	—	—	—	—	—	—	—	—	—	—	—
U144	2. 牙周病	—	—	—	—	—	—	—	—	—	—	—	—	—	—	—	—	—	—	—	—	—
U145	3. 无牙症	—	—	—	—	—	—	—	—	—	—	—	—	—	—	—	—	—	—	—	—	—
U146	其他	—	—	—	—	—	—	—	—	—	—	—	—	—	—	—	—	—	—	—	—	—
U147	Ⅲ. 伤害	1197	16	32	14	17	35	37	31	51	39	63	98	101	77	89	74	76	117	90	140	—
U148	A. 意外伤害	933	16	32	14	11	30	24	20	30	27	50	79	79	58	62	59	50	95	75	122	—
U149	1. 道路交通事故	280	1	6	6	5	14	16	12	15	12	22	36	29	24	19	23	11	13	8	8	—
U150	2. 意外中毒	109	—	2	1	3	9	2	2	4	3	6	5	8	9	14	7	9	12	7	6	—
U151	3. 意外跌落	343	1	7	1	2	4	2	4	4	6	5	21	23	15	17	19	23	50	49	90	—
U152	4. 火灾	9	—	—	1	—	—	2	—	—	—	2	1	—	1	—	—	—	—	1	1	—
U153	5. 溺水	84	—	10	4	1	2	2	2	3	3	5	6	10	7	6	4	1	11	2	5	—
U154	其他	108	14	7	1	—	1	—	—	4	3	10	10	9	2	6	6	6	9	8	12	—
U155	B. 故意伤害	254	—	—	—	6	5	12	11	16	12	21	17	17	18	27	15	25	20	15	17	—
U156	1. 自杀及后遗症	237	—	—	—	6	5	10	10	12	9	17	15	16	18	27	15	25	20	15	17	—
U157	2. 他杀及后遗症	17	—	—	—	—	—	2	1	4	3	4	2	1	—	—	—	—	—	—	—	—
U158	3. 战争	—	—	—	—	—	—	—	—	—	—	—	—	—	—	—	—	—	—	—	—	—
U159	其他	—	—	—	—	—	—	—	—	—	—	—	—	—	—	—	—	—	—	—	—	—
U160	其他剩余疾病	161	2	—	—	1	1	1	—	—	3	1	1	3	1	7	2	6	8	31	94	—

表 3－16 2018 年玉溪市死因别、年龄别死亡数（男女合计）

疾病编码	疾病名称	总计	年龄组（岁）																			不详
---	---	---	0–	1–	5–	10–	15–	20–	25–	30–	35–	40–	45–	50–	55–	60–	65–	70–	75–	80–	85及以上	
U000	全死因	15319	126	34	35	37	59	68	112	172	188	393	513	738	522	973	1277	1783	2329	2835	3125	–
U001	I. 传染病、母婴疾病和营养缺乏性疾病	672	85	5	2	3	1	2	2	8	9	17	28	17	11	33	42	47	75	107	178	–
U002	A. 传染病和寄生虫病	115	4	2	1	–	1	1	–	6	6	13	14	9	5	13	6	10	8	10	5	–
U003	1. 结核病	25	1	–	–	–	–	–	–	–	–	4	4	2	2	5	2	2	1	2	1	–
U004	2. 性传播疾病	–	–	–	–	–	–	–	–	–	–	–	–	–	–	–	–	–	–	–	–	–
U005	a. 梅毒	–	–	–	–	–	–	–	–	–	–	–	–	–	–	–	–	–	–	–	–	–
U006	b. 衣原体病	–	–	–	–	–	–	–	–	–	–	–	–	–	–	–	–	–	–	–	–	–
U007	c. 淋病	–	–	–	–	–	–	–	–	–	–	–	–	–	–	–	–	–	–	–	–	–
U008	d. 其他	–	–	–	–	–	–	–	–	–	–	–	–	–	–	–	–	–	–	–	–	–
U009	3. 艾滋病	14	–	–	–	–	–	–	–	1	4	4	3	2	–	–	–	–	–	–	–	–
U010	4. 腹泻性疾病	7	–	–	–	–	–	–	–	–	–	–	1	–	–	2	–	1	–	3	–	–
U011	5. 好发于儿童期的疾病	1	–	–	–	–	–	–	–	–	–	–	–	–	–	1	–	–	–	–	–	–
U012	a. 百日咳	–	–	–	–	–	–	–	–	–	–	–	–	–	–	–	–	–	–	–	–	–
U013	b. 脊髓灰质炎及后遗症	–	–	–	–	–	–	–	–	–	–	–	–	–	–	–	–	–	–	–	–	–
U014	c. 白喉	–	–	–	–	–	–	–	–	–	–	–	–	–	–	–	–	–	–	–	–	–
U015	d. 麻疹	–	–	–	–	–	–	–	–	–	–	–	–	–	–	–	–	–	–	–	–	–
U016	e. 破伤风	1	–	–	–	–	–	–	–	–	–	–	–	–	–	–	–	1	–	–	–	–
U017	6. 脑膜炎	5	–	–	–	–	–	–	–	–	–	1	1	–	–	–	–	1	–	–	1	–
U018	7. 乙型肝炎	24	–	–	–	–	–	–	–	1	1	1	4	4	2	1	1	3	5	3	1	–
U019	丙型肝炎	7	–	–	–	–	–	–	–	1	–	4	1	1	–	–	–	–	–	–	–	–
U020	8. 疟疾	–	–	–	–	–	–	–	–	–	–	–	–	–	–	–	–	–	–	–	–	–
U021	9. 热带病	–	–	–	–	–	–	–	–	–	–	–	–	–	–	–	–	–	–	–	–	–
U022	a. 锥虫病	–	–	–	–	–	–	–	–	–	–	–	–	–	–	–	–	–	–	–	–	–
U023	b. 南美锥虫病	–	–	–	–	–	–	–	–	–	–	–	–	–	–	–	–	–	–	–	–	–
U024	c. 血吸虫病	–	–	–	–	–	–	–	–	–	–	–	–	–	–	–	–	–	–	–	–	–
U025	d. 利什曼病	–	–	–	–	–	–	–	–	–	–	–	–	–	–	–	–	–	–	–	–	–
U026	e. 淋巴性丝虫病	–	–	–	–	–	–	–	–	–	–	–	–	–	–	–	–	–	–	–	–	–
U027	f. 盘尾丝虫病	–	–	–	–	–	–	–	–	–	–	–	–	–	–	–	–	–	–	–	–	–
U028	10. 麻风病	–	–	–	–	–	–	–	–	–	–	–	–	–	–	–	–	–	–	–	–	–
U029	11. 登革热	–	–	–	–	–	–	–	–	–	–	–	–	–	–	–	–	–	–	–	–	–
U030	12. 流行性乙型脑炎	–	–	–	–	–	–	–	–	–	–	–	–	–	–	–	–	–	–	–	–	–
U031	13. 沙眼	–	–	–	–	–	–	–	–	–	–	–	–	–	–	–	–	–	–	–	–	–
U032	14. 肠线虫感染	–	–	–	–	–	–	–	–	–	–	–	–	–	–	–	–	–	–	–	–	–

续 表

疾病编码	疾病名称	总计	年龄组（岁）																			
			0–	1–	5–	10–	15–	20–	25–	30–	35–	40–	45–	50–	55–	60–	65–	70–	75–	80–	85及以上	不详
U033	a. 蛔虫病	–	–	–	–	–	–	–	–	–	–	–	–	–	–	–	–	–	–	–	–	–
U034	b. 糖虫病	–	–	–	–	–	–	–	–	–	–	–	–	–	–	–	–	–	–	–	–	–
U035	c. 钩虫病	–	–	–	–	–	–	–	–	–	–	–	–	–	–	–	–	–	–	–	–	–
U036	d. 其他	–	–	–	–	–	–	–	–	–	–	–	–	–	–	–	–	–	–	–	–	–
U037	其他传染病	32	3	2	1	–	–	1	–	4	–	–	1	2	1	5	3	3	2	2	2	–
U038	B. 呼吸系统感染	373	6	3	1	–	–	–	1	1	2	4	12	7	6	17	32	30	55	73	122	–
U039	1. 下呼吸道感染	367	6	2	1	–	–	–	1	1	2	4	12	7	6	17	31	30	55	72	119	–
U040	2. 上呼吸道感染	6	–	1	–	–	–	–	–	–	–	–	–	–	–	–	1	–	–	1	3	–
U041	3. 中耳炎	–	–	–	–	–	–	–	–	–	–	–	–	–	–	–	–	–	–	–	–	–
U042	C. 妊娠、分娩和产褥期并发症	2	–	–	–	–	–	–	1	–	1	–	–	–	–	–	–	–	–	–	–	–
U043	1. 孕产妇产出血	–	–	–	–	–	–	–	–	–	–	–	–	–	–	–	–	–	–	–	–	–
U044	2. 产妇败血症	–	–	–	–	–	–	–	–	–	–	–	–	–	–	–	–	–	–	–	–	–
U045	3. 妊娠高血压综合征	–	–	–	–	–	–	–	–	–	–	–	–	–	–	–	–	–	–	–	–	–
U046	4. 梗阻性分娩	–	–	–	–	–	–	–	–	–	–	–	–	–	–	–	–	–	–	–	–	–
U047	5. 流产	–	–	–	–	–	–	–	–	–	–	–	–	–	–	–	–	–	–	–	–	–
U048	其他	2	–	–	–	–	–	–	1	–	1	–	–	–	–	–	–	–	–	–	–	–
U049	D. 起源于围生期的情况	74	74	–	–	–	–	–	–	–	–	–	–	–	–	–	–	–	–	–	–	–
U050	1. 出生低体重	13	13	–	–	–	–	–	–	–	–	–	–	–	–	–	–	–	–	–	–	–
U051	2. 出生产伤和窒息	54	54	–	–	–	–	–	–	–	–	–	–	–	–	–	–	–	–	–	–	–
U052	其他	7	7	–	–	–	–	–	–	–	–	–	–	–	–	–	–	–	–	–	–	–
U053	E. 营养缺乏	108	1	1	1	–	–	–	–	–	1	–	2	1	–	3	4	7	12	24	51	–
U054	1. 蛋白质-能量营养不良	66	–	–	–	–	–	–	–	–	–	–	–	1	–	–	3	3	9	17	33	–
U055	2. 碘缺乏	–	–	–	–	–	–	–	–	–	–	–	–	–	–	–	–	–	–	–	–	–
U056	3. 维生素A缺乏病	–	–	–	–	–	–	–	–	–	–	–	–	–	–	–	–	–	–	–	–	–
U057	4. 缺铁性贫血	15	–	–	–	–	–	–	–	–	–	–	2	–	–	2	–	3	2	2	4	–
U058	其他营养病症	27	1	1	1	–	–	–	–	–	1	–	–	–	–	1	1	1	1	5	14	–
U059	II. 慢性非传染性疾病	12920	30	13	13	13	21	27	46	84	107	253	364	593	442	820	1123	1612	2129	2554	2676	–
U060	A. 恶性肿瘤	2491	–	2	4	4	4	8	11	27	32	85	130	208	169	292	353	419	337	267	139	–
U061	1. 唇、口腔和咽恶性肿瘤	46	–	–	–	–	–	1	–	–	–	–	5	6	4	7	1	10	5	4	3	–
U062	2. 食道癌	59	–	–	–	–	–	–	–	–	–	4	4	12	6	4	10	6	4	6	1	–
U063	3. 胃癌	169	–	–	–	–	–	–	–	–	–	5	8	14	14	20	28	33	22	19	6	–
U064	4. 结直肠癌	243	–	–	–	–	–	–	–	5	5	8	11	13	13	24	32	39	39	38	17	–
U065	5. 肝癌	356	–	–	1	–	–	–	1	5	5	18	23	38	31	43	46	65	41	25	14	–

续表

疾病编码	疾病名称	总计	0-	1-	5-	10-	15-	20-	25-	30-	35-	40-	45-	50-	55-	60-	65-	70-	75-	80-	85及以上	不详
U066	6. 胰腺癌	109	-	-	-	-	-	1	-	-	-	3	6	6	8	11	24	14	13	15	6	-
U067	7. 肺癌	776	-	-	-	-	-	1	-	5	6	14	23	47	45	110	132	149	114	85	45	-
U068	8. 皮肤癌	25	-	-	-	-	-	-	-	-	-	3	1	2	1	1	2	5	3	2	5	-
U069	9. 乳腺癌	54	-	-	-	-	-	-	-	2	1	4	5	15	6	9	6	5	3	3	1	-
U070	10. 子宫颈癌	44	-	-	-	-	-	-	2	1	1	4	8	6	6	9	6	3	2	1	1	-
U071	11. 子宫体癌	16	-	-	-	-	-	-	-	2	2	1	5	2	-	3	4	2	2	-	1	-
U072	12. 卵巢癌	25	-	-	-	-	-	-	-	1	2	2	3	3	-	4	5	2	1	1	-	-
U073	13. 前列腺癌	51	-	-	-	-	-	-	-	-	-	1	1	-	2	2	2	7	15	15	10	-
U074	14. 膀胱癌	55	-	-	-	-	-	-	-	-	-	2	5	5	8	3	5	8	10	13	9	-
U075	15. 淋巴瘤与多发性骨髓瘤	68	-	-	2	3	2	2	2	5	2	3	5	9	8	6	9	9	11	9	1	-
U076	16. 白血病	84	2	2	2	1	2	-	2	7	7	3	5	9	2	7	7	14	12	4	2	-
U077	其他	311	-	-	1	1	-	-	5	7	7	13	21	28	24	35	34	48	40	27	18	-
U078	B. 其他肿瘤	43	-	-	-	1	2	-	2	2	3	1	-	5	3	4	2	5	10	3	2	-
U079	C. 糖尿病	412	-	2	-	1	-	-	2	3	2	5	12	31	26	39	46	55	65	60	64	-
U080	D. 内分泌紊乱	92	3	-	-	-	-	2	-	-	-	3	6	1	3	3	3	9	5	17	35	-
U081	E. 神经系统和精神障碍疾病	507	-	6	6	2	5	6	10	14	10	14	10	22	9	12	18	35	52	104	172	-
U082	1. 单相精神抑郁	1	-	-	-	-	-	-	-	-	-	-	-	-	-	-	-	1	-	-	-	-
U083	2. 双相情感障碍	1	-	-	-	-	-	-	-	-	-	-	-	-	-	1	-	-	-	-	-	-
U084	3. 精神分裂症	27	-	1	-	-	-	-	3	2	2	2	4	4	4	-	5	2	4	3	4	-
U085	4. 癫痫症	37	-	-	6	2	4	-	4	3	4	-	-	-	-	-	-	-	-	2	1	-
U086	5. 酒精使用所致精神障碍	9	-	-	-	-	-	-	-	-	-	-	-	-	2	1	1	-	-	-	-	-
U087	6. 阿尔茨海默病和其他痴呆	283	-	-	-	-	-	-	-	1	-	-	-	-	2	4	8	17	40	81	124	-
U088	7. 帕金森病	24	-	-	-	-	-	-	-	-	-	-	-	-	-	-	2	7	4	6	2	-
U089	8. 多发性硬化	-	-	-	-	-	-	-	-	-	-	-	-	-	-	-	-	-	-	-	-	-
U090	9. 药物使用所致精神障碍	8	-	-	-	-	-	-	-	-	-	-	-	-	-	-	-	2	3	3	1	-
U091	10. 创伤后应激症	-	-	-	-	-	-	-	-	-	-	-	-	-	-	-	-	-	-	-	-	-
U092	11. 强迫症	-	-	-	-	-	-	-	-	-	-	-	-	-	-	-	-	-	-	-	-	-
U093	12. 惊恐障碍	-	-	-	-	-	-	-	-	-	-	-	-	-	-	-	-	-	-	-	-	-
U094	13. 失眠症	-	-	-	-	-	-	-	-	-	-	-	-	-	-	-	-	-	-	-	-	-
U095	14. 偏头痛	-	-	-	-	-	-	-	-	-	-	-	-	-	-	-	-	-	-	-	-	-
U096	15. 由于铅暴露引起的精神发育障碍	5	-	-	-	-	-	-	-	-	-	-	-	-	-	-	-	-	-	-	1	-
U097	其他	107	-	5	5	2	4	4	-	5	-	3	2	6	2	2	2	6	7	10	39	-
U098	F. 感官疾病	3	-	-	-	-	-	-	-	-	-	-	-	-	-	1	-	1	-	-	-	-

续　表

疾病编码	疾病名称	总计	0-	1-	5-	10-	15-	20-	25-	30-	35-	40-	45-	50-	55-	60-	65-	70-	75-	80-	85及以上	不详
U099	1. 青光眼	-	-	-	-	-	-	-	-	-	-	-	-	-	-	-	-	-	-	-	-	-
U100	2. 白内障	-	-	-	-	-	-	-	-	-	-	-	-	-	-	-	-	-	-	-	-	-
U101	3. 与年龄有关的视觉障碍	-	-	-	-	-	-	-	-	-	-	-	-	-	-	-	-	-	-	-	-	-
U102	4. 成年开始的听力损失	-	-	-	-	-	-	-	-	-	-	-	-	-	-	-	-	-	-	-	-	-
U103	其他	3	-	-	-	-	-	-	1	-	-	-	-	-	-	1	-	1	-	-	-	-
U104	G. 心血管疾病	5517	3	-	1	1	5	7	10	18	40	95	134	225	171	317	479	705	989	1163	1155	-
U105	1. 风湿性心脏病	105	-	-	1	-	-	-	-	-	1	1	7	3	7	9	8	16	19	15	18	-
U106	2. 高血压及并发症	537	-	-	-	-	-	-	-	-	2	5	7	14	11	19	37	43	95	142	162	-
U107	3. 缺血性心脏病	1548	-	-	-	-	3	3	4	8	17	30	36	58	37	92	107	190	256	317	393	-
U108	4. 脑血管病	2987	1	-	-	1	3	2	4	8	14	42	64	123	104	170	281	421	582	638	531	-
U109	5. 炎性心脏病	80	1	-	-	-	1	-	-	-	2	6	4	9	3	7	12	6	9	6	14	-
U110	其他	256	2	-	1	1	1	1	2	2	4	11	16	18	9	20	33	29	27	45	35	-
U111	H. 主要呼吸系统疾病	2525	-	1	1	-	-	-	3	2	2	8	15	32	28	82	135	261	480	677	798	-
U112	1. 慢性阻塞性肺疾病	2388	-	-	-	-	1	-	1	2	2	3	9	28	25	77	130	244	448	650	769	-
U113	2. 哮喘	39	-	-	-	-	-	-	-	-	2	3	1	1	2	1	4	5	8	9	7	-
U114	其他	98	-	-	-	-	1	-	1	-	-	2	5	3	1	4	4	12	24	18	22	-
U115	I. 主要消化系统疾病	951	2	-	-	2	-	-	5	13	10	27	37	48	20	50	60	80	135	201	262	-
U116	1. 消化性溃疡	133	-	-	1	-	-	3	3	-	-	-	-	-	3	7	15	11	23	32	35	-
U117	2. 肝硬化	158	-	-	-	-	1	1	3	-	5	14	20	23	8	20	14	15	13	13	7	-
U118	3. 阑尾炎	5	-	-	-	-	-	-	-	-	-	-	-	-	-	-	-	-	1	-	1	-
U119	其他	654	2	-	-	-	-	-	-	11	4	12	13	22	9	21	31	54	98	156	219	-
U120	J. 主要泌尿生殖系统疾病	179	-	-	-	-	-	-	3	2	2	7	11	10	11	12	14	19	32	29	26	-
U121	1. 肾炎和肾病	155	-	-	-	-	-	-	-	2	2	7	11	9	-	12	13	18	30	21	15	-
U122	2. 前列腺增生	9	-	-	-	-	-	-	-	-	-	-	-	-	-	-	-	-	-	3	6	-
U123	其他	15	-	-	-	-	-	-	-	-	2	1	-	-	-	-	2	3	2	2	5	-
U124	K. 皮肤病	14	-	-	-	-	-	-	-	-	-	4	-	-	-	-	1	-	1	4	5	-
U125	L. 肌肉骨骼和结缔组织疾病	141	-	-	1	-	3	1	-	2	4	4	4	9	2	6	12	18	22	29	18	-
U126	1. 风湿性关节炎	48	-	-	-	-	3	-	1	-	-	-	1	2	-	-	5	9	9	8	7	-
U127	2. 骨关节炎	-	-	-	-	-	-	-	-	-	1	2	2	-	-	-	-	2	-	-	-	-
U128	3. 痛风	30	-	-	-	-	-	-	-	2	3	1	2	4	-	-	2	1	5	7	3	-
U129	4. 腰痛	1	-	-	-	-	-	-	-	-	-	-	-	-	-	-	1	-	-	-	-	-
U130	其他	61	-	-	1	-	3	1	1	2	3	1	5	3	-	1	4	8	8	14	8	-
U131	M. 先天异常	43	22	3	1	-	-	-	2	2	1	3	-	2	-	1	-	1	1	-	-	-

续表

疾病编码	疾病名称	总计	0–	1–	5–	10–	15–	20–	25–	30–	35–	40–	45–	50–	55–	60–	65–	70–	75–	80–	85及以上	不详
U132	1. 腹壁缺损	–	–	–	–	–	–	–	–	–	–	–	–	–	–	–	–	–	–	–	–	–
U133	2. 无脑畸形	–	–	–	–	–	–	–	–	–	–	–	–	–	–	–	–	–	–	–	–	–
U134	3. 肛门直肠闭锁	–	–	–	–	–	–	–	–	–	–	–	–	–	–	–	–	–	–	–	–	–
U135	4. 唇裂	1	1	–	–	–	–	–	–	–	–	–	–	–	–	–	–	–	–	–	–	–
U136	5. 腭裂	1	1	–	–	–	–	–	–	–	–	–	–	–	–	–	–	–	–	–	–	–
U137	6. 食管闭锁	–	–	–	–	–	–	–	–	–	–	–	–	–	–	–	–	–	–	–	–	–
U138	7. 肾发育不全	–	–	–	–	–	–	–	–	–	–	–	–	–	–	–	–	–	–	–	–	–
U139	8. 庸氏综合征	–	–	–	–	–	–	–	–	–	–	–	–	–	–	–	–	–	–	–	–	–
U140	9. 先天性心脏异常	36	16	3	1	1	2	2	2	–	1	3	–	2	–	1	–	1	1	–	–	–
U141	10. 脊柱裂	–	–	–	–	–	–	–	–	–	–	–	–	–	–	–	–	–	–	–	–	–
U142	其他	5	4	–	–	1	–	–	–	–	–	–	–	–	–	–	–	–	–	–	–	–
U143	N. 口腔疾病	2	–	–	–	–	–	–	–	–	–	1	–	–	–	–	–	1	–	–	–	–
U144	1. 龋齿	–	–	–	–	–	–	–	–	–	–	–	–	–	–	–	–	–	–	–	–	–
U145	2. 牙周病	–	–	–	–	–	–	–	–	–	–	–	–	–	–	–	–	–	–	–	–	–
U146	3. 无牙症	–	–	–	–	–	–	–	–	–	–	–	–	–	–	–	–	–	–	–	–	–
U147	其他	2	–	–	–	–	–	–	–	–	–	1	–	–	–	–	–	1	–	–	–	–
U148	Ⅲ. 伤害	1703	10	16	20	21	37	39	63	79	71	123	121	126	69	118	112	123	125	168	262	–
U149	A. 意外伤害	1533	10	16	19	18	31	33	54	66	58	107	106	113	68	105	96	111	109	158	255	–
U150	1. 道路交通事故	389	2	6	8	4	15	16	24	27	21	42	37	37	26	36	23	21	13	19	12	–
U151	2. 意外中毒	115	–	1	–	1	4	3	8	9	12	15	17	7	7	9	8	5	3	3	3	–
U152	3. 意外跌落	705	1	–	1	1	6	7	9	13	8	20	30	45	22	40	46	67	80	109	200	–
U153	4. 火灾	6	–	–	–	–	–	–	–	–	–	1	1	–	–	1	–	1	2	–	–	–
U154	5. 溺水	91	–	5	10	8	4	3	5	4	5	4	7	4	4	6	5	11	2	4	3	–
U155	其他	227	7	4	1	3	6	9	12	13	12	25	14	20	9	13	14	6	9	23	37	–
U156	B. 故意伤害	167	–	–	1	2	5	4	9	13	13	16	15	13	1	13	15	12	15	10	7	–
U157	1. 自杀及后遗症	139	–	–	1	2	5	4	9	9	11	12	11	12	1	12	13	11	15	10	7	–
U158	2. 他杀及后遗症	27	–	–	–	–	–	–	–	4	2	4	3	1	–	1	2	–	–	–	–	–
U159	3. 战争	–	–	–	–	–	–	–	–	–	–	–	–	–	–	–	–	–	–	–	–	–
U160	其他	1	1	–	–	–	–	–	–	–	–	–	–	–	–	–	–	–	–	–	–	–
U161	其他剩余疾病	24	1	–	–	–	–	–	–	–	–	1	1	2	1	1	1	1	–	6	9	–

表 3－17　2018 年玉溪市死因别、年龄别死亡数（男）

疾病编码	疾病名称	总计	年龄组（岁）																			
			0 -	1 -	5 -	10 -	15 -	20 -	25 -	30 -	35 -	40 -	45 -	50 -	55 -	60 -	65 -	70 -	75 -	80 -	85 及以上	不详
U000	全死因	8702	66	20	23	26	38	54	88	135	141	282	360	506	363	633	827	1062	1323	1474	1281	-
U001	I. 传染病、母婴疾病和营养缺乏性疾病	370	49	5	2	1	-	-	1	7	6	14	19	12	8	24	21	30	42	55	74	-
U002	A. 传染病和寄生虫病	81	2	2	1	1	-	-	1	6	5	10	10	7	4	10	3	7	5	6	3	-
U003	1. 结核病	19	-	-	-	-	-	-	1	1	-	4	3	-	2	5	1	1	1	1	-	-
U004	2. 性传播疾病	-	-	-	-	-	-	-	-	-	-	-	-	-	-	-	-	-	-	-	-	-
U005	a. 梅毒	-	-	-	-	-	-	-	-	-	-	-	-	-	-	-	-	-	-	-	-	-
U006	b. 衣原体病	-	-	-	-	-	-	-	-	-	-	-	-	-	-	-	-	-	-	-	-	-
U007	c. 淋病	-	-	-	-	-	-	-	-	-	-	-	-	-	-	-	-	-	-	-	-	-
U008	d. 其他	-	-	-	-	-	-	-	-	-	-	-	-	-	-	-	-	-	-	-	-	-
U009	3. 艾滋病	10	-	-	-	-	-	-	-	-	2	2	1	2	2	1	-	-	-	-	-	-
U010	4. 腹泻性疾病	3	-	-	-	-	-	-	-	-	-	-	-	-	-	1	-	-	-	2	-	-
U011	5. 好发于儿童期的疾病	1	-	-	1	-	-	-	-	-	-	-	-	-	-	-	-	-	-	-	-	-
U012	a. 百日咳	-	-	-	-	-	-	-	-	-	-	-	-	-	-	-	-	-	-	-	-	-
U013	b. 脊髓灰质炎及后遗症	-	-	-	-	-	-	-	-	-	-	-	-	-	-	-	-	-	-	-	-	-
U014	c. 白喉	-	-	-	-	-	-	-	-	-	-	-	-	-	-	-	-	-	-	-	-	-
U015	d. 麻疹	-	-	-	-	-	-	-	-	-	-	-	-	-	-	-	-	-	-	-	-	-
U016	e. 破伤风	1	-	-	1	-	-	-	-	-	-	-	-	-	-	-	-	-	-	-	-	-
U017	6. 脑膜炎	-	-	-	-	-	-	-	-	-	-	-	-	-	-	-	-	-	-	-	-	-
U018	7. 乙型肝炎	3	-	-	-	-	-	-	-	-	1	1	1	-	-	-	-	-	-	-	-	-
U019	丙型肝炎	16	-	-	-	-	-	-	-	1	1	3	4	3	2	1	1	-	-	-	-	-
U020	8. 疟疾	6	-	-	-	-	-	-	-	-	-	-	-	1	-	2	2	-	1	-	-	-
U021	9. 热带病	-	-	-	-	-	-	-	-	-	-	-	-	-	-	-	-	-	-	-	-	-
U022	a. 锥虫病	-	-	-	-	-	-	-	-	-	-	-	-	-	-	-	-	-	-	-	-	-
U023	b. 南美锥虫病	-	-	-	-	-	-	-	-	-	-	-	-	-	-	-	-	-	-	-	-	-
U024	c. 血吸虫病	-	-	-	-	-	-	-	-	-	-	-	-	-	-	-	-	-	-	-	-	-
U025	d. 利什曼病	-	-	-	-	-	-	-	-	-	-	-	-	-	-	-	-	-	-	-	-	-
U026	e. 淋巴丝虫病	-	-	-	-	-	-	-	-	-	-	-	-	-	-	-	-	-	-	-	-	-
U027	f. 盘尾丝虫病	-	-	-	-	-	-	-	-	-	-	-	-	-	-	-	-	-	-	-	-	-
U028	10. 麻风病	-	-	-	-	-	-	-	-	-	-	-	-	-	-	-	-	-	-	-	-	-
U029	11. 登革热	-	-	-	-	-	-	-	-	-	-	-	-	-	-	-	-	-	-	-	-	-
U030	12. 流行性乙型脑炎	-	-	-	-	-	-	-	-	-	-	-	-	-	-	-	-	-	-	-	-	-
U031	13. 沙眼	-	-	-	-	-	-	-	-	-	-	-	-	-	-	-	-	-	-	-	-	-
U032	14. 肠线虫感染	-	-	-	-	-	-	-	-	-	-	-	-	-	-	-	-	-	-	-	-	-

续　表

疾病编码	疾病名称	总计	0—	1—	5—	10—	15—	20—	25—	30—	35—	40—	45—	50—	55—	60—	65—	70—	75—	80—	85及以上	不详
U033	a. 蛔虫病	—	—	—	—	—	—	—	—	—	—	—	—	—	—	—	—	—	—	—	—	—
U034	b. 鞭虫病	—	—	—	—	—	—	—	—	—	—	—	—	—	—	—	—	—	—	—	—	—
U035	c. 钩虫病	—	—	—	—	—	—	—	—	—	—	—	—	—	—	—	—	—	—	—	—	—
U036	d. 其他	—	—	—	—	—	—	—	—	—	—	—	—	—	—	—	—	—	—	—	—	—
U037	其他传染病	23	2	2	—	—	—	—	1	4	—	—	1	1	—	4	2	3	1	2	1	—
U038	B. 呼吸系统感染	209	4	3	—	—	—	—	1	1	1	4	8	4	4	12	16	20	30	40	61	—
U039	1. 下呼吸道感染	205	4	2	—	—	—	—	1	1	1	4	8	4	4	12	15	20	30	39	60	—
U040	2. 上呼吸道感染	4	—	1	—	—	—	—	—	—	—	—	—	—	—	—	1	—	—	1	1	—
U041	3. 中耳炎	—	—	—	—	—	—	—	—	—	—	—	—	—	—	—	—	—	—	—	—	—
U042	C. 妊娠、分娩和产褥期并发症	—	—	—	—	—	—	—	—	—	—	—	—	—	—	—	—	—	—	—	—	—
U043	1. 孕产妇出血	—	—	—	—	—	—	—	—	—	—	—	—	—	—	—	—	—	—	—	—	—
U044	2. 产妇败血症	—	—	—	—	—	—	—	—	—	—	—	—	—	—	—	—	—	—	—	—	—
U045	3. 妊娠高血压综合征	—	—	—	—	—	—	—	—	—	—	—	—	—	—	—	—	—	—	—	—	—
U046	4. 梗阻性分娩	—	—	—	—	—	—	—	—	—	—	—	—	—	—	—	—	—	—	—	—	—
U047	5. 流产	—	—	—	—	—	—	—	—	—	—	—	—	—	—	—	—	—	—	—	—	—
U048	其他	—	—	—	—	—	—	—	—	—	—	—	—	—	—	—	—	—	—	—	—	—
U049	D. 起源于围生期的情况	43	43	—	—	—	—	—	—	—	—	—	—	—	—	—	—	—	—	—	—	—
U050	1. 出生低体重	8	8	—	—	—	—	—	—	—	—	—	—	—	—	—	—	—	—	—	—	—
U051	2. 出生产伤和窒息	31	31	—	—	—	—	—	—	—	—	—	—	—	—	—	—	—	—	—	—	—
U052	其他	4	4	—	—	—	—	—	—	—	—	—	—	—	—	—	—	—	—	—	—	—
U053	E. 营养缺乏	37	—	—	1	1	—	—	1	—	—	1	1	1	—	2	2	3	7	9	10	—
U054	1. 蛋白质－能量营养不良	24	—	—	1	1	—	—	1	—	—	1	1	1	—	1	1	1	6	7	7	—
U055	2. 碘缺乏	—	—	—	—	—	—	—	—	—	—	—	—	—	—	—	—	—	—	—	—	—
U056	3. 维生素 A 缺乏病	—	—	—	—	—	—	—	—	—	—	—	—	—	—	—	—	—	—	—	—	—
U057	4. 缺铁性贫血	7	—	—	—	1	—	—	—	—	—	—	—	—	—	1	1	1	1	—	1	—
U058	其他营养病症	6	—	—	—	—	—	—	—	—	—	—	—	—	—	1	1	1	1	2	2	—
U059	II. 慢性非传染性疾病	7221	13	7	8	9	13	19	35	60	72	175	245	395	303	531	723	946	1218	1333	1116	—
U060	A. 恶性肿瘤	1619	—	2	2	4	6	6	7	17	20	53	73	129	116	193	241	274	224	171	87	—
U061	1. 唇、口腔和咽恶性肿瘤	34	—	—	—	—	—	—	—	—	—	1	5	4	2	6	1	8	4	1	2	—
U062	2. 食道癌	54	—	—	—	—	—	—	—	—	—	4	6	11	6	3	9	6	5	5	1	—
U063	3. 胃癌	113	—	—	—	—	—	—	—	—	5	5	6	7	10	14	19	21	15	11	5	—
U064	4. 结直肠癌	145	—	—	—	—	—	—	—	1	3	7	5	9	10	14	21	22	24	20	8	—
U065	5. 肝癌	245	—	—	—	—	—	—	—	4	4	15	20	31	25	30	30	45	20	15	6	—

续表

疾病编码	疾病名称	总计	0–	1–	5–	10–	15–	20–	25–	30–	35–	40–	45–	50–	55–	60–	65–	70–	75–	80–	85及以上	不详
												年龄组（岁）										
U066	6.胰腺癌	70	–	–	–	–	–	–	–	–	1	3	3	6	6	7	16	8	9	8	3	–
U067	7.肺癌	581	–	–	–	–	–	–	1	3	4	6	13	31	34	87	112	107	88	63	32	–
U068	8.皮肤癌	13	–	–	–	–	–	–	–	–	–	–	–	–	1	1	2	1	2	1	2	–
U069	9.乳腺癌	2	–	–	–	–	–	–	–	–	–	–	–	–	–	1	1	–	–	–	–	–
U070	10.子宫颈癌	–	–	–	–	–	–	–	–	–	–	–	–	–	–	–	–	–	–	–	–	–
U071	11.子宫体癌	–	–	–	–	–	–	–	–	–	–	–	–	–	–	–	–	–	–	–	–	–
U072	12.卵巢癌	51	–	–	–	–	–	–	–	–	–	1	–	–	2	2	2	7	15	15	10	–
U073	13.前列腺癌	44	–	–	–	–	–	–	–	–	–	–	–	–	–	3	3	7	9	10	7	–
U074	14.膀胱癌	36	–	–	–	–	–	–	–	–	–	2	–	–	2	4	3	6	2	4	2	–
U075	15.淋巴瘤与多发性骨髓瘤	58	–	2	1	1	–	2	–	–	2	2	3	4	2	5	3	9	10	4	9	–
U076	16.白血病	173	–	–	1	3	1	–	3	5	5	7	14	17	12	17	19	26	22	14	1	–
U077	其他	21	–	–	–	–	–	–	1	3	1	2	–	2	1	3	–	3	5	2	1	–
U078	B.其他肿瘤	185	2	–	–	–	1	1	8	12	2	4	9	16	17	20	20	21	28	23	21	–
U079	C.糖尿病	35	2	–	–	–	–	1	–	–	1	2	4	1	1	3	3	5	1	4	8	–
U080	D.内分泌紊乱	245	–	2	4	2	3	8	8	12	4	13	9	17	6	7	15	14	27	43	55	–
U081	E.神经系统和精神障碍疾病	1	–	–	–	–	–	–	–	–	–	–	–	–	–	–	–	–	–	–	–	–
U082	1.单相精神抑郁	15	–	–	–	–	–	–	–	1	–	2	1	2	–	5	–	–	1	1	1	–
U083	2.双相情感障碍	23	–	1	–	–	–	2	2	1	2	1	3	4	3	5	–	–	–	1	1	–
U084	3.精神分裂症	9	–	–	–	–	–	–	3	3	–	3	–	1	–	1	5	–	–	–	–	–
U085	4.癫痫症	121	–	–	–	–	–	–	2	2	2	1	3	1	2	–	–	1	–	–	–	–
U086	5.酒精使用所致精神障碍	12	–	2	4	–	3	–	–	4	1	1	5	5	2	2	6	6	23	35	40	–
U087	6.阿尔茨海默病和其他痴呆	–	–	–	–	–	–	–	–	–	1	1	2	–	–	3	–	3	2	2	2	–
U088	7.帕金森病	8	–	–	–	–	–	–	–	–	–	3	2	1	–	–	–	–	–	–	–	–
U089	8.多发性硬化	–	–	–	–	–	–	–	–	–	–	–	–	–	–	–	–	–	–	–	–	–
U090	9.药物使用所致精神障碍	–	–	–	–	–	–	–	–	–	–	–	–	–	–	–	–	–	–	–	–	–
U091	10.创伤后应激障碍	–	–	–	–	–	–	–	–	–	–	–	–	–	–	–	–	–	–	–	–	–
U092	11.强迫症	–	–	–	–	–	–	–	–	–	–	–	–	–	–	–	–	–	–	–	–	–
U093	12.惊恐障碍	–	–	–	–	–	–	–	–	–	–	–	–	–	–	–	–	–	–	–	–	–
U094	13.失眠症	–	–	–	–	–	–	–	–	–	–	–	–	–	–	–	–	–	–	–	–	–
U095	14.偏头痛	2	–	–	–	–	–	–	–	–	–	–	2	1	–	–	–	–	–	–	–	–
U096	15.由于铅暴露引起的精神发育障碍	52	–	1	4	2	2	1	4	4	2	3	2	4	2	2	2	3	2	4	12	–
U097	其他	2	–	–	–	–	–	–	1	–	–	–	–	–	–	1	–	–	–	–	–	–
U098	F.感官疾病	2	–	–	–	–	–	–	–	–	–	–	–	–	–	1	–	–	–	–	–	–

续　表

疾病编码	疾病名称	总计	年龄组（岁）																			不详
			0 –	1 –	5 –	10 –	15 –	20 –	25 –	30 –	35 –	40 –	45 –	50 –	55 –	60 –	65 –	70 –	75 –	80 –	85及以上	
U099	1. 青光眼	—	—	—	—	—	—	—	—	—	—	—	—	—	—	—	—	—	—	—	—	—
U100	2. 白内障	—	—	—	—	—	—	—	—	—	—	—	—	—	—	—	—	—	—	—	—	—
U101	3. 与年龄有关的视觉障碍	—	—	—	—	—	—	—	—	—	—	—	—	—	—	—	—	—	—	—	—	—
U102	4. 成年开始的听力损失	—	—	—	—	—	—	—	—	—	—	—	—	—	—	—	—	—	—	—	—	—
U103	其他	2	—	—	—	—	—	—	—	—	—	—	—	—	—	1	1	—	—	—	—	—
U104	G. 心血管疾病	2885	1	—	—	1	5	6	7	14	28	70	99	160	117	200	299	383	507	560	428	—
U105	1. 风湿性心脏病	42	—	—	—	—	—	—	—	—	—	—	3	2	2	4	5	5	6	8	7	—
U106	2. 高血压及并发症	226	—	—	—	—	—	—	2	2	2	4	2	9	5	12	25	17	39	52	55	—
U107	3. 缺血性心脏病	793	—	—	—	—	—	2	3	7	12	21	31	45	26	62	71	92	129	152	140	—
U108	4. 脑血管病	1611	1	—	—	—	3	2	3	7	9	34	48	83	69	101	167	250	308	320	207	—
U109	5. 炎性心脏病	47	1	—	—	—	1	—	—	—	1	4	2	7	3	3	10	3	5	3	4	—
U110	其他	164	—	—	—	—	2	2	1	—	4	7	13	14	8	18	20	16	19	25	15	—
U111	H. 主要呼吸系统疾病	1469	—	—	—	—	—	—	—	2	4	5	14	20	20	58	93	177	317	393	366	—
U112	1. 慢性阻塞性肺病	1397	—	—	—	—	—	—	—	2	2	3	8	18	18	54	92	166	299	376	359	—
U113	2. 哮喘	22	—	—	—	—	—	—	—	—	—	—	3	1	1	—	—	4	5	7	1	—
U114	其他	50	—	—	—	—	—	—	—	—	2	2	3	1	1	4	1	7	13	10	6	—
U115	I. 主要消化系统疾病	544	1	—	—	—	1	4	4	9	9	19	31	38	16	35	37	50	76	95	120	—
U116	1. 消化性溃疡	93	—	—	—	—	—	—	—	1	1	1	1	3	3	6	12	9	17	20	19	—
U117	2. 肝硬化	117	—	—	—	—	1	2	2	1	5	9	19	17	7	16	11	10	7	6	4	—
U118	3. 阑尾炎	1	—	—	—	—	—	—	—	—	—	—	1	—	—	—	—	—	—	—	—	—
U119	其他	332	1	—	—	—	—	2	2	7	3	9	10	18	6	13	14	31	52	69	97	—
U120	J. 主要泌尿生殖系统疾病	112	—	—	—	—	3	—	2	—	2	5	4	4	6	7	9	10	19	23	18	—
U121	1. 肾炎和肾病	91	—	—	—	—	3	—	2	—	2	5	4	4	6	7	8	9	17	15	9	—
U122	2. 前列腺增生	9	—	—	—	—	—	—	—	—	—	—	—	—	—	—	—	—	—	3	6	—
U123	其他	12	—	—	—	—	—	—	—	—	—	—	—	—	—	—	1	1	2	5	3	—
U124	K. 皮肤病	5	—	—	—	—	—	—	—	—	—	—	—	—	—	—	—	—	—	2	3	—
U125	L. 肌肉骨骼和结缔组织病	77	—	—	—	—	3	—	—	2	2	4	3	7	4	5	6	7	8	17	9	—
U126	1. 风湿性关节炎	21	—	—	—	—	3	—	—	—	—	1	1	2	1	1	1	2	2	4	3	—
U127	2. 骨关节炎	—	—	—	—	—	—	—	—	—	—	—	—	—	—	—	—	—	—	—	—	—
U128	3. 痛风	27	—	—	—	—	—	—	—	2	2	2	2	3	1	2	2	2	2	5	2	—
U129	4. 腰痛	—	—	—	—	—	—	—	—	—	—	—	—	—	—	—	—	—	—	—	—	—
U130	其他	29	—	—	—	—	—	—	—	—	—	1	—	2	2	2	3	3	4	8	4	—
U131	M. 先天异常	21	9	3	1	—	1	2	2	1	1	1	—	—	—	—	—	—	—	—	—	—

续　表

疾病编码	疾病名称	总计	0-	1-	5-	10-	15-	20-	25-	30-	35-	40-	45-	50-	55-	60-	65-	70-	75-	80-	85及以上	不详
U132	1. 腹壁缺损	-	-	-	-	-	-	-	-	-	-	-	-	-	-	-	-	-	-	-	-	-
U133	2. 无脑畸形	-	-	-	-	-	-	-	-	-	-	-	-	-	-	-	-	-	-	-	-	-
U134	3. 肛门直肠闭锁	-	-	-	-	-	-	-	-	-	-	-	-	-	-	-	-	-	-	-	-	-
U135	4. 唇裂	-	-	-	-	-	-	-	-	-	-	-	-	-	-	-	-	-	-	-	-	-
U136	5. 腭裂	-	-	-	-	-	-	-	-	-	-	-	-	-	-	-	-	-	-	-	-	-
U137	6. 食管闭锁	1	1	-	-	-	-	-	-	-	-	-	-	-	-	-	-	-	-	-	-	-
U138	7. 肾发育不全	-	-	-	-	-	-	-	-	-	-	-	-	-	-	-	-	-	-	-	-	-
U139	8. 唐氏综合征	-	-	-	-	-	-	-	-	-	-	-	-	-	-	-	-	-	-	-	-	-
U140	9. 先天性心脏异常	19	7	3	1	1	1	1	2	-	-	-	1	1	-	-	-	1	-	-	-	-
U141	10. 脊柱裂	-	-	-	-	-	-	-	-	-	-	-	-	-	-	-	-	-	-	-	-	-
U142	其他	1	1	-	-	-	-	-	-	-	-	-	-	-	-	-	-	-	-	-	-	-
	N. 口腔疾病	1	-	-	1	-	-	-	-	-	-	-	-	-	-	-	-	-	-	-	-	-
U143	1. 龋齿	1	-	-	1	-	-	-	-	-	-	-	-	-	-	-	-	-	-	-	-	-
U144	2. 牙周病	-	-	-	-	-	-	-	-	-	-	-	-	-	-	-	-	-	-	-	-	-
U145	3. 无牙症	-	-	-	-	-	-	-	-	-	-	-	-	-	-	-	-	-	-	-	-	-
U146	其他	-	-	-	-	-	-	-	-	-	-	-	-	-	-	-	-	-	-	-	-	-
U147	其他	1	-	-	-	-	-	-	-	-	-	-	-	-	-	-	-	1	-	-	-	-
	III. 伤害	1098	3	8	13	16	25	35	51	67	62	93	96	97	52	77	83	85	63	84	88	-
U148	A. 意外伤害	989	3	8	13	15	23	30	44	58	51	82	85	87	51	69	74	76	58	77	85	-
U149	1. 道路交通事故	271	1	3	3	2	10	14	20	21	18	30	24	23	19	21	19	17	6	14	6	-
U150	2. 意外中毒	88	-	1	-	1	3	3	8	9	11	12	15	5	5	5	4	4	2	1	-	-
U151	3. 意外跌落	410	-	-	-	1	5	6	5	12	7	17	28	41	18	30	35	40	44	50	71	-
U152	4. 火灾	4	-	-	-	-	-	1	-	-	-	-	1	-	-	1	-	1	-	-	-	-
U153	5. 溺水	69	-	2	10	8	2	5	3	5	5	3	5	2	2	2	3	1	1	2	2	-
U154	其他	147	2	2	-	4	2	3	7	11	10	19	12	16	7	10	13	5	4	10	6	-
U155	B. 故意伤害	107	-	2	-	1	2	5	8	10	12	11	8	9	1	7	6	8	5	7	3	-
U156	1. 自杀及后遗症	87	-	-	-	-	2	3	4	6	10	8	8	9	1	7	6	8	5	7	3	-
U157	2. 他杀及后遗症	19	-	2	-	-	2	3	3	1	1	2	2	-	1	1	1	-	-	-	-	-
U158	3. 战争	-	-	-	-	-	-	-	-	-	-	-	-	-	-	-	-	-	-	-	-	-
U159	其他	1	-	-	-	-	-	-	-	-	-	-	1	-	-	-	-	-	-	-	-	-
U160	其他	2	-	-	-	-	-	-	-	-	-	-	-	2	-	-	-	-	-	-	-	-
U161	其他剩余疾病	13	1	-	-	-	-	-	-	-	-	-	1	2	-	-	-	1	-	2	3	-

表 3-18　2018 年玉溪市死因别、年龄别死亡数（女）

疾病编码	疾病名称	总计	0-	1-	5-	10-	15-	20-	25-	30-	35-	40-	45-	50-	55-	60-	65-	70-	75-	80-	85及以上	不详
U000	全死因	6617	60	14	12	11	21	14	24	37	47	111	153	232	159	340	450	721	1006	1361	1844	—
U001	I.传染病、母婴疾病和营养缺乏性疾病	302	36	2	—	2	—	2	1	1	3	3	9	5	3	9	21	17	33	52	104	—
U002	A.传染病和寄生虫病	34	2	—	—	2	1	1	1	1	1	3	4	2	1	3	1	3	3	4	2	—
U003	1.结核病	6	1	—	—	—	—	—	—	—	—	—	—	—	—	—	1	1	1	1	1	—
U004	2.性传播疾病	—	—	—	—	—	—	—	—	—	—	—	—	—	—	—	—	—	—	—	—	—
U005	a.梅毒	—	—	—	—	—	—	—	—	—	—	—	—	—	—	—	—	—	—	—	—	—
U006	b.衣原体病	—	—	—	—	—	—	—	—	—	—	—	—	—	—	—	—	—	—	—	—	—
U007	c.淋病	—	—	—	—	—	—	—	—	—	—	—	—	—	—	—	—	—	—	—	—	—
U008	d.其他	—	—	—	—	—	—	—	—	—	—	—	—	—	—	—	—	—	—	—	—	—
U009	3.艾滋病	4	—	—	—	—	—	—	—	—	—	2	1	—	—	1	—	—	—	—	—	—
U010	4.腹泻性疾病	4	—	—	—	—	—	—	—	—	—	—	—	—	1	1	—	1	—	1	—	—
U011	5.好发于儿童期的疾病	—	—	—	—	—	—	—	—	—	—	—	—	—	—	—	—	—	—	—	—	—
U012	a.百日咳	—	—	—	—	—	—	—	—	—	—	—	—	—	—	—	—	—	—	—	—	—
U013	b.脊髓灰质炎及后遗症	—	—	—	—	—	—	—	—	—	—	—	—	—	—	—	—	—	—	—	—	—
U014	c.白喉	—	—	—	—	—	—	—	—	—	—	—	—	—	—	—	—	—	—	—	—	—
U015	d.麻疹	—	—	—	—	—	—	—	—	—	—	—	—	—	—	—	—	—	—	—	—	—
U016	e.破伤风	—	—	—	—	—	—	—	—	—	—	—	—	—	—	—	—	—	—	—	—	—
U017	6.脑膜炎	2	—	—	—	—	1	1	—	—	—	—	—	—	—	—	—	—	—	—	—	—
U018	7.乙型肝炎	8	—	—	—	—	—	—	—	—	—	1	—	1	—	1	1	1	2	2	—	—
U019	丙型肝炎	1	—	—	—	—	—	—	—	—	—	1	—	—	—	—	—	—	—	—	—	—
U020	8.疟疾	—	—	—	—	—	—	—	—	—	—	—	—	—	—	—	—	—	—	—	—	—
U021	9.热带病	—	—	—	—	—	—	—	—	—	—	—	—	—	—	—	—	—	—	—	—	—
U022	a.锥虫病	—	—	—	—	—	—	—	—	—	—	—	—	—	—	—	—	—	—	—	—	—
U023	b.南美锥虫病	—	—	—	—	—	—	—	—	—	—	—	—	—	—	—	—	—	—	—	—	—
U024	c.血吸虫病	—	—	—	—	—	—	—	—	—	—	—	—	—	—	—	—	—	—	—	—	—
U025	d.利什曼病	—	—	—	—	—	—	—	—	—	—	—	—	—	—	—	—	—	—	—	—	—
U026	e.淋巴性丝虫病	—	—	—	—	—	—	—	—	—	—	—	—	—	—	—	—	—	—	—	—	—
U027	f.盘尾丝虫病	—	—	—	—	—	—	—	—	—	—	—	—	—	—	—	—	—	—	—	—	—
U028	10.麻风病	—	—	—	—	—	—	—	—	—	—	—	—	—	—	—	—	—	—	—	—	—
U029	11.登革热	—	—	—	—	—	—	—	—	—	—	—	—	—	—	—	—	—	—	—	—	—
U030	12.流行性乙型脑炎	—	—	—	—	—	—	—	—	—	—	—	—	—	—	—	—	—	—	—	—	—
U031	13.沙眼	—	—	—	—	—	—	—	—	—	—	—	—	—	—	—	—	—	—	—	—	—
U032	14.肠线虫感染	—	—	—	—	—	—	—	—	—	—	—	—	—	—	—	—	—	—	—	—	—

续表

疾病编码	疾病名称	总计	0-	1-	5-	10-	15-	20-	25-	30-	35-	40-	45-	50-	55-	60-	65-	70-	75-	80-	85及以上	不详
U033	a. 蛔虫病	—	—	—	—	—	—	—	—	—	—	—	—	—	—	—	—	—	—	—	—	—
U034	b. 鞭虫病	—	—	—	—	—	—	—	—	—	—	—	—	—	—	—	—	—	—	—	—	—
U035	c. 钩虫病	—	—	—	—	—	—	—	—	—	—	—	—	—	—	—	—	—	—	—	—	—
U036	d. 其他	—	—	—	—	—	—	—	—	—	—	—	—	—	—	—	—	—	—	—	—	—
U037	其他传染病	9	1	—	—	—	1	—	—	—	1	—	1	—	—	—	1	—	1	—	1	—
U038	B. 呼吸系统感染	164	2	—	2	2	—	—	—	—	1	—	4	3	2	5	16	10	25	33	61	—
U039	1. 下呼吸道感染	162	2	—	2	2	—	—	—	—	1	—	4	3	2	5	16	10	25	33	59	—
U040	2. 上呼吸道感染	2	—	—	—	—	—	—	—	—	—	—	—	—	—	—	—	—	—	—	2	—
U041	3. 中耳炎	—	—	—	—	—	—	—	—	—	—	—	—	—	—	—	—	—	—	—	—	—
U042	C. 妊娠、分娩和产褥期并发症	2	—	—	—	—	—	—	—	—	—	—	—	—	—	—	—	—	—	—	—	—
U043	1. 孕产妇出血	—	—	—	—	—	—	—	—	—	—	—	—	—	—	—	—	—	—	—	—	—
U044	2. 产妇败血症	—	—	—	—	—	—	—	—	—	—	—	—	—	—	—	—	—	—	—	—	—
U045	3. 妊娠高血压综合征	—	—	—	—	—	—	—	—	—	—	—	—	—	—	—	—	—	—	—	—	—
U046	4. 梗阻性分娩	—	—	—	—	—	—	—	—	—	—	—	—	—	—	—	—	—	—	—	—	—
U047	5. 流产	—	—	—	—	—	—	—	—	—	—	—	—	—	—	—	—	—	—	—	—	—
U048	其他	2	—	—	—	—	—	—	—	—	—	—	—	—	—	—	—	—	—	—	—	—
U049	D. 起源于围生期的情况	31	31	—	—	—	—	—	—	—	—	—	—	—	—	—	—	—	—	—	—	—
U050	1. 出生低体重	5	5	—	—	—	—	—	—	—	—	—	—	—	—	—	—	—	—	—	—	—
U051	2. 出生产伤和窒息	23	23	—	—	—	—	—	—	—	—	—	—	—	—	—	—	—	—	—	—	—
U052	其他	3	3	—	—	—	—	—	—	—	—	—	—	—	—	—	—	—	—	—	—	—
U053	E. 营养缺乏	71	1	—	—	—	—	—	1	1	—	—	—	—	—	1	2	4	5	15	41	—
U054	1. 蛋白质 - 能量营养不良	42	1	—	—	—	—	—	—	—	—	—	—	—	—	—	—	2	3	10	26	—
U055	2. 碘缺乏	—	—	—	—	—	—	—	—	—	—	—	—	—	—	—	—	—	—	—	—	—
U056	3. 维生素 A 缺乏病	—	—	—	—	—	—	—	—	—	—	—	—	—	—	—	—	—	—	—	—	—
U057	4. 缺铁性贫血	8	—	—	—	—	—	—	—	—	—	—	1	—	—	—	2	1	1	3	—	—
U058	其他营养性疾病	21	—	—	—	—	—	—	—	—	—	—	—	—	—	1	—	—	1	5	12	—
U059	II. 慢性非传染性疾病	5699	17	6	5	4	8	8	11	24	35	78	119	198	139	289	400	666	911	1221	1560	—
U060	A. 恶性肿瘤	872	—	—	2	—	2	4	4	10	12	32	57	79	53	99	112	145	113	96	52	—
U061	1. 唇、口腔和咽恶性肿瘤	12	—	—	—	—	—	—	—	—	—	—	1	1	2	1	1	2	—	3	1	—
U062	2. 食道癌	5	—	—	—	—	—	—	—	—	—	—	—	1	—	—	—	—	—	1	1	—
U063	3. 胃癌	56	—	—	1	—	—	—	—	—	—	—	2	7	4	6	9	12	7	8	1	—
U064	4. 结直肠癌	98	—	—	—	—	—	—	—	—	2	—	6	4	3	10	11	17	15	18	9	—
U065	5. 肝癌	111	—	—	—	—	1	—	—	1	1	3	3	7	6	13	16	20	21	10	8	—

续　表

疾病编码	疾病名称	总计	年龄组（岁）																			不详
			0-	1-	5-	10-	15-	20-	25-	30-	35-	40-	45-	50-	55-	60-	65-	70-	75-	80-	85及以上	
U066	6.胰腺癌	39	-	-	-	-	-	1	-	1	-	-	3	-	2	4	8	6	4	7	3	-
U067	7.肺癌	195	-	-	-	-	-	-	-	2	2	8	10	16	11	23	20	42	26	22	13	-
U068	8.皮肤癌	12	-	-	-	-	-	-	-	-	-	2	1	-	-	1	-	3	1	1	3	-
U069	9.乳腺癌	52	-	-	-	-	-	-	-	-	-	4	5	15	1	9	6	5	3	3	1	-
U070	10.子宫颈癌	44	-	-	-	-	2	1	2	2	2	4	7	6	3	3	4	3	2	2	1	-
U071	11.子宫体癌	16	-	-	-	-	-	-	-	-	2	1	1	2	1	3	4	1	1	-	-	-
U072	12.卵巢癌	25	-	-	-	-	-	-	-	-	-	2	3	3	2	4	5	2	1	1	2	-
U073	13.前列腺癌	-	-	-	-	-	-	-	-	-	-	-	-	-	-	-	-	-	-	-	-	-
U074	14.膀胱癌	11	-	-	-	-	-	-	-	-	-	-	-	1	2	2	2	1	2	-	1	-
U075	15.淋巴瘤与多发性骨髓瘤	32	-	-	-	-	-	-	-	-	-	-	2	2	2	2	6	3	9	5	1	-
U076	16.白血病	26	-	2	1	-	2	-	-	2	-	-	5	-	1	2	4	5	2	-	-	-
U077	其他	138	-	-	-	-	1	2	2	2	2	6	7	11	12	18	13	22	18	13	9	-
U078	B.其他肿瘤	22	-	2	-	-	-	-	2	-	2	-	-	3	1	1	2	2	5	1	1	-
U079	C.糖尿病	227	-	2	-	-	-	1	1	1	-	1	3	15	9	17	26	34	37	37	43	-
U080	D.内分泌紊乱	57	1	-	-	-	-	-	-	-	-	-	-	-	-	5	3	4	4	13	27	-
U081	E.神经系统和精神障碍疾病	262	-	4	2	-	2	2	-	2	6	1	3	5	3	5	3	21	25	61	117	-
U082	1.单相精神抑郁	1	-	-	-	-	-	-	-	-	-	-	-	-	-	-	-	1	-	-	-	-
U083	2.双相情感障碍	-	-	-	-	-	-	-	-	-	-	-	-	-	-	-	-	-	-	2	3	-
U084	3.精神分裂症	12	-	-	-	-	-	-	-	-	3	-	-	3	-	-	-	2	2	2	1	-
U085	4.癫痫病	14	-	-	2	-	2	-	-	2	3	-	2	-	1	-	1	-	1	-	-	-
U086	5.酒精使用所致精神障碍	-	-	-	-	-	-	-	-	-	-	-	-	-	-	-	-	-	-	-	-	-
U087	6.阿尔茨海默病和其他痴呆	162	-	-	-	-	-	-	-	-	-	-	-	-	1	2	1	11	17	46	84	-
U088	7.帕金森病	12	-	-	-	-	-	-	-	-	-	-	-	-	-	1	1	4	2	4	-	-
U089	8.多发性硬化	-	-	-	-	-	-	-	-	-	-	-	-	-	-	-	-	-	-	-	-	-
U090	9.药物使用所致精神障碍	-	-	-	-	-	-	-	-	-	-	-	-	-	-	-	-	-	-	-	-	-
U091	10.创伤后应激障碍	-	-	-	-	-	-	-	-	-	-	-	-	-	-	-	-	-	-	-	-	-
U092	11.强迫症	-	-	-	-	-	-	-	-	-	-	-	-	-	-	-	-	-	-	-	-	-
U093	12.惊恐障碍	-	-	-	-	-	-	-	-	-	-	-	-	-	-	-	-	-	-	-	-	-
U094	13.失眠症	-	-	-	-	-	-	-	-	-	-	-	-	-	-	-	-	-	-	-	-	-
U095	14.偏头痛	-	-	-	-	-	-	-	-	-	-	-	-	-	-	-	-	-	-	-	-	-
U096	15.由于铅暴露引起的精神发育障碍	3	-	2	1	-	-	-	-	-	-	-	-	-	-	-	-	-	-	-	-	-
U097	其他	55	-	4	1	-	2	-	-	1	2	-	1	2	-	1	-	3	5	6	27	-
U098	F.感官疾病	1	-	-	-	-	-	-	-	-	-	-	-	-	-	-	-	1	-	-	-	-

续 表

疾病编码	疾病名称	总计	年龄组（岁）																			不详
			0–	1–	5–	10–	15–	20–	25–	30–	35–	40–	45–	50–	55–	60–	65–	70–	75–	80–	85及以上	
U099	1. 青光眼	—	—	—	—	—	—	—	—	—	—	—	—	—	—	—	—	—	—	—	—	—
U100	2. 白内障	—	—	—	—	—	—	—	—	—	—	—	—	—	—	—	—	—	—	—	—	—
U101	3. 与年龄有关的视觉障碍	—	—	—	—	—	—	—	—	—	—	—	—	—	—	—	—	—	—	—	—	—
U102	4. 成年开始的听力损失	—	—	—	—	—	—	—	—	—	—	—	—	—	—	—	—	—	—	—	—	—
U103	其他	1	—	—	—	—	—	—	—	—	—	—	—	—	—	—	—	1	—	—	—	—
U104	G. 心血管疾病	2632	2	—	—	—	—	1	3	4	12	25	35	65	54	117	180	322	482	603	727	—
U105	1. 风湿性心脏病	63	—	—	—	—	—	—	—	1	5	1	4	5	5	5	3	11	13	7	11	—
U106	2. 高血压及并发症	311	—	—	—	—	—	—	—	—	—	1	5	5	2	7	12	26	56	90	107	—
U107	3. 缺血性心脏病	755	—	—	—	—	—	1	—	—	5	9	5	13	11	30	36	98	127	165	253	—
U108	4. 脑血管病	1376	—	—	—	—	—	—	1	1	5	8	16	40	35	69	114	171	274	318	324	—
U109	5. 炎性心脏病	33	—	—	—	—	—	—	—	—	—	2	2	2	—	4	2	3	4	3	10	—
U110	其他	92	2	—	—	—	—	—	—	—	4	2	4	4	1	2	13	13	8	20	20	—
U111	H. 主要呼吸系统疾病	1056	—	—	—	—	—	—	—	4	1	8	4	10	4	15	42	84	163	284	432	—
U112	1. 慢性阻塞性肺疾病	991	—	—	—	—	—	—	—	—	—	—	1	10	7	23	38	78	149	274	410	—
U113	2. 哮喘	17	—	—	—	—	—	—	—	—	—	—	1	2	1	1	—	1	3	2	6	—
U114	其他	48	—	—	—	—	—	—	—	—	—	—	2	2	—	—	4	5	11	8	16	—
U115	I. 主要消化系统疾病	407	1	—	—	—	—	—	—	4	1	8	4	10	4	15	23	30	59	106	142	—
U116	1. 消化性溃疡	40	—	—	—	—	—	—	—	—	—	—	—	1	—	—	3	2	6	12	16	—
U117	2. 肝硬化	41	—	—	—	—	—	—	—	—	—	5	2	6	—	4	3	5	6	7	3	—
U118	3. 阑尾炎	4	—	—	—	—	—	—	—	—	—	—	—	—	—	2	—	—	1	—	1	—
U119	其他	322	1	—	—	—	—	—	—	4	1	3	3	6	3	8	17	23	46	87	122	—
U120	J. 主要泌尿生殖系统疾病	67	—	—	—	—	—	—	—	1	—	2	7	6	5	5	5	9	13	6	8	—
U121	1. 肾炎和肾病	64	—	—	—	—	—	—	—	2	—	—	7	6	5	5	6	11	13	6	6	—
U122	2. 前列腺增生	—	—	—	—	—	—	—	—	—	—	—	—	—	—	—	—	—	—	—	—	—
U123	其他	3	—	—	—	—	—	—	—	—	—	—	1	—	—	—	—	—	—	—	2	—
U124	K. 皮肤病	9	—	—	—	—	—	—	—	—	—	—	1	—	—	—	1	3	—	2	2	—
U125	L. 肌肉骨骼和结缔组织疾病	64	—	—	—	—	—	—	—	2	2	1	6	2	1	2	6	11	8	12	9	—
U126	1. 风湿性关节炎	27	—	—	—	—	—	—	—	—	—	1	—	1	1	2	4	6	4	4	4	—
U127	2. 骨关节炎	—	—	—	—	—	—	—	—	—	—	—	—	—	—	—	—	—	—	—	—	—
U128	3. 痛风	3	—	—	—	—	—	—	—	—	—	—	—	—	—	—	—	—	—	2	1	—
U129	4. 腰痛	1	—	—	—	—	—	—	—	—	—	—	—	—	—	—	1	—	—	—	—	—
U130	其他	32	—	—	1	2	1	—	—	2	2	2	—	1	2	1	—	5	4	6	4	—
U131	M. 先天异常	22	13	—	—	—	1	—	2	—	2	2	—	1	1	—	—	—	1	—	—	—

续 表

疾病编码	疾病名称	总计	0–	1–	5–	10–	15–	20–	25–	30–	35–	40–	45–	50–	55–	60–	65–	70–	75–	80–	85及以上	不详
U132	1. 腹壁缺损	—	—	—	—	—	—	—	—	—	—	—	—	—	—	—	—	—	—	—	—	—
U133	2. 无脑畸形	—	—	—	—	—	—	—	—	—	—	—	—	—	—	—	—	—	—	—	—	—
U134	3. 肛门直肠闭锁	—	—	—	—	—	—	—	—	—	—	—	—	—	—	—	—	—	—	—	—	—
U135	4. 唇裂	—	—	—	—	—	—	—	—	—	—	—	—	—	—	—	—	—	—	—	—	—
U136	5. 腭裂	—	—	—	—	—	—	—	—	—	—	—	—	—	—	—	—	—	—	—	—	—
U137	6. 食管闭锁	1	1	—	—	—	—	—	—	—	—	—	—	—	—	—	—	—	—	—	—	—
U138	7. 肾发育不全	—	—	—	—	—	—	—	—	—	—	—	—	—	—	—	—	—	—	—	—	—
U139	8. 唐氏综合征	—	—	—	—	—	—	—	—	—	—	—	—	—	—	—	—	—	—	—	—	—
U140	9. 先天性心脏异常	17	9	—	1	1	1	—	—	—	—	2	—	—	—	1	1	—	1	—	—	—
U141	10. 脊柱裂	—	—	—	—	—	—	—	—	—	—	—	—	—	—	—	—	—	—	—	—	—
U142	其他	4	3	—	—	1	—	—	—	—	—	—	—	—	—	—	—	—	—	—	—	—
U143	N. 口腔疾病	1	—	—	—	—	—	—	—	—	—	—	—	—	—	—	—	1	—	—	—	—
U144	1. 龋齿	—	—	—	—	—	—	—	—	—	—	—	—	—	—	—	—	—	—	—	—	—
U145	2. 牙周病	—	—	—	—	—	—	—	—	—	—	—	—	—	—	—	—	—	—	—	—	—
U146	3. 无牙症	—	—	—	—	—	—	—	—	—	—	—	—	—	—	—	—	—	—	—	—	—
U147	其他	1	—	—	—	—	—	—	—	—	—	—	—	—	—	—	—	1	—	—	—	—
U148	Ⅲ. 伤害	605	7	8	7	5	12	4	12	12	9	30	25	29	17	41	29	38	62	84	174	—
U149	A. 意外伤害	544	7	8	6	3	8	3	10	8	7	25	21	26	17	36	22	35	51	81	170	—
U150	1. 道路交通事故	118	1	3	5	2	5	2	4	6	3	12	13	14	7	15	4	4	7	5	6	—
U151	2. 意外中毒	27	1	—	1	1	1	—	2	—	1	2	2	2	2	4	1	1	1	2	3	—
U152	3. 意外跌落	295	1	—	—	1	1	1	4	1	1	3	2	4	5	10	11	27	36	59	129	—
U153	4. 火灾	2	—	—	—	—	—	—	—	—	—	—	—	—	—	—	—	1	1	—	—	—
U154	5. 溺水	22	3	3	—	—	1	—	—	1	2	1	2	2	2	2	2	—	—	—	1	—
U155	其他	80	2	2	—	—	—	2	3	2	—	7	2	4	1	5	4	2	5	8	31	—
U156	B. 故意伤害	60	—	—	1	2	4	1	2	4	2	5	4	3	—	5	7	3	10	3	4	—
U157	1. 自杀及后遗症	52	—	—	1	2	4	1	1	3	1	4	3	2	—	5	7	3	9	3	3	—
U158	2. 他杀及后遗症	8	—	—	—	—	—	—	1	1	1	1	1	1	—	—	—	—	1	—	1	—
U159	3. 战争	—	—	—	—	—	—	—	—	—	—	—	—	—	—	—	—	—	—	—	—	—
U160	其他	—	—	—	—	—	—	—	—	—	—	—	—	—	—	—	—	—	—	—	—	—
U161	其他剩余疾病	11	—	—	—	—	—	—	—	—	—	—	—	—	—	1	—	—	—	4	6	—

表3-19 2018年保山市死因别、年龄别死亡数(男女合计)

疾病编码	疾病名称	总计	年龄组(岁)																			不详
---	---	---	0-	1-	5-	10-	15-	20-	25-	30-	35-	40-	45-	50-	55-	60-	65-	70-	75-	80-	85及以上	
U000	全死因	17321	168	60	32	40	92	131	132	203	245	441	653	892	875	1364	1515	1888	2336	2765	3489	-
U001	I. 传染病、母婴疾病和营养缺乏性疾病	720	111	8	1	1	2	4	9	9	8	20	25	20	15	21	27	38	70	108	223	-
U002	A. 传染病和寄生虫病	166	3	5	-	-	-	4	8	3	8	14	15	15	10	17	15	12	20	11	6	-
U003	1. 结核病	50	-	-	-	-	-	4	2	1	-	2	2	3	5	8	7	7	8	4	1	-
U004	2. 性传播疾病	2	-	-	-	-	-	-	-	-	-	-	-	-	-	-	-	-	1	-	1	-
U005	a. 梅毒	-	-	-	-	-	-	-	-	-	-	-	-	-	-	-	-	-	-	-	-	-
U006	b. 衣原体病	-	-	-	-	-	-	-	-	-	-	-	-	-	-	-	-	-	-	-	-	-
U007	c. 淋病	-	-	-	-	-	-	-	-	-	-	-	-	-	-	-	-	-	1	-	-	-
U008	d. 其他	2	-	-	-	-	-	-	-	-	-	-	-	-	-	-	-	-	1	-	1	-
U009	3. 艾滋病	18	1	-	-	-	-	-	1	1	5	5	4	2	1	-	-	-	-	-	-	-
U010	4. 腹泻性疾病	3	1	-	-	-	-	-	-	-	-	-	-	-	1	-	-	-	1	-	1	-
U011	5. 好发于儿童期的疾病	3	-	2	-	-	-	-	-	-	-	-	-	1	1	-	1	1	1	1	1	-
U012	a. 百日咳	-	-	-	-	-	-	-	-	-	-	-	-	-	-	-	-	-	-	-	-	-
U013	b. 脊髓灰质炎及后遗症	-	-	-	-	-	-	-	-	-	-	-	-	-	-	-	-	-	-	-	-	-
U014	c. 白喉	-	-	-	-	-	-	-	-	-	-	-	-	-	-	-	-	-	-	-	-	-
U015	d. 麻疹	1	-	-	-	-	-	-	-	-	-	-	-	-	-	-	-	-	-	-	-	-
U016	e. 破伤风	2	1	2	-	-	-	-	-	-	-	-	-	-	-	-	-	-	-	-	1	-
U017	6. 脑膜炎	14	-	2	-	-	-	2	3	1	2	-	3	-	-	-	1	1	1	1	1	-
U018	7. 乙型肝炎	43	-	-	-	-	-	-	1	1	2	4	3	8	2	6	4	2	9	1	1	-
U019	丙型肝炎	2	-	-	-	-	-	-	-	1	-	-	-	1	-	1	-	-	-	-	-	-
U020	8. 疟疾	1	-	-	-	-	-	-	-	-	-	-	-	-	-	-	-	-	-	-	-	-
U021	9. 热带病	-	-	-	-	-	-	-	-	-	-	-	-	-	-	-	-	-	-	-	-	-
U022	a. 锥虫病	-	-	-	-	-	-	-	-	-	-	-	-	-	-	-	-	-	-	-	-	-
U023	b. 南美锥虫病	-	-	-	-	-	-	-	-	-	-	-	-	-	-	-	-	-	-	-	-	-
U024	c. 血吸虫病	-	-	-	-	-	-	-	-	-	-	-	-	-	-	-	-	-	-	-	-	-
U025	d. 利什曼病	-	-	-	-	-	-	-	-	-	-	-	-	-	-	-	-	-	-	-	-	-
U026	e. 淋巴性丝虫病	-	-	-	-	-	-	-	-	-	-	-	-	-	-	-	-	-	-	-	-	-
U027	f. 盘尾丝虫病	-	-	-	-	-	-	-	-	-	-	-	-	-	-	-	-	-	-	-	-	-
U028	10. 麻风病	2	-	-	-	-	-	-	-	-	-	-	-	-	-	-	-	-	-	2	-	-
U029	11. 登革热	-	-	-	-	-	-	-	-	-	-	-	-	-	-	-	-	-	-	-	-	-
U030	12. 流行性乙型脑炎	-	-	-	-	-	-	-	-	-	-	-	-	-	-	-	-	-	-	-	-	-
U031	13. 沙眼	-	-	-	-	-	-	-	-	-	-	-	-	-	-	-	-	-	-	-	-	-
U032	14. 肠线虫感染	1	-	-	-	-	-	-	-	-	-	-	-	-	-	-	-	-	-	1	-	-

续 表

年龄组（岁）

疾病编码	疾病名称	总计	0—	1—	5—	10—	15—	20—	25—	30—	35—	40—	45—	50—	55—	60—	65—	70—	75—	80—	85及以上	不详
U033	a. 蛔虫病	—	—	—	—	—	—	—	—	—	—	—	—	—	—	—	—	—	—	—	—	—
U034	b. 鞭虫病	—	—	—	—	—	—	—	—	—	—	—	—	—	—	—	—	—	—	—	—	—
U035	c. 钩虫病	1	—	—	—	—	—	—	—	—	—	—	—	—	—	—	—	—	—	1	—	—
U036	d. 其他	—	—	—	—	—	—	—	—	—	—	—	—	—	—	—	—	—	—	—	—	—
U037	其他传染病	27	2	3	—	—	—	2	1	—	1	3	2	1	2	2	2	2	1	3	2	—
U038	B. 呼吸系统感染	205	9	3	—	1	2	—	1	2	—	5	8	5	2	4	11	14	30	35	74	—
U039	1. 下呼吸道感染	199	9	2	—	1	2	—	1	2	—	5	8	5	2	4	10	14	28	34	73	—
U040	2. 上呼吸道感染	6	1	—	—	—	—	—	—	—	—	—	1	—	—	—	1	—	2	1	1	—
U041	3. 中耳炎	—	—	—	—	—	—	—	—	—	—	—	—	—	—	—	—	—	—	—	—	—
U042	C. 妊娠、分娩和产褥期并发症	5	—	—	—	—	—	—	1	3	—	—	1	—	—	—	—	—	—	—	—	—
U043	1. 孕产妇出血	3	—	—	—	—	—	—	1	2	—	—	—	—	—	—	—	—	—	—	—	—
U044	2. 产妇败血症	—	—	—	—	—	—	—	—	—	—	—	—	—	—	—	—	—	—	—	—	—
U045	3. 妊娠高血压综合征	1	—	—	—	—	—	—	—	1	—	—	—	—	—	—	—	—	—	—	—	—
U046	4. 梗阻性分娩	—	—	—	—	—	—	—	—	—	—	—	—	—	—	—	—	—	—	—	—	—
U047	5. 流产	—	—	—	—	—	—	—	—	—	—	—	—	—	—	—	—	—	—	—	—	—
U048	其他	1	1	—	—	—	—	—	—	—	—	—	—	—	—	—	—	—	—	—	—	—
U049	D. 起源于围生期的情况	97	97	—	—	—	—	—	—	—	—	—	—	—	—	—	—	—	—	—	—	—
U050	1. 出生低体重	10	10	—	—	—	—	—	—	—	—	—	—	—	—	—	—	—	—	—	—	—
U051	2. 出生伤和窒息	65	65	—	—	—	—	—	—	—	—	—	—	—	—	—	—	—	—	—	—	—
U052	其他	22	22	—	—	—	—	—	—	—	—	—	—	—	—	—	—	—	—	—	—	—
U053	E. 营养缺乏	247	2	—	1	—	—	—	—	—	—	1	1	—	3	1	1	12	20	62	143	—
U054	1. 蛋白质-能量营养不良	210	1	—	1	—	—	—	—	—	—	—	—	—	2	—	1	10	18	54	123	—
U055	2. 碘缺乏	—	—	—	—	—	—	—	—	—	—	—	—	—	—	—	—	—	—	—	—	—
U056	3. 维生素 A 缺乏	—	—	—	—	—	—	—	—	—	—	—	—	—	—	—	—	—	—	—	—	—
U057	4. 缺铁性贫血	14	1	—	—	—	—	—	—	1	—	—	—	—	—	—	2	2	1	3	5	—
U058	其他营养缺乏	23	1	—	1	—	—	—	1	—	—	—	—	—	—	—	—	2	3	—	15	—
U059	Ⅱ. 慢性非传染性疾病	14541	42	28	12	15	34	45	53	84	139	284	469	703	737	1188	1370	1745	2129	2505	2959	—
U060	A. 恶性肿瘤	2006	1	7	6	6	4	11	14	23	36	77	128	197	207	340	274	273	189	142	71	—
U061	1. 唇、口腔和咽恶性肿瘤	45	—	—	—	—	—	—	—	—	2	1	2	6	8	9	5	7	—	2	2	—
U062	2. 食道癌	81	—	—	—	—	—	—	—	—	2	1	3	9	9	17	15	12	9	7	—	—
U063	3. 胃癌	225	—	—	—	—	1	—	—	2	1	9	10	16	15	42	33	35	37	19	4	—
U064	4. 结直肠癌	185	—	—	—	—	1	3	—	1	—	7	6	15	17	27	25	34	22	13	12	—
U065	5. 肝癌	296	1	1	—	—	—	—	1	3	6	21	24	41	35	56	27	32	24	15	9	—

续 表

疾病编码	疾病名称	总计	0-	1-	5-	10-	15-	20-	25-	30-	35-	40-	45-	50-	55-	60-	65-	70-	75-	80-	85及以上	不详
U066	6. 胰腺癌	55	-	-	-	-	-	-	2	-	-	-	-	-	5	18	6	6	6	2	3	-
U067	7. 肺癌	432	-	-	-	-	-	-	1	-	2	11	21	47	43	78	77	63	43	31	12	-
U068	8. 皮肤癌	25	-	-	-	-	-	-	-	3	-	3	-	-	2	1	4	5	4	3	4	-
U069	9. 乳腺癌	61	-	-	-	-	-	-	1	2	-	6	3	11	10	8	7	5	2	2	1	3	-
U070	10. 子宫颈癌	76	-	-	-	-	-	1	1	2	5	3	10	9	8	12	7	13	1	5	-	-
U071	11. 子宫体癌	22	-	-	1	-	-	-	-	-	-	3	-	1	8	4	2	1	1	2	-	-
U072	12. 卵巢癌	19	-	-	2	-	-	-	-	1	-	1	6	3	7	3	1	-	-	-	1	-
U073	13. 前列腺癌	28	-	-	-	-	1	2	-	1	-	1	-	6	1	2	4	1	3	4	7	7	-
U074	14. 膀胱癌	34	-	-	2	1	2	4	-	-	-	6	4	4	8	7	3	5	4	2	1	1	-
U075	15. 淋巴瘤与多发性骨髓瘤	38	-	1	2	3	1	2	-	-	-	-	-	6	4	4	7	6	4	3	9	1	-
U076	16. 白血病	66	-	5	3	3	2	4	3	6	-	6	14	22	24	31	47	10	48	2	3	8	-
U077	其他	318	1	2	-	1	-	-	1	2	-	4	2	2	3	3	5	7	2	3	5	1	-
U078	B. 其他肿瘤	39	1	2	-	1	-	-	-	2	5	2	7	12	19	22	39	54	44	56	50	43	-
U079	C. 糖尿病	356	1	1	1	-	-	-	8	2	5	2	-	5	7	5	4	6	3	9	14	25	-
U080	D. 内分泌紊乱	92	1	1	-	-	-	-	1	1	2	16	12	14	9	16	13	18	24	42	62	-
U081	E. 神经系统和精神障碍疾病	279	2	4	3	5	9	7	11	1	8	16	12	14	9	16	13	18	24	42	62	-
U082	1. 单相精神抑郁	3	-	-	-	-	-	-	-	-	1	-	-	1	-	-	-	-	-	2	-	-
U083	2. 双相情感障碍	-	-	-	-	-	-	-	-	-	-	-	-	-	-	-	-	-	-	-	-	-
U084	3. 精神分裂症	24	-	1	-	3	-	-	2	2	3	1	2	2	2	3	3	1	6	3	1	-
U085	4. 癫痫症	43	-	1	8	3	3	4	1	2	3	1	1	2	5	1	5	1	6	-	-	-
U086	5. 酒精使用所致精神障碍	10	-	-	-	-	-	-	1	1	-	2	2	2	3	1	3	-	1	1	1	-
U087	6. 阿尔次海默病和其他痴呆	99	-	-	-	-	-	-	-	1	-	-	1	-	1	1	1	5	9	14	24	40	-
U088	7. 帕金森病	10	-	-	-	-	-	-	-	-	-	-	-	-	-	-	-	2	3	-	2	-
U089	8. 多发性硬化	-	-	-	-	-	-	-	-	-	-	-	-	-	-	-	-	-	-	-	2	-
U090	9. 药物使用所致精神障碍	8	-	-	-	-	-	-	-	-	-	-	-	3	1	1	1	-	-	-	-	-
U091	10. 创伤后应激障碍	-	-	-	-	-	-	-	-	-	-	-	-	-	-	-	-	-	-	-	-	-
U092	11. 强迫症	-	-	-	-	-	-	-	-	-	-	-	-	-	-	-	-	-	-	-	-	-
U093	12. 惊恐障碍	-	-	-	-	-	-	-	-	-	-	-	-	-	-	-	-	-	-	-	-	-
U094	13. 失眠症	-	-	-	-	-	-	-	-	-	-	-	-	-	-	-	-	-	-	-	-	-
U095	14. 偏头痛	-	-	-	-	-	-	-	-	-	-	-	-	-	-	-	-	-	-	-	-	-
U096	15. 由于铅暴露引起的精神发育障碍	1	-	-	-	-	-	-	-	-	-	-	-	1	-	-	-	-	-	-	-	-
U097	其他	80	2	3	2	2	6	1	2	-	2	2	7	5	3	3	5	2	3	4	9	18	-
U098	F. 感官疾病	1	-	-	-	-	-	-	-	-	-	-	-	-	-	-	-	-	1	-	-	-

续 表

疾病编码	疾病名称	总计	年龄组（岁）																				
			0-	1-	5-	10-	15-	20-	25-	30-	35-	40-	45-	50-	55-	60-	65-	70-	75-	80-	85及以上	不详
U099	1.青光眼	-	-	-	-	-	-	-	-	-	-	-	-	-	-	-	-	-	-	-	-	-
U100	2.白内障	-	-	-	-	-	-	-	-	-	-	-	-	-	-	-	-	-	-	-	-	-
U101	3.与年龄有关的视觉障碍	-	-	-	-	-	-	-	-	-	-	-	-	-	-	-	-	-	-	-	-	-
U102	4.成年开始的听力损失	-	-	-	-	-	-	-	-	-	-	-	-	-	-	-	-	-	-	-	-	-
U103	其他	1	-	-	-	-	-	-	-	-	-	-	-	-	-	-	-	-	1	-	-	-
U104	G.心血管疾病	8514	5	1	-	1	11	13	17	34	60	119	199	354	365	566	748	1024	1389	1641	1967	-
U105	1.风湿性心脏病	156	-	1	-	-	1	-	-	2	3	1	3	8	9	5	15	24	24	24	38	-
U106	2.高血压及并发症	632	-	-	-	-	-	-	-	-	3	1	12	14	17	30	51	83	101	154	165	-
U107	3.缺血性心脏病	2617	-	-	-	-	4	7	7	17	28	53	71	127	133	175	203	286	422	450	634	-
U108	4.脑血管病	4672	-	1	-	1	3	1	8	9	22	54	104	189	191	327	430	598	796	946	992	-
U109	5.炎性心脏病	79	2	1	-	-	1	2	2	3	-	-	3	5	2	4	11	6	6	10	20	-
U110	其他	337	3	4	-	-	2	2	-	3	3	10	6	11	13	23	37	25	37	52	110	-
U111	H.主要呼吸系统疾病	2056	1	-	-	-	3	-	-	2	3	12	30	50	55	110	163	252	334	445	590	-
U112	1.慢性阻塞性肺疾病	1829	-	-	-	-	2	-	-	1	3	7	19	36	42	89	145	229	313	404	538	-
U113	2.哮喘	98	1	1	-	-	1	-	-	1	2	2	3	2	4	6	6	12	10	25	27	-
U114	其他	129	1	3	-	-	1	-	-	-	-	3	8	12	9	15	12	11	11	16	25	-
U115	I.主要消化系统疾病	729	3	2	-	-	-	6	6	7	15	31	54	42	51	71	64	85	76	99	121	-
U116	1.消化性溃疡	105	-	-	-	-	1	1	1	-	2	2	3	4	6	7	13	15	12	20	20	-
U117	2.肝硬化	253	-	-	-	-	2	2	2	4	10	21	42	29	31	33	26	26	16	6	7	-
U118	3.阑尾炎	13	-	-	-	-	1	-	-	-	-	-	-	-	1	-	1	4	3	4	-	-
U119	其他	358	3	2	-	1	-	3	3	3	3	8	9	9	15	31	24	40	45	69	94	-
U120	J.主要泌尿生殖系统疾病	298	3	1	1	-	2	2	-	7	4	10	21	13	15	26	25	29	40	50	52	-
U121	1.肾炎和肾病	233	1	-	1	-	2	2	-	7	4	10	19	11	11	24	20	22	33	30	36	-
U122	2.前列腺增生	12	-	-	-	-	-	-	-	-	-	-	-	-	-	-	1	2	-	6	3	-
U123	其他	53	1	-	-	-	-	-	-	-	-	-	2	2	4	2	4	5	7	6	13	-
U124	K.皮肤病	8	-	-	-	-	-	-	-	-	-	1	1	-	-	-	1	1	-	-	4	-
U125	L.肌肉骨骼和结缔组织疾病	109	1	-	-	-	1	3	-	-	3	3	3	3	5	10	15	14	8	17	23	-
U126	1.风湿性关节炎	48	-	-	1	-	-	-	-	-	1	-	-	1	1	7	5	8	2	11	14	-
U127	2.骨关节炎	1	-	-	-	-	-	-	-	-	-	-	-	1	-	-	-	-	-	-	-	-
U128	3.痛风	10	-	-	-	-	-	-	-	-	-	-	-	-	2	2	3	2	2	-	1	-
U129	4.腰痛	3	-	-	-	-	-	-	-	-	-	-	-	2	-	-	-	1	-	-	-	-
U130	其他	46	-	-	-	-	2	-	2	3	3	3	2	2	2	-	6	4	3	6	8	-
U131	M.先天异常	54	27	7	-	1	2	-	-	-	3	2	2	-	2	1	1	-	-	-	-	-

续表

疾病编码	疾病名称	总计	0—	1—	5—	10—	15—	20—	25—	30—	35—	40—	45—	50—	55—	60—	65—	70—	75—	80—	85及以上	不详
										年龄组（岁）												
U132	1. 腹壁缺损	—	—	—	—	—	—	—	—	—	—	—	—	—	—	—	—	—	—	—	—	—
U133	2. 无脑畸形	—	—	—	—	—	—	—	—	—	—	—	—	—	—	—	—	—	—	—	—	—
U134	3. 肛门直肠闭锁	2	2	—	—	—	—	—	—	—	—	—	—	—	—	—	—	—	—	—	—	—
U135	4. 唇裂	—	—	—	—	—	—	—	—	—	—	—	—	—	—	—	—	—	—	—	—	—
U136	5. 腭裂	1	1	—	—	—	—	—	—	—	—	—	—	—	—	—	—	—	—	—	—	—
U137	6. 食管闭锁	—	—	—	—	—	—	—	—	—	—	—	—	—	—	—	—	—	—	—	—	—
U138	7. 肾发育不全	1	1	—	—	—	—	—	—	—	—	—	—	—	—	—	—	—	—	—	—	—
U139	8. 唐氏综合征	—	—	—	—	—	—	—	—	—	—	—	—	—	—	—	—	—	—	—	—	—
U140	9. 先天性心脏异常	35	13	4	1	—	1	—	2	2	3	2	—	—	2	1	1	—	—	—	—	—
U141	10. 脊柱裂	—	—	—	—	—	—	—	—	—	—	—	—	—	—	—	—	—	—	—	—	—
U142	其他	15	10	3	—	—	—	—	—	—	—	—	—	—	—	—	—	—	—	—	—	—
U143	N. 口腔疾病	—	—	—	—	—	—	—	—	—	—	—	—	—	—	—	—	—	—	—	—	—
U144	1. 龋齿	—	—	—	—	—	—	—	—	—	—	—	—	—	—	—	—	—	—	—	—	—
U145	2. 牙周病	—	—	—	—	—	—	—	—	—	—	—	—	—	—	—	—	—	—	—	—	—
U146	3. 无牙症	—	—	—	—	—	—	—	—	—	—	—	—	—	—	—	—	—	—	—	—	—
U147	其他	—	—	—	—	—	—	—	—	—	—	—	—	—	—	—	—	—	—	—	—	—
U148	Ⅲ. 伤害	1930	12	24	19	24	54	81	69	109	96	134	154	168	118	150	116	101	133	145	223	—
U149	A. 意外伤害	1630	11	23	18	22	38	62	60	89	72	100	131	140	102	124	101	80	111	131	215	—
U150	1. 道路交通事故	447	1	7	3	2	21	40	31	46	31	35	52	50	32	26	21	18	16	9	6	—
U151	2. 意外中毒	159	—	7	1	1	—	4	7	7	12	20	19	21	15	17	7	8	11	8	1	—
U152	3. 意外跌落	726	3	5	1	5	8	7	7	16	10	23	37	41	37	61	57	45	72	103	188	—
U153	4. 火灾	7	—	—	—	—	—	—	—	1	—	—	—	2	—	—	1	—	1	2	—	—
U154	5. 溺水	100	—	7	9	12	8	4	7	5	2	7	4	4	3	7	4	4	5	5	3	—
U155	其他	191	7	4	4	2	1	7	8	14	17	15	19	22	15	13	11	5	6	4	17	—
U156	B. 故意伤害	297	1	1	1	2	16	19	9	19	24	33	23	28	16	26	15	21	21	14	8	—
U157	1. 自杀及后遗症	261	—	—	—	1	12	14	7	14	19	32	20	25	16	24	14	21	21	14	7	—
U158	2. 他杀及后遗症	28	1	1	1	1	3	4	4	4	—	1	2	2	—	2	1	—	—	—	1	—
U159	3. 战争	—	—	—	—	—	—	—	—	—	—	—	—	—	—	—	—	—	—	—	—	—
U160	其他	8	—	—	—	—	1	1	—	1	1	—	1	1	—	1	—	—	—	—	—	—
U161	其他剩余疾病	130	3	—	—	—	2	—	2	4	2	3	5	—	5	5	2	4	4	7	84	—

表 3－20　2018 年保山市死因别、年龄别死亡数（男）

疾病编码	疾病名称	总计	年龄组（岁）																			
			0－	1－	5－	10－	15－	20－	25－	30－	35－	40－	45－	50－	55－	60－	65－	70－	75－	80－	85及以上	不详
U000	全死因	9862	100	36	18	28	67	95	105	147	169	332	467	617	588	905	988	1078	1348	1353	1421	－
U001	Ⅰ.传染病、母婴疾病和营养缺乏性疾病	376	72	4	1	－	－	3	6	5	6	17	15	11	13	17	20	19	38	47	81	－
U002	A.传染病和寄生虫病	118	3	3	－	－	－	3	6	3	6	13	11	8	9	13	10	9	12	7	2	－
U003	1.结核病	44	－	－	－	－	－	1	1	－	2	2	1	5	7	7	7	8	2	1	－	－
U004	2.性传播疾病	－	－	－	－	－	－	－	－	－	－	－	－	－	－	－	－	－	－	－	－	－
U005	a.梅毒	－	－	－	－	－	－	－	－	－	－	－	－	－	－	－	－	－	－	－	－	－
U006	b.衣原体病	－	－	－	－	－	－	－	－	－	－	－	－	－	－	－	－	－	－	－	－	－
U007	c.淋病	－	－	－	－	－	－	－	－	－	－	－	－	－	－	－	－	－	－	－	－	－
U008	d.其他	－	－	－	－	－	－	－	－	－	－	－	－	－	－	－	－	－	－	－	－	－
U009	3.艾滋病	11	－	－	－	－	－	－	－	－	3	4	2	1	1	－	－	－	－	－	－	－
U010	4.腹泻性疾病	2	1	－	－	－	－	－	－	－	－	－	－	－	－	－	－	－	－	－	1	－
U011	5.好发于儿童期的疾病	1	1	－	－	－	－	－	－	－	－	－	－	－	－	－	－	－	－	－	－	－
U012	a.百日咳	－	－	－	－	－	－	－	－	－	－	－	－	－	－	－	－	－	－	－	－	－
U013	b.脊髓灰质炎及后遗症	－	－	－	－	－	－	－	－	－	－	－	－	－	－	－	－	－	－	－	－	－
U014	c.白喉	－	－	－	－	－	－	－	－	－	－	－	－	－	－	－	－	－	－	－	－	－
U015	d.麻疹	－	－	－	－	－	－	－	－	－	－	－	－	－	－	－	－	－	－	－	－	－
U016	e.破伤风	1	－	－	－	－	－	－	－	1	－	－	－	－	－	－	－	－	－	－	－	－
U017	6.脑膜炎	8	－	2	－	－	－	1	－	－	－	－	1	1	1	－	1	－	1	－	－	－
U018	7.乙型肝炎	31	－	－	－	－	－	－	1	1	2	4	3	5	2	5	2	2	3	1	－	－
U019	丙型肝炎	1	－	－	－	－	－	－	－	－	－	－	1	－	－	－	－	－	－	－	－	－
U020	8.疟疾	1	－	－	－	－	－	－	1	－	－	－	－	－	－	－	－	－	－	－	－	－
U021	9.热带病	－	－	－	－	－	－	－	－	－	－	－	－	－	－	－	－	－	－	－	－	－
U022	a.锥虫病	－	－	－	－	－	－	－	－	－	－	－	－	－	－	－	－	－	－	－	－	－
U023	b.南美锥虫病	－	－	－	－	－	－	－	－	－	－	－	－	－	－	－	－	－	－	－	－	－
U024	c.血吸虫病	－	－	－	－	－	－	－	－	－	－	－	－	－	－	－	－	－	－	－	－	－
U025	d.利什曼病	－	－	－	－	－	－	－	－	－	－	－	－	－	－	－	－	－	－	－	－	－
U026	e.淋巴性丝虫病	－	－	－	－	－	－	－	－	－	－	－	－	－	－	－	－	－	－	－	－	－
U027	f.盘尾丝虫病	－	－	－	－	－	－	－	－	－	－	－	－	－	－	－	－	－	－	－	－	－
U028	10.麻风病	2	－	－	－	－	－	－	－	－	－	－	－	－	－	－	－	－	－	2	－	－
U029	11.登革热	－	－	－	－	－	－	－	－	－	－	－	－	－	－	－	－	－	－	－	－	－
U030	12.流行性乙型脑炎	－	－	－	－	－	－	－	－	－	－	－	－	－	－	－	－	－	－	－	－	－
U031	13.沙眼	－	－	－	－	－	－	－	－	－	－	－	－	－	－	－	－	－	－	－	－	－
U032	14.肠线虫感染	－	－	－	－	－	－	－	－	－	－	－	－	－	－	－	－	－	－	－	－	－

续 表

疾病编码	疾病名称	总计	0-	1-	5-	10-	15-	20-	25-	30-	35-	40-	45-	50-	55-	60-	65-	70-	75-	80-	85及以上	不详
U033	a. 蛔虫病	—	—	—	—	—	—	—	—	—	—	—	—	—	—	—	—	—	—	—	—	—
U034	b. 鞭虫病	—	—	—	—	—	—	—	—	—	—	—	—	—	—	—	—	—	—	—	—	—
U035	c. 钩虫病	—	—	—	—	—	—	—	—	—	—	—	—	—	—	—	—	—	—	—	—	—
U036	d. 其他	—	—	—	—	—	—	—	—	—	—	—	—	—	—	—	—	—	—	—	—	—
U037	其他传染病	17	2	1	—	—	—	—	—	—	1	3	2	3	—	1	—	1	1	2	—	—
U038	B. 呼吸系统感染	101	5	1	1	—	—	—	—	—	1	4	4	3	1	4	9	6	16	16	30	—
U039	1. 下呼吸道感染	99	5	1	1	—	—	—	—	—	1	4	4	3	1	4	9	6	14	16	30	—
U040	2. 上呼吸道感染	2	—	—	—	—	—	—	—	—	—	—	—	—	—	—	—	—	2	—	—	—
U041	3. 中耳炎	—	—	—	—	—	—	—	—	—	—	—	—	—	—	—	—	—	—	—	—	—
U042	C. 妊娠、分娩和产褥期并发症	—	—	—	—	—	—	—	—	—	—	—	—	—	—	—	—	—	—	—	—	—
U043	1. 孕产妇出血	—	—	—	—	—	—	—	—	—	—	—	—	—	—	—	—	—	—	—	—	—
U044	2. 产妇败血症	—	—	—	—	—	—	—	—	—	—	—	—	—	—	—	—	—	—	—	—	—
U045	3. 妊娠高血压综合征	—	—	—	—	—	—	—	—	—	—	—	—	—	—	—	—	—	—	—	—	—
U046	4. 梗阻性分娩	—	—	—	—	—	—	—	—	—	—	—	—	—	—	—	—	—	—	—	—	—
U047	5. 流产	—	—	—	—	—	—	—	—	—	—	—	—	—	—	—	—	—	—	—	—	—
U048	其他	—	—	—	—	—	—	—	—	—	—	—	—	—	—	—	—	—	—	—	—	—
U049	D. 起源于围生期的情况	62	62	—	—	—	—	—	—	—	—	—	—	—	—	—	—	—	—	—	—	—
U050	1. 出生低体重	8	8	—	—	—	—	—	—	—	—	—	—	—	—	—	—	—	—	—	—	—
U051	2. 出生产伤和窒息	41	41	—	—	—	—	—	—	—	—	—	—	—	—	—	—	—	—	—	—	—
U052	其他	13	13	—	—	—	—	—	—	—	—	—	—	—	—	—	—	—	—	—	—	—
U053	E. 营养缺乏	95	2	1	1	—	—	—	—	—	—	—	—	—	3	—	1	4	10	24	49	—
U054	1. 蛋白质-能量营养不良	78	1	—	—	—	—	—	—	—	—	—	—	—	2	—	1	3	9	21	41	—
U055	2. 碘缺乏	—	—	—	—	—	—	—	—	—	—	—	—	—	—	—	—	—	—	—	—	—
U056	3. 维生素 A 缺乏病	—	—	—	—	—	—	—	—	—	—	—	—	—	—	—	—	—	—	—	—	—
U057	4. 缺铁性贫血	7	—	—	—	—	—	—	—	—	—	—	1	—	1	—	—	1	1	2	1	—
U058	其他营养性疾病	10	1	—	—	—	1	—	—	—	—	—	—	—	—	—	—	—	—	1	7	—
U059	II. 慢性非传染性疾病	8131	20	19	5	8	26	27	42	49	93	206	322	472	476	774	887	1003	1228	1232	1242	—
U060	A. 恶性肿瘤	1271	1	4	—	—	4	8	10	13	17	47	77	125	128	223	187	175	126	83	43	—
U061	1. 唇、口腔和咽恶性肿瘤	35	—	—	—	—	—	—	—	—	—	—	—	3	—	7	4	5	8	7	1	—
U062	2. 食道癌	74	—	—	—	—	—	—	—	—	2	3	3	6	6	7	15	15	8	7	2	—
U063	3. 胃癌	157	—	—	—	—	—	—	1	2	—	5	7	12	10	32	26	25	24	11	2	—
U064	4. 结直肠癌	108	—	—	—	—	—	1	1	1	1	3	5	10	9	15	17	19	12	7	7	—
U065	5. 肝癌	213	1	—	—	—	—	1	1	3	6	18	21	32	27	38	14	23	16	7	5	—

续　表

疾病编码	疾病名称	总计	\multicolumn{年龄组（岁）}																		
			0 –	1 –	5 –	10 –	15 –	20 –	25 –	30 –	35 –	40 –	45 –	50 –	55 –	60 –	65 –	70 –	75 –	80 –	85及以上	不详
U066	6. 胰腺癌	39	—	—	—	—	—	—	2	—	—	1	3	2	3	13	4	4	4	1	2	—
U067	7. 肺癌	323	—	—	—	—	—	—	1	3	1	7	15	36	35	61	60	45	28	20	11	—
U068	8. 皮肤癌	15	—	—	—	—	—	—	—	—	—	—	—	—	1	2	2	4	3	2	1	—
U069	9. 乳腺癌	—	—	—	—	—	—	—	—	—	—	—	—	—	—	—	—	—	—	—	—	—
U070	10. 子宫颈癌	—	—	—	—	—	—	—	—	—	—	—	—	—	—	—	—	—	—	—	—	—
U071	11. 子宫体癌	—	—	—	—	—	—	—	—	—	—	—	—	—	—	—	—	—	—	—	—	—
U072	12. 卵巢癌	28	—	—	—	—	—	—	—	—	—	—	—	1	1	4	1	3	4	7	7	—
U073	13. 前列腺癌	25	—	—	—	—	—	—	—	—	—	—	—	1	2	1	3	4	6	6	2	—
U074	14. 膀胱癌	24	—	—	—	—	—	—	—	—	—	—	4	3	3	4	4	2	3	1	—	—
U075	15. 淋巴瘤与多发性骨髓瘤	36	—	—	—	1	1	—	2	—	1	4	2	3	6	3	7	2	3	1	—	—
U076	16. 白血病	194	1	2	1	2	2	2	4	—	2	7	14	15	16	30	30	30	18	13	5	—
U077	其他	18	1	1	—	—	—	—	—	—	—	1	2	1	1	2	4	2	1	1	1	—
U078	B. 其他肿瘤	170	—	—	—	—	2	2	—	1	2	5	8	12	8	16	29	22	29	18	16	—
U079	C. 糖尿病	40	—	—	—	—	—	—	—	—	1	1	4	3	5	2	1	2	2	5	5	9	—
U080	D. 内分泌紊乱	152	2	4	2	2	8	6	7	2	5	14	10	11	5	12	7	7	11	16	21	—
U081	E. 神经系统和精神障碍疾病	—	—	—	—	—	—	—	—	—	—	—	—	—	—	—	—	—	—	—	—	—
U082	1. 单相抑郁神经症	17	—	—	—	—	—	—	—	—	1	2	2	2	2	3	1	1	1	1	1	—
U083	2. 双相情感障碍	28	—	—	—	—	—	—	5	1	2	2	2	3	3	4	1	1	4	—	—	—
U084	3. 精神分裂症	10	—	—	—	—	—	—	—	—	1	—	1	1	1	1	1	—	1	2	1	—
U085	4. 癫痫症	41	1	1	2	2	2	5	5	2	2	2	2	3	2	4	1	2	1	—	—	—
U086	5. 酒精使用所致精神障碍	2	—	—	—	—	—	—	—	—	—	1	—	—	1	—	—	—	—	—	—	—
U087	6. 阿尔茨海默病和其他痴呆	—	—	—	—	—	—	—	—	—	—	—	—	—	—	—	—	—	—	—	—	—
U088	7. 帕金森病	8	—	—	—	—	—	—	—	—	—	—	—	1	1	2	1	1	1	1	—	—
U089	8. 多发性硬化	—	—	—	—	—	—	—	—	—	—	—	—	—	—	—	—	—	—	—	—	—
U090	9. 药物使用所致精神障碍	—	—	—	—	—	—	—	—	—	—	—	—	—	—	—	—	—	—	—	—	—
U091	10. 创伤后应激障碍	—	—	—	—	—	—	—	—	—	—	—	—	—	—	—	—	—	—	—	—	—
U092	11. 强迫症	—	—	—	—	—	—	—	—	—	—	—	—	—	—	—	—	—	—	—	—	—
U093	12. 惊恐障碍	—	—	—	—	—	—	—	—	—	—	—	—	—	—	—	—	—	—	—	—	—
U094	13. 失眠症	—	—	—	—	—	—	—	—	—	—	—	—	—	—	—	—	—	—	—	—	—
U095	14. 偏头痛	—	—	—	—	—	—	—	—	—	—	—	—	—	—	—	—	—	—	—	—	—
U096	15. 由于铅暴露引起的精神发育障碍	—	—	—	—	—	—	—	—	—	—	—	—	—	—	—	—	—	—	—	—	—
U097	其他	45	2	3	1	—	6	2	1	1	2	6	3	2	—	4	2	1	1	2	6	—
U098	F. 感官疾病	—	—	—	—	—	—	—	—	—	—	—	—	—	—	—	—	—	—	—	—	—

续 表

疾病编码	疾病名称	总计	0 -	1 -	5 -	10 -	15 -	20 -	25 -	30 -	35 -	40 -	45 -	50 -	55 -	60 -	65 -	70 -	75 -	80 -	85及以上	不详
U099	1. 青光眼	-	-	-	-	-	-	-	-	-	-	-	-	-	-	-	-	-	-	-	-	-
U100	2. 白内障	-	-	-	-	-	-	-	-	-	-	-	-	-	-	-	-	-	-	-	-	-
U101	3. 与年龄有关的视觉障碍	-	-	-	-	-	-	-	-	-	-	-	-	-	-	-	-	-	-	-	-	-
U102	4. 成年开始的听力损失	-	-	-	-	-	-	-	-	-	-	-	-	-	-	-	-	-	-	-	-	-
U103	其他	-	-	-	-	-	-	-	-	-	-	-	-	-	-	-	-	-	-	-	-	-
U104	G. 心血管疾病	4525	2	1	-	-	8	8	16	22	48	93	136	229	236	348	470	554	764	781	809	-
U105	1. 风湿性心脏病	62	-	-	-	-	1	1	1	1	3	1	2	6	3	1	6	10	10	5	15	-
U106	2. 高血压及并发症	312	-	3	-	-	1	3	-	3	3	7	7	6	10	18	29	43	55	72	67	-
U107	3. 缺血性心脏病	1400	-	-	-	-	3	3	6	12	22	43	57	87	85	119	119	157	239	211	237	-
U108	4. 脑血管病	2513	1	-	-	-	3	2	8	6	17	41	64	120	131	192	278	326	434	464	427	-
U109	5. 炎性心脏病	48	1	1	-	-	1	1	2	1	1	-	2	2	1	4	8	4	3	6	10	-
U110	其他	179	-	3	-	-	1	-	-	3	3	7	4	8	6	14	29	13	21	20	49	-
U111	H. 主要呼吸系统疾病	1211	-	-	-	-	-	2	6	3	3	10	22	42	40	86	117	161	212	250	261	-
U112	1. 慢性阻塞性肺疾病	1066	-	3	-	-	2	1	1	-	3	5	13	30	28	67	101	145	201	229	243	-
U113	2. 哮喘	56	-	-	-	-	-	-	2	3	-	2	2	2	3	6	5	7	6	13	10	-
U114	其他	89	-	3	-	-	1	3	6	1	-	3	7	10	9	13	11	9	5	8	8	-
U115	I. 主要消化系统疾病	494	1	1	-	-	-	-	6	6	15	29	49	37	43	62	45	58	49	44	48	-
U116	1. 消化性溃疡	72	-	-	-	-	1	-	-	1	2	2	3	2	5	6	9	11	10	10	11	-
U117	2. 肝硬化	222	-	-	-	-	-	1	3	3	10	21	40	28	29	30	20	20	12	3	4	-
U118	3. 阑尾炎	3	-	-	-	-	-	-	-	-	-	1	-	-	-	-	-	-	1	1	-	-
U119	其他	197	-	1	-	-	1	1	3	3	3	6	6	7	8	26	16	26	27	30	33	-
U120	J. 主要泌尿生殖系统疾病	175	-	-	-	-	1	1	3	3	4	4	13	8	12	13	18	15	26	30	26	-
U121	1. 肾炎和肾病	129	-	-	-	-	1	1	3	3	4	4	13	6	10	12	14	10	21	14	15	-
U122	2. 前列腺增生	12	-	-	-	-	-	-	-	-	-	-	-	1	-	-	-	-	2	6	3	-
U123	其他	34	-	-	-	-	-	1	-	-	1	1	-	1	2	2	1	3	5	10	8	-
U124	K. 皮肤病	3	-	-	-	-	-	-	-	-	-	-	-	-	1	1	1	-	-	-	-	-
U125	L. 肌肉骨骼和结缔组织疾病	48	1	-	-	-	-	-	-	-	1	2	1	-	2	9	8	6	5	4	9	-
U126	1. 风湿性关节炎	22	-	-	-	-	-	2	2	-	-	2	-	-	-	6	3	3	3	3	4	-
U127	2. 骨关节炎	1	-	-	-	-	-	-	-	-	-	1	-	-	-	-	-	-	-	-	-	-
U128	3. 痛风	9	-	-	-	-	-	-	-	-	-	-	-	-	-	1	3	1	2	3	-	-
U129	4. 腰痛	3	-	-	-	-	-	-	-	-	-	-	-	-	-	-	1	2	1	-	1	-
U130	其他	12	-	-	-	1	2	-	1	-	1	-	2	1	-	1	2	-	1	-	1	-
U131	M. 先天异常	24	13	4	-	1	2	-	-	1	1	1	-	-	-	1	-	-	-	-	4	-

年龄组（岁）

续　表

疾病编码	疾病名称	总计	0-	1-	5-	10-	15-	20-	25-	30-	35-	40-	45-	50-	55-	60-	65-	70-	75-	80-	85及以上	不详
U132	1. 腹壁缺损	—	—	—	—	—	—	—	—	—	—	—	—	—	—	—	—	—	—	—	—	—
U133	2. 无脑畸形	—	—	—	—	—	—	—	—	—	—	—	—	—	—	—	—	—	—	—	—	—
U134	3. 肛门直肠闭锁	1	1	—	—	—	—	—	—	—	—	—	—	—	—	—	—	—	—	—	—	—
U135	4. 唇裂	—	—	—	—	—	—	—	—	—	—	—	—	—	—	—	—	—	—	—	—	—
U136	5. 腭裂	—	—	—	—	—	—	—	—	—	—	—	—	—	—	—	—	—	—	—	—	—
U137	6. 食管闭锁	1	1	—	—	—	—	—	—	—	—	—	—	—	—	—	—	—	—	—	—	—
U138	7. 肾发育不全	—	—	—	—	—	—	—	—	—	—	—	—	—	—	—	—	—	—	—	—	—
U139	8. 唐氏综合征	1	1	—	—	—	—	—	—	—	—	—	—	—	—	—	—	—	—	—	—	—
U140	9. 先天性心脏异常	12	5	1	—	—	—	—	1	1	1	—	1	1	—	1	—	—	—	—	—	—
U141	10. 脊柱裂	—	—	—	—	—	—	—	—	—	—	—	—	—	—	—	—	—	—	—	—	—
U142	其他	9	5	3	—	—	1	—	—	—	—	—	—	—	—	—	—	—	—	—	—	—
U143	N. 口腔疾病	—	—	—	—	—	—	—	—	—	—	—	—	—	—	—	—	—	—	—	—	—
U144	1. 龋齿	—	—	—	—	—	—	—	—	—	—	—	—	—	—	—	—	—	—	—	—	—
U145	2. 牙周病	—	—	—	—	—	—	—	—	—	—	—	—	—	—	—	—	—	—	—	—	—
U146	3. 无牙症	—	—	—	—	—	—	—	—	—	—	—	—	—	—	—	—	—	—	—	—	—
U147	其他	—	—	—	—	—	—	—	—	—	—	—	—	—	—	—	—	—	—	—	—	—
U148	Ⅲ. 伤害	1301	6	13	12	20	39	64	56	92	70	106	126	133	94	109	80	56	79	69	77	—
U149	A. 意外伤害	1109	6	13	11	19	29	52	51	78	54	84	109	114	81	92	70	46	65	61	74	—
U150	1. 道路交通事故	343	—	3	2	2	14	37	28	41	24	28	40	42	25	17	15	8	9	6	2	—
U151	2. 意外中毒	135	—	—	1	1	—	2	6	5	8	19	18	18	13	16	6	7	9	5	1	—
U152	3. 意外跌落	412	3	3	3	3	7	2	6	15	7	20	32	31	24	44	40	25	39	46	62	—
U153	4. 火灾	6	—	—	—	—	—	—	—	1	—	1	1	2	—	—	—	—	—	—	1	—
U154	5. 溺水	74	—	5	7	12	7	3	5	4	1	4	3	3	2	5	1	3	4	2	3	—
U155	其他	139	3	2	2	1	1	7	6	12	14	13	16	18	14	10	7	3	3	1	6	—
U156	B. 故意伤害	191	—	—	—	1	10	12	6	14	16	21	17	19	13	17	10	10	14	8	3	—
U157	1. 自杀及后遗症	166	—	—	1	7	7	9	4	10	12	20	15	16	13	16	9	10	14	8	3	—
U158	2. 他杀及后遗症	17	—	—	—	1	2	1	1	3	3	1	1	2	—	1	1	—	—	—	—	—
U159	3. 战争	—	—	—	—	—	—	—	—	—	—	—	—	—	—	—	—	—	—	—	—	—
U160	其他	8	—	—	—	—	—	—	—	1	1	1	1	1	1	1	—	—	1	—	—	—
U161	其他剩余疾病	54	2	—	—	—	—	—	1	1	1	3	4	1	5	5	1	1	3	5	21	—

表 3－21 2018 年保山市死因别、年龄别死亡数（女）

疾病编码	疾病名称	总计	0-	1-	5-	10-	15-	20-	25-	30-	35-	40-	45-	50-	55-	60-	65-	70-	75-	80-	85及以上	不详
U000	全死因	7459	68	24	14	12	25	36	27	56	76	109	186	275	287	459	527	810	988	1412	2068	-
U001	I．传染病、母婴疾病和营养缺乏性疾病	344	39	4	-	-	-	1	3	4	2	3	10	9	2	4	7	19	32	61	142	-
U002	A．传染病和寄生虫病	48	-	2	-	-	-	1	2	2	2	1	4	7	1	4	5	3	8	4	4	-
U003	1．结核病	6	-	-	-	-	-	-	-	-	-	-	-	2	-	1	1	-	1	-	1	-
U004	2．性传播疾病	2	-	-	-	-	-	-	-	-	-	-	-	-	-	1	1	-	-	-	-	-
U005	a．梅毒	-	-	-	-	-	-	-	-	-	-	-	-	-	-	-	-	-	-	-	-	-
U006	b．衣原体病	-	-	-	-	-	-	-	-	-	-	-	-	-	-	-	-	-	-	-	-	-
U007	c．淋病	-	-	-	-	-	-	-	-	-	-	-	-	-	-	-	-	-	-	-	-	-
U008	d．其他	2	-	-	-	-	-	-	-	-	1	1	-	-	-	-	-	-	-	-	-	-
U009	3．艾滋病	7	-	-	-	-	-	-	-	1	2	1	2	1	-	-	-	-	-	-	-	-
U010	4．腹泻性疾病	1	-	-	-	-	-	-	-	-	-	-	-	-	-	-	-	-	-	-	1	-
U011	5．好发于儿童期的疾病	2	1	1	-	-	-	-	-	-	-	-	-	-	-	-	-	-	-	-	-	-
U012	a．百日咳	-	-	-	-	-	-	-	-	-	-	-	-	-	-	-	-	-	-	-	-	-
U013	b．脊髓灰质炎及后遗症	-	-	-	-	-	-	-	-	-	-	-	-	-	-	-	-	-	-	-	-	-
U014	c．白喉	-	-	-	-	-	-	-	-	-	-	-	-	-	-	-	-	-	-	-	-	-
U015	d．麻疹	1	-	1	-	-	-	-	-	-	-	-	-	-	-	-	-	-	-	-	-	-
U016	e．破伤风	1	1	-	-	-	-	-	-	-	-	-	-	-	-	-	-	-	-	-	-	-
U017	6．脑膜炎	6	-	-	-	-	-	-	1	-	-	-	2	-	-	-	1	1	-	-	1	-
U018	7．乙型肝炎	12	-	-	-	-	-	-	-	-	-	-	-	3	-	1	2	-	6	-	-	-
U019	丙型肝炎	1	-	-	-	-	-	-	-	-	-	-	-	-	-	1	-	-	-	-	-	-
U020	8．疟疾	-	-	-	-	-	-	-	-	-	-	-	-	-	-	-	-	-	-	-	-	-
U021	9．热带病	-	-	-	-	-	-	-	-	-	-	-	-	-	-	-	-	-	-	-	-	-
U022	a．锥虫病	-	-	-	-	-	-	-	-	-	-	-	-	-	-	-	-	-	-	-	-	-
U023	b．南美锥虫病	-	-	-	-	-	-	-	-	-	-	-	-	-	-	-	-	-	-	-	-	-
U024	c．血吸虫病	-	-	-	-	-	-	-	-	-	-	-	-	-	-	-	-	-	-	-	-	-
U025	d．利什曼病	-	-	-	-	-	-	-	-	-	-	-	-	-	-	-	-	-	-	-	-	-
U026	e．淋巴性丝虫病	-	-	-	-	-	-	-	-	-	-	-	-	-	-	-	-	-	-	-	-	-
U027	f．盘尾丝虫病	-	-	-	-	-	-	-	-	-	-	-	-	-	-	-	-	-	-	-	-	-
U028	10．麻风病	-	-	-	-	-	-	-	-	-	-	-	-	-	-	-	-	-	-	-	-	-
U029	11．登革热	-	-	-	-	-	-	-	-	-	-	-	-	-	-	-	-	-	-	-	-	-
U030	12．流行性乙型脑炎	-	-	-	-	-	-	-	-	-	-	-	-	-	-	-	-	-	-	-	-	-
U031	13．沙眼	-	-	-	-	-	-	-	-	-	-	-	-	-	-	-	-	-	-	-	-	-
U032	14．肠线虫感染	1	-	-	-	-	-	-	-	-	-	-	-	-	-	-	-	-	-	-	1	-

续　表

疾病编码	疾病名称	总计	年龄组（岁）																			不详
			0–	1–	5–	10–	15–	20–	25–	30–	35–	40–	45–	50–	55–	60–	65–	70–	75–	80–	85及以上	
U033	a. 蛔虫病	—	—	—	—	—	—	—	—	—	—	—	—	—	—	—	—	—	—	—	—	—
U034	b. 鞭虫病	—	—	—	—	—	—	—	—	—	—	—	—	—	—	—	—	—	—	—	—	—
U035	c. 钩虫病	1	—	—	—	—	—	—	—	—	—	—	—	—	—	1	—	—	—	—	—	—
U036	d. 其他	—	—	—	—	—	—	—	—	—	—	—	—	—	—	—	—	—	—	—	—	—
U037	其他传染病	10	—	2	—	—	1	—	—	—	—	—	—	1	—	—	1	1	1	1	2	—
U038	B. 呼吸系统感染	104	4	2	—	—	1	—	—	1	—	1	4	2	1	2	1	8	14	19	44	—
U039	1. 下呼吸道感染	100	4	1	—	—	1	—	—	1	—	1	4	2	1	1	1	8	14	18	43	—
U040	2. 上呼吸道感染	4	—	1	—	—	—	—	—	—	—	—	—	—	—	—	—	—	1	1	1	—
U041	3. 中耳炎	—	—	—	—	—	—	—	—	—	—	—	—	—	—	—	—	—	—	—	—	—
U042	C. 妊娠、分娩和产褥期并发症	5	—	—	—	—	—	—	1	3	—	—	1	—	—	—	—	—	—	—	—	—
U043	1. 孕产妇出血	3	—	—	—	—	—	—	1	2	—	—	—	—	—	—	—	—	—	—	—	—
U044	2. 产妇败血症	—	—	—	—	—	—	—	—	—	—	—	—	—	—	—	—	—	—	—	—	—
U045	3. 妊娠高血压综合征	1	—	—	—	—	—	—	—	1	—	—	—	—	—	—	—	—	—	—	—	—
U046	4. 梗阻性分娩	—	—	—	—	—	—	—	—	—	—	—	—	—	—	—	—	—	—	—	—	—
U047	5. 流产	—	—	—	—	—	—	—	—	—	—	—	—	—	—	—	—	—	—	—	—	—
U048	其他	1	—	—	—	—	—	—	—	—	—	—	1	—	—	—	—	—	—	—	—	—
U049	D. 起源于围生期的情况	35	35	—	—	—	—	—	—	—	—	—	—	—	—	—	—	—	—	—	—	—
U050	1. 出生低体重	2	2	—	—	—	—	—	—	—	—	—	—	—	—	—	—	—	—	—	—	—
U051	2. 出生产伤和窒息	24	24	—	—	—	—	—	—	—	—	—	—	—	—	—	—	—	—	—	—	—
U052	其他	9	9	—	—	—	—	—	—	—	—	—	—	—	—	—	—	—	—	—	—	—
U053	E. 营养缺乏	152	—	—	—	—	—	—	—	—	—	1	1	—	—	—	—	8	10	38	94	—
U054	1. 蛋白质 - 能量营养不良	132	—	—	—	—	—	—	—	—	—	—	1	—	—	—	—	7	9	33	82	—
U055	2. 碘缺乏	—	—	—	—	—	—	—	—	—	—	—	—	—	—	—	—	—	—	—	—	—
U056	3. 维生素 A 缺乏病	—	—	—	—	—	—	—	—	—	—	—	—	—	—	—	—	—	—	—	—	—
U057	4. 缺铁性贫血	7	—	—	—	—	—	—	—	—	—	—	—	—	—	—	—	1	1	1	4	—
U058	其他营养缺乏症	13	—	—	—	—	—	—	—	—	—	—	—	—	—	—	—	—	1	4	8	—
U059	II. 慢性非传染性疾病	6410	22	9	7	7	8	18	11	35	46	78	147	231	261	414	483	742	901	1273	1717	—
U060	A. 恶性肿瘤	735	—	3	5	—	—	3	4	10	23	30	51	72	75	117	87	98	63	59	28	—
U061	1. 唇、口腔和咽恶性肿瘤	10	—	—	—	—	—	—	—	—	—	—	1	—	2	2	1	2	—	1	1	—
U062	2. 食道癌	7	—	—	—	—	—	—	—	—	—	—	—	2	—	2	—	2	1	—	—	—
U063	3. 胃癌	68	—	—	—	—	—	—	—	—	1	4	3	4	6	10	7	10	13	8	2	—
U064	4. 结直肠癌	77	—	—	—	—	—	—	—	—	1	4	3	5	8	12	8	15	10	6	5	—
U065	5. 肝癌	83	—	—	—	—	—	—	—	—	—	3	3	9	8	18	13	9	8	8	4	—

续 表

疾病编码	疾病名称	总计	0–	1–	5–	10–	15–	20–	25–	30–	35–	40–	45–	50–	55–	60–	65–	70–	75–	80–	85及以上	不详
U066	6. 胰腺癌	16	—	—	—	—	—	—	—	—	—	—	—	—	2	5	2	2	1	1	1	—
U067	7. 肺癌	109	—	—	—	—	—	—	—	—	1	4	6	11	8	17	17	18	15	11	1	—
U068	8. 皮肤癌	10	—	—	—	—	—	—	—	—	—	—	—	—	1	1	2	1	1	1	3	—
U069	9. 乳腺癌	61	—	—	—	—	—	1	1	2	6	3	11	10	8	7	5	2	2	1	3	—
U070	10. 子宫颈癌	76	—	—	—	—	—	1	1	2	5	3	10	9	8	12	7	13	1	5	—	—
U071	11. 子宫体癌	22	—	—	—	—	—	—	—	—	1	1	1	1	8	4	2	1	1	2	—	—
U072	12. 卵巢癌	19	—	—	—	—	—	—	—	—	2	1	3	7	2	3	—	—	—	1	1	—
U073	13. 前列腺癌	—	—	—	—	—	—	—	—	—	—	—	—	—	—	—	—	—	—	—	—	—
U074	14. 膀胱癌	9	—	—	—	—	—	—	—	—	—	—	—	1	—	3	—	3	—	3	3	—
U075	15. 淋巴瘤与多发性骨髓瘤	14	—	—	1	1	—	—	4	1	1	—	2	3	1	3	2	1	2	1	1	—
U076	16. 白血病	30	—	3	3	2	—	2	—	2	2	1	2	1	2	4	3	2	2	2	3	—
U077	其他	124	—	1	—	—	—	2	2	—	4	7	8	9	15	17	17	18	6	4	1	—
U078	B. 其他肿瘤	21	—	—	—	—	—	—	—	—	1	3	—	2	2	3	3	—	2	4	1	—
U079	C. 糖尿病	186	1	—	—	—	—	2	4	2	1	2	4	7	14	23	25	22	27	32	27	—
U080	D. 内分泌紊乱	52	—	—	—	—	—	2	—	2	3	2	2	2	3	2	4	—	4	9	16	—
U081	E. 神经系统和精神障碍疾病	127	—	—	—	3	—	1	4	2	3	2	2	3	4	4	6	11	13	26	41	—
U082	1. 单相精神抑郁	3	—	—	—	—	—	—	—	—	—	—	—	1	—	1	—	—	—	2	—	—
U083	2. 双相情感障碍	—	—	—	—	—	—	—	—	—	—	—	—	—	—	—	—	—	—	—	—	—
U084	3. 精神分裂症	7	—	—	—	—	—	—	—	1	—	1	1	2	1	1	2	1	2	1	1	—
U085	4. 癫痫症	15	—	—	—	—	—	3	3	1	3	—	—	—	—	1	2	1	—	1	—	—
U086	5. 酒精使用所致精神障碍	—	—	—	—	—	—	—	—	—	—	—	—	—	—	—	—	—	—	—	—	—
U087	6. 阿尔茨海默病和其他痴呆	58	—	—	—	—	—	—	—	1	—	—	—	—	—	1	2	6	8	14	26	—
U088	7. 帕金森病	8	—	—	—	—	—	—	—	—	—	—	—	—	—	1	3	6	8	1	2	—
U089	8. 多发性硬化	—	—	—	—	—	—	—	—	—	—	—	—	—	—	—	—	—	—	—	—	—
U090	9. 药物使用所致精神障碍	—	—	—	—	—	—	—	—	—	—	1	—	—	—	1	1	2	1	1	—	—
U091	10. 创伤后应激障碍	—	—	—	—	—	—	—	—	—	—	—	—	—	—	—	—	—	—	—	—	—
U092	11. 强迫症	—	—	—	—	—	—	—	—	—	—	—	—	—	—	—	—	—	—	—	—	—
U093	12. 惊恐障碍	—	—	—	—	—	—	—	—	—	—	—	—	—	—	—	—	—	—	—	—	—
U094	13. 失眠症	—	—	—	—	—	—	—	—	—	—	—	—	—	—	—	—	—	—	—	—	—
U095	14. 偏头痛	—	—	—	—	—	—	—	—	—	—	—	—	—	—	—	—	—	—	—	—	—
U096	15. 由于酗酒暴引起的精神发育障碍	1	—	—	1	2	—	—	—	—	—	—	—	—	—	—	—	—	—	—	—	—
U097	其他	35	—	—	—	—	—	—	—	1	3	2	2	1	2	2	2	—	3	7	12	—
U098	F. 感官疾病	1	—	—	—	—	—	—	—	—	—	—	—	—	—	—	—	—	1	—	—	—

续表

疾病编码	疾病名称	总计	0–	1–	5–	10–	15–	20–	25–	30–	35–	40–	45–	50–	55–	60–	65–	70–	75–	80–	85及以上	不详
													年龄组（岁）									
U099	1.青光眼	–	–	–	–	–	–	–	–	–	–	–	–	–	–	–	–	–	–	–	–	–
U100	2.白内障	–	–	–	–	–	–	–	–	–	–	–	–	–	–	–	–	–	–	–	–	–
U101	3.与年龄有关的视觉障碍	–	–	–	–	–	–	–	–	–	–	–	–	–	–	–	–	–	–	–	–	–
U102	4.成年开始的听力损失	–	–	–	–	–	–	–	–	–	–	–	–	–	–	–	–	–	–	–	–	–
U103	其他	1	–	–	–	–	–	–	–	–	–	–	–	–	–	–	–	–	1	–	–	–
U104	G.心血管疾病	3989	3	–	–	1	3	5	–	12	12	26	63	125	129	218	278	470	625	860	1158	–
U105	1.风湿性心脏病	94	–	–	–	–	–	–	–	–	1	–	1	2	6	4	9	14	14	19	23	–
U106	2.高血压及并发症	320	–	–	–	–	–	–	–	–	–	–	5	8	7	12	22	40	46	82	98	–
U107	3.缺血性心脏病	1217	–	–	–	–	–	4	–	5	6	10	14	40	48	56	84	129	183	239	397	–
U108	4.脑血管病	2159	–	–	–	–	1	–	–	3	5	13	40	69	60	135	152	272	362	482	565	–
U109	5.炎性心脏病	31	1	–	–	–	–	–	–	–	–	–	–	3	1	–	3	2	3	4	10	–
U110	其他	158	2	1	–	–	–	–	–	2	1	3	2	3	7	9	8	12	16	32	61	–
U111	H.主要呼吸系统疾病	845	1	1	–	–	–	–	–	1	1	2	8	8	15	24	46	91	122	195	329	–
U112	1.慢性阻塞性肺疾病	763	–	1	–	–	–	–	–	–	–	2	6	6	14	22	44	84	112	175	295	–
U113	2.哮喘	42	–	–	–	–	–	–	–	–	–	–	1	2	1	2	1	5	4	12	17	–
U114	其他	40	1	–	–	1	–	–	–	–	–	–	1	2	–	2	1	2	6	8	17	–
U115	I.主要消化系统疾病	235	3	1	–	–	–	–	–	1	–	2	5	5	8	9	19	27	27	55	73	–
U116	1.消化性溃疡	33	–	–	–	–	–	–	–	–	–	–	–	2	1	1	4	4	2	10	9	–
U117	2.肝硬化	31	–	–	–	–	–	–	–	–	–	2	2	1	2	3	6	6	3	3	3	–
U118	3.阑尾炎	10	–	–	–	–	–	–	–	–	–	–	–	–	–	–	1	3	3	3	–	–
U119	其他	161	3	1	–	–	–	–	–	4	–	2	6	2	5	5	8	14	18	39	61	–
U120	J.主要泌尿生殖系统疾病	123	3	–	–	–	–	3	–	4	–	6	8	5	3	13	7	14	14	20	26	–
U121	1.肾炎和肾病	104	–	–	–	1	–	–	–	4	–	6	8	5	3	12	6	12	12	16	21	–
U122	2.前列腺增生	–	–	–	–	–	–	–	–	–	–	–	–	–	–	–	–	–	–	–	–	–
U123	其他	19	–	–	–	–	–	–	–	–	–	2	2	2	2	1	1	2	2	4	5	–
U124	K.皮肤病	5	1	–	–	–	–	–	–	–	–	–	–	–	–	–	–	–	–	–	4	–
U125	L.肌肉骨骼和结缔组织疾病	61	–	–	–	1	–	3	–	2	–	2	2	2	2	1	7	8	3	13	14	–
U126	1.风湿性关节炎	26	–	–	–	1	–	–	–	2	–	2	1	2	–	–	2	5	–	8	10	–
U127	2.骨关节炎	–	–	–	–	–	–	–	–	–	–	–	–	–	–	–	–	–	–	–	–	–
U128	3.痛风	1	–	–	–	–	–	–	–	–	–	–	–	–	–	–	–	–	–	–	–	–
U129	4.腰痛	–	–	–	–	–	–	–	–	–	–	–	–	–	–	–	–	–	–	–	–	–
U130	其他	34	–	–	1	–	–	3	–	2	–	2	2	2	2	–	5	2	3	5	4	–
U131	M.先天异常	30	14	3	1	–	1	1	–	2	–	2	2	2	2	–	1	–	–	–	–	–

续 表

疾病编码	疾病名称	总计	0—	1—	5—	10—	15—	20—	25—	30—	35—	40—	45—	50—	55—	60—	65—	70—	75—	80—	85及以上	不详
U132	1. 腹壁缺损	—	—	—	—	—	—	—	—	—	—	—	—	—	—	—	—	—	—	—	—	—
U133	2. 无脑畸形	—	—	—	—	—	—	—	—	—	—	—	—	—	—	—	—	—	—	—	—	—
U134	3. 肛门直肠闭锁	1	1	—	—	—	—	—	—	—	—	—	—	—	—	—	—	—	—	—	—	—
U135	4. 唇裂	—	—	—	—	—	—	—	—	—	—	—	—	—	—	—	—	—	—	—	—	—
U136	5. 腭裂	—	—	—	—	—	—	—	—	—	—	—	—	—	—	—	—	—	—	—	—	—
U137	6. 食管闭锁	—	—	—	—	—	—	—	—	—	—	—	—	—	—	—	—	—	—	—	—	—
U138	7. 肾发育不全	—	—	—	—	—	—	—	—	—	—	—	—	—	—	—	—	—	—	—	—	—
U139	8. 唐氏综合征	—	—	—	—	—	—	—	—	—	—	—	—	—	—	—	—	—	—	—	—	—
U140	9. 先天性心脏异常	23	8	3	1	—	—	—	—	2	2	2	2	—	2	—	1	—	—	—	—	—
U141	10. 脊柱裂	—	—	—	—	—	—	—	—	—	—	—	—	—	—	—	—	—	—	—	—	—
U142	其他	6	5	—	—	—	—	1	—	—	—	—	—	—	—	—	—	—	—	—	—	—
U143	N. 口腔疾病	—	—	—	—	—	—	—	—	—	—	—	—	—	—	—	—	—	—	—	—	—
U144	1. 龋齿	—	—	—	—	—	—	—	—	—	—	—	—	—	—	—	—	—	—	—	—	—
U145	2. 牙周病	—	—	—	—	—	—	—	—	—	—	—	—	—	—	—	—	—	—	—	—	—
U146	3. 无牙症	—	—	—	—	—	—	—	—	—	—	—	—	—	—	—	—	—	—	—	—	—
U147	其他	—	—	—	—	—	—	—	—	—	—	—	—	—	—	—	—	—	—	—	—	—
U148	III. 伤害	629	6	11	7	4	15	17	13	17	26	28	28	35	24	41	36	45	54	76	146	—
U149	A. 意外伤害	521	5	10	7	3	9	10	9	11	18	16	22	26	21	32	31	34	46	70	141	—
U150	1. 道路交通事故	104	1	4	1	—	7	3	3	5	7	7	12	8	7	9	6	10	7	3	4	—
U151	2. 意外中毒	24	—	2	1	2	1	2	—	—	2	1	1	3	1	1	1	1	2	3	—	—
U152	3. 意外跌落	314	—	2	2	1	1	4	1	1	3	3	5	10	11	17	17	20	33	57	126	—
U153	4. 火灾	1	—	—	—	—	—	—	—	—	—	—	—	—	—	—	—	—	—	1	—	—
U154	5. 溺水	26	—	2	2	1	1	—	2	1	1	3	3	4	—	3	3	—	—	—	—	—
U155	其他	52	4	—	1	—	—	1	3	2	5	2	1	1	2	2	4	3	4	6	11	—
U156	B. 故意伤害	106	1	1	—	1	6	7	4	6	8	12	6	9	3	8	5	11	7	6	5	—
U157	1. 自杀及后遗症	95	1	1	—	1	5	7	4	6	7	5	5	9	3	8	5	11	7	6	4	—
U158	2. 他杀及后遗症	11	—	—	—	—	1	—	—	—	1	7	1	—	—	—	—	—	—	—	1	—
U159	3. 战争	—	—	—	—	—	—	—	—	—	—	—	—	—	—	—	—	—	—	—	—	—
U160	其他	—	—	—	—	—	—	—	—	—	—	—	—	—	—	—	—	—	—	—	—	—
U161	其他剩余疾病	76	1	—	—	—	—	—	—	—	—	—	—	—	—	4	1	4	1	2	63	—

年龄组（岁）

表 3 – 22　2018 年昭通市死因别、年龄别死亡数（男女合计）

疾病编码	疾病名称	总计	0–	1–	5–	10–	15–	20–	25–	30–	35–	40–	45–	50–	55–	60–	65–	70–	75–	80–	85 及以上	不详
U000	全死因	33753	490	242	147	150	321	351	432	572	721	1146	1484	2013	1722	2470	2715	3633	4828	4901	5411	3
U001	I. 传染病、母婴疾病和营养缺乏性疾病	2247	276	50	27	10	13	16	23	25	53	61	75	113	102	124	129	182	285	301	381	1
U002	A. 传染病和寄生虫病	1061	26	22	22	4	11	13	16	16	42	49	59	81	77	82	87	92	116	126	120	—
U003	1. 结核病	197	—	—	1	—	2	7	3	4	14	12	17	17	19	27	18	19	22	10	5	—
U004	2. 性传播疾病	7	—	—	—	—	—	—	—	—	—	1	1	2	2	—	1	—	—	—	—	—
U005	a. 梅毒	—	—	—	—	—	—	—	—	—	—	—	—	—	—	—	—	—	—	—	—	—
U006	b. 衣原体病	—	—	—	—	—	—	—	—	—	—	—	—	—	—	—	—	—	—	—	—	—
U007	c. 淋病	2	—	—	—	—	—	—	—	—	—	1	—	—	—	—	1	—	—	—	—	—
U008	d. 其他	5	—	—	—	—	—	—	—	—	—	—	1	2	2	—	—	—	—	—	—	—
U009	3. 艾滋病	56	2	1	—	—	—	—	—	—	7	7	6	7	6	3	3	4	7	3	7	—
U010	4. 腹泻性疾病	30	2	—	—	—	—	—	—	—	—	—	—	1	2	—	3	3	7	2	—	—
U011	5. 好发于儿童期的疾病	5	—	—	1	3	1	—	—	—	—	—	—	—	—	—	—	—	—	—	—	—
U012	a. 百日咳	—	—	—	—	—	—	—	—	—	—	—	—	—	—	—	—	—	—	—	—	—
U013	b. 脊髓灰质炎及后遗症	—	—	—	—	—	—	—	—	—	—	—	—	—	—	—	—	—	—	—	—	—
U014	c. 白喉	—	—	—	—	—	—	—	—	—	—	—	—	—	—	—	—	—	—	—	—	—
U015	d. 麻疹	—	—	—	—	—	—	—	—	—	—	—	—	—	—	—	—	—	—	—	—	—
U016	e. 破伤风	5	1	—	1	—	2	—	—	1	—	—	—	—	—	—	—	—	—	—	—	—
U017	6. 脑膜炎	61	6	4	7	—	2	—	—	—	1	3	4	4	3	1	6	3	9	7	1	—
U018	7. 乙型肝炎	280	2	2	—	—	—	—	4	—	1	18	28	43	33	25	26	32	14	24	16	—
U019	丙型肝炎	7	—	—	—	—	—	—	—	—	—	1	3	1	—	—	—	—	1	1	—	—
U020	8. 疟疾	—	—	—	—	—	—	—	—	—	—	—	—	—	—	—	—	—	—	—	—	—
U021	9. 热带病	—	—	—	—	—	—	—	—	—	—	—	—	—	—	—	—	—	—	—	—	—
U022	a. 锥虫病	—	—	—	—	—	—	—	—	—	—	—	—	—	—	—	—	—	—	—	—	—
U023	b. 南美锥虫病	—	—	—	—	—	—	—	—	—	—	—	—	—	—	—	—	—	—	—	—	—
U024	c. 血吸虫病	—	—	—	—	—	—	—	—	—	—	—	—	—	—	—	—	—	—	—	—	—
U025	d. 利什曼病	—	—	—	—	—	—	—	—	—	—	—	—	—	—	—	—	—	—	—	—	—
U026	e. 淋巴丝虫病	—	—	—	—	—	—	—	—	—	—	—	—	—	—	—	—	—	—	—	—	—
U027	f. 盘尾丝虫病	—	—	—	—	—	—	—	—	—	—	—	—	—	—	—	—	—	—	—	—	—
U028	10. 麻风病	—	—	—	—	—	—	—	—	—	—	—	—	—	—	—	—	—	—	—	—	—
U029	11. 登革热	—	—	—	—	—	—	—	—	—	—	—	—	—	—	—	—	—	—	—	—	—
U030	12. 流行性乙型脑炎	1	—	—	1	—	—	—	—	—	—	—	—	—	—	—	—	—	—	—	—	—
U031	13. 沙眼	—	—	—	—	—	—	—	—	—	—	—	—	—	—	—	—	—	—	—	—	—
U032	14. 肠线虫感染	—	—	—	—	—	—	—	—	—	—	—	—	—	—	—	—	—	—	—	—	—

年龄组（岁）

续表

年龄组（岁）

疾病编码	疾病名称	总计	0–	1–	5–	10–	15–	20–	25–	30–	35–	40–	45–	50–	55–	60–	65–	70–	75–	80–	85及以上	不详
U033	a. 蛔虫病	—	—	—	—	—	—	—	—	—	—	—	—	—	—	—	—	—	—	—	—	—
U034	b. 鞭虫病	—	—	—	—	—	—	—	—	—	—	—	—	—	—	—	—	—	—	—	—	—
U035	c. 钩虫病	—	—	—	—	—	—	—	—	—	—	—	—	—	—	—	—	—	—	—	—	—
U036	d. 其他	—	—	—	—	—	—	—	—	—	—	—	—	—	—	—	—	—	—	—	—	—
U037	其他传染病	417	16	17	11	1	4	3	8	4	9	7	4	6	13	25	26	31	62	79	91	—
U038	B. 呼吸系统感染	931	59	24	3	6	2	3	5	7	4	11	11	29	23	41	40	84	166	169	243	1
U039	1. 下呼吸道感染	923	59	22	3	6	2	3	5	7	4	11	11	29	22	40	40	83	165	168	242	1
U040	2. 上呼吸道感染	8	—	2	—	—	—	—	—	—	—	—	—	—	1	1	—	1	1	1	1	—
U041	3. 中耳炎	—	—	—	—	—	—	—	—	—	—	—	—	—	—	—	—	—	—	—	—	—
U042	C. 妊娠、分娩和产褥期并发症	10	—	—	—	—	—	—	2	2	4	1	1	—	—	—	—	—	—	—	—	—
U043	1. 孕产妇出血	3	—	—	—	—	—	—	—	—	2	1	—	—	—	—	—	—	—	—	—	—
U044	2. 产妇败血症	—	—	—	—	—	—	—	—	—	—	—	—	—	—	—	—	—	—	—	—	—
U045	3. 妊娠高血压综合征	—	—	—	—	—	—	—	—	—	—	—	—	—	—	—	—	—	—	—	—	—
U046	4. 梗阻性分娩	—	—	—	—	—	—	—	—	—	—	—	—	—	—	—	—	—	—	—	—	—
U047	5. 流产	2	—	—	—	—	—	—	2	—	—	—	—	—	—	—	—	—	—	—	—	—
U048	6. 其他	5	—	—	—	—	—	—	—	2	2	—	1	—	—	—	—	—	—	—	—	—
U049	D. 起源于围生期的情况	196	191	4	1	—	—	—	—	—	—	—	—	—	—	—	—	—	—	—	—	—
U050	1. 出生低体重	24	24	—	—	—	—	—	—	—	—	—	—	—	—	—	—	—	—	—	—	—
U051	2. 出生产伤和窒息	139	135	4	—	—	—	—	—	—	—	—	—	—	—	—	—	—	—	—	—	—
U052	3. 其他	33	32	—	1	—	—	—	—	—	—	—	—	—	—	—	—	—	—	—	—	—
U053	E. 营养缺乏	49	—	—	1	—	—	—	—	—	3	—	4	3	2	1	2	6	3	6	18	—
U054	1. 蛋白质－能量营养不良	32	—	—	—	—	—	—	—	—	2	—	3	2	2	1	—	3	2	4	13	—
U055	2. 碘缺乏	—	—	—	—	—	—	—	—	—	—	—	—	—	—	—	—	—	—	—	—	—
U056	3. 维生素 A 缺乏病	—	—	—	—	—	—	—	—	—	—	—	—	—	—	—	—	—	—	—	—	—
U057	4. 缺铁性贫血	7	—	—	—	—	—	—	—	—	—	—	—	1	—	—	2	2	—	2	—	—
U058	其他营养病症	10	—	—	1	—	—	—	—	—	1	—	1	—	—	—	—	1	1	—	5	—
U059	II. 慢性非传染性疾病	26358	124	80	44	56	120	116	165	266	367	719	1040	1545	1356	2096	2362	3188	4248	4136	4329	1
U060	A. 恶性肿瘤	4335	5	16	9	17	41	27	43	72	118	213	338	435	379	524	550	473	490	340	244	1
U061	1. 唇、口腔和咽恶性肿瘤	80	—	—	1	—	—	—	—	—	2	8	2	5	10	11	8	11	3	5	5	—
U062	2. 食道癌	165	—	—	—	—	—	—	—	—	—	5	18	15	13	25	29	22	24	10	4	—
U063	3. 胃癌	461	—	—	—	—	—	—	5	5	7	8	19	36	37	48	65	62	72	47	50	—
U064	4. 结直肠癌	264	—	—	—	—	—	—	4	3	6	6	13	19	27	34	39	29	42	30	12	—
U065	5. 肝癌	572	—	—	—	2	—	1	4	9	27	39	64	80	48	79	61	50	49	35	24	—

续　表

疾病编码	疾病名称	总计	0–	1–	5–	10–	15–	20–	25–	30–	35–	40–	45–	50–	55–	60–	65–	70–	75–	80–	85及以上	不详
U066	6.胰腺癌	67	—	—	—	—	—	—	—	2	1	2	9	9	4	8	9	10	8	1	4	—
U067	7.肺癌	852	—	—	—	2	1	3	—	7	15	34	56	70	83	100	115	114	113	78	61	—
U068	8.皮肤癌	36	—	—	—	—	—	1	—	—	2	4	—	2	—	4	3	3	7	6	4	—
U069	9.乳腺癌	66	—	—	—	—	—	—	2	1	2	6	7	11	7	9	4	7	4	4	2	—
U070	10.子宫颈癌	125	—	—	—	—	—	4	2	3	7	11	15	19	22	11	16	9	—	5	3	—
U071	11.子宫体癌	51	—	—	—	—	—	—	2	—	—	4	6	13	8	3	6	2	3	2	2	—
U072	12.卵巢癌	11	—	—	—	—	—	—	—	—	1	2	1	2	2	1	1	—	—	1	—	—
U073	13.前列腺癌	45	—	—	—	—	—	—	—	—	—	—	—	2	2	2	7	9	7	11	5	—
U074	14.膀胱癌	40	—	—	—	—	—	—	—	—	1	—	2	2	—	5	5	6	7	7	5	—
U075	15.淋巴瘤与多发性骨髓瘤	79	2	2	—	2	3	—	2	2	4	6	11	4	10	3	12	2	7	5	1	—
U076	16.白血病	133	3	8	2	6	16	8	12	9	7	8	13	6	5	13	6	4	6	1	—	—
U077	其他	1288	3	8	2	6	15	8	15	29	36	69	97	141	102	168	164	133	138	92	62	—
U078	B.其他肿瘤	48	—	—	—	—	1	—	1	2	2	1	5	4	5	6	3	7	6	2	3	—
U079	C.糖尿病	449	—	—	—	2	1	2	—	—	4	12	20	32	32	44	65	63	72	57	43	—
U080	D.内分泌紊乱	93	5	4	2	2	1	2	—	—	5	4	3	6	3	6	6	11	12	8	13	—
U081	E.神经系统和精神障碍疾病	608	8	12	14	14	12	10	12	17	27	30	31	31	31	27	24	46	60	81	121	—
U082	1.单相精神抑郁	3	—	—	—	—	—	—	—	—	—	—	—	1	—	—	—	—	1	—	1	—
U083	2.双相情感障碍	1	—	—	—	—	—	—	—	—	—	—	—	1	—	—	—	—	—	—	—	—
U084	3.精神分裂症	32	—	—	—	—	—	—	—	1	1	4	4	5	2	5	3	3	1	2	1	—
U085	4.癫痫症	102	—	2	—	8	3	2	—	4	15	9	6	5	7	4	2	5	6	6	—	—
U086	5.酒精使用所致精神障碍	48	—	—	—	—	—	—	—	4	4	5	11	11	6	—	1	—	—	6	3	—
U087	6.阿尔茨海默病和其他痴呆	146	—	—	—	—	—	—	—	—	—	—	2	1	2	2	5	7	26	47	47	—
U088	7.帕金森病	15	—	—	—	—	—	—	—	—	—	—	—	—	1	1	2	2	1	5	3	—
U089	8.多发性硬化	—	—	—	—	—	—	—	—	—	—	—	—	—	—	—	—	—	—	—	—	—
U090	9.药物使用所致精神障碍	7	1	—	—	—	—	—	—	—	—	—	1	—	1	—	1	—	1	2	—	—
U091	10.创伤后应激障碍	—	—	—	—	—	—	—	—	—	—	—	—	—	—	—	—	—	—	—	—	—
U092	11.强迫症	—	—	—	—	—	—	—	—	—	—	—	—	—	—	—	—	—	—	—	—	—
U093	12.惊恐障碍	—	—	—	—	—	—	—	—	—	—	—	—	—	—	—	—	—	—	—	—	—
U094	13.失眠症	3	—	—	—	—	—	—	—	—	—	—	1	1	—	—	—	—	—	—	1	—
U095	14.偏头痛	3	—	—	—	—	2	—	—	1	—	—	—	—	—	—	—	—	—	—	—	—
U096	15.由于铅暴露引起的精神发育障碍	—	—	—	—	—	—	—	—	—	—	—	—	—	—	—	—	—	—	—	—	—
U097	其他	243	5	8	11	6	5	2	—	4	3	9	8	8	13	9	11	25	24	21	65	—
U098	F.感官疾病	1	—	—	—	—	—	—	—	—	—	1	—	—	—	—	—	—	—	—	—	—

续　表

疾病编码	疾病名称	总计	年龄组（岁）																			不详
			0-	1-	5-	10-	15-	20-	25-	30-	35-	40-	45-	50-	55-	60-	65-	70-	75-	80-	85及以上	
U099	1. 青光眼	—	—	—	—	—	—	—	—	—	—	—	—	—	—	—	—	—	—	—	—	—
U100	2. 白内障	—	—	—	—	—	—	—	—	—	—	—	—	—	—	—	—	—	—	—	—	—
U101	3. 与年龄有关的视觉障碍	—	—	—	—	—	—	—	—	—	—	—	—	—	—	—	—	—	—	—	—	—
U102	4. 成年开始的听力损失	—	—	—	—	—	—	—	—	—	—	—	—	—	—	—	—	—	—	—	—	—
U103	其他	1	—	—	—	—	—	—	—	—	—	1	—	—	—	—	—	—	—	—	—	—
U104	G. 心血管疾病	11615	11	10	7	9	33	46	62	117	123	285	387	642	567	917	1023	1400	1976	1892	2108	—
U105	1. 风湿性心脏病	636	—	—	1	—	4	5	4	5	12	15	21	38	31	49	68	82	96	101	105	—
U106	2. 高血压及并发症	1492	1	—	—	—	—	4	2	6	5	23	37	64	67	111	123	207	266	269	307	—
U107	3. 缺血性心脏病	2318	—	1	4	—	8	7	14	28	24	85	97	170	148	214	213	255	376	319	359	—
U108	4. 脑血管病	4616	1	—	1	4	11	23	36	57	57	109	178	295	230	378	429	566	774	732	731	—
U109	5. 炎性心脏病	128	1	—	1	4	6	—	1	3	3	8	11	6	4	6	10	7	18	16	27	—
U110	其他	2356	7	9	2	4	4	7	5	18	21	43	40	69	82	149	174	279	428	450	565	—
U111	H. 主要呼吸系统疾病	6701	10	8	2	5	10	13	16	19	29	47	96	172	158	337	476	924	1339	1491	1549	—
U112	1. 慢性阻塞性肺疾病	5760	—	—	—	1	2	5	1	—	8	21	65	130	118	266	403	822	1197	1340	1377	—
U113	2. 哮喘	376	1	—	2	—	1	—	2	—	2	2	6	9	15	35	36	52	74	72	69	—
U114	其他	565	10	8	1	4	7	8	13	14	19	24	25	33	25	36	37	50	68	79	103	—
U115	I. 主要消化系统疾病	1861	13	9	2	—	9	7	11	25	43	104	128	174	146	188	174	205	227	201	192	—
U116	1. 消化性溃疡	334	—	1	—	—	3	—	—	6	9	16	13	13	24	26	38	43	43	48	46	—
U117	2. 肝硬化	772	—	—	2	4	1	5	5	14	23	64	90	115	77	92	73	65	64	51	33	—
U118	3. 阑尾炎	19	—	—	—	—	—	—	—	—	1	—	1	—	1	2	3	2	2	3	4	—
U119	其他	735	13	8	1	4	5	2	1	5	9	24	24	46	44	68	60	95	118	99	109	—
U120	J. 主要泌尿生殖系统疾病	404	—	1	4	2	4	6	12	9	13	15	24	40	22	34	29	46	54	48	41	—
U121	1. 肾炎和肾病	361	1	1	4	2	4	6	12	8	12	15	21	39	18	31	29	43	45	40	31	—
U122	2. 前列腺增生	10	—	—	—	—	—	—	—	—	—	—	—	—	—	—	—	—	4	1	5	—
U123	其他	33	—	—	—	—	—	—	—	—	—	—	3	1	4	3	3	3	5	7	5	—
U124	K. 皮肤病	20	1	—	2	—	1	—	—	—	—	—	—	—	—	—	—	2	—	4	4	—
U125	L. 肌肉骨骼和结缔组织疾病	106	2	—	2	—	—	—	—	—	—	6	8	8	9	11	9	11	12	12	11	—
U126	1. 风湿性关节炎	33	—	—	—	—	—	—	—	—	—	—	—	3	3	4	4	3	7	5	4	—
U127	2. 骨关节炎	1	—	—	—	—	—	—	—	—	—	—	—	—	—	—	1	—	1	1	1	—
U128	3. 痛风	15	—	—	—	—	—	—	—	—	1	—	2	1	1	1	—	1	—	2	1	—
U129	4. 腰痛	2	—	—	2	—	—	—	—	—	—	5	3	4	—	—	4	—	—	—	—	—
U130	其他	52	2	—	2	—	—	4	3	—	2	1	—	1	2	7	4	6	3	4	6	—
U131	M. 先天异常	116	69	18	5	3	7	4	—	—	—	—	—	—	—	—	—	—	—	—	—	—

续　表

疾病编码	疾病名称	总计	0-	1-	5-	10-	15-	20-	25-	30-	35-	40-	45-	50-	55-	60-	65-	70-	75-	80-	85及以上	不详
U132	1.腹壁缺损	-	-	-	-	-	-	-	-	-	-	-	-	-	-	-	-	-	-	-	-	-
U133	2.无脑畸形	-	-	-	-	-	-	-	-	-	-	-	-	-	-	-	-	-	-	-	-	-
U134	3.肛门直肠闭锁	2	2	-	-	-	-	-	-	-	-	-	-	-	-	-	-	-	-	-	-	-
U135	4.唇裂	-	-	-	-	-	-	-	-	-	-	-	-	-	-	-	-	-	-	-	-	-
U136	5.腭裂	-	-	-	-	-	-	-	-	-	-	-	-	-	-	-	-	-	-	-	-	-
U137	6.食管闭锁	1	1	-	-	-	-	-	-	-	-	-	-	-	-	-	-	-	-	-	-	-
U138	7.肾发育不全	1	1	-	-	-	-	-	-	-	-	-	-	-	-	-	-	-	-	-	-	-
U139	8.唐氏综合征	1	1	-	-	-	-	-	-	-	-	-	-	-	-	-	-	-	-	-	-	-
U140	9.先天性心脏异常	97	55	18	4	3	6	4	3	1	1	1	-	1	-	-	-	-	-	-	-	-
U141	10.脊柱裂	-	-	-	-	-	-	-	-	-	-	-	-	-	-	-	-	-	-	-	-	-
U142	其他	14	10	-	1	-	1	-	-	-	1	-	1	-	-	-	-	-	-	-	-	-
U143	N.口腔疾病	1	-	-	-	-	-	-	-	-	-	-	-	1	-	-	-	-	-	-	-	-
U144	1.龋齿	-	-	-	-	-	-	-	-	-	-	-	-	-	-	-	-	-	-	-	-	-
U145	2.牙周病	-	-	-	-	-	-	-	-	-	-	-	-	-	-	-	-	-	-	-	-	-
U146	3.无牙症	-	-	-	-	-	-	-	-	-	-	-	-	-	-	-	-	-	-	-	-	-
U147	其他	1	-	-	-	-	-	-	-	-	-	-	-	-	1	-	-	-	-	-	-	-
U148	III. 伤害	3607	46	92	68	72	165	199	214	247	276	323	331	305	236	206	185	173	172	165	132	-
U149	A.意外伤害	3007	45	90	67	61	139	165	185	209	236	269	275	250	200	166	148	131	131	132	108	-
U150	1.道路交通事故	1128	3	30	24	21	60	87	96	109	113	113	124	102	78	46	47	26	26	19	4	-
U151	2.意外中毒	332	2	1	3	1	8	11	16	19	17	37	30	37	34	38	29	24	15	5	5	-
U152	3.意外跌落	782	3	12	11	9	19	22	30	40	44	46	62	54	51	53	41	58	63	82	82	-
U153	4.火灾	24	-	-	2	2	-	-	-	1	-	1	2	-	-	3	1	2	4	3	2	-
U154	5.溺水	219	1	31	21	16	29	18	12	11	13	16	12	10	5	5	6	4	2	4	3	-
U155	其他	522	36	16	6	12	23	28	31	29	49	56	45	47	31	21	24	17	21	19	12	-
U156	B.故意伤害	514	-	-	1	8	25	28	23	24	31	48	52	45	31	37	31	36	36	28	19	-
U157	1.自杀及后遗症	488	-	-	1	7	22	27	23	28	31	48	52	44	30	36	31	36	35	28	18	-
U158	2.他杀及后遗症	22	-	-	-	-	3	1	2	3	1	2	3	1	-	-	-	1	1	1	1	-
U159	3.战争	-	-	-	-	-	-	-	-	-	-	-	-	-	-	-	-	-	-	-	-	-
U160	其他	4	-	-	-	-	-	-	-	-	-	-	-	-	-	-	-	-	-	-	-	-
U161	其他剩余疾病	1541	44	20	8	12	23	20	30	34	25	43	38	50	29	44	39	90	123	299	569	1

表 3-23　2018 年昭通市死因别、年龄别死亡数（男）

疾病编码	疾病名称	总计	年龄组（岁）																			
			0-	1-	5-	10-	15-	20-	25-	30-	35-	40-	45-	50-	55-	60-	65-	70-	75-	80-	85及以上	不详
U000	全死因	20555	282	144	89	96	220	251	326	447	566	915	1120	1466	1239	1729	1784	2198	2695	2525	2462	1
U001	I. 传染病、母婴疾病和营养缺乏性疾病	1302	156	26	11	7	8	12	14	17	43	51	61	81	75	91	89	101	147	140	172	-
U002	A. 传染病和寄生虫病	702	15	12	9	3	7	11	12	12	37	43	50	60	60	61	60	58	66	61	65	-
U003	1. 结核病	149	-	-	-	-	-	6	3	3	13	12	16	12	12	22	12	11	17	5	5	-
U004	2. 性传播疾病	2	-	-	-	-	-	-	-	-	-	1	-	-	1	-	-	-	-	-	-	-
U005	a. 梅毒	-	-	-	-	-	-	-	-	-	-	-	-	-	-	-	-	-	-	-	-	-
U006	b. 衣原体病	-	-	-	-	-	-	-	-	-	-	-	-	-	-	-	-	-	-	-	-	-
U007	c. 淋病	2	-	-	-	-	-	-	-	-	-	1	-	-	1	-	-	-	-	-	-	-
U008	d. 其他	-	-	-	-	-	-	-	-	-	-	-	-	-	-	-	-	-	-	-	-	-
U009	3. 艾滋病	43	1	-	-	-	-	-	3	3	3	6	6	6	3	3	5	4	1	-	-	-
U010	4. 腹泻性疾病	16	-	-	-	-	-	-	-	-	-	-	-	-	2	1	2	1	3	2	5	-
U011	5. 好发于儿童的疾病	3	-	-	-	1	1	-	-	-	-	-	-	-	1	1	-	-	-	-	-	-
U012	a. 百日咳	-	-	-	-	-	-	-	-	-	-	-	-	-	-	-	-	-	-	-	-	-
U013	b. 脊髓灰质炎及后遗症	-	-	-	-	-	-	-	-	-	-	-	-	-	-	-	-	-	-	-	-	-
U014	c. 白喉	-	-	-	-	-	-	-	-	-	-	-	-	-	-	-	-	-	-	-	-	-
U015	d. 麻疹	-	-	-	-	-	-	-	-	-	-	-	-	-	-	-	-	-	-	-	-	-
U016	e. 破伤风	3	-	2	-	1	-	-	-	-	1	-	-	-	1	1	-	-	-	-	-	-
U017	6. 脑膜炎	3	-	-	3	2	-	-	-	-	-	-	-	-	1	1	5	2	3	1	-	-
U018	7. 乙型肝炎	211	5	-	3	2	2	3	3	3	9	15	23	33	29	20	18	20	9	16	11	-
U019	丙型肝炎	4	-	-	-	-	-	-	-	-	1	1	2	-	-	-	-	-	-	-	-	-
U020	8. 疟疾	-	-	-	-	-	-	-	-	-	-	-	-	-	-	-	-	-	-	-	-	-
U021	9. 热带病	-	-	-	-	-	-	-	-	-	-	-	-	-	-	-	-	-	-	-	-	-
U022	a. 锥虫病	-	-	-	-	-	-	-	-	-	-	-	-	-	-	-	-	-	-	-	-	-
U023	b. 南美锥虫病	-	-	-	-	-	-	-	-	-	-	-	-	-	-	-	-	-	-	-	-	-
U024	c. 血吸虫病	-	-	-	-	-	-	-	-	-	-	-	-	-	-	-	-	-	-	-	-	-
U025	d. 利什曼病	-	-	-	-	-	-	-	-	-	-	-	-	-	-	-	-	-	-	-	-	-
U026	e. 淋巴性丝虫病	-	-	-	-	-	-	-	-	-	-	-	-	-	-	-	-	-	-	-	-	-
U027	f. 盘尾丝虫病	-	-	-	-	-	-	-	-	-	-	-	-	-	-	-	-	-	-	-	-	-
U028	10. 麻风病	-	-	-	-	-	-	-	-	-	-	-	-	-	-	-	-	-	-	-	-	-
U029	11. 登革热	-	-	-	-	-	-	-	-	-	-	-	-	-	-	-	-	-	-	-	-	-
U030	12. 流行性乙型脑炎	-	-	-	-	-	-	-	-	-	-	-	-	-	-	-	-	-	-	-	-	-
U031	13. 沙眼	-	-	-	-	-	-	-	-	-	-	-	-	-	-	-	-	-	-	-	-	-
U032	14. 肠线虫感染	-	-	-	-	-	-	-	-	-	-	-	-	-	-	-	-	-	-	-	-	1

续　表

疾病编码	疾病名称	总计	年龄组（岁）																		不详
			0 –	1 –	5 –	10 –	15 –	20 –	25 –	30 –	35 –	40 –	45 –	50 –	55 –	60 –	65 –	70 –	75 –	80 –	85 及以上	
U033	a. 蛔虫病	—	—	—	—	—	—	—	—	—	—	—	—	—	—	—	—	—	—	—	—	—
U034	b. 鞭虫病	—	—	—	—	—	—	—	—	—	—	—	—	—	—	—	—	—	—	—	—	—
U035	c. 钩虫病	—	—	—	—	—	—	—	—	—	—	—	—	—	—	—	—	—	—	—	—	—
U036	d. 其他	—	—	—	—	—	—	—	—	—	—	—	—	—	—	—	—	—	—	—	—	—
U037	其他传染病	243	9	10	6	1	3	3	5	3	9	7	3	6	11	15	18	20	33	37	44	—
U038	B. 呼吸系统感染	461	34	10	2	4	1	1	2	5	3	8	8	19	14	29	28	41	78	75	99	—
U039	1. 下呼吸道感染	455	34	8	2	4	1	1	2	5	3	8	8	19	14	28	28	40	77	74	99	—
U040	2. 上呼吸道感染	6	—	2	—	—	—	—	—	—	—	—	—	—	—	1	—	1	1	1	—	—
U041	3. 中耳炎	—	—	—	—	—	—	—	—	—	—	—	—	—	—	—	—	—	—	—	—	—
U042	C. 妊娠、分娩和产褥期并发症	—	—	—	—	—	—	—	—	—	—	—	—	—	—	—	—	—	—	—	—	—
U043	1. 孕产妇出血	—	—	—	—	—	—	—	—	—	—	—	—	—	—	—	—	—	—	—	—	—
U044	2. 产妇败血症	—	—	—	—	—	—	—	—	—	—	—	—	—	—	—	—	—	—	—	—	—
U045	3. 妊娠高血压综合征	—	—	—	—	—	—	—	—	—	—	—	—	—	—	—	—	—	—	—	—	—
U046	4. 梗阻性分娩	—	—	—	—	—	—	—	—	—	—	—	—	—	—	—	—	—	—	—	—	—
U047	5. 流产	—	—	—	—	—	—	—	—	—	—	—	—	—	—	—	—	—	—	—	—	—
U048	其他	—	—	—	—	—	—	—	—	—	—	—	—	—	—	—	—	—	—	—	—	—
U049	D. 起源于围生期的情况	111	107	4	—	—	—	—	—	—	—	—	—	—	—	—	—	—	—	—	—	—
U050	1. 出生低体重	10	10	—	—	—	—	—	—	—	—	—	—	—	—	—	—	—	—	—	—	—
U051	2. 出生产伤和窒息	84	80	4	—	—	—	—	—	—	—	—	—	—	—	—	—	—	—	—	—	—
U052	其他	17	17	—	—	—	—	—	—	—	—	—	—	—	—	—	—	—	—	—	—	—
U053	E. 营养缺乏	28	—	—	—	—	—	—	—	—	—	3	3	2	1	1	1	2	3	4	8	—
U054	1. 蛋白质 – 能量营养不良	19	—	—	—	—	—	—	—	—	—	—	3	2	1	1	1	1	2	3	5	—
U055	2. 碘缺乏	—	—	—	—	—	—	—	—	—	—	—	—	—	—	—	—	—	—	—	—	—
U056	3. 维生素 A 缺乏	—	—	—	—	—	—	—	—	—	—	—	—	—	—	—	—	—	—	—	—	—
U057	4. 缺铁性贫血	4	—	—	—	—	—	—	—	—	—	3	—	—	—	—	—	1	—	—	—	—
U058	其他营养缺乏症	5	—	—	—	—	—	—	—	—	—	—	—	—	—	—	—	—	1	1	3	—
U059	II. 慢性非传染性疾病	15794	73	46	31	30	81	77	119	205	274	566	766	1095	960	1448	1564	1948	2379	2161	1970	1
U060	A. 恶性肿瘤	2800	3	8	3	8	26	14	22	55	88	147	232	280	259	365	381	301	289	191	127	1
U061	1. 唇、口腔和咽恶性肿瘤	58	—	—	—	1	1	—	1	1	2	5	2	4	8	11	6	7	1	4	3	—
U062	2. 食道癌	134	—	—	—	—	—	—	—	—	—	2	9	15	13	22	23	16	18	6	3	—
U063	3. 胃癌	260	—	—	—	—	—	—	4	4	4	4	9	21	23	33	43	34	37	16	23	—
U064	4. 结直肠癌	167	—	—	—	—	—	—	—	4	3	4	9	9	19	26	26	18	29	14	6	—
U065	5. 肝癌	443	—	—	—	1	—	—	3	8	23	37	55	67	38	57	51	37	32	21	13	—

续　表

疾病编码	疾病名称	总计	0–	1–	5–	10–	15–	20–	25–	30–	35–	40–	45–	50–	55–	60–	65–	70–	75–	80–	85及以上	不详
U066	6. 胰腺癌	42	—	—	—	—	—	—	—	2	1	2	3	5	4	6	6	7	4	—	2	—
U067	7. 肿瘤	576	—	1	—	1	—	3	—	5	12	24	36	51	68	73	83	74	66	48	32	—
U068	8. 皮肤癌	21	—	—	—	—	—	—	1	—	—	3	1	1	—	2	2	2	2	5	2	—
U069	9. 乳腺癌	5	—	—	—	—	—	—	—	—	—	—	1	1	—	1	1	—	—	—	—	—
U070	10. 子宫颈癌	—	—	—	—	—	—	—	—	—	—	—	—	—	—	—	—	—	—	—	—	—
U071	11. 子宫体癌	—	—	—	—	—	—	—	—	—	—	—	—	—	—	—	—	—	—	—	—	—
U072	12. 卵巢癌	—	—	—	—	—	—	—	—	—	—	—	—	—	—	—	—	—	—	—	—	—
U073	13. 前列腺癌	45	—	—	—	—	—	—	—	—	—	1	1	2	2	2	7	9	7	11	5	—
U074	14. 膀胱癌	32	—	—	—	—	—	—	3	—	—	—	2	—	—	5	5	4	7	6	2	—
U075	15. 淋巴瘤与多发性骨髓瘤	51	—	1	—	1	2	—	3	2	2	5	5	6	3	3	9	1	5	4	1	—
U076	16. 白血病	77	2	2	3	3	10	4	12	6	25	5	10	2	3	7	5	2	3	1	1	—
U077	其他	889	1	5	—	2	10	6	25	25	33	53	78	102	74	117	114	90	77	55	35	—
U078	B. 其他肿瘤	28	—	—	—	—	—	—	—	—	—	—	4	2	—	—	3	3	3	1	3	—
U079	C. 糖尿病	223	—	3	—	—	1	—	2	—	10	3	11	15	19	18	31	34	37	24	16	—
U080	D. 内分泌紊乱	59	3	3	1	7	1	1	—	—	3	3	—	5	—	5	2	7	9	4	8	—
U081	E. 神经系统和精神障碍疾病	386	5	8	10	11	8	9	8	13	21	26	27	26	26	19	13	28	37	35	56	—
U082	1. 单相精神抑郁	2	—	—	—	—	—	—	—	—	1	—	1	—	—	—	—	—	—	—	—	—
U083	2. 双相情感障碍	—	—	—	—	—	—	—	—	—	—	—	—	—	—	—	—	—	—	—	—	—
U084	3. 精神分裂症	20	—	—	—	—	—	1	—	—	—	4	2	4	2	2	2	—	—	—	1	—
U085	4. 癫痫症	72	—	3	1	7	2	2	5	4	4	10	8	5	6	1	—	3	6	2	1	—
U086	5. 酒精使用所致精神病	45	—	—	—	—	—	—	—	4	4	4	11	10	5	3	1	—	1	2	1	—
U087	6. 阿尔茨海默病和其他痴呆	69	—	—	—	—	—	—	—	—	—	—	—	—	5	3	1	5	10	20	22	—
U088	7. 帕金森病	9	—	—	—	—	1	—	—	—	—	—	—	—	—	2	2	1	1	—	1	—
U089	8. 多发性硬化	—	—	—	—	—	—	—	—	—	—	—	—	—	—	—	—	—	—	—	—	—
U090	9. 药物使用所致精神障碍	7	—	—	—	—	—	—	2	—	—	1	2	1	1	—	—	—	—	—	—	—
U091	10. 创伤后应激症	—	—	—	—	—	—	—	—	—	—	—	—	—	—	—	—	—	—	—	—	—
U092	11. 强迫症	—	—	—	—	—	—	—	—	—	—	—	—	—	—	—	—	—	—	—	—	—
U093	12. 惊恐障碍	—	—	—	—	—	—	—	—	—	—	—	—	—	—	—	—	—	—	—	—	—
U094	13. 失眠症	—	—	—	—	—	—	—	—	—	—	—	—	—	—	—	—	—	—	—	—	—
U095	14. 偏头痛	1	—	—	—	1	—	—	—	—	—	—	—	—	—	—	—	—	—	—	—	—
U096	15. 由于智障引起的精神发育障碍	1	—	—	—	—	—	—	—	—	1	—	—	—	—	—	—	—	—	—	—	—
U097	其他	157	2	5	8	4	4	6	1	3	3	8	8	6	11	7	7	16	18	10	31	—
U098	F. 感官疾病	—	—	—	—	—	—	—	—	—	—	—	—	—	—	—	—	—	—	—	—	—

续　表

疾病编码	疾病名称	总计	0-	1-	5-	10-	15-	20-	25-	30-	35-	40-	45-	50-	55-	60-	65-	70-	75-	80-	85及以上	不详
U099	1. 青光眼	-	-	-	-	-	-	-	-	-	-	-	-	-	-	-	-	-	-	-	-	-
U100	2. 白内障	-	-	-	-	-	-	-	-	-	-	-	-	-	-	-	-	-	-	-	-	-
U101	3. 与年龄有关的视觉障碍	-	-	-	-	-	-	-	-	-	-	-	-	-	-	-	-	-	-	-	-	-
U102	4. 成年开始的听力损失	-	-	-	-	-	-	-	-	-	-	-	-	-	-	-	-	-	-	-	-	-
U103	其他	-	-	-	-	-	-	-	-	-	-	-	-	-	-	-	-	-	-	-	-	-
U104	G. 心血管疾病	6756	6	6	6	5	23	31	52	90	93	230	285	457	405	639	654	801	1065	966	942	-
U105	1. 风湿性心脏病	325	-	6	6	-	3	2	4	3	8	12	13	15	13	25	41	36	47	48	50	-
U106	2. 高血压及并发症	863	-	4	-	-	-	3	2	3	2	22	25	50	54	74	82	136	142	134	134	-
U107	3. 缺血性心脏病	1398	-	-	4	2	7	5	12	23	20	68	74	125	103	144	144	137	203	162	171	-
U108	4. 脑血管病	2812	1	-	1	2	7	17	30	48	44	89	135	217	165	270	274	331	439	399	340	-
U109	5. 炎性心脏病	78	-	-	-	-	2	-	-	2	3	8	9	4	-	4	6	2	9	7	18	-
U110	其他	1241	4	6	1	3	4	4	4	11	15	29	29	46	59	114	105	157	214	212	224	-
U111	H. 主要呼吸系统疾病	3849	4	4	2	2	8	10	11	15	20	39	73	135	169	229	332	601	779	783	693	-
U112	1. 慢性阻塞性肺疾病	3288	-	-	-	1	2	4	-	4	4	16	50	101	83	181	285	534	710	707	610	-
U113	2. 哮喘	203	-	-	-	-	2	4	2	-	2	2	4	8	10	22	18	34	35	32	33	-
U114	其他	358	4	4	2	1	4	6	9	11	14	21	19	26	19	26	29	33	34	44	50	-
U115	I. 主要消化系统疾病	1305	8	7	1	2	3	5	10	20	35	95	113	148	116	143	126	146	117	119	91	-
U116	1. 消化性溃疡	195	-	-	-	-	-	-	4	3	5	14	9	9	20	13	20	30	18	30	20	-
U117	2. 肝硬化	632	-	-	-	1	2	5	5	12	22	61	83	102	59	79	62	50	42	33	17	-
U118	3. 阑尾炎	15	-	-	-	-	-	-	2	-	1	-	-	-	2	2	2	1	1	2	3	-
U119	其他	462	8	7	3	1	1	-	3	5	6	20	20	37	35	49	42	64	56	54	51	-
U120	J. 主要泌尿生殖系统疾病	241	-	-	3	1	3	4	8	9	9	10	13	21	12	20	16	21	36	31	27	-
U121	1. 肾炎和肾病	212	-	1	3	1	3	4	8	9	9	10	12	21	12	20	16	20	28	25	17	-
U122	2. 前列腺增生	10	-	-	-	-	-	-	-	-	-	-	-	-	-	-	-	-	4	1	5	-
U123	其他	19	-	-	-	-	-	-	-	1	-	1	1	1	-	-	1	1	4	5	5	-
U124	K. 皮肤病	9	-	-	-	-	-	-	-	-	-	1	1	1	-	1	1	-	-	1	2	-
U125	L. 肌肉骨骼和结缔组织疾病	62	-	1	2	2	1	1	1	1	1	5	6	5	6	6	5	6	7	6	5	-
U126	1. 风湿性关节炎	18	-	-	2	1	1	-	-	-	-	-	-	5	6	1	2	2	4	2	1	-
U127	2. 骨关节炎	-	-	-	-	-	-	-	-	-	-	-	-	-	-	-	-	-	-	-	-	-
U128	3. 痛风	9	-	-	-	-	-	-	-	-	-	1	-	6	-	1	5	1	1	2	1	-
U129	4. 腰痛	2	-	-	-	-	-	-	-	-	-	-	-	-	-	-	-	1	1	2	-	-
U130	其他	33	-	-	-	-	-	-	-	-	-	4	6	2	5	5	3	3	2	2	3	-
U131	M. 先天异常	75	44	9	4	1	7	3	3	1	-	1	1	1	-	-	-	-	-	-	-	-

年龄组（岁）

续 表

疾病编码	疾病名称	总计	0—	1—	5—	10—	15—	20—	25—	30—	35—	40—	45—	50—	55—	60—	65—	70—	75—	80—	85及以上	不详
U132	1. 腹壁缺损	—	—	—	—	—	—	—	—	—	—	—	—	—	—	—	—	—	—	—	—	—
U133	2. 无脑畸形	—	—	—	—	—	—	—	—	—	—	—	—	—	—	—	—	—	—	—	—	—
U134	3. 肛门直肠闭锁	2	2	—	—	—	—	—	—	—	—	—	—	—	—	—	—	—	—	—	—	—
U135	4. 唇裂	—	—	—	—	—	—	—	—	—	—	—	—	—	—	—	—	—	—	—	—	—
U136	5. 腭裂	—	—	—	—	—	—	—	—	—	—	—	—	—	—	—	—	—	—	—	—	—
U137	6. 食管闭锁	1	1	—	—	—	—	—	—	—	—	—	—	—	—	—	—	—	—	—	—	—
U138	7. 肾发育不全	—	—	—	—	—	—	—	—	—	—	—	—	—	—	—	—	—	—	—	—	—
U139	8. 唐氏综合症	1	1	—	—	—	—	—	—	—	—	—	—	—	—	—	—	—	—	—	—	—
U140	9. 先天性心脏异常	62	33	9	4	1	6	—	3	1	1	—	1	1	—	—	—	—	—	—	—	—
U141	10. 脊柱裂	—	—	—	—	—	—	—	—	—	—	—	—	—	—	—	—	—	—	—	—	—
U142	其他	9	7	—	—	1	—	—	—	—	1	—	—	—	—	—	—	—	—	—	—	—
U143	N. 口腔疾病	1	—	—	—	—	—	—	—	—	—	—	—	—	1	—	—	—	—	—	—	—
U144	1. 龋齿	—	—	—	—	—	—	—	—	—	—	—	—	—	—	—	—	—	—	—	—	—
U145	2. 牙周病	—	—	—	—	—	—	—	—	—	—	—	—	—	—	—	—	—	—	—	—	—
U146	3. 无牙症	—	—	—	—	—	—	—	—	—	—	—	—	—	—	—	—	—	—	—	—	—
U147	其他	1	—	—	—	—	—	—	—	—	—	—	—	—	1	—	—	—	—	—	—	—
U148	III. 伤害	2597	30	60	41	49	114	145	166	197	228	263	264	244	180	156	113	98	101	87	61	—
U149	A. 意外伤害	2203	30	58	41	40	103	125	146	174	196	223	224	201	151	130	94	75	78	67	47	—
U150	1. 道路交通事故	849	3	21	14	12	43	65	78	92	88	92	96	78	60	33	28	16	14	14	2	—
U151	2. 意外中毒	249	1	1	2	1	3	7	10	14	16	30	29	32	26	32	18	14	10	1	2	—
U152	3. 意外跌落	532	1	6	7	4	14	16	21	36	40	39	53	48	37	40	26	32	36	40	36	—
U153	4. 火灾	17	—	—	—	—	—	—	—	1	—	1	2	—	2	3	1	2	2	2	1	—
U154	5. 溺水	160	1	22	13	15	25	16	10	8	9	14	9	5	2	3	4	1	2	2	6	—
U155	其他	396	24	8	4	7	18	21	27	23	43	47	35	38	26	19	17	10	14	9	6	—
U156	B. 故意伤害	327	—	—	5	6	10	14	17	15	25	37	38	34	25	25	14	20	19	17	11	—
U157	1. 自杀及后遗症	312	—	—	5	5	8	14	15	12	25	34	35	34	24	25	14	20	19	17	11	—
U158	2. 他杀及后遗症	11	—	—	—	1	2	—	2	2	—	2	2	—	—	—	—	—	—	—	—	—
U159	3. 战争	—	—	—	—	—	—	—	—	—	—	—	—	—	—	—	—	—	—	—	—	—
U160	其他	4	—	—	—	—	—	—	—	1	1	1	1	—	1	—	—	—	—	—	—	—
U161	其他剩余疾病	862	23	12	6	10	17	17	27	28	21	35	29	46	24	34	18	51	68	137	259	—

表3－24 2018年昭通市死因别、年龄别死亡数（女）

疾病编码	疾病名称	总计	0－	1－	5－	10－	15－	20－	25－	30－	35－	40－	45－	50－	55－	60－	65－	70－	75－	80－	85及以上	不详
																				年龄组（岁）	
U000	全死因	13198	208	98	58	54	101	100	106	125	155	231	364	547	484	741	931	1435	2133	2376	2949	2
U001	Ⅰ.传染病、母婴疾病和营养缺乏性疾病	945	120	24	16	3	5	4	9	8	10	10	14	32	27	33	40	81	138	161	209	1
U002	A.传染病和寄生虫病	359	11	10	13	1	4	2	4	4	5	6	9	21	17	21	27	34	50	65	55	－
U003	1.结核病	48	－	－	1	－	2	1	1	1	1	－	1	5	7	5	6	8	5	5	－	－
U004	2.性传播疾病	5	－	－	－	－	－	－	－	－	－	－	1	2	1	－	1	－	－	－	－	－
U005	a.梅毒	－	－	－	－	－	－	－	－	－	－	－	－	－	－	－	－	－	－	－	－	－
U006	b.衣原体病	－	－	－	－	－	－	－	－	－	－	－	－	－	－	－	－	－	－	－	－	－
U007	c.淋病	－	－	－	－	－	－	－	－	－	－	－	－	－	－	－	－	－	－	－	－	－
U008	d.其他	5	－	－	－	－	－	－	－	－	－	－	1	2	1	－	1	－	－	－	－	－
U009	3.艾滋病	13	－	－	－	－	－	－	－	1	4	－	1	1	1	1	2	2	－	－	－	－
U010	4.腹泻性疾病	14	1	1	1	1	－	－	－	－	－	1	－	－	－	－	1	2	4	2	2	－
U011	5.好发于儿童的疾病	2	－	－	1	－	－	－	－	－	－	－	－	－	1	－	－	－	－	－	－	－
U012	a.百日咳	－	－	－	－	－	－	－	－	－	－	－	－	－	－	－	－	－	－	－	－	－
U013	b.脊髓灰质炎及后遗症	－	－	－	－	－	－	－	－	－	－	－	－	－	－	－	－	－	－	－	－	－
U014	c.白喉	－	－	－	－	－	－	－	－	－	－	－	－	－	－	－	－	－	－	－	－	－
U015	d.麻疹	－	－	－	－	－	－	－	－	－	－	－	－	－	－	－	－	－	－	－	－	－
U016	e.破伤风	2	－	－	1	－	－	－	－	－	－	－	－	－	1	－	1	－	－	1	－	－
U017	6.脑膜炎	30	1	2	4	1	－	－	－	－	－	2	2	2	－	1	1	1	6	6	1	－
U018	7.乙型肝炎	69	2	－	－	－	－	－	－	1	－	3	5	10	4	5	8	12	5	8	5	－
U019	丙型肝炎	3	－	－	－	－	－	－	－	1	－	－	－	1	－	－	－	－	－	1	－	－
U020	8.疟疾	－	－	－	－	－	－	－	－	－	－	－	－	－	－	－	－	－	－	－	－	－
U021	9.热带病	－	－	－	－	－	－	－	－	－	－	－	－	－	－	－	－	－	－	－	－	－
U022	a.锥虫病	－	－	－	－	－	－	－	－	－	－	－	－	－	－	－	－	－	－	－	－	－
U023	b.南美锥虫病	－	－	－	－	－	－	－	－	－	－	－	－	－	－	－	－	－	－	－	－	－
U024	c.血吸虫病	－	－	－	－	－	－	－	－	－	－	－	－	－	－	－	－	－	－	－	－	－
U025	d.利什曼病	－	－	－	－	－	－	－	－	－	－	－	－	－	－	－	－	－	－	－	－	－
U026	e.淋巴性丝虫病	－	－	－	－	－	－	－	－	－	－	－	－	－	－	－	－	－	－	－	－	－
U027	f.盘尾丝虫病	－	－	－	－	－	－	－	－	－	－	－	－	－	－	－	－	－	－	－	－	－
U028	10.麻风病	－	－	－	－	－	－	－	－	－	－	－	－	－	－	－	－	－	－	－	－	－
U029	11.登革热	－	－	－	－	－	－	－	－	－	－	－	－	－	－	－	－	－	－	－	－	－
U030	12.流行性乙型脑炎	1	－	－	1	－	－	－	－	－	－	－	－	－	－	－	－	－	－	－	－	－
U031	13.沙眼	－	－	－	－	－	－	－	－	－	－	－	－	－	－	－	－	－	－	－	－	－
U032	14.肠线虫感染	－	－	－	－	－	－	－	－	－	－	－	－	－	－	－	－	－	－	－	－	－

续表

疾病编码	疾病名称	总计	年龄组（岁）																			不详
			0 –	1 –	5 –	10 –	15 –	20 –	25 –	30 –	35 –	40 –	45 –	50 –	55 –	60 –	65 –	70 –	75 –	80 –	85 及以上	
U033	a. 蛔虫病	—	—	—	—	—	—	—	—	—	—	—	—	—	—	—	—	—	—	—	—	—
U034	b. 鞭虫病	—	—	—	—	—	—	—	—	—	—	—	—	—	—	—	—	—	—	—	—	—
U035	c. 钩虫病	—	—	—	—	—	—	—	—	—	—	—	—	—	—	—	—	—	—	—	—	—
U036	d. 其他	—	—	—	—	—	—	—	—	—	—	—	—	—	—	—	—	—	—	—	—	—
U037	其他传染病	174	7	7	5	1	1	3	3	2	1	3	1	—	2	10	8	11	29	42	47	—
U038	B. 呼吸系统感染	470	25	14	1	2	1	3	3	2	2	3	3	10	9	12	12	43	88	94	144	1
U039	1. 下呼吸道感染	468	25	14	1	2	1	3	3	2	2	3	3	10	8	12	12	43	88	94	143	1
U040	2. 上呼吸道感染	2	—	—	—	—	—	—	—	—	—	—	—	—	1	—	—	—	—	—	1	—
U041	3. 中耳炎	—	—	—	—	—	—	—	—	—	—	—	—	—	—	—	—	—	—	—	—	—
U042	C. 妊娠、分娩和产褥期并发症	10	—	—	—	—	—	—	2	2	4	1	1	—	—	—	—	—	—	—	—	—
U043	1. 孕产妇出血	3	—	—	—	—	—	—	—	1	1	—	1	—	—	—	—	—	—	—	—	—
U044	2. 产妇败血症	—	—	—	—	—	—	—	—	—	—	—	—	—	—	—	—	—	—	—	—	—
U045	3. 妊娠高血压综合征	—	—	—	—	—	—	—	—	—	—	—	—	—	—	—	—	—	—	—	—	—
U046	4. 梗阻性分娩	—	—	—	—	—	—	—	—	—	—	—	—	—	—	—	—	—	—	—	—	—
U047	5. 流产	2	—	—	—	—	—	—	2	—	—	—	—	—	—	—	—	—	—	—	—	—
U048	其他	5	—	—	—	—	—	—	—	1	3	1	—	—	—	—	—	—	—	—	—	—
U049	D. 起源于围生期的情况	85	84	1	—	—	—	—	—	—	—	—	—	—	—	—	—	—	—	—	—	—
U050	1. 出生低体重	14	14	—	—	—	—	—	—	—	—	—	—	—	—	—	—	—	—	—	—	—
U051	2. 出生产伤和窒息	55	55	—	—	—	—	—	—	—	—	—	—	—	—	—	—	—	—	—	—	—
U052	其他	16	15	1	—	—	—	—	—	—	—	—	—	—	—	—	—	—	—	—	—	—
U053	E. 营养缺乏	21	—	—	—	—	—	—	—	—	—	—	—	—	1	1	1	4	2	2	10	—
U054	1. 蛋白质 - 能量营养不良	13	—	—	—	—	—	—	—	—	—	—	—	—	—	—	1	2	1	1	8	—
U055	2. 碘缺乏	—	—	—	—	—	—	—	—	—	—	—	—	—	—	—	—	—	—	—	—	—
U056	3. 维生素 A 缺乏病	—	—	—	—	—	—	—	—	—	—	—	—	—	—	—	—	—	—	—	—	—
U057	4. 缺铁性贫血	3	—	—	—	—	—	—	—	—	—	—	—	—	—	—	—	—	1	—	2	—
U058	其他营养病症	5	—	—	—	—	—	—	—	—	—	—	—	—	1	1	—	2	—	1	—	—
U059	II. 慢性非传染性疾病	10564	51	34	13	26	39	39	46	61	93	153	274	450	396	648	798	1240	1869	1975	2359	—
U060	A. 恶性肿瘤	1535	2	8	6	9	15	13	21	17	30	66	106	155	120	159	169	172	201	149	117	—
U061	1. 唇、口腔和咽恶性肿瘤	22	—	—	—	—	—	—	—	—	1	1	2	3	—	2	2	4	4	1	2	—
U062	2. 食道癌	31	—	—	—	—	—	—	—	—	—	1	4	3	—	3	6	6	3	4	1	—
U063	3. 胃癌	201	—	—	—	—	—	—	1	1	3	4	5	15	14	15	22	28	35	31	27	—
U064	4. 结直肠癌	97	—	—	—	—	—	—	1	2	2	3	4	10	8	8	13	11	13	16	6	—
U065	5. 肝癌	129	—	—	—	—	1	1	1	1	4	2	9	13	10	22	10	13	17	14	11	—

续表

年龄组（岁）

疾病编码	疾病名称	总计	0–	1–	5–	10–	15–	20–	25–	30–	35–	40–	45–	50–	55–	60–	65–	70–	75–	80–	85及以上	不详
U066	6. 胰腺癌	25	-	-	-	-	-	-	-	-	-	-	6	4	-	2	3	3	4	1	2	-
U067	7. 肺癌	276	-	-	-	1	1	-	-	2	3	10	20	19	15	27	32	40	47	30	29	-
U068	8. 皮肤癌	15	-	-	-	1	-	-	-	-	-	-	-	1	-	2	1	1	5	1	2	-
U069	9. 乳腺癌	61	-	-	-	-	-	-	2	1	2	6	6	11	6	8	3	7	3	4	2	-
U070	10. 子宫颈癌	125	-	-	-	-	-	4	-	3	7	11	15	19	22	11	16	9	-	5	3	-
U071	11. 子宫体癌	51	-	-	-	-	-	-	2	-	-	4	6	13	8	3	6	2	3	2	2	-
U072	12. 卵巢癌	11	-	-	-	-	-	-	-	-	1	2	1	2	1	1	1	2	-	-	-	-
U073	13. 前列腺癌	-	-	-	-	-	-	-	-	-	-	-	-	-	-	-	-	-	-	-	-	-
U074	14. 膀胱癌	8	-	-	-	-	-	-	-	-	-	-	-	1	2	-	-	1	-	1	3	-
U075	15. 淋巴瘤与多发性骨髓瘤	28	-	1	2	-	-	-	-	-	-	-	6	3	2	6	3	2	2	1	-	-
U076	16. 白血病	56	-	4	2	2	6	4	3	4	1	2	3	4	2	5	1	1	3	4	5	-
U077	其他	399	2	3	2	4	5	2	4	4	7	16	19	39	23	51	50	43	61	37	27	-
U078	B. 其他肿瘤	20	-	-	-	-	-	-	-	-	-	-	1	2	2	3	2	4	3	1	2	-
U079	C. 糖尿病	226	-	-	-	-	-	-	-	-	1	2	9	17	13	26	34	29	35	33	27	-
U080	D. 内分泌紊乱	34	2	1	-	2	1	-	-	-	-	-	1	2	2	3	4	4	3	4	5	-
U081	E. 神经系统和精神障碍疾病	222	3	4	4	3	4	1	4	4	6	4	4	5	5	8	11	18	23	46	65	-
U082	1. 单相精神抑郁	1	-	-	-	-	-	-	-	-	-	1	-	-	-	-	-	-	-	-	-	-
U083	2. 双相情感障碍	1	-	-	-	-	-	-	-	-	1	-	-	-	-	-	-	-	-	-	-	-
U084	3. 精神分裂症	12	-	-	-	-	-	-	1	-	5	-	1	-	-	-	1	3	-	-	1	-
U085	4. 癫痫症	30	3	-	4	1	1	-	3	-	1	1	2	-	-	4	2	2	-	4	2	-
U086	5. 酒精使用所致精神障碍	3	-	-	-	-	-	-	-	-	-	1	-	-	1	1	-	-	-	-	-	-
U087	6. 阿尔茨海默病和其他痴呆	77	-	-	-	-	-	-	-	-	-	-	-	-	1	2	4	2	16	27	25	-
U088	7. 帕金森病	6	-	-	-	-	-	-	-	-	-	-	-	-	-	-	-	1	2	1	2	-
U089	8. 多发性硬化	-	-	-	-	-	-	-	-	-	-	-	-	-	-	-	-	-	-	-	-	-
U090	9. 药物使用所致精神障碍	-	-	-	-	-	-	-	-	-	-	-	-	-	-	-	-	-	-	-	-	-
U091	10. 创伤后应激障碍	-	-	-	-	-	-	-	-	-	-	-	-	-	-	-	-	-	-	-	-	-
U092	11. 强迫症	-	-	-	-	-	-	-	-	-	-	-	-	-	-	-	-	-	-	-	-	-
U093	12. 惊恐障碍	-	-	-	-	-	-	-	-	-	-	-	-	-	-	-	-	-	-	-	-	-
U094	13. 失眠症	2	-	-	-	-	1	-	1	-	-	-	-	-	-	-	-	-	-	-	-	-
U095	14. 偏头痛	-	-	-	-	-	-	-	-	-	-	-	-	-	-	-	-	-	-	-	-	-
U096	15. 由于铅暴露引起的精神发育障碍	2	1	-	-	-	-	-	-	-	-	-	-	-	-	-	-	-	-	-	1	-
U097	其他	86	3	3	3	2	-	1	-	-	-	2	2	2	2	2	4	9	6	11	34	-
U098	F. 感官疾病	1	-	-	-	-	-	-	-	-	-	1	-	-	-	-	-	-	-	-	-	-

续表

疾病编码	疾病名称	总计	0-	1-	5-	10-	15-	20-	25-	30-	35-	40-	45-	50-	55-	60-	65-	70-	75-	80-	85及以上	不详
U099	1. 青光眼	—	—	—	—	—	—	—	—	—	—	—	—	—	—	—	—	—	—	—	—	—
U100	2. 白内障	—	—	—	—	—	—	—	—	—	—	—	—	—	—	—	—	—	—	—	—	—
U101	3. 与年龄有关的视觉障碍	—	—	—	—	—	—	—	—	—	—	—	—	—	—	—	—	—	—	—	—	—
U102	4. 成年开始的听力损失	—	—	—	—	—	—	—	—	—	—	—	—	—	—	—	—	—	—	—	—	—
U103	其他	1	—	—	—	—	—	—	—	—	—	1	—	—	—	—	—	—	—	—	—	—
U104	G. 心血管疾病	4859	5	4	1	4	10	15	10	27	30	55	102	185	162	278	369	599	911	926	1166	—
U105	1. 风湿性心脏病	311	—	—	—	—	1	3	2	2	4	3	8	23	13	24	27	46	49	53	55	—
U106	2. 高血压及并发症	629	—	—	—	—	1	2	2	5	4	17	12	14	13	37	41	71	124	135	173	—
U107	3. 缺血性心脏病	920	—	1	1	1	1	2	6	9	13	20	23	45	45	70	69	118	173	157	188	—
U108	4. 脑血管病	1804	1	—	—	1	4	6	6	9	13	20	43	78	65	108	155	235	335	333	391	—
U109	5. 炎性心脏病	50	1	—	—	—	4	—	—	—	—	—	2	1	1	2	4	5	9	9	9	—
U110	其他	1115	3	3	1	3	4	3	7	7	6	14	11	23	23	35	69	122	214	238	341	—
U111	H. 主要呼吸系统疾病	2852	6	4	—	3	5	3	4	4	9	8	23	37	49	108	144	323	560	708	856	—
U112	1. 慢性阻塞性肺疾病	2472	—	—	—	—	1	3	—	—	4	5	15	29	38	85	118	288	487	633	767	—
U113	2. 哮喘	173	—	—	—	3	1	2	4	—	5	3	2	1	5	13	18	18	39	40	36	—
U114	其他	207	6	4	—	2	1	2	—	5	5	3	6	7	6	10	8	17	34	35	53	—
U115	I. 主要消化系统疾病	556	5	2	—	2	6	2	5	8	9	15	15	26	30	45	48	59	110	82	101	—
U116	1. 消化性溃疡	139	—	1	—	—	3	—	—	4	4	3	4	4	4	13	18	13	25	18	26	—
U117	2. 肝硬化	140	—	—	—	2	3	—	2	—	3	—	7	13	18	13	11	15	22	18	16	—
U118	3. 阑尾炎	4	—	—	—	—	—	—	—	—	—	—	—	—	—	—	1	—	1	1	1	—
U119	其他	273	5	1	—	—	2	2	3	3	3	4	4	9	8	19	18	31	62	45	58	—
U120	J. 主要泌尿生殖系统疾病	163	—	1	—	2	2	2	4	4	3	5	11	19	10	14	13	25	18	17	14	—
U121	1. 肾炎和肾病	149	—	—	—	—	2	2	2	2	3	5	9	18	8	11	13	23	17	15	14	—
U122	2. 前列腺增生	—	—	—	—	—	—	—	—	—	—	—	—	—	—	—	—	—	—	—	—	—
U123	其他	14	—	—	1	—	—	—	—	—	—	—	2	—	3	3	2	2	—	—	—	—
U124	K. 皮肤病	11	1	—	—	—	—	1	—	—	—	—	—	—	—	1	2	2	3	3	2	—
U125	L. 肌肉骨骼和结缔组织疾病	44	3	—	—	—	—	—	—	—	—	3	3	3	3	5	4	5	5	6	6	—
U126	1. 风湿性关节炎	15	—	—	—	—	—	—	—	—	—	—	2	—	3	—	2	3	3	3	3	—
U127	2. 骨关节炎	1	—	—	—	—	—	—	—	—	—	—	—	—	—	—	—	—	—	—	1	—
U128	3. 痛风	6	—	—	—	—	—	—	—	—	—	—	—	—	—	2	1	—	—	—	—	—
U129	4. 腰痛	—	—	—	—	—	—	—	—	—	—	—	—	—	—	—	—	—	—	—	—	—
U130	其他	19	2	1	—	2	—	1	—	—	—	—	—	—	2	2	1	1	—	—	3	—
U131	M. 先天异常	41	25	9	1	2	1	1	—	—	—	—	—	2	—	—	—	—	—	—	3	—

年龄组（岁）

续　表

疾病编码	疾病名称	总计	0-	1-	5-	10-	15-	20-	25-	30-	35-	40-	45-	50-	55-	60-	65-	70-	75-	80-	85及以上	不详
U132	1.腹壁缺损	—	—	—	—	—	—	—	—	—	—	—	—	—	—	—	—	—	—	—	—	—
U133	2.无脑畸形	—	—	—	—	—	—	—	—	—	—	—	—	—	—	—	—	—	—	—	—	—
U134	3.肛门直肠闭锁	—	—	—	—	—	—	—	—	—	—	—	—	—	—	—	—	—	—	—	—	—
U135	4.唇裂	—	—	—	—	—	—	—	—	—	—	—	—	—	—	—	—	—	—	—	—	—
U136	5.腭裂	—	—	—	—	—	—	—	—	—	—	—	—	—	—	—	—	—	—	—	—	—
U137	6.食管闭锁	1	1	—	—	—	—	—	—	—	—	—	—	—	—	—	—	—	—	—	—	—
U138	7.肾发育不全	—	—	—	—	—	—	—	—	—	—	—	—	—	—	—	—	—	—	—	—	—
U139	8.唐氏综合征	—	—	—	—	—	—	—	—	—	—	—	—	—	—	—	—	—	—	—	—	—
U140	9.先天性心脏异常	35	22	9	—	2	—	1	—	—	—	—	—	—	1	—	—	—	—	—	—	—
U141	10.脊柱裂	—	—	—	—	—	—	—	—	—	—	—	—	—	—	—	—	—	—	—	—	—
U142	其他	5	3	—	1	—	—	—	—	—	1	—	—	—	—	—	—	—	—	—	—	—
U143	N. 口腔疾病	—	—	—	—	—	—	—	—	—	—	—	—	—	—	—	—	—	—	—	—	—
U144	1.龋齿	—	—	—	—	—	—	—	—	—	—	—	—	—	—	—	—	—	—	—	—	—
U145	2.牙周病	—	—	—	—	—	—	—	—	—	—	—	—	—	—	—	—	—	—	—	—	—
U146	3.无牙症	—	—	—	—	—	—	—	—	—	—	—	—	—	—	—	—	—	—	—	—	—
U147	其他	—	—	—	—	—	—	—	—	—	—	—	—	—	—	—	—	—	—	—	—	—
U148	III. 伤害	1010	16	32	27	23	51	54	48	50	48	60	67	61	56	50	72	75	71	78	71	—
U149	A. 意外伤害	804	15	32	26	21	36	40	39	35	40	46	51	49	45	36	54	56	53	65	61	—
U150	1.道路交通事故	279	1	9	10	17	17	22	18	17	25	21	28	24	18	13	19	10	12	5	2	—
U151	2.意外中毒	83	—	—	—	5	5	4	6	5	1	7	1	5	8	6	11	10	5	4	3	—
U152	3.意外跌落	250	2	6	4	1	5	6	6	6	4	7	9	6	14	13	15	26	27	42	46	—
U153	4.火灾	7	—	—	1	1	—	—	—	—	—	—	1	1	1	—	—	—	—	—	1	—
U154	5.溺水	59	12	9	8	5	4	2	2	3	4	2	3	5	3	2	2	3	2	3	1	—
U155	其他	126	—	—	2	5	5	6	4	6	6	9	10	9	5	2	7	7	7	10	6	—
U156	B. 故意伤害	187	—	—	1	2	15	14	9	13	7	14	14	11	6	12	17	16	17	11	8	—
U157	1.自杀及后遗症	176	—	—	—	2	14	13	8	12	6	14	13	10	6	11	17	16	16	11	7	—
U158	2.他杀及后遗症	11	—	—	1	—	1	1	1	1	1	—	1	1	—	1	—	—	1	—	1	—
U159	3.战争	—	—	—	—	—	—	—	—	—	—	—	—	—	—	—	—	—	—	—	—	—
U160	其他	—	—	—	—	—	—	—	—	—	—	—	—	—	—	—	—	—	—	—	—	—
U161	其他剩余疾病	679	21	8	2	2	6	3	3	6	4	8	9	4	5	10	21	39	55	162	310	1

表 3－25　2018 年丽江市死因别、年龄别死亡数（男女合计）

疾病编码	疾病名称	总计	0－	1－	5－	10－	15－	20－	25－	30－	35－	40－	45－	50－	55－	60－	65－	70－	75－	80－	85及以上	不详
U000	全死因	8120	119	53	26	19	37	82	87	126	152	248	379	456	414	564	698	995	1204	1286	1175	—
U001	I. 传染病、母婴疾病和营养缺乏性疾病	956	73	12	4	1	2	—	2	3	4	9	11	9	11	23	39	93	146	247	267	—
U002	A. 传染病和寄生虫病	124	7	2	2	2	2	—	—	2	4	8	7	8	7	11	11	17	15	12	8	—
U003	1. 结核病	22	—	—	—	—	—	—	—	1	1	2	1	1	1	2	2	4	5	2	—	—
U004	2. 性传播疾病	—	—	—	—	—	—	—	—	—	—	—	—	—	—	—	—	—	—	—	—	—
U005	a. 梅毒	—	—	—	—	—	—	—	—	—	—	—	—	—	—	—	—	—	—	—	—	—
U006	b. 衣原体病	—	—	—	—	—	—	—	—	—	—	—	—	—	—	—	—	—	—	—	—	—
U007	c. 淋病	—	—	—	—	—	—	—	—	—	—	—	—	—	—	—	—	—	—	—	—	—
U008	d. 其他	—	—	—	—	—	—	—	—	—	—	—	—	—	—	—	—	—	—	—	—	—
U009	3. 艾滋病	2	—	—	—	—	—	—	—	—	—	—	1	1	—	—	—	—	—	—	—	—
U010	4. 腹泻性疾病	1	—	1	—	—	—	—	—	—	—	—	—	—	—	—	—	—	—	—	—	—
U011	5. 好发于儿童期的疾病	2	—	1	1	—	—	—	—	—	—	—	—	1	—	—	—	—	—	1	—	—
U012	a. 百日咳	—	—	—	—	—	—	—	—	—	—	—	—	—	—	—	—	—	—	—	—	—
U013	b. 脊髓灰质炎及后遗症	—	—	—	—	—	—	—	—	—	—	—	—	—	—	—	—	—	—	—	—	—
U014	c. 白喉	—	—	—	—	—	—	—	—	—	—	—	—	—	—	—	—	—	—	—	—	—
U015	d. 麻疹	—	—	—	—	—	—	—	—	—	—	—	—	—	—	—	—	—	—	—	—	—
U016	e. 脑膜炎	2	—	1	1	—	—	—	—	—	—	—	1	—	—	1	—	—	—	—	—	—
U017	f. 破伤风	—	—	—	—	—	—	—	—	—	—	—	—	—	—	—	—	—	—	—	—	—
U018	6. 脑膜炎	8	3	—	—	—	—	—	—	—	—	4	4	3	6	6	6	7	7	5	5	—
U019	7. 乙型肝炎	56	—	—	—	—	—	—	—	—	3	—	—	—	—	—	—	—	—	—	—	—
U020	丙型肝炎	—	—	—	—	—	—	—	—	—	—	—	—	—	—	—	—	—	—	—	—	—
U021	8. 疟疾	—	—	—	—	—	—	—	—	—	—	—	—	—	—	—	—	—	—	—	—	—
U022	9. 热带病	—	—	—	—	—	—	—	—	—	—	—	—	—	—	—	—	—	—	—	—	—
U023	a. 锥虫病	—	—	—	—	—	—	—	—	—	—	—	—	—	—	—	—	—	—	—	—	—
U024	b. 南美锥虫病	—	—	—	—	—	—	—	—	—	—	—	—	—	—	—	—	—	—	—	—	—
U025	c. 血吸虫病	—	—	—	—	—	—	—	—	—	—	—	—	—	—	—	—	—	—	—	—	—
U026	d. 利什曼病	—	—	—	—	—	—	—	—	—	—	—	—	—	—	—	—	—	—	—	—	—
U027	e. 淋巴丝虫病	—	—	—	—	—	—	—	—	—	—	—	—	—	—	—	—	—	—	—	—	—
U028	f. 盘尾丝虫病	—	—	—	—	—	—	—	—	—	—	—	—	—	—	—	—	—	—	—	—	—
U029	10. 麻风病	—	—	—	—	—	—	—	—	—	—	—	—	—	—	—	—	—	—	—	—	—
U030	11. 登革热	—	—	—	—	—	—	—	—	—	—	—	—	—	—	—	—	—	—	—	—	—
U031	12. 流行性乙型脑炎	—	—	—	—	—	—	—	—	—	—	—	—	—	—	—	—	—	—	—	—	—
U032	13. 沙眼	—	—	—	—	—	—	—	—	—	—	—	—	—	—	—	—	—	—	—	—	—
	14. 肠线虫感染	—	—	—	—	—	—	—	—	—	—	—	—	—	—	—	—	—	—	—	—	—

续　表

疾病编码	疾病名称	总计	0–	1–	5–	10–	15–	20–	25–	30–	35–	40–	45–	50–	55–	60–	65–	70–	75–	80–	85及以上	不详
U033	a. 蛔虫病	–	–	–	–	–	–	–	–	–	–	–	–	–	–	–	–	–	–	–	–	–
U034	b. 鞭虫病	–	–	–	–	–	–	–	–	–	–	–	–	–	–	–	–	–	–	–	–	–
U035	c. 钩虫病	–	–	–	–	–	–	–	–	–	–	–	–	–	–	–	–	–	–	–	–	–
U036	d. 其他	–	–	–	–	–	–	–	–	–	–	–	–	–	–	–	–	–	–	–	–	–
U037	其他传染病	33	4	1	1	–	–	–	1	1	–	1	2	3	–	2	3	4	3	4	3	–
U038	B. 呼吸系统疾病	736	11	8	1	–	–	–	–	–	–	1	1	1	4	11	24	75	127	231	239	–
U039	1. 下呼吸道感染	734	11	8	1	–	–	–	–	–	–	1	1	1	4	11	24	75	126	230	239	–
U040	2. 上呼吸道感染	2	–	–	–	–	–	–	–	–	–	–	–	–	–	–	–	–	1	1	–	–
U041	3. 中耳炎	–	–	–	–	–	–	–	–	–	–	–	–	–	–	–	–	–	–	–	–	–
U042	C. 妊娠、分娩和产褥期并发症	1	–	–	–	–	–	–	–	1	–	–	–	–	–	–	–	–	–	–	–	–
U043	1. 孕产妇出血	–	–	–	–	–	–	–	–	–	–	–	–	–	–	–	–	–	–	–	–	–
U044	2. 产妇败血症	–	–	–	–	–	–	–	–	–	–	–	–	–	–	–	–	–	–	–	–	–
U045	3. 妊娠高血压综合征	–	–	–	–	–	–	–	–	–	–	–	–	–	–	–	–	–	–	–	–	–
U046	4. 梗阻性分娩	–	–	–	–	–	–	–	–	–	–	–	–	–	–	–	–	–	–	–	–	–
U047	5. 流产	–	–	–	–	–	–	–	–	–	–	–	–	–	–	–	–	–	–	–	–	–
U048	其他	1	–	–	–	–	–	–	–	1	–	–	–	–	–	–	–	–	–	–	–	–
U049	D. 起源于围生期的情况	55	53	2	–	–	–	–	–	–	–	–	–	–	–	–	–	–	–	–	–	–
U050	1. 出生低体重	26	26	–	–	–	–	–	–	–	–	–	–	–	–	–	–	–	–	–	–	–
U051	2. 出生产伤和窒息	22	20	2	–	–	–	–	–	–	–	–	–	–	–	–	–	–	–	–	–	–
U052	其他	7	7	–	–	–	–	–	–	–	–	–	–	–	–	–	–	–	–	–	–	–
U053	E. 营养缺乏	40	2	–	1	–	–	–	–	–	–	–	3	–	–	–	4	4	4	4	20	–
U054	1. 蛋白质－能量营养不良	17	1	–	–	–	–	–	–	–	–	–	–	–	–	–	–	–	2	–	7	–
U055	2. 碘缺乏	–	–	–	–	–	–	–	–	–	–	–	–	–	–	–	–	–	–	–	–	–
U056	3. 维生素 A 缺乏病	–	–	–	–	–	–	–	–	–	–	–	–	–	–	–	–	–	–	–	–	–
U057	4. 缺铁性贫血	5	–	–	–	–	–	–	–	–	–	–	–	–	–	–	–	–	1	–	–	–
U058	其他营养病症	18	1	–	–	–	–	–	–	–	–	–	–	–	–	–	–	–	1	–	13	–
U059	II. 慢性非传染性疾病	6374	34	19	9	10	16	40	41	69	89	156	277	374	362	488	617	866	1016	1011	880	–
U060	A. 恶性肿瘤	1092	1	1	3	4	2	4	6	14	19	53	86	116	103	169	120	129	135	90	37	–
U061	1. 唇、口腔和咽恶性肿瘤	32	–	–	–	–	–	–	1	–	1	3	2	3	5	4	3	4	4	1	1	–
U062	2. 食道癌	84	–	–	–	–	–	–	–	–	–	–	4	8	12	16	7	16	12	4	1	–
U063	3. 胃癌	186	–	–	–	–	–	–	–	3	2	10	16	18	13	25	26	22	24	16	6	–
U064	4. 结直肠癌	80	–	–	–	–	–	–	–	–	–	2	6	8	6	14	6	12	5	15	5	–
U065	5. 肝癌	196	–	–	–	–	–	–	1	–	8	15	18	22	18	28	28	19	22	13	2	–

续 表

疾病编码	疾病名称	总计	年龄组（岁）																			不详
			0-	1-	5-	10-	15-	20-	25-	30-	35-	40-	45-	50-	55-	60-	65-	70-	75-	80-	85及以上	
U066	6. 胰腺癌	19	-	-	-	-	-	-	-	1	-	-	2	5	1	2	-	1	-	2	-	-
U067	7. 肺癌	183	-	-	-	-	-	-	-	-	-	5	12	25	16	31	17	22	26	17	11	1
U068	8. 皮肤癌	6	-	-	-	-	-	-	-	-	-	-	-	2	1	-	-	-	1	2	-	-
U069	9. 乳腺癌	22	-	-	-	-	-	-	-	-	-	1	4	5	5	2	2	1	-	2	-	-
U070	10. 子宫颈癌	31	-	-	-	-	1	-	-	1	3	2	3	4	5	3	2	4	1	1	-	-
U071	11. 子宫体癌	18	-	-	1	-	1	2	-	2	-	2	3	4	5	3	-	-	2	1	1	-
U072	12. 卵巢癌	7	-	-	-	-	-	-	-	-	-	1	1	-	-	3	-	1	-	2	2	-
U073	13. 前列腺癌	13	-	-	-	-	-	-	-	-	-	-	-	3	1	3	2	1	3	2	3	-
U074	14. 膀胱癌	14	-	-	-	-	1	-	-	-	-	-	-	-	-	4	1	-	4	2	-	-
U075	15. 淋巴瘤与多发性骨髓瘤	21	-	-	1	2	1	-	-	2	-	2	2	2	2	3	5	3	3	2	-	-
U076	16. 白血病	25	1	-	1	1	1	2	-	2	4	1	-	3	1	3	3	3	2	2	2	-
U077	其他	155	1	1	1	2	2	1	2	4	4	7	11	11	10	21	18	20	23	12	6	-
U078	B. 其他肿瘤	13	1	-	-	1	-	1	1	-	-	1	1	-	1	2	2	-	1	2	2	-
U079	C. 糖尿病	134	-	-	1	1	2	1	1	2	2	4	4	9	8	10	26	25	18	10	10	-
U080	D. 内分泌紊乱	22	-	-	1	-	2	-	-	-	1	3	1	1	-	2	2	1	3	2	-	-
U081	E. 神经系统和精神障碍疾病	123	-	2	2	-	2	6	5	3	4	6	4	6	7	2	7	6	16	15	28	-
U082	1. 单相精神抑郁	5	-	2	-	-	1	-	-	-	-	-	-	-	-	-	1	1	-	-	-	-
U083	2. 双相情感障碍	2	-	-	-	-	-	2	-	-	-	-	-	-	-	-	-	-	-	-	-	-
U084	3. 精神分裂症	4	-	2	-	-	-	-	-	-	-	-	-	1	-	-	-	-	-	1	-	-
U085	4. 癫痫症	11	-	-	-	-	1	-	-	-	-	1	2	1	1	1	1	-	1	-	-	-
U086	5. 酒精使用所致精神障碍	10	-	-	-	-	-	-	1	1	-	2	1	2	2	1	1	1	-	-	-	-
U087	6. 阿尔茨海默病和其他痴呆	41	-	-	-	-	-	-	-	-	-	-	-	-	-	-	1	4	8	9	16	-
U088	7. 帕金森病	5	-	-	-	-	-	-	-	-	-	-	-	-	-	-	2	-	1	-	2	-
U089	8. 多发性硬化	-	-	-	-	-	-	-	-	-	-	-	-	-	-	-	-	-	-	-	-	-
U090	9. 药物使用所致精神障碍	3	-	-	-	-	-	-	-	1	1	1	-	-	-	-	-	-	-	-	-	-
U091	10. 创伤后应激障碍	-	-	-	-	-	-	-	-	-	-	-	-	-	-	-	-	-	-	-	-	-
U092	11. 强迫症	-	-	-	-	-	-	-	-	-	-	-	-	-	-	-	-	-	-	-	-	-
U093	12. 惊恐障碍	-	-	-	-	-	-	-	-	-	-	-	-	-	-	-	-	-	-	-	-	-
U094	13. 失眠症	-	-	-	-	-	-	-	-	-	-	-	-	-	-	-	-	-	-	-	-	-
U095	14. 偏头痛	-	-	-	-	-	-	-	-	-	-	-	-	-	-	-	-	-	-	-	-	-
U096	15. 由于铅暴露引起的精神发育障碍	-	-	-	-	-	-	-	-	-	-	-	-	-	-	-	-	-	-	-	-	-
U097	其他	39	-	-	2	1	-	2	-	1	1	-	3	1	2	1	3	1	7	5	8	-
U098	F. 感官疾病	1	-	-	-	-	-	-	-	-	-	-	-	1	-	-	-	-	-	-	-	-

续 表

注：年龄组（岁）

疾病编码	疾病名称	总计	0—	1—	5—	10—	15—	20—	25—	30—	35—	40—	45—	50—	55—	60—	65—	70—	75—	80—	85及以上	不详
U099	1. 青光眼	—	—	—	—	—	—	—	—	—	—	—	—	—	—	—	—	—	—	—	—	—
U100	2. 白内障	—	—	—	—	—	—	—	—	—	—	—	—	—	—	—	—	—	—	—	—	—
U101	3. 与年龄有关的视觉障碍	—	—	—	—	—	—	—	—	—	—	—	—	—	—	—	—	—	—	—	—	—
U102	4. 成年开始的听力损失	—	—	—	—	—	—	—	—	—	—	—	—	—	—	—	—	—	—	—	—	—
U103	其他	1	—	—	—	—	—	—	—	—	—	—	—	1	—	—	—	—	—	—	—	—
U104	G. 心血管疾病	3673	—	2	2	—	6	16	21	35	51	61	149	186	183	234	336	514	621	657	599	—
U105	1. 风湿性心脏病	143	—	—	—	—	2	1	1	2	3	1	8	10	5	8	16	21	31	22	15	—
U106	2. 高血压及并发症	833	—	—	1	—	—	1	2	—	1	1	17	21	22	42	62	117	167	191	188	—
U107	3. 缺血性心脏病	1045	—	—	—	—	3	3	11	14	13	17	47	63	53	78	106	136	141	200	162	—
U108	4. 脑血管病	1372	—	—	1	—	3	7	6	13	29	30	63	79	88	94	126	200	238	206	190	—
U109	5. 炎性心脏病	55	—	1	1	—	—	—	—	1	1	2	4	6	6	1	4	4	8	7	8	—
U110	其他	218	—	1	—	1	1	5	5	5	3	10	10	7	9	11	21	35	35	31	33	—
U111	H. 主要呼吸系统疾病	843	1	2	—	—	—	—	—	1	—	6	6	21	23	42	80	131	176	188	167	—
U112	1. 慢性阻塞性肺疾病	775	—	—	—	—	—	—	—	—	—	2	5	18	18	39	76	122	157	180	158	—
U113	2. 哮喘	36	1	2	—	—	1	—	1	1	—	—	1	3	2	1	3	5	6	8	6	—
U114	其他	32	1	—	—	—	—	—	—	—	—	3	—	—	3	2	1	4	13	—	3	—
U115	I. 主要消化系统疾病	226	3	2	1	—	1	—	8	8	7	16	18	20	24	18	22	36	22	16	11	—
U116	1. 消化性溃疡	29	—	—	—	—	—	—	2	2	—	5	3	3	1	—	2	5	2	3	2	—
U117	2. 肝硬化	112	—	—	—	—	—	—	3	3	4	5	11	15	18	15	12	18	5	4	1	—
U118	3. 阑尾炎	3	—	—	—	—	—	—	—	—	—	—	—	—	—	—	—	—	1	—	2	—
U119	其他	82	3	2	1	—	1	—	3	3	4	6	4	2	5	3	8	13	14	9	6	—
U120	J. 主要泌尿生殖系统疾病	175	—	—	—	1	—	10	7	4	4	5	7	14	13	8	16	23	22	21	19	—
U121	1. 肾炎和肾病	161	3	—	—	1	—	10	7	4	4	5	7	14	12	8	14	23	19	16	16	—
U122	2. 前列腺增生	1	—	—	—	—	—	—	—	—	—	—	—	—	—	—	—	—	—	—	1	—
U123	其他	13	—	—	—	—	—	—	—	—	—	—	1	1	1	—	2	—	3	1	3	—
U124	K. 皮肤病	6	—	—	—	—	—	—	—	—	—	—	—	—	—	—	—	1	1	1	3	—
U125	L. 肌肉骨骼和结缔组织疾病	17	—	—	—	—	—	—	—	—	—	—	1	1	1	2	5	1	1	1	4	—
U126	1. 风湿性关节炎	7	—	—	—	—	—	—	—	—	—	—	—	—	1	2	2	1	—	1	—	—
U127	2. 脊关节炎	—	—	—	—	—	—	—	—	—	—	—	—	—	—	—	—	—	—	—	—	—
U128	3. 痛风	4	—	—	—	—	—	—	—	—	—	—	—	—	—	—	3	—	1	—	—	—
U129	4. 腰痛	—	—	—	—	—	—	—	—	—	—	—	—	—	—	—	—	—	—	—	—	—
U130	其他	6	—	—	—	—	—	—	—	—	—	—	1	1	—	—	—	—	—	—	2	—
U131	M. 先天异常	49	28	10	1	2	2	1	1	1	—	—	1	1	—	—	—	—	1	—	—	—

续 表

疾病编码	疾病名称	总计	0–	1–	5–	10–	15–	20–	25–	30–	35–	40–	45–	50–	55–	60–	65–	70–	75–	80–	85及以上	不详
U132	1. 腹壁缺损	—	—	—	—	—	—	—	—	—	—	—	—	—	—	—	—	—	—	—	—	—
U133	2. 无脑畸形	—	—	—	—	—	—	—	—	—	—	—	—	—	—	—	—	—	—	—	—	—
U134	3. 肛门直肠闭锁	—	—	—	—	—	—	—	—	—	—	—	—	—	—	—	—	—	—	—	—	—
U135	4. 唇裂	2	2	—	—	—	—	—	—	—	—	—	—	—	—	—	—	—	—	—	—	—
U136	5. 腭裂	2	2	—	—	—	—	—	—	—	—	—	—	—	—	—	—	—	—	—	—	—
U137	6. 食管闭锁	—	—	—	—	—	—	—	—	—	—	—	—	—	—	—	—	—	—	—	—	—
U138	7. 肾发育不全	1	1	—	—	—	—	—	—	—	—	—	—	—	—	—	—	—	—	—	—	—
U139	8. 唐氏综合征	1	—	—	1	—	—	—	—	—	—	—	—	—	—	—	—	—	—	—	—	—
U140	9. 先天性心脏异常	40	20	10	1	2	2	—	—	1	—	—	1	1	1	—	—	—	1	—	—	—
U141	10. 脊柱裂	1	1	—	—	—	—	—	—	—	—	—	—	—	—	—	—	—	—	—	—	—
U142	其他	5	4	—	—	—	1	—	—	—	—	—	—	—	—	—	—	—	—	—	—	—
U143	N. 口腔疾病	—	—	—	—	—	—	—	—	—	—	—	—	—	—	—	—	—	—	—	—	—
U144	1. 龋齿	—	—	—	—	—	—	—	—	—	—	—	—	—	—	—	—	—	—	—	—	—
U145	2. 牙周病	—	—	—	—	—	—	—	—	—	—	—	—	—	—	—	—	—	—	—	—	—
U146	3. 无牙症	—	—	—	—	—	—	—	—	—	—	—	—	—	—	—	—	—	—	—	—	—
U147	其他	—	—	—	—	—	—	—	—	—	—	—	—	—	—	—	—	—	—	—	—	—
U148	Ⅲ. 伤害	767	11	21	13	8	17	42	44	54	56	82	89	72	39	52	42	36	37	27	25	—
U149	A. 意外伤害	593	11	21	12	7	15	29	33	49	47	61	68	58	27	35	29	24	24	21	22	—
U150	1. 道路交通事故	250	—	8	4	1	10	16	24	30	22	31	25	21	11	15	12	7	5	4	4	—
U151	2. 意外中毒	126	1	1	1	—	1	4	3	9	12	12	22	20	11	9	4	8	6	1	1	—
U152	3. 意外跌落	106	1	1	1	—	—	4	3	5	6	7	14	9	4	6	10	6	7	12	10	—
U153	4. 火灾	9	1	—	—	—	—	1	—	—	—	1	1	1	—	—	1	—	—	1	2	—
U154	5. 溺水	47	—	7	5	5	3	3	2	4	5	1	3	1	—	2	1	2	1	1	1	—
U155	其他	55	8	4	1	1	1	1	1	1	2	9	3	6	1	3	1	1	5	2	4	—
U156	B. 故意伤害	174	—	—	1	1	2	13	11	5	9	21	21	14	12	17	13	12	13	6	3	—
U157	1. 自杀及后遗症	162	—	—	1	1	2	13	7	5	8	20	19	13	12	15	13	11	13	6	3	—
U158	2. 他杀及后遗症	12	—	—	—	—	—	—	4	—	1	1	2	1	—	2	—	1	—	—	—	—
U159	3. 战争	—	—	—	—	—	—	—	—	—	—	—	—	—	—	—	—	—	—	—	—	—
U160	其他	—	—	—	—	—	—	—	—	—	—	—	—	—	—	—	—	—	—	—	—	—
U161	其他剩余疾病	23	1	—	—	—	2	—	—	—	3	1	2	1	2	1	—	2	5	—	3	—

表 3－26　2018 年丽江市死因别、年龄别死亡数（男）

疾病编码	疾病名称	总计	年龄组（岁）																			
			0 −	1 −	5 −	10 −	15 −	20 −	25 −	30 −	35 −	40 −	45 −	50 −	55 −	60 −	65 −	70 −	75 −	80 −	85 及以上	不详
U000	全死因	4679	80	29	20	15	30	54	64	96	117	190	284	322	253	380	454	570	625	602	454	−
U001	I. 传染病、母婴疾病和营养缺乏性疾病	459	51	10	2	1	2	4	1	1	3	9	8	6	5	13	24	47	65	105	103	−
U002	A. 传染病和寄生虫病	76	6	1	1	−	2	1	1	1	3	8	5	5	6	6	8	7	3	8	5	−
U003	1. 结核病	13	−	−	−	−	2	1	1	1	−	2	−	−	1	1	1	1	1	1	−	−
U004	2. 性传播疾病	−	−	−	−	−	−	−	−	−	−	−	−	−	−	−	−	−	−	−	−	−
U005	a. 梅毒	−	−	−	−	−	−	−	−	−	−	−	−	−	−	−	−	−	−	−	−	−
U006	b. 衣原体病	−	−	−	−	−	−	−	−	−	−	−	−	−	−	−	−	−	−	−	−	−
U007	c. 淋病	−	−	−	−	−	−	−	−	−	−	−	−	−	−	−	−	−	−	−	−	−
U008	d. 其他	−	−	−	−	−	−	−	−	−	−	−	−	−	−	−	−	−	−	−	−	−
U009	3. 艾滋病	2	−	−	−	−	−	−	−	−	−	1	−	1	−	−	−	−	−	−	−	−
U010	4. 腹泻性疾病	−	−	−	−	−	−	−	−	−	−	−	−	−	−	−	−	−	−	−	−	−
U011	5. 好发于儿童的疾病	2	−	−	1	−	−	−	−	−	−	−	1	−	−	−	−	−	−	−	−	−
U012	a. 百日咳	−	−	−	−	−	−	−	−	−	−	−	−	−	−	−	−	−	−	−	−	−
U013	b. 脊髓灰质炎及后遗症	−	−	−	−	−	−	−	−	−	−	−	−	−	−	−	−	−	−	−	−	−
U014	c. 白喉	−	−	−	−	−	−	−	−	−	−	−	−	−	−	−	−	−	−	−	−	−
U015	d. 麻疹	−	−	−	−	−	−	−	−	−	−	−	−	−	−	−	−	−	−	−	−	−
U016	e. 破伤风	2	−	−	1	−	−	−	−	−	−	−	1	−	−	−	−	−	−	−	−	−
U017	6. 脑膜炎	7	3	−	−	−	−	−	−	−	−	−	−	1	1	1	−	−	−	1	−	−
U018	7. 乙型肝炎	37	−	−	−	−	−	−	−	−	3	4	4	3	5	3	4	3	1	4	3	−
U019	丙型肝炎	−	−	−	−	−	−	−	−	−	−	−	−	−	−	−	−	−	−	−	−	−
U020	8. 疟疾	−	−	−	−	−	−	−	−	−	−	−	−	−	−	−	−	−	−	−	−	−
U021	9. 热带病	−	−	−	−	−	−	−	−	−	−	−	−	−	−	−	−	−	−	−	−	−
U022	a. 锥虫病	−	−	−	−	−	−	−	−	−	−	−	−	−	−	−	−	−	−	−	−	−
U023	b. 南美锥虫病	−	−	−	−	−	−	−	−	−	−	−	−	−	−	−	−	−	−	−	−	−
U024	c. 血吸虫病	−	−	−	−	−	−	−	−	−	−	−	−	−	−	−	−	−	−	−	−	−
U025	d. 利什曼病	−	−	−	−	−	−	−	−	−	−	−	−	−	−	−	−	−	−	−	−	−
U026	e. 淋巴性丝虫病	−	−	−	−	−	−	−	−	−	−	−	−	−	−	−	−	−	−	−	−	−
U027	f. 盘尾丝虫病	−	−	−	−	−	−	−	−	−	−	−	−	−	−	−	−	−	−	−	−	−
U028	10. 麻风病	−	−	−	−	−	−	−	−	−	−	−	−	−	−	−	−	−	−	−	−	−
U029	11. 登革热	−	−	−	−	−	−	−	−	−	−	−	−	−	−	−	−	−	−	−	−	−
U030	12. 流行性乙型脑炎	−	−	−	−	−	−	−	−	−	−	−	−	−	−	−	−	−	−	−	−	−
U031	13. 沙眼	−	−	−	−	−	−	−	−	−	−	−	−	−	−	−	−	−	−	−	−	−
U032	14. 肠线虫感染	−	−	−	−	−	−	−	−	−	−	−	−	−	−	−	−	−	−	−	−	−

续表

疾病编码	疾病名称	总计	0 –	1 –	5 –	10 –	15 –	20 –	25 –	30 –	35 –	40 –	45 –	50 –	55 –	60 –	65 –	70 –	75 –	80 –	85 及以上	不详
U033	a. 蛔虫病	–	–	–	–	–	–	–	–	–	–	–	–	–	–	–	–	–	–	–	–	–
U034	b. 鞭虫病	–	–	–	–	–	–	–	–	–	–	–	–	–	–	–	–	–	–	–	–	–
U035	c. 钩虫病	–	–	–	–	–	–	–	–	–	–	–	–	–	–	–	–	–	–	–	–	–
U036	d. 其他	–	–	–	–	–	–	–	–	–	–	–	–	–	–	–	–	–	–	–	–	–
U037	其他传染病	15	3	1	–	–	–	–	–	–	–	1	–	–	–	–	1	3	1	1	1	2	–
U038	B. 呼吸系统感染	332	8	7	–	–	–	–	–	–	1	1	3	3	3	7	15	40	60	97	92	–
U039	1. 下呼吸道感染	331	8	7	–	–	–	–	–	–	1	1	3	3	3	7	15	40	59	97	92	–
U040	2. 上呼吸道感染	1	–	–	–	–	–	–	–	–	–	–	–	–	–	–	–	–	1	–	–	–
U041	3. 中耳炎	–	–	–	–	–	–	–	–	–	–	–	–	–	–	–	–	–	–	–	–	–
U042	C. 妊娠、分娩和产褥期并发症	–	–	–	–	–	–	–	–	–	–	–	–	–	–	–	–	–	–	–	–	–
U043	1. 孕产妇出血	–	–	–	–	–	–	–	–	–	–	–	–	–	–	–	–	–	–	–	–	–
U044	2. 产妇败血症	–	–	–	–	–	–	–	–	–	–	–	–	–	–	–	–	–	–	–	–	–
U045	3. 妊娠高血压综合征	–	–	–	–	–	–	–	–	–	–	–	–	–	–	–	–	–	–	–	–	–
U046	4. 梗阻性分娩	–	–	–	–	–	–	–	–	–	–	–	–	–	–	–	–	–	–	–	–	–
U047	5. 流产	–	–	–	–	–	–	–	–	–	–	–	–	–	–	–	–	–	–	–	–	–
U048	其他	–	–	–	–	–	–	–	–	–	–	–	–	–	–	–	–	–	–	–	–	–
U049	D. 起源于围生期的情况	37	35	2	–	–	–	–	–	–	–	–	–	–	–	–	–	–	–	–	–	–
U050	1. 出生低体重	16	16	–	–	–	–	–	–	–	–	–	–	–	–	–	–	–	–	–	–	–
U051	2. 出生产伤和窒息	16	14	2	–	–	–	–	–	–	–	–	–	–	–	–	–	–	–	–	–	–
U052	其他	5	5	–	–	–	–	–	–	–	–	–	–	–	–	–	–	–	–	–	–	–
U053	E. 营养缺乏	14	2	–	1	–	–	–	–	–	–	–	2	–	–	1	1	–	2	–	6	–
U054	1. 蛋白质 - 能量营养不良	5	1	–	1	–	–	–	–	–	–	–	2	–	–	–	1	–	–	–	–	–
U055	2. 碘缺乏	–	–	–	–	–	–	–	–	–	–	–	–	–	–	–	–	–	–	–	–	–
U056	3. 维生素 A 缺乏病	–	–	–	–	–	–	–	–	–	–	–	–	–	–	–	–	–	–	–	–	–
U057	4. 缺铁性贫血	1	–	–	1	–	–	–	–	–	–	–	–	–	–	–	–	–	–	–	–	–
U058	其他营养缺乏症	8	1	–	1	–	–	–	–	–	–	–	–	–	–	–	–	–	1	–	6	–
U059	II. 慢性非传染性疾病	3657	23	10	5	8	12	22	25	52	68	117	209	260	257	334	398	500	535	480	342	–
U060	A. 恶性肿瘤	688	1	2	2	3	1	4	4	9	11	38	56	77	66	113	89	77	72	49	16	–
U061	1. 唇、口腔和咽恶性肿瘤	18	–	–	–	–	–	–	–	–	1	–	3	3	4	3	2	2	–	–	–	–
U062	2. 食道癌	69	–	–	–	1	–	–	–	–	–	3	3	7	11	16	7	14	5	2	–	–
U063	3. 胃癌	112	–	–	–	–	–	–	–	2	8	8	11	13	8	17	17	13	10	10	2	–
U064	4. 结直肠癌	43	–	–	–	–	–	–	–	–	1	–	3	5	5	8	5	7	3	6	2	–
U065	5. 肝癌	151	–	–	–	–	–	–	–	1	8	12	17	18	14	23	21	11	17	6	1	–

年龄组（岁）

续　表

疾病编码	疾病名称	总计	0-	1-	5-	10-	15-	20-	25-	30-	35-	40-	45-	50-	55-	60-	65-	70-	75-	80-	85及以上	不详
U066	6. 胰腺癌	11	-	-	-	-	-	-	-	-	-	-	2	4	-	1	2	-	1	1	-	-
U067	7. 肺癌	135	-	-	-	-	-	-	-	1	-	4	10	19	15	22	15	17	16	11	5	-
U068	8. 皮肤癌	1	-	-	-	-	-	-	-	-	-	-	-	-	-	1	-	-	-	-	-	-
U069	9. 乳腺癌	1	-	-	-	-	-	-	-	-	-	-	-	1	-	-	-	-	-	-	-	-
U070	10. 子宫颈癌	-	-	-	-	-	-	-	-	-	-	-	-	-	-	-	-	-	-	-	-	-
U071	11. 子宫体癌	-	-	-	-	-	-	-	-	-	-	-	-	-	-	-	-	-	-	-	-	-
U072	12. 卵巢癌	-	-	-	-	-	-	-	-	-	-	-	-	-	-	-	-	-	-	-	-	-
U073	13. 前列腺癌	13	-	-	-	-	-	-	-	-	-	-	-	-	-	3	1	1	4	2	2	-
U074	14. 膀胱癌	12	-	-	-	-	-	-	-	-	-	-	-	-	-	3	3	1	1	2	2	-
U075	15. 淋巴瘤与多发性骨髓瘤	11	-	-	1	-	-	-	-	-	-	1	1	-	2	-	3	1	-	2	-	-
U076	16. 白血病	17	-	2	1	1	2	2	-	3	1	1	-	-	2	2	-	-	-	-	-	-
U077	其他	94	-	-	1	-	2	2	1	3	1	6	7	8	6	14	14	10	13	1	2	-
U078	B. 其他肿瘤	6	-	-	-	-	-	-	-	-	-	1	1	-	-	-	2	-	1	-	1	-
U079	C. 糖尿病	78	-	-	-	-	-	-	-	2	2	3	1	6	5	4	13	17	10	9	6	-
U080	D. 内分泌紊乱	13	-	-	-	1	2	-	-	2	1	2	-	-	1	1	1	-	1	1	-	-
U081	E. 神经系统和精神障碍疾病	68	2	2	-	1	2	4	-	2	2	5	4	3	5	3	3	3	9	6	12	-
U082	1. 单相精神抑郁	2	-	-	-	-	-	-	-	-	-	-	-	-	1	1	-	-	-	-	-	-
U083	2. 双相情感障碍	-	-	-	-	-	-	-	-	-	-	-	-	-	-	-	-	-	-	-	-	-
U084	3. 精神分裂症	1	-	-	-	-	-	1	-	-	-	-	-	-	-	-	-	-	-	-	-	-
U085	4. 癫痫症	8	-	2	-	-	-	-	1	1	-	1	-	2	-	-	1	-	-	-	-	-
U086	5. 酒精使用所致精神障碍	8	-	-	-	-	-	-	-	-	-	-	-	-	1	1	-	1	5	-	-	-
U087	6. 阿尔茨海默病和其他痴呆	21	-	-	-	-	-	-	-	-	-	-	-	-	-	-	2	3	4	4	8	-
U088	7. 帕金森病	4	-	-	-	-	-	-	-	-	-	-	-	-	-	1	-	1	1	-	1	-
U089	8. 多发性硬化	-	-	-	-	-	-	-	-	-	-	-	-	-	-	-	-	-	-	-	-	-
U090	9. 药物使用所致精神障碍	3	-	-	-	-	-	-	-	-	-	1	1	1	-	-	-	-	-	-	-	-
U091	10. 创伤后应激障碍	-	-	-	-	-	-	-	-	-	-	-	-	-	-	-	-	-	-	-	-	-
U092	11. 强迫症	-	-	-	-	-	-	-	-	-	-	-	-	-	-	-	-	-	-	-	-	-
U093	12. 惊恐障碍	-	-	-	-	-	-	-	-	-	-	-	-	-	-	-	-	-	-	-	-	-
U094	13. 失眠症	-	-	-	-	-	-	-	-	-	-	-	-	-	-	-	-	-	-	-	-	-
U095	14. 偏头痛	-	-	-	-	-	-	-	-	-	-	-	-	-	-	-	-	-	-	-	-	-
U096	15. 由于暴露引起的精神发育障碍	-	-	-	-	-	-	-	-	-	-	-	-	-	-	-	-	-	-	-	-	-
U097	其他	20	-	-	-	-	-	-	-	1	-	2	3	1	2	1	1	1	4	2	2	-
U098	F. 感官疾病	1	-	-	-	-	-	-	-	-	-	-	-	1	-	-	-	-	-	-	-	-

续 表

疾病编码	疾病名称	总计	年龄组（岁）																		不详
			0 –	1 –	5 –	10 –	15 –	20 –	25 –	30 –	35 –	40 –	45 –	50 –	55 –	60 –	65 –	70 –	75 –	80 –	85 及以上	
U099	1. 青光眼	—	—	—	—	—	—	—	—	—	—	—	—	—	—	—	—	—	—	—	—	—
U100	2. 白内障	—	—	—	—	—	—	—	—	—	—	—	—	—	—	—	—	—	—	—	—	—
U101	3. 与年龄有关的视觉障碍	—	—	—	—	—	—	—	—	—	—	—	—	—	—	—	—	—	—	—	—	—
U102	4. 成年开始的听力损失	—	—	—	—	—	—	—	—	—	—	—	—	—	—	—	—	—	—	—	—	—
U103	其他	1	—	—	—	—	—	—	—	—	—	—	—	1	—	—	—	—	—	—	—	—
U104	G. 心血管疾病	2017	—	1	2	—	5	10	13	27	42	46	118	131	136	162	209	276	321	288	230	—
U105	1. 风湿性心脏病	68	—	—	—	—	1	—	—	—	3	1	6	6	3	5	9	11	11	6	6	—
U106	2. 高血压及并发症	400	—	—	—	—	—	—	—	1	—	—	12	14	16	26	36	68	82	74	68	—
U107	3. 缺血性心脏病	620	—	1	1	—	3	3	8	11	11	13	39	49	41	62	66	72	78	94	72	—
U108	4. 脑血管病	772	—	—	—	—	3	4	4	10	22	21	50	52	63	60	80	106	127	100	70	—
U109	5. 炎性心脏病	33	—	—	—	1	—	—	—	—	1	2	3	5	4	1	2	2	5	5	2	—
U110	其他	122	1	1	1	1	1	3	—	5	3	8	8	5	9	8	16	17	17	9	12	—
U111	H. 主要呼吸系统疾病	475	—	1	—	—	—	—	—	—	—	6	4	14	14	35	49	86	98	101	64	—
U112	1. 慢性阻塞性肺疾病	438	—	2	—	—	—	—	—	—	—	2	3	12	13	32	47	83	90	96	60	—
U113	2. 哮喘	21	—	1	1	1	—	—	—	—	—	1	1	—	—	1	1	1	5	5	4	—
U114	其他	16	1	1	—	—	—	—	—	—	—	3	1	—	—	2	—	2	3	2	2	—
U115	I. 主要消化系统疾病	169	2	—	—	2	2	1	—	7	7	13	15	20	21	15	15	26	12	11	2	—
U116	1. 消化性溃疡	25	—	—	—	—	—	—	—	2	—	5	3	3	1	—	2	4	2	2	—	—
U117	2. 肝硬化	89	—	—	1	—	—	—	—	—	4	4	8	15	16	14	8	13	3	1	2	—
U118	3. 阑尾炎	—	—	—	—	—	—	—	—	—	—	—	—	—	—	—	—	—	—	—	—	—
U119	其他	55	2	—	—	—	—	—	3	3	2	4	4	2	4	1	5	9	7	8	2	—
U120	J. 主要泌尿生殖系统疾病	102	2	2	—	—	—	—	4	4	3	3	7	8	7	3	12	14	11	13	9	—
U121	1. 肾炎和肾病	93	—	—	—	—	—	—	5	4	3	3	7	8	7	3	11	14	9	9	7	—
U122	2. 前列腺增生	1	—	—	—	—	—	—	—	—	—	—	—	—	—	—	—	—	1	—	—	—
U123	其他	8	2	2	—	—	—	—	—	—	—	1	1	—	—	1	—	—	1	—	—	—
U124	K. 皮肤病	2	—	—	—	—	—	—	—	—	—	—	—	—	—	—	—	—	1	—	1	—
U125	L. 肌肉骨骼和结缔组织疾病	10	—	—	—	—	—	—	—	—	—	1	1	—	—	—	5	—	1	1	1	—
U126	1. 风湿性关节炎	4	—	—	—	—	—	—	—	—	—	1	—	—	—	1	—	—	1	—	1	—
U127	2. 骨关节炎	—	—	—	—	—	—	—	—	—	—	—	—	—	—	—	—	—	—	—	—	—
U128	3. 痛风	4	—	—	—	—	—	—	—	—	—	1	—	1	—	—	1	—	1	—	—	—
U129	4. 腰痛	—	—	—	—	—	—	—	—	—	—	—	—	—	—	—	—	—	—	—	—	—
U130	其他	2	—	—	—	—	1	—	—	—	—	—	—	—	—	—	—	—	—	1	—	—
U131	M. 先天异常	28	19	4	—	2	2	—	1	—	—	—	—	—	—	—	—	—	—	—	—	—

续　表

疾病编码	疾病名称	总计	0–	1–	5–	10–	15–	20–	25–	30–	35–	40–	45–	50–	55–	60–	65–	70–	75–	80–	85及以上	不详
										年龄组（岁）												
U132	1. 腹壁缺损	–	–	–	–	–	–	–	–	–	–	–	–	–	–	–	–	–	–	–	–	–
U133	2. 无脑畸形	–	–	–	–	–	–	–	–	–	–	–	–	–	–	–	–	–	–	–	–	–
U134	3. 肛门直肠闭锁	–	–	–	–	–	–	–	–	–	–	–	–	–	–	–	–	–	–	–	–	–
U135	4. 唇裂	1	1	–	–	–	–	–	–	–	–	–	–	–	–	–	–	–	–	–	–	–
U136	5. 腭裂	–	–	–	–	–	–	–	–	–	–	–	–	–	–	–	–	–	–	–	–	–
U137	6. 食管闭锁	–	–	–	–	–	–	–	–	–	–	–	–	–	–	–	–	–	–	–	–	–
U138	7. 肾发育不全	1	1	–	–	–	–	–	–	–	–	–	–	–	–	–	–	–	–	–	–	–
U139	8. 唐氏综合征	–	–	–	–	–	–	–	–	–	–	–	–	–	–	–	–	–	–	–	–	–
U140	9. 先天性心脏异常	22	13	4	–	2	2	–	1	–	–	–	–	–	–	–	–	–	–	–	–	–
U141	10. 脊柱裂	1	1	–	–	–	–	–	–	–	–	–	–	–	–	–	–	–	–	–	–	–
U142	其他	3	3	–	–	–	–	–	–	–	–	–	–	–	–	–	–	–	–	–	–	–
U143	N. 口腔疾病	–	–	–	–	–	–	–	–	–	–	–	–	–	–	–	–	–	–	–	–	–
U144	1. 龋齿	–	–	–	–	–	–	–	–	–	–	–	–	–	–	–	–	–	–	–	–	–
U145	2. 牙周病	–	–	–	–	–	–	–	–	–	–	–	–	–	–	–	–	–	–	–	–	–
U146	3. 无牙症	–	–	–	–	–	–	–	–	–	–	–	–	–	–	–	–	–	–	–	–	–
U147	其他	–	–	–	–	–	–	–	–	–	–	–	–	–	–	–	–	–	–	–	–	–
U148	Ⅲ. 伤害	545	5	8	13	7	14	32	38	43	43	63	66	55	25	32	32	23	23	16	7	–
U149	A. 意外伤害	444	5	8	12	6	12	26	28	39	38	51	55	47	17	26	23	15	17	13	6	–
U150	1. 道路交通事故	192	–	2	4	1	8	14	20	26	18	24	19	16	6	11	12	4	3	2	2	–
U151	2. 意外中毒	107	–	–	–	–	1	4	3	7	9	13	21	18	8	7	2	7	6	1	–	–
U152	3. 意外跌落	69	–	–	1	1	–	3	3	3	5	6	11	6	2	5	6	2	5	9	1	–
U153	4. 火灾	4	–	–	–	–	–	–	–	1	–	1	1	–	–	–	–	–	–	–	1	–
U154	5. 溺水	32	5	5	6	4	–	–	–	–	2	–	–	–	1	2	1	1	–	1	–	–
U155	其他	40	5	1	–	–	1	2	–	4	4	6	1	7	–	2	2	1	2	1	2	–
U156	B. 故意伤害	101	–	–	1	–	2	6	10	4	5	12	11	8	8	6	9	8	6	4	1	–
U157	1. 自杀及后遗症	92	–	–	1	–	2	6	6	4	5	12	11	7	8	4	9	7	6	3	1	–
U158	2. 他杀及后遗症	9	–	–	–	–	–	–	4	–	–	–	–	1	–	2	–	1	–	1	–	–
U159	3. 战争	–	–	–	–	–	–	–	–	–	–	–	–	–	–	–	–	–	–	–	–	–
U160	其他	–	–	–	–	–	–	–	–	–	–	–	–	–	–	–	–	–	–	–	–	–
U161	其他剩余疾病	18	1	1	–	2	2	–	–	–	3	1	–	1	2	–	1	–	2	–	2	–

表 3 - 27 2018 年丽江市死因别、年龄别死亡数（女）

疾病编码	疾病名称	总计	0 -	1 -	5 -	10 -	15 -	20 -	25 -	30 -	35 -	40 -	45 -	50 -	55 -	60 -	65 -	70 -	75 -	80 -	85 及以上	不详
U000	全死因	3441	39	24	6	4	7	28	23	30	35	58	95	134	121	184	244	425	579	684	721	—
U001	I.传染病、母婴疾病和营养缺乏性疾病	497	22	2	2	1	—	—	1	2	1	—	3	3	2	10	15	46	81	142	164	—
U002	A.传染病和寄生虫病	48	1	1	1	—	—	—	—	—	—	—	2	3	1	5	3	10	12	4	3	—
U003	1.结核病	9	—	—	—	—	—	—	—	—	—	—	—	1	1	—	1	2	1	1	1	—
U004	2.性传播疾病	—	—	—	—	—	—	—	—	—	—	—	—	—	—	—	—	—	—	—	—	—
U005	a.梅毒	—	—	—	—	—	—	—	—	—	—	—	—	—	—	—	—	—	—	—	—	—
U006	b.衣原体病	—	—	—	—	—	—	—	—	—	—	—	—	—	—	—	—	—	—	—	—	—
U007	c.淋病	—	—	—	—	—	—	—	—	—	—	—	—	—	—	—	—	—	—	—	—	—
U008	d.其他	—	—	—	—	—	—	—	—	—	—	—	—	—	—	—	—	—	—	—	—	—
U009	3.艾滋病	—	—	—	—	—	—	—	—	—	—	—	—	—	—	—	—	—	—	—	—	—
U010	4.腹泻性疾病	1	—	1	—	—	—	—	—	—	—	—	—	—	—	—	—	—	—	—	—	—
U011	5.好发于儿童期的疾病	—	—	—	—	—	—	—	—	—	—	—	—	—	—	—	—	—	—	—	—	—
U012	a.百日咳	—	—	—	—	—	—	—	—	—	—	—	—	—	—	—	—	—	—	—	—	—
U013	b.脊髓灰质炎及后遗症	—	—	—	—	—	—	—	—	—	—	—	—	—	—	—	—	—	—	—	—	—
U014	c.白喉	—	—	—	—	—	—	—	—	—	—	—	—	—	—	—	—	—	—	—	—	—
U015	d.麻疹	—	—	—	—	—	—	—	—	—	—	—	—	—	—	—	—	—	—	—	—	—
U016	e.破伤风	—	—	—	—	—	—	—	—	—	—	—	—	—	—	—	—	—	—	—	—	—
U017	6.脑膜炎	1	—	—	—	—	—	—	—	—	—	—	—	—	—	—	—	1	—	—	—	—
U018	7.乙型肝炎	19	—	—	—	—	—	—	—	—	—	—	—	—	1	3	2	4	6	1	2	—
U019	丙型肝炎	—	—	—	—	—	—	—	—	—	—	—	—	—	—	—	—	—	—	—	—	—
U020	8.疟疾	—	—	—	—	—	—	—	—	—	—	—	—	—	—	—	—	—	—	—	—	—
U021	9.热带病	—	—	—	—	—	—	—	—	—	—	—	—	—	—	—	—	—	—	—	—	—
U022	a.锥虫病	—	—	—	—	—	—	—	—	—	—	—	—	—	—	—	—	—	—	—	—	—
U023	b.南美锥虫病	—	—	—	—	—	—	—	—	—	—	—	—	—	—	—	—	—	—	—	—	—
U024	c.血吸虫病	—	—	—	—	—	—	—	—	—	—	—	—	—	—	—	—	—	—	—	—	—
U025	d.利什曼病	—	—	—	—	—	—	—	—	—	—	—	—	—	—	—	—	—	—	—	—	—
U026	e.淋巴性丝虫病	—	—	—	—	—	—	—	—	—	—	—	—	—	—	—	—	—	—	—	—	—
U027	f.盘尾丝虫病	—	—	—	—	—	—	—	—	—	—	—	—	—	—	—	—	—	—	—	—	—
U028	10.麻风病	—	—	—	—	—	—	—	—	—	—	—	—	—	—	—	—	—	—	—	—	—
U029	11.登革热	—	—	—	—	—	—	—	—	—	—	—	—	—	—	—	—	—	—	—	—	—
U030	12.流行性乙型脑炎	—	—	—	—	—	—	—	—	—	—	—	—	—	—	—	—	—	—	—	—	—
U031	13.沙眼	—	—	—	—	—	—	—	—	—	—	—	—	—	—	—	—	—	—	—	—	—
U032	14.肠线虫感染	—	—	—	—	—	—	—	—	—	—	—	—	—	—	—	—	—	—	—	—	—

续 表

疾病编码	疾病名称	总计	0–	1–	5–	10–	15–	20–	25–	30–	35–	40–	45–	50–	55–	60–	65–	70–	75–	80–	85及以上	不详
U033	a. 蛔虫病	—	—	—	—	—	—	—	—	—	—	—	—	—	—	—	—	—	—	—	—	—
U034	b. 鞭虫病	—	—	—	—	—	—	—	—	—	—	—	—	—	—	—	—	—	—	—	—	—
U035	c. 钩虫病	—	—	—	—	—	—	—	—	—	—	—	—	—	—	—	—	—	—	—	—	—
U036	d. 其他	—	—	—	—	—	—	—	—	—	—	—	—	—	—	—	—	—	—	—	—	—
U037	其他传染病	18	1	—	1	1	—	—	—	1	—	—	2	2	—	1	—	3	2	3	1	—
U038	B. 呼吸系统病	404	3	1	1	1	—	—	—	—	—	—	—	2	—	4	9	35	67	134	147	—
U039	1. 下呼吸道感染	403	3	1	1	1	—	—	—	—	—	—	—	2	—	4	9	35	67	133	147	—
U040	2. 上呼吸道感染	1	—	—	—	—	—	—	—	—	—	—	—	—	—	—	—	—	—	1	—	—
U041	3. 中耳炎	—	—	—	—	—	—	—	—	—	—	—	—	—	—	—	—	—	—	—	—	—
U042	C. 妊娠、分娩和产褥期并发症	1	—	—	—	—	—	—	—	1	—	—	—	—	—	—	—	—	—	—	—	—
U043	1. 孕产妇出血	—	—	—	—	—	—	—	—	—	—	—	—	—	—	—	—	—	—	—	—	—
U044	2. 产妇败血症	—	—	—	—	—	—	—	—	—	—	—	—	—	—	—	—	—	—	—	—	—
U045	3. 妊娠高血压综合征	—	—	—	—	—	—	—	—	—	—	—	—	—	—	—	—	—	—	—	—	—
U046	4. 梗阻性分娩	—	—	—	—	—	—	—	—	—	—	—	—	—	—	—	—	—	—	—	—	—
U047	5. 流产	—	—	—	—	—	—	—	—	—	—	—	—	—	—	—	—	—	—	—	—	—
U048	其他	1	—	—	—	—	—	—	—	1	—	—	—	—	—	—	—	—	—	—	—	—
U049	D. 起源于围生期的情况	18	18	—	—	—	—	—	—	—	—	—	—	—	—	—	—	—	—	—	—	—
U050	1. 出生体重低	10	10	—	—	—	—	—	—	—	—	—	—	—	—	—	—	—	—	—	—	—
U051	2. 出生产伤和窒息	6	6	—	—	—	—	—	—	—	—	—	—	—	—	—	—	—	—	—	—	—
U052	其他	2	2	—	—	—	—	—	—	—	—	—	—	—	—	—	—	—	—	—	—	—
U053	E. 营养缺乏	26	—	—	—	—	—	—	—	—	—	—	1	—	—	1	3	1	2	4	14	—
U054	1. 蛋白质-能量营养不良	12	—	—	—	—	—	—	—	—	—	—	—	—	—	—	—	—	1	4	7	—
U055	2. 碘缺乏	—	—	—	—	—	—	—	—	—	—	—	—	—	—	—	—	—	—	—	—	—
U056	3. 维生素 A 缺乏病	—	—	—	—	—	—	—	—	—	—	—	—	—	—	—	—	—	—	—	—	—
U057	4. 缺铁性贫血	4	—	—	—	—	—	—	—	—	—	—	1	—	—	1	—	1	1	—	—	—
U058	其他营养病	10	—	—	—	—	—	—	—	—	—	—	—	—	—	—	3	—	—	—	7	—
U059	II. 慢性非传染性疾病	2717	11	9	4	2	4	18	16	17	21	39	68	114	105	154	219	366	481	531	538	—
U060	A. 恶性肿瘤	404	—	1	4	2	—	—	2	2	8	15	30	39	37	56	31	52	63	41	21	—
U061	1. 唇、口腔和咽恶性肿瘤	14	—	—	—	—	—	—	—	—	—	—	—	1	1	1	1	4	4	2	1	—
U062	2. 食道癌	15	—	—	—	—	—	—	—	—	—	—	1	1	1	—	—	2	7	2	1	—
U063	3. 胃癌	74	—	—	—	—	—	—	1	1	1	2	5	5	10	8	9	9	14	6	4	—
U064	4. 结直肠癌	37	—	—	—	—	—	—	—	1	1	5	3	5	4	6	1	5	2	9	3	—
U065	5. 肝癌	45	—	—	—	—	—	—	—	—	1	3	1	4	4	5	7	8	5	7	1	—

续 表

疾病编码	疾病名称	总计	年龄组（岁）																			
			0-	1-	5-	10-	15-	20-	25-	30-	35-	40-	45-	50-	55-	60-	65-	70-	75-	80-	85及以上	不详
U066	6.胰腺癌	8	-	-	-	-	-	-	-	-	-	1	-	1	1	-	-	1	2	1	1	-
U067	7.肺癌	48	-	-	-	-	-	-	-	-	-	1	2	6	1	9	2	5	10	6	6	-
U068	8.皮肤癌	5	-	-	-	-	-	-	-	-	1	-	-	2	2	-	-	-	-	1	-	-
U069	9.乳腺癌	21	-	-	-	-	-	-	-	-	-	1	4	5	2	-	2	4	1	1	1	-
U070	10.子宫颈癌	31	-	-	-	-	-	-	1	1	3	2	3	4	5	9	-	-	2	1	-	-
U071	11.子宫体癌	18	-	-	-	-	-	-	-	-	1	-	3	4	5	3	2	-	-	-	-	-
U072	12.卵巢癌	7	-	-	-	-	-	-	-	-	-	-	-	1	-	3	-	3	-	-	-	-
U073	13.前列腺癌	-	-	-	-	-	-	-	-	-	-	-	-	-	-	-	-	-	-	-	-	-
U074	14.膀胱癌	2	-	-	-	-	-	-	-	-	-	-	-	-	-	-	-	1	1	-	-	-
U075	15.淋巴瘤与多发性骨髓瘤	10	-	-	-	-	-	-	-	-	-	-	-	2	2	-	2	-	3	-	1	-
U076	16.白血病	8	-	1	-	1	-	-	-	-	-	-	-	1	1	1	1	-	2	-	-	-
U077	其他	61	1	1	1	1	1	1	-	1	1	1	4	3	4	7	4	10	10	6	4	-
U078	B.其他肿瘤	7	-	-	-	-	-	-	-	-	-	-	-	1	-	1	1	1	1	-	1	-
U079	C.糖尿病	56	-	-	-	-	-	-	-	-	-	-	-	5	3	6	13	8	8	9	4	-
U080	D.内分泌紊乱	9	-	-	-	-	-	-	1	-	-	-	1	1	1	1	-	1	2	1	-	-
U081	E.神经系统和精神障碍疾病	55	-	-	-	-	-	2	3	-	2	1	1	3	3	1	4	3	7	9	16	-
U082	1.单相精神抑郁	3	-	-	-	-	-	-	-	-	1	-	-	1	-	-	-	-	-	-	1	-
U083	2.双相情感障碍	2	-	-	-	-	-	-	2	-	-	-	-	-	-	-	-	-	-	-	-	-
U084	3.精神分裂症	3	-	-	-	-	-	1	-	-	-	-	-	1	1	-	-	-	-	-	-	-
U085	4.癫痫症	3	-	-	-	-	-	-	-	1	1	1	-	-	-	-	-	-	-	-	-	-
U086	5.酒精使用所致精神障碍	2	-	-	-	-	-	-	-	-	-	-	-	-	1	1	-	-	-	-	-	-
U087	6.阿尔茨海默病和其他痴呆	20	-	-	-	1	-	-	-	-	-	-	-	-	-	-	1	2	3	5	8	-
U088	7.帕金森病	1	-	-	-	-	-	-	-	-	-	-	-	-	-	-	-	-	-	-	1	-
U089	8.多发性硬化	-	-	-	-	-	-	-	-	-	-	-	-	-	-	-	-	-	-	-	-	-
U090	9.药物使用所致精神障碍	-	-	-	-	-	-	-	-	-	-	-	-	-	-	-	-	-	-	-	-	-
U091	10.创伤后应激障碍	-	-	-	-	-	-	-	-	-	-	-	-	-	-	-	-	-	-	-	-	-
U092	11.强迫症	-	-	-	-	-	-	-	-	-	-	-	-	-	-	-	-	-	-	-	-	-
U093	12.惊恐障碍	-	-	-	-	-	-	-	-	-	-	-	-	-	-	-	-	-	-	-	-	-
U094	13.失眠症	-	-	-	-	-	-	-	-	-	-	-	-	-	-	-	-	-	-	-	-	-
U095	14.偏头痛	-	-	-	-	-	-	-	-	-	-	-	-	-	-	-	-	-	-	-	-	-
U096	15.由于铅暴露引起的精神发育障碍	-	-	-	-	-	-	-	-	-	-	-	-	-	-	-	-	-	-	-	-	-
U097	其他	19	-	-	-	-	-	-	-	-	-	-	-	1	1	1	3	1	3	3	6	-
U098	F.感官疾病	-	-	-	-	-	-	-	-	-	-	-	-	-	-	-	-	-	-	-	-	-

续表

疾病编码	疾病名称	总计	0-	1-	5-	10-	15-	20-	25-	30-	35-	40-	45-	50-	55-	60-	65-	70-	75-	80-	85及以上	不详
U099	1. 青光眼	—	—	—	—	—	—	—	—	—	—	—	—	—	—	—	—	—	—	—	—	—
U100	2. 白内障	—	—	—	—	—	—	—	—	—	—	—	—	—	—	—	—	—	—	—	—	—
U101	3. 与年龄有关的视觉障碍	—	—	—	—	—	—	—	—	—	—	—	—	—	—	—	—	—	—	—	—	—
U102	4. 成年开始的听力损失	—	—	—	—	—	—	—	—	—	—	—	—	—	—	—	—	—	—	—	—	—
U103	其他	—	—	—	—	—	—	—	—	—	—	—	—	—	—	—	—	—	—	—	—	—
U104	G. 心血管疾病	1656	—	1	—	—	1	6	8	8	9	15	31	55	47	72	127	238	300	369	369	—
U105	1. 风湿性心脏病	75	—	—	—	—	—	1	1	—	—	2	2	4	2	3	7	10	20	16	9	—
U106	2. 高血压及并发症	433	—	—	—	—	—	—	—	1	—	5	5	7	6	16	26	49	85	117	120	—
U107	3. 缺血性心脏病	425	—	—	—	—	—	—	3	3	2	4	8	14	12	16	40	64	63	106	90	—
U108	4. 脑血管病	600	—	1	—	—	—	3	2	1	7	9	13	27	25	34	46	94	111	106	120	—
U109	5. 炎性心脏病	22	—	—	—	—	—	2	1	—	—	—	2	1	—	—	2	2	3	2	6	—
U110	其他	96	—	1	—	—	—	2	1	1	—	1	2	2	6	3	5	18	18	22	21	—
U111	H. 主要呼吸系统疾病	368	1	—	1	—	—	—	—	—	—	3	2	7	—	7	31	45	78	87	103	—
U112	1. 慢性阻塞性肺疾病	337	—	—	—	—	—	—	—	—	—	—	2	6	5	7	29	39	67	84	98	—
U113	2. 哮喘	15	—	—	—	—	—	—	—	—	—	—	1	1	1	—	2	4	1	3	2	—
U114	其他	16	1	1	1	1	—	—	—	—	—	—	—	—	—	—	—	2	10	—	3	—
U115	I. 主要消化系统疾病	57	1	—	—	—	—	—	—	—	3	3	3	—	3	1	7	10	10	5	9	—
U116	1. 消化性溃疡	4	—	—	—	—	—	—	—	—	—	—	—	—	—	—	—	1	—	1	2	—
U117	2. 肝硬化	23	—	—	—	—	—	—	—	—	1	1	3	—	1	2	4	5	2	3	1	—
U118	3. 阑尾炎	3	—	—	—	—	—	—	—	—	—	—	—	—	—	—	—	1	—	—	2	—
U119	其他	27	—	—	—	—	—	—	1	1	—	2	—	1	1	2	3	4	7	1	4	—
U120	J. 主要泌尿生殖系统疾病	73	—	—	—	—	—	8	2	1	1	2	—	6	6	5	4	9	11	8	10	—
U121	1. 肾炎和肾病	68	—	—	—	—	—	8	2	1	1	2	—	6	5	5	3	9	10	7	9	—
U122	2. 前列腺增生	—	—	—	—	—	—	—	—	—	—	—	—	—	—	—	—	—	—	—	—	—
U123	其他	5	—	—	—	—	—	—	—	—	—	—	—	1	1	—	1	—	1	—	1	—
U124	K. 皮肤病	4	—	—	—	—	—	—	—	—	—	—	—	—	—	2	—	—	—	1	1	—
U125	L. 肌肉骨骼和结缔组织疾病	7	—	—	—	—	—	—	—	—	—	—	—	1	1	2	—	1	1	—	1	—
U126	1. 风湿性关节炎	3	—	—	—	—	—	—	—	—	—	—	—	1	—	1	—	—	—	—	1	—
U127	2. 骨关节炎	3	—	—	—	—	—	—	—	—	—	—	—	1	2	—	—	—	—	—	—	—
U128	3. 痛风	—	—	—	—	—	—	—	—	—	—	—	—	—	—	—	—	—	—	—	—	—
U129	4. 腰痛	—	—	—	—	—	—	—	—	1	—	—	—	—	—	—	—	—	—	—	—	—
U130	其他	4	—	—	—	—	—	—	—	—	—	—	—	—	—	—	—	1	—	1	2	—
U131	M. 先天异常	21	9	6	—	—	—	—	—	1	—	—	—	—	—	—	—	—	1	—	2	—

续 表

疾病编码	疾病名称	总计	年龄组（岁）																			不详
			0 –	1 –	5 –	10 –	15 –	20 –	25 –	30 –	35 –	40 –	45 –	50 –	55 –	60 –	65 –	70 –	75 –	80 –	85及以上	
U132	1. 腹壁缺损	–	–	–	–	–	–	–	–	–	–	–	–	–	–	–	–	–	–	–	–	–
U133	2. 无脑畸形	–	–	–	–	–	–	–	–	–	–	–	–	–	–	–	–	–	–	–	–	–
U134	3. 肛门直肠闭锁	–	–	–	–	–	–	–	–	–	–	–	–	–	–	–	–	–	–	–	–	–
U135	4. 唇裂	1	1	–	–	–	–	–	–	–	–	–	–	–	–	–	–	–	–	–	–	–
U136	5. 腭裂	–	–	–	–	–	–	–	–	–	–	–	–	–	–	–	–	–	–	–	–	–
U137	6. 食管闭锁	–	–	–	–	–	–	–	–	–	–	–	–	–	–	–	–	–	–	–	–	–
U138	7. 肾发育不全	–	–	–	–	–	–	–	–	–	–	–	–	–	–	–	–	–	–	–	–	–
U139	8. 唐氏综合征	–	–	–	–	–	–	–	–	–	–	–	–	–	–	–	–	–	–	–	–	–
U140	9. 先天性心脏异常	18	7	6	–	–	1	–	–	1	–	–	1	–	1	–	–	1	–	–	–	–
U141	10. 脊柱裂	–	–	–	–	–	–	–	–	–	–	–	–	–	–	–	–	–	–	–	–	–
U142	其他	2	1	–	–	–	–	–	–	–	–	–	–	–	–	–	–	–	1	–	–	–
U143	N. 口腔疾病	–	–	–	–	–	–	–	–	–	–	–	–	–	–	–	–	–	–	–	–	–
U144	1. 龋齿	–	–	–	–	–	–	–	–	–	–	–	–	–	–	–	–	–	–	–	–	–
U145	2. 牙周病	–	–	–	–	–	–	–	–	–	–	–	–	–	–	–	–	–	–	–	–	–
U146	3. 无牙症	–	–	–	–	–	–	–	–	–	–	–	–	–	–	–	–	–	–	–	–	–
U147	其他	–	–	–	–	–	–	–	–	–	–	–	–	–	–	–	–	–	–	–	–	–
Ⅲ. 伤害		222	6	13	–	1	3	10	6	11	13	19	23	17	14	20	10	13	14	11	18	–
U148	A. 意外伤害	149	6	13	–	1	3	3	5	10	9	10	13	11	10	9	6	9	7	8	16	–
U149	1. 道路交通事故	58	–	6	–	–	2	7	4	4	4	7	6	5	5	4	–	3	2	2	2	–
U150	2. 意外中毒	19	–	–	–	–	2	1	–	2	3	2	1	2	3	2	2	1	2	–	1	–
U151	3. 意外跌落	37	–	1	–	1	2	2	2	2	1	1	3	2	1	1	4	4	7	3	2	–
U152	4. 火灾	5	1	1	–	–	–	–	1	1	1	–	–	–	–	–	–	–	–	–	–	–
U153	5. 溺水	15	2	2	–	–	7	–	1	1	–	1	–	–	–	–	–	–	–	–	–	–
U154	其他	15	3	4	–	–	–	–	1	2	1	–	2	–	–	–	–	–	–	1	1	–
U155	B. 故意伤害	73	–	–	–	–	–	7	1	1	4	9	10	6	4	11	4	4	7	3	2	–
U156	1. 自杀及后遗症	70	–	–	–	–	–	7	1	1	4	8	8	6	4	11	4	4	7	3	2	–
U157	2. 他杀及后遗症	3	–	–	–	–	–	–	–	–	–	1	2	–	–	–	–	–	–	–	–	–
U158	3. 战争	–	–	–	–	–	–	–	–	–	–	–	–	–	–	–	–	–	–	–	–	–
U159	其他	–	–	–	–	–	–	–	–	–	–	–	–	–	–	–	–	–	–	–	–	–
U160	其他剩余疾病	5	–	–	–	–	–	–	–	–	–	–	1	–	–	–	–	–	3	–	1	–

表 3－28　2018 年普洱市死因别、年龄别死亡数（男女合计）

疾病编码	疾病名称	总计	年龄组（岁）																		
			0－	1－	5－	10－	15－	20－	25－	30－	35－	40－	45－	50－	55－	60－	65－	70－	75－	80－	85及以上	不详
U000	全死因	16668	145	82	46	52	80	114	199	300	480	692	849	1101	1012	1410	1584	1868	2005	2173	2475	1
U001	I. 传染病、母婴疾病和营养缺乏性疾病	924	96	22	6	5	7	14	13	18	30	44	49	56	53	65	78	86	102	93	87	－
U002	A. 传染病和寄生虫病	426	4	8	3	－	4	9	10	11	23	33	38	45	37	40	45	40	35	25	16	－
U003	1. 结核病	191	－	－	1	－	3	3	4	5	12	16	15	21	19	18	22	23	15	11	3	－
U004	2. 性传播疾病	6	－	－	－	－	－	－	－	1	－	1	1	1	－	2	－	－	－	－	－	－
U005	a. 梅毒	2	－	－	－	－	－	－	－	－	－	－	1	－	－	1	－	－	－	－	－	－
U006	b. 衣原体病	3	－	－	－	－	－	－	－	1	－	1	－	－	－	1	－	－	－	－	－	－
U007	c. 淋病	1	－	－	－	－	－	－	－	－	－	－	－	1	－	－	－	－	－	－	－	－
U008	d. 其他	－	－	－	－	－	－	－	－	－	－	－	－	－	－	－	－	－	－	－	－	－
U009	3. 艾滋病	28	1	－	1	－	－	2	3	3	4	4	5	－	2	1	2	－	－	－	－	－
U010	4. 腹泻性疾病	12	－	－	1	－	－	3	－	－	－	1	－	－	3	1	－	－	2	－	－	－
U011	5. 好发于儿童期的疾病	－	－	－	－	－	－	－	－	－	－	－	－	－	－	－	－	－	－	－	－	－
U012	a. 百日咳	－	－	－	－	－	－	－	－	－	－	－	－	－	－	－	－	－	－	－	－	－
U013	b. 脊髓灰质炎及后遗症	－	－	－	－	－	－	－	－	－	－	－	－	－	－	－	－	－	－	－	－	－
U014	c. 白喉	－	－	－	－	－	－	－	－	－	－	－	－	－	－	－	－	－	－	－	－	－
U015	d. 麻疹	－	－	－	－	－	－	－	－	－	－	－	－	－	－	－	－	－	－	－	－	－
U016	e. 破伤风	－	－	－	－	－	－	－	－	－	－	－	－	－	－	－	－	－	－	－	－	－
U017	6. 脑膜炎	15	1	2	－	－	－	1	－	－	－	－	－	－	－	2	3	1	2	1	1	－
U018	7. 乙型肝炎	85	－	－	－	－	－	1	1	4	4	6	11	13	5	9	12	10	6	5	2	－
U019	丙型肝炎	2	－	－	－	－	－	－	－	－	－	－	－	1	－	－	－	－	－	1	－	－
U020	8. 疟疾	－	－	－	－	－	－	－	－	－	－	－	－	－	－	－	－	－	－	－	－	－
U021	9. 热带病	－	－	－	－	－	－	－	－	－	－	－	－	－	－	－	－	－	－	－	－	－
U022	a. 锥虫病	－	－	－	－	－	－	－	－	－	－	－	－	－	－	－	－	－	－	－	－	－
U023	b. 南美锥虫病	－	－	－	－	－	－	－	－	－	－	－	－	－	－	－	－	－	－	－	－	－
U024	c. 血吸虫病	－	－	－	－	－	－	－	－	－	－	－	－	－	－	－	－	－	－	－	－	－
U025	d. 利什曼病	－	－	－	－	－	－	－	－	－	－	－	－	－	－	－	－	－	－	－	－	－
U026	e. 淋巴性丝虫病	－	－	－	－	－	－	－	－	－	－	－	－	－	－	－	－	－	－	－	－	－
U027	f. 盘尾丝虫病	－	－	－	－	－	－	－	－	－	－	－	－	－	－	－	－	－	－	－	－	－
U028	10. 麻风病	3	－	－	－	－	－	－	－	－	－	－	－	1	－	－	－	－	－	－	2	－
U029	11. 登革热	－	－	－	－	－	－	－	－	－	－	－	－	－	－	－	－	－	－	－	－	－
U030	12. 流行性乙型脑炎	1	－	－	－	－	－	－	－	－	－	－	－	1	－	－	－	－	－	－	－	－
U031	13. 沙眼	－	－	－	－	－	－	－	－	－	－	－	－	－	－	－	－	－	－	－	－	－
U032	14. 肠线虫感染	－	－	－	－	－	－	－	－	－	－	－	－	－	－	－	－	－	－	－	－	－

续　表

疾病编码	疾病名称	总计	0-	1-	5-	10-	15-	20-	25-	30-	35-	40-	45-	50-	55-	60-	65-	70-	75-	80-	85及以上	不详
U033	a. 蛔虫病	-	-	-	-	-	-	-	-	-	-	-	-	-	-	-	-	-	-	-	-	-
U034	b. 鞭虫病	-	-	-	-	-	-	-	-	-	-	-	-	-	-	-	-	-	-	-	-	-
U035	c. 钩虫病	-	-	-	-	-	-	-	-	-	-	-	-	-	-	-	-	-	-	-	-	-
U036	d. 其他	-	-	-	-	-	-	-	-	-	-	-	-	-	-	-	-	-	-	-	-	-
U037	其他传染病	83	3	6	1	-	1	3	2	2	2	4	7	8	6	7	6	6	9	6	6	-
U038	B. 呼吸系统感染	379	19	10	3	5	2	3	3	7	4	11	8	10	15	24	29	43	60	61	62	-
U039	1. 下呼吸道感染	373	19	10	2	5	2	3	3	7	4	10	8	10	15	23	29	42	60	61	60	-
U040	2. 上呼吸道感染	6	-	-	1	-	-	-	-	-	-	1	-	-	-	1	-	1	-	-	2	-
U041	3. 中耳炎	-	-	-	-	-	-	-	-	-	-	-	-	-	-	-	-	-	-	-	-	-
U042	C. 妊娠、分娩和产褥期并发症	3	-	-	-	-	-	1	-	-	1	-	1	-	-	-	-	-	-	-	-	-
U043	1. 孕产妇出血	2	-	-	-	-	-	-	-	-	1	-	1	-	-	-	-	-	-	-	-	-
U044	2. 产妇败血症	-	-	-	-	-	-	-	-	-	-	-	-	-	-	-	-	-	-	-	-	-
U045	3. 妊娠高血压综合征	-	-	-	-	-	-	-	-	-	-	-	-	-	-	-	-	-	-	-	-	-
U046	4. 梗阻性分娩	-	-	-	-	-	-	-	-	-	-	-	-	-	-	-	-	-	-	-	-	-
U047	5. 流产	-	-	-	-	-	-	-	-	-	-	-	-	-	-	-	-	-	-	-	-	-
U048	其他	1	-	-	-	-	-	1	-	-	-	-	-	-	-	-	-	-	-	-	-	-
U049	D. 起源于围生期的情况	74	72	2	-	-	-	-	-	-	-	-	-	-	-	-	-	-	-	-	-	-
U050	1. 出生低体重	17	16	1	-	-	-	-	-	-	-	-	-	-	-	-	-	-	-	-	-	-
U051	2. 出生产伤和窒息	41	41	-	-	-	-	-	-	-	-	-	-	-	-	-	-	-	-	-	-	-
U052	其他	16	15	1	-	-	-	-	-	-	-	-	-	-	-	-	-	-	-	-	-	-
U053	E. 营养缺乏	42	1	2	-	-	-	-	-	2	2	-	3	1	1	1	4	3	7	7	9	-
U054	1. 蛋白质－能量营养不良	18	1	1	-	-	-	-	-	1	1	-	-	1	-	-	1	2	2	5	2	-
U055	2. 碘缺乏	1	-	-	-	-	-	-	-	-	-	-	-	-	-	-	-	-	-	-	-	-
U056	3. 维生素 A 缺乏病	-	-	-	-	-	-	-	-	-	-	-	-	-	-	-	-	-	-	-	-	-
U057	4. 缺铁性贫血	13	-	-	-	-	-	2	-	2	3	-	2	-	-	2	-	1	3	2	2	-
U058	其他营养病症	10	-	1	-	-	-	-	-	4	-	-	-	-	-	-	1	-	-	2	4	-
U059	II. 慢性非传染性疾病	14023	40	37	27	21	30	50	87	172	318	500	653	891	844	1222	1412	1682	1793	1986	2257	1
U060	A. 恶性肿瘤	2401	1	7	10	1	7	7	14	36	78	132	185	240	215	335	316	298	232	170	116	1
U061	1. 唇、口腔和咽恶性肿瘤	52	-	-	-	-	-	-	-	-	2	2	8	3	6	5	6	11	6	3	-	-
U062	2. 食道癌	176	-	-	-	-	-	-	-	-	3	10	11	25	17	23	24	23	23	7	8	-
U063	3. 胃癌	318	-	-	-	-	-	2	2	2	9	14	22	25	27	53	48	46	30	25	15	-
U064	4. 结直肠癌	167	-	-	-	-	-	2	2	4	6	9	9	16	5	19	31	22	14	20	14	-
U065	5. 肝癌	483	-	1	1	-	1	3	6	6	22	44	44	62	63	71	53	44	34	27	12	-

年龄组（岁）

续 表

疾病编码	疾病名称	总计	年龄组（岁）																			
			0–	1–	5–	10–	15–	20–	25–	30–	35–	40–	45–	50–	55–	60–	65–	70–	75–	80–	85及以上	不详
U066	6. 胰腺癌	29	–	–	–	–	–	–	–	–	2	2	2	1	3	4	2	4	8	2	1	–
U067	7. 肺癌	440	–	–	–	–	–	–	–	3	11	14	22	34	36	66	72	75	44	34	28	–
U068	8. 皮肤癌	19	–	–	–	–	–	–	–	1	–	2	1	–	3	2	–	3	–	4	3	1
U069	9. 乳腺癌	45	–	–	–	–	–	–	–	1	5	9	4	4	7	4	2	4	3	1	1	–
U070	10. 子宫颈癌	57	–	–	–	–	–	–	1	1	3	5	5	8	4	4	6	5	5	6	4	–
U071	11. 子宫体癌	42	–	–	–	–	–	–	–	1	1	1	8	3	5	5	8	3	2	1	3	–
U072	12. 卵巢癌	16	–	–	–	–	–	–	–	1	1	1	4	2	1	4	1	–	1	–	–	–
U073	13. 前列腺癌	17	–	–	–	–	–	–	–	–	–	–	–	1	2	4	–	5	3	3	2	–
U074	14. 膀胱癌	27	–	1	–	–	–	–	2	2	–	1	5	3	2	3	4	3	3	4	5	–
U075	15. 淋巴瘤与多发性骨髓瘤	37	–	1	2	–	3	–	4	4	6	4	5	9	4	7	6	4	4	2	3	–
U076	16. 白血病	64	1	5	7	1	2	2	10	14	3	21	35	44	31	57	49	42	47	28	17	–
U077	其他	412	1	5	7	1	2	7	10	10	14	21	35	44	31	57	49	42	47	28	17	–
U078	B. 其他肿瘤	36	–	1	–	–	–	–	–	3	3	2	1	1	2	7	4	4	6	3	–	–
U079	C. 糖尿病	182	2	–	–	–	1	–	2	2	2	5	9	17	14	27	28	23	31	15	8	–
U080	D. 内分泌紊乱	71	2	4	2	–	1	–	4	4	–	4	4	5	–	3	2	8	5	7	11	–
U081	E. 神经系统和精神障碍疾病	313	2	8	7	5	6	1	10	9	13	12	11	24	13	17	25	32	35	31	46	–
U082	1. 单相精神抑郁	1	–	–	–	–	1	–	–	–	–	–	–	–	–	–	–	–	–	–	–	–
U083	2. 双相情感障碍	2	–	1	–	–	–	–	–	–	–	–	–	1	–	–	–	–	–	–	–	–
U084	3. 精神分裂症	32	–	–	–	3	–	–	–	3	2	5	4	6	3	2	6	3	1	–	4	–
U085	4. 癫痫症	37	–	–	7	–	–	–	3	3	5	5	2	6	1	2	2	2	1	–	1	–
U086	5. 酒精使用所致精神障碍	26	–	–	–	–	–	–	–	–	3	–	4	5	1	4	2	–	–	–	–	–
U087	6. 阿尔茨海默病和其他痴呆	85	–	1	–	–	–	–	–	–	3	–	4	2	1	4	3	9	15	17	30	–
U088	7. 帕金森病	6	–	–	–	–	–	–	–	–	–	–	–	2	–	4	–	1	–	1	–	–
U089	8. 多发性硬化	–	–	–	–	–	–	–	–	–	–	–	–	–	–	–	–	–	–	–	–	–
U090	9. 药物使用所致精神障碍	5	–	–	–	–	–	–	–	–	–	–	–	–	–	–	–	–	–	–	1	–
U091	10. 创伤后应激障碍	–	–	–	–	–	–	–	–	–	–	–	–	–	–	–	–	–	–	–	–	–
U092	11. 强迫症	–	–	–	–	–	–	–	–	–	–	–	–	–	–	–	–	–	–	–	–	–
U093	12. 惊恐障碍	–	–	–	–	–	–	–	–	–	–	–	–	–	–	–	–	–	–	–	–	–
U094	13. 失眠症	–	–	–	–	–	–	–	–	–	–	–	–	–	–	–	–	–	–	–	–	–
U095	14. 偏头痛	–	–	–	–	–	–	–	–	–	–	–	–	–	–	–	–	–	–	–	–	–
U096	15. 由于铅暴露引起的特发性智商障碍	–	–	–	–	–	–	–	–	–	–	–	–	–	–	–	–	–	–	–	–	–
U097	其他	118	2	7	7	3	–	–	3	–	3	4	1	3	6	5	12	16	18	13	9	–
U098	F. 感官疾病	3	–	1	–	–	–	–	–	–	–	–	–	–	–	–	2	1	–	–	–	–

续　表

疾病编码	疾病名称	总计	0–	1–	5–	10–	15–	20–	25–	30–	35–	40–	45–	50–	55–	60–	65–	70–	75–	80–	85及以上	不详
U099	1. 青光眼	—	—	—	—	—	—	—	—	—	—	—	—	—	—	—	—	—	—	—	—	—
U100	2. 白内障	1	—	—	—	—	—	—	—	—	—	—	—	—	—	—	—	1	—	—	—	—
U101	3. 与年龄有关的视觉障碍	—	—	—	—	—	—	—	—	—	—	—	—	—	—	—	—	—	—	—	—	—
U102	4. 成年开始的听力损失	—	—	—	—	—	—	—	—	—	—	—	—	—	—	—	—	—	—	—	—	—
U103	其他	2	—	—	—	—	—	—	—	—	—	—	—	—	—	—	2	—	—	—	—	—
U104	G. 心血管疾病	7860	3	—	2	5	11	11	35	71	130	212	278	410	400	602	775	975	1116	1329	1493	—
U105	1. 风湿性心脏病	399	—	—	2	—	—	1	1	3	4	8	8	14	16	35	34	60	62	66	87	—
U106	2. 高血压及并发症	1034	—	—	—	1	4	2	4	8	13	23	35	50	57	88	102	136	152	178	186	—
U107	3. 缺血性心脏病	1924	—	—	1	1	4	2	9	19	34	40	64	73	88	113	174	210	261	356	476	—
U108	4. 脑血管病	3573	—	—	1	—	5	4	12	25	58	102	130	224	196	304	381	484	530	558	559	—
U109	5. 炎性心脏病	201	2	2	1	—	2	—	5	8	4	13	15	9	8	12	14	17	24	32	37	—
U110	其他	499	2	2	2	1	2	6	4	7	12	15	18	35	22	32	48	44	55	94	103	—
U111	H. 主要呼吸系统疾病	1560	1	4	2	3	—	—	13	13	15	18	26	45	42	82	113	185	246	314	443	—
U112	1. 慢性阻塞性肺疾病	1213	—	—	—	—	—	6	—	4	8	11	10	18	30	64	80	147	207	260	371	—
U113	2. 哮喘	51	—	—	—	—	—	4	—	—	—	—	1	1	4	—	12	5	7	11	8	—
U114	其他	296	1	4	2	2	2	4	8	8	7	7	15	26	8	18	21	33	32	43	64	—
U115	I. 主要消化系统疾病	988	2	4	2	—	2	7	13	28	62	88	102	107	110	96	96	85	70	58	56	—
U116	1. 消化性溃疡	151	—	—	—	2	—	3	—	6	5	7	10	13	15	12	18	19	18	14	11	—
U117	2. 肝硬化	493	—	—	—	—	—	—	7	16	38	62	65	68	64	51	52	28	18	12	10	—
U118	3. 阑尾炎	15	—	1	1	2	—	—	—	—	2	1	2	—	3	—	1	1	1	—	—	—
U119	其他	328	2	3	—	—	1	2	5	6	17	18	25	26	28	32	25	37	33	32	35	—
U120	J. 主要泌尿生殖系统疾病	450	1	—	1	1	—	9	9	6	13	20	29	39	30	45	44	57	44	48	54	—
U121	1. 肾炎和肾病	384	1	—	—	—	—	9	9	6	12	17	25	36	24	41	37	44	37	42	44	—
U122	2. 前列腺增生	6	—	—	—	—	—	—	—	—	—	—	—	—	1	—	—	—	—	—	5	—
U123	其他	60	—	—	1	2	—	—	—	—	1	3	4	3	5	4	6	13	7	6	4	—
U124	K. 皮肤病	19	—	—	—	—	—	—	—	—	—	—	1	—	5	—	3	1	1	2	6	—
U125	L. 肌肉骨骼和结缔组织疾病	87	—	1	—	—	1	—	3	3	—	6	4	3	3	7	6	12	6	8	25	—
U126	1. 风湿性关节炎	48	—	—	—	—	—	—	—	—	—	—	1	1	—	5	3	7	6	6	18	—
U127	2. 骨关节炎	8	—	—	—	—	—	—	—	—	—	4	—	—	—	—	1	—	—	—	1	—
U128	3. 痛风	8	—	—	—	—	—	—	—	—	—	—	—	—	—	2	—	1	—	—	1	—
U129	4. 腰痛	2	—	—	—	—	—	—	—	—	—	2	—	—	—	2	—	1	—	1	—	—
U130	其他	29	—	1	—	—	—	—	—	—	1	2	3	—	2	2	—	4	—	1	6	—
U131	M. 先天异常	53	28	6	2	2	—	—	—	1	—	—	3	—	—	—	—	2	—	1	—	—

续　表

疾病编码	疾病名称	总计	年龄组（岁）																		不详
			0 –	1 –	5 –	10 –	15 –	20 –	25 –	30 –	35 –	40 –	45 –	50 –	55 –	60 –	65 –	70 –	75 –	80 –	85 及以上	
U132	1. 腹壁缺损	–	–	–	–	–	–	–	–	–	–	–	–	–	–	–	–	–	–	–	–	–
U133	2. 无脑畸形	–	–	–	–	–	–	–	–	–	–	–	–	–	–	–	–	–	–	–	–	–
U134	3. 肛门直肠闭锁	2	2	–	–	–	–	–	–	–	–	–	–	–	–	–	–	–	–	–	–	–
U135	4. 唇裂	–	–	–	–	–	–	–	–	–	–	–	–	–	–	–	–	–	–	–	–	–
U136	5. 腭裂	–	–	–	–	–	–	–	–	–	–	–	–	–	–	–	–	–	–	–	–	–
U137	6. 食管闭锁	1	1	–	–	–	–	–	–	–	–	–	–	–	–	–	–	–	–	–	–	–
U138	7. 肾发育不全	5	–	–	–	–	–	–	2	–	–	–	1	–	1	–	–	–	1	–	–	–
U139	8. 唐氏综合征	1	–	–	–	–	–	–	–	–	–	–	–	–	1	–	–	–	–	–	–	–
U140	9. 先天性心脏异常	40	22	6	2	1	1	1	2	–	1	–	2	–	1	1	–	–	1	1	–	–
U141	10. 脊柱裂	1	–	–	–	1	–	–	–	–	–	–	–	–	1	–	–	–	–	–	–	–
U142	其他	3	3	–	–	–	–	–	–	–	–	–	–	–	–	–	–	–	–	–	–	–
U143	N. 口腔疾病	–	–	–	–	–	–	–	–	–	–	–	–	–	–	–	–	–	–	–	–	–
U144	1. 龋齿	–	–	–	–	–	–	–	–	–	–	–	–	–	–	–	–	–	–	–	–	–
U145	2. 牙周病	–	–	–	–	–	–	–	–	–	–	–	–	–	–	–	–	–	–	–	–	–
U146	3. 无牙症	–	–	–	–	–	–	–	–	–	–	–	–	–	–	–	–	–	–	–	–	–
U147	其他	–	–	–	–	–	–	–	–	–	–	–	–	–	–	–	–	–	–	–	–	–
U148	Ⅲ. 伤害	1473	4	20	11	21	39	44	93	103	121	133	135	140	112	109	78	85	85	61	79	–
U149	A. 意外伤害	1160	4	20	11	14	32	38	77	76	92	98	102	113	81	73	56	67	77	55	74	–
U150	1. 道路交通事故	356	–	4	4	5	18	22	47	40	34	33	36	29	17	21	10	16	10	7	3	–
U151	2. 意外中毒	215	–	2	1	–	2	4	10	13	21	23	29	29	21	17	14	11	7	7	4	–
U152	3. 意外跌落	364	–	–	2	4	2	4	4	10	13	19	21	29	29	25	27	36	46	36	60	–
U153	4. 火灾	9	–	–	–	–	–	–	–	1	1	–	2	–	–	2	–	–	2	–	1	–
U154	5. 溺水	71	–	13	2	2	5	5	6	5	10	6	4	6	2	2	1	2	2	–	–	–
U155	其他	145	4	1	2	3	6	3	10	7	13	17	10	20	12	8	4	2	10	5	6	–
U156	B. 故意伤害	281	–	–	–	6	6	3	14	26	27	30	30	26	26	33	19	17	8	5	5	–
U157	1. 自杀及后遗症	267	–	–	–	5	5	3	14	22	25	29	30	24	25	31	19	17	8	5	5	–
U158	2. 他杀及后遗症	13	–	–	–	1	1	–	–	4	2	1	–	1	1	2	–	–	–	–	–	–
U159	3. 战争	–	–	–	–	–	–	–	–	–	–	–	–	–	–	–	–	–	–	–	–	–
U160	其他	1	–	–	–	–	–	–	–	–	–	–	–	1	–	–	–	–	–	–	–	–
U161	其他剩余疾病	248	5	3	2	5	4	6	6	7	11	15	12	14	3	14	16	15	25	33	52	–

表3-29 2018年普洱市死因别、年龄别死亡数（男）

疾病编码	疾病名称	总计	0-	1-	5-	10-	15-	20-	25-	30-	35-	40-	45-	50-	55-	60-	65-	70-	75-	80-	85及以上	不详
										年龄组（岁）												
U000	全死因	10124	81	53	23	30	60	89	150	233	379	548	658	833	746	953	982	1090	1090	1070	1056	-
U001	I. 传染病、母婴疾病和营养缺乏性疾病	579	55	14	4	3	4	10	9	12	25	37	40	45	41	48	47	45	57	45	38	-
U002	A. 传染病和寄生虫病	303	2	3	2	3	3	6	6	8	20	27	30	36	30	30	30	28	21	14	7	-
U003	1. 结核病	149	-	-	-	-	2	3	3	5	11	14	14	18	16	13	15	16	9	8	2	-
U004	2. 性传播疾病	3	-	-	-	-	-	-	-	-	-	-	-	-	1	1	-	-	1	-	-	-
U005	a. 梅毒	1	-	-	-	-	-	-	-	-	-	-	-	-	-	1	-	-	-	-	-	-
U006	b. 衣原体病	2	-	-	-	-	-	-	-	-	-	-	-	-	1	-	-	-	1	-	-	-
U007	c. 淋病	-	-	-	-	-	-	-	-	-	-	-	-	-	-	-	-	-	-	-	-	-
U008	d. 其他	-	-	-	-	-	-	-	-	-	-	-	-	-	-	-	-	-	-	-	-	-
U009	3. 艾滋病	17	-	-	-	-	-	-	2	1	2	3	3	1	2	-	1	1	1	-	-	-
U010	4. 腹泻性疾病	6	-	-	1	-	-	-	-	-	-	-	-	-	-	-	-	-	-	-	-	-
U011	5. 好发于儿童期的疾病	-	-	-	-	-	-	-	-	-	-	-	-	-	-	-	-	-	-	-	-	-
U012	a. 百日咳	-	-	-	-	-	-	-	-	-	-	-	-	-	-	-	-	-	-	-	-	-
U013	b. 脊髓灰质炎及后遗症	-	-	-	-	-	-	-	-	-	-	-	-	-	-	-	-	-	-	-	-	-
U014	c. 白喉	-	-	-	-	-	-	-	-	-	-	-	-	-	-	-	-	-	-	-	-	-
U015	d. 麻疹	-	-	-	-	-	-	-	-	-	-	-	-	-	-	-	-	-	-	-	-	-
U016	e. 破伤风	-	-	-	-	-	-	-	-	-	-	-	-	-	-	-	-	-	-	-	-	-
U017	6. 脑膜炎	8	-	1	-	-	-	-	-	-	-	-	-	-	-	1	2	1	1	1	1	-
U018	7. 乙型肝炎	66	-	-	-	-	-	-	-	-	4	6	8	12	5	7	9	8	4	2	1	-
U019	丙型肝炎	1	-	-	-	-	-	-	-	-	1	-	-	-	-	-	-	-	-	-	-	-
U020	8. 疟疾	-	-	-	-	-	-	-	-	-	-	-	-	-	-	-	-	-	-	-	-	-
U021	9. 热带病	-	-	-	-	-	-	-	-	-	-	-	-	-	-	-	-	-	-	-	-	-
U022	a. 锥虫病	-	-	-	-	-	-	-	-	-	-	-	-	-	-	-	-	-	-	-	-	-
U023	b. 南美锥虫病	-	-	-	-	-	-	-	-	-	-	-	-	-	-	-	-	-	-	-	-	-
U024	c. 血吸虫病	-	-	-	-	-	-	-	-	-	-	-	-	-	-	-	-	-	-	-	-	-
U025	d. 利什曼病	-	-	-	-	-	-	-	-	-	-	-	-	-	-	-	-	-	-	-	-	-
U026	e. 淋巴性丝虫病	-	-	-	-	-	-	-	-	-	-	-	-	-	-	-	-	-	-	-	-	-
U027	f. 盘尾丝虫病	-	-	-	-	-	-	-	-	-	-	-	-	-	-	-	-	-	-	-	-	-
U028	10. 麻风病	1	-	-	-	-	-	-	-	-	-	-	-	-	-	-	-	-	-	-	1	-
U029	11. 登革热	-	-	-	-	-	-	-	-	-	-	-	-	-	-	-	-	-	-	-	-	-
U030	12. 流行性乙型脑炎	-	-	-	-	-	-	-	-	-	-	-	-	-	-	-	-	-	-	-	-	-
U031	13. 沙眼	-	-	-	-	-	-	-	-	-	-	-	-	-	-	-	-	-	-	-	-	-
U032	14. 脑线虫感染	-	-	-	-	-	-	-	-	-	-	-	-	-	-	-	-	-	-	-	-	-

续 表

疾病编码	疾病名称	总计	0—	1—	5—	10—	15—	20—	25—	30—	35—	40—	45—	50—	55—	60—	65—	70—	75—	80—	85及以上	不详
												年龄组（岁）										
U033	a. 蛔虫病	—	—	—	—	—	—	—	—	—	—	—	—	—	—	—	—	—	—	—	—	—
U034	b. 鞭虫病	—	—	—	—	—	—	—	—	—	—	—	—	—	—	—	—	—	—	—	—	—
U035	c. 钩虫病	—	—	—	—	—	—	—	—	—	—	—	—	—	—	—	—	—	—	—	—	—
U036	d. 其他	—	—	—	—	—	—	—	—	—	—	—	—	—	—	—	—	—	—	—	—	—
U037	其他传染病	52	2	2	1	1	1	2	—	2	2	3	5	4	4	6	3	3	6	3	3	—
U038	B. 呼吸系统感染	219	12	7	2	3	1	3	3	4	4	10	7	8	11	18	15	17	35	30	29	—
U039	1. 下呼吸道感染	215	12	7	2	3	1	3	3	4	4	9	7	8	11	17	15	17	35	30	27	—
U040	2. 上呼吸道感染	4	—	—	—	—	—	—	—	—	—	1	—	—	—	1	—	—	—	—	2	—
U041	3. 中耳炎	—	—	—	—	—	—	—	—	—	—	—	—	—	—	—	—	—	—	—	—	—
U042	C. 妊娠、分娩和产褥期并发症	—	—	—	—	—	—	—	—	—	—	—	—	—	—	—	—	—	—	—	—	—
U043	1. 孕产妇出血	—	—	—	—	—	—	—	—	—	—	—	—	—	—	—	—	—	—	—	—	—
U044	2. 产妇败血症	—	—	—	—	—	—	—	—	—	—	—	—	—	—	—	—	—	—	—	—	—
U045	3. 妊娠高血压综合征	—	—	—	—	—	—	—	—	—	—	—	—	—	—	—	—	—	—	—	—	—
U046	4. 梗阻性分娩	—	—	—	—	—	—	—	—	—	—	—	—	—	—	—	—	—	—	—	—	—
U047	5. 流产	—	—	—	—	—	—	—	—	—	—	—	—	—	—	—	—	—	—	—	—	—
U048	其他	—	—	—	—	—	—	—	—	—	—	—	—	—	—	—	—	—	—	—	—	—
U049	D. 起源于围生期的情况	43	41	2	—	—	—	—	—	—	—	—	—	—	—	—	—	—	—	—	—	—
U050	1. 出生低体重	13	12	1	—	—	—	—	—	—	—	—	—	—	—	—	—	—	—	—	—	—
U051	2. 出生产伤和窒息	21	21	—	—	—	—	—	—	—	—	—	—	—	—	—	—	—	—	—	—	—
U052	其他	9	8	1	—	—	—	—	—	—	—	—	—	—	—	—	—	—	—	—	—	—
U053	E. 营养缺乏	14	—	2	—	—	—	1	—	—	1	—	3	1	—	—	2	—	1	1	2	—
U054	1. 蛋白质-能量营养不良	8	—	1	—	—	—	—	—	—	1	—	3	1	—	—	1	—	1	—	—	—
U055	2. 碘缺乏	—	—	—	—	—	—	—	—	—	—	—	—	—	—	—	—	—	—	—	—	—
U056	3. 维生素 A 缺乏病	—	—	—	—	—	—	—	—	—	—	—	—	—	—	—	—	—	—	—	—	—
U057	4. 缺铁性贫血	3	—	—	—	—	—	1	—	—	—	—	—	—	—	—	1	—	—	—	1	—
U058	其他营养病症	3	—	1	—	—	—	—	—	—	—	—	—	—	—	—	—	—	—	1	1	—
U059	II. 慢性非传染性疾病	8314	22	22	12	13	19	37	60	127	245	386	496	671	611	821	874	988	974	978	958	—
U060	A. 恶性肿瘤	1576	—	3	4	1	5	5	7	22	50	94	128	173	150	230	216	197	141	89	61	—
U061	1. 唇、口腔和咽恶性肿瘤	33	—	—	—	—	—	—	—	—	—	2	7	2	4	—	5	6	4	3	—	—
U062	2. 食道癌	155	—	—	—	—	—	—	—	1	3	8	11	25	17	21	23	20	20	3	3	—
U063	3. 胃癌	207	—	—	—	—	—	—	—	1	7	10	17	18	18	37	35	30	15	13	6	—
U064	4. 结直肠癌	106	—	—	—	—	2	2	2	2	1	5	6	12	1	12	18	14	11	11	9	—
U065	5. 肝癌	377	—	—	—	—	2	2	1	6	20	35	38	51	54	55	40	30	20	14	10	—

续 表

疾病编码	疾病名称	总计	年龄组（岁）																			
			0 -	1 -	5 -	10 -	15 -	20 -	25 -	30 -	35 -	40 -	45 -	50 -	55 -	60 -	65 -	70 -	75 -	80 -	85及以上	不详
U066	6. 胰腺癌	18	—	—	—	—	—	—	—	—	—	1	—	—	2	3	2	4	4	2	—	—
U067	7. 肺癌	312	—	—	—	—	—	—	1	2	9	12	17	24	30	49	52	53	30	17	16	—
U068	8. 皮肤癌	12	—	—	—	—	—	—	1	1	—	—	—	1	1	2	—	2	—	3	1	—
U069	9. 乳腺癌	2	—	—	—	—	—	—	—	1	—	—	—	1	—	—	—	—	—	—	—	—
U070	10. 子宫颈癌	—	—	—	—	—	—	—	—	—	—	—	—	—	—	—	—	—	—	—	—	—
U071	11. 子宫体癌	—	—	—	—	—	—	—	—	—	—	—	—	—	—	—	—	—	—	—	—	—
U072	12. 卵巢癌	—	—	—	—	—	—	—	—	—	—	—	—	—	—	—	—	—	—	—	—	—
U073	13. 前列腺癌	17	—	—	—	—	—	—	—	—	—	—	—	—	—	4	3	3	2	3	2	—
U074	14. 膀胱癌	23	—	—	—	—	—	—	—	—	—	1	5	3	—	1	2	3	2	2	4	—
U075	15. 淋巴瘤与多发性骨髓瘤	22	—	—	—	—	—	—	—	2	—	1	5	3	1	1	2	3	—	2	2	—
U076	16. 白血病	30	—	—	1	—	2	—	—	1	—	1	5	2	3	—	3	5	3	4	—	—
U077	其他	262	—	3	3	—	2	—	2	7	8	15	25	28	20	40	34	26	27	14	8	—
U078	B. 其他肿瘤	22	—	—	—	—	—	—	—	2	2	—	1	—	4	5	1	3	4	—	—	—
U079	C. 糖尿病	86	—	—	—	—	—	—	1	2	2	2	5	14	6	16	13	5	13	5	2	—
U080	D. 内分泌紊乱	39	1	1	2	4	5	—	—	2	1	2	3	3	4	1	1	—	4	5	—	—
U081	E. 神经系统和精神障碍疾病	180	1	5	4	2	5	4	8	4	10	8	9	17	10	12	10	16	23	11	21	—
U082	1. 单相精神抑郁部	1	—	—	—	—	—	—	—	—	—	—	—	—	—	—	1	—	—	—	—	—
U083	2. 双相情感障碍	1	—	—	—	—	—	—	—	—	—	1	—	—	—	—	—	—	—	—	—	—
U084	3. 精神分裂症	20	—	—	—	—	—	—	—	2	—	1	3	4	2	2	4	—	—	1	1	—
U085	4. 癫痫病	23	—	—	—	—	—	—	3	5	5	2	1	5	—	1	—	—	—	—	1	—
U086	5. 酒精使用所致精神障碍	25	—	—	—	—	—	—	3	3	3	—	4	5	1	4	2	—	—	—	—	—
U087	6. 阿尔茨海默病和其他痴呆	47	—	—	—	—	—	—	—	—	—	—	2	2	1	3	1	6	11	5	16	—
U088	7. 帕金森病	3	—	—	—	—	—	—	—	—	—	—	—	—	—	—	—	1	1	1	—	—
U089	8. 多发性硬化	—	—	—	—	—	—	—	—	—	—	—	—	—	—	—	—	—	—	—	—	—
U090	9. 药物使用所致精神障碍	2	—	—	—	—	—	1	1	—	—	—	—	—	—	—	—	—	—	—	—	—
U091	10. 创伤后应激障碍	—	—	—	—	—	—	—	—	—	—	—	—	—	—	—	—	—	—	—	—	—
U092	11. 强迫症	—	—	—	—	—	—	—	—	—	—	—	—	—	—	—	—	—	—	—	—	—
U093	12. 惊恐障碍	—	—	—	—	—	—	—	—	—	—	—	—	—	—	—	—	—	—	—	—	—
U094	13. 失眠症	—	—	—	—	—	—	—	—	—	—	—	—	—	—	—	—	—	—	—	—	—
U095	14. 偏头痛	—	—	—	—	—	—	—	—	—	—	—	—	—	—	—	—	—	—	—	—	—
U096	15. 由于烟雾引起的精神发育障碍	—	—	—	—	—	—	—	—	—	—	—	—	—	—	—	—	—	—	—	—	—
U097	其他	58	1	5	2	—	—	—	2	—	—	3	3	4	5	2	4	8	11	5	3	—
U098	F. 感官疾病	2	—	—	—	—	—	—	—	—	—	—	—	—	—	—	2	—	—	—	—	—

续　表

疾病编码	疾病名称	总计	0 –	1 –	5 –	10 –	15 –	20 –	25 –	30 –	35 –	40 –	45 –	50 –	55 –	60 –	65 –	70 –	75 –	80 –	85 及以上	不详
U099	1. 青光眼	–	–	–	–	–	–	–	–	–	–	–	–	–	–	–	–	–	–	–	–	–
U100	2. 白内障	–	–	–	–	–	–	–	–	–	–	–	–	–	–	–	–	–	–	–	–	–
U101	3. 与年龄有关的视觉障碍	–	–	–	–	–	–	–	–	–	–	–	–	–	–	–	–	–	–	–	–	–
U102	4. 成年开始的听力损失	–	–	–	–	–	–	–	–	–	–	–	–	–	–	–	–	–	–	–	–	–
U103	其他	2	–	–	–	–	–	–	–	–	–	–	–	–	–	–	2	–	–	–	–	–
U104	G. 心血管疾病	4443	1	1	1	4	8	9	23	59	103	167	215	306	293	398	467	558	583	639	608	–
U105	1. 风湿性心脏病	179	–	4	–	–	1	1	–	3	8	6	3	6	5	19	20	30	22	24	36	–
U106	2. 高血压及并发症	542	–	–	–	–	–	2	1	6	8	17	26	33	37	57	53	66	73	94	69	–
U107	3. 缺血性心脏病	1012	–	–	–	1	3	2	5	16	30	27	51	62	70	67	92	122	120	153	191	–
U108	4. 脑血管病	2170	–	–	2	1	4	2	12	20	46	86	101	168	147	214	246	294	305	285	240	–
U109	5. 炎性心脏病	118	–	–	–	–	–	–	–	6	4	9	13	8	5	8	8	10	13	15	13	–
U110	其他	297	1	–	–	2	1	1	3	7	8	13	15	25	19	24	35	22	30	49	41	–
U111	H. 主要呼吸系统疾病	866	–	4	1	3	–	6	2	8	12	17	19	36	34	57	71	111	139	152	194	–
U112	1. 慢性阻塞性肺疾病	659	–	–	–	–	–	1	1	6	6	10	6	16	26	45	55	84	115	127	164	–
U113	2. 哮喘	27	–	–	–	–	–	–	–	–	–	–	1	–	4	–	6	3	3	5	3	–
U114	其他	180	4	4	2	2	–	4	1	5	6	7	12	20	4	12	10	24	21	20	27	–
U115	I. 主要消化系统疾病	739	2	2	–	–	–	3	12	25	60	80	89	93	33	74	62	50	41	36	27	–
U116	1. 消化性溃疡	99	–	–	–	–	–	–	–	–	–	6	10	10	9	7	10	10	10	10	7	–
U117	2. 肝硬化	425	–	–	–	–	–	–	7	16	38	57	56	62	55	42	38	22	14	10	6	–
U118	3. 阑尾炎	5	–	–	–	–	–	2	–	–	–	–	–	–	1	–	1	–	–	–	–	–
U119	其他	210	2	2	–	–	–	1	5	4	15	17	21	21	18	25	14	18	17	16	14	–
U120	J. 主要泌尿生殖系统疾病	275	–	–	–	–	–	8	6	5	7	10	21	27	19	24	25	36	23	33	31	–
U121	1. 肾疾病和肾病	233	–	–	–	–	–	7	6	5	9	9	19	25	15	20	19	28	19	30	25	–
U122	2. 前列腺增生	6	–	–	–	–	–	–	–	–	–	–	–	–	–	–	1	1	–	4	–	–
U123	其他	36	–	–	–	–	–	–	–	1	–	–	2	1	3	4	5	8	4	3	4	–
U124	K. 皮肤病	8	–	–	–	–	–	–	–	–	–	–	–	–	4	–	–	–	–	2	2	–
U125	L. 肌肉骨骼和结缔组织疾病	45	–	–	–	–	–	1	1	–	–	5	–	2	3	3	5	7	3	5	7	–
U126	1. 风湿性关节炎	22	–	–	–	–	–	–	1	–	–	5	2	1	3	3	5	4	3	4	4	–
U127	2. 脊关节炎	–	–	–	–	–	–	–	–	–	–	–	–	–	–	–	–	–	–	–	–	–
U128	3. 痛风	8	–	–	–	–	–	–	–	–	–	4	–	–	–	–	–	1	–	1	1	–
U129	4. 腰痛	2	–	–	–	–	–	–	–	–	–	–	–	–	–	1	–	–	1	–	–	–
U130	其他	13	–	–	–	1	–	1	–	–	–	–	–	1	2	1	–	1	–	2	2	–
U131	M. 先天异常	33	17	5	2	–	1	1	–	–	–	–	–	–	–	1	–	2	–	–	2	–

续表

疾病编码	疾病名称	总计	年龄组（岁）																			
			0 -	1 -	5 -	10 -	15 -	20 -	25 -	30 -	35 -	40 -	45 -	50 -	55 -	60 -	65 -	70 -	75 -	80 -	85及以上	不详
U132	1. 腹壁缺损	-	-	-	-	-	-	-	-	-	-	-	-	-	-	-	-	-	-	-	-	-
U133	2. 无脑畸形	-	-	-	-	-	-	-	-	-	-	-	-	-	-	-	-	-	-	-	-	-
U134	3. 肛门直肠闭锁	1	1	-	-	-	-	-	-	-	-	-	-	-	-	-	-	-	-	-	-	-
U135	4. 唇裂	-	-	-	-	-	-	-	-	-	-	-	-	-	-	-	-	-	-	-	-	-
U136	5. 腭裂	-	-	-	-	-	-	-	-	-	-	-	-	-	-	-	-	-	-	-	-	-
U137	6. 食管闭锁	1	1	-	-	-	-	-	-	-	-	-	-	-	-	-	-	-	-	-	-	-
U138	7. 肾发育不全	4	1	-	-	-	-	-	-	-	-	-	-	-	-	1	-	2	-	-	-	-
U139	8. 唐氏综合征	-	-	-	-	-	-	-	-	-	-	-	-	-	-	-	-	-	-	-	-	-
U140	9. 先天性心脏异常	25	14	5	2	2	-	1	-	-	-	-	-	-	1	-	-	-	-	-	-	-
U141	10. 脊柱裂	1	1	-	-	-	-	-	-	-	-	-	-	-	-	-	-	-	-	-	-	-
U142	其他	1	1	-	-	-	-	-	-	-	-	-	-	-	-	-	-	-	-	-	-	-
U143	N. 口腔疾病	-	-	-	-	-	-	-	-	-	-	-	-	-	-	-	-	-	-	-	-	-
U144	1. 龋齿	-	-	-	-	-	-	-	-	-	-	-	-	-	-	-	-	-	-	-	-	-
U145	2. 牙周病	-	-	-	-	-	-	-	-	-	-	-	-	-	-	-	-	-	-	-	-	-
U146	3. 无牙症	-	-	-	-	-	-	-	-	-	-	-	-	-	-	-	-	-	-	-	-	-
U147	其他	-	-	-	-	-	-	-	-	-	-	-	-	-	-	-	-	-	-	-	-	-
U148	III. 伤害	1078	2	15	5	11	33	39	77	89	102	110	111	107	91	72	51	49	46	31	37	-
U149	A. 意外伤害	857	2	15	5	8	28	36	64	67	82	84	88	88	66	50	38	37	39	26	34	-
U150	1. 道路交通事故	278	-	2	1	2	15	20	41	37	30	23	30	21	14	15	10	6	2	4	1	-
U151	2. 意外中毒	163	-	2	1	-	2	4	7	10	18	20	26	22	16	14	16	6	2	2	2	-
U152	3. 意外跌落	239	-	2	1	4	2	1	4	9	13	19	18	24	25	15	16	20	25	17	26	-
U153	4. 火灾	5	-	-	-	1	-	-	-	-	-	-	1	-	-	-	-	2	-	-	1	-
U154	5. 溺水	55	-	10	-	-	5	6	9	6	9	5	4	5	1	1	1	-	-	-	-	-
U155	其他	117	2	2	-	1	4	1	11	6	11	17	9	16	10	5	4	2	5	4	4	-
U156	B. 故意伤害	195	-	-	-	5	4	1	11	21	19	21	20	18	21	20	11	11	7	3	3	-
U157	1. 自杀及后遗症	186	-	-	-	5	4	1	11	18	16	21	20	17	21	18	11	11	7	3	3	-
U158	2. 他杀及后遗症	8	-	-	-	-	-	-	-	3	3	-	-	-	-	2	-	-	-	-	-	-
U159	3. 战争	-	-	-	-	-	-	-	-	-	-	-	-	-	-	-	-	-	-	-	-	-
U160	其他	1	-	-	-	-	-	-	-	-	-	-	-	1	-	-	-	-	-	-	-	-
U161	其他剩余疾病	153	2	2	2	3	4	3	4	5	7	15	11	10	3	12	10	8	13	16	23	-

表 3-30　2018 年普洱市死因别、年龄别死亡数（女）

疾病编码	疾病名称	总计	年龄组（岁）																			
			0 –	1 –	5 –	10 –	15 –	20 –	25 –	30 –	35 –	40 –	45 –	50 –	55 –	60 –	65 –	70 –	75 –	80 –	85 及以上	不详
U000	全死因	6543	63	29	23	22	20	25	49	67	101	144	191	268	266	457	602	778	915	1103	1419	1
U001	I. 传染病、母婴疾病和营养缺乏性疾病	345	41	8	2	2	3	4	4	6	5	7	9	11	12	17	31	41	45	48	49	–
U002	A. 传染病和寄生虫病	123	2	5	1	–	1	3	4	3	3	6	8	9	7	10	15	12	14	11	9	–
U003	1. 结核病	42	–	–	1	–	1	1	1	–	–	2	1	3	3	5	7	7	6	3	1	–
U004	2. 性传播疾病	3	–	–	–	–	–	–	–	1	–	–	–	–	–	1	–	–	–	–	1	–
U005	a. 梅毒	–	–	–	–	–	–	–	–	–	–	–	–	–	–	–	–	–	–	–	–	–
U006	b. 衣原体病	1	–	–	–	–	–	–	–	–	–	–	–	–	–	1	–	–	–	–	–	–
U007	c. 淋病	1	–	–	–	–	–	–	–	–	–	–	–	–	–	–	–	–	–	–	1	–
U008	d. 其他	1	–	–	–	–	–	–	–	1	–	–	–	–	–	–	–	–	–	–	–	–
U009	3. 艾滋病	11	1	–	–	–	–	1	1	2	2	1	2	–	–	–	1	–	–	–	–	–
U010	4. 腹泻性疾病	6	–	–	–	–	–	–	–	–	–	–	–	–	–	–	1	1	2	2	–	–
U011	5. 好发于儿童时期的疾病	–	–	–	–	–	–	–	–	–	–	–	–	–	–	–	–	–	–	–	–	–
U012	a. 百日咳	–	–	–	–	–	–	–	–	–	–	–	–	–	–	–	–	–	–	–	–	–
U013	b. 脊髓灰质炎及后遗症	–	–	–	–	–	–	–	–	–	–	–	–	–	–	–	–	–	–	–	–	–
U014	c. 白喉	–	–	–	–	–	–	–	–	–	–	–	–	–	–	–	–	–	–	–	–	–
U015	d. 麻疹	–	–	–	–	–	–	–	–	–	–	–	–	–	–	–	–	–	–	–	–	–
U016	e. 破伤风	–	–	–	–	–	–	–	–	–	–	–	–	–	–	–	–	–	–	–	–	–
U017	6. 脑膜炎	7	–	1	–	–	–	–	–	–	–	–	3	–	–	2	–	–	1	–	–	–
U018	7. 乙型肝炎	19	–	–	–	–	–	–	–	–	1	1	3	1	1	2	3	2	2	3	–	–
U019	丙型肝炎	1	–	–	–	–	–	–	–	–	–	–	–	–	–	–	–	1	–	–	–	–
U020	8. 疟疾	–	–	–	–	–	–	–	–	–	–	–	–	–	–	–	–	–	–	–	–	–
U021	9. 热带病	–	–	–	–	–	–	–	–	–	–	–	–	–	–	–	–	–	–	–	–	–
U022	a. 锥虫病	–	–	–	–	–	–	–	–	–	–	–	–	–	–	–	–	–	–	–	–	–
U023	b. 南美锥虫病	–	–	–	–	–	–	–	–	–	–	–	–	–	–	–	–	–	–	–	–	–
U024	c. 血吸虫病	–	–	–	–	–	–	–	–	–	–	–	–	–	–	–	–	–	–	–	–	–
U025	d. 利什曼病	–	–	–	–	–	–	–	–	–	–	–	–	–	–	–	–	–	–	–	–	–
U026	e. 淋巴性丝虫病	–	–	–	–	–	–	–	–	–	–	–	–	–	–	–	–	–	–	–	–	–
U027	f. 盘尾丝虫病	–	–	–	–	–	–	–	–	–	–	–	–	–	–	–	–	–	–	–	–	–
U028	10. 麻风病	2	–	–	–	–	–	–	–	–	–	–	–	1	–	–	–	–	–	–	1	–
U029	11. 登革热	–	–	–	–	–	–	–	–	–	–	–	–	–	–	–	–	–	–	–	–	–
U030	12. 流行性乙型脑炎	1	–	–	–	–	–	–	–	–	–	1	–	–	–	–	–	–	–	–	–	–
U031	13. 沙眼	–	–	–	–	–	–	–	–	–	–	–	–	–	–	–	–	–	–	–	–	–
U032	14. 肠线虫感染	–	–	–	–	–	–	–	–	–	–	–	–	–	–	–	–	–	–	–	–	–

续　表

疾病编码	疾病名称	总计	年龄组（岁）																		不详
			0–	1–	5–	10–	15–	20–	25–	30–	35–	40–	45–	50–	55–	60–	65–	70–	75–	80–	85及以上	
U033	a. 蛔虫病	–	–	–	–	–	–	–	–	–	–	–	–	–	–	–	–	–	–	–	–	–
U034	b. 鞭虫病	–	–	–	–	–	–	–	–	–	–	–	–	–	–	–	–	–	–	–	–	–
U035	c. 钩虫病	–	–	–	–	–	–	–	–	–	–	–	–	–	–	–	–	–	–	–	–	–
U036	d. 其他	–	–	–	–	–	–	–	–	–	–	–	–	–	–	–	–	–	–	–	–	–
U037	其他传染病	31	1	4	–	–	–	1	–	–	–	1	2	4	2	1	3	3	3	3	3	–
U038	B. 呼吸系统疾病	160	7	3	1	2	1	1	–	3	1	2	1	2	4	6	14	26	25	31	33	–
U039	1. 下呼吸道感染	158	7	3	1	2	1	1	–	3	1	1	1	2	4	6	14	25	25	31	33	–
U040	2. 上呼吸道感染	2	–	–	–	–	–	–	–	–	–	1	–	–	–	–	–	1	–	–	–	–
U041	3. 中耳炎	–	–	–	–	–	–	–	–	–	–	–	–	–	–	–	–	–	–	–	–	–
U042	C. 妊娠、分娩和产褥期并发症	3	–	–	–	–	–	–	–	1	1	1	–	–	–	–	–	–	–	–	–	–
U043	1. 孕产妇出血	2	–	–	–	–	–	–	–	1	–	1	–	–	–	–	–	–	–	–	–	–
U044	2. 产妇败血症	–	–	–	–	–	–	–	–	–	–	–	–	–	–	–	–	–	–	–	–	–
U045	3. 妊娠高血压综合征	–	–	–	–	–	–	–	–	–	–	–	–	–	–	–	–	–	–	–	–	–
U046	4. 梗阻性分娩	–	–	–	–	–	–	–	–	–	–	–	–	–	–	–	–	–	–	–	–	–
U047	5. 流产	–	–	–	–	–	–	–	–	–	–	–	–	–	–	–	–	–	–	–	–	–
U048	其他	1	–	–	–	–	–	–	–	–	1	–	–	–	–	–	–	–	–	–	–	–
U049	D. 起源于围生期的情况	31	31	–	–	–	–	–	–	–	–	–	–	–	–	–	–	–	–	–	–	–
U050	1. 出生低体重	4	4	–	–	–	–	–	–	–	–	–	–	–	–	–	–	–	–	–	–	–
U051	2. 出生产伤和窒息	20	20	–	–	–	–	–	–	–	–	–	–	–	–	–	–	–	–	–	–	–
U052	其他	7	7	–	–	–	–	–	–	–	–	–	–	–	–	–	–	–	–	–	–	–
U053	E. 营养缺乏	28	1	1	–	–	–	–	–	–	–	–	–	1	1	–	2	3	6	6	7	–
U054	1. 蛋白质 – 能量营养不良	10	1	1	–	–	–	–	–	–	–	–	–	–	–	–	–	1	4	2	1	–
U055	2. 碘缺乏	1	–	–	–	–	–	–	–	–	–	–	–	–	–	–	–	–	–	–	1	–
U056	3. 维生素 A 缺乏病	–	–	–	–	–	–	–	–	–	–	–	–	–	–	–	–	–	–	–	–	–
U057	4. 缺铁性贫血	10	–	–	–	–	–	–	–	–	–	–	–	1	1	–	2	2	–	2	2	–
U058	其他营养缺乏症	7	–	–	–	–	–	–	–	–	–	–	–	–	–	–	–	–	2	2	3	–
U059	II. 慢性非传染性疾病	5708	17	15	15	8	11	13	27	45	73	114	157	220	233	401	538	694	819	1008	1299	1
U060	A. 恶性肿瘤	825	1	4	6	2	2	1	7	14	28	38	57	67	65	105	100	101	91	81	55	–
U061	1. 唇、口腔和咽恶性肿瘤	19	–	–	–	–	–	–	–	–	–	1	–	1	2	5	1	5	2	2	–	–
U062	2. 食道癌	21	–	–	–	–	–	–	–	–	–	2	2	1	–	2	1	3	3	2	5	–
U063	3. 胃癌	111	–	–	–	–	–	1	1	1	2	4	5	7	9	16	13	16	15	12	9	–
U064	4. 结直肠癌	61	–	–	–	–	–	–	–	2	–	3	3	4	4	7	13	8	3	9	5	–
U065	5. 肝癌	106	–	–	1	–	–	–	–	1	2	4	6	11	9	16	13	14	14	13	2	–

续 表

疾病编码	疾病名称	总计	0-	1-	5-	10-	15-	20-	25-	30-	35-	40-	45-	50-	55-	60-	65-	70-	75-	80-	85及以上	不详
U066	6. 胰腺癌	11	-	-	-	-	-	-	1	-	-	1	1	1	1	1	-	-	4	-	1	-
U067	7. 肺癌	128	-	-	-	-	-	-	-	1	2	2	5	10	6	17	20	22	14	17	12	-
U068	8. 皮肤癌	7	-	-	-	-	-	-	-	-	-	1	-	-	2	-	-	1	-	1	2	-
U069	9. 乳腺癌	43	-	-	-	-	-	-	-	1	-	9	4	8	7	4	2	4	3	-	-	1
U070	10. 子宫颈癌	57	-	-	-	-	-	-	1	5	3	5	5	8	4	4	6	5	5	6	4	-
U071	11. 子宫体癌	42	-	-	-	-	-	-	-	1	1	1	8	3	5	5	8	3	2	1	3	-
U072	12. 卵巢癌	16	-	-	-	-	-	-	-	1	1	1	4	2	1	4	1	-	1	-	-	-
U073	13. 前列腺癌	-	-	-	-	-	-	-	-	-	-	-	-	-	-	-	-	-	-	-	-	-
U074	14. 膀胱癌	4	-	-	-	-	-	-	-	-	-	1	-	-	-	-	1	1	-	-	1	-
U075	15. 淋巴瘤与多发性骨髓瘤	15	-	1	1	-	2	-	1	-	-	5	5	1	2	3	-	-	-	2	1	-
U076	16. 白血病	34	-	2	4	-	-	-	-	3	4	2	6	10	1	11	2	2	3	2	1	-
U077	其他	150	1	-	-	-	-	-	3	3	6	6	10	16	11	17	15	16	20	14	9	-
U078	B. 其他肿瘤	14	-	-	-	-	-	-	-	-	3	2	2	-	-	2	3	1	2	-	-	-
U079	C. 糖尿病	96	-	-	-	-	-	-	-	2	3	3	3	4	8	11	15	18	18	10	6	-
U080	D. 内分泌紊乱	32	1	3	-	1	-	-	-	2	-	2	1	2	3	2	-	5	1	2	6	-
U081	E. 神经系统和精神障碍疾病	133	1	3	5	-	-	1	2	5	3	4	2	2	3	5	15	16	12	20	25	1
U082	1. 单相精神抑郁	-	-	-	-	-	-	-	-	-	-	-	-	-	-	-	-	-	-	-	-	-
U083	2. 双相情感障碍	1	-	-	-	-	-	-	-	-	-	-	-	-	1	-	-	-	-	-	-	-
U084	3. 精神分裂症	12	-	-	-	-	-	-	-	-	-	-	1	2	-	1	2	2	-	3	3	-
U085	4. 癫痫症	14	-	-	-	-	-	-	-	3	3	3	-	-	-	1	-	-	2	-	-	-
U086	5. 酒精使用所致精神障碍	1	-	-	-	-	-	-	-	-	-	-	-	-	-	-	-	-	-	-	-	-
U087	6. 阿尔茨海默病和其他痴呆	38	-	1	-	-	-	-	-	-	-	-	-	1	1	1	2	3	4	12	14	-
U088	7. 帕金森病	3	-	-	-	-	-	-	-	-	-	-	-	-	-	-	2	1	1	-	-	-
U089	8. 多发性硬化	-	-	-	-	-	-	-	-	-	-	-	-	-	-	-	-	-	-	-	-	-
U090	9. 药物使用所致精神障碍	3	-	-	-	-	-	-	-	-	-	-	-	1	-	-	-	-	-	-	1	-
U091	10. 创伤后应激障碍	-	-	-	-	-	-	-	-	-	-	-	-	-	-	-	-	-	-	-	-	-
U092	11. 强迫症	-	-	-	-	-	-	-	-	-	-	-	-	-	-	-	-	-	-	-	-	-
U093	12. 惊恐障碍	-	-	-	-	-	-	-	-	-	-	-	-	-	-	-	-	-	-	-	-	-
U094	13. 失眠症	-	-	-	-	-	-	-	-	-	-	-	-	-	-	-	-	-	-	-	-	-
U095	14. 偏头痛	-	-	-	-	-	-	-	-	-	-	-	-	-	-	-	-	-	-	-	-	-
U096	15. 由于铅暴露引起的精神发育障碍	-	-	-	-	-	-	-	-	-	-	-	-	-	-	-	-	-	-	-	-	-
U097	其他	60	1	2	5	1	-	-	-	1	2	1	-	-	1	3	8	8	7	8	6	-
U098	F. 感官疾病	1	-	-	-	-	-	-	-	-	-	-	-	-	-	-	-	1	-	-	-	-

续 表

疾病编码	疾病名称	总计	0 –	1 –	5 –	10 –	15 –	20 –	25 –	30 –	35 –	40 –	45 –	50 –	55 –	60 –	65 –	70 –	75 –	80 –	85及以上	不详
U099	1. 青光眼	–	–	–	–	–	–	–	–	–	–	–	–	–	–	–	–	–	–	–	–	–
U100	2. 白内障	1	–	–	–	–	–	–	–	–	–	–	–	–	–	–	–	1	–	–	–	–
U101	3. 与年龄有关的视觉障碍	–	–	–	–	–	–	–	–	–	–	–	–	–	–	–	–	–	–	–	–	–
U102	4. 成年开始的听力损失	–	–	–	–	–	–	–	–	–	–	–	–	–	–	–	–	–	–	–	–	–
U103	其他	–	–	–	–	–	–	–	–	–	–	–	–	–	–	–	–	–	–	–	–	–
U104	G. 心血管疾病	3417	2	1	1	1	3	2	12	12	27	45	63	104	107	204	308	417	533	690	885	–
U105	1. 风湿性心脏病	220	1	–	–	–	–	–	–	–	1	2	5	8	10	16	14	30	40	42	51	–
U106	2. 高血压及并发症	492	–	–	–	–	–	1	2	2	5	6	9	17	20	31	49	70	79	84	117	–
U107	3. 缺血性心脏病	912	–	–	–	–	1	–	4	3	4	13	13	11	18	46	82	88	141	203	285	–
U108	4. 脑血管病	1403	–	–	–	–	1	2	–	5	12	16	29	56	49	90	135	190	225	273	319	–
U109	5. 炎性心脏病	83	–	–	–	–	–	–	2	2	1	4	2	1	2	4	6	7	11	17	24	–
U110	其他	202	1	–	–	–	–	–	–	4	4	1	7	10	3	8	13	22	25	45	62	–
U111	H. 主要呼吸系统疾病	694	1	–	–	–	–	–	–	5	3	2	7	9	8	25	42	74	107	162	249	–
U112	1. 慢性阻塞性肺疾病	554	–	–	–	–	–	–	2	1	1	1	4	2	4	19	25	63	92	133	207	–
U113	2. 哮喘	24	–	–	–	–	–	–	–	–	–	–	–	1	–	6	–	2	4	6	5	–
U114	其他	116	–	2	2	–	2	–	–	–	3	1	–	3	6	4	6	11	9	11	23	37	–
U115	I. 主要消化系统疾病	249	1	2	2	–	2	4	–	–	–	8	13	14	27	22	34	35	29	22	29	–
U116	1. 消化性溃疡	52	–	2	2	–	–	–	–	–	–	1	–	3	6	5	8	9	8	4	4	–
U117	2. 肝硬化	68	–	1	–	2	–	–	–	–	–	5	9	6	9	9	14	6	4	2	4	–
U118	3. 阑尾炎	10	–	1	–	–	–	–	–	–	–	–	–	–	–	–	1	1	1	2	4	–
U119	其他	118	–	–	–	–	1	–	3	2	2	–	4	5	10	7	11	19	16	16	21	–
U120	J. 主要泌尿生殖系统疾病	175	1	–	–	–	1	–	1	2	6	10	8	12	11	21	19	21	21	15	23	–
U121	1. 肾炎和肾病	151	1	–	–	–	1	3	3	6	6	8	6	11	11	21	18	16	18	12	19	–
U122	2. 前列腺增生	–	–	–	–	–	–	–	–	–	–	–	–	–	–	–	–	–	–	–	–	–
U123	其他	24	–	–	–	–	–	–	–	–	1	2	2	–	1	1	1	5	3	3	4	–
U124	K. 皮肤病	11	–	–	–	–	–	–	–	3	–	–	–	–	1	–	1	–	1	2	3	–
U125	L. 肌肉骨骼和结缔组织疾病	42	–	1	–	–	–	–	–	3	–	–	–	–	1	4	1	5	3	3	18	–
U126	1. 风湿性关节炎	26	–	–	–	–	–	–	–	–	–	–	–	–	–	3	1	3	3	2	14	–
U127	2. 骨关节炎	–	–	–	–	–	–	–	–	–	–	–	–	–	–	–	–	–	–	–	–	–
U128	3. 痛风	–	–	–	–	–	–	–	–	–	–	–	–	–	–	–	–	–	–	–	–	–
U129	4. 腰痛	–	–	–	–	–	–	–	–	–	–	–	–	–	–	–	–	–	–	–	–	–
U130	其他	16	–	–	–	–	–	–	–	–	–	–	–	–	–	2	–	2	–	1	4	–
U131	M. 先天异常	19	10	–	2	2	–	2	–	–	–	–	–	–	–	–	–	–	1	1	–	–

续　表

疾病编码	疾病名称	总计	年龄组（岁）																			不详
			0 –	1 –	5 –	10 –	15 –	20 –	25 –	30 –	35 –	40 –	45 –	50 –	55 –	60 –	65 –	70 –	75 –	80 –	85 及以上	
U132	1. 腹壁缺损	–	–	–	–	–	–	–	–	–	–	–	–	–	–	–	–	–	–	–	–	–
U133	2. 无脑畸形	–	–	–	–	–	–	–	–	–	–	–	–	–	–	–	–	–	–	–	–	–
U134	3. 肛门直肠闭锁	1	1	–	–	–	–	–	–	–	–	–	–	–	–	–	–	–	–	–	–	–
U135	4. 唇裂	–	–	–	–	–	–	–	–	–	–	–	–	–	–	–	–	–	–	–	–	–
U136	5. 腭裂	–	–	–	–	–	–	–	–	–	–	–	–	–	–	–	–	–	–	–	–	–
U137	6. 食管闭锁	–	–	–	–	–	–	–	–	–	–	–	–	–	–	–	–	–	–	–	–	–
U138	7. 肾发育不全	1	–	–	–	–	–	–	–	–	–	–	–	–	–	–	–	–	1	–	–	–
U139	8. 唐氏综合征	1	–	–	–	–	–	–	–	–	–	–	1	–	–	–	–	–	–	–	–	–
U140	9. 先天性心脏异常	15	8	1	–	1	–	–	2	–	–	–	1	–	–	–	–	–	–	1	–	–
U141	10. 脊柱裂	–	–	–	–	–	–	–	–	–	–	–	–	–	–	–	–	–	–	–	–	–
U142	其他	1	1	–	–	–	–	–	–	–	–	–	–	–	–	–	–	–	–	–	–	–
U143	N. 口腔疾病	–	–	–	–	–	–	–	–	–	–	–	–	–	–	–	–	–	–	–	–	–
U144	1. 龋齿	–	–	–	–	–	–	–	–	–	–	–	–	–	–	–	–	–	–	–	–	–
U145	2. 牙周病	–	–	–	–	–	–	–	–	–	–	–	–	–	–	–	–	–	–	–	–	–
U146	3. 无牙症	–	–	–	–	–	–	–	–	–	–	–	–	–	–	–	–	–	–	–	–	–
U147	其他	–	–	–	–	–	–	–	–	–	–	–	–	–	–	–	–	–	–	–	–	–
U148	Ⅲ. 伤害	395	2	5	6	10	6	5	16	14	19	23	24	33	21	37	27	36	39	30	42	–
U149	A. 意外伤害	303	2	5	6	6	4	2	13	9	10	14	14	25	15	23	18	30	38	29	40	–
U150	1. 道路交通事故	78	–	2	2	3	3	–	3	3	4	10	6	8	3	6	3	9	3	3	2	–
U151	2. 意外中毒	52	–	–	1	1	1	–	3	1	3	3	3	7	5	3	4	5	5	5	2	–
U152	3. 意外跌落	125	–	–	1	–	–	3	1	1	3	3	3	5	4	10	11	16	21	19	34	–
U153	4. 火灾	4	–	–	–	–	–	–	–	–	–	1	1	–	–	1	–	1	–	–	–	–
U154	5. 溺水	16	2	3	1	2	–	–	1	1	–	–	1	1	1	1	–	1	–	–	1	–
U155	其他	28	–	–	–	–	–	–	2	2	–	–	1	4	2	3	–	–	5	2	2	–
U156	B. 故意伤害	86	2	–	–	2	2	–	3	5	8	9	10	8	5	13	8	6	1	2	2	–
U157	1. 自杀及后遗症	81	–	–	–	2	2	–	3	4	7	9	10	8	5	13	8	6	1	1	2	–
U158	2. 他杀及后遗症	5	2	–	–	–	–	–	–	1	1	–	–	–	–	–	–	–	–	1	–	–
U159	3. 战争	–	–	–	–	–	–	–	–	–	–	–	–	–	–	–	–	–	–	–	–	–
U160	其他	–	–	–	–	–	–	–	–	–	–	–	–	–	–	–	–	–	–	–	–	–
U161	其他剩余疾病	95	3	1	–	2	–	3	2	2	4	–	1	4	–	2	6	7	12	17	29	–

表3－31　2018年临沧市死因别、年龄别死亡数（男女合计）

疾病编码	疾病名称	总计	年龄组（岁）																			
---	---	---	0－	1－	5－	10－	15－	20－	25－	30－	35－	40－	45－	50－	55－	60－	65－	70－	75－	80－	85及以上	不详
U000	全死因	15676	140	58	27	53	99	119	187	319	470	658	837	1055	912	1336	1384	1676	1938	2087	2320	1
U001	I. 传染病、母婴疾病和营养缺乏性疾病	655	95	21	3	3	8	8	8	27	27	47	30	47	38	50	44	50	52	50	47	－
U002	A. 传染病和寄生虫病	335	7	3	2	2	4	6	6	23	23	40	25	32	30	29	32	29	26	8	8	－
U003	1. 结核病	119	－	－	－	2	2	1	1	7	5	5	9	13	16	14	18	14	12	1	－	－
U004	2. 性传播疾病	5	－	－	－	－	－	－	－	－	1	－	－	3	1	－	－	－	－	－	－	－
U005	a. 梅毒	－	－	－	－	－	－	－	－	－	－	－	－	－	－	－	－	－	－	－	－	－
U006	b. 衣原体疾病	－	－	－	－	－	－	－	－	－	－	－	－	－	－	－	－	－	－	－	－	－
U007	c. 淋病	－	－	－	－	－	－	－	－	－	－	－	－	－	－	－	－	－	－	－	－	－
U008	d. 其他	5	－	－	－	－	－	－	－	－	1	－	－	3	1	－	－	－	－	－	－	－
U009	3. 艾滋病	55	－	－	－	－	－	－	3	10	12	18	7	3	1	－	－	1	－	－	－	－
U010	4. 腹泻性疾病	4	1	1	－	－	－	－	－	－	－	－	－	－	－	－	－	1	－	1	－	－
U011	5. 好发于儿童期的疾病	2	1	1	－	－	－	－	－	－	－	－	－	－	－	－	－	－	－	－	－	－
U012	a. 百日咳	－	－	－	－	－	－	－	－	－	－	－	－	－	－	－	－	－	－	－	－	－
U013	b. 脊髓灰质炎及后遗症	－	－	－	－	－	－	－	－	－	－	－	－	－	－	－	－	－	－	－	－	－
U014	c. 白喉	－	－	－	－	－	－	－	－	－	－	－	－	－	－	－	－	－	－	－	－	－
U015	d. 麻疹	1	1	－	－	－	－	－	－	－	－	－	－	－	－	－	－	－	－	－	－	－
U016	e. 破伤风	1	－	1	－	－	－	－	－	－	－	－	－	－	－	－	－	－	－	－	－	－
U017	6. 脑膜炎	16	5	1	2	－	2	－	－	－	－	2	1	－	－	1	－	－	－	1	1	－
U018	7. 乙型肝炎	63	－	－	－	－	－	－	4	1	2	5	5	10	7	10	5	5	4	3	2	－
U019	丙型肝炎	4	－	－	－	－	－	－	－	－	－	1	－	1	－	1	－	1	－	－	－	－
U020	8. 疟疾	－	－	－	－	－	－	－	－	－	－	－	－	－	－	－	－	－	－	－	－	－
U021	9. 热带病	－	－	－	－	－	－	－	－	－	－	－	－	－	－	－	－	－	－	－	－	－
U022	a. 锥虫病	－	－	－	－	－	－	－	－	－	－	－	－	－	－	－	－	－	－	－	－	－
U023	b. 南美锥虫病	－	－	－	－	－	－	－	－	－	－	－	－	－	－	－	－	－	－	－	－	－
U024	c. 血吸虫病	－	－	－	－	－	－	－	－	－	－	－	－	－	－	－	－	－	－	－	－	－
U025	d. 利什曼病	－	－	－	－	－	－	－	－	－	－	－	－	－	－	－	－	－	－	－	－	－
U026	e. 淋巴性丝虫病	－	－	－	－	－	－	－	－	－	－	－	－	－	－	－	－	－	－	－	－	－
U027	f. 盘尾丝虫病	－	－	－	－	－	－	－	－	－	－	－	－	－	－	－	－	－	－	－	－	－
U028	10. 麻风病	－	－	－	－	－	－	－	－	－	－	－	－	－	－	－	－	－	－	－	－	－
U029	11. 登革热	－	－	－	－	－	－	－	－	－	－	－	－	－	－	－	－	－	－	－	－	－
U030	12. 流行性乙型脑炎	－	－	－	－	－	－	－	－	－	－	－	－	－	－	－	－	－	－	－	－	－
U031	13. 沙眼	－	－	－	－	－	－	－	－	－	－	－	－	－	－	－	－	－	－	－	－	－
U032	14. 肠线虫感染	－	－	－	－	－	－	－	－	－	－	－	－	－	－	－	－	－	－	－	－	－

续　表

疾病编码	疾病名称	总计	0-	1-	5-	10-	15-	20-	25-	30-	35-	40-	45-	50-	55-	60-	65-	70-	75-	80-	85及以上	不详
U033	a. 蛔虫病	-	-	-	-	-	-	-	-	-	-	-	-	-	-	-	-	-	-	-	-	-
U034	b. 鞭虫病	-	-	-	-	-	-	-	-	-	-	-	-	-	-	-	-	-	-	-	-	-
U035	c. 钩虫病	-	-	-	-	-	-	-	-	-	-	-	-	-	-	-	-	-	-	-	-	-
U036	d. 其他	-	-	-	-	-	-	-	-	-	-	-	-	-	-	-	-	-	-	-	-	-
U037	其他传染病	67	4	2	2	1	1	2	-	2	1	8	4	2	5	4	8	8	6	2	4	-
U038	B. 呼吸系统感染	205	17	13	1	1	2	2	1	2	3	6	5	14	7	19	11	16	18	36	31	-
U039	1. 下呼吸道感染	202	16	13	1	1	2	2	1	2	3	6	5	14	7	19	11	16	16	36	31	-
U040	2. 上呼吸道感染	3	1	-	-	-	-	-	-	-	-	-	-	-	-	-	-	-	2	-	-	-
U041	3. 中耳炎	-	-	-	-	-	-	-	-	-	-	-	-	-	-	-	-	-	-	-	-	-
U042	C. 妊娠、分娩和产褥期并发症	4	-	-	-	-	-	1	1	1	-	1	-	-	-	-	-	-	-	-	-	-
U043	1. 孕产妇出血	2	-	-	-	-	-	-	1	1	-	-	-	-	-	-	-	-	-	-	-	-
U044	2. 产妇败血症	-	-	-	-	-	-	-	-	-	-	-	-	-	-	-	-	-	-	-	-	-
U045	3. 妊娠高血压综合征	-	-	-	-	-	-	-	-	-	-	-	-	-	-	-	-	-	-	-	-	-
U046	4. 梗阻性分娩	-	-	-	-	-	-	-	-	-	-	-	-	-	-	-	-	-	-	-	-	-
U047	5. 流产	-	-	-	-	-	-	-	-	-	-	-	-	-	-	-	-	-	-	-	-	-
U048	其他	1	-	-	-	-	-	-	-	-	-	1	-	-	-	-	-	-	-	-	-	-
U049	D. 起源于围生期的情况	73	68	5	-	-	-	-	-	-	-	-	-	-	-	-	-	-	-	-	-	-
U050	1. 出生低体重	11	10	1	-	-	-	-	-	-	-	-	-	-	-	-	-	-	-	-	-	-
U051	2. 出生产伤和窒息	42	40	2	-	-	-	-	-	-	-	-	-	-	-	-	-	-	-	-	-	-
U052	其他	20	18	2	-	-	-	-	-	-	-	-	-	-	-	-	-	-	-	-	-	-
U053	E. 营养缺乏	38	3	-	-	-	1	-	-	1	2	1	-	-	1	2	1	1	1	6	-	-
U054	1. 蛋白质-能量营养不良	26	3	-	-	-	-	-	-	1	2	-	-	-	1	1	1	1	1	4	-	-
U055	2. 碘缺乏	-	-	-	-	-	-	-	-	-	-	-	-	-	-	-	-	-	-	-	-	-
U056	3. 维生素A缺乏病	-	-	-	-	-	-	-	-	-	-	-	-	-	-	-	-	-	-	-	-	-
U057	4. 缺铁性贫血	5	-	-	-	-	-	-	-	-	-	1	1	-	-	1	-	-	-	2	-	-
U058	其他营养病症	7	-	-	-	-	1	-	-	-	-	-	-	-	-	1	-	-	-	-	-	-
U059	II. 慢性非传染性疾病	13377	39	21	12	24	39	46	86	174	299	454	641	872	731	1174	1256	1552	1827	1944	2135	1
U060	A. 恶性肿瘤	1667	2	4	2	5	6	12	18	31	42	84	142	206	190	269	229	162	127	81	54	1
U061	1. 唇、口腔和咽恶性肿瘤	29	-	-	-	-	-	-	-	1	-	2	1	4	3	8	3	4	1	-	3	-
U062	2. 食道癌	115	-	-	-	-	-	-	-	4	-	5	5	18	17	29	20	14	3	3	3	-
U063	3. 胃癌	275	-	-	-	-	-	-	3	4	2	10	21	31	38	49	36	29	24	17	8	-
U064	4. 结直肠癌	143	-	-	-	-	-	-	-	6	6	4	12	11	11	23	23	14	16	6	11	-
U065	5. 肝癌	282	-	-	-	-	-	2	1	6	12	22	40	38	34	36	42	21	12	11	5	-

续 表

疾病编码	疾病名称	总计	0–	1–	5–	10–	15–	20–	25–	30–	35–	40–	45–	50–	55–	60–	65–	70–	75–	80–	85及以上	不详
U066	6. 胰腺癌	22	–	–	–	–	–	–	–	–	–	–	2	4	2	2	5	4	1	2	–	–
U067	7. 肺癌	268	–	–	–	–	–	1	1	3	3	10	15	29	29	43	39	38	33	14	10	–
U068	8. 皮肤癌	9	–	–	–	–	–	–	–	–	–	–	–	–	1	2	1	–	1	1	3	–
U069	9. 乳腺癌	37	–	–	–	–	–	–	–	–	1	2	4	9	6	4	4	1	2	1	3	–
U070	10. 子宫颈癌	28	–	–	–	–	–	–	1	2	2	4	1	4	1	7	–	3	1	1	1	–
U071	11. 子宫体癌	20	–	–	–	–	–	–	–	–	–	2	1	4	4	3	4	1	1	–	–	–
U072	12. 卵巢癌	10	–	–	–	–	–	–	–	–	1	–	–	1	–	1	2	3	2	–	–	–
U073	13. 前列腺癌	14	–	–	–	–	–	–	–	–	–	–	–	–	–	1	2	3	4	3	1	–
U074	14. 膀胱癌	16	–	–	–	–	–	–	–	–	–	2	2	2	2	–	4	1	–	2	1	–
U075	15. 淋巴瘤与多发性骨髓瘤	36	–	–	1	3	–	2	3	2	2	2	3	3	–	7	3	–	3	2	–	–
U076	16. 白血病	61	1	4	1	2	6	–	–	–	7	4	7	–	2	3	5	–	2	2	11	–
U077	其他	302	1	–	1	2	–	2	6	6	7	16	25	42	31	50	41	25	22	14	11	–
U078	B. 其他肿瘤	26	–	–	–	–	–	–	–	2	–	3	3	1	1	3	4	3	2	2	2	–
U079	C. 糖尿病	289	–	–	–	–	–	–	–	4	4	3	7	13	26	36	33	40	46	41	36	–
U080	D. 内分泌紊乱	175	6	1	3	2	–	2	–	2	4	6	4	6	11	8	12	18	28	23	39	–
U081	E. 神经系统和精神障碍疾病	619	2	–	3	3	3	4	8	7	10	20	17	15	19	23	32	60	94	119	180	–
U082	1. 单相精神抑郁	1	–	–	–	–	–	–	–	–	–	–	–	1	–	–	–	–	–	–	–	–
U083	2. 双相情感障碍	1	–	–	–	–	–	–	–	–	–	–	–	–	–	–	1	–	–	–	–	–
U084	3. 精神分裂症	13	–	–	–	–	–	–	–	2	3	4	2	–	1	1	–	–	–	–	–	–
U085	4. 癫痫症	27	–	–	2	2	1	3	3	5	5	4	–	2	–	–	–	–	–	–	–	–
U086	5. 酒精使用所致精神障碍	20	–	–	–	–	–	–	2	2	2	5	2	2	2	2	1	–	–	–	–	–
U087	6. 阿尔茨海默病和其他痴呆	130	–	–	–	–	–	–	–	–	–	–	–	3	5	8	11	14	19	31	39	–
U088	7. 帕金森病	7	–	–	–	–	–	–	–	–	–	–	–	–	–	–	1	–	3	3	–	–
U089	8. 多发性硬化	–	–	–	–	–	–	–	–	–	–	–	–	–	–	–	–	–	–	–	–	–
U090	9. 药物使用所致精神障碍	6	–	–	–	–	–	–	–	–	–	1	2	2	–	1	–	–	–	–	–	–
U091	10. 创伤后应激症	–	–	–	–	–	–	–	–	–	–	–	–	–	–	–	–	–	–	–	–	–
U092	11. 强迫症	–	–	–	–	–	–	–	–	–	–	–	–	–	–	–	–	–	–	–	–	–
U093	12. 惊恐障碍	–	–	–	–	–	–	–	–	–	–	–	–	–	–	–	–	–	–	–	–	–
U094	13. 失眠症	–	–	–	–	–	–	–	–	–	–	–	–	–	–	–	–	–	–	–	–	–
U095	14. 偏头痛	–	–	–	–	–	–	–	–	–	–	–	–	–	–	–	–	–	–	–	–	–
U096	15. 由于铅暴露引起的精神发育障碍	–	–	–	–	–	–	–	–	–	–	–	–	–	–	–	–	–	–	–	–	–
U097	其他	407	2	–	1	3	2	2	–	2	3	8	12	9	6	8	14	43	70	83	139	–
U098	F. 感官疾病	–	–	–	–	–	–	–	–	–	–	–	–	–	–	–	–	–	–	–	–	–

续表

疾病编码	疾病名称	总计	年龄组（岁）																			不详
			0-	1-	5-	10-	15-	20-	25-	30-	35-	40-	45-	50-	55-	60-	65-	70-	75-	80-	85及以上	
U099	1.青光眼	-	-	-	-	-	-	-	-	-	-	-	-	-	-	-	-	-	-	-	-	-
U100	2.白内障	-	-	-	-	-	-	-	-	-	-	-	-	-	-	-	-	-	-	-	-	-
U101	3.与年龄有关的视觉障碍	-	-	-	-	-	-	-	-	-	-	-	-	-	-	-	-	-	-	-	-	-
U102	4.成年开始的听力损失	-	-	-	-	-	-	-	-	-	-	-	-	-	-	-	-	-	-	-	-	-
U103	其他	-	-	-	-	-	-	-	-	-	-	-	-	-	-	-	-	-	-	-	-	-
U104	G.心血管疾病	7668	2	3	-	2	19	15	37	65	129	206	281	415	351	604	718	945	1178	1297	1401	-
U105	1.风湿性心脏病	191	-	-	-	-	-	-	1	-	3	5	2	9	7	14	21	30	26	29	44	-
U106	2.高血压及并发症	974	-	-	-	-	-	-	-	5	11	12	26	45	33	67	84	121	163	193	214	-
U107	3.缺血性心脏病	2123	-	-	-	-	2	4	5	20	38	57	84	99	82	176	173	257	309	385	431	-
U108	4.脑血管病	3367	-	1	-	1	13	8	21	30	57	97	131	206	183	292	367	425	538	501	491	-
U109	5.炎性心脏病	262	1	-	-	-	1	2	5	4	4	12	9	12	12	15	17	26	38	50	54	-
U110	其他	697	1	2	2	5	2	6	5	6	12	23	30	37	21	32	51	78	95	135	166	-
U111	H.主要呼吸系统疾病	1326	3	2	2	4	2	6	7	9	12	20	27	40	43	84	92	162	226	263	320	-
U112	1.慢性阻塞性肺疾病	1039	-	1	-	-	-	-	-	-	4	13	17	24	26	64	75	139	181	234	256	-
U113	2.哮喘	77	-	-	-	-	-	-	-	-	1	1	5	3	3	2	4	8	20	13	20	-
U114	其他	210	3	1	2	4	2	6	7	9	7	6	5	13	14	18	13	15	25	19	44	-
U115	I.主要消化系统疾病	1021	8	5	3	4	3	6	12	27	75	88	123	140	104	85	84	93	69	60	42	-
U116	1.消化性溃疡	82	-	-	-	-	-	1	2	2	4	5	3	8	6	11	10	9	7	6	8	-
U117	2.肝硬化	596	1	-	1	1	2	2	4	23	54	68	104	102	75	48	38	32	24	13	8	-
U118	3.阑尾炎	8	-	-	-	1	-	-	-	-	1	-	-	2	1	-	1	1	1	-	-	-
U119	其他	335	7	5	2	2	1	1	6	2	16	15	16	30	21	26	35	51	37	41	26	-
U120	J.主要泌尿生殖系统疾病	461	-	-	-	1	3	1	6	16	18	19	30	33	35	57	46	60	47	45	44	-
U121	1.肾炎和肾病	445	-	-	-	-	3	1	6	16	17	19	29	33	35	57	44	58	45	43	39	-
U122	2.前列腺增生	3	-	-	-	-	-	-	-	-	-	-	-	-	-	-	-	-	1	-	2	-
U123	其他	13	-	-	-	1	-	-	-	-	1	-	1	-	-	-	2	2	1	2	3	-
U124	K.皮肤病	5	-	-	-	-	-	-	-	-	-	1	-	-	-	-	2	-	-	1	1	-
U125	L.肌肉骨骼和结缔组织疾病	71	-	1	-	-	-	2	2	-	1	-	1	5	5	5	5	8	9	11	16	-
U126	1.风湿性关节炎	37	-	-	-	-	-	-	-	-	-	-	-	-	-	1	3	4	5	11	13	-
U127	2.骨关节炎	-	-	-	-	-	-	-	-	-	-	-	-	-	-	-	-	-	-	-	-	-
U128	3.痛风	10	-	-	-	-	-	-	-	-	-	-	-	3	2	-	1	4	-	-	-	-
U129	4.腰痛	2	-	1	-	-	-	-	-	-	-	-	-	-	-	-	1	-	-	-	-	-
U130	其他	21	-	-	-	-	-	2	2	-	1	-	1	2	3	4	-	-	3	-	3	-
U131	M.先天异常	48	16	5	2	3	4	4	-	6	4	3	-	-	-	-	1	-	-	-	-	-

续　表

疾病编码	疾病名称	总计	0—	1—	5—	10—	15—	20—	25—	30—	35—	40—	45—	50—	55—	60—	65—	70—	75—	80—	85及以上	不详
U132	1. 腹壁缺损	—	—	—	—	—	—	—	—	—	—	—	—	—	—	—	—	—	—	—	—	—
U133	2. 无脑畸形	—	—	—	—	—	—	—	—	—	—	—	—	—	—	—	—	—	—	—	—	—
U134	3. 肛门直肠闭锁	—	—	—	—	—	—	—	—	—	—	—	—	—	—	—	—	—	—	—	—	—
U135	4. 唇裂	—	—	—	—	—	—	—	—	—	—	—	—	—	—	—	—	—	—	—	—	—
U136	5. 腭裂	—	—	—	—	—	—	—	—	—	—	—	—	—	—	—	—	—	—	—	—	—
U137	6. 食管闭锁	—	—	—	—	—	—	—	—	—	—	—	—	—	—	—	—	—	—	—	—	—
U138	7. 肾发育不全	—	—	—	—	—	—	—	—	—	—	—	—	—	—	—	—	—	—	—	—	—
U139	8. 唐氏综合症	—	—	—	—	—	—	—	—	—	—	—	—	—	—	—	—	—	—	—	—	—
U140	9. 先天性心脏异常	41	14	5	2	3	3	1	4	6	—	—	1	—	—	—	1	—	—	—	—	—
U141	10. 脊柱裂	—	—	—	—	—	—	—	—	—	—	—	—	—	—	—	—	—	—	—	—	—
U142	其他	7	2	—	—	—	—	—	—	—	—	1	2	—	—	1	1	—	—	—	—	—
U143	N. 口腔疾病	1	—	—	—	—	—	—	—	—	—	—	—	—	—	—	1	—	—	—	—	—
U144	1. 龋齿	—	—	—	—	—	—	—	—	—	—	—	—	—	—	—	—	—	—	—	—	—
U145	2. 牙周病	—	—	—	—	—	—	—	—	—	—	—	—	—	—	—	—	—	—	—	—	—
U146	3. 无牙症	—	—	—	—	—	—	—	—	—	—	—	—	—	—	—	—	—	—	—	—	—
U147	其他	1	—	—	—	—	—	—	—	—	—	—	—	—	—	—	1	—	—	—	—	—
U148	III. 伤害	1424	4	16	11	22	47	60	86	116	134	146	155	124	85	101	76	54	42	62	83	—
U149	A. 意外伤害	1082	2	16	11	19	40	46	68	88	101	111	118	89	61	69	48	36	31	52	76	—
U150	1. 道路交通事故	395	—	5	4	9	22	31	42	44	40	46	48	38	18	16	10	7	2	8	5	—
U151	2. 意外中毒	168	—	1	2	2	—	4	5	16	20	21	24	19	15	18	9	6	2	3	1	—
U152	3. 意外跌落	346	—	1	2	3	7	—	9	14	23	28	24	24	18	26	24	19	25	34	65	—
U153	4. 火灾	5	—	—	—	—	—	—	—	—	1	—	1	1	1	—	—	—	—	1	—	—
U154	5. 溺水	28	—	—	—	4	6	4	1	2	—	3	3	—	—	4	—	—	—	1	—	—
U155	其他	140	2	9	3	1	5	7	11	12	17	13	18	7	9	5	5	4	2	5	5	—
U156	B. 故意伤害	323	1	—	—	3	7	11	17	26	32	35	32	33	22	32	28	17	10	10	7	—
U157	1. 自杀及后遗症	297	—	—	—	3	6	9	15	22	26	35	28	31	22	30	26	17	10	10	7	—
U158	2. 他杀及后遗症	24	1	—	—	—	1	2	2	4	5	—	4	2	—	2	1	—	—	—	—	—
U159	3. 战争	—	—	—	—	—	—	—	—	—	—	—	—	—	—	—	—	—	—	—	—	—
U160	其他	2	—	—	—	—	—	—	—	—	1	—	—	—	—	—	1	—	—	—	—	—
U161	其他剩余疾病	220	2	—	1	4	5	7	7	10	10	11	11	12	8	11	8	20	17	31	55	—

表 3-32 2018 年临沧市死因别、年龄别死亡数（男）

疾病编码	疾病名称	总计	年龄组（岁）																			不详
			0 –	1 –	5 –	10 –	15 –	20 –	25 –	30 –	35 –	40 –	45 –	50 –	55 –	60 –	65 –	70 –	75 –	80 –	85 及以上	
U000	全死因	9634	77	31	16	37	75	92	149	254	373	540	652	761	655	926	905	1032	1054	1050	955	–
U001	I.传染病、母婴疾病和营养缺乏性疾病	410	55	9	1	2	6	7	6	19	22	36	23	36	24	36	28	31	28	24	17	–
U002	A.传染病和寄生虫病	242	5	–	1	1	3	6	6	17	18	32	18	28	19	23	25	20	12	4	3	–
U003	1.结核病	96	–	–	–	–	1	2	1	6	4	5	7	12	13	13	15	10	6	1	–	–
U004	2.性传播疾病	–	–	–	–	–	–	–	–	–	–	–	–	–	–	–	–	–	–	–	–	–
U005	a.梅毒	–	–	–	–	–	–	–	–	–	–	–	–	–	–	–	–	–	–	–	–	–
U006	b.衣原体病	–	–	–	–	–	–	–	–	–	–	–	–	–	–	–	–	–	–	–	–	–
U007	c.淋病	–	–	–	–	–	–	–	–	–	–	–	–	–	–	–	–	–	–	–	–	–
U008	d.其他	–	–	–	–	–	–	–	–	–	–	–	–	–	–	–	–	–	–	–	–	–
U009	3.艾滋病	43	–	–	–	–	–	–	3	7	9	14	5	3	1	–	–	–	1	–	–	–
U010	4.腹泻性疾病	1	1	–	–	–	–	–	–	–	–	–	–	–	–	–	–	–	–	–	–	–
U011	5.好发于儿童期的疾病	2	–	1	–	–	–	–	–	–	–	–	–	–	–	–	–	1	–	–	–	–
U012	a.百日咳	–	–	–	–	–	–	–	–	–	–	–	–	–	–	–	–	–	–	–	–	–
U013	b.脊髓灰质炎及后遗症	–	–	–	–	–	–	–	–	–	–	–	–	–	–	–	–	–	–	–	–	–
U014	c.白喉	–	–	–	–	–	–	–	–	–	–	–	–	–	–	–	–	–	–	–	–	–
U015	d.麻疹	1	–	1	–	–	–	–	–	–	–	–	–	–	–	–	–	–	–	–	–	–
U016	e.破伤风	1	1	–	–	–	–	–	–	–	–	–	–	–	–	–	–	–	–	–	–	–
U017	6.脑膜炎	8	1	–	–	–	–	–	–	–	–	1	–	–	–	1	–	1	1	1	–	–
U018	7.乙型肝炎	44	–	–	–	–	–	–	2	2	2	5	5	10	4	6	3	3	1	2	–	–
U019	丙型肝炎	3	–	–	–	–	–	–	–	–	2	1	–	–	–	–	–	–	–	–	–	–
U020	8.疟疾	–	–	–	–	–	–	–	–	–	–	–	–	–	–	–	–	–	–	–	–	–
U021	9.热带病	–	–	–	–	–	–	–	–	–	–	–	–	–	–	–	–	–	–	–	–	–
U022	a.锥虫病	–	–	–	–	–	–	–	–	–	–	–	–	–	–	–	–	–	–	–	–	–
U023	b.南美锥虫病	–	–	–	–	–	–	–	–	–	–	–	–	–	–	–	–	–	–	–	–	–
U024	c.血吸虫病	–	–	–	–	–	–	–	–	–	–	–	–	–	–	–	–	–	–	–	–	–
U025	d.利什曼病	–	–	–	–	–	–	–	–	–	–	–	–	–	–	–	–	–	–	–	–	–
U026	e.淋巴丝虫病	–	–	–	–	–	–	–	–	–	–	–	–	–	–	–	–	–	–	–	–	–
U027	f.盘尾丝虫病	–	–	–	–	–	–	–	–	–	–	–	–	–	–	–	–	–	–	–	–	–
U028	10.麻风病	–	–	–	–	–	–	–	–	–	–	–	–	–	–	–	–	–	–	–	–	–
U029	11.登革热	–	–	–	–	–	–	–	–	–	–	–	–	–	–	–	–	–	–	–	–	–
U030	12.流行性乙型脑炎	–	–	–	–	–	–	–	–	–	–	–	–	–	–	–	–	–	–	–	–	–
U031	13.沙眼	–	–	–	–	–	–	–	–	–	–	–	–	–	–	–	–	–	–	–	–	–
U032	14.肠线虫感染	–	–	–	–	–	–	–	–	–	–	–	–	–	–	–	–	–	–	–	–	–

续 表

疾病编码	疾病名称	总计	年龄组（岁）																			
			0 -	1 -	5 -	10 -	15 -	20 -	25 -	30 -	35 -	40 -	45 -	50 -	55 -	60 -	65 -	70 -	75 -	80 -	85 及以上	不详
U033	a. 蛔虫病	—	—	—	—	—	—	—	—	—	—	—	—	—	—	—	—	—	—	—	—	—
U034	b. 鞭虫病	—	—	—	—	—	—	—	—	—	—	—	—	—	—	—	—	—	—	—	—	—
U035	c. 钩虫病	—	—	—	—	—	—	—	—	—	—	—	—	—	—	—	—	—	—	—	—	—
U036	d. 其他	—	—	—	—	—	—	—	—	—	—	—	—	—	—	—	—	—	—	—	—	—
U037	其他传染病	45	3	—	1	1	1	2	—	2	1	6	1	2	1	3	7	6	3	1	3	—
U038	B. 呼吸系统疾病	109	7	6	—	2	2	1	2	2	3	4	5	8	4	12	3	9	12	19	11	—
U039	1. 下呼吸道感染	107	6	6	—	2	2	1	2	2	3	4	5	8	4	12	3	9	11	19	11	—
U040	2. 上呼吸道感染	2	1	—	1	—	—	—	—	—	—	—	—	—	—	—	—	—	—	—	—	—
U041	3. 中耳炎	—	—	—	—	—	—	—	—	—	—	—	—	—	—	—	—	—	—	—	—	—
U042	C. 妊娠、分娩和产褥期并发症	—	—	—	—	—	—	—	—	—	—	—	—	—	—	—	—	—	—	—	—	—
U043	1. 孕产妇出血	—	—	—	—	—	—	—	—	—	—	—	—	—	—	—	—	—	—	—	—	—
U044	2. 产褥期败血症	—	—	—	—	—	—	—	—	—	—	—	—	—	—	—	—	—	—	—	—	—
U045	3. 妊娠高血压综合征	—	—	—	—	—	—	—	—	—	—	—	—	—	—	—	—	—	—	—	—	—
U046	4. 梗阻性分娩	—	—	—	—	—	—	—	—	—	—	—	—	—	—	—	—	—	—	—	—	—
U047	5. 流产	—	—	—	—	—	—	—	—	—	—	—	—	—	—	—	—	—	—	—	—	—
U048	其他	—	—	—	—	—	—	—	—	—	—	—	—	—	—	—	—	—	—	—	—	—
U049	D. 起源于围生期的情况	43	41	2	—	—	—	—	—	—	—	—	—	—	—	—	—	—	—	—	—	—
U050	1. 出生低体重	7	6	1	—	—	—	—	—	—	—	—	—	—	—	—	—	—	—	—	—	—
U051	2. 出生产伤和窒息	26	26	—	—	—	—	—	—	—	—	—	—	—	—	—	—	—	—	—	—	—
U052	其他	10	9	1	—	—	—	—	—	—	—	—	—	—	—	—	—	—	—	—	—	—
U053	E. 营养缺乏	16	2	—	—	1	1	1	1	1	1	—	—	—	1	—	—	2	4	1	—	—
U054	1. 蛋白质 - 能量营养不良	11	2	—	—	1	1	—	—	1	1	—	—	—	1	—	—	1	3	—	—	—
U055	2. 碘缺乏	—	—	—	—	—	—	—	—	—	—	—	—	—	—	—	—	—	—	—	—	—
U056	3. 维生素 A 缺乏	—	—	—	—	—	—	—	—	—	—	—	—	—	—	—	—	—	—	—	—	—
U057	4. 缺铁性贫血	3	—	—	—	—	—	—	—	—	—	—	—	—	—	—	—	1	1	1	—	—
U058	其他营养病症	2	—	—	—	—	—	1	1	—	—	—	—	—	—	—	—	—	—	—	—	—
U059	II. 慢性非传染性疾病	8009	18	12	7	16	30	32	63	137	226	372	488	620	555	814	819	951	994	973	882	—
U060	A. 恶性肿瘤	1121	—	3	1	4	5	7	12	23	23	63	101	139	133	180	166	108	86	43	24	—
U061	1. 唇、口腔和咽恶性肿瘤	24	—	—	—	—	—	—	—	—	—	1	—	4	3	8	3	2	1	—	2	—
U062	2. 食道癌	109	—	—	—	—	—	—	—	—	—	5	5	18	16	26	19	14	3	—	2	—
U063	3. 胃癌	190	—	—	—	—	—	—	1	3	2	10	14	21	28	35	30	18	16	8	4	—
U064	4. 结直肠癌	88	—	—	—	—	—	—	1	2	3	3	8	8	7	12	15	8	11	4	6	—
U065	5. 肝癌	217	—	—	—	—	—	2	1	6	9	18	36	29	24	27	36	12	7	8	2	—

续表

疾病编码	疾病名称	总计	0–	1–	5–	10–	15–	20–	25–	30–	35–	40–	45–	50–	55–	60–	65–	70–	75–	80–	85及以上	不详
U066	6. 胰腺癌	15	—	—	—	—	—	—	—	1	—	—	—	3	1	1	3	4	1	1	—	—
U067	7. 肺癌	188	—	—	—	—	—	—	1	3	3	9	11	21	20	30	27	28	24	6	5	—
U068	8. 皮肤癌	4	—	—	—	—	—	—	—	—	—	—	—	—	—	2	—	1	—	1	—	—
U069	9. 乳腺癌	—	—	—	—	—	—	—	—	—	—	—	—	—	—	—	—	—	—	—	—	—
U070	10. 子宫颈癌	—	—	—	—	—	—	—	—	—	—	—	—	—	—	—	—	—	—	—	—	—
U071	11. 子宫体癌	—	—	—	—	—	—	—	—	—	—	—	—	—	—	—	—	—	—	—	—	—
U072	12. 卵巢癌	14	—	—	—	—	—	—	—	1	1	2	2	—	—	—	3	2	3	—	—	—
U073	13. 前列腺癌	13	—	—	—	—	—	—	—	—	—	—	—	1	—	—	2	3	4	3	—	—
U074	14. 膀胱癌	22	—	—	—	—	2	1	2	1	1	2	2	2	2	2	1	1	2	2	—	—
U075	15. 淋巴瘤与多发性骨髓瘤	33	—	—	1	2	5	—	2	1	1	2	3	2	5	5	1	1	2	3	2	—
U076	16. 白血病	204	—	3	1	2	—	1	3	6	5	11	22	30	25	32	24	15	13	9	5	—
U077	其他	12	—	—	—	—	—	—	—	—	—	—	—	2	—	2	3	1	2	1	1	—
U078	B. 其他肿瘤	146	—	—	—	—	—	—	1	2	2	2	6	6	14	23	20	24	14	20	12	—
U079	C. 糖尿病	146	4	1	—	2	—	—	1	2	3	3	6	6	14	23	20	24	14	20	12	—
U080	D. 内分泌系统疾病	110	—	—	—	2	—	—	—	3	3	3	5	2	8	5	7	14	17	15	21	—
U081	E. 神经系统和精神障碍疾病	330	1	—	3	2	2	3	7	7	8	19	12	12	10	13	20	42	35	62	72	—
U082	1. 单相精神抑郁	—	—	—	—	—	—	—	—	—	—	—	—	—	—	—	—	—	—	—	—	—
U083	2. 双相情感障碍	1	—	—	—	—	—	—	—	—	—	—	—	1	—	—	—	—	—	—	—	—
U084	3. 精神分裂症	6	—	—	—	—	—	—	1	—	1	1	—	1	—	—	—	1	—	—	—	—
U085	4. 癫痫症	19	—	—	2	—	—	—	2	2	3	3	1	2	—	—	2	1	—	2	—	—
U086	5. 酒精使用所致精神障碍	20	—	—	—	—	—	—	—	—	3	3	5	1	3	3	1	3	—	—	—	—
U087	6. 阿尔茨海默病和其他痴呆	65	—	—	—	—	—	—	—	—	—	—	—	—	—	—	6	10	8	19	14	—
U088	7. 帕金森病	4	—	—	—	—	—	—	—	—	—	—	1	—	—	—	1	1	—	2	—	—
U089	8. 多发性硬化	—	—	—	—	—	—	—	—	—	—	—	—	—	—	—	—	—	—	—	—	—
U090	9. 药物使用所致精神障碍	6	—	—	—	—	—	—	—	2	—	—	—	2	1	—	—	—	—	—	—	—
U091	10. 创伤后应激障碍	—	—	—	—	—	—	—	—	—	—	—	—	—	—	—	—	—	—	—	—	—
U092	11. 强迫症	—	—	—	—	—	—	—	—	—	—	—	—	—	—	—	—	—	—	—	—	—
U093	12. 惊恐障碍	—	—	—	—	—	—	—	—	—	—	—	—	—	—	—	—	—	—	—	—	—
U094	13. 失眠症	—	—	—	—	—	—	—	—	—	—	—	—	—	—	—	—	—	—	—	—	—
U095	14. 偏头痛	—	—	—	—	—	—	—	—	—	—	—	—	—	—	—	—	—	—	—	—	—
U096	15. 由于酒暴引起的精神发育障碍	—	—	—	—	—	—	—	—	—	—	—	—	—	—	—	—	—	—	—	—	—
U097	其他	207	1	—	1	2	—	1	2	2	2	8	9	7	5	6	10	29	26	39	57	—
U098	F. 感官疾病	—	—	—	—	—	—	—	—	—	—	—	—	—	—	—	—	—	—	—	—	—

续 表

疾病编码	疾病名称	总计	0–	1–	5–	10–	15–	20–	25–	30–	35–	40–	45–	50–	55–	60–	65–	70–	75–	80–	85及以上	不详
U099	1. 青光眼	—	—	—	—	—	—	—	—	—	—	—	—	—	—	—	—	—	—	—	—	—
U100	2. 白内障	—	—	—	—	—	—	—	—	—	—	—	—	—	—	—	—	—	—	—	—	—
U101	3. 与年龄有关的视觉障碍	—	—	—	—	—	—	—	—	—	—	—	—	—	—	—	—	—	—	—	—	—
U102	4. 成年开始的听力损失	—	—	—	—	—	—	—	—	—	—	—	—	—	—	—	—	—	—	—	—	—
U103	其他	—	—	—	—	—	—	—	—	—	—	—	—	—	—	—	—	—	—	—	—	—
U104	G. 心血管疾病	4393	—	2	—	2	15	14	26	52	101	169	206	288	254	416	442	564	627	652	563	—
U105	1. 风湿性心脏病	98	—	—	—	—	—	—	—	1	1	5	1	5	4	10	13	16	12	14	17	—
U106	2. 高血压及并发症	556	—	—	—	—	—	—	—	4	10	9	17	28	24	49	52	78	81	100	104	—
U107	3. 缺血性心脏病	1162	—	1	—	—	1	3	—	17	26	48	59	65	64	121	102	140	165	187	162	—
U108	4. 脑血管病	1999	—	—	—	—	12	8	17	24	48	79	98	147	132	199	224	265	297	251	196	—
U109	5. 炎症性心脏病	151	1	1	—	2	2	2	3	3	3	10	—	9	9	11	11	16	22	23	22	—
U110	其他	392	—	1	—	2	2	3	4	4	13	18	22	29	15	21	35	44	46	75	61	—
U111	H. 主要呼吸系统疾病	755	1	1	—	2	2	3	1	9	9	19	27	29	27	66	68	98	130	121	141	—
U112	1. 慢性阻塞性肺疾病	587	—	—	—	2	1	3	—	3	3	13	15	18	16	49	59	82	101	107	119	—
U113	2. 哮喘	41	1	—	1	—	1	—	—	—	—	—	5	2	1	1	3	7	12	3	6	—
U114	其他	127	1	1	1	3	2	3	7	6	5	6	6	9	10	16	6	9	17	11	16	—
U115	I. 主要消化系统疾病	804	2	1	2	—	—	2	7	24	65	81	111	121	90	69	62	56	49	35	22	—
U116	1. 消化性溃疡	59	—	1	1	—	—	2	2	2	2	4	2	7	5	8	6	7	5	3	5	—
U117	2. 肝硬化	532	—	1	1	1	—	1	4	20	50	67	97	96	67	43	30	22	21	10	3	—
U118	3. 阑尾炎	6	—	—	—	—	—	—	—	—	—	—	—	1	1	—	—	—	1	—	3	—
U119	其他	207	—	1	1	2	2	1	1	2	13	10	12	18	17	18	25	27	22	22	14	—
U120	J. 主要泌尿生殖系统疾病	271	—	—	—	—	—	1	4	12	13	14	17	18	18	37	27	38	29	20	21	—
U121	1. 肾炎和肾病	260	—	—	—	1	3	1	3	12	13	14	17	18	18	37	26	37	27	18	17	—
U122	2. 前列腺增生	3	—	—	—	—	—	—	—	—	—	—	—	—	—	—	—	—	1	—	2	—
U123	其他	8	—	—	—	—	—	—	—	—	—	—	—	2	—	—	1	1	1	2	—	—
U124	K. 皮肤病	3	—	1	—	—	—	—	—	—	—	1	—	—	—	—	—	1	—	—	—	—
U125	L. 肌肉骨骼和结缔组织疾病	35	—	—	—	1	1	1	1	1	1	1	1	4	1	3	3	6	4	4	5	—
U126	1. 风湿性关节炎	15	—	—	—	—	—	—	1	1	1	1	1	1	—	1	2	3	2	3	5	—
U127	2. 骨关节炎	—	—	—	—	—	—	—	—	—	—	—	—	—	—	—	—	—	—	—	—	—
U128	3. 痛风	8	—	—	—	—	—	—	—	1	—	1	—	2	—	2	1	3	2	—	—	—
U129	4. 腰痛	2	—	—	—	—	—	—	—	1	—	1	—	—	—	—	—	—	2	—	—	—
U130	其他	10	—	1	—	1	—	—	3	—	—	1	—	—	2	2	1	—	1	1	—	—
U131	M. 先天异常	28	10	3	1	—	4	1	—	4	—	—	3	—	—	—	—	—	1	—	—	—

续 表

疾病编码	疾病名称	总计	0-	1-	5-	10-	15-	20-	25-	30-	35-	40-	45-	50-	55-	60-	65-	70-	75-	80-	85及以上	不详
													年龄组（岁）									
U132	1. 腹壁缺损	-	-	-	-	-	-	-	-	-	-	-	-	-	-	-	-	-	-	-	-	-
U133	2. 无脑畸形	-	-	-	-	-	-	-	-	-	-	-	-	-	-	-	-	-	-	-	-	-
U134	3. 肛门直肠闭锁	-	-	-	-	-	-	-	-	-	-	-	-	-	-	-	-	-	-	-	-	-
U135	4. 唇裂	-	-	-	-	-	-	-	-	-	-	-	-	-	-	-	-	-	-	-	-	-
U136	5. 腭裂	-	-	-	-	-	-	-	-	-	-	-	-	-	-	-	-	-	-	-	-	-
U137	6. 食管闭锁	-	-	-	-	-	-	-	-	-	-	-	-	-	-	-	-	-	-	-	-	-
U138	7. 肾发育不全	-	-	-	-	-	-	-	-	-	-	-	-	-	-	-	-	-	-	-	-	-
U139	8. 唐氏综合征	-	-	-	-	-	-	-	-	-	-	-	-	-	-	-	-	-	-	-	-	-
U140	9. 先天性心脏异常	24	10	3	-	-	3	-	3	4	-	-	1	-	-	-	-	-	-	-	-	-
U141	10. 脊柱裂	-	-	-	-	-	-	-	-	-	-	-	-	-	-	-	-	-	-	-	-	-
U142	其他	4	-	-	-	-	1	1	-	-	-	-	2	-	-	-	-	-	-	-	-	-
U143	N. 口腔疾病	1	-	-	-	-	-	-	-	-	-	-	-	-	-	-	1	-	-	-	-	-
U144	1. 龋齿	-	-	-	-	-	-	-	-	-	-	-	-	-	-	-	-	-	-	-	-	-
U145	2. 牙周病	-	-	-	-	-	-	-	-	-	-	-	-	-	-	-	-	-	-	-	-	-
U146	3. 无牙症	-	-	-	-	-	-	-	-	-	-	-	-	-	-	-	-	-	-	-	-	-
U147	其他	1	-	-	-	-	-	-	-	-	-	-	-	-	-	-	1	-	-	-	-	-
U148	III. 伤害	1078	2	10	7	15	37	50	74	96	115	121	132	95	71	68	54	38	23	34	36	-
U149	A. 意外伤害	817	-	10	7	14	33	39	58	72	88	94	101	69	52	45	34	23	17	28	33	-
U150	1. 道路交通事故	309	-	4	4	8	19	26	34	33	34	38	38	27	14	9	7	4	2	5	3	-
U151	2. 意外中毒	139	-	1	1	1	-	3	4	15	18	18	22	16	12	13	7	5	2	1	-	-
U152	3. 意外跌落	227	-	1	1	2	6	8	8	13	19	23	20	19	16	15	16	11	12	19	26	-
U153	4. 火灾	5	-	-	-	-	-	1	1	-	1	-	1	-	-	1	-	-	-	-	-	-
U154	5. 溺水	25	-	4	1	3	6	-	-	1	1	2	3	-	1	3	-	-	-	-	-	-
U155	其他	112	-	-	-	-	2	1	11	10	15	13	17	7	9	4	4	3	1	3	4	-
U156	B. 故意伤害	243	1	-	-	-	6	9	15	21	26	27	26	24	17	23	18	14	5	7	3	-
U157	1. 自杀及后遗症	222	1	-	-	-	3	8	14	18	21	27	22	23	17	22	18	14	5	6	3	-
U158	2. 他杀及后遗症	20	-	-	-	-	3	1	1	3	5	-	4	1	-	1	-	-	-	1	-	-
U159	3. 战争	-	-	-	-	-	-	-	-	-	-	-	-	-	-	-	-	-	-	-	-	-
U160	其他	1	-	-	-	-	-	-	-	-	1	-	-	-	-	-	-	-	-	-	-	-
U161	其他剩余疾病	137	2	-	1	4	2	6	6	2	10	11	9	10	5	8	4	12	9	19	20	-

表3-33　2018年临沧市死因别、年龄别死亡数（女）

疾病编码	疾病名称	总计	年龄组（岁）																				
---	---	---	0 –	1 –	5 –	10 –	15 –	20 –	25 –	30 –	35 –	40 –	45 –	50 –	55 –	60 –	65 –	70 –	75 –	80 –	85 及以上	不详
U000	全死因	6042	63	27	11	16	24	27	38	65	97	118	185	294	257	410	479	644	884	1037	1365	1
U001	I. 传染病、母婴疾病和营养缺乏性疾病	245	40	12	2	1	2	–	2	8	5	11	7	11	14	14	16	19	24	26	30	–
U002	A. 传染病和寄生虫病	93	2	2	1	–	1	–	–	6	5	8	7	4	11	6	7	9	14	4	5	–
U003	1. 结核病	23	–	–	–	–	1	–	–	1	1	–	2	1	3	1	3	4	6	–	–	–
U004	2. 性传播疾病	5	–	–	–	–	–	–	–	–	1	–	–	3	1	–	–	–	–	–	–	–
U005	a. 梅毒	–	–	–	–	–	–	–	–	–	–	–	–	–	–	–	–	–	–	–	–	–
U006	b. 衣原体病	–	–	–	–	–	–	–	–	–	–	–	–	–	–	–	–	–	–	–	–	–
U007	c. 淋病	–	–	–	–	–	–	–	–	–	–	–	–	–	–	–	–	–	–	–	–	–
U008	d. 其他	5	–	–	–	–	–	–	–	–	1	–	–	3	1	–	–	–	–	–	–	–
U009	3. 艾滋病	12	–	–	–	–	–	–	–	3	3	4	2	–	–	–	–	–	–	–	–	–
U010	4. 腹泻性疾病	3	–	–	–	–	–	–	–	–	–	–	2	–	–	–	–	–	–	–	1	–
U011	5. 好发于儿童期的疾病	–	–	–	–	–	–	–	–	–	–	–	–	–	–	–	–	–	–	–	–	–
U012	a. 百日咳	–	–	–	–	–	–	–	–	–	–	–	–	–	–	–	–	–	–	–	–	–
U013	b. 脊髓灰质炎及其后遗症	–	–	–	–	–	–	–	–	–	–	–	–	–	–	–	–	–	–	–	–	–
U014	c. 白喉	–	–	–	–	–	–	–	–	–	–	–	–	–	–	–	–	–	–	–	–	–
U015	d. 麻疹	–	–	–	–	–	–	–	–	–	–	–	–	–	–	–	–	–	–	–	–	–
U016	e. 破伤风	–	–	–	–	1	–	–	–	–	–	–	–	–	–	–	–	–	–	–	–	–
U017	6. 脑膜炎	8	1	–	–	1	–	–	–	–	1	–	1	–	–	–	1	2	2	–	1	–
U018	7. 乙型肝炎	19	–	–	–	–	–	–	–	2	–	–	–	3	3	4	2	2	3	1	2	–
U019	丙型肝炎	1	–	–	–	–	–	–	–	–	–	–	–	–	–	1	–	1	–	–	–	–
U020	8. 疟疾	–	–	–	–	–	–	–	–	–	–	–	–	–	–	–	–	–	–	–	–	–
U021	9. 热带病	–	–	–	–	–	–	–	–	–	–	–	–	–	–	–	–	–	–	–	–	–
U022	a. 锥虫病	–	–	–	–	–	–	–	–	–	–	–	–	–	–	–	–	–	–	–	–	–
U023	b. 南美锥虫病	–	–	–	–	–	–	–	–	–	–	–	–	–	–	–	–	–	–	–	–	–
U024	c. 血吸虫病	–	–	–	–	–	–	–	–	–	–	–	–	–	–	–	–	–	–	–	–	–
U025	d. 利什曼病	–	–	–	–	–	–	–	–	–	–	–	–	–	–	–	–	–	–	–	–	–
U026	e. 淋巴性丝虫病	–	–	–	–	–	–	–	–	–	–	–	–	–	–	–	–	–	–	–	–	–
U027	f. 盘尾丝虫病	–	–	–	–	–	–	–	–	–	–	–	–	–	–	–	–	–	–	–	–	–
U028	10. 麻风病	–	–	–	–	–	–	–	–	–	–	–	–	–	–	–	–	–	–	–	–	–
U029	11. 登革热	–	–	–	–	–	–	–	–	–	–	–	–	–	–	–	–	–	–	–	–	–
U030	12. 流行性乙型脑炎	–	–	–	–	–	–	–	–	–	–	–	–	–	–	–	–	–	–	–	–	–
U031	13. 沙眼	–	–	–	–	–	–	–	–	–	–	–	–	–	–	–	–	–	–	–	–	–
U032	14. 肠线虫感染	–	–	–	–	–	–	–	–	–	–	–	–	–	–	–	–	–	–	–	–	–

续　表

疾病编码	疾病名称	总计	0–	1–	5–	10–	15–	20–	25–	30–	35–	40–	45–	50–	55–	60–	65–	70–	75–	80–	85及以上	不详
U033	a. 蛔虫病	–	–	–	–	–	–	–	–	–	–	–	–	–	–	–	–	–	–	–	–	–
U034	b. 鞭虫病	–	–	–	–	–	–	–	–	–	–	–	–	–	–	–	–	–	–	–	–	–
U035	c. 钩虫病	–	–	–	–	–	–	–	–	–	–	–	–	–	–	–	–	–	–	–	–	–
U036	d. 其他	–	–	–	–	–	–	–	–	–	–	–	–	–	–	–	–	–	–	–	–	–
U037	其他传染病	22	1	2	1	–	–	–	–	–	–	2	3	–	4	1	1	2	3	1	1	–
U038	B. 呼吸系统疾病	96	10	7	1	–	–	1	1	1	–	2	–	6	3	7	8	7	6	17	20	–
U039	1. 下呼吸道感染	95	10	7	1	–	–	1	1	1	–	2	–	6	3	7	8	7	5	17	20	–
U040	2. 上呼吸道感染	–	–	–	–	–	–	–	–	–	–	–	–	–	–	–	–	–	–	–	–	–
U041	3. 中耳炎	1	–	–	–	–	–	–	–	–	–	–	–	–	–	–	–	–	1	–	–	–
U042	C. 妊娠、分娩和产褥期并发症	4	–	–	–	–	–	1	1	1	1	–	–	–	–	–	–	–	–	–	–	–
U043	1. 孕产妇出血	2	–	–	–	–	–	–	1	1	–	–	–	–	–	–	–	–	–	–	–	–
U044	2. 产妇败血症	–	–	–	–	–	–	–	–	–	–	–	–	–	–	–	–	–	–	–	–	–
U045	3. 妊娠高血压综合征	–	–	–	–	–	–	–	–	–	–	–	–	–	–	–	–	–	–	–	–	–
U046	4. 梗阻性分娩	–	–	–	–	–	–	–	–	–	–	–	–	–	–	–	–	–	–	–	–	–
U047	5. 流产	–	–	–	–	–	–	–	–	–	–	–	–	–	–	–	–	–	–	–	–	–
U048	其他	1	–	–	–	–	–	1	–	–	–	–	–	–	–	–	–	–	–	–	–	–
U049	D. 起源于围生期的情况	30	27	3	–	–	–	–	–	–	–	–	–	–	–	–	–	–	–	–	–	–
U050	1. 出生低体重	4	4	–	–	–	–	–	–	–	–	–	–	–	–	–	–	–	–	–	–	–
U051	2. 出生产伤和窒息	16	14	2	–	–	–	–	–	–	–	–	–	–	–	–	–	–	–	–	–	–
U052	其他	10	9	1	–	–	–	–	–	–	–	–	–	–	–	–	–	–	–	–	–	–
U053	E. 营养缺乏	22	1	–	–	–	–	–	–	1	–	1	–	1	–	1	–	3	4	5	5	–
U054	1. 蛋白质-能量营养不良	15	1	–	–	–	–	–	–	–	–	–	–	–	–	–	–	3	3	4	4	–
U055	2. 碘缺乏	–	–	–	–	–	–	–	–	–	–	–	–	–	–	–	–	–	–	–	–	–
U056	3. 维生素A缺乏病	–	–	–	–	–	–	–	–	–	–	–	–	–	–	–	–	–	–	–	–	–
U057	4. 缺铁性贫血	2	–	–	–	–	–	–	–	–	–	–	–	–	–	–	–	–	1	–	1	–
U058	其他营养缺乏症	5	–	–	–	–	–	–	–	1	–	1	–	1	–	1	–	–	–	1	–	–
U059	II. 慢性非传染性疾病	5368	21	9	5	8	9	14	23	37	73	82	153	252	226	360	437	601	833	971	1253	1
U060	A. 恶性肿瘤	546	2	1	–	1	–	5	6	8	19	21	41	67	57	89	63	54	41	38	30	–
U061	1. 唇、口腔和咽恶性肿瘤	5	–	–	–	–	–	–	–	–	1	–	–	–	1	1	–	1	–	–	1	–
U062	2. 食道癌	6	–	–	–	–	–	–	–	–	1	–	–	3	1	3	1	–	–	1	1	–
U063	3. 胃癌	85	–	–	–	–	–	1	1	3	5	–	7	10	10	14	6	11	8	9	4	1
U064	4. 结直肠癌	55	–	–	–	–	–	–	1	–	5	1	4	3	4	11	8	6	5	2	5	–
U065	5. 肝癌	65	–	–	–	–	–	–	–	3	3	4	4	9	10	9	6	9	5	3	3	–

续　表

疾病编码	疾病名称	总计	0—	1—	5—	10—	15—	20—	25—	30—	35—	40—	45—	50—	55—	60—	65—	70—	75—	80—	85 及以上	不详
U066	6. 胰腺癌	7	—	—	—	—	—	—	—	—	—	1	1	—	1	1	2	—	—	1	—	—
U067	7. 肺癌	80	—	—	—	—	—	—	—	—	—	1	4	8	9	13	12	10	9	8	5	—
U068	8. 皮肤癌	5	—	—	—	—	—	—	—	—	—	—	1	—	—	—	1	—	1	—	3	—
U069	9. 乳腺癌	37	—	—	—	—	—	1	—	—	—	1	9	6	4	7	1	2	1	3	1	—
U070	10. 子宫颈癌	28	—	—	1	—	—	—	—	—	1	2	4	4	4	5	1	2	1	3	—	—
U071	11. 子宫体癌	20	—	—	—	—	—	—	—	—	—	—	4	6	3	3	4	—	—	—	—	—
U072	12. 卵巢癌	10	—	—	—	—	—	—	—	—	—	—	—	4	—	3	—	—	—	—	—	—
U073	13. 前列腺癌	—	—	—	—	—	—	—	—	—	—	—	—	—	—	—	—	—	—	—	—	—
U074	14. 膀胱癌	3	—	—	—	—	—	—	—	—	—	—	—	—	—	1	—	—	—	1	1	—
U075	15. 淋巴瘤与多发性骨髓瘤	14	—	—	—	—	—	—	—	—	—	—	4	1	4	2	3	—	—	1	—	—
U076	16. 白血病	28	1	—	1	—	1	—	—	—	2	2	—	3	1	2	3	2	1	2	—	—
U077	其他	98	1	—	1	—	—	1	3	—	—	2	5	3	12	6	18	17	10	9	5	6	—
U078	B. 其他肿瘤	14	—	—	—	—	—	—	—	—	—	2	2	—	—	1	1	3	—	1	1	—
U079	C. 糖尿病	143	2	—	—	—	—	—	—	—	3	2	1	—	7	12	13	13	16	32	21	24	—
U080	D. 内分泌紊乱	65	2	—	—	—	—	—	—	—	3	2	1	2	2	3	3	5	4	11	8	18	—
U081	E. 神经系统和精神障碍疾病	289	1	—	—	1	1	—	1	—	—	—	1	5	3	9	10	12	18	59	57	108	—
U082	1. 单相精神抑郁	1	—	—	—	—	—	—	—	—	—	—	—	1	—	—	—	—	—	—	—	—
U083	2. 双相情感障碍	—	—	—	—	—	—	—	—	—	—	—	—	—	—	—	—	—	—	—	—	—
U084	3. 精神分裂症	7	—	—	—	—	—	—	1	—	—	—	—	—	2	1	2	—	—	—	—	—
U085	4. 癫痫症	8	—	—	—	—	—	1	—	—	—	—	1	—	2	—	—	—	1	—	—	—
U086	5. 酒精使用所致精神障碍	—	—	—	—	—	—	—	—	—	2	—	—	—	—	—	—	—	—	—	—	—
U087	6. 阿尔茨海默病和其他痴呆	65	—	—	—	—	—	—	—	—	—	—	1	—	2	5	5	4	11	12	25	—
U088	7. 帕金森病	3	—	—	—	—	—	—	—	—	—	—	—	—	1	—	—	—	—	1	—	—
U089	8. 多发性硬化	—	—	—	—	—	—	—	—	—	—	—	—	—	—	—	—	—	—	—	—	—
U090	9. 药物使用所致精神障碍	—	—	—	—	—	—	—	—	—	—	—	—	—	—	—	—	—	—	—	—	—
U091	10. 创伤后应激症	—	—	—	—	—	—	—	—	—	—	—	—	—	—	—	—	—	—	—	—	—
U092	11. 强迫症	—	—	—	—	—	—	—	—	—	—	—	—	—	—	—	—	—	—	—	—	—
U093	12. 惊恐障碍	—	—	—	—	—	—	—	—	—	—	—	—	—	—	—	—	—	—	—	—	—
U094	13. 失眠症	—	—	—	—	—	—	—	—	—	—	—	—	—	—	—	—	—	—	—	—	—
U095	14. 偏头痛	—	—	—	—	—	—	—	—	—	—	—	—	—	—	—	—	—	—	—	—	—
U096	15. 由于铅暴露引起的精神发育障碍	—	—	—	—	—	—	—	—	—	—	—	—	—	—	—	—	—	—	—	—	—
U097	其他	200	1	—	—	1	—	—	—	—	—	2	3	—	—	1	2	4	14	44	44	82	—
U098	F. 感官疾病	—	—	—	—	—	—	—	—	—	—	—	—	—	—	—	—	—	—	—	—	—

续　表

疾病编码	疾病名称	总计	0 –	1 –	5 –	10 –	15 –	20 –	25 –	30 –	35 –	40 –	45 –	50 –	55 –	60 –	65 –	70 –	75 –	80 –	85 及以上	不详
U099	1. 青光眼	–	–	–	–	–	–	–	–	–	–	–	–	–	–	–	–	–	–	–	–	–
U100	2. 白内障	–	–	–	–	–	–	–	–	–	–	–	–	–	–	–	–	–	–	–	–	–
U101	3. 与年龄有关的视觉障碍	–	–	–	–	–	–	–	–	–	–	–	–	–	–	–	–	–	–	–	–	–
U102	4. 成年开始的听力损失	–	–	–	–	–	–	–	–	–	–	–	–	–	–	–	–	–	–	–	–	–
U103	其他	–	–	–	–	–	–	–	–	–	–	–	–	–	–	–	–	–	–	–	–	–
U104	G. 心血管疾病	3275	2	1	–	–	4	1	11	13	28	37	75	127	97	188	276	381	551	645	838	–
U105	1. 风湿性心脏病	93	–	–	–	–	–	1	1	–	2	1	1	4	3	4	8	14	14	15	27	–
U106	2. 高血压及并发症	418	–	–	–	–	–	–	1	1	1	3	9	17	9	18	32	43	82	93	110	–
U107	3. 缺血性心脏病	961	–	–	–	–	–	3	3	3	12	9	25	34	19	55	71	117	144	198	269	–
U108	4. 脑血管病	1368	1	–	–	–	1	4	6	6	9	18	33	59	56	93	143	160	241	250	295	–
U109	5. 炎性心脏病	111	1	–	–	–	–	2	1	1	2	2	2	3	3	4	6	10	16	27	32	–
U110	其他	305	1	1	1	3	–	1	2	4	3	5	4	8	5	11	16	34	49	60	105	–
U111	H. 主要呼吸系统疾病	571	2	1	1	–	3	3	4	4	3	1	3	11	16	18	24	64	96	142	179	–
U112	1. 慢性阻塞性肺疾病	452	–	–	1	3	–	–	1	1	1	–	2	6	10	15	16	57	80	127	137	–
U113	2. 哮喘	36	2	1	1	3	–	–	–	–	2	–	–	–	2	1	1	1	8	7	14	–
U114	其他	83	6	4	–	–	3	–	–	3	2	–	1	4	4	2	7	6	8	8	28	–
U115	I. 主要消化系统疾病	217	–	–	–	–	–	–	3	3	10	7	12	19	14	16	22	37	20	25	20	–
U116	1. 消化性溃疡	23	–	–	–	–	–	–	–	–	2	1	1	1	1	3	4	2	2	3	3	–
U117	2. 肝硬化	64	–	–	–	–	–	–	–	3	4	1	7	6	9	5	8	10	3	3	5	–
U118	3. 阑尾炎	2	–	–	–	–	–	–	–	–	1	–	–	–	–	–	–	1	–	–	–	–
U119	其他	128	6	4	–	–	–	1	–	–	3	5	4	12	4	8	10	24	15	19	12	–
U120	J. 主要泌尿生殖系统疾病	190	–	–	–	–	2	2	2	–	5	5	13	15	17	20	19	22	18	25	23	–
U121	1. 肾炎和肾病	185	–	–	–	–	2	2	2	–	4	5	12	15	17	20	18	21	18	25	22	–
U122	2. 前列腺增生	–	–	–	–	–	–	–	–	–	–	–	–	–	–	–	–	–	–	–	–	–
U123	其他	5	–	–	–	–	–	–	–	–	–	–	–	1	–	–	1	1	–	–	1	–
U124	K. 皮肤病	2	–	–	–	–	–	–	–	–	–	1	–	–	–	–	1	–	–	–	1	–
U125	L. 肌肉骨骼和结缔组织疾病	36	–	–	–	–	–	–	–	–	–	–	1	–	1	2	2	2	5	9	11	–
U126	1. 风湿性关节炎	22	–	–	–	–	–	–	–	–	–	3	–	1	–	–	1	2	4	8	8	–
U127	2. 骨关节炎	–	–	–	–	–	–	–	–	–	–	–	–	–	1	–	–	–	–	–	–	–
U128	3. 痛风	2	–	–	–	–	–	–	–	–	–	–	1	–	–	–	–	–	–	1	–	–
U129	4. 腰痛	–	–	–	–	–	–	–	–	–	–	–	–	1	–	2	–	–	–	–	–	–
U130	其他	11	–	–	2	–	–	–	2	–	–	3	–	–	–	2	2	–	1	1	3	–
U131	M. 先天异常	20	6	2	2	3	–	1	1	2	1	2	–	–	–	–	–	–	–	–	3	–

续表

疾病编码	疾病名称	总计	0–	1–	5–	10–	15–	20–	25–	30–	35–	40–	45–	50–	55–	60–	65–	70–	75–	80–	85及以上	不详
U132	1. 腹壁缺损	—	—	—	—	—	—	—	—	—	—	—	—	—	—	—	—	—	—	—	—	—
U133	2. 无脑畸形	—	—	—	—	—	—	—	—	—	—	—	—	—	—	—	—	—	—	—	—	—
U134	3. 肛门直肠闭锁	—	—	—	—	—	—	—	—	—	—	—	—	—	—	—	—	—	—	—	—	—
U135	4. 唇裂	—	—	—	—	—	—	—	—	—	—	—	—	—	—	—	—	—	—	—	—	—
U136	5. 腭裂	—	—	—	—	—	—	—	—	—	—	—	—	—	—	—	—	—	—	—	—	—
U137	6. 食管闭锁	—	—	—	—	—	—	—	—	—	—	—	—	—	—	—	—	—	—	—	—	—
U138	7. 肾发育不全	—	—	—	—	—	—	—	—	—	—	—	—	—	—	—	—	—	—	—	—	—
U139	8. 唐氏综合征	—	—	—	—	—	—	—	—	—	—	—	—	—	—	—	—	—	—	—	—	—
U140	9. 先天性心脏异常	17	4	2	2	3	—	1	1	2	1	1	—	—	—	—	—	—	—	—	—	—
U141	10. 脊柱裂	3	2	—	—	—	—	—	—	—	—	1	—	—	—	—	—	—	—	—	—	—
U142	其他	—	—	—	—	—	—	—	—	—	—	—	—	—	—	—	—	—	—	—	—	—
U143	N. 口腔疾病	—	—	—	—	—	—	—	—	—	—	—	—	—	—	—	—	—	—	—	—	—
U144	1. 龋齿	—	—	—	—	—	—	—	—	—	—	—	—	—	—	—	—	—	—	—	—	—
U145	2. 牙周病	—	—	—	—	—	—	—	—	—	—	—	—	—	—	—	—	—	—	—	—	—
U146	3. 无牙症	—	—	—	—	—	—	—	—	—	—	—	—	—	—	—	—	—	—	—	—	—
U147	其他	—	—	—	—	—	—	—	—	—	—	—	—	—	—	—	—	—	—	—	—	—
U148	Ⅲ. 伤害	346	2	6	4	7	10	10	12	20	19	25	23	29	14	33	22	16	19	28	47	—
U149	A. 意外伤害	265	2	6	4	5	7	7	10	16	13	17	17	20	9	24	14	13	14	24	43	—
U150	1. 道路交通事故	86	—	1	—	1	3	5	8	11	6	8	10	11	4	7	3	3	—	3	2	—
U151	2. 意外中毒	29	—	—	2	1	1	—	1	—	2	3	2	3	3	4	2	1	1	2	1	—
U152	3. 意外跌落	119	—	5	1	1	1	2	1	1	4	5	4	5	2	11	8	8	13	15	39	—
U153	4. 火灾	3	—	—	—	—	—	—	—	—	—	—	—	1	1	—	—	1	—	—	—	—
U154	5. 溺水	28	2	5	1	3	3	2	1	1	1	—	1	1	—	2	1	1	1	1	1	—
U155	其他	80	—	1	1	2	3	3	4	4	5	8	6	9	5	9	8	3	1	4	4	—
U156	B. 故意伤害	75	—	—	—	2	3	2	2	4	6	8	6	9	5	8	8	3	5	4	—	—
U157	1. 自杀及后遗症	—	—	—	—	—	—	—	—	—	—	—	—	—	—	1	—	1	1	4	1	—
U158	2. 他杀及后遗症	—	—	—	—	—	—	—	—	—	—	—	—	—	—	—	—	—	—	—	—	—
U159	3. 战争	—	—	—	—	—	—	—	—	—	—	—	—	—	—	—	—	—	—	—	—	—
U160	其他	1	—	—	—	—	—	—	—	1	—	—	—	—	—	—	—	—	—	—	—	—
U161	其他剩余疾病	83	—	—	—	3	3	—	—	—	—	—	2	2	3	3	4	8	8	12	35	—

表 3-34　2018 年楚雄州死因别、年龄别死亡数（男女合计）

疾病编码	疾病名称	总计	年龄组（岁）																			不详
			0–	1–	5–	10–	15–	20–	25–	30–	35–	40–	45–	50–	55–	60–	65–	70–	75–	80–	85及以上	
U000	全死因	18699	84	56	33	30	76	107	150	178	280	509	834	1245	984	1478	1883	2325	2598	3037	2812	–
U001	I.传染病、母婴疾病和营养缺乏性疾病	723	51	9	3	2	2	4	6	8	24	23	28	51	32	47	64	71	74	107	117	–
U002	A.传染病和寄生虫病	254	3	3	2	–	2	1	4	7	18	12	20	30	21	30	26	25	17	20	15	–
U003	1.结核病	66	–	–	–	–	–	–	–	3	6	3	3	5	1	11	13	7	9	2	3	–
U004	2.性传播疾病	–	–	–	–	–	–	–	–	–	–	–	–	–	–	–	–	–	–	–	–	–
U005	a.梅毒	–	–	–	–	–	–	–	–	–	–	–	–	–	–	–	–	–	–	–	–	–
U006	b.衣原体病	–	–	–	–	–	–	–	–	–	–	–	–	–	–	–	–	–	–	–	–	–
U007	c.淋病	–	–	–	–	–	–	–	–	–	–	–	–	–	–	–	–	–	–	–	–	–
U008	d.其他	–	–	–	–	–	–	–	–	–	–	–	–	–	–	–	–	–	–	–	–	–
U009	3.艾滋病	20	–	–	–	–	–	1	1	1	4	2	4	3	3	–	1	–	1	–	–	–
U010	4.腹泻性疾病	4	–	1	1	–	–	–	–	–	–	–	–	–	–	–	–	–	1	–	–	–
U011	5.好发于儿童期的疾病	4	–	1	–	–	–	–	–	–	1	–	–	2	–	1	–	–	–	–	1	–
U012	a.百日咳	–	–	–	–	–	–	–	–	–	–	–	–	–	–	–	–	–	–	–	–	–
U013	b.脊髓灰质炎及后遗症	–	–	–	–	–	–	–	–	–	–	–	–	–	–	–	–	–	–	–	–	–
U014	c.白喉	–	–	–	–	–	–	–	–	–	–	–	–	–	–	–	–	–	–	–	–	–
U015	d.麻疹	–	–	–	–	–	–	–	–	–	–	–	–	–	–	–	–	–	–	–	–	–
U016	e.破伤风	4	–	1	–	–	–	–	–	–	–	1	–	2	–	–	–	–	–	–	–	–
U017	6.脑膜炎	13	–	–	–	–	–	–	–	1	1	1	2	2	3	1	–	2	–	–	–	–
U018	7.乙型肝炎	84	–	–	–	–	–	–	1	–	3	3	11	10	11	15	6	12	5	7	–	–
U019	丙型肝炎	5	–	–	–	–	–	–	–	–	3	1	1	–	–	–	–	–	–	–	–	–
U020	8.疟疾	–	–	–	–	–	–	–	–	–	–	–	–	–	–	–	–	–	–	–	–	–
U021	9.热带病	1	–	–	–	–	–	–	–	–	–	–	–	–	–	–	–	–	–	1	–	–
U022	a.锥虫病	–	–	–	–	–	–	–	–	–	–	–	–	–	–	–	–	–	–	–	–	–
U023	b.南美锥虫病	1	–	–	–	–	–	–	–	–	–	–	–	–	–	–	–	–	–	1	–	–
U024	c.血吸虫病	–	–	–	–	–	–	–	–	–	–	–	–	–	–	–	–	–	–	–	–	–
U025	d.利什曼病	–	–	–	–	–	–	–	–	–	–	–	–	–	–	–	–	–	–	–	–	–
U026	e.淋巴性丝虫病	–	–	–	–	–	–	–	–	–	–	–	–	–	–	–	–	–	–	–	–	–
U027	f.盘尾丝虫病	–	–	–	–	–	–	–	–	–	–	–	–	–	–	–	–	–	–	–	–	–
U028	10.麻风病	–	–	–	–	–	–	–	–	–	–	–	–	–	–	–	–	–	–	–	–	–
U029	11.登革热	–	–	–	–	–	–	–	–	–	–	–	–	–	–	–	–	–	–	–	–	–
U030	12.流行性乙型脑炎	–	–	–	–	–	–	–	–	–	–	–	–	–	–	–	–	–	–	–	–	–
U031	13.沙眼	–	–	–	–	–	–	–	–	–	–	–	–	–	–	–	–	–	–	–	–	–
U032	14.肠线虫感染	–	–	–	–	–	–	–	–	–	–	–	–	–	–	–	–	–	–	–	–	–

续　表

疾病编码	疾病名称	总计	0-	1-	5-	10-	15-	20-	25-	30-	35-	40-	45-	50-	55-	60-	65-	70-	75-	80-	85及以上	不详
U033	a. 蛔虫病	-	-	-	-	-	-	-	-	-	-	-	-	-	-	-	-	-	-	-	-	-
U034	b. 鞭虫病	-	-	-	-	-	-	-	-	-	-	-	-	-	-	-	-	-	-	-	-	-
U035	c. 钩虫病	-	-	-	-	-	-	-	-	-	-	-	-	-	-	-	-	-	-	-	-	-
U036	d. 其他	-	-	-	-	-	-	-	-	-	-	-	-	-	-	-	-	-	-	-	-	-
U037	其他传染病	57	3	2	-	2	-	-	2	1	-	3	1	7	2	3	6	4	2	10	11	-
U038	B. 呼吸系统感染	404	10	6	-	2	1	-	-	1	5	10	5	21	11	16	35	45	53	81	98	-
U039	1. 下呼吸道感染	401	10	6	-	2	1	-	-	1	5	10	5	21	11	16	35	44	53	80	97	-
U040	2. 上呼吸道感染	2	-	-	-	-	-	-	-	-	-	-	-	-	-	-	-	1	-	1	-	-
U041	3. 中耳炎	1	-	-	-	-	-	-	1	-	-	-	-	-	-	-	-	-	-	-	1	-
U042	C. 妊娠、分娩和产褥期并发症	2	-	-	-	-	-	-	1	-	-	1	-	-	-	-	-	-	-	-	-	-
U043	1. 孕产妇出血	-	-	-	-	-	-	-	-	-	-	-	-	-	-	-	-	-	-	-	-	-
U044	2. 产妇败血症	-	-	-	-	-	-	-	-	-	-	-	-	-	-	-	-	-	-	-	-	-
U045	3. 妊娠高血压综合征	-	-	-	-	-	-	-	-	-	-	-	-	-	-	-	-	-	-	-	-	-
U046	4. 梗阻性分娩	-	-	-	-	-	-	-	-	-	-	-	-	-	-	-	-	-	-	-	-	-
U047	5. 流产	-	-	-	-	-	-	-	-	-	-	-	-	-	-	-	-	-	-	-	-	-
U048	其他	2	-	-	-	-	-	-	1	-	-	1	-	-	-	-	-	-	-	-	-	-
U049	D. 起源于围生期的情况	39	38	-	1	-	-	-	-	-	-	-	-	-	-	-	-	-	-	-	-	-
U050	1. 出生低体重	2	2	-	-	-	-	-	-	-	-	-	-	-	-	-	-	-	-	-	-	-
U051	2. 出生产伤和窒息	28	27	-	1	-	-	-	-	-	-	-	-	-	-	-	-	-	-	-	-	-
U052	其他	9	9	-	-	-	-	-	-	-	-	-	-	-	-	-	-	-	-	-	-	-
U053	E. 营养缺乏	24	-	-	-	-	1	-	1	1	1	-	3	-	-	-	3	1	4	6	4	-
U054	1. 蛋白质-能量营养不良	9	-	-	-	-	-	-	-	-	-	-	-	-	-	1	-	1	2	4	1	-
U055	2. 碘缺乏	-	-	-	-	-	-	-	-	-	-	-	-	-	-	-	-	-	-	-	-	-
U056	3. 维生素 A 缺乏病	-	-	-	-	-	-	-	-	-	-	-	-	-	-	-	-	-	-	-	-	-
U057	4. 缺铁性贫血	5	-	-	-	-	-	-	-	-	1	-	-	-	-	1	1	-	1	-	1	-
U058	其他营养病症	10	-	-	3	-	-	-	2	2	1	-	3	-	-	-	1	-	1	1	2	-
U059	II. 慢性非传染性疾病	15916	21	12	9	9	27	46	53	93	154	343	587	957	803	1273	1672	2111	2373	2799	2574	-
U060	A. 恶性肿瘤	2074	1	1	3	6	10	11	12	24	32	85	150	239	216	326	324	245	189	136	64	-
U061	1. 唇、口腔和咽恶性肿瘤	32	-	-	1	-	-	-	-	1	1	3	3	4	6	2	3	4	1	2	1	-
U062	2. 食道癌	69	-	-	-	-	-	-	-	-	-	1	4	6	14	15	12	5	6	6	-	-
U063	3. 胃癌	187	-	-	-	-	-	-	-	2	4	5	10	16	18	36	30	22	22	14	9	-
U064	4. 结直肠癌	192	-	-	-	-	-	1	2	-	3	3	13	13	20	26	35	27	23	16	10	-
U065	5. 肝癌	423	-	-	-	-	1	2	1	2	8	27	39	61	43	75	62	52	23	20	9	-

续表

疾病编码	疾病名称	总计	0-	1-	5-	10-	15-	20-	25-	30-	35-	40-	45-	50-	55-	60-	65-	70-	75-	80-	85及以上	不详
													年龄组（岁）									
U066	6. 胰腺癌	73	-	-	-	-	-	-	-	-	2	-	4	6	10	11	7	9	9	9	5	-
U067	7. 肺癌	465	-	-	-	-	-	-	-	4	4	17	24	41	32	83	96	65	50	35	14	-
U068	8. 皮肤癌	21	-	-	-	-	-	-	-	-	2	2	-	4	1	3	4	1	1	2	1	-
U069	9. 乳腺癌	51	-	-	-	-	-	-	-	1	-	2	9	14	4	6	8	1	2	1	2	-
U070	10. 子宫颈癌	73	-	-	-	-	-	-	-	1	-	1	11	16	11	7	10	8	7	1	-	-
U071	11. 子宫体癌	31	-	-	-	-	-	-	3	-	-	-	2	7	5	4	5	1	3	1	1	-
U072	12. 卵巢癌	18	-	-	-	-	-	-	-	-	-	2	-	6	1	1	1	4	2	-	-	-
U073	13. 前列腺癌	19	-	-	-	-	-	-	-	1	-	1	1	1	1	3	3	3	4	4	2	-
U074	14. 膀胱癌	29	-	-	-	-	-	-	-	1	-	1	-	2	1	3	5	5	3	5	2	-
U075	15. 淋巴瘤与多发性骨髓瘤	40	-	-	-	4	1	-	2	1	-	2	3	3	5	8	6	6	4	2	1	-
U076	16. 白血病	69	-	1	3	2	6	4	2	5	2	9	5	5	8	8	5	2	3	3	-	-
U077	其他	282	-	1	3	-	1	6	2	9	3	10	22	34	36	43	32	30	26	15	8	-
U078	B. 其他肿瘤	27	-	-	-	-	-	-	-	-	2	1	2	-	-	3	4	4	1	4	1	-
U079	C. 糖尿病	346	-	-	-	-	-	-	-	5	2	5	10	19	25	27	51	52	65	56	34	-
U080	D. 内分泌紊乱	67	-	-	2	1	-	-	-	-	-	3	5	4	3	3	4	13	10	9	10	-
U081	E. 神经系统和精神神经障碍疾病	243	2	1	1	1	4	9	11	4	4	13	13	23	10	8	16	18	18	35	52	-
U082	1. 单相精神抑郁	7	-	-	-	-	-	-	1	1	-	-	-	3	-	-	-	-	1	-	1	-
U083	2. 双相情感障碍	1	-	-	-	-	-	-	-	-	-	-	-	1	-	-	-	-	-	-	-	-
U084	3. 精神分裂症	11	-	-	-	-	-	-	-	-	1	1	1	2	2	1	1	-	-	-	2	-
U085	4. 癫痫症	29	-	-	-	-	-	-	4	3	3	7	-	5	4	3	-	-	-	-	1	-
U086	5. 酒精使用所致精神障碍	25	-	-	-	-	-	-	-	-	-	1	8	2	4	3	5	-	1	-	1	-
U087	6. 阿尔茨海默病和其他痴呆	114	-	-	-	-	-	-	-	-	-	-	-	2	2	1	3	10	13	32	48	-
U088	7. 帕金森病	4	-	-	-	-	-	-	-	-	-	-	-	-	-	1	2	-	-	-	1	-
U089	8. 多发性硬化	-	-	-	-	-	-	-	-	-	-	-	-	-	-	-	-	-	-	-	-	-
U090	9. 药物使用所致精神障碍	4	-	-	-	-	-	-	-	1	-	1	-	-	1	-	-	-	-	-	1	-
U091	10. 创伤后应激障碍	-	-	-	-	-	-	-	-	-	-	-	-	-	-	-	-	-	-	-	-	-
U092	11. 强迫症	-	-	-	-	-	-	-	-	-	-	-	-	-	-	-	-	-	-	-	-	-
U093	12. 惊恐障碍	-	-	-	-	-	-	-	-	-	-	-	-	-	-	-	-	-	-	-	-	-
U094	13. 失眠症	-	-	-	-	-	-	-	-	-	-	-	-	-	-	-	-	-	-	-	-	-
U095	14. 偏头痛	-	-	-	-	-	-	-	-	-	-	-	-	-	-	-	-	-	-	-	-	-
U096	15. 由于暴露引起的精神发育障碍	1	-	-	-	-	-	1	-	-	-	-	-	-	-	-	-	-	-	-	-	-
U097	其他	47	1	-	-	1	5	5	4	2	2	3	1	2	2	3	4	2	2	3	1	-
U098	F. 感官疾病	1	-	-	-	-	-	-	-	-	-	-	-	1	-	-	-	-	-	-	-	-

续 表

疾病编码	疾病名称	总计	0-	1-	5-	10-	15-	20-	25-	30-	35-	40-	45-	50-	55-	60-	65-	70-	75-	80-	85及以上	不详
U099	1. 青光眼	—	—	—	—	—	—	—	—	—	—	—	—	—	—	—	—	—	—	—	—	—
U100	2. 白内障	—	—	—	—	—	—	—	—	—	—	—	—	—	—	—	—	—	—	—	—	—
U101	3. 与年龄有关的视觉障碍	—	—	—	—	—	—	—	—	—	—	—	—	—	—	—	—	—	—	—	—	—
U102	4. 成年开始的听力损失	—	—	—	—	—	—	—	—	—	—	—	—	—	—	—	—	—	—	—	—	—
U103	其他	1	—	—	—	—	—	—	—	—	—	—	—	—	—	—	—	—	—	1	—	—
U104	G. 心血管疾病	8425	—	—	—	1	6	11	18	34	65	155	272	458	380	630	870	1173	1315	1579	1458	—
U105	1. 风湿性心脏病	303	—	—	—	—	—	—	—	1	2	3	6	18	11	21	38	46	39	63	55	—
U106	2. 高血压及并发症	1036	—	—	—	—	—	1	—	—	2	11	12	37	30	72	94	136	181	231	227	—
U107	3. 缺血性心脏病	2897	—	—	—	—	1	4	8	17	21	57	118	159	128	201	256	391	405	541	590	—
U108	4. 脑血管病	3669	—	—	—	1	3	4	3	9	22	63	96	190	177	290	422	542	628	696	524	—
U109	5. 炎性心脏病	161	—	—	—	—	1	—	4	—	6	8	9	18	13	18	21	16	20	11	17	—
U110	其他	349	—	—	1	1	1	—	2	8	7	13	31	35	21	26	38	40	40	36	45	—
U111	H. 主要呼吸系统疾病	3415	—	—	1	—	—	2	2	8	7	24	38	77	78	168	272	452	631	829	828	—
U112	1. 慢性阻塞性肺疾病	3256	—	—	—	—	—	1	—	4	4	18	35	64	69	150	261	429	606	809	806	—
U113	2. 哮喘	61	—	—	—	—	—	—	—	2	—	1	1	1	—	4	8	13	9	11	9	—
U114	其他	98	3	—	1	1	3	3	5	2	3	5	2	12	8	14	3	10	16	9	13	—
U115	I. 主要消化系统疾病	894	3	2	—	1	3	3	5	10	30	46	78	98	67	86	83	101	98	106	74	—
U116	1. 消化性溃疡	135	—	—	—	—	1	1	—	1	2	3	6	13	6	10	16	25	18	16	19	—
U117	2. 肝硬化	366	—	—	—	—	3	4	8	7	20	30	44	62	42	44	39	21	25	23	6	—
U118	3. 阑尾炎	8	—	—	—	—	—	1	—	—	1	—	1	2	—	—	—	1	2	2	—	—
U119	其他	385	3	2	—	—	3	2	2	2	8	12	28	21	19	32	28	54	53	65	49	—
U120	J. 主要泌尿生殖系统疾病	292	1	—	—	—	—	—	—	5	7	9	14	30	21	18	37	42	33	32	37	—
U121	1. 肾炎和肾病	265	1	—	—	—	—	3	—	5	7	9	14	27	19	15	33	38	28	28	35	—
U122	2. 前列腺增生	3	—	—	—	—	—	—	—	—	—	—	—	—	—	—	—	—	1	1	—	—
U123	其他	24	—	—	—	—	—	—	—	—	—	1	1	3	2	3	2	3	4	3	2	—
U124	K. 皮肤病	9	—	—	—	—	—	—	—	—	—	—	1	—	—	2	2	—	1	—	1	—
U125	L. 肌肉骨骼和结缔组织疾病	78	—	—	—	—	—	2	—	4	—	1	3	7	2	4	9	9	12	10	14	—
U126	1. 风湿性关节炎	42	—	—	—	—	—	2	—	—	—	1	3	7	2	4	9	6	7	5	11	—
U127	2. 骨关节炎	1	—	—	—	—	—	—	—	—	—	—	—	—	—	—	—	—	—	—	—	—
U128	3. 痛风	2	—	—	—	—	—	—	—	—	—	—	—	2	—	—	—	—	—	—	—	—
U129	4. 腰痛	1	—	—	—	—	—	—	—	—	—	—	—	—	—	1	1	—	1	—	—	—
U130	其他	32	—	—	—	—	3	5	—	4	4	—	1	4	—	2	1	3	4	4	3	—
U131	M. 先天异常	43	14	8	—	3	3	5	1	4	4	—	1	—	—	—	—	1	1	1	—	—

年龄组（岁）

续　表

疾病编码	疾病名称	总计	0–	1–	5–	10–	15–	20–	25–	30–	35–	40–	45–	50–	55–	60–	65–	70–	75–	80–	85及以上	不详
U132	1. 腹壁缺损	–	–	–	–	–	–	–	–	–	–	–	–	–	–	–	–	–	–	–	–	–
U133	2. 无脑畸形	–	–	–	–	–	–	–	–	–	–	–	–	–	–	–	–	–	–	–	–	–
U134	3. 肛门直肠闭锁	–	–	–	–	–	–	–	–	–	–	–	–	–	–	–	–	–	–	–	–	–
U135	4. 唇裂	–	–	–	–	–	–	–	–	–	–	–	–	–	–	–	–	–	–	–	–	–
U136	5. 腭裂	1	1	–	–	–	–	–	–	–	–	–	–	–	–	–	–	–	–	–	–	–
U137	6. 食管闭锁	–	–	–	–	–	–	–	–	–	–	–	–	–	–	–	–	–	–	–	–	–
U138	7. 肾发育不全	–	–	–	–	–	–	–	–	–	–	–	–	–	–	–	–	–	–	–	–	–
U139	8. 唐氏综合症	–	–	–	–	–	–	–	–	–	–	–	–	–	–	–	–	–	–	–	–	–
U140	9. 先天性心脏异常	33	8	7	–	–	2	5	1	4	4	–	1	–	–	–	–	–	–	–	1	–
U141	10. 脊柱裂	–	–	–	–	–	–	–	–	–	–	–	–	–	–	–	–	–	–	–	–	–
U142	其他	9	5	1	–	1	1	–	–	–	–	–	–	–	1	–	–	–	–	–	–	–
U143	N. 口腔疾病	2	–	–	–	–	–	–	–	–	–	–	–	1	–	–	–	–	–	–	1	–
U144	1. 龋齿	–	–	–	–	–	–	–	–	–	–	–	–	–	–	–	–	–	–	–	–	–
U145	2. 牙周病	–	–	–	–	–	–	–	–	–	–	–	–	–	–	–	–	–	–	–	–	–
U146	3. 无牙症	–	–	–	–	–	–	–	–	–	–	–	–	–	–	–	–	–	–	–	–	–
U147	其他	2	–	–	–	–	–	–	–	–	–	–	–	1	–	–	–	–	–	–	1	–
U148	Ⅲ. 伤害	1989	11	32	20	19	47	55	90	77	97	135	216	231	145	155	146	137	143	127	106	–
U149	A. 意外伤害	1533	11	31	19	18	41	47	70	59	74	107	163	180	102	106	107	90	112	106	90	–
U150	1. 道路交通事故	500	3	9	2	6	17	20	37	29	32	48	65	67	40	33	31	22	18	14	7	–
U151	2. 意外中毒	212	–	–	2	–	4	6	2	5	13	17	33	31	20	17	23	12	13	7	7	–
U152	3. 意外跌落	485	1	3	2	–	1	4	14	9	12	24	31	44	27	33	44	38	66	68	64	–
U153	4. 火灾	25	–	1	2	–	–	–	–	1	1	1	3	2	–	2	–	1	6	1	2	–
U154	5. 溺水	142	–	10	11	10	11	7	8	8	5	3	7	12	10	14	3	9	4	6	4	–
U155	6. 其他	169	7	8	–	2	8	9	9	7	11	14	24	24	4	7	6	8	5	10	6	–
U156	B. 故意伤害	423	–	–	1	1	6	8	20	18	22	26	49	50	37	49	37	46	26	14	14	–
U157	1. 自杀及后遗症	412	–	–	1	1	6	7	20	17	19	24	48	48	36	49	37	46	26	14	14	–
U158	2. 他杀及后遗症	10	–	–	–	–	–	–	–	1	3	2	–	2	1	–	–	–	–	–	–	–
U159	3. 战争	–	–	–	–	–	–	–	–	–	–	–	–	–	–	–	–	–	–	–	–	–
U160	其他	1	–	–	–	–	–	–	1	–	–	–	1	–	–	–	–	–	–	–	–	–
U161	其他剩余疾病	71	1	3	1	–	2	2	1	–	5	8	3	6	4	3	1	6	8	4	15	–

表3-35　2018年楚雄州死因别、年龄别死亡数（男）

疾病编码	疾病名称	总计	0-	1-	5-	10-	15-	20-	25-	30-	35-	40-	45-	50-	55-	60-	65-	70-	75-	80-	85及以上	不详
U000	全死因	10877	49	32	15	20	52	76	110	136	215	389	630	874	696	1000	1179	1328	1393	1470	1213	-
U001	I.传染病、母婴疾病和营养缺乏性疾病	441	30	5	2	1	2	3	3	7	20	16	24	40	22	31	47	39	41	56	52	-
U002	A.传染病和寄生虫病	171	-	3	1	1	-	1	2	6	14	9	18	24	16	21	20	13	13	6	5	-
U003	1.结核病	49	-	-	-	-	-	-	-	3	5	3	3	4	1	8	10	5	6	-	1	-
U004	2.性传播疾病	-	-	-	-	-	-	-	-	-	-	-	-	-	-	-	-	-	-	-	-	-
U005	a.梅毒	-	-	-	-	-	-	-	-	-	-	-	-	-	-	-	-	-	-	-	-	-
U006	b.衣原体病	-	-	-	-	-	-	-	-	-	-	-	-	-	-	-	-	-	-	-	-	-
U007	c.淋病	-	-	-	-	-	-	-	-	-	-	-	-	-	-	-	-	-	-	-	-	-
U008	d.其他	-	-	-	-	-	-	-	-	-	-	-	-	-	-	-	-	-	-	-	-	-
U009	3.艾滋病	13	-	-	-	-	-	-	-	-	3	1	4	1	2	-	-	-	1	-	1	-
U010	4.腹泻性疾病	4	-	1	1	-	1	-	-	-	1	-	-	-	-	-	-	-	-	-	-	-
U011	5.好发于儿童期的疾病	3	-	1	1	-	-	-	-	-	1	-	-	-	-	-	-	-	-	-	-	-
U012	a.百日咳	-	-	-	-	-	-	-	-	-	-	-	-	-	-	-	-	-	-	-	-	-
U013	b.脊髓灰质炎及后遗症	-	-	-	-	-	-	-	-	-	-	-	-	-	-	-	-	-	-	-	-	-
U014	c.白喉	-	-	-	-	-	-	-	-	-	-	-	-	-	-	-	-	-	-	-	-	-
U015	d.麻疹	3	-	1	1	-	-	-	-	-	1	-	-	-	-	-	-	-	-	-	-	-
U016	e.破伤风	-	-	-	-	-	-	-	-	-	-	-	-	-	-	-	-	-	-	-	-	-
U017	6.脑膜炎	7	-	-	-	-	-	-	-	1	1	1	1	2	1	-	-	-	-	-	-	-
U018	7.乙型肝炎	59	-	-	-	-	-	-	-	1	3	2	9	9	9	10	6	4	4	2	-	-
U019	丙型肝炎	4	-	-	-	-	-	-	-	1	2	-	1	-	-	-	-	-	-	-	-	-
U020	8.疟疾	1	-	-	-	-	-	1	-	-	-	-	-	-	-	-	-	-	-	-	-	-
U021	9.热带病	1	-	-	-	-	-	-	-	-	-	-	-	-	-	-	-	-	-	1	-	-
U022	a.锥虫病	1	-	-	-	-	-	-	-	-	-	-	-	-	-	-	-	-	-	1	-	-
U023	b.南美锥虫病	-	-	-	-	-	-	-	-	-	-	-	-	-	-	-	-	-	-	-	-	-
U024	c.血吸虫病	-	-	-	-	-	-	-	-	-	-	-	-	-	-	-	-	-	-	-	-	-
U025	d.利什曼病	-	-	-	-	-	-	-	-	-	-	-	-	-	-	-	-	-	-	-	-	-
U026	e.淋巴性丝虫病	-	-	-	-	-	-	-	-	-	-	-	-	-	-	-	-	-	-	-	-	-
U027	f.盘尾丝虫病	-	-	-	-	-	-	-	-	-	-	-	-	-	-	-	-	-	-	-	-	-
U028	10.麻风病	-	-	-	-	-	-	-	-	-	-	-	-	-	-	-	-	-	-	-	-	-
U029	11.登革热	-	-	-	-	-	-	-	-	-	-	-	-	-	-	-	-	-	-	-	-	-
U030	12.流行性乙型脑炎	-	-	-	-	-	-	-	-	-	-	-	-	-	-	-	-	-	-	-	-	-
U031	13.沙眼	-	-	-	-	-	-	-	-	-	-	-	-	-	-	-	-	-	-	-	-	-
U032	14.肠线虫感染	-	-	-	-	-	-	-	-	-	-	-	-	-	-	-	-	-	-	-	-	-

年龄组（岁）

续 表

疾病编码	疾病名称	总计	0–	1–	5–	10–	15–	20–	25–	30–	35–	40–	45–	50–	55–	60–	65–	70–	75–	80–	85及以上	不详
U033	a. 蛔虫病	—	—	—	—	—	—	—	—	—	—	—	—	—	—	—	—	—	—	—	—	—
U034	b. 鞭虫病	—	—	—	—	—	—	—	—	—	—	—	—	—	—	—	—	—	—	—	—	—
U035	c. 钩虫病	—	—	—	—	—	—	—	—	—	—	—	—	—	—	—	—	—	—	—	—	—
U036	d. 其他	—	—	—	—	—	—	—	—	—	—	—	—	—	—	—	—	—	—	—	—	—
U037	其他传染病	31	—	2	—	—	—	—	1	1	—	2	1	7	—	2	3	4	2	3	3	—
U038	B. 呼吸系统感染	236	7	2	—	—	—	3	—	5	5	7	5	16	6	10	25	26	26	47	47	—
U039	1. 下呼吸道感染	235	7	2	—	—	—	3	—	5	5	7	5	16	6	10	25	25	26	47	47	—
U040	2. 上呼吸道感染	1	—	—	—	—	—	—	—	—	—	—	—	—	—	—	—	1	—	—	—	—
U041	3. 中耳炎	—	—	—	—	—	—	—	—	—	—	—	—	—	—	—	—	—	—	—	—	—
U042	C. 妊娠、分娩和产褥期并发症	—	—	—	—	—	—	—	—	—	—	—	—	—	—	—	—	—	—	—	—	—
U043	1. 孕产妇出血	—	—	—	—	—	—	—	—	—	—	—	—	—	—	—	—	—	—	—	—	—
U044	2. 产妇败血症	—	—	—	—	—	—	—	—	—	—	—	—	—	—	—	—	—	—	—	—	—
U045	3. 妊娠高血压综合征	—	—	—	—	—	—	—	—	—	—	—	—	—	—	—	—	—	—	—	—	—
U046	4. 梗阻性分娩	—	—	—	—	—	—	—	—	—	—	—	—	—	—	—	—	—	—	—	—	—
U047	5. 流产	—	—	—	—	—	—	—	—	—	—	—	—	—	—	—	—	—	—	—	—	—
U048	其他	—	—	—	—	—	—	—	—	—	—	—	—	—	—	—	—	—	—	—	—	—
U049	D. 起源于围生期的情况	24	23	—	1	—	—	—	—	—	—	—	—	—	—	—	—	—	—	—	—	—
U050	1. 出生低体重	—	—	—	—	—	—	—	—	—	—	—	—	—	—	—	—	—	—	—	—	—
U051	2. 出生产伤和窒息	18	17	—	1	—	—	—	—	—	—	—	—	—	—	—	—	—	—	—	—	—
U052	其他	6	6	—	—	—	—	—	—	—	—	—	—	—	—	—	—	—	—	—	—	—
U053	E. 营养缺乏	10	—	—	—	—	—	—	2	—	—	—	1	—	—	2	2	3	—	—	—	—
U054	1. 蛋白质-能量营养不良	4	—	—	—	—	—	—	—	—	—	—	—	—	—	1	—	1	1	1	—	—
U055	2. 碘缺乏	—	—	—	—	—	—	—	—	—	—	—	—	—	—	—	—	—	—	—	—	—
U056	3. 维生素 A 缺乏病	—	—	—	—	—	—	—	—	—	—	—	—	—	—	—	—	—	—	—	—	—
U057	4. 缺铁性贫血	2	—	—	—	—	—	—	2	—	—	—	—	—	—	—	—	—	—	—	—	—
U058	其他营养缺乏	4	—	—	—	—	—	—	—	—	—	—	1	—	—	1	1	1	—	—	—	—
U059	II. 慢性非传染性疾病	9058	10	7	3	5	17	31	32	65	116	257	441	659	563	864	1034	1210	1277	1355	1112	—
U060	A. 恶性肿瘤	1340	—	1	4	4	7	7	15	22	22	54	95	141	152	225	227	160	114	73	36	—
U061	1. 唇、口腔和咽恶性肿瘤	23	—	—	—	—	—	—	—	1	1	2	1	2	6	2	2	3	1	2	—	—
U062	2. 食道癌	62	—	—	—	—	—	—	—	—	—	1	4	5	14	14	12	4	5	3	—	—
U063	3. 胃癌	114	—	—	—	—	—	—	—	1	3	2	7	10	14	26	19	11	14	5	2	—
U064	4. 结直肠癌	118	—	—	—	—	—	2	—	2	2	—	8	4	15	19	25	18	12	7	5	—
U065	5. 肝癌	329	—	—	—	—	1	—	1	2	8	24	34	54	37	59	49	37	12	5	5	—

续 表

疾病编码	疾病名称	总计	0–	1–	5–	10–	15–	20–	25–	30–	35–	40–	45–	50–	55–	60–	65–	70–	75–	80–	85及以上	不详
U066	6.胰腺癌	57	–	–	–	–	–	–	–	–	2	1	3	5	9	8	7	7	6	6	3	–
U067	7.肺癌	343	–	–	–	–	–	–	–	2	2	10	19	30	19	64	74	53	35	25	10	–
U068	8.皮肤癌	7	–	–	–	–	–	–	–	–	–	1	–	3	–	–	–	1	–	1	1	–
U069	9.乳腺癌	–	–	–	–	–	–	–	–	–	–	–	–	–	–	–	–	–	–	–	–	–
U070	10.子宫颈癌	–	–	–	–	–	–	–	–	–	–	–	–	–	–	–	–	–	–	–	–	–
U071	11.子宫体癌	–	–	–	–	–	–	–	–	–	–	–	–	–	–	–	–	–	–	–	–	–
U072	12.卵巢癌	–	–	–	–	–	–	–	–	–	–	–	–	–	–	–	–	–	–	–	–	–
U073	13.前列腺癌	19	–	–	–	–	–	–	–	–	–	1	–	1	1	1	3	3	4	4	2	–
U074	14.膀胱癌	24	–	–	–	–	–	–	–	–	–	1	1	1	1	3	4	4	2	4	2	–
U075	15.淋巴瘤与多发性骨髓瘤	27	–	–	–	–	1	–	1	1	–	2	1	2	5	3	3	4	3	1	–	–
U076	16.白血病	40	–	–	2	2	3	–	1	1	3	3	4	2	5	4	4	1	2	3	–	–
U077	其他	177	–	1	–	–	–	4	1	–	7	7	13	22	26	22	24	15	18	7	6	–
U078	B.其他肿瘤	13	–	–	2	–	–	2	–	–	–	–	–	–	1	3	1	1	–	2	1	–
U079	C.糖尿病	163	–	–	–	–	–	–	–	–	–	3	8	13	13	16	28	23	30	18	10	–
U080	D.内分泌紊乱	29	1	–	1	–	–	–	–	–	–	4	4	1	1	–	2	7	5	–	3	–
U081	E.神经系统和精神障碍疾病	142	1	–	1	–	4	5	5	3	2	9	13	15	7	6	11	10	11	18	20	–
U082	1.单相精神抑郁	4	–	–	–	–	–	–	–	1	–	–	1	–	–	–	–	–	1	–	–	–
U083	2.双相情感障碍	1	–	–	–	–	–	–	–	–	–	–	1	–	–	–	–	–	–	–	–	–
U084	3.精神分裂症	7	–	–	–	–	–	–	–	2	1	2	–	–	1	–	–	1	–	–	–	–
U085	4.癫痫症	17	–	–	1	–	–	1	1	–	5	2	2	2	2	–	–	–	1	–	–	–
U086	5.酒精使用所致精神障碍	22	–	–	–	–	–	–	–	–	8	4	2	2	4	–	–	–	–	1	–	–
U087	6.阿尔茨海默病和其他痴呆	51	–	1	–	–	–	2	–	–	–	1	1	2	4	1	4	7	17	18	–	–
U088	7.帕金森病	4	–	–	–	–	–	–	–	–	–	–	–	–	–	2	–	1	1	–	–	–
U089	8.多发性硬化	–	–	–	–	–	–	–	–	–	–	–	–	–	–	–	–	–	–	–	–	–
U090	9.药物使用所致精神障碍	4	–	–	–	–	–	–	–	–	–	–	2	–	–	–	–	–	–	–	–	–
U091	10.创伤后应激障碍	–	–	–	–	–	–	–	–	–	–	–	–	–	–	–	–	–	–	–	–	–
U092	11.强迫症	–	–	–	–	–	–	–	–	–	–	–	–	–	–	–	–	–	–	–	–	–
U093	12.惊恐障碍	–	–	–	–	–	–	–	–	–	–	–	–	–	–	–	–	–	–	–	–	–
U094	13.失眠症	–	–	–	–	–	–	–	–	–	–	–	–	–	–	–	–	–	–	–	–	–
U095	14.偏头痛	–	–	–	–	–	–	–	–	–	–	–	–	–	–	–	–	–	–	–	–	–
U096	15.由于铅暴露引起的精神发育障碍	1	1	–	–	–	–	–	–	–	–	–	–	–	–	–	–	–	–	–	–	–
U097	其他	31	1	1	1	–	4	3	–	–	–	–	3	2	5	–	3	3	–	1	1	–
U098	F.感官疾病	–	–	–	–	–	–	–	–	–	–	–	–	–	–	–	–	–	–	–	–	–

续　表

疾病编码	疾病名称	总计	0–	1–	5–	10–	15–	20–	25–	30–	35–	40–	45–	50–	55–	60–	65–	70–	75–	80–	85及以上	不详
U099	1. 青光眼	–	–	–	–	–	–	–	–	–	–	–	–	–	–	–	–	–	–	–	–	–
U100	2. 白内障	–	–	–	–	–	–	–	–	–	–	–	–	–	–	–	–	–	–	–	–	–
U101	3. 与年龄有关的视觉障碍	–	–	–	–	–	–	–	–	–	–	–	–	–	–	–	–	–	–	–	–	–
U102	4. 成年开始的听力损失	–	–	–	–	–	–	–	–	–	–	–	–	–	–	–	–	–	–	–	–	–
U103	其他	–	–	–	–	–	–	–	–	–	–	–	–	–	–	–	–	–	–	–	–	–
U104	G. 心血管疾病	4610	–	–	–	1	3	9	13	27	52	129	207	319	259	409	505	644	674	751	608	–
U105	1. 风湿性心脏病	132	–	–	–	–	–	–	–	–	2	1	4	5	5	13	19	21	14	22	26	–
U106	2. 高血压及并发症	524	–	–	–	–	–	1	1	1	2	9	11	21	20	43	47	77	87	116	88	–
U107	3. 缺血性心脏病	1591	–	–	–	–	–	2	5	12	19	48	89	125	82	133	142	221	213	259	241	–
U108	4. 脑血管病	2019	–	–	–	1	3	4	3	9	14	51	72	124	125	188	255	289	326	332	224	–
U109	5. 炎性心脏病	111	–	–	–	–	–	1	–	–	6	8	9	13	10	13	16	14	11	2	7	–
U110	其他	228	–	–	–	1	–	1	3	5	9	12	22	30	17	18	25	20	23	20	22	–
U111	H. 主要呼吸系统疾病	1866	–	–	–	–	–	–	7	7	4	16	29	60	63	124	169	268	352	400	374	–
U112	1. 慢性阻塞性肺疾病	1763	–	–	–	–	–	–	–	4	2	11	27	49	55	108	166	251	337	392	361	–
U113	2. 哮喘	31	–	–	–	–	–	–	–	2	–	1	2	–	–	3	1	2	5	4	4	–
U114	其他	72	–	–	–	–	–	–	1	1	–	4	2	11	8	13	–	7	10	4	9	–
U115	I. 主要消化系统疾病	651	2	–	–	–	1	2	4	9	27	40	72	83	55	67	63	64	62	63	36	–
U116	1. 消化性溃疡	91	–	1	–	–	–	–	–	–	2	2	5	11	5	7	13	15	10	10	10	–
U117	2. 肝硬化	319	–	–	–	–	–	–	–	6	19	29	40	57	35	38	34	17	20	17	4	–
U118	3. 阑尾炎	7	–	–	–	–	–	–	–	–	–	1	1	2	–	–	–	1	2	–	–	–
U119	其他	234	2	–	–	–	–	1	2	2	6	8	27	13	15	22	16	31	30	35	22	–
U120	J. 主要泌尿生殖系统疾病	181	1	–	–	–	–	2	1	2	6	6	10	22	11	11	20	29	20	20	21	–
U121	1. 肾炎和肾病	162	1	–	–	–	–	2	1	–	6	6	10	20	10	10	17	25	17	16	20	–
U122	2. 前列腺增生	3	–	–	–	–	–	–	–	–	–	–	–	–	–	1	–	1	–	1	–	–
U123	其他	16	–	–	–	–	–	–	–	–	–	–	1	2	1	1	3	3	2	3	1	–
U124	K. 皮肤病	5	–	–	–	–	–	–	–	–	–	–	1	1	–	–	–	3	1	–	1	–
U125	L. 肌肉骨骼和结缔组织疾病	35	–	–	–	–	–	1	–	–	–	–	2	4	–	2	8	3	8	4	2	–
U126	1. 风湿性关节炎	22	–	–	–	–	–	1	–	–	–	–	2	2	–	2	6	2	5	2	2	–
U127	2. 骨关节炎	1	–	–	–	–	–	–	–	–	–	–	–	1	–	–	–	–	–	–	–	–
U128	3. 痛风	2	–	–	–	–	–	–	–	–	–	–	–	1	–	–	1	–	–	–	–	–
U129	4. 腰痛	1	–	–	–	–	–	–	–	–	–	–	–	–	–	–	–	1	1	1	–	–
U130	其他	9	–	–	–	–	–	1	–	3	–	–	–	2	1	–	–	1	1	1	–	–
U131	M. 先天异常	23	6	4	–	–	2	3	1	3	2	1	1	1	1	–	–	–	–	–	–	–

续 表

疾病编码	疾病名称	总计	年龄组（岁）																			
			0 -	1 -	5 -	10 -	15 -	20 -	25 -	30 -	35 -	40 -	45 -	50 -	55 -	60 -	65 -	70 -	75 -	80 -	85 及以上	不详
U132	1. 腹壁缺损	-	-	-	-	-	-	-	-	-	-	-	-	-	-	-	-	-	-	-	-	-
U133	2. 无脑畸形	-	-	-	-	-	-	-	-	-	-	-	-	-	-	-	-	-	-	-	-	-
U134	3. 肛门直肠闭锁	-	-	-	-	-	-	-	-	-	-	-	-	-	-	-	-	-	-	-	-	-
U135	4. 唇裂	-	-	-	-	-	-	-	-	-	-	-	-	-	-	-	-	-	-	-	-	-
U136	5. 腭裂	-	-	-	-	-	-	-	-	-	-	-	-	-	-	-	-	-	-	-	-	-
U137	6. 食管闭锁	-	-	-	-	-	-	-	-	-	-	-	-	-	-	-	-	-	-	-	-	-
U138	7. 肾发育不全	-	-	-	-	-	-	-	-	-	-	-	-	-	-	-	-	-	-	-	-	-
U139	8. 唐氏综合征	-	-	-	-	-	-	-	-	-	-	-	-	-	-	-	-	-	-	-	-	-
U140	9. 先天性心脏异常	19	4	4	-	-	-	3	1	2	2	-	1	1	1	-	-	-	-	-	-	-
U141	10. 脊柱裂	4	2	-	-	-	1	-	-	-	-	-	-	-	1	-	-	-	-	-	-	-
U142	其他	-	-	-	-	-	-	-	-	-	-	-	-	-	-	-	-	-	-	-	-	-
U143	N. 口腔疾病	-	-	-	-	-	-	-	-	-	-	-	-	-	-	-	-	-	-	-	-	-
U144	1. 龋齿	-	-	-	-	-	-	-	-	-	-	-	-	-	-	-	-	-	-	-	-	-
U145	2. 牙周病	-	-	-	-	-	-	-	-	-	-	-	-	-	-	-	-	-	-	-	-	-
U146	3. 无牙症	-	-	-	-	-	-	-	-	-	-	-	-	-	-	-	-	-	-	-	-	-
U147	其他	-	-	-	-	-	-	-	-	-	-	-	-	-	-	-	-	-	-	-	-	-
U148	Ⅲ. 伤害	1336	9	18	10	14	33	41	74	64	75	109	163	172	108	104	97	77	70	55	43	-
U149	A. 意外伤害	1037	9	18	9	13	28	35	61	50	60	85	129	139	77	65	70	52	55	47	35	-
U150	1. 道路交通事故	348	1	2	-	5	12	17	28	24	27	35	47	51	29	20	22	11	7	8	2	-
U151	2. 意外中毒	152	-	2	-	-	3	3	2	3	10	14	28	27	14	12	15	7	8	4	2	-
U152	3. 意外跌落	295	1	2	9	7	6	2	14	9	10	21	25	34	22	22	26	25	29	29	24	-
U153	4. 火灾	16	-	1	-	-	-	-	-	1	1	2	2	1	1	1	1	1	4	1	1	-
U154	5. 溺水	95	7	7	7	1	5	5	8	7	9	2	5	4	4	7	2	4	3	2	2	-
U155	其他	131	7	6	-	1	7	8	6	7	9	12	22	18	4	3	5	4	4	2	4	-
U156	B. 故意伤害	278	-	-	-	1	6	8	13	14	14	22	31	32	26	39	25	24	12	7	7	-
U157	1. 自杀及后遗症	271	-	-	-	1	5	6	13	14	14	20	30	30	25	39	25	24	12	7	7	-
U158	2. 他杀及后遗症	6	-	-	-	-	-	1	-	-	2	2	1	2	1	-	-	-	-	-	-	-
U159	3. 战争	-	-	-	-	-	-	-	-	-	-	-	-	-	-	-	-	-	-	-	-	-
U160	其他	1	-	-	-	-	-	-	-	-	-	-	1	-	-	-	-	-	-	-	-	-
U161	其他剩余疾病	42	-	2	-	-	1	1	-	4	4	7	2	3	3	1	1	2	5	4	6	-

表 3－36　2018 年楚雄州死因别、年龄别死亡数（女）

疾病编码	疾病名称	总计	0–	1–	5–	10–	15–	20–	25–	30–	35–	40–	45–	50–	55–	60–	65–	70–	75–	80–	85及以上	不详
U000	全死因	7822	35	24	18	10	24	31	40	42	65	120	204	371	288	478	704	997	1205	1567	1599	–
U001	I. 传染病、母婴疾病和营养缺乏性疾病	282	21	4	1	1	–	1	3	1	4	7	4	11	10	16	17	32	33	51	65	–
U002	A. 传染病和寄生虫病	83	3	–	1	1	–	1	2	1	4	3	2	6	5	9	6	12	4	14	10	–
U003	1. 结核病	17	–	–	–	–	–	–	–	–	1	3	2	1	–	3	3	2	3	2	2	–
U004	2. 性传播疾病	–	–	–	–	–	–	–	–	–	–	–	–	–	–	–	–	–	–	–	–	–
U005	a. 梅毒	–	–	–	–	–	–	–	–	–	–	–	–	–	–	–	–	–	–	–	–	–
U006	b. 衣原体病	–	–	–	–	–	–	–	–	–	–	–	–	–	–	–	–	–	–	–	–	–
U007	c. 淋病	–	–	–	–	–	–	–	–	–	–	–	–	–	–	–	–	–	–	–	–	–
U008	d. 其他	–	–	–	–	–	–	–	–	–	–	–	–	–	–	–	–	–	–	–	–	–
U009	3. 艾滋病	7	–	–	–	–	–	–	1	–	1	1	–	2	1	1	–	–	–	–	–	–
U010	4. 腹泻性疾病	1	–	–	–	–	–	–	–	–	–	–	–	–	1	–	–	–	–	–	–	–
U011	5. 好发于儿童期的疾病	1	–	–	–	–	–	–	–	–	1	–	–	–	–	–	–	–	–	–	–	–
U012	a. 百日咳	–	–	–	–	–	–	–	–	–	–	–	–	–	–	–	–	–	–	–	–	–
U013	b. 脊髓灰质炎及后遗症	–	–	–	–	–	–	–	–	–	–	–	–	–	–	–	–	–	–	–	–	–
U014	c. 白喉	–	–	–	–	–	–	–	–	–	–	–	–	–	–	–	–	–	–	–	–	–
U015	d. 麻疹	–	–	–	–	–	–	–	–	–	–	–	–	–	–	–	–	–	–	–	–	–
U016	e. 破伤风	1	–	–	–	–	–	–	–	–	–	–	–	1	–	–	–	–	–	–	–	–
U017	6. 脑膜炎	6	–	–	–	–	–	–	–	–	–	–	2	2	2	–	–	2	–	–	–	–
U018	7. 乙型肝炎	25	–	–	–	–	–	–	–	–	–	1	2	1	2	5	–	8	1	5	–	–
U019	丙型肝炎	1	–	–	–	–	–	–	–	–	1	–	–	–	–	–	–	–	–	–	–	–
U020	8. 疟疾	–	–	–	–	–	–	–	–	–	–	–	–	–	–	–	–	–	–	–	–	–
U021	9. 热带病	–	–	–	–	–	–	–	–	–	–	–	–	–	–	–	–	–	–	–	–	–
U022	a. 锥虫病	–	–	–	–	–	–	–	–	–	–	–	–	–	–	–	–	–	–	–	–	–
U023	b. 南美锥虫病	–	–	–	–	–	–	–	–	–	–	–	–	–	–	–	–	–	–	–	–	–
U024	c. 血吸虫病	–	–	–	–	–	–	–	–	–	–	–	–	–	–	–	–	–	–	–	–	–
U025	d. 利什曼病	–	–	–	–	–	–	–	–	–	–	–	–	–	–	–	–	–	–	–	–	–
U026	e. 淋巴性丝虫病	–	–	–	–	–	–	–	–	–	–	–	–	–	–	–	–	–	–	–	–	–
U027	f. 盘尾丝虫病	–	–	–	–	–	–	–	–	–	–	–	–	–	–	–	–	–	–	–	–	–
U028	10. 麻风病	1	–	–	–	–	–	–	1	–	–	–	–	–	–	–	–	–	–	–	–	–
U029	11. 登革热	–	–	–	–	–	–	–	–	–	–	–	–	–	–	–	–	–	–	–	–	–
U030	12. 流行性乙型脑炎	–	–	–	–	–	–	–	–	–	–	–	–	–	–	–	–	–	–	–	–	–
U031	13. 沙眼	–	–	–	–	–	–	–	–	–	–	–	–	–	–	–	–	–	–	–	–	–
U032	14. 肠线虫感染	–	–	–	–	–	–	–	–	–	–	–	–	–	–	–	–	–	–	–	–	–

年龄组（岁）

续　表

疾病编码	疾病名称	总计	0–	1–	5–	10–	15–	20–	25–	30–	35–	40–	45–	50–	55–	60–	65–	70–	75–	80–	85及以上	不详
											年龄组（岁）											
U033	a. 蛔虫病	—	—	—	—	—	—	—	—	—	—	—	—	—	—	—	—	—	—	—	—	—
U034	b. 鞭虫病	—	—	—	—	—	—	—	—	—	—	—	—	—	—	—	—	—	—	—	—	—
U035	c. 钩虫病	—	—	—	—	—	—	—	—	—	—	—	—	—	—	—	—	—	—	—	—	—
U036	d. 其他	—	—	—	—	—	—	—	—	—	—	—	—	—	—	—	—	—	—	—	—	—
U037	其他传染病	26	3	—	—	1	—	—	—	—	—	1	—	—	2	1	3	—	—	7	8	—
U038	B. 呼吸系统感染	168	3	4	—	1	—	—	—	—	—	3	—	5	5	6	10	19	27	34	51	—
U039	1. 下呼吸道感染	166	3	4	—	1	—	—	—	—	—	3	—	5	5	6	10	19	27	33	50	—
U040	2. 上呼吸道感染	1	—	—	—	—	—	—	—	—	—	—	—	—	—	—	—	—	—	1	—	—
U041	3. 中耳炎	1	—	—	—	—	—	—	—	—	—	—	—	—	—	—	—	—	—	—	1	—
U042	C. 妊娠、分娩和产褥期并发症	2	—	—	—	—	—	—	—	—	—	1	1	—	—	—	—	—	—	—	—	—
U043	1. 孕产妇出血	—	—	—	—	—	—	—	—	—	—	—	—	—	—	—	—	—	—	—	—	—
U044	2. 产妇败血症	—	—	—	—	—	—	—	—	—	—	—	—	—	—	—	—	—	—	—	—	—
U045	3. 妊娠高血压综合征	—	—	—	—	—	—	—	—	—	—	—	—	—	—	—	—	—	—	—	—	—
U046	4. 梗阻性分娩	—	—	—	—	—	—	—	—	—	—	—	—	—	—	—	—	—	—	—	—	—
U047	5. 流产	—	—	—	—	—	—	—	—	—	—	—	—	—	—	—	—	—	—	—	—	—
U048	其他	2	—	—	—	—	—	—	—	—	—	1	1	—	—	—	—	—	—	—	—	—
U049	D. 起源于围生期的情况	15	15	—	—	—	—	—	—	—	—	—	—	—	—	—	—	—	—	—	—	—
U050	1. 出生低体重	2	2	—	—	—	—	—	—	—	—	—	—	—	—	—	—	—	—	—	—	—
U051	2. 出生产伤和窒息	10	10	—	—	—	—	—	—	—	—	—	—	—	—	—	—	—	—	—	—	—
U052	其他	3	3	—	—	—	—	—	—	—	—	—	—	—	—	—	—	—	—	—	—	—
U053	E. 营养缺乏	14	—	—	—	—	—	—	—	—	—	—	2	—	—	1	1	1	2	3	4	—
U054	1. 蛋白质-能量营养不良	5	—	—	—	—	—	—	—	—	—	—	—	—	—	—	—	1	1	2	1	—
U055	2. 碘缺乏	—	—	—	—	—	—	—	—	—	—	—	—	—	—	—	—	—	—	—	—	—
U056	3. 维生素 A 缺乏病	—	—	—	—	—	—	—	—	—	—	—	—	—	—	—	—	—	—	—	—	—
U057	4. 缺铁性贫血	3	—	—	—	—	—	—	—	—	—	—	2	—	—	—	—	—	—	—	1	—
U058	其他营养病症	6	—	—	—	—	—	—	—	—	—	—	—	—	—	1	1	—	1	1	2	—
U059	II. 慢性非传染性疾病	6858	11	5	6	4	10	15	21	28	38	86	146	298	240	409	638	901	1096	1444	1462	—
U060	A. 恶性肿瘤	734	1	—	3	2	3	4	5	9	10	31	55	98	64	101	97	85	75	63	28	—
U061	1. 唇、口腔和咽恶性肿瘤	9	—	—	—	—	—	—	—	—	—	1	2	2	—	—	1	1	1	—	1	—
U062	2. 食道癌	7	—	—	—	—	—	—	—	—	—	—	—	1	—	2	—	—	1	3	—	—
U063	3. 胃癌	73	—	—	—	—	—	—	—	—	1	3	3	6	4	10	11	11	8	9	7	—
U064	4. 结直肠癌	74	—	—	—	—	—	—	—	—	1	3	5	9	5	7	10	9	11	9	5	—
U065	5. 肝癌	94	—	—	—	—	—	—	—	—	—	3	5	7	6	16	13	15	11	14	4	—

续　表

疾病编码	疾病名称	总计	年龄组（岁）																			不详
			0-	1-	5-	10-	15-	20-	25-	30-	35-	40-	45-	50-	55-	60-	65-	70-	75-	80-	85及以上	
U066	6. 胰腺癌	16	-	-	-	-	-	-	-	-	1	-	1	1	-	3	-	2	3	3	2	-
U067	7. 肺癌	122	-	-	-	-	-	-	-	2	2	7	5	11	13	19	22	12	15	10	4	-
U068	8. 皮肤癌	14	-	-	-	-	-	-	-	1	1	-	1	-	1	3	3	1	1	2	-	-
U069	9. 乳腺癌	51	-	-	-	-	-	-	-	1	1	2	9	14	4	6	8	1	2	1	2	-
U070	10. 子宫颈癌	73	-	-	-	-	-	-	-	-	-	2	11	16	11	7	10	8	7	1	-	-
U071	11. 子宫体癌	31	-	-	-	-	-	-	3	-	-	2	-	7	5	4	5	1	3	1	-	-
U072	12. 卵巢癌	18	-	-	-	-	-	-	-	1	-	2	1	6	1	-	1	4	2	-	-	-
U073	13. 前列腺癌	-	-	-	-	-	-	-	-	-	-	-	-	-	-	-	-	-	-	-	-	-
U074	14. 膀胱癌	5	-	-	-	-	-	-	-	-	-	-	-	-	-	-	1	1	1	1	1	-
U075	15. 淋巴瘤与多发性骨髓瘤	13	1	-	-	-	-	-	-	3	-	-	2	-	1	-	3	-	1	1	1	-
U076	16. 白血病	29	-	-	3	2	3	2	-	2	2	3	2	1	3	4	1	-	-	-	1	-
U077	其他	105	-	-	3	-	-	-	2	2	2	3	9	12	10	21	8	15	8	8	2	-
U078	B. 其他肿瘤	14	-	-	-	-	-	-	1	-	1	1	2	-	1	-	3	3	-	2	-	-
U079	C. 糖尿病	183	-	-	-	-	-	-	-	-	1	2	2	6	12	11	23	29	35	38	24	-
U080	D. 内分泌疾患	38	-	-	-	-	-	-	-	-	2	3	1	3	3	2	2	6	5	4	7	-
U081	E. 神经系统和精神障碍疾病	101	1	-	-	1	-	4	6	1	2	4	-	8	3	2	5	8	7	17	32	-
U082	1. 单相精神抑郁	3	-	-	-	-	-	-	-	-	-	-	-	1	-	-	-	1	-	-	1	-
U083	2. 双相情感障碍	-	-	-	-	-	-	-	-	-	-	-	-	-	-	-	-	-	-	-	-	-
U084	3. 精神分裂症	4	1	-	-	-	-	-	1	-	-	1	-	-	-	-	1	-	-	-	-	-
U085	4. 癫痫症	12	-	-	-	-	-	1	3	1	1	2	-	3	-	1	-	-	-	-	-	-
U086	5. 酒精使用所致精神障碍	3	-	-	-	-	-	-	-	-	-	-	1	-	1	-	1	-	-	-	-	-
U087	6. 阿尔茨海默病和其他痴呆	63	-	-	-	-	-	-	-	-	-	-	-	2	-	2	2	6	6	15	30	-
U088	7. 帕金森病	-	-	-	-	-	-	-	-	-	-	-	-	-	-	-	-	-	-	-	-	-
U089	8. 多发性硬化	-	-	-	-	-	-	-	-	-	-	-	-	-	-	-	-	-	-	-	-	-
U090	9. 药物使用所致精神障碍	-	-	-	-	-	-	-	-	-	-	-	-	-	-	-	-	-	-	-	-	-
U091	10. 创伤后应激障碍	-	-	-	-	-	-	-	-	-	-	-	-	-	-	-	-	-	-	-	-	-
U092	11. 强迫症	-	-	-	-	-	-	-	-	-	-	-	-	-	-	-	-	-	-	-	-	-
U093	12. 惊恐障碍	-	-	-	-	-	-	-	-	-	-	-	-	-	-	-	-	-	-	-	-	-
U094	13. 失眠症	-	-	-	-	-	-	-	-	-	-	-	-	-	-	-	-	-	-	-	-	-
U095	14. 偏头痛	-	-	-	-	-	-	-	-	-	-	-	-	-	-	-	-	-	-	-	-	-
U096	15. 由于铅暴露引起的精神发育障碍	-	-	-	-	-	-	-	-	-	-	-	-	-	-	-	-	-	-	-	-	-
U097	其他	16	-	-	-	-	-	-	2	-	1	1	1	2	2	1	-	2	1	2	1	-
U098	F. 感官疾病	1	-	-	-	-	-	-	-	-	-	-	-	-	-	-	-	1	-	-	-	-

续 表

疾病编码	疾病名称	总计	0-	1-	5-	10-	15-	20-	25-	30-	35-	40-	45-	50-	55-	60-	65-	70-	75-	80-	85及以上	不详
U099	1. 青光眼	-	-	-	-	-	-	-	-	-	-	-	-	-	-	-	-	-	-	-	-	-
U100	2. 白内障	-	-	-	-	-	-	-	-	-	-	-	-	-	-	-	-	-	-	-	-	-
U101	4. 与年龄有关的视觉障碍	-	-	-	-	-	-	-	-	-	-	-	-	-	-	-	-	-	-	-	-	-
U102	成年开始的听力损失	-	-	-	-	-	-	-	-	-	-	-	-	-	-	-	-	-	-	-	-	-
U103	其他	1	-	-	-	-	-	-	-	-	-	-	-	-	-	-	-	-	-	1	-	-
U104	G. 心血管疾病	3815	-	-	-	-	3	2	5	7	13	26	65	139	121	221	365	529	641	828	850	-
U105	1. 风湿性心脏病	171	-	-	-	-	-	2	1	1	-	2	2	13	6	8	19	25	25	41	29	-
U106	2. 高血压及并发症	512	-	-	-	-	-	-	-	-	-	2	1	16	10	29	47	59	94	115	139	-
U107	3. 缺血性心脏病	1306	-	-	1	-	1	-	3	5	2	9	29	34	46	68	114	170	192	282	349	-
U108	4. 脑血管病	1650	-	-	-	-	-	-	-	-	8	12	24	66	52	102	167	253	302	364	300	-
U109	5. 炎性心脏病	50	-	-	-	-	-	-	-	-	-	-	-	5	3	5	5	2	9	9	10	-
U110	其他	121	-	-	-	-	-	-	-	1	3	1	9	5	4	8	13	20	17	16	23	-
U111	H. 主要呼吸系统疾病	1549	-	-	1	-	-	-	2	-	3	8	9	17	15	44	103	184	279	429	454	-
U112	1. 慢性阻塞性肺疾病	1493	-	-	-	-	-	-	2	-	2	7	8	15	14	42	95	178	269	417	445	-
U113	2. 哮喘	30	-	-	-	-	1	-	-	-	-	1	-	1	1	1	6	3	4	7	5	-
U114	其他	26	1	-	1	-	-	-	-	-	-	-	-	1	-	1	2	3	6	5	4	-
U115	I. 主要消化系统疾病	243	1	1	-	-	2	-	1	-	3	6	6	15	12	19	20	37	36	43	38	-
U116	1. 消化性溃疡	44	-	-	-	-	-	-	-	-	1	-	1	2	1	3	3	10	8	6	9	-
U117	2. 肝硬化	47	-	-	-	-	-	-	-	1	-	1	4	5	7	6	5	4	5	6	2	-
U118	3. 阑尾炎	1	-	-	-	-	-	-	-	-	-	-	-	-	-	-	-	-	-	1	-	-
U119	其他	151	1	-	-	-	2	-	1	4	2	4	1	8	4	10	12	23	23	30	27	-
U120	J. 主要泌尿生殖系统疾病	111	-	-	-	-	-	-	-	4	1	3	4	8	10	7	17	13	13	12	16	-
U121	1. 肾炎和肾病	103	-	-	-	-	1	-	-	4	-	3	4	-	9	5	16	13	11	12	15	-
U122	2. 前列腺增生	-	-	-	-	-	-	-	-	-	-	-	-	-	-	-	-	-	-	-	-	-
U123	其他	8	-	-	-	-	-	-	-	-	1	-	-	3	-	-	1	1	2	-	1	-
U124	K. 皮肤病	4	-	-	-	-	-	-	-	-	-	-	-	-	-	1	2	-	-	1	-	-
U125	L. 肌肉骨骼和结缔组织疾病	43	-	-	-	-	-	-	-	-	1	1	1	3	2	2	1	6	4	6	12	-
U126	1. 风湿性关节炎	20	-	-	-	-	-	-	-	-	-	-	-	1	2	-	1	4	2	3	9	-
U127	2. 骨关节炎	-	-	-	-	-	-	-	-	-	-	-	-	-	-	-	-	-	-	-	-	-
U128	3. 痛风	-	-	-	-	-	-	-	-	-	-	-	-	-	-	-	-	-	-	-	-	-
U129	4. 腰痛	-	-	-	-	-	-	-	-	-	-	-	-	-	-	-	-	-	-	-	-	-
U130	其他	23	-	-	-	-	1	2	-	4	1	1	1	2	-	2	-	2	2	3	3	-
U131	M. 先天异常	20	8	4	-	1	1	-	-	1	2	1	1	-	-	-	-	-	-	1	-	-

续　表

疾病编码	疾病名称	总计	0-	1-	5-	10-	15-	20-	25-	30-	35-	40-	45-	50-	55-	60-	65-	70-	75-	80-	85及以上	不详
											年龄组（岁）											
U132	1. 腹壁缺损	-	-	-	-	-	-	-	-	-	-	-	-	-	-	-	-	-	-	-	-	-
U133	2. 无脑畸形	-	-	-	-	-	-	-	-	-	-	-	-	-	-	-	-	-	-	-	-	-
U134	3. 肛门直肠闭锁	-	-	-	-	-	-	-	-	-	-	-	-	-	-	-	-	-	-	-	-	-
U135	4. 唇裂	-	-	-	-	-	-	-	-	-	-	-	-	-	-	-	-	-	-	-	-	-
U136	5. 腭裂	-	-	-	-	-	-	-	-	-	-	-	-	-	-	-	-	-	-	-	-	-
U137	6. 食管闭锁	1	1	-	-	-	-	-	-	-	-	-	-	-	-	-	-	-	-	-	-	-
U138	7. 肾发育不全	-	-	-	-	-	-	-	-	-	-	-	-	-	-	-	-	-	-	-	-	-
U139	8. 唐氏综合征	-	-	-	-	-	-	-	-	-	-	-	-	-	-	-	-	-	-	-	-	-
U140	9. 先天性心脏异常	14	4	3	-	-	1	2	-	1	2	-	1	-	-	-	-	-	-	-	-	-
U141	10. 脊柱裂	2	-	-	-	-	1	-	-	-	-	-	1	-	-	-	-	-	-	-	-	-
U142	其他	5	3	1	-	-	-	-	-	-	-	-	-	-	-	-	-	-	-	-	1	-
U143	N. 口腔疾病	2	-	-	-	-	-	-	-	-	-	-	-	1	-	-	-	-	-	1	-	-
U144	1. 龋齿	-	-	-	-	-	-	-	-	-	-	-	-	-	-	-	-	-	-	-	-	-
U145	2. 牙周病	-	-	-	-	-	-	-	-	-	-	-	-	-	-	-	-	-	-	-	-	-
U146	3. 无牙症	-	-	-	-	-	-	-	-	-	-	-	-	-	-	-	-	-	-	-	-	-
U147	其他	2	-	-	-	-	-	-	-	-	-	-	1	-	-	-	-	-	1	-	-	-
U148	Ⅲ. 伤害	653	2	14	10	5	14	14	16	13	22	26	53	59	37	51	49	60	73	72	63	-
U149	A. 意外伤害	496	2	13	10	5	13	12	9	9	14	22	34	41	25	37	37	38	57	59	55	-
U150	1. 道路交通事故	152	2	7	2	-	5	3	7	5	5	13	18	16	11	13	9	11	11	6	5	-
U151	2. 意外中毒	60	-	-	2	-	1	3	-	2	3	3	5	4	6	5	8	5	5	3	5	-
U152	3. 意外跌落	190	-	1	2	-	1	2	-	1	2	3	6	10	5	11	18	13	37	39	40	-
U153	4. 火灾	9	-	-	-	-	-	-	-	1	2	3	-	1	-	-	1	-	-	-	1	-
U154	5. 溺水	47	-	3	2	3	5	2	-	-	2	1	2	4	3	7	1	5	1	3	2	-
U155	其他	38	-	-	-	-	1	-	-	1	2	2	2	6	4	4	1	4	1	8	2	-
U156	B. 故意伤害	145	-	-	-	-	1	2	7	4	8	4	18	18	11	10	12	22	14	7	7	-
U157	1. 自杀及后遗症	141	-	-	-	-	1	2	7	3	5	4	18	18	11	10	12	22	14	7	7	-
U158	2. 他杀及后遗症	4	-	-	-	-	-	-	-	1	3	-	-	-	-	-	-	-	-	-	-	-
U159	3. 战争	-	-	-	-	-	-	-	-	-	-	-	-	-	-	-	-	-	-	-	-	-
U160	其他	-	-	-	-	-	-	-	-	-	-	-	-	-	-	-	-	-	-	-	-	-
U161	其他剩余疾病	29	1	1	1	-	-	-	-	-	1	-	1	3	1	2	-	4	3	-	9	-

表 3-37　2018 年红河州死因别、年龄别死亡数（男女合计）

疾病编码	疾病名称	总计	0-	1-	5-	10-	15-	20-	25-	30-	35-	40-	45-	50-	55-	60-	65-	70-	75-	80-	85及以上	不详
														年龄组（岁）								
U000	全死因	29387	293	169	97	101	158	231	277	409	625	976	1459	1985	1578	2304	2775	3186	4135	4252	4376	1
U001	I. 传染病、母婴疾病和营养缺乏性疾病	1893	183	40	21	8	7	16	23	50	73	111	108	129	74	112	104	140	180	210	304	-
U002	A. 传染病和寄生虫病	819	7	11	12	6	5	10	16	44	64	90	87	92	54	72	52	55	53	53	36	-
U003	1. 结核病	251	-	1	1	1	3	4	2	15	20	23	21	33	19	28	16	23	19	14	8	-
U004	2. 性传播疾病	12	-	-	-	-	-	-	1	1	-	-	-	2	2	3	1	-	1	-	1	-
U005	a. 梅毒	3	-	-	-	-	-	-	-	-	-	-	-	-	-	-	1	-	1	-	1	-
U006	b. 衣原体病	1	-	-	-	-	-	-	-	-	-	-	-	-	1	-	-	-	-	-	-	-
U007	c. 淋病	-	-	-	-	-	-	-	-	-	-	-	-	-	-	-	-	-	-	-	-	-
U008	d. 其他	8	-	-	-	-	-	-	1	1	-	-	-	2	1	3	-	-	-	-	-	-
U009	3. 艾滋病	233	-	1	-	-	-	5	10	20	36	46	39	26	9	9	10	11	4	7	3	-
U010	4. 腹泻性疾病	9	-	2	2	-	-	-	-	-	-	-	-	-	-	-	-	-	-	-	-	-
U011	5. 好发于儿童期的疾病	5	-	-	1	-	-	-	-	-	-	-	-	-	-	-	-	-	-	-	-	-
U012	a. 百日咳	-	-	-	-	-	-	-	-	-	-	-	-	-	-	-	-	-	-	-	-	-
U013	b. 脊髓灰质炎及后遗症	-	-	-	-	-	-	-	-	-	-	-	-	-	-	-	-	-	-	-	-	-
U014	c. 白喉	-	-	-	-	-	-	-	-	-	-	-	-	-	-	-	-	-	-	-	-	-
U015	d. 麻疹	-	-	-	-	-	-	-	-	-	-	-	-	-	-	-	-	-	-	-	-	-
U016	e. 破伤风	5	1	2	2	-	-	-	-	-	-	-	-	-	-	-	-	-	-	-	-	-
U017	6. 脑膜炎	31	1	2	5	3	1	1	-	1	-	-	1	-	1	3	2	2	3	2	3	-
U018	7. 乙型肝炎	133	-	-	-	-	-	-	1	5	4	9	11	17	16	20	10	8	13	9	10	-
U019	丙型肝炎	20	-	-	-	-	-	-	-	-	3	6	7	3	1	-	-	-	-	-	-	-
U020	8. 疟疾	-	-	-	-	-	-	-	-	-	-	-	-	-	-	-	-	-	-	-	-	-
U021	9. 热带病	-	-	-	-	-	-	-	-	-	-	-	-	-	-	-	-	-	-	-	-	-
U022	a. 锥虫病	-	-	-	-	-	-	-	-	-	-	-	-	-	-	-	-	-	-	-	-	-
U023	b. 南美锥虫病	-	-	-	-	-	-	-	-	-	-	-	-	-	-	-	-	-	-	-	-	-
U024	c. 血吸虫病	-	-	-	-	-	-	-	-	-	-	-	-	-	-	-	-	-	-	-	-	-
U025	d. 利什曼病	-	-	-	-	-	-	-	-	-	-	-	-	-	-	-	-	-	-	-	-	-
U026	e. 淋巴性丝虫病	-	-	-	-	-	-	-	-	-	-	-	-	-	-	-	-	-	-	-	-	-
U027	f. 盘尾丝虫病	-	-	-	-	-	-	-	-	-	-	-	-	-	-	-	-	-	-	-	-	-
U028	10. 麻风病	1	-	-	-	-	-	-	-	-	-	-	-	-	-	-	-	1	-	-	-	-
U029	11. 登革热	-	-	-	-	-	-	-	-	-	-	-	-	-	-	-	-	-	-	-	-	-
U030	12. 流行性乙型脑炎	-	-	-	-	-	-	-	-	-	-	-	-	-	-	-	-	-	-	-	-	-
U031	13. 沙眼	-	-	-	-	-	-	-	-	-	-	-	-	-	-	-	-	-	-	-	-	-
U032	14. 肠线虫感染	-	-	-	-	-	-	-	-	-	-	-	-	-	-	-	-	-	-	-	-	1

续 表

疾病编码	疾病名称	总计	年龄组（岁）																			不详
			0–	1–	5–	10–	15–	20–	25–	30–	35–	40–	45–	50–	55–	60–	65–	70–	75–	80–	85及以上	
U033	a.蛔虫病	–	–	–	–	–	–	–	–	–	–	–	–	–	–	–	–	–	–	–	–	–
U034	b.鞭虫病	–	–	–	–	–	–	–	–	–	–	–	–	–	–	–	–	–	–	–	–	–
U035	c.钩虫病	–	–	–	–	–	–	–	–	–	–	–	–	–	–	–	–	–	–	–	–	–
U036	d.其他	–	–	–	–	–	–	–	–	–	–	–	–	–	–	–	–	–	–	–	–	–
U037	其他传染病	124	6	5	6	2	1	2	2	–	–	4	8	11	7	8	9	9	12	21	11	–
U038	B.呼吸系统感染	744	30	21	7	2	2	6	3	3	7	17	18	32	19	35	45	74	111	123	187	–
U039	1.下呼吸道感染	737	30	20	7	2	2	5	5	3	7	17	18	32	19	34	45	73	110	122	186	–
U040	2.上呼吸道感染	6	–	1	–	–	–	1	–	–	–	–	–	–	–	–	–	1	1	1	1	–
U041	3.中耳炎	1	–	–	–	–	1	–	–	–	–	–	–	–	–	–	–	–	–	–	–	–
U042	C.妊娠、分娩和产褥期并发症	5	–	–	–	–	–	1	1	2	1	–	–	–	–	–	–	–	–	–	–	–
U043	1.孕产妇出血	–	–	–	–	–	–	–	–	–	–	–	–	–	–	–	–	–	–	–	–	–
U044	2.产妇败血症	–	–	–	–	–	–	–	–	–	–	–	–	–	–	–	–	–	–	–	–	–
U045	3.妊娠高血压综合征	–	–	–	–	–	–	–	–	–	–	–	–	–	–	–	–	–	–	–	–	–
U046	4.梗阻性分娩	–	–	–	–	–	–	–	–	–	–	–	–	–	–	–	–	–	–	–	–	–
U047	5.流产	–	–	–	–	–	–	–	–	–	–	–	–	–	–	–	–	–	–	–	–	–
U048	其他	4	–	–	–	–	–	1	–	2	1	–	–	–	–	–	–	–	–	–	–	–
U049	D.起源于围生期的情况	151	145	5	1	–	–	–	–	–	–	–	–	–	–	–	–	–	–	–	–	–
U050	1.出生低体重	41	39	2	–	–	–	–	–	–	–	–	–	–	–	–	–	–	–	–	–	–
U051	2.出生产伤和窒息	76	74	1	1	–	–	–	–	–	–	–	–	–	–	–	–	–	–	–	–	–
U052	其他	34	32	2	–	–	–	–	–	–	–	–	–	–	–	–	–	–	–	–	–	–
U053	E.营养缺乏	174	1	3	–	–	–	–	–	–	2	4	2	5	1	5	7	11	16	34	81	–
U054	1.蛋白质-能量营养不良	153	1	1	–	–	–	–	–	–	2	2	2	4	–	3	6	9	14	34	75	–
U055	2.碘缺乏	–	–	–	–	–	–	–	–	–	–	–	–	–	–	–	–	–	–	–	–	–
U056	3.维生素A缺乏病	–	–	–	–	–	–	–	–	–	–	–	–	–	–	–	–	–	–	–	–	–
U057	4.缺铁性贫血	11	–	1	–	–	–	–	–	–	–	2	–	–	–	2	1	1	–	2	2	–
U058	其他营养缺乏症	10	–	2	–	–	–	–	–	–	–	–	–	–	–	–	1	1	–	2	4	–
U059	II.慢性非传染性疾病	24129	59	54	28	33	47	79	118	182	328	597	1048	1550	1311	1967	2487	2869	3718	3819	3835	–
U060	A.恶性肿瘤	3631	1	8	7	14	6	24	27	44	61	135	265	419	316	484	481	424	418	313	184	–
U061	1.唇、口腔和咽恶性肿瘤	70	–	–	–	–	–	–	–	1	3	–	11	14	6	9	9	7	2	5	3	–
U062	2.食道癌	80	–	–	–	–	–	–	–	1	–	2	7	13	9	18	8	7	10	2	3	–
U063	3.胃癌	241	–	–	–	–	–	2	2	2	2	7	14	24	20	33	29	35	34	22	15	–
U064	4.结直肠癌	327	–	–	–	–	–	–	2	2	5	7	20	20	34	40	49	42	40	37	29	–
U065	5.肝癌	633	–	–	–	2	–	1	2	10	20	40	63	92	56	83	80	59	58	42	25	–

续　表

编码	疾病名称	总计	0–	1–	5–	10–	15–	20–	25–	30–	35–	40–	45–	50–	55–	60–	65–	70–	75–	80–	85 及以上	不详
U066	6.胰腺癌	75	—	—	—	—	—	—	—	—	—	3	2	10	7	16	4	14	10	9	—	—
U067	7.肺癌	1058	—	—	—	—	1	4	—	2	6	24	58	106	72	151	177	144	143	109	61	—
U068	8.皮肤癌	28	—	—	—	—	1	—	1	—	—	—	3	5	—	2	2	6	1	5	3	—
U069	9.乳腺癌	113	—	—	—	—	—	7	1	1	2	6	10	19	15	19	10	7	5	3	4	—
U070	10.子宫颈癌	64	—	—	—	—	—	7	2	1	6	3	10	17	6	6	4	4	6	3	2	—
U071	11.子宫体癌	65	—	—	—	—	—	—	2	1	2	3	6	9	7	10	10	8	4	2	1	—
U072	12.卵巢癌	29	—	—	—	—	—	—	—	—	5	—	4	3	5	4	4	5	3	—	—	—
U073	13.前列腺癌	53	—	—	—	—	—	—	—	—	—	1	1	2	3	3	5	6	15	12	8	—
U074	14.膀胱癌	44	—	—	—	—	—	—	—	—	—	—	—	2	3	4	4	8	7	13	3	—
U075	15.淋巴瘤与多发性骨髓瘤	88	—	—	—	2	—	4	4	1	4	3	8	6	10	16	11	10	8	2	3	—
U076	16.白血病	139	1	5	3	7	5	9	4	4	4	12	14	12	7	12	10	10	8	7	2	—
U077	其他	524	1	3	4	3	7	7	11	11	11	26	33	65	53	58	65	52	64	40	22	—
U078	B.其他肿瘤	66	—	1	—	2	—	2	—	—	3	5	3	10	5	3	7	7	3	8	7	—
U079	C.糖尿病	614	—	1	1	—	2	3	4	—	11	11	20	37	36	57	92	102	90	84	69	—
U080	D.内分泌紊乱	204	5	5	1	—	—	3	4	3	3	9	7	14	21	10	16	10	12	32	63	—
U081	E.神经系统和精神障碍疾病	733	3	8	6	4	11	12	17	19	31	28	33	34	21	27	44	47	69	119	200	—
U082	1.单相情感抑郁	8	—	—	—	—	—	—	—	—	—	1	1	—	—	1	2	—	—	1	—	—
U083	2.双相情感障碍	2	—	—	—	—	—	—	—	—	—	—	1	—	—	1	—	—	—	—	—	—
U084	3.精神分裂症	40	—	1	1	—	3	2	3	2	7	4	3	3	3	4	4	2	1	3	1	—
U085	4.癫痫症	52	1	1	1	3	3	2	2	3	5	4	3	11	6	2	4	5	1	—	—	—
U086	5.酒精使用所致精神障碍	54	—	—	—	—	—	—	3	5	5	7	6	10	6	6	4	—	1	—	—	—
U087	6.阿尔茨海默病和其他痴呆	307	—	—	—	—	—	—	—	—	1	1	2	1	2	6	14	20	36	84	147	—
U088	7.帕金森病	12	—	—	—	—	—	—	—	—	—	—	—	—	—	—	1	—	2	2	2	—
U089	8.多发性硬化	2	—	—	—	—	—	—	—	—	—	—	—	—	—	1	—	—	—	—	—	—
U090	9.药物使用所致精神障碍	32	—	—	—	—	—	5	5	4	8	6	4	1	—	4	—	3	—	—	—	—
U091	10.创伤后应激障碍	—	—	—	—	—	—	—	—	—	—	—	—	—	—	—	—	—	—	—	—	—
U092	11.强迫症	—	—	—	—	—	—	—	—	—	—	—	—	—	—	—	—	—	—	—	—	—
U093	12.惊恐障碍	—	—	—	—	—	—	—	—	—	—	—	—	—	—	—	—	—	—	—	—	—
U094	13.失眠症	—	—	—	—	—	—	—	—	—	—	—	—	—	—	—	—	—	—	—	—	—
U095	14.偏头痛	—	—	—	—	—	—	—	—	—	—	—	—	—	—	—	—	—	—	—	—	—
U096	15.由于药暴露引起的精神发育障碍	3	—	—	—	—	—	—	—	—	—	—	—	—	—	—	—	1	—	—	—	—
U097	其他	215	2	7	4	4	6	3	4	4	7	5	11	9	7	10	13	16	27	28	49	—
U098	F.感官疾病	4	—	—	—	—	—	3	—	—	—	—	1	1	—	1	—	1	—	—	1	—

续 表

疾病编码	疾病名称	总计	0—	1—	5—	10—	15—	20—	25—	30—	35—	40—	45—	50—	55—	60—	65—	70—	75—	80—	85及以上	不详
U099	1. 青光眼	—	—	—	—	—	—	—	—	—	—	—	—	—	—	—	—	—	—	—	—	1
U100	2. 白内障	1	—	—	—	—	—	—	—	—	—	—	—	—	—	—	—	—	—	—	1	—
U101	3. 与年龄有关的视觉障碍	—	—	—	—	—	—	—	—	—	—	—	—	—	—	—	—	—	—	—	—	—
U102	4. 成年开始的听力损失	—	—	—	—	—	—	—	—	—	—	—	—	—	—	—	—	—	—	—	—	—
U103	其他	3	—	—	—	—	—	—	—	—	—	—	—	—	—	1	—	—	—	—	—	—
U104	G. 心血管疾病	11400	4	4	5	2	13	16	39	65	125	252	471	690	643	920	1184	1381	1849	1938	1799	—
U105	1. 风湿性心脏病	286	—	—	—	—	—	—	1	1	3	5	10	17	22	32	26	30	45	44	51	—
U106	2. 高血压及并发症	1522	—	—	—	—	1	—	3	8	15	26	49	62	64	103	143	184	280	295	288	—
U107	3. 缺血性心脏病	3097	—	—	—	1	4	1	18	23	46	74	137	181	155	262	318	364	486	514	514	—
U108	4. 脑血管病	5781	—	1	4	2	4	6	15	22	45	128	228	385	354	462	645	732	962	975	817	—
U109	5. 炎性心脏病	158	1	—	4	—	—	1	3	3	6	6	11	12	11	12	18	11	12	20	29	—
U110	其他	522	3	2	—	—	—	8	8	8	10	13	33	31	51	44	33	58	60	85	96	—
U111	H. 主要呼吸系统疾病	4570	6	7	3	1	—	8	8	4	13	32	73	107	119	245	397	612	905	943	1091	—
U112	1. 慢性阻塞性肺疾病	4198	2	—	1	1	1	1	5	4	11	28	59	95	103	220	369	578	842	876	1004	—
U113	2. 哮喘	102	—	—	—	1	—	—	1	—	—	3	—	3	6	9	14	9	16	17	25	—
U114	其他	270	3	7	2	3	2	—	3	—	—	3	14	9	10	16	14	25	47	50	62	—
U115	I. 主要消化系统疾病	1990	8	5	1	3	2	9	9	26	57	91	123	167	108	154	190	207	248	278	304	—
U116	1. 消化性溃疡	272	—	—	—	—	—	1	1	—	4	10	13	14	15	26	32	26	43	38	43	—
U117	2. 肝硬化	447	—	—	—	—	—	2	2	11	28	48	49	74	35	39	50	44	33	20	12	—
U118	3. 阑尾炎	16	—	—	—	—	—	2	—	—	1	—	3	1	—	1	3	1	2	2	1	—
U119	其他	1255	8	5	—	3	2	6	6	9	24	32	58	78	58	88	105	136	170	218	248	—
U120	J. 主要泌尿生殖系统疾病	666	—	1	1	1	6	7	8	9	17	30	41	54	43	55	62	55	104	81	93	—
U121	1. 肾炎和肾病	575	—	—	1	1	5	5	8	9	16	28	37	44	39	49	57	43	86	65	83	—
U122	2. 前列腺增生	10	—	—	—	—	—	—	—	—	—	—	—	—	—	—	1	3	3	1	1	—
U123	其他	81	1	1	—	—	1	2	—	—	1	2	4	9	4	6	4	9	15	15	9	—
U124	K. 皮肤病	21	—	—	—	—	—	—	—	—	3	3	1	—	2	1	—	2	1	3	6	—
U125	L. 肌肉骨骼和结缔组织疾病	147	1	1	1	4	4	2	4	—	3	1	7	13	2	9	14	20	19	20	17	—
U126	1. 风湿性关节炎	24	—	—	—	—	—	—	—	—	—	1	—	3	2	—	2	5	4	2	3	—
U127	2. 骨关节炎	2	—	—	—	—	—	—	—	—	—	1	—	—	—	—	1	—	1	—	—	—
U128	3. 痛风	46	—	—	1	1	—	2	4	—	—	—	5	5	2	3	8	4	5	9	3	—
U129	4. 腰痛	—	—	—	—	—	—	—	—	—	—	—	—	—	—	—	—	—	—	—	—	—
U130	其他	72	—	1	1	1	4	2	—	4	3	2	2	5	3	4	—	9	5	9	3	—
U131	M. 先天异常	82	31	14	4	4	4	3	3	—	3	1	3	2	2	1	—	2	—	—	11	—

续表

疾病编码	疾病名称	总计	0–	1–	5–	10–	15–	20–	25–	30–	35–	40–	45–	50–	55–	60–	65–	70–	75–	80–	85及以上	不详
U132	1. 腹壁缺损	–	–	–	–	–	–	–	–	–	–	–	–	–	–	–	–	–	–	–	–	–
U133	2. 无脑畸形	–	–	–	–	–	–	–	–	–	–	–	–	–	–	–	–	–	–	–	–	–
U134	3. 肛门直肠闭锁	–	–	–	–	–	–	–	–	–	–	–	–	–	–	–	–	–	–	–	–	–
U135	4. 唇裂	–	–	–	–	–	–	–	–	–	–	–	–	–	–	–	–	–	–	–	–	–
U136	5. 腭裂	–	–	–	–	–	–	–	–	–	–	–	–	–	1	–	–	–	–	–	–	–
U137	6. 食管闭锁	1	–	–	–	1	–	–	–	–	–	–	–	–	–	–	–	–	–	–	–	–
U138	7. 肾发育不全	3	–	–	–	–	–	–	–	–	–	–	–	1	1	1	–	–	–	–	–	–
U139	8. 唐氏综合征	–	–	–	–	–	–	–	–	–	–	–	–	–	–	–	–	–	–	–	–	–
U140	9. 先天性心脏异常	56	17	11	3	2	4	2	3	4	1	1	1	1	1	1	–	–	–	–	1	–
U141	10. 脊柱裂	1	–	–	–	–	–	–	–	–	–	–	–	–	–	–	–	–	–	–	1	–
U142	其他	21	13	3	1	–	–	–	–	–	–	–	–	–	–	–	–	–	–	–	1	–
U143	N. 口腔疾病	1	–	–	–	–	–	–	–	–	–	–	–	–	–	–	–	–	–	–	1	–
U144	1. 龋齿	–	–	–	–	–	–	–	–	–	–	–	–	–	–	–	–	–	–	–	–	–
U145	2. 牙周病	–	–	–	–	–	–	–	–	–	–	–	–	–	–	–	–	–	–	–	–	–
U146	3. 无牙症	–	–	–	–	–	–	–	–	–	–	–	–	–	–	–	–	–	–	–	–	–
U147	其他	1	–	–	–	–	–	–	–	–	–	–	–	–	–	–	–	–	–	–	1	–
U148	III. 伤害	3042	32	67	44	58	101	131	130	172	215	254	289	295	180	211	165	165	187	179	167	–
U149	A. 意外伤害	2615	32	66	43	54	83	108	111	146	181	216	241	261	153	175	140	137	161	154	153	–
U150	1. 道路交通事故	905	3	15	14	22	51	71	69	81	84	87	96	111	50	46	43	24	27	9	2	–
U151	2. 意外中毒	317	–	5	2	1	6	8	12	16	29	40	48	41	30	21	14	18	12	10	4	–
U152	3. 意外跌落	794	1	8	7	10	5	7	7	14	20	40	49	58	34	75	56	71	93	114	125	–
U153	4. 火灾	27	1	3	–	–	2	3	–	–	–	1	2	2	1	2	4	1	1	2	2	–
U154	5. 溺水	189	1	21	17	20	10	4	7	7	8	9	13	15	11	8	9	7	13	4	5	–
U155	其他	383	26	14	3	1	9	15	16	28	39	39	33	35	27	23	14	16	15	24	15	–
U156	B. 故意伤害	382	–	–	–	4	17	18	18	23	31	35	41	31	24	34	22	27	24	24	9	–
U157	1. 自杀及后遗症	322	–	–	–	3	12	13	13	18	24	26	30	26	22	31	22	26	24	24	8	–
U158	2. 他杀及后遗症	43	–	–	–	1	5	3	4	4	4	5	7	4	1	2	–	1	–	–	1	–
U159	3. 战争	–	–	–	–	–	–	–	–	–	–	–	–	–	–	–	–	–	–	–	–	–
U160	其他	17	–	–	–	–	–	2	–	1	–	4	4	1	1	1	1	–	–	–	–	–
U161	其他剩余疾病	323	19	8	4	2	3	5	6	5	14	14	14	11	13	14	19	12	50	44	70	1

年龄组（岁）

表 3-38　2018 年红河州死因别、年龄别死亡数（男）

疾病编码	疾病名称	总计	年龄组（岁）																		不详
			0 –	1 –	5 –	10 –	15 –	20 –	25 –	30 –	35 –	40 –	45 –	50 –	55 –	60 –	65 –	70 –	75 –	80 –	85 及以上	
U000	全死因	17560	193	102	70	67	109	189	212	298	496	762	1103	1437	1119	1546	1786	1896	2298	2081	1796	–
U001	Ⅰ．传染病、母婴疾病和营养缺乏性疾病	1153	120	22	16	6	4	13	20	33	56	89	86	98	56	80	65	101	87	95	106	–
U002	A．传染病和寄生虫病	592	4	6	10	5	2	9	15	30	53	74	71	72	41	53	38	40	26	27	16	–
U003	1．结核病	185	–	1	1	1	2	3	2	8	17	20	15	28	15	22	12	18	10	6	4	–
U004	2．性传播疾病	2	–	–	–	–	–	1	–	–	–	–	–	–	–	–	–	–	–	–	1	–
U005	a．梅毒	1	–	–	–	–	–	–	–	–	–	–	–	–	–	–	–	–	–	–	1	–
U006	b．衣原体病	1	–	–	–	–	–	1	–	–	–	–	–	–	–	–	–	–	–	–	–	–
U007	c．淋病	–	–	–	–	–	–	–	–	–	–	–	–	–	–	–	–	–	–	–	–	–
U008	d．其他	–	–	–	–	–	–	–	–	–	–	–	–	–	–	–	–	–	–	–	–	–
U009	3．艾滋病	193	–	1	–	–	–	5	9	18	28	39	32	22	7	7	7	9	4	5	–	–
U010	4．腹泻性疾病	4	–	1	–	–	–	–	–	–	–	–	–	–	–	–	3	–	–	–	–	–
U011	5．好发于儿童期的疾病	3	–	–	–	–	–	–	–	–	–	1	1	1	–	–	–	–	–	–	–	–
U012	a．百日咳	–	–	–	–	–	–	–	–	–	–	–	–	–	–	–	–	–	–	–	–	–
U013	b．脊髓灰质炎及后遗症	–	–	–	–	–	–	–	–	–	–	–	–	–	–	–	–	–	–	–	–	–
U014	c．白喉	–	–	–	–	–	–	–	–	–	–	–	–	–	–	–	–	–	–	–	–	–
U015	d．麻疹	–	–	–	–	–	–	–	–	–	–	–	–	–	–	–	–	–	–	–	–	–
U016	e．破伤风	3	–	–	–	–	–	–	–	–	–	1	1	1	–	–	–	–	–	–	–	–
U017	6．脑膜炎	18	–	–	4	3	–	–	–	3	–	–	–	–	–	2	1	1	2	2	–	–
U018	7．乙型肝炎	94	–	–	–	–	–	1	1	3	4	7	10	15	12	16	6	5	3	4	7	–
U019	丙型肝炎	17	–	–	–	–	–	–	–	–	3	4	7	2	–	–	–	1	–	–	–	–
U020	8．疟疾	–	–	–	–	–	–	–	–	–	–	–	–	–	–	–	–	–	–	–	–	–
U021	9．热带病	–	–	–	–	–	–	–	–	–	–	–	–	–	–	–	–	–	–	–	–	–
U022	a．锥虫病	–	–	–	–	–	–	–	–	–	–	–	–	–	–	–	–	–	–	–	–	–
U023	b．南美锥虫病	–	–	–	–	–	–	–	–	–	–	–	–	–	–	–	–	–	–	–	–	–
U024	c．血吸虫病	–	–	–	–	–	–	–	–	–	–	–	–	–	–	–	–	–	–	–	–	–
U025	d．利什曼病	–	–	–	–	–	–	–	–	–	–	–	–	–	–	–	–	–	–	–	–	–
U026	e．淋巴丝虫病	–	–	–	–	–	–	–	–	–	–	–	–	–	–	–	–	–	–	–	–	–
U027	f．盘尾丝虫病	–	–	–	–	–	–	–	–	–	–	–	–	–	–	–	–	–	–	–	–	–
U028	10．麻风病	1	–	–	–	–	–	–	–	–	–	–	–	–	–	–	–	1	–	–	–	–
U029	11．登革热	–	–	–	–	–	–	–	–	–	–	–	–	–	–	–	–	–	–	–	–	–
U030	12．流行性乙型脑炎	–	–	–	–	–	–	–	–	–	–	–	–	–	–	–	–	–	–	–	–	–
U031	13．沙眼	–	–	–	–	–	–	–	–	–	–	–	–	–	–	–	–	–	–	–	–	–
U032	14．肠线虫感染	–	–	–	–	–	–	–	–	–	–	–	–	–	–	–	–	–	–	–	–	–

续 表

疾病编码	疾病名称	总计	0-	1-	5-	10-	15-	20-	25-	30-	35-	40-	45-	50-	55-	60-	65-	70-	75-	80-	85及以上	不详
U033	a.蛔虫病	-	-	-	-	-	-	-	-	-	-	-	-	-	-	-	-	-	-	-	-	-
U034	b.鞭虫病	-	-	-	-	-	-	-	-	-	-	-	-	-	-	-	-	-	-	-	-	-
U035	c.钩虫病	-	-	-	-	-	-	-	-	-	-	-	-	-	-	-	-	-	-	-	-	-
U036	d.其他	-	-	-	-	-	-	-	-	-	-	-	-	-	-	-	-	-	-	-	-	-
U037	其他传染病	75	4	3	5	-	-	2	2	-	1	3	6	5	6	6	7	6	7	10	2	-
U038	B.呼吸系统感染	391	17	10	5	-	2	4	4	3	3	12	14	23	14	25	24	51	52	58	70	-
U039	1.下呼吸道感染	388	17	9	5	-	2	3	4	3	3	12	14	23	14	25	24	51	52	57	70	-
U040	2.上呼吸道感染	2	-	1	-	-	-	-	-	-	-	-	-	-	-	-	-	-	-	1	-	-
U041	3.中耳炎	1	-	-	-	-	-	1	-	-	-	-	-	-	-	-	-	-	-	-	-	-
U042	C.妊娠、分娩和产褥期并发症	-	-	-	-	-	-	-	-	-	-	-	-	-	-	-	-	-	-	-	-	-
U043	1.孕产妇产出血	-	-	-	-	-	-	-	-	-	-	-	-	-	-	-	-	-	-	-	-	-
U044	2.产妇败血症	-	-	-	-	-	-	-	-	-	-	-	-	-	-	-	-	-	-	-	-	-
U045	3.妊娠高血压综合征	-	-	-	-	-	-	-	-	-	-	-	-	-	-	-	-	-	-	-	-	-
U046	4.梗阻性分娩	-	-	-	-	-	-	-	-	-	-	-	-	-	-	-	-	-	-	-	-	-
U047	5.流产	-	-	-	-	-	-	-	-	-	-	-	-	-	-	-	-	-	-	-	-	-
U048	其他	-	-	-	-	-	-	-	-	-	-	-	-	-	-	-	-	-	-	-	-	-
U049	D.起源于围生期的情况	102	98	4	-	-	-	-	-	-	-	-	-	-	-	-	-	-	-	-	-	-
U050	1.出生低体重	28	26	2	-	-	-	-	-	-	-	-	-	-	-	-	-	-	-	-	-	-
U051	2.出生产伤和窒息	52	52	-	-	-	-	-	-	-	-	-	-	-	-	-	-	-	-	-	-	-
U052	其他	22	20	2	-	-	-	-	-	-	-	-	-	-	-	-	-	-	-	-	-	-
U053	E.营养缺乏	68	1	2	1	-	-	-	-	-	-	3	1	3	1	2	3	10	9	10	20	-
U054	1.蛋白质-能量营养不良	57	1	1	1	-	-	-	-	-	-	2	1	3	1	2	2	9	7	10	19	-
U055	2.碘缺乏	-	-	-	-	-	-	-	-	-	-	-	-	-	-	-	-	-	-	-	-	-
U056	3.维生素A缺乏病	-	-	-	-	-	-	-	-	-	-	-	-	-	-	-	-	-	-	-	-	-
U057	4.缺铁性贫血	7	-	1	-	-	-	-	-	-	-	-	-	-	-	2	1	1	-	-	-	-
U058	其他营养病症	4	-	1	-	-	-	-	-	-	-	-	-	-	-	-	-	-	2	-	1	-
U059	II.慢性非传染性疾病	14054	39	30	20	20	28	55	84	123	253	462	765	1099	915	1305	1600	1682	2089	1886	1599	-
U060	A.恶性肿瘤	2315	1	5	5	9	4	16	16	23	37	97	169	271	205	322	320	262	265	186	102	-
U061	1.唇、口腔和咽恶性肿瘤	49	-	-	-	-	-	-	-	1	1	7	2	9	6	7	6	3	2	3	2	-
U062	2.食道癌	69	-	-	-	-	-	-	1	1	1	-	7	12	9	17	8	6	5	-	2	-
U063	3.胃癌	149	-	-	-	-	-	-	-	2	-	4	9	19	15	24	19	21	24	7	5	-
U064	4.结直肠癌	197	-	-	-	-	-	-	-	2	3	5	11	15	20	30	32	24	21	22	12	-
U065	5.肝癌	455	-	-	-	-	-	2	1	6	19	36	50	71	39	63	58	37	36	26	11	-

续　表

疾病编码	疾病名称	总计	0-	1-	5-	10-	15-	20-	25-	30-	35-	40-	45-	50-	55-	60-	65-	70-	75-	80-	85及以上	不详
U066	6.胰腺癌	44	-	-	-	-	-	-	-	-	-	2	2	6	4	11	1	8	5	5	-	-
U067	7.肺癌	759	-	-	-	-	-	-	-	2	2	18	39	77	63	110	129	103	106	68	38	-
U068	8.皮肤癌	19	-	-	-	-	-	-	-	-	-	1	2	5	-	2	1	5	-	3	-	-
U069	9.乳腺癌	2	-	-	-	-	-	-	1	-	-	-	1	-	-	-	-	-	-	-	-	-
U070	10.子宫颈癌	-	-	-	-	-	-	-	-	-	-	-	-	-	-	-	-	-	-	-	-	-
U071	11.子宫体癌	-	-	-	-	-	-	-	-	-	-	-	-	-	-	-	-	-	-	-	-	-
U072	12.卵巢癌	-	-	-	-	-	-	-	-	-	-	-	-	-	-	-	-	-	-	-	-	-
U073	13.前列腺癌	53	-	-	-	-	-	-	-	-	-	-	1	2	1	3	5	6	15	12	8	-
U074	14.膀胱癌	31	-	-	-	-	-	-	-	-	-	-	-	2	3	3	1	5	4	10	3	-
U075	15.淋巴瘤与多发性骨髓瘤	63	-	-	-	4	3	6	1	4	1	3	5	3	7	1	10	7	5	1	2	-
U076	16.白血病	85	-	1	2	4	3	6	3	3	5	7	11	6	6	6	5	7	3	5	2	-
U077	其他	340	1	1	3	3	3	2	9	4	8	19	24	44	32	34	45	30	39	24	15	-
U078	B.其他肿瘤	32	-	1	-	-	-	-	1	1	-	3	1	5	4	1	3	5	1	3	3	-
U079	C.糖尿病	299	-	-	-	-	-	1	1	1	10	8	15	21	25	31	46	45	37	32	26	-
U080	D.内分泌紊乱	101	5	1	-	-	-	1	3	1	1	5	6	6	7	7	13	7	4	17	17	-
U081	E.神经系统和精神障碍疾病	417	1	4	4	4	10	9	15	17	25	21	23	26	16	19	25	27	42	54	75	-
U082	1.单相精神抑郁	6	-	-	-	-	-	-	-	-	-	-	1	1	1	1	1	1	-	-	-	-
U083	2.双相情感障碍	-	-	-	-	-	-	-	-	-	-	-	-	-	-	-	-	-	-	-	-	-
U084	3.精神分裂症	25	-	-	-	-	-	-	1	1	5	3	2	8	1	2	3	2	-	-	-	-
U085	4.癫痫症	38	-	1	-	-	3	2	3	5	5	3	2	-	2	2	4	4	1	-	1	-
U086	5.酒精使用所致精神障碍	52	-	-	-	-	-	-	2	5	5	7	6	10	5	5	4	3	-	-	-	-
U087	6.阿尔茨海默病和其他痴呆	136	-	-	-	-	-	-	-	-	-	-	-	-	-	-	7	11	23	36	56	-
U088	7.帕金森病	8	-	-	-	-	-	-	-	-	-	-	-	-	-	1	1	1	2	1	2	-
U089	8.多发性硬化	-	-	-	-	-	-	-	-	-	-	-	-	-	-	-	-	-	-	-	-	-
U090	9.药物使用所致精神障碍	32	-	-	-	-	2	-	5	8	5	6	4	-	-	1	-	1	-	-	-	-
U091	10.创伤后应激障碍	-	-	-	-	-	-	-	-	-	-	-	-	-	-	-	-	-	-	-	-	-
U092	11.强迫症	-	-	-	-	-	-	-	-	-	-	-	-	-	-	-	-	-	-	-	-	-
U093	12.惊恐障碍	-	-	-	-	-	-	-	-	-	-	-	-	-	-	-	-	-	-	-	-	-
U094	13.失眠症	-	-	-	-	-	-	-	-	-	-	-	-	-	-	-	-	-	-	-	-	-
U095	14.偏头痛	-	-	-	-	-	-	-	-	-	-	-	-	-	-	-	-	-	-	-	-	-
U096	15.由于铅暴露引起的精神发育障碍	2	-	-	-	-	-	-	-	-	-	1	1	-	-	-	-	-	-	-	-	-
U097	其他	114	1	3	2	4	5	3	3	4	5	1	7	7	4	8	6	7	14	15	15	-
U098	F.感官疾病	3	-	-	-	-	-	-	-	-	-	-	-	-	-	-	-	1	-	1	1	-

续 表

疾病编码	疾病名称	总计	*年龄组（岁）																		
			0-	1-	5-	10-	15-	20-	25-	30-	35-	40-	45-	50-	55-	60-	65-	70-	75-	80-	85及以上	不详
U099		-	-	-	-	-	-	-	-	-	-	-	-	-	-	-	-	-	-	-	-	-
U100	1.青光眼	1	-	-	-	-	-	-	-	-	-	-	-	-	-	-	-	-	-	-	1	-
U101	2.白内障	-	-	-	-	-	-	-	-	-	-	-	-	-	-	-	-	-	-	-	-	-
U102	3.与年龄有关的视觉障碍	-	-	-	-	-	-	-	-	-	-	-	-	-	-	-	-	-	-	-	-	-
U103	4.成年开始的听力损失	2	-	-	-	-	-	-	-	-	-	-	1	-	-	1	-	-	-	-	-	-
U104	G.心血管疾病	6465	3	1	3	2	6	10	30	46	102	194	357	489	454	608	747	781	985	949	698	-
U105	1.风湿性心脏病	129	-	-	-	-	-	-	-	1	-	4	6	9	12	17	17	15	20	15	13	-
U106	2.高血压及并发症	826	-	-	-	-	-	-	-	4	11	20	39	46	48	59	98	97	154	127	121	-
U107	3.缺血性心脏病	1684	-	-	-	-	1	-	13	17	41	59	104	126	109	168	205	188	232	228	193	-
U108	4.脑血管病	3405	-	-	3	-	3	5	14	19	39	95	173	275	249	321	396	436	540	517	323	-
U109	5.炎性心脏病	85	-	-	-	1	-	1	2	3	4	5	6	8	9	7	11	7	4	10	7	-
U110	其他	323	3	1	3	1	2	4	5	3	7	11	26	25	23	32	20	38	34	51	41	-
U111	H.主要呼吸系统疾病	2639	5	4	3	2	2	8	5	6	11	25	58	87	85	160	259	385	539	503	503	-
U112	1.慢性阻塞性肺疾病	2433	1	1	-	1	2	3	4	2	9	22	49	79	73	142	242	367	509	470	462	-
U113	2.哮喘	53	1	-	2	-	-	2	-	3	-	1	-	1	4	6	8	3	8	4	16	-
U114	其他	153	3	4	1	-	2	-	6	20	2	2	9	7	8	12	9	15	22	29	25	-
U115	I.主要消化系统疾病	1217	5	3	-	-	2	8	6	20	49	83	97	143	79	114	130	123	138	93	122	-
U116	1.消化性溃疡	160	-	-	-	-	1	2	-	3	4	8	10	11	9	16	20	19	24	15	20	-
U117	2.肝硬化	393	-	-	-	-	-	-	-	11	28	46	43	70	32	34	43	37	24	14	8	-
U118	3.阑尾炎	12	-	-	-	-	-	-	-	-	1	1	2	1	-	1	2	-	2	2	-	-
U119	其他	652	5	3	-	-	2	5	5	6	16	28	42	61	38	63	65	67	88	62	94	-
U120	J.主要泌尿生殖系统疾病	423	-	-	-	-	4	3	-	5	13	25	29	40	33	35	46	32	66	39	45	-
U121	1.肾炎和肾病	353	-	-	-	-	4	3	5	5	13	23	25	30	29	31	42	23	50	30	39	-
U122	2.前列腺增生	10	-	-	-	-	-	-	-	-	-	-	-	-	-	1	1	4	3	1	-	-
U123	其他	60	-	-	-	-	-	2	-	1	2	2	4	9	4	4	3	6	13	8	5	-
U124	K.皮肤病	10	-	-	-	-	-	-	-	-	-	1	1	1	1	1	1	1	1	1	1	-
U125	L.肌肉骨骼和结缔组织疾病	83	-	-	-	-	-	-	-	1	3	6	6	9	5	6	11	12	11	9	6	-
U126	1.风湿性关节炎	13	-	-	-	-	-	-	-	-	-	1	6	1	-	-	1	4	1	-	1	-
U127	2.骨关节炎	1	-	-	-	-	-	-	-	-	-	-	-	-	-	-	-	-	1	-	-	-
U128	3.痛风	37	-	-	-	-	-	-	-	-	-	2	5	5	2	3	8	2	3	5	2	-
U129	4.腰痛	-	-	-	-	-	-	-	-	-	-	-	-	-	-	-	-	-	-	-	-	-
U130	其他	31	3	1	-	-	-	-	-	1	2	2	2	2	1	1	2	5	6	3	3	-
U131	M.先天异常	50	19	10	3	2	1	2	-	1	2	1	2	2	1	1	2	1	-	-	-	-

*年龄组（岁）

续　表

疾病编码	疾病名称	总计	0-	1-	5-	10-	15-	20-	25-	30-	35-	40-	45-	50-	55-	60-	65-	70-	75-	80-	85及以上	不详
U132	1. 腹壁缺损	-	-	-	-	-	-	-	-	-	-	-	-	-	-	-	-	-	-	-	-	-
U133	2. 无脑畸形	-	-	-	-	-	-	-	-	-	-	-	-	-	-	-	-	-	-	-	-	-
U134	3. 肛门直肠闭锁	-	-	-	-	-	-	-	-	-	-	-	-	-	-	-	-	-	-	-	-	-
U135	4. 唇裂	-	-	-	-	-	-	-	-	-	-	-	-	-	-	-	-	-	-	-	-	-
U136	5. 腭裂	1	-	-	-	1	-	-	-	-	-	-	-	-	-	-	-	-	-	-	-	-
U137	6. 食管闭锁	2	-	-	-	-	-	-	-	-	-	-	-	-	-	-	-	1	-	-	-	-
U138	7. 肾发育不全	2	-	-	-	-	-	-	-	-	-	-	-	1	-	-	-	-	-	-	-	-
U139	8. 唐氏综合征	-	-	-	-	-	-	-	-	-	-	-	-	-	-	-	-	-	-	-	-	-
U140	9. 先天性心脏异常	32	10	7	2	1	1	2	1	3	2	-	2	1	-	1	-	-	-	-	-	-
U141	10. 脊柱裂	1	1	-	-	-	-	-	-	-	-	-	-	-	-	-	-	-	-	-	-	-
U142	其他	14	8	3	1	1	1	-	-	-	-	-	-	-	-	-	-	-	-	-	-	-
U143	N. 口腔疾病	-	-	-	-	-	-	-	-	-	-	-	-	-	-	-	-	-	-	-	-	-
U144	1. 龋齿	-	-	-	-	-	-	-	-	-	-	-	-	-	-	-	-	-	-	-	-	-
U145	2. 牙周病	-	-	-	-	-	-	-	-	-	-	-	-	-	-	-	-	-	-	-	-	-
U146	3. 无牙症	-	-	-	-	-	-	-	-	-	-	-	-	-	-	-	-	-	-	-	-	-
U147	其他	-	-	-	-	-	-	-	-	-	-	-	-	-	-	-	-	-	-	-	-	-
U148	Ⅲ. 伤害	2168	20	43	32	39	76	117	104	138	181	199	241	232	140	149	109	105	96	83	64	-
U149	A. 意外伤害	1882	20	42	31	36	67	99	91	120	156	171	204	209	119	127	93	90	80	68	59	-
U150	1. 道路交通事故	689	-	8	9	14	42	68	55	68	69	60	82	84	35	30	26	19	13	6	1	-
U151	2. 意外中毒	266	-	4	-	1	4	8	10	12	27	38	39	36	25	17	13	13	9	6	4	-
U152	3. 意外跌落	494	1	5	3	9	4	5	5	12	18	33	40	48	26	58	41	43	48	48	47	-
U153	4. 火灾	17	1	2	-	-	2	1	-	-	1	1	2	1	1	2	1	1	1	-	-	-
U154	5. 溺水	124	1	17	16	11	6	6	6	4	6	6	12	12	8	5	4	3	2	1	-	-
U155	其他	292	-	6	3	1	9	13	15	24	35	33	29	28	24	15	8	11	7	7	7	-
U156	B. 故意伤害	250	-	-	-	3	14	9	12	15	22	25	31	20	8	21	13	14	14	15	4	-
U157	1. 自杀及后遗症	204	-	-	-	2	10	3	9	11	15	18	23	17	6	19	13	14	14	15	3	-
U158	2. 他杀及后遗症	30	-	-	-	1	2	2	3	3	4	3	4	2	1	2	-	-	-	-	1	-
U159	3. 战争	-	-	-	-	-	-	-	-	-	-	-	-	-	-	-	-	-	-	-	-	-
U160	其他	16	-	-	-	-	2	-	1	1	3	4	4	1	1	-	-	-	-	-	-	-
U161	其他剩余疾病	185	14	7	2	2	1	4	4	4	6	12	11	8	3	12	12	8	26	17	27	-

年龄组（岁）

表 3—39 2018 年红河州死因别、年龄别死亡数（女）

年龄组（岁）

疾病编码	疾病名称	总计	0—	1—	5—	10—	15—	20—	25—	30—	35—	40—	45—	50—	55—	60—	65—	70—	75—	80—	85及以上	不详
U000	全死因	11827	100	67	27	34	49	42	65	111	129	214	356	548	459	758	989	1290	1837	2171	2580	1
U001	I. 传染病、母婴疾病和营养缺乏性疾病	740	63	18	5	2	3	3	3	17	17	22	22	31	18	32	39	39	93	115	198	—
U002	A. 传染病和寄生虫病	227	3	5	2	1	3	1	1	14	11	16	16	20	13	19	14	15	27	26	20	—
U003	1. 结核病	66	—	—	—	1	1	—	—	7	3	3	6	5	4	6	4	5	9	8	4	—
U004	2. 性传播疾病	10	—	—	—	—	—	—	—	—	—	—	—	2	1	3	1	1	1	1	—	—
U005	a. 梅毒	2	—	—	—	—	—	—	—	—	—	—	—	—	—	1	—	—	—	1	—	—
U006	b. 衣原体病	—	—	—	—	—	—	—	—	—	—	—	—	—	—	—	—	—	—	—	—	—
U007	c. 淋病	—	—	—	—	—	—	—	—	—	—	—	—	—	—	—	—	—	—	—	—	—
U008	d. 其他	8	—	—	—	—	—	—	—	—	—	—	—	2	1	2	1	1	1	—	—	—
U009	3. 艾滋病	40	—	—	—	—	—	—	1	2	8	7	7	4	2	2	3	1	1	2	—	—
U010	4. 腹泻性疾病	5	—	1	—	—	—	—	—	—	—	—	—	—	—	—	—	—	1	—	3	—
U011	5. 好发于儿童的疾病	2	—	—	—	—	—	—	—	1	—	—	—	1	—	—	—	—	—	—	—	—
U012	a. 百日咳	—	—	—	—	—	—	—	—	—	—	—	—	—	—	—	—	—	—	—	—	—
U013	b. 脊髓灰质炎及后遗症	—	—	—	—	—	—	—	—	—	—	—	—	—	—	—	—	—	—	—	—	—
U014	c. 白喉	—	—	—	—	—	—	—	—	—	—	—	—	—	—	—	—	—	—	—	—	—
U015	d. 麻疹	—	—	—	—	—	—	—	—	—	—	—	—	—	—	—	—	—	—	—	—	—
U016	e. 破伤风	2	—	—	—	—	—	—	—	1	—	—	—	1	—	—	—	—	—	—	—	—
U017	6. 脑膜炎	13	1	2	1	—	1	—	1	1	—	1	1	2	—	1	1	—	1	—	—	—
U018	7. 乙型肝炎	39	—	—	—	—	—	—	—	2	—	2	1	—	4	4	3	3	10	5	3	—
U019	8. 丙型肝炎	3	—	—	—	—	—	—	—	—	—	—	—	—	—	—	—	—	—	—	—	—
U020	9. 疟疾	—	—	—	—	—	—	—	—	—	—	—	—	—	—	—	—	—	—	—	—	—
U021	10. 热带病	—	—	—	—	—	—	—	—	—	—	—	—	—	—	—	—	—	—	—	—	—
U022	a. 锥虫病	—	—	—	—	—	—	—	—	—	—	—	—	—	—	—	—	—	—	—	—	—
U023	b. 南美锥虫病	—	—	—	—	—	—	—	—	—	—	—	—	—	—	—	—	—	—	—	—	—
U024	c. 血吸虫病	—	—	—	—	—	—	—	—	—	—	—	—	—	—	—	—	—	—	—	—	—
U025	d. 利什曼病	—	—	—	—	—	—	—	—	—	—	—	—	—	—	—	—	—	—	—	—	—
U026	e. 淋巴丝虫病	—	—	—	—	—	—	—	—	—	—	—	—	—	—	—	—	—	—	—	—	—
U027	f. 盘尾丝虫病	—	—	—	—	—	—	—	—	—	—	—	—	—	—	—	—	—	—	—	—	—
U028	11. 麻风病	—	—	—	—	—	—	—	—	—	—	—	—	—	—	—	—	—	—	—	—	—
U029	12. 登革热	—	—	—	—	—	—	—	—	—	—	—	—	—	—	—	—	—	—	—	—	—
U030	13. 流行性乙型脑炎	—	—	—	—	—	—	—	—	—	—	—	—	—	—	—	—	—	—	—	—	—
U031	14. 沙眼	—	—	—	—	—	—	—	—	—	—	—	—	—	—	—	—	—	—	—	—	—
U032	15. 肠线虫感染	—	—	—	—	—	—	—	—	—	—	—	—	—	—	—	—	—	—	—	—	—

续 表

疾病编码	疾病名称	总计	0-	1-	5-	10-	15-	20-	25-	30-	35-	40-	45-	50-	55-	60-	65-	70-	75-	80-	85及以上	不详
U033	a. 蛔虫病	-	-	-	-	-	-	-	-	-	-	-	-	-	-	-	-	-	-	-	-	-
U034	b. 鞭虫病	-	-	-	-	-	-	-	-	-	-	-	-	-	-	-	-	-	-	-	-	-
U035	c. 钩虫病	-	-	-	-	-	-	-	-	-	-	-	-	-	-	-	-	-	-	-	-	-
U036	d. 其他	-	-	-	-	-	-	-	-	-	-	-	-	-	-	-	-	-	-	-	-	-
U037	其他传染病	49	2	2	1	-	1	-	-	-	-	1	2	6	1	2	2	3	5	11	9	-
U038	B. 呼吸系统感染	353	13	11	2	1	-	2	1	4	4	5	4	9	5	10	21	23	59	65	117	-
U039	1. 下呼吸道感染	349	13	11	2	1	-	2	1	4	4	5	4	9	5	9	21	22	58	65	116	-
U040	2. 上呼吸道感染	4	-	-	-	-	-	-	-	-	-	-	-	-	-	1	-	1	1	-	1	-
U041	3. 中耳炎	-	-	-	-	-	-	-	-	-	-	-	-	-	-	-	-	-	-	-	-	-
U042	C. 妊娠、分娩和产褥期并发症	5	-	-	-	-	-	-	1	2	1	-	1	-	-	-	-	-	-	-	-	-
U043	1. 孕产妇出血	-	-	-	-	-	-	-	-	-	-	-	-	-	-	-	-	-	-	-	-	-
U044	2. 产妇败血症	-	-	-	-	-	-	-	-	-	-	-	-	-	-	-	-	-	-	-	-	-
U045	3. 妊娠高血压综合征	-	-	-	-	-	-	-	-	-	-	-	-	-	-	-	-	-	-	-	-	-
U046	4. 梗阻性分娩	-	-	-	-	-	-	-	-	-	-	-	-	-	-	-	-	-	-	-	-	-
U047	5. 流产	-	-	-	-	-	-	-	-	-	-	-	-	-	-	-	-	-	-	-	-	-
U048	其他	4	-	-	-	-	-	-	1	1	1	-	1	-	-	-	-	-	-	-	-	-
U049	D. 起源于围生期的情况	49	47	1	1	-	-	-	-	-	-	-	-	-	-	-	-	-	-	-	-	-
U050	1. 出生低体重	13	13	-	-	-	-	-	-	-	-	-	-	-	-	-	-	-	-	-	-	-
U051	2. 出生产伤和窒息	24	22	1	1	-	-	-	-	-	-	-	-	-	-	-	-	-	-	-	-	-
U052	其他	12	12	-	-	-	-	-	-	-	-	-	-	-	-	-	-	-	-	-	-	-
U053	E. 营养缺乏	106	-	1	-	-	-	-	-	1	1	1	1	2	-	3	4	1	7	24	61	-
U054	1. 蛋白质-能量营养不良	96	-	1	-	-	-	-	-	-	-	-	-	1	-	3	4	1	7	24	56	-
U055	2. 碘缺乏	-	-	-	-	-	-	-	-	-	-	-	-	-	-	-	-	-	-	-	-	-
U056	3. 维生素 A 缺乏病	-	-	-	-	-	-	-	-	-	-	-	-	-	-	-	-	-	-	-	-	-
U057	4. 缺铁性贫血	4	-	-	-	-	-	-	-	-	-	-	-	1	-	-	1	-	-	-	2	-
U058	其他营养缺乏症	6	-	-	-	-	-	-	-	-	1	1	1	-	-	-	-	-	-	-	3	-
U059	II. 慢性非传染性疾病	10075	20	24	8	13	19	24	34	59	75	135	283	451	396	662	887	1187	1629	1933	2236	-
U060	A. 恶性肿瘤	1316	-	3	2	5	2	8	11	21	24	38	96	148	111	162	161	162	153	127	82	-
U061	1. 唇、口腔和咽恶性肿瘤	21	-	-	-	-	-	-	-	-	-	-	3	5	-	-	3	4	5	-	1	-
U062	2. 食道癌	11	-	-	-	-	-	-	-	-	-	-	-	1	-	1	-	1	5	2	1	-
U063	3. 胃癌	92	-	-	-	-	-	-	-	1	-	3	5	5	10	9	10	14	10	15	10	-
U064	4. 结直肠癌	130	-	-	-	-	-	-	-	2	2	2	9	5	14	10	17	18	19	15	17	-
U065	5. 肝癌	178	-	-	-	-	-	-	-	4	1	4	13	21	17	20	22	22	22	16	14	-

续　表

疾病编码	疾病名称	总计	0–	1–	5–	10–	15–	20–	25–	30–	35–	40–	45–	50–	55–	60–	65–	70–	75–	80–	85及以上	不详
U066	6. 胰腺癌	31	–	–	–	–	–	–	–	–	–	–	–	4	3	5	3	6	5	4	–	–
U067	7. 肺癌	299	–	–	–	–	–	–	–	–	4	6	19	29	9	41	48	41	37	41	23	–
U068	8. 皮肤癌	9	–	–	–	–	–	–	–	–	–	–	–	–	–	–	1	–	1	2	3	–
U069	9. 乳腺癌	111	–	–	–	1	–	1	1	7	6	6	10	19	15	19	10	7	5	2	3	–
U070	10. 子宫颈癌	64	–	–	–	–	–	–	1	2	6	6	11	17	6	6	4	4	6	2	2	–
U071	11. 子宫体癌	65	–	–	–	–	2	1	1	1	–	3	6	9	7	10	10	8	4	3	2	–
U072	12. 卵巢癌	29	–	–	–	–	–	2	3	–	–	–	4	3	5	4	4	5	4	3	1	–
U073	13. 前列腺癌	–	–	–	–	–	–	–	–	–	–	–	–	–	–	–	–	–	–	–	–	–
U074	14. 膀胱癌	13	–	–	–	–	–	–	3	–	3	–	4	3	3	1	3	3	1	3	1	–
U075	15. 淋巴瘤与多发性骨髓瘤	25	–	–	1	1	2	3	–	1	3	5	3	6	3	4	1	3	2	5	7	–
U076	16. 白血病	54	–	–	–	3	2	1	2	–	1	2	2	5	1	6	5	2	6	2	4	–
U077	其他	184	–	2	1	–	1	–	–	–	3	7	9	21	21	24	20	22	25	16	7	–
U078	B. 其他肿瘤	34	–	1	–	–	–	2	–	2	3	3	2	5	11	2	4	2	2	5	4	–
U079	C. 糖尿病	315	–	1	1	–	–	2	1	1	1	3	5	16	11	26	46	57	53	52	43	–
U080	D. 内分泌紊乱	103	–	4	1	–	1	–	2	2	2	4	1	8	–	3	3	3	8	15	46	–
U081	E. 神经系统和精神障碍疾病	316	2	4	2	1	1	3	–	6	6	7	10	8	5	8	19	20	27	65	125	–
U082	1. 单相精神抑郁	2	–	–	–	–	–	–	–	–	–	–	1	–	–	–	1	–	–	–	–	–
U083	2. 双相情感障碍	2	–	–	–	–	–	–	–	–	–	–	–	–	1	1	–	–	–	–	–	–
U084	3. 精神分裂症	15	–	–	2	–	1	–	2	–	–	1	2	3	2	2	1	–	2	2	1	–
U085	4. 癫痫症	14	1	–	–	–	–	–	–	–	–	–	–	3	–	1	–	5	–	1	–	–
U086	5. 酒精使用所致精神障碍	2	–	–	–	–	–	–	–	–	–	–	–	–	–	1	–	–	–	–	–	–
U087	6. 阿尔茨海默病和其他痴呆	171	–	–	–	–	–	–	–	–	–	1	1	–	–	1	7	9	13	48	91	–
U088	7. 帕金森化	4	–	–	–	1	–	–	–	–	–	–	–	–	–	1	–	1	1	1	–	–
U089	8. 多发性硬化	2	–	–	–	–	–	–	–	–	–	–	–	–	–	1	–	–	–	–	–	–
U090	9. 药物使用所致精神障碍	–	–	–	–	–	–	–	–	–	–	–	–	–	–	–	–	–	–	–	–	–
U091	10. 创伤后应激障碍	–	–	–	–	–	–	–	–	–	–	–	–	–	–	–	–	–	–	–	–	–
U092	11. 强迫症	–	–	–	–	–	–	–	–	–	–	–	–	–	–	–	–	–	–	–	–	–
U093	12. 惊恐障碍	–	–	–	–	–	–	–	–	–	–	–	–	–	–	–	–	–	–	–	–	–
U094	13. 失眠症	–	–	–	–	–	–	–	–	–	–	–	–	–	–	–	–	–	–	–	–	–
U095	14. 偏头痛	–	–	–	–	–	–	–	–	–	–	–	–	–	–	–	–	–	–	–	–	–
U096	15. 由于铝暴露引起的精神发育障碍	1	–	–	–	–	–	–	–	–	–	–	–	1	–	–	–	–	–	–	–	–
U097	其他	101	1	4	2	–	1	2	–	1	–	2	–	2	3	2	7	9	13	13	34	–
U098	F. 感官疾病	1	–	–	–	–	–	–	–	–	–	–	–	1	–	–	–	–	–	–	–	–

续表

疾病编码	疾病名称	总计	年龄组（岁）																			不详
			0—	1—	5—	10—	15—	20—	25—	30—	35—	40—	45—	50—	55—	60—	65—	70—	75—	80—	85及以上	
U099	1. 青光眼	—	—	—	—	—	—	—	—	—	—	—	—	—	—	—	—	—	—	—	—	—
U100	2. 白内障	—	—	—	—	—	—	—	—	—	—	—	—	—	—	—	—	—	—	—	—	—
U101	3. 与年龄有关的视觉障碍	—	—	—	—	—	—	—	—	—	—	—	—	—	—	—	—	—	—	—	—	—
U102	4. 成年开始的听力损失	—	—	—	—	—	—	—	—	—	—	—	—	—	—	—	—	—	—	—	—	—
U103	其他	1	—	—	—	—	—	—	—	—	—	—	—	1	—	—	—	—	—	—	—	—
U104	G. 心血管疾病	4935	1	3	2	—	7	6	9	19	23	58	114	201	189	312	437	600	864	989	1101	—
U105	1. 风湿性心脏病	157	—	—	—	—	—	—	—	—	3	1	4	8	10	15	9	15	25	29	38	—
U106	2. 高血压及并发症	696	—	—	—	—	1	—	2	4	4	6	10	16	16	44	45	87	126	168	167	—
U107	3. 缺血性心脏病	1413	—	1	—	—	3	—	5	6	5	15	33	55	46	94	113	176	254	286	321	—
U108	4. 脑血管病	2376	1	—	—	—	1	1	1	3	6	33	55	110	105	141	249	296	422	458	494	—
U109	5. 炎性心脏病	73	1	1	1	—	—	—	—	1	2	2	5	4	2	5	7	4	8	10	22	—
U110	其他	199	—	3	—	—	2	2	1	5	3	7	7	6	8	12	13	20	26	34	55	—
U111	H. 主要呼吸系统疾病	1931	1	—	—	—	3	1	3	2	2	6	15	20	34	85	138	227	366	440	588	—
U112	1. 慢性阻塞性肺疾病	1765	1	—	—	—	—	2	1	2	2	6	10	16	30	78	127	211	333	406	542	—
U113	2. 哮喘	49	—	—	—	—	—	—	—	—	—	1	—	2	2	3	6	6	8	13	9	—
U114	其他	117	—	3	—	2	—	2	—	6	8	8	5	2	2	4	5	10	25	21	37	—
U115	I. 主要消化系统疾病	773	3	2	—	2	—	—	6	3	—	2	26	24	29	40	60	84	110	185	182	—
U116	1. 消化性溃疡	112	—	—	—	2	—	—	1	—	—	2	3	3	6	10	12	7	19	23	23	—
U117	2. 肝硬化	54	—	—	—	—	—	1	1	—	—	4	6	4	3	5	7	7	9	6	4	—
U118	3. 阑尾炎	4	—	—	—	—	—	—	—	—	—	—	—	—	—	—	1	1	—	1	1	—
U119	其他	603	3	2	—	2	2	2	2	3	8	4	16	17	20	25	40	69	82	156	154	—
U120	J. 主要泌尿生殖系统疾病	243	3	—	—	1	2	2	4	4	4	5	12	14	10	20	16	23	38	42	48	—
U121	1. 肾炎和肾病	222	—	—	—	—	2	2	2	4	4	5	12	14	10	18	15	20	36	35	44	—
U122	2. 前列腺增生	—	—	—	—	—	—	—	—	—	—	—	—	—	—	—	—	—	—	—	—	—
U123	其他	21	1	—	—	—	3	2	—	—	—	1	—	—	2	2	1	3	2	7	4	—
U124	K. 皮肤病	11	1	—	—	1	—	—	—	—	—	—	—	—	1	—	1	—	—	2	5	—
U125	L. 肌肉骨骼和结缔组织疾病	64	1	—	1	—	—	—	—	2	2	1	4	4	4	3	3	8	8	11	11	—
U126	1. 风湿性关节炎	11	—	—	—	—	3	—	—	—	—	—	—	—	—	1	1	1	3	1	2	—
U127	2. 骨关节炎	1	—	—	—	—	—	—	—	—	—	—	—	—	—	—	—	—	—	1	1	—
U128	3. 痛风	9	—	—	—	—	—	—	2	—	—	—	—	—	3	2	2	2	2	4	1	—
U129	4. 腰痛	—	—	—	—	—	—	—	—	—	—	—	—	—	—	—	—	—	—	—	—	—
U130	其他	41	—	1	1	1	3	2	—	2	2	1	1	3	3	2	2	4	3	5	8	—
U131	M. 先天异常	32	12	4	1	2	3	2	2	—	—	—	—	—	1	—	—	1	—	—	—	—

续 表

疾病编码	疾病名称	总计	0-	1-	5-	10-	15-	20-	25-	30-	35-	40-	45-	50-	55-	60-	65-	70-	75-	80-	85及以上	不详
U132	1. 腹壁缺损	-	-	-	-	-	-	-	-	-	-	-	-	-	-	-	-	-	-	-	-	-
U133	2. 无脑畸形	-	-	-	-	-	-	-	-	-	-	-	-	-	-	-	-	-	-	-	-	-
U134	3. 肛门直肠闭锁	-	-	-	-	-	-	-	-	-	-	-	-	-	-	-	-	-	-	-	-	-
U135	4. 唇裂	-	-	-	-	-	-	-	-	-	-	-	-	-	-	-	-	-	-	-	-	-
U136	5. 腭裂	-	-	-	-	-	-	-	-	-	-	-	-	-	-	-	-	-	-	-	-	-
U137	6. 食管闭锁	1	-	-	-	-	-	-	-	-	-	-	-	1	-	-	-	-	-	-	-	-
U138	7. 肾发育不全	-	-	-	-	-	-	-	-	-	-	-	-	-	-	-	-	-	-	-	-	-
U139	8. 唐氏综合征	-	-	-	-	-	-	-	-	-	-	-	-	-	-	-	-	-	-	-	-	-
U140	9. 先天性心脏异常	24	7	4	1	2	3	-	1	1	1	1	1	1	1	-	-	-	-	-	-	-
U141	10. 脊柱裂	-	-	-	-	-	-	-	-	-	-	-	-	-	-	-	-	-	-	-	-	-
U142	其他	7	5	-	2	-	-	-	-	-	-	-	-	-	-	-	-	-	-	-	-	-
U143	N. 口腔疾病	1	-	-	-	-	-	-	-	-	-	-	-	-	1	-	-	-	-	-	-	-
U144	1. 龋齿	-	-	-	-	-	-	-	-	-	-	-	-	-	-	-	-	-	-	-	-	-
U145	2. 牙周病	-	-	-	-	-	-	-	-	-	-	-	-	-	-	-	-	-	-	-	-	-
U146	3. 无牙症	-	-	-	-	-	-	-	-	-	-	-	-	-	-	-	-	-	-	-	-	-
U147	其他	1	-	-	-	-	-	-	-	-	-	-	-	-	-	-	-	-	-	-	1	-
U148	III. 伤害	874	12	24	12	19	25	14	26	34	34	55	48	63	40	62	56	60	91	96	103	-
U149	A. 意外伤害	733	12	24	12	18	16	9	20	26	25	45	37	52	34	48	47	47	81	86	94	-
U150	1. 道路交通事故	216	3	7	5	8	9	3	14	13	15	27	14	27	15	16	17	5	14	3	1	-
U151	2. 意外中毒	51	-	1	2	-	2	2	2	2	2	2	9	5	5	4	1	5	3	4	-	-
U152	3. 意外跌落	300	-	3	4	1	1	2	2	2	2	7	9	10	8	17	15	28	45	66	78	-
U153	4. 火灾	10	-	1	-	-	-	-	-	-	-	-	-	-	-	-	3	-	2	2	2	-
U154	5. 溺水	65	-	4	1	9	-	2	2	4	4	6	4	7	3	3	6	4	-	1	5	-
U155	其他	91	9	8	-	-	4	-	-	5	2	3	1	3	3	8	5	5	17	10	8	-
U156	B. 故意伤害	132	-	-	-	1	8	5	5	7	9	10	10	11	6	12	9	13	10	9	7	-
U157	1. 自杀及后遗症	118	-	-	-	1	7	3	4	7	9	8	7	9	6	12	9	12	10	9	5	-
U158	2. 他杀及后遗症	13	-	-	-	-	1	2	-	-	-	2	3	2	-	-	-	1	-	-	2	-
U159	3. 战争	1	-	-	-	-	-	-	1	-	-	-	-	-	-	-	-	-	-	-	-	-
U160	其他	9	-	-	-	-	1	-	1	1	-	-	1	-	-	2	-	-	-	1	2	-
U161	其他剩余疾病	138	5	1	2	-	2	-	1	1	2	2	3	3	5	5	7	4	24	27	43	1

表3－40　2018年文山州死因别、年龄别死亡数（男女合计）

疾病编码	疾病名称	总计	年龄组（岁）																			不详
			0-	1-	5-	10-	15-	20-	25-	30-	35-	40-	45-	50-	55-	60-	65-	70-	75-	80-	85及以上	
U000	全死因	23693	290	200	126	112	166	207	248	385	550	862	1203	1584	1139	1982	2166	2723	2962	3114	3672	2
U001	I. 传染病、母婴疾病和营养缺乏性疾病	1625	167	40	13	4	11	11	24	30	45	62	87	99	62	105	118	152	158	221	216	-
U002	A. 传染病和寄生虫病	763	21	14	4	1	7	8	17	27	36	52	71	79	48	72	77	71	73	50	35	-
U003	1. 结核病	323	-	-	-	-	4	5	8	8	21	18	29	32	26	31	42	35	44	17	3	-
U004	2. 性传播疾病	-	-	-	-	-	-	-	-	-	-	-	-	-	-	-	-	-	-	-	-	-
U005	a. 梅毒	-	-	-	-	-	-	-	-	-	-	-	-	-	-	-	-	-	-	-	-	-
U006	b. 衣原体病	-	-	-	-	-	-	-	-	-	-	-	-	-	-	-	-	-	-	-	-	-
U007	c. 淋病	-	-	-	-	-	-	-	-	-	-	-	-	-	-	-	-	-	-	-	-	-
U008	d. 其他	-	-	-	-	-	-	-	-	-	-	-	-	-	-	-	-	-	-	-	-	-
U009	3. 艾滋病	51	-	-	-	1	-	1	3	8	3	7	9	5	4	4	1	4	-	1	-	-
U010	4. 腹泻性疾病	13	3	4	-	-	-	-	-	-	-	-	2	-	-	2	1	-	1	-	-	-
U011	5. 好发于儿童期的疾病	40	7	4	3	-	1	1	2	1	1	1	3	2	1	3	2	1	3	2	2	-
U012	a. 百日咳	-	-	-	-	-	-	-	-	-	-	-	-	-	-	-	-	-	-	-	-	-
U013	b. 脊髓灰质炎及其后遗症	-	-	-	-	-	-	-	-	-	-	-	-	-	-	-	-	-	-	-	-	-
U014	c. 白喉	-	-	-	-	-	-	-	-	-	-	-	-	-	-	-	-	-	-	-	-	-
U015	d. 麻疹	11	-	-	-	-	1	1	1	-	-	1	1	1	-	1	1	-	1	1	1	-
U016	e. 破伤风	29	7	4	3	-	-	-	1	1	1	-	2	1	1	2	1	1	2	1	1	-
U017	6. 脑膜炎	-	-	-	-	-	-	-	-	-	-	-	-	-	-	-	-	-	-	-	-	-
U018	7. 乙型肝炎	204	1	-	-	-	-	-	3	5	9	17	20	32	12	25	25	16	17	12	10	-
U019	丙型肝炎	2	-	-	-	-	-	-	-	1	-	-	-	-	-	-	-	1	-	-	-	-
U020	8. 疟疾	2	-	-	-	-	-	-	-	1	1	-	-	-	-	-	-	-	-	-	-	-
U021	9. 热带病	-	-	-	-	-	-	-	-	-	-	-	-	-	-	-	-	-	-	-	-	-
U022	a. 锥虫病	-	-	-	-	-	-	-	-	-	-	-	-	-	-	-	-	-	-	-	-	-
U023	b. 南美锥虫病	-	-	-	-	-	-	-	-	-	-	-	-	-	-	-	-	-	-	-	-	-
U024	c. 血吸虫病	-	-	-	-	-	-	-	-	-	-	-	-	-	-	-	-	-	-	-	-	-
U025	d. 利什曼病	-	-	-	-	-	-	-	-	-	-	-	-	-	-	-	-	-	-	-	-	-
U026	e. 淋巴性丝虫病	-	-	-	-	-	-	-	-	-	-	-	-	-	-	-	-	-	-	-	-	-
U027	f. 盘尾丝虫病	-	-	-	-	-	-	-	-	-	-	-	-	-	-	-	-	-	-	-	-	-
U028	10. 麻风病	5	-	-	-	-	-	-	-	-	-	-	1	-	-	-	2	-	-	1	1	-
U029	11. 登革热	-	-	-	-	-	-	-	-	-	-	-	-	-	-	-	-	-	-	-	-	-
U030	12. 流行性乙型脑炎	-	-	-	-	-	-	-	-	-	-	-	-	-	-	-	-	-	-	-	-	-
U031	13. 沙眼	-	-	-	-	-	-	-	-	-	-	-	-	-	-	-	-	-	-	-	-	-
U032	14. 肠线虫感染	1	-	-	-	-	-	-	-	-	-	-	-	1	-	-	-	-	-	-	-	-

续 表

疾病编码	疾病名称	总计	年龄组（岁）																			
---	---	---	0–	1–	5–	10–	15–	20–	25–	30–	35–	40–	45–	50–	55–	60–	65–	70–	75–	80–	85及以上	不详
U033	a. 蛔虫病	—	—	—	—	—	—	—	—	—	—	—	—	—	—	—	—	—	—	—	—	—
U034	b. 鞭虫病	—	—	—	—	—	—	—	—	—	—	—	—	—	—	—	—	—	—	—	—	—
U035	c. 钩虫病	—	—	—	—	—	—	—	—	—	—	—	—	—	—	—	—	—	—	—	—	—
U036	d. 其他	1	—	—	—	—	—	—	—	—	—	—	—	1	—	—	—	—	—	—	—	—
U037	其他传染病	122	10	6	1	3	1	1	1	1	2	8	5	7	5	9	5	14	8	16	20	—
U038	B. 呼吸系统感染	720	47	21	9	3	3	6	6	—	8	8	15	20	13	32	38	79	82	163	169	—
U039	1. 下呼吸道感染	713	47	21	9	3	3	6	6	—	7	8	15	20	13	32	36	76	81	163	169	—
U040	2. 上呼吸道感染	7	—	—	—	—	—	—	—	—	1	—	—	—	—	—	2	3	1	—	—	—
U041	3. 中耳炎	—	—	—	—	—	—	—	—	—	—	—	—	—	—	—	—	—	—	—	—	—
U042	C. 妊娠、分娩和产褥期并发症	3	—	—	—	—	—	1	1	1	—	—	—	—	—	—	—	—	—	—	—	—
U043	1. 孕产妇产科出血	1	—	—	—	—	—	—	—	1	—	—	—	—	—	—	—	—	—	—	—	—
U044	2. 产妇败血症	—	—	—	—	—	—	—	—	—	—	—	—	—	—	—	—	—	—	—	—	—
U045	3. 妊娠高血压综合征	—	—	—	—	—	—	—	—	—	—	—	—	—	—	—	—	—	—	—	—	—
U046	4. 梗阻性分娩	—	—	—	—	—	—	—	—	—	—	—	—	—	—	—	—	—	—	—	—	—
U047	5. 流产	—	—	—	—	—	—	—	—	—	—	—	—	—	—	—	—	—	—	—	—	—
U048	其他	2	—	—	—	—	—	1	1	—	—	—	—	—	—	—	—	—	—	—	—	—
U049	D. 起源于围生期的情况	104	98	5	—	—	—	1	—	—	—	—	—	—	—	—	—	—	—	—	—	—
U050	1. 出生低体重	17	17	—	—	—	—	—	—	—	—	—	—	—	—	—	—	—	—	—	—	—
U051	2. 出生产伤和窒息	59	56	2	—	1	—	—	—	—	—	—	—	—	—	—	—	—	—	—	—	—
U052	其他	28	25	3	—	—	—	—	—	—	—	—	—	—	—	—	—	—	—	—	—	—
U053	E. 营养缺乏	35	1	—	—	—	—	—	—	—	—	—	—	—	1	1	3	2	8	8	12	—
U054	1. 蛋白质-能量营养不良	7	—	—	—	—	—	—	—	—	—	—	1	—	—	—	1	—	1	1	3	—
U055	2. 碘缺乏	—	—	—	—	—	—	—	—	—	—	—	—	—	—	—	—	—	—	—	—	—
U056	3. 维生素A缺乏病	—	—	—	—	—	—	—	—	—	—	—	—	—	—	—	—	—	—	—	—	—
U057	4. 缺铁性贫血	13	—	—	—	—	—	—	—	—	—	—	1	—	1	—	2	1	2	2	2	—
U058	其他营养病症	15	—	—	—	—	1	—	—	—	—	—	1	—	1	—	—	1	5	5	7	—
U059	II. 慢性非传染性疾病	18632	71	60	33	37	42	80	100	199	292	564	841	1197	941	1682	1867	2388	2583	2631	3022	2
U060	A. 恶性肿瘤	3083	7	13	10	12	14	16	33	62	81	176	259	367	263	450	388	346	257	191	138	—
U061	1. 唇、口腔和咽恶性肿瘤	50	—	—	—	—	—	—	—	1	—	—	—	9	2	—	—	5	7	6	3	—
U062	2. 食道癌	130	—	—	—	—	—	—	—	1	—	5	12	13	18	32	19	12	7	6	6	—
U063	3. 胃癌	302	—	—	—	1	—	1	6	6	5	10	16	25	14	46	54	38	36	29	22	—
U064	4. 结直肠癌	241	—	—	—	—	—	—	3	3	6	12	9	27	16	28	38	40	26	24	9	—
U065	5. 肝癌	490	—	2	—	—	—	1	12	12	23	38	60	77	50	70	48	42	32	12	20	—

续 表

疾病编码	疾病名称	总计	0-	1-	5-	10-	15-	20-	25-	30-	35-	40-	45-	50-	55-	60-	65-	70-	75-	80-	85及以上	不详
U066	6.胰腺癌	62	—	—	—	—	—	—	1	—	1	5	4	7	7	9	7	6	6	7	2	—
U067	7.肺癌	602	—	—	—	—	—	—	3	6	12	29	32	66	44	107	83	83	60	45	30	—
U068	8.皮肤癌	18	—	—	—	—	—	—	—	—	—	1	1	1	1	—	1	3	3	3	3	—
U069	9.乳腺癌	66	—	—	—	—	1	—	2	2	4	8	11	9	7	9	4	3	3	2	—	—
U070	10.子宫颈癌	79	—	—	—	—	—	—	—	5	1	8	12	21	8	9	6	4	5	1	2	—
U071	11.子宫体癌	31	—	—	—	—	—	—	—	2	2	1	5	5	2	5	2	1	5	1	—	—
U072	12.卵巢癌	20	—	—	—	—	—	—	—	2	—	—	3	4	6	2	—	4	2	1	—	—
U073	13.前列腺癌	18	—	—	—	—	—	—	—	—	—	1	—	1	1	1	3	4	2	4	2	—
U074	14.膀胱癌	30	—	—	—	1	—	—	—	—	—	1	3	2	1	2	5	2	4	4	5	—
U075	15.淋巴瘤与多发性骨髓瘤	94	—	3	—	1	—	—	3	3	3	3	8	10	9	15	10	15	7	3	3	—
U076	16.白血病	134	5	4	8	7	5	—	11	7	7	8	9	9	7	15	9	6	5	5	3	—
U077	其他	716	2	4	2	3	7	6	10	13	14	45	65	81	71	95	93	81	60	39	25	—
U078	B.其他肿瘤	29	—	2	1	—	1	—	1	—	1	—	2	—	1	5	5	2	5	1	—	—
U079	C.糖尿病	401	—	—	—	—	—	1	1	—	7	10	22	25	26	69	43	57	48	51	40	—
U080	D.内分泌紊乱	97	4	6	2	1	—	5	2	2	7	6	3	5	6	5	7	11	10	7	8	—
U081	E.神经系统和精神障碍疾病	548	3	5	5	8	4	16	14	8	25	11	14	22	20	30	29	43	70	82	139	—
U082	1.单相精神抑郁	2	—	—	—	—	1	—	—	—	—	—	—	—	—	—	—	—	—	—	1	—
U083	2.双相情感障碍	—	—	—	—	—	—	—	—	—	—	—	—	—	—	—	—	—	—	—	—	—
U084	3.精神分裂症	48	—	—	—	—	—	—	2	—	9	2	3	—	4	5	—	3	7	6	1	—
U085	4.癫痫症	62	1	1	—	3	1	12	6	—	3	2	3	10	2	3	3	2	4	2	2	—
U086	5.酒精使用所致精神障碍	27	—	—	—	—	—	—	—	—	7	6	3	3	2	6	2	3	1	—	—	—
U087	6.阿尔茨海默病和其他痴呆	216	—	—	—	—	—	—	—	—	—	—	—	3	4	3	13	20	34	46	92	—
U088	7.帕金森病	14	—	—	—	—	—	—	—	—	—	—	—	—	—	—	1	—	1	3	8	—
U089	8.多发性硬化	—	—	—	—	—	—	—	—	—	—	—	—	—	—	—	—	—	—	—	—	—
U090	9.药物使用所致精神障碍	5	—	—	—	—	—	—	—	—	—	—	—	—	1	—	—	—	—	1	1	—
U091	10.创伤后应激障碍	—	—	—	—	—	—	—	—	—	—	—	—	—	—	—	—	—	—	—	—	—
U092	11.强迫症	—	—	—	—	—	—	—	—	—	—	—	—	—	—	—	—	—	—	—	—	—
U093	12.惊恐障碍	—	—	—	—	—	—	—	—	—	—	—	—	—	—	—	—	—	—	—	—	—
U094	13.失眠症	—	—	—	—	—	—	—	—	—	—	—	—	—	—	—	—	—	—	—	—	—
U095	14.偏头痛	—	—	—	—	—	—	—	—	—	—	—	—	—	—	—	—	—	—	—	—	—
U096	15.由于滥用引起的精神神经障碍	—	—	—	—	—	—	—	—	—	—	—	—	—	—	—	—	—	—	—	—	—
U097	其他	170	3	4	4	4	2	1	3	2	10	4	5	3	7	12	10	15	23	24	34	—
U098	F.感官疾病	2	—	—	1	—	—	—	—	—	—	—	—	—	—	—	—	—	—	—	—	—

续表

疾病编码	疾病名称	总计	\	\	\	\	\	年龄组（岁）	\	\	\	\	\	\	\	\	\	\	\	\	\
			0-	1-	5-	10-	15-	20-	25-	30-	35-	40-	45-	50-	55-	60-	65-	70-	75-	80-	85及以上	不详
U099	1. 青光眼	—	—	—	—	—	—	—	—	—	—	—	—	—	—	—	—	—	—	—	—	—
U100	2. 白内障	—	—	—	—	—	—	—	—	—	—	—	—	—	—	—	—	—	—	—	—	—
U101	3. 与年龄有关的视觉障碍	—	—	—	—	—	—	—	—	—	—	—	—	—	—	—	—	—	—	—	—	—
U102	4. 成年开始的听力损失	—	—	—	—	—	—	—	—	—	—	—	—	—	—	—	—	—	—	—	—	—
U103	其他	2	—	—	1	—	—	—	—	—	—	—	—	1	—	—	—	—	—	—	—	—
U104	G. 心血管疾病	9574	3	1	1	8	13	23	28	77	99	239	370	547	466	746	988	1283	1462	1468	1750	2
U105	1. 风湿性心脏病	340	—	—	—	—	—	—	—	2	2	4	7	17	15	21	36	49	51	69	67	—
U106	2. 高血压及并发症	694	—	—	—	1	—	1	—	6	5	13	22	31	37	62	66	98	114	95	140	—
U107	3. 缺血性心脏病	2049	—	—	1	2	10	5	9	21	20	63	78	108	94	145	196	274	332	322	380	—
U108	4. 脑血管病	5471	—	1	—	—	—	11	13	37	60	137	238	345	285	474	631	751	814	788	874	—
U109	5. 炎性心脏病	93	—	—	—	—	—	—	—	2	1	3	4	4	5	4	6	13	17	14	16	—
U110	其他	908	2	7	3	3	—	6	4	9	11	19	21	41	29	40	48	95	131	178	270	—
U111	H. 主要呼吸系统疾病	3230	8	7	3	1	1	6	5	12	17	36	62	91	77	209	258	482	554	661	741	—
U112	1. 慢性阻塞性肺疾病	2803	1	2	—	—	—	6	2	7	9	27	46	72	66	180	231	423	491	603	643	—
U113	2. 哮喘	117	—	—	—	—	—	—	—	2	—	—	1	2	2	7	11	17	25	19	31	—
U114	其他	310	7	5	3	1	4	6	4	3	8	9	15	17	9	22	16	42	38	39	67	—
U115	I. 主要消化系统疾病	1069	18	9	3	—	4	2	5	20	31	49	83	85	58	130	101	112	126	106	127	—
U116	1. 消化性溃疡	170	—	—	—	—	1	—	2	1	5	7	9	15	11	21	14	18	25	19	22	—
U117	2. 肝硬化	309	—	—	—	1	1	—	—	11	15	24	39	37	24	42	27	28	18	21	21	—
U118	3. 阑尾炎	11	—	—	—	—	—	—	—	—	—	—	—	2	1	—	3	1	1	1	2	—
U119	其他	578	18	9	3	3	3	7	6	6	11	18	35	31	23	67	56	66	82	65	82	—
U120	J. 主要泌尿生殖系统疾病	454	1	3	1	3	—	—	—	14	21	27	21	45	19	33	39	44	48	55	66	—
U121	1. 肾炎和肾病	425	1	3	1	3	3	7	—	13	21	27	19	41	19	30	37	43	45	50	58	—
U122	2. 前列腺增生	2	—	—	—	—	—	—	—	—	—	—	—	—	—	1	—	—	—	—	1	—
U123	其他	27	—	—	—	—	—	—	—	—	—	—	2	4	2	1	2	1	3	5	7	—
U124	K. 皮肤病	15	1	—	—	—	—	—	—	—	—	—	2	—	2	—	2	1	5	—	2	—
U125	L. 肌肉骨骼和结缔组织疾病	65	1	—	1	—	—	—	—	1	2	3	4	7	3	5	8	7	4	8	11	—
U126	1. 风湿性关节炎	25	—	—	—	—	—	—	—	—	1	3	4	3	3	5	—	2	—	—	4	—
U127	2. 骨关节炎	—	—	—	—	—	—	—	—	—	—	—	—	—	—	—	—	—	—	—	—	—
U128	3. 痛风	12	—	—	—	—	—	—	—	—	—	—	1	2	1	3	4	—	—	—	1	—
U129	4. 腰痛	2	—	—	—	—	—	—	—	1	—	—	—	—	—	—	1	—	—	—	—	—
U130	其他	24	—	—	—	—	—	—	1	—	—	4	—	4	1	3	1	2	—	2	6	—
U131	M. 先天异常	64	26	14	7	3	—	4	4	1	1	4	—	—	—	—	—	—	—	—	—	—

续　表

疾病编码	疾病名称	总计	0–	1–	5–	10–	15–	20–	25–	30–	35–	40–	45–	50–	55–	60–	65–	70–	75–	80–	85及以上	不详
U132	1. 腹壁缺损	—	—	—	—	—	—	—	—	—	—	—	—	—	—	—	—	—	—	—	—	—
U133	2. 无脑畸形	1	—	1	—	—	—	—	—	—	—	—	—	—	—	—	—	—	—	—	—	—
U134	3. 肛门直肠闭锁	—	—	—	—	—	—	—	—	—	—	—	—	—	—	—	—	—	—	—	—	—
U135	4. 唇裂	—	—	—	—	—	—	—	—	—	—	—	—	—	—	—	—	—	—	—	—	—
U136	5. 腭裂	—	—	—	—	—	—	—	—	—	—	—	—	—	—	—	—	—	—	—	—	—
U137	6. 食管闭锁	—	—	—	—	—	—	—	—	—	—	—	—	—	—	—	—	—	—	—	—	—
U138	7. 肾发育不全	—	—	—	—	—	—	—	—	—	—	—	—	—	—	—	—	—	—	—	—	—
U139	8. 唐氏综合征	—	—	—	—	—	—	—	—	—	—	—	—	—	—	—	—	—	—	—	—	—
U140	9. 先天性心脏异常	60	24	13	7	3	—	4	4	1	1	3	—	—	—	—	—	—	—	—	—	—
U141	10. 脊柱裂	—	—	—	—	—	—	—	—	—	—	—	—	—	—	—	—	—	—	—	—	—
U142	其他	3	2	—	—	—	—	—	—	—	—	1	—	—	—	—	—	—	—	—	—	—
U143	N. 口腔疾病	1	—	—	—	—	—	—	—	—	—	—	—	—	—	—	—	—	1	—	—	—
U144	1. 龋齿	—	—	—	—	—	—	—	—	—	—	—	—	—	—	—	—	—	—	—	—	—
U145	2. 牙周病	—	—	—	—	—	—	—	—	—	—	—	—	—	—	—	—	—	—	—	—	—
U146	3. 无牙症	—	—	—	—	—	—	—	—	—	—	—	—	—	—	—	—	—	—	—	—	—
U147	其他	1	—	—	—	—	—	—	—	—	—	—	—	—	—	—	—	—	1	—	—	—
U148	Ⅲ. 伤害	3006	38	93	74	65	108	114	116	149	205	225	260	274	121	184	169	159	190	206	256	—
U149	A. 意外伤害	2652	35	91	73	63	99	99	101	134	181	199	230	239	105	139	151	136	160	182	235	—
U150	1. 道路交通事故	756	5	28	10	15	47	54	50	56	73	72	104	88	30	34	33	23	17	12	5	—
U151	2. 意外中毒	413	1	6	1	2	11	9	17	27	36	43	50	58	27	29	34	29	21	9	3	—
U152	3. 意外跌落	601	1	12	6	7	8	9	16	14	31	33	31	50	19	46	45	37	72	78	86	—
U153	4. 火灾	34	—	—	—	1	2	1	1	—	1	1	—	3	1	3	3	3	5	5	4	—
U154	5. 溺水	225	2	32	42	31	19	7	4	6	12	14	6	10	3	9	5	6	3	6	3	—
U155	其他	623	26	13	14	7	12	19	13	31	28	36	39	30	20	18	31	38	42	72	134	—
U156	B. 故意伤害	307	—	1	1	2	7	14	12	13	21	26	26	30	14	37	18	21	27	23	19	—
U157	1. 自杀及后遗症	288	—	1	1	2	6	11	10	12	19	20	23	29	14	36	17	21	26	22	19	—
U158	2. 他杀及后遗症	19	—	—	—	—	1	3	2	1	2	3	3	1	—	1	1	—	1	1	—	—
U159	3. 战争	—	—	—	—	—	—	—	—	—	—	—	—	—	—	—	—	—	—	—	—	—
U160	其他	—	—	—	—	—	—	—	—	—	—	—	—	—	—	—	—	—	—	—	—	—
U161	其他剩余疾病	430	14	7	6	6	5	2	8	7	8	11	15	14	15	11	12	24	31	56	178	—

年龄组（岁）

表 3-41 2018 年文山州死因别、年龄别死亡数（男）

疾病编码	疾病名称	总计	0—	1—	5—	10—	15—	20—	25—	30—	35—	40—	45—	50—	55—	60—	65—	70—	75—	80—	85及以上	不详
										年龄组（岁）											
U000	全死因	14169	172	113	84	74	122	152	175	305	436	687	930	1164	828	1331	1411	1600	1627	1501	1455	2
U001	I.传染病、母婴疾病和营养缺乏性疾病	982	101	21	6	3	6	8	16	24	41	54	74	77	49	73	76	78	93	106	76	—
U002	A.传染病和寄生虫病	555	13	11	2	1	5	7	13	23	34	44	61	59	39	51	55	42	53	26	16	—
U003	1.结核病	236	—	—	—	—	3	4	5	6	19	16	24	24	22	22	30	20	30	9	2	—
U004	2.性传播疾病	—	—	—	—	—	—	—	—	—	—	—	—	—	—	—	—	—	—	—	—	—
U005	a.梅毒	—	—	—	—	—	—	—	—	—	—	—	—	—	—	—	—	—	—	—	—	—
U006	b.衣原体病	—	—	—	—	—	—	—	—	—	—	—	—	—	—	—	—	—	—	—	—	—
U007	c.淋病	—	—	—	—	—	—	—	—	—	—	—	—	—	—	—	—	—	—	—	—	—
U008	d.其他	—	—	—	—	—	—	—	—	—	—	—	—	—	—	—	—	—	—	—	—	—
U009	3.艾滋病	43	—	—	—	—	—	—	2	7	3	5	8	4	3	3	1	4	1	1	1	—
U010	4.腹泻性疾病	11	2	3	1	—	—	—	—	—	—	1	1	1	—	—	1	1	—	—	—	—
U011	5.好发于儿童期的疾病	8	4	4	—	—	—	—	—	—	—	—	—	—	—	—	—	—	—	—	—	—
U012	a.百日咳	—	—	—	—	—	—	—	—	—	—	—	—	—	—	—	—	—	—	—	—	—
U013	b.脊髓灰质炎及后遗症	—	—	—	—	—	—	—	—	—	—	—	—	—	—	—	—	—	—	—	—	—
U014	c.白喉	—	—	—	—	—	—	—	—	—	—	—	—	—	—	—	—	—	—	—	—	—
U015	d.麻疹	8	4	4	—	—	—	—	—	—	—	—	—	—	—	—	—	—	—	—	—	—
U016	e.破伤风	—	—	—	—	—	—	—	—	—	—	—	—	—	—	—	—	—	—	—	—	—
U017	6.脑膜炎	92	4	4	1	1	2	3	3	5	3	8	10	6	4	6	3	8	7	8	6	—
U018	7.乙型肝炎	158	1	—	—	—	—	—	3	5	9	15	17	24	10	20	18	9	15	6	6	—
U019	丙型肝炎	1	—	—	—	—	—	—	—	—	—	—	1	—	—	—	—	—	—	—	—	—
U020	8.疟疾	2	—	—	—	—	—	—	—	1	—	1	—	—	—	—	—	—	—	—	—	—
U021	9.热带病	—	—	—	—	—	—	—	—	—	—	—	—	—	—	—	—	—	—	—	—	—
U022	a.锥虫病	—	—	—	—	—	—	—	—	—	—	—	—	—	—	—	—	—	—	—	—	—
U023	b.南美锥虫病	—	—	—	—	—	—	—	—	—	—	—	—	—	—	—	—	—	—	—	—	—
U024	c.血吸虫病	—	—	—	—	—	—	—	—	—	—	—	—	—	—	—	—	—	—	—	—	—
U025	d.利什曼病	—	—	—	—	—	—	—	—	—	—	—	—	—	—	—	—	—	—	—	—	—
U026	e.淋巴丝虫病	—	—	—	—	—	—	—	—	—	—	—	—	—	—	—	—	—	—	—	—	—
U027	f.盘尾丝虫病	—	—	—	—	—	—	—	—	—	—	—	—	—	—	—	—	—	—	—	—	—
U028	10.麻风病	4	—	—	—	—	—	—	—	—	—	—	1	—	—	—	2	—	—	1	—	—
U029	11.登革热	—	—	—	—	—	—	—	—	—	—	—	—	—	—	—	—	—	—	—	—	—
U030	12.流行性乙型脑炎	—	—	—	—	—	—	—	—	—	—	—	—	—	—	—	—	—	—	—	—	—
U031	13.沙眼	—	—	—	—	—	—	—	—	—	—	—	—	—	—	—	—	—	—	—	—	—
U032	14.肠线虫感染	—	—	—	—	—	—	—	—	—	—	—	—	—	—	—	—	—	—	—	—	—

续 表

年龄组（岁）

疾病编码	疾病名称	总计	0–	1–	5–	10–	15–	20–	25–	30–	35–	40–	45–	50–	55–	60–	65–	70–	75–	80–	85及以上	不详
U033	a. 蛔虫病	–	–	–	–	–	–	–	–	–	–	–	–	–	–	–	–	–	–	–	–	–
U034	b. 鞭虫病	–	–	–	–	–	–	–	–	–	–	–	–	–	–	–	–	–	–	–	–	–
U035	c. 钩虫病	–	–	–	–	–	–	–	–	–	–	–	–	–	–	–	–	–	–	–	–	–
U036	d. 其他	–	–	–	–	–	–	–	–	–	–	–	–	–	–	–	–	–	–	–	–	–
U037	其他传染病	72	6	4	1	–	–	2	2	2	2	6	5	5	3	4	3	8	5	7	7	–
U038	B. 呼吸系统感染	345	26	9	4	2	–	3	1	6	6	8	13	18	9	21	18	34	38	76	57	–
U039	1. 下呼吸道感染	343	26	9	4	2	–	3	1	5	5	8	13	18	9	21	18	33	38	76	57	–
U040	2. 上呼吸道感染	2	–	–	–	–	–	–	–	–	1	–	–	–	–	–	–	1	–	–	–	–
U041	3. 中耳炎	–	–	–	–	–	–	–	–	–	–	–	–	–	–	–	–	–	–	–	–	–
U042	C. 妊娠、分娩和产褥期并发症	–	–	–	–	–	–	–	–	–	–	–	–	–	–	–	–	–	–	–	–	–
U043	1. 孕产妇出血	–	–	–	–	–	–	–	–	–	–	–	–	–	–	–	–	–	–	–	–	–
U044	2. 产妇败血症	–	–	–	–	–	–	–	–	–	–	–	–	–	–	–	–	–	–	–	–	–
U045	3. 妊娠高血压综合征	–	–	–	–	–	–	–	–	–	–	–	–	–	–	–	–	–	–	–	–	–
U046	4. 梗阻性分娩	–	–	–	–	–	–	–	–	–	–	–	–	–	–	–	–	–	–	–	–	–
U047	5. 流产	–	–	–	–	–	–	–	–	–	–	–	–	–	–	–	–	–	–	–	–	–
U048	其他	–	–	–	–	–	–	–	–	–	–	–	–	–	–	–	–	–	–	–	–	–
U049	D. 起源于围生期的情况	64	62	1	–	–	–	–	–	–	–	1	–	–	–	–	–	–	–	–	–	–
U050	1. 出生低体重	11	11	–	–	–	–	–	–	–	–	–	–	–	–	–	–	–	–	–	–	–
U051	2. 出生产伤和窒息	34	33	1	–	–	–	–	–	–	–	–	–	–	–	–	–	–	–	–	–	–
U052	其他	19	18	–	–	–	–	–	–	–	–	1	–	–	–	–	–	–	–	–	–	–
U053	E. 营养缺乏	18	–	–	–	–	–	–	–	–	–	–	1	1	1	1	3	2	2	4	3	–
U054	1. 蛋白质–能量营养不良	5	–	–	–	–	–	–	–	–	–	–	–	–	–	1	1	1	–	1	1	–
U055	2. 碘缺乏	–	–	–	–	–	–	–	–	–	–	–	–	–	–	–	–	–	–	–	–	–
U056	3. 维生素A缺乏病	–	–	–	–	–	–	–	–	–	–	–	–	–	–	–	–	–	–	–	–	–
U057	4. 缺铁性贫血	6	–	–	–	–	–	–	–	–	–	–	1	1	1	–	1	1	1	–	–	–
U058	其他营养病症	7	–	–	–	–	–	–	–	–	–	–	–	–	–	–	1	–	1	3	2	–
U059	II. 慢性非传染性疾病	10844	40	39	21	21	25	54	60	145	215	439	629	851	675	1103	1206	1416	1407	1273	1223	2
U060	A. 恶性肿瘤	1985	5	6	6	9	7	13	19	41	51	125	178	242	184	305	260	215	149	106	64	2
U061	1. 唇、口腔和咽恶性肿瘤	31	–	–	–	–	–	–	–	–	–	2	4	9	1	4	2	2	4	3	2	–
U062	2. 食道癌	107	–	–	–	–	–	–	–	–	–	5	11	9	16	30	15	11	13	3	1	–
U063	3. 胃癌	179	–	–	–	–	–	–	–	2	5	9	12	16	7	32	34	27	13	11	10	–
U064	4. 结肠直肠癌	146	–	–	–	–	–	–	–	3	3	9	6	19	12	14	24	26	12	13	3	–
U065	5. 肝癌	383	–	1	–	–	–	–	3	10	19	34	51	65	44	53	34	33	21	7	7	–

续 表

疾病编码	疾病名称	总计	0-	1-	5-	10-	15-	20-	25-	30-	35-	40-	45-	50-	55-	60-	65-	70-	75-	80-	85及以上	不详
U066	6. 胰腺癌	38	-	-	-	-	-	-	-	-	1	2	3	6	6	6	5	2	4	3	-	-
U067	7. 肺癌	417	-	-	-	-	-	-	2	3	4	23	24	49	29	80	65	51	44	24	17	-
U068	8. 皮肤癌	7	-	-	-	-	-	-	-	-	-	-	-	-	1	1	-	1	2	1	1	-
U069	9. 乳腺癌	3	-	-	-	-	-	-	-	-	-	-	-	-	-	1	-	-	2	-	-	-
U070	10. 子宫颈癌	-	-	-	-	-	-	-	-	-	-	-	-	-	-	-	-	-	-	-	-	-
U071	11. 子宫体癌	-	-	-	-	-	-	-	-	-	-	-	-	-	-	-	-	-	-	-	-	-
U072	12. 卵巢癌	-	-	-	-	-	-	-	-	-	-	-	-	-	-	-	-	-	-	-	-	-
U073	13. 前列腺癌	18	-	-	-	-	-	-	-	-	-	-	3	1	1	2	3	4	2	-	2	-
U074	14. 膀胱癌	29	-	-	-	-	-	-	-	-	-	-	-	-	5	9	4	2	4	-	5	-
U075	15. 淋巴瘤与多发性骨髓瘤	58	-	1	5	6	3	-	-	2	2	5	-	6	4	4	6	8	6	2	1	-
U076	16. 白血病	77	4	3	6	6	3	4	7	7	5	1	6	4	4	4	5	3	3	-	2	-
U077	其他	492	1	1	-	-	3	7	7	12	10	32	56	55	59	69	63	46	33	26	13	-
U078	其他肿瘤	17	-	-	-	-	-	-	-	-	-	-	-	-	1	-	5	1	4	1	-	-
U079	C. 糖尿病	208	-	-	-	-	-	-	-	2	4	6	14	19	18	35	20	33	22	24	12	-
U080	D. 内分泌紊乱	49	1	3	3	-	-	4	2	-	5	4	2	3	3	3	3	6	4	2	1	-
U081	E. 神经系统和精神障碍疾病	295	-	5	3	-	3	13	11	7	19	11	13	15	16	17	19	27	29	30	52	-
U082	1. 单相精神抑郁	-	-	-	-	-	-	-	-	-	-	-	-	-	-	-	-	-	-	-	-	-
U083	2. 双相情感障碍	-	-	-	-	-	-	-	-	-	-	-	-	-	-	-	-	-	3	-	1	-
U084	3. 精神分裂症	30	-	1	2	-	1	2	2	2	2	1	1	2	3	4	1	2	3	3	-	-
U085	4. 癫痫症	42	-	1	-	1	1	10	5	2	3	2	1	6	2	-	1	3	2	1	-	-
U086	5. 酒精使用所致精神障碍	25	-	-	-	-	-	-	1	1	3	3	1	3	2	-	-	-	-	-	-	-
U087	6. 阿尔茨海默病和其他痴呆	96	-	-	-	-	-	-	-	-	-	-	-	3	4	6	11	12	10	19	37	-
U088	7. 帕金森病	4	-	-	-	-	-	-	-	-	-	-	1	-	-	-	1	-	1	1	-	-
U089	8. 多发性硬化	-	-	-	-	-	-	-	-	-	-	-	-	-	-	-	-	-	-	-	-	-
U090	9. 药物使用所致精神障碍	4	-	-	-	-	-	-	-	-	-	-	1	2	4	-	1	-	-	2	2	-
U091	10. 创伤后应激障碍	-	-	-	-	-	-	-	-	-	-	-	1	-	-	-	-	-	-	-	-	-
U092	11. 强迫症	-	-	-	-	-	-	-	-	-	-	-	-	-	-	-	-	-	-	-	-	-
U093	12. 惊恐障碍	-	-	-	-	-	-	-	-	-	-	-	-	-	-	-	-	-	-	-	-	-
U094	13. 失眠症	-	-	-	-	-	-	-	-	-	-	-	-	-	-	-	-	-	-	-	-	-
U095	14. 偏头痛	-	-	-	-	-	-	-	-	-	-	-	-	-	-	-	-	-	-	-	-	-
U096	15. 由于铅暴露引起的精神发育障碍	-	-	-	-	-	-	-	-	-	-	-	-	-	-	-	-	-	-	-	-	-
U097	其他	92	2	4	3	-	2	1	3	-	8	4	-	1	4	5	5	9	14	6	12	-
U098	F. 感官疾病	2	-	-	1	-	-	-	-	-	-	-	-	1	-	-	-	-	-	-	-	-

续　表

疾病编码	疾病名称	总计	0–	1–	5–	10–	15–	20–	25–	30–	35–	40–	45–	50–	55–	60–	65–	70–	75–	80–	85及以上	不详
U099	1. 青光眼	—	—	—	—	—	—	—	—	—	—	—	—	—	—	—	—	—	—	—	—	—
U100	2. 白内障	—	—	—	—	—	—	—	—	—	—	—	—	—	—	—	—	—	—	—	—	—
U101	3. 与年龄有关的视觉障碍	—	—	—	—	—	—	—	—	—	—	—	—	—	—	—	—	—	—	—	—	—
U102	4. 成年开始的听力损失	—	—	—	—	—	—	—	—	—	—	—	—	—	—	—	—	—	—	—	—	—
U103	其他	2	—	—	1	—	—	—	—	—	—	—	—	1	—	—	—	—	—	—	—	—
U104	G. 心血管疾病	5474	3	—	1	4	10	14	18	60	81	195	288	390	346	474	628	759	802	700	699	2
U105	1. 风湿性心脏病	174	—	—	1	—	—	—	—	1	1	2	3	12	7	11	20	27	27	34	29	—
U106	2. 高血压及并发症	366	—	—	1	—	1	4	3	4	5	10	15	23	27	38	41	58	49	41	52	2
U107	3. 缺血性心脏病	1121	—	—	—	2	8	4	7	14	16	51	64	75	67	84	123	156	183	138	138	—
U108	4. 脑血管病	3279	—	—	1	—	—	8	8	30	52	115	186	253	222	319	403	461	452	392	367	—
U109	5. 炎性心脏病	48	1	—	—	1	—	—	2	2	1	2	2	4	5	1	4	6	10	6	4	—
U110	其他	475	2	6	1	1	1	2	3	9	6	15	18	23	17	21	34	50	78	87	108	—
U111	H. 主要呼吸系统疾病	1787	4	2	—	3	1	3	5	6	12	27	47	68	55	148	180	285	301	331	308	—
U112	1. 慢性阻塞性肺疾病	1523	1	—	1	2	—	1	4	4	6	21	34	52	47	124	159	244	264	298	266	—
U113	2. 哮喘	73	—	—	—	—	—	—	1	1	—	—	1	2	2	5	9	14	15	12	15	—
U114	其他	191	3	4	1	3	—	3	4	2	6	6	13	15	6	19	12	27	22	21	27	—
U115	I. 主要消化系统疾病	674	10	6	2	—	1	—	1	17	29	41	68	76	39	94	61	60	71	48	50	—
U116	1. 消化性溃疡	98	—	—	—	—	—	—	—	1	4	6	6	13	8	18	8	7	13	7	7	—
U117	2. 肝硬化	257	—	—	—	—	—	—	9	9	15	22	36	35	18	37	22	18	15	16	13	—
U118	3. 阑尾炎	5	—	—	—	—	—	—	—	1	—	—	—	—	2	—	—	1	1	1	—	—
U119	其他	314	10	6	1	—	1	—	6	6	10	13	26	32	13	39	30	35	42	25	30	—
U120	J. 主要泌尿生殖系统疾病	271	1	2	—	—	3	3	3	9	11	23	15	32	12	21	22	25	25	29	32	—
U121	1. 肾炎和肾病	250	1	2	—	—	3	5	3	9	11	23	13	29	1	19	22	25	22	26	24	—
U122	2. 前列腺增生	2	—	—	—	—	—	—	—	—	—	—	—	—	—	1	—	—	—	—	1	—
U123	其他	19	—	—	—	—	—	—	—	—	—	2	2	3	1	1	—	1	3	3	1	—
U124	K. 皮肤病	6	1	—	—	—	—	—	—	—	—	2	1	1	—	—	1	—	—	—	—	—
U125	L. 肌肉骨骼和结缔组织疾病	36	—	—	—	—	—	—	1	1	—	2	3	4	5	5	7	4	2	2	5	—
U126	1. 风湿性关节炎	14	—	—	—	—	—	—	1	1	—	2	3	1	—	1	3	1	—	1	1	—
U127	2. 脊柱关节炎	—	—	—	—	—	—	—	—	—	—	—	—	—	—	—	—	1	3	3	7	—
U128	3. 痛风	12	—	—	—	—	—	2	—	—	1	—	—	—	—	3	4	2	—	—	1	—
U129	4. 腰痛	—	—	—	—	—	—	—	—	—	—	—	—	—	—	—	—	—	—	—	—	—
U130	其他	9	—	—	—	—	—	—	—	1	1	3	—	2	2	1	—	—	2	2	3	—
U131	M. 先天异常	40	14	10	5	3	2	2	1	1	1	3	—	—	—	—	—	—	—	—	1	—

续　表

疾病编码	疾病名称	总计	0–	1–	5–	10–	15–	20–	25–	30–	35–	40–	45–	50–	55–	60–	65–	70–	75–	80–	85及以上	不详
U132	1. 腹裂缺损	–	–	–	–	–	–	–	–	–	–	–	–	–	–	–	–	–	–	–	–	–
U133	2. 无脑畸形	1	–	1	–	–	–	–	–	–	–	–	–	–	–	–	–	–	–	–	–	–
U134	3. 肛门直肠闭锁	–	–	–	–	–	–	–	–	–	–	–	–	–	–	–	–	–	–	–	–	–
U135	4. 唇裂	–	–	–	–	–	–	–	–	–	–	–	–	–	–	–	–	–	–	–	–	–
U136	5. 腭裂	–	–	–	–	–	–	–	–	–	–	–	–	–	–	–	–	–	–	–	–	–
U137	6. 食管闭锁	–	–	–	–	–	–	–	–	–	–	–	–	–	–	–	–	–	–	–	–	–
U138	7. 肾发育不全	–	–	–	–	–	–	–	–	–	–	–	–	–	–	–	–	–	–	–	–	–
U139	8. 唐氏综合征	–	–	–	–	–	–	–	–	–	–	–	–	–	–	–	–	–	–	–	–	–
U140	9. 先天性心脏异常	37	12	9	5	3	–	2	1	1	1	3	–	–	–	–	–	–	–	–	–	–
U141	10. 脊柱裂	–	–	–	–	–	–	–	–	–	–	–	–	–	–	–	–	–	–	–	–	–
U142	其他	2	2	–	–	–	–	–	–	–	–	–	–	–	–	–	–	–	–	–	–	–
U143	N. 口腔疾病	–	–	–	–	–	–	–	–	–	–	–	–	–	–	–	–	–	–	–	–	–
U144	1. 龋齿	–	–	–	–	–	–	–	–	–	–	–	–	–	–	–	–	–	–	–	–	–
U145	2. 牙周病	–	–	–	–	–	–	–	–	–	–	–	–	–	–	–	–	–	–	–	–	–
U146	3. 无牙症	–	–	–	–	–	–	–	–	–	–	–	–	–	–	–	–	–	–	–	–	–
U147	其他	–	–	–	–	–	–	–	–	–	–	–	–	–	–	–	–	–	–	–	–	–
U148	III. 伤害	2114	24	49	54	44	88	89	92	130	173	186	213	223	91	147	118	91	107	96	99	–
U149	A. 意外伤害	1887	23	48	54	44	81	79	83	118	154	162	194	196	83	111	108	81	89	89	90	–
U150	1. 道路交通事故	587	4	18	8	9	39	49	41	49	59	57	81	70	23	27	21	13	11	7	1	–
U151	2. 意外中毒	344	1	2	1	6	9	4	11	22	34	38	46	54	16	26	31	20	13	6	2	–
U152	3. 意外跌落	377	1	2	4	6	7	4	14	11	25	25	29	41	16	36	27	24	38	34	33	–
U153	4. 火灾	23	–	–	–	–	–	–	1	–	–	1	–	2	1	2	2	2	3	3	3	–
U154	5. 溺水	164	1	24	32	22	15	6	4	6	11	10	4	5	4	5	5	4	2	3	–	–
U155	其他	392	17	2	9	6	9	16	12	30	24	31	34	24	15	15	22	18	22	36	50	–
U156	B. 故意伤害	189	–	–	–	–	5	9	7	10	16	20	16	22	6	28	10	9	16	6	9	–
U157	1. 自杀及后遗症	177	–	–	–	–	4	6	6	10	15	19	14	21	6	27	10	9	16	6	9	–
U158	2. 他杀及后遗症	12	–	–	–	–	1	3	1	–	–	2	2	–	–	1	–	–	–	–	–	–
U159	3. 战争	–	–	–	–	–	–	–	–	–	–	–	–	–	–	–	–	–	–	–	–	–
U160	其他	–	–	–	–	–	–	–	–	–	–	–	–	–	–	–	–	–	–	–	–	–
U161	其他剩余疾病	229	7	4	3	6	3	7	7	6	7	8	14	13	13	8	11	15	20	26	57	–

表3-42 2018年文山州死因别、性别、年龄别死亡数（女）

疾病编码	疾病名称	总计	年龄组（岁）																				不详
---	---	---	0 –	1 –	5 –	10 –	15 –	20 –	25 –	30 –	35 –	40 –	45 –	50 –	55 –	60 –	65 –	70 –	75 –	80 –	85及以上	
U000	全死因	9524	118	87	42	38	44	55	73	80	114	175	273	420	311	651	755	1123	1335	1613	2217	–
U001	I. 传染病、母婴疾病和营养缺乏性疾病	643	66	19	7	1	5	3	8	6	4	8	13	22	13	32	42	74	65	115	140	–
U002	A. 传染病和寄生虫病	208	8	3	2	–	2	1	4	4	2	8	10	20	9	21	22	29	20	24	19	–
U003	1. 结核病	87	–	–	–	1	1	1	3	2	2	2	5	8	4	9	12	15	14	8	1	–
U004	2. 性传播疾病	–	–	–	–	–	–	–	–	–	–	–	–	–	–	–	–	–	–	–	–	–
U005	a. 梅毒	–	–	–	–	–	–	–	–	–	–	–	–	–	–	–	–	–	–	–	–	–
U006	b. 衣原体病	–	–	–	–	–	–	–	–	–	–	–	–	–	–	–	–	–	–	–	–	–
U007	c. 淋病	–	–	–	–	–	–	–	–	–	–	–	–	–	–	–	–	–	–	–	–	–
U008	d. 其他	–	–	–	–	–	–	–	–	–	–	–	–	–	–	–	–	–	–	–	–	–
U009	3. 艾滋病	8	–	–	–	–	–	–	1	1	1	1	1	1	1	1	–	–	–	–	–	–
U010	4. 腹泻性疾病	2	1	1	–	–	–	–	–	–	–	–	–	–	–	–	–	–	–	–	–	–
U011	5. 好发于儿童期的疾病	3	–	–	–	–	–	–	–	–	–	–	1	–	1	1	–	–	–	–	–	–
U012	a. 百日咳	–	–	–	–	–	–	–	–	–	–	–	–	–	–	–	–	–	–	–	–	–
U013	b. 脊髓灰质炎及后遗症	–	–	–	–	–	–	–	–	–	–	–	–	–	–	–	–	–	–	–	–	–
U014	c. 白喉	–	–	–	–	–	–	–	–	–	–	–	–	–	–	–	–	–	–	–	–	–
U015	d. 麻疹	–	–	–	–	–	–	–	–	–	–	–	–	–	–	–	–	–	–	–	–	–
U016	e. 破伤风	3	–	–	–	–	–	–	–	–	–	–	1	–	1	1	–	–	–	–	–	–
U017	6. 脑膜炎	9	3	–	–	–	–	1	–	1	–	–	1	–	–	1	1	–	2	–	–	–
U018	7. 乙型肝炎	46	–	–	–	–	–	–	–	–	–	2	3	8	2	5	7	7	2	6	4	–
U019	丙型肝炎	1	–	–	–	–	–	–	–	–	–	–	–	–	–	–	–	1	–	–	–	–
U020	8. 疟疾	–	–	–	–	–	–	–	–	–	–	–	–	–	–	–	–	–	–	–	–	–
U021	9. 热带病	–	–	–	–	–	–	–	–	–	–	–	–	–	–	–	–	–	–	–	–	–
U022	a. 锥虫病	–	–	–	–	–	–	–	–	–	–	–	–	–	–	–	–	–	–	–	–	–
U023	b. 南美锥虫病	–	–	–	–	–	–	–	–	–	–	–	–	–	–	–	–	–	–	–	–	–
U024	c. 血吸虫病	–	–	–	–	–	–	–	–	–	–	–	–	–	–	–	–	–	–	–	–	–
U025	d. 利什曼病	–	–	–	–	–	–	–	–	–	–	–	–	–	–	–	–	–	–	–	–	–
U026	e. 淋巴性丝虫病	–	–	–	–	–	–	–	–	–	–	–	–	–	–	–	–	–	–	–	–	–
U027	f. 盘尾丝虫病	–	–	–	–	–	–	–	–	–	–	–	–	–	–	–	–	–	–	–	–	–
U028	10. 麻风病	1	–	–	–	–	–	–	–	–	–	–	–	–	–	–	–	–	–	–	1	–
U029	11. 登革热	–	–	–	–	–	–	–	–	–	–	–	–	–	–	–	–	–	–	–	–	–
U030	12. 流行性乙型脑炎	–	–	–	–	–	–	–	–	–	–	–	–	–	–	–	–	–	–	–	–	–
U031	13. 沙眼	–	–	–	–	–	–	–	–	–	–	–	–	–	–	–	–	–	–	–	–	–
U032	14. 肠线虫感染	1	–	–	–	–	–	–	–	–	–	–	–	–	–	–	–	–	–	–	–	–

续　表

疾病编码	疾病名称	总计	年龄组（岁）																		不详
			0 –	1 –	5 –	10 –	15 –	20 –	25 –	30 –	35 –	40 –	45 –	50 –	55 –	60 –	65 –	70 –	75 –	80 –	85 及以上	
U033	a. 蛔虫病	–	–	–	–	–	–	–	–	–	–	–	–	–	–	–	–	–	–	–	–	–
U034	b. 鞭虫病	–	–	–	–	–	–	–	–	–	–	–	–	–	–	–	–	–	–	–	–	–
U035	c. 钩虫病	–	–	–	–	–	–	–	–	–	–	–	–	–	–	–	–	–	–	–	–	–
U036	d. 其他	1	–	–	–	–	–	–	–	–	–	–	–	1	–	–	–	–	–	–	–	–
U037	其他传染病	50	4	2	–	1	1	–	–	–	–	2	–	2	2	5	2	6	3	9	13	–
U038	B. 呼吸系统感染	375	21	12	5	1	2	–	3	–	2	2	2	2	4	11	20	45	44	87	112	–
U039	1. 下呼吸道感染	370	21	12	5	1	2	–	3	–	2	2	2	2	4	11	18	43	43	87	112	–
U040	2. 上呼吸道感染	5	–	–	–	–	–	–	–	–	–	–	–	–	–	–	2	2	1	–	–	–
U041	3. 中耳炎	–	–	–	–	–	–	–	–	–	–	–	–	–	–	–	–	–	–	–	–	–
U042	C. 妊娠、分娩和产褥期并发症	3	–	–	–	–	–	–	1	1	1	–	–	–	–	–	–	–	–	–	–	–
U043	1. 孕产妇出血	–	–	–	–	–	–	–	–	–	–	–	–	–	–	–	–	–	–	–	–	–
U044	2. 产妇败血症	1	–	–	–	–	–	–	1	–	–	–	–	–	–	–	–	–	–	–	–	–
U045	3. 妊娠高血压综合征	–	–	–	–	–	–	–	–	–	–	–	–	–	–	–	–	–	–	–	–	–
U046	4. 梗阻性分娩	–	–	–	–	–	–	–	–	–	–	–	–	–	–	–	–	–	–	–	–	–
U047	5. 流产	–	–	–	–	–	–	–	–	–	–	–	–	–	–	–	–	–	–	–	–	–
U048	其他	2	–	–	–	–	–	–	–	1	1	–	–	–	–	–	–	–	–	–	–	–
U049	D. 起源于围生期的情况	40	36	4	–	–	–	–	–	–	–	–	–	–	–	–	–	–	–	–	–	–
U050	1. 出生低体重	6	6	–	–	–	–	–	–	–	–	–	–	–	–	–	–	–	–	–	–	–
U051	2. 出生产伤和窒息	25	23	2	–	–	–	–	–	–	–	–	–	–	–	–	–	–	–	–	–	–
U052	其他	9	7	2	–	–	–	–	–	–	–	–	–	–	–	–	–	–	–	–	–	–
U053	E. 营养缺乏	17	1	–	–	1	1	–	–	–	–	1	1	4	–	–	1	1	1	4	9	–
U054	1. 蛋白质－能量营养不良	2	–	–	–	–	–	–	–	–	–	–	–	–	–	–	–	–	–	–	2	–
U055	2. 碘缺乏	–	–	–	–	–	–	–	–	–	–	–	–	–	–	–	–	–	–	–	–	–
U056	3. 维生素 A 缺乏病	–	–	–	–	–	–	–	–	–	–	–	–	–	–	–	–	–	–	–	–	–
U057	4. 缺铁性贫血	7	–	–	–	–	–	–	–	–	–	–	1	–	–	1	–	–	1	2	2	–
U058	其他营养缺乏症	8	1	–	–	–	–	–	1	–	–	–	–	–	–	–	–	–	2	2	5	–
U059	II. 慢性非传染性疾病	7788	31	21	12	16	17	26	40	54	77	125	212	346	266	579	661	972	1176	1358	1799	–
U060	A. 恶性肿瘤	1098	2	7	3	3	7	3	14	21	30	51	81	125	79	145	128	131	108	85	74	–
U061	1. 唇、口腔和咽恶性肿瘤	19	–	–	–	–	–	–	–	–	–	–	5	1	1	1	4	3	–	3	1	–
U062	2. 食道癌	23	–	–	–	–	–	–	–	–	–	1	1	4	2	2	4	1	3	1	5	–
U063	3. 胃癌	123	–	–	–	–	–	–	–	–	1	1	4	9	7	14	20	11	23	18	12	–
U064	4. 结直肠癌	95	–	–	–	–	–	–	1	–	2	3	3	8	4	14	14	14	14	11	6	–
U065	5. 肝癌	107	–	1	–	–	–	–	–	1	4	4	9	12	6	17	14	9	11	5	13	–

续　表

疾病编码	疾病名称	总计	0-	1-	5-	10-	15-	20-	25-	30-	35-	40-	45-	50-	55-	60-	65-	70-	75-	80-	85及以上	不详
									年龄组（岁）													
U066	6. 胰腺癌	24	-	-	-	-	-	-	1	-	-	3	-	1	1	3	2	4	2	4	2	-
U067	7. 肺癌	185	-	-	-	-	-	-	-	3	8	6	8	17	15	27	18	32	16	21	13	-
U068	8. 皮肤癌	11	-	-	-	-	-	-	-	-	-	-	-	-	1	-	1	3	1	2	2	-
U069	9. 乳腺癌	63	-	-	-	-	1	-	-	2	4	8	11	9	7	8	4	3	1	2	3	-
U070	10. 子宫颈癌	79	-	-	-	-	-	-	2	5	1	8	12	21	8	9	6	4	5	1	2	-
U071	11. 子宫体癌	31	-	-	-	-	-	-	2	2	2	1	5	5	2	5	2	1	5	1	-	-
U072	12. 卵巢癌	20	-	-	-	-	-	1	-	-	1	1	3	4	6	2	-	1	1	1	-	-
U073	13. 前列腺癌	-	-	-	-	-	-	-	-	-	-	-	-	-	-	-	-	-	-	-	-	-
U074	14. 膀胱癌	1	-	-	-	-	-	-	-	-	-	-	-	-	-	-	1	-	-	-	-	-
U075	15. 淋巴瘤与多发性骨髓瘤	36	-	2	-	-	-	-	1	1	1	2	2	3	4	6	4	7	1	1	2	-
U076	16. 白血病	57	1	1	3	1	2	-	5	-	2	2	8	5	3	11	4	3	3	2	1	-
U077	其他	224	1	3	1	2	4	-	3	-	4	13	9	26	12	26	30	35	27	13	12	-
U078	B. 其他肿瘤	12	-	1	1	-	1	-	-	-	3	1	1	-	-	4	-	1	1	-	-	-
U079	C. 糖尿病	193	-	-	-	-	1	-	-	3	3	4	8	6	8	34	23	24	26	27	28	-
U080	D. 内分泌紊乱	48	3	3	1	5	-	-	-	2	2	2	1	2	3	2	4	5	6	5	7	-
U081	E. 神经系统和精神障碍疾病	253	1	-	2	5	1	3	3	1	6	2	1	7	4	13	10	16	41	52	87	-
U082	1. 单相精神抑郁	2	-	-	-	-	-	-	-	-	-	-	-	-	-	-	-	-	-	-	1	-
U083	2. 双相情感障碍	-	-	-	-	-	-	-	-	-	-	-	-	-	-	-	-	-	-	-	-	-
U084	3. 精神感觉障碍	18	-	-	-	-	-	-	4	-	-	-	-	-	1	1	-	1	4	3	2	-
U085	4. 癫痫症	20	-	-	2	2	-	-	-	-	4	-	-	4	-	2	2	1	1	-	2	-
U086	5. 酒精使用所致精神障碍	2	-	-	-	-	-	-	-	-	-	-	-	-	-	-	1	-	1	-	-	-
U087	6. 阿尔次海默病和其他痴呆	120	-	-	-	-	-	-	-	-	-	-	-	1	-	3	2	8	24	27	55	-
U088	7. 帕金森病	10	-	-	-	-	-	-	-	-	-	-	-	-	-	-	-	-	1	2	6	-
U089	8. 多发性硬化	-	-	-	-	-	-	-	-	-	-	-	-	-	-	-	-	-	-	-	-	-
U090	9. 药物使用所致精神障碍	1	-	-	-	-	-	-	-	-	-	-	-	-	-	-	-	-	-	-	1	-
U091	10. 创伤后应激障碍	-	-	-	-	-	-	-	-	-	-	-	-	-	-	-	-	-	-	-	-	-
U092	11. 强迫症	-	-	-	-	-	-	-	-	-	-	-	-	-	-	-	-	-	-	-	-	-
U093	12. 惊恐障碍	-	-	-	-	-	-	-	-	-	-	-	-	-	-	-	-	-	-	-	-	-
U094	13. 失眠症	-	-	-	-	-	-	-	-	-	-	-	-	-	-	-	-	-	-	-	-	-
U095	14. 偏头痛	-	-	-	-	-	-	-	-	-	-	-	-	-	-	-	-	-	-	-	-	-
U096	15. 由于铅暴露引起的精神发育障碍	-	-	-	-	-	-	-	-	-	-	-	-	-	-	-	-	-	-	-	-	-
U097	其他	78	1	-	-	2	-	-	-	-	2	-	-	1	3	7	5	6	9	18	22	-
U098	F. 感官疾病	-	-	-	-	-	-	-	-	-	-	-	-	-	-	-	-	-	-	-	-	-

续 表

疾病编码	疾病名称	总计	0–	1–	5–	10–	15–	20–	25–	30–	35–	40–	45–	50–	55–	60–	65–	70–	75–	80–	85及以上	不详
U099	1. 青光眼	–	–	–	–	–	–	–	–	–	–	–	–	–	–	–	–	–	–	–	–	–
U100	2. 白内障	–	–	–	–	–	–	–	–	–	–	–	–	–	–	–	–	–	–	–	–	–
U101	3. 与年龄有关的视觉障碍	–	–	–	–	–	–	–	–	–	–	–	–	–	–	–	–	–	–	–	–	–
U102	4. 成年开始的听力损失	–	–	–	–	–	–	–	–	–	–	–	–	–	–	–	–	–	–	–	–	–
U103	其他	–	–	–	–	–	–	–	–	–	–	–	–	–	–	–	–	–	–	–	–	–
U104	G. 心血管疾病	4100	–	1	–	4	3	9	10	17	18	44	82	120	157	272	360	524	660	768	1051	–
U105	1. 风湿性心脏病	166	–	–	–	–	–	–	1	1	1	2	4	5	8	10	16	22	24	35	38	–
U106	2. 高血压及并发症	328	–	–	–	1	–	1	1	2	–	3	7	8	10	24	25	40	65	54	88	–
U107	3. 缺血性心脏病	928	–	–	1	1	2	1	2	7	4	12	14	27	33	61	73	118	149	184	242	–
U108	4. 脑血管病	2192	–	–	–	1	1	3	5	7	8	22	52	63	92	155	228	290	362	396	507	–
U109	5. 炎性心脏病	45	–	–	–	–	1	–	–	–	–	1	2	–	–	3	2	7	7	8	12	–
U110	其他	433	4	1	2	1	1	4	6	6	5	4	3	18	12	19	14	45	53	91	162	–
U111	H. 主要呼吸系统疾病	1443	4	1	1	1	–	3	1	6	5	9	15	23	22	61	78	197	253	330	433	–
U112	1. 慢性阻塞性肺疾病	1280	–	–	1	–	–	1	1	3	3	6	12	20	19	56	72	179	227	305	377	–
U113	2. 哮喘	44	–	1	–	–	–	–	–	–	–	–	1	1	–	2	2	3	10	7	16	–
U114	其他	119	4	3	1	–	3	2	4	3	2	8	3	2	3	3	4	15	16	18	40	–
U115	I. 主要消化系统疾病	395	8	–	1	2	3	2	4	3	2	8	15	9	19	36	40	52	55	58	77	–
U116	1. 消化性溃疡	72	–	–	–	–	–	–	–	–	1	1	3	1	3	3	6	11	12	12	15	–
U117	2. 肝硬化	52	–	–	–	–	–	–	2	1	1	2	–	2	6	5	5	10	5	5	8	–
U118	3. 阑尾炎	6	–	–	–	–	–	–	–	–	–	–	–	–	–	–	1	1	1	1	2	–
U119	其他	264	8	3	1	2	2	2	2	3	5	4	6	5	10	28	26	31	40	40	52	–
U120	J. 主要泌尿生殖系统疾病	183	–	1	1	1	–	2	–	–	10	4	6	13	7	12	17	19	23	26	34	–
U121	1. 肾炎和肾病	175	1	1	1	2	–	2	–	–	10	4	6	12	7	11	15	18	23	24	34	–
U122	2. 前列腺增生	8	–	–	–	–	–	–	–	–	–	–	–	1	1	–	1	1	1	2	1	–
U123	其他	–	–	–	–	–	–	–	–	–	–	–	–	–	–	–	–	–	–	–	–	–
U124	K. 皮肤病	9	1	–	–	–	–	–	–	–	–	–	–	–	–	–	1	3	–	2	2	–
U125	L. 肌肉骨骼和结缔组织疾病	29	–	–	–	–	–	–	–	–	3	1	2	3	2	1	1	3	1	6	6	–
U126	1. 风湿性关节炎	11	–	–	–	–	–	–	–	–	–	–	–	2	–	1	3	1	–	1	3	–
U127	2. 骨关节炎	–	–	–	–	–	–	–	–	–	–	–	–	–	–	–	–	–	–	–	–	–
U128	3. 痛风	–	–	–	–	–	–	–	–	–	–	–	–	–	–	–	–	–	–	–	–	–
U129	4. 腰痛	2	–	–	–	–	–	–	–	–	–	–	–	–	2	–	–	–	–	–	–	–
U130	其他	15	–	–	–	–	–	–	–	–	–	–	–	1	1	1	1	2	1	5	3	–
U131	M. 先天异常	24	12	4	2	1	–	2	3	–	–	–	–	–	–	–	–	–	–	–	–	–

续 表

疾病编码	疾病名称	总计	0-	1-	5-	10-	15-	20-	25-	30-	35-	40-	45-	50-	55-	60-	65-	70-	75-	80-	85及以上	不详
												年龄组（岁）									
U132	1. 腹壁缺损	-	-	-	-	-	-	-	-	-	-	-	-	-	-	-	-	-	-	-	-	-
U133	2. 无脑畸形	-	-	-	-	-	-	-	-	-	-	-	-	-	-	-	-	-	-	-	-	-
U134	3. 肛门直肠闭锁	-	-	-	-	-	-	-	-	-	-	-	-	-	-	-	-	-	-	-	-	-
U135	4. 唇裂	-	-	-	-	-	-	-	-	-	-	-	-	-	-	-	-	-	-	-	-	-
U136	5. 腭裂	-	-	-	-	-	-	-	-	-	-	-	-	-	-	-	-	-	-	-	-	-
U137	6. 食管闭锁	-	-	-	-	-	-	-	-	-	-	-	-	-	-	-	-	-	-	-	-	-
U138	7. 肾发育不全	-	-	-	-	-	-	-	-	-	-	-	-	-	-	-	-	-	-	-	-	-
U139	8. 唐氏综合征	-	-	-	-	-	-	-	-	-	-	-	-	-	-	-	-	-	-	-	-	-
U140	9. 先天性心脏异常	23	12	4	2	-	-	2	3	-	-	-	-	-	-	-	-	-	-	-	-	-
U141	10. 脊柱裂	-	-	-	-	-	-	-	-	-	-	-	-	-	-	-	-	-	-	-	-	-
U142	其他	1	-	-	-	-	-	-	-	-	-	1	-	-	-	-	-	-	-	-	-	-
U143	N. 口腔疾病	1	-	-	-	-	-	-	-	-	-	-	-	-	-	-	-	-	1	-	-	-
U144	1. 龋齿	-	-	-	-	-	-	-	-	-	-	-	-	-	-	-	-	-	-	-	-	-
U145	2. 牙周病	-	-	-	-	-	-	-	-	-	-	-	-	-	-	-	-	-	-	-	-	-
U146	3. 无牙症	-	-	-	-	-	-	-	-	-	-	-	-	-	-	-	-	-	-	-	-	-
U147	其他	1	-	-	-	-	-	-	-	-	-	-	-	-	-	-	-	-	1	-	-	-
U148	III. 伤害	892	14	44	20	21	20	25	24	19	32	39	47	51	30	37	51	68	83	110	157	-
U149	A. 意外伤害	765	12	43	19	19	18	20	18	16	27	37	36	43	22	28	43	55	71	93	145	-
U150	1. 道路交通事故	169	1	10	2	6	8	5	9	7	14	15	23	18	7	7	12	10	6	5	4	-
U151	2. 意外中毒	69	1	4	-	1	1	6	6	5	2	5	4	4	3	3	3	9	8	3	1	-
U152	3. 意外跌落	224	-	10	2	2	1	2	-	-	6	8	2	9	3	10	18	13	34	44	53	-
U153	4. 火灾	11	-	-	-	-	-	-	-	-	1	-	1	1	1	1	1	1	1	2	1	-
U154	5. 溺水	61	1	8	10	9	4	3	1	1	1	4	2	5	4	4	1	2	2	3	2	-
U155	其他	231	9	11	5	2	4	4	2	3	4	5	5	6	5	3	9	20	20	36	84	-
U156	B. 故意伤害	118	-	-	-	-	3	5	4	5	4	9	9	8	8	9	8	11	10	16	9	-
U157	1. 自杀及后遗症	111	-	-	-	-	3	4	4	4	4	8	8	8	7	9	7	11	10	15	9	-
U158	2. 他杀及后遗症	7	-	-	-	-	-	1	-	1	-	1	1	-	1	-	1	-	-	1	-	-
U159	3. 战争	-	-	-	-	-	-	-	-	-	-	-	-	-	-	-	-	-	-	-	-	-
U160	其他	-	-	-	-	-	-	-	-	-	-	-	-	-	-	-	-	-	-	-	-	-
U161	其他剩余疾病	201	7	3	3	-	2	-	-	1	3	3	1	1	2	3	1	9	11	30	121	-

表3-43 2018年西双版纳州死因别、年龄别死亡数（男女合计）

疾病编码	疾病名称	总计	0—	1—	5—	10—	15—	20—	25—	30—	35—	40—	45—	50—	55—	60—	65—	70—	75—	80—	85及以上	不详
U000	全死因	7609	114	46	13	25	44	83	107	159	191	284	434	584	576	601	666	804	887	999	990	2
U001	I.传染病、母婴疾病和营养缺乏性疾病	490	85	8	2	—	—	7	6	13	8	16	30	25	17	25	35	35	41	58	78	—
U002	A.传染病和寄生虫病	188	2	1	1	—	—	5	3	11	7	10	24	22	13	20	23	16	13	11	6	—
U003	1.结核病	102	—	—	—	—	—	1	1	2	3	5	14	11	5	12	16	10	11	7	4	—
U004	2.性传播疾病	—	—	—	—	—	—	—	—	—	—	—	—	—	—	—	—	—	—	—	—	—
U005	a.梅毒	—	—	—	—	—	—	—	—	—	—	—	—	—	—	—	—	—	—	—	—	—
U006	b.衣原体病	—	—	—	—	—	—	—	—	—	—	—	—	—	—	—	—	—	—	—	—	—
U007	c.淋病	—	—	—	—	—	—	—	—	—	—	—	—	—	—	—	—	—	—	—	—	—
U008	d.其他	—	—	—	—	—	—	—	—	—	—	—	—	—	—	—	—	—	—	—	—	—
U009	3.艾滋病	33	—	—	—	—	—	2	6	6	—	3	7	3	2	—	2	2	—	—	—	—
U010	4.腹泻性疾病	2	—	—	—	—	—	—	—	—	—	—	—	—	—	—	—	—	—	—	—	—
U011	5.好发于儿童期的病	2	1	—	1	—	—	—	—	—	—	—	—	—	—	—	—	—	—	—	—	—
U012	a.百日咳	—	—	—	—	—	—	—	—	—	—	—	—	—	—	—	—	—	—	—	—	—
U013	b.脊髓灰质炎及后遗症	—	—	—	—	—	—	—	—	—	—	—	—	—	—	—	—	—	—	—	—	—
U014	c.白喉	—	—	—	—	—	—	—	—	—	—	—	—	—	—	—	—	—	—	—	—	—
U015	d.麻疹	—	—	—	—	—	—	—	—	—	—	—	—	—	—	—	—	—	—	—	—	—
U016	e.破伤风	2	1	—	1	—	—	—	—	—	—	—	—	—	—	—	—	—	—	—	—	—
U017	6.脑膜炎	8	1	—	—	—	—	—	—	—	—	—	—	2	—	2	2	—	—	—	1	—
U018	7.乙型肝炎	16	—	—	—	—	—	—	—	—	1	—	2	4	3	1	1	3	—	1	—	—
U019	丙型肝炎	—	—	—	—	—	—	—	—	—	—	—	—	—	—	—	—	—	—	—	—	—
U020	8.疟疾	—	—	—	—	—	—	—	—	—	—	—	—	—	—	—	—	—	—	—	—	—
U021	9.热带病	—	—	—	—	—	—	—	—	—	—	—	—	—	—	—	—	—	—	—	—	—
U022	a.锥虫病	—	—	—	—	—	—	—	—	—	—	—	—	—	—	—	—	—	—	—	—	—
U023	b.南美锥虫病	—	—	—	—	—	—	—	—	—	—	—	—	—	—	—	—	—	—	—	—	—
U024	c.血吸虫病	—	—	—	—	—	—	—	—	—	—	—	—	—	—	—	—	—	—	—	—	—
U025	d.利什曼病	—	—	—	—	—	—	—	—	—	—	—	—	—	—	—	—	—	—	—	—	—
U026	e.淋巴性丝虫病	—	—	—	—	—	—	—	—	—	—	—	—	—	—	—	—	—	—	—	—	—
U027	f.盘尾丝虫病	—	—	—	—	—	—	—	—	—	—	—	—	—	—	—	—	—	—	—	—	—
U028	10.麻风病	1	—	—	—	—	—	—	—	—	—	—	—	—	—	—	—	—	1	—	—	—
U029	11.登革热	—	—	—	—	—	—	—	—	—	—	—	—	—	—	—	—	—	—	—	—	—
U030	12.流行性乙型脑炎	—	—	—	—	—	—	—	—	—	—	—	—	—	—	—	—	—	—	—	—	—
U031	13.沙眼	—	—	—	—	—	—	—	—	—	—	—	—	—	—	—	—	—	—	—	—	—
U032	14.肠线虫感染	—	—	—	—	—	—	—	—	—	—	—	—	—	—	—	—	—	—	—	—	—

年龄组（岁）

续　表

疾病编码	疾病名称	总计	0–	1–	5–	10–	15–	20–	25–	30–	35–	40–	45–	50–	55–	60–	65–	70–	75–	80–	85及以上	不详
U033	a. 蛔虫病	—	—	—	—	—	—	—	—	—	—	—	—	—	—	—	—	—	—	—	—	—
U034	b. 鞭虫病	—	—	—	—	—	—	—	—	—	—	—	—	—	—	—	—	—	—	—	—	—
U035	c. 钩虫病	—	—	—	—	—	—	—	—	—	—	—	—	—	—	—	—	—	—	—	—	—
U036	d. 其他	—	—	—	—	—	—	—	—	—	—	—	—	—	—	—	—	—	—	—	—	—
U037	其他传染病	24	1	1	—	—	—	2	2	1	1	2	1	4	3	5	1	—	—	1	—	—
U038	B. 呼吸系统感染	195	14	3	1	—	1	—	3	—	1	4	5	3	3	5	10	18	23	42	62	—
U039	1. 下呼吸道感染	195	14	3	1	—	1	—	3	—	1	4	5	3	3	5	10	18	23	42	62	—
U040	2. 上呼吸道感染	—	—	—	—	—	—	—	—	—	—	—	—	—	—	—	—	—	—	—	—	—
U041	3. 中耳炎	—	—	—	—	—	—	—	—	—	—	—	—	—	—	—	—	—	—	—	—	—
U042	C. 妊娠、分娩和产褥期并发症	8	—	—	—	—	—	2	3	2	1	—	—	—	—	—	—	—	—	—	—	—
U043	1. 孕产妇出血	2	—	—	—	—	—	1	1	—	—	—	—	—	—	—	—	—	—	—	—	—
U044	2. 产妇败血症	—	—	—	—	—	—	—	—	—	—	—	—	—	—	—	—	—	—	—	—	—
U045	3. 妊娠高血压综合征	—	—	—	—	—	—	—	—	—	—	—	—	—	—	—	—	—	—	—	—	—
U046	4. 梗阻性分娩	—	—	—	—	—	—	—	—	—	—	—	—	—	—	—	—	—	—	—	—	—
U047	5. 流产	2	—	—	—	—	—	—	—	1	—	—	1	—	—	—	—	—	—	—	—	—
U048	其他	4	—	—	—	—	—	—	3	1	—	—	—	—	—	—	—	—	—	—	—	—
U049	D. 起源于围生期的情况	72	69	3	—	—	—	—	—	—	—	—	—	—	—	—	—	—	—	—	—	—
U050	1. 出生低体重	24	24	—	—	—	—	—	—	—	—	—	—	—	—	—	—	—	—	—	—	—
U051	2. 出生产伤和窒息	33	31	2	—	—	—	—	—	—	—	—	—	—	—	—	—	—	—	—	—	—
U052	其他	15	14	1	—	—	—	—	—	—	—	—	—	—	—	—	—	—	—	—	—	—
U053	E. 营养缺乏	27	—	—	—	—	—	—	—	—	—	2	—	—	1	—	2	—	5	5	10	—
U054	1. 蛋白质-能量营养不良	16	—	1	—	—	—	—	—	—	—	1	—	—	1	—	—	—	4	2	9	—
U055	2. 碘缺乏	—	—	—	—	—	—	—	—	—	—	—	—	—	—	—	—	—	—	—	—	—
U056	3. 维生素A缺乏病	—	—	—	—	—	—	—	—	—	—	—	—	—	—	—	—	—	—	—	—	—
U057	4. 缺铁性贫血	9	—	1	—	—	—	—	—	—	—	—	—	—	1	—	2	1	—	2	1	—
U058	其他营养缺乏症	2	—	—	—	—	—	—	—	—	—	—	—	—	—	—	—	—	—	1	1	—
U059	II. 慢性非传染性疾病	6157	23	18	7	8	15	25	38	67	98	192	318	467	494	523	596	735	818	905	810	1
U060	A. 恶性肿瘤	1097	—	4	2	1	5	4	10	18	31	58	83	123	139	140	128	132	93	89	37	—
U061	1. 唇、口腔和咽恶性肿瘤	21	—	—	—	—	—	—	—	—	1	—	2	2	2	2	—	3	2	2	—	—
U062	2. 食道癌	26	—	—	—	—	—	—	—	—	—	1	3	2	—	1	2	8	1	3	—	—
U063	3. 胃癌	119	—	—	—	—	—	—	—	—	2	6	3	11	9	17	14	19	15	7	5	—
U064	4. 结直肠癌	120	—	—	—	—	—	2	—	1	2	5	9	14	13	12	16	16	8	16	4	—
U065	5. 肝癌	191	—	—	—	—	1	—	1	2	6	18	19	27	25	23	24	21	16	6	3	—

续 表

疾病编码	疾病名称	总计	0–	1–	5–	10–	15–	20–	25–	30–	35–	40–	45–	50–	55–	60–	65–	70–	75–	80–	85及以上	不详
U066	6. 胰腺癌	31	–	–	–	–	–	–	–	–	–	–	3	2	3	8	2	7	2	4	–	–
U067	7. 肺癌	255	–	–	–	–	–	–	–	–	5	6	14	24	28	40	36	40	26	23	12	1
U068	8. 皮肤癌	7	–	–	–	–	–	–	–	1	–	–	–	1	1	1	–	1	–	1	1	–
U069	9. 乳腺癌	40	–	–	–	–	–	–	–	1	–	3	10	7	7	9	4	3	2	–	2	–
U070	10. 子宫颈癌	53	–	–	–	–	–	–	4	4	4	3	4	10	5	7	6	3	5	–	–	–
U071	11. 子宫体癌	13	–	–	–	–	1	–	–	–	–	1	–	3	3	3	1	2	1	–	1	–
U072	12. 卵巢癌	13	–	–	–	1	–	–	–	–	–	1	–	2	2	–	2	2	2	5	1	–
U073	13. 前列腺癌	16	–	–	–	–	–	–	–	–	–	–	2	2	1	–	3	3	2	3	3	–
U074	14. 膀胱癌	15	–	–	–	–	1	–	–	–	–	–	2	–	1	3	2	1	2	5	1	–
U075	15. 淋巴瘤与多发性骨髓瘤	26	–	2	2	1	1	1	3	–	4	6	2	3	5	3	3	3	1	1	–	–
U076	16. 白血病	47	–	2	2	1	3	1	3	3	4	9	8	4	5	5	3	5	7	1	6	–
U077	其他	104	–	2	–	2	1	–	3	–	4	9	8	11	13	7	13	3	7	12	1	–
U078	B. 其他肿瘤	13	1	1	1	–	1	2	2	3	2	8	6	19	22	23	–	3	4	3	1	–
U079	C. 糖尿病	238	1	–	1	1	–	–	–	–	3	8	6	19	22	23	27	27	38	32	30	–
U080	D. 内分泌紊乱	28	1	3	1	2	1	3	2	–	2	1	1	2	4	1	2	1	4	3	1	–
U081	E. 神经系统和精神障碍疾病	118	3	2	2	2	1	3	4	5	5	7	10	9	6	6	1	10	11	17	14	–
U082	1. 单相精神抑郁	1	–	–	–	–	–	–	–	–	–	–	–	–	–	–	1	–	1	–	–	–
U083	2. 双相情感障碍	–	–	–	–	–	–	–	–	–	–	–	–	–	–	–	–	–	–	–	–	–
U084	3. 精神分裂症	19	–	–	–	–	–	–	2	3	2	1	–	2	–	–	–	4	–	–	–	–
U085	4. 癫痫症	19	1	1	1	2	–	1	–	3	–	1	4	3	–	–	–	–	–	1	–	–
U086	5. 酒精使用所致精神障碍	8	–	–	–	–	–	–	–	3	–	4	4	3	–	–	–	–	–	–	–	–
U087	6. 阿尔茨海默病和其他痴呆	26	–	–	–	–	–	–	–	–	–	2	–	–	–	–	–	1	3	7	12	–
U088	7. 帕金森病	5	–	–	–	–	–	–	–	–	–	–	–	–	–	–	–	–	3	1	–	–
U089	8. 多发性硬化	–	–	–	–	–	–	–	–	–	–	–	–	–	–	–	–	–	–	–	–	–
U090	9. 药物使用所致精神障碍	2	–	–	–	–	–	1	–	–	–	–	1	–	–	–	–	–	–	–	–	–
U091	10. 创伤后应激障碍	–	–	–	–	–	–	–	–	–	–	–	–	–	–	–	–	–	–	–	–	–
U092	11. 强迫症	–	–	–	–	–	–	–	–	–	–	–	–	–	–	–	–	–	–	–	–	–
U093	12. 惊恐障碍	–	–	–	–	–	–	–	–	–	–	–	–	–	–	–	–	–	–	–	–	–
U094	13. 失眠症	–	–	–	–	–	–	–	–	–	–	–	–	–	–	–	–	–	–	–	–	–
U095	14. 偏头痛	–	–	–	–	–	–	–	–	–	–	–	–	–	–	–	–	–	–	–	–	–
U096	15. 由于铅暴露引起的精神发育障碍	1	–	–	1	–	–	–	–	–	–	–	–	–	–	–	–	–	–	–	–	–
U097	其他	35	2	2	2	2	–	1	–	–	–	–	4	2	3	–	1	1	4	1	2	–
U098	F. 感官疾病	–	–	–	–	–	–	–	–	–	–	–	–	–	–	–	–	–	–	–	–	–

续　表

疾病编码	疾病名称	总计	0–	1–	5–	10–	15–	20–	25–	30–	35–	40–	45–	50–	55–	60–	65–	70–	75–	80–	85及以上	不详
												年龄组（岁）										
U099	1. 青光眼	–	–	–	–	–	–	–	–	–	–	–	–	–	–	–	–	–	–	–	–	–
U100	2. 白内障	–	–	–	–	–	–	–	–	–	–	–	–	–	–	–	–	–	–	–	–	–
U101	3. 与年龄有关的视觉障碍	–	–	–	–	–	–	–	–	–	–	–	–	–	–	–	–	–	–	–	–	–
U102	4. 成年开始的听力损失	–	–	–	–	–	–	–	–	–	–	–	–	–	–	–	–	–	–	–	–	–
U103	其他	–	–	–	–	–	–	–	–	–	–	–	–	–	–	–	–	–	–	–	–	–
U104	G. 心血管疾病	3484	1	1	1	1	3	12	14	27	37	88	167	243	256	281	347	421	515	558	511	–
U105	1. 风湿性心脏病	110	–	–	1	1	2	3	8	–	1	2	2	8	5	7	10	9	19	23	24	–
U106	2. 高血压及并发症	281	–	–	–	–	–	1	1	1	–	5	7	11	14	19	24	39	57	52	52	–
U107	3. 缺血性心脏病	898	–	–	1	–	1	7	8	2	8	16	35	50	50	77	87	114	122	151	185	–
U108	4. 脑血管病	1892	–	–	–	1	1	7	8	13	20	52	99	148	165	150	206	233	292	285	212	–
U109	5. 炎性心脏病	49	–	–	–	–	–	–	1	1	–	1	6	8	7	5	2	4	3	6	3	–
U110	其他	253	1	1	–	1	2	3	5	10	8	12	18	18	15	23	18	22	22	41	34	–
U111	H. 主要呼吸系统疾病	522	–	1	–	–	2	1	–	2	1	–	3	10	16	19	38	74	88	122	146	–
U112	1. 慢性阻塞性肺疾病	430	–	1	–	–	–	1	–	1	1	–	2	7	10	15	30	56	76	109	123	–
U113	2. 哮喘	28	–	–	–	–	–	–	–	–	1	–	1	1	–	–	4	6	3	5	7	–
U114	其他	64	–	1	–	–	2	–	3	–	1	–	–	2	6	4	4	12	9	8	16	–
U115	I. 主要消化系统疾病	372	3	1	–	–	2	3	3	4	16	20	32	35	25	33	28	37	43	45	42	–
U116	1. 消化性溃疡	60	–	–	–	–	–	–	–	–	–	–	4	7	4	4	11	7	6	10	5	–
U117	2. 肝硬化	132	–	–	–	–	–	–	3	3	11	10	18	18	11	13	5	10	14	7	9	–
U118	3. 阑尾炎	1	–	–	–	–	–	–	–	–	–	–	–	–	–	1	–	–	–	–	–	–
U119	其他	179	3	–	–	1	1	2	–	–	4	9	10	10	10	15	12	20	23	28	28	–
U120	J. 主要泌尿生殖系统疾病	213	2	–	–	–	–	–	–	8	4	6	12	21	20	18	23	21	23	31	19	–
U121	1. 肾炎和肾病	195	2	–	–	–	–	–	–	7	4	6	11	20	18	17	22	19	20	27	17	–
U122	2. 前列腺增生	–	–	–	–	–	–	–	–	–	–	–	–	–	–	–	–	–	–	–	–	–
U123	其他	18	–	–	–	–	–	–	–	–	–	–	1	1	2	1	1	2	3	4	2	–
U124	K. 皮肤病	1	–	–	–	1	–	–	–	–	–	–	–	–	–	–	–	–	–	–	–	–
U125	L. 肌肉骨骼和结缔组织疾病	43	–	–	–	–	1	–	–	–	–	3	–	4	4	1	2	9	2	7	9	–
U126	1. 风湿性关节炎	15	–	–	–	–	1	–	–	–	–	–	–	–	–	1	1	2	1	5	6	–
U127	2. 骨关节炎	–	–	–	–	–	–	–	–	–	–	–	–	–	–	–	–	–	–	–	–	–
U128	3. 痛风	10	–	–	–	–	–	–	–	–	–	–	–	–	2	1	1	2	1	1	2	–
U129	4. 腰痛	1	–	–	–	–	–	–	–	–	–	–	–	–	–	–	–	1	–	–	–	–
U130	其他	17	–	–	–	1	1	–	–	–	3	1	–	3	2	–	–	4	–	1	1	–
U131	M. 先天异常	28	13	5	1	3	2	–	–	–	1	1	–	1	–	–	–	–	–	–	1	–

续 表

疾病编码	疾病名称	总计	0–	1–	5–	10–	15–	20–	25–	30–	35–	40–	45–	50–	55–	60–	65–	70–	75–	80–	85及以上	不详
U132	1. 腹壁缺损	—	—	—	—	—	—	—	—	—	—	—	—	—	—	—	—	—	—	—	—	—
U133	2. 无脑畸形	—	—	—	—	—	—	—	—	—	—	—	—	—	—	—	—	—	—	—	—	—
U134	3. 肛门直肠闭锁	—	—	—	—	—	—	—	—	—	—	—	—	—	—	—	—	—	—	—	—	—
U135	4. 唇裂	—	—	—	—	—	—	—	—	—	—	—	—	—	—	—	—	—	—	—	—	—
U136	5. 腭裂	—	—	—	—	—	—	—	—	—	—	—	—	—	—	—	—	—	—	—	—	—
U137	6. 食管闭锁	—	—	—	—	—	—	—	—	—	—	—	—	—	—	—	—	—	—	—	—	—
U138	7. 肾发育不全	—	—	—	—	—	—	—	—	—	—	—	—	—	—	—	—	—	—	—	—	—
U139	8. 唐氏综合征	2	1	—	—	—	—	—	—	—	—	1	—	—	—	—	—	—	—	—	—	—
U140	9. 先天性心脏异常	22	9	4	1	3	2	—	1	1	—	—	1	—	—	—	—	—	—	—	—	—
U141	10. 脊柱裂	—	—	—	—	—	—	—	—	—	—	—	—	—	—	—	—	—	—	—	—	—
U142	其他	4	3	1	—	1	—	—	—	—	—	—	—	—	—	—	—	—	—	—	—	—
U143	N. 口腔疾病	—	—	—	—	—	—	—	—	—	—	—	—	—	—	—	—	—	—	—	—	—
U144	1. 龋齿	—	—	—	—	—	—	—	—	—	—	—	—	—	—	—	—	—	—	—	—	—
U145	2. 牙周病	—	—	—	—	—	—	—	—	—	—	—	—	—	—	—	—	—	—	—	—	—
U146	3. 无牙症	—	—	—	—	—	—	—	—	—	—	—	—	—	—	—	—	—	—	—	—	—
U147	其他	—	—	—	—	—	—	—	—	—	—	—	—	—	—	—	—	—	—	—	—	—
U148	III. 伤害	846	3	19	4	17	28	51	63	78	81	75	85	91	64	51	35	32	22	24	23	—
U149	A. 意外伤害	660	3	18	3	16	25	41	49	65	54	61	69	61	46	36	25	28	20	18	22	—
U150	1. 道路交通事故	304	—	6	1	4	16	25	38	34	26	31	35	26	23	17	9	5	1	5	2	—
U151	2. 意外中毒	92	1	1	—	1	—	1	2	13	12	10	18	9	9	7	3	1	3	3	—	—
U152	3. 意外跌落	112	—	—	—	1	1	2	2	6	2	4	9	9	5	7	11	15	11	8	19	—
U153	4. 火灾	3	—	—	—	—	—	—	—	—	—	—	—	1	—	—	—	1	1	—	—	—
U154	5. 溺水	69	—	9	2	10	4	8	4	8	2	4	3	6	3	2	1	4	2	1	—	—
U155	其他	80	—	2	1	1	4	4	3	8	12	14	13	11	6	3	1	3	1	—	1	—
U156	B. 故意伤害	152	—	—	—	—	2	8	14	10	20	14	13	25	15	11	9	3	1	5	1	—
U157	1. 自杀及后遗症	128	—	—	—	—	2	8	12	9	17	8	10	19	13	11	8	3	1	5	1	—
U158	2. 他杀及后遗症	9	—	—	—	—	—	—	2	1	1	1	1	2	1	—	—	—	—	—	—	—
U159	3. 战争	—	—	—	—	—	—	—	—	—	—	—	—	—	—	—	—	—	—	—	—	—
U160	其他	15	—	—	—	—	—	—	1	1	2	6	2	4	1	2	—	—	—	—	—	—
U161	其他剩余疾病	116	3	1	—	—	—	1	1	1	4	1	1	1	1	2	—	2	6	12	79	2

表3-44　2018年西双版纳州死因别、年龄别死亡数（男）

疾病编码	疾病名称	总计	0-	1-	5-	10-	15-	20-	25-	30-	35-	40-	45-	50-	55-	60-	65-	70-	75-	80-	85及以上	不详
															年龄组（岁）						
U000	全死因	4644	71	23	10	17	34	56	83	121	154	212	326	415	409	409	424	481	492	483	424	—
U001	I.传染病、母婴疾病和营养缺乏性疾病	283	54	7	2	—	—	4	—	10	6	9	22	17	12	16	17	20	27	26	34	—
U002	A.传染病和寄生虫病	129	1	1	1	—	—	4	—	10	5	6	18	15	9	13	15	7	11	7	6	—
U003	1.结核病	69	—	—	—	—	—	1	—	2	2	4	9	10	2	7	11	4	10	3	4	—
U004	2.性传播疾病	—	—	—	—	—	—	—	—	—	—	—	—	—	—	—	—	—	—	—	—	—
U005	a.梅毒	—	—	—	—	—	—	—	—	—	—	—	—	—	—	—	—	—	—	—	—	—
U006	b.衣原体病	—	—	—	—	—	—	—	—	—	—	—	—	—	—	—	—	—	—	—	—	—
U007	c.淋病	—	—	—	—	—	—	—	—	—	—	—	—	—	—	—	—	—	—	—	—	—
U008	d.其他	—	—	—	—	—	—	—	—	—	—	—	—	—	—	—	—	—	—	—	—	—
U009	3.艾滋病	26	—	—	—	—	—	2	—	5	2	1	7	—	2	—	1	2	—	3	1	—
U010	4.腹泻性疾病	2	—	—	—	—	—	—	—	—	—	—	—	—	—	—	1	—	—	—	1	—
U011	5.好发于儿童期的疾病	1	—	—	1	—	—	—	—	—	—	—	—	—	—	—	—	—	—	—	—	—
U012	a.百日咳	—	—	—	—	—	—	—	—	—	—	—	—	—	—	—	—	—	—	—	—	—
U013	b.脊髓灰质炎及后遗症	—	—	—	—	—	—	—	—	—	—	—	—	—	—	—	—	—	—	—	—	—
U014	c.白喉	—	—	—	—	—	—	—	—	—	—	—	—	—	—	—	—	—	—	—	—	—
U015	d.麻疹	—	—	—	—	—	—	—	—	—	—	—	—	—	—	—	—	—	—	—	—	—
U016	e.破伤风	1	—	—	—	—	—	—	—	—	—	—	—	—	—	—	—	—	1	—	—	—
U017	6.脑膜炎	5	—	—	—	—	—	—	—	2	—	—	—	—	—	2	—	1	—	—	—	—
U018	7.乙型肝炎	13	—	—	—	—	—	—	—	—	—	—	1	4	3	1	1	1	1	—	1	—
U019	丙型肝炎	—	—	—	—	—	—	—	—	—	—	—	—	—	—	—	—	—	—	—	—	—
U020	8.疟疾	—	—	—	—	—	—	—	—	—	—	—	—	—	—	—	—	—	—	—	—	—
U021	9.热带病	—	—	—	—	—	—	—	—	—	—	—	—	—	—	—	—	—	—	—	—	—
U022	a.锥虫病	—	—	—	—	—	—	—	—	—	—	—	—	—	—	—	—	—	—	—	—	—
U023	b.南美锥虫病	—	—	—	—	—	—	—	—	—	—	—	—	—	—	—	—	—	—	—	—	—
U024	c.血吸虫病	—	—	—	—	—	—	—	—	—	—	—	—	—	—	—	—	—	—	—	—	—
U025	d.利什曼病	—	—	—	—	—	—	—	—	—	—	—	—	—	—	—	—	—	—	—	—	—
U026	e.淋巴性丝虫病	—	—	—	—	—	—	—	—	—	—	—	—	—	—	—	—	—	—	—	—	—
U027	f.盘尾丝虫病	—	—	—	—	—	—	—	—	—	—	—	—	—	—	—	—	—	—	—	—	—
U028	10.麻风病	—	—	—	—	—	—	—	—	—	—	—	—	—	—	—	—	—	—	—	—	—
U029	11.登革热	—	—	—	—	—	—	—	—	—	—	—	—	—	—	—	—	—	—	—	—	—
U030	12.流行性乙型脑炎	—	—	—	—	—	—	—	—	—	—	—	—	—	—	—	—	—	—	—	—	—
U031	13.沙眼	—	—	—	—	—	—	—	—	—	—	—	—	—	—	—	—	—	—	—	—	—
U032	14.肠线虫感染	—	—	—	—	—	—	—	—	—	—	—	—	—	—	—	—	—	—	—	—	—

续表

疾病编码	疾病名称	总计	年龄组（岁）																			不详
			0-	1-	5-	10-	15-	20-	25-	30-	35-	40-	45-	50-	55-	60-	65-	70-	75-	80-	85及以上	
U033	a. 蛔虫病	—	—	—	—	—	—	—	—	—	—	—	—	—	—	—	—	—	—	—	—	—
U034	b. 鞭虫病	—	—	—	—	—	—	—	—	—	—	—	—	—	—	—	—	—	—	—	—	—
U035	c. 钩虫病	—	—	—	—	—	—	—	—	—	—	—	—	—	—	—	—	—	—	—	—	—
U036	d. 其他	—	—	—	—	—	—	—	—	—	—	—	—	—	—	—	—	—	—	—	—	—
U037	其他传染病	13	1	—	1	—	—	—	—	—	—	—	1	—	2	3	1	—	—	1	—	—
U038	B. 呼吸系统感染	95	8	2	1	3	—	—	—	—	—	2	4	2	2	3	1	12	13	18	26	—
U039	1. 下呼吸道感染	95	8	2	1	3	—	—	—	—	—	2	4	2	2	3	1	12	13	18	26	—
U040	2. 上呼吸道感染	—	—	—	—	—	—	—	—	—	—	—	—	—	—	—	—	—	—	—	—	—
U041	3. 中耳炎	—	—	—	—	—	—	—	—	—	—	—	—	—	—	—	—	—	—	—	—	—
U042	C. 妊娠、分娩和产褥期并发症	—	—	—	—	—	—	—	—	—	—	—	—	—	—	—	—	—	—	—	—	—
U043	1. 孕产妇出血症	—	—	—	—	—	—	—	—	—	—	—	—	—	—	—	—	—	—	—	—	—
U044	2. 产妇败血症	—	—	—	—	—	—	—	—	—	—	—	—	—	—	—	—	—	—	—	—	—
U045	3. 妊娠高血压综合征	—	—	—	—	—	—	—	—	—	—	—	—	—	—	—	—	—	—	—	—	—
U046	4. 梗阻性分娩	—	—	—	—	—	—	—	—	—	—	—	—	—	—	—	—	—	—	—	—	—
U047	5. 流产	—	—	—	—	—	—	—	—	—	—	—	—	—	—	—	—	—	—	—	—	—
U048	其他	—	—	1	—	—	—	—	—	—	—	—	—	—	—	—	—	—	—	—	—	—
U049	D. 起源于围生期的情况	48	45	3	—	—	—	—	—	—	—	—	—	—	—	—	—	—	—	—	—	—
U050	1. 出生低体重	17	17	—	—	—	—	—	—	—	—	—	—	—	—	—	—	—	—	—	—	—
U051	2. 出生产伤和窒息	23	21	2	—	—	—	—	—	—	—	—	—	—	—	—	—	—	—	—	—	—
U052	其他	8	7	1	—	—	—	—	—	—	—	—	—	—	—	—	—	—	—	—	—	—
U053	E. 营养缺乏	11	—	—	—	—	—	—	—	—	—	—	1	—	1	—	1	1	3	2	2	—
U054	1. 蛋白质 - 能量营养不良	5	—	—	—	—	—	—	—	—	—	—	1	—	1	—	—	—	1	1	1	—
U055	2. 碘缺乏	—	—	—	—	—	—	—	—	—	—	—	—	—	—	—	—	—	—	—	—	—
U056	3. 维生素 A 缺乏病	—	—	—	—	—	—	—	—	—	—	—	—	—	—	—	—	—	—	—	—	—
U057	4. 缺铁性贫血	5	—	—	—	—	—	—	—	—	—	—	—	—	—	—	1	1	1	1	1	—
U058	其他营养病	1	—	—	—	—	—	—	—	—	—	—	—	—	—	—	—	—	1	—	—	—
U059	II. 慢性非传染性疾病	3662	13	6	5	3	8	13	32	44	72	139	232	324	344	348	385	443	449	441	361	—
U060	A. 恶性肿瘤	687	—	1	2	1	1	2	9	4	15	37	44	71	89	92	88	89	55	63	24	—
U061	1. 唇、口腔和咽恶性肿瘤	15	—	—	—	—	—	—	—	—	—	1	2	2	5	1	—	1	1	1	—	—
U062	2. 食道癌	23	—	—	—	—	—	—	—	—	—	—	1	2	5	1	2	7	1	2	—	—
U063	3. 胃癌	82	—	—	—	—	—	—	—	—	2	3	4	10	14	13	12	12	7	5	3	—
U064	4. 结直肠癌	69	—	—	—	—	—	—	—	—	2	4	4	6	5	9	10	7	5	13	2	—
U065	5. 肝癌	150	—	—	—	—	—	—	1	1	4	17	14	18	20	22	17	17	12	5	2	—

续 表

疾病编码	疾病名称	总计	0–	1–	5–	10–	15–	20–	25–	30–	35–	40–	45–	50–	55–	60–	65–	70–	75–	80–	85及以上	不详
U066	6. 胰腺癌	24	–	–	–	–	–	–	–	–	–	–	2	2	5	5	2	5	1	4	–	–
U067	7. 肺癌	187	–	–	–	–	–	–	–	–	4	5	8	19	18	28	29	32	19	15	10	–
U068	8. 皮肤癌	4	–	–	–	–	–	–	–	–	–	–	1	–	–	1	–	–	–	–	1	–
U069	9. 乳腺癌	3	–	–	–	–	–	–	–	–	–	–	–	–	–	1	–	–	–	–	–	–
U070	10. 子宫颈癌	–	–	–	–	–	–	–	–	–	–	–	–	–	–	–	–	–	–	–	–	–
U071	11. 子宫体癌	–	–	–	–	–	–	–	–	–	–	–	–	–	–	–	–	–	–	–	–	–
U072	12. 卵巢癌	–	–	–	–	–	–	–	–	–	–	–	–	–	–	–	–	–	–	–	–	–
U073	13. 前列腺癌	16	–	–	–	–	–	–	–	–	–	–	–	2	2	1	2	2	2	5	1	–
U074	14. 膀胱癌	14	–	1	–	–	–	–	–	–	1	1	2	2	1	1	3	1	1	3	3	–
U075	15. 淋巴瘤与多发性骨髓瘤	17	–	–	2	1	1	1	–	3	1	1	2	2	2	4	1	1	1	4	2	–
U076	16. 白血病	22	–	1	–	1	1	–	2	2	1	–	–	1	1	1	1	2	1	–	–	–
U077	其他	61	1	–	2	–	–	–	3	–	1	5	2	5	10	4	9	3	4	6	2	–
U078	B. 其他肿瘤	8	1	1	–	–	–	–	2	–	1	–	1	–	1	–	–	–	–	–	–	–
U079	C. 糖尿病	110	1	–	1	–	–	–	1	2	1	7	4	11	13	15	10	11	14	8	13	–
U080	D. 内分泌紊乱	16	1	–	–	1	1	–	2	–	–	–	1	1	3	1	1	2	3	2	1	–
U081	E. 神经系统和精神障碍疾病	72	2	–	–	1	1	–	2	5	5	5	10	7	4	4	6	6	7	7	5	–
U082	1. 单相精神抑郁	1	–	–	–	–	–	–	–	–	–	–	–	–	–	–	–	–	1	1	1	–
U083	2. 双相情感障碍	–	–	–	–	–	–	–	–	–	–	–	–	1	1	–	1	2	–	–	–	–
U084	3. 精神分裂症	13	–	–	–	–	–	–	–	3	3	–	4	2	2	1	–	2	–	2	–	–
U085	4. 癫痫症	15	–	–	–	–	–	–	–	–	3	–	2	2	–	–	–	–	–	–	–	–
U086	5. 酒精使用所致精神障碍	8	–	–	–	–	–	–	–	–	–	–	–	2	1	–	1	1	2	–	–	–
U087	6. 阿尔茨海默病和其他痴呆	14	–	–	–	–	–	–	–	–	–	–	–	–	–	1	–	1	3	4	5	–
U088	7. 帕金森病	3	–	–	–	–	–	–	–	–	–	–	–	–	–	–	–	–	2	1	1	–
U089	8. 多发性硬化	–	–	–	–	–	–	–	–	–	–	–	–	–	–	–	–	–	–	–	–	–
U090	9. 药物使用所致精神障碍	2	–	–	–	–	–	–	–	1	–	–	–	–	–	1	–	–	–	1	–	–
U091	10. 创伤后应激障碍	–	–	–	–	–	–	–	–	–	–	–	–	–	–	–	–	–	–	–	–	–
U092	11. 强迫症	–	–	–	–	–	–	–	–	–	–	–	–	–	–	–	–	–	–	–	–	–
U093	12. 惊恐障碍	–	–	–	–	–	–	–	–	–	–	–	–	–	–	–	–	–	–	–	–	–
U094	13. 失眠症	–	–	–	–	–	–	–	–	–	–	–	–	–	–	–	–	–	–	–	–	–
U095	14. 偏头痛	–	–	–	–	–	–	–	–	–	–	–	–	–	–	–	–	–	–	–	–	–
U096	15. 由于铅暴露引起的精神发育障碍	–	–	–	–	–	–	–	–	–	–	–	–	–	–	–	–	–	–	–	–	–
U097	其他	16	2	–	–	1	–	–	–	1	–	–	4	2	2	1	–	1	2	–	–	–
U098	F. 感官疾病	–	–	–	–	–	–	–	–	–	–	–	–	–	–	–	–	–	–	–	–	–

续 表

编码	疾病名称	总计	年龄组（岁）																			
			0—	1—	5—	10—	15—	20—	25—	30—	35—	40—	45—	50—	55—	60—	65—	70—	75—	80—	85及以上	不详
U099	1.青光眼	—	—	—	—	—	—	—	—	—	—	—	—	—	—	—	—	—	—	—	—	—
U100	2.白内障	—	—	—	—	—	—	—	—	—	—	—	—	—	—	—	—	—	—	—	—	—
U101	3.与年龄有关的视觉障碍	—	—	—	—	—	—	—	—	—	—	—	—	—	—	—	—	—	—	—	—	—
U102	4.成年开始的听力损失	—	—	—	—	—	—	—	—	—	—	—	—	—	—	—	—	—	—	—	—	—
U103	其他	—	—	—	—	—	—	—	—	—	—	—	—	—	—	—	—	—	—	—	—	—
U104	G.心血管疾病	2042	1	—	1	2	2	7	12	24	31	71	132	181	185	195	224	245	277	253	201	—
U105	1.风湿性心脏病	50	—	1	—	—	—	—	—	1	1	1	—	4	2	4	6	4	8	9	11	—
U106	2.高血压及并发症	150	—	—	—	—	—	—	—	1	—	4	4	8	11	15	12	24	30	20	21	—
U107	3.缺血性心脏病	477	—	—	1	—	1	4	8	2	7	14	29	36	39	48	50	65	70	60	57	—
U108	4.脑血管病	1181	—	—	1	1	1	2	8	11	16	42	78	112	120	111	144	138	157	145	93	—
U109	5.炎性心脏病	32	—	—	—	—	—	2	1	1	—	—	6	6	5	2	1	2	2	4	1	—
U110	其他	151	1	1	—	—	—	1	4	9	7	10	15	15	8	15	11	12	10	15	17	—
U111	H.主要呼吸系统疾病	298	—	1	—	—	—	1	—	—	—	—	2	7	11	11	27	45	46	62	84	—
U112	1.慢性阻塞性肺疾病	242	—	—	—	—	—	—	—	—	—	—	1	5	8	8	20	35	38	55	71	—
U113	2.哮喘	17	—	1	—	—	—	—	—	—	—	—	1	—	—	3	4	3	2	3	4	—
U114	其他	39	—	—	1	1	2	—	2	1	3	2	3	2	3	—	3	7	6	4	9	—
U115	I.主要消化系统疾病	257	2	—	—	2	2	1	2	4	15	14	29	30	22	22	21	21	30	25	17	—
U116	1.消化性溃疡	43	—	—	—	—	—	—	—	—	—	1	3	7	4	2	10	3	5	5	3	—
U117	2.肝硬化	114	—	1	—	—	—	—	1	3	11	9	18	17	9	11	3	9	11	6	5	—
U118	3.阑尾炎	—	—	—	—	—	—	—	—	—	—	—	—	—	—	—	—	—	—	—	—	—
U119	其他	100	2	—	1	—	2	1	—	1	4	4	8	6	9	9	8	9	14	14	9	—
U120	J.主要泌尿生殖系统疾病	132	1	—	—	1	—	—	—	5	4	4	7	12	13	8	13	16	15	18	11	—
U121	1.肾炎和肾病	118	1	—	—	1	—	—	—	—	—	6	6	11	11	8	13	14	12	15	9	—
U122	2.前列腺增生	—	—	—	—	—	—	—	—	—	—	—	—	—	—	—	—	1	—	—	—	—
U123	其他	14	—	—	—	—	—	—	—	—	—	1	1	1	2	—	1	—	3	3	2	—
U124	K.皮肤病	1	—	—	—	—	—	—	—	—	—	—	1	—	—	—	—	—	—	—	—	—
U125	L.肌肉骨骼和结缔组织疾病	26	—	—	—	—	1	—	1	—	1	1	1	3	2	1	1	7	1	3	5	—
U126	1.风湿性关节炎	9	—	—	—	—	—	—	—	—	—	1	1	3	—	1	1	1	1	3	—	—
U127	2.骨关节炎	—	—	—	—	—	—	—	—	—	—	—	—	—	—	—	—	—	—	—	—	—
U128	3.痛风	7	—	—	—	—	—	—	—	—	—	1	1	1	2	1	2	—	—	—	—	—
U129	4.腰痛	1	—	—	—	—	—	—	—	—	—	1	—	—	—	—	—	—	—	—	—	—
U130	其他	9	—	—	—	—	1	—	—	—	—	1	1	2	1	1	—	2	—	—	—	—
U131	M.先天异常	13	6	3	1	1	1	—	—	—	—	—	—	—	—	—	—	—	—	—	1	—

续　表

疾病编码	疾病名称	总计	0 –	1 –	5 –	10 –	15 –	20 –	25 –	30 –	35 –	40 –	45 –	50 –	55 –	60 –	65 –	70 –	75 –	80 –	85及以上	不详
U132	1. 腹壁缺损	–	–	–	–	–	–	–	–	–	–	–	–	–	–	–	–	–	–	–	–	–
U133	2. 无脑畸形	–	–	–	–	–	–	–	–	–	–	–	–	–	–	–	–	–	–	–	–	–
U134	3. 肛门直肠闭锁	–	–	–	–	–	–	–	–	–	–	–	–	–	–	–	–	–	–	–	–	–
U135	4. 唇裂	–	–	–	–	–	–	–	–	–	–	–	–	–	–	–	–	–	–	–	–	–
U136	5. 腭裂	–	–	–	–	–	–	–	–	–	–	–	–	–	–	–	–	–	–	–	–	–
U137	6. 食管闭锁	–	–	–	–	–	–	–	–	–	–	–	–	–	–	–	–	–	–	–	–	–
U138	7. 肾发育不全	2	1	1	–	–	–	–	–	–	–	–	–	–	–	–	–	–	–	–	–	–
U139	8. 唐氏综合征	–	–	–	–	–	–	–	–	–	–	–	–	–	–	–	–	–	–	–	–	–
U140	9. 先天性心脏异常	8	3	2	1	–	1	–	–	–	–	–	–	1	–	–	–	–	–	–	–	–
U141	10. 脊柱裂	–	–	–	–	–	–	–	–	–	–	–	–	–	–	–	–	–	–	–	–	–
U142	其他	3	2	1	–	–	–	–	–	–	–	–	–	–	–	–	–	–	–	–	–	–
U143	N. 口腔疾病	–	–	–	–	–	–	–	–	–	–	–	–	–	–	–	–	–	–	–	–	–
U144	1. 龋齿	–	–	–	–	–	–	–	–	–	–	–	–	–	–	–	–	–	–	–	–	–
U145	2. 牙周病	–	–	–	–	–	–	–	–	–	–	–	–	–	–	–	–	–	–	–	–	–
U146	3. 无牙症	–	–	–	–	–	–	–	–	–	–	–	–	–	–	–	–	–	–	–	–	–
U147	其他	–	–	–	–	–	–	–	–	–	–	–	–	–	–	–	–	–	–	–	–	–
U148	Ⅲ. 伤害	658	1	9	3	14	26	39	51	67	73	63	71	73	52	44	22	17	14	11	8	–
U149	A. 意外伤害	525	1	9	2	14	24	34	39	58	50	52	59	52	37	33	17	16	12	9	7	–
U150	1. 道路交通事故	239	–	3	–	3	15	21	30	27	23	25	29	22	17	15	5	2	–	2	–	–
U151	2. 意外中毒	85	–	–	–	–	–	–	1	13	12	10	17	8	8	7	2	1	3	3	–	–
U152	3. 意外跌落	75	–	–	–	1	1	2	2	6	1	3	9	8	4	6	9	8	5	3	7	–
U153	4. 火灾	1	–	–	–	–	–	–	–	–	–	–	–	1	–	–	–	–	–	–	–	–
U154	5. 溺水	55	–	4	2	9	4	7	3	4	2	3	1	5	3	2	1	3	1	1	–	–
U155	其他	70	1	2	–	1	4	4	3	8	12	11	3	8	5	3	–	2	3	–	–	–
U156	B. 故意伤害	105	1	1	2	1	3	4	7	9	17	8	10	14	12	7	4	1	1	2	1	–
U157	1. 自杀及后遗症	84	–	–	1	1	3	3	7	6	14	6	7	10	10	7	4	1	1	2	1	–
U158	2. 他杀及后遗症	7	–	1	1	–	–	1	–	1	–	1	1	–	1	–	–	–	–	–	–	–
U159	3. 战争	–	–	–	–	–	–	–	–	–	–	–	–	–	–	–	–	–	–	–	–	–
U160	其他	14	1	–	–	–	–	–	–	2	3	1	2	4	1	–	–	–	–	–	–	–
U161	其他测余类疾病	41	3	1	–	–	–	–	–	–	3	1	1	1	1	–	–	1	2	5	21	–

表 3－45 2018 年西双版纳州死因别、年龄别死亡数（女）

疾病编码	疾病名称	总计	0－	1－	5－	10－	15－	20－	25－	30－	35－	40－	45－	50－	55－	60－	65－	70－	75－	80－	85 及以上	不详
													年龄组（岁）									
U000	全死因	2965	43	23	3	8	10	27	24	38	37	72	108	169	167	192	242	323	395	516	566	2
U001	I. 传染病、母婴疾病和营养缺乏性疾病	207	31	1	－	－	1	3	6	3	2	7	8	8	5	9	18	15	14	32	44	－
U002	A. 传染病和寄生虫病	59	1	－	－	－	1	1	3	1	2	4	6	7	4	7	8	9	2	4	－	－
U003	1. 结核病	33	－	－	－	－	－	－	1	－	1	1	5	1	3	5	5	6	1	4	－	－
U004	2. 性传播疾病	－	－	－	－	－	－	－	－	－	－	－	－	－	－	－	－	－	－	－	－	－
U005	a. 梅毒	－	－	－	－	－	－	－	－	－	－	－	－	－	－	－	－	－	－	－	－	－
U006	b. 衣原体病	－	－	－	－	－	－	－	－	－	－	－	－	－	－	－	－	－	－	－	－	－
U007	c. 淋病	－	－	－	－	－	－	－	－	－	－	－	－	－	－	－	－	－	－	－	－	－
U008	d. 其他	－	－	－	－	－	－	－	－	－	－	－	－	－	－	－	－	－	－	－	－	－
U009	3. 艾滋病	7	－	－	－	－	－	－	－	1	1	2	－	2	－	－	1	－	－	－	－	－
U010	4. 腹泻性疾病	－	－	－	－	－	－	－	－	－	－	－	－	－	－	－	－	－	－	－	－	－
U011	5. 好发于儿童期的疾病	1	1	－	－	－	－	－	－	－	－	－	－	－	－	－	－	－	－	－	－	－
U012	a. 百日咳	－	－	－	－	－	－	－	－	－	－	－	－	－	－	－	－	－	－	－	－	－
U013	b. 脊髓灰质炎及后遗症	－	－	－	－	－	－	－	－	－	－	－	－	－	－	－	－	－	－	－	－	－
U014	c. 白喉	－	－	－	－	－	－	－	－	－	－	－	－	－	－	－	－	－	－	－	－	－
U015	d. 麻疹	－	－	－	－	－	－	－	－	－	－	－	－	－	－	－	－	－	－	－	－	－
U016	e. 破伤风	1	1	－	－	－	－	－	－	－	－	－	－	－	－	－	－	－	－	－	－	－
U017	6. 脑膜炎	3	－	－	－	－	－	－	－	－	1	－	－	－	－	－	2	－	－	－	－	－
U018	7. 乙型肝炎	3	－	－	－	－	－	－	－	－	－	－	1	－	－	－	－	2	－	－	－	－
U019	8. 丙型肝炎	－	－	－	－	－	－	－	－	－	－	－	－	－	－	－	－	－	－	－	－	－
U020	疟疾	－	－	－	－	－	－	－	－	－	－	－	－	－	－	－	－	－	－	－	－	－
U021	9. 热带病	－	－	－	－	－	－	－	－	－	－	－	－	－	－	－	－	－	－	－	－	－
U022	a. 锥虫病	－	－	－	－	－	－	－	－	－	－	－	－	－	－	－	－	－	－	－	－	－
U023	b. 南美锥虫病	－	－	－	－	－	－	－	－	－	－	－	－	－	－	－	－	－	－	－	－	－
U024	c. 血吸虫病	－	－	－	－	－	－	－	－	－	－	－	－	－	－	－	－	－	－	－	－	－
U025	d. 利什曼病	－	－	－	－	－	－	－	－	－	－	－	－	－	－	－	－	－	－	－	－	－
U026	e. 淋巴丝虫病	－	－	－	－	－	－	－	－	－	－	－	－	－	－	－	－	－	－	－	－	－
U027	f. 盘尾丝虫病	－	－	－	－	－	－	－	－	－	－	－	－	－	－	－	－	－	－	－	－	－
U028	10. 麻风病	1	－	－	－	－	－	－	－	－	－	－	－	－	－	－	－	－	1	－	－	－
U029	11. 登革热	－	－	－	－	－	－	－	－	－	－	－	－	－	－	－	－	－	－	－	－	－
U030	12. 流行性乙型脑炎	－	－	－	－	－	－	－	－	－	－	－	－	－	－	－	－	－	－	－	－	－
U031	13. 沙眼	－	－	－	－	－	－	－	－	－	－	－	－	－	－	－	－	－	－	－	－	－
U032	14. 肠线虫感染	－	－	－	－	－	－	－	－	－	－	－	－	－	－	－	－	－	－	－	－	－

续　表

年龄组（岁）

疾病编码	疾病名称	总计	0-	1-	5-	10-	15-	20-	25-	30-	35-	40-	45-	50-	55-	60-	65-	70-	75-	80-	85及以上	不详
U033	a. 蛔虫病	—	—	—	—	—	—	—	—	—	—	—	—	—	—	—	—	—	—	—	—	—
U034	b. 鞭虫病	—	—	—	—	—	—	—	—	—	—	—	—	—	—	—	—	—	—	—	—	—
U035	c. 钩虫病	—	—	—	—	—	—	—	—	—	—	—	—	—	—	—	—	—	—	—	—	—
U036	d. 其他	—	—	—	—	—	—	—	—	—	—	—	—	—	—	—	—	—	—	—	—	—
U037	其他传染病	11	—	—	—	—	1	2	—	—	—	1	—	4	1	2	—	—	—	—	—	—
U038	B. 呼吸系统感染	100	6	1	—	—	—	—	—	—	—	1	—	4	1	2	9	6	10	24	36	—
U039	1. 下呼吸道感染	100	6	1	—	—	—	—	—	—	—	1	—	4	1	2	9	6	10	24	36	—
U040	2. 上呼吸道感染	—	—	—	—	—	—	—	—	—	—	—	—	—	—	—	—	—	—	—	—	—
U041	3. 中耳炎	—	—	—	—	—	—	—	—	—	—	—	—	—	—	—	—	—	—	—	—	—
U042	C. 妊娠、分娩和产褥期并发症	8	—	—	—	—	—	2	3	2	—	—	1	—	—	—	—	—	—	—	—	—
U043	1. 孕产妇出血	2	—	—	—	—	—	—	1	1	—	—	—	—	—	—	—	—	—	—	—	—
U044	2. 产妇败血症	—	—	—	—	—	—	—	—	—	—	—	—	—	—	—	—	—	—	—	—	—
U045	3. 妊娠高血压综合征	—	—	—	—	—	—	—	—	—	—	—	—	—	—	—	—	—	—	—	—	—
U046	4. 梗阻性分娩	—	—	—	—	—	—	—	—	—	—	—	—	—	—	—	—	—	—	—	—	—
U047	5. 流产	2	—	—	—	—	—	2	—	—	—	—	—	—	—	—	—	—	—	—	—	—
U048	其他	4	—	—	—	—	—	—	3	1	—	—	1	—	—	—	—	—	—	—	—	—
U049	D. 起源于围生期的情况	24	24	—	—	—	—	—	—	—	—	—	—	—	—	—	—	—	—	—	—	—
U050	1. 出生低体重	7	7	—	—	—	—	—	—	—	—	—	—	—	—	—	—	—	—	—	—	—
U051	2. 出生产伤和窒息	10	10	—	—	—	—	—	—	—	—	—	—	—	—	—	—	—	—	—	—	—
U052	其他	7	7	—	—	—	—	—	—	—	—	—	—	—	—	—	—	—	—	—	—	—
U053	E. 营养缺乏	16	—	—	—	—	—	—	2	—	—	—	—	1	1	1	—	—	1	2	8	—
U054	1. 蛋白质－能量营养不良	11	—	—	—	—	—	—	—	—	—	—	—	1	—	—	—	—	1	2	7	—
U055	2. 碘缺乏	—	—	—	—	—	—	—	—	—	—	—	—	—	—	—	—	—	—	—	—	—
U056	3. 维生素 A 缺乏病	—	—	—	—	—	—	—	—	—	—	—	—	—	—	—	—	—	—	—	—	—
U057	4. 缺铁性贫血	4	—	—	—	—	—	—	2	—	—	—	—	—	1	1	—	—	—	—	—	—
U058	其他营养病症	1	—	—	—	—	—	—	—	—	—	—	—	—	—	—	—	—	—	—	1	—
U059	II. 慢性非传染性疾病	2495	10	12	2	5	7	12	6	23	26	53	86	143	150	175	211	292	369	464	449	—
U060	A. 恶性肿瘤	410	—	3	—	—	—	—	1	14	16	21	39	52	50	48	40	43	38	26	13	—
U061	1. 唇、口腔和咽恶性肿瘤	6	—	—	—	—	—	—	—	1	—	1	—	—	—	1	—	2	1	—	—	—
U062	2. 食道癌	3	—	—	—	—	—	—	—	—	—	—	1	—	—	—	1	1	—	—	—	—
U063	3. 胃癌	37	—	—	—	—	—	—	—	—	1	3	2	1	5	4	2	7	8	2	2	—
U064	4. 结直肠癌	51	—	—	—	—	—	—	—	1	1	1	5	8	8	3	6	9	3	3	2	—
U065	5. 肝癌	41	—	—	—	—	—	—	—	2	2	1	5	9	5	1	7	4	4	1	1	—

续 表

疾病编码	疾病名称	总计	0-	1-	5-	10-	15-	20-	25-	30-	35-	40-	45-	50-	55-	60-	65-	70-	75-	80-	85及以上	不详
U066	6.胰腺癌	7	—	—	—	—	—	—	—	—	—	—	1	—	—	3	—	2	1	—	—	—
U067	7.肺癌	68	—	—	—	—	—	—	—	1	1	1	6	5	10	12	7	8	7	8	2	—
U068	8.皮肤癌	3	—	—	—	—	—	—	—	—	—	—	—	—	—	—	—	1	—	1	2	—
U069	9.乳腺癌	37	—	—	—	—	—	—	—	—	—	1	9	7	6	8	4	2	—	—	—	—
U070	10.子宫颈癌	53	—	—	—	—	—	—	4	4	4	3	4	10	3	3	1	3	5	1	2	—
U071	11.子宫体癌	13	—	—	—	—	—	—	—	1	1	1	3	—	3	3	1	—	1	1	—	—
U072	12.卵巢癌	13	—	—	—	—	—	—	1	1	—	1	3	1	2	1	1	2	2	—	—	—
U073	13.前列腺癌	—	—	—	—	—	—	—	—	—	—	—	—	—	—	—	—	—	—	—	—	—
U074	14.膀胱癌	1	—	—	—	—	—	—	—	—	—	—	—	—	—	—	—	—	1	—	—	—
U075	15.淋巴瘤与多发性骨髓瘤	9	—	—	—	—	—	—	—	—	—	—	1	1	1	1	2	1	1	1	1	—
U076	16.白血病	25	—	1	2	—	3	—	—	3	3	4	—	3	—	3	1	1	—	—	—	—
U077	其他	43	—	2	—	1	—	—	2	3	4	1	3	3	3	3	4	3	3	6	4	—
U078	B.其他肿瘤	5	—	—	—	—	—	—	—	—	—	—	—	—	1	—	—	1	1	1	1	—
U079	C.糖尿病	128	—	—	—	—	—	—	1	1	—	1	2	8	9	8	17	16	24	24	17	—
U080	D.内分泌紊乱	12	1	3	2	—	—	—	—	—	—	—	—	2	—	—	—	—	1	1	—	—
U081	E.神经系统和精神障碍疾病	46	1	2	2	—	—	2	2	—	—	1	2	2	—	—	4	4	4	10	9	—
U082	1.单相精神抑郁	—	—	—	—	—	—	—	—	—	—	—	—	—	—	—	—	—	—	—	—	—
U083	2.双相情感障碍	—	—	—	—	—	—	—	—	—	—	—	—	—	—	—	—	—	—	—	—	—
U084	3.精神分裂症	6	1	—	—	—	—	1	1	1	1	2	—	—	—	—	—	—	—	—	—	—
U085	4.癫痫症	4	1	—	—	—	—	—	—	—	—	—	2	—	—	—	—	—	—	—	—	—
U086	5.酒精使用所致精神障碍	—	—	—	—	—	—	—	—	—	—	—	—	—	—	—	—	—	—	—	—	—
U087	6.阿尔茨海默病和其他痴呆	12	—	—	—	—	—	—	—	—	—	—	—	—	—	—	1	1	1	3	7	—
U088	7.帕金森病	2	—	—	—	—	—	—	—	—	—	—	—	—	1	—	—	—	1	—	—	—
U089	8.多发性硬化	—	—	—	—	—	—	—	—	—	—	—	—	—	—	—	—	—	—	—	—	—
U090	9.药物使用所致精神障碍	—	—	—	—	—	—	—	—	—	—	2	—	—	—	—	—	—	—	—	—	—
U091	10.创伤后应激障碍	—	—	—	—	—	—	—	—	—	—	—	—	—	—	—	—	—	—	—	—	—
U092	11.强迫症	—	—	—	—	—	—	—	—	—	—	—	—	—	—	—	—	—	—	—	—	—
U093	12.惊恐障碍	—	—	—	—	—	—	—	—	—	—	—	—	—	—	—	—	—	—	—	—	—
U094	13.失眠症	—	—	—	—	—	—	—	—	—	—	—	—	—	—	—	—	—	—	—	—	—
U095	14.偏头痛	—	—	—	—	—	—	—	—	—	—	—	—	—	—	—	—	—	—	—	—	—
U096	15.由于铅暴露引起的精神发育障碍	1	—	—	—	—	—	—	—	—	1	—	—	—	—	—	—	—	—	—	—	—
U097	其他	19	—	2	2	—	—	—	—	—	—	—	—	1	—	—	1	2	2	6	2	—
U098	F.感官疾病	—	—	—	—	—	—	—	—	—	—	—	—	—	—	—	—	—	—	—	—	—

年龄组（岁）

续　表

疾病编码	疾病名称	总计	0–	1–	5–	10–	15–	20–	25–	30–	35–	40–	45–	50–	55–	60–	65–	70–	75–	80–	85及以上	不详
U099	1. 青光眼	—	—	—	—	—	—	—	—	—	—	—	—	—	—	—	—	—	—	—	—	—
U100	2. 白内障	—	—	—	—	—	—	—	—	—	—	—	—	—	—	—	—	—	—	—	—	—
U101	3. 与年龄有关的视觉障碍	—	—	—	—	—	—	—	—	—	—	—	—	—	—	—	—	—	—	—	—	—
U102	4. 成年开始的听力损失	—	—	—	—	—	—	—	—	—	—	—	—	—	—	—	—	—	—	—	—	—
U103	其他	—	—	—	—	—	—	—	—	—	—	—	—	—	—	—	—	—	—	—	—	—
U104	G. 心血管疾病	1442	—	1	—	1	1	5	2	3	6	17	35	62	71	86	123	176	238	305	310	—
U105	1. 风湿性心脏病	60	—	—	—	—	—	—	—	—	—	1	2	4	3	3	4	5	11	14	13	—
U106	2. 高血压及并发症	131	—	—	—	—	—	—	—	—	—	1	3	3	3	4	12	15	27	32	31	—
U107	3. 缺血性心脏病	421	—	—	—	—	—	—	—	—	—	2	6	14	11	29	37	49	52	91	128	—
U108	4. 脑血管病	711	—	—	—	1	—	3	—	2	4	10	21	36	45	39	62	95	135	140	119	—
U109	5. 炎性心脏病	17	—	—	—	—	—	—	—	—	—	1	—	2	2	3	1	2	1	2	2	—
U110	其他	102	—	1	—	1	1	—	—	1	2	—	3	3	7	8	7	10	12	26	17	—
U111	H. 主要呼吸系统疾病	224	—	—	—	—	—	2	—	—	2	—	1	2	5	8	11	29	42	60	62	—
U112	1. 慢性阻塞性肺疾病	188	—	—	—	—	—	—	—	—	—	—	1	2	2	7	10	21	38	54	52	—
U113	2. 哮喘	11	—	—	—	—	—	—	—	—	—	—	1	—	3	1	1	3	1	—	3	—
U114	其他	25	1	—	—	—	—	—	—	—	—	—	—	5	3	—	1	5	3	4	7	—
U115	I. 主要消化系统疾病	115	1	1	—	—	—	2	—	—	1	6	3	5	3	11	7	16	13	20	25	—
U116	1. 消化性溃疡	17	—	—	—	—	—	—	—	—	—	—	—	1	1	2	1	4	1	5	2	—
U117	2. 肝硬化	18	—	—	—	—	—	—	—	—	1	—	1	1	2	2	2	1	3	1	4	—
U118	3. 阑尾炎	1	—	—	—	—	—	—	—	—	—	—	—	—	—	1	—	—	—	—	—	—
U119	其他	79	1	—	—	—	—	—	—	3	—	5	2	4	1	6	4	11	9	14	19	—
U120	J. 主要泌尿生殖系统疾病	81	1	1	—	—	—	—	—	—	3	2	5	9	7	10	10	5	8	13	8	—
U121	1. 肾炎和肾病	77	1	1	—	—	—	—	—	—	2	2	5	9	7	9	9	5	8	12	8	—
U122	2. 前列腺增生	—	—	—	—	—	—	—	—	—	—	—	—	—	—	—	—	—	—	—	—	—
U123	其他	4	—	—	—	—	—	—	—	—	1	—	—	1	—	1	1	1	—	1	—	—
U124	K. 皮肤病	—	—	—	—	—	—	—	—	—	—	—	—	—	—	—	—	—	—	—	—	—
U125	L. 肌肉骨骼和结缔组织疾病	17	—	—	—	—	—	—	—	—	—	2	—	—	1	2	1	2	1	—	4	—
U126	1. 风湿性关节炎	6	—	—	—	—	—	—	—	—	—	2	—	—	—	—	—	2	—	4	4	—
U127	2. 骨关节炎	3	—	—	—	—	—	—	—	—	—	—	—	—	—	—	1	—	2	2	3	—
U128	3. 痛风	3	—	—	—	—	—	—	—	—	—	2	—	—	—	—	—	—	—	—	—	—
U129	4. 腰痛	—	—	—	—	—	—	—	—	—	—	—	—	—	1	2	1	2	2	1	1	—
U130	其他	8	—	—	—	3	1	—	—	—	—	1	—	—	—	—	—	—	—	—	—	—
U131	M. 先天异常	15	7	2	—	1	1	1	—	1	—	1	—	—	—	—	—	—	—	—	—	—

年龄组（岁）

续　表

疾病编码	疾病名称	总计	0-	1-	5-	10-	15-	20-	25-	30-	35-	40-	45-	50-	55-	60-	65-	70-	75-	80-	85及以上	不详
U132	1. 腹壁缺损	-	-	-	-	-	-	-	-	-	-	-	-	-	-	-	-	-	-	-	-	-
U133	2. 无脑畸形	-	-	-	-	-	-	-	-	-	-	-	-	-	-	-	-	-	-	-	-	-
U134	3. 肛门直肠闭锁	-	-	-	-	-	-	-	-	-	-	-	-	-	-	-	-	-	-	-	-	-
U135	4. 唇裂	-	-	-	-	-	-	-	-	-	-	-	-	-	-	-	-	-	-	-	-	-
U136	5. 腭裂	-	-	-	-	-	-	-	-	-	-	-	-	-	-	-	-	-	-	-	-	-
U137	6. 食管闭锁	-	-	-	-	-	-	-	-	-	-	-	-	-	-	-	-	-	-	-	-	-
U138	7. 肾发育不全	-	-	-	-	-	-	-	-	-	-	-	-	-	-	-	-	-	-	-	-	-
U139	8. 唐氏综合征	-	-	-	-	-	-	-	-	-	-	1	-	-	-	-	-	-	-	-	-	-
U140	9. 先天性心脏异常	14	6	2	-	3	1	-	-	-	1	1	-	-	-	-	-	-	-	-	-	-
U141	10. 脊柱裂	1	-	-	-	-	1	-	-	-	-	-	-	-	-	-	-	-	-	-	-	-
U142	其他	-	-	-	-	-	-	-	-	-	-	-	-	-	-	-	-	-	-	-	-	-
U143	N. 口腔疾病	1	-	-	-	-	-	-	-	-	-	1	-	-	-	-	-	-	-	-	-	-
U144	1. 龋齿	-	-	-	-	-	-	-	-	-	-	-	-	-	-	-	-	-	-	-	-	-
U145	2. 牙周病	-	-	-	-	-	-	-	-	-	-	-	-	-	-	-	-	-	-	-	-	-
U146	3. 无牙症	-	-	-	-	-	-	-	-	-	-	-	-	-	-	-	-	-	-	-	-	-
U147	其他	-	-	-	-	-	-	-	-	-	-	-	-	-	-	-	-	-	-	-	-	-
U148	Ⅲ. 伤害	188	2	10	1	3	2	12	12	11	8	12	14	18	12	7	13	15	8	13	15	-
U149	A. 意外伤害	135	2	9	1	2	1	7	10	7	4	9	10	9	9	3	8	12	8	9	15	-
U150	1. 道路交通事故	65	-	3	1	1	1	4	8	7	3	6	6	4	6	2	4	3	1	3	2	-
U151	2. 意外中毒	7	-	1	-	1	-	1	1	-	-	1	-	1	-	1	-	-	-	-	-	-
U152	3. 意外跌落	37	-	1	-	1	-	1	-	-	3	2	1	1	1	1	2	7	6	5	12	-
U153	4. 火灾	2	-	-	-	-	-	-	-	-	1	-	-	-	-	-	-	-	-	1	-	-
U154	5. 溺水	14	-	5	-	1	1	1	1	-	1	-	-	-	-	1	1	1	1	-	-	-
U155	其他	10	2	-	-	-	-	2	1	1	1	-	-	-	-	-	1	-	1	1	1	-
U156	B. 故意伤害	47	-	-	-	-	5	5	2	3	3	3	3	9	3	4	5	2	1	3	1	-
U157	1. 自杀及后遗症	44	-	-	-	-	5	5	1	3	3	3	3	9	3	4	4	2	1	3	1	-
U158	2. 他杀及后遗症	2	-	-	-	1	1	-	-	-	-	-	-	-	-	-	-	-	-	-	-	-
U159	3. 战争	-	-	-	-	-	-	-	-	-	-	-	-	-	-	-	-	-	-	-	-	-
U160	其他	1	-	-	-	-	-	-	1	-	-	-	-	-	-	-	-	-	-	-	-	-
U161	其他剩余疾病	75	-	-	-	-	-	-	-	1	1	-	-	-	-	1	-	4	4	7	58	2

表 3－46　2018 年大理州死因别、年龄别死亡数（男女合计）

疾病编码	疾病名称	总计	年龄组（岁）																			
			0－	1－	5－	10－	15－	20－	25－	30－	35－	40－	45－	50－	55－	60－	65－	70－	75－	80－	85及以上	不详
U000	全死因	22653	171	61	37	48	102	127	155	209	321	691	924	1246	981	1675	2090	2787	3036	3788	4204	—
U001	Ⅰ.传染病、母婴疾病和营养缺乏性疾病	1039	109	7	2	2	6	5	8	14	16	51	49	57	28	58	83	91	95	155	203	—
U002	A.传染病和寄生虫病	450	4	1	1	2	2	3	4	11	13	49	41	43	22	42	62	42	43	44	21	—
U003	1.结核病	138	1	—	—	—	2	2	2	4	—	15	7	10	3	18	27	13	21	13	2	—
U004	2.性传播疾病	—	—	—	—	—	—	—	—	—	—	—	—	—	—	—	—	—	—	—	—	—
U005	a.梅毒	—	—	—	—	—	—	—	—	—	—	—	—	—	—	—	—	—	—	—	—	—
U006	b.衣原体病	—	—	—	—	—	—	—	—	—	—	—	—	—	—	—	—	—	—	—	—	—
U007	c.淋病	—	—	—	—	—	—	—	—	—	—	—	—	—	—	—	—	—	—	—	—	—
U008	d.其他	—	—	—	—	—	—	—	—	—	—	—	—	—	—	—	—	—	—	—	—	—
U009	3.艾滋病	66	—	—	—	—	—	—	1	4	8	16	11	7	1	2	5	3	4	4	—	—
U010	腹泻性疾病	7	1	—	—	—	—	—	—	—	—	—	—	—	—	—	—	1	—	2	3	—
U011	4.好发于儿童期的疾病	2	—	—	1	1	—	—	—	—	—	—	—	—	—	—	—	—	—	—	—	—
U012	a.百日咳	—	—	—	—	—	—	—	—	—	—	—	—	—	—	—	—	—	—	—	—	—
U013	b.脊髓灰质炎及后遗症	—	—	—	—	—	—	—	—	—	—	—	—	—	—	—	—	—	—	—	—	—
U014	c.白喉	—	—	—	—	—	—	—	—	—	—	—	—	—	—	—	—	—	—	—	—	—
U015	d.麻疹	—	—	—	—	—	—	—	—	—	—	—	—	—	—	—	—	—	—	—	—	—
U016	e.破伤风	2	—	—	—	—	—	—	—	1	1	—	—	—	—	—	—	—	—	—	—	—
U017	6.脑膜炎	9	1	—	1	2	—	—	—	—	—	—	2	1	—	—	1	—	—	1	—	—
U018	7.乙型肝炎	109	—	—	—	—	—	—	—	1	3	10	15	16	11	10	18	2	10	7	6	—
U019	丙型肝炎	3	—	—	—	—	—	—	—	—	—	—	—	—	—	1	—	2	—	—	—	—
U020	8.疟疾	—	—	—	—	—	—	—	—	—	—	—	—	—	—	—	—	—	—	—	—	—
U021	9.热带病	54	—	—	—	—	—	—	—	1	—	3	4	2	3	5	8	12	7	4	5	—
U022	a.锥虫病	—	—	—	—	—	—	—	—	—	—	—	—	—	—	—	—	—	—	—	—	—
U023	b.南美锥虫病	—	—	—	—	—	—	—	—	—	—	—	—	—	—	—	—	—	—	—	—	—
U024	c.血吸虫病	54	—	—	—	—	—	—	—	1	—	3	4	2	3	5	8	12	7	4	5	—
U025	d.利什曼病	—	—	—	—	—	—	—	—	—	—	—	—	—	—	—	—	—	—	—	—	—
U026	e.淋巴性丝虫病	—	—	—	—	—	—	—	—	—	—	—	—	—	—	—	—	—	—	—	—	—
U027	f.盘尾丝虫病	—	—	—	—	—	—	—	—	—	—	—	—	—	—	—	—	—	—	—	—	—
U028	10.麻风病	2	—	—	—	—	—	—	—	—	—	—	—	—	—	1	—	—	—	1	—	—
U029	11.登革热	—	—	—	—	—	—	—	—	—	—	—	—	—	—	—	—	—	—	—	—	—
U030	12.流行性乙型脑炎	—	—	—	—	—	—	—	—	—	—	—	—	—	—	—	—	—	—	—	—	—
U031	13.沙眼	—	—	—	—	—	—	—	—	—	—	—	—	—	—	—	—	—	—	—	—	—
U032	14.肠线虫感染	—	—	—	—	—	—	—	—	—	—	—	—	—	—	—	—	—	—	—	—	—

续　表

疾病编码	疾病名称	总计	0 –	1 –	5 –	10 –	15 –	20 –	25 –	30 –	35 –	40 –	45 –	50 –	55 –	60 –	65 –	70 –	75 –	80 –	85及以上	不详
U033	a. 蛔虫病	–	–	–	–	–	–	–	–	–	–	–	–	–	–	–	–	–	–	–	–	–
U034	b. 鞭虫病	–	–	–	–	–	–	–	–	–	–	–	–	–	–	–	–	–	–	–	–	–
U035	c. 钩虫病	–	–	–	–	–	–	–	–	–	–	–	–	–	–	–	–	–	–	–	–	–
U036	d. 其他	–	–	–	–	–	–	–	–	–	–	–	–	–	–	–	–	–	–	–	–	–
U037	其他传染病	60	1	1	–	–	2	–	–	1	1	5	2	7	3	6	3	8	3	10	5	–
U038	B. 呼吸系统感染	282	19	6	1	–	3	2	–	2	2	–	7	11	4	13	16	30	33	50	80	–
U039	1. 下呼吸道感染	271	19	5	1	–	2	2	–	2	2	–	7	11	4	13	14	27	32	49	78	–
U040	2. 上呼吸道感染	11	–	1	–	–	–	–	–	1	–	–	–	–	–	–	2	3	1	1	2	–
U041	3. 中耳炎	–	–	–	–	–	–	–	–	–	–	–	–	–	–	–	–	–	–	–	–	–
U042	C. 妊娠、分娩和产褥期并发症	1	–	–	–	–	–	–	–	1	–	–	–	–	–	–	–	–	–	–	–	–
U043	1. 孕产妇出血	–	–	–	–	–	–	–	–	–	–	–	–	–	–	–	–	–	–	–	–	–
U044	2. 产妇败血症	–	–	–	–	–	–	–	–	–	–	–	–	–	–	–	–	–	–	–	–	–
U045	3. 妊娠高血压综合征	–	–	–	–	–	–	–	–	–	–	–	–	–	–	–	–	–	–	–	–	–
U046	4. 梗阻性分娩	–	–	–	–	–	–	–	–	–	–	–	–	–	–	–	–	–	–	–	–	–
U047	5. 流产	–	–	–	–	–	–	–	–	–	–	–	–	–	–	–	–	–	–	–	–	–
U048	其他	1	–	–	–	–	–	–	–	1	–	–	–	–	–	–	–	–	–	–	–	–
U049	D. 起源于围生期的情况	84	84	–	–	–	–	–	–	–	–	–	–	–	–	–	–	–	–	–	–	–
U050	1. 出生低体重	15	15	–	–	–	–	–	–	–	–	–	–	–	–	–	–	–	–	–	–	–
U051	2. 出生产伤和窒息	54	54	–	–	–	–	–	–	–	–	–	–	–	–	–	–	–	–	–	–	–
U052	其他	15	15	–	–	–	–	–	–	–	–	–	–	–	–	–	–	–	–	–	–	–
U053	E. 营养缺乏	222	2	–	–	–	1	–	1	1	1	2	1	3	2	3	5	19	19	61	102	–
U054	1. 蛋白质 - 能量营养不良	158	2	–	–	–	1	–	–	–	1	–	1	2	–	–	2	14	10	46	79	–
U055	2. 碘缺乏	–	–	–	–	–	–	–	–	–	–	–	–	–	–	–	–	–	–	–	–	–
U056	3. 维生素 A 缺乏病	–	–	–	–	–	–	–	–	–	–	–	–	–	–	–	–	–	–	–	–	–
U057	4. 缺铁性贫血	36	–	–	–	–	–	–	–	–	–	2	–	1	1	3	3	3	7	6	10	–
U058	其他营养病症	28	–	–	–	–	–	–	1	1	–	–	–	–	–	–	–	2	2	9	13	–
U059	II. 慢性非传染性疾病	19266	47	17	14	16	37	46	67	95	176	427	647	956	811	1454	1876	2552	2814	3450	3764	–
U060	A. 恶性肿瘤	2684	2	4	4	4	7	9	15	27	45	145	201	280	259	408	375	359	282	180	78	–
U061	1. 唇、口腔和咽恶性肿瘤	45	–	–	–	–	–	–	1	1	–	3	5	8	4	6	8	4	3	1	1	–
U062	2. 食道癌	169	–	–	–	–	–	–	1	–	–	3	8	18	19	42	21	23	24	7	3	–
U063	3. 胃癌	315	–	–	–	–	–	–	1	1	3	12	12	23	32	46	53	53	40	27	12	–
U064	4. 结直肠癌	242	–	–	–	–	–	–	1	1	3	6	13	15	23	32	46	35	36	23	8	–
U065	5. 肝癌	476	1	–	–	–	3	–	–	2	11	28	52	52	54	78	67	57	40	19	11	–

续　表

疾病编码	疾病名称	总计	年龄组（岁）																			不详
			0–	1–	5–	10–	15–	20–	25–	30–	35–	40–	45–	50–	55–	60–	65–	70–	75–	80–	85及以上	
U066	6. 胰腺癌	98	–	–	–	–	–	–	–	1	2	6	5	10	6	21	13	11	11	7	5	–
U067	7. 肺癌	483	–	–	–	–	–	2	1	2	4	17	30	42	44	77	74	81	52	44	13	–
U068	8. 皮肤癌	20	–	–	–	–	–	2	–	–	–	3	2	1	–	2	1	1	5	1	2	–
U069	9. 乳腺癌	93	–	–	–	–	–	–	–	4	6	3	16	18	8	13	11	8	2	3	1	–
U070	10. 子宫颈癌	78	–	–	–	–	–	–	–	–	–	14	15	14	6	11	6	4	6	2	–	–
U071	11. 子宫体癌	33	–	–	–	–	–	–	–	–	–	4	2	6	5	4	3	5	3	1	–	–
U072	12. 卵巢癌	28	–	–	–	–	–	–	–	2	2	1	2	3	1	4	3	3	2	4	1	–
U073	13. 前列腺癌	29	–	–	–	–	–	–	–	–	–	–	–	–	–	3	3	5	2	10	6	–
U074	14. 膀胱癌	48	–	–	–	–	–	–	–	1	–	2	2	3	2	8	7	5	10	8	–	–
U075	15. 淋巴瘤与多发性骨髓瘤	72	–	1	1	–	–	–	5	2	4	2	5	6	7	10	5	12	7	4	1	–
U076	16. 白血病	90	–	1	2	–	2	–	4	6	4	11	5	12	7	9	9	5	7	6	–	–
U077	其他	365	1	2	2	1	3	2	4	8	2	31	27	49	42	44	39	47	34	16	11	–
U078	B. 其他肿瘤	37	1	–	–	1	–	–	4	2	2	–	1	6	2	5	3	3	2	4	1	–
U079	C. 糖尿病	519	1	–	–	–	–	1	3	2	4	5	15	30	19	50	64	103	93	76	53	–
U080	D. 内分泌紊乱	72	–	–	–	3	–	–	–	2	5	5	3	5	3	5	5	4	4	13	15	–
U081	E. 神经系统和精神障碍疾病	373	–	3	6	3	6	6	8	8	10	14	25	17	16	18	25	35	31	54	88	–
U082	1. 单相精神抑郁	10	–	–	–	–	–	–	–	–	2	–	1	2	–	2	2	1	–	1	–	–
U083	2. 双相情感障碍	2	–	–	–	–	–	–	–	–	–	–	–	–	–	1	1	–	–	–	–	–
U084	3. 精神分裂症	20	–	1	–	–	–	–	–	1	3	2	2	2	2	1	1	1	2	2	–	–
U085	4. 癫痫症	44	–	–	2	3	2	5	2	3	4	4	9	3	–	3	–	3	–	1	–	–
U086	5. 酒精使用所致精神障碍	19	–	–	–	–	–	–	–	1	–	3	6	–	2	3	2	1	1	–	–	–
U087	6. 阿尔茨海默病和其他痴呆	118	–	–	–	–	–	–	–	–	–	–	1	–	2	3	4	13	16	23	56	–
U088	7. 帕金森病	11	–	–	–	–	–	–	–	–	–	–	–	2	–	5	–	2	1	–	1	–
U089	8. 多发性硬化	–	–	–	–	–	–	–	–	–	–	–	–	–	–	–	–	–	–	–	–	–
U090	9. 药物使用所致精神障碍	5	–	–	–	–	–	–	–	1	1	1	–	2	–	–	–	–	–	–	–	–
U091	10. 创伤后应激症	–	–	–	–	–	–	–	–	–	–	–	–	–	–	–	–	–	–	–	–	–
U092	11. 强迫症	–	–	–	–	–	–	–	–	–	–	–	–	–	–	–	–	–	–	–	–	–
U093	12. 惊恐恐障碍	–	–	–	–	–	–	–	–	–	–	–	–	–	–	–	–	–	–	–	–	–
U094	13. 失眠症	–	–	–	–	–	–	–	–	–	–	–	–	–	–	–	–	–	–	–	–	–
U095	14. 偏头痛	–	–	–	–	–	–	–	–	–	–	–	–	–	–	–	–	–	–	–	–	–
U096	15. 由于暴露引起的精神发育障碍	3	–	–	–	1	–	–	–	1	–	–	1	–	–	–	–	–	–	–	–	–
U097	其他	139	–	2	5	2	4	–	3	4	3	4	4	5	6	7	10	12	11	25	32	–
U098	F. 感官疾病	–	–	–	–	–	–	–	–	–	–	–	–	–	–	–	–	–	–	–	–	–

续表

疾病编码	疾病名称	总计	0—	1—	5—	10—	15—	20—	25—	30—	35—	40—	45—	50—	55—	60—	65—	70—	75—	80—	85及以上	不详
												年龄组（岁）										
U099	1. 青光眼	—	—	—	—	—	—	—	—	—	—	—	—	—	—	—	—	—	—	—	—	—
U100	2. 白内障	—	—	—	—	—	—	—	—	—	—	—	—	—	—	—	—	—	—	—	—	—
U101	3. 与年龄有关的视觉障碍	—	—	—	—	—	—	—	—	—	—	—	—	—	—	—	—	—	—	—	—	—
U102	4. 成年开始的听力损失	—	—	—	—	—	—	—	—	—	—	—	—	—	—	—	—	—	—	—	—	—
U103	其他	—	—	—	—	—	—	—	—	—	—	—	—	—	—	—	—	—	—	—	—	—
U104	G. 心血管疾病	8890	—	—	2	1	11	16	22	37	65	163	233	395	330	630	856	1197	1337	1684	1911	—
U105	1. 风湿性心脏病	381	1	—	—	—	1	2	2	2	2	3	13	19	15	30	38	57	62	71	66	—
U106	2. 高血压及并发症	1271	—	—	—	—	2	2	2	3	5	10	12	37	24	52	81	146	168	288	443	—
U107	3. 缺血性心脏病	2762	—	—	3	—	2	4	4	16	30	68	88	142	112	190	246	340	363	508	649	—
U108	4. 脑血管病	3877	—	—	—	1	5	8	9	14	21	67	97	158	152	306	436	587	666	707	644	—
U109	5. 炎性心脏病	88	—	—	—	—	1	1	—	—	—	5	8	11	4	13	9	8	6	7	14	—
U110	其他	485	—	1	1	—	3	2	5	—	6	9	15	27	22	34	42	58	71	99	91	—
U111	H. 主要呼吸系统疾病	4828	1	1	1	—	3	—	—	1	4	15	52	90	84	197	394	650	868	1159	1308	—
U112	1. 慢性阻塞性肺疾病	4530	—	—	—	—	—	—	1	1	2	10	42	63	71	175	357	612	830	1113	1253	—
U113	2. 哮喘	144	—	1	1	—	2	4	5	6	1	—	2	4	5	6	18	20	24	26	37	—
U114	其他	154	1	—	—	2	1	—	—	—	5	5	8	23	8	16	19	18	14	20	18	—
U115	I. 主要消化系统疾病	1211	2	3	1	—	1	4	9	8	27	59	70	85	67	100	88	143	130	198	216	—
U116	1. 消化性溃疡	132	—	—	—	—	—	—	—	—	1	3	2	8	7	15	5	19	17	29	25	—
U117	2. 肝硬化	360	—	1	—	—	—	4	—	6	21	39	49	43	32	40	36	37	34	11	11	—
U118	3. 阑尾炎	10	—	—	—	—	2	—	—	—	—	—	1	1	—	1	1	2	—	2	1	—
U119	其他	706	2	2	1	—	1	2	5	6	5	17	18	32	27	44	46	84	79	156	179	—
U120	J. 主要泌尿生殖系疾病	431	—	—	1	—	2	2	4	6	11	12	33	36	20	33	45	39	46	66	71	—
U121	1. 肾炎和肾病	372	—	1	1	—	2	5	4	6	11	11	30	33	20	30	41	31	35	51	60	—
U122	2. 前列腺增生	16	—	—	—	—	—	—	—	—	—	—	1	1	—	—	1	2	5	3	5	—
U123	其他	43	—	—	—	—	—	—	—	—	—	1	3	3	—	3	3	6	6	12	6	—
U124	K. 皮肤病	28	—	—	—	—	—	—	—	—	—	1	—	—	—	2	2	4	4	8	7	—
U125	L. 肌肉骨骼和结缔组织疾病	116	—	—	—	—	2	—	—	2	2	7	6	10	9	6	17	15	13	8	15	—
U126	1. 风湿性关节炎	51	—	—	—	—	—	—	—	—	1	1	1	1	4	2	10	12	9	5	5	—
U127	2. 骨关节炎	2	—	—	—	—	—	—	—	—	—	—	—	1	—	—	—	—	2	—	1	—
U128	3. 痛风	18	—	—	—	—	—	—	—	2	1	4	—	2	—	3	4	—	2	2	4	—
U129	4. 腰痛	—	—	—	—	—	—	—	—	—	—	—	—	—	—	—	—	—	—	—	—	—
U130	其他	45	—	—	—	5	3	5	4	2	4	4	6	6	3	3	3	2	2	2	5	—
U131	M. 先天异常	77	40	5	5	5	3	4	4	2	4	2	5	2	3	2	2	—	2	—	1	—

续　表

疾病编码	疾病名称	总计	年龄组（岁）																			
			0 –	1 –	5 –	10 –	15 –	20 –	25 –	30 –	35 –	40 –	45 –	50 –	55 –	60 –	65 –	70 –	75 –	80 –	85及以上	不详
U132	1. 腹壁缺损	–	–	–	–	–	–	–	–	–	–	–	–	–	–	–	–	–	–	–	–	–
U133	2. 无脑畸形	1	1	–	–	–	–	–	–	–	–	–	–	–	–	–	–	–	–	–	–	–
U134	3. 肛门直肠闭锁	1	1	–	–	–	–	–	–	–	–	–	–	–	–	–	–	–	–	–	–	–
U135	4. 唇裂	–	–	–	–	–	–	–	–	–	–	–	–	–	–	–	–	–	–	–	–	–
U136	5. 腭裂	–	–	–	–	–	–	–	–	–	–	–	–	–	–	–	–	–	–	–	–	–
U137	6. 食管闭锁	–	–	–	–	–	–	–	–	–	–	–	–	–	–	–	–	–	–	–	–	–
U138	7. 肾发育不全	2	2	–	–	–	–	–	–	–	–	–	–	–	–	–	–	–	–	–	–	–
U139	8. 唐氏综合征	2	–	–	–	–	1	–	–	–	–	–	–	–	–	–	1	–	–	–	–	–
U140	9. 先天性心脏异常	56	26	4	5	5	1	–	3	2	3	2	–	2	1	–	1	–	–	–	1	–
U141	10. 脊柱裂	1	1	–	–	–	–	–	–	–	–	–	–	–	–	–	–	–	–	–	–	–
U142	其他	15	11	1	–	1	–	–	–	–	1	–	–	1	–	–	–	–	–	–	–	–
U143	N. 口腔疾病	–	–	–	–	–	–	–	–	–	–	–	–	–	–	–	–	–	–	–	–	–
U144	1. 龋齿	–	–	–	–	–	–	–	–	–	–	–	–	–	–	–	–	–	–	–	–	–
U145	2. 牙周病	–	–	–	–	–	–	–	–	–	–	–	–	–	–	–	–	–	–	–	–	–
U146	3. 无牙症	–	–	–	–	–	–	–	–	–	–	–	–	–	–	–	–	–	–	–	–	–
U147	其他	–	–	–	–	–	–	–	–	–	–	–	–	–	–	–	–	–	–	–	–	–
U148	Ⅲ. 伤害	2160	11	34	19	29	56	75	78	95	126	208	222	221	138	157	125	135	117	156	158	–
U149	A. 意外伤害	1724	11	32	18	27	48	56	62	73	95	163	177	165	99	119	90	105	95	140	149	–
U150	1. 道路交通事故	517	–	9	6	7	23	32	28	38	39	54	66	54	33	45	29	20	11	16	7	–
U151	2. 意外中毒	247	–	2	2	2	6	4	10	12	15	39	34	36	23	19	16	12	7	5	3	–
U152	3. 意外跌落	602	–	7	3	3	5	6	6	7	23	26	42	36	26	39	35	50	55	105	128	–
U153	4. 火灾	13	–	–	1	1	1	–	–	–	–	3	1	1	–	–	1	2	2	–	–	–
U154	5. 溺水	116	–	8	7	12	5	4	7	3	2	7	8	9	6	5	4	7	12	7	3	–
U155	其他	229	11	6	–	2	8	10	11	13	16	34	26	29	11	11	5	14	8	6	8	–
U156	B. 故意伤害	416	–	–	–	1	7	15	16	26	28	42	44	54	39	37	35	29	20	15	8	–
U157	1. 自杀及后遗症	382	–	–	–	1	5	13	13	21	24	38	41	49	36	35	34	29	20	15	8	–
U158	2. 他杀及后遗症	33	–	–	–	–	2	2	2	5	4	4	3	5	3	2	1	–	–	–	–	–
U159	3. 战争	–	–	–	–	–	–	–	–	–	–	–	–	–	–	–	–	–	–	–	–	–
U160	其他	1	–	–	–	–	–	–	1	–	–	–	–	–	–	–	–	–	–	–	–	–
U161	其他剩余疾病	188	4	3	2	1	3	2	5	5	3	5	6	12	4	6	6	9	10	27	79	–

表 3－47　2018 年大理州死因别、年龄别死亡数（男）

疾病编码	疾病名称	总计	年龄组（岁）																			不详
			0 –	1 –	5 –	10 –	15 –	20 –	25 –	30 –	35 –	40 –	45 –	50 –	55 –	60 –	65 –	70 –	75 –	80 –	85 及以上	
U000	全死因	13033	105	46	22	29	69	89	116	157	270	521	676	895	704	1146	1330	1627	1669	1835	1727	–
U001	I. 传染病、母婴疾病和营养缺乏性疾病	598	65	5	–	1	2	4	4	10	16	47	44	37	20	36	50	53	48	75	81	–
U002	A. 传染病和寄生虫病	306	3	1	–	1	1	3	2	9	13	45	37	30	16	27	36	26	24	24	8	–
U003	1. 结核病	110	1	–	–	–	–	2	1	4	–	15	7	8	2	14	21	11	12	10	2	–
U004	2. 性传播疾病	–	–	–	–	–	–	–	–	–	–	–	–	–	–	–	–	–	–	–	–	–
U005	a. 梅毒	–	–	–	–	–	–	–	–	–	–	–	–	–	–	–	–	–	–	–	–	–
U006	b. 衣原体病	–	–	–	–	–	–	–	–	–	–	–	–	–	–	–	–	–	–	–	–	–
U007	c. 淋病	–	–	–	–	–	–	–	–	–	–	–	–	–	–	–	–	–	–	–	–	–
U008	d. 其他	–	–	–	–	–	–	–	–	–	–	–	–	–	–	–	–	–	–	–	–	–
U009	3. 艾滋病	55	–	–	–	–	–	–	–	3	8	14	10	5	–	1	4	3	2	4	1	–
U010	4. 腹泻性疾病	4	1	–	–	–	–	–	–	–	–	–	–	1	–	–	–	1	–	–	1	–
U011	5. 好发于儿童期的疾病	2	–	–	–	1	–	–	–	–	–	–	–	1	–	–	–	–	–	–	–	–
U012	a. 百日咳	–	–	–	–	–	–	–	–	–	–	–	–	–	–	–	–	–	–	–	–	–
U013	b. 脊髓灰质炎及后遗症	–	–	–	–	–	–	–	–	–	–	–	–	–	–	–	–	–	–	–	–	–
U014	c. 白喉	–	–	–	–	–	–	–	–	–	–	–	–	–	–	–	–	–	–	–	–	–
U015	d. 麻疹	–	–	–	–	–	–	–	–	–	–	–	–	–	–	–	–	–	–	–	–	–
U016	e. 破伤风	2	1	–	–	–	–	–	–	–	–	1	–	–	–	–	–	–	–	–	–	–
U017	6. 脑膜炎	6	–	–	–	1	–	–	–	–	–	–	2	–	1	–	1	1	–	–	–	–
U018	7. 乙型肝炎	73	–	–	–	–	–	–	–	1	3	10	14	9	9	6	10	1	6	1	3	–
U019	丙型肝炎	2	–	–	–	–	–	–	–	–	–	–	–	–	1	1	–	–	–	–	–	–
U020	8. 疟疾	–	–	–	–	–	–	–	–	–	–	–	–	–	–	–	–	–	–	–	–	–
U021	9. 热带病	20	–	–	–	–	–	–	–	–	–	3	3	1	3	3	1	3	2	1	–	–
U022	a. 锥虫病	–	–	–	–	–	–	–	–	–	–	–	–	–	–	–	–	–	–	–	–	–
U023	b. 南美锥虫病	–	–	–	–	–	–	–	–	–	–	–	–	–	–	–	–	–	–	–	–	–
U024	c. 血吸虫病	20	–	–	–	–	–	–	–	–	–	3	3	1	3	3	1	3	2	1	–	–
U025	d. 利什曼病	–	–	–	–	–	–	–	–	–	–	–	–	–	–	–	–	–	–	–	–	–
U026	e. 淋巴性丝虫病	–	–	–	–	–	–	–	–	–	–	–	–	–	–	–	–	–	–	–	–	–
U027	f. 盘尾丝虫病	–	–	–	–	–	–	–	–	–	–	–	–	–	–	–	–	–	–	–	–	–
U028	10. 麻风病	1	–	–	–	–	–	–	–	–	–	–	–	–	–	–	–	1	–	–	–	–
U029	11. 登革热	–	–	–	–	–	–	–	–	–	–	–	–	–	–	–	–	–	–	–	–	–
U030	12. 流行性乙型脑炎	–	–	–	–	–	–	–	–	–	–	–	–	–	–	–	–	–	–	–	–	–
U031	13. 沙眼	–	–	–	–	–	–	–	–	–	–	–	–	–	–	–	–	–	–	–	–	–
U032	14. 肠线虫感染	–	–	–	–	–	–	–	–	–	–	–	–	–	–	–	–	–	–	–	–	–

续表

疾病编码	疾病名称	总计	0–	1–	5–	10–	15–	20–	25–	30–	35–	40–	45–	50–	55–	60–	65–	70–	75–	80–	85及以上	不详
U033	a. 蛔虫病	—	—	—	—	—	—	—	—	—	—	—	—	—	—	—	—	—	—	—	—	—
U034	b. 鞭虫病	—	—	—	—	—	—	—	—	—	—	—	—	—	—	—	—	—	—	—	—	—
U035	c. 钩虫病	—	—	—	—	—	—	—	—	—	—	—	—	—	—	—	—	—	—	—	—	—
U036	d. 其他	—	—	—	—	—	—	—	—	—	—	—	—	—	—	—	—	—	—	—	—	—
U037	其他传染病	33	—	1	—	—	1	—	—	—	1	3	1	6	1	2	—	5	2	7	1	—
U038	B. 呼吸系统感染	154	10	4	—	—	1	—	2	1	2	—	6	6	3	8	13	15	17	28	37	—
U039	1. 下呼吸道感染	147	10	3	—	—	1	—	2	1	2	—	6	6	3	8	11	14	16	28	36	—
U040	2. 上呼吸道感染	7	—	1	—	—	—	—	—	—	—	—	—	—	—	—	2	1	1	—	1	—
U041	3. 中耳炎	—	—	—	—	—	—	—	—	—	—	—	—	—	—	—	—	—	—	—	—	—
U042	C. 妊娠、分娩和产褥期并发症	—	—	—	—	—	—	—	—	—	—	—	—	—	—	—	—	—	—	—	—	—
U043	1. 孕产妇出血	—	—	—	—	—	—	—	—	—	—	—	—	—	—	—	—	—	—	—	—	—
U044	2. 产妇败血症	—	—	—	—	—	—	—	—	—	—	—	—	—	—	—	—	—	—	—	—	—
U045	3. 妊娠高血压综合征	—	—	—	—	—	—	—	—	—	—	—	—	—	—	—	—	—	—	—	—	—
U046	4. 梗阻性分娩	—	—	—	—	—	—	—	—	—	—	—	—	—	—	—	—	—	—	—	—	—
U047	5. 流产	—	—	—	—	—	—	—	—	—	—	—	—	—	—	—	—	—	—	—	—	—
U048	其他	—	—	—	—	—	—	—	—	—	—	—	—	—	—	—	—	—	—	—	—	—
U049	D. 起源于围生期的情况	51	51	—	—	—	—	—	—	—	—	—	—	—	—	—	—	—	—	—	—	—
U050	1. 出生低体重	8	8	—	—	—	—	—	—	—	—	—	—	—	—	—	—	—	—	—	—	—
U051	2. 出生产伤和窒息	32	32	—	—	—	—	—	—	—	—	—	—	—	—	—	—	—	—	—	—	—
U052	其他	11	11	—	—	—	—	—	—	—	—	—	—	—	—	—	—	—	—	—	—	—
U053	E. 营养缺乏	87	1	—	—	—	—	—	—	1	1	2	—	—	1	—	1	12	7	23	36	—
U054	1. 蛋白质–能量营养不良	57	1	—	—	—	—	—	—	—	—	—	—	—	1	—	—	8	4	16	25	—
U055	2. 碘缺乏	—	—	—	—	—	—	—	—	—	—	—	—	—	—	—	—	—	—	—	—	—
U056	3. 维生素 A 缺乏病	—	—	—	—	—	—	—	—	—	—	—	—	—	—	—	—	—	—	—	—	—
U057	4. 缺铁性贫血	17	—	—	—	—	—	—	—	—	—	1	—	—	1	1	1	2	2	5	4	—
U058	其他营养病	13	—	—	—	—	—	—	—	—	—	—	—	—	1	—	—	2	2	7	7	—
U059	II. 慢性非传染性疾病	10821	28	10	7	8	25	47	—	67	143	302	448	672	574	982	1187	1492	1552	1684	1568	—
U060	A. 恶性肿瘤	1717	2	2	—	2	4	5	8	13	36	85	129	175	132	287	244	228	169	104	41	—
U061	1. 唇、口腔和咽恶性肿瘤	34	—	—	—	—	—	—	—	—	—	2	4	7	3	5	5	4	2	1	1	—
U062	2. 食道癌	155	—	—	—	—	—	—	—	—	—	3	8	18	19	41	20	17	21	6	1	—
U063	3. 胃癌	200	—	—	—	—	—	—	—	—	3	9	10	16	26	30	32	36	21	13	4	—
U064	4. 结直肠癌	152	—	—	—	—	—	—	—	—	3	8	8	9	16	22	31	21	22	13	3	—
U065	5. 肝癌	340	1	—	1	—	—	—	—	2	11	24	42	40	42	59	43	36	23	11	4	—

续 表

疾病编码	疾病名称	总计	年龄组（岁）																			不详
			0–	1–	5–	10–	15–	20–	25–	30–	35–	40–	45–	50–	55–	60–	65–	70–	75–	80–	85及以上	
U066	6. 胰腺癌	63	—	—	—	—	—	—	—	1	2	4	4	9	3	13	8	7	4	4	4	—
U067	7. 肺癌	371	—	—	—	—	—	—	—	2	4	11	24	31	36	61	62	62	37	31	10	—
U068	8. 皮肤癌	14	—	—	—	—	—	1	1	—	—	2	2	—	—	2	1	1	2	—	2	—
U069	9. 乳腺癌	1	—	—	—	—	—	—	—	—	—	—	—	—	—	1	—	—	—	—	—	—
U070	10. 子宫颈癌	—	—	—	—	—	—	—	—	—	—	—	—	—	—	—	—	—	—	—	—	—
U071	11. 子宫体癌	—	—	—	—	—	—	—	—	—	—	—	—	—	—	—	—	—	—	—	—	—
U072	12. 卵巢癌	—	—	—	—	—	—	—	—	—	—	—	—	—	—	—	—	—	—	—	—	—
U073	13. 前列腺癌	29	—	—	—	—	—	—	—	—	—	—	—	—	1	4	3	3	2	10	6	—
U074	14. 膀胱癌	37	—	—	—	—	—	—	—	—	—	1	2	1	2	5	6	8	4	6	2	—
U075	15. 淋巴瘤与多发性骨髓瘤	43	—	—	—	2	2	2	2	4	3	2	2	2	5	4	5	1	4	3	1	—
U076	16. 白血病	45	1	—	2	2	2	2	2	2	3	2	4	2	2	4	5	1	4	2	1	—
U077	其他	233	—	—	—	2	2	2	4	4	5	20	19	31	27	33	25	29	20	6	4	—
U078	B. 其他肿瘤	18	—	—	—	—	—	—	3	—	2	—	2	2	2	3	2	2	—	—	—	—
U079	C. 糖尿病	251	—	—	—	—	—	—	3	2	2	3	9	22	12	26	34	46	38	28	26	—
U080	D. 内分泌紊乱	36	—	—	—	2	—	3	—	—	1	5	1	2	2	2	3	3	3	6	3	—
U081	E. 神经系统和精神障碍疾病	202	—	2	5	3	3	3	5	6	8	10	18	14	9	12	11	19	13	28	33	—
U082	1. 单相精神抑郁	4	—	—	—	—	—	—	—	—	—	—	1	—	—	—	2	—	1	—	—	—
U083	2. 双相情感障碍	—	—	—	—	—	—	—	—	—	—	—	—	—	—	—	—	—	—	—	—	—
U084	3. 精神分裂症	12	—	—	—	—	—	3	—	2	2	1	1	—	1	—	2	—	—	—	—	—
U085	4. 癫痫症	31	—	—	1	—	—	—	2	2	3	2	8	3	2	3	2	3	—	—	—	—
U086	5. 酒精使用所致精神障碍	17	—	—	—	—	—	—	—	2	2	2	6	—	1	2	2	—	—	—	—	—
U087	6. 阿尔次海默病和其他痴呆	54	—	—	—	—	—	—	—	—	—	—	—	1	1	3	2	6	8	12	21	—
U088	7. 帕金森病	4	—	—	—	—	—	—	—	—	—	—	—	—	—	—	—	1	1	1	1	—
U089	8. 多发性硬化	—	—	—	—	—	—	—	—	—	—	—	—	—	—	—	—	—	—	—	—	—
U090	9. 药物使用所致精神障碍	5	—	—	—	—	—	2	—	3	—	—	—	—	—	—	—	—	—	—	—	—
U091	10. 创伤后应激症	—	—	—	—	—	—	—	—	—	—	—	—	—	—	—	—	—	—	—	—	—
U092	11. 强迫症	—	—	—	—	—	—	—	—	—	—	—	—	—	—	—	—	—	—	—	—	—
U093	12. 惊恐障碍	—	—	—	—	—	—	—	—	—	—	—	—	—	—	—	—	—	—	—	—	—
U094	13. 失眠症	—	—	—	—	—	—	—	—	—	—	—	—	—	—	—	—	—	—	—	—	—
U095	14. 偏头痛	—	—	—	—	—	—	—	—	—	—	—	—	—	—	—	—	—	—	—	—	—
U096	15. 由于铅暴露引起的精神发育障碍	2	—	—	—	—	—	—	—	—	1	1	—	—	—	—	—	—	—	—	—	—
U097	其他	71	—	1	4	2	3	2	2	3	3	4	—	4	3	3	4	7	3	11	12	—
U098	F. 感官疾病	—	—	—	—	—	—	—	—	—	—	—	—	—	—	—	—	—	—	—	—	—

续　表

疾病编码	疾病名称	总计	0–	1–	5–	10–	15–	20–	25–	30–	35–	40–	45–	50–	55–	60–	65–	70–	75–	80–	85及以上	不详
U099	1.青光眼	—	—	—	—	—	—	—	—	—	—	—	—	—	—	—	—	—	—	—	—	—
U100	2.白内障	—	—	—	—	—	—	—	—	—	—	—	—	—	—	—	—	—	—	—	—	—
U101	3.与年龄有关的视觉障碍	—	—	—	—	—	—	—	—	—	—	—	—	—	—	—	—	—	—	—	—	—
U102	4.成年开始的听力损失	—	—	—	—	—	—	—	—	—	—	—	—	—	—	—	—	—	—	—	—	—
U103	其他	—	—	—	—	—	—	—	—	—	—	—	—	—	—	—	—	—	—	—	—	—
U104	G.心血管疾病	4679	—	—	1	1	8	9	16	32	55	122	158	277	224	406	493	657	693	767	760	—
U105	1.风湿性心脏病	174	—	—	—	—	—	1	1	1	1	—	4	13	9	15	19	19	29	33	29	—
U106	2.高血压及并发症	588	—	—	—	—	—	—	1	2	4	7	5	23	18	30	48	76	88	121	165	—
U107	3.缺血性心脏病	1483	—	—	—	—	2	3	4	16	29	53	68	108	74	133	141	190	195	217	250	—
U108	4.脑血管病	2091	—	—	—	—	3	5	7	11	17	50	64	99	108	192	248	326	342	347	272	—
U109	5.炎性心脏病	52	—	—	—	—	—	—	1	1	—	4	7	10	3	9	5	3	1	4	4	—
U110	其他	276	—	—	—	1	2	—	3	1	3	8	10	24	11	25	29	43	37	44	37	—
U111	H.主要呼吸系统疾病	2785	1	—	—	—	2	—	—	1	4	11	44	80	63	144	292	413	532	627	571	—
U112	1.慢性阻塞性肺疾病	2593	—	—	—	—	—	—	—	—	2	7	34	54	54	128	259	388	513	608	544	—
U113	2.哮喘	74	—	—	—	—	—	—	—	1	1	—	2	4	2	3	15	13	10	11	16	—
U114	其他	118	1	—	—	—	—	—	—	—	1	4	8	22	7	13	18	12	9	11	11	—
U115	I.主要消化系统疾病	756	2	1	—	—	3	3	9	6	25	52	61	70	58	80	67	89	67	84	84	—
U116	1.消化性溃疡	81	—	—	—	—	—	—	—	—	—	3	3	8	6	13	4	10	9	13	11	—
U117	2.肝硬化	315	—	—	—	—	—	4	2	2	19	37	45	37	29	38	33	34	21	9	6	—
U118	3.阑尾炎	4	—	—	—	—	—	—	—	—	—	1	—	—	—	—	—	1	—	—	1	—
U119	其他	353	2	1	—	—	2	5	5	4	5	12	14	23	22	29	30	43	37	57	66	—
U120	J.主要泌尿生殖系统疾病	259	2	—	—	—	2	3	3	3	7	9	19	25	15	20	29	25	29	32	38	—
U121	1.肾炎和肾病	214	—	—	—	—	2	3	3	5	7	9	18	22	15	18	26	19	20	21	28	—
U122	2.前列腺增生	16	—	—	—	—	—	—	—	—	—	—	—	—	—	1	1	2	5	3	5	—
U123	其他	29	—	—	—	—	—	—	—	—	—	—	1	3	—	2	2	4	4	8	5	—
U124	K.皮肤病	16	—	—	—	—	—	—	—	—	—	—	—	5	4	—	2	2	3	6	1	—
U125	L.肌肉骨骼和结缔组织疾病	59	—	—	—	—	—	—	—	—	1	4	5	5	6	8	8	8	5	4	8	—
U126	1.风湿性关节炎	24	—	—	—	—	—	—	—	—	—	2	1	1	—	1	3	6	5	4	2	—
U127	2.骨关节炎	2	—	—	—	—	—	—	—	—	—	1	—	1	—	—	—	—	—	—	1	—
U128	3.痛风	16	—	—	—	—	—	—	—	1	1	1	—	2	—	4	—	1	1	—	3	—
U129	4.腰痛	—	—	—	—	—	—	—	—	—	—	—	—	—	—	—	—	—	—	—	—	—
U130	其他	17	—	—	—	—	2	—	3	2	2	1	3	2	1	2	4	1	1	—	3	—
U131	M.先天异常	43	23	4	—	1	2	3	3	2	2	1	—	—	—	—	2	—	—	—	—	—

续　表

疾病编码	疾病名称	总计	年龄组（岁）																			
			0 -	1 -	5 -	10 -	15 -	20 -	25 -	30 -	35 -	40 -	45 -	50 -	55 -	60 -	65 -	70 -	75 -	80 -	85 及以上	不详
U132	1. 腹壁缺损	-	-	-	-	-	-	-	-	-	-	-	-	-	-	-	-	-	-	-	-	-
U133	2. 无脑畸形	1	1	-	-	-	-	-	-	-	-	-	-	-	-	-	-	-	-	-	-	-
U134	3. 肛门直肠闭锁	1	1	-	-	-	-	-	-	-	-	-	-	-	-	-	-	-	-	-	-	-
U135	4. 唇裂	-	-	-	-	-	-	-	-	-	-	-	-	-	-	-	-	-	-	-	-	-
U136	5. 腭裂	-	-	-	-	-	-	-	-	-	-	-	-	-	-	-	-	-	-	-	-	-
U137	6. 食管闭锁	1	1	-	-	-	-	-	-	-	-	-	-	-	-	-	-	-	-	-	-	-
U138	7. 肾发育不全	1	1	-	-	-	-	-	-	-	-	-	-	-	-	-	-	-	-	-	-	-
U139	8. 唐氏综合症	-	-	-	-	-	-	-	-	-	-	-	-	-	-	-	-	-	-	-	-	-
U140	9. 先天性心脏异常	33	18	3	5	1	1	2	2	-	-	-	1	-	-	-	-	-	-	-	-	-
U141	10. 脊柱裂	-	-	-	-	-	-	-	-	-	-	-	-	-	-	-	-	-	-	-	-	-
U142	其他	7	4	1	2	-	-	-	-	-	-	-	-	-	-	-	-	-	-	-	-	-
U143	N. 口腔疾病	-	-	-	-	-	-	-	-	-	-	-	-	-	-	-	-	-	-	-	-	-
U144	1. 龋齿	-	-	-	-	-	-	-	-	-	-	-	-	-	-	-	-	-	-	-	-	-
U145	2. 牙周病	-	-	-	-	-	-	-	-	-	-	-	-	-	-	-	-	-	-	-	-	-
U146	3. 无牙症	-	-	-	-	-	-	-	-	-	-	-	-	-	-	-	-	-	-	-	-	-
U147	其他	-	-	-	-	-	-	-	-	-	-	-	-	-	-	-	-	-	-	-	-	-
U148	III. 伤害	1524	10	28	14	20	40	60	65	78	109	167	178	177	106	123	88	78	67	66	50	-
U149	A. 意外伤害	1234	10	26	14	19	34	48	55	63	86	137	151	133	78	95	62	64	54	60	45	-
U150	1. 道路交通事故	390	-	6	5	5	15	28	25	32	33	44	49	42	24	35	19	12	6	7	3	-
U151	2. 意外中毒	203	-	1	1	1	4	4	9	11	15	36	31	30	19	16	12	7	3	3	1	-
U152	3. 意外跌落	363	-	5	2	1	5	4	6	6	20	21	39	29	21	34	26	33	33	41	37	-
U153	4. 火灾	9	-	-	-	-	-	-	-	-	-	1	1	1	1	-	-	2	1	1	1	-
U154	5. 溺水	84	-	8	6	9	6	3	5	2	2	5	7	7	5	3	2	4	6	5	1	-
U155	其他	185	10	6	1	2	6	9	10	11	16	30	25	24	8	7	3	6	5	3	3	-
U156	B. 故意伤害	278	-	1	2	1	6	10	10	15	21	28	26	42	28	28	26	14	13	6	4	-
U157	1. 自杀及后遗症	258	-	-	-	-	4	7	9	14	19	27	25	38	26	27	25	14	13	6	4	-
U158	2. 他杀及后遗症	19	-	1	2	1	2	2	1	1	1	1	1	4	2	1	-	-	-	-	-	-
U159	3. 战争	-	-	-	-	-	-	-	-	-	-	-	-	-	-	-	-	-	-	-	-	-
U160	其他	1	-	-	-	-	-	-	1	-	-	-	-	-	-	-	-	-	-	-	-	-
U161	其他剩余疾病	90	2	3	1	-	2	-	1	2	5	5	6	9	4	5	5	4	2	10	28	-

表3－48　2018年大理州死因别、年龄别死亡数（女）

疾病编码	疾病名称	总计	0—	1—	5—	10—	15—	20—	25—	30—	35—	40—	45—	50—	55—	60—	65—	70—	75—	80—	85及以上	不详
U000	全死因	9619	65	15	15	19	33	38	39	52	51	170	248	351	277	529	760	1160	1367	1953	2477	—
U001	I. 传染病、母婴疾病和营养缺乏性疾病	441	44	2	2	1	4	1	4	4	—	4	5	20	8	22	33	38	47	80	122	—
U002	A. 传染病和寄生虫病	144	1	—	1	1	1	—	1	2	—	4	4	13	6	15	26	16	19	20	13	—
U003	1. 结核病	28	—	—	—	—	—	—	1	—	—	—	2	2	1	4	6	2	9	3	—	—
U004	2. 性传播疾病	—	—	—	—	—	—	—	—	—	—	—	—	—	—	—	—	—	—	—	—	—
U005	a. 梅毒	—	—	—	—	—	—	—	—	—	—	—	—	—	—	—	—	—	—	—	—	—
U006	b. 衣原体病	—	—	—	—	—	—	—	—	—	—	—	—	—	—	—	—	—	—	—	—	—
U007	c. 淋病	—	—	—	—	—	—	—	—	—	—	—	—	—	—	—	—	—	—	—	—	—
U008	d. 其他	—	—	—	—	—	—	—	—	—	—	—	—	—	—	—	—	—	—	—	—	—
U009	3. 艾滋病	11	—	—	—	—	—	—	—	1	—	2	1	2	1	1	1	—	—	—	2	—
U010	4. 腹泻性疾病	3	—	—	—	—	—	—	—	—	—	—	—	—	1	—	—	—	2	—	—	—
U011	5. 好发于儿童期的疾病	—	—	—	—	—	—	—	—	—	—	—	—	—	—	—	—	—	—	—	—	—
U012	a. 百日咳	—	—	—	—	—	—	—	—	—	—	—	—	—	—	—	—	—	—	—	—	—
U013	b. 脊髓灰质炎及后遗症	—	—	—	—	—	—	—	—	—	—	—	—	—	—	—	—	—	—	—	—	—
U014	c. 白喉	—	—	—	—	—	—	—	—	—	—	—	—	—	—	—	—	—	—	—	—	—
U015	d. 麻疹	—	—	—	—	—	—	—	—	—	—	—	—	—	—	—	—	—	—	—	—	—
U016	e. 破伤风	—	—	—	—	—	—	—	—	—	—	—	—	—	—	—	—	—	—	—	—	—
U017	6. 脑膜炎	3	—	—	1	1	—	—	—	1	—	—	—	—	—	—	—	—	—	—	—	—
U018	7. 乙型肝炎	36	—	—	—	—	—	—	—	1	—	—	1	7	2	4	8	1	4	6	3	—
U019	丙型肝炎	1	—	—	—	—	—	—	—	—	—	—	—	—	—	—	—	1	—	—	—	—
U020	8. 疟疾	—	—	—	—	—	—	—	—	—	—	—	—	—	—	—	—	—	—	—	—	—
U021	9. 热带病	34	—	—	—	—	—	—	—	—	—	1	1	1	—	2	7	9	3	7	4	—
U022	a. 锥虫病	—	—	—	—	—	—	—	—	—	—	—	—	—	—	—	—	—	—	—	—	—
U023	b. 南美锥虫病	—	—	—	—	—	—	—	—	—	—	—	—	—	—	—	—	—	—	—	—	—
U024	c. 血吸虫病	34	—	—	—	—	—	—	—	—	—	1	1	1	—	2	7	9	3	7	4	—
U025	d. 利什曼病	—	—	—	—	—	—	—	—	—	—	—	—	—	—	—	—	—	—	—	—	—
U026	e. 淋巴性丝虫病	—	—	—	—	—	—	—	—	—	—	—	—	—	—	—	—	—	—	—	—	—
U027	f. 盘尾丝虫病	—	—	—	—	—	—	—	—	—	—	—	—	—	—	—	—	—	—	—	—	—
U028	10. 麻风病	1	—	—	—	—	—	—	—	—	—	—	—	—	—	—	1	—	—	—	—	—
U029	11. 登革热	—	—	—	—	—	—	—	—	—	—	—	—	—	—	—	—	—	—	—	—	—
U030	12. 流行性乙型脑炎	—	—	—	—	—	—	—	—	—	—	—	—	—	—	—	—	—	—	—	—	—
U031	13. 沙眼	—	—	—	—	—	—	—	—	—	—	—	—	—	—	—	—	—	—	—	—	—
U032	14. 肠线虫感染	—	—	—	—	—	—	—	—	—	—	—	—	—	—	—	—	—	—	—	—	—

续表

疾病编码	疾病名称	总计	0-	1-	5-	10-	15-	20-	25-	30-	35-	40-	45-	50-	55-	60-	65-	70-	75-	80-	85及以上	不详
U033	a. 蛔虫病	—	—	—	—	—	—	—	—	—	—	—	—	—	—	—	—	—	—	—	—	—
U034	b. 鞭虫病	—	—	—	—	—	—	—	—	—	—	—	—	—	—	—	—	—	—	—	—	—
U035	c. 钩虫病	—	—	—	—	—	—	—	—	—	—	—	—	—	—	—	—	—	—	—	—	—
U036	d. 其他	—	—	—	—	—	—	—	—	—	—	—	—	—	—	—	—	—	—	—	—	—
U037	其他传染病	27	1	—	1	—	1	—	—	—	—	2	1	1	—	4	3	3	1	3	4	—
U038	B. 呼吸系统感染	128	9	2	1	—	2	—	—	—	—	—	—	5	1	5	3	15	16	22	43	—
U039	1. 下呼吸道感染	124	9	2	—	—	2	—	—	—	—	—	—	5	1	5	3	13	16	21	42	—
U040	2. 上呼吸道感染	4	—	—	—	—	—	—	—	—	—	—	—	—	—	—	—	2	—	1	1	—
U041	3. 中耳炎	—	—	—	—	—	—	—	—	—	—	—	—	—	—	—	—	—	—	—	—	—
U042	C. 妊娠、分娩和产褥期并发症	1	—	—	—	—	—	—	1	—	—	—	—	—	—	—	—	—	—	—	—	—
U043	1. 孕产妇出血	—	—	—	—	—	—	—	—	—	—	—	—	—	—	—	—	—	—	—	—	—
U044	2. 产妇败血症	—	—	—	—	—	—	—	—	—	—	—	—	—	—	—	—	—	—	—	—	—
U045	3. 妊娠高血压综合征	—	—	—	—	—	—	—	—	—	—	—	—	—	—	—	—	—	—	—	—	—
U046	4. 梗阻性分娩	—	—	—	—	—	—	—	—	—	—	—	—	—	—	—	—	—	—	—	—	—
U047	5. 流产	—	—	—	—	—	—	—	—	—	—	—	—	—	—	—	—	—	—	—	—	—
U048	其他	1	—	—	—	—	—	—	1	—	—	—	—	—	—	—	—	—	—	—	—	—
U049	D. 起源于围生期的情况	33	33	—	—	—	—	—	—	—	—	—	—	—	—	—	—	—	—	—	—	—
U050	1. 出生低体重	7	7	—	—	—	—	—	—	—	—	—	—	—	—	—	—	—	—	—	—	—
U051	2. 出生产伤和窒息	22	22	—	—	—	—	—	—	—	—	—	—	—	—	—	—	—	—	—	—	—
U052	其他	4	4	—	—	—	—	—	—	—	—	—	—	—	—	—	—	—	—	—	—	—
U053	E. 营养缺乏	135	1	—	—	—	1	—	—	—	—	—	—	2	2	2	4	7	12	38	66	—
U054	1. 蛋白质 - 能量营养不良	101	1	—	—	—	1	—	—	—	—	—	—	1	—	1	2	6	6	30	54	—
U055	2. 碘缺乏	—	—	—	—	—	—	—	—	—	—	—	—	—	—	—	—	—	—	—	—	—
U056	3. 维生素 A 缺乏病	—	—	—	—	—	—	—	—	—	—	—	—	—	—	—	—	—	—	—	—	—
U057	4. 缺铁性贫血	19	—	—	—	—	—	—	1	—	—	1	1	1	—	2	2	1	5	1	6	—
U058	其他营养缺乏症	15	—	—	—	—	—	—	—	—	—	—	—	—	—	—	1	—	1	7	6	—
U059	II. 慢性非传染性疾病	8444	18	7	7	8	12	21	20	28	33	125	199	284	237	472	689	1060	1262	1766	2196	—
U060	A. 恶性肿瘤	967	—	2	3	2	3	4	7	14	9	60	72	105	77	121	131	131	113	76	37	—
U061	1. 唇、口腔和咽恶性肿瘤	11	—	—	—	—	—	—	—	—	—	2	1	1	—	1	3	—	1	—	1	—
U062	2. 食道癌	14	—	—	—	—	—	—	—	—	—	—	2	1	—	1	1	6	3	—	2	—
U063	3. 胃癌	115	—	—	—	—	—	—	—	1	—	3	5	7	6	16	21	17	19	14	8	—
U064	4. 结直肠癌	90	—	—	—	—	—	—	—	—	—	4	10	6	12	10	15	14	14	10	5	—
U065	5. 肝癌	136	—	—	—	—	—	2	—	—	—	4	—	12	—	19	24	21	17	8	7	—

续表

疾病编码	疾病名称	总计	0–	1–	5–	10–	15–	20–	25–	30–	35–	40–	45–	50–	55–	60–	65–	70–	75–	80–	85及以上	不详
U066	6. 胰腺癌	35	–	–	–	–	–	–	–	–	–	2	1	1	3	8	5	4	7	3	1	–
U067	7. 肺癌	112	–	–	–	–	–	2	–	–	–	6	6	11	3	16	12	19	15	13	3	–
U068	8. 皮肤癌	6	–	–	–	–	–	2	–	–	–	–	–	–	1	–	–	–	3	–	–	–
U069	9. 乳腺癌	92	–	–	–	–	–	–	–	4	6	3	16	18	5	12	11	8	2	3	1	–
U070	10. 子宫颈癌	78	–	–	–	–	–	–	–	–	1	14	15	14	5	11	6	4	6	2	–	–
U071	11. 子宫体癌	33	–	–	–	–	–	–	–	–	2	4	2	6	5	4	3	5	3	–	–	–
U072	12. 卵巢癌	28	–	–	–	–	–	–	–	–	2	1	2	3	3	1	9	5	–	1	–	–
U073	13. 前列腺癌	–	–	–	–	–	–	–	–	–	–	–	–	–	–	–	–	–	–	–	–	–
U074	14. 膀胱癌	11	–	–	–	–	–	–	–	–	–	–	1	1	2	–	1	2	3	–	1	–
U075	15. 淋巴瘤与多发性骨髓瘤	29	–	–	1	–	–	–	–	–	–	1	1	4	2	5	2	4	3	4	1	–
U076	16. 白血病	45	–	1	2	2	2	–	3	4	1	5	3	3	–	5	4	4	3	3	–	–
U077	其他	132	1	1	1	1	1	1	4	4	–	11	8	18	15	11	14	18	14	10	7	–
U078	B. 其他肿瘤	19	–	–	–	–	–	–	–	–	1	2	2	4	–	2	1	1	2	2	1	–
U079	C. 糖尿病	268	–	–	–	–	–	–	–	–	2	2	6	8	7	24	30	57	55	48	27	–
U080	D. 内分泌紊乱	36	–	–	–	–	–	–	–	–	–	–	3	3	2	3	1	3	5	7	9	–
U081	E. 神经系统和精神障碍疾病	171	1	1	1	1	3	3	3	2	2	4	7	3	7	6	14	16	18	26	55	–
U082	1. 单相精神抑郁	6	–	–	–	–	–	–	–	–	–	–	2	2	–	–	1	1	–	–	–	–
U083	2. 双相情感障碍	2	–	–	–	–	–	–	–	–	–	–	–	–	–	–	1	1	–	–	–	–
U084	3. 精神分裂症	8	–	–	–	–	–	–	–	–	–	2	2	2	1	–	–	–	–	1	–	–
U085	4. 癫痫症	13	–	–	–	–	3	2	–	2	2	–	–	2	–	–	1	1	–	–	–	–
U086	5. 酒精使用所致精神障碍	2	–	–	–	–	–	–	–	–	–	–	1	–	–	1	–	–	–	–	–	–
U087	6. 阿尔次海默病和其他痴呆	64	–	–	–	–	–	–	–	–	–	–	–	–	–	1	2	7	8	11	35	–
U088	7. 帕金森病	7	–	–	–	–	–	–	–	–	–	–	–	–	2	–	4	–	–	1	–	–
U089	8. 多发性硬化	–	–	–	–	–	–	–	–	–	–	–	–	–	–	–	–	–	–	–	–	–
U090	9. 药物使用所致精神障碍	–	–	–	–	–	–	–	–	–	–	–	–	–	–	–	–	–	–	–	–	–
U091	10. 创伤后应激障碍	–	–	–	–	–	–	–	–	–	–	–	–	–	–	–	–	–	–	–	–	–
U092	11. 强迫症	–	–	–	–	–	–	–	–	–	–	–	–	–	–	–	–	–	–	–	–	–
U093	12. 惊恐障碍	–	–	–	–	–	–	–	–	–	–	–	–	–	–	–	–	–	–	–	–	–
U094	13. 失眠症	–	–	–	–	–	–	–	–	–	–	–	–	–	–	–	–	–	–	–	–	–
U095	14. 偏头痛	–	–	–	–	–	–	–	–	–	–	–	–	–	–	–	–	–	–	–	–	–
U096	15. 由于铅暴露引起的神经发育障碍	1	–	1	–	–	–	–	–	–	–	–	–	–	–	–	–	–	–	–	–	–
U097	其他	68	–	–	–	–	–	–	–	–	–	–	2	6	3	4	6	5	8	14	20	–
U098	F. 感官疾病	–	–	–	–	–	–	–	–	–	–	–	–	–	–	–	–	–	–	–	–	–

续 表

疾病编码	疾病名称	总计	0-	1-	5-	10-	15-	20-	25-	30-	35-	40-	45-	50-	55-	60-	65-	70-	75-	80-	85及以上	不详
												年龄组（岁）										
U099	1. 青光眼	—	—	—	—	—	—	—	—	—	—	—	—	—	—	—	—	—	—	—	—	—
U100	2. 白内障	—	—	—	—	—	—	—	—	—	—	—	—	—	—	—	—	—	—	—	—	—
U101	3. 与年龄有关的视觉障碍	—	—	—	—	—	—	—	—	—	—	—	—	—	—	—	—	—	—	—	—	—
U102	4. 成年开始的听力损失	—	—	—	—	—	—	—	—	—	—	—	—	—	—	—	—	—	—	—	—	—
U103	其他	—	—	—	—	—	—	—	—	—	—	—	—	—	—	—	—	—	—	—	—	—
U104	G. 心血管疾病	4211	—	—	1	3	3	7	6	5	10	41	75	118	106	224	363	540	644	917	1151	—
U105	1. 风湿性心脏病	207	—	1	—	—	1	1	1	1	1	3	9	6	6	15	19	38	33	38	37	—
U106	2. 高血压及并发症	683	—	—	—	—	—	—	—	1	1	3	7	14	6	22	33	70	80	167	278	—
U107	3. 缺血性心脏病	1279	—	—	—	—	2	—	—	—	1	15	20	34	38	57	105	150	168	291	399	—
U108	4. 脑血管病	1786	—	—	—	—	2	—	2	2	4	17	33	59	44	114	188	261	324	360	372	—
U109	5. 炎性心脏病	36	—	—	1	—	1	1	—	—	—	—	—	—	1	4	4	5	5	3	10	—
U110	其他	209	—	—	1	—	1	2	2	—	3	1	5	3	11	9	13	15	34	55	54	—
U111	H. 主要呼吸系统疾病	2043	—	1	1	—	—	—	—	—	3	4	5	10	21	53	102	237	336	532	737	—
U112	1. 慢性阻塞性肺疾病	1937	—	—	—	—	—	—	—	—	—	3	8	9	17	47	98	224	317	505	709	—
U113	2. 哮喘	70	—	1	—	—	—	—	—	—	—	1	—	—	3	3	3	7	14	18	21	—
U114	其他	36	—	1	—	—	—	—	—	2	2	1	—	—	—	3	1	6	5	9	7	—
U115	I. 主要消化系统疾病	455	—	2	—	—	—	—	2	2	2	7	9	15	9	20	21	54	63	118	132	—
U116	1. 消化性溃疡	51	—	—	—	—	—	—	—	—	—	2	—	—	—	2	1	9	8	16	14	—
U117	2. 肝硬化	45	—	1	—	—	1	—	—	2	2	2	4	6	3	2	3	3	13	2	5	—
U118	3. 阑尾炎	6	—	1	—	—	—	—	—	—	—	—	1	—	—	1	1	—	—	1	—	—
U119	其他	353	—	1	—	2	—	—	2	3	4	5	4	9	5	15	16	41	42	99	113	—
U120	J. 主要泌尿生殖系统疾病	172	—	—	—	—	3	3	3	3	4	3	14	11	5	13	16	14	17	34	33	—
U121	2. 前列腺增生	158	—	—	—	—	3	3	—	3	4	2	12	11	5	12	15	12	15	30	32	—
U122	2. 前列腺增生	—	—	—	—	—	—	—	—	—	—	—	—	—	—	—	—	—	—	—	—	—
U123	其他	14	—	—	—	—	—	—	—	—	—	1	2	—	—	1	1	2	2	4	1	—
U124	K. 皮肤病	12	—	—	—	—	—	—	—	—	—	—	—	—	3	1	—	2	1	2	6	—
U125	L. 肌肉骨骼和结缔组织疾病	57	—	—	—	—	1	—	—	—	—	3	3	5	3	5	9	7	8	4	7	—
U126	1. 风湿性关节炎	27	—	—	—	—	—	—	—	—	—	—	—	—	2	2	7	6	6	2	3	—
U127	2. 骨关节炎	—	—	—	—	—	—	—	—	—	—	—	—	—	—	—	—	—	—	—	—	—
U128	3. 痛风	2	—	—	—	—	—	—	—	—	—	—	1	—	—	—	—	—	—	—	1	—
U129	4. 腰痛	—	—	—	—	—	—	—	—	—	—	—	—	—	—	—	—	—	—	—	—	—
U130	其他	28	—	—	—	—	—	—	2	2	2	3	1	2	3	3	2	1	1	2	1	—
U131	M. 先天异常	33	16	1	—	4	1	—	1	2	2	1	3	2	1	3	2	1	—	—	3	1

续　表

疾病编码	疾病名称	总计	0 –	1 –	5 –	10 –	15 –	20 –	25 –	30 –	35 –	40 –	45 –	50 –	55 –	60 –	65 –	70 –	75 –	80 –	85 及以上	不详
U132	1. 腹壁缺损	-	-	-	-	-	-	-	-	-	-	-	-	-	-	-	-	-	-	-	-	-
U133	2. 无脑畸形	-	-	-	-	-	-	-	-	-	-	-	-	-	-	-	-	-	-	-	-	-
U134	3. 肛门直肠闭锁	-	-	-	-	-	-	-	-	-	-	-	-	-	-	-	-	-	-	-	-	-
U135	4. 唇裂	-	-	-	-	-	-	-	-	-	-	-	-	-	-	-	-	-	-	-	-	-
U136	5. 腭裂	-	-	-	-	-	-	-	-	-	-	-	-	-	-	-	-	-	-	-	-	-
U137	6. 食管闭锁	-	-	-	-	-	-	-	-	-	-	-	-	-	-	-	-	-	-	-	-	-
U138	7. 肾发育不全	1	1	-	-	-	-	-	-	-	-	-	-	-	-	-	-	-	-	-	-	-
U139	8. 唐氏综合征	1	1	-	-	-	-	-	-	-	-	-	-	-	-	-	-	-	-	-	-	-
U140	9. 先天性心脏异常	23	8	1	-	4	1	-	-	-	1	1	3	2	-	-	-	-	-	-	1	-
U141	10. 脊柱裂	1	1	-	-	-	-	-	-	-	-	-	-	-	-	-	-	-	-	-	-	-
U142	其他	7	6	-	-	-	-	-	-	-	1	-	-	-	-	-	-	-	-	-	-	-
U143	N. 口腔疾病	-	-	-	-	-	-	-	-	-	-	-	-	-	-	-	-	-	-	-	-	-
U144	1. 龋齿	-	-	-	-	-	-	-	-	-	-	-	-	-	-	-	-	-	-	-	-	-
U145	2. 牙周病	-	-	-	-	-	-	-	-	-	-	-	-	-	-	-	-	-	-	-	-	-
U146	3. 无牙症	-	-	-	-	-	-	-	-	-	-	-	-	-	-	-	-	-	-	-	-	-
U147	其他	-	-	-	-	-	-	-	-	-	-	-	-	-	-	-	-	-	-	-	-	-
U148	III. 伤害	636	1	6	5	9	16	15	13	17	17	41	44	44	32	34	37	57	50	90	108	-
U149	A. 意外伤害	490	1	6	4	8	14	8	7	10	9	26	26	32	21	24	28	41	41	80	104	-
U150	1. 道路交通事故	127	-	-	1	2	8	4	3	6	6	10	17	12	9	10	10	8	5	9	4	-
U151	2. 意外中毒	44	-	1	-	1	-	2	4	7	5	5	3	6	4	3	4	5	4	2	2	-
U152	3. 意外跌落	239	-	2	1	2	2	-	1	1	3	5	3	7	5	5	9	17	22	64	91	-
U153	4. 火灾	4	-	-	-	-	-	-	-	-	-	-	-	-	-	-	1	-	1	-	-	-
U154	5. 溺水	32	-	-	1	3	2	-	2	1	-	2	1	1	1	2	2	3	6	2	2	-
U155	其他	44	1	-	-	1	2	7	6	1	2	2	5	5	2	4	2	8	3	3	5	-
U156	B. 故意伤害	138	-	-	-	1	2	7	6	7	7	14	18	12	11	9	9	15	7	9	4	-
U157	1. 自杀及后遗症	124	-	-	-	1	2	6	4	7	5	11	16	11	10	8	9	15	7	9	4	-
U158	2. 他杀及后遗症	14	-	-	-	-	1	1	2	2	2	3	2	1	-	1	-	-	-	-	-	-
U159	3. 战争	-	-	-	-	-	-	-	-	-	-	-	-	-	-	-	-	-	-	-	-	-
U160	其他	-	-	-	-	-	-	-	-	-	-	-	-	-	-	-	-	-	-	-	-	-
U161	其他测余疾病	98	2	-	1	1	1	2	2	3	-	-	-	3	-	1	1	5	8	17	51	-

表 3 – 49 2018 年德宏州死因别、年龄别死亡数（男女合计）

疾病编码	疾病名称	总计	0 –	1 –	5 –	10 –	15 –	20 –	25 –	30 –	35 –	40 –	45 –	50 –	55 –	60 –	65 –	70 –	75 –	80 –	85 及以上	不详
											年龄组（岁）											
U000	全死因	7768	124	53	22	20	58	74	142	204	283	372	447	482	537	621	636	791	909	949	1044	–
U001	I. 传染病、母婴疾病和营养缺乏性疾病	521	93	10	7	3	2	6	9	22	29	37	32	22	27	18	16	23	28	48	89	–
U002	A. 传染病和寄生虫病	223	5	4	1	2	1	5	3	18	26	34	31	19	18	15	6	12	11	5	3	–
U003	1. 结核病	38	–	–	–	–	–	–	3	5	–	3	3	3	5	4	3	3	2	3	1	–
U004	2. 性传播疾病	–	–	–	–	–	–	–	–	–	–	–	–	–	–	–	–	–	–	–	–	–
U005	a. 梅毒	–	–	–	–	–	–	–	–	–	–	–	–	–	–	–	–	–	–	–	–	–
U006	b. 衣原体病	–	–	–	–	–	–	–	–	–	–	–	–	–	–	–	–	–	–	–	–	–
U007	c. 淋病	–	–	–	–	–	–	–	–	–	–	–	–	–	–	–	–	–	–	–	–	–
U008	d. 其他	–	–	–	–	–	–	–	–	–	–	–	–	–	–	–	–	–	–	–	–	–
U009	3. 艾滋病	120	–	1	1	1	2	2	10	24	27	18	14	6	8	2	2	1	1	–	–	–
U010	4. 腹泻性疾病	3	2	–	–	–	–	–	–	–	–	–	–	–	1	–	–	–	–	–	–	–
U011	5. 好友于儿童早期的疾病	–	–	–	–	–	–	–	–	–	–	–	–	–	–	–	–	–	–	–	–	–
U012	a. 百日咳	–	–	–	–	–	–	–	–	–	–	–	–	–	–	–	–	–	–	–	–	–
U013	b. 脊髓灰质炎及后遗症	–	–	–	–	–	–	–	–	–	–	–	–	–	–	–	–	–	–	–	–	–
U014	c. 白喉	–	–	–	–	–	–	–	–	–	–	–	–	–	–	–	–	–	–	–	–	–
U015	d. 麻疹	–	–	–	–	–	–	–	–	–	–	–	–	–	–	–	–	–	–	–	–	–
U016	e. 破伤风	–	–	–	–	–	–	–	–	–	–	–	–	–	–	–	–	–	–	–	–	–
U017	6. 脑膜炎	7	1	1	–	–	1	–	–	–	1	1	–	–	–	–	–	–	2	–	–	–
U018	7. 乙型肝炎	20	–	–	–	–	–	–	–	–	1	1	6	1	4	2	–	4	1	–	–	–
U019	丙型肝炎	3	–	–	–	–	–	–	–	–	–	–	1	–	2	–	–	–	–	–	–	–
U020	8. 疟疾	–	–	–	–	–	–	–	–	–	–	–	–	–	–	–	–	–	–	–	–	–
U021	9. 热带病	–	–	–	–	–	–	–	–	–	–	–	–	–	–	–	–	–	–	–	–	–
U022	a. 锥虫病	–	–	–	–	–	–	–	–	–	–	–	–	–	–	–	–	–	–	–	–	–
U023	b. 南美锥虫病	–	–	–	–	–	–	–	–	–	–	–	–	–	–	–	–	–	–	–	–	–
U024	c. 血吸虫病	–	–	–	–	–	–	–	–	–	–	–	–	–	–	–	–	–	–	–	–	–
U025	d. 利什曼病	–	–	–	–	–	–	–	–	–	–	–	–	–	–	–	–	–	–	–	–	–
U026	e. 淋巴丝虫病	–	–	–	–	–	–	–	–	–	–	–	–	–	–	–	–	–	–	–	–	–
U027	f. 盘尾丝虫病	–	–	–	–	–	–	–	–	–	–	–	–	–	–	–	–	–	–	–	–	–
U028	10. 麻风病	–	–	–	–	–	–	–	–	–	–	–	–	–	–	–	–	–	–	–	–	–
U029	11. 登革热	–	–	–	–	–	–	–	–	–	–	–	–	–	–	–	–	–	–	–	–	–
U030	12. 流行性乙型脑炎	–	–	–	–	–	–	–	–	–	–	–	–	–	–	–	–	–	–	–	–	–
U031	13. 沙眼	–	–	–	–	–	–	–	–	–	–	–	–	–	–	–	–	–	–	–	–	–
U032	14. 肠线虫感染	–	–	–	–	–	–	–	–	–	–	–	–	–	–	–	–	–	–	–	–	–

续 表

疾病编码	疾病名称	总计	0–	1–	5–	10–	15–	20–	25–	30–	35–	40–	45–	50–	55–	60–	65–	70–	75–	80–	85及以上	不详
U033	a. 蛔虫病	-	-	-	-	-	-	-	-	-	-	-	-	-	-	-	-	-	-	-	-	-
U034	b. 鞭虫病	-	-	-	-	-	-	-	-	-	-	-	-	-	-	-	-	-	-	-	-	-
U035	c. 钩虫病	-	-	-	-	-	-	-	-	-	-	-	-	-	-	-	-	-	-	-	-	-
U036	d. 其他	-	-	-	-	-	-	-	-	-	-	-	-	-	-	-	-	-	-	-	-	-
U037	其他传染病	32	2	2	1	-	-	3	-	3	1	2	3	1	-	1	1	3	5	-	2	-
U038	B. 呼吸系统感染	147	12	4	3	1	-	1	1	2	2	1	1	3	5	2	8	6	11	31	54	-
U039	1. 下呼吸道感染	147	12	4	3	1	-	1	1	2	2	1	1	3	5	2	8	6	11	31	54	-
U040	2. 上呼吸道感染	-	-	-	-	-	-	-	-	-	-	-	-	-	-	-	-	-	-	-	-	-
U041	3. 中耳炎	-	-	-	-	-	-	-	-	-	-	-	-	-	-	-	-	-	-	-	-	-
U042	C. 妊娠、分娩和产褥期并发症	2	-	-	-	-	-	-	1	1	-	-	-	-	-	-	-	-	-	-	-	-
U043	1. 孕产妇出血	-	-	-	-	-	-	-	-	-	-	-	-	-	-	-	-	-	-	-	-	-
U044	2. 产妇败血症	-	-	-	-	-	-	-	-	-	-	-	-	-	-	-	-	-	-	-	-	-
U045	3. 妊娠高血压综合征	-	-	-	-	-	-	-	-	-	-	-	-	-	-	-	-	-	-	-	-	-
U046	4. 梗阻性分娩	-	-	-	-	-	-	-	-	-	-	-	-	-	-	-	-	-	-	-	-	-
U047	5. 流产	2	-	-	-	-	-	-	1	1	-	-	-	-	-	-	-	-	-	-	-	-
U048	其他	-	-	-	-	-	-	-	-	-	-	-	-	-	-	-	-	-	-	-	-	-
U049	D. 起源于围生期的情况	76	74	1	1	-	-	-	-	-	-	-	-	-	-	-	-	-	-	-	-	-
U050	1. 出生低体重	18	18	-	-	-	-	-	-	-	-	-	-	-	-	-	-	-	-	-	-	-
U051	2. 出生产伤和窒息	50	49	-	1	-	-	-	-	-	-	-	-	-	-	-	-	-	-	-	-	-
U052	3. 其他	8	7	1	-	-	-	-	-	-	-	-	-	-	-	-	-	-	-	-	-	-
U053	E. 营养缺乏	72	2	1	1	-	-	-	-	-	2	2	2	4	4	1	3	7	6	5	32	-
U054	1. 蛋白质-能量营养不良	41	1	1	1	-	-	-	-	-	2	1	2	3	1	1	-	2	2	1	23	-
U055	2. 碘缺乏	-	-	-	-	-	-	-	-	-	-	-	-	-	-	-	-	-	-	-	-	-
U056	3. 维生素 A 缺乏症	-	-	-	-	-	-	-	-	-	-	-	-	-	-	-	-	-	-	-	-	-
U057	4. 缺铁性贫血	8	-	-	-	-	-	-	-	-	-	1	-	1	-	-	2	3	1	-	-	-
U058	其他营养病症	23	1	-	-	-	-	-	-	-	-	-	-	-	3	-	1	2	3	4	9	-
U059	II. 慢性非传染性疾病	6077	19	12	9	7	19	13	67	89	153	211	317	374	435	535	571	728	824	824	870	-
U060	A. 恶性肿瘤	972	3	4	2	3	4	-	17	15	33	50	78	101	116	138	123	99	92	59	34	-
U061	1. 唇、口腔和咽恶性肿瘤	28	-	-	-	-	-	-	-	-	-	1	3	3	3	4	5	2	6	-	1	-
U062	2. 食道癌	29	-	-	-	-	-	-	-	-	-	-	3	5	3	5	2	8	1	1	1	-
U063	3. 胃癌	83	-	-	-	-	-	-	-	2	3	2	9	11	12	14	11	9	3	4	3	-
U064	4. 结直肠癌	75	-	-	-	-	-	1	-	2	2	3	3	5	7	10	11	9	7	9	6	-
U065	5. 肝癌	165	-	-	-	-	-	-	2	2	5	12	22	26	19	25	15	13	11	8	5	-

年龄组（岁）

续 表

疾病编码	疾病名称	总计	0–	1–	5–	10–	15–	20–	25–	30–	35–	40–	45–	50–	55–	60–	65–	70–	75–	80–	85及以上	不详
U066	6. 胰腺癌	28	–	–	–	–	–	–	–	–	–	–	2	8	5	3	5	3	6	–	–	–
U067	7. 肺癌	203	–	–	–	–	–	–	–	7	7	13	10	8	20	37	27	23	31	15	10	–
U068	8. 皮肤癌	6	–	–	1	–	–	–	–	–	–	1	–	–	1	2	–	1	–	–	–	–
U069	9. 乳腺癌	32	–	–	–	–	–	–	2	2	1	1	5	10	4	2	4	1	1	–	1	–
U070	10. 子宫颈癌	25	–	–	1	1	–	–	2	–	3	2	2	6	5	3	2	1	1	–	–	–
U071	11. 子宫体癌	12	–	–	–	–	–	–	–	–	3	2	2	2	1	–	–	1	1	–	–	–
U072	12. 卵巢癌	4	–	–	–	–	–	–	–	–	–	–	–	2	–	1	–	1	–	–	–	–
U073	13. 前列腺癌	23	–	–	–	1	–	–	2	2	2	–	4	–	–	2	3	4	4	7	3	–
U074	14. 膀胱癌	18	–	–	1	1	–	–	2	–	4	–	–	2	3	2	6	4	3	3	1	–
U075	15. 淋巴瘤与多发性骨髓瘤	37	1	1	1	1	2	–	2	2	3	2	4	4	8	4	7	2	4	3	1	–
U076	16. 白血病	41	–	–	1	2	2	1	2	4	4	1	2	12	3	2	6	2	3	1	2	–
U077	其他	163	2	3	2	2	1	7	7	4	4	9	12	11	16	23	19	20	14	15	8	2
U078	B. 其他肿瘤	21	2	–	–	2	–	–	–	3	1	1	1	1	–	3	4	3	–	2	3	–
U079	C. 糖尿病	260	1	–	2	2	2	–	–	6	6	6	11	11	12	20	39	28	44	41	30	21
U080	D. 内分泌紊乱	59	2	–	2	3	3	–	3	8	5	5	1	1	4	2	6	1	7	4	4	11
U081	E. 神经系统和精神障碍疾病	194	2	5	4	4	3	–	9	12	12	17	11	11	8	3	14	14	14	12	22	29
U082	1. 单相精神抑郁	1	–	–	–	–	1	–	–	–	–	–	–	–	–	–	1	–	–	–	–	–
U083	2. 双相情感障碍	–	–	–	–	–	–	–	–	–	–	–	–	–	–	–	–	–	–	–	–	–
U084	3. 精神分裂症	9	–	–	–	–	–	2	–	2	1	–	–	–	1	1	–	2	–	1	–	–
U085	4. 癫痫症	21	–	–	2	–	–	2	6	2	3	3	–	–	–	–	1	–	1	–	1	–
U086	5. 酒精使用所致精神障碍	11	–	–	–	–	–	–	–	1	1	2	–	–	1	2	2	1	1	–	–	–
U087	6. 阿尔茨海默病和其他痴呆	30	–	–	–	–	–	–	–	–	–	–	1	1	–	2	4	1	5	8	9	–
U088	7. 帕金森病	10	–	–	–	1	1	–	–	–	–	1	–	–	–	–	2	2	1	3	2	–
U089	8. 多发性硬化	1	–	–	–	–	–	–	–	–	–	–	–	–	–	–	–	–	–	–	–	–
U090	9. 药物使用所致精神障碍	27	–	–	–	–	–	–	3	3	6	6	5	2	1	–	1	–	–	–	–	–
U091	10. 创伤后应激症	–	–	–	–	–	–	–	–	–	–	–	–	–	–	–	–	–	–	–	–	–
U092	11. 强迫症	–	–	–	–	–	–	–	–	–	–	–	–	–	–	–	–	–	–	–	–	–
U093	12. 惊恐障碍	–	–	–	–	–	–	–	–	–	–	–	–	–	–	–	–	–	–	–	–	–
U094	13. 失眠症	–	–	–	–	–	–	–	–	–	–	–	–	–	–	–	–	–	–	–	–	–
U095	14. 偏头痛	–	–	1	1	1	–	–	–	–	–	–	–	–	–	–	–	–	–	–	–	–
U096	15. 由于精暴露引起的精神发育障碍	1	–	–	–	3	2	1	2	–	–	–	–	3	–	1	–	–	–	–	–	–
U097	其他	82	2	5	4	3	2	2	2	2	2	5	3	3	3	6	4	9	4	7	18	–
U098	F. 感官疾病	1	–	–	–	–	–	–	–	–	–	–	–	–	–	–	–	–	–	–	1	–

续　表

疾病编码	疾病名称	总计	0–	1–	5–	10–	15–	20–	25–	30–	35–	40–	45–	50–	55–	60–	65–	70–	75–	80–	85及以上	不详
											年龄组（岁）											
U099	1. 青光眼	–	–	–	–	–	–	–	–	–	–	–	–	–	–	–	–	–	–	–	–	–
U100	2. 白内障	–	–	–	–	–	–	–	–	–	–	–	–	–	–	–	–	–	–	–	–	–
U101	3. 与年龄有关的视觉障碍	–	–	–	–	–	–	–	–	–	–	–	–	–	–	–	–	–	–	–	–	–
U102	4. 成年开始的听力损失	–	–	–	–	–	–	–	–	–	–	–	–	–	–	–	–	–	–	–	–	–
U103	其他	1	–	–	–	–	–	–	–	–	–	–	–	–	–	–	–	–	–	–	1	–
U104	G. 心血管疾病	3592	1	1	–	–	7	6	16	32	59	81	144	169	222	278	324	474	546	586	646	–
U105	1. 风湿性心脏病	82	–	–	–	–	–	–	1	1	1	5	8	9	5	8	4	9	9	11	11	–
U106	2. 高血压及并发症	322	–	–	–	–	–	–	2	2	4	7	9	6	26	15	27	47	55	71	51	–
U107	3. 缺血性心脏病	1244	–	–	–	–	3	1	7	13	27	27	53	57	75	92	97	150	159	197	286	–
U108	4. 脑血管病	1737	–	–	–	–	1	2	4	6	23	41	66	89	111	147	179	253	293	277	245	–
U109	5. 炎性心脏病	44	–	–	–	–	1	–	1	4	–	–	–	3	–	2	3	3	6	8	13	–
U110	其他	161	1	1	–	–	2	3	3	6	4	1	8	5	5	14	14	12	24	22	38	–
U111	H. 主要呼吸系统疾病	304	1	–	–	–	–	–	3	2	2	3	7	10	12	14	22	46	59	62	61	–
U112	1. 慢性阻塞性肺疾病	195	–	–	–	–	–	–	2	1	1	2	2	5	7	11	19	31	38	36	39	–
U113	2. 哮喘	47	–	–	–	–	–	–	–	–	–	–	1	2	4	3	1	9	9	10	7	–
U114	其他	62	1	–	–	–	–	–	–	1	1	–	4	3	1	–	2	6	12	16	15	–
U115	I. 主要消化系统疾病	496	1	1	1	–	1	1	12	19	33	40	52	59	49	33	45	28	48	38	36	–
U116	1. 消化性溃疡	85	–	–	–	–	–	–	2	2	3	3	7	8	10	6	7	12	9	10	7	–
U117	2. 肝硬化	259	–	–	–	–	3	–	6	13	26	32	33	42	29	19	21	10	19	5	4	–
U118	3. 阑尾炎	5	–	–	–	–	–	–	–	–	–	–	1	1	–	–	1	1	1	–	–	–
U119	其他	147	1	–	–	–	1	1	5	4	4	5	12	8	10	8	16	5	19	23	24	–
U120	J. 主要泌尿生殖系统疾病	118	–	–	–	–	–	–	3	7	3	6	9	4	5	8	8	12	17	18	18	–
U121	1. 肾炎和肾病	104	–	–	–	–	–	–	3	7	3	6	9	4	5	7	7	10	15	13	15	–
U122	2. 前列腺增生	3	–	–	–	–	–	–	–	–	–	–	–	–	–	1	–	–	1	1	–	–
U123	其他	11	1	–	–	–	–	–	–	–	–	–	–	1	1	1	1	1	1	1	3	–
U124	K. 皮肤病	8	1	–	–	–	–	–	–	–	–	–	–	1	1	1	1	1	1	–	1	–
U125	L. 肌肉骨骼和结缔组织疾病	38	1	–	–	–	2	–	–	–	–	2	2	4	3	1	2	3	3	1	9	–
U126	1. 风湿性关节炎	5	–	–	–	–	–	–	–	–	–	–	1	–	–	1	2	3	3	1	2	–
U127	2. 骨关节炎	–	–	–	–	–	–	–	–	–	–	–	–	–	–	–	–	–	–	–	–	–
U128	3. 痛风	5	–	–	–	–	–	–	–	–	–	–	1	4	3	1	1	2	1	2	3	–
U129	4. 腰痛	–	–	–	–	–	–	–	–	–	–	–	–	–	–	–	–	–	–	–	–	–
U130	其他	28	–	–	–	–	2	–	2	2	–	1	2	4	3	1	1	1	3	–	4	–
U131	M. 先天异常	13	9	1	–	–	2	–	2	–	–	–	1	–	–	–	–	1	–	–	4	–

续 表

编码	疾病名称	总计	0–	1–	5–	10–	15–	20–	25–	30–	35–	40–	45–	50–	55–	60–	65–	70–	75–	80–	85及以上	不详
											年龄组（岁）											
U132	1.腹壁缺损	–	–	–	–	–	–	–	–	–	–	–	–	–	–	–	–	–	–	–	–	–
U133	2.无脑畸形	–	–	–	–	–	–	–	–	–	–	–	–	–	–	–	–	–	–	–	–	–
U134	3.肛门直肠闭锁	–	–	–	–	–	–	–	–	–	–	–	–	–	–	–	–	–	–	–	–	–
U135	4.唇裂	–	–	–	–	–	–	–	–	–	–	–	–	–	–	–	–	–	–	–	–	–
U136	5.腭裂	–	–	–	–	–	–	–	–	–	–	–	–	–	–	–	–	–	–	–	–	–
U137	6.食管闭锁	–	–	–	–	–	–	–	–	–	–	–	–	–	–	–	–	–	–	–	–	–
U138	7.肾发育不全	–	–	–	–	–	–	–	–	–	–	–	–	–	–	–	–	–	–	–	–	–
U139	8.唐氏综合征	–	–	–	–	–	–	–	–	–	–	–	–	–	–	–	–	–	–	–	–	–
U140	9.先天性心脏异常	6	3	1	–	–	–	–	–	–	–	–	–	1	–	–	–	1	–	–	–	–
U141	10.脊柱裂	–	–	–	–	–	–	–	–	–	–	–	–	–	–	–	–	–	–	–	–	–
U142	其他	7	6	–	–	–	–	–	–	1	–	–	–	–	–	–	–	–	–	–	–	–
U143	N.口腔疾病	1	–	–	–	–	–	–	–	–	–	–	–	–	–	–	–	–	–	–	1	–
U144	1.龋齿	–	–	–	–	–	–	–	–	–	–	–	–	–	–	–	–	–	–	–	–	–
U145	2.牙周病	–	–	–	–	–	–	–	–	–	–	–	–	–	–	–	–	–	–	–	–	–
U146	3.无牙症	–	–	–	–	–	–	–	–	–	–	–	–	–	–	–	–	–	–	–	–	–
U147	其他	1	–	–	–	–	–	–	–	–	–	–	–	–	–	–	–	–	–	–	1	–
U148	III.伤害	1094	11	29	6	10	37	54	65	86	98	119	93	83	72	67	46	38	51	69	60	–
U149	A.意外伤害	989	11	27	6	9	34	46	52	79	88	107	84	74	67	60	38	34	49	64	60	–
U150	1.道路交通事故	290	1	8	–	7	22	28	17	28	24	36	25	20	20	18	11	7	5	10	3	–
U151	2.意外中毒	247	–	–	1	–	2	7	15	33	35	39	33	28	17	15	10	4	6	2	1	–
U152	3.意外跌落	298	–	6	2	1	2	4	5	5	12	17	11	19	20	20	12	22	35	49	56	–
U153	4.火灾	13	–	3	1	–	–	–	–	–	1	–	–	–	2	1	3	1	1	–	–	–
U154	5.溺水	45	–	5	3	1	3	–	4	4	7	7	2	1	2	1	1	1	1	1	–	–
U155	其他	96	10	5	–	1	5	11	8	5	9	8	13	5	8	4	6	7	2	1	1	–
U156	B.故意伤害	80	–	1	–	–	3	4	13	5	7	11	5	7	4	4	7	2	2	2	–	–
U157	1.自杀及后遗症	66	–	–	–	–	1	4	8	4	7	7	5	7	4	3	6	2	2	1	–	–
U158	2.他杀及后遗症	12	–	1	–	–	1	–	3	1	–	1	–	1	–	1	1	–	–	1	–	–
U159	3.战争	1	–	–	–	–	–	–	1	–	–	–	–	–	–	–	–	–	–	–	–	–
U160	其他	1	–	–	–	–	–	–	1	–	–	–	–	–	–	–	–	–	–	–	–	–
U161	其他剩余疾病	76	1	2	–	–	1	1	1	7	3	5	5	3	3	1	3	2	6	8	25	–

表 3－50　2018 年德宏州死因别、年龄别死亡数（男）

疾病编码	疾病名称	总计	年龄组（岁）																			
			0－	1－	5－	10－	15－	20－	25－	30－	35－	40－	45－	50－	55－	60－	65－	70－	75－	80－	85 及以上	不详
U000	全死因	4755	85	36	11	16	47	50	105	153	238	292	343	355	386	401	396	433	490	478	440	－
U001	I．传染病、母婴疾病和营养缺乏性疾病	340	66	7	4	－	4	5	16	24	31	29	26	18	20	14	12	15	12	29	35	－
U002	A．传染病和寄生虫病	170	4	1	1	－	3	3	5	14	21	29	26	15	14	12	5	9	6	4	1	－
U003	1．结核病	30	－	－	－	－	－	－	－	4	3	3	3	1	4	3	2	3	1	3	－	－
U004	2．性传播疾病	－	－	－	－	－	－	－	－	－	－	－	－	－	－	－	－	－	－	－	－	－
U005	a．梅毒	－	－	－	－	－	－	－	－	－	－	－	－	－	－	－	－	－	－	－	－	－
U006	b．衣原体病	－	－	－	－	－	－	－	－	－	－	－	－	－	－	－	－	－	－	－	－	－
U007	c．淋病	－	－	－	－	－	－	－	－	－	－	－	－	－	－	－	－	－	－	－	－	－
U008	d．其他	－	－	－	－	－	－	－	－	－	－	－	－	－	－	－	－	－	－	－	－	－
U009	3．艾滋病	95	－	－	－	－	－	1	1	7	20	23	14	12	4	7	2	2	－	－	－	－
U010	4．腹泻性疾病	2	1	－	－	－	－	－	－	－	－	－	－	－	1	－	－	－	－	－	－	－
U011	5．好发于儿童期的疾病	－	－	－	－	－	－	－	－	－	－	－	－	－	－	－	－	－	－	－	－	－
U012	a．百日咳	－	－	－	－	－	－	－	－	－	－	－	－	－	－	－	－	－	－	－	－	－
U013	b．脊髓灰质炎及后遗症	－	－	－	－	－	－	－	－	－	－	－	－	－	－	－	－	－	－	－	－	－
U014	c．白喉	－	－	－	－	－	－	－	－	－	－	－	－	－	－	－	－	－	－	－	－	－
U015	d．麻疹	－	－	－	－	－	－	－	－	－	－	－	－	－	－	－	－	－	－	－	－	－
U016	e．破伤风	－	－	－	－	－	－	－	－	－	－	－	－	－	－	－	－	－	－	－	－	－
U017	6．脑膜炎	3	1	1	－	－	－	－	－	－	－	－	－	－	－	－	－	－	1	－	－	－
U018	7．乙型肝炎	15	－	－	－	－	－	－	－	－	1	1	6	1	3	1	－	1	1	1	－	－
U019	丙型肝炎	3	－	－	－	－	－	－	－	－	－	－	－	－	2	－	－	1	－	－	－	－
U020	8．疟疾	－	－	－	－	－	－	－	－	－	－	－	－	－	－	－	－	－	－	－	－	－
U021	9．热带病	－	－	－	－	－	－	－	－	－	－	－	－	－	－	－	－	－	－	－	－	－
U022	a．锥虫病	－	－	－	－	－	－	－	－	－	－	－	－	－	－	－	－	－	－	－	－	－
U023	b．南美锥虫病	－	－	－	－	－	－	－	－	－	－	－	－	－	－	－	－	－	－	－	－	－
U024	c．血吸虫病	－	－	－	－	－	－	－	－	－	－	－	－	－	－	－	－	－	－	－	－	－
U025	d．利什曼病	－	－	－	－	－	－	－	－	－	－	－	－	－	－	－	－	－	－	－	－	－
U026	e．淋巴性丝虫病	－	－	－	－	－	－	－	－	－	－	－	－	－	－	－	－	－	－	－	－	－
U027	f．盘尾丝虫病	－	－	－	－	－	－	－	－	－	－	－	－	－	－	－	－	－	－	－	－	－
U028	10．麻风病	－	－	－	－	－	－	－	－	－	－	－	－	－	－	－	－	－	－	－	－	－
U029	11．登革热	－	－	－	－	－	－	－	－	－	－	－	－	－	－	－	－	－	－	－	－	－
U030	12．流行性乙型脑炎	－	－	－	－	－	－	－	－	－	－	－	－	－	－	－	－	－	－	－	－	－
U031	13．沙眼	－	－	－	－	－	－	－	－	－	－	－	－	－	－	－	－	－	－	－	－	－
U032	14．肠线虫感染	－	－	－	－	－	－	－	－	－	－	－	－	－	－	－	－	－	－	－	－	－

续 表

疾病编码	疾病名称	总计	0-	1-	5-	10-	15-	20-	25-	30-	35-	40-	45-	50-	55-	60-	65-	70-	75-	80-	85及以上	不详
U033	a. 蛔虫病	-	-	-	-	-	-	-	-	-	-	-	-	-	-	-	-	-	-	-	-	-
U034	b. 鞭虫病	-	-	-	-	-	-	-	-	-	-	-	-	-	-	-	-	-	-	-	-	-
U035	c. 钩虫病	-	-	-	-	-	-	-	-	-	-	-	-	-	-	-	-	-	-	-	-	-
U036	d. 其他	-	-	-	-	-	-	-	-	-	-	-	-	-	-	-	-	-	-	-	-	-
U037	其他传染病	22	-	-	1	-	2	2	3	1	-	2	2	1	-	1	1	3	2	-	1	-
U038	B. 呼吸系统感染	85	9	4	2	1	-	-	1	1	2	1	-	3	4	1	6	4	5	18	23	-
U039	1. 下呼吸道感染	85	9	4	2	1	-	-	1	1	2	1	-	3	4	1	6	4	5	18	23	-
U040	2. 上呼吸道感染	-	-	-	-	-	-	-	-	-	-	-	-	-	-	-	-	-	-	-	-	-
U041	3. 中耳炎	-	-	-	-	-	-	-	-	-	-	-	-	-	-	-	-	-	-	-	-	-
U042	C. 妊娠、分娩和产褥期并发症	-	-	-	-	-	-	-	-	-	-	-	-	-	-	-	-	-	-	-	-	-
U043	1. 孕产妇出血	-	-	-	-	-	-	-	-	-	-	-	-	-	-	-	-	-	-	-	-	-
U044	2. 产妇败血症	-	-	-	-	-	-	-	-	-	-	-	-	-	-	-	-	-	-	-	-	-
U045	3. 妊娠高血压综合征	-	-	-	-	-	-	-	-	-	-	-	-	-	-	-	-	-	-	-	-	-
U046	4. 梗阻性分娩	-	-	-	-	-	-	-	-	-	-	-	-	-	-	-	-	-	-	-	-	-
U047	5. 流产	-	-	-	-	-	-	-	-	-	-	-	-	-	-	-	-	-	-	-	-	-
U048	其他	-	-	-	-	-	-	-	-	-	-	-	-	-	-	-	-	-	-	-	-	-
U049	D. 起源于围生期的情况	53	51	1	1	-	-	-	-	-	-	-	-	-	-	-	-	-	-	-	-	-
U050	1. 出生低体重	14	14	-	-	-	-	-	-	-	-	-	-	-	-	-	-	-	-	-	-	-
U051	2. 出生产伤和窒息	35	34	1	-	-	-	-	-	-	-	-	-	-	-	-	-	-	-	-	-	-
U052	其他	4	3	-	1	-	-	-	-	-	-	-	-	-	-	-	-	-	-	-	-	-
U053	E. 营养缺乏	32	2	1	-	-	1	1	-	1	1	1	1	1	2	1	1	2	1	7	11	-
U054	1. 蛋白质-能量营养不良	17	1	1	-	-	1	-	-	-	-	-	-	-	-	-	-	1	1	4	9	-
U055	2. 碘缺乏	-	-	-	-	-	-	-	-	-	-	-	-	-	-	-	-	-	-	-	-	-
U056	3. 维生素A缺乏病	-	-	-	1	1	1	-	-	-	-	-	-	-	-	-	-	-	-	-	-	-
U057	4. 缺铁性贫血	3	-	-	-	-	-	-	-	-	-	-	-	-	-	-	-	-	-	3	-	-
U058	其他营养病症	12	1	-	-	-	-	-	-	2	1	1	-	-	2	-	1	2	1	3	2	-
U059	II. 慢性非传染性疾病	3559	12	7	4	6	11	5	37	59	126	151	227	266	310	338	354	402	452	419	373	-
U060	A. 恶性肿瘤	610	3	2	1	3	4	1	7	7	22	28	48	53	80	82	86	61	58	42	19	-
U061	1. 唇、口腔和咽恶性肿瘤	15	-	-	-	-	-	-	-	-	1	1	3	1	2	2	3	1	3	1	-	-
U062	2. 食道癌	25	-	-	-	-	-	-	-	-	1	-	3	5	3	3	2	7	1	-	1	-
U063	3. 胃癌	53	-	-	-	-	-	-	-	1	3	3	6	6	9	9	9	5	2	2	-	-
U064	4. 结直肠癌	47	-	-	-	-	1	-	2	2	2	2	2	4	5	5	7	4	4	6	2	-
U065	5. 肝癌	115	-	-	-	-	-	-	2	2	4	11	17	17	14	15	12	7	5	5	4	-

续 表

疾病编码	疾病名称	总计	年龄组（岁）																			
---	---	---	0 –	1 –	5 –	10 –	15 –	20 –	25 –	30 –	35 –	40 –	45 –	50 –	55 –	60 –	65 –	70 –	75 –	80 –	85 及以上	不详
U066	6. 胰腺癌	22	–	–	–	–	–	–	–	–	–	–	2	1	4	3	5	–	4	2	1	–
U067	7. 肺癌	144	–	–	–	–	–	–	1	–	3	8	8	5	17	25	21	17	23	10	6	–
U068	8. 皮肤癌	3	–	–	–	–	–	–	–	–	–	–	–	1	–	–	1	1	–	–	–	–
U069	9. 乳腺癌	–	–	–	–	–	–	–	–	–	–	–	–	–	–	–	–	–	–	–	–	–
U070	10. 子宫颈癌	–	–	–	–	–	–	–	–	–	–	–	–	–	–	–	–	–	–	–	–	–
U071	11. 子宫体癌	–	–	–	–	–	–	–	–	–	–	–	–	–	–	–	–	–	–	–	–	–
U072	12. 卵巢癌	–	–	–	–	–	–	–	–	–	–	–	–	–	–	–	–	–	–	–	–	–
U073	13. 前列腺癌	23	–	–	–	–	–	–	–	–	–	–	–	–	–	1	4	4	4	7	3	–
U074	14. 膀胱癌	15	–	–	–	–	–	–	–	–	–	–	–	1	–	1	2	4	3	3	1	–
U075	15. 淋巴瘤与多发性骨髓瘤	26	1	–	–	–	–	–	1	1	3	1	2	1	2	6	2	2	2	1	1	–
U076	16. 白血病	29	–	1	–	2	1	1	2	1	2	2	1	–	5	3	–	–	2	–	1	–
U077	其他	93	2	1	1	1	2	1	4	2	4	2	5	10	18	9	13	7	8	4	1	–
U078	B. 其他肿瘤	12	–	–	–	–	–	–	–	–	–	2	–	1	3	2	1	–	1	2	–	–
U079	C. 糖尿病	116	–	–	–	–	–	–	1	2	5	6	8	11	15	18	7	18	10	9	9	–
U080	D. 内分泌紊乱	23	–	2	3	2	–	–	2	–	–	2	–	2	2	3	1	2	2	–	3	–
U081	E. 神经系统和精神障碍疾病	110	2	2	3	3	1	4	6	6	12	16	9	7	1	9	7	5	5	8	9	–
U082	1. 单相精神抑郁	–	–	–	–	–	–	–	–	–	–	–	–	–	–	–	–	–	–	–	–	–
U083	2. 双相情感障碍	1	–	–	–	–	–	–	–	–	1	–	–	–	–	–	–	–	–	–	–	–
U084	3. 精神分裂症	1	–	–	–	–	–	–	–	–	–	1	–	–	–	–	–	–	–	–	–	–
U085	4. 癫痫症	15	–	–	–	–	–	3	–	3	1	2	1	1	1	2	–	–	–	–	–	–
U086	5. 酒精使用所致精神障碍	10	–	–	–	–	–	–	–	1	1	–	–	1	–	2	–	1	3	1	–	–
U087	6. 阿尔茨海默病和其他痴呆	12	–	–	–	–	–	–	–	–	–	1	–	–	–	1	2	–	3	2	3	–
U088	7. 帕金森病	2	–	–	–	–	–	–	–	–	–	1	–	–	–	–	–	–	–	–	–	–
U089	8. 多发性硬化	–	–	–	–	–	–	–	–	–	–	–	–	–	–	–	–	–	–	–	–	–
U090	9. 药物使用所致精神障碍	27	–	–	–	1	–	–	3	3	6	6	5	2	–	2	1	1	–	1	–	–
U091	10. 创伤后应激障碍	–	–	–	–	–	–	–	–	–	–	–	–	–	–	–	–	–	–	–	–	–
U092	11. 强迫症	–	–	–	–	–	–	–	–	–	–	–	–	–	–	–	–	–	–	–	–	–
U093	12. 惊恐障碍	–	–	–	–	–	–	–	–	–	–	–	–	–	–	–	–	–	–	–	–	–
U094	13. 失眠症	–	–	–	–	–	–	–	–	–	–	–	–	–	–	–	–	–	–	–	–	–
U095	14. 偏头痛	–	–	–	–	–	–	–	–	–	–	–	–	–	–	–	–	–	–	–	–	–
U096	15. 由于躯体器引起的精神发育障碍	1	–	–	–	1	–	–	–	–	–	–	–	–	–	–	–	–	–	–	–	–
U097	其他	41	2	2	3	2	–	–	1	1	1	5	1	3	–	4	3	2	1	3	6	–
U098	F. 感官疾病	–	–	–	–	–	–	–	–	–	–	–	–	–	–	–	–	–	–	–	–	–

续 表

疾病编码	疾病名称	总计	年龄组（岁）																			不详
			0–	1–	5–	10–	15–	20–	25–	30–	35–	40–	45–	50–	55–	60–	65–	70–	75–	80–	85 及以上	
U099	1. 青光眼	–	–	–	–	–	–	–	–	–	–	–	–	–	–	–	–	–	–	–	–	–
U100	2. 白内障	–	–	–	–	–	–	–	–	–	–	–	–	–	–	–	–	–	–	–	–	–
U101	3. 与年龄有关的视觉障碍	–	–	–	–	–	–	–	–	–	–	–	–	–	–	–	–	–	–	–	–	–
U102	4. 成年开始的听力损失	–	–	–	–	–	–	–	–	–	–	–	–	–	–	–	–	–	–	–	–	–
U103	其他	–	–	–	–	–	–	–	–	–	–	–	–	–	–	–	–	–	–	–	–	–
U104	G. 心血管疾病	2023	–	1	–	–	4	3	8	20	52	55	107	128	162	184	199	252	294	288	266	–
U105	1. 风湿性心脏病	35	–	–	–	–	–	–	–	1	1	–	4	6	4	5	2	2	3	3	6	–
U106	2. 高血压及并发症	169	–	–	–	–	2	1	–	1	–	3	7	6	17	8	15	27	31	30	21	–
U107	3. 缺血性心脏病	688	–	–	–	–	2	1	5	8	27	20	40	41	59	65	59	71	77	101	112	–
U108	4. 脑血管病	1023	–	–	–	–	1	1	3	6	17	31	49	68	79	95	114	148	168	142	102	–
U109	5. 炎性心脏病	18	–	–	–	–	–	–	–	–	–	1	–	3	1	2	1	1	–	3	6	–
U110	其他	90	1	–	–	–	–	2	3	4	4	1	7	4	3	9	8	3	15	10	19	–
U111	H. 主要呼吸系统疾病	203	1	–	–	–	–	–	3	1	1	2	3	9	8	11	13	36	40	40	35	–
U112	1. 慢性阻塞性肺疾病	139	–	–	–	–	–	–	–	1	1	2	2	5	5	10	12	25	28	22	26	–
U113	2. 哮喘	29	–	–	–	–	–	–	–	–	–	–	2	2	1	1	–	7	7	7	2	–
U114	其他	35	–	–	–	–	–	–	–	–	–	1	–	1	1	1	1	4	5	11	7	–
U115	I. 主要消化系统疾病	369	1	–	–	–	–	–	8	17	29	38	47	49	35	27	32	20	28	19	19	–
U116	1. 消化性溃疡	63	–	–	–	–	–	–	1	2	3	3	5	7	5	5	6	8	8	5	5	–
U117	2. 肝硬化	216	–	–	–	–	–	–	4	12	23	31	31	35	24	15	16	10	11	2	2	–
U118	3. 阑尾炎	3	–	–	–	–	–	–	–	–	–	–	–	1	–	–	1	–	–	–	1	–
U119	其他	87	1	1	–	–	–	–	3	3	3	4	11	6	6	7	10	7	9	10	11	–
U120	J. 主要泌尿生殖系统疾病	68	–	–	–	–	–	–	3	5	2	3	4	3	3	7	7	7	12	10	9	–
U121	1. 肾炎和肾病	56	–	–	–	–	–	–	4	5	2	3	4	3	3	5	6	5	10	–	6	–
U122	2. 前列腺增生	3	–	–	–	–	–	–	–	–	–	–	–	–	–	–	–	–	1	1	1	–
U123	其他	9	–	–	–	–	–	–	–	–	–	–	1	1	2	1	2	1	1	–	–	–
U124	K. 皮肤病	6	1	–	–	–	–	–	–	–	–	–	–	1	1	1	1	–	–	–	–	–
U125	L. 肌肉骨骼和结缔组织疾病	11	–	–	–	–	–	–	–	–	–	–	1	1	–	–	1	2	1	1	3	–
U126	1. 风湿性关节炎	1	–	–	–	–	–	–	–	–	–	–	–	1	–	–	–	–	–	–	–	–
U127	2. 骨关节炎	–	–	–	–	–	–	–	–	–	–	–	–	–	–	–	–	–	–	–	–	–
U128	3. 痛风	3	–	–	–	–	–	–	–	–	–	–	–	–	–	–	1	–	–	–	2	–
U129	4. 腰痛	–	–	–	–	–	–	–	–	–	–	–	–	–	–	–	–	–	–	–	–	–
U130	其他	7	–	–	–	–	–	–	–	–	–	–	1	–	–	–	–	2	1	1	1	–
U131	M. 先天异常	8	5	1	1	–	–	–	–	–	–	–	–	1	–	–	–	–	–	–	–	–

续　表

疾病编码	疾病名称	总计	年龄组（岁）																			不详
			0-	1-	5-	10-	15-	20-	25-	30-	35-	40-	45-	50-	55-	60-	65-	70-	75-	80-	85及以上	
U132	1. 腹壁缺损	—	—	—	—	—	—	—	—	—	—	—	—	—	—	—	—	—	—	—	—	—
U133	2. 无脑畸形	—	—	—	—	—	—	—	—	—	—	—	—	—	—	—	—	—	—	—	—	—
U134	3. 肛门直肠闭锁	—	—	—	—	—	—	—	—	—	—	—	—	—	—	—	—	—	—	—	—	—
U135	4. 唇裂	—	—	—	—	—	—	—	—	—	—	—	—	—	—	—	—	—	—	—	—	—
U136	5. 腭裂	—	—	—	—	—	—	—	—	—	—	—	—	—	—	—	—	—	—	—	—	—
U137	6. 食管闭锁	—	—	—	—	—	—	—	—	—	—	—	—	—	—	—	—	—	—	—	—	—
U138	7. 肾发育不全	—	—	—	—	—	—	—	—	—	—	—	—	—	—	—	—	—	—	—	—	—
U139	8. 唐氏综合征	—	—	—	—	—	—	—	—	—	—	—	—	—	—	—	—	—	—	—	—	—
U140	9. 先天性心脏异常	2	—	1	—	—	—	—	—	—	—	—	—	1	—	—	—	—	—	—	—	—
U141	10. 脊柱裂	—	—	—	—	—	—	—	—	—	—	—	—	—	—	—	—	—	—	—	—	—
U142	其他	6	5	—	—	—	—	—	—	1	—	—	—	—	—	—	—	—	—	—	—	—
U143	N. 口腔疾病	—	—	—	—	—	—	—	—	—	—	—	—	—	—	—	—	—	—	—	—	—
U144	1. 龋齿	—	—	—	—	—	—	—	—	—	—	—	—	—	—	—	—	—	—	—	—	—
U145	2. 牙周病	—	—	—	—	—	—	—	—	—	—	—	—	—	—	—	—	—	—	—	—	—
U146	3. 无牙症	—	—	—	—	—	—	—	—	—	—	—	—	—	—	—	—	—	—	—	—	—
U147	其他	—	—	—	—	—	—	—	—	—	—	—	—	—	—	—	—	—	—	—	—	—
U148	Ⅲ. 伤害	813	7	20	3	9	35	40	62	72	86	105	85	68	54	48	28	15	24	26	26	—
U149	A. 意外伤害	740	7	19	3	8	33	37	50	68	78	95	77	62	50	42	26	12	24	23	26	—
U150	1. 道路交通事故	230	1	5	3	6	22	21	17	25	19	29	22	16	12	12	8	4	3	6	2	—
U151	2. 意外中毒	219	—	—	1	1	1	6	15	26	32	38	31	27	15	11	9	2	4	2	—	—
U152	3. 意外跌落	168	—	4	1	1	2	3	4	5	12	15	11	15	17	14	6	5	15	15	24	—
U153	4. 火灾	6	—	—	—	1	—	—	—	—	—	1	1	1	1	1	—	—	—	—	—	—
U154	5. 溺水	41	—	4	2	1	3	3	4	4	7	7	2	1	—	—	1	1	1	—	—	—
U155	其他	76	6	4	2	1	5	4	10	7	8	6	11	2	6	3	1	—	1	1	—	—
U156	B. 故意伤害	51	—	—	—	—	2	2	3	2	5	9	4	5	3	—	1	2	—	—	—	—
U157	1. 自杀及后遗症	42	—	—	—	—	1	1	1	2	5	9	4	4	3	3	—	2	—	1	—	—
U158	2. 他杀及后遗症	7	—	—	—	—	1	—	1	—	—	—	—	1	—	—	1	—	—	—	—	—
U159	3. 战争	1	—	—	—	—	—	—	—	—	—	—	—	—	—	—	—	—	—	—	—	—
U160	其他	1	—	—	—	—	—	—	1	—	—	—	—	—	—	—	—	—	—	—	—	—
U161	其他剩余疾病	43	—	2	—	2	—	1	1	6	2	5	5	3	2	—	2	1	2	4	6	—

表 3－51 2018 年德宏州死因别、年龄别死亡数（女）

疾病编码	疾病名称	总计	0－	1－	5－	10－	15－	20－	25－	30－	35－	40－	45－	50－	55－	60－	65－	70－	75－	80－	85及以上	不详
													年龄组（岁）									
U000	全死因	3013	39	17	11	4	11	24	37	51	45	80	104	127	151	220	240	358	419	471	604	－
U001	Ⅰ.传染病、母婴疾病和营养缺乏性疾病	181	27	3	3	2	1	2	4	6	5	6	6	4	7	4	4	8	16	19	54	－
U002	A.传染病和寄生虫病	53	1	3	3	2	1	2	2	4	5	5	5	4	4	3	1	3	5	1	2	－
U003	1.结核病	8	－	－	－	－	－	－	－	1	－	1	－	2	1	1	－	－	1	－	1	－
U004	2.性传播疾病	－	－	－	－	－	－	－	－	－	－	－	－	－	－	－	－	－	－	－	－	－
U005	a.梅毒	－	－	－	－	－	－	－	－	－	－	－	－	－	－	－	－	－	－	－	－	－
U006	b.衣原体病	－	－	－	－	－	－	－	－	－	－	－	－	－	－	－	－	－	－	－	－	－
U007	c.淋病	－	－	－	－	－	－	－	－	－	－	－	－	－	－	－	－	－	－	－	－	－
U008	d.其他	－	－	－	－	－	－	－	－	－	－	－	－	－	－	－	－	－	－	－	－	－
U009	3.艾滋病	25	－	1	－	1	1	1	2	3	4	4	4	2	2	1	－	－	－	－	－	－
U010	4.腹泻性疾病	1	1	－	－	－	－	－	－	－	－	－	－	－	－	－	－	－	－	－	－	－
U011	5.好发于儿童期的疾病	－	－	－	－	－	－	－	－	－	－	－	－	－	－	－	－	－	－	－	－	－
U012	a.百日咳	－	－	－	－	－	－	－	－	－	－	－	－	－	－	－	－	－	－	－	－	－
U013	b.脊髓灰质炎及后遗症	－	－	－	1	1	－	－	－	－	－	－	－	－	－	－	－	－	－	－	－	－
U014	c.白喉	－	－	－	－	－	－	－	－	－	－	－	－	－	－	－	－	－	－	－	－	－
U015	d.麻疹	－	－	－	－	1	－	－	－	－	4	4	2	2	－	1	1	－	－	－	－	－
U016	e.破伤风	－	－	－	－	－	－	－	－	－	－	－	－	－	－	－	－	－	－	－	－	－
U017	6.脑膜炎	4	－	－	－	1	－	－	－	－	1	1	－	－	1	－	－	－	1	－	－	－
U018	7.乙型肝炎	5	－	－	－	－	－	－	－	－	－	1	－	－	1	－	－	3	－	－	－	－
U019	b.丙型肝炎	－	－	－	－	－	－	－	－	－	－	－	－	－	－	－	－	－	－	－	－	－
U020	8.疟疾	－	－	－	－	－	－	－	－	－	－	－	－	－	－	－	－	－	－	－	－	－
U021	9.热带病	－	－	－	－	－	－	－	－	－	－	－	－	－	－	－	－	－	－	－	－	－
U022	a.锥虫病	－	－	－	－	－	－	－	－	－	－	－	－	－	－	－	－	－	－	－	－	－
U023	b.南美锥虫病	－	－	－	－	－	－	－	－	－	－	－	－	－	－	－	－	－	－	－	－	－
U024	c.血吸虫病	－	－	－	－	－	－	－	－	－	－	－	－	－	－	－	－	－	－	－	－	－
U025	d.利什曼病	－	－	－	－	－	－	－	－	－	－	－	－	－	－	－	－	－	－	－	－	－
U026	e.淋巴丝虫病	－	－	－	－	－	－	－	－	－	－	－	－	－	－	－	－	－	－	－	－	－
U027	f.盘尾丝虫病	－	－	－	－	－	－	－	－	－	－	－	－	－	－	－	－	－	－	－	－	－
U028	10.麻风病	－	－	－	－	－	－	－	－	－	－	－	－	－	－	－	－	－	－	－	－	－
U029	11.登革热	－	－	－	－	－	－	－	－	－	－	－	－	－	－	－	－	－	－	－	－	－
U030	12.流行性乙型脑炎	－	－	－	－	－	－	－	－	－	－	－	－	－	－	－	－	－	－	－	－	－
U031	13.沙眼	－	－	－	－	－	－	－	－	－	－	－	－	－	－	－	－	－	－	－	－	－
U032	14.肠线虫感染	－	－	－	－	－	－	－	－	－	－	－	－	－	－	－	－	－	－	－	－	－

续　表

疾病编码	疾病名称	总计	0-	1-	5-	10-	15-	20-	25-	30-	35-	40-	45-	50-	55-	60-	65-	70-	75-	80-	85及以上	不详
													年龄组（岁）									
U033	a. 蛔虫病	—	—	—	—	—	—	—	—	—	—	—	—	—	—	—	—	—	—	—	—	—
U034	b. 丝虫病	—	—	—	—	—	—	—	—	—	—	—	—	—	—	—	—	—	—	—	—	—
U035	c. 钩虫病	—	—	—	—	—	—	—	—	—	—	—	—	—	—	—	—	—	—	—	—	—
U036	d. 其他	—	—	—	—	—	—	—	—	—	—	—	—	—	—	—	—	—	—	—	—	—
U037	其他传染病	10	—	2	—	—	—	—	—	—	—	1	1	—	—	—	—	1	3	1	1	—
U038	B. 呼吸系统感染	62	3	1	1	—	—	—	1	—	1	—	1	—	—	1	2	2	6	13	31	—
U039	1. 下呼吸道感染	62	3	1	1	—	—	—	1	—	1	—	1	—	—	1	2	2	6	13	31	—
U040	2. 上呼吸道感染	—	—	—	—	—	—	—	—	—	—	—	—	—	—	—	—	—	—	—	—	—
U041	3. 中耳炎	—	—	—	—	—	—	—	—	—	—	—	—	—	—	—	—	—	—	—	—	—
U042	C. 妊娠、分娩和产褥期并发症	2	—	—	—	—	—	—	1	1	—	—	—	—	—	—	—	—	—	—	—	—
U043	1. 孕产妇出血	—	—	—	—	—	—	—	—	—	—	—	—	—	—	—	—	—	—	—	—	—
U044	2. 产妇败血症	—	—	—	—	—	—	—	—	—	—	—	—	—	—	—	—	—	—	—	—	—
U045	3. 妊娠高血压综合征	—	—	—	—	—	—	—	—	—	—	—	—	—	—	—	—	—	—	—	—	—
U046	4. 梗阻性分娩	—	—	—	—	—	—	—	—	—	—	—	—	—	—	—	—	—	—	—	—	—
U047	5. 流产	2	—	—	—	—	—	—	1	1	—	—	—	—	—	—	—	—	—	—	—	—
U048	其他	—	—	—	—	—	—	—	—	—	—	—	—	—	—	—	—	—	—	—	—	—
U049	D. 起源于围生期的情况	23	23	—	—	—	—	—	—	—	—	—	—	—	—	—	—	—	—	—	—	—
U050	1. 出生低体重	4	4	—	—	—	—	—	—	—	—	—	—	—	—	—	—	—	—	—	—	—
U051	2. 出生产伤和窒息	15	15	—	—	—	—	—	—	—	—	—	—	—	—	—	—	—	—	—	—	—
U052	其他	4	4	—	—	—	—	—	—	—	—	—	—	—	—	—	—	—	—	—	—	—
U053	E. 营养缺乏	40	—	2	2	—	—	—	—	—	—	—	—	—	2	—	1	3	5	5	21	—
U054	1. 蛋白质 - 能量营养不良	24	—	2	2	—	—	—	—	—	—	—	—	—	—	—	—	1	2	3	14	—
U055	2. 碘缺乏	—	—	—	—	—	—	—	—	—	—	—	—	—	—	—	—	—	—	—	—	—
U056	3. 维生素 A 缺乏病	—	—	—	—	—	—	—	—	—	—	—	—	—	—	—	—	—	—	—	—	—
U057	4. 缺铁性贫血	5	—	—	—	—	—	—	—	—	—	—	—	—	—	1	—	1	2	1	—	—
U058	其他营养缺乏症	11	—	—	—	—	—	—	—	—	—	—	—	—	—	—	1	1	1	1	7	—
U059	II. 慢性非传染性疾病	2518	7	5	5	1	8	8	30	30	27	60	90	108	125	197	217	326	372	405	497	—
U060	A. 恶性肿瘤	362	—	2	1	—	—	1	6	8	11	22	30	48	36	56	37	38	34	17	15	—
U061	1. 唇、口腔和咽恶性肿瘤	13	—	—	—	—	—	—	—	—	—	—	—	2	1	2	2	1	3	1	1	—
U062	2. 食道癌	4	—	—	—	—	—	—	—	—	—	—	—	—	1	—	—	1	1	—	1	—
U063	3. 胃癌	30	—	—	—	—	—	—	—	—	1	1	3	5	3	5	2	4	1	3	2	—
U064	4. 结直肠癌	28	—	—	—	—	—	—	—	—	—	—	—	2	2	5	4	5	3	3	4	—
U065	5. 肝癌	50	—	—	—	—	—	—	—	1	—	1	5	9	5	10	3	6	6	3	1	—

续 表

疾病编码	疾病名称	总计	0-	1-	5-	10-	15-	20-	25-	30-	35-	40-	45-	50-	55-	60-	65-	70-	75-	80-	85及以上	不详
U066	6. 胰腺癌	6	-	-	-	-	-	-	-	-	-	-	-	-	1	-	-	3	2	-	-	-
U067	7. 肺癌	59	-	-	-	-	-	-	-	1	4	5	2	3	3	12	6	6	8	5	4	-
U068	8. 皮肤癌	3	-	-	-	-	-	-	-	-	-	-	-	-	-	-	1	1	1	-	-	-
U069	9. 乳腺癌	32	-	-	-	-	-	-	-	2	1	1	5	10	4	2	4	1	1	1	-	-
U070	10. 子宫颈癌	25	-	-	-	-	-	-	-	2	3	2	2	6	5	3	2	-	-	-	-	-
U071	11. 子宫体癌	12	-	-	-	-	-	-	-	-	-	3	2	1	1	-	4	1	-	-	-	-
U072	12. 卵巢癌	4	-	-	-	-	-	-	-	-	-	1	-	2	-	1	-	-	-	-	-	-
U073	13. 前列腺癌	-	-	-	-	-	-	-	-	-	-	-	-	-	-	-	-	-	-	-	-	-
U074	14. 膀胱癌	3	-	-	-	-	-	-	-	-	-	-	-	1	-	-	1	-	1	-	-	-
U075	15. 淋巴瘤与多发性骨髓瘤	11	-	-	-	-	-	-	3	-	-	1	-	1	3	1	1	-	1	-	-	-
U076	16. 白血病	12	-	-	1	-	-	-	-	2	-	-	2	2	-	3	-	1	-	-	1	-
U077	其他	70	-	2	-	-	1	-	-	3	2	-	7	7	6	5	10	7	7	7	4	2	-
U078	B. 其他肿瘤	9	-	-	-	-	-	-	-	-	-	-	1	-	-	2	2	-	2	1	1	-
U079	C. 糖尿病	144	1	-	-	-	-	-	-	2	-	-	-	3	1	5	21	21	26	31	21	12	-
U080	D. 内分泌紊乱	36	-	3	2	-	2	-	2	1	1	-	-	1	2	-	3	-	5	2	4	8	-
U081	E. 神经系统和精神障碍疾病	84	-	3	1	1	1	2	5	2	-	3	2	1	1	5	7	9	7	14	20	-	-
U082	1. 单相精神抑郁	1	-	-	-	-	-	-	-	-	-	-	-	-	1	-	-	-	-	-	-	-
U083	2. 双相情感障碍	-	-	-	-	-	-	-	-	-	-	-	-	-	-	-	-	-	-	-	-	-
U084	3. 精神分裂症	8	-	-	-	-	-	-	3	-	-	-	1	-	-	-	-	2	2	-	-	-
U085	4. 癫痫症	6	-	-	-	-	-	1	1	1	-	1	-	1	-	1	-	-	-	-	-	-
U086	5. 酒精使用所致精神障碍	1	-	-	-	-	-	-	-	-	-	-	-	-	-	-	-	-	1	-	-	-
U087	6. 阿尔茨海默病和其他痴呆	18	-	-	-	-	-	-	-	-	-	-	-	-	-	2	2	2	-	6	6	-
U088	7. 帕金森病	8	-	-	-	-	-	-	-	-	-	-	-	-	-	1	1	-	1	3	2	-
U089	8. 多发性硬化	1	-	-	-	-	-	-	-	-	-	-	-	-	1	-	-	-	-	-	-	-
U090	9. 药物使用所致精神障碍	-	-	-	-	-	-	-	-	-	-	-	-	-	-	-	-	-	-	-	-	-
U091	10. 创伤后应激障碍	-	-	-	-	-	-	-	-	-	-	-	-	-	-	-	-	-	-	-	-	-
U092	11. 强迫症	-	-	-	-	-	-	-	-	-	-	-	-	-	-	-	-	-	-	-	-	-
U093	12. 惊恐障碍	-	-	-	-	-	-	-	-	-	-	-	-	-	-	-	-	-	-	-	-	-
U094	13. 失眠症	-	-	-	-	-	-	-	-	-	-	-	-	-	-	-	-	-	-	-	-	-
U095	14. 偏头痛	-	-	-	-	-	-	-	-	-	-	-	-	-	-	-	-	-	-	-	-	-
U096	15. 由于铅暴露引起的精神发育障碍	-	-	-	-	-	-	-	-	-	-	-	-	-	-	-	-	-	-	-	-	-
U097	其他	41	-	3	1	-	-	1	1	1	-	1	1	1	1	2	2	7	3	4	12	-
U098	F. 感官疾病	1	-	-	-	-	-	-	-	-	-	-	-	-	-	-	-	-	-	-	1	-

续　表

疾病编码	疾病名称	总计	0—	1—	5—	10—	15—	20—	25—	30—	35—	40—	45—	50—	55—	60—	65—	70—	75—	80—	85及以上	不详
U099	1. 青光眼	—	—	—	—	—	—	—	—	—	—	—	—	—	—	—	—	—	—	—	—	—
U100	2. 白内障	—	—	—	—	—	—	—	—	—	—	—	—	—	—	—	—	—	—	—	—	—
U101	3. 与年龄有关的视觉障碍	—	—	—	—	—	—	—	—	—	—	—	—	—	—	—	—	—	—	—	—	—
U102	4. 成年开始的听力损失	—	—	—	—	—	—	—	—	—	—	—	—	—	—	—	—	—	—	—	—	—
U103	其他	1	—	—	—	—	—	—	—	—	—	—	—	—	—	—	—	—	—	—	1	—
U104	G. 心血管疾病	1569	1	—	—	—	3	3	8	12	7	26	37	41	60	94	125	222	252	298	380	—
U105	1. 风湿性心脏病	47	—	—	—	—	—	—	1	1	—	5	4	3	1	3	2	7	6	9	5	—
U106	2. 高血压及并发症	153	—	—	—	—	—	—	2	1	1	4	2	—	9	7	12	20	24	41	30	—
U107	3. 缺血性心脏病	556	—	—	—	—	1	—	2	5	—	7	13	16	16	27	38	79	82	96	174	—
U108	4. 脑血管病	714	—	—	—	—	—	—	2	1	6	10	17	21	32	52	65	105	125	135	143	—
U109	5. 炎性心脏病	26	—	—	—	—	—	—	1	3	—	—	—	1	2	—	2	2	6	5	7	—
U110	其他	71	1	—	—	—	2	1	1	2	1	1	1	1	2	5	6	9	6	12	19	—
U111	H. 主要呼吸系统疾病	101	—	—	—	—	2	1	1	—	1	1	4	—	4	3	9	10	19	22	26	—
U112	1. 慢性阻塞性肺疾病	56	—	—	1	—	—	—	—	—	—	1	—	—	2	1	7	6	10	14	13	—
U113	2. 哮喘	18	—	—	—	—	—	—	—	—	—	—	—	—	2	—	1	2	2	3	5	—
U114	其他	27	—	—	—	—	—	—	—	—	—	—	—	—	—	1	—	2	7	5	8	—
U115	I. 主要消化系统疾病	127	1	—	1	—	1	3	4	2	4	2	5	10	14	6	13	8	20	19	17	—
U116	1. 消化性溃疡	22	—	—	—	—	—	—	—	—	—	—	2	7	5	4	—	4	1	5	2	—
U117	2. 肝硬化	43	—	—	—	—	—	1	—	—	3	1	2	7	5	4	5	—	8	3	2	—
U118	3. 阑尾炎	2	—	—	—	—	—	—	—	—	—	—	—	—	—	—	—	—	1	—	—	—
U119	其他	60	1	—	—	—	—	—	2	2	1	1	1	2	2	6	6	4	10	11	13	—
U120	J. 主要泌尿生殖系统疾病	50	—	—	—	—	—	—	2	2	1	3	5	1	2	6	1	5	5	8	9	—
U121	1. 肾炎和肾病	48	—	—	—	—	—	—	1	1	1	3	5	5	2	5	1	5	5	7	9	—
U122	2. 前列腺增生	—	—	—	—	—	—	—	—	—	—	—	—	—	—	—	—	—	—	—	—	—
U123	其他	2	—	—	—	—	—	—	1	—	—	—	—	—	—	1	—	—	—	—	—	—
U124	K. 皮肤病	2	—	—	—	—	—	—	1	—	—	—	—	—	—	1	—	—	—	—	—	—
U125	L. 肌肉骨骼和结缔组织疾病	27	—	—	—	—	—	—	1	2	1	2	2	3	2	2	2	2	1	1	1	—
U126	1. 风湿性关节炎	4	—	—	—	—	—	—	—	—	—	—	—	—	—	—	—	—	—	—	6	—
U127	2. 骨关节炎	—	—	—	—	—	—	—	—	—	—	—	—	—	—	—	—	—	—	—	—	—
U128	3. 痛风	2	—	—	—	—	—	—	1	1	—	—	—	—	2	—	—	—	—	—	2	—
U129	4. 腰痛	—	—	—	—	—	—	—	—	—	—	—	—	—	—	—	—	—	—	—	—	—
U130	其他	21	—	—	—	—	1	—	1	1	1	1	2	3	2	1	2	1	—	1	1	—
U131	M. 先天异常	5	4	—	—	—	—	—	—	—	—	—	—	—	—	—	—	1	—	—	3	—

续表

疾病编码	疾病名称	总计	0-	1-	5-	10-	15-	20-	25-	30-	35-	40-	45-	50-	55-	60-	65-	70-	75-	80-	85及以上	不详
U132	1. 腹壁缺损	-	-	-	-	-	-	-	-	-	-	-	-	-	-	-	-	-	-	-	-	-
U133	2. 无脑畸形	-	-	-	-	-	-	-	-	-	-	-	-	-	-	-	-	-	-	-	-	-
U134	3. 肛门直肠闭锁	-	-	-	-	-	-	-	-	-	-	-	-	-	-	-	-	-	-	-	-	-
U135	4. 唇裂	-	-	-	-	-	-	-	-	-	-	-	-	-	-	-	-	-	-	-	-	-
U136	5. 腭裂	-	-	-	-	-	-	-	-	-	-	-	-	-	-	-	-	-	-	-	-	-
U137	6. 食管闭锁	-	-	-	-	-	-	-	-	-	-	-	-	-	-	-	-	-	-	-	-	-
U138	7. 肾发育不全	-	-	-	-	-	-	-	-	-	-	-	-	-	-	-	-	-	-	-	-	-
U139	8. 唐氏综合征	-	-	-	-	-	-	-	-	-	-	-	-	-	-	-	-	-	-	-	-	-
U140	9. 先天性心脏异常	4	3	-	-	-	-	-	-	-	-	-	-	-	-	-	-	1	-	-	-	-
U141	10. 脊柱裂	-	-	-	-	-	-	-	-	-	-	-	-	-	-	-	-	-	-	-	-	-
U142	其他	1	1	-	-	-	-	-	-	-	-	-	-	-	-	-	-	-	-	-	-	-
U143	N. 口腔疾病	1	-	-	-	-	-	-	-	-	-	-	-	-	-	-	-	-	-	-	1	-
U144	1. 龋齿	-	-	-	-	-	-	-	-	-	-	-	-	-	-	-	-	-	-	-	-	-
U145	2. 牙周病	-	-	-	-	-	-	-	-	-	-	-	-	-	-	-	-	-	-	-	-	-
U146	3. 无牙症	-	-	-	-	-	-	-	-	-	-	-	-	-	-	-	-	-	-	-	-	-
U147	其他	1	-	-	-	-	-	-	-	-	-	-	-	-	-	-	-	-	-	-	1	-
U148	Ⅲ. 伤害	281	4	9	3	1	2	14	3	14	12	14	8	15	18	19	18	23	27	43	34	-
U149	A. 意外伤害	249	4	8	3	1	1	9	2	11	10	12	7	12	17	18	12	22	25	41	34	-
U150	1. 道路交通事故	60	3	-	1	-	7	7	3	3	5	7	3	4	8	6	3	3	2	4	1	-
U151	2. 意外中毒	28	-	-	2	-	-	1	7	-	3	1	2	1	2	4	1	2	2	-	1	-
U152	3. 意外跌落	130	-	2	2	-	1	1	1	7	-	2	-	4	3	6	6	17	20	34	32	-
U153	4. 火灾	7	-	1	-	-	-	-	-	1	-	-	-	-	2	2	-	1	-	2	-	-
U154	5. 溺水	4	-	1	-	1	-	-	-	1	-	-	-	-	-	-	-	-	-	-	-	-
U155	其他	20	4	1	1	-	4	-	1	1	2	2	2	3	3	2	6	-	1	1	1	-
U156	B. 故意伤害	29	-	1	-	-	4	3	1	3	2	2	2	3	1	1	6	6	2	1	-	-
U157	1. 自杀及后遗症	24	-	1	-	-	3	2	1	3	2	2	2	3	1	2	6	6	2	1	1	-
U158	2. 他杀及后遗症	5	-	-	-	-	1	1	-	2	-	2	-	-	1	1	-	-	2	1	-	-
U159	3. 战争	-	-	-	-	-	-	-	-	-	-	-	-	-	-	-	-	-	-	-	-	-
U160	其他	-	-	-	-	-	-	-	-	-	-	-	-	-	-	-	-	-	-	-	-	-
U161	其他剩余疾病	33	1	-	-	-	-	-	-	-	1	-	-	1	1	1	1	1	4	4	19	-

表 3－52　2018 年怒江州死因别、年龄别死亡数（男女合计）

疾病编码	疾病名称	总计	年龄组（岁）																			不详
			0 －	1 －	5 －	10 －	15 －	20 －	25 －	30 －	35 －	40 －	45 －	50 －	55 －	60 －	65 －	70 －	75 －	80 －	85 及以上	
U000	全死因	3582	137	34	14	16	28	41	68	119	143	192	206	222	217	298	297	316	328	443	462	1
U001	Ⅰ．传染病、母婴疾病和营养缺乏性疾病	422	113	20	5	2	－	2	12	17	13	20	15	14	9	18	21	17	22	41	61	－
U002	A．传染病和寄生虫病	156	8	4	4	2	－	－	11	14	12	14	13	11	8	15	16	8	6	2	8	－
U003	1．结核病	62	－	－	1	－	－	－	7	6	8	7	6	6	2	4	10	2	1	2	－	－
U004	2．性传播疾病	1	－	－	－	－	－	－	－	－	－	－	－	－	－	1	－	－	－	－	－	－
U005	a．梅毒	－	－	－	－	－	－	－	－	－	－	－	－	－	－	－	－	－	－	－	－	－
U006	b．衣原体病	－	－	－	－	－	－	－	－	－	－	－	－	－	－	－	－	－	－	－	－	－
U007	c．淋病	－	－	－	－	－	－	－	－	－	－	－	－	－	－	－	－	－	－	－	－	－
U008	d．其他	1	－	－	－	－	－	－	－	－	－	－	－	－	－	1	－	－	－	－	－	－
U009	3．艾滋病	15	－	－	－	－	－	－	4	5	1	2	1	2	－	－	－	－	－	－	－	－
U010	4．腹泻性疾病	5	1	1	－	－	－	－	－	－	－	1	1	1	－	－	－	－	－	－	－	－
U011	5．好发于儿童期的疾病	1	－	－	－	－	－	－	－	－	－	－	1	－	－	－	－	－	－	－	－	－
U012	a．百日咳	－	－	－	－	－	－	－	－	－	－	－	－	－	－	－	－	－	－	－	－	－
U013	b．脊髓灰质炎及后遗症	－	－	－	－	－	－	－	－	－	－	－	－	－	－	－	－	－	－	－	－	－
U014	c．白喉	－	－	－	－	－	－	－	－	－	－	－	－	－	－	－	－	－	－	－	－	－
U015	d．麻疹	－	－	－	－	－	－	－	－	－	－	－	－	－	－	－	－	－	－	－	－	－
U016	e．破伤风	1	－	－	－	－	－	－	－	－	－	－	1	－	－	－	－	－	－	－	－	－
U017	6．脑膜炎	10	－	2	2	1	－	－	－	－	2	－	－	－	－	－	1	－	1	1	－	－
U018	7．乙型肝炎	34	－	－	－	－	－	－	－	2	2	3	3	3	3	7	3	6	1	1	1	－
U019	丙型肝炎	－	－	－	－	－	－	－	－	－	－	－	－	－	－	－	－	－	－	－	－	－
U020	8．疟疾	－	－	－	－	－	－	－	－	－	－	－	－	－	－	－	－	－	－	－	－	－
U021	9．热带病	－	－	－	－	－	－	－	－	－	－	－	－	－	－	－	－	－	－	－	－	－
U022	a．锥虫病	－	－	－	－	－	－	－	－	－	－	－	－	－	－	－	－	－	－	－	－	－
U023	b．南美锥虫病	－	－	－	－	－	－	－	－	－	－	－	－	－	－	－	－	－	－	－	－	－
U024	c．血吸虫病	－	－	－	－	－	－	－	－	－	－	－	－	－	－	－	－	－	－	－	－	－
U025	d．利什曼病	－	－	－	－	－	－	－	－	－	－	－	－	－	－	－	－	－	－	－	－	－
U026	e．淋巴性丝虫病	－	－	－	－	－	－	－	－	－	－	－	－	－	－	－	－	－	－	－	－	－
U027	f．盘尾丝虫病	－	－	－	－	－	－	－	－	－	－	－	－	－	－	－	－	－	－	－	－	－
U028	10．麻风病	1	－	－	－	－	－	－	－	－	－	－	－	－	－	－	－	－	1	－	－	－
U029	11．登革热	－	－	－	－	－	－	－	－	－	－	－	－	－	－	－	－	－	－	－	－	－
U030	12．流行性乙型脑炎	－	－	－	－	－	－	－	－	－	－	－	－	－	－	－	－	－	－	－	－	－
U031	13．沙眼	－	－	－	－	－	－	－	－	－	－	－	－	－	－	－	－	－	－	－	－	－
U032	14．肠线虫感染	－	－	－	－	－	－	－	－	－	－	－	－	－	－	－	－	－	－	－	－	－

续　表

疾病编码	疾病名称	总计	0–	1–	5–	10–	15–	20–	25–	30–	35–	40–	45–	50–	55–	60–	65–	70–	75–	80–	85及以上	不详
U033	a. 蛔虫病	—	—	—	—	—	—	—	—	—	—	—	—	—	—	—	—	—	—	—	—	—
U034	b. 鞭虫病	—	—	—	—	—	—	—	—	—	—	—	—	—	—	—	—	—	—	—	—	—
U035	c. 钩虫病	—	—	—	—	—	—	—	—	—	—	—	—	—	—	—	—	—	—	—	—	—
U036	d. 其他	—	—	—	—	—	—	—	—	—	—	—	—	—	—	—	—	—	—	—	—	—
U037	其他传染病	27	7	1	1	1	—	—	—	—	1	1	1	—	3	2	1	—	2	—	6	—
U038	B. 呼吸系统感染	181	33	15	1	—	—	—	1	1	1	4	2	3	1	2	5	9	15	36	52	—
U039	1. 下呼吸道感染	178	33	15	1	—	—	—	1	1	1	4	2	3	1	2	5	8	14	36	51	—
U040	2. 上呼吸道感染	3	—	—	—	—	—	—	—	—	—	—	—	—	—	—	—	1	1	—	1	—
U041	3. 中耳炎	—	—	—	—	—	—	—	—	—	—	—	—	—	—	—	—	—	—	—	—	—
U042	C. 妊娠、分娩和产褥期并发症	2	—	—	—	—	—	—	—	1	—	1	—	—	—	—	—	—	—	—	—	—
U043	1. 孕产妇出血	—	—	—	—	—	—	—	—	—	—	—	—	—	—	—	—	—	—	—	—	—
U044	2. 产妇败血症	1	—	—	—	—	—	—	—	1	—	—	—	—	—	—	—	—	—	—	—	—
U045	3. 妊娠高血压综合征	—	—	—	—	—	—	—	—	—	—	—	—	—	—	—	—	—	—	—	—	—
U046	4. 梗阻性分娩	—	—	—	—	—	—	—	—	—	—	—	—	—	—	—	—	—	—	—	—	—
U047	5. 流产	—	—	—	—	—	—	—	—	—	—	—	—	—	—	—	—	—	—	—	—	—
U048	其他	1	—	—	—	—	—	—	—	—	—	1	—	—	—	—	—	—	—	—	—	—
U049	D. 起源于围生期的情况	73	72	1	—	—	—	—	—	—	—	—	—	—	—	—	—	—	—	—	—	—
U050	1. 出生低体重	19	19	—	—	—	—	—	—	—	—	—	—	—	—	—	—	—	—	—	—	—
U051	2. 出生产伤和窒息	43	42	1	—	—	—	—	—	—	—	—	—	—	—	—	—	—	—	—	—	—
U052	其他	11	11	—	—	—	—	—	—	—	—	—	—	—	—	—	—	—	—	—	—	—
U053	E. 营养缺乏	10	—	—	1	—	1	2	—	—	—	—	—	—	1	1	—	3	—	—	1	—
U054	1. 蛋白质－能量营养不良	3	—	—	—	—	1	2	—	—	—	—	—	—	—	—	—	—	—	—	—	—
U055	2. 碘缺乏	1	—	—	—	—	—	—	—	—	—	—	—	—	—	1	—	—	—	—	—	—
U056	3. 维生素 A 缺乏病	—	—	—	—	—	—	—	—	—	—	—	—	—	—	—	—	—	—	—	—	—
U057	4. 缺铁性贫血	3	—	—	—	—	—	—	—	—	—	—	—	—	—	—	—	3	—	—	—	—
U058	其他营养病症	3	—	—	1	—	—	—	—	—	—	—	—	—	1	—	—	—	—	—	1	—
U059	II. 慢性非传染性疾病	2638	16	9	6	5	13	13	22	57	85	118	146	169	172	252	245	278	285	385	361	1
U060	A. 恶性肿瘤	350	1	—	—	—	3	1	2	9	4	19	27	41	45	49	56	33	31	20	8	—
U061	1. 唇、口腔和咽恶性肿瘤	5	—	—	—	—	—	—	—	—	—	—	1	—	1	2	—	—	—	—	1	—
U062	2. 食道癌	43	—	—	—	—	—	—	—	—	—	3	—	6	5	9	9	4	6	—	1	—
U063	3. 胃癌	73	—	—	—	—	—	—	—	2	2	5	5	7	6	12	8	11	6	8	1	—
U064	4. 结直肠癌	23	—	—	—	—	—	—	—	—	—	—	1	4	1	2	7	1	5	2	—	—
U065	5. 肝癌	34	—	—	—	—	—	—	—	—	—	2	5	4	8	4	5	1	3	2	—	—

年龄组（岁）

续　表

疾病编码	疾病名称	总计	0–	1–	5–	10–	15–	20–	25–	30–	35–	40–	45–	50–	55–	60–	65–	70–	75–	80–	85及以上	不详
U066	6. 胰腺癌	5	–	–	–	–	–	–	–	–	–	–	–	–	1	1	1	–	1	–	1	–
U067	7. 肺癌	35	–	–	–	–	–	–	–	2	–	–	2	4	6	4	11	2	3	1	–	–
U068	8. 皮肤癌	4	–	–	–	–	–	–	–	–	–	–	–	1	–	2	1	–	–	–	–	–
U069	9. 乳腺癌	10	–	–	–	–	–	–	–	–	–	2	1	1	2	1	–	1	1	1	–	–
U070	10. 子宫颈癌	11	–	–	–	–	1	–	–	–	–	1	2	2	1	1	1	1	–	1	–	–
U071	11. 子宫体癌	8	–	–	–	–	–	–	–	–	–	1	1	2	1	1	–	1	–	1	–	–
U072	12. 卵巢癌	3	–	–	–	–	–	–	–	–	–	–	–	–	–	–	–	1	–	2	–	–
U073	13. 前列腺癌	4	–	–	–	–	–	–	–	–	–	–	–	–	–	–	1	–	1	–	3	–
U074	14. 膀胱癌	11	–	–	–	–	–	–	–	–	–	–	–	1	2	1	1	1	2	2	1	–
U075	15. 淋巴瘤与多发性骨髓瘤	7	–	–	–	–	–	–	–	–	1	–	1	–	2	3	–	–	–	–	–	–
U076	16. 白血病	10	1	–	1	2	1	–	–	–	–	–	–	–	2	–	–	–	1	–	2	–
U077	其他	64	1	–	1	–	–	–	–	–	1	–	2	8	7	7	9	8	11	4	3	2	–
U078	B. 其他肿瘤	2	–	–	–	–	–	–	–	–	–	–	–	1	–	1	–	–	–	–	–	–
U079	C. 糖尿病	45	–	–	–	–	–	–	1	1	1	2	3	3	5	4	5	3	6	6	5	–
U080	D. 内分泌紊乱	21	1	–	–	–	–	–	–	–	–	–	2	3	–	3	2	6	1	1	2	–
U081	E. 神经系统和精神障碍疾病	123	–	4	2	2	1	3	3	8	8	10	7	10	4	8	10	9	6	18	10	–
U082	1. 单相精神抑郁	–	–	–	–	–	–	–	–	–	–	–	–	–	–	–	–	–	–	–	–	–
U083	2. 双相情感障碍	1	–	–	–	–	–	–	–	–	–	–	–	1	–	–	–	–	–	–	–	–
U084	3. 精神分裂症	8	–	–	–	–	–	–	–	2	1	–	–	–	1	1	1	1	1	–	–	–
U085	4. 癫痫症	14	–	–	–	–	1	–	–	2	2	2	3	–	–	–	–	1	1	2	–	–
U086	5. 酒精使用所致精神障碍	35	–	–	–	–	–	3	–	2	3	6	3	7	–	3	3	3	2	–	–	–
U087	6. 阿尔次海默病和其他痴呆	22	–	–	–	–	–	–	–	–	–	–	–	–	–	–	–	3	2	11	6	–
U088	7. 帕金森病	3	–	–	–	–	–	–	–	–	–	–	–	–	–	2	–	–	–	–	1	–
U089	8. 多发性硬化	–	–	–	–	–	–	–	–	–	–	–	–	–	–	–	–	–	–	–	–	–
U090	9. 药物使用所致精神障碍	–	–	–	–	–	–	–	–	–	–	–	–	–	–	–	–	–	–	–	–	–
U091	10. 创伤后应激障碍	–	–	–	–	–	–	–	–	–	–	–	–	–	–	–	–	–	–	–	–	–
U092	11. 强迫症	–	–	–	–	–	–	–	–	–	–	–	–	–	–	–	–	–	–	–	–	–
U093	12. 惊恐障碍	–	–	–	–	–	–	–	–	–	–	–	–	–	–	–	–	–	–	–	–	–
U094	13. 失眠症	–	–	–	–	–	–	–	–	–	–	–	–	–	–	–	–	–	–	–	–	–
U095	14. 偏头痛	–	–	–	–	–	–	–	–	–	–	–	–	–	–	–	–	–	–	–	–	–
U096	15. 由于铅暴露引起的精神发育障碍	–	–	–	–	–	–	–	–	–	–	–	–	–	–	–	–	–	–	–	–	–
U097	其他	40	–	4	1	2	1	–	–	2	2	–	3	–	–	–	5	5	2	2	5	3	–
U098	F. 感官疾病	–	–	–	–	–	–	–	–	–	–	–	–	–	–	–	–	–	–	–	–	–

续表

疾病编码	疾病名称	总计	0—	1—	5—	10—	15—	20—	25—	30—	35—	40—	45—	50—	55—	60—	65—	70—	75—	80—	85及以上	不详
U099	1.青光眼	—	—	—	—	—	—	—	—	—	—	—	—	—	—	—	—	—	—	—	—	—
U100	2.白内障	—	—	—	—	—	—	—	—	—	—	—	—	—	—	—	—	—	—	—	—	—
U101	3.与年龄有关的视觉障碍	—	—	—	—	—	—	—	—	—	—	—	—	—	—	—	—	—	—	—	—	—
U102	4.成年开始的听力损失	—	—	—	—	—	—	—	—	—	—	—	—	—	—	—	—	—	—	—	—	—
U103	其他	—	—	—	—	—	—	—	—	—	—	—	—	—	—	—	—	—	—	—	—	—
U104	G.心血管疾病	1134	1	—	—	1	4	5	10	18	29	48	51	59	71	112	102	134	130	184	170	1
U105	1.风湿性心脏病	67	—	—	—	—	1	2	—	2	3	2	—	2	3	8	8	9	7	7	14	—
U106	2.高血压及并发症	172	—	—	—	—	—	—	—	2	3	4	16	4	15	16	9	16	24	30	33	—
U107	3.缺血性心脏病	208	—	—	—	—	—	2	6	4	15	11	7	11	14	27	19	20	17	41	29	—
U108	4.脑血管病	560	—	—	—	—	—	2	6	7	15	21	25	36	32	47	52	77	72	85	78	—
U109	5.炎性心脏病	23	1	—	—	—	—	—	—	—	2	2	1	1	2	1	3	5	2	—	2	—
U110	其他	90	1	1	—	—	—	—	2	3	3	6	—	5	5	12	10	5	8	16	13	—
U111	H.主要呼吸系统疾病	477	—	—	—	—	1	1	—	3	9	7	6	12	12	22	33	55	72	118	122	—
U112	1.慢性阻塞性肺疾病	422	—	—	—	—	—	2	—	2	3	2	5	10	10	18	30	48	65	115	115	—
U113	2.哮喘	21	—	—	—	—	—	—	—	—	—	—	—	1	2	1	—	5	6	1	4	—
U114	其他	34	1	—	—	—	—	—	—	—	4	5	1	1	2	3	3	2	1	2	3	—
U115	I.主要消化系统疾病	356	9	—	—	—	—	1	4	15	27	26	40	38	28	39	28	26	24	23	28	—
U116	1.消化性溃疡	26	—	—	—	—	—	—	—	3	—	3	1	4	1	4	2	3	1	2	2	—
U117	2.肝硬化	198	—	—	—	—	—	1	2	6	23	21	28	26	18	25	17	14	8	4	6	—
U118	3.阑尾炎	1	—	—	—	—	—	—	—	—	—	—	—	—	—	—	1	—	—	—	—	—
U119	其他	131	9	—	—	—	—	—	3	6	4	2	11	8	9	10	8	9	15	17	20	—
U120	J.主要泌尿生殖系统疾病	77	—	—	—	—	—	—	—	3	5	3	8	4	6	9	9	6	12	7	4	—
U121	1.肾炎和肾病	68	—	—	—	—	1	—	—	3	4	3	8	3	5	8	7	6	12	6	2	—
U122	2.前列腺增生	1	—	—	—	—	—	—	—	—	—	—	—	—	—	—	—	—	—	—	1	—
U123	其他	8	—	—	—	—	—	—	—	—	1	—	1	—	1	1	2	—	—	1	1	—
U124	K.皮肤病	3	—	—	—	—	—	—	—	—	—	—	—	—	—	—	—	—	—	—	1	—
U125	L.肌肉骨骼和结缔组织疾病	36	—	—	—	—	1	1	—	—	—	1	—	—	—	4	—	6	—	8	10	—
U126	1.风湿性关节炎	27	—	—	—	—	—	—	—	—	—	—	—	—	1	4	—	5	3	8	7	—
U127	2.骨关节炎	—	—	—	—	—	—	—	—	—	—	—	1	—	—	—	—	—	—	—	—	—
U128	3.痛风	2	—	—	—	—	—	—	—	—	—	—	—	—	—	—	—	—	—	—	2	—
U129	4.腰痛	1	—	—	—	—	—	—	—	—	1	—	—	—	—	—	—	—	—	—	—	—
U130	其他	6	—	—	—	—	2	—	—	—	—	—	—	—	—	—	—	1	2	—	1	—
U131	M.先天异常	13	3	1	—	2	2	—	—	—	—	1	—	—	—	—	—	1	2	—	—	—

年龄组（岁）

续　表

疾病编码	疾病名称	总计	0–	1–	5–	10–	15–	20–	25–	30–	35–	40–	45–	50–	55–	60–	65–	70–	75–	80–	85及以上	不详
U132	1. 腹壁缺损	–	–	–	–	–	–	–	–	–	–	–	–	–	–	–	–	–	–	–	–	–
U133	2. 无脑畸形	–	–	–	–	–	–	–	–	–	–	–	–	–	–	–	–	–	–	–	–	–
U134	3. 肛门直肠闭锁	–	–	–	–	–	–	–	–	–	–	–	–	–	–	–	–	–	–	–	–	–
U135	4. 唇裂	–	–	–	–	–	–	–	–	–	–	–	–	–	–	–	–	–	–	–	–	–
U136	5. 腭裂	–	–	–	–	–	–	–	–	–	–	–	–	–	–	–	–	–	–	–	–	–
U137	6. 食管闭锁	–	–	–	–	–	–	–	–	–	–	–	–	–	–	–	–	–	–	–	–	–
U138	7. 肾发育不全	–	–	–	–	–	–	–	–	–	–	–	–	–	–	–	–	–	–	–	–	–
U139	8. 唐氏综合征	–	–	–	–	–	–	–	–	–	–	–	–	–	–	–	–	–	–	–	–	–
U140	9. 先天性心脏异常	11	2	1	–	1	2	1	–	2	–	1	–	–	–	–	–	–	–	–	1	–
U141	10. 其他	–	–	–	–	–	–	–	–	–	–	–	–	–	–	–	–	–	–	–	–	–
U142	其他	2	1	–	–	1	–	–	–	–	–	–	–	–	–	–	–	–	–	–	–	–
U143	N. 口腔疾病	1	–	–	–	–	–	–	–	–	–	–	–	–	–	–	–	–	–	–	1	–
U144	1. 龋齿	–	–	–	–	–	–	–	–	–	–	–	–	–	–	–	–	–	–	–	–	–
U145	2. 牙周病	–	–	–	–	–	–	–	–	–	–	–	–	–	–	–	–	–	–	–	–	–
U146	3. 无牙症	–	–	–	–	–	–	–	–	–	–	–	–	–	–	–	–	–	–	–	–	–
U147	其他	1	–	–	–	–	–	–	–	–	–	–	–	–	–	–	–	–	–	–	1	–
U148	Ⅲ. 伤害	443	6	3	4	6	15	26	33	40	39	49	42	33	32	23	27	18	18	10	19	–
U149	A. 意外伤害	363	6	3	4	6	11	18	26	33	32	36	36	27	29	18	23	15	15	7	18	–
U150	1. 道路交通事故	94	–	–	1	2	2	6	9	14	9	12	11	8	7	5	5	3	–	–	–	–
U151	2. 意外中毒	46	–	–	1	–	2	1	2	4	3	5	5	6	6	3	4	3	1	–	1	–
U152	3. 意外跌落	125	–	1	3	3	2	3	–	8	4	13	11	10	9	5	12	8	12	7	14	–
U153	4. 火灾	5	–	–	–	–	–	–	–	2	1	1	1	–	–	–	–	–	–	–	–	–
U154	5. 溺水	15	6	1	2	1	3	–	2	–	–	–	–	–	–	–	–	–	–	–	–	–
U155	其他	78	–	–	2	1	2	6	10	5	15	5	6	3	5	3	2	1	2	–	3	–
U156	B. 故意伤害	65	–	–	2	1	4	8	6	5	5	10	5	6	2	3	4	2	2	3	3	–
U157	1. 自杀及后遗症	56	–	–	2	1	4	5	3	1	4	8	4	6	2	3	4	1	2	1	1	–
U158	2. 他杀及后遗症	9	–	–	–	–	–	1	1	1	1	2	1	–	–	–	–	1	–	1	1	–
U159	3. 战争	–	–	–	–	–	–	–	–	–	–	–	–	–	–	–	–	–	–	–	–	–
U160	其他	–	–	–	–	–	–	–	–	–	–	–	–	–	–	–	–	–	–	–	–	–
U161	其他剩余疾病	79	2	2	–	2	–	1	5	5	6	5	3	6	4	5	4	3	3	7	21	–

表3-53 2018年怒江州死因别、年龄别死亡数（男）

疾病编码	疾病名称	总计	年龄组（岁）																			不详
			0 –	1 –	5 –	10 –	15 –	20 –	25 –	30 –	35 –	40 –	45 –	50 –	55 –	60 –	65 –	70 –	75 –	80 –	85及以上	
U000	全死因	2234	74	18	9	9	21	30	57	96	120	153	153	170	140	202	193	179	179	236	195	—
U001	Ⅰ.传染病、母婴疾病和营养缺乏性疾病	252	62	7	4	1	—	1	11	14	10	16	13	10	7	11	16	10	13	20	26	—
U002	A.传染病和寄生虫病	112	3	1	3	1	—	1	10	12	10	12	11	8	6	9	12	5	3	2	4	—
U003	1.结核病	53	—	—	1	—	—	—	6	6	7	6	4	5	2	4	8	1	1	2	—	—
U004	2.性传播疾病	—	—	—	—	—	—	—	—	—	—	—	—	—	—	—	—	—	—	—	—	—
U005	a.梅毒	—	—	—	—	—	—	—	—	—	—	—	—	—	—	—	—	—	—	—	—	—
U006	b.衣原体病	—	—	—	—	—	—	—	—	—	—	—	—	—	—	—	—	—	—	—	—	—
U007	c.淋病	—	—	—	—	—	—	—	—	—	—	—	—	—	—	—	—	—	—	—	—	—
U008	d.其他	—	—	—	—	—	—	—	—	—	—	—	—	—	—	—	—	—	—	—	—	—
U009	3.艾滋病	12	—	—	—	—	—	—	4	4	—	—	—	—	—	—	—	—	—	—	—	—
U010	4.腹泻性疾病	3	1	—	—	—	—	—	—	—	—	—	—	—	—	—	—	—	—	—	—	—
U011	5.好发于儿童的疾病	1	—	—	—	1	—	—	—	—	—	—	—	—	—	—	—	—	—	—	—	—
U012	a.百日咳	—	—	—	—	—	—	—	—	—	—	—	—	—	—	—	—	—	—	—	—	—
U013	b.脊髓灰质炎及后遗症	—	—	—	—	—	—	—	—	—	—	—	—	—	—	—	—	—	—	—	—	—
U014	c.白喉	—	—	—	—	—	—	—	—	—	—	—	—	—	—	—	—	—	—	—	—	—
U015	d.麻疹	—	—	—	—	—	—	—	—	—	—	—	—	—	—	—	—	—	—	—	—	—
U016	e.破伤风	1	—	—	—	1	—	—	—	—	—	—	—	—	—	—	—	—	—	—	—	—
U017	6.脑膜炎	7	—	—	2	—	—	—	—	—	—	1	1	—	1	1	1	—	—	—	—	—
U018	7.乙型肝炎	22	—	—	—	—	—	—	—	—	2	3	3	2	2	3	2	4	—	—	1	—
U019	丙型肝炎	—	—	—	—	—	—	—	—	—	—	—	—	—	—	—	—	—	—	—	—	—
U020	8.疟疾	—	—	—	—	—	—	—	—	—	—	—	—	—	—	—	—	—	—	—	—	—
U021	9.热带病	—	—	—	—	—	—	—	—	—	—	—	—	—	—	—	—	—	—	—	—	—
U022	a.锥虫病	—	—	—	—	—	—	—	—	—	—	—	—	—	—	—	—	—	—	—	—	—
U023	b.南美锥虫病	—	—	—	—	—	—	—	—	—	—	—	—	—	—	—	—	—	—	—	—	—
U024	c.血吸虫病	—	—	—	—	—	—	—	—	—	—	—	—	—	—	—	—	—	—	—	—	—
U025	d.利什曼病	—	—	—	—	—	—	—	—	—	—	—	—	—	—	—	—	—	—	—	—	—
U026	e.淋巴性丝虫病	—	—	—	—	—	—	—	—	—	—	—	—	—	—	—	—	—	—	—	—	—
U027	f.盘尾丝虫病	—	—	—	—	—	—	—	—	—	—	—	—	—	—	—	—	—	—	—	—	—
U028	10.麻风病	1	—	—	—	—	—	—	—	—	—	—	—	—	—	—	—	—	1	—	—	—
U029	11.登革热	—	—	—	—	—	—	—	—	—	—	—	—	—	—	—	—	—	—	—	—	—
U030	12.流行性乙型脑炎	—	—	—	—	—	—	—	—	—	—	—	—	—	—	—	—	—	—	—	—	—
U031	13.沙眼	—	—	—	—	—	—	—	—	—	—	—	—	—	—	—	—	—	—	—	—	—
U032	14.肠线虫感染	—	—	—	—	—	—	—	—	—	—	—	—	—	—	—	—	—	—	—	—	—

续　表

疾病编码	疾病名称	总计	年龄组（岁）																			不详
			0 –	1 –	5 –	10 –	15 –	20 –	25 –	30 –	35 –	40 –	45 –	50 –	55 –	60 –	65 –	70 –	75 –	80 –	85及以上	
U033	a. 蛔虫病	-	-	-	-	-	-	-	-	-	-	-	-	-	-	-	-	-	-	-	-	-
U034	b. 鞭虫病	-	-	-	-	-	-	-	-	-	-	-	-	-	-	-	-	-	-	-	-	-
U035	c. 钩虫病	-	-	-	-	-	-	-	-	-	-	-	-	-	-	-	-	-	-	-	-	-
U036	d. 其他	-	-	-	-	-	-	-	-	-	-	-	-	-	-	-	-	-	-	-	-	-
U037	其他传染病	13	2	1	-	-	-	-	-	1	-	-	1	-	2	1	1	-	1	-	3	-
U038	B. 呼吸系统感染	93	17	5	1	-	-	-	1	2	-	3	2	2	1	2	4	5	10	18	21	-
U039	1. 下呼吸道感染	92	17	5	1	-	-	-	1	2	-	3	2	2	1	2	4	5	10	18	20	-
U040	2. 上呼吸道感染	1	-	-	-	-	-	-	-	-	-	-	-	-	-	-	-	-	-	-	1	-
U041	3. 中耳炎	-	-	-	-	-	-	-	-	-	-	-	-	-	-	-	-	-	-	-	-	-
U042	C. 妊娠、分娩和产褥期并发症	-	-	-	-	-	-	-	-	-	-	-	-	-	-	-	-	-	-	-	-	-
U043	1. 孕产妇出血	-	-	-	-	-	-	-	-	-	-	-	-	-	-	-	-	-	-	-	-	-
U044	2. 产妇败血症	-	-	-	-	-	-	-	-	-	-	-	-	-	-	-	-	-	-	-	-	-
U045	3. 妊娠高血压综合征	-	-	-	-	-	-	-	-	-	-	-	-	-	-	-	-	-	-	-	-	-
U046	4. 梗阻性分娩	-	-	-	-	-	-	-	-	-	-	-	-	-	-	-	-	-	-	-	-	-
U047	5. 流产	-	-	-	-	-	-	-	-	-	-	-	-	-	-	-	-	-	-	-	-	-
U048	其他	-	-	-	-	-	-	-	-	-	-	-	-	-	-	-	-	-	-	-	-	-
U049	D. 起源于围生期的情况	43	42	1	-	-	-	-	-	-	-	-	-	-	-	-	-	-	-	-	-	-
U050	1. 出生低体重	11	11	-	-	-	-	-	-	-	-	-	-	-	-	-	-	-	-	-	-	-
U051	2. 出生产伤和窒息	27	26	1	-	-	-	-	-	-	-	-	-	-	-	-	-	-	-	-	-	-
U052	其他	5	5	-	-	-	-	-	-	-	-	-	-	-	-	-	-	-	-	-	-	-
U053	E. 营养缺乏	4	-	-	1	-	-	1	-	-	-	1	-	-	-	-	-	-	-	-	1	-
U054	1. 蛋白质－能量营养不良	2	-	-	1	-	-	-	-	-	-	-	-	-	-	-	-	-	-	-	1	-
U055	2. 碘缺乏	-	-	-	-	-	-	-	-	-	-	-	-	-	-	-	-	-	-	-	-	-
U056	3. 维生素 A 缺乏病	-	-	-	-	-	-	-	-	-	-	-	-	-	-	-	-	-	-	-	-	-
U057	4. 缺铁性贫血	-	-	-	-	-	-	-	-	-	-	-	-	-	-	-	-	-	-	-	-	-
U058	其他营养缺乏症	2	-	-	-	-	-	1	-	-	-	1	-	-	-	-	-	-	-	-	-	-
U059	II. 慢性非传染性疾病	1600	9	7	2	3	8	8	16	42	70	92	108	127	107	170	157	157	154	208	155	-
U060	A. 恶性肿瘤	226	1	-	-	-	1	2	3	-	4	12	20	27	28	30	38	20	21	15	4	-
U061	1. 唇、口腔和咽恶性肿瘤	3	-	-	-	-	-	-	-	-	-	-	1	-	-	-	-	-	1	-	1	-
U062	2. 食道癌	36	-	-	-	-	-	-	-	-	-	2	1	6	5	6	8	3	3	1	1	-
U063	3. 胃癌	55	-	-	-	-	-	-	-	-	2	5	5	7	4	9	6	4	6	6	1	-
U064	4. 结直肠癌	12	-	-	-	-	-	-	-	-	-	-	2	-	-	1	5	1	2	1	-	-
U065	5. 肝癌	23	-	-	-	-	-	-	-	-	1	2	3	3	5	3	3	1	2	-	-	-

续表

疾病编码	疾病名称	总计	0-	1-	5-	10-	15-	20-	25-	30-	35-	40-	45-	50-	55-	60-	65-	70-	75-	80-	85及以上	不详
U066	6. 胰腺癌	4	-	-	-	-	-	-	-	-	-	-	-	-	1	-	-	1	-	-	1	-
U067	7. 肺癌	24	-	-	-	-	-	-	-	-	-	-	2	3	4	3	7	1	3	-	-	-
U068	8. 皮肤癌	3	-	-	-	-	-	-	-	1	-	-	-	-	-	-	1	-	-	-	-	-
U069	9. 乳腺癌	-	-	-	-	-	-	-	-	-	-	-	-	-	-	-	-	-	-	-	-	-
U070	10. 子宫颈癌	-	-	-	-	-	-	-	-	-	-	-	-	-	-	-	-	-	-	-	-	-
U071	11. 子宫体癌	-	-	-	-	-	-	-	-	-	-	-	-	-	-	-	-	-	-	-	-	-
U072	12. 卵巢癌	4	-	-	-	-	-	-	-	-	-	-	-	1	1	-	-	-	2	-	2	-
U073	13. 前列腺癌	8	-	-	-	-	-	-	-	-	-	-	-	1	-	2	-	-	1	2	2	-
U074	14. 膀胱癌	4	-	-	-	-	-	-	-	-	-	-	-	1	-	-	1	1	1	-	-	-
U075	15. 淋巴瘤与多发性骨髓瘤	5	-	-	-	-	1	-	-	-	-	-	-	-	-	-	-	1	1	2	-	-
U076	16. 白血病	-	-	-	-	-	-	-	-	-	-	-	-	-	-	-	-	-	-	-	-	-
U077	其他	45	1	-	1	-	-	-	-	-	-	2	8	5	5	6	4	9	3	-	3	-
U078	B. 其他肿瘤	2	-	-	-	-	-	-	-	-	-	2	2	1	-	1	-	-	-	-	3	-
U079	C. 糖尿病	28	-	-	-	-	-	-	-	-	-	-	2	-	-	3	2	3	2	4	-	-
U080	D. 内分泌紊乱	11	-	-	-	1	1	-	-	1	-	-	-	-	-	3	-	3	1	1	-	-
U081	E. 神经系统和精神障碍疾病	88	-	4	1	1	1	2	-	7	8	9	6	8	2	5	9	8	4	7	3	-
U082	1. 单相精神抑郁	-	-	-	-	-	-	-	-	-	-	-	-	-	-	-	-	-	-	-	-	-
U083	2. 双相情感障碍	-	-	-	-	-	-	-	-	-	2	1	1	-	-	-	1	-	-	-	-	-
U084	3. 精神分裂症	7	-	-	1	-	-	-	1	2	3	1	2	-	-	-	1	1	2	-	-	-
U085	4. 癫痫	13	-	-	-	1	-	2	-	1	3	6	3	6	-	-	-	3	2	-	-	-
U086	5. 酒精使用所致精神障碍	31	-	-	-	-	-	2	2	-	-	-	-	-	2	-	2	2	-	-	-	-
U087	6. 阿尔茨海默病和其他痴呆	6	-	-	-	-	-	-	-	-	1	-	-	-	-	1	2	-	2	2	1	-
U088	7. 帕金森病	2	-	-	-	-	-	-	-	-	-	-	-	-	-	-	-	-	-	-	1	-
U089	8. 多发性硬化	-	-	-	-	-	-	-	-	-	-	-	-	-	-	1	-	-	-	2	1	-
U090	9. 药物使用所致精神障碍	-	-	-	-	-	-	-	-	-	-	-	-	-	-	-	-	-	-	-	-	-
U091	10. 创伤后应激障碍	-	-	-	-	-	-	-	-	-	-	-	-	-	-	-	-	-	-	-	-	-
U092	11. 强迫症	-	-	-	-	-	-	-	-	-	-	-	-	-	-	-	-	-	-	-	-	-
U093	12. 惊恐障碍	-	-	-	-	-	-	-	-	-	-	-	-	-	-	-	-	-	-	-	-	-
U094	13. 失眠症	-	-	-	-	-	-	-	-	-	-	-	-	-	-	-	-	-	-	-	-	-
U095	14. 偏头痛	-	-	-	-	-	-	-	-	-	-	-	-	-	-	-	-	-	-	-	-	-
U096	15. 由于铅暴露引起的精神发育障碍	-	-	-	-	-	-	-	-	-	-	-	-	-	-	-	-	-	-	-	-	-
U097	其他	29	-	4	-	1	1	-	2	-	1	2	-	-	-	4	5	2	-	3	1	-
U098	F. 感官疾病	-	-	-	-	-	-	-	-	-	-	-	-	-	-	-	-	-	-	-	-	-

续　表

疾病编码	疾病名称	总计	0–	1–	5–	10–	15–	20–	25–	30–	35–	40–	45–	50–	55–	60–	65–	70–	75–	80–	85及以上	不详
U099	1. 青光眼	–	–	–	–	–	–	–	–	–	–	–	–	–	–	–	–	–	–	–	–	–
U100	2. 白内障	–	–	–	–	–	–	–	–	–	–	–	–	–	–	–	–	–	–	–	–	–
U101	3. 与年龄有关的视觉障碍	–	–	–	–	–	–	–	–	–	–	–	–	–	–	–	–	–	–	–	–	–
U102	4. 成年开始的听力损失	–	–	–	–	–	–	–	–	–	–	–	–	–	–	–	–	–	–	–	–	–
U103	其他	–	–	–	–	–	–	–	–	–	–	–	–	–	–	–	–	–	–	–	–	–
U104	G. 心血管疾病	668	2	2	1	1	2	4	9	17	24	38	34	42	44	75	60	71	69	96	79	–
U105	1. 风湿性心脏病	37	–	–	–	–	–	2	–	2	–	2	1	1	2	4	4	3	5	3	8	–
U106	2. 高血压及并发症	93	–	–	–	–	–	–	–	2	1	4	11	3	9	10	4	8	15	14	12	–
U107	3. 缺血性心脏病	123	–	–	1	–	–	–	1	4	3	8	5	10	9	18	11	10	7	25	11	–
U108	4. 脑血管病	337	–	1	1	1	1	1	5	6	14	19	17	25	20	35	32	42	35	41	41	–
U109	5. 炎性心脏病	17	–	1	–	–	–	–	2	–	2	2	–	2	1	7	2	4	2	–	–	–
U110	其他	55	–	1	1	–	–	–	–	3	3	3	5	2	3	7	7	4	5	9	6	–
U111	H. 主要呼吸系统疾病	245	1	–	–	1	–	–	–	–	6	4	4	9	7	13	21	30	32	67	46	–
U112	1. 慢性阻塞性肺疾病	214	–	–	–	–	–	–	–	–	2	–	4	7	5	11	19	25	30	66	45	–
U113	2. 哮喘	7	1	–	–	1	–	–	–	–	–	–	1	–	–	–	–	2	–	–	1	–
U114	其他	24	–	–	–	–	–	–	–	–	4	4	1	2	2	2	2	3	2	1	–	–
U115	I. 主要消化系统疾病	264	5	–	–	–	–	–	2	12	23	25	34	35	20	32	20	16	16	10	13	–
U116	1. 消化性溃疡	21	–	–	–	–	–	–	–	–	–	3	–	4	–	3	2	2	1	–	1	–
U117	2. 肝硬化	165	–	–	–	–	–	–	6	6	19	20	25	24	12	22	12	10	7	4	3	–
U118	3. 阑尾炎	1	–	–	–	–	–	–	–	–	–	–	–	–	–	–	1	–	–	–	–	–
U119	其他	77	5	–	–	–	–	–	2	6	4	2	8	7	7	7	5	4	8	5	9	–
U120	J. 主要泌尿生殖系统疾病	40	–	–	–	–	–	–	2	–	4	2	8	3	7	4	5	2	7	4	1	–
U121	1. 肾炎和肾病	33	–	–	–	–	–	–	2	–	3	1	3	3	7	4	7	2	7	3	–	–
U122	2. 前列腺增生	1	–	–	–	–	–	–	–	–	–	–	–	–	–	–	–	–	–	–	1	–
U123	其他	6	–	–	–	–	–	–	–	–	1	1	1	–	–	–	2	–	–	–	–	–
U124	K. 皮肤病	3	–	–	–	–	–	–	–	–	1	1	1	–	–	–	–	–	–	–	–	–
U125	L. 肌肉骨骼和结缔组织疾病	20	–	–	–	–	–	–	–	–	1	1	1	1	–	3	–	5	1	4	4	–
U126	1. 风湿性关节炎	16	–	–	–	–	–	–	–	–	1	1	–	–	–	3	–	4	–	4	4	–
U127	2. 骨关节炎	–	–	–	–	–	–	–	–	–	–	–	–	–	–	–	–	–	–	–	–	–
U128	3. 痛风	–	–	–	–	–	–	–	–	–	–	–	–	–	–	–	–	–	–	–	–	–
U129	4. 腰痛	–	–	–	–	–	–	–	–	–	–	–	–	–	–	–	–	–	–	–	–	–
U130	其他	4	–	–	–	–	–	–	–	1	–	1	1	–	–	–	–	1	1	–	–	–
U131	M. 先天异常	5	2	–	–	–	2	–	–	1	–	–	–	–	–	–	–	–	–	–	1	–

续 表

编码	疾病名称	总计	0-	1-	5-	10-	15-	20-	25-	30-	35-	40-	45-	50-	55-	60-	65-	70-	75-	80-	85及以上	不详
UI132	1. 腹壁缺损	—	—	—	—	—	—	—	—	—	—	—	—	—	—	—	—	—	—	—	—	—
UI133	2. 无脑畸形	—	—	—	—	—	—	—	—	—	—	—	—	—	—	—	—	—	—	—	—	—
UI134	3. 肛门直肠闭锁	—	—	—	—	—	—	—	—	—	—	—	—	—	—	—	—	—	—	—	—	—
UI135	4. 唇裂	—	—	—	—	—	—	—	—	—	—	—	—	—	—	—	—	—	—	—	—	—
UI136	5. 腭裂	—	—	—	—	—	—	—	—	—	—	—	—	—	—	—	—	—	—	—	—	—
UI137	6. 食管闭锁	—	—	—	—	—	—	—	—	—	—	—	—	—	—	—	—	—	—	—	—	—
UI138	7. 肾发育不全	—	—	—	—	—	—	—	—	—	—	—	—	—	—	—	—	—	—	—	—	—
UI139	8. 唐氏综合征	—	—	—	—	—	—	—	—	—	—	—	—	—	—	—	—	—	—	—	—	—
UI140	9. 先天性心脏异常	4	1	—	—	—	2	—	—	1	—	—	—	—	—	—	—	—	—	—	—	—
UI141	10. 脊柱裂	—	—	—	—	—	—	—	—	—	—	—	—	—	—	—	—	—	—	—	—	—
UI142	其他	1	1	—	—	—	—	—	—	—	—	—	—	—	—	—	—	—	—	—	—	—
UI143	N. 口腔疾病	—	—	—	—	—	—	—	—	—	—	—	—	—	—	—	—	—	—	—	—	—
UI144	1. 龋齿	—	—	—	—	—	—	—	—	—	—	—	—	—	—	—	—	—	—	—	—	—
UI145	2. 牙周病	—	—	—	—	—	—	—	—	—	—	—	—	—	—	—	—	—	—	—	—	—
UI146	3. 无牙症	—	—	—	—	—	—	—	—	—	—	—	—	—	—	—	—	—	—	—	—	—
UI147	其他	—	—	—	—	—	—	—	—	—	—	—	—	—	—	—	—	—	—	—	—	—
UI148	III. 伤害	334	2	3	3	3	13	21	29	35	35	41	30	28	23	17	18	11	12	4	6	—
UI149	A. 意外伤害	277	2	3	3	3	9	16	24	30	30	29	26	22	23	13	17	10	10	2	5	—
UI150	1. 道路交通事故	80	—	—	1	2	2	6	8	13	9	10	10	5	5	4	3	2	1	—	—	—
UI151	2. 意外中毒	34	—	1	1	1	1	—	2	4	3	4	2	5	5	2	3	2	1	—	—	—
UI152	3. 意外跌落	86	—	—	—	1	3	—	1	8	4	10	8	9	6	4	10	5	8	2	4	—
UI153	4. 火灾	3	—	—	—	—	—	—	—	—	—	1	—	—	—	1	—	1	—	—	—	—
UI154	5. 溺水	14	—	1	1	—	3	1	3	2	—	1	—	—	—	—	1	1	—	—	—	—
UI155	其他	60	2	1	1	2	2	5	10	3	13	4	4	3	5	2	1	1	—	—	1	—
UI156	B. 故意伤害	44	—	—	1	4	4	5	4	3	3	9	3	6	—	2	1	—	—	2	1	—
UI157	1. 自杀及后遗症	38	—	—	1	4	4	5	3	2	2	8	3	6	—	2	1	—	—	2	1	—
UI158	2. 他杀及后遗症	6	—	—	—	—	—	—	1	1	—	1	—	—	—	—	—	—	—	—	—	—
UI159	3. 战争	—	—	—	—	—	—	—	—	—	—	—	—	—	—	—	—	—	—	—	—	—
UI160	其他	—	—	—	—	—	—	—	—	—	—	—	—	—	—	—	—	—	—	—	—	—
UI161	其他剩余疾病	48	1	1	2	2	1	1	1	5	5	4	2	5	3	4	2	1	—	4	8	—

表3-54 2018年怒江州死因别、年龄别死亡数（女）

疾病编码	疾病名称	总计	0-	1-	5-	10-	15-	20-	25-	30-	35-	40-	45-	50-	55-	60-	65-	70-	75-	80-	85及以上	不详
U000	全死因	1348	63	16	5	7	7	11	11	23	23	39	53	52	77	96	104	137	149	207	267	1
U001	I.传染病、母婴疾病和营养缺乏性疾病	170	51	13	1	1	-	1	1	3	3	4	2	4	2	7	5	7	9	21	35	-
U002	A.传染病和寄生虫病	44	5	3	1	1	-	-	1	2	2	2	2	3	2	6	4	3	3	-	4	-
U003	1.结核病	9	-	-	-	-	-	-	-	-	-	1	2	-	-	1	2	3	-	-	-	-
U004	2.性传播疾病	1	-	-	-	-	-	-	-	-	-	-	1	-	-	-	-	-	-	-	-	-
U005	a.梅毒	-	-	-	-	-	-	-	-	-	-	-	-	-	-	-	-	-	-	-	-	-
U006	b.衣原体病	-	-	-	-	-	-	-	-	-	-	-	-	-	-	-	-	-	-	-	-	-
U007	c.淋病	-	-	-	-	-	-	-	-	-	-	-	-	-	-	-	-	-	-	-	-	-
U008	d.其他	1	-	-	-	-	-	-	-	-	-	1	-	-	-	-	-	-	-	-	-	-
U009	3.艾滋病	3	-	-	-	-	-	-	-	1	1	1	-	-	-	-	-	-	-	-	-	-
U010	4.腹泻性疾病	2	-	-	-	-	-	-	1	1	-	-	-	-	-	-	-	-	-	-	-	-
U011	5.好发于儿童期的疾病	-	-	1	-	-	-	-	-	-	-	-	-	-	-	-	-	-	-	-	-	-
U012	a.百日咳	-	-	-	-	-	-	-	-	-	-	-	-	-	-	-	-	-	-	-	-	-
U013	b.脊髓灰质炎及后遗症	-	-	-	-	-	-	-	-	-	-	-	-	-	-	-	-	-	-	-	-	-
U014	c.白喉	-	-	-	-	-	-	-	-	-	-	-	-	-	-	-	-	-	-	-	-	-
U015	d.麻疹	-	-	-	-	-	-	-	-	-	-	-	-	-	-	-	-	-	-	-	-	-
U016	e.破伤风	-	-	-	-	-	-	-	-	-	-	-	-	-	-	-	-	-	-	-	-	-
U017	6.脑膜炎	3	-	2	1	-	-	-	-	-	-	-	-	-	1	-	1	-	1	-	-	-
U018	7.乙型肝炎	12	-	-	-	-	-	-	-	1	-	-	1	1	1	4	1	2	1	-	1	-
U019	丙型肝炎	-	-	-	-	-	-	-	-	-	-	-	-	-	-	-	-	-	-	-	-	-
U020	8.疟疾	-	-	-	-	-	-	-	-	-	-	-	-	-	-	-	-	-	-	-	-	-
U021	9.热带病	-	-	-	-	-	-	-	-	-	-	-	-	-	-	-	-	-	-	-	-	-
U022	a.锥虫病	-	-	-	-	-	-	-	-	-	-	-	-	-	-	-	-	-	-	-	-	-
U023	b.南美锥虫病	-	-	-	-	-	-	-	-	-	-	-	-	-	-	-	-	-	-	-	-	-
U024	c.血吸虫病	-	-	-	-	-	-	-	-	-	-	-	-	-	-	-	-	-	-	-	-	-
U025	d.利什曼病	-	-	-	-	-	-	-	-	-	-	-	-	-	-	-	-	-	-	-	-	-
U026	e.淋巴性丝虫病	-	-	-	-	-	-	-	-	-	-	-	-	-	-	-	-	-	-	-	-	-
U027	f.盘尾丝虫病	-	-	-	-	-	-	-	-	-	-	-	-	-	-	-	-	-	-	-	-	-
U028	10.麻风病	-	-	-	-	-	-	-	-	-	-	-	-	-	-	-	-	-	-	-	-	-
U029	11.登革热	-	-	-	-	-	-	-	-	-	-	-	-	-	-	-	-	-	-	-	-	-
U030	12.流行性乙型脑炎	-	-	-	-	-	-	-	-	-	-	-	-	-	-	-	-	-	-	-	-	-
U031	13.沙眼	-	-	-	-	-	-	-	-	-	-	-	-	-	-	-	-	-	-	-	-	-
U032	14.肠线虫感染	-	-	-	-	-	-	-	-	-	-	-	-	-	-	-	-	-	-	-	-	-

年龄组（岁）

续表

疾病编码	疾病名称	总计	0-	1-	5-	10-	15-	20-	25-	30-	35-	40-	45-	50-	55-	60-	65-	70-	75-	80-	85及以上	不详
U033	a. 蛔虫病	-	-	-	-	-	-	-	-	-	-	-	-	-	-	-	-	-	-	-	-	-
U034	b. 鞭虫病	-	-	-	-	-	-	-	-	-	-	-	-	-	-	-	-	-	-	-	-	-
U035	c. 钩虫病	-	-	-	-	-	-	-	-	-	-	-	-	-	-	-	-	-	-	-	-	-
U036	d. 其他	-	-	-	-	-	-	-	-	-	-	-	-	-	-	-	-	-	-	-	-	-
U037	其他传染病	14	5	-	1	1	-	-	-	-	1	-	-	-	1	1	1	-	1	-	3	-
U038	B. 呼吸系统感染	88	16	10	-	-	-	-	-	-	-	-	-	1	1	1	1	4	5	18	31	-
U039	1. 下呼吸道感染	86	16	10	-	-	-	-	-	-	-	-	-	1	1	1	1	3	4	18	31	-
U040	2. 上呼吸道感染	2	-	-	-	-	-	-	-	-	-	-	-	-	-	1	1	1	1	-	-	-
U041	3. 中耳炎	-	-	-	-	-	-	-	-	-	-	-	-	-	-	-	-	-	-	-	-	-
U042	C. 妊娠、分娩和产褥期并发症	2	-	-	-	-	-	-	1	-	-	1	-	-	-	-	-	-	-	-	-	-
U043	1. 孕产妇出血	-	-	-	-	-	-	-	-	-	-	-	-	-	-	-	-	-	-	-	-	-
U044	2. 产妇败血症	1	-	-	-	-	-	-	1	-	-	-	-	-	-	-	-	-	-	-	-	-
U045	3. 妊娠高血压综合征	-	-	-	-	-	-	-	-	-	-	-	-	-	-	-	-	-	-	-	-	-
U046	4. 梗阻性分娩	-	-	-	-	-	-	-	-	-	-	-	-	-	-	-	-	-	-	-	-	-
U047	5. 流产	1	-	-	-	-	-	-	-	-	-	1	-	-	-	-	-	-	-	-	-	-
U048	其他	-	-	-	-	-	-	-	-	-	-	-	-	-	-	-	-	-	-	-	-	-
U049	D. 起源于围生期的情况	30	30	-	-	-	-	-	-	-	-	-	-	-	-	-	-	-	-	-	-	-
U050	1. 出生低体重	8	8	-	-	-	-	-	-	-	-	-	-	-	-	-	-	-	-	-	-	-
U051	2. 出生产伤和窒息	16	16	-	-	-	-	-	-	-	-	-	-	-	-	-	-	-	-	-	-	-
U052	其他	6	6	-	-	-	-	-	-	-	-	-	-	-	-	-	-	-	-	-	-	-
U053	E. 营养缺乏	6	-	-	-	-	-	1	-	-	-	-	-	-	-	1	-	-	3	-	-	-
U054	1. 蛋白质-能量营养不良	1	-	-	-	-	-	1	-	-	-	-	-	-	-	-	-	-	-	-	-	-
U055	2. 碘缺乏	1	-	-	-	-	-	-	-	-	-	-	-	-	-	-	1	-	-	-	-	-
U056	3. 维生素A缺乏病	-	-	-	-	-	-	-	-	-	-	-	-	-	-	-	-	-	-	-	-	-
U057	4. 缺铁性贫血	3	-	-	-	-	-	-	-	-	-	-	-	-	2	-	1	-	-	-	-	-
U058	其他营养病症	1	-	-	-	-	-	-	-	1	-	-	-	-	-	-	-	-	1	-	-	-
U059	II. 慢性非传染性疾病	1038	7	2	3	3	5	5	6	15	15	26	38	42	65	82	88	121	131	177	206	1
U060	A. 恶性肿瘤	124	-	-	-	-	-	1	-	6	3	7	7	14	17	19	18	13	10	5	4	-
U061	1. 唇、口腔和咽恶性肿瘤	2	-	-	-	-	-	-	-	-	-	-	-	-	-	-	-	1	-	-	1	-
U062	2. 食道癌	7	-	-	-	-	-	-	-	-	-	-	-	1	2	3	1	-	-	-	-	-
U063	3. 胃癌	18	-	-	-	-	-	-	-	-	-	1	-	1	2	2	2	7	-	2	1	-
U064	4. 结直肠癌	11	-	-	-	-	-	-	-	-	-	-	-	1	1	1	2	2	3	1	-	-
U065	5. 肝癌	11	-	-	-	-	-	-	-	-	-	2	-	-	3	2	2	1	1	-	-	-

续 表

疾病编码	疾病名称	总计	0 –	1 –	5 –	10 –	15 –	20 –	25 –	30 –	35 –	40 –	45 –	50 –	55 –	60 –	65 –	70 –	75 –	80 –	85 及以上	不详
U066	6. 胰腺癌	1	–	–	–	–	–	–	–	–	–	–	–	–	–	–	–	–	1	–	–	–
U067	7. 肺癌	11	–	–	–	–	–	–	–	2	–	–	–	1	2	1	4	1	–	–	–	–
U068	8. 皮肤癌	1	–	–	–	–	–	–	–	–	–	–	–	–	–	–	–	–	1	–	–	–
U069	9. 乳腺癌	10	–	–	–	–	–	–	–	–	–	2	1	1	–	2	2	–	1	1	–	–
U070	10. 子宫颈癌	11	–	–	–	–	1	–	1	–	–	1	2	4	1	–	1	–	1	1	–	–
U071	11. 子宫体癌	8	–	–	–	–	1	–	–	–	–	1	2	2	1	1	–	1	–	–	–	–
U072	12. 卵巢癌	3	–	–	–	–	–	–	–	–	–	–	–	1	–	1	–	–	1	–	–	–
U073	13. 前列腺癌	–	–	–	–	–	–	–	–	–	–	–	–	–	–	–	–	–	–	–	1	–
U074	14. 膀胱癌	3	–	–	–	–	–	–	–	–	–	–	–	–	1	1	–	–	1	–	–	–
U075	15. 淋巴瘤与多发性骨髓瘤	3	–	–	–	–	–	–	–	–	–	–	–	–	1	–	–	2	–	–	–	–
U076	16. 白血病	5	–	–	1	–	–	–	–	–	–	–	1	–	1	1	–	–	1	–	–	–
U077	其他	19	–	–	1	–	–	–	–	–	–	–	–	2	2	3	4	2	1	1	2	–
U078	B. 其他肿瘤	–	–	–	–	–	–	–	–	–	–	–	–	–	–	–	–	–	–	–	–	–
U079	C. 糖尿病	17	–	–	–	–	–	–	1	–	–	1	1	2	2	1	3	1	3	2	2	–
U080	D. 内分泌紊乱	10	1	–	–	–	–	–	–	–	–	–	–	–	–	–	2	3	–	2	2	–
U081	E. 神经系统和精神障碍疾病	35	–	–	1	–	–	–	–	–	–	2	1	2	2	3	1	1	2	11	7	–
U082	1. 单相精神抑郁	–	–	–	–	–	–	–	–	–	–	–	–	–	–	–	–	–	–	–	–	–
U083	2. 双相情感障碍	1	–	–	–	–	–	–	–	1	–	–	–	–	–	–	–	–	–	–	–	–
U084	3. 精神分裂症	1	–	–	–	–	–	–	1	–	–	–	–	–	–	–	–	–	–	–	–	–
U085	4. 癫痫症	1	–	–	1	–	–	–	–	–	–	–	–	–	–	–	–	–	–	–	–	–
U086	5. 酒精使用所致精神障碍	4	–	–	–	–	–	–	–	1	–	–	–	1	–	–	–	1	–	–	–	–
U087	6. 阿尔茨海默病和其他痴呆	16	–	–	–	–	–	–	–	–	–	–	–	–	–	–	–	1	–	9	5	–
U088	7. 帕金森病	1	–	–	–	–	–	–	–	–	–	1	–	–	–	–	–	–	–	–	–	–
U089	8. 多发性硬化	–	–	–	–	–	–	–	–	–	–	–	–	–	–	–	–	–	–	–	–	–
U090	9. 药物使用所致精神障碍	–	–	–	–	–	–	–	–	–	–	–	–	1	–	–	–	–	–	–	–	–
U091	10. 创伤后应激障碍	–	–	–	–	–	–	–	–	–	–	–	–	–	–	–	–	–	–	–	–	–
U092	11. 强迫症	–	–	–	–	–	–	–	–	–	–	–	–	–	–	–	–	–	–	–	–	–
U093	12. 惊恐障碍	–	–	–	–	–	–	–	–	–	–	–	–	–	–	–	–	–	–	–	–	–
U094	13. 失眠症	–	–	–	–	–	–	–	–	–	–	–	–	–	–	–	–	–	–	–	–	–
U095	14. 偏头痛	–	–	–	–	–	–	–	–	–	–	–	–	1	–	–	–	–	–	–	–	–
U096	15. 由于铅暴露引起的精神发育障碍	–	–	–	–	–	–	–	–	–	–	–	–	–	–	–	–	–	–	–	–	–
U097	其他	11	–	–	–	–	–	–	–	–	–	1	–	–	–	1	–	–	2	2	2	–
U098	F. 感官疾病	–	–	–	–	–	–	–	–	–	–	–	–	–	–	–	–	–	–	–	–	–

年龄组（岁）

续表

疾病编码	疾病名称	总计	年龄组（岁）																			
			0-	1-	5-	10-	15-	20-	25-	30-	35-	40-	45-	50-	55-	60-	65-	70-	75-	80-	85及以上	不详
U099	青光眼	—	—	—	—	—	—	—	—	—	—	—	—	—	—	—	—	—	—	—	—	—
U100	1. 白内障	—	—	—	—	—	—	—	—	—	—	—	—	—	—	—	—	—	—	—	—	—
U101	2. 与年龄有关的视觉障碍	—	—	—	—	—	—	—	—	—	—	—	—	—	—	—	—	—	—	—	—	—
U102	3. 成年开始的听力损失	—	—	—	—	—	—	—	—	—	—	—	—	—	—	—	—	—	—	—	—	—
U103	其他	—	—	—	—	—	—	—	—	—	—	—	—	—	—	—	—	—	—	—	—	—
U104	G. 心血管疾病	466	1	1	—	—	2	—	—	5	5	10	17	17	27	37	42	63	61	88	91	1
U105	1. 风湿性心脏病	30	—	—	1	—	—	—	—	—	2	—	—	1	1	4	4	6	2	4	6	—
U106	2. 高血压及并发症	79	—	—	—	—	—	—	—	2	2	—	5	1	6	6	5	8	9	16	21	—
U107	3. 缺血性心脏病	85	—	1	—	—	—	—	—	—	2	3	2	11	5	9	8	10	10	16	18	—
U108	4. 脑血管病	223	—	—	—	—	—	1	2	2	2	2	8	—	12	12	20	35	37	44	37	1
U109	5. 炎性心脏病	6	1	—	—	—	—	—	—	—	—	—	1	—	—	—	1	1	—	—	2	—
U110	其他	35	1	—	1	—	—	—	—	—	3	3	—	3	2	5	3	1	3	7	7	—
U111	H. 主要呼吸系统疾病	232	—	—	—	—	—	—	—	1	1	2	—	3	5	9	12	25	40	51	76	—
U112	1. 慢性阻塞性肺疾病	208	—	—	—	—	—	—	—	—	1	2	—	3	5	7	11	23	35	49	70	—
U113	2. 哮喘	14	—	—	—	—	—	—	—	2	2	1	1	—	—	2	1	—	4	1	—	—
U114	其他	10	4	—	—	—	—	—	—	—	—	1	—	—	—	2	1	—	1	1	2	—
U115	I. 主要消化系统疾病	92	—	—	1	—	—	2	3	3	4	1	6	3	8	7	8	10	8	13	15	—
U116	1. 消化性溃疡	5	—	—	—	—	—	—	—	—	—	1	—	2	—	—	—	1	—	—	1	—
U117	2. 肝硬化	33	—	—	—	—	—	1	1	1	4	1	3	2	6	3	5	4	1	—	3	—
U118	3. 阑尾炎	—	—	—	—	—	—	—	—	—	—	—	—	—	—	—	—	—	—	—	—	—
U119	其他	54	4	—	—	—	—	1	1	2	2	2	3	1	2	3	3	5	7	12	11	—
U120	J. 主要泌尿生殖系统疾病	37	—	—	—	—	—	—	1	2	2	2	3	1	2	5	2	4	5	3	3	—
U121	1. 肾炎和肾病	35	—	—	—	—	—	—	1	2	2	2	3	1	2	5	2	4	5	3	2	—
U122	2. 前列腺增生	—	—	—	—	—	—	—	—	—	—	—	—	—	—	—	—	—	—	—	—	—
U123	其他	2	—	—	—	—	—	—	—	—	—	—	—	—	—	—	—	—	1	—	1	—
U124	K. 皮肤病	—	—	—	—	—	—	—	—	—	—	—	—	—	—	—	—	—	—	—	—	—
U125	L. 肌肉骨骼和结缔组织疾病	16	—	—	—	—	1	—	—	1	1	—	—	—	1	—	—	1	2	4	5	—
U126	1. 风湿性关节炎	11	—	—	—	—	1	—	—	—	1	—	—	—	1	—	—	1	1	4	3	—
U127	2. 骨关节炎	—	—	—	—	—	—	—	—	—	—	—	—	—	—	—	—	—	—	—	—	—
U128	3. 痛风	2	—	—	—	—	—	—	—	—	—	—	—	—	—	—	—	—	—	—	2	—
U129	4. 腰痛	1	1	—	—	—	—	—	—	—	—	—	—	—	—	—	—	—	—	—	—	—
U130	其他	2	—	1	—	2	—	—	—	—	—	—	—	—	—	—	—	—	—	—	—	—
U131	M. 先天异常	8	1	1	—	2	1	—	—	—	—	1	—	—	—	—	—	—	1	—	—	—

续　表

疾病编码	疾病名称	总计	0–	1–	5–	10–	15–	20–	25–	30–	35–	40–	45–	50–	55–	60–	65–	70–	75–	80–	85及以上	不详
U132	1. 腹壁缺损	–	–	–	–	–	–	–	–	–	–	–	–	–	–	–	–	–	–	–	–	–
U133	2. 无脑畸形	–	–	–	–	–	–	–	–	–	–	–	–	–	–	–	–	–	–	–	–	–
U134	3. 肛门直肠闭锁	–	–	–	–	–	–	–	–	–	–	–	–	–	–	–	–	–	–	–	–	–
U135	4. 唇裂	–	–	–	–	–	–	–	–	–	–	–	–	–	–	–	–	–	–	–	–	–
U136	5. 腭裂	–	–	–	–	–	–	–	–	–	–	–	–	–	–	–	–	–	–	–	–	–
U137	6. 食管闭锁	–	–	–	–	–	–	–	–	–	–	–	–	–	–	–	–	–	–	–	–	–
U138	7. 肾发育不全	–	–	–	–	–	–	–	–	–	–	–	–	–	–	–	–	–	–	–	–	–
U139	8. 唐氏综合征	–	–	–	–	–	–	–	–	–	–	–	–	–	–	–	–	–	–	–	–	–
U140	9. 先天性心脏异常	7	1	1	–	1	1	1	1	1	–	–	–	–	–	–	–	–	–	–	–	–
U141	10. 脊柱裂	1	–	–	–	–	–	–	–	–	–	–	–	–	–	–	–	–	–	–	1	–
U142	其他	1	–	–	–	–	–	–	–	–	–	1	–	–	–	–	–	–	–	–	–	–
U143	N. 口腔疾病	–	–	–	–	–	–	–	–	–	–	–	–	–	–	–	–	–	–	–	–	–
U144	1. 龋齿	–	–	–	–	–	–	–	–	–	–	–	–	–	–	–	–	–	–	–	–	–
U145	2. 牙周病	–	–	–	–	–	–	–	–	–	–	–	–	–	–	–	–	–	–	–	–	–
U146	3. 无牙症	–	–	–	–	–	–	–	–	–	–	–	–	–	–	–	–	–	–	–	–	–
U147	其他	1	–	–	–	–	–	–	–	–	–	–	–	–	–	–	–	–	–	–	1	–
U148	III. 伤害	109	4	–	1	3	2	5	4	5	4	8	12	5	9	6	9	7	6	6	13	–
U149	A. 意外伤害	86	4	–	1	3	2	2	2	3	2	7	10	5	6	5	6	5	5	5	13	–
U150	1. 道路交通事故	14	–	–	–	1	1	2	2	3	2	2	3	3	2	–	2	1	1	1	–	–
U151	2. 意外中毒	12	–	–	–	–	–	1	–	–	1	1	3	3	1	–	1	1	1	–	1	–
U152	3. 意外跌落	39	–	–	2	2	1	2	–	–	–	3	3	–	3	3	2	3	4	5	10	–
U153	4. 火灾	2	–	–	–	–	–	–	–	–	–	1	–	–	–	–	–	–	–	1	–	–
U154	5. 溺水	1	–	–	1	–	–	–	–	–	–	–	–	–	–	–	–	–	–	–	–	–
U155	其他	18	4	–	1	1	1	3	2	2	2	1	1	1	–	–	–	–	–	–	–	–
U156	B. 故意伤害	21	–	–	–	–	–	3	2	2	2	2	2	–	3	1	3	2	1	1	2	–
U157	1. 自杀及后遗症	18	–	–	–	–	–	2	2	2	2	1	2	1	2	–	3	1	1	1	2	–
U158	2. 他杀及后遗症	3	–	–	–	–	–	1	–	–	–	1	–	–	1	–	–	–	–	–	–	–
U159	3. 战争	–	–	–	–	–	–	–	–	–	–	–	–	–	–	–	–	–	–	–	–	–
U160	其他	–	–	–	–	–	–	–	–	–	–	–	–	–	–	–	–	–	–	–	–	–
U161	其他剩余疾病	31	1	1	–	–	–	1	–	1	1	1	1	1	1	2	2	2	3	3	13	–

表 3－55 2018 年迪庆州死因别、年龄别死亡数（男女合计）

疾病编码	疾病名称	总计	年龄组（岁）																			
			0－	1－	5－	10－	15－	20－	25－	30－	35－	40－	45－	50－	55－	60－	65－	70－	75－	80－	85 及以上	不详
U000	全死因	2618	58	17	6	5	16	37	38	72	92	104	152	176	152	219	218	294	335	317	310	－
U001	Ⅰ. 传染病、母婴疾病和营养缺乏性疾病	125	44	4	2	－	－	－	－	－	3	3	9	3	7	5	2	6	6	14	15	－
U002	A. 传染病和寄生虫病	34	5	1	1	－	－	－	－	－	1	2	7	2	6	4	2	2	1	1	1	－
U003	1. 结核病	14	－	－	－	－	－	－	－	－	1	－	5	－	4	2	－	－	1	－	1	－
U004	2. 性传播疾病	1	－	－	－	－	－	－	－	－	－	－	－	－	－	－	－	－	－	1	－	－
U005	a. 梅毒	－	－	－	－	－	－	－	－	－	－	－	－	－	－	－	－	－	－	－	－	－
U006	b. 衣原体病	－	－	－	－	－	－	－	－	－	－	－	－	－	－	－	－	－	－	－	－	－
U007	c. 淋病	－	－	－	－	－	－	－	－	－	－	－	－	－	－	－	－	－	－	－	－	－
U008	d. 其他	1	－	－	－	－	－	－	－	－	－	－	1	－	－	－	－	－	－	1	－	－
U009	3. 艾滋病	1	－	－	－	－	－	－	－	－	－	1	1	－	－	－	－	－	－	－	－	－
U010	4. 腹泻性疾病	－	－	－	－	－	－	－	－	－	－	－	－	－	－	－	－	－	－	－	－	－
U011	5. 好发于儿童期的疾病	－	－	－	－	－	－	－	－	－	－	－	－	－	－	－	－	－	－	－	－	－
U012	a. 百日咳	－	－	－	－	－	－	－	－	－	－	－	－	－	－	－	－	－	－	－	－	－
U013	b. 脊髓灰质炎及后遗症	－	－	－	－	－	－	－	－	－	－	－	－	－	－	－	－	－	－	－	－	－
U014	c. 白喉	－	－	－	－	－	－	－	－	－	－	－	－	－	－	－	－	－	－	－	－	－
U015	d. 麻疹	－	－	－	－	－	－	－	－	－	－	－	－	－	－	－	－	－	－	－	－	－
U016	e. 破伤风	－	－	－	－	－	－	－	－	－	－	－	－	－	－	－	－	－	－	－	－	－
U017	6. 脑膜炎	4	2	－	1	－	－	－	－	－	－	1	－	－	－	－	－	－	－	－	－	－
U018	7. 乙型肝炎	8	－	－	－	－	－	－	－	－	－	－	1	1	2	2	2	－	－	－	－	－
U019	丙型肝炎	－	－	－	－	－	－	－	－	－	－	－	－	－	－	－	－	－	－	－	－	－
U020	8. 疟疾	－	－	－	－	－	－	－	－	－	－	－	－	－	－	－	－	－	－	－	－	－
U021	9. 热带病	－	－	－	－	－	－	－	－	－	－	－	－	－	－	－	－	－	－	－	－	－
U022	a. 锥虫病	－	－	－	－	－	－	－	－	－	－	－	－	－	－	－	－	－	－	－	－	－
U023	b. 南美锥虫病	－	－	－	－	－	－	－	－	－	－	－	－	－	－	－	－	－	－	－	－	－
U024	c. 血吸虫病	－	－	－	－	－	－	－	－	－	－	－	－	－	－	－	－	－	－	－	－	－
U025	d. 利什曼病	－	－	－	－	－	－	－	－	－	－	－	－	－	－	－	－	－	－	－	－	－
U026	e. 淋巴丝虫病	－	－	－	－	－	－	－	－	－	－	－	－	－	－	－	－	－	－	－	－	－
U027	f. 盘尾丝虫病	－	－	－	－	－	－	－	－	－	－	－	－	－	－	－	－	－	－	－	－	－
U028	10. 麻风病	－	－	－	－	－	－	－	－	－	－	－	－	－	－	－	－	－	－	－	－	－
U029	11. 登革热	－	－	－	－	－	－	－	－	－	－	－	－	－	－	－	－	－	－	－	－	－
U030	12. 流行性乙型脑炎	－	－	－	－	－	－	－	－	－	－	－	－	－	－	－	－	－	－	－	－	－
U031	13. 沙眼	－	－	－	－	－	－	－	－	－	－	－	－	－	－	－	－	－	－	－	－	－
U032	14. 肠线虫感染	－	－	－	－	－	－	－	－	－	－	－	－	－	－	－	－	－	－	－	－	－

续 表

疾病编码	疾病名称	总计	年龄组（岁）																			不详
			0–	1–	5–	10–	15–	20–	25–	30–	35–	40–	45–	50–	55–	60–	65–	70–	75–	80–	85及以上	
U033	a. 蛔虫病	—	—	—	—	—	—	—	—	—	—	—	—	—	—	—	—	—	—	—	—	—
U034	b. 鞭虫病	—	—	—	—	—	—	—	—	—	—	—	—	—	—	—	—	—	—	—	—	—
U035	c. 钩虫病	—	—	—	—	—	—	—	—	—	—	—	—	—	—	—	—	—	—	—	—	—
U036	d. 其他	—	—	—	—	—	—	—	—	—	—	—	—	—	—	—	—	—	—	—	—	—
U037	其他传染病	6	3	1	1	1	—	—	—	—	—	—	—	—	—	—	—	—	—	—	—	—
U038	B. 呼吸系统感染	49	8	1	1	—	—	—	—	—	1	3	2	1	—	1	—	4	6	10	10	—
U039	1. 下呼吸道感染	48	8	1	1	—	—	—	—	—	1	3	2	1	—	1	—	4	6	10	10	—
U040	2. 上呼吸道感染	1	—	1	—	—	—	—	—	—	—	—	—	—	—	—	—	—	—	—	—	—
U041	3. 中耳炎	—	—	—	—	—	—	—	—	—	—	—	—	—	—	—	—	—	—	—	—	—
U042	C. 妊娠、分娩和产褥期并发症	1	—	—	—	—	—	—	—	—	1	—	—	—	—	—	—	—	—	—	—	—
U043	1. 孕产妇出血	—	—	—	—	—	—	—	—	—	—	—	—	—	—	—	—	—	—	—	—	—
U044	2. 产妇败血症	—	—	—	—	—	—	—	—	—	—	—	—	—	—	—	—	—	—	—	—	—
U045	3. 妊娠高血压综合征	1	—	—	—	—	—	—	—	—	1	—	—	—	—	—	—	—	—	—	—	—
U046	4. 梗阻性分娩	—	—	—	—	—	—	—	—	—	—	—	—	—	—	—	—	—	—	—	—	—
U047	5. 流产	—	—	—	—	—	—	—	—	—	—	—	—	—	—	—	—	—	—	—	—	—
U048	其他	—	—	—	—	—	—	—	—	—	—	—	—	—	—	—	—	—	—	—	—	—
U049	D. 起源于围生期的情况	33	31	2	—	—	—	—	—	—	—	—	—	—	—	—	—	—	—	—	—	—
U050	1. 出生低体重	8	7	1	—	—	—	—	—	—	—	—	—	—	—	—	—	—	—	—	—	—
U051	2. 出生产伤和窒息	17	17	—	—	—	—	—	—	—	—	—	—	—	—	—	—	—	—	—	—	—
U052	其他	8	7	1	—	—	—	—	—	—	—	—	—	—	—	—	—	—	—	—	—	—
U053	E. 营养缺乏	8	—	—	—	—	—	—	—	—	—	—	—	—	1	—	—	—	3	—	—	4
U054	1. 蛋白质－能量营养不良	7	—	—	—	—	—	—	—	—	—	—	—	—	1	—	—	—	2	—	—	4
U055	2. 碘缺乏	—	—	—	—	—	—	—	—	—	—	—	—	—	—	—	—	—	—	—	—	—
U056	3. 维生素 A 缺乏病	—	—	—	—	—	—	—	—	—	—	—	—	—	—	—	—	—	—	—	—	—
U057	4. 缺铁性贫血	—	—	—	—	—	—	—	—	—	—	—	—	—	—	—	—	—	—	—	—	—
U058	其他营养缺乏症	1	—	—	—	—	—	—	—	—	—	—	—	—	—	—	—	—	1	—	—	—
U059	II. 慢性非传染性疾病	2101	13	7	4	2	4	9	9	28	45	62	103	138	123	185	207	278	315	290	279	—
U060	A. 恶性肿瘤	323	1	—	—	—	1	1	3	6	13	12	18	40	29	36	53	39	35	18	17	—
U061	1. 唇、口腔和咽恶性肿瘤	4	—	—	—	—	—	—	—	—	—	—	—	—	—	—	1	1	—	2	—	—
U062	2. 食道癌	31	—	—	—	—	—	—	—	—	—	—	2	3	3	5	8	5	3	2	—	—
U063	3. 胃癌	85	—	—	—	—	—	—	—	—	—	2	2	11	9	8	14	13	11	2	7	—
U064	4. 结直肠癌	14	—	—	—	—	—	—	—	—	1	4	3	3	—	1	3	1	2	—	1	—
U065	5. 肝癌	63	—	—	—	—	—	—	—	4	4	4	3	6	5	13	10	6	2	4	2	—

续 表

疾病编码	疾病名称	总计	0–	1–	5–	10–	15–	20–	25–	30–	35–	40–	45–	50–	55–	60–	65–	70–	75–	80–	85及以上	不详
U066	6.胰腺癌	7	–	–	–	–	–	–	–	–	–	–	–	1	–	1	1	–	3	–	1	1
U067	7.肺癌	28	–	–	–	–	–	–	–	–	–	1	3	4	6	3	3	3	2	2	1	–
U068	8.皮肤癌	5	–	–	–	–	–	–	–	–	–	–	–	–	–	–	1	1	1	1	1	–
U069	9.乳腺癌	2	–	–	1	–	–	–	–	–	–	1	–	–	–	–	–	–	1	–	–	–
U070	10.子宫颈癌	8	–	–	–	–	–	–	–	–	1	1	1	–	–	–	3	–	1	–	1	–
U071	11.子宫体癌	3	–	–	–	–	–	–	–	–	–	1	–	–	–	–	1	–	1	–	–	–
U072	12.卵巢癌		–	–	–	–	–	–	–	–	–	–	–	–	–	–	–	–	–	–	–	–
U073	13.前列腺癌	5	–	–	–	–	–	–	–	–	–	–	–	–	–	2	–	1	–	–	2	–
U074	14.膀胱癌	10	–	–	–	–	–	–	1	–	–	–	2	–	–	–	2	3	2	1	–	–
U075	15.淋巴瘤与多发性骨髓瘤	2	–	–	–	–	–	–	1	–	–	–	1	–	–	–	–	–	–	–	–	–
U076	16.白血病	11	–	–	1	1	–	–	–	1	2	2	1	2	–	–	2	–	–	–	–	–
U077	其他	45	1	1	1	–	–	2	–	3	2	2	4	8	3	–	7	3	7	4	1	–
U078	B.其他肿瘤	5	–	–	–	–	–	–	–	–	1	–	1	1	–	–	1	–	–	–	–	–
U079	C.糖尿病	30	1	1	–	1	–	–	–	3	3	2	2	4	5	–	5	3	3	3	1	–
U080	D.内分泌紊乱	2	–	1	–	–	–	–	–	–	–	–	–	1	–	–	–	–	–	–	–	–
U081	E.神经系统和精神障碍疾病	38	1	3	1	–	–	2	–	3	3	2	5	–	–	2	1	3	3	7	1	–
U082	1.单相精神抑郁	–	–	–	–	–	–	–	–	–	–	–	–	–	–	–	–	–	–	–	–	–
U083	2.双相情感障碍	2	–	–	–	–	–	–	–	–	–	1	1	–	–	–	–	1	–	–	–	–
U084	3.精神分裂症	1	1	–	–	–	–	–	–	–	–	–	–	–	–	–	–	–	–	–	–	–
U085	4.癫痫病	8	–	–	1	–	–	1	–	2	1	1	–	–	–	1	–	–	1	–	–	–
U086	5.酒精使用所致精神障碍	5	–	–	–	–	–	–	–	–	1	1	2	–	–	–	–	–	–	–	–	–
U087	6.阿尔茨海默病和其他痴呆	4	–	–	–	–	–	–	–	–	–	–	–	–	–	–	–	1	–	3	–	–
U088	7.帕金森病	2	–	–	–	–	–	–	–	–	–	–	–	–	–	–	1	1	–	–	–	–
U089	8.多发性硬化	–	–	–	–	–	–	–	–	–	–	–	–	–	–	–	–	–	1	–	–	–
U090	9.药物使用所致精神障碍	1	–	–	–	–	–	–	–	–	–	–	–	–	–	–	–	–	–	–	1	–
U091	10.创伤后应激障碍	–	–	–	–	–	–	–	–	–	–	–	–	–	–	–	–	–	–	–	–	–
U092	11.强迫症	–	–	–	–	–	–	–	–	–	–	–	–	–	–	–	–	–	–	–	–	–
U093	12.惊恐障碍	–	–	–	–	–	–	–	–	–	–	–	–	–	–	–	–	–	–	–	–	–
U094	13.失眠症	–	–	–	–	–	–	–	–	–	–	–	–	–	–	–	–	–	–	–	–	–
U095	14.偏头痛	–	–	–	–	–	–	–	–	–	–	–	–	–	–	–	–	–	–	–	–	–
U096	15.由于铅暴露引起的精神发育障碍	–	–	–	–	–	–	–	–	–	–	–	–	1	–	–	–	–	–	–	–	–
U097	其他	14	–	3	1	–	–	1	–	2	–	–	1	–	–	–	1	1	2	–	–	–
U098	F.感官疾病	1	–	–	–	–	–	–	–	–	–	–	–	–	–	–	–	–	2	2	–	–

续　表

疾病编码	疾病名称	总计	0–	1–	5–	10–	15–	20–	25–	30–	35–	40–	45–	50–	55–	60–	65–	70–	75–	80–	85及以上	不详
U099	1.青光眼	–	–	–	–	–	–	–	–	–	–	–	–	–	–	–	–	–	–	–	–	–
U100	2.白内障	–	–	–	–	–	–	–	–	–	–	–	–	–	–	–	–	–	–	–	–	–
U101	3.与年龄有关的视觉障碍	–	–	–	–	–	–	–	–	–	–	–	–	–	–	–	–	–	–	–	–	–
U102	4.成年开始的听力损失	1	–	–	–	–	–	–	–	–	–	–	–	1	–	–	–	–	–	–	–	–
U103	其他	–	–	–	–	–	–	–	–	–	–	–	–	–	–	–	–	–	–	–	–	–
U104	G.心血管疾病	1149	1	–	–	–	3	3	1	10	15	27	50	60	55	98	93	156	195	195	186	–
U105	1.风湿性心脏病	78	1	–	–	–	–	–	–	3	–	–	1	3	2	8	7	11	13	14	15	–
U106	2.高血压及并发症	144	–	–	–	–	–	–	–	–	1	1	1	3	4	10	9	15	35	31	35	–
U107	3.缺血性心脏病	248	–	–	1	–	–	–	–	2	8	11	20	13	23	30	12	25	35	34	44	–
U108	4.脑血管病	568	–	–	1	–	1	–	–	4	5	14	27	34	29	40	52	94	96	95	75	–
U109	5.炎性心脏病	5	–	–	–	–	–	–	–	–	–	1	1	–	1	1	1	–	–	–	–	–
U110	其他	88	1	–	–	–	–	–	1	1	2	2	1	5	5	7	6	10	13	19	16	–
U111	H.主要呼吸系统疾病	306	1	1	–	–	2	–	1	–	2	2	6	4	9	19	28	56	55	55	67	–
U112	1.慢性阻塞性肺疾病	269	–	–	–	–	–	–	–	1	1	2	2	3	7	18	23	51	52	49	62	–
U113	2.哮喘	1	–	–	–	–	–	–	–	–	–	–	–	1	–	–	–	–	–	1	–	–
U114	其他	36	1	1	–	–	–	–	–	1	2	–	4	1	2	–	5	5	3	5	5	–
U115	I.主要消化系统疾病	174	1	–	–	–	–	1	2	8	7	16	18	26	22	22	20	13	8	8	3	–
U116	1.消化性溃疡	13	–	–	–	–	–	–	–	–	–	3	–	3	–	–	–	7	1	2	1	–
U117	2.肝硬化	126	–	–	–	–	–	–	–	7	7	11	12	20	20	17	13	7	7	4	–	–
U118	3.阑尾炎	2	–	–	–	–	–	–	–	–	–	–	–	–	–	–	–	–	–	–	–	–
U119	其他	33	–	–	–	–	–	–	–	–	4	2	6	6	2	3	5	3	–	2	2	–
U120	J.主要泌尿生殖系统疾病	50	1	–	–	–	–	–	2	2	4	3	2	1	2	7	6	4	11	2	4	–
U121	1.肾炎和肾病	47	1	–	–	–	–	–	2	1	4	3	2	1	2	7	6	4	10	1	3	–
U122	2.前列腺增生	1	–	–	–	–	–	–	–	–	–	–	–	1	–	–	–	–	–	–	–	–
U123	其他	2	–	–	–	–	–	–	–	–	–	–	–	–	–	–	–	–	–	–	–	–
U124	K.皮肤病	2	–	–	–	–	–	–	–	–	–	–	–	1	–	–	–	–	1	–	–	–
U125	L.肌肉骨骼和结缔组织疾病	7	–	–	–	–	–	–	–	–	–	–	–	1	–	–	–	–	–	2	1	–
U126	1.风湿性关节炎	4	–	–	–	–	–	–	–	–	–	–	–	1	–	–	–	–	–	2	1	–
U127	2.骨关节炎	–	–	–	–	–	–	–	–	–	–	–	–	–	–	–	–	–	–	–	–	–
U128	3.痛风	1	–	–	–	–	–	–	–	–	–	–	–	1	–	–	–	–	–	–	–	–
U129	4.腰痛	–	–	–	–	–	–	–	–	–	–	–	–	–	–	–	–	–	–	–	–	–
U130	其他	2	–	–	1	–	–	–	–	–	–	–	1	–	–	–	–	–	–	–	–	–
U131	M.先天异常	14	8	2	–	1	1	2	–	–	–	–	–	–	–	–	–	–	–	–	–	–

年龄组（岁）

续 表

疾病编码	疾病名称	总计	0-	1-	5-	10-	15-	20-	25-	30-	35-	40-	45-	50-	55-	60-	65-	70-	75-	80-	85及以上	不详
												年龄组（岁）										
U132	1. 腹壁缺损	–	–	–	–	–	–	–	–	–	–	–	–	–	–	–	–	–	–	–	–	–
U133	2. 无脑畸形	–	–	–	–	–	–	–	–	–	–	–	–	–	–	–	–	–	–	–	–	–
U134	3. 肛门直肠闭锁	–	–	–	–	–	–	–	–	–	–	–	–	–	–	–	–	–	–	–	–	–
U135	4. 唇裂	1	1	–	–	–	–	–	–	–	–	–	–	–	–	–	–	–	–	–	–	–
U136	5. 腭裂	–	–	–	–	–	–	–	–	–	–	–	–	–	–	–	–	–	–	–	–	–
U137	6. 食管闭锁	–	–	–	–	–	–	–	–	–	–	–	–	–	–	–	–	–	–	–	–	–
U138	7. 肾发育不全	1	1	–	–	–	–	–	–	–	–	–	–	–	–	–	–	–	–	–	–	–
U139	8. 唐氏综合征	–	–	–	–	–	–	–	–	–	–	–	–	–	–	–	–	–	–	–	–	–
U140	9. 先天性心脏异常	8	2	2	–	–	1	2	–	–	–	–	–	–	–	–	–	–	–	–	–	–
U141	10. 脊柱裂	–	–	–	–	–	–	–	–	–	–	–	–	–	–	–	–	–	–	–	–	–
U142	其他	4	4	–	–	–	–	–	–	–	–	–	–	–	–	–	–	–	–	–	–	–
U143	N. 口腔疾病	–	–	–	–	–	–	–	–	–	–	–	–	–	–	–	–	–	–	–	–	–
U144	1. 龋齿	–	–	–	–	–	–	–	–	–	–	–	–	–	–	–	–	–	–	–	–	–
U145	2. 牙周病	–	–	–	–	–	–	–	–	–	–	–	–	–	–	–	–	–	–	–	–	–
U146	3. 无牙症	–	–	–	–	–	–	–	–	–	–	–	–	–	–	–	–	–	–	–	–	–
U147	其他	–	–	–	–	–	–	–	–	–	–	–	–	–	–	–	–	–	–	–	–	–
U148	Ⅲ. 伤害	352	–	6	–	2	12	26	29	42	42	38	38	33	21	28	6	7	10	8	4	–
U149	A. 意外伤害	291	–	6	–	1	10	19	23	32	35	36	29	28	19	26	3	6	9	6	3	–
U150	1. 道路交通事故	129	–	1	–	–	9	13	13	16	22	15	11	13	5	9	1	2	–	–	–	–
U151	2. 意外中毒	38	1	–	–	–	–	1	2	6	2	10	3	1	2	7	1	1	–	–	–	–
U152	3. 意外跌落	69	1	1	–	1	–	1	2	3	8	6	9	8	8	6	1	3	6	5	2	–
U153	4. 火灾	2	–	–	–	–	–	–	–	–	–	–	–	1	–	–	–	–	–	–	–	–
U154	5. 溺水	10	3	–	–	–	1	4	1	–	–	–	1	–	–	–	–	–	–	–	1	–
U155	其他	43	–	3	–	–	1	5	5	7	2	4	5	6	3	2	3	1	2	2	1	–
U156	B. 故意伤害	54	–	–	–	1	1	4	6	9	7	2	8	6	3	2	3	1	2	2	1	–
U157	1. 自杀及后遗症	45	–	–	–	1	1	5	6	9	6	6	6	4	2	2	3	1	1	2	1	–
U158	2. 他杀及后遗症	6	–	–	–	–	–	–	–	–	1	1	–	–	2	1	–	–	–	–	1	–
U159	3. 战争	–	–	–	–	–	–	–	–	–	–	–	–	–	–	–	–	–	–	–	–	–
U160	其他	3	–	1	–	–	–	–	–	–	–	1	1	–	–	–	–	–	–	–	–	–
U161	其他剩余疾病	40	1	–	–	1	–	–	2	2	2	1	2	2	1	1	3	3	4	5	12	–

表 3－56　2018 年迪庆州死因别、年龄别死亡数（男）

疾病编码	疾病名称	总计	0－	1－	5－	10－	15－	20－	25－	30－	35－	40－	45－	50－	55－	60－	65－	70－	75－	80－	85及以上	不详
U000	全死因	1614	42	16	2	5	13	27	28	56	73	83	113	134	106	150	141	171	182	154	118	－
U001	I.传染病、母婴疾病和营养缺乏性疾病	76	32	4	1	－	－	－	－	－	2	3	5	3	5	4	1	3	3	6	4	－
U002	A.传染病和寄生虫病	24	5	1	1	－	－	－	－	－	1	－	4	2	4	3	1	1	1	－	－	－
U003	1.结核病	9	－	－	－	－	－	－	－	－	1	－	2	－	3	1	－	1	1	－	－	－
U004	2.性传播疾病	－	－	－	－	－	－	－	－	－	－	－	－	－	－	－	－	－	－	－	－	－
U005	a.梅毒	－	－	－	－	－	－	－	－	－	－	－	－	－	－	－	－	－	－	－	－	－
U006	b.衣原体病	－	－	－	－	－	－	－	－	－	－	－	－	－	－	－	－	－	－	－	－	－
U007	c.淋病	－	－	－	－	－	－	－	－	－	－	－	－	－	－	－	－	－	－	－	－	－
U008	d.其他	－	－	－	－	－	－	－	－	－	－	－	－	－	－	－	－	－	－	－	－	－
U009	3.艾滋病	1	－	－	－	－	－	－	－	－	－	－	1	－	－	－	－	－	－	－	－	－
U010	4.腹泻性疾病	－	－	－	－	－	－	－	－	－	－	－	－	－	－	－	－	－	－	－	－	－
U011	5.好发于儿童期的疾病	－	－	－	－	－	－	－	－	－	－	－	－	－	－	－	－	－	－	－	－	－
U012	a.百日咳	－	－	－	－	－	－	－	－	－	－	－	－	－	－	－	－	－	－	－	－	－
U013	b.脊髓灰质炎及其后遗症	－	－	－	－	－	－	－	－	－	－	－	－	－	－	－	－	－	－	－	－	－
U014	c.白喉	－	－	－	－	－	－	－	－	－	－	－	－	－	－	－	－	－	－	－	－	－
U015	d.麻疹	－	－	－	－	－	－	－	－	－	－	－	－	－	－	－	－	－	－	－	－	－
U016	e.破伤风	－	－	－	－	－	－	－	－	－	－	－	－	－	－	－	－	－	－	－	－	－
U017	6.脑膜炎	3	2	－	1	－	－	－	－	－	－	－	－	－	－	－	－	－	－	－	－	－
U018	7.乙型肝炎	6	－	－	－	－	－	－	－	－	－	1	－	1	1	1	－	1	1	－	－	－
U019	丙型肝炎	－	－	－	－	－	－	－	－	－	－	－	－	－	－	－	－	－	－	－	－	－
U020	8.疟疾	－	－	－	－	－	－	－	－	－	－	－	－	－	－	－	－	－	－	－	－	－
U021	9.热带病	－	－	－	－	－	－	－	－	－	－	－	－	－	－	－	－	－	－	－	－	－
U022	a.锥虫病	－	－	－	－	－	－	－	－	－	－	－	－	－	－	－	－	－	－	－	－	－
U023	b.南美锥虫病	－	－	－	－	－	－	－	－	－	－	－	－	－	－	－	－	－	－	－	－	－
U024	c.血吸虫病	－	－	－	－	－	－	－	－	－	－	－	－	－	－	－	－	－	－	－	－	－
U025	d.利什曼病	－	－	－	－	－	－	－	－	－	－	－	－	－	－	－	－	－	－	－	－	－
U026	e.淋巴性丝虫病	－	－	－	－	－	－	－	－	－	－	－	－	－	－	－	－	－	－	－	－	－
U027	f.盘尾丝虫病	－	－	－	－	－	－	－	－	－	－	－	－	－	－	－	－	－	－	－	－	－
U028	10.麻风病	－	－	－	－	－	－	－	－	－	－	－	－	－	－	－	－	－	－	－	－	－
U029	11.登革热	－	－	－	－	－	－	－	－	－	－	－	－	－	－	－	－	－	－	－	－	－
U030	12.流行性乙型脑炎	－	－	－	－	－	－	－	－	－	－	－	－	－	－	－	－	－	－	－	－	－
U031	13.沙眼	－	－	－	－	－	－	－	－	－	－	－	－	－	－	－	－	－	－	－	－	－
U032	14.肠线虫感染	－	－	－	－	－	－	－	－	－	－	－	－	－	－	－	－	－	－	－	－	－

续表

疾病编码	疾病名称	总计	0-	1-	5-	10-	15-	20-	25-	30-	35-	40-	45-	50-	55-	60-	65-	70-	75-	80-	85及以上	不详
											年龄组（岁）											
U033	a. 蛔虫病	—	—	—	—	—	—	—	—	—	—	—	—	—	—	—	—	—	—	—	—	—
U034	b. 鞭虫病	—	—	—	—	—	—	—	—	—	—	—	—	—	—	—	—	—	—	—	—	—
U035	c. 钩虫病	—	—	—	—	—	—	—	—	—	—	—	—	—	—	—	—	—	—	—	—	—
U036	d. 其他	—	—	—	—	—	—	—	—	—	—	—	—	—	—	—	—	—	—	—	—	—
U037	其他传染病	5	3	—	1	—	—	—	—	—	—	1	—	—	—	—	—	—	—	—	—	—
U038	B. 呼吸系统感染	26	6	1	—	—	—	—	—	—	1	3	1	1	—	—	1	—	2	3	4	3	—
U039	1. 下呼吸道感染	25	6	1	—	—	—	—	—	—	1	3	1	1	—	—	1	—	2	3	4	3	—
U040	2. 上呼吸道感染	1	—	1	—	—	—	—	—	—	—	—	—	—	—	—	—	—	—	—	—	—	—
U041	3. 中耳炎	—	—	—	—	—	—	—	—	—	—	—	—	—	—	—	—	—	—	—	—	—
U042	C. 妊娠、分娩和产褥期并发症	—	—	—	—	—	—	—	—	—	—	—	—	—	—	—	—	—	—	—	—	—
U043	1. 孕产妇出血	—	—	—	—	—	—	—	—	—	—	—	—	—	—	—	—	—	—	—	—	—
U044	2. 产妇败血症	—	—	—	—	—	—	—	—	—	—	—	—	—	—	—	—	—	—	—	—	—
U045	3. 妊娠高血压综合征	—	—	—	—	—	—	—	—	—	—	—	—	—	—	—	—	—	—	—	—	—
U046	4. 梗阻性分娩	—	—	—	—	—	—	—	—	—	—	—	—	—	—	—	—	—	—	—	—	—
U047	5. 流产	—	—	—	—	—	—	—	—	—	—	—	—	—	—	—	—	—	—	—	—	—
U048	其他	—	—	—	—	—	—	—	—	—	—	—	—	—	—	—	—	—	—	—	—	—
U049	D. 起源于围生期的情况	23	21	2	—	—	—	—	—	—	—	—	—	—	—	—	—	—	—	—	—	—	—
U050	1. 出生低体重	5	4	1	—	—	—	—	—	—	—	—	—	—	—	—	—	—	—	—	—	—	—
U051	2. 出生产伤和窒息	13	13	—	—	—	—	—	—	—	—	—	—	—	—	—	—	—	—	—	—	—	—
U052	其他	5	4	1	—	—	—	—	—	—	—	—	—	—	—	—	—	—	—	—	—	—	—
U053	E. 营养缺乏	3	—	—	—	—	—	—	—	—	—	—	—	—	1	—	—	—	2	—	—	—	—
U054	1. 蛋白质 - 能量营养不良	2	—	—	—	—	—	—	—	—	—	—	—	—	1	—	—	—	1	—	—	—	—
U055	2. 碘缺乏	—	—	—	—	—	—	—	—	—	—	—	—	—	—	—	—	—	—	—	—	—	—
U056	3. 维生素 A 缺乏病	—	—	—	—	—	—	—	—	—	—	—	—	—	—	—	—	—	—	—	—	—	—
U057	4. 缺铁性贫血	—	—	—	—	—	—	—	—	—	—	—	—	—	—	—	—	—	—	—	—	—	—
U058	其他营养病症	1	—	—	—	—	—	—	—	—	—	—	—	—	—	—	—	—	—	1	—	—	—
U059	II. 慢性非传染性疾病	1229	9	7	1	2	—	4	4	17	37	44	78	102	84	123	133	164	172	141	106	—	—
U060	A. 恶性肿瘤	225	1	—	—	1	—	—	3	5	8	6	14	30	23	27	38	30	19	10	9	—	—
U061	1. 唇、口腔和咽恶性肿瘤	3	—	—	—	—	—	—	—	—	—	—	—	—	—	—	1	1	—	1	—	—	—
U062	2. 食道癌	28	—	—	—	—	—	—	—	—	—	—	2	3	3	4	7	5	3	1	—	—	—
U063	3. 胃癌	56	—	—	—	—	—	—	—	1	2	—	1	9	6	6	8	10	6	2	4	—	—
U064	4. 结直肠癌	11	—	—	—	—	—	—	—	—	1	—	2	—	—	3	3	1	2	—	1	—	—
U065	5. 肝癌	50	—	—	—	—	—	—	4	4	4	4	3	6	4	11	7	4	1	1	1	—	—

续　表

疾病编码	疾病名称	总计	年龄组（岁）																		
			0–	1–	5–	10–	15–	20–	25–	30–	35–	40–	45–	50–	55–	60–	65–	70–	75–	80–	85及以上	不详
U066	6. 胰腺癌	3	-	-	-	-	-	-	-	-	-	-	-	-	-	-	1	-	2	-	-	-
U067	7. 肺癌	22	-	-	-	-	-	-	-	-	-	-	2	4	5	2	3	3	2	1	-	-
U068	8. 皮肤癌	2	-	-	-	-	-	-	-	-	-	-	-	-	-	-	-	1	-	1	-	-
U069	9. 乳腺癌	-	-	-	-	-	-	-	-	-	-	-	-	-	-	-	-	-	-	-	-	-
U070	10. 子宫颈癌	-	-	-	-	-	-	-	-	-	-	-	-	-	-	-	-	-	-	-	-	-
U071	11. 子宫体癌	-	-	-	-	-	-	-	-	-	-	-	-	-	-	-	-	-	-	-	-	-
U072	12. 卵巢癌	5	-	-	-	-	-	-	-	-	-	-	1	-	1	2	-	1	-	-	-	-
U073	13. 前列腺癌	7	-	-	-	-	-	-	-	-	-	-	-	-	-	1	1	2	1	1	1	-
U074	14. 膀胱癌	2	-	-	-	-	-	-	-	-	-	-	-	-	-	-	-	-	-	1	1	-
U075	15. 淋巴瘤与多发性骨髓瘤	2	-	-	-	-	-	-	1	-	-	-	-	-	-	-	1	-	-	-	-	-
U076	16. 白血病	6	1	-	-	1	-	-	-	-	-	-	-	1	-	-	2	1	-	-	-	-
U077	其他	30	1	-	-	-	-	-	-	-	-	1	3	7	3	1	6	3	1	2	2	-
U078	B. 其他肿瘤	2	-	-	-	-	-	-	-	-	-	-	-	-	-	1	-	-	-	-	1	-
U079	C. 糖尿病	17	-	1	1	-	-	-	-	-	-	-	2	2	2	2	1	2	4	-	-	-
U080	D. 内分泌紊乱	1	1	-	-	-	-	-	-	-	-	-	-	-	-	-	-	-	-	-	-	-
U081	E. 神经系统和精神障碍疾病	22	-	3	-	-	-	-	-	-	3	2	4	-	-	2	1	2	1	2	2	-
U082	1. 单相精神抑郁	-	-	-	-	-	-	-	-	-	-	-	-	-	-	-	-	-	-	-	-	-
U083	2. 双相情感障碍	1	-	-	-	-	-	-	-	-	-	-	1	-	-	-	-	-	-	-	-	-
U084	3. 精神分裂症	4	-	-	-	-	-	-	-	-	1	1	2	-	-	-	-	-	-	-	-	-
U085	4. 癫痫症	5	1	-	-	-	-	-	-	-	1	1	1	-	1	-	-	-	-	-	-	-
U086	5. 酒精使用所致精神障碍	2	-	-	-	-	-	-	-	-	-	1	1	-	-	-	-	-	-	-	-	-
U087	6. 阿尔茨海默病和其他痴呆	1	-	-	-	-	-	-	-	-	-	-	-	-	-	-	-	-	1	-	-	-
U088	7. 帕金森病	-	-	-	-	-	-	-	-	-	-	-	-	-	-	-	-	-	-	-	-	-
U089	8. 多发性硬化	-	-	-	-	-	-	-	-	-	-	-	-	-	-	-	-	-	-	-	-	-
U090	9. 药物使用所致精神障碍	1	-	-	-	-	-	-	-	-	-	-	1	-	-	-	-	-	-	-	-	-
U091	10. 创伤后应激障碍	-	-	-	-	-	-	-	-	-	-	-	-	-	-	-	-	-	-	-	-	-
U092	11. 强迫症	-	-	-	-	-	-	-	-	-	-	-	-	-	-	-	-	-	-	-	-	-
U093	12. 惊恐障碍	-	-	-	-	-	-	-	-	-	-	-	-	-	-	-	-	-	-	-	-	-
U094	13. 失眠症	-	-	-	-	-	-	-	-	-	-	-	-	-	-	-	-	-	-	-	-	-
U095	14. 偏头痛	-	-	-	-	-	-	-	-	-	-	-	-	-	-	-	-	-	-	-	-	-
U096	15. 由于铅暴露引起的精神发育障碍	-	-	-	-	-	-	-	-	-	-	-	-	-	-	-	-	-	-	-	-	-
U097	其他	8	-	3	-	-	-	-	-	-	-	1	2	-	-	-	-	1	-	-	1	-
U098	F. 感官疾病	1	-	-	-	-	-	-	-	-	-	-	-	1	-	-	-	-	-	-	-	-

续　表

疾病编码	疾病名称	总计	0—	1—	5—	10—	15—	20—	25—	30—	35—	40—	45—	50—	55—	60—	65—	70—	75—	80—	85及以上	不详
U099	1. 青光眼	—	—	—	—	—	—	—	—	—	—	—	—	—	—	—	—	—	—	—	—	—
U100	2. 白内障	—	—	—	—	—	—	—	—	—	—	—	—	—	—	—	—	—	—	—	—	—
U101	3. 与年龄有关的视觉障碍	—	—	—	—	—	—	—	—	—	—	—	—	—	—	—	—	—	—	—	—	—
U102	4. 成年开始的听力损失	—	—	—	—	—	—	—	—	—	—	—	—	—	—	—	—	—	—	—	—	—
U103	其他	1	—	—	—	—	—	—	—	—	—	—	—	1	—	—	—	—	—	—	—	—
U104	G. 心血管疾病	627	1	—	—	—	—	2	—	5	13	19	36	46	35	62	63	84	109	92	59	—
U105	1. 风湿性心脏病	30	—	—	—	—	—	—	—	—	1	1	1	—	1	2	2	4	6	6	6	—
U106	2. 高血压及并发症	73	—	—	—	—	—	—	—	—	1	—	—	1	3	7	7	7	20	14	13	—
U107	3. 缺血性心脏病	138	—	—	—	—	—	—	—	2	6	8	13	10	8	20	9	16	21	14	11	—
U108	4. 脑血管病	322	—	—	—	—	—	—	—	3	5	10	21	29	20	27	36	49	51	46	24	—
U109	5. 炎性心脏病	3	—	—	—	—	—	—	—	—	—	—	—	1	—	—	1	—	—	1	—	—
U110	其他	49	1	—	—	—	—	—	—	1	2	—	1	3	2	3	5	7	8	11	5	—
U111	H. 主要呼吸系统疾病	171	—	1	—	—	—	—	—	1	1	3	4	3	6	14	12	33	29	30	34	—
U112	1. 慢性阻塞性肺疾病	150	—	1	—	—	—	—	—	—	—	—	2	2	6	13	10	31	26	28	32	—
U113	2. 哮喘	—	—	—	—	—	—	—	—	—	—	—	—	—	—	—	—	—	—	—	—	—
U114	其他	21	—	1	—	—	—	—	—	1	1	3	2	1	—	1	2	2	3	2	2	—
U115	I. 主要消化系统疾病	128	—	1	—	—	—	1	1	6	7	14	16	18	15	14	15	11	5	3	2	—
U116	1. 消化性溃疡	11	—	—	—	—	—	—	—	—	—	—	—	1	1	2	2	2	1	1	1	—
U117	2. 肝硬化	87	—	—	—	—	—	—	1	5	7	9	11	12	14	9	8	6	4	1	—	—
U118	3. 阑尾炎	1	—	—	—	—	—	—	—	—	—	—	1	—	—	—	—	—	—	—	—	—
U119	其他	29	—	—	—	—	—	—	—	1	1	2	5	6	1	3	5	3	—	1	1	—
U120	J. 主要泌尿生殖系统疾病	25	—	—	—	—	—	—	—	—	4	2	2	1	2	3	5	—	5	—	1	—
U121	1. 肾炎和肾病	23	—	—	—	—	—	—	—	—	4	2	2	1	2	2	5	—	4	—	1	—
U122	2. 前列腺增生	1	—	—	—	—	—	—	—	—	—	—	—	—	—	—	—	—	1	—	—	—
U123	其他	1	—	—	—	—	—	—	—	—	—	—	—	—	—	1	—	—	—	—	—	—
U124	K. 皮肤病	—	—	—	—	—	—	—	—	—	—	—	—	—	—	—	—	—	—	—	—	—
U125	L. 肌肉骨骼和结缔组织疾病	2	—	—	—	—	—	—	—	—	—	—	—	—	—	—	1	—	1	—	—	—
U126	1. 风湿性关节炎	1	—	—	—	—	—	—	—	—	—	—	—	—	—	—	1	—	—	—	—	—
U127	2. 骨关节炎	—	—	—	—	—	—	—	—	—	—	—	—	—	—	—	—	—	—	—	—	—
U128	3. 痛风	—	—	—	—	—	—	—	—	—	—	—	—	—	—	—	—	—	—	—	—	—
U129	4. 腰痛	—	—	—	—	—	—	—	—	—	—	—	—	—	—	—	—	—	—	—	—	—
U130	其他	1	—	—	—	—	—	—	—	—	—	—	—	—	—	—	—	—	1	—	—	—
U131	M. 先天异常	8	5	2	—	1	—	—	—	—	—	—	—	—	—	—	—	—	—	—	—	—

年龄组（岁）

续 表

疾病编码	疾病名称	总计	0–	1–	5–	10–	15–	20–	25–	30–	35–	40–	45–	50–	55–	60–	65–	70–	75–	80–	85及以上	不详
U132	1. 腹壁缺损	–	–	–	–	–	–	–	–	–	–	–	–	–	–	–	–	–	–	–	–	–
U133	2. 无脑畸形	–	–	–	–	–	–	–	–	–	–	–	–	–	–	–	–	–	–	–	–	–
U134	3. 肛门直肠闭锁	–	–	–	–	–	–	–	–	–	–	–	–	–	–	–	–	–	–	–	–	–
U135	4. 唇裂	–	–	–	–	–	–	–	–	–	–	–	–	–	–	–	–	–	–	–	–	–
U136	5. 腭裂	–	–	–	–	–	–	–	–	–	–	–	–	–	–	–	–	–	–	–	–	–
U137	6. 食管闭锁	–	–	–	–	–	–	–	–	–	–	–	–	–	–	–	–	–	–	–	–	–
U138	7. 肾发育不全	–	–	–	–	–	–	–	–	–	–	–	–	–	–	–	–	–	–	–	–	–
U139	8. 唐氏综合征	–	–	–	–	–	–	–	–	–	–	–	–	–	–	–	–	–	–	–	–	–
U140	9. 先天性心脏异常	4	1	2	–	1	–	–	–	–	–	–	–	–	–	–	–	–	–	–	–	–
U141	10. 脊柱裂	–	–	–	–	–	–	–	–	–	–	–	–	–	–	–	–	–	–	–	–	–
U142	其他	4	4	–	–	–	–	–	–	–	–	–	–	–	–	–	–	–	–	–	–	–
U143	N. 口腔疾病	–	–	–	–	–	–	–	–	–	–	–	–	–	–	–	–	–	–	–	–	–
U144	1. 龋齿	–	–	–	–	–	–	–	–	–	–	–	–	–	–	–	–	–	–	–	–	–
U145	2. 牙周病	–	–	–	–	–	–	–	–	–	–	–	–	–	–	–	–	–	–	–	–	–
U146	3. 无牙症	–	–	–	–	–	–	–	–	–	–	–	–	–	–	–	–	–	–	–	–	–
U147	其他	–	–	–	–	–	–	–	–	–	–	–	–	–	–	–	–	–	–	–	–	–
U148	Ⅲ. 伤害	286	–	5	–	2	12	23	24	37	33	35	29	28	16	22	5	3	5	5	2	–
U149	A. 意外伤害	242	–	5	–	1	10	19	19	28	29	33	25	24	15	20	3	3	4	3	1	–
U150	1. 道路交通事故	118	–	1	–	1	9	13	12	13	19	15	9	11	5	8	1	1	–	–	–	–
U151	2. 意外中毒	30	–	1	–	–	–	1	2	5	2	7	3	1	–	5	1	–	1	1	–	–
U152	3. 意外跌落	51	–	1	–	–	–	1	1	3	7	5	8	6	6	5	1	2	2	2	1	–
U153	4. 火灾	2	–	–	–	–	–	–	–	–	–	1	–	1	–	–	–	–	–	–	–	–
U154	5. 溺水	6	–	2	–	–	–	–	1	–	–	1	1	1	–	–	–	–	–	–	–	–
U155	其他	35	–	–	–	–	1	4	3	7	1	4	4	4	4	2	–	–	1	–	–	–
U156	B. 故意伤害	37	–	–	–	1	2	4	5	8	4	2	4	4	1	2	2	–	1	2	1	–
U157	1. 自杀及后遗症	30	–	–	–	1	1	2	5	6	3	2	3	3	1	1	2	–	1	2	1	–
U158	2. 他杀及后遗症	4	–	–	–	–	1	2	–	–	1	–	–	–	–	–	–	–	–	–	–	–
U159	3. 战争	–	–	–	–	–	–	–	–	–	–	–	–	–	–	–	–	–	–	–	–	–
U160	其他	3	–	–	–	–	–	–	–	2	–	–	1	–	–	–	–	–	–	–	–	–
U161	其他剩余疾病	23	1	–	–	1	–	–	–	2	1	1	1	1	1	2	2	1	2	2	6	–

表3-57 2018年迪庆州死因别、年龄别死亡数（女）

疾病编码	疾病名称	总计	0–	1–	5–	10–	15–	20–	25–	30–	35–	40–	45–	50–	55–	60–	65–	70–	75–	80–	85及以上	不详
													年龄组（岁）									
U000	全死因	1004	16	1	4	—	3	10	10	16	19	21	39	42	46	69	77	123	153	163	192	—
U001	I. 传染病、母婴疾病和营养缺乏性疾病	49	12	—	1	—	—	2	—	—	1	—	4	—	2	1	1	3	3	8	11	—
U002	A. 传染病和寄生虫病	10	—	—	1	—	—	1	—	—	—	—	3	—	1	1	1	1	—	1	—	—
U003	1. 结核病	5	—	—	—	—	—	—	—	—	—	—	3	—	1	1	—	—	—	—	—	—
U004	2. 性传播疾病	1	—	—	—	—	—	1	—	—	—	—	—	—	—	—	—	—	—	—	—	—
U005	a. 梅毒	—	—	—	—	—	—	—	—	—	—	—	—	—	—	—	—	—	—	—	—	—
U006	b. 衣原体病	—	—	—	—	—	—	—	—	—	—	—	—	—	—	—	—	—	—	—	—	—
U007	c. 淋病	—	—	—	—	—	—	—	—	—	—	—	—	—	—	—	—	—	—	—	—	—
U008	d. 其他	1	—	—	—	—	—	1	—	—	—	—	—	—	—	—	—	—	—	—	—	—
U009	3. 艾滋病	—	—	—	—	—	—	—	—	—	—	—	—	—	—	—	—	—	—	—	—	—
U010	4. 腹泻性疾病	—	—	—	—	—	—	—	—	—	—	—	—	—	—	—	—	—	—	—	—	—
U011	5. 好发于儿童的疾病	—	—	—	—	—	—	—	—	—	—	—	—	—	—	—	—	—	—	—	—	—
U012	a. 百日咳	—	—	—	—	—	—	—	—	—	—	—	—	—	—	—	—	—	—	—	—	—
U013	b. 脊髓灰质炎及后遗症	—	—	—	—	—	—	—	—	—	—	—	—	—	—	—	—	—	—	—	—	—
U014	c. 白喉	—	—	—	—	—	—	—	—	—	—	—	—	—	—	—	—	—	—	—	—	—
U015	d. 麻疹	—	—	—	—	—	—	—	—	—	—	—	—	—	—	—	—	—	—	—	—	—
U016	e. 破伤风	—	—	—	—	—	—	—	—	—	—	—	—	—	—	—	—	—	—	—	—	—
U017	6. 脑膜炎	1	—	—	1	—	—	—	—	—	—	—	—	—	—	—	—	—	—	—	—	—
U018	7. 乙型肝炎	2	—	—	—	—	—	—	—	—	—	—	—	—	—	—	1	1	—	—	—	—
U019	丙型肝炎	—	—	—	—	—	—	—	—	—	—	—	—	—	—	—	—	—	—	—	—	—
U020	8. 疟疾	—	—	—	—	—	—	—	—	—	—	—	—	—	—	—	—	—	—	—	—	—
U021	9. 热带病	—	—	—	—	—	—	—	—	—	—	—	—	—	—	—	—	—	—	—	—	—
U022	a. 锥虫病	—	—	—	—	—	—	—	—	—	—	—	—	—	—	—	—	—	—	—	—	—
U023	b. 南美锥虫病	—	—	—	—	—	—	—	—	—	—	—	—	—	—	—	—	—	—	—	—	—
U024	c. 血吸虫病	—	—	—	—	—	—	—	—	—	—	—	—	—	—	—	—	—	—	—	—	—
U025	d. 利什曼病	—	—	—	—	—	—	—	—	—	—	—	—	—	—	—	—	—	—	—	—	—
U026	e. 淋巴丝虫病	—	—	—	—	—	—	—	—	—	—	—	—	—	—	—	—	—	—	—	—	—
U027	f. 盘尾丝虫病	—	—	—	—	—	—	—	—	—	—	—	—	—	—	—	—	—	—	—	—	—
U028	10. 麻风病	—	—	—	—	—	—	—	—	—	—	—	—	—	—	—	—	—	—	—	—	—
U029	11. 登革热	—	—	—	—	—	—	—	—	—	—	—	—	—	—	—	—	—	—	—	—	—
U030	12. 流行性乙型脑炎	—	—	—	—	—	—	—	—	—	—	—	—	—	—	—	—	—	—	—	—	—
U031	13. 沙眼	—	—	—	—	—	—	—	—	—	—	—	—	—	—	—	—	—	—	—	—	—
U032	14. 肠线虫感染	—	—	—	—	—	—	—	—	—	—	—	—	—	—	—	—	—	—	—	—	—

续 表

疾病编码	疾病名称	总计	年龄组（岁）																		不详
			0 –	1 –	5 –	10 –	15 –	20 –	25 –	30 –	35 –	40 –	45 –	50 –	55 –	60 –	65 –	70 –	75 –	80 –	85 及以上	
U033	a. 蛔虫病	–	–	–	–	–	–	–	–	–	–	–	–	–	–	–	–	–	–	–	–	–
U034	b. 鞭虫病	–	–	–	–	–	–	–	–	–	–	–	–	–	–	–	–	–	–	–	–	–
U035	c. 钩虫病	–	–	–	–	–	–	–	–	–	–	–	–	–	–	–	–	–	–	–	–	–
U036	d. 其他	–	–	–	–	–	–	–	–	–	–	–	–	–	–	–	–	–	–	–	–	–
U037	其他传染病	1	–	–	–	–	–	–	–	–	–	–	–	–	–	–	–	1	–	–	–	–
U038	B. 呼吸系统感染	23	2	–	1	–	–	1	–	–	–	–	1	–	–	–	–	2	3	6	7	–
U039	1. 下呼吸道感染	23	2	–	1	–	–	1	–	–	–	–	1	–	–	–	–	2	3	6	7	–
U040	2. 上呼吸道感染	–	–	–	–	–	–	–	–	–	–	–	–	–	–	–	–	–	–	–	–	–
U041	3. 中耳炎	–	–	–	–	–	–	–	–	–	–	–	–	–	–	–	–	–	–	–	–	–
U042	C. 妊娠、分娩和产褥期并发症	1	–	–	–	–	–	–	–	–	1	–	–	–	–	–	–	–	–	–	–	–
U043	1. 孕产妇出血	–	–	–	–	–	–	–	–	–	–	–	–	–	–	–	–	–	–	–	–	–
U044	2. 产妇败血症	–	–	–	–	–	–	–	–	–	–	–	–	–	–	–	–	–	–	–	–	–
U045	3. 妊娠高血压综合征	1	–	–	–	–	–	–	–	–	1	–	–	–	–	–	–	–	–	–	–	–
U046	4. 梗阻性分娩	–	–	–	–	–	–	–	–	–	–	–	–	–	–	–	–	–	–	–	–	–
U047	5. 流产	–	–	–	–	–	–	–	–	–	–	–	–	–	–	–	–	–	–	–	–	–
U048	其他	–	–	–	–	–	–	–	–	–	–	–	–	–	–	–	–	–	–	–	–	–
U049	D. 起源于围生期的情况	10	10	–	–	–	–	–	–	–	–	–	–	–	–	–	–	–	–	–	–	–
U050	1. 出生低体重	3	3	–	–	–	–	–	–	–	–	–	–	–	–	–	–	–	–	–	–	–
U051	2. 出生产伤和窒息	4	4	–	–	–	–	–	–	–	–	–	–	–	–	–	–	–	–	–	–	–
U052	其他	3	3	–	–	–	–	–	–	–	–	–	–	–	–	–	–	–	–	–	–	–
U053	E. 营养缺乏	5	–	–	–	–	–	–	–	–	–	–	–	–	–	–	–	–	–	1	4	–
U054	1. 蛋白质 – 能量营养不良	5	–	–	–	–	–	–	–	–	–	–	–	–	–	–	–	–	–	1	4	–
U055	2. 碘缺乏	–	–	–	–	–	–	–	–	–	–	–	–	–	–	–	–	–	–	–	–	–
U056	3. 维生素 A 缺乏病	–	–	–	–	–	–	–	–	–	–	–	–	–	–	–	–	–	–	–	–	–
U057	4. 缺铁性贫血	–	–	–	–	–	–	–	–	–	–	–	–	–	–	–	–	–	–	–	–	–
U058	其他营养病	–	–	–	–	–	–	–	–	–	–	–	–	–	–	–	–	–	–	–	–	–
U059	II. 慢性非传染性疾病	872	4	–	3	–	3	5	5	11	8	18	25	36	39	62	74	114	143	149	173	–
U060	A. 恶性肿瘤	98	–	–	1	–	–	–	–	1	5	6	4	10	6	9	15	9	16	8	8	–
U061	1. 唇、口腔和咽恶性肿瘤	1	–	–	–	–	–	–	–	–	–	–	–	–	–	1	–	–	–	–	–	–
U062	2. 食道癌	3	–	–	–	–	–	–	–	–	–	–	–	1	–	–	1	–	–	1	–	–
U063	3. 胃癌	29	–	–	–	–	–	–	–	–	3	–	1	2	3	2	6	3	5	1	3	–
U064	4. 结直肠癌	3	–	–	–	–	–	–	–	–	–	–	–	1	–	–	1	1	–	–	–	–
U065	5. 肝癌	13	–	–	–	–	–	–	–	–	–	–	–	–	1	2	3	2	1	3	1	–

续 表

疾病编码	疾病名称	总计	0-	1-	5-	10-	15-	20-	25-	30-	35-	40-	45-	50-	55-	60-	65-	70-	75-	80-	85及以上	不详
												年龄组（岁）										
U066	6. 胰腺癌	4	—	—	—	—	—	—	—	—	—	—	—	1	—	—	1	—	1	—	1	—
U067	7. 肺癌	6	—	—	—	—	—	—	—	—	—	1	—	1	—	—	1	1	—	—	1	—
U068	8. 皮肤癌	3	—	—	—	—	—	—	—	—	—	—	—	1	—	—	—	1	1	—	1	—
U069	9. 乳腺癌	2	—	—	—	—	—	—	—	—	—	1	—	—	—	—	1	—	—	—	—	—
U070	10. 子宫颈癌	8	—	—	—	—	—	—	—	1	1	1	—	1	—	—	3	—	1	—	—	—
U071	11. 子宫体癌	3	—	—	—	—	—	—	—	—	—	—	1	1	—	—	1	—	—	—	—	—
U072	12. 卵巢癌	—	—	—	—	—	—	—	—	—	—	—	—	—	—	—	—	—	—	—	—	—
U073	13. 前列腺癌	—	—	—	—	—	—	—	—	—	—	—	—	—	—	—	—	—	—	—	—	—
U074	14. 膀胱癌	3	—	—	—	—	—	—	—	—	—	—	—	1	—	—	—	1	1	—	—	—
U075	15. 淋巴瘤与多发性骨髓瘤	—	—	—	—	—	—	—	—	—	—	—	—	—	—	—	—	—	—	—	—	—
U076	16. 白血病	5	—	—	—	—	—	—	—	1	—	2	—	1	—	—	—	—	—	—	—	—
U077	其他	15	—	—	1	—	—	—	—	1	1	1	—	1	—	—	1	—	6	2	1	—
U078	B. 其他肿瘤	3	—	—	—	—	—	—	—	—	—	—	—	—	—	—	1	—	—	2	—	—
U079	C. 糖尿病	13	—	—	—	—	—	—	—	—	1	1	—	2	3	—	3	—	3	1	1	—
U080	D. 内分泌紊乱	1	—	—	—	—	—	—	—	—	—	—	—	—	—	—	—	—	—	—	—	—
U081	E. 神经系统和精神障碍疾病	16	—	—	—	—	—	2	1	3	—	—	—	—	—	—	—	—	2	5	—	—
U082	1. 单相精神神郁	2	—	—	—	—	—	—	—	—	—	—	—	—	—	—	—	—	—	—	—	—
U083	2. 双相情感障碍	—	—	—	—	—	—	—	—	—	—	—	—	—	—	—	—	—	—	—	—	—
U084	3. 精神分裂症	4	—	—	—	—	—	1	—	2	—	—	—	—	—	—	—	—	—	—	—	—
U085	4. 癫痫症	—	—	—	—	—	—	—	—	—	—	—	—	—	—	—	1	—	—	—	—	—
U086	5. 酒精使用所致精神障碍	2	—	—	—	—	—	—	—	—	—	—	—	—	—	—	—	—	—	—	—	—
U087	6. 阿尔茨海默病和其他痴呆	2	—	—	—	—	—	—	—	—	—	—	—	—	—	—	—	—	—	2	—	—
U088	7. 帕金森病	1	—	—	—	—	—	—	—	—	—	—	—	—	—	—	—	—	—	1	—	—
U089	8. 多发性硬化	—	—	—	—	—	—	—	—	—	—	—	—	—	—	—	—	—	—	—	—	—
U090	9. 药物使用所致精神障碍	—	—	—	—	—	—	—	—	—	—	—	—	—	—	—	—	—	—	—	—	—
U091	10. 创伤后应激障碍	—	—	—	—	—	—	—	—	—	—	—	—	—	—	—	—	—	—	—	—	—
U092	11. 强迫症	—	—	—	—	—	—	—	—	—	—	—	—	—	—	—	—	—	—	—	—	—
U093	12. 惊恐障碍	—	—	—	—	—	—	—	—	—	—	—	—	—	—	—	—	—	—	—	—	—
U094	13. 失眠症	—	—	—	—	—	—	—	—	—	—	—	—	—	—	—	—	—	—	—	—	—
U095	14. 偏头痛	—	—	—	—	—	—	—	—	—	—	—	—	—	—	—	—	—	—	—	—	—
U096	15. 由于铅暴露引起的精神发育障碍	—	—	—	—	—	—	—	—	—	—	—	—	—	—	—	—	—	—	—	—	—
U097	其他	6	—	—	—	—	—	1	—	—	—	—	—	—	—	—	—	—	2	1	—	—
U098	F. 感官疾病	—	—	—	—	—	—	—	—	—	—	—	—	—	—	—	—	—	—	—	—	—

续　表

疾病编码	疾病名称	总计	0–	1–	5–	10–	15–	20–	25–	30–	35–	40–	45–	50–	55–	60–	65–	70–	75–	80–	85及以上	不详
U099	1.青光眼	—	—	—	—	—	—	—	—	—	—	—	—	—	—	—	—	—	—	—	—	—
U100	2.白内障	—	—	—	—	—	—	—	—	—	—	—	—	—	—	—	—	—	—	—	—	—
U101	3.与年龄有关的视觉障碍	—	—	—	—	—	—	—	—	—	—	—	—	—	—	—	—	—	—	—	—	—
U102	4.成年开始的听力损失	—	—	—	—	—	—	—	—	—	—	—	—	—	—	—	—	—	—	—	—	—
U103	其他	—	—	—	—	—	—	—	—	—	—	—	—	—	—	—	—	—	—	—	—	—
U104	G.心血管疾病	522	—	—	1	—	2	1	1	5	2	8	14	14	20	36	30	72	86	103	127	—
U105	1.风湿性心脏病	48	—	—	—	—	—	—	—	3	—	—	1	1	1	6	5	7	7	8	9	—
U106	2.高血压及并发症	71	—	—	—	—	—	—	—	—	—	—	1	2	1	3	2	8	15	17	22	—
U107	3.缺血性心脏病	110	—	—	—	—	—	1	—	—	2	3	7	3	5	10	3	9	14	20	33	—
U108	4.脑血管病	246	—	—	1	—	1	—	—	—	2	4	6	5	9	13	16	45	45	49	51	—
U109	5.炎性心脏病	2	—	—	—	—	—	—	—	1	—	1	—	—	—	—	—	—	—	—	—	—
U110	其他	39	—	—	—	—	—	—	—	1	—	1	2	—	3	4	1	3	5	8	11	—
U111	H.主要呼吸系统疾病	135	—	—	—	—	—	—	—	1	—	1	2	—	3	5	16	23	26	25	33	—
U112	1.慢性阻塞性肺疾病	119	—	—	—	—	—	—	—	1	—	1	1	—	1	5	13	20	26	21	30	—
U113	2.哮喘	1	—	—	—	—	—	—	—	—	—	—	—	—	—	—	—	—	—	—	1	—
U114	其他	15	—	—	—	—	—	—	—	—	—	—	1	—	2	—	3	3	—	4	2	—
U115	I.主要消化系统疾病	46	—	—	—	—	—	—	1	2	—	2	2	8	7	8	5	2	3	5	1	—
U116	1.消化性溃疡	2	—	—	—	—	—	—	1	—	—	—	—	—	1	—	—	—	—	—	—	—
U117	2.肝硬化	39	—	—	—	—	—	—	1	2	—	2	2	8	6	8	5	1	1	3	—	—
U118	3.阑尾炎	1	—	—	—	—	—	—	—	—	—	—	—	—	—	—	—	1	—	—	—	—
U119	其他	4	—	—	—	—	—	—	—	—	—	—	—	—	—	—	—	—	2	1	1	—
U120	J.主要泌尿生殖系统疾病	25	1	—	1	—	—	—	2	—	—	—	—	—	1	4	4	2	6	1	3	—
U121	1.肾炎和肾病	24	1	—	1	—	—	—	2	—	—	—	—	—	1	4	4	2	6	1	2	—
U122	2.前列腺增生	—	—	—	—	—	—	—	—	—	—	—	—	—	—	—	—	—	—	—	—	—
U123	其他	1	—	—	—	—	—	—	—	—	—	—	—	—	—	—	—	—	—	—	1	—
U124	K.皮肤病	2	—	—	—	—	—	—	—	—	—	—	—	—	—	—	—	—	1	—	1	—
U125	L.肌肉骨骼和结缔组织病	5	—	—	—	—	—	—	—	—	—	—	1	—	—	—	—	2	—	1	1	—
U126	1.风湿性关节炎	3	—	—	—	—	—	—	—	—	—	—	1	—	—	—	—	2	—	—	1	—
U127	2.骨关节炎	—	—	—	—	—	—	—	—	—	—	—	—	—	—	—	—	—	—	—	—	—
U128	3.痛风	1	—	—	—	—	—	—	—	—	—	—	—	—	—	—	—	1	—	—	—	—
U129	4.腰痛	—	—	—	—	—	—	—	—	—	—	—	—	—	—	—	—	—	—	—	—	—
U130	其他	1	—	—	—	—	—	—	—	—	—	—	—	—	—	—	—	—	—	1	—	—
U131	M.先天异常	6	3	—	—	—	1	2	—	—	—	—	—	—	—	—	—	—	—	—	—	—

续表

疾病编码	疾病名称	总计	0–	1–	5–	10–	15–	20–	25–	30–	35–	40–	45–	50–	55–	60–	65–	70–	75–	80–	85及以上	不详
U132	1. 腹壁缺损	–	–	–	–	–	–	–	–	–	–	–	–	–	–	–	–	–	–	–	–	–
U133	2. 无脑畸形	–	–	–	–	–	–	–	–	–	–	–	–	–	–	–	–	–	–	–	–	–
U134	3. 肛门直肠闭锁	–	–	–	–	–	–	–	–	–	–	–	–	–	–	–	–	–	–	–	–	–
U135	4. 唇裂	–	–	–	–	–	–	–	–	–	–	–	–	–	–	–	–	–	–	–	–	–
U136	5. 腭裂	1	1	–	–	–	–	–	–	–	–	–	–	–	–	–	–	–	–	–	–	–
U137	6. 食管闭锁	–	–	–	–	–	–	–	–	–	–	–	–	–	–	–	–	–	–	–	–	–
U138	7. 肾发育不全	–	–	–	–	–	–	–	–	–	–	–	–	–	–	–	–	–	–	–	–	–
U139	8. 唐氏综合征	1	1	–	–	–	–	–	–	–	–	–	–	–	–	–	–	–	–	–	–	–
U140	9. 先天性心脏异常	4	1	–	–	–	1	2	–	–	–	–	–	–	–	–	–	–	–	–	–	–
U141	10. 脊柱裂	–	–	–	–	–	–	–	–	–	–	–	–	–	–	–	–	–	–	–	–	–
U142	其他	–	–	–	–	–	–	–	–	–	–	–	–	–	–	–	–	–	–	–	–	–
U143	N. 口腔疾病	–	–	–	–	–	–	–	–	–	–	–	–	–	–	–	–	–	–	–	–	–
U144	1. 龋齿	–	–	–	–	–	–	–	–	–	–	–	–	–	–	–	–	–	–	–	–	–
U145	2. 牙周病	–	–	–	–	–	–	–	–	–	–	–	–	–	–	–	–	–	–	–	–	–
U146	3. 无牙症	–	–	–	–	–	–	–	–	–	–	–	–	–	–	–	–	–	–	–	–	–
U147	其他	–	–	–	–	–	–	–	–	–	–	–	–	–	–	–	–	–	–	–	–	–
U148	Ⅲ. 伤害	66	–	1	–	–	–	3	5	5	9	3	9	5	5	6	1	4	5	3	2	–
U149	A. 意外伤害	49	–	1	–	–	–	–	4	4	6	3	4	4	5	4	–	4	5	3	2	–
U150	1. 道路交通事故	11	–	–	–	–	–	–	–	3	3	1	2	1	1	–	–	–	–	–	–	–
U151	2. 意外中毒	8	–	–	–	–	–	–	–	–	–	–	1	2	1	2	–	1	1	–	–	–
U152	3. 意外跌落	18	–	–	–	–	–	–	–	1	1	2	1	1	2	–	–	3	4	3	–	–
U153	4. 火灾	–	–	–	–	–	–	–	–	–	–	–	–	–	–	–	–	–	–	–	–	–
U154	5. 溺水	4	–	1	–	–	–	–	1	–	–	–	–	–	–	2	–	–	–	–	–	–
U155	其他	8	–	–	–	–	–	–	1	1	1	1	1	–	1	–	–	1	–	–	1	–
U156	B. 故意伤害	17	–	–	–	–	–	3	1	1	3	–	5	1	–	2	1	–	–	–	–	–
U157	1. 自杀及后遗症	15	–	–	–	–	–	3	1	1	3	–	4	1	–	1	1	–	–	–	–	–
U158	2. 他杀及后遗症	2	–	–	–	–	–	–	–	–	–	–	1	–	–	1	–	–	–	–	–	–
U159	3. 战争	–	–	–	–	–	–	–	–	–	–	–	–	–	–	–	–	–	–	–	–	–
U160	其他	–	–	–	–	–	–	–	–	–	–	–	–	–	–	–	–	–	–	–	–	–
U161	其他剩余疾病	17	–	–	–	–	–	–	–	–	–	–	–	1	–	–	1	2	2	3	6	–

第四章

地区别、性别、年龄别、死因别死亡率

表4-1　2018年云南省死因别、年龄别死亡率（城乡合计、男女合计）

（单位：1/10万）

疾病编码	疾病名称	总计	\<年龄组（岁）\> 0-	1-	5-	10-	15-	20-	25-	30-	35-	40-	45-	50-	55-	60-	65-	70-	75-	80-	85及以上	不详	标化死亡率
U000	全死因	620.64	594.42	68.42	26.38	31.29	47.21	49.82	80.93	112.86	130.3	222.26	281.91	769.3	618.95	1248.18	1794.25	2742.4	4743.47	8235.34	20524.42	-	690.73
U001	I.传染病、母婴疾病和营养缺乏性疾病	36.14	385.34	13.69	3.8	1.89	2.18	2.66	5.02	7.7	9.37	14.33	15.32	34.25	25.47	48.4	66.68	108.86	211.54	444	1393.42	-	39.37
U002	A.传染病和寄生虫病	12.47	22.54	4.11	2.05	0.96	1.27	1.77	3.54	5.84	7.4	11.27	11.84	24.08	17.73	30.2	34.53	41.39	60.31	79.41	146.25	-	13.31
U003	1.结核病	3.7	0.35	0.05	0.13	0.1	0.51	0.7	1.13	1.7	2.2	2.92	3.24	7.22	5.73	11.67	14.17	14.88	21.89	18.64	18.88	-	3.96
U004	2.性传播疾病	0.08							0.03	0.05		0.05	0.02	0.31	0.2	0.33	0.2	0.08	0.58	0.36	0.8	-	0.09
U005	a.梅毒	0.01							0.03								0.07		0.23	0.18		-	0.01
U006	b.衣原体病	0.01													0.04	0.06					0.4	-	0.01
U007	c.淋病	0.01								0.05		0.02			0.04	0.06	0.14	0.08	0.12		0.4	-	0.01
U008	d.其他	0.05	0.18	0.09		0.1		0.32				0.02	0.02	0.31	0.12	0.22	0.14	0.08	0.23	0.18		-	0.06
U009	3.艾滋病	1.73	2.13	0.56	0.1		0.03		1.08	2.25	2.92	3.67	3.01	3.52	1.92	1.6	2.38	2.68	2.21	3.94		-	1.76
U010	4.腹泻性疾病	0.24			0.1							0.05	0.08	0.13	0.45	0.17	0.61	0.59	1.98	2.15	8.04	-	0.26
U011	5.好发于儿童期的疾病	0.08	6.21	0.89	0.03	0.51	0.34	0.25	0.28	0.08	0.07	0.02	0.08	0.13	0.2	0.22	0.14	0.25	0.47	0.36	1.21	-	0.09
U012	a.百日咳																					-	
U013	b.脊髓灰质炎及后遗症																					-	
U014	c.白喉																					-	
U015	d.麻疹	0																				-	0
U016	e.破伤风	0.08	6.21	0.89	0.03	0.51	0.34	0.25	0.28	0.08	0.07	0.02	0.08	0.13	0.2	0.22	0.14	0.25	0.47	0.36	1.21	-	0.08
U017	6.脑膜炎	0.6	0.53		0.86							0.4	0.62	0.83	0.37		1.29	1.09	2.79	0.18	3.62	-	0.6
U018	7.乙型肝炎	3.04	0.53			0.03	0.06	0.11	0.37	0.69	1.13	2.45	3.28	8.8	6.1	10.07	9.26	11.37	14.44	16.67	32.55	-	3.32
U019	丙型肝炎	0.18									0.32	0.33	0.53	0.44	0.29	0.11	0.2	0.59	0.47	0.36		-	0.18
U020	8.疟疾	0.01								0.05												-	0.01
U021	9.热带病	0.11										0.07	0.08	0.28	0.12	0.28	0.54	1	0.58	2.01	2.01	-	0.12
U022	a.锥虫病																					-	
U023	b.南美锥虫病	0																				-	0
U024	c.血吸虫病	0.11										0.07	0.08	0.28	0.12	0.28	0.54	1	0.58	2.01	2.01	-	0.12
U025	d.利什曼病																					-	
U026	e.淋巴丝虫病																					-	
U027	f.盘尾丝虫病																					-	
U028	10.麻风病	0.03												0.02			0.2	0.08	0.23	0.72	1.21	-	0.03
U029	11.登革热																					-	
U030	12.流行性乙型脑炎	0			0.03							0.02										-	0
U031	13.沙眼																					-	
U032	14.肠线虫感染	0.01												0.04						0.36		-	0.01

续　表

疾病编码	疾病名称	总计	年龄组（岁）																			不详	标化死亡率
			0 –	1 –	5 –	10 –	15 –	20 –	25 –	30 –	35 –	40 –	45 –	50 –	55 –	60 –	65 –	70 –	75 –	80 –	85及以上		
U033	a. 蛔虫病	–	–	–	–	–	–	–	–	–	–	–	–	–	–	–	–	–	–	–	–	–	–
U034	b. 鞭虫病	–	–	–	–	–	–	–	–	–	–	–	–	–	–	–	–	–	–	–	–	–	–
U035	c. 钩虫病	0	–	–	–	–	–	–	–	–	–	–	–	–	–	–	–	–	–	0.18	–	–	0
U036	d. 其他	0	–	–	–	–	–	–	–	–	–	–	–	0.04	–	–	–	–	–	0.18	–	–	0
U037	其他传染病	2.66	13.13	2.52	0.89	0.21	0.34	0.36	0.65	0.69	0.63	1.29	1.25	2.73	2.33	4.92	5.52	8.78	15.14	32.26	77.95	–	2.88
U038	B. 呼吸系统感染	16.6	69.93	7.38	1.29	0.86	0.65	0.61	0.99	1.15	1.31	2.61	2.9	9.38	6.8	16.76	28.06	58.86	129.93	295.04	947.83	–	18.89
U039	1. 下呼吸道感染	16.43	69.58	7.06	1.26	0.86	0.62	0.59	0.99	1.15	1.27	2.59	2.9	9.38	6.67	16.6	27.65	57.86	128.53	292.89	940.2	–	18.7
U040	2. 上呼吸道感染	0.16	0.35	0.33	0.03	–	0.03	–	–	–	0.05	0.02	–	0.12	–	0.17	0.41	1	1.28	2.15	7.23	–	0.18
U041	3. 中耳炎	0.01	–	–	–	–	–	0.02	–	–	–	–	–	–	–	–	–	–	0.12	–	0.4	–	0.01
U042	C. 妊娠、分娩和产褥期并发症	0.14	–	–	–	–	0.08	0.16	0.43	0.55	0.29	0.12	0.11	–	–	–	–	–	–	–	–	–	0.14
U043	1. 孕产妇出血	0.04	–	–	–	–	0.06	0.05	0.14	0.05	0.11	0.02	–	–	–	–	–	–	–	–	–	–	0.04
U044	2. 产妇败血症	0.01	–	–	–	–	0.03	0.02	–	0.03	–	–	–	–	–	–	–	–	–	–	–	–	0.01
U045	3. 妊娠高血压综合征	0.01	–	–	–	–	–	0.02	–	0.03	0.05	–	–	–	–	–	–	–	–	–	–	–	0.01
U046	4. 梗阻性分娩	–	–	–	–	–	–	–	–	–	–	–	–	–	–	–	–	–	–	–	–	–	
U047	5. 流产	0.02	–	–	–	–	–	0.02	0.09	0.08	0.02	0.02	–	–	–	–	–	–	–	–	–	–	0.02
U048	其他	0.07	–	–	–	–	–	0.05	0.2	0.3	0.11	0.09	0.08	–	–	–	–	–	–	–	–	–	0.07
U049	D. 起源于围生期的情况	3.5	290.02	1.82	0.13	–	–	–	–	–	–	0.02	–	–	–	–	–	–	–	–	–	–	2.91
U050	1. 出生低体重	0.74	62.12	0.33	–	–	–	–	–	–	–	–	–	–	–	–	–	–	–	–	–	–	0.62
U051	2. 出生产伤和窒息	2.09	173.76	0.93	0.1	0.03	–	–	–	–	–	–	–	–	–	–	–	–	–	–	–	–	1.74
U052	其他	0.66	54.14	0.56	0.03	–	–	0.02	–	–	0.02	–	–	–	–	–	–	–	–	–	–	–	0.55
U053	E. 营养缺乏	3.44	2.34	0.37	0.33	0.07	0.17	0.09	0.06	0.14	0.36	0.31	0.47	0.79	0.94	1.44	4.09	8.61	21.31	69.55	299.34	–	4.11
U054	1. 蛋白质 - 能量营养不良	2.58	1.95	0.19	0.23	0.03	0.11	0.09	0.03	0.11	0.18	0.09	0.23	0.57	0.37	0.61	1.77	5.1	16.53	57.72	241.08	–	3.12
U055	2. 碘缺乏	0	–	–	–	–	0.06	–	–	–	–	–	–	–	–	–	–	–	–	0.18	0.4	–	0
U056	3. 维生素 A 缺乏病	–	–	–	–	–	–	–	–	–	–	–	–	–	–	–	–	–	–	–	–	–	
U057	4. 缺铁性贫血	0.37	0.53	0.09	–	–	–	0.03	0.03	–	0.11	0.19	0.15	0.13	0.29	0.61	1.5	2.26	2.91	3.23	14.06	–	0.41
U058	其他营养缺乏	0.49	0.35	0.09	0.1	–	0.06	–	0.11	0.11	0.07	0.02	0.08	0.09	0.29	0.22	0.82	1.25	1.86	8.42	43.8	–	0.58
U059	Ⅱ. 慢性非传染性疾病	511.54	140.4	22.76	8.99	11.34	16.33	17.42	32.94	54.38	72.88	143.15	202.99	603.55	512.09	1075.08	1601.17	2476.59	4229.64	7339.47	17608.61	–	572.73
U060	A. 恶性肿瘤	85.68	6.92	4.44	2.78	3.7	4.15	3.91	8.28	13.68	18.42	40.95	61.31	183.49	154.93	309.4	373.08	418.31	536.83	613.38	879.93	–	93.59
U061	1. 唇、口腔和咽恶性肿瘤	1.57	–	–	–	0.03	0.08	0.07	0.37	0.3	0.43	1.01	1.61	3.92	3.28	5.37	5.58	7.44	5.82	8.42	19.29	–	1.71
U062	2. 食道癌	3.22	–	0.03	–	–	–	0.05	0.17	0.08	0.14	1.11	2.16	8.19	7.45	16.37	15.6	16.47	19.21	14.88	16.07	–	3.55
U063	3. 胃癌	8.18	–	–	–	–	0.03	0.14	0.48	0.96	1.31	2.87	4.49	14.13	14.45	29.65	37.53	44.4	61.01	69.73	108.48	–	8.99
U064	4. 结直肠癌	7.08	–	0.05	0.07	0.07	0.14	0.36	0.51	0.82	1.31	2.19	3.6	10.7	10.32	22.63	35.55	39.97	53.32	72.42	96.03	–	7.73
U065	5. 肝癌	13.63	0.53	0.28	0.1	0.14	0.11	0.34	0.77	2	4.35	9.93	13.39	37.29	28.66	50.84	55.03	55.85	66.59	72.95	96.83	–	14.87

续 表

疾病编码	疾病名称	总计	0-	1-	5-	10-	15-	20-	25-	30-	35-	40-	45-	50-	55-	60-	65-	70-	75-	80-	85及以上	不详	标化死亡率
U066	6.胰腺癌	2.13	-	-	-	-	-	0.02	0.11	0.16	0.2	0.66	1.36	4.05	3.6	8.8	9.06	11.37	17.35	17.03	23.3	-	2.34
U067	7.肺癌	23.42	-	-	-	0.1	0.17	0.32	0.28	1.48	2.87	7.48	13.2	45.52	40.62	90.67	115.71	133.19	166.72	186.78	263.17	-	25.71
U068	8.皮肤癌	0.6	-	-	-	-	-	0.09	0.03	0.11	0.14	0.42	0.34	0.88	0.74	1.44	1.63	3.01	3.84	7.35	17.28	-	0.67
U069	9.乳腺癌	2.04	-	-	-	-	0.03	0.02	0.11	0.77	1.13	1.74	3.33	7.13	4.83	6.97	6.2	5.18	5.7	5.56	10.85	-	2.21
U070	10.子宫颈癌	1.97	-	-	-	-	-	0.11	0.17	0.66	0.86	1.79	2.56	8.01	4.26	6.64	6.4	6.52	5.59	6.09	7.23	-	2.15
U071	11.子宫体癌	0.95	-	-	-	-	-	0.02	0.28	0.25	0.18	0.54	0.95	3.17	2.54	3.21	4.22	3.26	4.07	3.94	4.02	-	1.04
U072	12.卵巢癌	0.62	-	-	-	-	0.06	-	0.06	0.11	0.18	0.38	0.72	1.98	1.6	2.27	2.18	2.42	2.68	2.51	3.21	-	0.68
U073	13.前列腺癌	1.15	-	-	-	-	-	-	-	0.03	-	-	0.08	0.4	0.53	1.88	3.54	6.86	13.39	25.45	40.98	-	1.28
U074	14.膀胱癌	1.25	-	-	-	-	-	-	-	-	0.18	0.16	0.32	1.1	1.02	2.88	5.24	6.86	11.53	20.79	36.97	-	1.38
U075	15.淋巴瘤与多发性骨髓瘤	1.85	0.53	0.33	0.17	0.21	0.25	0.2	0.65	0.49	0.63	0.8	1.61	2.86	3.77	6.86	7.97	8.61	10.25	10.93	8.44	-	1.98
U076	16.白血病	2.79	2.66	1.78	1.19	1.75	1.95	1.11	1.98	2.06	1.36	2.26	1.97	4.97	3.56	7.08	7.76	7.44	9.55	9.14	10.04	-	2.92
U077	其他	13.23	3.19	2.01	1.22	1.41	1.27	1.04	2.3	3.4	3.15	7.6	9.62	29.19	23.71	45.86	53.87	59.45	80.22	79.41	117.73	-	14.38
U078	B.其他肿瘤	1.07	0.71	0.37	0.17	0.14	0.08	0.18	0.2	0.27	0.48	0.64	0.64	1.89	1.51	3.21	3.95	4.26	6.4	9.86	12.05	-	1.16
U079	C.糖尿病	13.09	-	0.14	-	0.03	0.2	0.2	0.57	0.77	1.47	2.71	4.56	16.9	15.19	34.74	54.89	76.92	117.82	163.12	317.02	-	14.51
U080	D.内分泌紊乱	2.99	7.99	1.4	0.4	0.34	0.45	0.43	0.43	0.82	0.93	1.27	1.33	3.39	3.11	4.26	6.67	11.45	17.93	34.42	115.31	-	3.32
U081	E.神经系统和精神障碍疾病	12.74	6.92	3.69	2.25	2.4	2.46	2.61	4	3.62	4.28	5.72	5.51	12.99	8.56	13.44	20.77	39.46	75.79	177.99	612.74	-	14.37
U082	1.单相情感神经病	0.1	-	-	-	-	0.06	0.07	0.09	0.05	0.05	0.05	0.08	0.26	0.12	0.06	0.27	0.42	0.47	0.9	0.8	-	0.11
U083	2.双相情感障碍	0.03	-	0.09	-	0.03	0.03	-	0.03	0.05	0.02	-	0.11	0.04	0.04	0.06	-	0.17	0.12	-	-	-	0.03
U084	3.精神分裂症	0.74	-	0.56	0.03	0.03	0.08	0.36	0.51	0.33	0.68	0.54	0.59	1.67	0.98	1.44	2.25	2.59	3.14	5.56	6.03	-	0.8
U085	4.癫痫症	1.29	1.77	-	0.36	0.69	0.68	1	1.59	1.12	1.18	1.41	1.02	3.13	1.43	1.6	1.23	2.68	2.44	3.41	6.03	-	1.35
U086	5.酒精使用所致精神障碍	0.75	-	-	0.03	-	0.06	0.2	0.26	0.55	0.68	1.18	1.4	2.47	1.27	1.99	1.5	1.09	1.05	0.72	0.8	-	0.79
U087	6.阿尔茨海默病和其他痴呆	4.75	-	-	-	0.1	0.03	0.03	0.14	0.11	0.11	0.19	0.23	1.01	1.23	2.43	5.93	14.38	37.84	108.27	384.92	-	5.66
U088	7.帕金森病	0.38	-	-	-	-	-	-	0.03	-	-	0.07	0.06	0.26	0.25	0.66	1.77	3.01	2.21	7.35	12.05	-	0.42
U089	8.多发性硬化	0.01	-	-	-	-	0.03	-	-	-	-	-	0.02	-	-	0.06	-	-	-	-	-	-	0.01
U090	9.药物使用所致精神障碍	0.29	0.18	-	-	-	0.06	0.16	0.4	0.33	0.57	0.66	0.38	0.62	0.2	0.28	0.14	0.08	0.23	0.18	0.8	-	0.3
U091	10.创伤后应激障碍	-	-	-	-	-	-	-	-	-	-	-	-	-	-	-	-	-	-	-	-	-	-
U092	11.强迫症	-	-	-	-	-	-	-	-	-	-	-	-	-	-	-	-	-	-	-	-	-	-
U093	12.惊恐障碍	-	-	-	-	-	-	-	-	-	-	-	-	-	-	-	-	-	-	-	-	-	-
U094	13.失眠症	-	-	-	-	-	-	-	-	-	-	-	-	-	-	-	-	-	-	-	-	-	-
U095	14.偏头痛	0.01	-	-	-	0.1	0.08	-	0.03	0.08	-	0.07	-	0.13	0.04	0.06	-	0.08	-	-	1.21	-	0.02
U096	15.由于铅暴露引起的精神发育障碍	0.05	-	0.05	-	-	-	-	-	-	-	-	0.13	-	0.04	-	-	-	-	0.18	0.4	-	0.05
U097	其他	4.24	4.97	2.99	1.78	1.47	1.36	0.82	0.94	0.99	0.97	1.53	1.55	3.35	2.87	4.65	7.42	14.3	27.24	50.19	195.67	-	4.73
U098	F.感官疾病	0.04	-	0.05	0.03	-	-	-	0.03	-	0.03	0.02	0.02	0.18	-	0.11	0.14	0.17	0.12	0.36	0.8	-	0.05

年龄组（岁）

续表

疾病编码	疾病名称	总计	年龄组（岁）																		85及以上	不详	标化死亡率
			0-	1-	5-	10-	15-	20-	25-	30-	35-	40-	45-	50-	55-	60-	65-	70-	75-	80-			
U099	1. 青光眼	-	-	-	-	-	-	-	-	-	-	-	-	-	-	-	-	-	-	-	-	-	-
U100	2. 白内障	0	-	-	-	-	-	-	-	-	-	-	-	-	-	-	-	0.08	-	-	0.4	-	0.01
U101	3. 与年龄有关的视觉障碍	-	-	-	-	-	-	-	-	-	-	-	-	-	-	-	-	-	-	-	-	-	-
U102	4. 成年开始的听力损失	-	-	-	-	-	-	-	-	-	-	-	-	-	-	-	-	-	-	-	-	-	-
U103	其他	0.04	-	0.05	0.03			0.03				0.02	0.02	0.18		0.11	0.14	0.08	0.12	0.36	0.4	-	0.04
U104	G. 心血管疾病	243.7	6.57	1.5	0.89	1.27	4.66	5.36	11.54	20.56	28	58.7	84.07	257	225.81	472.87	752.03	1211.54	2174.22	3755.41	9056.83	-	274.02
U105	1. 风湿性心脏病	8.12	-	-	-	-	0.25	0.2	0.31	0.71	0.91	1.46	2.54	8.94	7.7	16.93	27.58	43.81	69.74	120.81	289.29	-	9.12
U106	2. 高血压及并发症	26.93	0.8	-	-	0.07	0.06	-	0.57	1.29	1.63	4.05	6.61	19.99	20.14	44.53	72.6	133.78	255.09	472.32	1223.86	-	30.6
U107	3. 缺血性心脏病	67.66	-	0.19	0.03	0.1	1.05	1.23	3.54	7.02	9.53	18.29	26.63	73.12	65.06	134.54	197.3	319.48	557.44	1012.57	2696.84	-	76.4
U108	4. 脑血管病	119.44	0.8	0.23	0.3	0.27	2.06	2.29	4.99	7.92	11.91	27.63	39.7	131.8	114.44	237.38	394.88	625.09	1121.86	1836.57	3963.69	-	133.59
U109	5. 炎性心脏病	3.49	1.42	0.98	0.17	0.21	0.37	0.3	0.62	1.04	0.86	1.77	2.14	5.33	3.89	6.8	11.03	12.12	22.94	38.36	115.72	-	3.88
U110	其他	16.96	4.44	1.96	0.46	0.58	0.79	1.04	1.5	2.52	2.9	5.13	6.06	16.95	13.18	29.65	44.81	72.99	137.85	260.27	728.85	-	19.18
U111	H. 主要呼吸系统疾病	103.54	7.1	1.96	0.46	0.62	0.76	1.04	1.5	3.01	3.53	7.2	13.11	45.52	43.24	132.44	250.29	521.99	1047.47	2073.53	5347.07	-	118.23
U112	1. 慢性阻塞性肺疾病	93.78	0.53	0.19	0.03	0.07	0.25	0.3	0.51	1.43	1.92	4.94	9.62	35.92	35.95	116.39	226.52	477.01	966.9	1927.99	4933.22	-	107.23
U113	2. 哮喘	3.63	0.18	0.05	-	0.03	0.06	0.07	0.23	0.3	0.32	0.4	0.68	1.98	2.42	5.14	10.42	20.32	35.74	64.71	157.1	-	4.1
U114	其他	6.13	6.39	1.73	0.43	0.51	0.45	0.68	0.77	1.29	1.29	1.86	2.82	7.62	4.87	10.9	13.35	24.67	44.82	80.84	256.75	-	6.9
U115	I. 主要消化系统疾病	32.12	17.04	2.24	0.5	0.65	0.88	1.18	3	6.99	11.34	19.02	23.71	58.77	42.42	73.19	93.31	127.26	202.46	348.99	843.36	-	35.51
U116	1. 消化性溃疡	5.11	-	0.05	-	-	0.11	0.16	0.43	0.93	1.02	2.02	2.2	6.82	5.98	10.95	16.48	24.33	40.86	68.29	158.31	-	5.71
U117	2. 肝硬化	10.92	-	0.09	0.07	0.11	0.43	-	1.22	3.75	6.95	11.77	14.45	33.94	22.4	30.98	34.26	34.95	40.05	41.94	69.91	-	11.78
U118	3. 阑尾炎	0.29	-	-	0.07	0.03	0.03	-	0.05	0.05	0.14	0.07	0.19	0.31	0.29	0.55	1.09	1.25	2.44	3.41	6.83	-	0.32
U119	其他	15.78	16.86	2.1	0.43	0.62	0.59	0.59	1.33	2.25	3.19	5.15	6.86	17.61	13.72	30.7	41.41	66.64	119.1	235.17	608.32	-	17.68
U120	J. 主要泌尿生殖系统疾病	11.26	1.42	0.42	0.33	0.51	0.88	1.27	2.13	3.04	3.33	5.08	6.65	18.27	13.92	25.28	35.14	48.66	80.45	120.81	296.93	-	12.47
U121	1. 肾炎和肾病	9.97	1.42	0.37	0.33	0.51	0.82	1.18	2.1	2.93	3.17	4.9	6.82	16.82	12.61	23.51	31.6	42.64	69.51	98.94	243.09	-	11.01
U122	2. 前列腺增生	0.2	-	-	-	-	-	-	-	0.05	-	-	-	0.04	0.08	0.06	0.41	0.92	2.21	3.76	14.06	-	0.24
U123	其他	1.09	-	0.05	-	-	0.06	0.09	0.03	0.11	0.16	0.19	0.44	1.41	1.23	1.71	3.13	5.1	8.73	18.1	39.78	-	1.22
U124	K. 皮肤病	0.46	0.71	0.14	0.17	0.1	0.06	0.02	0.11	0.08	0.09	0.14	0.21	0.35	0.41	0.55	1.02	1.84	2.44	6.81	23.3	-	0.52
U125	L. 肌肉骨骼和结缔组织疾病	2.85	0.53	0.19	0.17	0.31	0.57	0.43	0.31	0.74	0.45	1.18	1.38	3.87	2.42	5.2	9.53	13.88	17.23	34.24	100.85	-	3.18
U126	1. 风湿性关节炎	1.05	-	-	-	0.03	-	-	-	-	-	0.14	0.32	0.84	0.7	2.32	3.88	6.35	7.45	15.24	47.41	-	1.19
U127	2. 骨关节炎	0.02	-	-	-	-	-	-	-	-	-	-	0.02	0.09	-	-	0.07	0.17	0.12	0.36	1.21	-	0.03
U128	3. 痛风	0.44	-	-	-	-	-	-	-	0.05	0.07	0.24	0.23	0.84	0.57	0.89	2.52	2.09	2.91	4.66	10.04	-	0.49
U129	4. 腰痛	0.04	-	-	-	-	-	-	-	0.05	0.02	0.06	0.06	0.04	0.08	0.06	0.2	0.25	0.23	0.18	0.4	-	0.05
U130	其他	1.27	0.35	0.14	0.17	0.27	0.57	0.41	0.28	0.58	0.34	0.75	0.74	2.03	1.15	1.88	2.79	4.68	6.52	13.62	41.79	-	1.41
U131	M. 先天异常	1.96	84.49	6.22	1.02	1.27	1.19	0.77	0.85	0.79	0.57	0.49	0.49	0.88	0.53	0.39	0.27	0.75	0.35	0.54	0.8	-	1.78

续表

疾病编码	疾病名称	总计	0-	1-	5-	10-	15-	20-	25-	30-	35-	40-	45-	50-	55-	60-	65-	70-	75-	80-	85及以上	不详	标化死亡率
U132	1.腹壁缺损	0	0.18	-	-	-	-	-	-	-	-	-	-	-	-	-	-	-	-	-	-	-	0
U133	2.无脑畸形	0	0.18	0.05	-	-	-	-	-	-	-	-	-	-	-	-	-	-	-	-	-	-	0
U134	3.肛门直肠闭锁	0.02	1.6	-	-	-	-	-	-	-	-	-	-	-	-	-	-	-	-	-	-	-	0.02
U135	4.唇裂	0	0.18	-	-	-	-	-	-	-	-	-	-	-	-	-	-	-	-	-	-	-	0
U136	5.腭裂	0.01	0.89	-	-	-	-	-	-	-	-	-	-	-	-	-	-	-	-	-	-	-	0.01
U137	6.食管闭锁	0.02	1.6	-	-	-	-	-	-	-	-	-	-	-	-	-	-	-	-	-	-	-	0.02
U138	7.脐发育不全	0.02	-	0.05	-	0.03	-	-	-	-	-	-	0.02	0.04	-	0.06	0.07	0.25	-	-	0.4	-	0.03
U139	8.唐氏综合征	0.02	1.06	-	-	0.03	-	-	-	-	-	-	0.04	0.04	-	-	-	-	-	-	-	-	0.02
U140	9.先天性心脏异常	1.52	58.93	5.61	0.96	1.03	1.05	0.73	0.77	0.77	0.48	0.45	0.4	0.66	0.2	0.28	0.2	0.5	0.12	0.18	0.4	-	1.39
U141	10.脊柱裂	0.01	0.53	-	0.07	-	-	-	-	-	-	-	-	-	0.04	-	-	-	-	-	-	-	0.01
U142	其他	0.33	19.35	0.51	-	0.17	0.11	0.11	0.09	0.03	0.07	0.02	0.02	0.13	0.2	0.06	-	-	0.12	0.36	-	-	0.29
U143	N.口腔疾病	0.02	-	-	-	-	-	-	-	-	-	-	0.02	0.04	0.04	-	0.07	0.08	0.12	-	1.61	-	0.03
U144	1.龋齿	-	-	-	-	-	-	-	-	-	-	-	-	-	-	-	-	-	-	-	-	-	-
U145	2.牙周病	-	-	-	-	-	-	-	-	-	-	-	-	-	-	-	-	-	-	-	-	-	-
U146	3.无牙症	-	-	-	-	-	0.03	-	-	-	-	-	-	-	-	-	-	-	-	-	-	-	-
U147	其他	0.02	-	-	-	-	-	-	-	-	-	-	0.02	0.04	0.04	-	0.07	0.08	0.12	-	1.61	-	0.03
U148	III.伤害	64.41	49.17	29.35	12.79	16.86	27.23	28.59	41.07	48.46	45.67	61.45	60.89	125.02	76.93	117.11	117.76	138.63	213.29	338.96	903.63	-	68.63
U149	A.意外伤害	53.65	47.92	28.65	12.46	14.84	22.71	22.87	34.18	39.74	37.32	50.53	50.17	101.91	62.36	92	93.99	109.62	175.57	294.15	838.95	-	57.21
U150	1.道路交通事故	17.11	4.61	8.04	3.37	4.59	11.67	12.81	18.2	19.02	15.46	19.25	19.58	37.33	21.45	27.77	26.77	23.16	26.43	31.73	38.57	-	17.79
U151	2.意外中毒	7.26	0.53	1.17	0.56	0.58	1.89	1.86	3.8	6.39	6.47	10.19	9.56	18.84	11.91	16.54	15.53	15.05	18.63	17.92	21.3	-	7.66
U152	3.意外跌落	17.19	3.55	3.79	1.62	2.06	2.43	2.36	4.39	5.56	6.36	9.67	11.5	25.97	17.03	31.86	36.64	51.34	100.47	194.3	634.03	-	19.19
U153	4.火灾	0.54	0.35	0.56	0.23	0.14	0.2	0.2	0.11	0.14	0.16	0.42	0.38	0.7	0.61	0.94	1.09	1.42	3.84	5.92	8.44	-	0.58
U154	5.溺水	3.81	1.42	9.35	5.22	6	3.64	2.2	2.38	2.44	2.04	2.49	2.2	4.62	3.28	5.09	3.81	6.1	8.38	11.47	18.48	-	3.84
U155	其他	7.73	37.45	5.75	1.45	1.47	2.88	3.43	5.3	6.19	6.84	8.5	6.95	14.44	8.07	9.79	10.15	12.54	17.81	32.8	118.13	-	8.14
U156	B.故意伤害	9.74	0.35	0.19	0.2	1.82	4.04	4.93	6.55	7.7	7.4	9.75	9.75	20.82	13.14	23.34	22.27	26.92	34.23	40.69	57.46	-	10.34
U157	1.自杀及后遗症	8.87	-	-	0.07	1.44	3.28	4.29	5.39	6.44	6.27	8.87	8.6	19.11	12.65	22.29	21.52	26.42	33.41	39.79	55.85	-	9.46
U158	2.他杀及后遗症	0.74	0.35	0.19	0.13	0.38	0.73	0.57	1.02	1.1	0.97	0.78	0.87	1.36	0.41	0.89	0.75	0.5	0.81	0.9	1.61	-	0.75
U159	3.战争	0	-	-	-	-	-	-	0.03	-	-	-	-	-	-	-	-	-	-	-	-	-	0
U160	其他	0.13	-	-	-	0.03	-	0.07	0.11	0.16	0.16	0.33	0.28	0.35	0.08	0.17	-	-	-	-	-	-	0.13
U161	其他剩余疾病	8.54	19.52	2.62	0.79	1.2	1.47	1.16	1.9	2.33	2.38	3.32	2.71	6.47	4.46	7.58	8.65	18.31	39	112.93	618.76	-	9.99

表 4－2　2018 年云南省死因别、年龄别死亡率（城乡合计、男）

（单位：1/10 万）

疾病编码	疾病名称	总计	年龄组（岁）																		不详	标化死亡率
			0 -	1 -	5 -	10 -	15 -	20 -	25 -	30 -	35 -	40 -	45 -	50 -	55 -	60 -	65 -	70 -	75 -	80 -	85 及以上		
U000	全死因	709.73	675.36	78.38	31.31	39.15	64.03	70.92	117.05	163.44	192.14	324.79	401.5	1063.8	864.2	1657.63	2332.84	3331.81	5615.01	9309.78	23398.33	-	859.8
U001	I . 传染病、母婴疾病和营养缺乏性疾病	40.34	443.65	14.96	4.23	1.94	2.31	3.71	6.41	10.24	14.02	21.8	23.17	48.47	37.62	67.19	86.24	127.72	235.83	487.37	1504.37	-	47.46
U002	A . 传染病和寄生虫病	16.78	26.16	4.57	2.27	1.04	1.45	2.78	5.21	8.63	11.56	17.58	18.34	35.12	26.76	43.15	48.43	53.66	75.64	94.74	190.4	-	18.64
U003	1. 结核病	5.38	0.34	0.09	0.13	0.13	0.64	1.24	1.74	2.6	3.53	4.93	4.99	10.97	9	17.59	21.25	20.06	30.41	26.5	34.52	-	5.99
U004	2. 性传播疾病	0.03	-	-	-	-	-	-	0.05	-	-	0.04	-	-	0.16	0.11	-	-	-	0.49	-	1.05	-	0.04
U005	a. 梅毒	0.01	-	-	-	-	-	-	0.05	-	-	-	-	-	-	-	-	-	-	0.25	-	-	-	0.01
U006	b. 衣原体病	0.01	-	-	-	-	-	-	-	-	-	0.04	-	-	0.08	-	-	-	-	-	-	-	-	0.01
U007	c. 淋病	0.02	-	-	-	-	-	-	-	-	-	-	-	-	0.08	0.11	-	-	-	0.25	-	1.05	-	0.02
U008	d. 其他	-	-	-	-	-	-	-	-	-	-	-	-	-	-	-	-	-	-	-	-	-	-	-
U009	3. 艾滋病	2.65	2.68	0.09	-	0.06	-	0.49	1.58	3.38	4.21	5.51	4.71	5.27	3	2.62	3.59	4.97	4.2	7.63	9.42	-	2.71
U010	4. 腹泻性疾病	0.28	-	0.53	0.13	-	0.05	-	-	0.1	-	0.09	0.12	0.26	0.81	0.22	0.97	0.69	1.98	1.61	2.09	-	0.33
U011	5. 好发于儿童期的疾病	0.1	-	-	-	-	-	-	-	0.1	0.08	0.04	0.16	0.26	0.24	0.22	0.28	0.34	0.49	0.4	2.09	-	0.12
U012	a. 百日咳	-	-	-	-	-	-	-	-	-	-	-	-	-	-	-	-	-	-	-	-	-	-	-
U013	b. 脊髓灰质炎及后遗症	-	-	-	-	-	-	-	-	-	-	-	-	-	-	-	-	-	-	-	-	-	-	-
U014	c. 白喉	-	-	-	-	-	-	-	-	-	-	-	-	-	-	-	-	-	-	-	-	-	-	-
U015	d. 麻疹	-	-	-	-	-	-	-	-	-	-	-	-	-	-	-	-	-	-	-	-	-	-	-
U016	e. 破伤风	0.1	-	-	-	-	-	-	-	0.1	0.08	0.04	0.16	0.26	0.24	0.22	0.28	0.34	0.49	0.4	2.09	-	0.12
U017	6. 脑膜炎	0.65	7.38	1.06	1.01	0.65	0.21	0.22	0.43	0.31	0.21	0.44	0.16	0.68	0.49	1.09	1.52	1.03	2.47	2.01	4.18	-	0.66
U018	7. 乙型肝炎	4.2	0.34	-	-	-	0.11	0.18	0.65	0.88	2.04	4.08	5.44	13.27	9.41	14.42	12.56	13.71	17.06	18.07	48.12	-	4.78
U019	丙型肝炎	0.26	-	-	-	-	-	-	-	0.05	-	0.44	0.89	0.68	0.41	0.11	0.28	0.34	-	-	-	-	0.25
U020	8. 疟疾	0.01	-	-	-	-	-	-	-	-	-	-	0.04	-	-	-	-	-	-	-	-	-	0.01
U021	9. 热带病	0.08	-	-	-	-	-	-	-	0.1	-	0.13	0.12	0.09	0.24	0.33	0.14	0.51	0.49	0.4	1.05	-	0.1
U022	a. 锥虫病	-	-	-	-	-	-	-	-	-	-	-	-	-	-	-	-	-	-	-	-	-	-	-
U023	b. 南美锥虫病	0	-	-	-	-	-	-	-	-	-	-	-	-	-	-	-	-	-	-	-	-	-	0
U024	c. 血吸虫病	0.08	-	-	-	-	-	-	-	0.1	-	0.13	0.12	0.09	0.24	0.33	0.14	0.51	0.49	0.4	1.05	-	0.09
U025	d. 利什曼病	-	-	-	-	-	-	-	-	-	-	-	-	-	-	-	-	-	-	-	-	-	-	-
U026	e. 淋巴性丝虫病	-	-	-	-	-	-	-	-	-	-	-	-	-	-	-	-	-	-	-	-	-	-	-
U027	f. 盘尾丝虫病	-	-	-	-	-	-	-	-	-	-	-	-	-	-	-	-	-	-	-	-	-	-	-
U028	10. 麻风病	0.04	-	-	-	-	-	-	-	-	-	-	0.04	-	-	-	0.28	0.17	0.25	1.61	1.05	-	0.05
U029	11. 登革热	-	-	-	-	-	-	-	-	-	-	-	-	-	-	-	-	-	-	-	-	-	-	-
U030	12. 流行性乙型脑炎	-	-	-	-	-	-	-	-	-	-	-	-	-	-	-	-	-	-	-	-	-	-	-
U031	13. 沙眼	-	-	-	-	-	-	-	-	-	-	-	-	-	-	-	-	-	-	-	-	-	-	-
U032	14. 肠线虫感染	-	-	-	-	-	-	-	-	-	-	-	-	-	-	-	-	-	-	-	-	-	-	-

续表

疾病编码	疾病名称	总计	0–	1–	5–	10–	15–	20–	25–	30–	35–	40–	45–	50–	55–	60–	65–	70–	75–	80–	85及以上	不详	标化死亡率
									年龄组（岁）														
U033	a. 蛔虫病	–	–	–	–	–	–	–	–	–	–	–	–	–	–	–	–	–	–	–	–	–	–
U034	b. 囊虫病	–	–	–	–	–	–	–	–	–	–	–	–	–	–	–	–	–	–	–	–	–	–
U035	c. 钩虫病	–	–	–	–	–	–	–	–	–	–	–	–	–	–	–	–	–	–	–	–	–	–
U036	d. 其他	–	–	–	–	–	–	–	–	–	–	–	–	–	–	–	–	–	–	–	–	–	–
U037	其他传染病	3.1	15.43	2.82	1.01	0.19	0.43	0.62	0.76	1.2	0.93	1.86	1.66	3.66	3	6.45	7.59	11.83	17.8	36.53	88.92	–	3.6
U038	B. 呼吸系统疾病	16.64	78.47	7.48	1.45	0.84	0.7	0.8	1.14	1.46	1.95	3.77	4.3	12.5	9.41	22.61	33.67	64.63	139.67	326.79	1050.34	–	21.55
U039	1. 下呼吸道感染	16.47	77.8	6.95	1.45	0.84	0.64	0.75	1.14	1.46	1.87	3.73	4.3	12.5	9.24	22.4	33.25	63.94	137.94	324.38	1043.02	–	21.34
U040	2. 上呼吸道感染	0.17	0.67	0.53	–	–	–	–	–	–	0.08	0.04	–	–	0.16	0.22	0.41	0.69	1.48	2.41	7.32	–	0.21
U041	3. 中耳炎	0.01	–	–	–	–	–	0.04	–	–	–	–	–	–	–	–	–	–	0.25	–	–	–	0.01
U042	C. 妊娠、分娩和产褥期并发症	–	–	–	–	–	–	–	–	–	–	–	–	–	–	–	–	–	–	–	–	–	–
U043	1. 孕产妇出血	–	–	–	–	–	–	–	–	–	–	–	–	–	–	–	–	–	–	–	–	–	–
U044	2. 产妇败血症	–	–	–	–	–	–	–	–	–	–	–	–	–	–	–	–	–	–	–	–	–	–
U045	3. 妊娠高血压综合征	–	–	–	–	–	–	–	–	–	–	–	–	–	–	–	–	–	–	–	–	–	–
U046	4. 梗阻性分娩	–	–	–	–	–	–	–	–	–	–	–	–	–	–	–	–	–	–	–	–	–	–
U047	5. 流产	–	–	–	–	–	–	–	–	–	–	–	–	–	–	–	–	–	–	–	–	–	–
U048	其他	–	–	–	–	–	–	–	–	–	–	–	–	–	–	–	–	–	–	–	–	–	–
U049	D. 起源于围生期的情况	4.14	335.67	2.46	0.13	–	–	–	–	–	0.04	–	–	–	–	–	–	–	–	–	–	–	3.38
U050	1. 出生低体重	0.9	72.77	0.53	–	–	–	–	–	–	–	–	–	–	–	–	–	–	–	–	–	–	0.73
U051	2. 出生产伤和窒息	2.48	201.54	1.23	0.13	–	–	–	–	–	–	0.04	–	–	–	–	–	–	–	–	–	–	2.02
U052	其他	0.77	61.37	0.7	–	–	–	–	–	–	–	–	–	–	–	–	–	–	–	–	–	–	0.63
U053	E. 营养缺乏	2.77	3.35	0.44	0.38	0.06	0.16	0.13	0.05	0.16	0.51	0.4	0.53	0.85	1.46	1.42	4.14	9.43	20.52	65.84	263.63	–	3.89
U054	1. 蛋白质-能量营养不良	2.06	2.35	0.18	0.19	–	0.11	0.13	0.05	–	0.25	0.13	0.37	0.85	0.57	0.55	1.79	5.31	16.56	55	215.51	–	2.96
U055	2. 碘缺乏	–	–	–	–	–	–	–	–	–	–	–	–	–	–	–	–	–	–	–	–	–	–
U056	3. 维生素A缺乏病	–	–	–	–	–	–	–	–	–	–	–	–	–	–	–	–	–	–	–	–	–	–
U057	4. 缺铁性贫血	0.32	0.67	0.18	–	0.06	–	–	0.05	0.17	0.22	0.12	–	–	0.41	0.55	1.52	2.74	1.73	3.61	8.37	–	0.37
U058	其他营养病症	0.4	0.34	0.09	0.19	0.05	0.05	–	–	0.1	0.08	0.04	0.04	–	0.49	0.33	0.83	1.37	2.22	7.23	39.75	–	0.57
U059	II. 慢性非传染性疾病	572.84	153.25	25.34	9.78	12.49	20.27	21.79	43.18	74.08	103.16	203.04	280.51	817.6	703.57	1412.59	2075.92	3013.28	5085.74	8335.44	20307.99	–	705.22
U060	A. 恶性肿瘤	105.72	8.38	4.4	2.52	4.27	4.93	4.86	9.4	15.7	22.18	50.66	75.31	228.77	206.2	406.73	512.46	548.93	699.1	817.77	1276.31	–	122.6
U061	1. 唇、口腔和咽恶性肿瘤	2.07	–	–	0.06	0.06	0.16	0.04	0.6	0.42	0.64	1.38	2.23	5.19	5.95	7.87	7.45	8.91	6.43	11.24	25.11	–	2.38
U062	2. 食道癌	5.44	–	–	–	–	–	0.09	0.27	0.16	0.21	1.95	3.81	14.35	14.8	29.17	28.42	29.14	32.14	23.28	20.92	–	6.28
U063	3. 胃癌	9.88	–	–	–	0.05	0.05	0.18	0.49	0.99	1.78	3.95	5.96	19.7	19.05	41.19	52.43	57.26	69.46	75.07	129.72	–	11.55
U064	4. 结直肠癌	8.34	–	–	0.06	0.06	0.27	0.44	0.54	1.2	1.44	2.58	4.22	12.81	12.76	27.97	46.91	50.06	69.22	90.33	137.05	–	9.81
U065	5. 肝癌	19.38	1.01	0.35	0.13	0.13	0.11	0.49	1.19	3.17	7.22	16.34	21.42	44.76	57.23	75.16	81.96	86.03	94.34	128.68	–	–	21.96

续 表

疾病编码	疾病名称	总计	0–	1–	5–	10–	15–	20–	25–	30–	35–	40–	45–	50–	55–	60–	65–	70–	75–	80–	85及以上	不详	标化死亡率
U066	6. 胰腺癌	2.65	–	–	–	–	–	–	0.11	0.21	0.34	0.93	1.74	5.95	5.11	11.25	12.83	14.57	18.54	23.69	35.57	–	3.11
U067	7. 肺癌	31.67	–	–	–	–	0.27	–	0.43	1.77	3.65	9.55	17	63.1	59.19	130.44	174.96	191.66	246.71	265.76	416.37	–	37.19
U068	8. 皮肤癌	0.61	–	–	–	0.13	–	0.4	0.05	0.16	0.13	0.44	0.49	1.02	0.57	1.64	1.93	3.43	3.96	8.43	16.74	–	0.73
U069	9. 乳腺癌	0.1	–	–	–	–	–	0.13	0.05	–	0.08	–	0.12	0.09	0.24	0.66	0.41	0.17	0.99	0.4	1.05	–	0.12
U070	10. 子宫颈癌	–	–	–	–	–	–	–	–	–	–	–	–	–	–	–	–	–	–	–	–	–	–
U071	11. 子宫体癌	–	–	–	–	–	–	–	–	–	–	–	–	–	–	–	–	–	–	–	–	–	–
U072	12. 卵巢癌	–	–	–	–	–	–	–	–	0.05	–	–	–	–	–	–	–	–	–	–	–	–	–
U073	13. 前列腺癌	2.22	–	–	–	–	–	–	–	0.05	–	0.31	0.16	0.77	1.05	3.71	7.18	14.06	28.43	57.01	106.71	–	2.86
U074	14. 膀胱癌	1.88	–	–	–	–	–	–	–	–	0.25	0.53	1.45	1.7	4.81	8.28	11.14	19.03	36.93	70.09	–		2.34
U075	15. 淋巴瘤与多发性骨髓瘤	2.23	0.34	0.26	0.13	0.19	0.32	0.22	0.65	0.78	0.81	1.07	2.03	3.66	5.27	3.63	8.55	10.8	13.1	15.26	12.55	–	2.5
U076	16. 白血病	3.1	3.35	2.02	1.33	1.94	2.2	1.46	2.01	1.98	1.4	2.62	2.07	5.36	4.54	6.66	9.66	9.09	10.88	12.85	18.83	–	3.35
U077	其他	16.14	3.69	1.76	0.95	1.75	1.56	1.41	2.99	4.83	4.21	9.55	13.51	37.59	31.7	57.57	71.47	72.86	94.19	103.17	156.92	–	18.41
U078	B. 其他肿瘤	1.07	0.34	0.44	0.19	0.13	0.11	0.18	0.27	0.36	0.21	0.44	0.65	1.7	2.03	3.28	4.28	4.97	7.17	12.04	13.6	–	1.23
U079	C. 糖尿病	12.43	–	–	0.06	0.11	0.11	0.22	0.65	1.25	2.12	3.6	5.8	21.18	17.92	35.72	55.05	75.26	109.02	150.14	342.09	–	15.08
U080	D. 内分泌紊乱	2.99	8.72	1.32	0.38	0.39	0.48	0.35	0.33	0.73	1.1	1.38	1.7	3.57	3.41	5.57	7.45	13.54	20.27	38.14	115.08	–	3.61
U081	E. 神经系统和精神障碍疾病	13.79	8.72	4.4	2.71	3.11	3.54	3.54	5.43	5.3	6.12	8.92	8.6	18.28	12.08	17.59	24.15	46.97	80.09	183.87	635.02	–	16.91
U082	1. 单相精神抑郁	0.1	–	–	–	0.11	0.11	0.04	0.05	0.1	–	0.09	0.16	0.09	0.08	0.41	–	0.17	0.49	0.8	–	–	0.1
U083	2. 双相情感障碍	0.02	–	–	–	–	–	–	0.05	0.05	–	0.04	0.04	0.09	0.08	–	–	–	–	–	–	–	0.02
U084	3. 精神分裂症	0.86	–	–	0.06	–	0.11	0.49	0.43	0.47	0.81	0.84	0.73	1.7	1.14	1.97	2.76	3.26	3.46	6.82	6.28	–	0.95
U085	4. 癫痫症	1.71	2.35	0.97	0.5	0.97	0.97	1.28	2.28	1.35	1.44	1.95	1.5	4.08	2.27	1.86	1.38	3.43	3.96	3.61	7.32	–	1.81
U086	5. 酒精使用所致精神障碍	1.36	–	–	0.06	0.11	–	0.35	0.43	0.99	1.27	2.09	2.68	4.59	2.35	3.39	2.48	2.23	1.73	1.61	2.09	–	1.44
U087	6. 阿尔茨海默病和其他痴呆	4.22	–	–	–	0.13	0.05	–	0.22	0.16	0.17	0.27	0.32	1.36	1.62	2.51	6.49	16.11	38.81	111.6	406.95	–	6.02
U088	7. 帕金森病	0.41	–	–	–	–	–	–	0.05	–	0.04	0.13	0.08	0.43	0.24	0.98	1.79	3.6	2.22	8.83	15.69	–	0.51
U089	8. 多发性硬化	–	–	–	–	–	–	–	–	–	–	–	–	–	–	–	–	–	–	–	–	–	–
U090	9. 药物使用所致精神障碍	0.51	0.54	–	–	–	0.11	0.31	0.71	0.57	1.06	1.15	0.69	0.94	0.41	0.55	0.28	0.17	0.25	0.4	–	–	0.52
U091	10. 创伤后应激障碍	–	–	–	–	–	–	–	–	–	–	–	–	–	–	–	–	–	–	–	–	–	–
U092	11. 强迫症	–	–	–	–	–	–	–	–	–	–	–	–	–	–	–	–	–	–	–	–	–	–
U093	12. 惊恐障碍	–	–	–	–	–	–	–	–	–	–	–	–	–	–	–	–	–	–	–	–	–	–
U094	13. 失眠症	0.01	–	–	–	–	–	–	–	–	0.04	–	–	–	–	–	–	–	–	–	–	–	0.02
U095	14. 偏头痛	–	–	–	–	–	–	–	–	0.05	–	–	–	–	–	–	–	0.17	–	–	2.09	–	0.02
U096	15. 由于铅暴露引起的精神发育障碍	0.05	–	–	0.19	–	0.05	–	–	–	–	–	0.04	–	–	–	–	–	–	–	–	–	0.05
U097	其他	4.45	6.04	3.43	2.08	1.81	2.04	1.05	1.19	1.56	1.27	2.31	2.35	4.68	3.81	6.23	8.28	17.14	28.18	48.98	189.35	–	5.36
U098	F. 感官疾病	0.05	0.09	0.09	0.06	–	–	–	0.05	–	–	–	–	0.26	–	–	0.28	–	0.4	0.4	1.05	–	0.06

续 表

疾病编码	疾病名称	总计	0-	1-	5-	10-	15-	20-	25-	30-	35-	40-	45-	50-	55-	60-	65-	70-	75-	80-	85及以上	不详	标化死亡率
														年龄组（岁）									
U099	1.青光眼	-	-	-	-	-	-	-	-	-	-	-	-	-	-	-	-	-	-	-	-	-	-
U100	2.白内障	0	-	-	-	-	-	-	-	-	-	-	-	-	-	-	-	-	-	-	1.05	-	0.01
U101	3.与年龄有关的视觉障碍	-	-	-	-	-	-	-	-	-	-	-	-	-	-	-	-	-	-	-	-	-	-
U102	4.成年开始的听力损失	-	-	-	-	-	-	-	-	-	-	-	-	-	-	-	-	-	-	-	-	-	-
U103	其他	0.05	-	0.09	0.06	-	-	-	0.05	-	-	0.04	-	0.26	-	0.22	0.28	-	-	0.4	-	-	0.05
U104	G.心血管疾病	262.84	6.37	1.5	1.07	1.55	6.11	6.94	16.46	30.31	41.94	87.29	120.11	352.5	313.15	615.18	945.03	1405.58	2475.26	4097.27	9854.79	-	326.1
U105	1.风湿性心脏病	7.29	-	-	-	-	0.32	0.22	0.33	0.62	1.1	1.69	2.68	8.67	7.46	17.04	30.08	40.97	63.78	116.42	316.99	-	9.19
U106	2.高血压及并发症	26.93	-	-	0.13	0.05	0.05	0.35	0.49	1.66	2.34	5.91	8.76	26.62	28.38	55.72	88.45	154.29	279.34	483.76	1258.53	-	34.31
U107	3.缺血性心脏病	72.74	-	0.06	0.06	0.06	1.34	1.64	5.21	10.55	14.96	27.93	39.68	105.37	91.38	176.66	244.36	364.98	629.63	1064.66	2839.27	-	90.34
U108	4.脑血管病	132.29	0.34	0.18	0.44	0.39	3.11	3.05	7.82	12.48	17.72	41.11	56.12	179.02	159.74	312.34	502.8	740.59	1311.17	2087.17	4495.33	-	163.05
U109	5.炎性心脏病	4.01	1.34	0.18	0.19	0.19	0.27	0.44	0.65	1.35	1.32	2.8	3.33	7.91	6.08	8.85	14.07	14.57	24.47	41.75	120.31	-	4.79
U110	其他	18.44	4.36	1.14	0.38	0.78	0.97	1.19	1.96	3.59	4.16	7.37	9.05	23.98	18.24	41.08	60.57	85.55	155.24	288.25	782.52	-	22.99
U111	H.主要呼吸系统疾病	114.09	7.71	2.64	0.57	0.65	1.07	1.46	2.01	4	4.97	10.61	18.67	66.93	61.79	182.34	339.98	673.73	1319.08	2462.94	6569.86	-	149.3
U112	1.慢性阻塞性肺疾病	102.94	0.67	0.35	0.06	0.13	-	0.44	0.65	1.87	2.59	7.06	13.59	52.3	51.08	158.85	308.25	613.22	1226.88	2296.73	6087.58	-	135.4
U113	2.哮喘	3.79	0.34	-	-	0.06	-	0.09	0.22	0.26	0.47	0.58	0.81	2.72	3.08	6.45	13.38	26.92	40.79	66.64	180.99	-	4.83
U114	其他	7.35	6.71	2.29	0.5	0.45	0.7	0.93	1.14	1.87	1.91	2.97	4.26	11.91	7.62	17.04	18.35	33.6	51.42	99.56	301.29	-	9.07
U115	I.主要消化系统疾病	41.44	18.44	2.64	0.57	0.91	0.8	1.5	4.56	11.23	19.04	31.66	39.2	95.93	66.41	110.34	130.53	164.75	250.42	380.58	956.19	-	48.68
U116	1.消化性溃疡	6.34	-	-	-	-	-	0.18	0.54	1.25	1.57	3.33	3.37	11.14	8.76	14.75	22.49	31.72	53.64	85.51	204	-	7.75
U117	2.肝硬化	17.69	-	-	-	-	0.11	0.8	2.01	6.45	12.32	20.78	25.08	58.59	37.22	52.88	55.61	55.72	59.58	61.42	100.43	-	19.61
U118	3.阑尾炎	0.3	-	-	0.06	0.06	-	-	-	0.05	0.21	0.09	0.24	0.6	0.41	0.55	0.97	1.03	2.47	4.42	6.28	-	0.35
U119	其他	17.08	18.11	2.64	0.5	0.84	0.7	0.53	2.01	3.48	4.84	7.46	10.51	25.43	19.95	42.17	51.47	76.12	134.73	228.83	645.48	-	20.94
U120	J.主要泌尿生殖系统疾病	13.1	1.34	0.35	0.25	0.45	1.07	1.55	2.66	3.79	4.46	6.75	8.12	22.71	16.7	28.62	43.88	61.2	102.59	153.36	420.55	-	15.85
U121	1.肾炎和肾病	11.29	1.34	0.35	0.25	0.45	1.02	1.41	2.61	3.69	4.33	6.53	7.67	20.5	14.92	26.88	38.63	52.29	84.54	116.82	310.71	-	13.47
U122	2.前列腺增生	0.39	-	-	-	-	-	-	-	-	-	-	-	0.09	0.16	0.11	0.83	1.89	4.7	8.43	36.62	-	0.55
U123	其他	1.42	-	-	-	-	0.05	0.13	0.05	0.1	0.13	0.22	0.45	2.13	1.62	1.64	4.42	7.03	13.35	28.1	73.23	-	1.83
U124	K.皮肤病	0.43	0.34	0.18	-	-	-	0.04	0.22	0.1	0.13	0.13	0.28	0.43	0.65	0.55	0.83	2.06	2.97	6.42	21.97	-	0.55
U125	L.肌肉骨骼和结缔组织疾病	2.74	0.34	0.26	0.25	0.19	0.48	0.22	0.22	0.42	0.34	1.24	1.58	4.34	2.76	5.9	11.59	15.43	19.78	32.52	100.43	-	3.35
U126	1.风湿性关节炎	0.96	-	-	-	-	-	-	-	0.1	-	0.18	0.37	0.85	1.05	2.84	4.14	6.86	7.66	13.25	41.85	-	1.21
U127	2.骨关节炎	0.04	-	-	-	-	-	-	-	-	-	0.04	0.17	-	-	-	0.14	0.34	0.25	-	2.09	-	0.05
U128	3.痛风	0.7	-	-	-	-	-	-	-	0.1	0.13	0.44	0.45	1.45	1.05	1.31	4.55	3.43	4.7	6.82	17.78	-	0.83
U129	4.腰痛	0.06	-	-	-	-	-	0.04	-	0.1	-	0.04	0.08	0.09	-	0.11	0.11	0.34	0.25	0.4	1.05	-	0.06
U130	其他	0.98	-	0.26	0.25	0.13	0.48	0.18	0.22	0.1	0.21	0.53	0.69	1.79	0.65	1.64	2.62	4.11	6.92	12.04	37.66	-	1.18
U131	M.先天异常	2.14	92.55	7.13	1.2	0.78	1.56	0.93	0.92	0.88	0.55	0.45	0.36	1.02	0.41	0.55	0.28	0.69	-	-	1.05	-	1.91

续表

疾病编码	疾病名称	总计	0—	1—	5—	10—	15—	20—	25—	30—	35—	40—	45—	50—	55—	60—	65—	70—	75—	80—	85及以上	不详	标化死亡率
U132	1. 腹壁缺损	—	—	—	—	—	—	—	—	—	—	—	—	—	—	—	—	—	—	—	—	—	—
U133	2. 无脑畸形	0.01	0.34	0.09	—	—	—	—	—	—	—	—	—	—	—	—	—	—	—	—	—	—	0.01
U134	3. 肛门直肠闭锁	0.03	2.35	—	—	—	—	—	—	—	—	—	—	—	—	—	—	—	—	—	—	—	0.02
U135	4. 唇裂	0	0.34	—	—	—	—	—	—	—	—	—	—	—	—	—	—	—	—	—	—	—	0
U136	5. 腭裂	0	0.34	—	—	—	—	—	—	—	—	—	—	—	—	—	—	—	—	—	—	—	0
U137	6. 食管闭锁	0.03	2.01	—	—	—	—	—	—	—	—	—	—	—	0.08	—	—	—	—	—	—	—	0.02
U138	7. 肾发育不全	0.03	—	—	—	0.06	—	—	—	—	—	—	0.04	—	—	0.11	0.14	0.51	—	—	—	—	0.03
U139	8. 唐氏综合征	0.02	1.34	—	—	—	0.05	—	—	—	—	—	—	0.09	—	—	—	—	—	—	—	—	0.02
U140	9. 先天性心脏异常	1.65	65.39	6.25	1.14	0.65	1.29	0.88	0.81	0.83	0.47	0.36	0.32	0.77	—	0.33	0.14	0.17	—	—	1.05	—	1.48
U141	10. 脊柱裂	0.01	0.67	—	—	—	—	—	—	—	—	—	—	—	0.08	—	—	—	—	—	—	—	0.01
U142	其他	0.35	19.78	0.79	—	0.06	0.21	0.04	0.11	0.05	0.04	0.08	0.08	0.17	0.24	0.11	—	—	—	—	—	—	0.31
U143	N. 口腔疾病	0.01	—	—	—	—	—	—	—	—	—	—	—	—	0.08	—	0.14	0.17	—	—	—	—	0.01
U144	1. 龋齿	—	—	—	—	—	—	—	—	—	—	—	—	—	—	—	—	—	—	—	—	—	—
U145	2. 牙周病	—	—	—	—	—	—	—	—	—	—	—	—	—	—	—	—	—	—	—	—	—	—
U146	3. 无牙症	—	—	—	—	—	—	—	—	—	—	—	—	—	—	—	—	—	—	—	—	—	—
U147	其他	0.01	—	—	—	—	—	—	—	—	—	—	—	—	0.08	—	0.14	0.17	0.17	—	—	—	0.01
U148	Ⅲ. 伤害	87.39	56.34	34.57	16.35	22.84	39.52	43.79	64.42	75.54	71.47	94.35	93.53	187.52	115.95	166.6	159.78	169.89	248.69	366.93	928.99	—	95.17
U149	A. 意外伤害	73.66	55.33	33.69	15.97	20.51	34.05	36.77	54.91	63.89	59.74	78.9	79.37	155.54	95.36	133.39	129.98	136.46	203.7	315.95	847.39	—	80.22
U150	1. 道路交通事故	24.89	5.03	9.06	4.04	5.82	17.54	21.08	29	30.15	23.71	28.64	29.05	54.26	30.81	38.24	36.15	29.49	32.88	45.36	46.03	—	26.03
U151	2. 意外中毒	11.22	0.34	1.23	0.38	0.65	2.25	2.65	5.97	9.98	10.96	16.96	16.43	31.21	19.05	25.78	23.59	20.4	24.97	24.89	25.11	—	11.97
U152	3. 意外跌落	20.58	5.03	3.87	1.7	2.72	3.7	3.27	6.79	9.41	10.37	15.41	18.95	40.82	26.76	47.2	49.81	61.72	112.48	191.49	623.51	—	24.34
U153	4. 火灾	0.7	0.34	0.88	0.19	0.13	0.38	0.22	0.13	0.21	0.21	0.62	0.53	1.11	0.89	1.42	1.1	2.57	4.45	7.63	12.55	—	0.8
U154	5. 溺水	5.32	1.34	12.76	7.95	9.19	5.58	3.8	3.75	3.9	3.1	3.46	3.25	5.7	4.05	6.12	4.83	8.06	8.16	14.05	19.88	—	5.34
U155	其他	10.95	45.26	5.89	1.7	2.01	4.61	5.83	9.18	10.24	11.39	13.81	11.16	22.45	13.78	14.64	14.49	14.23	20.77	32.52	120.31	—	11.73
U156	B. 故意伤害	12.15	0.34	0.09	0.19	2.01	4.61	5.74	8.96	10.03	10.16	13.85	12.58	27.81	18.24	30.26	27.18	30.69	40.29	46.97	73.23	—	13.25
U157	1. 自杀及后遗症	10.96	—	0.06	0.13	1.29	3.59	4.82	7.44	8.32	8.58	12.21	11.08	25.43	17.43	28.95	26.08	30.17	39.55	45.77	71.14	—	12.04
U158	2. 他杀及后遗症	0.95	0.34	0.09	0.13	0.71	0.97	0.8	1.25	1.4	1.27	1.07	0.97	1.7	0.65	1.2	1.1	0.51	0.74	1.2	2.09	—	0.97
U159	3. 战争	0	—	—	—	—	0.05	—	0.05	—	—	—	—	—	—	—	—	—	—	—	—	—	0
U160	其他	0.23	—	—	—	—	0.05	0.13	0.22	0.31	0.3	0.58	0.53	0.68	0.16	0.11	—	—	—	—	—	—	0.23
U161	其他剩余疾病	9.16	22.13	3.52	0.95	1.88	1.93	1.64	3.04	3.59	3.48	5.59	4.3	10.21	7.05	11.25	10.9	20.91	44.74	120.04	656.99	—	11.95

表4－3　2018年云南省死因别、年龄别死亡率（城乡合计、女）

（单位：1/10万）

疾病编码	疾病名称	总计	年龄组（岁）																		不详	标化死亡率
			0-	1-	5-	10-	15-	20-	25-	30-	35-	40-	45-	50-	55-	60-	65-	70-	75-	80-	85及以上		
U000	全死因	524.54	503.4	57.13	20.96	22.44	28.48	27.51	41.5	56.46	59.81	106.59	151.23	453.23	368.79	828.16	1269.3	2181.24	3967.61	7368.16	18732.39	-	528.85
U001	I. 传染病、母婴疾病和营养缺乏性疾病	31.61	319.76	12.26	3.33	1.82	2.03	1.54	3.5	4.87	4.07	5.91	6.74	18.98	13.07	29.14	47.61	90.91	189.92	409.01	1324.24	-	31.36
U002	A. 传染病和寄生虫病	7.81	18.48	3.59	1.8	0.87	1.07	C.7	1.72	2.72	2.66	4.16	4.74	12.23	8.52	16.92	20.98	29.71	46.65	67.03	118.72	-	7.91
U003	1. 结核病	1.89	-	-	0.14	0.07	0.36	0.14	0.47	0.7	0.68	0.65	1.33	3.19	2.4	5.6	7.26	9.96	14.3	12.31	9.13	-	1.92
U004	2. 性传播疾病	0.13	-	-	-	-	-	-	-	0.12	-	0.05	0.04	0.64	0.25	0.56	0.4	0.16	0.66	0.65	0.65	-	0.14
U005	a. 梅毒	0.01	-	-	-	-	-	-	-	-	-	-	-	-	-	-	-	-	-	0.32	-	-	0.01
U006	b. 衣原体病	0	-	-	-	-	-	-	-	-	-	-	-	-	-	-	-	-	-	-	-	-	0
U007	c. 淋病	0	-	-	-	-	-	-	-	-	-	-	-	-	-	-	-	-	-	-	0.65	-	0
U008	d. 其他	0.1	-	-	-	-	-	-	-	0.12	-	0.05	0.04	0.64	0.25	0.45	0.27	0.16	0.44	0.32	-	-	0.11
U009	3. 艾滋病	0.74	0.38	0.1	0.07	0.15	-	0.14	0.53	0.99	1.45	1.6	1.15	1.64	0.83	0.56	1.21	0.49	0.44	0.44	-	-	0.76
U010	4. 腹泻性疾病	0.2	4.9	0.6	-	-	-	-	-	-	-	-	-	-	0.08	0.11	-	-	1.98	2.59	7.18	-	0.2
U011	5. 好发于儿童期的疾病	0.05	1.51	-	0.07	-	-	-	-	-	-	-	-	-	-	-	-	-	-	-	0.65	-	0.05
U012	a. 百日咳	-	-	-	-	-	-	-	-	-	-	-	-	-	-	-	-	-	-	-	-	-	-
U013	b. 脊髓灰质炎及后遗症	-	-	-	-	-	-	-	-	-	-	-	-	-	-	-	-	-	-	-	-	-	-
U014	c. 白喉	-	-	-	-	-	-	-	-	-	-	-	-	-	-	-	-	-	-	-	-	-	-
U015	d. 麻疹	0	-	-	-	-	-	-	-	-	-	-	-	-	-	-	-	-	-	-	-	-	0
U016	e. 破伤风	0.05	1.51	-	0.07	-	-	-	-	-	-	-	-	-	-	-	-	-	-	-	0.65	-	0.05
U017	6. 脑膜炎	0.54	-	0.7	0.69	0.36	0.48	0.28	0.12	0.23	0.05	0.35	0.27	0.55	0.25	0.56	1.08	1.14	3.08	2.27	3.26	-	0.52
U018	7. 乙型肝炎	1.79	0.75	-	-	0.07	-	0.05	0.06	0.46	0.1	0.6	0.93	4.02	2.73	5.6	6.05	9.14	12.1	15.54	22.83	-	1.85
U019	丙型肝炎	0.1	-	-	-	-	-	0.05	-	0.06	0.05	0.2	0.13	0.18	0.17	0.11	0.13	0.82	0.44	0.65	-	-	0.1
U020	8. 疟疾	-	-	-	-	-	-	-	-	-	-	-	-	-	-	-	-	-	-	-	-	-	-
U021	9. 热带病	0.15	-	-	-	-	-	-	-	-	-	0.04	0.04	0.09	-	0.22	0.94	1.47	0.66	2.27	2.61	-	0.14
U022	a. 锥虫病	-	-	-	-	-	-	-	-	-	-	-	-	-	-	-	-	-	-	-	-	-	-
U023	b. 南美锥虫病	-	-	-	-	-	-	-	-	-	-	-	-	-	-	-	-	-	-	-	-	-	-
U024	c. 血吸虫病	0.15	-	-	-	-	-	-	-	-	-	0.04	0.04	0.09	-	0.22	0.94	1.47	0.66	2.27	2.61	-	0.14
U025	d. 利什曼病	-	-	-	-	-	-	-	-	-	-	-	-	-	-	-	-	-	-	-	-	-	-
U026	e. 淋巴丝虫病	-	-	-	-	-	-	-	-	-	-	-	-	-	-	-	-	-	-	-	-	-	-
U027	f. 盘尾丝虫病	-	-	-	-	-	-	-	-	-	-	-	-	-	-	-	-	-	-	-	-	-	-
U028	10. 麻风病	0.02	-	-	-	-	-	-	-	-	-	-	-	-	-	-	0.13	-	0.22	-	1.3	-	0.02
U029	11. 登革热	-	-	-	-	-	-	-	-	-	-	-	-	-	-	-	-	-	-	-	-	-	-
U030	12. 流行性乙型脑炎	0.01	-	-	0.07	-	-	-	-	-	-	0.05	-	-	-	-	-	-	-	-	-	-	0.01
U031	13. 沙眼	-	-	-	-	-	-	-	-	-	-	-	-	-	-	-	-	-	-	-	-	-	-
U032	14. 肠线虫感染	0.01	-	-	-	-	-	-	-	-	-	-	-	0.09	-	-	-	-	0.65	-	-	-	0.01

续表

疾病编码	疾病名称	总计	0-	1-	5-	10-	15-	20-	25-	30-	35-	40-	45-	50-	55-	60-	65-	70-	75-	80-	85及以上	不详	标化死亡率
U033	a. 蛔虫病	-	-	-	-	-	-	-	-	-	-	-	-	-	-	-	-	-	-	-	-	-	-
U034	b. 鞭虫病	0	-	-	-	-	-	-	-	-	-	-	-	-	-	-	-	-	-	-	-	-	0
U035	c. 钩虫病	0	-	-	-	-	-	-	-	-	-	-	-	-	-	-	-	-	-	0.32	-	-	0
U036	d. 其他	0.01	-	-	-	-	-	-	-	-	-	-	-	0.09	-	-	-	-	-	0.32	-	-	0.01
U037	其他传染病	2.19	10.56	2.19	0.76	0.22	0.24	0.09	0.53	0.12	0.29	0.65	0.8	1.73	1.65	3.36	3.5	5.88	12.76	28.82	71.1	-	2.18
U038	B. 呼吸系统感染	16.55	60.33	7.28	1.11	0.87	0.6	0.42	0.83	0.81	0.58	1.3	1.37	6.02	4.14	10.76	22.59	53.37	121.26	269.43	883.91	-	16.55
U039	1. 下呼吸道感染	16.38	60.33	7.18	1.04	0.87	0.6	0.42	0.83	0.81	0.58	1.3	1.37	6.02	4.05	10.65	22.19	52.07	120.16	267.49	876.08	-	16.38
U040	2. 上呼吸道感染	0.16	-	0.1	0.07	-	-	-	-	-	-	-	-	0.08	-	0.11	0.4	1.31	1.1	1.94	7.18	-	0.16
U041	3. 中耳炎	0	-	-	-	-	-	-	-	-	-	-	-	-	-	-	-	-	-	-	0.65	-	0
U042	C. 妊娠、分娩和产褥期并发症	0.29	-	-	-	-	0.18	0.33	0.89	1.16	0.63	0.25	0.22	-	-	-	-	-	-	-	-	-	0.3
U043	1. 孕产妇出血	0.07	-	-	-	-	0.12	0.09	0.3	0.12	0.24	0.05	-	-	-	-	-	-	-	-	-	-	0.08
U044	2. 产妇败血症	0.01	-	-	-	-	0.06	0.05	-	0.06	-	-	-	-	-	-	-	-	-	-	-	-	0.01
U045	3. 妊娠高血压综合征	0.02	-	-	-	-	-	0.05	0.06	0.06	0.1	-	-	-	-	-	-	-	-	-	-	-	0.02
U046	4. 梗阻性分娩	-	-	-	-	-	-	-	-	-	-	-	-	-	-	-	-	-	-	-	-	-	-
U047	5. 流产	0.04	-	-	-	-	0.05	0.05	0.18	0.17	0.05	-	0.04	-	-	-	-	-	-	-	-	-	0.04
U048	其他	0.14	-	-	-	-	0.09	0.09	0.41	0.64	0.24	0.2	0.18	-	-	-	-	-	-	-	-	-	0.14
U049	D. 起源于围生期的情况	2.8	238.69	1.1	0.14	0.05	0.05	-	-	-	-	-	-	-	-	-	-	-	-	-	-	-	2.38
U050	1. 出生低体重	0.58	50.15	3.1	-	-	-	-	-	-	-	-	-	-	-	-	-	-	-	-	-	-	0.49
U051	2. 出生产伤和窒息	1.67	142.54	3.6	0.07	-	-	-	-	-	-	-	-	-	-	-	-	-	-	-	-	-	1.42
U052	其他	0.55	46	0.4	0.07	-	-	-	-	-	-	-	-	-	-	-	-	-	-	-	-	-	0.47
U053	E. 营养缺乏	4.15	2.36	0.3	0.28	0.07	0.18	0.05	0.06	0.12	0.19	0.2	0.4	0.73	0.41	1.46	4.03	7.83	22.01	72.54	321.6	-	4.22
U054	1. 蛋白质-能量营养不良	3.15	1.51	0.2	0.28	0.07	0.12	0.05	-	-	0.1	0.05	0.09	0.27	0.17	3.67	1.75	4.9	16.51	59.91	257.02	-	3.2
U055	2. 碘缺乏	0.01	-	-	-	-	-	-	-	-	-	-	-	-	-	-	-	-	-	0.32	0.65	-	0.01
U056	3. 维生素 A 缺乏病	-	-	-	-	-	-	-	-	-	-	-	-	-	-	-	-	-	-	-	-	-	-
U057	4. 缺铁性贫血	0.42	0.38	-	-	-	0.06	0.09	0.06	-	0.05	0.15	0.18	0.27	0.17	0.67	1.48	1.8	3.96	2.91	17.61	-	0.43
U058	其他营养缺乏症	0.58	0.38	0.1	-	-	0.06	-	-	0.12	0.05	0.13	0.13	0.18	0.08	0.11	0.81	1.14	1.54	9.39	46.32	-	0.59
U059	II. 慢性非传染性疾病	445.43	125.95	19.84	8.12	10.06	11.94	12.8	21.76	32.4	38.36	75.58	118.29	373.83	316.77	728.87	1138.44	1965.63	3562.02	6536.05	15925.4	-	449.07
U060	A. 恶性肿瘤	64.08	5.28	4.49	3.05	3.06	3.28	2.9	7.05	11.42	14.14	30	46.02	134.89	102.64	209.56	237.24	293.95	392.38	448.52	632.76	-	66.07
U061	1. 唇、口腔和咽恶性肿瘤	1.03	-	-	0.07	-	-	0.09	0.12	0.17	0.19	0.6	0.93	1.73	1.32	2.8	3.77	6.04	5.28	6.15	15.66	-	1.05
U062	2. 食道癌	0.82	-	-	0.07	-	-	0.06	0.06	-	0.05	0.15	0.35	1.1	0.41	3.25	3.09	4.41	7.7	8.1	13.05	-	0.84
U063	3. 胃癌	6.35	-	0.1	-	-	0.06	0.09	0.47	0.93	0.77	1.65	2.88	8.85	9.1	17.82	23	32.15	53.48	65.42	95.24	-	6.47
U064	4. 结直肠癌	5.73	-	0.1	0.14	0.07	-	0.28	0.47	0.41	1.16	1.75	2.93	8.49	7.77	17.15	24.48	30.36	39.17	57.97	70.45	-	5.83
U065	5. 肝癌	7.43	-	0.2	0.07	0.15	0.12	0.19	0.3	0.7	1.07	2.7	4.61	15.88	12.24	25.89	28.78	36.89	49.3	55.7	76.98	-	7.67

续表

疾病编码	疾病名称	总计	年龄组（岁）																			不详	标化死亡率
			0-	1-	5-	10-	15-	20-	25-	30-	35-	40-	45-	50-	55-	60-	65-	70-	75-	80-	85及以上		
U066	6.胰腺癌	1.57	-	-	-	-	-	0.05	0.12	0.12	0.05	0.35	0.93	2.01	2.07	6.28	5.38	8.32	16.29	11.66	15.66	-	1.6
U067	7.肺癌	14.52	-	-	-	0.07	0.06	0.23	0.12	1.16	1.99	5.16	9.04	26.65	21.67	49.87	57.96	77.53	95.51	123.06	167.65	-	14.9
U068	8.皮肤癌	0.59	-	-	-	-	-	0.05	0.06	0.06	0.15	0.4	0.18	0.73	0.91	1.23	1.34	2.61	3.74	6.48	17.61	-	0.61
U069	9.乳腺癌	4.13	-	-	-	-	0.06	0.05	0.18	1.62	2.32	3.71	6.83	14.69	9.51	13.45	11.83	9.96	9.9	9.72	16.96	-	4.34
U070	10.子宫颈癌	4.1	-	-	-	-	-	0.23	0.36	1.39	1.84	3.81	5.36	16.61	8.6	13.45	12.64	12.73	10.56	11.01	11.74	-	4.35
U071	11.子宫体癌	1.97	-	-	-	-	-	0.05	0.59	0.52	0.39	1.15	2	6.57	5.13	6.5	8.34	6.37	7.7	7.12	6.52	-	2.08
U072	12.卵巢癌	1.29	-	-	-	-	0.12	-	0.12	0.23	0.39	0.8	1.51	4.11	3.23	4.59	4.3	4.73	5.06	4.53	5.22	-	1.35
U073	13.前列腺癌	-	-	-	-	-	-	-	-	-	-	-	-	-	-	-	-	-	-	-	-	-	-
U074	14.膀胱癌	0.56	-	-	-	-	-	-	-	-	0.1	-	0.09	0.73	0.33	0.9	2.29	2.77	4.84	7.77	16.31	-	0.56
U075	15.淋巴瘤与多发性骨髓瘤	1.45	0.75	0.4	0.21	0.22	0.18	0.19	0.65	0.17	0.44	0.5	1.15	2.01	2.23	5.04	7.4	6.53	7.7	7.45	5.87	-	1.47
U076	16.白血病	2.46	1.89	1.5	1.04	1.53	1.67	0.75	1.96	2.14	1.31	1.85	1.86	4.56	2.56	7.51	5.92	5.88	8.36	6.15	4.57	-	2.52
U077	其他	10.08	2.64	2.29	1.53	1.02	0.96	0.65	1.54	1.8	1.94	5.41	5.36	20.17	15.55	33.84	36.72	46.68	67.78	60.23	93.28	-	10.42
U078	B.其他肿瘤	1.07	1.13	0.3	0.14	0.15	0.06	0.19	0.12	0.17	0.77	0.85	0.62	2.1	0.99	3.14	3.63	3.59	5.72	8.1	11.09	-	1.1
U079	C.糖尿病	13.8	7.16	1.5	0.42	0.29	0.3	0.19	0.47	0.23	0.73	1.7	3.19	12.32	12.41	33.73	54.74	78.51	125.66	173.58	301.38	-	13.91
U080	D.内分泌紊乱	2.98	-	-	-	-	0.42	0.51	0.53	0.93	0.73	1.15	0.93	3.19	2.81	2.91	5.92	9.47	15.84	31.41	115.46	-	3.04
U081	E.神经系统和精神障碍疾病	11.61	4.9	2.89	1.74	1.6	1.25	1.63	2.43	1.74	2.18	2.1	2.13	7.3	4.96	9.19	17.48	32.32	71.96	173.25	598.84	-	11.75
U082	1.单相精神抑郁	0.1	-	-	-	-	-	0.09	0.12	-	0.05	-	-	0.37	0.17	0.11	0.13	0.65	0.44	0.97	1.3	-	0.11
U083	2.双相情感障碍	0.05	-	-	-	-	-	-	-	0.06	0.05	0.18	0.18	-	0.17	0.11	-	0.33	0.22	-	-	-	0.04
U084	3.精神分裂症	0.61	-	-	-	0.07	0.06	0.23	0.59	0.17	0.53	0.44	0.9	1.64	0.83	0.9	1.75	1.96	2.86	4.53	5.87	-	0.63
U085	4.癫痫症	0.83	1.13	0.1	0.21	0.36	0.36	0.7	0.83	0.87	0.87	0.8	0.49	2.1	0.58	1.34	1.08	1.96	1.1	3.24	5.22	-	0.86
U086	5.酒精使用所致精神障碍	0.09	-	-	-	-	-	0.05	0.06	0.06	-	0.15	0.15	0.18	0.17	0.56	0.54	0.44	0.44	0.44	-	-	0.1
U087	6.阿尔茨海默病和其他痴呆	5.33	-	0.2	-	0.07	-	0.06	0.06	0.06	0.05	0.1	0.13	0.64	0.83	2.35	5.38	12.73	36.97	105.57	371.18	-	5.37
U088	7.帕金森病	0.35	-	-	-	-	-	-	-	-	-	-	0.04	0.09	0.25	0.34	1.75	2.45	2.2	6.15	9.78	-	0.34
U089	8.多发性硬化	0.01	-	-	-	-	0.06	-	-	-	-	-	-	-	-	-	-	-	-	-	-	-	0.01
U090	9.药物使用所致精神障碍	0.05	-	-	-	-	-	0.06	-	-	-	0.1	0.04	0.27	-	0.11	0.13	-	0.22	0.22	1.3	-	0.05
U091	10.创伤后应激障碍	-	-	-	-	-	-	-	-	-	-	-	-	-	-	-	-	-	-	-	-	-	-
U092	11.强迫症	-	-	-	-	-	-	-	-	-	-	-	-	-	-	-	-	-	-	-	-	-	-
U093	12.惊恐障碍	-	-	-	-	-	-	-	-	-	-	-	-	-	-	-	-	-	-	-	-	-	-
U094	13.失眠症	-	-	-	-	-	-	-	-	-	-	-	-	-	-	-	-	-	-	-	-	-	-
U095	14.偏头痛	0.01	-	-	-	-	-	-	-	-	-	-	-	-	0.08	-	-	-	-	-	-	-	0.01
U096	15.由于铅暴露引起的精神发育障碍	0.05	-	0.1	-	-	0.12	-	-	0.12	-	0.09	0.09	-	-	0.11	-	-	-	0.32	0.65	-	0.05
U097	其他	4.01	3.77	2.49	1.46	1.09	0.6	0.56	0.65	0.35	0.63	0.65	0.67	1.92	1.9	3.03	6.59	11.59	26.41	51.17	199.61	-	4.04
U098	F.感官疾病	0.03	-	-	-	-	-	-	-	-	-	0.05	-	0.09	-	-	-	0.33	0.22	0.32	0.65	-	0.03

续　表

疾病编码	疾病名称	总计	年龄组（岁）																				标化死亡率
			0-	1-	5-	10-	15-	20-	25-	30-	35-	40-	45-	50-	55-	60-	65-	70-	75-	80-	85及以上	不详	
U099	青光眼	—	—	—	—	—	—	—	—	—	—	—	—	—	—	—	—	—	—	—	—	—	—
U100	1. 白内障	0	—	—	—	—	—	—	—	—	—	—	—	—	—	—	—	0.16	—	—	—	—	0
U101	3. 与年龄有关的视觉障碍	—	—	—	—	—	—	—	—	—	—	—	—	—	—	—	—	—	—	—	—	—	—
U102	4. 成年开始的听力损失	—	—	—	—	—	—	—	—	—	—	—	—	—	—	—	—	—	—	—	—	—	—
U103	其他	0.03	—	—	—	—	—	—	—	—	—	0.05	—	0.09	—	—	—	0.16	0.22	0.32	0.65	—	0.03
U104	G. 心血管疾病	223.06	6.79	1.5	0.69	0.95	3.04	3.69	6.17	9.68	12.11	26.45	44.69	154.52	136.71	326.89	563.91	1026.8	1906.23	3479.65	8559.26	—	224.32
U105	1. 风湿性心脏病	9	—	—	—	0.18	0.18	0.19	0.3	0.81	0.68	1.2	2.39	9.22	7.94	16.81	25.15	46.52	75.04	124.35	272.02	—	9.1
U106	2. 高血压及并发症	26.93	0.38	—	—	—	0.06	0.14	0.65	0.87	0.82	1.95	4.26	12.87	11.74	33.06	57.16	114.25	233.49	463.09	1202.25	—	27
U107	3. 缺血性心脏病	62.18	—	—	0.15	0.15	0.72	0.79	1.72	3.07	3.34	7.41	12.37	38.51	38.21	91.33	151.43	276.16	493.17	970.55	2608.03	—	62.67
U108	4. 脑血管病	105.58	—	0.2	0.14	0.22	0.9	1.49	1.9	2.84	5.28	12.42	21.77	81.14	68.23	160.48	289.69	515.11	953.33	1634.42	3632.19	—	106
U109	5. 炎性心脏病	2.92	1.51	0.2	0.21	0.22	0.48	0.14	0.59	0.7	0.34	0.6	0.84	2.56	1.65	4.71	8.07	9.79	21.57	35.62	112.85	—	2.96
U110	其他	15.37	4.52	0.3	0.21	0.36	0.6	0.89	1.01	1.33	1.45	2.6	2.79	9.4	8.02	17.93	29.45	61.04	122.36	237.7	695.39	—	15.51
U111	H. 主要呼吸系统疾病	92.17	6.41	0.8	0.35	0.58	0.42	0.61	0.95	1.91	1.89	3.36	7.05	22.54	24.32	81.25	162.86	377.52	805.67	1759.42	4584.59	—	91.94
U112	1. 慢性阻塞性肺病	83.9	0.38	1.2	0.58	0.58	0.12	0.14	0.36	0.93	1.16	2.55	5.28	18.34	20.51	72.84	146.86	347.33	735.47	1630.53	4213.42	—	83.64
U113	2. 哮喘	3.46	—	—	—	—	0.12	0.05	0.24	0.35	0.15	0.2	0.53	1.19	1.74	3.81	7.53	14.04	31.25	63.15	142.21	—	3.44
U114	其他	4.82	6.03	0.1	0.35	0.58	0.18	0.42	0.36	0.64	0.58	0.6	1.24	3.01	2.07	4.59	8.47	16.16	38.95	65.74	228.97	—	4.86
U115	I. 主要消化系统疾病	22.07	15.46	1.79	0.42	0.36	0.96	0.84	1.3	2.26	2.57	4.76	6.78	18.89	17.95	35.08	57.02	91.56	159.77	323.52	773.01	—	22.25
U116	1. 消化性溃疡	3.78	—	0.1	—	0.24	—	0.14	0.3	0.58	0.39	0.55	0.93	2.19	3.14	7.06	10.62	17.3	29.49	54.41	129.81	—	3.81
U117	2. 肝硬化	3.62	—	0.1	—	0.12	0.12	0.05	0.36	0.75	0.82	1.6	2.84	7.48	7.28	8.52	13.45	15.18	22.67	26.23	50.88	—	3.73
U118	3. 阑尾炎	0.29	—	0.2	0.07	0.06	0.06	—	0.06	0.06	0.05	0.05	0.13	—	0.17	0.56	1.21	1.47	2.42	2.59	7.18	—	0.28
U119	其他	14.37	15.46	1.5	0.35	0.36	0.48	0.65	0.59	0.87	1.31	2.55	2.88	9.22	7.36	13.94	31.6	57.62	105.19	240.29	585.14	—	14.41
U120	J. 主要泌尿生殖系统疾病	9.28	1.51	0.5	0.42	0.58	0.66	0.98	1.54	2.2	2.03	3.21	5.05	13.51	11.08	21.85	26.63	36.72	60.74	94.56	219.84	—	9.48
U121	1. 肾炎和肾病	8.55	1.51	0.4	0.42	0.58	0.6	0.93	1.54	2.09	1.84	3.06	4.61	12.87	10.26	20.06	24.75	33.46	56.12	84.52	200.92	—	8.74
U122	2. 前列腺增生	—	—	—	—	—	—	—	—	—	—	—	—	—	—	—	—	—	—	—	—	—	—
U123	其他	0.74	—	0.1	—	—	0.06	0.05	—	0.12	0.19	0.15	0.44	0.64	0.83	1.79	1.88	3.26	4.62	10.04	18.92	—	0.74
U124	K. 皮肤病	0.49	1.3	0.1	—	0.12	0.12	0.06	0.06	—	0.05	0.13	—	0.27	0.17	0.56	1.21	1.63	1.98	7.12	24.14	—	0.5
U125	L. 肌肉骨骼和结缔组织疾病	2.98	0.75	0.1	—	0.44	0.66	—	0.41	1.1	—	1.1	1.15	3.38	2.07	4.48	7.53	12.4	14.96	35.62	101.11	—	3.03
U126	1. 风湿性关节炎	1.14	—	—	—	0.1	—	0.65	—	—	—	0.1	0.27	0.82	0.33	1.79	3.63	5.88	7.26	16.84	50.88	—	1.15
U127	2. 骨关节炎	0.01	—	—	—	—	—	—	—	—	—	—	—	—	—	—	—	—	—	0.65	0.65	—	0.01
U128	3. 痛风	0.17	—	—	—	—	—	—	—	—	0.05	0.04	—	0.18	0.08	0.45	0.54	0.82	1.32	2.91	5.22	—	0.17
U129	4. 腰痛	0.03	—	—	0.06	—	0.05	—	0.06	—	—	—	—	—	—	0.04	0.27	0.16	0.22	—	—	—	0.03
U130	其他	1.59	0.75	0.1	0.07	0.44	0.48	0.65	0.36	1.1	0.48	1	0.53	2.28	1.65	2.13	2.96	5.22	6.16	14.9	44.36	—	1.63
U131	M. 先天异常	1.77	75.42	5.18	0.83	1.82	0.78	0.61	0.77	0.7	0.58	0.65	0.53	0.73	0.66	0.22	0.27	0.82	0.66	0.97	0.65	—	1.63

续表

疾病编码	疾病名称	总计	年龄组（岁）																			不详	标化死亡率
			0–	1–	5–	10–	15–	20–	25–	30–	35–	40–	45–	50–	55–	60–	65–	70–	75–	80–	85及以上		
U132	1.腹壁缺损	0	0.38	–	–	–	–	–	–	–	–	–	–	–	–	–	–	–	–	–	–	–	–	0
U133	2.无脑畸形	0.01	0.75	–	–	–	–	–	–	–	–	–	–	–	–	–	–	–	–	–	–	–	–	0.01
U134	3.肛门直肠闭锁	0.01	–	0.1	–	–	–	–	–	–	–	–	–	–	–	–	–	–	–	–	–	–	0.01
U135	4.唇裂	0.02	1.51	–	–	–	–	–	–	–	–	–	–	–	–	–	–	–	–	–	–	–	–
U136	5.腭裂	0.01	1.13	–	–	–	–	–	–	–	–	–	–	–	–	–	–	–	–	–	–	–	0.01
U137	6.食管闭锁	0.02	–	–	–	–	–	–	–	–	–	–	–	0.08	–	–	–	–	–	–	–	–	0.01
U138	7.肾发育不全	0.02	–	–	–	–	–	–	–	–	–	–	–	–	0.09	–	–	–	–	–	0.65	–	0.02
U139	8.唐氏综合征	0.02	0.75	–	–	0.07	–	–	–	–	–	–	–	–	–	–	–	–	–	–	–	–	0.02
U140	9.先天性心脏异常	1.39	51.66	4.89	0.76	1.46	0.78	0.56	0.71	0.7	0.48	0.55	0.49	0.41	0.55	0.22	0.27	0.82	0.22	0.32	–	–	1.29
U141	10.脊柱裂	0	0.38	–	–	–	–	–	–	–	–	–	–	–	–	–	–	–	–	–	–	–	0
U142	其他	0.3	18.85	0.2	0.07	0.29	0.29	0.05	0.06	–	0.1	0.1	0.04	0.17	0.09	–	–	–	0.22	0.65	–	–	0.27
U143	Ⅳ.口腔疾病	0.03	–	–	–	–	–	–	–	–	0.1	0.05	–	–	0.09	–	–	–	0.22	–	2.61	–	0.03
U144	1.龋齿	–	–	–	–	–	–	–	–	–	–	–	–	–	–	–	–	–	–	–	–	–	–
U145	2.牙周病	–	–	–	–	–	–	–	–	–	–	–	–	–	–	–	–	–	–	–	–	–	–
U146	3.无牙症	–	–	–	–	–	–	–	–	–	–	–	–	–	–	–	–	–	–	–	–	–	–
U147	其他	0.03	–	–	–	–	–	–	–	–	0.1	0.05	–	–	0.09	–	–	–	0.22	–	2.61	–	0.03
U148	Ⅲ.伤害	39.63	41.1	23.43	8.88	10.13	13.55	12.52	15.59	18.26	16.27	24.34	25.23	37.14	57.95	66.34	76.79	108.87	181.78	316.39	887.82	–	40.36
U149	A.意外伤害	32.06	39.59	22.93	8.61	8.45	10.09	8.17	11.56	12.81	11.77	18.53	18.27	28.7	44.36	49.53	58.91	84.06	150.53	276.56	833.68	–	32.62
U150	1.道路交通事故	8.72	4.15	6.88	2.64	3.21	5.13	4.06	6.4	6.61	6.05	8.67	9.22	11.91	19.17	17.03	17.62	17.14	20.69	20.73	33.92	–	8.97
U151	2.意外中毒	3	0.75	1.1	0.76	0.51	1.49	1.03	1.42	2.38	1.36	2.55	2.04	4.63	5.57	7.06	7.67	9.96	12.98	12.31	18.92	–	3.09
U152	3.意外跌落	13.53	1.89	3.69	1.53	1.31	1.01	1.4	1.78	1.28	1.79	3.21	3.37	7.11	10.04	16.14	23.8	41.46	89.79	196.57	640.59	–	13.72
U153	4.火灾	0.37	0.38	0.2	0.28	0.15	0.15	0.28	–	0.06	0.1	0.2	0.22	0.33	0.27	0.45	1.08	0.33	3.3	4.53	5.87	–	0.37
U154	5.溺水	2.18	1.51	5.48	2.22	2.4	1.49	0.51	0.89	0.81	0.82	1.4	1.06	2.48	3.47	4.03	2.82	4.24	8.58	9.39	17.61	–	2.2
U155	其他	4.25	30.92	5.58	1.18	0.87	0.96	0.89	1.07	1.68	1.65	2.5	2.35	2.23	5.84	4.82	5.92	10.94	15.18	33.03	116.77	–	4.27
U156	B.故意伤害	7.15	0.38	0.3	0.21	1.6	3.4	4.06	3.91	5.1	4.26	5.61	6.65	7.94	13.33	16.25	17.48	23.34	28.83	35.62	47.62	–	7.32
U157	1.自杀及后遗症	6.62	–	–	0.07	1.6	2.93	3.74	3.14	4.35	3.63	5.11	5.9	7.77	12.32	15.47	17.08	22.85	27.95	34.97	46.32	–	6.79
U158	2.他杀及后遗症	0.51	0.38	0.3	0.14	–	0.48	0.33	0.77	0.75	0.63	0.45	0.75	0.17	1	0.56	0.4	0.49	0.88	0.65	1.3	–	0.52
U159	3.战争	–	–	–	–	–	–	–	–	–	–	–	–	–	–	–	–	–	–	–	–	–	–
U160	其他	0.01	–	–	–	–	–	–	–	–	–	0.05	–	–	–	–	–	–	–	–	–	–	0.01
U161	其他剩余疾病	7.87	16.59	1.6	0.62	0.44	0.96	0.65	0.65	0.93	1.11	0.75	0.98	1.82	2.46	3.81	6.46	15.83	33.89	107.19	594.93	–	8.05

表 4 - 4　2018 年云南省死因别、年龄别死亡率（城市、男女合计）

（单位：1/10万）

疾病编码	疾病名称	总计	年龄组（岁）																				不详	标化死亡率
			0-	1-	5-	10-	15-	20-	25-	30-	35-	40-	45-	50-	55-	60-	65-	70-	75-	80-	85及以上		
U000	全死因	576.04	638.78	56.67	20.24	27.09	36.43	38.62	66.35	86.12	96.06	177.46	248.81	649.84	540.47	1101.11	1685.65	2400.15	4396.53	8044.53	21172.62	-	640.58
U001	I. 传染病、母婴疾病和营养缺乏性疾病	37.93	433.23	9.97	2.81	1.21	1.5	2.38	4.23	6.55	7.88	13.99	15.12	26.52	22.11	37.36	59.02	95.26	222.54	524.65	1939.87	-	42.59
U002	A. 传染病和寄生虫病	9.1	20.96	3.72	1.19	0.44	0.79	1.31	2.43	4.69	5.31	10.92	11.62	16.01	13.48	19.39	21.44	23.47	39.69	48.16	97.28	-	9.51
U003	1. 结核病	2.02	0.58	0.15	0.11	0.11	0.16	0.44	0.63	0.97	0.79	1.76	2.08	3.3	3.32	6.11	6.1	6.97	10.41	13.83	18.31	-	2.13
U004	2. 性传播疾病	0.02	-	-	-	-	-	-	-	-	-	-	-	-	-	-	-	-	0.65	-	1.14	-	0.03
U005	a. 梅毒	0.01	-	-	-	-	-	-	-	-	-	-	-	-	-	-	-	-	0.33	-	-	-	0.01
U006	b. 衣原体病	0.01	-	-	-	-	-	-	-	-	-	-	-	-	-	-	-	-	-	-	1.14	-	0.01
U007	c. 淋病	0.01	-	-	-	-	-	-	-	-	-	-	-	-	0.11	-	-	-	-	-	-	-	0.01
U008	d. 其他	0.01	-	-	-	-	-	0.13	-	-	-	-	-	-	-	-	-	-	0.33	-	-	-	0.01
U009	3. 艾滋病	2.27	-	0.15	-	-	-	-	1.02	2.53	3.05	4.77	4.63	4.28	3.09	1.83	4.72	3.49	3.58	4.1	-	-	2.25
U010	4. 腹泻性疾病	0.18	2.91	0.45	-	-	0.08	-	-	-	-	-	-	0.33	0.33	0.15	0.59	0.23	2.28	1.02	4.58	-	0.19
U011	5. 好发于儿童期的疾病	0.06	-	-	-	-	-	-	-	-	-	-	0.12	-	0.22	0.15	-	0.23	0.98	-	1.14	-	0.06
U012	a. 百日咳	-	-	-	-	-	-	-	-	-	-	-	-	-	-	-	-	-	-	-	-	-	-
U013	b. 脊髓灰质炎及后遗症	-	-	-	-	-	-	-	-	-	-	-	-	-	-	-	-	-	-	-	-	-	-
U014	c. 白喉	-	-	-	-	-	-	-	-	-	-	-	-	-	-	-	-	-	-	-	-	-	-
U015	d. 麻疹	0.01	-	-	-	-	-	-	-	-	-	-	-	-	-	-	-	-	-	-	1.14	-	0.01
U016	e. 破伤风	0.05	-	-	-	-	-	-	-	-	-	-	-	-	-	0.15	-	0.23	0.98	-	-	-	0.05
U017	6. 脑膜炎	0.45	4.65	0.59	0.54	0.33	0.39	0.31	0.16	0.3	-	0.52	0.18	0.49	0.22	0.61	0.98	1.16	0.98	1.54	4.58	-	0.47
U018	7. 乙型肝炎	2.03	-	-	-	-	-	-	0.23	0.22	0.67	1.57	2.02	5.26	4.31	7.02	5.9	5.81	13.01	9.22	30.9	-	2.21
U019	丙型肝炎	0.37	-	-	-	-	-	0.06	-	0.07	0.49	0.72	1.25	1.1	0.44	0.15	0.39	0.93	-	0.51	-	-	0.36
U020	8. 疟疾	0.01	-	-	-	-	-	-	-	-	-	-	-	-	-	-	-	-	-	-	-	-	0.01
U021	9. 热带病	0.01	-	-	-	-	-	-	-	0.07	-	-	0.06	-	-	-	0.23	0.23	-	-	-	-	0.01
U022	a. 锥虫病	-	-	-	-	-	-	-	-	-	-	-	-	-	-	-	-	-	-	-	-	-	-
U023	b. 南美锥虫病	-	-	-	-	-	-	-	-	-	-	-	-	-	-	-	-	-	-	-	-	-	-
U024	c. 血吸虫病	0.01	-	-	-	-	-	-	-	-	-	-	-	-	-	-	-	0.23	-	-	-	-	0.01
U025	d. 利什曼病	-	-	-	-	-	-	-	-	-	-	-	-	-	-	-	0.23	-	-	-	-	-	0.01
U026	e. 淋巴丝虫病	-	-	-	-	-	-	-	-	-	-	-	-	-	-	-	-	-	-	-	-	-	-
U027	f. 盘尾丝虫病	-	-	-	-	-	-	-	-	-	-	-	-	-	-	-	-	-	-	-	-	-	-
U028	10. 麻风病	0.01	-	-	-	-	-	-	-	-	-	-	-	-	-	-	0.2	-	-	0.51	-	-	0.01
U029	11. 登革热	-	-	-	-	-	-	-	-	-	-	-	-	-	-	-	-	-	-	-	-	-	-
U030	12. 流行性乙型脑炎	-	-	-	-	-	-	-	-	-	-	-	-	-	-	-	-	-	-	-	-	-	-
U031	13. 沙眼	-	-	-	-	-	-	-	-	-	-	-	-	-	-	-	-	-	-	-	-	-	-
U032	14. 肠线虫感染	0.01	-	-	-	-	-	-	-	-	-	-	-	-	-	-	-	-	-	0.51	-	-	0.01

续表

疾病编码	疾病名称	总计	0-	1-	5-	10-	15-	20-	25-	30-	35-	40-	45-	50-	55-	60-	65-	70-	75-	80-	85及以上	不详	标化死亡率
U033	a.蛔虫病	-	-	-	-	-	-	-	-	-	-	-	-	-	-	-	-	-	-	-	-	-	-
U034	b.鞭虫病	-	-	-	-	-	-	-	-	-	-	-	-	-	-	-	-	-	-	-	-	-	-
U035	c.钩虫病	0.01	-	-	-	-	-	-	-	-	-	-	-	-	-	-	-	-	-	0.51	-	-	0.01
U036	d.其他	-	-	-	-	-	-	-	-	-	-	-	-	-	-	-	-	-	-	-	-	-	-
U037	其他传染病	1.66	12.81	2.38	0.54	-	0.16	0.38	0.39	0.52	0.31	1.57	1.3	1.59	1.44	3.05	2.56	4.41	7.81	16.91	36.62	-	1.77
U038	B.呼吸系统感染	18.77	61.14	5.35	0.97	0.55	0.47	0.75	1.1	1.19	1.89	2.48	3.14	9.53	7.41	16.19	32.07	59.71	142.83	337.13	1241.75	-	21.81
U039	1.下呼吸道感染	18.66	61.14	5.21	0.97	0.55	0.47	0.69	1.1	1.19	1.89	2.48	3.14	9.53	7.18	16.19	31.87	59.48	141.53	335.08	1234.88	-	21.67
U040	2.上呼吸道感染	0.11	-	0.15	-	-	-	0.06	-	-	-	-	-	-	0.22	-	0.2	0.23	0.98	2.05	6.87	-	0.12
U041	3.中耳炎	0.01	-	-	-	-	-	-	-	-	-	-	-	-	-	-	-	-	0.33	-	-	-	0.01
U042	C.妊娠、分娩和产褥期并发症	0.15	-	-	-	-	0.08	0.19	0.55	0.6	0.24	0.13	0.06	-	-	-	-	-	-	-	-	-	0.15
U043	1.孕产妇出血	0.04	-	-	-	-	-	-	0.16	0.07	0.18	-	-	-	-	-	-	-	-	-	-	-	0.03
U044	2.产妇败血症	0.01	-	-	-	-	0.08	-	-	-	-	-	-	-	-	-	-	-	-	-	-	-	0.01
U045	3.妊娠高血压综合症	0.02	-	-	-	-	-	0.06	-	0.07	-	-	-	-	-	-	-	-	-	-	-	-	0.02
U046	4.梗阻性分娩	-	-	-	-	-	-	-	-	-	-	-	-	-	-	-	-	-	-	-	-	-	-
U047	5.流产	0.04	-	-	-	-	0.06	0.06	0.16	0.15	-	-	0.06	-	-	-	-	-	-	-	-	-	0.03
U048	其他	0.05	-	-	-	-	-	-	0.23	0.22	0.18	0.13	0.06	-	-	-	-	-	-	-	-	-	0.05
U049	D.起源于围生期的情况	3.58	349.38	0.59	0.11	-	-	-	-	-	-	-	-	-	-	-	-	-	-	-	-	-	3.43
U050	1.出生低体重	0.71	70.46	0.59	-	-	-	-	-	-	-	-	-	-	-	-	-	-	-	-	-	-	0.69
U051	2.出生产伤和窒息	2.26	219.53	0.45	0.11	-	-	-	-	-	-	-	-	-	-	-	-	-	-	-	-	-	2.17
U052	其他	0.61	59.39	0.15	-	-	-	-	-	-	-	-	-	-	-	-	-	-	-	-	-	-	0.58
U053	E.营养缺乏	6.32	1.75	0.3	0.54	0.22	0.16	0.06	0.16	-	0.43	0.46	0.3	0.98	1.22	2.29	5.51	12.08	40.02	139.36	600.84	-	7.68
U054	1.蛋白质-能量营养不良	5.3	1.16	0.3	0.54	0.11	0.16	0.06	0.08	-	0.18	0.13	0.24	0.86	0.44	1.37	3.54	7.9	35.79	122.97	518.44	-	6.47
U055	2.碘缺乏	0.01	-	-	-	-	-	-	-	-	-	-	-	-	-	-	-	-	-	0.51	-	-	0.01
U056	3.维生素A缺乏病	-	-	-	-	-	-	-	-	-	-	-	-	-	-	-	-	-	-	-	-	-	-
U057	4.缺铁性贫血	0.44	-	-	-	0.11	-	0.06	0.08	-	0.12	0.26	0.06	0.12	0.44	0.61	1.38	2.32	3.58	4.1	24.03	-	0.5
U058	其他营养缺乏	0.57	0.58	-	-	-	-	-	-	-	0.12	0.07	-	-	0.33	0.31	0.59	1.86	0.65	11.78	58.37	-	0.7
U059	II.慢性非传染性疾病	477.46	144.99	18.15	7.69	10.75	13.09	12.83	25.59	39	51.42	114.32	181.51	518.21	457.02	967.19	1523.53	2177.79	3966.96	7133.56	17700.31	-	532.78
U060	A.恶性肿瘤	88.18	7.57	4.31	2.81	3.73	3.08	2.57	7.36	9.9	13.92	33.79	57.16	162.31	152.53	302.8	396.03	429.84	595.39	746.51	1106.7	-	95.27
U061	1.唇、口腔和咽恶性肿瘤	1.54	-	-	-	-	-	0.19	0.55	0.3	0.49	0.59	1.78	3.91	3.65	5.19	5.12	6.04	3.9	10.76	18.31	-	1.66
U062	2.食道癌	2.42	-	-	-	-	0.08	-	0.16	0.07	0.12	0.72	1.48	4.89	5.42	12.22	13.57	9.99	17.89	11.27	11.44	-	2.62
U063	3.胃癌	6.46	-	-	-	-	0.08	0.06	0.23	0.45	0.79	1.57	3.26	11	10.83	22.75	27.74	32.3	51.08	63.53	106.44	-	7.05
U064	4.结直肠癌	8.52	-	-	-	0.11	0.16	0.38	0.39	0.45	0.85	2.55	3.91	9.17	10.94	24.89	41.31	49.49	65.07	107.6	153.36	-	9.23
U065	5.肝癌	12.65	1.16	0.59	-	-	-	0.13	0.63	1.79	2.75	8.17	11.86	31.17	26.31	43.37	52.92	53.67	62.14	84.54	112.16	-	13.59

续表

疾病编码	疾病名称	总计	0-	1-	5-	10-	15-	20-	25-	30-	35-	40-	45-	50-	55-	60-	65-	70-	75-	80-	85及以上	不详	标化死亡率
U066	6.胰腺癌	2.72	-	-	-	-	-	-	0.16	0.07	0.12	0.59	1.78	3.54	4.2	10.59	10.43	14.17	23.1	28.18	42.35	-	2.95
U067	7.肺癌	27.56	-	-	-	-	-	-	0.16	0.97	2.75	7.32	15.77	46.93	46.75	103.39	142.04	149.63	200.09	234.66	334.18	-	29.85
U068	8.皮肤癌	0.58	-	0.11	-	-	0.32	0.19	0.08	0.07	0.12	0.33	0.3	0.61	0.55	1.37	1.97	3.25	3.25	6.15	21.74	-	0.65
U069	9.乳腺癌	2.44	-	-	-	-	-	0.06	-	0.74	0.92	2.09	3.85	7.21	6.63	8.55	6.89	6.97	6.83	7.17	17.17	-	2.59
U070	10.子宫颈癌	1.82	-	-	-	-	-	-	0.23	0.37	0.79	1.57	1.9	7.21	4.2	5.65	5.71	7.9	5.86	6.15	4.58	-	1.95
U071	11.子宫体癌	0.82	-	-	-	-	-	-	0.16	0.22	0.12	0.39	0.47	2.81	2.21	2.29	3.54	3.02	5.86	3.59	4.58	-	0.89
U072	12.卵巢癌	0.95	-	-	-	-	-	-	0.07	0.07	0.18	0.46	1.13	2.57	2.21	3.36	2.56	4.41	5.53	6.66	6.87	-	1.02
U073	13.前列腺癌	1.8	-	-	-	-	-	-	-	-	-	-	0.06	0.61	0.99	1.53	5.12	10.22	19.85	40.99	78.97	-	2.02
U074	14.膀胱癌	1.38	-	-	-	-	-	-	-	-	-	-	0.36	0.86	1.33	2.6	5.12	7.9	13.99	25.11	45.78	-	1.53
U075	15.淋巴瘤与多发性骨髓瘤	1.97	0.58	0.15	-	0.33	0.32	0.13	0.55	0.52	0.61	0.59	1.36	2.93	3.09	9.16	9.64	9.76	11.39	10.25	10.3	-	2.1
U076	16.白血病	2.74	1.75	1.93	1.41	1.43	1.18	0.88	1.88	1.49	0.98	1.96	1.66	5.01	3.21	7.02	9.44	9.06	11.39	12.3	14.88	-	2.88
U077	其他	11.79	4.08	1.64	1.41	1.75	0.95	0.5	2.19	2.31	2.32	4.9	6.23	21.88	20.01	37.87	52.92	52.05	88.17	87.61	123.6	-	12.7
U078	B.其他肿瘤	0.86	0.58	-	0.22	0.11	0.08	0.38	0.08	0.15	0.18	0.52	0.24	1.34	1.33	2.44	3.15	3.02	6.51	11.78	12.59	-	0.93
U079	C.糖尿病	15.86	-	0.15	-	0.11	0.32	0.31	0.23	0.67	1.16	2.75	5.1	17.97	16.47	35.27	67.09	84.81	141.53	221.34	472.66	-	17.54
U080	D.内分泌紊乱	2.8	11.65	0.74	0.32	0.22	0.55	0.31	0.31	0.67	0.55	0.92	1.54	3.06	2.87	3.51	6.89	9.53	16.92	31.77	121.31	-	3.13
U081	E.神经系统和精神障碍疾病	10.11	6.41	2.97	2.27	2.3	2.84	2.07	3.29	2.16	2.38	5.23	4.57	11.24	6.96	11.76	20.26	30.21	54.66	129.11	477.24	-	11.36
U082	1.单相精神抑郁部	0.06	-	-	-	-	-	0.06	0.08	0.07	-	0.07	0.12	0.12	0.11	0.15	-	0.23	0.33	1.02	-	-	0.06
U083	2.双相情感障碍	0.02	-	-	-	-	-	-	0.08	0.07	-	-	-	-	-	-	-	-	-	-	-	-	0.02
U084	3.精神分裂症	0.62	-	0.45	0.11	0.08	-	0.19	0.15	0.15	0.43	0.33	0.24	1.34	0.99	1.37	2.95	2.09	3.58	7.17	3.43	-	0.66
U085	4.癫痫病	1.08	2.33	-	0.43	0.88	0.39	0.81	1.25	0.6	0.37	1.05	1.01	2.57	0.88	1.22	1.57	3.25	1.95	4.61	9.16	-	1.12
U086	5.酒精使用所致精神障碍	0.57	-	-	-	-	-	-	0.16	0.07	0.24	1.05	0.95	2.2	0.88	1.07	1.18	1.86	1.95	1.54	1.14	-	0.59
U087	6.阿尔茨海默病和其他痴呆	3.85	-	0.15	-	-	-	-	0.23	0.15	0.12	0.07	0.24	0.61	0.77	2.29	5.51	11.15	31.88	82.49	317.02	-	4.59
U088	7.帕金森病	0.5	-	-	-	-	-	-	-	-	-	-	0.12	0.37	0.22	0.76	1.97	4.88	2.6	9.22	17.17	-	0.55
U089	8.多发性硬化	0.02	-	-	-	-	-	-	-	-	-	-	0.06	-	-	0.15	-	-	-	-	-	-	0.02
U090	9.药物使用所致精神障碍	0.33	0.58	-	-	-	-	-	0.39	0.22	0.73	1.05	0.42	0.73	0.11	0.15	-	-	-	0.51	-	-	0.33
U091	10.创伤后应激障碍	-	-	-	-	-	-	-	-	-	-	-	-	-	-	-	-	-	-	-	-	-	-
U092	11.强迫症	-	-	-	-	-	-	-	-	-	-	-	-	-	-	-	-	-	-	-	-	-	-
U093	12.惊恐障碍	-	-	-	-	-	-	-	-	-	-	-	-	-	-	-	-	-	-	-	-	-	-
U094	13.失眠症	-	-	-	-	-	-	-	-	-	-	-	-	-	-	-	-	-	-	-	-	-	-
U095	14.偏头痛	0.01	-	-	-	-	-	-	-	-	-	-	-	0.12	-	-	-	-	-	-	-	-	0.02
U096	15.由于铅暴露引起的精神发育障碍	0.04	-	-	-	-	0.08	-	-	0.07	-	0.13	0.06	-	-	-	-	-	-	0.51	2.29	-	0.04
U097	其他	2.92	3.49	2.38	1.73	1.43	2.21	0.81	1.02	0.74	0.49	1.44	1.42	3.06	2.98	4.43	6.69	6.51	11.06	21.01	123.6	-	3.26
U098	F.感官疾病	0.01	-	-	-	-	-	-	-	-	-	-	-	-	-	0.15	-	0.23	-	-	-	-	0.01

续 表

| 编码 | 疾病名称 | 总计 | 年龄组（岁） | | | | | | | | | | | | | | | | | | | 不详 | 标化死亡率 |
			0 -	1 -	5 -	10 -	15 -	20 -	25 -	30 -	35 -	40 -	45 -	50 -	55 -	60 -	65 -	70 -	75 -	80 -	85及以上		
U099	1. 青光眼	-	-	-	-	-	-	-	-	-	-	-	-	-	-	-	-	-	-	-	-	-	-
U100	2. 白内障	-	-	-	-	-	-	-	-	-	-	-	-	-	-	-	-	-	-	-	-	-	-
U101	3. 与年龄有关的视觉障碍	-	-	-	-	-	-	-	-	-	-	-	-	-	-	-	-	-	-	-	-	-	-
U102	4. 成年开始的听力损失	-	-	-	-	-	-	-	-	-	-	-	-	-	-	-	-	-	-	-	-	-	-
U103	其他	0.01	-	-	-	-	-	-	-	-	-	-	-	-	-	0.15	-	0.23	-	-	-	-	-	0.01
U104	G. 心血管疾病	229.09	5.82	1.04	0.87	1.21	3.23	4.32	9	14.44	21.56	50.66	78.15	230.51	201.93	431.07	702.55	1064.15	2005.11	3650.04	9047	-	256.6
U105	1. 风湿性心脏病	5.49	-	-	-	-	0.32	0.31	0.23	0.52	0.31	1.18	1.84	6.23	5.42	11.15	17.51	26.95	53.36	83.51	173.96	-	6.09
U106	2. 高血压及并发症	24.69	-	-	-	-	0.08	0.19	0.47	0.45	0.85	3.01	5.75	15.4	16.69	36.8	63.74	112.22	232.62	456.51	1230.3	-	28.07
U107	3. 缺血性心脏病	68.63	-	-	0.11	-	0.79	0.9	3.36	6.4	8.79	17.39	27.45	73.7	69.74	138.5	207.75	306	552.76	1033.94	2698.65	-	76.86
U108	4. 脑血管病	113.48	-	-	0.22	0.33	0.95	1.88	3.6	4.17	8.67	23.53	34.98	116.96	97.93	213.17	363.77	553.22	1042.74	1842.44	4233.38	-	126.76
U109	5. 炎性心脏病	2.96	-	0.45	0.54	0.22	0.24	0.31	0.23	0.97	0.67	1.11	2.25	4.16	2.76	6.41	10.03	9.76	17.57	30.23	105.29	-	3.27
U110	其他	13.32	-	0.59	-	0.66	0.79	0.69	1.1	1.86	2.14	4.38	5.57	13.81	8.73	23.21	37.38	53.9	102.16	198.28	587.11	-	14.97
U111	H. 主要呼吸系统疾病	89.58	6.99	1.64	0.32	0.22	0.39	0.75	1.02	2.01	2.14	4.18	9.84	32.88	33.05	100.48	208.34	411.02	873.56	1845.51	5118.05	-	102.77
U112	1. 慢性阻塞性肺疾病	81.11	-	-	-	-	0.24	0.31	0.23	1.12	1.16	2.55	6.34	25.42	27.41	89.02	188.87	379.42	806.86	1699.49	4703.76	-	93.2
U113	2. 哮喘	2.78	0.58	0.15	-	-	0.08	-	0.07	0.07	0.24	0.39	0.89	1.71	1.66	3.05	8.26	13.71	24.73	53.8	123.6	-	3.12
U114	其他	5.68	6.41	1.49	0.32	0.22	0.08	0.44	0.55	0.82	0.73	1.24	2.61	5.74	3.98	8.4	11.21	17.89	41.97	92.22	290.69	-	6.45
U115	I. 主要消化系统疾病	26.41	16.89	1.93	0.22	0.66	0.47	0.81	2.19	4.69	6.78	11.11	17.2	40.82	27.63	54.67	77.91	88.99	180.89	337.64	919.01	-	29.27
U116	1. 消化性溃疡	4.97	-	-	-	-	0.16	0.13	0.16	0.52	0.61	1.5	1.9	5.62	4.75	9.77	15.54	20.68	43.92	72.75	192.27	-	5.57
U117	2. 肝硬化	7.22	-	-	-	-	0.16	0.25	0.63	2.53	3.36	6.14	9.78	22.73	13.15	21.38	23.22	21.84	29.28	29.72	62.95	-	7.68
U118	3. 阑尾炎	0.22	0.58	-	-	-	0.08	-	-	-	-	0.18	0.18	-	0.11	0.46	0.79	0.93	2.28	3.07	8.01	-	0.24
U119	其他	13.98	16.3	1.93	0.22	0.66	0.24	0.44	1.41	1.64	2.75	3.46	5.34	12.34	9.62	23.06	38.17	45.54	105.41	232.1	655.78	-	15.77
U120	J. 主要泌尿生殖系统疾病	9.88	1.75	0.3	0.11	0.11	0.71	0.69	1.17	2.83	2.08	3.79	5.57	13.81	11.16	19.39	31.87	40.89	73.53	121.43	302.14	-	10.87
U121	1. 肾炎和肾病	8.62	1.75	0.3	0.11	0.11	0.63	0.56	1.17	2.83	2.08	3.59	5.22	12.47	10.06	18.78	27.74	34.39	65.07	93.76	248.35	-	9.46
U122	2. 前列腺增生	0.18	-	-	-	-	-	-	-	-	-	-	-	0.12	-	-	-	0.93	1.63	5.64	10.3	-	0.2
U123	其他	1.08	-	-	-	-	0.08	0.13	-	-	-	0.2	0.36	1.22	1.11	0.61	4.13	5.58	6.83	22.03	43.49	-	1.21
U124	K. 皮肤病	0.54	-	-	-	0.11	0.16	0.06	0.08	0.07	0.06	0.07	0.42	0.61	0.79	0.76	0.79	2.56	4.55	7.17	27.47	-	0.61
U125	L. 肌肉骨骼和结缔组织疾病	2.48	-	0.15	-	0.33	0.63	0.31	0.31	0.74	-	0.92	1.19	2.93	2.65	4.43	8.26	10.69	13.99	30.74	93.85	-	2.76
U126	1. 风湿性关节炎	0.76	-	-	-	-	-	-	-	-	-	0.07	0.36	0.61	2.36	1.99	2.36	4.65	5.53	11.27	34.33	-	0.86
U127	2. 骨关节炎	0.03	-	-	-	-	-	-	-	-	-	0.07	-	-	-	-	-	-	0.33	-	2.29	-	0.04
U128	3. 痛风	0.34	-	-	-	-	-	-	-	-	-	0.06	-	0.37	0.55	0.92	1.38	2.32	2.28	3.07	10.3	-	0.38
U129	4. 腰痛	0.03	-	-	-	-	-	-	-	-	-	-	-	-	-	0.15	0.39	-	-	0.51	1.14	-	0.03
U130	其他	1.31	-	0.15	0.33	-	0.63	0.31	0.74	0.67	0.24	0.77	0.53	1.96	1.77	1.37	3.93	3.25	5.86	15.88	45.78	-	1.44
U131	M. 先天异常	1.66	87.34	4.91	0.54	1.64	0.63	0.56	0.55	0.67	0.31	0.39	0.53	0.73	0.44	0.46	0.39	1.63	0.33	0.51	1.14	-	1.64

续表

疾病编码	疾病名称	总计	年龄组（岁）																				标化死亡率
			0 -	1 -	5 -	10 -	15 -	20 -	25 -	30 -	35 -	40 -	45 -	50 -	55 -	60 -	65 -	70 -	75 -	80 -	85 及以上	不详	
U132	1. 腹壁缺损	0.01	0.58	-	-	-	-	-	-	-	-	-	-	-	-	-	-	-	-	-	-	-	-	0.01
U133	2. 无脑畸形	-	-	-	-	-	-	-	-	-	-	-	-	-	-	-	-	-	-	-	-	-	-	-
U134	3. 肛门直肠闭锁	0.02	1.75	-	-	-	-	-	-	-	-	-	-	-	-	-	-	-	-	-	-	-	-	0.02
U135	4. 唇裂	0.01	0.58	-	-	-	-	-	-	-	-	-	-	-	-	-	-	-	-	-	-	-	-	0.01
U136	5. 腭裂	0.01	0.58	-	-	-	-	-	-	-	-	-	-	-	-	-	-	-	-	-	-	-	-	0.01
U137	6. 食管闭锁	0.02	1.75	-	-	-	-	-	-	-	-	-	-	-	0.11	-	-	-	-	-	-	-	-	0.02
U138	7. 肾发育不全	0.01	-	-	-	-	-	-	-	-	-	-	-	0.12	-	-	-	0.23	-	-	-	-	0.01
U139	8. 唐氏综合征	0.01	1.16	-	-	-	-	-	-	-	-	-	-	-	-	-	-	-	-	-	-	-	-	0.01
U140	9. 先天性心脏异常	1.28	60.56	4.46	0.54	1.1	0.63	0.56	0.55	0.67	0.18	0.39	0.47	0.61	0.22	0.31	0.39	1.39	-	-	1.14	-	1.27
U141	10. 脊柱裂	0.01	0.58	-	-	-	-	-	-	-	-	-	-	-	-	-	-	-	-	-	-	-	-	0.01
U142	其他	0.29	19.8	0.45	0.54	0.55	-	-	-	0.12	0.12	-	0.06	-	0.11	0.15	-	-	0.33	0.51	1.14	-	0.28
U143	N. 口腔疾病	0.01	-	-	-	-	-	-	-	-	-	-	-	-	-	-	-	-	-	-	-	-	0.01
U144	1. 龋齿	-	-	-	-	-	-	-	-	-	-	-	-	-	-	-	-	-	-	-	-	-	-
U145	2. 牙周病	-	-	-	-	-	-	-	-	-	-	-	-	-	-	-	-	-	-	-	-	-	-
U146	3. 无牙症	-	-	-	-	-	-	-	-	-	-	-	-	-	-	-	-	-	-	-	-	-	-
U147	其他	0.01	-	-	-	-	-	-	-	-	-	-	-	-	-	-	-	0.23	-	-	1.14	-	0.01
U148	III. 伤害	54.37	45.42	27.07	9.31	14.04	20.98	22.97	35.45	39.08	34.99	47.52	50.34	101.69	58.47	91.16	96.79	116.17	181.22	309.46	983.1	-	57.67
U149	A. 意外伤害	46.82	44.25	26.47	9.2	12.5	16.8	19.21	29.97	32.16	29.07	39.87	42.75	86.53	50.07	74.82	82.43	96.42	156.49	279.75	937.32	-	49.85
U150	1. 道路交通事故	14.49	5.82	6.69	2.71	4.17	8.83	11.2	14.24	15.41	11.97	14.77	15.71	31.17	17.46	23.52	24.59	24.16	24.4	31.25	41.2	-	14.85
U151	2. 意外中毒	5.54	-	1.04	0.54	0.55	1.03	1	3.6	4.91	4.89	7.58	7.41	15.77	8.18	10.08	10.62	8.83	14.64	17.93	20.6	-	5.73
U152	3. 意外跌落	16.96	6.41	3.27	1.41	1.32	2.37	1.69	3.83	4.32	4.82	8.5	10.32	23.71	14.15	27.79	35.81	48.1	95	199.31	791.97	-	19.11
U153	4. 火灾	0.4	0.58	0.89	0.22	-	0.16	0.06	-	0.22	0.06	0.2	0.24	0.49	0.11	0.61	1.38	0.93	2.28	6.66	4.58	-	0.42
U154	5. 溺水	3.3	1.16	9.22	3.57	5.15	2.52	1.94	2.58	1.86	1.28	1.96	2.19	4.4	3.09	4.12	3.34	5.81	10.41	11.78	20.6	-	3.42
U155	其他	6.13	30.28	5.35	0.76	1.32	1.89	3.32	5.71	5.43	6.05	6.86	6.88	11	7.07	8.7	6.69	8.6	9.76	12.81	58.37	-	6.33
U156	B. 故意伤害	6.95	0.58	0.45	0.11	1.43	3.86	3.32	5.24	6.03	5.31	7.12	6.88	13.81	7.41	15.88	13.57	18.82	22.77	27.67	44.63	-	7.21
U157	1. 自杀及后遗症	6.06	-	0.45	0.11	1.1	3.15	2.82	4.07	5.14	3.72	6.08	5.75	12.1	6.74	14.96	13.18	18.36	21.8	25.62	43.49	-	6.32
U158	2. 他杀及后遗症	0.71	0.58	0.45	-	0.33	0.63	0.44	1.1	0.67	1.22	0.59	0.71	1.47	0.55	0.61	0.39	0.46	0.98	2.05	1.14	-	0.71
U159	3. 战争	0.01	-	-	-	-	-	-	0.08	-	-	-	-	-	-	-	-	-	-	-	-	-	0.01
U160	其他	0.18	-	-	-	-	0.08	0.06	-	0.22	0.37	0.46	0.42	0.24	0.11	-	3.31	-	-	-	-	-	0.17
U161	其他剩余疾病	6.28	15.14	1.49	0.43	1.1	0.87	0.44	1.1	1.49	1.77	1.63	1.84	3.42	2.87	5.19	6.3	10.92	25.7	76.85	549.34	-	7.53

表 4－5　2018 年云南省死因别、年龄别死亡率（城市、男）

（单位：1/10 万）

疾病编码	疾病名称	总计	0-	1-	5-	10-	15-	20-	25-	30-	35-	40-	45-	50-	55-	60-	65-	70-	75-	80-	85 及以上	不详	标化死亡率
U000	全死因	664.21	742.44	67.06	24.19	34.53	47.49	57.99	95.92	126.72	140.56	257.38	355.53	890.25	756.28	1453.35	2205.15	2923.25	5173.16	8848.53	24038.68	-	788.48
U001	1. 传染病、母婴疾病和营养缺乏性疾病	42.01	498.29	11.88	3.72	1.47	1.52	3.07	5.07	9.37	10.71	21.4	23.36	36.79	33.5	50.6	77.88	111.38	235.08	588.23	2120.56	-	50.49
U002	A. 传染病和寄生虫病	12.79	23.31	4.24	1.86	0.63	0.76	1.84	3.69	7.66	7.6	17.04	18.23	22.78	20.63	26.51	30.59	29.14	51.05	67.66	149.85	-	13.7
U003	1. 结核病	3.06	-	0.28	0.21	0.21	0.3	0.74	1.23	1.84	1.04	2.86	3.19	4.51	5.32	9.34	9.14	9.87	15.45	21.83	39.58	-	3.36
U004	2. 性传播疾病	0.03													0.22				0.67		2.83	-	0.05
U005	a. 梅毒	0.01																	0.67			-	0.01
U006	b. 衣原体病	0.01																			2.83	-	0.02
U007	c. 淋病	0.01													0.22							-	0.01
U008	d. 其他	-																				-	-
U009	3. 艾滋病	3.51						0.25	1.38	3.83	4.26	7.46	7.18	6.17	5.32	3.01	7.55	5.64	7.39	6.55	8.48	-	3.49
U010	4. 腹泻性疾病	0.22	3.33	0.28			0.15								0.67		0.79	2.01		2.18	8.48	-	0.26
U011	5. 好发于儿童期的疾病	0.07											0.23			0.3			1.34			-	0.07
U012	a. 百日咳	-																				-	-
U013	b. 脊髓灰质炎及后遗症	-																				-	-
U014	c. 白喉	-																				-	-
U015	d. 麻疹	-																				-	-
U016	e. 破伤风	0.07											0.23			0.3			1.34			-	0.07
U017	6. 脑膜炎	0.47	5.55	1.13	0.83	0.42		0.25	0.15	0.43		0.5	0.11		0.22	0.9	0.79	1.41	0.67	1.09	5.65	-	0.5
U018	7. 乙型肝炎	2.64						0.12	0.31	0.28	1.04	2.74	3.3	7.59	6.21	8.43	7.55	4.7	13.43	12	48.07	-	2.98
U019	丙型肝炎	0.54								0.14	0.81	1.12	2.05	1.66	0.44		0.4	0.94				-	0.51
U020	8. 疟疾	0.02									0.14		0.11									-	0.02
U021	9. 热带病	-																				-	-
U022	a. 锥虫病	-																				-	-
U023	b. 南美锥虫病	-																				-	-
U024	c. 血吸虫病	-																				-	-
U025	d. 利什曼病	-																				-	-
U026	e. 淋巴丝虫病	-																				-	-
U027	f. 盘尾丝虫病	-																				-	-
U028	10. 麻风病	0.02															0.4			1.09		-	0.02
U029	11. 登革热	-																				-	-
U030	12. 流行性乙型脑炎	-																				-	-
U031	13. 沙眼	-																				-	-
U032	14. 肠线虫感染	-																				-	-

续　表

疾病编码	疾病名称	总计	0-	1-	5-	10-	15-	20-	25-	30-	35-	40-	45-	50-	55-	60-	65-	70-	75-	80-	85及以上	不详	标化死亡率
									年龄组（岁）														
U033	a. 蛔虫病	-	-	-	-	-	-	-	-	-	-	-	-	-	-	-	-	-	-	-	-	-	-
U034	b. 鞭虫病	-	-	-	-	-	-	-	-	-	-	-	-	-	-	-	-	-	-	-	-	-	-
U035	c. 钩虫病	-	-	-	-	-	-	-	-	-	-	-	-	-	-	-	-	-	-	-	-	-	-
U036	d. 其他	-	-	-	-	-	-	-	-	-	-	-	-	-	-	-	-	-	-	-	-	-	-
U037	其他传染病	2.21	14.43	2.55	0.83	-	0.3	0.49	0.61	0.99	0.46	2.36	2.05	2.37	2	4.22	3.97	6.58	10.07	22.92	45.24	-	2.44
U038	B. 呼吸系统感染	19.72	69.92	6.22	1.24	0.63	0.61	1.11	1.23	1.7	2.53	3.61	4.79	12.82	10.65	21.39	41.32	69.09	145.08	383.06	1441.98	-	25.52
U039	1. 下呼吸道感染	19.58	69.92	5.94	1.24	0.63	0.61	0.98	1.23	1.7	2.53	3.61	4.79	12.82	10.21	21.39	41.32	69.09	143.06	379.78	1436.33	-	25.35
U040	2. 上呼吸道感染	0.11	-	0.28	-	-	-	-	-	-	-	-	-	-	-	-	-	-	1.34	3.27	5.65	-	0.14
U041	3. 中耳炎	0.02	-	-	-	-	-	0.12	-	-	-	-	-	-	-	-	-	-	0.67	-	-	-	0.02
U042	C. 妊娠、分娩和产褥期并发症	-	-	-	-	-	-	-	-	-	-	-	-	-	-	-	-	-	-	-	-	-	-
U043	1. 孕产妇出血	-	-	-	-	-	-	-	-	-	-	-	-	-	-	-	-	-	-	-	-	-	-
U044	2. 产妇败血症	-	-	-	-	-	-	-	-	-	-	-	-	-	-	-	-	-	-	-	-	-	-
U045	3. 妊娠高血压综合征	-	-	-	-	-	-	-	-	-	-	-	-	-	-	-	-	-	-	-	-	-	-
U046	4. 梗阻性分娩	-	-	-	-	-	-	-	-	-	-	-	-	-	-	-	-	-	-	-	-	-	-
U047	5. 流产	-	-	-	-	-	-	-	-	-	-	-	-	-	-	-	-	-	-	-	-	-	-
U048	其他	-	-	-	-	-	-	-	-	-	-	-	-	-	-	-	-	-	-	-	-	-	-
U049	D. 起源于围生期的情况	4.22	403.96	0.85	0.21	-	-	-	-	-	-	-	-	-	-	-	-	-	-	-	-	-	3.98
U050	1. 出生低体重	0.86	83.23	-	-	-	-	-	-	-	-	-	-	-	-	-	-	-	-	-	-	-	0.81
U051	2. 出生产伤和窒息	2.78	265.24	0.85	0.21	-	-	-	-	-	-	-	-	-	-	-	-	-	-	-	-	-	2.63
U052	其他	0.57	55.49	-	-	-	-	-	-	-	-	-	-	-	-	-	-	-	-	-	-	-	0.54
U053	E. 营养缺乏	5.28	1.11	0.57	0.41	0.21	0.15	0.12	0.15	-	0.58	0.75	0.34	1.19	2.22	2.71	5.96	13.16	38.96	137.51	528.73	-	7.3
U054	1. 蛋白质－能量营养不良	4.42	1.11	0.57	0.41	-	0.15	0.12	0.15	-	0.12	0.12	0.34	0.89	0.89	1.51	3.97	8.93	36.27	122.23	463.7	-	6.18
U055	2. 碘缺乏	-	-	-	-	-	-	-	-	-	-	-	-	-	-	-	-	-	-	-	-	-	-
U056	3. 维生素 A 缺乏病	-	-	-	-	-	-	-	-	-	-	-	-	-	-	-	-	-	-	-	-	-	-
U057	4. 缺铁性贫血	0.38	-	-	-	0.21	-	-	-	-	0.23	0.5	-	-	0.67	0.6	1.19	1.88	2.01	5.46	16.96	-	0.46
U058	其他营养缺乏	0.48	-	-	-	-	-	-	-	-	0.23	0.12	-	-	0.67	0.6	0.79	2.35	0.67	9.82	48.07	-	0.66
U059	II. 慢性非传染性疾病	542.62	170.91	20.94	8.06	11.72	15.32	16.95	33.05	53.07	72.24	160.47	250.01	696.11	627.17	1265.4	1987.81	2662.88	4706.35	7866.33	20493.1	-	651.29
U060	A. 恶性肿瘤	108.49	12.21	4.53	2.69	3.98	3.94	3.19	7.53	10.64	16.01	40.8	68.26	198.41	200.99	385.55	529.63	552.22	781.15	987.66	1608.8	-	123.38
U061	1. 唇，口腔和咽恶性肿瘤	2.12	-	-	-	-	-	0.12	0.92	0.43	0.69	0.62	2.85	5.46	6.21	7.53	6.36	8.46	4.7	13.1	28.27	-	2.36
U062	2. 食道癌	4.17	-	-	-	-	0.12	0.15	0.15	0.14	0.23	1.37	2.85	9.26	10.87	20.78	24.63	17.39	29.55	17.46	22.62	-	4.69
U063	3. 胃癌	8.04	-	-	-	-	-	-	0.57	0.57	0.81	2.11	3.87	14.48	15.97	22.23	38.54	45.12	59.11	72.03	149.85	-	9.31
U064	4. 结直肠癌	10.15	-	-	-	-	0.3	0.37	0.15	0.57	1.15	2.61	4.33	11.87	13.31	31.63	53.64	62.51	84.63	130.96	220.54	-	11.75
U065	5. 肝癌	17.53	2.22	0.85	-	0.3	-	0.25	0.77	2.27	4.61	14.06	18.35	47.7	40.6	61.45	74.7	69.56	77.91	104.77	147.03	-	19.44

续表

疾病编码	疾病名称	总计	年龄组（岁）																			不详	标化死亡率
			0 -	1 -	5 -	10 -	15 -	20 -	25 -	30 -	35 -	40 -	45 -	50 -	55 -	60 -	65 -	70 -	75 -	80 -	85 及以上		
U066	6. 胸腺癌	3.21	-	-	-	-	-	-	0.15	-	0.23	1	2.28	5.7	5.99	13.25	12.71	15.51	22.84	36.01	62.2	-	3.7
U067	7. 肺癌	37.52	-	-	-	0.21	0.46	0.12	0.15	1.14	3.57	9.95	19.71	65.98	68.11	147.29	205.81	211.02	299.56	335.04	514.59	-	42.82
U068	8. 皮肤癌	0.63	-	-	-	-	-	0.12	0.15	0.14	0.12	0.25	0.46	0.71	0.44	1.2	2.38	3.29	5.37	9.82	16.96	-	0.73
U069	9. 乳腺癌	0.07	-	-	-	-	-	-	-	-	-	-	0.11	-	0.22	-	0.79	-	0.67	1.09	-	-	0.07
U070	10. 子宫颈癌	-	-	-	-	-	-	-	-	-	-	-	-	-	-	-	-	-	-	-	-	-	-
U071	11. 子宫体癌	-	-	-	-	-	-	-	-	-	-	-	-	-	-	-	-	-	-	-	-	-	-
U072	12. 卵巢癌	-	-	-	-	-	-	-	-	-	-	-	-	-	-	-	-	-	-	-	-	-	-
U073	13. 前列腺癌	3.49	-	-	-	-	-	-	-	-	-	-	0.11	1.19	2	3.01	10.33	20.68	40.97	87.31	195.09	-	4.41
U074	14. 膀胱癌	1.99	-	-	-	-	-	-	-	-	-	-	0.57	0.95	2.44	3.92	8.74	12.22	21.49	40.38	67.86	-	2.39
U075	15. 淋巴瘤与多发性骨髓瘤	2.39	1.11	-	-	0.21	0.46	0.25	0.77	0.71	0.58	0.75	1.71	3.32	4.66	11.75	9.14	12.69	15.45	14.19	16.96	-	2.65
U076	16. 白血病	3.23	2.22	2.55	1.45	1.26	1.37	1.35	1.84	1.56	1.27	2.49	2.17	6.17	3.99	6.63	11.92	11.75	14.1	15.28	25.45	-	3.49
U077	其他	13.93	6.66	1.13	1.24	2.3	1.37	0.51	2.46	3.12	2.77	5.6	8.89	25.63	26.18	44.88	69.93	62.04	104.78	110.22	141.37	-	15.57
U078	B. 其他肿瘤	0.83	1.11	-	0.21	0.21	0.15	-	0.15	0.14	-	0.5	0.11	1.42	1.55	1.81	3.58	4.23	5.37	15.28	8.48	-	0.93
U079	C. 糖尿病	15.66	11.1	0.85	0.41	0.21	0.3	0.49	0.31	1.14	1.84	3.86	6.61	22.55	19.97	34.64	73.11	85.54	141.05	206.26	508.93	-	18.62
U080	D. 内分泌紊乱	2.54	-	-	0.41	-	0.3	0.25	0.15	0.43	0.58	0.62	2.17	2.85	2.88	4.22	7.55	10.34	18.13	28.37	101.79	-	3
U081	E. 神经系统和精神障碍疾病	11.17	9.99	4.24	2.9	3.56	4.1	3.32	4.77	3.12	3.57	8.09	7.29	15.9	9.54	14.76	21.46	33.84	55.08	128.78	475.01	-	13.23
U082	1. 单相精神抑郁	0.07	-	-	-	-	-	-	-	0.14	-	0.12	0.23	-	-	-	-	-	0.67	1.09	-	-	0.07
U083	2. 双相情感障碍	0.03	-	-	-	-	-	-	0.15	0.14	-	-	-	0.24	0.24	-	-	-	-	-	-	-	0.04
U084	3. 精神分裂症	0.7	3.33	0.85	0.21	-	0.15	0.37	0.15	0.57	0.46	0.5	0.34	0.95	1.11	1.2	3.18	2.82	5.37	7.64	2.83	-	0.76
U085	4. 癫痫症	1.36	-	-	0.62	1.26	0.61	1.11	1.84	0.57	0.23	1.37	1.6	3.32	1.33	1.51	1.19	3.76	3.36	4.37	8.48	-	1.43
U086	5. 酒精使用所致精神障碍	1.08	-	-	-	-	-	-	0.31	0.14	0.46	1.99	1.82	4.27	1.77	1.81	1.99	3.76	4.03	3.27	2.83	-	1.14
U087	6. 阿尔茨海默病和其他痴呆	3.2	-	-	-	-	-	0.46	0.46	0.23	0.23	0.12	0.46	0.71	1.11	1.81	4.77	8.46	29.55	74.21	316.67	-	4.41
U088	7. 帕金森病	0.58	-	-	-	-	-	-	-	-	-	-	0.23	0.71	0.44	1.2	1.59	6.11	2.01	13.1	22.62	-	0.7
U089	8. 多发性硬化	-	-	-	-	-	-	-	-	-	-	-	-	-	-	-	-	-	-	-	-	-	-
U090	9. 药物使用所致精神障碍	0.6	1.11	-	-	-	-	0.37	0.61	0.43	1.38	1.74	0.8	1.19	0.22	0.3	-	-	-	1.09	-	-	0.58
U091	10. 创伤后应激障碍	-	-	-	-	-	-	-	-	-	-	-	-	-	-	-	-	-	-	-	-	-	-
U092	11. 强迫症	-	-	-	-	-	-	-	-	-	-	-	-	-	-	-	-	-	-	-	-	-	-
U093	12. 焦虑障碍	-	-	-	-	-	-	-	-	-	-	-	-	-	-	-	-	-	-	-	-	-	-
U094	13. 失眠症	-	-	-	-	-	-	-	-	-	-	-	-	-	-	-	-	-	-	-	-	-	-
U095	14. 偏头痛	0.02	-	-	-	-	-	-	-	-	-	-	-	-	-	-	-	-	-	-	5.65	-	0.04
U096	15. 由于暴露引起的精神发育障碍	0.02	-	-	-	-	-	-	-	-	-	0.12	-	0.24	-	0.12	-	-	-	-	-	-	0.03
U097	其他	3.43	5.55	3.4	2.07	2.3	3.34	1.47	1.23	1.42	0.81	1.99	1.82	4.27	3.55	6.93	7.95	8.93	8.73	24.01	110.27	-	3.92
U098	F. 感官疾病	0.01	-	-	-	-	-	-	-	-	-	-	-	-	-	0.3	-	-	-	-	-	-	0.01

续表

疾病编码	疾病名称	总计	0-	1-	5-	10-	15-	20-	25-	30-	35-	40-	45-	50-	55-	60-	65-	70-	75-	80-	85及以上	不详	标化死亡率
U099	1. 青光眼	-	-	-	-	-	-	-	-	-	-	-	-	-	-	-	-	-	-	-	-	-	-
U100	2. 白内障	-	-	-	-	-	-	-	-	-	-	-	-	-	-	-	-	-	-	-	-	-	-
U101	3. 与年龄有关的视觉障碍	-	-	-	-	-	-	-	-	-	-	-	-	-	-	-	-	-	-	-	-	-	-
U102	4. 成年开始的听力损失	-	-	-	-	-	-	-	-	-	-	-	-	-	-	-	-	-	-	-	-	-	-
U103	其他	0.01	-	-	-	-	-	-	-	-	-	-	-	-	-	0.3	-	-	-	-	-	-	0.01
U104	G. 心血管疾病	251.94	6.66	0.85	1.24	1.67	3.94	5.53	13.22	20.86	32.26	76.13	115.09	324.68	284.41	568.09	909.87	1256.24	2252.09	3806.57	9664.1	-	303.09
U105	1. 风湿性心脏病	4.69	-	-	-	-	0.61	0.37	0.31	0.28	0.35	1	2.28	6.17	5.1	9.34	21.46	23.5	42.31	69.85	158.34	-	5.57
U106	2. 高血压及并发症	24.72	-	-	-	-	0.15	0.12	0.61	0.57	1.15	4.23	7.75	21.84	23.07	46.99	75.09	137.23	252.55	438.72	1198.82	-	30.55
U107	3. 缺血性心脏病	76.64	-	-	0.21	1.06	1.06	1.23	5.38	9.79	13.83	28.24	42.85	108.7	98.72	184.94	265.41	361.88	630.69	1069.51	2739.76	-	91.37
U108	4. 脑血管病	126.97	-	-	0.41	0.63	1.06	2.09	5.53	6.53	12.79	34.96	50.14	163.05	139.32	284.35	481.16	652.8	1192.88	1974.22	4789.64	-	152.91
U109	5. 炎性心脏病	3.53	1.11	0.28	0.21	0.21	0.15	0.61	0.31	0.99	0.92	1.74	3.42	6.41	4.44	8.43	13.11	13.16	16.79	37.11	113.1	-	4.1
U110	其他	14.92	5.55	0.57	0.62	0.84	0.91	1.11	1.08	2.7	3.11	5.85	8.43	18.28	12.65	32.23	51.65	66.27	111.5	211.72	650.31	-	18.01
U111	H. 主要呼吸系统疾病	102.88	2.88	1.98	-	0.21	0.3	1.11	1.23	2.84	2.88	6.1	13.33	45.33	47.03	143.08	283.69	540.47	1125.04	2172.85	6570.91	-	131.8
U112	1. 慢性阻塞性肺疾病	93.11	-	-	-	-	0.15	0.37	0.15	1.42	1.5	3.73	8.66	35.36	37.94	126.81	256.27	496.76	1049.14	2008.05	6070.46	-	119.77
U113	2. 哮喘	2.99	1.11	-	-	-	-	-	0.15	-	0.35	0.62	0.91	1.9	2.22	3.31	12.71	18.8	27.54	52.38	149.85	-	3.69
U114	其他	6.77	2.77	1.98	0.21	-	0.15	0.74	0.92	1.42	1.04	1.74	3.76	8.07	6.88	12.95	14.7	24.91	48.36	112.41	350.6	-	8.34
U115	I. 主要消化系统疾病	32.85	19.98	1.98	0.84	0.84	0.61	0.86	3.07	8.51	11.29	18.16	28.49	64.32	43.93	84.64	105.69	111.85	214.93	342.68	1029.18	-	38.33
U116	1. 消化性溃疡	6.1	-	-	-	-	0.15	0.12	0.15	0.99	1.04	2.49	3.19	8.07	5.99	12.95	22.65	27.26	53.73	87.31	245.99	-	7.34
U117	2. 肝硬化	11.36	-	-	-	-	0.15	0.49	0.77	4.54	5.76	10.7	16.86	39.16	22.85	37.35	35.76	31.49	36.27	36.01	82	-	12.33
U118	3. 阑尾炎	0.19	1 11	-	-	-	-	-	-	-	-	-	0.11	0.22	0.22	0.6	0.79	0.47	2.69	4.37	2.83	-	0.22
U119	其他	15.18	18.87	1.98	0.21	0.84	0.46	0.25	2.15	2.98	4.38	4.98	8.32	16.85	14.86	33.74	46.49	52.64	122.24	214.99	698.37	-	18.43
U120	J. 主要泌尿生殖系统疾病	11.62	1.11	0.28	0.21	-	0.76	1.11	1.84	4.12	3.23	5.1	6.95	16.85	14.42	21.39	42.51	49.82	90.67	146.24	387.36	-	13.66
U121	1. 肾炎和肾病	9.93	1.11	0.28	0.21	-	0.61	0.86	1.84	4.12	3.23	4.73	6.72	14.95	13.09	20.78	36.95	39.48	78.58	104.77	299.71	-	11.56
U122	2. 前列腺增生	0.34	-	-	-	-	-	-	-	-	-	0.12	-	0.24	-	-	-	1.88	3.36	12	25.45	-	0.45
U123	其他	1.34	-	-	-	-	0.15	0.25	0.15	-	0.37	0.37	0.23	1.66	1.33	0.6	5.56	8.46	8.73	29.47	62.2	-	1.65
U124	K. 皮肤病	0.61	-	-	-	-	-	0.12	0.15	0.14	0.12	0.12	0.68	0.95	-	0.9	0.79	2.82	6.04	7.64	31.1	-	0.74
U125	L. 肌肉骨骼和结缔组织疾病	2.23	-	0.28	-	-	0.3	0.12	0.15	0.28	0.12	0.75	0.68	2.14	2	5.12	9.54	14.1	16.79	24.01	104.61	-	2.73
U126	1. 风湿性关节炎	0.73	-	-	-	-	0.3	-	-	-	-	0.11	0.11	0.24	0.44	2.71	3.18	5.64	7.39	8.73	33.93	-	0.9
U127	2. 骨关节炎	0.05	-	-	-	-	-	-	-	-	-	0.12	-	-	-	-	-	-	-	-	2.83	-	0.06
U128	3. 痛风	0.54	-	-	-	-	-	-	-	-	0.11	0.37	0.11	0.71	0.89	1.2	2.78	4.23	3.36	3.27	22.62	-	0.66
U129	4. 腰痛	0.05	-	-	-	-	-	-	-	-	-	-	-	-	-	0.3	0.4	-	-	1.09	2.83	-	0.06
U130	其他	0.86	0.28	-	-	0.21	-	0.12	0.15	0.28	0.23	0.25	0.46	1.19	0.67	0.9	3.18	3.29	5.37	10.91	42.41	-	1.04
U131	M. 先天异常	1.78	99.38	5.94	0.21	0.84	0.61	0.86	0.46	0.85	0.23	0.25	0.34	0.71	0.44	0.9	0.4	0.94	-	2.83	2.83	-	1.75

续表

疾病编码	疾病名称	总计	0-	1-	5-	10-	15-	20-	25-	30-	35-	40-	45-	50-	55-	60-	65-	70-	75-	80-	85及以上	不详	标化死亡率
									年龄组（岁）														
U132	1.腹壁缺损	-	-	-	-	-	-	-	-	-	-	-	-	-	-	-	-	-	-	-	-	-	-
U133	2.无脑畸形	-	-	-	-	-	-	-	-	-	-	-	-	-	-	-	-	-	-	-	-	-	-
U134	3.肛门直肠闭锁	0.03	3.33	-	-	-	-	-	-	-	-	-	-	-	-	-	-	-	-	-	-	-	0.03
U135	4.唇裂	0.01	1.11	-	-	-	-	-	-	-	-	-	-	-	-	-	-	-	-	-	-	-	0.01
U136	5.腭裂	-	-	-	-	-	-	-	-	-	-	-	-	-	-	-	-	-	-	-	-	-	-
U137	6.食管闭锁	0.02	1.11	-	-	-	-	-	-	-	-	-	-	-	0.22	-	-	-	-	-	-	-	0.02
U138	7.肾发育不全	0.01	-	-	-	-	-	-	-	-	-	-	-	-	-	-	-	0.47	-	-	-	-	0.01
U139	8.甫氏综合征	-	-	-	-	-	-	-	-	-	-	-	-	-	-	-	-	-	-	-	-	-	-
U140	9.先天性心脏异常	1.39	71.03	5.09	0.21	0.63	0.61	0.86	0.46	0.85	0.23	0.25	0.34	0.71	-	0.6	0.4	0.47	-	-	2.83	-	1.37
U141	10.脊柱裂	0.01	1.11	-	-	-	-	-	-	-	-	-	-	-	-	-	-	-	-	-	-	-	0.01
U142	其他	0.3	22.2	0.85	-	0.21	-	-	-	-	-	-	-	-	0.22	0.3	-	-	-	-	-	-	0.29
U143	N.口腔疾病	0.01	-	-	0.21	-	-	-	-	-	-	-	-	-	-	-	-	0.47	-	-	-	-	0.01
U144	1.龋齿	-	-	-	-	-	-	-	-	-	-	-	-	-	-	-	-	-	-	-	-	-	-
U145	2.牙周病	-	-	-	-	-	-	-	-	-	-	-	-	-	-	-	-	-	-	-	-	-	-
U146	3.无牙症	-	-	-	-	-	-	-	-	-	-	-	-	-	-	-	-	-	-	-	-	-	-
U147	其他	0.01	-	-	0.21	-	-	-	-	-	-	-	-	-	-	-	-	0.47	-	-	-	-	0.01
U148	Ⅲ.伤害	73.11	56.6	32.54	12.2	19.67	29.44	37.22	56.11	62.15	55.19	72.77	78.97	152.13	90.51	131.33	130.72	137.23	202.17	315.4	870.84	-	78.19
U149	A.意外伤害	63.38	54.38	31.97	11.99	17.79	25.34	32.68	49.04	52.93	45.85	62.07	68.03	132.43	78.53	109.64	113.24	116.08	169.26	283.75	811.47	-	67.98
U150	1.道路交通事故	21.46	4.44	7.92	2.9	5.23	13.96	15.41	23.52	25.12	18.32	22.64	24.39	47.23	24.63	33.43	32.18	30.55	28.88	48.02	36.76	-	22.03
U151	2.意外中毒	8.74	-	0.57	0.62	0.84	0.91	1.23	6.15	7.38	8.3	12.81	12.42	25.87	14.86	16.57	16.29	13.16	20.15	25.1	25.45	-	9.12
U152	3.意外跌落	19.14	7.77	3.68	1.24	1.88	3.64	2.46	5.38	7.8	7.37	13.68	16.64	37.97	23.07	40.36	50.86	55.46	95.38	176.8	658.79	-	22.31
U153	4.火灾	0.55	1.11	1.41	0.21	0.3	0.3	0.12	-	0.43	-	0.25	0.46	0.71	0.22	1.2	1.59	1.88	2.69	7.64	5.65	-	0.6
U154	5.溺水	4.41	2.22	5.66	6.2	8.58	3.34	3.44	4.15	3.26	1.96	1.99	3.08	4.75	3.33	2.78	-	5.64	9.4	14.19	28.27	-	4.57
U155	其他	9.08	38.84	12.73	0.83	1.26	3.19	6.02	9.84	8.94	9.91	10.7	11.05	15.9	12.42	13.25	9.54	9.4	12.76	12	56.55	-	9.36
U156	B.故意伤害	8.77	1.11	0.28	0.21	1.67	3.49	5.69	6.76	7.8	8.3	9.7	9.91	17.33	10.43	20.78	15.89	20.21	30.22	29.47	59.38	-	9.23
U157	1.自杀及后遗症	7.49	-	-	-	1.05	2.43	2.83	5.38	6.53	5.65	7.96	8.32	15.43	9.1	19.88	15.89	19.74	29.55	26.19	59.38	-	7.97
U158	2.他杀及后遗症	0.93	1.11	0.28	0.21	0.63	0.91	0.74	1.23	0.85	1.96	0.87	0.8	1.42	1.11	0.6	0.67	0.47	0.67	3.27	-	-	0.92
U159	3.战争	0.01	-	-	-	-	-	-	0.15	-	-	-	-	-	-	-	-	-	-	-	-	-	0.01
U160	其他	0.33	-	-	-	0.15	-	0.12	-	0.43	0.69	0.87	0.47	0.8	0.22	0.3	0.3	0.47	-	-	-	-	0.32
U161	其他剩余疾病	6.47	16.65	1.7	1.07	1.67	1.21	3.74	1.69	2.13	2.42	2.74	3.19	5.22	5.1	6.02	8.74	11.75	29.55	78.58	554.17	-	8.5

（单位：1/10 万）

表 4 - 6　2018 年云南省死因别、年龄别死亡率（城市、女）

疾病编码	疾病名称	总计	0-	1-	5-	10-	15-	20-	25-	30-	35-	40-	45-	50-	55-	60-	65-	70-	75-	80-	85及以上	不详	标化死亡率
U000	全死因	482.22	524.35	45.15	15.9	18.89	24.47	18.5	35.7	41.33	45.87	88.97	133.02	394.6	326.2	738.94	1176.11	1888.67	3666.71	7333.04	19223.6	-	497.97
U001	I.传染病、母婴疾病和营养缺乏性疾病	33.6	361.41	7.84	1.82	0.92	1.48	1.66	3.35	3.44	4.68	5.78	6.18	15.62	10.79	24.16	40.53	79.5	210.75	468.4	1816.99	-	34.91
U002	A.传染病和寄生虫病	5.17	18.38	3.14	0.45	0.23	0.82	0.77	1.12	1.41	2.73	4.13	4.45	8.82	6.39	11.46	12.47	17.92	29.03	30.9	61.53	-	5.29
U003	1.结核病	0.91	1.23	-	-	-	-	0.13	-	-	0.52	0.55	0.87	2.02	1.32	2.79	3.12	4.14	5.68	6.76	3.85	-	0.93
U004	2.性传播疾病	0.01	-	-	-	-	-	-	-	-	-	-	-	-	-	-	-	-	0.63	-	-	-	0.01
U005	a.梅毒	-	-	-	-	-	-	-	-	-	-	-	-	-	-	-	-	-	-	-	-	-	-
U006	b.衣原体病	-	-	-	-	-	-	-	-	-	-	-	-	-	-	-	-	-	-	-	-	-	-
U007	c.淋病	-	-	-	-	-	-	-	-	-	-	-	-	-	-	-	-	-	-	-	-	-	-
U008	d.其他	0.01	-	-	-	-	-	-	-	-	-	-	-	-	-	-	-	-	0.63	-	-	-	0.01
U009	3.艾滋病	0.95	-	0.31	-	-	-	-	0.64	1.1	1.69	1.79	1.85	2.27	0.88	0.62	1.95	1.38	0.63	1.93	1.92	-	0.94
U010	4.腹泻性疾病	0.13	2.45	0.63	-	-	-	-	-	-	-	-	-	-	0.22	0.39	0.39	0.46	2.52	-	1.92	-	0.14
U011	5.好发于儿童期的疾病	0.05	-	-	-	-	-	-	-	-	-	-	-	-	0.22	-	-	0.46	0.63	-	1.92	-	0.05
U012	a.百日咳	-	-	-	-	-	-	-	-	-	-	-	-	-	-	-	-	-	-	-	-	-	-
U013	b.脊髓灰质炎及后遗症	-	-	-	-	-	-	-	-	-	-	-	-	-	-	-	-	-	-	-	-	-	-
U014	c.白喉	-	-	-	-	-	-	-	-	-	-	-	-	-	-	-	-	-	-	-	-	-	-
U015	d.麻疹	0.01	-	-	-	-	-	-	-	-	-	-	-	-	-	-	-	-	-	-	1.92	-	0.01
U016	e.破伤风	0.04	-	-	-	-	-	-	-	-	-	-	-	-	0.22	-	-	0.46	0.63	-	-	-	0.04
U017	6.脑膜炎	0.44	3.68	-	0.23	-	0.82	0.38	0.16	0.16	-	0.55	0.25	0.5	0.22	0.31	1.17	0.92	1.26	1.93	3.85	-	0.44
U018	7.乙型肝炎	1.39	-	-	-	-	-	-	0.16	0.16	0.26	0.28	0.62	2.77	2.42	5.57	4.29	6.89	12.62	6.76	19.23	-	1.45
U019	丙型肝炎	0.18	-	-	-	-	-	-	-	-	0.13	0.28	0.37	0.5	0.44	0.31	0.39	0.92	0.63	0.97	-	-	0.18
U020	8.疟疾	-	-	-	-	-	-	-	-	-	-	-	-	-	-	-	-	-	-	-	-	-	-
U021	9.热带病	0.01	-	-	-	-	-	-	-	-	-	-	-	-	-	-	-	0.46	-	-	-	-	0.01
U022	a.锥虫病	-	-	-	-	-	-	-	-	-	-	-	-	-	-	-	-	-	-	-	-	-	-
U023	b.南美锥虫病	-	-	-	-	-	-	-	-	-	-	-	-	-	-	-	-	-	-	-	-	-	-
U024	c.血吸虫病	0.01	-	-	-	-	-	-	-	-	-	-	-	-	-	-	-	0.46	-	-	-	-	0.01
U025	d.利什曼病	-	-	-	-	-	-	-	-	-	-	-	-	-	-	-	-	-	-	-	-	-	-
U026	e.淋巴丝虫病	-	-	-	-	-	-	-	-	-	-	-	-	-	-	-	-	-	-	-	-	-	-
U027	f.盘尾丝虫病	-	-	-	-	-	-	-	-	-	-	-	-	-	-	-	-	-	-	-	-	-	-
U028	10.麻风病	-	-	-	-	-	-	-	-	-	-	-	-	-	-	-	-	-	-	-	-	-	-
U029	11.登革热	-	-	-	-	-	-	-	-	-	-	-	-	-	-	-	-	-	-	-	-	-	-
U030	12.流行性乙型脑炎	0.01	-	-	-	-	-	-	-	-	-	-	-	-	-	-	-	-	-	-	-	-	0.01
U031	13.沙眼	-	-	-	-	-	-	-	-	-	-	-	-	-	-	-	-	-	-	-	-	-	-
U032	14.肠线虫感染	0.01	-	-	-	-	-	-	-	-	-	-	-	-	-	-	-	-	-	0.97	-	-	0.01

续　表

疾病编码	疾病名称	总计	年龄组（岁）																			不详	标化死亡率
			0-	1-	5-	10-	15-	20-	25-	30-	35-	40-	45-	50-	55-	60-	65-	70-	75-	80-	85及以上		
U033	a.蛔虫病	-	-	-	-	-	-	-	-	-	-	-	-	-	-	-	-	-	-	-	-	-	
U034	b.鞭虫病	-	-	-	-	-	-	-	-	-	-	-	-	-	-	-	-	-	-	-	-	-		
U035	c.钩虫病	0.01	-	-	-	-	-	-	-	-	-	-	-	-	-	-	-	-	-	0.97	-		0.01
U036	d.其他	-	-	-	-	-	-	-	-	-	-	-	-	-	-	-	-	-	-	-	-	-		
U037	其他传染病	1.07	11.03	2.19	0.23	-	-	0.26	0.16	-	0.13	0.69	0.49	0.76	0.88	1.86	1.17	2.3	5.68	11.59	30.76		1.11
U038	B.呼吸系统感染	17.77	51.45	4.39	0.68	0.46	0.33	0.38	0.96	0.63	1.17	1.24	1.36	6.05	4.18	10.84	22.99	50.55	140.71	296.49	1105.58		18.57
U039	1.下呼吸道感染	17.67	51.45	4.39	0.68	0.46	0.33	0.38	0.96	0.63	1.17	1.24	1.36	6.05	4.18	10.84	22.6	50.09	140.08	295.52	1097.89		18.47
U040	2.上呼吸道感染	0.1															0.39	0.46	0.63	0.97	7.69		0.1
U041	中耳炎	-																					
U042	C.妊娠、分娩和产褥期并发症	0.32					0.16	0.38	1.12	1.25	0.52	0.28	0.12										0.31
U043	1.孕产妇出血	0.07							0.32	0.16	0.39												0.07
U044	2.产妇败血症	0.01					0.16																0.01
U045	3.妊娠高血压综合征	0.04						0.13		0.16	0.13												0.04
U046	4.梗阻性分娩	-																					
U047	5.流产	0.07						0.13	0.32	0.31		0.12											0.07
U048	其他	0.11						0.13	0.48	0.47	-	0.28											0.11
U049	D.起源于围生期的情况	2.9	289.13	0.31				0.13															2.84
U050	1.出生低体重	0.56	56.36																				0.55
U051	2.出生产伤和窒息	1.7	169.07					0.13															1.66
U052	其他	0.65	63.71	0.31																			0.63
U053	E.营养缺乏	7.43	2.45	-	0.68	0.23	0.16	-	0.16	-	0.26	0.14	0.25	0.76	0.22	1.86	5.07	11.03	41.01	141	649.89		7.89
U054	1.蛋白质-能量营养不良	6.24	1.23		0.68	0.23	0.16		0.16		0.26	0.14	0.12	0.5	0.22	1.24	3.12	6.89	35.34	123.62	555.67		6.64
U055	2.碘缺乏	0.01																		0.97			0.01
U056	3.维生素A缺乏病	-																					
U057	4.缺铁性贫血	0.5					-	0.16				0.12			0.22	0.62	1.56	2.76	5.05	2.9	28.84		0.52
U058	其他营养病	0.67	1.23										-	0.25	-	-	0.39	1.38	0.63	13.52	65.37		0.72
U059	Ⅱ.慢性非传染性疾病	408.11	116.39	15.05	7.27	9.67	10.67	8.55	17.85	23.48	27.94	63.22	107.19	329.34	288.1	660.59	1068.17	1703.48	3272.34	6485.1	15801.11		420.88
U060	A.恶性肿瘤	66.56	2.45	4.08	2.95	3.46	2.13	1.91	7.17	9.08	11.56	26.03	45.12	123.97	104.4	217.72	265	310.18	420.87	533.1	765.25		68.62
U061	1.唇、口腔和咽恶性肿瘤	0.93					0.16	0.26	0.16	0.16	0.26	0.55	0.62	2.27	1.1	2.79	3.9	3.68	3.15	8.69	11.54		0.96
U062	2.食道癌	0.56										0.25		0.62		3.41	2.73	2.76	6.94	5.79	3.85		0.57
U063	3.胃癌	4.78					0.16	0.13	0.31		0.78	0.96	2.6	7.31	5.73	13.01	17.15	19.76	43.54	56.01	76.91		4.9
U064	4.结直肠癌	6.79			0.23			0.38	0.64		0.52	2.48	3.46	6.3	8.59	17.96	29.23	36.76	46.69	86.92	107.67		6.91
U065	5.肝癌	7.45		0.31					0.48		0.65	1.65	4.82	13.61	12.11	24.78	31.57	38.14	47.32	66.64	88.45		7.67

续表

疾病编码	疾病名称	总计	年龄组（岁）																			不详	标化死亡率
			0-	1-	5-	10-	15-	20-	25-	30-	35-	40-	45-	50-	55-	60-	65-	70-	75-	80-	85及以上		
U066	6.胰腺癌	2.2	-	-	-	-	-	-	0.16	0.16	-	0.14	1.24	1.26	2.42	8.67	8.18	12.87	23.35	21.25	28.84	-	2.23
U067	7.肺癌	16.96	-	-	-	-	0.16	0.26	0.16	0.78	1.82	4.41	11.5	26.71	25.55	59.46	79.5	89.61	106.64	145.83	211.5	-	17.44
U068	8.皮肤癌	0.54	-	-	-	-	-	-	-	-	0.13	0.41	0.12	0.5	0.66	1.55	1.56	3.22	1.26	2.9	25	-	0.57
U069	9.乳腺癌	4.96	-	-	-	-	-	0.13	0.48	1.57	1.95	4.41	7.91	14.87	13	17.34	12.86	13.79	12.62	12.55	28.84	-	5.15
U070	10.子宫颈癌	3.76	-	-	-	-	-	-	0.32	0.78	1.69	3.31	3.96	14.87	8.37	11.46	11.3	15.62	11.36	11.59	7.69	-	3.93
U071	11.子宫体癌	1.7	-	-	-	-	-	-	-	-	0.26	0.83	0.99	5.8	4.41	4.65	7.01	5.97	11.36	6.76	7.69	-	1.78
U072	12.卵巢癌	1.96	-	-	-	-	-	-	-	0.16	0.39	0.96	2.35	5.29	4.41	6.81	5.07	8.73	10.73	12.55	11.54	-	2.03
U073	13.前列腺癌	-	-	-	-	-	-	-	-	-	-	-	-	-	-	-	-	-	-	-	-	-	-
U074	14.膀胱癌	0.73	-	-	-	-	0.16	-	-	-	-	0.41	0.12	0.76	0.22	1.24	1.56	3.68	6.94	11.59	30.76	-	0.76
U075	15.淋巴瘤与多发性骨髓瘤	1.52	-	0.31	-	0.46	0.99	0.38	0.32	0.31	0.65	0.41	0.99	2.52	1.54	6.5	10.13	6.89	7.57	6.76	5.77	-	1.56
U076	16.白血病	2.22	1.23	1.25	1.36	1.61	0.49	0.38	1.91	1.41	0.65	1.38	1.11	3.78	2.42	7.43	7.01	6.43	8.83	9.66	7.69	-	2.28
U077	其他	9.5	1.23	2.19	1.59	1.15	-	-	1.91	1.41	1.82	4.13	3.34	17.89	13.88	30.66	36.24	42.28	72.56	67.6	111.52	-	9.87
U078	B.其他肿瘤	0.89	-	-	0.23	0.23	-	-	-	0.16	0.39	0.55	0.37	1.26	1.1	3.1	2.73	1.84	7.57	8.69	15.38	-	0.92
U079	C.糖尿病	16.06	12.25	0.31	0.23	-	0.33	0.26	0.16	0.16	0.39	1.52	3.46	13.1	13	35.92	61.18	84.09	141.97	234.68	448	-	16.48
U080	D.内分泌紊乱	3.07	2.45	0.63	0.23	0.23	0.82	0.38	0.48	0.94	0.52	1.24	0.87	3.28	2.86	2.79	6.24	8.73	15.77	34.77	134.59	-	3.2
U081	E.神经系统和精神障碍疾病	8.98	-	1.57	1.59	0.92	1.48	0.77	1.75	1.1	1.04	2.07	1.61	6.3	4.41	8.67	19.1	26.65	54.27	129.41	478.76	-	9.37
U082	1.单相精神抑郁	0.06	-	-	-	-	-	-	0.16	-	-	-	-	-	0.22	0.31	-	0.46	-	0.97	-	-	0.06
U083	2.双相情感障碍	0.01	-	-	-	-	-	-	-	-	-	-	-	-	-	-	-	-	-	-	-	-	0.01
U084	3.精神分裂症	0.54	-	-	-	0.46	-	0.51	0.64	0.63	0.52	0.69	0.37	-	0.88	1.55	2.73	1.38	1.89	6.76	3.85	-	0.56
U085	4.癫痫症	0.77	-	-	0.23	-	-	-	-	-	-	-	-	-	0.44	0.93	1.95	2.76	0.63	4.83	9.61	-	0.79
U086	5.酒精使用所致精神障碍	0.02	1.23	0.31	-	-	-	-	-	-	-	-	-	0.5	0.44	0.31	0.39	-	-	-	-	-	0.03
U087	6.阿尔茨海默病和其他痴呆	4.55	-	-	-	-	-	-	-	0.16	-	-	-	-	-	2.79	6.24	13.79	34.07	89.82	317.25	-	4.76
U088	7.帕金森病	0.4	-	-	-	-	-	-	-	-	-	-	-	-	0.31	0.31	2.34	3.68	3.15	5.79	13.46	-	0.41
U089	8.多发性硬化	0.04	-	-	-	-	0.16	-	-	-	-	-	0.12	-	-	0.31	-	-	-	-	-	-	0.04
U090	9.药物使用所致精神障碍	0.05	-	-	-	-	-	-	0.16	-	-	0.28	-	0.25	-	-	-	-	-	-	-	-	0.05
U091	10.创伤后应激障碍	-	-	-	-	-	-	-	-	-	-	-	-	-	-	-	-	-	-	-	-	-	-
U092	11.强迫症	-	-	-	-	-	-	-	-	-	-	-	-	-	-	-	-	-	-	-	-	-	-
U093	12.惊恐障碍	-	-	-	-	-	-	-	-	-	-	-	-	-	-	-	-	-	-	-	-	-	-
U094	13.失眠症	-	-	-	-	-	-	-	-	-	-	-	-	-	-	-	-	-	-	-	-	-	-
U095	14.偏头痛	-	-	-	-	-	-	-	-	-	-	-	-	-	-	-	-	-	-	-	-	-	-
U096	15.由于铅暴露引起的精神发育神经障碍	0.05	-	-	-	-	0.16	0.13	-	0.16	0.13	0.14	-	-	-	-	-	-	0.97	0.97	-	-	0.05
U097	其他	2.39	1.23	1.25	1.36	0.46	0.99	0.13	0.8	0.16	0.13	0.83	0.99	1.76	2.42	1.86	5.46	4.14	13.25	18.35	132.67	-	2.52
U098	F.感官疾病	0.01	-	-	-	-	-	-	-	-	-	-	-	-	-	-	-	0.46	-	-	-	-	0.01

续表

疾病编码	疾病名称	总计	0 -	1 -	5 -	10 -	15 -	20 -	25 -	30 -	35 -	40 -	45 -	50 -	55 -	60 -	65 -	70 -	75 -	80 -	85 及以上	不详	标化死亡率
U099	1. 青光眼	-	-	-	-	-	-	-	-	-	-	-	-	-	-	-	-	-	-	-	-	-	-
U100	2. 白内障	-	-	-	-	-	-	-	-	-	-	-	-	-	-	-	-	-	-	-	-	-	-
U101	3. 与年龄有关的视觉障碍	-	-	-	-	-	-	-	-	-	-	-	-	-	-	-	-	-	-	-	-	-	-
U102	4. 成年开始的听力损失	-	-	-	-	-	-	-	-	-	-	-	-	-	-	-	-	-	-	-	-	-	-
U103	其他	0.01	-	-	-	-	-	-	-	-	-	-	-	-	-	-	-	0.46	-	-	-	-	0.01
U104	G. 心血管疾病	204.78	4.9	1.25	0.45	0.69	2.46	3.06	4.62	7.36	9.49	22.45	38.08	130.53	120.04	290.19	499.21	876.33	1773.09	3511.52	8627.35	-	211.1
U105	1. 风湿性心脏病	6.35	-	-	-	-	-	0.26	0.16	0.78	0.26	1.38	1.36	6.3	5.73	13.01	13.64	30.33	63.73	95.61	184.58	-	6.54
U106	2. 高血压及并发症	24.66	-	-	-	-	-	0.26	0.32	0.31	0.52	1.65	3.59	8.57	10.35	26.32	52.61	87.77	213.91	472.26	1251.71	-	25.46
U107	3. 缺血性心脏病	60.11	-	1.25	0.68	0.23	0.49	0.64	1.27	2.66	3.12	5.37	10.76	36.54	40.97	90.74	151.2	251.36	479.56	1002.46	2670.69	-	62.18
U108	4. 脑血管病	99.13	-	-	-	0.82	0.82	1.66	1.59	1.57	4.03	10.88	18.54	68.03	56.83	139.98	248.63	455.86	901.69	1725.82	3855.1	-	101.86
U109	5. 炎性心脏病	2.35	1.23	0.63	0.45	0.23	0.33	-	0.16	0.94	0.39	0.41	0.99	1.76	1.1	4.34	7.01	6.43	18.3	24.14	99.98	-	2.44
U110	其他	11.61	3.68	0.63	-	0.46	0.66	0.26	1.12	0.94	1.04	2.75	2.47	9.07	4.85	13.94	23.38	41.82	93.39	186.39	544.14	-	12.04
U111	H. 主要呼吸系统疾病	75.42	4.9	1.25	0.68	0.23	0.49	0.38	0.8	1.1	1.3	2.07	6.06	19.65	19.16	56.67	134.45	284.45	637.3	1555.85	4130.05	-	77.83
U112	1. 慢性阻塞性肺疾病	68.34	-	-	-	0.23	0.33	0.26	0.32	0.78	0.78	1.24	3.83	14.87	16.96	50.17	122.76	264.69	579.25	1426.43	3774.35	-	70.52
U113	2. 哮喘	2.56	-	0.31	-	-	0.16	-	0.32	0.16	0.13	0.14	0.87	1.51	1.1	2.79	3.9	8.73	22.08	55.05	105.75	-	2.61
U114	其他	4.52	4.9	0.94	0.68	0.23	-	0.13	0.16	0.16	0.39	0.69	1.36	3.28	1.1	3.72	7.79	11.03	35.97	74.36	249.96	-	4.71
U115	I. 主要消化系统疾病	19.55	13.48	1.88	0.23	0.46	0.33	0.77	1.27	0.47	1.69	3.31	4.95	15.87	11.45	23.85	50.66	66.63	148.91	333.19	844.08	-	20.19
U116	1. 消化性溃疡	3.78	-	-	-	-	-	0.13	0.16	-	0.13	0.41	0.49	3.02	3.52	6.5	8.57	14.25	34.7	59.88	155.74	-	3.93
U117	2. 肝硬化	2.82	-	-	-	0.16	0.16	-	0.48	0.31	0.65	1.1	2.1	5.29	3.52	4.96	10.91	12.41	22.72	24.14	49.99	-	2.89
U118	3. 阑尾炎	0.24	-	-	-	-	-	-	-	-	-	0.25	-	-	-	0.31	0.78	1.38	1.89	1.93	11.54	-	0.25
U119	其他	12.69	13.48	1.88	0.23	0.46	-	0.64	0.64	0.16	0.91	1.79	2.1	7.56	4.41	12.08	30.01	38.6	89.6	247.24	626.81	-	13.12
U120	J. 主要泌尿生殖系统疾病	8.02	2.45	0.31	0.23	0.23	0.66	0.26	0.48	1.41	0.78	2.34	4.08	10.58	7.93	17.34	21.43	32.17	57.42	99.47	244.19	-	8.29
U121	1. 肾炎和肾病	7.22	2.45	0.31	0.23	0.23	0.66	0.26	0.48	1.41	0.78	2.34	3.59	9.83	7.05	16.72	18.71	29.41	52.37	84.02	213.42	-	7.47
U122	2. 前列腺增生	-	-	-	-	-	-	-	-	-	-	-	-	-	-	-	-	-	-	-	-	-	-
U123	其他	0.8	-	-	-	-	-	-	-	-	-	0.49	0.49	0.76	0.88	-	2.73	2.76	5.05	15.45	30.76	-	0.82
U124	K. 皮肤病	0.48	-	-	-	0.23	0.33	-	-	-	-	0.12	0.12	0.25	0.25	0.62	0.78	2.3	3.15	6.76	25	-	0.49
U125	L. 肌肉骨骼和结缔组织疾病	2.74	-	-	-	0.46	0.99	0.51	0.48	1.25	0.39	1.1	1.73	3.78	3.3	3.72	7.01	7.35	11.36	36.7	86.52	-	2.82
U126	1. 风湿性关节炎	0.79	-	-	-	-	-	-	-	-	-	0.14	0.62	1.01	0.22	1.24	1.56	3.68	3.79	13.52	34.61	-	0.81
U127	2. 骨关节炎	0.01	-	-	-	-	-	-	-	-	-	-	-	-	-	-	-	-	-	-	1.92	-	0.01
U128	3. 痛风	0.12	-	-	-	-	-	-	-	-	0.26	-	0.22	0.22	-	0.62	-	0.46	1.26	2.9	1.92	-	0.12
U129	4. 腰痛	0.01	-	-	-	-	-	-	-	-	-	-	-	-	-	-	0.39	-	-	-	-	-	0.01
U130	其他	1.78	-	-	-	0.46	0.99	0.51	0.64	1.25	0.39	0.96	1.11	2.77	2.86	1.86	4.68	3.22	6.31	20.28	48.07	-	1.84
U131	M. 先天异常	1.54	73.51	3.76	0.91	2.53	0.66	0.26	0.64	0.47	0.39	0.55	0.74	0.76	0.44	-	0.39	2.3	0.63	0.97	-	-	1.53

续　表

疾病编码	疾病名称	总计	0 -	1 -	5 -	10 -	15 -	20 -	25 -	30 -	35 -	40 -	45 -	50 -	55 -	60 -	65 -	70 -	75 -	80 -	85及以上	不详	标化死亡率
U132	1. 腹壁缺损	0.01	1.23	-	-	-	-	-	-	-	-	-	-	-	-	-	-	-	-	-	-	-	0.01
U133	2. 无脑畸形	-	-	-	-	-	-	-	-	-	-	-	-	-	-	-	-	-	-	-	-	-	-
U134	3. 肛门直肠闭锁	-	-	-	-	-	-	-	-	-	-	-	-	-	-	-	-	-	-	-	-	-	-
U135	4. 唇裂	-	-	-	-	-	-	-	-	-	-	-	-	-	-	-	-	-	-	-	-	-	-
U136	5. 腭裂	0.01	.23	-	-	-	-	-	-	-	-	-	-	-	-	-	-	-	-	-	-	-	0.01
U137	6. 食管闭锁	0.02	2.45	-	-	-	-	-	-	-	-	-	-	-	-	-	-	-	-	-	-	-	0.02
U138	7. 肾发育不全	0.01	-	-	-	-	-	-	-	-	-	-	0.25	-	-	-	-	-	-	-	-	-	0.01
U139	8. 唐氏综合征	0.02	2.45	-	-	-	-	-	-	-	-	-	-	-	-	-	-	-	-	-	-	-	0.02
U140	9. 先天性心脏异常	1.17	49	3.76	0.91	1.61	0.66	0.26	0.64	0.47	0.13	0.55	0.62	0.5	0.44	-	0.39	2.3	-	-	-	-	1.17
U141	10. 脊柱裂	-	-	-	-	-	-	-	-	-	-	-	-	-	-	-	-	-	-	-	-	-	-
U142	其他	0.28	17.15	-	-	0.92	-	-	-	-	0.26	-	0.12	-	-	-	-	-	0.63	0.97	1.92	-	0.27
U143	N. 口腔疾病	0.01	-	-	-	-	-	-	-	-	-	-	-	-	-	-	-	-	-	-	-	-	0.01
U144	1. 龋齿	-	-	-	-	-	-	-	-	-	-	-	-	-	-	-	-	-	-	-	-	-	-
U145	2. 牙周病	-	-	-	-	-	-	-	-	-	-	-	-	-	-	-	-	-	-	-	-	-	-
U146	3. 无牙症	-	-	-	-	-	-	-	-	-	-	-	-	-	-	-	-	-	-	-	-	-	-
U147	其他	0.01	-	-	-	-	-	-	-	-	-	-	-	-	-	-	-	-	-	-	1.92	-	0.01
U148	Ⅲ. 伤害	34.44	33.08	21.01	6.13	7.83	11.82	8.17	14.02	13.62	12.21	19.56	19.29	48.13	26.65	49.86	63.52	95.58	161.53	304.22	1059.43	-	35.64
U149	A. 意外伤害	29.21	33.08	20.38	6.13	6.68	7.55	5.23	10.2	9.24	10.13	15.29	15.33	37.8	21.81	39.02	52.22	77.2	144.5	276.21	1022.9	-	30.3
U150	1. 道路交通事故	7.07	7.35	5.33	2.5	2.99	3.28	2.68	4.62	4.7	4.81	6.06	6.31	14.11	10.35	13.32	17.15	17.92	20.19	16.42	44.22	-	7.25
U151	2. 意外中毒	2.13	-	1.57	0.45	0.23	1.15	0.77	0.96	2.19	1.04	1.79	1.98	5.04	1.54	3.41	5.07	4.6	9.46	11.59	17.3	-	2.18
U152	3. 意外跌落	14.65	4.9	2.82	1.59	0.69	0.99	0.89	2.23	0.47	1.95	2.75	3.46	8.57	5.29	14.87	21.04	40.9	94.65	219.23	882.54	-	15.35
U153	4. 火灾	0.23	-	0.31	0.23	-	-	-	-	-	0.13	0.14	-	0.25	-	-	1.17	-	1.89	5.79	3.85	-	0.23
U154	5. 溺水	2.12	-	5.33	0.68	1.38	1.64	0.38	0.96	0.31	0.52	1.93	1.24	4.03	2.86	3.41	3.9	5.97	11.36	9.66	15.38	-	2.2
U155	其他	3	20.83	5.02	0.68	1.38	0.49	0.51	1.43	1.57	1.69	2.62	2.35	5.8	1.76	4.03	3.9	7.81	6.94	13.52	59.61	-	3.1
U156	B. 故意伤害	5.02	-	0.63	-	1.15	4.27	2.93	3.67	4.07	1.95	4.27	3.59	10.08	4.41	10.84	11.3	17.46	15.77	26.08	34.61	-	5.13
U157	1. 自杀及后遗症	4.54	-	-	-	1.15	3.94	2.81	2.71	3.6	1.56	3.99	2.97	8.57	4.41	9.91	10.52	17	14.51	25.11	32.69	-	4.64
U158	2. 他杀及后遗症	0.48	-	0.63	-	-	0.13	0.13	0.96	0.47	0.39	0.28	0.62	1.51	-	0.62	0.78	0.46	1.26	0.97	1.92	-	0.48
U159	3. 战争	-	-	-	-	-	-	-	-	-	-	-	-	-	-	-	-	-	-	-	-	-	-
U160	其他	0.01	-	-	-	-	-	-	-	-	-	-	-	-	0.31	-	-	-	-	-	-	-	0.01
U161	其他剩余类疾病	6.07	15.48	1.25	0.68	0.46	0.49	0.13	0.48	0.78	1.04	0.41	0.37	1.51	0.66	4.34	3.9	10.11	22.08	75.33	546.06	-	6.53

（单位：1/10万）

表4-7 2018年云南省死因别、年龄别死亡率（农村、男女合计）

疾病编码	疾病名称	总计	年龄组（岁）																			不详	标化死亡率
			0-	1-	5-	10-	15-	20-	25-	30-	35-	40-	45-	50-	55-	60-	65-	70-	75-	80-	85及以上		
U000	全死因	644.92	574.97	73.81	29.07	33.21	53.22	56.2	89.2	128.45	150.47	247.47	300.31	836.54	665.13	1331.72	1851.76	2934.8	4936.87	8338.02	20173.74	-	719.05
U001	I.传染病、母婴疾病和营养缺乏性疾病	35.17	364.34	15.4	4.23	2.19	2.55	2.82	5.47	8.37	10.25	14.53	15.43	38.6	27.45	54.56	70.73	116.51	205.42	400.59	1097.79	-	37.71
U002	A.传染病和寄生虫病	14.3	23.23	4.29	2.43	1.2	1.54	2.03	4.18	6.51	8.63	11.48	11.97	28.62	20.23	36.52	41.46	51.46	71.8	96.22	172.75	-	15.43
U003	1.结核病	4.61	0.26	-	0.14	0.1	0.7	0.86	1.42	2.13	3.02	3.57	3.89	9.43	7.15	14.83	18.44	19.33	28.28	21.23	19.19	-	4.98
U004	2.性传播疾病	0.11	-	-	-	-	-	-	0.04	0.09	-	0.07	0.03	0.48	0.26	0.52	0.31	0.13	0.54	0.55	0.62	-	0.12
U005	a.梅毒	0.01	-	-	-	-	-	-	-	-	-	-	-	-	0.07	0.09	0.1	-	0.18	0.28	-	-	0.01
U006	b.衣原体疾病	0.01	-	-	-	-	-	-	-	-	-	-	-	-	-	0.09	-	-	-	-	-	-	0.01
U007	c.淋病	0.01	-	-	-	-	-	-	-	-	-	0.04	-	-	-	0.09	-	-	-	-	0.62	-	0.02
U008	d.其他	0.07	0.26	0.07	0.14	0.15	-	-	-	-	-	-	-	0.48	0.2	0.35	0.21	0.13	0.18	0.28	-	-	0.08
U009	3.艾滋病	1.44	1.79	0.61	-	-	-	0.43	1.11	2.08	2.84	3.05	2.11	3.1	1.24	1.47	1.15	2.22	1.45	3.86	9.91	-	1.49
U010	4.腹泻性疾病	0.28	-	-	0.05	-	-	-	-	0.13	-	0.07	0.13	0.21	0.52	0.17	0.62	0.78	1.81	2.76	1.24	-	0.3
U011	5.好发于儿童的疾病	0.09	0.26	-	0.05	-	0.31	-	-	0.13	0.11	0.04	0.07	0.21	0.2	0.26	0.21	0.26	0.18	0.55	1.24	-	0.1
U012	a.百日咳	-	-	-	-	-	-	-	-	-	-	-	-	-	-	-	-	-	-	-	-	-	-
U013	b.脊髓灰质炎及后遗症	-	-	-	-	-	-	-	-	-	-	-	-	-	-	-	-	-	-	-	-	-	-
U014	c.白喉	-	-	-	-	-	-	-	-	-	-	-	-	-	-	-	-	-	-	-	-	-	-
U015	d.麻疹	-	-	-	-	-	-	-	-	-	-	-	-	-	-	-	-	-	-	-	-	-	-
U016	e.破伤风	0.09	0.26	-	0.05	-	0.31	-	-	0.13	0.11	0.04	0.07	0.21	0.2	0.26	0.21	0.26	0.18	0.55	1.24	-	0.1
U017	6.脑膜炎	0.67	6.89	1.02	1	0.6	0.09	0.21	0.36	0.26	0.22	0.33	0.23	0.69	0.46	0.95	1.46	1.04	3.81	2.48	3.1	-	0.66
U018	7.乙型肝炎	3.59	0.77	-	-	-	-	0.14	0.44	0.95	1.4	2.94	3.99	10.8	7.15	11.8	11.04	14.5	15.23	20.68	33.44	-	3.95
U019	丙型肝炎	0.08	-	-	-	-	-	-	-	0.04	0.22	0.11	0.13	0.07	0.2	0.09	0.1	0.39	0.28	0.28	-	-	0.08
U020	8.疟疾	0	-	-	-	-	-	-	-	0.04	-	-	-	-	-	-	-	-	-	-	-	-	0
U021	9.热带病	0.17	-	-	-	-	-	-	-	-	-	0.11	0.13	0.14	0.13	0.43	0.83	1.44	0.91	2.21	3.1	-	0.19
U022	a.锥虫病	-	-	-	-	-	-	-	-	-	-	-	-	-	-	-	-	-	-	-	-	-	-
U023	b.南美锥虫病	0	-	-	-	-	-	-	-	-	-	-	-	-	-	-	-	-	-	0.28	-	-	0
U024	c.血吸虫病	0.17	-	-	-	-	-	-	-	-	-	0.11	0.13	0.14	0.13	0.43	0.83	1.44	0.91	1.93	3.1	-	0.19
U025	d.利什曼病	-	-	-	-	-	-	-	-	-	-	-	-	-	-	-	-	-	-	-	-	-	-
U026	e.淋巴丝虫病	-	-	-	-	-	-	-	-	-	-	-	-	-	-	-	-	-	-	-	-	-	-
U027	f.盘尾丝虫病	-	-	-	-	-	-	-	-	-	-	-	-	-	-	-	-	-	-	-	-	-	-
U028	10.麻风病	0.04	-	-	-	-	0.07	-	-	0.03	-	-	0.03	-	-	-	0.21	0.13	0.36	0.83	1.86	-	0.05
U029	11.登革热	-	-	-	-	-	-	-	-	-	-	-	-	-	-	-	-	-	-	-	-	-	-
U030	12.流行性乙型脑炎	0.01	-	-	0.05	-	-	-	-	-	-	0.04	-	-	-	-	-	-	-	-	-	-	0.01
U031	13.沙眼	-	-	-	-	-	-	-	-	-	-	-	-	-	-	-	-	-	-	-	-	-	-
U032	14.肠线虫感染	0.01	-	-	-	-	-	-	-	-	-	-	-	0.07	-	-	-	-	-	0.28	0.28	-	0.01

续表

疾病编码	疾病名称	总计	0–	1–	5–	10–	15–	20–	25–	30–	35–	40–	45–	50–	55–	60–	65–	70–	75–	80–	85及以上	不详	标化死亡率
												年龄组（岁）												
U033	a.蛔虫病	—	—	—	—	—	—	—	—	—	—	—	—	—	—	—	—	—	—	—	—	—	
U034	b.鞭虫病	—	—	—	—	—	—	—	—	—	—	—	—	—	—	—	—	—	—	—	—	—	
U035	c.钩虫病	—	—	—	—	—	—	—	—	—	—	—	—	—	—	—	—	—	—	—	—	—	
U036	d.其他	0.01	—	—	—	—	—	—	—	—	—	—	—	0.07	—	—	—	—	—	0.28	—	—	0.01
U037	其他传染病	3.2	13.28	2.59	1.05	0.3	0.44	0.36	0.8	0.78	0.83	1.14	1.22	3.37	2.86	5.99	7.08	11.23	19.22	40.53	100.31		3.49
U038	B.呼吸系统感染	15.41	73.79	8.31	1.43	1	0.75	0.53	0.93	1.13	0.97	2.69	2.77	9.29	6.44	17.09	25.94	58.39	122.74	272.39	788.82		17.29
U039	1.下呼吸道感染	15.21	73.28	7.91	1.38	1	0.7	0.53	0.93	1.13	0.9	2.65	2.77	9.29	6.37	16.83	25.42	56.95	121.29	270.19	780.77		17.07
U040	2.上呼吸道感染	0.2	0.51	0.41	0.05	—	0.04	—	—	—	0.07	0.04	—	—	0.07	0.26	0.52	1.44	1.45	2.21	7.43		0.21
U041	3.中耳炎	0	—	—	—	—	—	—	—	—	—	—	—	—	—	—	—	—	—	—	0.62		0
U042	C.妊娠、分娩和产褥期并发症	0.14	—	—	—	—	0.09	0.14	0.36	0.52	0.32	0.11	0.13	—	—	—	—	—	—	—	—		0.14
U043	1.孕产妇出血	0.04	—	—	—	—	0.09	0.07	0.13	0.04	0.07	0.04	—	—	—	—	—	—	—	—	—		0.04
U044	2.产妇败血症	0.01	—	—	—	—	—	0.04	—	0.04	—	—	—	—	—	—	—	—	—	—	—		0.01
U045	3.妊娠高血压综合征	0	—	—	—	—	—	—	—	—	0.04	—	—	—	—	—	—	—	—	—	—		0
U046	4.梗阻性分娩																						
U047	5.流产	0.01	—	—	—	—	—	—	—	—	—	—	—	—	—	—	—	—	—	—	—		0.01
U048	其他	0.08	—	—	—	—	0.04	0.04	0.18	0.35	0.18	0.07	0.13	—	—	—	—	—	—	—	—		0.08
U049	D.起源于围生期的情况	3.45	264	2.39	0.14	—	—	—	—	—	—	0.04	—	—	—	—	—	—	—	—	—		2.68
U050	1.出生低体重	0.76	58.47	0.48	—	—	—	—	—	—	—	—	—	—	—	—	—	—	—	—	—		0.59
U051	2.出生产伤和窒息	2	153.7	1.16	0.1	—	—	—	—	—	—	—	—	—	—	—	—	—	—	—	—		1.55
U052	其他	0.69	51.83	0.75	0.05	—	—	—	—	—	—	—	—	—	—	—	—	—	—	—	—		0.54
U053	E.营养缺乏	1.87	3.32	0.41	0.24	—	0.18	0.11	—	0.22	0.32	0.22	0.56	0.69	0.78	0.95	3.33	6.66	10.88	31.98	136.22		2.17
U054	1.蛋白质-能量营养不良	1.1	2.3	0.14	0.1	—	0.09	0.11	—	0.17	0.18	0.07	0.23	0.41	0.33	0.17	0.83	3.53	5.8	22.61	91.02		1.3
U055	2.碘缺乏	0	—	—	—	—	—	—	—	—	—	—	—	—	—	—	—	—	—	—	0.62		0
U056	3.维生素A缺乏病																						
U057	4.缺铁性贫血	0.33	0.77	0.14	0.14	—	—	0.04	0.04	0.04	0.11	0.15	0.2	0.21	0.2	0.61	1.56	2.22	2.54	2.76	8.67		0.36
U058	其他营养缺乏症	0.44	0.26	0.14	—	—	0.09	—	—	0.17	0.04	0.13	0.13	0.07	0.26	0.17	0.94	0.91	2.54	6.62	35.91		0.52
U059	Ⅲ.慢性非传染性疾病	530.11	133.38	24.88	9.56	11.62	18.14	20.03	37.11	63.33	85.52	159.38	214.93	651.59	544.49	1136.37	1642.28	2644.57	4453.88	7450.26	17558.99		595.21
U060	A.恶性肿瘤	84.33	6.64	4.5	2.76	3.69	4.75	4.67	8.8	15.88	21.07	44.98	63.62	195.41	156.35	313.15	360.93	411.83	504.2	541.75	757.24		92.77
U061	1.唇、口腔和咽恶性肿瘤	1.58	—	—	0.05	0.05	0.13	—	0.27	0.3	0.4	1.25	1.52	3.92	3.06	5.46	5.83	8.23	6.89	7.17	19.81		1.75
U062	2.食道癌	3.66	—	—	0.1	—	0.04	0.07	0.18	0.09	0.14	1.32	2.54	10.05	8.65	18.74	16.67	20.11	19.94	16.82	18.58		4.08
U063	3.胃癌	9.11	—	0.07	—	—	—	0.18	0.62	1.26	1.62	3.6	5.18	15.89	16.58	33.57	42.71	51.2	66.54	73.06	109.59		10.07
U064	4.结直肠癌	6.3	—	0.14	0.1	0.05	0.13	0.36	0.58	1.04	1.58	1.99	3.43	11.56	9.95	21.34	32.5	34.61	46.78	53.49	65.01		6.91
U065	5.肝癌	14.16	0.26	0.14	0.14	0.2	0.18	0.46	0.84	2.13	5.29	10.92	14.24	40.73	30.05	55.08	56.15	57.08	69.08	66.72	88.54		15.6

续表

疾病编码	疾病名称	总计	0-	1-	5-	10-	15-	20-	25-	30-	35-	40-	45-	50-	55-	60-	65-	70-	75-	80-	85及以上	不详	标化死亡率
U066	6. 胰腺癌	1.81	—	—	—	—	—	0.04	0.09	0.22	0.25	0.7	1.12	4.33	3.25	7.55	8.33	9.8	14.14	11.03	13	—	2
U067	7. 肺癌	21.16	—	—	—	0.1	0.09	0.39	0.36	1.78	2.95	7.58	11.77	44.72	37.01	83.1	101.77	123.95	148.12	161.01	224.76	—	23.43
U068	8. 皮肤癌	0.61	—	—	—	—	—	0.11	—	0.13	0.14	0.48	0.36	1.03	0.85	1.47	1.46	2.87	4.17	8	14.86	—	0.68
U069	9. 乳腺癌	1.83	—	—	—	—	—	—	0.18	0.78	1.26	1.54	3.03	7.09	3.77	6.07	5.83	4.18	5.08	4.69	7.43	—	1.99
U070	10. 子宫颈癌	2.06	—	—	—	—	—	0.18	0.13	0.82	0.9	1.91	2.93	8.46	4.29	7.2	6.77	5.75	5.44	6.07	8.67	—	2.26
U071	11. 子宫体癌	1.02	—	—	—	—	—	0.04	0.36	0.26	0.22	0.63	1.22	3.37	2.73	3.73	4.58	3.4	3.08	4.14	3.72	—	1.12
U072	12. 卵巢癌	0.44	—	—	—	—	0.09	—	0.09	0.13	0.18	0.33	0.49	1.65	1.24	1.65	1.98	1.31	1.09	0.28	1.24	—	0.48
U073	13. 前列腺癌	0.8	—	—	—	—	—	—	—	0.04	—	—	0.1	0.28	0.26	2.08	2.71	4.96	9.79	17.09	20.43	—	0.88
U074	14. 膀胱癌	1.17	—	—	—	—	—	—	—	—	0.29	0.26	0.3	1.24	0.85	3.04	5.31	6.27	10.15	18.47	32.2	—	1.3
U075	15. 淋巴瘤与多发性骨髓瘤	1.79	0.51	0.41	0.24	0.15	0.22	0.25	0.71	0.48	0.65	0.92	1.75	2.82	4.16	5.55	7.08	7.97	9.61	11.3	7.43	—	1.92
U076	16. 白血病	2.82	3.06	1.7	1.09	1.89	2.38	1.25	2.04	2.39	1.58	2.43	2.14	4.95	3.77	7.11	6.87	6.53	8.52	7.44	7.43	—	2.95
U077	其他	14.01	2.81	2.18	1.14	1.25	1.45	1.35	2.36	4.03	3.63	9.12	11.5	33.3	25.88	50.4	54.37	63.61	75.78	74.99	114.55	—	15.34
U078	B. 其他肿瘤	1.19	0.77	0.55	0.14	0.15	0.09	0.29	0.27	0.35	0.65	0.7	0.86	2.2	1.63	3.64	4.37	4.96	6.35	8.82	11.76	—	1.28
U079	C. 糖尿病	11.58	—	0.14	—	0.13	0.13	0.11	0.76	0.82	1.65	2.69	4.25	16.31	14.44	34.44	48.44	72.49	104.61	131.79	232.81	—	12.86
U080	D. 内分泌紊乱	3.09	6.38	1.7	0.43	0.4	0.4	0.5	0.49	0.91	1.15	1.47	1.22	3.58	3.25	4.68	6.56	12.54	18.49	35.84	112.07	—	3.43
U081	E. 神经系统和精神障碍疾病	14.17	7.15	4.02	2.24	2.44	2.24	2.92	4.4	4.47	5.39	6	6.03	13.97	9.5	14.4	21.04	44.67	87.57	204.29	686.04	—	16.02
U082	1. 单精神神经病	0.12	—	—	—	—	0.09	0.07	0.09	0.04	0.07	0.04	0.07	0.41	0.13	—	0.42	0.65	0.54	0.83	1.24	—	0.13
U083	2. 双相情感障碍	0.04	—	—	—	0.05	0.04	—	—	0.04	0.04	—	0.16	—	0.07	0.09	—	0.13	0.18	—	—	—	0.04
U084	3. 精神分裂症	0.81	—	0.61	0.33	0.6	0.84	0.46	0.76	0.43	0.83	0.66	0.79	1.86	0.98	1.47	1.87	2.87	2.9	4.69	7.43	—	0.87
U085	4. 癫痫症	1.4	1.53	—	0.05	—	—	1.1	1.78	1.43	1.65	1.62	1.02	3.44	1.76	1.82	1.04	2.35	2.72	2.76	4.33	—	1.48
U086	5. 酒精使用所致精神障碍	0.85	—	0.07	—	0.15	0.09	0.32	0.31	0.82	0.94	1.25	1.02	2.61	1.5	2.52	1.67	0.65	0.54	0.28	0.62	—	0.9
U087	6. 阿尔次海默病和其他痴呆病	5.24	—	—	—	—	0.04	—	0.09	0.09	0.11	0.26	0.23	1.24	1.5	2.52	6.15	16.2	41.16	122.14	421.65	—	6.24
U088	7. 帕金森病	0.32	—	—	—	—	—	—	0.04	—	—	0.11	0.03	0.21	0.26	0.61	1.67	1.96	1.99	6.34	9.29	—	0.35
U089	8. 多发性硬化	—	—	—	—	—	—	—	—	—	—	—	—	—	—	—	—	—	—	—	—	—	—
U090	9. 药物使用所致精神障碍	0.27	—	—	—	—	0.09	0.14	0.4	0.39	0.47	0.44	0.36	0.55	0.26	0.35	0.21	0.13	0.36	—	1.24	—	0.28
U091	10. 创伤后应激症	—	—	—	—	—	—	—	—	—	—	—	—	—	—	—	—	—	—	—	—	—	—
U092	11. 强迫症	0.04	—	—	—	—	—	—	—	—	0.04	—	—	0.14	0.07	—	—	—	—	—	—	—	0.04
U093	12. 惊恐障碍	—	—	—	—	—	—	—	—	—	—	—	—	—	—	—	—	—	—	—	—	—	—
U094	13. 失眠症	—	—	—	—	—	—	—	—	—	—	—	—	—	—	—	—	—	—	—	—	—	—
U095	14. 偏头痛	0.01	—	—	—	—	—	—	—	0.09	—	—	—	—	—	—	—	—	—	0.62	0.62	—	0.02
U096	15. 由于铅暴露引起的精神发育障碍	0.06	—	0.07	—	—	—	—	—	—	—	—	—	—	—	0.09	—	0.13	—	—	0.62	—	0.06
U097	其他	4.95	5.62	3.27	1.81	1.5	0.88	0.32	0.89	1.13	1.26	1.58	1.62	3.51	2.8	4.77	7.81	18.68	36.26	65.89	234.66	—	5.54
U098	F. 感官疾病	0.06	—	0.07	0.05	—	—	—	0.04	—	—	0.04	0.03	0.28	—	0.09	0.21	0.13	0.18	0.55	1.24	—	0.06

年龄组（岁）

续 表

疾病编码	疾病名称	总计	年龄组（岁）																			不详	标化死亡率
			0-	1-	5-	10-	15-	20-	25-	30-	35-	40-	45-	50-	55-	60-	65-	70-	75-	80-	85及以上		
U099	1. 青光眼	-	-	-	-	-	-	-	-	-	-	-	-	-	-	-	-	-	-	-	-	-	-
U100	2. 白内障	0.01	-	-	-	-	-	-	-	-	-	-	-	-	-	-	-	0.13	0.18	0.55	0.62	-	0.01
U101	3. 与年龄有关的视觉障碍	-	0.26	-	-	-	-	-	-	-	-	-	-	-	-	-	-	-	-	-	-	-	-
U102	4. 成年开始的听力损失	-	-	-	-	-	-	-	-	-	-	-	-	-	-	-	-	-	-	-	-	-	-
U103	其他	0.05	-	0.07	0.05	-	-	-	0.04	-	-	0.04	0.03	0.28	-	0.09	0.21	-	0.18	0.55	0.62	-	0.06
U104	G. 心血管疾病	251.66	5.89	1.7	0.9	1.3	5.46	5.95	12.98	24.12	31.79	63.23	87.36	271.92	239.86	496.62	778.22	1294.8	2268.46	3812.12	9062.15	-	283.79
U105	1. 风湿性心脏病	9.54	-	-	-	-	0.22	0.14	0.36	0.82	1.26	1.62	2.93	10.46	9.04	20.21	32.92	53.29	78.87	140.88	351.69	-	10.79
U106	2. 高血压及并发症	28.15	0.26	-	-	0.1	0.04	0.29	0.62	1.78	2.09	4.63	7.09	22.57	22.18	48.92	77.29	145.9	267.6	480.82	1220.38	-	32.02
U107	3. 缺血性心脏病	67.13	-	0.27	0.33	0.15	1.19	1.39	3.64	7.37	9.96	18.8	26.17	72.8	62.31	132.29	191.77	327.06	560.04	1001.07	2695.86	-	76.16
U108	4. 脑血管病	122.68	0.26	0.14	0.19	0.25	2.69	2.53	5.78	10.11	13.81	29.94	42.33	140.16	124.15	251.13	411.35	665.49	1165.96	1833.41	3817.79	-	137.48
U109	5. 炎性心脏病	3.77	1.53	-	0.24	0.2	0.44	0.29	0.84	1.08	0.97	2.13	2.08	5.99	4.55	7.03	11.56	13.45	25.93	42.73	121.36	-	4.23
U110	其他	18.95	4.34	1.16	0.55	0.8	0.79	1.25	1.73	2.91	3.34	5.55	6.33	18.72	15.8	33.31	48.75	83.72	157.73	293.62	805.54	-	21.51
U111	H. 主要呼吸系统疾病	111.15	7.15	2.11	0.05	0.8	0.97	1.21	1.78	3.6	4.35	8.9	14.93	52.64	49.23	150.59	272.5	584.37	1144.38	2196.23	5470.97	-	126.79
U112	1. 慢性阻塞性肺疾病	100.68	0.77	0.27	-	0.1	0.26	0.29	0.67	1.61	2.37	6.29	11.44	41.83	40.97	131.94	246.46	531.87	1056.09	2050.94	5057.37	-	114.99
U113	2. 哮喘	4.09	-	-	-	-	0.04	0.11	0.22	0.43	0.36	0.4	0.56	2.13	2.86	6.33	11.56	24.03	41.88	70.58	175.22	-	4.64
U114	其他	6.38	6.38	1.84	0.48	0.65	0.66	0.82	0.89	1.56	1.62	2.21	2.93	8.67	5.4	12.32	14.48	-	46.41	74.71	238.38	-	7.16
U115	I. 主要消化系统疾病	35.24	17.11	2.39	0.62	0.65	1.1	1.39	3.47	8.33	14.03	23.47	27.33	68.87	51.12	83.71	101.46	148.77	214.48	355.1	802.44	-	39.04
U116	1. 消化性溃疡	5.19	-	0.07	-	0.07	0.18	0.18	0.58	1.17	1.26	2.32	2.37	7.5	6.7	11.62	16.98	26.38	39.16	65.89	139.93	-	5.79
U117	2. 肝硬化	12.94	-	-	0.1	-	0.09	0.53	1.56	4.47	9.06	14.93	17.04	40.25	27.84	36.43	40.1	42.32	46.05	48.52	73.68	-	14.1
U118	3. 阑尾炎	0.33	-	0.14	0.52	0.05	-	-	0.04	0.09	0.22	0.11	0.2	0.48	0.39	0.61	1.25	1.44	2.54	3.58	6.19	-	0.36
U119	其他	16.76	17.11	2.18	0.43	0.6	0.79	0.68	1.29	2.6	3.45	6.11	7.71	20.57	16.13	35.05	43.12	78.5	126.73	236.83	582.64	-	18.77
U120	J. 主要泌尿生殖系统疾病	12.02	1.28	0.48	0.43	0.7	0.97	1.6	2.67	3.17	4.06	5.81	7.25	20.78	15.54	28.63	36.87	53.03	84.31	120.48	294.1	-	13.36
U121	1. 肾炎和肾病	10.71	1.28	0.41	0.43	0.7	0.92	1.53	2.62	2.99	3.81	5.63	6.76	19.27	14.11	26.2	33.65	47.28	71.98	101.73	240.24	-	11.88
U122	2. 前列腺增生	0.21	-	-	-	-	-	-	-	-	-	-	-	0.13	-	0.09	0.62	0.91	2.54	2.76	16.1	-	0.25
U123	其他	1.09	-	0.07	-	-	0.04	0.07	0.04	0.17	0.25	0.18	0.49	1.51	1.3	2.34	2.6	4.83	9.79	15.99	37.77	-	1.24
U124	K. 皮肤病	0.42	1.02	0.2	-	0.1	0.1	-	0.13	0.09	0.11	0.18	0.1	0.21	0.65	0.43	1.15	1.44	1.27	6.62	21.05	-	0.47
U125	L. 肌肉骨骼和结缔组织疾病	3.06	0.77	0.2	0.24	0.3	0.53	0.5	0.31	0.74	0.54	1.32	1.48	4.4	2.28	5.64	10.21	15.67	19.04	36.12	104.64	-	3.42
U126	1. 风湿性关节炎	1.2	-	-	-	0.05	-	-	-	0.09	-	0.18	0.3	0.96	0.91	2.52	4.69	7.31	8.52	17.37	54.49	-	1.37
U127	2. 脊关节炎	0.02	-	-	-	-	-	-	-	-	-	-	-	0.14	-	-	0.1	0.13	-	0.55	0.62	-	0.03
U128	3. 痛风	0.5	-	-	-	-	-	0.04	0.04	0.09	0.11	0.26	0.33	1.1	0.59	0.87	3.12	1.96	3.26	5.51	9.91	-	0.55
U129	4. 腰痛	0.05	-	-	-	-	-	0.04	0.27	0.09	0.04	0.04	0.1	0.07	-	0.1	0.1	0.39	0.36	-	-	-	0.05
U130	其他	1.25	0.51	0.14	0.24	0.25	0.53	0.46	0.48	0.87	0.4	0.85	0.73	2.06	0.78	2.17	2.19	5.49	6.89	12.41	39.63	-	1.39
U131	M. 先天异常	2.13	85.23	6.82	1.24	1.1	1.5	0.89	1.02	0.87	0.72	0.55	0.46	0.96	0.59	0.35	0.21	0.26	0.36	0.55	0.62	-	1.86

续　表

疾病编码	疾病名称	总计	0-	1-	5-	10-	15-	20-	25-	30-	35-	40-	45-	50-	55-	60-	65-	70-	75-	80-	85及以上	不详	标化死亡率
U132	1.腹壁缺损	0.01	-	-	-	-	-	-	-	-	-	-	-	-	-	-	-	-	-	-	-	-	0.01
U133	2.无脑畸形	0.02	0.26	0.07	-	-	-	-	-	-	-	-	-	-	-	-	-	-	-	-	-	-	0.01
U134	3.肛门直肠闭锁	0.02	1.53	-	-	-	-	-	-	-	-	-	-	-	-	-	-	-	-	-	-	-	0.01
U135	4.唇裂	-	-	-	-	-	-	-	-	-	-	-	-	-	-	-	-	-	-	-	-	-	-
U136	5.腭裂	0.01	1.02	-	-	-	-	-	-	-	-	-	-	-	-	-	-	-	-	-	-	-	0.01
U137	6.食管闭锁	0.02	1.53	-	-	0.05	-	-	-	-	-	-	-	-	-	-	-	-	-	-	-	-	0.01
U138	7.肾发育不全	0.03	-	-	-	-	-	-	-	-	-	-	-	-	-	-	-	0.26	-	-	0.62	-	0.03
U139	8.唐氏综合症	0.03	1.02	0.07	-	0.05	0.04	-	0.04	-	0.04	-	-	0.07	0.07	-	-	-	-	-	-	-	0.02
U140	9.先天性心脏异常	1.65	58.21	6.13	1.14	1	1.28	0.82	0.89	0.82	0.65	0.48	0.36	0.69	0.2	0.26	0.1	-	0.18	0.28	-	-	1.45
U141	10.脊柱裂	0.01	0.51	-	-	-	-	-	-	-	-	-	-	-	-	-	-	-	-	-	-	-	0.01
U142	其他	0.35	19.15	0.55	0.1	-	0.18	0.07	0.13	0.04	0.04	0.07	0.07	0.21	0.26	-	-	-	-	-	-	-	0.29
U143	N.口腔疾病	0.03	-	-	-	-	-	-	-	-	-	-	-	-	-	-	0.1	-	0.18	0.28	1.86	-	0.03
U144	1.龋齿	-	-	-	-	-	-	-	-	-	-	-	-	-	-	-	-	-	-	-	-	-	-
U145	2.牙周病	-	-	-	-	-	-	-	-	-	-	-	-	-	-	-	-	-	-	-	-	-	-
U146	3.无牙症	-	-	-	-	-	-	-	-	-	-	-	-	-	-	-	-	-	-	-	-	-	-
U147	其他	0.03	-	-	-	-	-	-	-	-	-	-	-	-	-	-	0.1	-	0.18	0.28	1.86	-	0.03
U148	Ⅲ.伤害	69.88	50.81	30.4	14.32	18.15	30.73	31.79	44.27	53.92	51.97	69.3	66.75	138.16	87.8	131.85	128.85	151.25	231.16	354.83	860.64	-	74.8
U149	A.意外伤害	57.36	49.53	29.65	13.89	15.9	26.02	24.94	36.58	44.16	42.18	56.53	54.29	110.57	69.59	101.75	100.1	117.03	186.2	301.89	785.72	-	61.35
U150	1.道路交通事故	18.54	4.09	8.66	3.66	4.79	13.25	13.72	20.45	21.13	17.51	21.78	21.72	40.8	23.8	30.19	27.92	22.6	27.56	31.98	37.15	-	19.46
U151	2.意外中毒	8.2	0.77	1.23	0.57	0.6	2.38	2.35	3.91	7.24	7.41	11.66	10.75	20.57	14.11	20.21	18.12	18.55	20.85	17.92	21.67	-	8.76
U152	3.意外跌落	17.31	2.3	4.02	1.71	2.39	2.47	2.74	4.71	6.29	7.26	10.34	12.16	27.25	18.73	34.18	37.08	53.16	103.52	191.61	548.58	-	19.27
U153	4.火灾	0.62	0.26	0.41	0.24	0.2	0.22	0.29	0.18	0.09	0.22	0.55	0.46	0.83	0.91	1.13	0.94	1.7	4.71	5.51	10.53	-	0.67
U154	5.溺水	4.08	1.53	9.4	5.95	6.38	4.27	2.35	2.27	2.78	2.48	2.8	2.21	4.75	3.38	5.64	4.06	6.27	7.25	11.3	17.34	-	4.06
U155	其他	8.59	40.6	5.93	1.76	1.55	3.43	3.49	5.07	6.64	7.3	9.42	6.99	16.38	8.65	10.41	11.98	14.76	22.3	43.56	150.46	-	9.13
U156	B.故意伤害	11.26	0.26	0.07	0.24	1.99	4.14	5.84	7.29	8.68	8.63	11.59	11.34	24.77	16.52	27.59	26.87	31.48	40.61	47.7	64.39	-	12.11
U157	1.自杀及后遗症	10.41	-	-	0.1	1.6	3.35	5.13	6.13	7.2	7.77	10.45	10.19	23.05	16.13	26.46	25.94	30.96	39.89	47.42	62.54	-	11.22
U158	2.他杀及后遗症	0.76	0.26	0.07	0.14	0.4	0.79	0.64	0.98	1.34	0.83	0.88	0.96	1.31	0.33	1.04	0.94	0.52	0.73	0.28	1.86	-	0.78
U159	3.战争	-	-	-	-	-	-	-	-	-	-	-	-	-	-	-	-	-	-	-	-	-	-
U160	其他	0.1	-	-	-	-	0.18	0.07	0.18	0.13	0.04	0.26	0.2	0.41	0.07	0.09	-	-	-	-	-	-	0.11
U161	其他剩余疾病	9.77	21.45	3.13	0.95	1.25	1.8	1.57	2.36	2.82	2.73	4.27	3.2	8.19	5.4	8.93	9.9	22.47	46.41	132.34	656.32	-	11.34

表4-8　2018年云南省死因别、年龄别死亡率（农村、男）

（单位：1/10万）

疾病编码	疾病名称	总计	0-	1-	5-	10-	15-	20-	25-	30-	35-	40-	45-	50-	55-	60-	65-	70-	75-	80-	85及以上	不详	标化死亡率
U000	全死因	734.29	646.32	83.5	34.43	41.22	73.07	78.19	128.59	184.68	222.28	362.21	426.93	1160.71	926.37	1773.89	2400.78	3566.42	5872.34	9578.18	23022.25	-	900.16
U001	I. 传染病、母婴疾病和营养缺乏性疾病	39.45	419.99	16.34	4.45	2.15	2.74	4.07	7.14	10.75	15.95	22.03	23.06	55	40	76.63	90.69	137.1	236.27	428.67	1142.48	-	45.67
U002	A. 传染病和寄生虫病	18.93	27.39	4.72	2.45	1.22	1.82	3.31	6.05	9.19	13.87	17.88	18.4	42.01	30.29	52.63	57.92	67.74	89.97	110.5	214.21	-	21.43
U003	1. 结核病	6.62	0.48	-	0.09	0.09	0.83	1.52	2.02	3.04	4.98	6.08	5.99	14.58	11.12	22.29	27.69	25.91	39.12	29.21	31.55	-	7.47
U004	2. 性传播疾病	0.03	-	-	-	-	-	-	0.08	-	-	0.07	-	-	0.13	0.17	-	-	0.39	-	-	-	0.04
U005	a. 梅毒	0.01	-	-	-	-	-	-	0.08	-	-	-	-	-	-	-	-	-	-	-	-	-	0.01
U006	b. 衣原体病	0.01	-	-	-	-	-	-	-	-	-	-	-	-	-	0.17	-	-	-	-	-	-	0.01
U007	c. 淋病	0.01	-	-	-	-	-	-	-	-	-	-	-	-	0.13	-	-	-	0.39	-	-	-	-
U008	d. 其他	0.02	-	-	-	-	-	-	-	-	-	0.07	-	-	-	0.17	-	-	-	-	-	-	0.02
U009	3. 艾滋病	2.19	-	0.13	-	0.09	-	0.62	1.68	3.12	4.17	4.42	3.34	4.77	1.66	2.4	1.48	4.59	2.35	8.26	3.32	-	2.27
U010	4. 腹泻性疾病	0.31	2.4	0.64	0.18	-	-	-	-	-	0.13	0.14	0.19	0.4	0.89	0.17	1.06	1.08	1.96	1.27	9.96	-	0.36
U011	5. 好发于儿童的疾病	0.12	-	-	-	-	-	-	-	0.16	0.13	0.07	0.13	0.4	0.26	0.17	0.42	0.54	0.64	-	3.32	-	0.15
U012	a. 百日咳	-	-	-	-	-	-	-	-	-	-	-	-	-	-	-	-	-	-	-	-	-	-
U013	b. 脊髓灰质炎及后遗症	-	-	-	-	-	-	-	-	-	-	-	-	-	-	-	-	-	-	-	-	-	-
U014	c. 白喉	-	-	-	-	-	-	-	-	-	-	-	-	-	-	-	-	-	-	-	-	-	-
U015	d. 麻疹	-	-	-	-	-	-	-	-	-	-	-	-	-	-	-	-	-	-	-	-	-	-
U016	e. 破伤风	0.12	-	-	-	-	-	-	-	0.16	0.13	0.07	0.13	0.4	0.26	0.17	0.42	0.54	0.64	-	3.32	-	0.15
U017	6. 脑膜炎	0.75	8.17	1.02	1.09	0.75	0.33	0.21	0.59	0.25	0.34	0.41	0.19	0.8	0.64	1.2	1.9	0.81	3.52	2.54	3.32	-	0.75
U018	7. 乙型肝炎	5.04	3.48	-	-	-	-	0.21	0.84	1.23	2.63	4.83	6.62	16.43	11.25	17.83	15.22	18.89	19.17	21.59	48.16	-	5.79
U019	丙型肝炎	0.11	-	-	-	-	-	-	-	-	0.4	-	0.25	0.13	0.38	0.17	0.21	-	-	-	-	-	0.11
U020	8. 疟疾	0.01	-	-	-	-	-	-	-	0.08	-	-	-	-	-	-	-	-	-	-	-	-	0.01
U021	9. 热带病	0.13	-	-	-	-	-	-	-	-	-	0.21	-	0.13	0.38	0.51	0.21	0.81	0.78	0.64	1.66	-	0.15
U022	a. 锥虫病	-	-	-	-	-	-	-	-	-	-	-	-	-	-	-	-	-	-	-	-	-	-
U023	b. 南美锥虫病	0.01	-	-	-	-	-	-	-	-	-	-	-	-	-	-	-	-	-	0.64	-	-	0.01
U024	c. 血吸虫病	0.12	-	-	-	-	-	-	-	-	-	0.21	-	0.13	0.38	0.51	0.21	0.81	0.78	-	1.66	-	0.14
U025	d. 利什曼病	-	-	-	-	-	-	-	-	-	-	-	-	-	-	-	-	-	-	-	-	-	-
U026	e. 淋巴丝虫病	-	-	-	-	-	-	-	-	-	-	-	-	-	-	-	-	-	-	-	-	-	-
U027	f. 盘尾丝虫病	-	-	-	-	-	-	-	-	-	-	-	-	-	-	-	-	-	-	-	-	-	-
U028	10. 麻风病	0.05	-	-	-	-	-	-	-	-	-	-	0.06	-	-	-	0.21	0.27	0.39	1.91	1.66	-	0.06
U029	11. 登革热	-	-	-	-	-	-	-	-	-	-	-	-	-	-	-	-	-	-	-	-	-	-
U030	12. 流行性乙型脑炎	-	-	-	-	-	-	-	-	-	-	-	-	-	-	-	-	-	-	-	-	-	-
U031	13. 沙眼	-	-	-	-	-	-	-	-	-	-	-	-	-	-	-	-	-	-	-	-	-	-
U032	14. 肠线虫感染	-	-	-	-	-	-	-	-	-	-	-	-	-	-	-	-	-	-	-	-	-	-

续表

疾病编码	疾病名称	总计	0—	1—	5—	10—	15—	20—	25—	30—	35—	40—	45—	50—	55—	60—	65—	70—	75—	80—	85及以上	不详	标化死亡率
U033	a. 蛔虫病	—	—	—	—	—	—	—	—	—	—	—	—	—	—	—	—	—	—	—	—		
U034	b. 囊虫病	—	—	—	—	—	—	—	—	—	—	—	—	—	—	—	—	—	—	—	—		
U035	c. 钩虫病	—	—	—	—	—	—	—	—	—	—	—	—	—	—	—	—	—	—	—	—		
U036	d. 其他	—	—	—	—	—	—	—	—	—	—	—	—	—	—	—	—	—	—	—	—		
U037	其他传染病	3.58	15.86	2.94	1.09	0.28	0.5	0.59	0.84	1.31	1.21	1.59	1.45	4.37	3.58	7.71	9.51	14.84	22.3	44.46	114.58		4.26
U038	B. 呼吸系统感染	14.99	82.17	8.04	1.54	0.94	0.75	0.62	1.09	1.31	1.62	3.87	4.03	12.33	8.69	23.31	29.59	62.07	136.52	294.04	820.33		19.21
U039	1. 下呼吸道感染	14.79	81.21	7.4	1.54	0.94	0.66	0.62	1.09	1.31	1.48	3.8	4.03	12.33	8.69	22.97	28.96	60.99	134.96	292.13	812.02		18.98
U040	2. 上呼吸道感染	0.2	0.96	0.64	—	—	0.08	—	—	—	0.13	0.07	—	—	—	0.34	—	1.08	1.56	1.91	8.3		0.24
U041	3. 中耳炎	—	—	—	—	—	—	—	—	—	—	—	—	—	—	—	—	—	—	—	—		
U042	C. 妊娠、分娩和产褥期并发症	—	—	—	—	—	—	—	—	—	—	—	—	—	—	—	—	—	—	—	—		
U043	1. 孕产妇出血	—	—	—	—	—	—	—	—	—	—	—	—	—	—	—	—	—	—	—	—		
U044	2. 产妇败血症	—	—	—	—	—	—	—	—	—	—	—	—	—	—	—	—	—	—	—	—		
U045	3. 妊娠高血压综合征	—	—	—	—	—	—	—	—	—	—	—	—	—	—	—	—	—	—	—	—		
U046	4. 梗阻性分娩	—	—	—	—	—	—	—	—	—	—	—	—	—	—	—	—	—	—	—	—		
U047	5. 流产	—	—	—	—	—	—	—	—	—	—	—	—	—	—	—	—	—	—	—	—		
U048	其他	—	—	—	—	—	—	—	—	—	—	—	—	—	—	—	—	—	—	—	—		
U049	D. 起源于围生期的情况	4.1	306.1	3.19	0.09	—	—	—	—	—	—	0.07	—	—	—	—	—	—	—	—	—		3.13
U050	1. 出生低体重	0.91	68.24	0.77	—	—	—	—	—	—	—	—	—	—	—	—	—	—	—	—	—		0.7
U051	2. 出生产伤和窒息	2.32	173.95	1.4	0.09	—	—	—	—	—	—	0.07	—	—	—	—	—	—	—	—	—		1.76
U052	其他	0.87	63.91	1.02	—	—	—	—	—	—	—	—	—	—	—	—	—	—	—	—	—		0.67
U053	E. 营养缺乏	1.42	4.32	0.38	0.36	—	0.17	0.14	—	0.25	0.47	0.21	0.63	0.66	1.02	0.69	3.17	7.29	9.78	24.13	107.94		1.9
U054	1. 蛋白质-能量营养不良	0.78	2.88	—	0.09	—	0.08	0.14	—	—	0.34	0.14	0.38	0.66	0.38	—	0.63	3.24	5.09	15.88	69.74		1.08
U055	2. 碘缺乏	—	—	—	—	—	—	—	—	—	—	—	—	—	—	—	—	—	—	—	—		
U056	3. 维生素A缺乏病	—	—	—	—	—	—	—	—	—	—	—	—	—	—	—	—	—	—	—	—		
U057	4. 缺铁性贫血	0.28	0.96	0.26	—	—	—	—	—	0.08	0.13	0.07	0.19	—	0.26	0.51	1.69	3.24	1.56	2.54	3.32		0.32
U058	其他营养病	0.36	0.48	0.13	0.27	—	0.08	—	—	0.16	—	0.06	—	0.17	0.38	0.17	0.85	0.81	3.13	5.72	34.87		0.51
U059	II. 慢性非传染性疾病	589.14	145.6	27.32	10.54	12.83	22.97	24.5	48.72	86.23	121.24	226.67	297.37	885.45	747.58	1496.35	2122.8	3214.5	5306.7	8608.43	20199.27		735.87
U060	A. 恶性肿瘤	104.23	6.73	4.34	2.45	4.4	5.47	5.8	10.42	18.62	25.78	56.13	79.21	245.71	209.2	418.79	503.33	547.04	651.31	718.9	1081.04		122.05
U061	1. 唇、口腔和咽恶性肿瘤	2.04	—	—	0.09	—	0.25	0.14	0.42	0.41	0.61	1.8	1.89	6.23	4.6	8.06	8.03	9.18	7.43	10.16	23.25		2.38
U062	2. 食道癌	6.13	—	—	—	—	—	—	0.34	0.16	0.2	2.28	4.35	17.89	16.36	33.94	30.44	35.89	33.64	26.67	19.93		7.18
U063	3. 胃癌	10.86	—	—	—	—	—	0.28	0.76	1.23	2.36	4.97	7.12	21.6	21.85	46.28	59.82	64.23	75.5	76.84	117.9		12.81
U064	4. 结直肠癌	7.36	—	—	0.09	—	—	0.48	0.76	1.56	1.62	2.55	4.16	13.25	12.52	25.88	43.34	42.91	60.24	66.68	88.01		8.68
U065	5. 肝癌	20.38	0.48	0.13	0.18	0.19	0.17	0.62	1.43	3.69	8.75	17.61	23.13	62.56	47.16	82.97	85.83	79.34	90.75	88.28	117.9		23.38

续表

疾病编码	疾病名称	总计	年龄组（岁）																		不详	标化死亡率
			0-	1-	5-	10-	15-	20-	25-	30-	35-	40-	45-	50-	55-	60-	65-	70-	75-	80-	85及以上		
U066	6. 胰腺癌	2.35	-	-	-	-	-	0.08	0.08	0.33	0.4	0.9	1.45	6.1	4.6	10.11	12.89	14.03	16.04	16.51	19.93	-	2.76
U067	7. 肺癌	28.51	-	-	-	0.09	0.17	0.55	0.59	2.13	3.7	9.32	15.5	61.49	54.06	120.85	158.54	180.55	215.93	225.45	358.68	-	33.99
U068	8. 皮肤癌	0.61	-	-	-	-	-	0.14	-	0.16	0.13	0.55	0.5	1.19	0.64	1.89	1.69	3.51	3.13	7.62	16.61	-	0.73
U069	9. 乳腺癌	0.12	-	-	-	-	-	-	0.08	-	0.13	-	0.13	0.13	0.26	1.03	0.21	0.27	1.17	-	1.66	-	0.15
U070	10. 子宫颈癌	-	-	-	-	-	-	-	-	-	-	-	-	-	-	-	-	-	-	-	-	-	-	-
U071	11. 子宫体癌	-	-	-	-	-	-	-	-	-	-	-	-	-	-	-	-	-	-	-	-	-	-	-
U072	12. 卵巢癌	-	-	-	-	-	-	-	-	-	-	-	-	-	-	-	-	-	-	-	-	-	-	-
U073	13. 前列腺癌	1.54	-	-	-	-	-	-	-	0.08	-	-	0.19	-	0.53	0.51	4.11	5.5	10.26	21.12	39.37	54.8	-	1.96
U074	14. 膀胱癌	1.82	-	-	-	-	-	-	-	-	0.4	0.48	0.5	1.72	1.28	5.31	8.03	10.53	17.6	34.93	71.4	-	2.32
U075	15. 淋巴瘤与多发性骨髓瘤	2.14	-	0.38	0.18	0.19	0.25	0.21	0.59	0.82	0.94	1.24	2.21	3.84	5.62	6.86	8.24	9.72	11.74	15.88	9.96	-	2.42
U076	16. 白血病	3.03	3.84	1.79	1.27	2.25	2.65	1.52	2.1	2.22	1.48	2.69	2.02	4.9	4.86	6.69	8.46	7.56	9	11.43	14.95	-	3.27
U077	其他	17.33	2.4	2.04	0.82	1.5	1.66	1.86	3.28	5.82	5.05	11.74	16.07	44.27	34.89	64.8	72.3	79.07	88.01	99.07	166.06	-	20.02
U078	B. 其他肿瘤	1.21	-	0.64	0.18	0.19	0.08	0.28	0.34	0.49	0.34	0.41	0.95	1.86	2.3	4.11	4.65	5.4	8.21	10.16	16.61	-	1.4
U079	C. 糖尿病	10.68	-	1.53	0.36	0.47	0.58	0.41	0.84	1.31	2.29	3.45	5.36	20.41	16.74	36.34	45.45	69.36	90.36	117.49	244.1	-	13.04
U080	D. 内分泌紊乱	3.23	7.69	-	-	-	-	-	-	0.9	1.41	1.8	1.45	3.98	3.71	6.34	7.4	15.38	21.51	43.82	122.88	-	3.96
U081	E. 神经系统和精神障碍疾病	15.2	8.17	4.47	2.63	2.9	3.23	3.66	5.8	6.56	7.61	9.39	9.33	19.61	13.55	19.2	25.58	54.52	94.66	215.93	728.99	-	19.05
U082	1. 单相精神抑郁	0.11	-	-	-	-	0.17	0.07	-	0.08	-	0.07	0.13	0.27	0.13	-	0.63	0.27	0.39	0.64	-	-	0.12
U083	2. 双相情感障碍	0.01	-	-	-	-	-	-	-	-	-	-	0.06	0.06	0.13	-	-	-	-	-	-	-	0.01
U084	3. 精神分裂症	0.95	-	-	-	-	-	0.55	0.59	0.66	1.01	1.04	0.95	2.12	1.15	2.4	2.54	3.51	2.35	6.35	8.3	-	1.07
U085	4. 癫痫症	1.9	0.92	1.02	0.45	0.84	1.16	1.38	2.52	1.8	2.15	2.28	1.45	4.51	2.81	2.06	1.48	3.24	4.3	3.18	6.64	-	2.03
U086	5. 酒精使用所致精神障碍	1.51	-	-	0.09	-	0.17	0.55	0.5	1.48	1.75	2.14	3.15	4.77	2.68	4.29	2.75	1.35	0.39	0.64	1.66	-	1.61
U087	6. 阿尔茨海默默病和其他痴呆	4.78	-	-	-	0.19	-	0.08	0.08	0.16	0.13	0.35	0.25	1.72	1.92	2.91	7.4	20.51	44.2	133.37	459.98	-	6.95
U088	7. 帕金森病	0.32	-	-	-	-	-	-	-	-	-	0.21	-	0.27	0.13	0.86	1.9	2.16	2.35	6.35	11.62	-	0.41
U089	8. 多发性硬化	-	-	-	-	-	-	-	-	-	-	-	-	-	-	-	-	-	-	-	-	-	-
U090	9. 药物使用所致精神障碍	0.47	-	-	-	-	0.17	0.28	0.76	0.66	0.88	0.83	0.63	0.8	0.51	0.69	0.42	0.27	0.39	-	-	-	0.49
U091	10. 创伤后应激障碍	-	-	-	-	-	-	-	-	-	-	-	-	-	-	-	-	-	-	-	-	-	-
U092	11. 强迫症	-	-	-	-	-	-	-	-	-	-	-	-	-	-	-	-	-	-	-	-	-	-
U093	12. 惊恐障碍	-	-	-	-	-	-	-	-	-	-	-	-	-	-	-	-	-	-	-	-	-	-
U094	13. 失眠症	-	-	-	-	-	-	-	-	-	-	-	-	-	-	-	-	-	-	-	-	-	-
U095	14. 偏头痛	0.01	-	-	-	-	-	-	-	-	0.07	-	-	-	-	-	-	-	-	-	-	-	0.01
U096	15. 由于铅暴露引起的精神发育障碍	0.06	-	-	-	0.28	0.08	-	0.08	0.08	-	-	-	-	-	-	-	-	-	-	-	-	0.06
U097	其他	5	6.25	3.45	2.09	1.59	1.33	0.83	1.18	1.64	1.55	2.49	2.65	4.9	3.96	5.83	8.46	21.86	39.51	63.51	235.8	-	6.2
U098	F. 感官疾病	0.07	-	0.13	0.09	-	-	-	-	-	-	-	-	0.4	-	0.17	0.42	-	0.64	-	1.66	-	0.09

续表

疾病编码	疾病名称	总计	0-	1-	5-	10-	15-	20-	25-	30-	35-	40-	45-	50-	55-	60-	65-	70-	75-	80-	85及以上	不详	标化死亡率
U099	1.青光眼	-	-	-	-	-	-	-	-	-	-	-	-	-	-	-	-	-	-	-	-	-	-
U100	2.白内障	0.01	-	-	-	-	-	-	-	-	-	-	-	-	-	-	-	-	-	-	1.66	-	0.01
U101	3.与年龄有关的视觉障碍	-	-	-	-	-	-	-	-	-	-	-	-	-	-	-	-	-	-	-	-	-	-
U102	4.成年开始的听力损失	-	-	-	-	-	-	-	-	-	-	-	-	-	-	-	-	-	-	-	-	-	-
U103	其他	0.07	-	0.13	0.09	-	-	-	0.08	-	-	0.06	-	0.4	-	0.17	0.42	-	-	0.64	-	-	0.07
U104	G.心血管疾病	268.73	6.25	1.79	1	1.5	7.3	7.73	18.23	35.77	47.59	93.49	122.88	368.04	329.7	641.98	963.74	1491.34	2605.24	4266.43	9966.79	-	339.28
U105	1.风湿性心脏病	8.7	-	-	-	0.17	-	0.14	0.34	0.82	1.55	2.07	2.9	10.07	8.82	21.43	34.67	51.01	76.28	143.53	410.16	-	11.27
U106	2.高血压及并发症	28.12	-	-	-	0.19	-	0.48	0.42	2.3	3.03	6.84	9.33	29.29	31.44	60.68	95.55	164.08	294.95	509.96	1293.59	-	36.46
U107	3.缺血性心脏病	70.63	-	-	-	1.49	-	1.86	5.12	10.99	15.62	27.76	37.94	103.51	87.15	171.94	233.17	366.76	629.01	1061.84	2897.71	-	89.8
U108	4.脑血管病	135.15	0.48	0.26	0.45	0.28	4.23	3.59	9.07	15.92	20.6	44.53	59.42	187.93	171.5	328.28	514.32	791.01	1380.07	2152.9	4322.48	-	168.8
U109	5.炎性心脏病	4.26	1.44	0.13	0.27	0.19	0.33	0.35	0.84	1.56	1.55	3.38	3.28	8.75	7.03	9.09	14.59	15.38	28.95	44.46	124.54	-	5.18
U110	其他	20.33	3.84	1.4	0.18	0.75	1	1.24	2.44	4.1	4.78	8.22	9.39	27.17	21.47	46.11	65.32	96.62	180.72	332.78	860.18	-	25.86
U111	H.慢性呼吸系统疾病	120.13	7.21	2.94	0.82	0.84	1.49	1.66	2.44	4.68	6.19	13.12	21.61	78.99	70.29	204.68	369.94	750.26	1432.1	2631.75	6569.25	-	159.27
U112	1.慢性阻塞性肺疾病	108.24	0.96	0.51	0.09	0.19	0.5	0.48	0.92	2.13	3.23	8.91	16.32	61.76	58.66	177.08	335.9	680.09	1330.39	2464.72	6097.64	-	144.32
U113	2.哮喘	4.22	-	2.43	0.73	0.09	-	0.14	0.25	0.41	0.54	0.55	0.76	3.18	3.58	8.23	13.74	31.58	48.51	74.94	199.27	-	5.49
U114	其他	7.67	6.25	2.94	0.73	0.56	1	1.04	1.26	2.13	2.42	3.66	4.54	14.05	8.05	19.37	20.29	38.59	53.2	92.09	272.33	-	9.46
U115	I.主要消化系统疾病	46.08	17.78	2.94	0.94	0.91	-	1.86	5.38	12.8	23.56	39.15	45.12	113.58	79.36	124.97	143.75	195.12	271.09	402.64	913.32	-	54.51
U116	1.消化性溃疡	6.48	-	-	-	-	0.21	0.21	0.76	1.39	1.88	3.8	3.47	12.86	10.35	15.77	22.41	34.27	53.59	84.46	179.34	-	7.97
U117	2.肝硬化	21.11	-	-	-	-	0.08	0.97	2.69	7.55	16.16	26.37	29.62	69.45	45.49	61.71	66.17	69.63	73.15	76.21	111.26	-	23.72
U118	3.阑尾炎	0.35	-	-	-	0.09	-	-	0.08	0.08	0.34	0.14	0.51	0.93	0.51	0.51	1.06	1.35	2.35	4.45	8.3	-	0.42
U119	其他	18.11	17.78	2.94	0.64	0.84	0.83	0.69	1.93	3.77	5.12	8.84	11.72	30.22	22.87	46.97	54.12	89.6	142	236.88	614.41	-	22.36
U120	J.主要泌尿生殖系统疾病	13.89	1.44	0.38	0.27	0.66	1.24	1.79	3.11	3.61	5.18	7.66	8.76	25.98	18.02	32.74	44.6	67.74	109.53	157.5	440.05	-	17.09
U121	1.肾炎和肾病	12.03	1.44	0.38	0.27	0.66	1.24	1.73	3.02	3.45	4.98	7.53	8.19	23.59	15.97	30.34	39.53	59.64	88.01	123.84	317.17	-	14.55
U122	2.前列腺增生	0.41	-	-	-	-	-	-	-	-	-	-	-	0.13	0.26	0.17	1.27	1.89	5.48	6.35	43.18	-	0.61
U123	其他	1.46	0.41	-	-	0.07	0.07	0.07	0.08	0.16	0.2	0.14	0.57	2.39	1.79	2.23	3.81	6.21	16.04	27.31	79.71	-	1.93
U124	K.皮肤病	0.34	0.48	0.26	-	-	-	0.25	0.25	-	0.13	0.14	0.06	0.13	1.02	0.34	0.85	1.62	1.17	5.72	16.61	-	0.43
U125	L.肌肉骨骼和结缔组织疾病	3.01	0.48	0.26	0.36	0.19	0.58	0.28	0.49	0.49	0.4	1.52	2.08	5.57	3.19	6.34	12.68	16.19	21.51	37.47	97.97	-	3.69
U126	1.风湿性关节炎	1.08	0.48	0.26	0.36	0.09	0.58	0.28	0.16	-	-	0.28	0.5	1.19	1.41	2.91	4.65	7.56	7.82	15.88	46.5	-	1.38
U127	2.骨关节炎	0.03	-	-	-	-	-	-	-	-	-	-	0.27	-	1.15	1.37	0.21	0.27	-	-	1.66	-	0.04
U128	3.痛风	0.78	-	-	-	-	0.07	-	0.16	0.16	0.2	0.48	0.63	1.86	1.15	-	5.5	2.97	5.48	8.89	14.95	-	0.93
U129	4.腰痛	0.06	-	-	-	-	-	0.07	-	-	-	0.07	0.13	0.13	-	-	-	0.54	0.39	-	-	-	0.06
U130	其他	1.04	-	0.26	0.36	0.09	0.58	0.21	0.25	0.16	0.2	0.69	0.82	2.12	0.64	2.06	2.33	4.59	7.82	12.7	34.87	-	1.26
U131	M.先天异常	2.34	89.38	7.66	1.64	0.75	2.07	0.97	1.18	0.9	0.74	0.41	0.5	1.19	0.38	0.34	0.21	0.54	-	-	-	-	2

续 表

疾病编码	疾病名称	总计	0–	1–	5–	10–	15–	20–	25–	30–	35–	40–	45–	50–	55–	60–	65–	70–	75–	80–	85及以上	不详	标化死亡率
U132	1. 腹壁缺损	-	-	-	-	-	-	-	-	-	-	-	-	-	-	-	-	-	-	-	-	-	-
U133	2. 无脑畸形	0.01	0.48	0.13	-	-	-	-	-	-	-	-	-	-	-	-	-	-	-	-	-	-	0.01
U134	3. 肛门直肠闭锁	0.02	1.92	-	-	-	-	-	-	-	-	-	-	-	-	-	-	-	-	-	-	-	0.02
U135	4. 唇裂	-	-	-	-	-	-	-	-	-	-	-	-	-	-	-	-	-	-	-	-	-	-
U136	5. 腭裂	0.01	0.48	-	-	-	-	-	-	-	-	-	-	-	-	-	-	-	-	-	-	-	0
U137	6. 食管闭锁	0.03	2.4	-	-	-	-	-	-	-	-	-	-	-	-	-	-	-	-	-	-	-	0.02
U138	7. 肾发育不全	0.04	-	-	-	-	-	-	-	-	-	-	0.06	-	-	-	0.21	0.54	-	-	-	-	0.04
U139	8. 唐氏综合征	0.04	1.92	-	-	-	-	-	-	-	-	-	-	0.13	-	0.17	-	-	-	-	-	-	0.03
U140	9. 先天性心脏异常	1.79	62.95	6.77	1.54	0.66	1.66	0.9	1.01	0.82	0.61	0.41	0.32	0.8	-	0.17	-	-	-	-	-	-	1.54
U141	10. 脊柱裂	0.01	0.48	-	-	-	-	-	-	-	-	-	-	-	-	-	-	-	-	-	-	-	0.01
U142	其他	0.38	18.74	0.77	0.09	-	0.33	0.07	0.17	0.08	0.07	0.13	0.13	0.27	0.26	-	0.21	-	-	-	-	-	0.32
U143	N. 口腔疾病	0.01	-	-	-	-	-	-	-	-	-	-	-	-	0.13	-	0.21	-	-	-	-	-	0.01
U144	1. 龋齿	-	-	-	-	-	-	-	-	-	-	-	-	-	-	-	-	-	-	-	-	-	-
U145	2. 牙周病	-	-	-	-	-	-	-	-	-	-	-	-	-	-	-	-	-	-	-	-	-	-
U146	3. 无牙症	-	-	-	-	-	-	-	-	-	-	-	-	-	-	-	-	-	-	-	-	-	-
U147	其他	0.01	-	-	-	-	-	-	-	-	-	-	-	-	0.13	-	0.21	-	-	-	-	-	0.01
U148	III. 伤害	95.1	56.22	35.49	18.17	24.26	45.04	47.48	68.96	83.27	80.98	106.33	101.58	207.28	130.6	186.68	175.24	188.64	275.78	396.92	963.14	-	104.71
U149	A. 意外伤害	79.21	55.74	34.47	17.71	21.73	38.81	39.06	58.12	70.23	67.85	88.24	85.64	168.45	105.05	146.91	138.88	148.16	223.75	334.68	868.48	-	87.08
U150	1. 道路交通事故	26.75	5.29	9.58	4.54	6.09	19.49	22.02	32	33.06	26.86	31.97	31.63	58.18	34.38	40.97	38.26	28.88	35.21	43.82	51.48	-	28.26
U151	2. 意外中毒	12.56	0.48	1.53	0.27	0.56	2.99	3.45	5.88	11.49	12.52	19.26	18.65	34.19	21.47	31.03	27.48	24.56	27.77	24.77	24.91	-	13.58
U152	3. 意外跌落	21.36	3.84	3.96	1.91	3.09	3.73	3.73	7.56	10.34	12.12	16.36	20.23	42.41	28.88	51.08	49.25	65.31	122.44	200.05	602.79	-	25.5
U153	4. 火灾	0.78	-	0.64	0.18	0.19	0.41	0.14	0.34	0.08	0.34	0.83	0.57	1.33	1.28	1.54	0.85	2.97	5.48	7.62	16.61	-	0.92
U154	5. 溺水	5.8	0.96	12.77	8.72	9.46	6.8	4	3.53	4.27	3.77	4.28	3.34	6.23	4.47	6.86	5.92	9.45	7.43	13.97	14.95	-	5.77
U155	其他	11.96	5.17	6	2.09	2.34	5.39	5.73	8.82	10.99	12.25	15.53	11.22	26.11	14.57	15.43	17.12	17	25.43	44.46	157.75	-	13.06
U156	B. 故意伤害	13.97	-	-	0.18	2.15	5.23	6.9	10.16	11.32	11.24	16.16	14.05	33.66	22.75	35.66	33.19	36.7	46.16	57.16	81.37	-	15.52
U157	1. 自杀及后遗症	12.83	-	-	0.09	1.41	4.23	5.94	8.57	9.35	10.3	14.57	12.6	31.01	22.24	34.11	31.5	36.16	45.38	57.16	78.05	-	14.33
U158	2. 他杀及后遗症	0.96	-	-	0.09	0.75	1	0.83	1.26	1.72	0.88	1.17	1.07	1.86	0.38	1.54	1.69	0.54	0.78	-	3.32	-	1
U159	3. 战争	-	-	-	-	-	-	-	-	-	-	-	-	-	-	-	-	-	-	-	-	-	-
U160	其他	0.18	-	-	-	-	0.14	0.14	0.34	0.25	0.07	0.41	0.38	0.8	0.13	-	-	-	-	-	-	-	0.19
U161	其他剩余疾病	10.6	24.51	4.34	1.27	1.97	2.32	2.14	3.78	4.43	4.11	7.18	4.92	12.99	8.18	14.23	12.05	26.18	53.59	144.16	717.37	-	13.9

云南省死因监测数据集　2018

表 4-9　2018 年云南省死因别、年龄别死亡率（农村、女）

（单位：1/10 万）

疾病编码	疾病名称	总计	0—	1—	5—	10—	15—	20—	25—	30—	35—	40—	45—	50—	55—	60—	65—	70—	75—	80—	85及以上	不详	标化死亡率
											年龄组（岁）												
U000	全死因	547.84	494.09	62.71	23.18	24.09	30.77	32.71	44.94	65.36	68.1	116.66	161.41	486.53	394.4	878.76	1318.4	2342.39	4128.75	7386.6	18480.16	—	546.19
U001	Ⅰ. 传染病、母婴疾病和营养缺乏性疾病	30.52	301.25	14.33	4	2.24	2.35	1.47	3.59	5.71	3.71	5.98	7.05	20.89	14.44	31.96	51.34	97.2	178.76	379.05	1071.21	—	29.59
U002	A. 传染病和寄生虫病	9.26	18.52	3.8	2.4	1.17	1.22	0.66	2.08	3.5	2.63	4.17	4.91	14.17	9.8	20.02	25.46	36.2	56.1	85.26	148.09	—	9.31
U003	1. 结核病	2.42	—	—	0.2	0.11	0.56	0.15	0.76	1.1	0.77	0.71	1.59	3.86	3.05	7.2	9.45	13.16	18.92	15.1	11.85	—	2.46
U004	2. 性传播疾病	0.19	—	—	—	—	—	—	—	0.18	—	0.08	0.07	1	0.4	0.88	0.62	0.25	0.68	0.97	0.99	—	0.21
U005	a. 梅毒	0.02	—	—	—	—	—	—	—	—	—	—	—	—	—	—	—	—	0.34	0.49	—	—	0.02
U006	b. 衣原体病	0.01	—	—	—	—	—	—	—	—	—	—	—	—	—	0.18	0.21	—	0.34	—	—	—	0.01
U007	c. 淋病	0.01	—	—	—	—	—	—	—	—	—	—	—	—	—	—	—	—	0.34	0.49	0.99	—	0.01
U008	d. 其他	0.15	—	—	—	—	—	—	—	0.18	—	0.08	0.07	1	0.4	0.7	0.41	0.25	0.68	0.49	—	—	0.17
U009	3. 艾滋病	0.62	0.54	—	0.1	0.21	0.28	0.22	0.47	0.92	1.31	1.5	0.76	1.29	0.79	0.53	0.82	0.51	1.69	3.9	9.87	—	0.65
U010	4. 腹泻性疾病	0.24	1.09	0.58	0.1	—	—	—	—	0.09	—	—	—	—	0.13	0.18	0.21	—	—	—	—	—	0.23
U011	5. 好发于儿童期的疾病	0.05	—	—	0.1	—	—	—	—	0.09	0.08	—	0.07	—	0.13	0.35	—	—	0.34	0.49	—	—	0.05
U012	a. 百日咳																						
U013	b. 脊髓灰质炎及后遗症																						
U014	c. 白喉																						
U015	d. 麻疹																						
U016	e. 破伤风	0.05	—	—	0.1	—	—	—	—	0.09	0.08	—	0.07	—	0.13	0.35	—	—	0.34	0.49	—	—	0.05
U017	6. 脑膜炎	0.59	5.45	1.02	0.9	0.43	0.28	0.22	0.09	0.28	0.08	0.24	0.28	0.57	0.26	0.35	1.03	1.27	4.06	2.44	2.96	—	0.56
U018	7. 乙型肝炎	2.01	1.09	—	—	0.11	—	0.07	0.09	0.64	0.08	0.79	1.11	4.72	2.91	5.62	6.98	10.38	11.83	19.98	24.68	—	2.06
U019	丙型肝炎	0.05	—	—	—	—	—	—	—	0.09	—	0.16	—	—	0.13	0.7	—	0.76	—	0.49	—	—	0.05
U020	8. 疟疾																						
U021	9. 热带病	0.22	—	—	—	—	—	—	—	—	—	—	0.07	0.14	0.14	0.35	1.44	2.02	1.01	3.41	3.95	—	0.21
U022	a. 锥虫病																						
U023	b. 南美锥虫病																						
U024	c. 血吸虫病	0.22	—	—	—	—	—	—	—	—	—	—	0.07	0.14	0.14	0.35	1.44	2.02	1.01	3.41	3.95	—	0.21
U025	d. 利什曼病																						
U026	e. 淋巴丝虫病																						
U027	f. 盘尾丝虫病																						
U028	10. 麻风病	0.03	—	—	—	—	—	—	—	—	—	—	—	—	0.14	—	0.21	—	0.34	0.49	1.97	—	0.04
U029	11. 登革热	0.01	—	—	—	—	—	—	—	—	—	0.08	—	—	—	—	—	—	—	—	—	—	
U030	12. 流行性乙型脑炎	0.01	—	—	0.1	—	—	—	—	—	—	—	—	—	—	—	—	—	—	—	—	—	0.01
U031	13. 沙眼																						
U032	14. 肠线虫感染	0.01	—	—	—	—	—	—	—	—	—	—	—	0.14	—	—	—	—	—	—	—	—	0.01

续表

疾病编码	疾病名称	总计	0-	1-	5-	10-	15-	20-	25-	30-	35-	40-	45-	50-	55-	60-	65-	70-	75-	80-	85及以上	不详	标化死亡率
U033	a. 蛔虫病	-	-	-	-	-	-	-	-	-	-	-	-	-	-	-	-	-	-	-	-	-	-
U034	b. 鞭虫病	-	-	-	-	-	-	-	-	-	-	-	-	-	-	-	-	-	-	-	-	-	-
U035	c. 钩虫病	-	-	-	-	-	-	-	-	-	-	-	-	-	-	-	-	-	-	-	-	-	-
U036	d. 其他	0.01	-	-	-	-	-	-	-	-	-	-	-	0.14	-	-	-	-	-	0.49	-	-	0.01
U037	其他传染病	2.8	10.35	2.19	1	0.32	0.38	-	0.76	0.18	0.39	0.63	0.97	2.29	2.12	4.21	4.72	7.85	16.56	37.52	91.82	-	2.75
U038	B. 呼吸系统感染	15.88	64.28	8.63	1.3	1.07	0.75	0.44	0.76	0.92	0.23	1.34	1.38	6.01	4.11	10.71	22.38	54.93	110.84	255.79	770.09	-	15.49
U039	1. 下呼吸道感染	15.68	64.28	8.48	1.2	1.07	0.75	0.44	0.76	0.92	0.23	1.34	1.38	6.01	3.97	10.54	21.97	53.16	109.49	253.35	762.19	-	15.29
U040	2. 上呼吸道感染	0.19	-	0.15	0.1	-	-	-	-	-	-	0.24	-	0.18	0.13	0.18	0.41	1.77	1.35	2.44	6.91	-	0.19
U041	3. 中耳炎	0.01	-	-	-	-	-	-	-	-	-	-	-	-	-	-	-	-	-	-	0.99	-	0.01
U042	C. 妊娠、分娩和产褥期并发症	0.28	-	-	-	-	0.19	0.29	0.76	1.1	0.69	0.24	0.28	-	-	-	-	-	-	-	-	-	0.29
U043	1. 孕产妇产后出血	0.07	-	-	-	-	0.19	0.15	0.28	0.09	0.15	0.08	-	-	-	-	-	-	-	-	-	-	0.08
U044	2. 产妇败血症	0.01	-	-	-	-	-	-	-	0.09	-	-	-	-	-	-	-	-	-	-	-	-	0.01
U045	3. 妊娠高血压综合征	0.01	-	-	-	-	-	0.07	-	-	0.08	-	-	-	-	-	-	-	-	-	-	-	0.01
U046	4. 梗阻性分娩	-	-	-	-	-	-	-	-	-	-	-	-	-	-	-	-	-	-	-	-	-	-
U047	5. 流产	0.02	-	-	-	-	-	-	0.09	0.09	0.08	-	-	-	-	-	-	-	-	-	-	-	0.02
U048	其他	0.16	-	-	-	-	0.07	0.07	0.38	0.74	0.39	0.16	0.28	-	-	-	-	-	-	-	-	-	0.16
U049	D. 起源于围生期的情况	2.75	216.27	1.46	0.2	-	-	-	-	-	-	-	-	-	-	-	-	-	-	-	-	-	2.18
U050	1. 出生低体重	0.59	47.39	0.15	-	-	-	-	-	-	-	-	-	-	-	-	-	-	-	-	-	-	0.47
U051	2. 出生产伤和窒息	1.66	130.74	0.88	0.1	-	-	-	-	-	-	-	-	-	-	-	-	-	-	-	-	-	1.31
U052	其他	0.5	38.13	0.44	0.1	-	-	-	-	-	-	-	-	-	-	-	-	-	-	-	-	-	0.39
U053	E. 营养缺乏	2.35	2.18	0.44	0.1	-	0.19	0.07	0.18	0.18	0.15	0.24	0.48	0.72	0.53	1.23	3.49	6.07	11.83	38	153.03	-	2.33
U054	1. 蛋白质－能量营养不良	1.44	1.63	0.29	-	-	0.09	0.07	-	-	-	-	0.07	0.14	0.26	0.35	1.03	3.8	6.42	27.77	103.67	-	1.42
U055	2. 碘缺乏	0.01	-	-	-	-	-	-	-	0.18	0.08	-	-	-	-	-	-	-	-	0.99	0.99	-	0.01
U056	3. 维生素 A 缺乏病	-	-	-	-	-	-	-	-	-	-	-	-	-	-	-	-	-	-	-	-	-	-
U057	4. 缺铁性贫血	0.38	0.54	-	-	-	-	-	-	-	0.08	0.24	0.21	0.43	0.13	0.7	1.44	1.27	3.38	2.92	11.85	-	0.38
U058	其他营养缺乏	0.52	-	0.15	-	-	0.09	-	-	-	0.08	0.14	0.21	0.14	0.13	0.18	1.03	1.01	2.03	7.31	36.53	-	0.52
U059	慢性非传染性疾病	465.98	130.2	22.07	8.49	10.23	12.66	15.25	24.07	37.65	44.55	82.65	124.5	399.1	334.01	767.59	1175.47	2110.02	3717.16	6561.75	15989.22	-	464.67
U060	A. 恶性肿瘤	62.71	6.54	4.68	3.1	2.88	3.94	3.46	6.99	12.8	15.67	32.27	46.52	141.09	101.58	204.94	222.61	285.01	377.12	405.85	564.73	-	64.8
U061	1. 唇、口腔和咽恶性肿瘤	1.08	-	-	0.1	-	-	-	0.09	0.18	0.15	0.63	1.11	1.43	1.46	2.81	3.7	7.34	6.42	4.87	17.77	-	1.1
U062	2. 食道癌	0.97	-	-	-	-	-	-	-	-	0.08	0.24	0.55	1.57	0.66	3.16	3.29	5.32	8.11	9.26	17.77	-	0.98
U063	3. 胃癌	7.21	-	-	-	-	-	0.07	0.47	1.29	0.77	2.05	3.04	9.73	11.12	20.55	26.08	38.98	58.8	70.16	104.65	-	7.33
U064	4. 结直肠癌	5.14	-	0.15	-	-	-	0.22	0.38	0.46	1.54	1.34	2.63	9.73	7.28	16.68	21.97	26.83	35.14	43.36	51.34	-	5.26
U065	5. 肝癌	7.41	-	0.15	0.1	0.21	0.19	0.29	0.19	0.37	1.31	3.31	4.49	17.17	12.32	26.52	27.31	36.2	50.35	50.18	71.09	-	7.69

续　表

疾病编码	疾病名称	总计	年龄组（岁）																			不详	标化死亡率
			0 –	1 –	5 –	10 –	15 –	20 –	25 –	30 –	35 –	40 –	45 –	50 –	55 –	60 –	65 –	70 –	75 –	80 –	85 及以上		
U066	6. 胰腺癌	1.22	-	-	-	-	-	0.07	0.09	0.08	0.08	0.47	0.76	2.43	1.85	4.92	3.9	5.82	12.5	6.82	8.89	-	1.26
U067	7. 肺癌	13.17	-	-	-	-	-	0.22	0.09	1.38	2.08	5.59	7.67	26.62	19.34	44.43	46.62	70.87	89.55	111.57	145.13	-	13.53
U068	8. 皮肤癌	0.62	-	-	-	-	0.07	-	-	0.09	0.15	0.39	0.21	0.86	1.06	1.05	1.23	2.28	5.07	8.28	13.82	-	0.63
U069	9. 乳腺癌	3.68	-	-	-	0.09	-	-	0.28	1.66	2.55	3.31	6.22	14.6	7.42	11.24	11.29	7.85	8.45	8.28	10.86	-	3.89
U070	10. 子宫颈癌	4.3	-	-	0.1	-	-	0.37	0.28	1.75	1.93	4.09	6.15	17.6	8.74	14.58	13.35	11.14	10.14	10.72	13.82	-	4.58
U071	11. 子宫体癌	2.13	-	-	-	-	-	0.07	0.76	0.55	0.46	1.34	2.56	7.01	5.56	7.55	9.04	6.58	5.74	7.31	5.92	-	2.26
U072	12. 卵巢癌	0.91	-	-	-	-	0.19	-	0.19	0.28	0.39	0.71	1.04	3.43	2.52	3.34	3.9	2.53	2.03	0.49	1.97	-	0.98
U073	13. 前列腺癌	-	-	-	-	-	-	-	-	-	-	-	-	-	-	-	-	-	-	-	-	-	-
U074	14. 膀胱癌	0.46	-	-	-	-	-	-	-	0.15	-	0.07	0.07	0.72	0.4	0.7	2.67	2.28	3.72	5.85	8.89	-	0.46
U075	15. 淋巴瘤与多发性骨髓瘤	1.4	1.09	0.44	0.3	0.11	0.19	0.29	0.85	0.09	0.31	0.55	1.24	1.72	2.65	4.21	5.96	6.33	7.77	7.8	5.92	-	1.43
U076	16. 白血病	2.59	2.18	1.61	0.9	1.49	2.06	0.96	1.98	2.58	1.7	2.13	2.28	5.01	2.65	7.55	5.34	5.57	8.11	4.38	2.96	-	2.67
U077	其他	10.41	3.27	2.34	1.5	0.96	1.22	0.81	1.32	2.03	2.01	6.14	6.5	21.46	16.55	35.65	36.96	49.11	65.22	56.52	83.92	-	10.75
U078	B. 其他肿瘤	1.17	1.63	0.44	0.1	0.11	0.09	0.29	0.19	0.18	1	1.02	0.76	2.58	0.93	3.16	4.11	4.56	4.73	7.8	8.89	-	1.19
U079	C. 糖尿病	12.56	-	0.29	0.32	-	0.28	0.15	0.66	0.28	0.93	1.81	3.04	11.88	12.05	32.49	51.34	75.43	116.92	142.75	226.09	-	12.58
U080	D. 内分泌紊乱	2.93	4.9	1.9	0.5	0.32	0.19	0.59	0.57	0.92	0.85	1.1	0.97	3.15	2.78	2.99	5.75	9.87	15.88	29.72	105.64	-	2.95
U081	E. 神经系统和精神障碍疾病	13.06	5.99	3.51	1.8	1.92	1.13	2.14	2.83	2.12	2.86	2.13	2.42	7.87	5.3	9.48	16.63	35.44	81.44	195.37	660.5	-	12.99
U082	1. 单相情感抑郁	0.13	-	-	-	-	-	0.07	0.09	0.08	0.08	-	0.28	0.57	0.13	-	0.21	-	0.68	0.97	1.97	-	0.13
U083	2. 双相情感障碍	0.07	-	-	-	-	-	-	-	-	0.08	-	-	-	-	0.18	-	0.25	0.34	-	-	-	0.06
U084	3. 精神分裂症	0.66	1.09	0.15	0.2	0.11	0.09	0.37	0.94	0.18	0.62	0.24	0.62	1.57	0.79	0.53	1.23	2.28	3.38	3.41	6.91	-	0.68
U085	4. 癫痫病	0.87	-	-	0.2	0.32	0.47	0.81	0.94	1.01	1.08	0.87	0.55	2.29	0.66	1.58	0.62	1.52	1.35	2.44	2.96	-	0.91
U086	5. 酒精使用所致精神障碍	0.13	-	0.15	-	-	-	0.07	0.09	0.09	-	0.24	-	0.29	0.26	0.7	0.62	-	0.68	-	2.96	-	0.14
U087	6. 阿尔茨海默病和其他痴呆	5.75	-	-	-	0.11	0.09	-	0.09	-	0.08	0.16	0.21	0.72	1.06	2.11	4.93	12.15	38.52	113.52	398.87	-	5.69
U088	7. 帕金森病	0.32	-	-	-	-	-	-	-	-	-	-	-	0.14	0.4	0.35	1.44	1.77	1.69	6.33	7.9	-	0.31
U089	8. 多发性硬化	-	-	-	-	-	-	-	-	-	-	-	-	-	-	-	-	-	-	-	-	-	-
U090	9. 药物使用所致精神障碍	0.05	-	-	-	-	-	-	-	0.09	-	-	0.07	0.29	-	0.18	-	-	0.34	-	1.97	-	0.05
U091	10. 创伤后应激症	-	-	-	-	-	-	-	-	-	-	-	-	-	-	-	-	-	-	-	-	-	-
U092	11. 强迫症	-	-	-	-	-	-	-	-	-	-	-	-	-	-	-	-	-	-	-	-	-	-
U093	12. 惊恐障碍	-	-	-	-	-	-	-	-	-	-	-	-	-	-	-	-	-	-	-	-	-	-
U094	13. 失眠症	-	-	-	-	-	-	-	-	-	-	-	-	-	-	-	-	-	-	-	0.13	-	-
U095	14. 偏头痛	0.02	-	-	-	-	-	0.09	-	-	-	-	-	-	0.13	-	-	-	-	-	-	-	0.02
U096	15. 由于铅暴露引起的轻度智力发育障碍	0.05	-	0.15	-	-	-	-	-	-	-	0.08	0.14	-	-	0.18	-	-	-	-	0.99	-	0.05
U097	其他	4.9	4.9	3.07	1.39	-	0.38	0.81	0.57	0.55	0.93	0.55	0.48	2	1.59	3.69	7.19	15.69	33.45	67.72	233.99	-	4.83
U098	F. 感官疾病	0.04	-	-	-	-	-	-	-	-	-	0.08	-	0.14	-	-	-	0.25	0.34	0.49	0.99	-	0.04

续表

疾病编码	疾病名称	总计	0–	1–	5–	10–	15–	20–	25–	30–	35–	40–	45–	50–	55–	60–	65–	70–	75–	80–	85及以上	不详	标化死亡率
U099	青光眼																						
U100	1. 白内障	0.01																0.25					0.01
U101	2. 与年龄有关的视觉障碍																						
U102	3. 成年开始的听力损失																						
U103	4. 其他	0.03										0.08		0.14					0.34	0.49	0.99		0.04
U104	G. 心血管疾病	233.12	7.63	1.61	0.8	1.07	3.38	4.05	7.08	11.05	13.67	28.73	48.39	168.14	146.74	347.71	598	1109.69	1977.53	3463.58	8524.29		231.69
U105	1. 风湿性心脏病	10.46				0.15	0.28	0.15	0.38	0.83	0.93	1.1	2.97	10.88	9.27	18.97	31.21	55.43	81.1	138.86	316.92		10.47
U106	2. 高血压及并发症	28.18	0.54			0.07	0.09	0.07	0.85	1.2	1	2.13	4.63	15.31	12.58	36.88	59.55	128.84	243.98	458.47	1176.85		27.87
U107	3. 缺血性心脏病	63.33		0.29	0.2	0.21	0.84	0.88	1.98	3.31	3.47	8.58	13.27	39.64	36.55	91.67	151.55	289.82	500.46	954.45	2575.85		62.98
U108	4. 脑血管病	109.13		0.15	0.1	0.21	0.94	1.4	2.08	3.59	6.02	13.3	23.57	88.58	75.09	172.1	311.32	547.76	980.99	1588.31	3517.73		108.43
U109	5. 炎性心脏病	3.24	0.63	0.88	0.3	0.32	0.56	0.22	0.85	0.55	0.31	0.71	0.76	3.01	1.99	4.92	8.63	11.64	23.32	41.41	119.46		3.25
U110	其他	17.45	4.9	1.17	0.2	0.75	0.38	0.74	1.04	2.39	2.24	4.09	7.6	9.59	9.93	20.2	32.65	71.63	137.87	263.58	773.05		17.36
U111	H. 主要呼吸系统疾病	101.39	7.08	1.75	0.5	0.32	1.31	0.88	1.32	3.31	3.09	5.59	7.81	24.18	27.41	95.18	177.84	428.79	895.84	1862.12	4817.99		99.45
U112	1. 慢性阻塞性肺疾病	92.46	0.54	0.15	0.2	0.75	0.38	0.07	0.38	1.01	1.39	3.31	6.08	20.32	22.65	85.7	159.56	392.84	819.13	1733.5	4438.87		90.61
U113	2. 哮喘	3.95					0.09	0.07	0.19	0.46	0.15	0.24	0.35	1	2.12	4.39	9.45	16.96	36.16	67.24	160.93		3.89
U114	其他	4.98	6.54	1.17	0.2	0.75	0.28	0.59	0.47	0.92	0.69	0.55	1.18	2.86	2.65	5.09	8.83	18.98	40.55	61.39	218.19		4.96
U115	I. 主要消化系统疾病	23.46	15.34	1.75	0.5	0.32	1.31	0.88	1.32	3.31	3.09	5.59	7.81	20.61	21.85	41.44	60.38	105.3	165.58	318.64	736.52		23.44
U116	1. 消化性溃疡	3.79		0.15			0.38	0.15	0.38	0.92	0.54	0.63	1.18	2.91	2.91	7.38	11.71	18.98	26.7	51.64	116.5		3.76
U117	2. 肝硬化	4.06					0.09	0.07	0.28	1.01	0.93	1.89	3.25	8.73	9.54	10.54	14.79	16.71	22.64	27.28	51.34		4.21
U118	3. 阑尾炎	0.31		0.29	0.1					0.09	0.08	0.08	0.07	0.07	0.26	0.7	1.44	1.52	2.7	2.92	4.94		0.3
U119	其他	15.3	16.34	0.58	0.4	0.32	0.75	0.66	0.57	1.29	1.54	2.99	3.32	10.16	9.14	22.83	32.45	68.09	113.54	236.78	563.74		15.15
U120	J. 主要泌尿生殖系统疾病	9.98	1.09	0.58	0.6	0.75	0.66	1.4	2.17	2.67	2.78	3.7	5.6	15.17	12.98	24.41	29.37	39.23	62.52	92.08	207.33		10.17
U121	1. 肾炎和肾病	9.28	1.09	0.44	0.6	0.75	0.56	1.33	2.17	2.49	2.47	3.46	5.18	14.6	12.18	21.95	27.93	35.69	58.12	84.77	194.5		9.47
U122	2. 前列腺增生																						
U123	其他	0.7					0.09	0.07		0.18	0.31	0.24	0.41	0.57	0.79	2.46	1.44	3.54	4.39	7.31	12.83		0.71
U124	K. 皮肤病	0.5	1.63	0.15		0.15			0.09	0.09	0.08	0.29	0.14	0.26	0.26	0.53	1.44	1.27	1.35	7.31	23.7		0.5
U125	L. 肌肉骨骼和结缔组织疾病	3.11	1.09	0.15	0.1	0.43	0.47	0.74	0.38	1.01	0.69	1.1	0.83	3.15	1.32	4.92	7.8	15.19	16.9	35.08	108.6		3.13
U126	1. 风湿性关节炎	1.33										0.08	0.07	0.72	0.4	2.11	4.72	7.09	9.12	18.51	59.24		1.32
U127	2. 骨关节炎	0.01																		0.97			0.01
U128	3. 痛风	0.19							0.28		0.08		0.29	0.29	0.29	0.35	0.82	1.01	1.35	2.92	6.91		0.19
U129	4. 腰痛	0.04															0.21	0.25	0.34				0.04
U130	其他	1.48	1.09		0.1	0.43	0.47	0.74	0.28	1.01	0.62	1.02	0.62	2	0.93	2.28	2.05	6.33	6.08	12.18	42.45		1.51
U131	M. 先天异常	1.9	76.27	5.85	0.8	1.49	0.84	0.81	0.85	0.83	0.69	0.71	0.41	0.72	0.79	0.35	0.21	0.97	0.68	0.97	0.99		1.69

续 表

疾病编码	疾病名称	总计	0-	1-	5-	10-	15-	20-	25-	30-	35-	40-	45-	50-	55-	60-	65-	70-	75-	80-	85及以上	不详	标化死亡率
U132	1. 腹壁缺损	-	-	-	-	-	-	-	-	-	-	-	-	-	-	-	-	-	-	-	-	-	-
U133	2. 无脑畸形	-	-	-	-	-	-	-	-	-	-	-	-	-	-	-	-	-	-	-	-	-	-
U134	3. 肛门直肠闭锁	0.01	1.09	-	-	-	-	-	-	-	-	-	-	-	-	-	-	-	-	-	-	-	0.01
U135	4. 唇裂	-	-	-	-	-	-	-	-	-	-	-	-	-	-	-	-	-	-	-	-	-	-
U136	5. 腭裂	0.02	1.63	-	-	-	-	-	-	-	-	-	-	-	-	-	-	-	-	-	-	-	0.02
U137	6. 食管闭锁	0.01	0.54	-	-	-	-	-	-	-	-	-	-	-	-	-	-	-	-	-	-	-	0.01
U138	7. 肾发育不全	0.02	-	-	-	-	-	-	-	-	-	-	-	-	-	-	-	-	0.34	-	0.99	-	0.02
U139	8. 唐氏综合征	0.01	-	0.15	-	0.11	-	-	-	-	-	-	-	-	-	-	-	-	-	-	-	-	0.01
U140	9. 先天性心脏异常	1.5	52.84	5.41	0.7	1.39	0.84	0.74	0.76	0.83	0.69	0.55	0.41	0.57	0.4	0.35	0.21	-	0.34	0.49	-	-	1.35
U141	10. 脊柱裂	0.01	0.54	-	-	-	-	-	-	-	-	-	-	-	-	-	-	-	-	-	-	-	0.01
U142	其他	0.32	19.61	0.29	0.1	-	-	0.07	0.09	-	-	0.16	-	0.14	0.26	-	-	-	0.34	0.49	2.96	-	0.27
U143	N. 口腔疾病	0.04	0.54	-	-	-	-	-	-	-	-	0.08	-	0.14	-	-	-	-	0.34	-	2.96	-	0.04
U144	1. 龋齿	-	-	-	-	-	-	-	-	-	-	-	-	-	-	-	-	-	-	-	-	-	-
U145	2. 牙周病	-	-	-	-	-	-	-	-	-	-	-	-	-	-	-	-	-	-	-	-	-	-
U146	3. 无牙症	-	-	-	-	-	-	-	-	-	-	-	-	-	-	-	-	-	-	-	-	-	-
U147	其他	0.04	0.54	-	-	-	-	-	-	-	-	0.08	-	0.14	-	-	-	-	0.34	-	2.96	-	0.04
U148	III. 伤害	42.49	44.67	24.56	10.09	11.19	14.54	15.03	16.52	20.99	18.69	27.08	28.55	63.54	43.44	75.69	83.79	116.18	192.62	322.53	799.71	-	43.06
U149	A. 意外伤害	33.63	42.49	24.12	9.69	9.27	11.54	9.87	12.37	14.91	12.74	20.39	19.91	48.08	32.84	55.49	62.43	87.83	153.76	276.74	736.52	-	33.98
U150	1. 道路交通事故	9.63	2.72	7.6	2.7	3.3	6.19	4.86	7.46	7.73	6.79	10.15	10.85	22.04	12.85	19.14	17.87	16.71	20.95	22.9	28.63	-	9.96
U151	2. 意外中毒	3.47	1.09	0.88	0.9	0.64	1.69	1.18	1.7	2.49	1.54	2.99	2.07	5.87	6.49	9.13	9.04	12.91	14.87	12.67	19.75	-	3.6
U152	3. 意外跌落	12.92	0.54	4.09	1.5	1.6	1.03	1.69	1.51	1.75	1.7	3.46	3.32	10.88	8.21	16.86	25.26	41.77	87.18	185.14	516.35	-	12.9
U153	4. 火灾	0.45	0.54	0.15	0.3	0.21	-	0.44	-	0.09	0.08	0.24	0.35	0.29	0.53	0.7	1.03	0.51	4.06	3.9	6.91	-	0.44
U154	5. 溺水	2.22	2.18	5.56	2.9	2.88	1.41	0.59	0.85	1.1	1	1.1	0.97	3.15	2.25	4.39	2.26	3.29	7.1	9.26	18.76	-	2.19
U155	其他	4.93	35.41	5.85	1.4	0.64	1.22	1.11	0.85	1.75	1.62	2.44	2.35	5.87	2.52	5.27	6.98	12.66	19.6	42.87	146.12	-	4.87
U156	B. 故意伤害	8.32	0.54	0.15	0.3	1.81	2.91	4.72	4.06	5.71	5.64	6.38	8.36	15.17	10.07	19.32	20.74	26.58	35.82	40.44	54.3	-	8.55
U157	1. 自杀及后遗症	7.77	-	-	0.1	1.81	2.35	4.27	3.4	4.79	4.86	5.75	7.53	14.45	9.8	18.61	20.54	26.07	35.14	39.95	53.31	-	7.99
U158	2. 他杀及后遗症	0.53	0.54	0.15	0.2	-	0.56	0.44	0.66	0.92	0.77	0.55	0.83	0.72	0.26	0.53	0.21	0.51	0.68	0.49	0.99	-	0.54
U159	3. 战争	-	-	-	-	-	-	-	-	-	-	-	-	-	-	-	-	-	-	-	-	-	-
U160	其他	0.01	-	-	-	-	-	-	-	-	-	0.08	-	-	0.18	-	-	-	-	-	-	-	0.02
U161	其他剩余疾病	8.86	17.98	1.75	0.6	0.43	1.22	0.96	0.76	1.01	1.16	0.94	1.31	3.01	2.52	3.51	7.8	18.98	40.21	123.26	620.02	-	8.86

表4－10　2018年昆明市死因别、年龄别死亡率（男女合计）

（单位：1/10万）

疾病编码	疾病名称	总计	年龄组（岁）																			
			0 –	1 –	5 –	10 –	15 –	20 –	25 –	30 –	35 –	40 –	45 –	50 –	55 –	60 –	65 –	70 –	75 –	80 –	85及以上	不详
U000	全死因	549.35	735.36	56.04	15.93	26.97	25.98	26.17	44.11	47.97	64.95	132.77	194.94	541.72	432.56	916.35	1459.07	2074.98	4032.03	7336.61	21303.62	–
U001	Ⅰ. 传染病、母婴疾病和营养缺乏性疾病	34.37	495.9	9.27	2.65	1.27	1.25	1.45	3.52	3.88	5.72	7.64	11.8	19.36	17.58	35.34	42.05	83.69	188.71	414.68	1767.19	–
U002	A. 传染病和寄生虫病	6.4	6.79	2.95	0.66	0.95	0.42	0.87	2.49	1.76	3.08	4.55	8.53	9.99	11.12	16.23	8.59	16.74	31.58	37.59	87.08	–
U003	1. 结核病	1.3	–	–	–	0.63	0.21	0.73	0.83	0.44	0.44	0.16	1.28	0.31	1.55	4.69	2.26	3.78	9.77	9.11	25.61	–
U004	2. 性传播疾病	0.03	–	–	–	–	–	–	–	–	–	–	–	–	–	–	–	–	0.75	1.14	–	–
U005	a. 梅毒	0.03	–	–	–	–	–	–	–	–	–	–	–	–	–	–	–	–	0.75	1.14	–	–
U006	b. 衣原体病	–	–	–	–	–	–	–	–	–	–	–	–	–	–	–	–	–	–	–	–	–
U007	c. 淋病	–	–	–	–	–	–	–	–	–	–	–	–	–	–	–	–	–	–	–	–	–
U008	d. 其他	–	–	–	–	–	–	–	–	–	–	–	–	–	–	–	–	–	–	–	–	–
U009	3. 艾滋病	1.08	–	–	–	–	–	–	1.24	1.06	1.17	1.46	2.27	1.56	2.59	0.72	1.36	1.62	3.76	–	–	–
U010	4. 腹泻性疾病	0.1	–	0.84	–	–	–	–	–	–	–	–	–	0.31	0.78	–	–	–	0.75	–	–	–
U011	5. 好发于儿童期的疾病	–	–	–	–	–	–	–	–	–	–	–	–	–	–	–	–	–	–	–	–	–
U012	a. 百日咳	–	–	–	–	–	–	–	–	–	–	–	–	–	–	–	–	–	–	–	–	–
U013	b. 脊髓灰质炎及后遗症	–	–	–	–	–	–	–	–	–	–	–	–	–	–	–	–	–	–	–	–	–
U014	c. 白喉	–	–	–	–	–	–	–	–	–	–	–	–	–	–	–	–	–	–	–	–	–
U015	d. 麻疹	–	–	–	–	–	–	–	–	–	–	–	–	–	–	–	–	–	–	–	–	–
U016	e. 破伤风	–	–	–	–	–	–	–	–	–	–	–	–	–	–	–	–	–	–	–	–	–
U017	6. 脑膜炎	0.27	6.79	0.42	–	0.32	–	–	–	0.35	0.15	0.49	0.14	0.62	0.26	0.36	–	–	–	–	–	–
U018	7. 乙型肝炎	1.77	–	–	–	–	–	–	0.21	–	0.29	1.63	1.56	5.31	3.1	6.85	3.17	4.86	9.77	10.25	2.56	–
U019	丙型肝炎	0.43	–	–	–	–	–	0.15	0.21	0.35	0.44	0.16	1.28	1.25	1.29	–	0.45	1.62	0.75	1.14	23.05	–
U020	8. 疟疾	–	–	–	–	–	–	–	–	–	–	–	–	–	–	–	–	–	–	–	–	–
U021	9. 热带病	–	–	–	–	–	–	–	–	–	–	–	–	–	–	–	–	–	–	–	–	–
U022	a. 锥虫病	–	–	–	–	–	–	–	–	–	–	–	–	–	–	–	–	–	–	–	–	–
U023	b. 南美锥虫病	–	–	–	–	–	–	–	–	–	–	–	–	–	–	–	–	–	–	–	–	–
U024	c. 血吸虫病	–	–	–	–	–	–	–	–	–	–	–	–	–	–	–	–	–	–	–	–	–
U025	d. 利什曼病	–	–	–	–	–	–	–	–	–	–	–	–	–	–	–	–	–	–	–	–	–
U026	e. 淋巴性丝虫病	–	–	–	–	–	–	–	–	–	–	–	–	–	–	–	–	–	–	–	–	–
U027	f. 盘尾丝虫病	–	–	–	–	–	–	–	–	–	–	–	–	–	–	–	–	–	–	–	–	–
U028	10. 麻风病	–	–	–	–	–	–	–	–	–	–	–	–	–	–	–	–	–	–	–	–	–
U029	11. 登革热	–	–	–	–	–	–	–	–	–	–	–	–	–	–	–	–	–	–	–	–	–
U030	12. 流行性乙型脑炎	–	–	–	–	–	–	–	–	–	–	–	–	–	–	–	–	–	–	–	–	–
U031	13. 沙眼	–	–	–	–	–	–	–	–	–	–	–	–	–	–	–	–	–	–	–	–	–
U032	14. 肠线虫感染	0.01	–	–	–	–	–	–	–	–	–	–	–	–	–	–	–	–	–	1.14	–	–

续 表

疾病编码	疾病名称	总计	年龄组（岁）																			不详
			0–	1–	5–	10–	15–	20–	25–	30–	35–	40–	45–	50–	55–	60–	65–	70–	75–	80–	85及以上	
U033	a. 蛔虫病	–	–	–	–	–	–	–	–	–	–	–	–	–	–	–	–	–	–	–	–	–
U034	b. 糖虫病	–	–	–	–	–	–	–	–	–	–	–	–	–	–	–	–	–	–	–	–	–
U035	c. 钩虫病	–	–	–	–	–	–	–	–	–	–	–	–	–	–	–	–	–	–	–	–	–
U036	d. 其他	0.01	–	–	–	–	–	–	–	–	–	–	–	–	–	–	–	–	–	1.14	–	–
U037	其他传染病	1.42	–	1.69	0.66	0.21	0.21	–	0.21	–	0.59	0.65	1.99	0.62	1.55	3.61	1.36	4.86	6.77	14.81	35.86	–
U038	B. 呼吸系统感染	21.64	45.85	3.79	1.33	0.42	0.42	0.44	0.83	1.59	1.47	2.93	3.13	8.74	5.95	18.03	29.39	62.09	143.6	338.35	1513.64	–
U039	1. 下呼吸道感染	21.55	45.85	3.79	1.33	0.42	0.42	0.44	0.83	1.59	1.47	2.93	3.13	8.74	5.43	18.03	29.39	62.09	143.6	337.21	1505.95	–
U040	2. 上呼吸道感染	0.09	–	–	–	–	–	–	–	–	–	–	–	–	0.52	–	–	–	–	1.14	7.68	–
U041	3. 中耳炎	–	–	–	–	–	–	–	–	–	–	–	–	–	–	–	–	–	–	–	–	–
U042	C. 妊娠、分娩和产褥期并发症	0.13	–	–	–	–	–	0.15	0.21	0.53	0.59	–	–	–	–	–	–	–	–	–	–	–
U043	1. 孕产妇产后出血	0.04	–	–	–	–	–	–	–	–	0.29	–	–	–	–	–	–	–	–	–	–	–
U044	2. 产妇败血症	0.01	–	–	–	–	–	–	0.21	–	–	–	–	–	–	–	–	–	–	–	–	–
U045	3. 妊娠高血压综合征	0.01	–	–	–	–	–	0.15	–	–	–	–	–	–	–	–	–	–	–	–	–	–
U046	4. 梗阻性分娩	–	–	–	–	–	–	–	–	–	–	–	–	–	–	–	–	–	–	–	–	–
U047	5. 流产	0.03	–	–	–	–	–	–	–	0.18	0.15	–	–	–	–	–	–	–	–	–	–	–
U048	其他	0.03	–	–	–	–	–	–	–	0.35	0.15	–	–	–	–	–	–	–	–	–	–	–
U049	D. 起源于围生期的情况	3.89	439.86	2.11	–	–	–	–	–	–	–	–	–	–	–	–	–	–	–	–	–	–
U050	1. 出生低体重	0.99	113.78	–	–	–	–	–	–	–	–	–	–	–	–	–	–	–	–	–	–	–
U051	2. 出生产伤和窒息	2.21	246.25	2.11	–	–	–	–	–	–	–	–	–	–	–	–	–	–	–	–	–	–
U052	其他	0.69	79.82	–	–	–	–	–	–	–	–	–	–	–	–	–	–	–	–	–	–	–
U053	E. 营养缺乏	2.3	3.4	0.42	0.66	0.32	0.21	0.15	–	0.59	–	0.16	0.14	0.62	0.52	1.08	4.07	4.86	13.53	38.73	166.47	–
U054	1. 蛋白质-能量营养不良	1.68	1.7	0.42	0.66	0.32	0.21	0.15	–	0.44	–	–	0.14	0.62	0.26	0.72	1.81	1.62	11.28	31.9	122.94	–
U055	2. 碘缺乏	–	–	–	–	–	–	–	–	–	–	–	–	–	–	–	–	–	–	–	–	–
U056	3. 维生素 A 缺乏病	–	–	–	–	–	–	–	–	–	–	–	–	–	–	–	–	–	–	–	–	–
U057	4. 缺铁性贫血	0.31	–	–	–	–	–	–	–	–	0.15	0.16	–	–	–	0.36	1.36	1.62	2.26	2.28	17.93	–
U058	其他营养病症	0.31	1.7	–	–	–	–	–	–	–	–	–	–	–	0.26	–	0.9	1.62	–	4.56	25.61	–
U059	II. 慢性非传染性疾病	465.7	180.02	20.23	6.64	12.06	8.94	9.59	18.22	23.28	37.1	89.71	142.47	432.44	363.78	799.8	1330.21	1878.44	3651.61	6604.09	18322.45	–
U060	A. 恶性肿瘤	91.63	8.49	5.48	2.99	4.76	1.66	1.6	6.01	5.29	10.26	24.86	46.49	148.93	125.66	286.31	378.45	430.87	648.82	817.96	1464.98	–
U061	1. 唇、口腔和咽恶性肿瘤	1.5	–	–	–	–	–	0.15	0.62	0.18	0.15	–	1.71	4.06	1.55	4.33	6.78	4.32	4.51	9.11	20.49	–
U062	2. 食道癌	2.37	–	–	–	–	–	–	–	–	–	–	1.56	4.68	4.91	9.74	10.4	10.26	16.54	14.81	20.49	–
U063	3. 胃癌	7.27	–	–	–	–	–	0.62	0.88	0.35	0.73	0.98	3.7	11.55	8.53	16.23	26.68	29.16	59.39	86.58	166.47	–
U064	4. 结直肠癌	10.51	–	–	–	–	–	–	0.15	0.21	1.03	1.14	3.27	13.43	9.05	29.93	49.28	55.07	81.95	127.59	199.77	–
U065	5. 肝癌	14.83	–	0.42	–	0.32	0.15	0.15	1.04	0.53	2.35	7.31	12.23	34.66	25.6	46.16	55.61	59.93	81.2	111.64	181.84	–

续　表

疾病编码	疾病名称	总计	0-	1-	5-	10-	15-	20-	25-	30-	35-	40-	45-	50-	55-	60-	65-	70-	75-	80-	85及以上	不详
U066	6.胰腺癌	3.33	-	-	-	-	-	-	-	-	0.15	0.33	1.56	4.68	3.88	10.1	10.4	18.9	31.58	30.76	69.15	-
U067	7.肺癌	25.2	-	-	-	-	-	-	-	0.53	1.17	3.74	7.82	37.47	27.23	90.51	119.82	137.14	190.21	215.31	363.68	-
U068	8.皮肤癌	0.41	-	-	-	-	0.42	0.15	-	-	0.15	0.14	-	-	0.52	1.8	1.81	1.08	1.5	2.28	20.49	-
U069	9.乳腺癌	2.59	-	-	-	-	-	0.15	-	0.53	1.03	1.95	4.41	5	7.76	6.85	7.23	7.56	9.02	9.11	12.81	-
U070	10.子宫颈癌	1.68	-	-	-	-	-	-	-	0.35	0.15	0.98	2.42	8.12	1.55	5.41	4.97	3.78	8.27	7.97	12.81	-
U071	11.子宫体癌	0.8	-	-	-	-	-	-	-	0.18	0.15	0.49	0.43	2.19	1.81	2.16	4.07	3.24	3.76	4.56	5.12	-
U072	12.卵巢癌	1.06	-	-	-	-	-	-	-	-	-	0.33	1	1.87	2.07	4.33	2.71	4.32	7.52	7.97	15.37	-
U073	13.前列腺癌	2.49	-	-	-	-	-	-	-	-	-	-	-	-	0.52	1.8	5.88	13.5	27.07	54.68	102.45	-
U074	14.膀胱癌	1.72	-	-	-	-	-	-	0.41	-	0.15	0.16	0.28	0.94	1.55	2.88	5.43	7.56	15.04	28.48	64.03	-
U075	15.淋巴瘤与多发性骨髓瘤	2.15	-	-	0.33	0.32	0.21	0.15	1.86	0.71	0.44	0.81	1.28	1.25	3.62	9.38	5.88	12.96	11.28	13.67	12.81	-
U076	16.白血病	2.87	5.09	3.79	1	1.9	0.42	0.44	1.24	1.06	1.47	1.79	1.28	5.31	2.59	7.21	9.95	10.8	13.53	10.25	25.61	-
U077	其他	10.82	3.4	1.26	1.66	2.22	0.62	0.44	0.41	0.71	1.03	3.09	3.41	13.74	12.93	37.5	47.02	51.29	86.46	83.16	163.91	-
U078	B.其他肿瘤	1.06	1.7	0.42	-	-	-	-	-	0.18	0.16	0.16	0.43	1.56	1.03	1.44	4.97	3.78	8.27	18.23	15.37	-
U079	C.糖尿病	18.65	13.59	-	0.66	0.32	0.42	0.44	0.41	0.71	1.03	3.09	4.69	19.05	13.19	33.9	68.73	91.79	153.37	240.38	645.41	-
U080	D.内分泌紊乱	2.77	1.7	0.84	-	-	0.42	-	-	1.06	0.29	0.33	1.14	2.81	2.33	3.61	7.23	9.18	18.04	35.32	97.32	-
U081	E.神经系统和精神障碍疾病	9.42	-	3.37	1	3.49	2.08	1.45	1.86	0.88	1.32	4.06	5.4	9.99	7.24	6.49	10.4	28.08	53.38	109.37	486.62	-
U082	1.单相精神抑郁	0.06	-	-	-	-	-	-	-	-	0.15	0.16	0.28	-	-	-	-	-	-	-	-	-
U083	2.双相情感障碍	-	-	-	-	-	-	-	-	-	-	-	-	-	-	-	-	-	-	-	-	-
U084	3.精神分裂症	0.44	-	-	-	-	0.21	0.15	-	-	-	0.16	0.85	1.87	-	-	0.9	1.62	0.75	1.14	7.68	-
U085	4.癫痫症	0.84	-	-	-	1.27	0.62	0.15	0.83	0.35	0.15	0.81	1	2.19	0.55	0.36	0.45	2.7	2.26	3.42	10.24	-
U086	5.酒精使用所致精神障碍	0.66	-	-	-	-	-	0.29	-	0.35	0.59	1.3	1.42	1.56	0.78	1.08	-	1.62	1.5	1.14	1.14	-
U087	6.阿尔茨海默病和其他痴呆	3.51	-	-	-	-	0.21	-	-	-	-	0.16	0.28	0.62	0.52	1.08	1.81	9.18	31.58	51.27	302.22	-
U088	7.帕金森病	0.59	-	-	-	-	-	-	-	-	-	-	0.14	0.31	-	1.08	0.9	4.86	3.76	15.95	12.81	-
U089	8.多发性硬化	-	-	-	-	-	-	-	-	-	-	-	-	-	-	-	-	-	-	-	-	-
U090	9.药物使用所致精神障碍	0.27	-	-	-	-	-	0.29	0.41	-	0.29	0.65	0.28	0.94	0.26	0.36	0.9	-	0.75	-	-	-
U091	10.创伤后应激障碍	-	-	-	-	-	-	-	-	-	-	-	-	-	-	-	-	-	-	-	-	-
U092	11.强迫症	-	-	-	-	-	-	-	-	-	-	-	-	-	-	-	-	-	-	-	-	-
U093	12.惊恐障碍	-	-	-	-	-	-	-	-	-	-	-	-	-	-	-	-	-	-	-	-	-
U094	13.失眠症	-	-	-	-	-	-	-	-	-	-	-	-	-	-	-	-	-	-	-	-	-
U095	14.偏头痛	0.04	-	-	-	-	-	-	-	-	-	-	-	-	0.26	-	-	-	-	-	5.12	-
U096	15.由于铅暴露引起的精神发育障碍	0.07	-	0.42	-	0.32	0.21	-	-	-	0.15	0.16	-	0.31	-	-	-	-	-	-	-	-
U097	其他	2.86	1.7	2.53	1	1.9	0.83	0.58	0.21	0.18	0.15	0.65	1.14	1.87	2.59	2.52	5.88	7.56	12.03	36.46	145.99	-
U098	F.感官病	-	-	-	-	-	-	-	-	-	-	-	-	-	-	-	-	-	-	-	-	-

年龄组（岁）

续表

疾病编码	疾病名称	总计	年龄组（岁）																			不详
			0–	1–	5–	10–	15–	20–	25–	30–	35–	40–	45–	50–	55–	60–	65–	70–	75–	80–	85及以上	
U099	1. 青光眼	–	–	–	–	–	–	–	–	–	–	–	–	–	–	–	–	–	–	–	–	–
U100	2. 白内障	–	–	–	–	–	–	–	–	–	–	–	–	–	–	–	–	–	–	–	–	–
U101	3. 与年龄有关的视觉障碍	–	–	–	–	–	–	–	–	–	–	–	–	–	–	–	–	–	–	–	–	–
U102	4. 成年开始的听力损失	–	–	–	–	–	–	–	–	–	–	–	–	–	–	–	–	–	–	–	–	–
U103	其他	–	–	–	–	–	–	–	–	–	–	–	–	–	–	–	–	–	–	–	–	–
U104	G. 心血管疾病	205.74	3.4	0.42	0.66	0.95	1.87	3.2	6.63	10.4	17.01	39.49	60.57	168.6	152.03	315.16	555.23	832.04	1692.35	3081.6	8482.52	–
U105	1. 风湿性心脏病	4.97	–	–	–	–	–	0.15	–	0.18	–	0.33	1.99	4.68	5.17	6.85	17.18	22.14	39.09	77.47	169.04	–
U106	2. 高血压及并发症	18.49	–	–	0.33	0.32	–	0.15	–	0.35	0.15	2.44	3.27	9.68	8.79	19.47	38.43	70.73	154.12	326.96	983.48	–
U107	3. 缺血性心脏病	66.58	–	–	–	–	0.83	0.87	2.69	5.29	8.8	15.28	25.02	58.39	57.92	119.72	189.45	266.19	487.18	882.9	2702.01	–
U108	4. 脑血管病	103.47	1.7	–	–	–	0.83	1.16	2.9	2.65	5.43	18.04	24.17	81.49	70.84	149.29	266.31	436.81	933.76	1648.46	4156.74	–
U109	5. 炎性心脏病	2.4	1.7	0.42	–	–	–	0.44	–	0.71	0.59	0.98	1.99	3.43	3.36	3.61	10.85	2.7	12.03	22.78	79.4	–
U110	其他	9.55	1.7	–	0.33	0.95	0.21	0.29	1.04	1.23	1.76	2.44	3.98	10.93	5.95	15.51	32.1	32.94	64.66	120.76	379.05	–
U111	H. 主要呼吸系统疾病	95.74	1.7	1.26	0.33	0.32	0.42	0.44	–	0.35	1.61	3.25	5.12	22.17	26.11	89.79	188.54	353.66	803.7	1844.4	5719.04	–
U112	1. 慢性阻塞性肺疾病	87.13	–	0.42	–	–	–	–	–	–	0.88	2.6	2.99	17.48	22.24	81.13	170.46	324.5	743.55	1688.33	5250.35	–
U113	2. 哮喘	2.33	–	–	–	0.32	0.21	0.15	0.62	0.35	0.59	0.33	0.71	1.25	1.03	1.44	4.52	9.72	18.04	43.29	110.13	–
U114	其他	6.28	1.7	0.84	0.33	–	0.21	0.29	–	0.35	0.15	0.33	1.42	3.43	2.84	7.21	13.56	19.44	42.1	112.78	358.56	–
U115	I. 主要消化系统疾病	26.32	28.87	1.26	0.33	0.95	0.62	0.73	1.45	3.7	3.96	8.94	13.37	42.78	23.79	37.5	76.86	81.53	178.93	314.43	975.8	–
U116	1. 消化性溃疡	6.07	–	–	–	–	–	0.15	0.21	0.35	0.73	1.46	2.42	7.81	6.46	7.57	18.54	24.84	54.88	75.19	204.89	–
U117	2. 肝硬化	6.34	–	0.84	–	–	–	0.29	0.62	2.12	1.17	4.55	7.96	22.17	9.05	14.06	23.96	21.06	23.31	25.06	79.4	–
U118	3. 阑尾炎	0.12	–	–	–	–	–	–	–	–	–	–	0.14	0.14	–	–	0.45	–	2.26	1.14	5.12	–
U119	其他	13.77	28.87	1.26	0.33	0.95	0.62	0.29	0.62	1.23	2.05	2.93	2.84	12.49	8.27	15.87	33.91	35.64	98.49	213.04	686.39	–
U120	J. 主要泌尿生殖系统疾病	9.02	28.87	0.84	0.33	–	0.42	0.44	0.62	0.71	1.17	4.23	3.55	11.86	10.08	18.75	28.03	34.02	68.42	93.42	284.29	–
U121	1. 肾炎和肾病	7.87	–	0.84	0.33	–	0.21	0.44	0.62	0.71	1.03	3.9	3.41	11.24	9.31	17.67	23.96	28.62	57.89	79.75	233.06	–
U122	2. 前列腺增生	0.19	–	–	–	–	–	–	–	–	–	0.16	–	–	0.26	–	0.9	0.54	3.01	2.28	7.68	–
U123	其他	0.96	–	–	–	–	0.21	0.15	–	–	0.15	0.33	0.14	0.62	0.52	1.08	3.17	4.86	7.52	11.39	43.54	–
U124	K. 皮肤病	0.44	–	–	–	–	–	–	–	–	–	0.14	0.14	0.62	–	0.36	0.9	0.54	3.76	9.11	25.61	–
U125	L. 肌肉骨骼和结缔组织疾病	3.14	–	–	–	0.32	0.15	0.15	0.83	–	0.44	0.81	1.28	3.12	2.07	5.41	10.4	11.34	22.55	38.73	122.94	–
U126	1. 风湿性关节炎	0.63	–	–	–	–	0.21	–	–	–	–	0.28	0.28	0.94	0.52	2.52	2.26	3.24	5.26	6.84	12.81	–
U127	2. 骨关节炎	0.07	–	–	–	–	–	–	–	–	–	0.16	–	–	–	–	–	1.08	–	–	5.12	–
U128	3. 痛风	0.43	–	–	–	–	–	–	–	–	0.15	0.16	–	0.62	0.52	–	3.17	1.62	3.01	4.56	10.24	–
U129	4. 腰痛	0.06	–	–	–	–	–	–	–	–	–	–	–	–	–	0.45	0.45	–	–	1.14	2.56	–
U130	其他	1.95	–	–	–	0.32	0.21	0.15	0.83	–	0.29	0.49	0.71	1.56	1.03	2.88	4.52	5.4	14.28	26.2	92.2	–
U131	M. 先天异常	1.77	120.58	6.32	0.33	0.95	0.83	0.87	0.41	0.49	0.29	0.49	0.28	0.94	0.26	1.08	0.45	1.62	–	1.14	2.56	–

续 表

疾病编码	疾病名称	总计	0 –	1 –	5 –	10 –	15 –	20 –	25 –	30 –	35 –	40 –	45 –	50 –	55 –	60 –	65 –	70 –	75 –	80 –	85及以上	不详
U132	1. 腹壁缺损	0.01	1.7	–	–	–	–	–	–	–	–	–	–	–	–	–	–	–	–	–	–	–
U133	2. 无脑畸形	–	–	–	–	–	–	–	–	–	–	–	–	–	–	–	–	–	–	–	–	–
U134	3. 肛门直肠闭锁	0.03	3.4	–	–	–	–	–	–	–	–	–	–	–	–	–	–	–	–	–	–	–
U135	4. 唇裂	–	–	–	–	–	–	–	–	–	–	–	–	–	–	–	–	–	–	–	–	–
U136	5. 腭裂	0.01	1.7	–	–	–	–	–	–	–	–	–	–	–	–	–	–	–	–	–	–	–
U137	6. 食管闭锁	0.04	5.09	–	–	–	–	–	–	–	–	–	–	–	–	–	–	–	–	–	–	–
U138	7. 肾发育不全	–	–	–	–	–	–	–	–	–	–	–	–	–	–	–	–	–	–	–	–	–
U139	8. 脐氏综合征	–	–	–	–	–	–	–	–	–	–	–	–	–	–	–	–	–	–	–	–	–
U140	9. 先天性心脏异常	1.34	81.52	6.32	0.33	0.63	0.83	0.87	0.41	–	–	0.49	0.14	0.62	–	0.72	0.45	1.62	–	–	2.56	–
U141	10. 脊柱裂	–	–	–	–	–	–	–	–	–	–	–	–	–	–	–	–	–	–	1.14	–	–
U142	其他	0.32	27.17	–	–	0.32	–	–	–	–	–	–	0.14	0.31	0.25	0.36	–	–	–	–	–	–
U143	N. 口腔疾病	–	–	–	–	–	–	–	–	–	–	–	–	–	–	–	–	–	–	–	–	–
U144	1. 龋齿	–	–	–	–	–	–	–	–	–	–	–	–	–	–	–	–	–	–	–	–	–
U145	2. 牙周病	–	–	–	–	–	–	–	–	–	–	–	–	–	–	–	–	–	–	–	–	–
U146	3. 无牙症	–	–	–	–	–	–	–	–	–	–	–	–	–	–	–	–	–	–	–	–	–
U147	其他	–	–	–	–	–	–	–	–	–	–	–	–	–	–	–	–	–	–	–	–	–
U148	III. 伤害	46.43	57.74	24.86	6.64	13.33	15.17	14.39	22.16	20.28	21.55	34.13	39.67	88.99	49.12	78.97	84.55	104.21	179.69	297.34	998.85	–
U149	A. 意外伤害	39.01	57.74	24.02	6.64	11.74	11.02	10.03	18.85	15.52	17.74	28.11	31.57	72.75	40.59	66.35	67.82	86.39	145.85	259.74	960.43	–
U150	1. 道路交通事故	10.44	8.49	5.48	1.33	3.81	6.65	4.8	9.73	6.17	7.18	7.96	9.95	24.67	14.74	24.52	23.06	20.52	24.81	17.09	46.1	–
U151	2. 意外中毒	4.88	–	0.84	0.66	0.32	1.04	0.87	1.24	2.65	2.93	6.66	6.11	14.99	5.69	10.46	11.76	9.72	16.54	18.23	23.05	–
U152	3. 意外跌落	16.25	10.19	4.63	1	1.9	0.83	1.74	3.93	2.82	2.93	6.34	9.1	23.73	11.89	22	23.96	39.42	84.2	193.67	796.52	–
U153	4. 火灾	0.65	–	1.26	–	–	0.21	0.15	–	–	0.29	0.33	0.28	0.62	1.8	0.36	0.9	1.08	4.51	7.97	10.24	–
U154	5. 溺水	2.46	3.4	5.48	2.65	4.76	1.25	0.73	1.06	1.32	1.04	1.79	1.71	2.19	2.07	2.52	3.17	5.94	7.52	17.09	25.61	–
U155	其他	4.33	35.66	6.32	1	0.95	1.04	1.74	2.82	2.82	3.08	5.04	4.41	6.56	4.4	6.49	4.97	9.72	8.27	5.7	58.91	–
U156	B. 故意伤害	6.66	–	0.42	–	1.59	3.53	3.93	4.41	–	2.93	5.2	7.39	14.36	8.02	11.9	15.83	15.66	30.07	35.32	33.29	–
U157	1. 自杀及后遗症	5.96	–	–	–	1.59	2.7	3.49	3.7	–	2.05	4.23	6.11	13.74	7.5	11.54	15.83	15.66	27.82	33.04	33.29	–
U158	2. 他杀及后遗症	0.65	–	0.42	–	–	0.83	0.44	0.71	–	0.88	0.81	1.14	0.31	0.26	0.36	–	–	2.26	2.28	–	–
U159	3. 战争	–	–	–	–	–	–	–	–	–	–	–	–	–	–	–	–	–	–	–	–	–
U160	其他	0.06	–	–	–	–	–	–	–	–	–	0.16	0.14	0.31	0.26	–	–	–	–	–	–	–
U161	其他剩余疾病	2.86	1.7	1.69	0.32	0.32	0.62	0.73	0.53	0.59	–	1.3	1	0.94	2.07	2.52	2.26	8.64	12.03	20.51	215.14	–

表4-11　2018年昆明市死因别、年龄别死亡率（男）

（单位：1/10万）

疾病编码	疾病名称	总计	0-	1-	5-	10-	15-	20-	25-	30-	35-	40-	45-	50-	55-	60-	65-	70-	75-	80-	85及以上	不详
										年龄组（岁）												
U000	全死因	628.11	833.03	68.84	14	30.54	38.39	36.15	63.28	68.12	92.44	188.66	276.24	764.58	608.26	1224.48	1933.41	2522.99	4755.73	8115.5	23614.75	-
U001	I.传染病、母婴疾病和营养缺乏性疾病	38.32	578.49	12.15	2.55	0.61	1.21	2.58	5	4.01	7.15	10.17	18.02	27.31	28.42	52.71	58.56	93.25	218.04	479.23	1920.15	-
U002	A.传染病和寄生虫病	9.06	6.61	4.05	-	0.61	0.81	1.72	4.16	2.34	4.68	5.86	13.65	15.17	18.6	25.64	12.81	22.51	42.69	43.57	115.82	-
U003	1.结核病	1.92	-	-	-	-	0.4	1.43	1.25	-	0.55	0.31	2.18	0.61	2.07	7.12	3.66	5.36	13.72	16.94	42.67	-
U004	2.性传播疾病	0.03	-	-	-	-	-	-	-	-	-	-	-	-	-	-	-	-	1.52	-	-	-
U005	a.梅毒	0.03	-	-	-	-	-	-	-	-	-	-	-	-	-	-	-	-	1.52	-	-	-
U006	b.衣原体病	-	-	-	-	-	-	-	-	-	-	-	-	-	-	-	-	-	-	-	-	-
U007	c.淋病	-	-	-	-	-	-	-	-	-	-	-	-	-	-	-	-	-	-	-	-	-
U008	d.其他	-	-	-	-	-	-	-	-	-	-	-	-	-	-	-	-	-	-	-	-	-
U009	3.艾滋病	1.78	-	-	-	-	-	-	2.08	1.67	1.65	1.85	3.82	1.82	5.17	1.42	2.75	3.22	7.62	-	-	-
U010	4.腹泻性疾病	0.17	-	0.81	-	-	-	-	-	-	-	-	-	0.61	1.55	-	-	-	1.52	-	-	-
U011	5.好发于儿童期的疾病	-	-	-	-	-	-	-	-	-	-	-	-	-	-	-	-	-	-	-	-	-
U012	a.百日咳	-	-	-	-	-	-	-	-	-	-	-	-	-	-	-	-	-	-	-	-	-
U013	b.脊髓灰质炎及后遗症	-	-	-	-	-	-	-	-	-	-	-	-	-	-	-	-	-	-	-	-	-
U014	c.白喉	-	-	-	-	-	-	-	-	-	-	-	-	-	-	-	-	-	-	-	-	-
U015	d.麻疹	-	-	-	-	-	-	-	-	-	-	-	-	-	-	-	-	-	-	-	-	-
U016	e.破伤风	-	-	-	-	-	-	-	-	-	-	-	-	-	-	-	-	-	-	-	-	-
U017	6.脑膜炎	0.23	6.61	0.81	-	0.61	-	-	-	-	0.28	-	-	0.61	-	-	-	-	-	-	-	-
U018	7.乙型肝炎	2.46	-	-	-	-	-	0.29	0.42	0.33	0.55	2.47	2.73	7.89	5.68	9.97	4.58	6.43	9.15	7.26	36.57	-
U019	丙型肝炎	0.63	-	-	-	-	-	-	-	0.33	0.83	0.31	2.18	2.43	1.55	1.07	0.92	1.07	-	-	-	-
U020	8.疟疾	-	-	-	-	-	-	-	-	-	-	-	-	-	-	-	-	-	-	-	-	-
U021	9.热带病	-	-	-	-	-	-	-	-	-	-	-	-	-	-	-	-	-	-	-	-	-
U022	a.锥虫病	-	-	-	-	-	-	-	-	-	-	-	-	-	-	-	-	-	-	-	-	-
U023	b.南美锥虫病	-	-	-	-	-	-	-	-	-	-	-	-	-	-	-	-	-	-	-	-	-
U024	c.血吸虫病	-	-	-	-	-	-	-	-	-	-	-	-	-	-	-	-	-	-	-	-	-
U025	d.利什曼病	-	-	-	-	-	-	-	-	-	-	-	-	-	-	-	-	-	-	-	-	-
U026	e.淋巴丝虫病	-	-	-	-	-	-	-	-	-	-	-	-	-	-	-	-	-	-	-	-	-
U027	f.盘尾丝虫病	-	-	-	-	-	-	-	-	-	-	-	-	-	-	-	-	-	-	-	-	-
U028	10.麻风病	-	-	-	-	-	-	-	-	-	-	-	-	-	-	-	-	-	-	-	-	-
U029	11.登革热	-	-	-	-	-	-	-	-	-	-	-	-	-	-	-	-	-	-	-	-	-
U030	12.流行性乙型脑炎	-	-	-	-	-	-	-	-	-	-	-	-	-	-	-	-	-	-	-	-	-
U031	13.沙眼	-	-	-	-	-	-	-	-	-	-	-	-	-	-	-	-	-	-	-	-	-
U032	14.肠线虫感染	-	-	-	-	-	-	-	-	-	-	-	-	-	-	-	-	-	-	-	-	-

续表

疾病编码	疾病名称	总计	年龄组（岁）																			不详
			0–	1–	5–	10–	15–	20–	25–	30–	35–	40–	45–	50–	55–	60–	65–	70–	75–	80–	85及以上	
U033	a.蛔虫病	—	—	—	—	—	—	—	—	—	—	—	—	—	—	—	—	—	—	—	—	—
U034	b.鞭虫病	—	—	—	—	—	—	—	—	—	—	—	—	—	—	—	—	—	—	—	—	—
U035	c.钩虫病	—	—	—	—	—	—	—	—	—	—	—	—	—	—	—	—	—	—	—	—	—
U036	d.其他	—	—	—	—	—	—	—	—	—	—	—	—	—	—	—	—	—	—	—	—	—
U037	其他传染病	1.83	—	2.43	—	—	0.4	—	0.42	—	0.83	0.62	2.73	1.21	2.58	7.12	0.92	6.43	9.15	19.36	36.57	—
U038	B.呼吸系统感染	22.59	49.59	4.86	1.91	—	0.4	0.57	0.83	1.67	1.93	4.01	4.09	11.53	8.79	25.64	40.26	63.24	164.67	394.52	1664.13	—
U039	1.下呼吸道感染	22.5	49.59	4.86	1.91	—	0.4	0.57	0.83	1.67	1.93	4.01	4.09	11.53	7.75	25.64	40.26	63.24	164.67	394.52	1658.03	—
U040	2.上呼吸道感染	0.09	—	—	—	—	—	—	—	—	—	—	—	—	1.03	—	—	—	—	—	6.1	—
U041	3.中耳炎	—	—	—	—	—	—	—	—	—	—	—	—	—	—	—	—	—	—	—	—	—
U042	C.妊娠、分娩和产褥期并发症	—	—	—	—	—	—	—	—	—	—	—	—	—	—	—	—	—	—	—	—	—
U043	1.孕产妇出血	—	—	—	—	—	—	—	—	—	—	—	—	—	—	—	—	—	—	—	—	—
U044	2.产妇败血症	—	—	—	—	—	—	—	—	—	—	—	—	—	—	—	—	—	—	—	—	—
U045	3.妊娠高血压综合征	—	—	—	—	—	—	—	—	—	—	—	—	—	—	—	—	—	—	—	—	—
U046	4.梗阻性分娩	—	—	—	—	—	—	—	—	—	—	—	—	—	—	—	—	—	—	—	—	—
U047	5.流产	—	—	—	—	—	—	—	—	—	—	—	—	—	—	—	—	—	—	—	—	—
U048	其他	—	—	—	—	—	—	—	—	—	—	—	—	—	—	—	—	—	—	—	—	—
U049	D.起源于围生期的情况	4.61	518.99	3.24	—	—	—	—	—	—	—	—	—	—	—	—	—	—	—	—	—	—
U050	1.出生低体重	1.2	138.84	—	—	—	—	—	—	—	—	—	—	—	—	—	—	—	—	—	—	—
U051	2.出生产伤和窒息	2.61	287.59	3.24	—	—	—	—	—	—	—	—	—	—	—	—	—	—	—	—	—	—
U052	其他	0.8	92.56	—	—	—	—	—	—	—	—	—	—	—	—	—	—	—	—	—	—	—
U053	E.营养缺乏	2.06	3.31	—	0.64	—	—	0.29	—	—	0.55	0.31	0.27	0.61	1.03	1.42	5.49	7.5	10.67	41.15	140.2	—
U054	1.蛋白质–能量营养不良	1.52	3.31	—	0.64	—	—	0.29	—	—	0.28	—	0.27	0.61	0.52	1.42	1.83	3.22	9.15	31.46	121.91	—
U055	2.碘缺乏	—	—	—	—	—	—	—	—	—	—	—	—	—	—	—	—	—	—	—	—	—
U056	3.维生素 A 缺乏病	—	—	—	—	—	—	—	—	—	—	—	—	—	—	—	—	—	—	—	—	—
U057	4.缺铁性贫血	0.26	—	—	—	—	—	—	—	—	0.28	0.31	—	—	0.52	—	2.75	1.07	1.52	4.84	18.29	—
U058	其他营养病症	0.29	—	—	—	—	—	—	—	—	—	—	—	—	—	—	—	—	—	—	—	—
U059	II.慢性非传染性疾病	526.82	185.12	22.68	5.73	11.6	12.12	12.34	22.9	32.72	50.35	123.92	193.26	606.2	501.8	1051.8	1763.39	2290.41	4327.27	7343.4	20530.33	—
U060	A.恶性肿瘤	112.87	3.31	5.67	2.55	3.05	2.83	1.72	6.24	5.34	12.11	27.44	52.96	194.18	165.37	366.13	516.06	556.26	814.22	1096.43	1987.2	—
U061	1.唇、口腔和咽恶性肿瘤	1.83	—	—	—	—	—	—	—	0.33	—	1.23	3	6.67	2.58	5.7	6.41	4.29	3.05	12.1	18.29	—
U062	2.食道癌	4.1	—	—	—	—	—	—	—	—	0.28	0.92	3	8.5	9.82	17.1	19.22	18.22	28.97	24.2	24.38	—
U063	3.胃癌	8.48	—	—	—	—	—	—	0.83	1	0.83	1.23	4.37	17.6	12.4	22.08	36.6	38.58	53.37	89.55	219.45	—
U064	4.结直肠癌	12.44	—	—	—	—	—	0.29	—	0.33	1.38	1.23	4.37	16.38	9.3	34.9	59.48	67.52	105.21	164.59	292.59	—
U065	5.肝癌	20.38	—	0.81	—	—	—	0.29	1.25	1	3.85	11.41	19.38	49.76	42.38	66.25	90.59	73.95	103.68	130.7	207.25	—

续表

疾病编码	疾病名称	总计	0-	1-	5-	10-	15-	20-	25-	30-	35-	40-	45-	50-	55-	60-	65-	70-	75-	80-	85及以上	不详
U066	6. 胰腺癌	3.96	—	—	—	—	—	—	—	—	0.28	0.62	2.18	6.67	5.17	12.11	16.47	22.51	24.4	41.15	103.63	—
U067	7. 肺癌	36.8	—	—	—	—	0.81	—	—	—	1.93	4.32	9.01	61.29	55.3	139.62	191.24	210.07	297.33	334.01	524.23	—
U068	8. 皮肤癌	0.26	—	—	—	—	—	—	—	—	—	—	—	—	—	2.14	2.75	1.07	1.52	—	12.19	—
U069	9. 乳腺癌	0.11	—	—	—	—	—	—	—	—	0.55	—	—	—	0.52	—	—	—	—	—	—	—
U070	10. 子宫颈癌	—	—	—	—	—	—	—	—	—	—	—	—	—	—	—	—	—	—	—	—	—
U071	11. 子宫体癌	—	—	—	—	—	—	—	—	—	—	—	—	—	—	—	—	—	—	—	—	—
U072	12. 卵巢癌	—	—	—	—	—	—	—	—	—	—	—	—	—	—	—	—	—	—	—	—	—
U073	13. 前列腺癌	4.84	—	—	—	—	—	—	—	—	0.28	0.31	0.27	1.21	1.03	3.56	11.9	26.79	54.89	116.18	243.83	—
U074	14. 膀胱癌	2.44	—	—	—	—	—	—	—	—	0.55	0.31	1.91	2.43	2.07	4.27	7.32	12.86	22.87	43.57	103.63	—
U075	15. 淋巴瘤与多发性骨髓瘤	2.29	—	—	—	—	0.4	—	0.42	—	1.38	0.31	1.64	2.43	6.2	8.55	5.49	15.01	16.77	14.52	18.29	—
U076	16. 白血病	3.15	—	4.05	1.27	1.22	0.81	0.86	1.67	1	0.83	2.77	1.64	6.07	2.07	7.12	10.98	12.86	10.67	16.94	42.67	—
U077	其他	11.78	3.31	0.81	1.27	1.83	0.81	0.29	0.83	1.67	0.83	3.08	3.82	17.6	16.54	42.74	57.65	52.52	91.49	108.92	176.78	—
U078	B. 其他肿瘤	0.97	—	—	—	—	0.4	—	—	0.33	—	0.31	0.27	1.82	1.03	0.71	2.75	4.29	7.62	26.62	12.19	—
U079	C. 糖尿病	18.57	—	—	—	—	—	0.29	—	1	0.83	4.01	5.46	28.52	17.57	39.18	75.95	98.6	141.8	225.09	670.53	—
U080	D. 内分泌紊乱	2.92	9.92	1.62	1.27	0.61	—	0.29	—	—	0.55	0.62	1.64	1.82	1.55	4.99	7.32	9.65	22.87	38.73	115.82	—
U081	E. 神经系统和精神障碍疾病	10	3.31	3.24	1.27	4.27	2.83	2.58	2.91	1	1.93	5.24	7.64	12.14	10.85	10.68	10.98	34.3	51.84	108.92	475.46	—
U082	1. 单相精神抑郁	0.09	—	—	—	—	—	—	—	—	0.31	—	0.55	—	—	—	—	—	—	—	—	—
U083	2. 双相情感障碍	—	—	—	—	—	—	—	—	—	—	—	—	—	—	—	—	—	—	—	—	—
U084	3. 精神分裂症	0.49	—	—	—	—	0.4	0.29	—	—	—	—	0.55	1.21	1.55	—	1.83	2.14	—	2.42	12.19	—
U085	4. 癫痫症	0.97	—	—	—	1.83	1.21	—	1.67	—	—	0.92	1.09	2.43	2.58	0.71	—	—	3.05	4.84	6.1	—
U086	5. 酒精使用所致精神障碍	1.29	—	—	—	—	—	0.57	0.83	0.67	1.1	2.47	2.73	3.03	1.55	2.14	—	3.22	3.05	2.42	—	—
U087	6. 阿尔茨海默病和其他痴呆	2.84	—	—	—	—	0.4	—	—	—	—	0.31	0.27	0.61	0.52	0.71	0.92	10.72	27.45	36.31	298.69	—
U088	7. 帕金森病	0.8	—	—	—	—	—	—	—	—	—	—	—	0.61	—	2.14	1.83	5.36	3.05	26.62	24.38	—
U089	8. 多发性硬化	—	—	—	—	—	—	—	—	—	—	—	—	—	—	—	—	—	—	—	—	—
U090	9. 药物使用所致精神障碍	0.4	—	—	—	—	—	0.57	0.42	—	0.55	0.67	0.55	1.21	0.52	0.71	—	—	1.52	—	—	—
U091	10. 创伤后应激障碍	—	—	—	—	—	—	—	—	—	—	—	—	—	—	—	—	—	—	—	—	—
U092	11. 强迫症	—	—	—	—	—	—	—	—	—	—	—	—	—	—	—	—	—	—	—	—	—
U093	12. 惊恐障碍	—	—	—	—	—	—	—	—	—	—	—	—	—	—	—	—	—	—	—	—	—
U094	13. 失眠症	—	—	—	—	—	—	—	—	—	—	—	—	—	—	—	—	—	—	—	—	—
U095	14. 偏头痛	0.06	—	—	—	—	—	—	—	—	—	—	—	—	—	—	—	—	—	—	12.19	—
U096	15. 由于暴露引起的精神发育障碍	0.06	—	—	—	0.61	—	—	—	—	—	—	—	0.61	—	—	—	—	—	—	—	—
U097	其他	3.01	3.31	3.24	1.27	1.83	0.81	1.15	—	0.33	0.28	0.31	1.91	2.43	4.13	4.27	6.41	10.72	13.72	36.31	121.91	—
U098	F. 感官疾病	—	—	—	—	—	—	—	—	—	—	—	—	—	—	—	—	—	—	—	—	—

续 表

编码	疾病名称	总计	0–	1–	5–	10–	15–	20–	25–	30–	35–	40–	45–	50–	55–	60–	65–	70–	75–	80–	85及以上	不详
												年龄组（岁）										
U099	1. 青光眼	—	—	—	—	—	—	—	—	—	—	—	—	—	—	—	—	—	—	—	—	—
U100	2. 白内障	—	—	—	—	—	—	—	—	—	—	—	—	—	—	—	—	—	—	—	—	—
U101	3. 与年龄有关的视觉障碍	—	—	—	—	—	—	—	—	—	—	—	—	—	—	—	—	—	—	—	—	—
U102	4. 成年开始的听力损失	—	—	—	—	—	—	—	—	—	—	—	—	—	—	—	—	—	—	—	—	—
U103	其他	—	—	—	—	—	—	—	—	—	—	—	—	—	—	—	—	—	—	—	—	—
U104	G. 心血管疾病	223.9	3.31	—	—	1.22	2.42	3.44	9.99	15.69	24.49	61.04	91.72	248.18	212.4	412.43	735.66	960.32	1912.05	3182.79	8710.76	—
U105	1. 风湿性心脏病	4.27	—	—	—	—	—	—	—	—	—	—	2.46	5.46	4.13	4.99	15.56	18.22	35.07	84.71	146.3	—
U106	2. 高血压及并发症	17.31	—	—	—	—	—	0.29	—	0.67	0.28	3.7	4.09	15.78	12.4	26.36	45.75	79.31	173.82	295.29	768.06	—
U107	3. 缺血性心脏病	75.81	—	—	—	—	1.21	1.15	4.58	8.35	13.21	26.2	40.13	92.84	85.79	160.27	245.22	333.33	553.49	900.38	2828.41	—
U108	4. 脑血管病	112.05	—	—	—	—	0.81	0.86	4.16	4.01	7.98	25.28	34.94	115.29	95.09	193.75	370.58	484.45	1067.33	1730.56	4431.58	—
U109	5. 炎性心脏病	2.92	3.51	—	—	1.22	—	0.86	—	1	0.55	1.85	3.82	5.46	5.68	4.99	12.81	2.14	9.15	24.2	85.34	—
U110	其他	11.21	—	2.43	—	—	0.4	0.29	1.25	1.67	2.48	4.01	6.01	13.35	9.3	21.37	44.84	41.8	73.19	145.22	420.6	—
U111	H. 主要呼吸系统疾病	110.26	3.31	0.81	—	—	0.4	0.86	—	0.67	2.75	4.62	7.1	32.16	43.41	130.35	263.52	474.8	1049.04	2166.23	7022.25	—
U112	1. 慢性阻塞性肺疾病	100.54	—	—	—	—	—	—	—	—	1.38	3.7	4.09	25.49	36.18	118.25	240.65	436.22	975.85	1989.54	6491.92	—
U113	2. 哮喘	2.32	—	—	—	—	—	0.29	—	—	1.1	0.31	0.55	1.82	1.55	1.42	5.49	9.65	21.35	41.15	115.82	—
U114	其他	7.39	3.31	1.62	—	—	0.4	0.57	—	0.67	0.28	0.62	2.46	4.85	5.68	10.68	17.39	28.94	51.84	135.54	414.51	—
U115	I. 主要消化系统疾病	32.1	33.36	2.43	—	1.83	1.21	1.15	2.5	6.68	6.05	13.87	20.47	66.14	37.73	61.26	106.14	98.6	218.04	343.69	1017.98	—
U116	1. 消化性溃疡	7.48	—	—	—	—	—	0.29	0.42	0.33	1.38	1.85	3.55	13.35	9.82	12.82	24.71	27.87	68.61	89.55	243.83	—
U117	2. 肝硬化	9.6	—	—	—	—	—	0.57	1.25	4.01	1.65	8.01	12.56	37.02	4.47	24.93	37.52	27.87	25.92	29.04	121.91	—
U118	3. 阑尾炎	0.09	—	—	—	—	—	—	—	—	—	—	—	—	—	—	—	—	3.05	2.42	—	—
U119	其他	14.9	33.36	2.43	—	1.83	1.21	0.29	0.83	2.34	3.03	4.01	4.37	15.17	13.44	23.51	43.92	42.87	120.46	222.67	652.24	—
U120	J. 主要泌尿生殖系统疾病	10.43	—	—	—	—	0.81	0.57	0.83	1.38	1.38	5.86	4.64	16.99	9.3	19.95	35.69	41.8	80.81	113.76	377.93	—
U121	1. 肾炎和肾病	8.91	—	—	—	—	0.4	0.57	0.83	1.38	1.38	5.24	4.64	15.78	7.75	19.23	31.11	34.3	65.56	91.97	298.69	—
U122	2. 前列腺增生	0.37	—	—	—	—	—	—	—	—	—	—	—	—	0.52	—	1.83	1.07	6.1	4.84	18.29	—
U123	其他	1.15	—	—	—	—	—	—	—	—	—	0.62	—	1.21	1.03	0.71	2.75	6.43	9.15	16.94	60.96	—
U124	K. 皮肤病	0.43	—	—	—	—	—	—	—	—	—	—	0.27	1.21	—	—	1.07	1.07	—	7.26	24.38	—
U125	L. 肌肉骨骼和结缔组织疾病	2.52	—	—	—	—	—	—	0.42	0.28	0.28	0.62	1.09	1.82	2.07	4.27	9.15	10.72	22.87	33.89	109.72	—
U126	1. 风湿性关节炎	0.63	—	—	—	—	—	—	—	—	0.28	0.62	0.27	0.61	1.03	2.14	1.83	2.14	7.62	4.84	24.38	—
U127	2. 骨关节炎	0.11	—	—	—	—	—	—	—	—	—	0.31	—	—	—	—	—	2.14	—	—	6.1	—
U128	3. 痛风	0.69	—	—	—	—	—	—	—	—	0.28	0.31	0.27	—	1.03	—	4.58	3.22	4.57	7.26	18.29	—
U129	4. 腰痛	0.06	—	—	—	—	—	—	—	—	—	—	—	—	—	—	—	—	—	2.42	6.1	—
U130	其他	1.03	—	—	—	0.61	1.21	—	0.42	—	—	—	0.55	—	—	2.14	2.75	3.22	10.67	19.36	54.86	—
U131	M. 先天异常	1.83	128.92	7.29	—	—	—	1.43	—	—	0.31	0.31	0.55	1.21	0.52	1.42	—	—	—	—	6.1	—

续表

疾病编码	疾病名称	总计	年龄组（岁）																				
			0 –	1 –	5 –	10 –	15 –	20 –	25 –	30 –	35 –	40 –	45 –	50 –	55 –	60 –	65 –	70 –	75 –	80 –	85及以上	不详
U132	1. 腹壁缺损	–	–	–	–	–	–	–	–	–	–	–	–	–	–	–	–	–	–	–	–	–
U133	2. 无脑畸形	0.06	6.61	–	–	–	–	–	–	–	–	–	–	–	–	–	–	–	–	–	–	–
U134	3. 肛门直肠闭锁	–	–	–	–	–	–	–	–	–	–	–	–	–	–	–	–	–	–	–	–	–
U135	4. 唇裂	–	–	–	–	–	–	–	–	–	–	–	–	–	–	–	–	–	–	–	–	–
U136	5. 腭裂	–	–	–	–	–	–	–	–	–	–	–	–	–	–	–	–	–	–	–	–	–
U137	6. 食管闭锁	0.03	3.31	–	–	–	–	–	–	–	–	–	–	–	–	–	–	–	–	–	–	–
U138	7. 肾发育不全	–	–	–	–	–	–	–	–	–	–	–	–	–	–	–	–	–	–	–	–	–
U139	8. 唐氏综合征	–	–	–	–	–	–	–	–	–	–	–	–	–	–	–	–	–	–	–	–	–
U140	9. 先天性心脏异常	1.55	105.78	7.29	–	0.61	1.21	1.43	–	–	–	0.31	–	0.61	–	0.71	–	–	–	–	6.1	–
U141	10. 脊柱裂	–	–	–	–	–	–	–	–	–	–	–	–	–	–	–	–	–	–	–	–	–
U142	其他	0.2	13.22	–	–	–	–	–	–	–	–	–	–	0.61	0.52	0.71	–	–	–	–	–	–
U143	N. 口腔疾病	–	–	–	–	–	–	–	–	–	–	–	–	–	–	–	–	–	–	–	–	–
U144	1. 龋齿	–	–	–	–	–	–	–	–	–	–	–	–	–	–	–	–	–	–	–	–	–
U145	2. 牙周病	–	–	–	–	–	–	–	–	–	–	–	–	–	–	–	–	–	–	–	–	–
U146	3. 无牙症	–	–	–	–	–	–	–	–	–	–	–	–	–	–	–	–	–	–	–	–	–
U147	其他	–	–	–	–	–	–	–	–	–	–	–	–	–	–	–	–	–	–	–	–	–
U148	Ⅲ. 伤害	60.02	66.11	31.59	5.73	17.71	23.84	20.09	34.97	30.72	33.84	52.1	63.33	130.46	75.45	116.11	107.97	127.54	199.74	278.34	981.41	–
U149	A. 意外伤害	50.42	66.11	29.97	5.73	15.27	18.59	14.35	30.39	23.71	27.51	43.47	51.86	109.83	65.12	99.73	86.93	101.82	161.62	249.3	920.45	–
U150	1. 道路交通事故	14.53	9.92	6.48	1.91	3.05	11.31	6.89	15.82	8.68	10.18	12.95	15.29	32.16	20.15	32.77	31.11	25.72	33.54	24.2	54.86	–
U151	2. 意外中毒	7.48	–	–	–	0.61	2.02	1.15	2.08	3.67	5.23	10.48	10.65	23.67	10.34	16.38	16.47	13.93	16.77	31.46	36.57	–
U152	3. 意外跌落	18.2	16.53	6.48	0.64	2.44	1.21	2.3	6.24	4.67	4.68	9.25	15.83	40.05	21.71	34.9	28.37	45.02	86.91	162.16	719.29	–
U153	4. 火灾	0.86	–	2.43	–	–	0.4	–	0.83	–	0.28	0.62	0.27	0.61	2.07	0.71	0.92	2.14	4.57	9.68	24.38	–
U154	5. 溺水	3.32	3.31	8.1	3.18	7.94	2.02	1.43	1.25	2	2.2	2.16	2.46	2.43	2.58	2.85	4.58	7.5	10.67	19.36	24.38	–
U155	其他	6.02	36.36	6.48	–	1.22	1.62	2.58	4.16	4.67	4.95	8.01	7.37	10.92	8.27	12.11	5.49	7.5	9.15	2.42	60.96	–
U156	B. 故意伤害	8.43	–	0.81	–	2.44	4.04	5.16	4.58	6.34	4.95	7.09	10.37	17.6	9.82	14.96	20.13	22.51	32.02	26.62	48.77	–
U157	1. 自杀及后遗症	7.31	–	0.81	–	2.44	2.83	4.3	2.91	5.34	3.3	5.24	8.46	16.99	8.79	14.25	20.13	22.51	30.5	24.2	48.77	–
U158	2. 他杀及后遗症	1	–	–	–	–	1.21	0.86	1.67	1	1.65	1.54	1.64	–	0.52	0.71	–	–	1.52	2.42	–	–
U159	3. 战争	–	–	–	–	–	–	–	–	–	–	–	–	–	–	–	–	–	–	–	–	–
U160	其他	0.11	–	–	–	–	–	–	–	–	–	0.31	0.27	0.61	0.52	–	–	–	–	–	–	–
U161	其他剩余疾病	2.95	3.31	2.43	–	0.61	1.21	1.15	0.42	0.67	1.1	2.47	1.64	0.61	2.58	4.27	3.66	11.79	10.67	14.52	182.87	–

表 4 – 12　2018 年昆明市死因别、年龄别死亡率（女）

（单位：1/10 万）

疾病编码	疾病名称	总计	0–	1–	5–	10–	15–	20–	25–	30–	35–	40–	45–	50–	55–	60–	65–	70–	75–	80–	85及以上	不详
											年龄组（岁）											
U000	全死因	465.85	632.16	42.16	18.02	23.12	12.84	15.91	25.14	25.41	33.59	70.46	106.54	305.5	256.12	600.29	995.72	1620.15	3328.09	6644	19628.97	—
U001	I. 传染病、母婴疾病和营养缺乏性疾病	30.1	408.63	6.15	2.77	1.98	1.28	0.29	2.06	3.74	4.08	4.81	5.05	10.93	6.73	17.53	25.92	73.99	160.18	357.27	1656.36	—
U002	A. 传染病和寄生虫病	3.58	6.99	1.76	1.39	1.32	—	—	0.82	1.12	1.26	3.09	2.97	4.5	3.62	6.57	4.47	10.88	20.76	32.28	66.36	—
U003	1. 结核病	0.64	—	—	—	1.32	—	—	0.41	0.31	0.31	—	0.3	—	1.03	2.19	0.89	2.18	5.93	2.15	13.25	—
U004	2. 性传播疾病	0.03	—	—	—	—	—	—	—	—	—	—	—	—	—	—	—	—	—	2.15	—	—
U005	a. 梅毒	0.03	—	—	—	—	—	—	—	—	—	—	—	—	—	—	—	—	—	2.15	—	—
U006	b. 衣原体病	—	—	—	—	—	—	—	—	—	—	—	—	—	—	—	—	—	—	—	—	—
U007	c. 淋病	—	—	—	—	—	—	—	—	—	—	—	—	—	—	—	—	—	—	—	—	—
U008	d. 其他	—	—	—	—	—	—	—	—	—	—	—	—	—	—	—	—	—	—	—	—	—
U009	3. 艾滋病	0.33	—	—	—	—	—	—	0.41	0.37	0.63	1.03	0.59	1.29	—	—	—	—	—	—	—	—
U010	4. 腹泻性疾病	0.03	—	0.88	—	—	—	—	—	—	—	—	—	—	—	—	—	—	—	—	—	—
U011	5. 好发于儿童期的疾病	—	—	—	—	—	—	—	—	—	—	—	—	—	—	—	—	—	—	—	—	—
U012	a. 百日咳	—	—	—	—	—	—	—	—	—	—	—	—	—	—	—	—	—	—	—	—	—
U013	b. 脊髓灰质炎及后遗症	—	—	—	—	—	—	—	—	—	—	—	—	—	—	—	—	—	—	—	—	—
U014	c. 白喉	—	—	—	—	—	—	—	—	—	—	—	—	—	—	—	—	—	—	—	—	—
U015	d. 麻疹	—	—	—	—	—	—	—	—	—	—	—	—	—	—	—	—	—	—	—	—	—
U016	e. 破伤风	—	—	—	—	—	—	—	—	—	—	—	—	—	—	—	—	—	—	—	—	—
U017	6. 脑膜炎	0.3	6.99	—	—	—	—	—	—	0.37	—	0.69	0.3	0.64	0.52	0.73	—	—	—	—	4.42	—
U018	7. 乙型肝炎	1.03	—	—	—	—	—	—	—	—	—	0.69	0.3	2.57	0.52	3.65	1.79	3.26	10.38	12.91	13.25	—
U019	丙型肝炎	0.21	—	—	—	—	—	—	—	0.37	—	—	0.3	—	1.03	—	—	2.18	—	—	—	—
U020	8. 疟疾	—	—	—	—	—	—	—	—	—	—	—	—	—	—	—	—	—	—	—	—	—
U021	9. 热带病	—	—	—	—	—	—	—	—	—	—	—	—	—	—	—	—	—	—	—	—	—
U022	a. 锥虫病	—	—	—	—	—	—	—	—	—	—	—	—	—	—	—	—	—	—	—	—	—
U023	b. 南美锥虫病	—	—	—	—	—	—	—	—	—	—	—	—	—	—	—	—	—	—	—	—	—
U024	c. 血吸虫病	—	—	—	—	—	—	—	—	—	—	—	—	—	—	—	—	—	—	—	—	—
U025	d. 利什曼病	—	—	—	—	—	—	—	—	—	—	—	—	—	—	—	—	—	—	—	—	—
U026	e. 淋巴丝虫病	—	—	—	—	—	—	—	—	—	—	—	—	—	—	—	—	—	—	—	—	—
U027	f. 盘尾丝虫病	—	—	—	—	—	—	—	—	—	—	—	—	—	—	—	—	—	—	—	—	—
U028	10. 麻风病	—	—	—	—	—	—	—	—	—	—	—	—	—	—	—	—	—	—	—	—	—
U029	11. 登革热	—	—	—	—	—	—	—	—	—	—	—	—	—	—	—	—	—	—	—	—	—
U030	12. 流行性乙型脑炎	—	—	—	—	—	—	—	—	—	—	—	—	—	—	—	—	—	—	—	—	—
U031	13. 沙眼	—	—	—	—	—	—	—	—	—	—	—	—	—	—	—	—	—	—	—	—	—
U032	14. 肠线虫感染	0.03	—	—	—	—	—	—	—	—	—	—	—	—	—	—	—	—	—	2.15	—	—

续　表

疾病编码	疾病名称	总计	0-	1-	5-	10-	15-	20-	25-	30-	35-	40-	45-	50-	55-	60-	65-	70-	75-	80-	85及以上	不详
U033	a. 蛔虫病	-	-	-	-	-	-	-	-	-	-	-	-	-	-	-	-	-	-	-	-	-
U034	b. 鞭虫病	-	-	-	-	-	-	-	-	-	-	-	-	-	-	-	-	-	-	-	-	-
U035	c. 钩虫病	-	-	-	-	-	-	-	-	-	-	-	-	-	-	-	-	-	-	-	-	-
U036	d. 其他	0.03	-	-	-	-	-	-	-	-	-	-	-	-	-	-	-	-	-	2.15	-	-
U037	其他传染病	0.97	-	0.88	1.39	-	-	-	-	0.31	0.31	0.69	1.19	-	0.52	-	1.79	3.26	4.45	10.76	35.34	-
U038	B. 呼吸系统疾病	20.64	41.91	2.63	0.69	0.66	0.43	0.29	0.82	1.49	0.94	1.72	2.08	5.79	3.1	10.22	18.77	60.93	123.1	288.4	1404.59	-
U039	1. 下呼吸道感染	20.55	41.91	2.63	0.69	0.66	0.43	0.29	0.82	1.49	0.94	1.72	2.08	5.79	3.1	10.22	18.77	60.93	123.1	286.25	1395.76	-
U040	2. 上呼吸道感染	0.09	-	-	-	-	-	-	-	-	-	-	-	-	-	-	-	-	-	2.15	8.83	-
U041	3. 中耳炎	-	-	-	-	-	-	-	-	-	-	-	-	-	-	-	-	-	-	-	-	-
U042	C. 妊娠、分娩和产褥期并发症	0.27	-	-	-	-	0.43	-	0.41	1.12	-	-	1.26	-	-	-	-	-	-	-	-	-
U043	1. 孕产妇出血	0.09	-	-	-	-	-	-	0.41	-	0.63	-	-	-	-	-	-	-	-	-	-	-
U044	2. 产褥期感染	0.03	-	-	-	-	-	-	-	-	-	-	-	-	-	-	-	-	-	-	-	-
U045	3. 妊娠高血压综合征	0.03	-	-	-	-	0.43	-	-	-	0.31	-	-	-	-	-	-	-	-	-	-	-
U046	4. 梗阻性分娩	-	-	-	-	-	-	-	-	-	-	-	-	-	-	-	-	-	-	-	-	-
U047	5. 流产	0.06	-	-	-	-	-	-	-	0.37	-	-	-	-	-	-	-	-	-	-	-	-
U048	其他	0.06	-	-	-	-	-	-	-	0.75	-	-	-	-	-	-	-	-	-	-	-	-
U049	D. 起源于围生期的情况	3.13	356.24	0.88	-	-	-	-	-	-	-	-	-	-	-	-	-	-	-	-	-	-
U050	1. 出生低体重	0.76	87.31	-	-	-	-	-	-	-	-	-	-	-	-	-	-	-	-	-	-	-
U051	2. 出生产伤和窒息	1.79	202.57	0.88	-	-	-	-	-	-	-	-	-	-	-	-	-	-	-	-	-	-
U052	其他	0.58	66.36	-	-	-	-	-	-	-	-	-	-	-	-	-	-	-	-	-	-	-
U053	E. 营养缺乏	2.55	3.49	0.88	0.69	0.66	0.43	-	0.63	-	0.63	-	-	0.64	-	0.73	2.68	2.18	16.31	36.59	185.51	-
U054	1. 蛋白质-能量营养不良	1.85	3.49	0.88	0.69	0.66	0.43	-	0.63	-	0.63	-	-	0.64	-	-	1.79	2.18	13.35	32.28	123.67	-
U055	2. 碘缺乏	-	-	-	-	-	-	-	-	-	-	-	-	-	-	-	-	-	-	-	-	-
U056	3. 维生素 A 缺乏病	-	-	-	-	-	-	-	-	-	-	-	-	-	-	-	-	-	-	-	-	-
U057	4. 缺铁性贫血	0.36	-	-	-	-	-	-	-	-	-	-	-	-	-	0.73	-	2.18	2.97	-	30.92	-
U058	其他营养缺乏症	0.33	3.49	-	-	-	-	-	-	-	-	-	-	-	-	-	0.89	-	-	4.3	30.92	-
U059	II. 慢性非传染性疾病	400.92	174.63	17.56	7.62	12.55	5.56	6.78	13.6	12.71	21.97	51.56	87.25	248.26	225.59	541.14	907.23	1460.2	2994.39	5946.67	16722.62	-
U060	A. 恶性肿瘤	69.13	13.97	5.27	3.47	6.61	0.43	1.47	5.77	5.23	8.16	22	39.47	100.98	85.89	204.48	244.01	303.57	487.94	570.35	1086.57	-
U061	1. 唇、口腔和咽恶性肿瘤	1.15	-	-	-	-	-	0.29	-	-	0.31	1.37	0.3	1.29	0.52	2.92	7.15	4.35	5.93	6.46	22.08	-
U062	2. 食道癌	0.55	-	-	-	-	-	-	-	-	-	-	-	0.64	-	2.19	1.79	2.18	4.45	6.46	17.67	-
U063	3. 胃癌	5.98	-	-	-	-	-	-	0.41	0.75	0.63	0.69	2.97	5.15	4.66	10.22	16.98	19.59	65.26	83.94	128.09	-
U064	4. 结直肠癌	8.47	-	-	-	-	-	-	0.41	0.37	0.63	1.03	2.08	10.29	8.8	24.83	39.33	42.44	59.32	94.7	132.51	-
U065	5. 肝癌	8.96	-	-	-	-	-	-	0.82	0.82	0.63	2.75	4.45	18.65	8.8	25.56	21.45	45.7	59.32	94.7	163.43	-

续　表

疾病编码	疾病名称	总计	年龄组（岁）																			
			0 –	1 –	5 –	10 –	15 –	20 –	25 –	30 –	35 –	40 –	45 –	50 –	55 –	60 –	65 –	70 –	75 –	80 –	85及以上	不详
U066	6.胰腺癌	2.67	–	–	–	–	–	–	–	–	–	3.09	0.89	2.57	2.59	8.03	4.47	15.23	38.56	21.52	44.17	–
U067	7.肺癌	12.9	–	–	–	–	–	–	–	1.12	0.31	–	6.53	12.22	19.14	40.17	50.05	63.11	86.02	109.76	247.35	–
U068	8.皮肤癌	0.58	–	–	–	–	–	0.29	–	–	0.31	–	0.3	–	1.03	1.46	0.89	2.18	1.48	4.3	26.5	–
U069	9.乳腺癌	5.22	–	–	–	–	–	–	–	1.12	1.57	4.12	9.2	10.29	15.01	13.88	14.3	14.15	17.8	17.22	35.34	–
U070	10.子宫颈癌	3.46	–	–	–	–	–	–	–	0.75	0.31	2.06	5.05	16.72	3.1	10.95	9.83	7.62	16.31	15.07	22.08	–
U071	11.子宫体癌	1.64	–	–	–	–	–	–	–	0.37	0.31	1.03	0.89	4.5	3.62	4.38	8.04	6.53	7.42	8.61	8.83	–
U072	12.卵巢癌	2.19	–	–	–	–	–	–	–	–	–	0.69	2.08	3.86	4.14	8.76	5.36	8.7	14.83	15.07	26.5	–
U073	13.前列腺癌	–	–	–	–	–	–	–	–	–	–	–	–	–	–	–	–	–	–	–	–	–
U074	14.膀胱癌	0.97	–	–	–	–	–	–	–	–	–	–	0.3	0.64	1.03	1.46	3.58	2.18	7.42	15.07	35.34	–
U075	15.淋巴瘤与多发性骨髓瘤	2	–	–	0.69	0.66	–	0.29	0.41	–	0.31	1.37	0.59	–	1.03	10.22	15.19	10.88	5.93	12.91	8.83	–
U076	16.白血病	2.58	10.48	1.76	2.08	2.64	0.43	0.59	2.06	0.37	1.57	0.69	0.89	4.5	3.1	7.3	8.94	8.7	16.31	4.3	13.25	–
U077	其他	9.81	3.49	–	–	2.64	0.43	0.29	1.65	0.37	1.26	3.09	2.97	9.65	9.31	32.13	36.65	50.05	81.57	60.26	154.59	–
U078	B.其他肿瘤	1.15	3.49	0.88	–	–	–	0.29	–	–	–	–	0.59	1.29	1.03	2.19	7.15	3.26	8.9	10.76	17.67	–
U079	C.糖尿病	18.73	–	–	–	–	–	0.59	0.82	0.37	1.26	2.06	3.86	9	8.8	28.48	61.67	84.87	164.62	253.97	627.21	–
U080	D.内分泌紊乱	2.61	17.46	–	–	–	0.86	–	–	1.12	–	0.59	0.59	3.86	3.1	2.19	7.15	8.7	13.35	32.28	83.92	–
U081	E.神经系统和精神障碍疾病	8.8	–	3.51	0.69	2.64	1.28	0.29	0.82	0.75	0.63	2.75	2.97	7.72	3.62	2.19	9.83	21.76	54.87	109.76	494.7	–
U082	1.单相精神抑郁	0.03	–	–	–	–	–	–	–	–	0.31	–	–	–	–	–	–	–	–	–	–	–
U083	2.双相情感障碍	–	–	–	–	–	–	–	–	–	–	–	–	–	–	–	–	–	–	–	–	–
U084	3.精神分裂症	0.39	–	–	–	–	–	–	–	–	–	–	1.19	2.57	1.03	–	–	1.09	1.48	2.15	4.42	–
U085	4.癫痫	0.7	–	–	–	0.66	–	0.29	–	0.75	–	–	0.89	1.93	3.52	–	0.89	3.26	1.48	–	13.25	–
U086	5.酒精使用所致精神障碍	–	–	–	–	–	–	–	–	–	–	–	–	–	–	–	–	–	–	–	–	–
U087	6.阿尔茨海默病和其他痴呆	4.22	–	0.88	–	–	–	–	–	–	–	–	0.3	0.64	0.52	1.46	2.68	7.62	35.59	64.57	304.77	–
U088	7.帕金森病	0.36	–	–	–	–	–	–	–	–	–	–	0.3	–	–	–	–	4.35	4.45	6.46	4.42	–
U089	8.多发性硬化	–	–	–	–	–	–	–	–	–	–	–	–	–	–	–	–	–	–	–	–	–
U090	9.药物使用所致精神障碍	0.12	–	–	–	–	–	–	0.41	–	–	0.69	–	0.64	–	–	–	–	–	–	–	–
U091	10.创伤后应激障碍	–	–	–	–	–	–	–	–	–	–	–	–	–	–	–	–	–	–	–	–	–
U092	11.强迫症	–	–	–	–	–	–	–	–	–	–	–	–	–	–	–	–	–	–	–	–	–
U093	12.惊恐恐惧症	–	–	–	–	–	–	–	–	–	–	–	–	–	–	–	–	–	–	–	–	–
U094	13.失眠症	–	–	–	–	–	0.43	–	–	–	–	–	–	–	–	–	–	–	–	–	–	–
U095	14.偏头痛	0.03	–	–	0.69	1.98	0.86	–	–	–	–	–	–	–	0.52	–	–	–	–	–	–	–
U096	15.由于铅暴露引起的精神发育障碍	0.09	–	0.88	–	–	–	–	–	–	–	0.34	–	–	–	–	–	–	–	–	–	–
U097	其他	2.7	1.76	1.76	–	–	–	0.41	0.41	–	–	1.03	0.3	1.29	1.03	0.73	5.36	4.35	10.38	36.59	163.43	–
U098	F.感官疾病	–	–	–	–	–	–	–	–	–	–	–	–	–	–	–	–	–	–	–	–	–

续表

疾病编码	疾病名称	总计	年龄组（岁）																			不详
			0 –	1 –	5 –	10 –	15 –	20 –	25 –	30 –	35 –	40 –	45 –	50 –	55 –	60 –	65 –	70 –	75 –	80 –	85及以上	
U099	1. 青光眼	–	–	–	–	–	–	–	–	–	–	–	–	–	–	–	–	–	–	–	–	–
U100	2. 白内障	–	–	–	–	–	–	–	–	–	–	–	–	–	–	–	–	–	–	–	–	–
U101	3. 与年龄有关的视觉障碍	–	–	–	–	–	–	–	–	–	–	–	–	–	–	–	–	–	–	–	–	–
U102	4. 成年开始的听力损失	–	–	–	–	–	–	–	–	–	–	–	–	–	–	–	–	–	–	–	–	–
U103	其他	–	–	–	–	–	–	–	–	–	–	–	–	–	–	–	–	–	–	–	–	–
U104	G. 心血管疾病	186.46	3.49	0.88	1.39	0.66	1.28	2.95	3.3	4.48	8.48	15.47	26.71	84.25	91.58	214.7	378.98	701.81	1478.66	2991.63	8317.14	–
U105	1. 风湿性心脏病	5.71	–	–	–	–	–	0.29	0.37	0.37	–	0.69	1.48	3.86	6.21	8.76	18.77	26.11	43.01	71.02	185.51	–
U106	2. 高血压及并发症	19.73	–	–	–	–	–	–	0.82	1.03	1.03	1.03	2.37	3.22	5.17	12.41	31.28	62.02	134.96	355.12	1139.58	–
U107	3. 缺血性心脏病	56.8	–	–	–	0.43	–	0.59	0.82	1.87	3.77	3.09	8.61	21.87	30.01	78.14	134.97	198.03	422.69	867.36	2610.42	–
U108	4. 脑血管病	94.29	–	–	–	0.86	–	1.47	1.65	1.12	2.51	9.97	12.46	45.66	46.57	102.97	164.46	388.44	803.84	1575.45	3957.6	–
U109	5. 炎性心脏病	1.85	–	0.88	–	–	–	–	–	0.37	0.63	–	–	1.29	1.03	2.19	8.94	3.26	14.83	21.52	75.09	–
U110	其他	7.8	3.49	–	0.69	0.66	–	0.29	0.82	0.75	0.94	0.69	1.78	8.36	2.59	9.49	19.66	23.94	56.36	99	348.94	–
U111	H. 主要呼吸系统疾病	80.36	–	–	0.69	0.66	–	0.29	–	–	0.31	1.72	2.97	11.58	8.8	48.2	115.3	230.67	565.06	1558.23	4774.74	–
U112	1. 慢性阻塞性肺病	72.92	–	–	0.69	0.66	0.43	0.29	–	–	0.31	1.37	1.78	9	8.28	43.09	101.9	211.09	517.6	1420.49	4350.71	–
U113	2. 哮喘	2.34	–	–	–	–	0.43	–	–	–	–	0.34	0.89	0.64	0.52	1.46	3.58	9.79	14.83	45.2	106.01	–
U114	其他	5.1	–	–	0.69	0.66	–	–	–	–	–	–	–	1.93	–	3.65	9.83	9.79	32.63	92.55	318.02	–
U115	I. 主要消化系统疾病	20.19	24.45	–	–	–	–	0.29	0.41	0.37	1.57	3.44	5.64	18.01	9.83	13.15	48.27	64.2	140.9	288.4	945.23	–
U116	1. 消化性溃疡	4.58	–	–	–	–	–	–	–	0.37	–	1.03	1.19	1.93	3.1	2.19	12.51	21.76	41.53	62.42	176.68	–
U117	2. 肝硬化	2.88	–	–	–	–	–	–	–	–	0.63	0.69	2.97	6.43	3.62	2.92	10.73	14.15	20.76	21.52	48.59	–
U118	3. 阑尾炎	0.15	–	–	–	–	–	–	–	–	–	0.3	0.3	–	–	–	0.89	–	1.48	–	8.83	–
U119	其他	12.57	24.45	–	–	–	–	0.29	0.41	–	0.94	1.72	1.19	9.65	3.1	8.03	24.13	28.29	77.12	204.46	711.13	–
U120	J. 主要泌尿生殖系统疾病	7.53	–	1.76	0.69	–	0.43	0.29	0.41	0.37	0.94	2.41	2.37	6.43	10.87	17.53	20.56	26.11	56.36	75.33	216.43	–
U121	1. 肾炎和肾病	6.77	–	1.76	0.69	–	0.43	0.29	0.41	0.37	0.63	2.41	2.08	6.43	10.87	16.07	16.98	22.85	50.43	68.87	185.51	–
U122	2. 前列腺增生	–	–	–	–	–	–	–	–	–	–	–	–	–	–	–	–	–	–	–	–	–
U123	其他	0.76	–	–	–	–	–	–	–	–	0.31	–	0.3	–	–	1.46	3.58	3.26	–	6.46	30.92	–
U124	K. 皮肤病	0.46	–	–	–	–	–	–	–	–	–	–	–	–	–	0.73	1.79	–	–	10.76	26.5	–
U125	L. 肌肉骨骼和结缔组织疾病	3.79	–	–	–	0.66	–	0.29	1.24	–	–	1.03	1.48	4.5	2.07	6.57	11.62	11.97	22.25	43.05	132.51	–
U126	1. 风湿性关节炎	0.64	–	–	–	–	–	–	–	–	–	1.03	0.3	1.29	–	2.92	2.68	4.35	2.97	8.61	4.42	–
U127	2. 骨关节炎	0.03	–	–	–	–	–	–	–	–	–	–	–	–	–	–	–	–	–	–	4.42	–
U128	3. 痛风	0.15	–	–	–	–	–	–	–	–	–	–	–	–	–	–	1.79	–	1.48	2.15	4.42	–
U129	4. 腰痛	0.06	–	–	–	–	–	–	–	–	–	–	–	–	–	–	0.89	–	1.48	2.15	–	–
U130	其他	2.91	–	–	–	0.66	0.43	0.29	1.24	–	0.63	1.03	0.89	3.22	2.07	3.65	6.26	7.62	17.8	32.28	119.26	–
U131	M. 先天异常	1.7	111.76	5.27	0.69	1.32	0.43	0.29	0.82	–	–	0.69	0.59	0.64	–	0.73	0.89	3.26	–	2.15	–	–

续　表

编码	疾病名称	总计	年龄组（岁）																		85及以上	不详
			0 –	1 –	5 –	10 –	15 –	20 –	25 –	30 –	35 –	40 –	45 –	50 –	55 –	60 –	65 –	70 –	75 –	80 –		
U132	1. 腹壁缺损	0.03	3.49	–	–	–	–	–	–	–	–	–	–	–	–	–	–	–	–	–	–	–	–
U133	2. 无脑畸形	–	–	–	–	–	–	–	–	–	–	–	–	–	–	–	–	–	–	–	–	–
U134	3. 肛门直肠闭锁	–	–	–	–	–	–	–	–	–	–	–	–	–	–	–	–	–	–	–	–	–
U135	4. 唇裂	0.03	3.49	–	–	–	–	–	–	–	–	–	–	–	–	–	–	–	–	–	–	–	–
U136	5. 腭裂	0.06	6.99	–	–	–	–	–	–	–	–	–	–	–	–	–	–	–	–	–	–	–	–
U137	6. 食管闭锁	–	–	–	–	–	–	–	–	–	–	–	–	–	–	–	–	–	–	–	–	–
U138	7. 肾发育不全	–	–	–	–	–	–	–	–	–	–	–	–	–	–	–	–	–	–	–	–	–
U139	8. 唐氏综合征	–	–	–	–	–	–	–	–	–	–	–	–	–	–	–	–	–	–	–	–	–
U140	9. 先天性心脏异常	1.12	55.88	5.27	0.69	0.66	0.43	0.29	0.82	–	–	0.69	0.3	0.64	–	0.73	0.89	3.26	–	–	–	–
U141	10. 脊柱裂	–	–	–	–	–	–	–	–	–	–	–	–	–	–	–	–	–	–	–	–	–
U142	其他	0.46	41.91	–	–	0.66	–	–	–	–	–	–	0.3	–	–	–	–	–	–	2.15	–	–
U143	N. 口腔疾病	–	–	–	–	–	–	–	–	–	–	–	–	–	–	–	–	–	–	–	–	–
U144	1. 龋齿	–	–	–	–	–	–	–	–	–	–	–	–	–	–	–	–	–	–	–	–	–
U145	2. 牙周病	–	–	–	–	–	–	–	–	–	–	–	–	–	–	–	–	–	–	–	–	–
U146	3. 无牙症	–	–	–	–	–	–	–	–	–	–	–	–	–	–	–	–	–	–	–	–	–
U147	其他	–	–	–	–	–	–	–	–	–	–	–	–	–	–	–	–	–	–	–	–	–
U148	Ⅲ. 伤害	32	48.9	17.56	7.62	8.59	5.99	8.55	9.48	8.59	7.53	14.09	13.95	45.02	22.25	40.9	61.67	80.52	160.18	314.23	1011.48	–
U149	A. 意外伤害	26.9	48.9	17.56	7.62	7.93	3	5.6	7.42	6.35	6.59	11	9.5	33.44	15.52	32.13	49.16	70.73	130.51	269.03	989.4	–
U150	1. 道路交通事故	6.1	6.99	4.39	0.69	4.62	1.71	2.65	3.71	3.36	3.77	2.41	4.15	16.72	9.31	16.07	15.19	15.23	16.31	10.76	39.75	–
U151	2. 意外中毒	2.13	–	1.76	1.39	–	–	0.59	0.41	1.49	0.31	2.41	1.19	5.79	1.03	4.38	7.15	5.44	16.31	6.46	13.25	–
U152	3. 意外跌落	14.18	3.49	2.63	1.39	1.32	0.43	1.18	1.65	0.75	0.94	3.09	1.78	6.43	2.07	8.76	19.66	33.73	81.57	221.68	852.47	–
U153	4. 火灾	0.39	–	–	–	–	–	–	0.31	–	0.31	0.64	0.3	–	1.03	–	0.89	–	4.45	6.46	–	–
U154	5. 溺水	1.55	3.49	2.63	2.08	1.32	0.43	–	0.82	0.31	0.31	1.37	0.89	1.93	1.55	2.19	1.79	4.35	4.45	15.07	26.5	–
U155	其他	2.55	34.93	6.15	2.08	0.66	0.43	0.88	0.82	0.75	0.94	1.72	1.19	1.93	0.52	0.73	4.47	11.97	7.42	8.61	57.42	–
U156	B. 故意伤害	4.8	–	–	–	0.66	3	2.65	1.65	2.24	0.63	3.09	4.15	10.93	6.21	8.76	11.62	8.7	28.18	43.05	22.08	–
U157	1. 自杀及后遗症	4.52	–	–	–	0.66	2.57	2.65	1.24	1.87	0.63	3.09	3.56	10.29	6.21	8.76	11.62	8.7	25.21	40.89	22.08	–
U158	2. 他杀及后遗症	0.27	–	–	–	–	0.43	–	0.41	0.37	–	–	0.59	0.64	–	–	–	–	2.97	2.15	–	–
U159	3. 战争	–	–	–	–	–	–	–	–	–	–	–	–	–	–	–	–	–	–	–	–	–
U160	其他	–	–	–	–	–	–	–	–	–	–	–	–	–	–	–	–	–	–	–	–	–
U161	其他剩余疾病	2.76	–	0.88	–	–	–	0.29	–	0.37	–	–	0.3	1.29	1.55	0.73	0.89	5.44	13.35	25.83	238.52	–

表 4-13 2018 年曲靖市死因别、年龄别死亡率（男女合计）

（单位：1/10 万）

疾病编码	疾病名称	总计	0-	1-	5-	10-	15-	20-	25-	30-	35-	40-	45-	50-	55-	60-	65-	70-	75-	80-	85及以上	不详
U000	全死因	621.64	600.4	60.25	20.87	30.09	38.48	51.87	79.2	99.12	103.02	192.61	275.87	749.17	612.4	1174.63	1910.92	2495.79	5464.31	8453.96	25656.95	-
U001	I.传染病、母婴疾病和营养缺乏性疾病	33.36	396.76	9.5	2.09	2.39	1.63	2.5	4.18	3.85	5.66	7.7	11.53	21.4	22.72	30.95	51.49	73.8	227.76	455.67	1889.08	-
U002	A.传染病和寄生虫病	7.35	22.33	1.64	0.93	1.91	1.09	1.46	2.46	2.49	4.07	5.87	8.39	11.27	11.36	15.69	18.94	20.81	39.27	40.24	158.04	-
U003	1.结核病	1.52	-	-	-	0.24	0.18	0.42	0.49	0.23	0.71	1.65	1.57	3	2.67	5.23	5.92	5.05	4.91	10.39	18.38	-
U004	2.性传播疾病	0.02	-	-	-	-	-	-	-	-	-	-	-	-	-	-	-	-	0.98	-	-	-
U005	a.梅毒	-	-	-	-	-	-	-	-	-	-	-	-	-	-	-	-	-	-	-	-	-
U006	b.衣原体病	-	-	-	-	-	-	-	-	-	-	-	-	-	-	-	-	-	-	-	-	-
U007	c.淋病	-	-	-	-	-	-	-	-	-	-	-	-	-	-	-	-	-	-	-	-	-
U008	d.其他	0.02	-	-	-	-	-	-	-	-	-	-	-	-	-	-	-	-	0.98	-	-	-
U009	3.艾滋病	0.75	1.31	-	-	0.24	-	0.21	0.74	0.91	1.77	1.1	1.75	-	0.67	-	1.18	1.89	1.96	2.6	-	-
U010	4.病毒性肝炎	0.15	-	-	-	-	-	-	-	-	-	-	-	-	0.33	-	0.59	0.63	3.93	-	7.35	-
U011	5.好发于儿童期的疾病	0.02	9.2	0.33	-	-	-	-	-	-	-	-	-	-	-	-	-	-	-	-	-	-
U012	a.百日咳	-	-	-	-	-	-	-	-	-	-	-	-	-	-	-	-	-	-	-	-	-
U013	b.脊髓灰质炎及其后遗症	-	-	-	-	-	-	-	-	-	-	-	-	-	-	-	-	-	-	-	-	-
U014	c.白喉	-	-	-	-	-	-	-	-	-	-	-	-	-	-	-	-	-	-	-	-	-
U015	d.麻疹	-	-	-	-	-	-	-	-	-	-	-	-	-	-	-	-	-	-	-	-	-
U016	e.破伤风	0.02	9.2	0.33	-	-	-	-	-	-	-	-	-	-	-	-	-	-	-	-	-	-
U017	6.脑膜炎	0.64	-	-	0.7	0.96	0.73	0.21	0.49	0.23	0.18	0.37	0.35	0.75	0.33	0.44	1.18	0.63	2.95	1.3	-	-
U018	7.乙型肝炎	2.94	-	-	-	0.24	-	0.21	0.49	0.68	0.89	2.02	3.84	6.76	6.35	10.02	7.1	10.72	18.65	11.68	66.15	-
U019	丙型肝炎	0.03	-	-	-	-	-	-	-	-	-	-	0.17	-	-	-	0.59	-	-	-	-	-
U020	8.疟疾	-	-	-	-	-	-	-	-	-	-	-	-	-	-	-	-	-	-	-	-	-
U021	9.热带病	-	-	-	-	-	-	-	-	-	-	-	-	-	-	-	-	-	-	-	-	-
U022	a.锥虫病	-	-	-	-	-	-	-	-	-	-	-	-	-	-	-	-	-	-	-	-	-
U023	b.南美锥虫病	-	-	-	-	-	-	-	-	-	-	-	-	-	-	-	-	-	-	-	-	-
U024	c.血吸虫病	-	-	-	-	-	-	-	-	-	-	-	-	-	-	-	-	-	-	-	-	-
U025	d.利什曼病	-	-	-	-	-	-	-	-	-	-	-	-	-	-	-	-	-	-	-	-	-
U026	e.淋巴丝虫病	-	-	-	-	-	-	-	-	-	-	-	-	-	-	-	-	-	-	-	-	-
U027	f.盘尾丝虫病	-	-	-	-	-	-	-	-	-	-	-	-	-	-	-	-	-	-	-	-	-
U028	10.麻风病	-	-	-	-	-	-	-	-	-	-	-	-	-	-	-	-	-	-	-	-	-
U029	11.登革热	-	-	-	-	-	-	-	-	-	-	-	-	-	-	-	-	-	-	-	-	-
U030	12.流行性乙型脑炎	-	-	-	-	-	-	-	-	-	-	-	-	-	-	-	-	-	-	-	-	-
U031	13.沙眼	-	-	-	-	-	-	-	-	-	-	-	-	-	-	-	-	-	-	-	-	-
U032	14.肠线虫感染	-	-	-	-	-	-	-	-	-	-	-	-	-	-	-	-	-	-	-	-	-

续　表

年龄组（岁）

疾病编码	疾病名称	总计	0-	1-	5-	10-	15-	20-	25-	30-	35-	40-	45-	50-	55-	60-	65-	70-	75-	80-	85及以上	不详
U033	a.蛔虫病	—	—	—	—	—	—	—	—	—	—	—	—	—	—	—	—	—	—	—	—	—
U034	b.鞭虫病	—	—	—	—	—	—	—	—	—	—	—	—	—	—	—	—	—	—	—	—	—
U035	c.钩虫病	—	—	—	—	—	—	—	—	—	—	—	—	—	—	—	—	—	—	—	—	—
U036	d.其他	—	—	—	—	—	—	—	—	—	—	—	—	—	—	—	—	—	—	—	—	—
U037	其他传染病	1.27	11.82	1.31	0.23	0.24	0.18	0.21	0.25	0.45	0.53	0.73	0.7	0.75	1	—	2.37	1.89	5.89	14.28	66.15	—
U038	B.呼吸系统感染	15.66	95.91	5.24	1.16	0.48	0.54	0.42	0.74	0.68	1.24	1.65	2.8	9.39	10.02	13.95	24.86	39.74	132.53	268.73	1051.12	—
U039	1.下呼吸道感染	15.45	94.59	5.24	1.16	0.48	0.54	0.42	0.74	0.68	1.06	1.65	2.8	9.39	10.02	13.95	24.86	39.11	130.57	263.54	1036.42	—
U040	2.上呼吸道感染	0.2	1.31	—	—	—	—	—	—	—	0.18	—	—	—	—	—	—	0.63	0.98	5.19	14.7	—
U041	3.中耳炎	0.02	—	—	—	—	—	—	—	—	—	—	—	—	—	—	—	—	0.98	—	—	—
U042	C.妊娠、分娩和产褥期并发症	0.2	—	—	—	—	—	0.42	0.98	0.68	0.18	0.18	0.17	—	—	—	—	—	—	—	—	—
U043	1.孕产妇出血	0.05	—	—	—	—	—	—	0.49	—	0.18	—	—	—	—	—	—	—	—	—	—	—
U044	2.产妇败血症	—	—	—	—	—	—	—	—	—	—	—	—	—	—	—	—	—	—	—	—	—
U045	3.妊娠高血压综合征	0.02	—	—	—	—	—	0.21	—	—	—	—	—	—	—	—	—	—	—	—	—	—
U046	4.梗阻性分娩	—	—	—	—	—	—	—	—	—	—	—	—	—	—	—	—	—	—	—	—	—
U047	5.流产	0.02	—	—	—	—	—	—	—	0.23	—	—	—	—	—	—	—	—	—	—	—	—
U048	其他	0.11	—	—	—	—	—	0.21	0.49	0.45	—	0.18	0.17	—	—	—	—	—	—	—	—	—
U049	D.起源于围生期的情况	3.59	278.52	2.29	—	—	—	—	—	—	—	—	—	—	—	—	—	—	—	—	—	—
U050	1.出生低体重	0.75	56.49	0.98	—	—	—	—	—	—	—	—	—	—	—	—	—	—	—	—	—	—
U051	2.出生产伤和窒息	2.21	172.11	0.98	—	—	—	0.21	—	—	—	—	—	—	—	—	—	—	—	—	—	—
U052	其他	0.64	49.92	0.33	—	—	—	—	—	—	—	—	—	—	—	—	—	—	—	—	—	—
U053	E.营养缺乏	6.55	—	0.33	0.33	—	—	—	—	—	0.18	—	0.17	0.75	1.34	1.31	7.69	13.25	55.96	146.7	679.92	—
U054	1.蛋白质-能量营养不良	5.93	—	0.33	0.33	—	—	—	—	—	—	—	—	0.38	0.33	0.44	5.33	7.57	54.98	141.51	635.82	—
U055	2.碘缺乏	—	—	—	—	—	—	—	—	—	—	—	—	—	—	—	—	—	—	—	—	—
U056	3.维生素A缺乏病	—	—	—	—	—	—	—	—	—	—	—	—	—	—	—	—	—	—	—	—	—
U057	4.缺铁性贫血	0.18	—	—	—	—	—	—	—	—	—	—	0.17	—	0.33	—	0.59	3.15	0.98	—	7.35	—
U058	其他营养缺乏	0.44	—	—	—	—	—	—	—	—	0.18	—	—	0.38	0.67	0.87	1.78	2.52	—	5.19	36.75	—
U059	II.慢性非传染性疾病	516.5	137.95	18.34	6.03	8.6	12.89	14.17	31.24	44.58	56.99	117.95	198.65	586.57	499.48	1015.98	1723.32	2286.39	4950.86	7617.91	22036.83	—
U060	A.恶性肿瘤	110.01	7.88	3.93	2.55	3.34	4.54	5.21	9.59	14.03	21.06	47.69	82.99	256.86	218.17	363.5	519.6	497.64	828.58	785.42	1470.1	—
U061	1.唇、口腔和咽恶性肿瘤	1.83	—	—	—	—	—	—	—	0.91	—	1.47	1.22	3	4.01	5.23	4.14	5.05	10.8	10.39	77.18	—
U062	2.食道癌	2.14	—	—	—	—	—	—	0.23	0.71	—	1.1	0.87	6.76	4.34	13.08	12.43	8.2	12.76	10.39	7.35	—
U063	3.胃癌	6.47	—	—	—	—	—	0.21	0.98	1.06	1.65	3.14	3.67	6.38	12.03	18.74	24.26	32.17	67.74	72.7	154.36	—
U064	4.结直肠癌	6.06	—	—	—	—	0.18	0.83	0.25	1.58	1.42	2.75	—	7.13	8.02	14.82	30.77	35.95	61.85	55.82	84.53	—
U065	5.肝癌	14.33	1.31	0.65	0.23	—	—	0.62	0.98	1.36	3.19	9.91	12.06	41.31	37.42	46.2	69.24	47.3	96.21	93.47	106.58	—

续表

疾病编码	疾病名称	总计	0–	1–	5–	10–	15–	20–	25–	30–	35–	40–	45–	50–	55–	60–	65–	70–	75–	80–	85及以上	不详
										年龄组（岁）												
U066	6.胰腺癌	1.91	-	-	-	-	-	-	-	0.23	-	0.37	1.92	4.88	3.68	7.41	13.02	7.57	20.62	7.79	3.68	-
U067	7.肺癌	56.57	-	-	-	0.24	0.18	0.42	0.49	2.49	7.79	18.16	43.33	137.82	114.6	200.06	282.88	278.15	430.98	414.13	768.13	-
U068	8.皮肤癌	0.54	-	-	-	-	-	-	-	0.45	0.18	2.2	0.52	0.38	3.68	1.31	7.1	2.52	3.93	9.09	18.38	-
U069	9.乳腺癌	1.85	-	-	-	-	-	-	-	0.68	1.06	1.65	1.4	6.76	1.67	4.36	5.33	4.42	6.87	1.3	3.68	-
U070	10.子宫颈癌	1.36	-	-	-	-	-	-	-	0.45	1.06	1.4	0.87	6.76	1.34	2.18	2.37	6.94	1.96	2.6	3.68	-
U071	11.子宫体癌	0.6	-	-	-	-	-	-	-	-	0.18	0.18	0.52	1.13	1.34	2.18	-	3.78	3.93	5.19	-	-
U072	12.卵巢癌	0.36	-	-	-	-	-	-	-	-	-	0.73	-	0.38	0.33	-	-	0.63	2.95	1.3	-	-
U073	13.前列腺癌	0.83	-	-	-	-	-	-	-	-	-	-	0.17	-	-	0.44	3.55	3.78	12.76	12.98	47.78	-
U074	14.膀胱癌	1.45	-	-	-	-	-	-	-	-	-	-	0.35	1.13	0.33	3.05	10.65	8.83	11.78	19.47	58.8	-
U075	15.淋巴瘤与多发性骨髓瘤	1.63	1.31	0.98	0.23	1.67	0.54	0.21	0.74	-	0.53	0.73	1.05	4.51	2.34	5.67	6.51	6.31	14.73	10.39	7.35	-
U076	16.白血病	2.86	1.31	2.29	0.93	1.43	2	2.08	3.44	2.72	1.24	1.28	1.75	5.63	4.34	5.23	9.47	8.83	6.87	10.39	14.7	-
U077	其他	9.23	3.94	-	1.16	-	1.45	0.83	2.21	2.49	2.66	5.32	6.64	22.91	17.71	27.02	37.88	37.21	61.85	48.03	113.93	-
U078	B.其他肿瘤	0.62	-	-	-	-	0.18	-	-	-	0.35	1.1	0.87	1.88	1	2.18	1.18	1.89	1.96	1.3	7.35	-
U079	C.糖尿病	12.14	-	-	-	-	0.18	-	0.25	1.13	1.95	2.38	5.07	20.28	11.03	28.77	50.3	72.53	128.61	153.19	297.7	-
U080	D.内分泌紊乱	2.42	6.57	1.31	-	0.48	0.54	0.21	0.25	0.91	0.35	0.55	1.22	4.13	3.34	3.92	7.69	10.72	18.65	25.96	62.48	-
U081	E.神经系统和精神障碍疾病	10.8	11.82	2.62	0.93	0.96	1.82	2.29	2.21	2.49	1.77	3.3	3.32	10.51	4.01	6.54	13.61	27.75	77.56	194.73	724.03	-
U082	1.单相精神抑郁	0.02	-	-	-	-	-	-	-	-	-	-	-	0.38	-	-	-	-	-	1.3	-	-
U083	2.双相情感障碍	0.02	-	-	-	-	-	-	-	-	-	-	-	-	-	-	-	-	-	-	-	-
U084	3.精神分裂症	0.64	-	-	0.46	-	0.54	0.42	-	0.23	-	0.92	0.7	1.5	0.67	0.44	1.18	3.15	4.91	7.79	3.68	-
U085	4.癫痫症	0.9	-	0.33	-	0.24	-	1.46	1.23	0.68	-	0.73	0.7	2.63	0.33	1.31	1.18	1.26	2.95	7.35	7.35	-
U086	5.酒精使用所致精神障碍	0.13	-	-	-	-	-	-	-	-	-	0.37	0.35	0.38	0.33	0.44	-	-	-	-	-	-
U087	6.阿尔次海默病和其他痴呆	6.93	-	-	-	0.24	-	-	-	0.23	-	-	0.17	1.5	1.67	3.05	7.1	17.03	53.01	175.26	646.84	-
U088	7.帕金森病	0.25	-	-	-	-	-	-	-	-	-	-	0.17	0.38	0.33	-	1.18	3.15	1.96	3.15	11.03	-
U089	8.多发性硬化	-	-	-	-	-	-	-	-	-	-	-	-	-	-	-	-	-	-	-	-	-
U090	9.药物使用所致精神障碍	0.15	-	-	-	-	-	0.21	-	-	0.35	0.18	0.52	0.38	-	-	-	-	0.98	-	-	-
U091	10.创伤后应激障碍	-	-	-	-	-	-	-	-	-	-	-	-	-	-	-	-	-	-	-	-	-
U092	11.强迫症	-	-	-	-	-	-	-	-	-	-	-	-	-	-	-	-	-	-	-	-	-
U093	12.惊恐障碍	-	-	-	-	-	-	-	-	-	-	-	-	-	-	-	-	-	-	-	-	-
U094	13.失眠症	-	-	-	-	-	-	-	-	-	-	-	-	-	-	-	-	-	-	-	-	-
U095	14.偏头痛	-	-	-	-	-	-	-	-	-	-	-	-	-	-	-	-	-	-	-	-	-
U096	15.由于铅暴露引起的精神发育障碍	0.02	-	-	-	-	-	-	-	0.23	-	-	-	-	-	-	-	-	-	-	-	-
U097	其他	1.72	6.57	2.29	0.46	0.48	1.27	0.21	0.98	1.13	0.71	1.1	0.7	3.38	0.67	1.31	2.96	3.15	12.76	9.09	51.45	-
U098	F.感官疾病	0.03	0.33	0.33	-	-	-	-	-	-	-	-	-	-	-	-	-	-	-	1.3	-	-

续　表

疾病编码	疾病名称	总计	0–	1–	5–	10–	15–	20–	25–	30–	35–	40–	45–	50–	55–	60–	65–	70–	75–	80–	85及以上	不详
U099	1. 青光眼	—	—	—	—	—	—	—	—	—	—	—	—	—	—	—	—	—	—	—	—	—
U100	2. 白内障	—	—	—	—	—	—	—	—	—	—	—	—	—	—	—	—	—	—	—	—	—
U101	3. 与年龄有关的视觉障碍	—	—	—	—	—	—	—	—	—	—	—	—	—	—	—	—	—	—	—	—	—
U102	4. 成年开始的听力损失	—	—	—	—	—	—	—	—	—	—	—	—	—	—	—	—	—	—	—	—	—
U103	其他	0.03	—	0.33	—	—	—	—	—	—	—	—	—	—	—	—	—	—	—	1.3	—	—
U104	G. 心血管疾病	173.4	—	0.98	0.7	0.48	2.18	3.12	11.07	11.99	17.35	39.81	63.94	170.49	157.69	319.48	574.05	754.98	1775.95	2665.23	7776.84	—
U105	1. 风湿性心脏病	4.64	—	—	—	—	0.18	—	0.25	0.45	0.53	0.73	1.4	4.88	5.01	13.08	23.67	19.55	43.2	59.72	169.06	—
U106	2. 高血压及并发症	12.01	—	—	—	—	—	0.21	0.98	0.23	0.18	2.57	4.72	9.76	13.36	19.61	39.06	52.98	127.62	164.87	621.12	—
U107	3. 缺血性心脏病	49.36	—	—	—	—	0.54	1.04	3.44	5.21	7.79	13.57	25.86	61.59	60.81	99.37	163.34	203.09	448.65	695.84	2006.69	—
U108	4. 脑血管病	101.37	—	—	—	—	1.09	1.04	4.18	4.53	7.43	18.89	28.83	89	73.5	171.29	336.14	454.75	1096.59	1686.38	4752.1	—
U109	5. 炎性心脏病	1.37	—	0.33	—	—	0.18	0.21	0.25	0.68	0.53	0.73	0.35	2.25	1.34	5.23	2.96	9.46	11.78	9.09	11.03	—
U110	其他	4.57	—	0.65	—	—	0.18	0.62	1.97	0.91	0.89	3.3	2.8	2.63	3.68	10.9	8.88	14.51	47.12	48.03	209.49	—
U111	H. 主要呼吸系统疾病	172.71	6.57	0.33	—	—	0.91	1.04	2.46	5.21	5.13	10.09	23.24	75.86	67.82	220.54	447.99	794.72	1865.29	3397.42	10518.58	—
U112	1. 慢性阻塞性肺疾病	163.79	—	—	—	—	0.73	0.83	1.48	3.62	4.25	8.62	19.92	70.22	63.81	211.39	426.1	748.04	1785.77	3236.44	10037.12	—
U113	2. 哮喘	6.31	—	—	—	—	—	—	0.49	0.91	0.71	0.55	0.87	3	2.34	5.67	15.39	37.21	64.79	125.93	338.12	—
U114	其他	2.61	6.57	0.33	—	—	0.18	0.21	0.49	0.68	0.18	0.92	2.45	2.63	1.67	3.49	6.51	9.46	14.73	35.05	143.33	—
U115	I. 主要消化系统疾病	21.37	6.57	0.65	0.46	0.72	0.36	0.62	2.46	3.62	5.84	9.17	11.88	29.67	22.05	48.38	70.42	77.58	174.75	294.69	775.48	—
U116	1. 消化性溃疡	5.24	—	—	—	—	—	—	0.49	0.68	0.35	1.47	1.75	6.38	4.34	11.33	10.65	20.81	54	83.09	257.27	—
U117	2. 肝硬化	3.81	—	—	—	—	—	—	0.49	0.68	2.48	3.85	3.84	10.51	9.02	9.15	17.16	15.14	14.73	22.07	33.08	—
U118	3. 阑尾炎	0.25	—	—	—	—	—	—	—	—	0.18	—	—	—	0.33	0.44	—	0.63	2.95	5.19	11.03	—
U119	其他	12.05	6.57	0.65	0.46	0.72	0.36	0.62	1.48	2.26	2.83	3.85	6.29	12.77	8.35	27.46	42.61	41	103.08	183.05	474.11	—
U120	J. 主要泌尿生殖系统疾病	8.72	2.63	0.65	0.23	0.96	0.91	0.42	2.46	2.72	2.3	3.49	4.72	13.14	13.03	18.31	30.18	39.11	67.74	75.3	297.7	—
U121	1. 肾炎和肾病	7.68	2.63	0.33	0.23	0.96	0.91	0.42	2.46	2.49	2.12	3.49	4.72	12.39	11.36	17.43	26.04	34.69	58.9	63.61	224.19	—
U122	2. 前列腺增生	0.11	—	—	—	—	—	—	—	—	—	—	—	—	—	—	—	0.63	0.98	1.3	14.7	—
U123	其他	0.93	—	—	—	—	—	—	—	0.23	—	—	—	0.75	1.67	0.87	4.14	3.78	7.85	10.39	58.8	—
U124	K. 皮肤病	0.54	—	—	—	—	—	—	—	—	—	0.18	—	—	—	1.31	0.59	3.15	3.93	6.49	29.4	—
U125	L. 肌肉骨骼和结缔组织疾病	1.6	—	0.33	—	0.72	0.36	0.42	0.91	—	—	0.18	1.05	1.5	1	3.05	7.69	6.31	7.85	16.88	77.18	—
U126	1. 风湿性关节炎	0.74	—	—	—	—	—	—	0.23	—	—	—	0.52	0.38	0.33	0.87	4.73	2.52	5.89	5.19	58.8	—
U127	2. 骨关节炎	—	—	—	—	—	—	—	—	—	—	—	—	—	—	—	—	—	—	—	—	—
U128	3. 痛风	0.18	—	—	—	—	—	—	—	—	—	—	—	—	—	1.31	1.18	1.89	0.98	—	—	—
U129	4. 腰痛	0.03	—	—	—	—	—	—	—	—	—	—	—	—	—	—	0.59	0.63	—	—	—	—
U130	其他	0.64	—	0.33	—	0.72	0.36	0.42	0.68	—	—	0.18	0.52	1.13	0.67	0.87	1.18	1.26	0.98	11.68	18.38	—
U131	M. 先天异常	2.11	95.91	6.88	1.16	0.96	0.91	0.83	0.49	0.89	—	—	—	—	—	—	—	—	—	—	18.38	—

注：年龄组（岁）

续表

疾病编码	疾病名称	总计	0—	1—	5—	10—	15—	20—	25—	30—	35—	40—	45—	50—	55—	60—	65—	70—	75—	80—	85及以上	不详
U132	1.腹壁缺损	—	—	—	—	—	—	—	—	—	—	—	—	—	—	—	—	—	—	—	—	—
U133	2.无脑畸形	0.02	1.31	—	—	—	—	—	—	—	—	—	—	—	—	—	—	—	—	—	—	—
U134	3.肛门直肠闭锁	—	—	—	—	—	—	—	—	—	—	—	—	—	—	—	—	—	—	—	—	—
U135	4.唇裂	0.02	1.31	—	—	—	—	—	—	—	—	—	—	—	—	—	—	—	—	—	—	—
U136	5.腭裂	—	—	—	—	—	—	—	—	—	—	—	—	—	—	—	—	—	—	—	—	—
U137	6.食管闭锁	0.02	1.31	—	—	—	—	—	—	—	—	—	—	—	—	—	—	—	—	—	—	—
U138	7.肾发育不全	0.02	—	—	—	—	—	—	—	—	—	—	—	—	—	—	—	—	—	—	—	—
U139	8.唐氏综合征	0.02	—	0.33	—	—	—	—	—	—	—	—	—	—	—	—	—	—	—	—	—	—
U140	9.先天性心脏异常	1.63	68.32	5.89	1.16	0.72	0.91	0.83	—	0.91	0.71	—	0.35	0.75	0.33	—	—	—	—	—	—	—
U141	10.脊柱裂	—	—	—	—	—	—	—	—	—	—	—	—	—	—	—	—	—	—	—	—	—
U142	其他	0.39	23.65	0.65	—	0.24	—	—	0.49	—	—	—	—	0.38	—	—	—	—	—	—	—	—
	N.口腔疾病	—	—	—	—	—	—	—	—	—	—	—	—	—	—	—	—	—	—	—	—	—
U144	1.龋齿	—	—	—	—	—	—	—	—	—	—	—	—	—	—	—	—	—	—	—	—	—
U145	2.牙周病	—	—	—	—	—	—	—	—	—	—	—	—	—	—	—	—	—	—	—	—	—
U146	3.无牙症	—	—	—	—	—	—	—	—	—	—	—	—	—	—	—	—	—	—	—	—	—
U147	其他	—	—	—	—	—	—	—	—	—	—	—	—	—	—	—	—	—	—	—	—	—
	Ⅲ.伤害	65.21	55.18	31.76	12.75	18.87	23.6	34.79	42.8	49.56	38.76	64.94	64.82	137.82	87.53	122.91	130.79	128.04	258.19	286.9	977.62	—
U149	A.意外伤害	54.35	55.18	31.43	12.52	15.05	19.6	28.33	36.65	39.6	32.92	55.03	56.61	109.28	70.83	97.63	108.3	95.24	208.13	240.17	867.36	—
U150	1.道路交通事故	17.49	3.94	7.2	3.71	4.3	9.08	15.21	17.71	16.97	11.51	20.91	21.31	39.43	26.39	28.33	36.1	25.23	42.21	38.95	66.15	—
U151	2.意外中毒	7.09	—	1.31	0.7	1.43	2.9	1.87	4.67	6.56	4.78	9.91	7.86	14.65	10.69	18.31	17.16	11.98	29.45	27.26	36.75	—
U152	3.意外跌落	17.04	3.94	4.58	1.62	1.43	2.9	3.12	4.92	5.43	8.14	11.74	16.95	30.79	20.38	32.69	37.88	41.63	107.01	133.72	628.47	—
U153	4.火灾	0.6	—	0.33	0.46	—	0.18	0.21	0.25	—	—	1.28	0.35	1.13	0.67	0.44	0.59	1.89	1.96	7.79	14.7	—
U154	5.溺水	4.88	—	11.13	4.87	7.17	2.54	5	2.95	3.85	1.77	2.38	3.14	7.13	5.35	8.28	5.92	4.42	13.74	12.98	40.43	—
U155	其他	7.24	47.3	6.88	1.16	0.72	2	2.92	6.15	6.79	6.73	8.81	6.99	16.15	7.35	9.59	10.65	10.09	13.74	19.47	80.86	—
U156	B.故意伤害	9.69	—	—	0.23	3.58	2.72	5.42	6.15	8.37	5.49	8.25	7.51	22.91	15.03	23.97	21.3	29.64	47.12	45.44	102.91	—
U157	1.自杀及后遗症	8.9	—	—	0.23	2.63	2.36	5.21	5.9	6.79	4.25	6.97	6.81	20.65	15.03	23.54	20.12	28.38	45.16	44.14	102.91	—
U158	2.他杀及后遗症	0.74	—	—	0.23	0.96	0.36	0.21	0.25	1.36	1.24	1.1	0.52	2.25	—	0.44	1.18	1.26	1.96	1.3	—	—
U159	3.战争	—	—	—	—	—	—	—	—	—	—	—	—	—	—	—	—	—	—	—	—	—
U160	其他	0.05	—	—	—	—	—	—	—	0.23	—	0.18	0.17	—	—	—	—	—	—	—	—	—
U161	其他剩余疾病	6.58	10.51	0.65	—	0.24	0.36	0.42	0.98	1.13	1.59	2.02	0.87	3.38	2.67	4.79	5.33	7.57	27.49	93.47	753.43	—

表 4－14　2018 年曲靖市死因别、年龄别死亡率（男）

（单位：1/10 万）

疾病编码	疾病名称	总计	年龄组（岁）																			
			0－	1－	5－	10－	15－	20－	25－	30－	35－	40－	45－	50－	55－	60－	65－	70－	75－	80－	85及以上	不详
U000	全死因	703.33	692.98	71.05	27.66	37.97	47.27	70.41	114.99	139.61	150.95	281.54	375.89	977.05	816.42	1462.17	2302.61	2940.2	6048.69	9062.16	29173.9	－
U001	I. 传染病、母婴疾病和营养缺乏性疾病	34.55	443.4	11.34	2.63	2.16	1.31	2.36	4.69	4.35	7.77	10.68	16.6	25.87	32.23	37.54	59.81	81.5	212.03	474.36	1852.31	－
U002	A. 传染病和寄生虫病	9.04	23.98	1.79	1.32	1.73	0.66	1.97	3.75	3.48	5.07	8.54	11.76	14.78	14.1	20.47	26.45	24.7	44.33	54.44	181.92	－
U003	1. 结核病	1.96	－	－	－	0.43	0.33	0.79	0.94	0.94	0.68	1.78	2.07	3.7	5.37	5.97	9.2	3.7	3.86	18.15	33.08	－
U004	2. 性传播疾病	－	－	－	－	－	－	－	－	－	－	－	－	－	－	－	－	－	－	－	－	－
U005	a. 梅毒	－	－	－	－	－	－	－	－	－	－	－	－	－	－	－	－	－	－	－	－	－
U006	b. 衣原体病	－	－	－	－	－	－	－	－	－	－	－	－	－	－	－	－	－	－	－	－	－
U007	c. 淋病	－	－	－	－	－	－	－	－	－	－	－	－	－	－	－	－	－	－	－	－	－
U008	d. 其他	－	－	－	－	－	－	－	－	－	－	－	－	－	－	－	－	－	－	－	－	－
U009	3. 艾滋病	1.06	－	－	－	－	－	－	0.94	1.74	2.36	1.78	2.42	－	1.34	－	1.15	2.47	3.86	5.18	－	－
U010	4. 腹泻性疾病	0.16	－	－	－	－	－	－	－	－	－	－	－	－	－	－	1.15	1.23	3.86	－	8.27	－
U011	5. 好发于儿童期的疾病	－	－	－	－	－	－	－	－	－	－	－	－	－	－	－	－	－	－	－	－	－
U012	a. 百日咳	－	－	－	－	－	－	－	－	－	－	－	－	－	－	－	－	－	－	－	－	－
U013	b. 脊髓灰质炎及后遗症	－	－	－	－	－	－	－	－	－	－	－	－	－	－	－	－	－	－	－	－	－
U014	c. 白喉	－	－	－	－	－	－	－	－	－	－	－	－	－	－	－	－	－	－	－	－	－
U015	d. 麻疹	－	－	－	－	－	－	－	－	－	－	－	－	－	－	－	－	－	－	－	－	－
U016	e. 破伤风	－	－	－	－	－	－	－	－	－	－	－	－	－	－	－	－	－	－	－	－	－
U017	6. 脑膜炎	0.65	7.19	0.6	0.88	1.29	0.33	0.39	0.94	0.43	0.34	0.71	－	0.74	0.94	－	2.3	1.93	－	－	－	－
U018	7. 乙型肝炎	3.55	－	－	－	－	－	0.39	0.94	0.43	1.01	3.2	6.22	8.87	6.04	14.5	8.05	13.58	25.06	10.37	57.88	－
U019	丙型肝炎	－	－	－	－	－	－	－	－	－	－	－	－	－	－	－	－	－	－	－	－	－
U020	8. 疟疾	－	－	－	－	－	－	－	－	－	－	－	－	－	－	－	－	－	－	－	－	－
U021	9. 热带病	－	－	－	－	－	－	－	－	－	－	－	－	－	－	－	－	－	－	－	－	－
U022	a. 锥虫病	－	－	－	－	－	－	－	－	－	－	－	－	－	－	－	－	－	－	－	－	－
U023	b. 南美锥虫病	－	－	－	－	－	－	－	－	－	－	－	－	－	－	－	－	－	－	－	－	－
U024	c. 血吸虫病	－	－	－	－	－	－	－	－	－	－	－	－	－	－	－	－	－	－	－	－	－
U025	d. 利什曼病	－	－	－	－	－	－	－	－	－	－	－	－	－	－	－	－	－	－	－	－	－
U026	e. 淋巴性丝虫病	－	－	－	－	－	－	－	－	－	－	－	－	－	－	－	－	－	－	－	－	－
U027	f. 盘尾丝虫病	－	－	－	－	－	－	－	－	－	－	－	－	－	－	－	－	－	－	－	－	－
U028	10. 麻风病	－	－	－	－	－	－	－	－	－	－	－	－	－	－	－	－	－	－	－	－	－
U029	11. 登革热	－	－	－	－	－	－	－	－	－	－	－	－	－	－	－	－	－	－	－	－	－
U030	12. 流行性乙型脑炎	－	－	－	－	－	－	－	－	－	－	－	－	－	－	－	－	－	－	－	－	－
U031	13. 沙眼	－	－	－	－	－	－	－	－	－	－	－	－	－	－	－	－	－	－	－	－	－
U032	14. 肠线虫感染	－	－	－	－	－	－	－	－	－	－	－	－	－	－	－	－	－	－	－	－	－

续表

疾病编码	疾病名称	总计	年龄组（岁）																			不详
			0 -	1 -	5 -	10 -	15 -	20 -	25 -	30 -	35 -	40 -	45 -	50 -	55 -	60 -	65 -	70 -	75 -	80 -	85 及以上	
U033	a. 蛔虫病	—	—	—	—	—	—	—	—	—	—	—	—	—	—	—	—	—	—	—	—	—
U034	b. 鞭虫病	—	—	—	—	—	—	—	—	—	—	—	—	—	—	—	—	—	—	—	—	—
U035	c. 钩虫病	—	—	—	—	—	—	—	—	—	—	—	—	—	—	—	—	—	—	—	—	—
U036	d. 其他	—	—	—	—	—	—	—	—	—	—	—	—	—	—	—	—	—	—	—	—	—
U037	其他传染病	1.62	—	1.19	0.44	—	—	—	—	0.87	0.68	1.07	1.04	1.48	1.34	—	4.6	3.7	5.78	20.74	82.69	—
U038	B. 呼吸系统疾病	15.74	119.89	7.76	1.32	0.43	0.66	0.39	0.94	0.87	2.36	2.14	4.84	10.35	15.44	15.36	26.45	44.45	119.51	272.18	1017.12	—
U039	1. 下呼吸道感染	15.52	117.49	7.76	1.32	0.43	0.66	0.39	0.94	0.87	2.03	2.14	4.84	10.35	15.44	15.36	26.45	44.45	117.58	264.4	1008.85	—
U040	2. 上呼吸道感染	0.19	2.4	—	—	—	—	—	—	—	0.34	—	—	—	—	—	—	—	—	7.78	8.27	—
U041	3. 中耳炎	0.03	—	—	—	—	—	—	—	—	—	—	—	—	—	—	—	—	1.93	—	—	—
U042	C. 妊娠、分娩和产褥期并发症	—	—	—	—	—	—	—	—	—	—	—	—	—	—	—	—	—	—	—	—	—
U043	1. 孕产妇出血	—	—	—	—	—	—	—	—	—	—	—	—	—	—	—	—	—	—	—	—	—
U044	2. 产妇败血症	—	—	—	—	—	—	—	—	—	—	—	—	—	—	—	—	—	—	—	—	—
U045	3. 妊娠高血压综合征	—	—	—	—	—	—	—	—	—	—	—	—	—	—	—	—	—	—	—	—	—
U046	4. 梗阻性分娩	—	—	—	—	—	—	—	—	—	—	—	—	—	—	—	—	—	—	—	—	—
U047	5. 流产	—	—	—	—	—	—	—	—	—	—	—	—	—	—	—	—	—	—	—	—	—
U048	其他	—	—	—	—	—	—	—	—	—	—	—	—	—	—	—	—	—	—	—	—	—
U049	D. 起源于围生期的情况	4.05	304.53	1.79	—	—	—	—	—	—	—	—	—	—	—	—	—	—	—	—	—	—
U050	1. 出生低体重	0.81	57.55	1.19	—	—	—	—	—	—	—	—	—	—	—	—	—	—	—	—	—	—
U051	2. 出生产伤和窒息	2.43	184.63	0.6	—	—	—	—	—	—	—	—	—	—	—	—	—	—	—	—	—	—
U052	其他	0.81	62.34	—	—	—	—	—	—	—	—	—	—	—	—	—	—	—	—	—	—	—
U053	E. 营养缺乏	5.77	—	—	—	—	—	0.34	—	—	—	—	—	0.74	2.69	1.71	6.9	12.35	48.19	147.75	653.27	—
U054	1. 蛋白质 - 能量营养不良	5.2	—	—	—	—	—	0.34	—	—	—	—	—	0.74	0.67	—	5.75	6.17	48.19	145.16	611.92	—
U055	2. 碘缺乏	—	—	—	—	—	—	—	—	—	—	—	—	—	—	—	—	—	—	—	—	—
U056	3. 维生素 A 缺乏病	—	—	—	—	—	—	—	—	—	—	—	—	—	—	—	—	—	—	—	—	—
U057	4. 缺铁性贫血	0.16	—	—	—	—	—	—	—	—	—	—	—	—	0.67	—	—	3.7	—	—	8.27	—
U058	其他营养缺乏症	0.41	—	—	—	—	—	—	—	—	0.34	—	—	—	1.34	1.71	1.15	2.47	—	2.59	33.08	—
U059	II. 慢性非传染性疾病	574.14	167.85	19.7	7.02	9.06	14.44	16.52	41.77	60.02	80.37	163.37	263.15	750.16	655.28	1256.58	2065.67	2694.46	5516.68	8141.95	25361.78	—
U060	A. 恶性肿瘤	131.73	11.99	4.18	3.51	3.45	4.92	6.29	10.33	16.09	26.34	58.37	103.05	325.93	286.69	452.98	661.34	608.78	973.42	930.58	1968.08	—
U061	1. 唇、口腔和咽恶性肿瘤	2.37	—	—	—	—	0.33	0.47	0.47	1.3	1.35	2.85	1.38	4.43	6.04	6.82	5.75	6.17	9.64	15.55	90.96	—
U062	2. 食道癌	3.58	—	—	—	—	—	—	—	0.43	—	1.73	—	12.56	8.06	21.33	18.4	16.05	21.2	15.55	16.54	—
U063	3. 胃癌	7.42	—	—	—	—	—	0.39	1.41	0.43	1.35	3.8	4.5	7.39	18.8	25.59	33.35	39.52	69.39	77.76	140.58	—
U064	4. 结直肠癌	7.32	2.4	—	—	—	—	1.18	—	2.17	1.69	3.2	4.5	8.13	10.74	16.21	42.56	48.16	79.03	54.44	132.31	—
U065	5. 肝癌	19.54	0.6	—	—	—	1.18	1.18	1.41	1.3	5.4	15.66	19.36	65.04	55.05	68.25	92.01	55.57	109.87	127.02	148.85	—

续表

疾病编码	疾病名称	总计	0-	1-	5-	10-	15-	20-	25-	30-	35-	40-	45-	50-	55-	60-	65-	70-	75-	80-	85及以上	不详
U066	6. 胰腺癌	2.24										0.71	2.77	7.39	4.7	7.68	13.8	9.88	19.28	12.96	8.27	-
U067	7. 肺癌	69.4				0.43	0.33	0.39	0.47	3.91	10.47	22.42	55.33	179.59	153.75	258.48	369.2	343.29	541.64	474.36	1008.85	-
U068	8. 皮肤癌	0.59									0.34					0.85		3.7	5.78	5.18	24.81	-
U069	9. 乳腺癌	0.09									0.35						1.15		1.93			-
U070	10. 子宫颈癌	-																				-
U071	11. 子宫体癌	-																				-
U072	12. 卵巢癌	-																				-
U073	13. 前列腺癌	1.59													0.67	0.85	6.9	7.41	25.06	25.92	107.5	-
U074	14. 膀胱癌	2.18											0.36	0.69	2.22	0.67	5.12	17.25	12.35	13.49	31.11	107.5	-
U075	15. 淋巴瘤与多发性骨髓瘤	2.15			0.44		0.33	0.39	0.94		0.34	1.07	1.04	6.65	3.36	9.38	5.75	8.64	21.2	20.74	8.27	-
U076	16. 白血病	3.24	2.4	1.19	1.32	1.73	1.97	1.97	2.35	2.61	1.35	1.78	2.42	7.39	6.04	4.27	12.65	11.11	9.64	10.37	24.81	-
U077	其他	10	7.19	2.39	1.32	1.29	1.97	0.79	2.82	3.48	4.05	6.05	8.3	25.13	17.46	28.15	42.56	46.92	46.26	59.62	148.85	-
U078	B. 其他肿瘤	0.69				0.33				0.43		1.42	1.04	1.48	2.01	0.85	2.3	3.7	3.86			-
U079	C. 糖尿病	11.34	9.59	1.79					0.47	1.74	3.71	2.85	6.22	24.39	12.09	23.89	43.71	59.27	111.8	145.16	355.58	-
U080	D. 内分泌疾病	2.46		1.79	0.88	0.43	0.66			0.43	0.34	0.36	1.04	5.91	1.34	6.82	5.75	12.35	15.42	31.11	82.69	-
U081	E. 神经系统和精神障碍疾病	11.78	16.78	1.79	0.88	1.73	2.63	2.75	3.75	3.91	1.69	5.69	5.88	12.56	5.37	7.68	14.95	34.58	69.39	217.74	802.12	-
U082	1. 单相精神抑郁	0.03												0.74						2.59		-
U083	2. 双相情感障碍	0.03																				-
U084	3. 精神分裂症	0.72	9.59	0.6	0.44	0.43		0.79	0.43	0.43		1.42	1.04	3.7	1.34	2.56	1.15	3.7	5.78	5.18	8.27	-
U085	4. 癫痫	1.37		0.6	0.44	0.43	0.98	1.57	2.35	0.43		1.38	0.69			2.56	2.3	2.47	3.86	5.18	16.54	-
U086	5. 酒精使用所致精神障碍	0.22									0.34	0.71	0.69	0.74	0.67							-
U087	6. 阿尔茨海默病和其他痴呆	6.83				0.43			0.43		0.35		0.35	1.48	2.01	3.41	6.9	19.76	42.41	197	719.42	-
U088	7. 帕金森病	0.41											0.35	0.74	0.67		2.3	6.17	1.93		16.54	-
U089	8. 多发性硬化	-																				-
U090	9. 药物使用所致精神障碍	0.19						0.39				0.36	0.69									-
U091	10. 创伤后应激障碍	-																				-
U092	11. 强迫症	-																				-
U093	12. 惊恐障碍	-																				-
U094	13. 失眠症	-																				-
U095	14. 偏头痛	-																				-
U096	15. 由于铅暴露引起的精神发育障碍	0.03								0.43												-
U097	其他	1.9	7.19	1.19	0.44	0.86	1.64		1.41	2.17	0.68	1.78	1.38	4.43	0.67	1.71	2.3	2.47	15.42	10.37	33.08	-
U098	F. 感官疾病	0.06	0.6	0.6																2.59		-

续 表

年龄组（岁）

疾病编码	疾病名称	总计	0-	1-	5-	10-	15-	20-	25-	30-	35-	40-	45-	50-	55-	60-	65-	70-	75-	80-	85及以上	不详
U099	1.青光眼	—	—	—	—	—	—	—	—	—	—	—	—	—	—	—	—	—	—	—	—	—
U100	2.白内障	—	—	—	—	—	—	—	—	—	—	—	—	—	—	—	—	—	—	—	—	—
U101	3.与年龄有关的视觉障碍	—	—	—	—	—	—	—	—	—	—	—	—	—	—	—	—	—	—	—	—	—
U102	4.成年开始的听力损失	—	—	—	—	—	—	—	—	—	—	—	—	—	—	—	—	—	—	—	—	—
U103	其他	0.06	—	0.6	—	—	—	—	—	—	—	—	—	—	—	—	—	—	—	2.59	—	—
U104	G.心血管疾病	189.67	—	1.19	0.44	0.43	2.95	3.54	16.9	18.7	25.66	59.8	88.18	220.24	204.78	396.68	668.24	859.46	1914.07	2838.41	8707.52	—
U105	1.风湿性心脏病	4.14	—	—	—	—	0.33	—	0.47	—	1.01	0.71	2.07	1.48	4.03	11.09	21.85	23.46	28.91	67.4	165.38	—
U106	2.高血压及并发症	13.03	—	—	—	—	—	0.39	0.94	0.43	0.34	3.2	6.22	12.56	17.46	23.03	46.01	58.04	138.78	189.23	694.62	—
U107	3.缺血性心脏病	56.13	—	—	—	—	0.66	1.57	6.57	7.83	12.16	22.42	38.04	90.17	83.25	123.7	198.98	229.68	487.67	718.03	2265.77	—
U108	4.脑血管病	109.7	—	0.6	0.44	0.43	1.64	1.18	5.63	7.83	9.79	27.76	37	108.64	91.98	219.24	387.6	518.64	1208.58	1804.14	5350.2	—
U109	5.炎性心脏病	1.75	—	0.6	—	—	—	—	—	1.3	0.68	1.42	0.69	2.96	2.69	5.97	2.3	12.35	11.57	15.55	24.81	—
U110	其他	4.89	—	—	—	—	0.33	0.39	3.29	1.3	1.69	4.27	4.15	4.43	5.37	13.65	11.5	17.29	38.55	44.07	198.46	—
U111	H.主要呼吸系统疾病	185.99	7.19	0.6	—	—	1.31	1.57	3.75	6.96	7.43	14.59	30.08	98.3	91.31	277.25	544.02	947.14	2129.96	3569.39	12122.72	—
U112	1.慢性阻塞性肺疾病	176.33	—	—	—	—	0.98	1.18	2.35	5.22	6.08	12.46	25.24	90.91	84.6	265.31	512.97	886.63	2054.78	3411.27	11601.75	—
U113	2.哮喘	6.51	7.19	0.6	—	—	—	—	0.47	0.43	1.01	1.07	1.04	3.7	3.36	6.82	21.85	48.16	69.39	116.65	339.04	—
U114	其他	3.15	—	—	—	—	0.33	0.39	0.94	1.3	0.34	1.07	3.8	3.7	3.36	5.12	9.2	12.35	5.78	41.47	181.92	—
U115	I.主要消化系统疾病	26.02	9.59	1.19	0.88	1.29	0.98	0.39	1.88	—	10.13	14.95	20.06	45.08	36.26	63.13	86.26	100.02	212.03	316.24	785.58	—
U116	1.消化性溃疡	6.54	—	—	—	—	—	—	0.94	0.39	0.68	2.85	2.77	10.35	5.37	10.24	13.8	28.4	79.03	111.46	289.42	—
U117	2.肝硬化	5.95	—	—	—	—	—	—	0.47	0.94	4.73	6.41	7.26	17	16.78	16.21	27.6	25.93	23.13	20.74	16.54	—
U118	3.阑尾炎	0.25	—	—	—	—	—	—	—	0.47	0.34	—	—	—	0.67	0.85	—	1.93	1.93	7.78	8.27	—
U119	其他	13.24	9.59	1.19	0.88	1.29	0.98	0.39	0.47	0.39	4.39	5.69	10.03	17.74	13.43	35.83	44.86	45.69	107.94	173.67	471.35	—
U120	J.主要泌尿生殖系统疾病	10.28	2.4	0.6	—	0.86	0.33	0.79	2.82	3.91	4.05	5.34	6.57	12.56	14.77	21.33	29.9	56.8	79.03	80.36	430	—
U121	1.肾炎和肾病	8.76	2.4	0.6	—	0.86	0.33	0.79	2.82	3.91	3.71	5.34	6.57	12.56	12.09	21.33	21.85	49.39	69.39	64.8	272.89	—
U122	2.前列腺增生	0.22	—	—	—	—	—	—	—	—	—	—	—	—	—	—	—	1.23	1.93	2.59	33.08	—
U123	其他	1.31	—	—	—	—	—	—	—	—	—	—	—	—	2.69	—	8.05	6.17	7.71	12.96	124.04	—
U124	K.皮肤病	0.5	—	0.6	—	—	—	—	—	0.43	0.43	—	0.69	0.74	0.67	1.71	1.15	3.7	1.93	2.59	41.35	—
U125	L.肌肉骨骼和结缔组织疾病	1.37	—	0.6	—	0.86	0.33	—	—	0.87	0.43	—	0.69	1.48	1.48	4.27	8.05	8.64	5.78	7.78	66.15	—
U126	1.风湿性关节炎	0.47	—	—	—	—	—	—	—	0.43	—	—	0.69	1.48	0.67	1.71	3.45	3.7	3.86	—	41.35	—
U127	2.骨关节炎	—	—	—	—	—	—	—	—	—	—	—	—	—	—	—	—	—	—	—	—	—
U128	3.痛风	0.25	—	—	—	—	—	—	—	—	—	—	—	—	—	1.71	2.3	3.7	—	—	—	—
U129	4.腰痛	0.03	—	—	—	—	—	—	—	—	—	—	—	—	—	—	—	—	—	—	—	—
U130	其他	0.62	—	0.6	—	0.86	0.33	—	—	0.43	0.43	—	—	—	0.67	0.85	2.3	1.23	1.93	7.78	24.81	—
U131	M.先天异常	2.24	110.3	6.57	1.32	—	—	1.18	—	0.43	1.01	—	0.35	1.48	—	1.48	—	—	—	24.81	24.81	—

续表

疾病编码	疾病名称	总计	0 –	1 –	5 –	10 –	15 –	20 –	25 –	30 –	35 –	40 –	45 –	50 –	55 –	60 –	65 –	70 –	75 –	80 –	85及以上	不详
U132	1. 腹壁缺损	–	–	–	–	–	–	–	–	–	–	–	–	–	–	–	–	–	–	–	–	–
U133	2. 无脑畸形	0.03	2.4	–	–	–	–	–	–	–	–	–	–	–	–	–	–	–	–	–	–	–
U134	3. 肛门直肠闭锁	–	–	–	–	–	–	–	–	–	–	–	–	–	–	–	–	–	–	–	–	–
U135	4. 唇裂	0.03	2.4	–	–	–	–	–	–	–	–	–	–	–	–	–	–	–	–	–	–	–
U136	5. 腭裂	–	–	–	–	–	–	–	–	–	–	–	–	–	–	–	–	–	–	–	–	–
U137	6. 食管闭锁	0.03	2.4	–	–	–	–	–	–	–	–	–	–	–	–	–	–	–	–	–	–	–
U138	7. 肾发育不全	0.03	–	–	–	–	–	–	–	–	0.34	–	–	–	–	–	–	–	–	–	–	–
U139	8. 唐氏综合征	0.03	–	–	–	–	–	–	–	–	–	–	–	–	–	–	–	–	–	–	–	–
U140	9. 先天性心脏异常	1.71	76.73	5.97	1.32	–	0.33	1.18	–	0.43	0.68	–	0.35	1.48	–	–	–	–	–	–	–	–
U141	10. 脊柱裂	–	–	–	–	–	–	–	–	–	–	–	–	–	–	–	–	–	–	–	–	–
U142	其他	0.41	26.38	0.6	–	–	–	–	0.47	–	–	–	–	–	–	–	–	–	–	–	–	–
U143	N. 口腔疾病	–	–	–	–	–	–	–	–	–	–	–	–	–	–	–	–	–	–	–	–	–
U144	1. 龋齿	–	–	–	–	–	–	–	–	–	–	–	–	–	–	–	–	–	–	–	–	–
U145	2. 牙周病	–	–	–	–	–	–	–	–	–	–	–	–	–	–	–	–	–	–	–	–	–
U146	3. 无牙症	–	–	–	–	–	–	–	–	–	–	–	–	–	–	–	–	–	–	–	–	–
U147	其他	–	–	–	–	–	–	–	–	–	–	–	–	–	–	–	–	–	–	–	–	–
U148	Ⅲ. 伤害	87.1	62.24	38.81	18	26.75	31.18	51.14	67.11	73.07	60.78	103.57	94.4	196.59	124.21	164.64	169.07	156.83	281.42	339.57	1041.93	–
U149	A. 意外伤害	74.61	62.24	38.21	17.56	22.44	25.6	44.06	60.54	63.06	53.69	88.98	84.72	156.68	103.4	138.2	142.62	124.72	225.52	285.14	942.69	–
U150	1. 道路交通事故	24.65	4.8	9.55	4.39	5.61	11.82	22.42	28.16	26.1	17.9	32.74	29.74	56.17	36.93	39.24	43.71	35.81	57.83	57.03	82.69	–
U151	2. 意外中毒	10.13	–	1.19	0.88	1.29	2.3	2.75	7.98	10.87	8.1	17.08	13.83	22.91	15.44	23.89	25.3	12.35	34.7	36.29	33.08	–
U152	3. 意外跌落	21.82	4.8	4.18	2.63	1.73	3.94	5.11	7.51	8.7	13.51	21	26.28	43.61	30.88	49.48	51.76	53.1	113.73	139.98	669.81	–
U153	4. 火灾	0.87	–	0.6	0.44	–	0.33	0.39	0.47	–	–	1.78	0.35	2.22	0.67	0.85	1.15	3.7	3.86	12.96	8.27	–
U154	5. 溺水	6.7	–	14.33	7.46	12.51	3.94	8.65	4.69	6.09	2.36	2.85	4.15	6.65	6.04	11.09	6.9	7.41	5.78	20.74	49.62	–
U155	其他	10.44	52.75	8.36	1.76	1.29	3.28	4.72	11.73	11.31	11.82	13.53	10.37	25.13	13.43	13.65	13.8	12.35	9.64	18.15	99.23	–
U156	B. 故意伤害	10.56	–	–	0.44	3.88	3.28	5.51	6.57	7.39	6.42	12.1	8.3	29.56	13.13	23.89	24.15	27.17	53.97	51.84	90.96	–
U157	1. 自杀及后遗症	9.6	–	–	0.44	2.16	2.63	5.11	6.57	6.09	5.07	9.61	7.61	28.08	13.13	23.89	23	25.93	50.12	49.25	90.96	–
U158	2. 他杀及后遗症	0.87	–	–	–	1.73	0.66	0.39	–	0.87	1.35	2.14	0.35	1.48	–	–	1.15	1.23	3.86	2.59	–	–
U159	3. 战争	–	–	–	–	–	–	–	–	–	–	–	–	–	–	–	–	–	–	–	–	–
U160	其他	0.09	–	–	–	–	–	–	–	0.43	–	0.36	0.35	–	–	–	–	–	–	–	–	–
U161	其他剩余疾病	7.54	14.35	1.19	–	–	0.33	0.39	1.41	2.17	2.03	3.92	1.73	4.43	4.7	3.41	8.05	7.41	38.55	106.28	917.89	–

表 4－15　2018 年曲靖市死因别、年龄别死亡率（女）

（单位：1/10 万）

疾病编码	疾病名称	总计	0–	1–	5–	10–	15–	20–	25–	30–	35–	40–	45–	50–	55–	60–	65–	70–	75–	80–	85及以上	不详
										年龄组（岁）											
U000	全死因	531.61	488.2	47.13	13.27	20.33	27.61	31	39.79	55.2	50.22	98.04	173.74	513.78	410.32	874.25	1495.78	2031.82	4857.75	7843.75	22843.34	–
U001	I.传染病、母婴疾病和营养缺乏性疾病	31.99	334.19	7.25	1.47	2.67	2.03	2.66	3.62	3.3	3.35	4.54	6.36	16.8	13.3	24.06	42.67	65.75	244.09	436.92	1918.5	–
U002	A.传染病和寄生虫病	5.49	20.34	1.45	0.49	2.14	1.62	0.89	1.03	1.42	2.98	3.03	4.94	7.63	8.65	10.69	10.97	16.76	34.01	26.01	138.93	–
U003	1.结核病	1.03	–	–	–	–	–	–	0.47	–	0.74	1.51	1.06	2.29	–	4.46	2.44	6.45	6	2.6	6.62	–
U004	2.性传播疾病	0.03	–	–	–	–	–	–	–	0.47	–	–	–	–	–	–	–	–	–	–	–	–
U005	a.梅毒	–	–	–	–	–	–	–	–	–	–	–	–	–	–	–	–	–	–	–	–	–
U006	b.衣原体病	–	–	–	–	–	–	–	–	–	–	–	–	–	–	–	–	–	–	–	–	–
U007	c.淋病	–	–	–	–	–	–	–	–	–	–	–	–	–	–	–	–	–	–	–	–	–
U008	d.其他	0.03	–	–	–	–	–	–	–	0.47	–	–	–	–	–	–	–	–	–	–	–	–
U009	3.艾滋病	0.41	–	–	–	0.53	–	0.44	0.52	–	1.12	0.38	1.06	–	–	–	1.22	–	2	–	–	–
U010	4.腹泻性疾病	0.14	2.91	–	–	–	–	–	–	–	–	–	–	–	–	–	–	1.29	4	–	6.62	–
U011	5.好发于儿童期的疾病	0.65	11.62	–	0.49	0.53	1.22	–	–	–	–	–	–	–	0.67	–	–	–	–	–	–	–
U012	a.百日咳	–	–	–	–	–	–	–	–	–	–	–	–	–	–	–	–	–	–	–	–	–
U013	b.脊髓灰质炎及后遗症	–	–	–	–	–	–	–	–	–	–	–	–	–	–	–	–	–	–	–	–	–
U014	c.白喉	–	–	–	–	–	–	–	–	–	–	–	–	–	–	–	–	–	–	–	–	–
U015	d.麻疹	0.03	–	–	–	–	–	–	–	–	–	–	–	–	–	–	–	–	–	–	–	–
U016	e.破伤风	0.62	11.62	–	0.49	0.53	1.22	–	–	–	–	–	–	–	0.67	–	–	–	–	–	–	–
U017	6.脑膜炎	0.62	–	–	–	–	–	–	–	–	–	–	0.71	0.76	–	0.89	–	1.29	4	2.6	–	–
U018	7.乙型肝炎	2.27	–	–	–	0.53	–	–	–	0.94	0.74	0.76	1.41	4.58	6.65	5.35	6.1	7.74	12	13	72.77	–
U019	丙型肝炎	0.07	–	–	–	–	–	–	–	–	–	–	0.35	–	–	–	1.22	–	–	–	–	–
U020	8.疟疾	–	–	–	–	–	–	–	–	–	–	–	–	–	–	–	–	–	–	–	–	–
U021	9.热带病	–	–	–	–	–	–	–	–	–	–	–	–	–	–	–	–	–	–	–	–	–
U022	a.锥虫病	–	–	–	–	–	–	–	–	–	–	–	–	–	–	–	–	–	–	–	–	–
U023	b.南美锥虫病	–	–	–	–	–	–	–	–	–	–	–	–	–	–	–	–	–	–	–	–	–
U024	c.血吸虫病	–	–	–	–	–	–	–	–	–	–	–	–	–	–	–	–	–	–	–	–	–
U025	d.利什曼病	–	–	–	–	–	–	–	–	–	–	–	–	–	–	–	–	–	–	–	–	–
U026	e.淋巴丝虫病	–	–	–	–	–	–	–	–	–	–	–	–	–	–	–	–	–	–	–	–	–
U027	f.盘尾丝虫病	–	–	–	–	–	–	–	–	–	–	–	–	–	–	–	–	–	–	–	–	–
U028	10.麻风病	–	–	–	–	–	–	–	–	–	–	–	–	–	–	–	–	–	–	–	–	–
U029	11.登革热	–	–	–	–	–	–	–	–	–	–	–	–	–	–	–	–	–	–	–	–	–
U030	12.流行性乙型脑炎	–	–	–	–	–	–	–	–	–	–	–	–	–	–	–	–	–	–	–	–	–
U031	13.沙眼	–	–	–	–	–	–	–	–	–	–	–	–	–	–	–	–	–	–	–	–	–
U032	14.肠线虫感染	–	–	–	–	–	–	–	–	–	–	–	–	–	–	–	–	–	–	–	–	–

续　表

疾病编码	疾病名称	总计	年龄组（岁）																			不详
			0 –	1 –	5 –	10 –	15 –	20 –	25 –	30 –	35 –	40 –	45 –	50 –	55 –	60 –	65 –	70 –	75 –	80 –	85及以上	
U033	a. 蛔虫病	—	—	—	—	—	—	—	—	—	—	—	—	—	—	—	—	—	—	—	—	—
U034	b. 鞭虫病	—	—	—	—	—	—	—	—	—	—	—	—	—	—	—	—	—	—	—	—	—
U035	c. 钩虫病	—	—	—	—	—	—	—	—	—	—	—	—	—	—	—	—	—	—	—	—	—
U036	d. 其他	—	—	—	—	—	—	—	—	—	—	—	—	—	—	—	—	—	—	—	—	—
U037	其他传染病	0.89	5.81	1.45	—	0.53	0.41	0.44	0.52	—	0.37	0.38	0.35	—	0.67	—	—	—	6	7.8	52.92	—
U038	B. 呼吸系统感染	15.58	66.84	2.18	0.98	0.53	0.41	0.44	0.52	0.47	—	1.14	0.71	8.4	4.66	12.48	23.16	34.81	146.05	265.27	1078.33	—
U039	1. 下呼吸道感染	15.58	66.84	2.18	0.98	0.53	0.41	0.44	0.52	0.47	—	1.14	0.71	8.4	4.66	12.48	23.16	33.52	144.05	262.67	1058.48	—
U040	2. 上呼吸道感染	0.21	—	—	—	—	—	—	—	—	—	—	—	—	—	—	—	1.29	2	2.6	19.85	—
U041	3. 中耳炎	—	—	—	—	—	—	—	—	—	—	—	—	—	—	—	—	—	—	—	—	—
U042	C. 妊娠、分娩和产褥期并发症	0.41	—	—	—	—	—	0.89	2.07	1.42	0.37	0.38	0.35	—	—	—	—	—	—	—	—	—
U043	1. 孕产妇出血	0.1	—	—	—	—	—	—	1.03	—	0.37	—	—	—	—	—	—	—	—	—	—	—
U044	2. 产妇败血症	—	—	—	—	—	—	—	—	—	—	—	—	—	—	—	—	—	—	—	—	—
U045	3. 妊娠高血压综合征	0.03	—	—	—	—	—	0.44	—	—	—	—	—	—	—	—	—	—	—	—	—	—
U046	4. 梗阻性分娩	—	—	—	—	—	—	—	—	—	—	—	—	—	—	—	—	—	—	—	—	—
U047	5. 流产	0.03	—	—	—	—	—	—	—	0.47	—	—	—	—	—	—	—	—	—	—	—	—
U048	其他	0.24	—	—	—	—	—	0.44	1.03	0.94	—	0.38	0.35	—	—	—	—	—	—	—	—	—
U049	D. 起源于围生期的情况	3.09	247.01	2.9	—	—	—	—	—	—	—	—	—	—	—	—	—	—	—	—	—	—
U050	1. 出生低体重	0.69	55.21	0.73	—	—	—	—	—	—	—	—	—	—	—	—	—	—	—	—	—	—
U051	2. 出生产伤和窒息	1.96	156.92	1.45	—	—	—	—	—	—	—	—	—	—	—	—	—	—	—	—	—	—
U052	其他	0.45	34.87	0.73	—	—	—	—	—	—	—	—	—	—	—	—	—	—	—	—	—	—
U053	E. 营养缺乏	7.41	—	0.73	—	—	—	—	—	—	—	—	0.35	0.76	—	0.89	8.53	14.18	64.02	145.64	701.24	—
U054	1. 蛋白质 - 能量营养不良	6.73	—	0.73	—	—	—	—	—	—	—	—	—	—	—	0.89	4.88	9.02	62.02	137.84	654.94	—
U055	2. 碘缺乏	—	—	—	—	—	—	—	—	—	—	—	—	—	—	—	—	—	—	—	—	—
U056	3. 维生素 A 缺乏症	—	—	—	—	—	—	—	—	—	—	—	—	—	—	—	—	—	—	—	—	—
U057	4. 缺铁性贫血	0.21	—	—	—	—	0.41	—	—	—	—	—	—	—	—	—	1.22	2.58	2	—	6.62	—
U058	其他营养病症	0.48	—	—	—	—	—	—	—	—	—	—	—	0.76	—	—	2.44	2.58	—	7.8	39.69	—
U059	II. 慢性非传染性疾病	453	101.71	16.68	4.91	8.02	10.96	11.51	19.64	27.84	31.25	69.65	132.77	417.59	345.15	764.63	1360.46	1860.35	4363.57	7092.14	19376.82	—
U060	A. 恶性肿瘤	86.09	2.91	3.63	1.47	3.21	4.06	3.99	8.78	11.8	15.25	36.34	62.5	185.51	150.3	270.03	369.37	381.61	678.24	639.78	1071.71	—
U061	1. 唇、口腔和咽恶性肿瘤	1.24	—	—	—	—	—	—	—	0.47	—	1.06	—	1.53	2	3.56	2.44	3.87	12	5.2	66.16	—
U062	2. 食道癌	0.55	—	—	—	—	—	—	—	—	—	—	—	0.76	0.67	4.46	6.1	—	4	5.2	—	—
U063	3. 胃癌	5.42	—	—	—	—	—	—	0.52	0.47	0.74	1.14	2.47	5.34	5.32	11.59	14.63	24.5	66.02	67.62	165.39	—
U064	4. 结直肠癌	4.67	—	—	—	—	—	0.44	0.52	0.94	1.12	2.27	2.82	6.11	5.32	13.37	18.29	23.21	44.02	57.22	46.31	—
U065	5. 肝癌	8.58	—	0.73	—	—	—	—	0.52	1.42	0.74	3.79	4.59	16.8	19.95	23.17	45.1	38.68	82.03	59.82	72.77	—

续表

疾病编码	疾病名称	总计	0-	1-	5-	10-	15-	20-	25-	30-	35-	40-	45-	50-	55-	60-	65-	70-	75-	80-	85及以上	不详
														年龄组（岁）								
U066	6.胰腺癌	1.54	-	-	-	-	-	-	-	-	-	-	1.06	2.29	2.66	7.13	12.19	5.16	22.01	2.6	-	-
U067	7.肺癌	42.43	-	-	-	-	-	3.44	0.52	0.94	4.84	13.63	31.07	94.66	75.81	139.02	191.39	210.14	316.11	353.7	575.55	-
U068	8.皮肤癌	0.48	-	-	-	-	-	-	-	0.47	-	-	-	0.76	0.67	1.78	-	1.29	2	13	13.23	-
U069	9.乳腺癌	3.78	-	-	-	-	-	-	-	1.42	2.23	4.54	6.71	13.74	7.32	13.37	13.41	9.02	12	2.6	6.62	-
U070	10.子宫颈癌	2.85	-	-	-	-	-	-	-	0.94	2.23	3.41	2.82	13.74	3.33	8.91	10.97	14.18	4	5.2	6.62	-
U071	11.子宫体癌	1.27	-	-	-	-	-	-	-	-	0.37	-	1.77	2.29	2.66	4.46	4.88	7.74	8	10.4	-	-
U072	12.卵巢癌	0.76	-	-	-	-	-	-	-	-	-	1.51	1.06	-	-	4.46	-	1.29	6	2.6	-	-
U073	13.前列腺癌	-	-	-	-	-	-	-	-	-	-	-	-	-	-	-	-	-	-	-	-	-
U074	14.膀胱癌	0.65	-	-	-	-	0.81	-	0.52	-	0.74	0.38	1.06	2.29	1.33	0.89	3.66	5.16	10	7.8	19.85	-
U075	15.淋巴瘤与多发性骨髓瘤	1.06	2.91	-	-	-	0.81	2.21	4.65	2.83	1.12	0.76	1.06	3.82	2.66	1.78	7.31	3.87	8	-	6.62	-
U076	16.白血病	2.44	-	0.73	-	1.6	2.03	0.89	1.55	1.42	1.12	4.54	4.94	-	-	6.24	6.1	6.45	4	10.4	6.62	-
U077	其他	8.38	-	2.18	0.98	1.6	0.81	-	-	0.47	0.74	0.76	0.71	20.61	17.96	25.84	32.91	27.07	78.03	36.41	86	-
U078	B.其他肿瘤	0.55	-	-	-	-	-	-	-	-	-	-	-	2.29	-	3.56	-	-	2.6	2.6	13.23	-
U079	C.糖尿病	13.01	2.91	0.73	-	-	0.41	0.44	0.52	0.47	0.37	1.89	3.88	16.03	9.98	33.86	57.3	86.38	146.05	161.24	251.39	-
U080	D.内分泌紊乱	2.37	0.73	-	0.53	-	0.41	1.77	0.52	1.42	0.37	0.76	1.41	2.29	5.32	0.89	9.75	9.02	22.01	20.81	46.31	-
U081	E.神经系统和精神障碍疾病	9.71	5.81	3.63	0.98	-	0.81	1.77	0.52	0.94	1.86	0.76	0.71	8.4	2.66	5.35	12.19	20.63	86.03	171.65	661.55	-
U082	1.单相精神抑郁部	-	-	-	-	-	-	-	-	-	-	-	-	-	-	-	-	-	-	-	-	-
U083	2.双相情感障碍	-	-	-	-	-	-	-	-	-	-	-	-	-	-	-	-	-	-	-	-	-
U084	3.精神分裂症	0.55	-	-	0.49	-	-	-	-	-	0.37	0.38	0.35	2.29	-	0.89	1.22	2.58	4	10.4	-	-
U085	4.癫痫症	0.38	-	-	-	-	-	1.33	-	0.94	0.37	0.37	-	1.53	0.67	-	-	-	2	-	-	-
U086	5.酒精使用所致精神障碍	0.03	-	-	-	-	-	-	-	-	-	-	-	-	-	0.89	-	-	-	-	-	-
U087	6.阿尔次海默病和其他痴呆	7.04	-	-	-	-	-	-	-	-	-	0.37	-	1.53	1.33	2.67	7.31	14.18	64.02	153.44	588.78	-
U088	7.帕金森病	0.07	-	-	-	-	-	-	-	-	-	-	-	-	-	-	-	-	-	-	-	-
U089	8.多发性硬化	-	-	-	-	-	-	-	-	-	-	-	-	-	-	-	-	-	-	-	-	-
U090	9.药物使用所致精神障碍	0.1	-	-	-	-	-	-	-	-	-	-	0.35	0.76	-	-	-	-	-	-	-	-
U091	10.创伤后应激障碍	-	-	-	-	-	-	-	-	-	-	-	-	-	-	-	-	-	2	-	6.62	-
U092	11.强迫症	-	-	-	-	-	-	-	-	-	-	-	-	-	-	-	-	-	-	-	-	-
U093	12.惊恐障碍	-	-	-	-	-	-	-	-	-	-	-	-	-	-	-	-	-	-	-	-	-
U094	13.失眠症	-	-	-	-	-	-	-	-	-	-	-	-	-	-	-	-	-	-	-	-	-
U095	14.偏头痛	-	-	-	-	-	-	-	-	-	-	-	-	-	-	-	-	-	-	-	-	-
U096	15.由于铅暴露引起的精神发育障碍	-	-	-	-	-	-	-	-	-	-	-	-	-	-	-	-	-	-	-	-	-
U097	其他	1.51	5.81	3.63	0.49	-	0.81	0.44	0.52	0.44	0.74	0.38	-	2.29	0.67	0.89	3.66	3.87	10	7.8	66.16	-
U098	F.感官疾病	-	-	-	-	-	-	-	-	-	-	-	-	-	-	-	-	-	-	-	-	-

续　表

疾病编码	疾病名称	总计	年龄组（岁）																		85及以上	不详
			0 -	1 -	5 -	10 -	15 -	20 -	25 -	30 -	35 -	40 -	45 -	50 -	55 -	60 -	65 -	70 -	75 -	80 -		
U099	青光眼	-	-	-	-	-	-	-	-	-	-	-	-	-	-	-	-	-	-	-	-	-
U100	1. 白内障	-	-	-	-	-	-	-	-	-	-	-	-	-	-	-	-	-	-	-	-	-
U101	2. 与年龄有关的视觉障碍	-	-	-	-	-	-	-	-	-	-	-	-	-	-	-	-	-	-	-	-	-
U102	3. 成年开始的听力损失	-	-	-	-	-	-	-	-	-	-	-	-	-	-	-	-	-	-	-	-	-
U103	其他	-	-	-	-	-	-	-	-	-	-	-	-	-	-	-	-	-	-	-	-	-
U104	G. 心血管疾病	155.57	-	0.73	0.98	0.53	1.22	2.66	4.65	4.72	8.18	18.55	39.2	119.09	111.06	238.84	474.21	645.9	1632.59	2491.48	7032.28	-
U105	1. 风湿性心脏病	5.18	-	-	-	-	-	-	-	0.94	-	0.76	0.71	8.4	5.99	15.15	25.6	15.47	58.02	52.01	172	-
U106	2. 高血压及并发症	10.88	-	-	-	-	-	-	1.03	-	-	1.89	3.18	6.87	9.31	16.04	31.7	47.7	116.04	140.44	562.32	-
U107	3. 缺血性心脏病	41.91	-	-	-	-	0.41	0.44	-	2.36	2.98	4.16	13.42	32.06	38.57	73.97	125.56	175.33	408.15	673.58	1799.42	-
U108	4. 脑血管病	92.2	-	-	-	-	0.41	0.89	2.58	0.94	4.84	9.46	20.48	68.71	55.2	121.2	281.6	388.06	980.35	1568.23	4273.62	-
U109	5. 炎性心脏病	0.96	-	-	0.98	0.53	-	0.44	0.52	0.47	0.37	-	-	1.53	-	4.46	3.66	6.45	12	2.6	-	-
U110	其他	4.22	0.73	-	-	-	-	-	-	-	-	2.27	1.41	0.76	2	8.02	6.1	11.6	56.02	52.01	218.31	-
U111	H. 主要呼吸系统疾病	158.07	5.81	-	-	-	0.41	0.44	1.03	3.3	2.6	5.3	16.24	52.68	44.56	161.3	346.21	635.59	1590.57	3224.88	9235.25	-
U112	1. 慢性阻塞性肺疾病	149.97	5.81	-	-	-	0.41	0.44	0.52	1.89	2.23	4.54	14.48	48.86	43.23	155.07	334.02	603.36	1506.54	3061.04	8785.39	-
U113	2. 哮喘	6.08	-	-	-	-	0.41	0.52	0.52	1.42	0.37	0.71	0.71	2.29	1.33	4.46	8.53	25.78	60.02	135.24	337.39	-
U114	其他	2.03	5.81	-	-	-	-	-	-	-	-	0.76	1.06	1.53	-	1.78	3.66	6.45	24.01	28.61	112.46	-
U115	I. 主要消化系统疾病	16.24	2.91	-	-	-	0.81	0.89	1.55	0.94	1.12	3.03	3.53	13.74	7.98	32.97	53.64	54.15	136.05	273.07	767.4	-
U116	1. 消化性溃疡	3.81	-	-	-	-	-	-	-	0.47	0.37	0.71	0.71	2.29	3.33	12.48	7.31	12.89	28.01	54.61	231.54	-
U117	2. 肝硬化	1.44	-	-	-	-	-	-	0.52	0.47	-	1.14	0.35	3.82	1.33	1.78	6.1	3.87	6	23.41	46.31	-
U118	3. 阑尾炎	0.24	-	-	-	-	-	-	-	-	-	-	-	-	-	-	-	1.29	4	2.6	13.23	-
U119	其他	10.74	2.91	-	-	-	-	0.89	1.03	0.47	1.12	1.89	2.47	7.63	3.33	18.71	40.23	36.1	98.04	192.45	476.32	-
U120	J. 主要泌尿生殖系统疾病	7	2.91	0.73	0.49	1.07	0.81	-	2.07	1.42	0.37	1.51	2.82	13.74	11.31	15.15	30.48	20.63	56.02	70.22	191.85	-
U121	1. 肾炎和肾病	6.49	2.91	0.73	0.49	1.07	0.81	-	2.07	1.42	0.37	1.51	2.82	12.21	10.64	13.37	30.48	19.34	48.02	62.42	185.23	-
U122	2. 前列腺增生	-	-	-	-	-	-	-	-	-	-	-	-	-	-	-	-	-	-	-	-	-
U123	其他	0.51	-	-	-	-	-	-	-	-	-	-	-	1.53	0.67	1.78	-	1.29	8	7.8	6.62	-
U124	K. 皮肤病	0.58	-	-	-	-	-	-	-	0.47	-	0.38	-	1.53	-	0.89	-	2.58	6	10.4	19.85	-
U125	L. 肌肉骨骼和结缔组织疾病	1.85	-	-	-	0.53	-	0.89	-	0.94	-	0.38	1.41	1.53	1.33	1.78	7.31	3.87	10	26.01	86	-
U126	1. 风湿性关节炎	1.03	-	-	-	0.53	0.41	-	-	0.94	-	0.38	1.06	0.76	0.67	-	6.1	1.29	8	10.4	72.77	-
U127	2. 骨关节炎	-	-	-	-	-	-	-	-	-	-	-	-	-	-	-	-	-	-	-	-	-
U128	3. 痛风	0.1	-	-	-	-	-	-	-	-	-	-	-	-	0.67	-	-	-	-	-	-	-
U129	4. 腰痛	0.03	-	-	-	-	-	-	-	-	-	-	0.35	0.76	-	-	-	1.29	-	-	-	-
U130	其他	0.65	-	-	-	-	-	-	-	0.94	-	-	0.35	0.76	0.67	0.89	-	1.29	-	15.6	13.23	-
U131	M. 先天异常	1.96	78.46	7.25	0.98	2.14	1.62	0.44	0.52	1.42	0.74	-	-	-	-	-	-	-	-	-	-	-

续表

疾病编码	疾病名称	总计	0-	1-	5-	10-	15-	20-	25-	30-	35-	40-	45-	50-	55-	60-	65-	70-	75-	80-	85及以上	不详
U132	1. 腹壁缺损	-	-	-	-	-	-	-	-	-	-	-	-	-	-	-	-	-	-	-	-	-
U133	2. 无脑畸形	-	-	-	-	-	-	-	-	-	-	-	-	-	-	-	-	-	-	-	-	-
U134	3. 肛门直肠闭锁	-	-	-	-	-	-	-	-	-	-	-	-	-	-	-	-	-	-	-	-	-
U135	4. 唇裂	-	-	-	-	-	-	-	-	-	-	-	-	-	-	-	-	-	-	-	-	-
U136	5. 腭裂	-	-	-	-	-	-	-	-	-	-	-	-	-	-	-	-	-	-	-	-	-
U137	6. 食管闭锁	-	-	-	-	-	-	-	-	-	-	-	-	-	-	-	-	-	-	-	-	-
U138	7. 肾发育不全	-	-	-	-	-	-	-	-	-	-	-	-	-	-	-	-	-	-	-	-	-
U139	8. 唐氏综合征	0.03	-	0.73	-	-	-	-	-	-	-	-	-	-	-	-	-	-	-	-	-	-
U140	9. 先天性心脏异常	1.54	58.12	5.8	0.98	1.6	1.62	0.44	-	1.42	0.74	-	0.35	-	0.67	-	-	-	-	-	-	-
U141	10. 脊柱裂	-	-	-	-	-	-	-	-	-	-	-	-	-	-	-	-	-	-	-	-	-
U142	其他	0.38	20.34	0.73	-	0.53	-	-	0.52	-	-	-	-	0.76	-	-	-	-	-	-	-	-
U143	N. 口腔疾病	-	-	-	-	-	-	-	-	-	-	-	-	-	-	-	-	-	-	-	-	-
U144	1. 龋齿	-	-	-	-	-	-	-	-	-	-	-	-	-	-	-	-	-	-	-	-	-
U145	2. 牙周病	-	-	-	-	-	-	-	-	-	-	-	-	-	-	-	-	-	-	-	-	-
U146	3. 无牙症	-	-	-	-	-	-	-	-	-	-	-	-	-	-	-	-	-	-	-	-	-
U147	其他	-	-	-	-	-	-	-	-	-	-	-	-	-	-	-	-	-	-	-	-	-
U148	III. 伤害	41.09	46.5	23.2	6.88	9.09	14.21	16.39	16.02	24.06	14.51	23.85	34.61	77.1	51.21	79.31	90.21	97.98	234.08	234.06	926.17	-
U149	A. 意外伤害	32.03	46.5	23.2	6.88	5.88	12.18	10.63	10.34	14.15	10.04	18.93	27.9	60.31	38.57	55.25	71.92	64.46	190.07	195.05	807.09	-
U150	1. 道路交通事故	9.61	2.91	4.35	2.95	2.67	5.69	7.09	6.2	7.08	4.46	8.33	12.71	22.14	15.96	16.93	28.04	14.18	26.01	20.81	52.92	-
U151	2. 意外中毒	3.74	-	1.45	0.49	1.6	3.65	0.89	1.03	1.89	1.12	2.27	1.77	6.11	5.99	12.48	8.53	11.6	24.01	18.2	39.69	-
U152	3. 意外跌落	11.77	2.91	5.08	0.49	1.07	1.62	0.89	2.07	1.89	2.23	1.89	7.42	17.56	9.98	15.15	23.16	29.65	100.04	127.43	595.4	-
U153	4. 火灾	0.31	-	-	0.49	-	-	-	-	-	-	0.76	0.35	-	0.67	-	-	-	-	2.6	19.85	-
U154	5. 溺水	2.88	-	7.25	1.97	0.53	0.81	0.89	1.03	1.42	1.12	1.89	2.12	7.63	4.66	5.35	4.88	1.29	22.01	5.2	33.08	-
U155	其他	3.71	40.68	5.08	0.49	-	0.41	0.89	-	1.89	1.12	3.79	3.53	6.87	1.33	5.35	7.31	7.74	18.01	20.81	66.16	-
U156	B. 故意伤害	8.72	-	-	-	3.21	2.03	5.31	5.68	9.44	4.46	4.16	6.71	16.03	11.97	24.06	18.29	32.23	40.01	39.01	112.46	-
U157	1. 自杀及后遗症	8.14	-	-	-	3.21	2.03	5.31	5.17	7.55	3.35	4.16	6	12.98	11.97	23.17	17.07	30.94	40.01	39.01	112.46	-
U158	2. 他杀及后遗症	0.58	-	-	-	-	-	-	0.52	1.89	1.12	-	0.71	3.05	-	0.89	1.22	1.29	-	-	-	-
U159	3. 战争	-	-	-	-	-	-	-	-	-	-	-	-	-	-	-	-	-	-	-	-	-
U160	其他	-	-	-	-	-	-	-	-	-	-	-	-	-	-	-	-	-	-	-	-	-
U161	其他剩余疾病	5.53	5.81	-	-	0.53	0.41	0.44	0.52	-	1.12	-	-	2.29	0.67	6.24	2.44	7.74	16.01	80.62	621.86	-

年龄组（岁）

表 4－16 2018 年玉溪市死因别、年龄别死亡率（男女合计）

（单位：1/10 万）

年龄组（岁）

疾病编码	疾病名称	总计	0－	1－	5－	10－	15－	20－	25－	30－	35－	40－	45－	50－	55－	60－	65－	70－	75－	80－	85及以上	不详
U000	全死因	643.38	549.88	40.45	28.92	24.68	36.41	33.49	77.02	106.86	79.98	171.58	166.69	788.97	413.72	999.46	1541.28	2668.88	4792.18	9414.85	21749.72	－
U001	Ⅰ. 传染病、母婴疾病和营养缺乏性疾病	28.22	370.95	5.95	1.65	2	0.62	0.99	1.38	4.97	3.83	7.42	9.1	18.17	8.72	33.9	50.69	70.35	154.32	355.34	1238.86	－
U002	A. 传染病和寄生虫病	4.83	17.46	2.38	0.83	－	0.62	0.49	0.69	3.73	2.55	5.68	4.55	9.62	3.96	13.35	7.24	14.97	16.46	33.21	34.8	－
U003	1. 结核病	1.05	4.36	－	－	－	－	－	－	0.62	－	1.75	1.3	－	1.59	5.14	2.41	2.99	2.06	6.64	6.96	－
U004	2. 性传播疾病	－	－	－	－	－	－	－	－	－	－	－	－	－	－	－	－	－	－	－	－	－
U005	a. 梅毒	－	－	－	－	－	－	－	－	－	－	－	－	－	－	－	－	－	－	－	－	－
U006	b. 衣原体病	－	－	－	－	－	－	－	－	－	－	－	－	－	－	－	－	－	－	－	－	－
U007	c. 淋病	－	－	－	－	－	－	－	－	－	－	－	－	－	－	－	－	－	－	－	－	－
U008	d. 其他	－	－	－	－	－	－	－	－	－	－	－	－	－	－	－	－	－	－	－	－	－
U009	3. 艾滋病	0.59	－	－	－	－	－	－	－	0.62	1.7	1.75	0.97	2.14	－	－	－	－	－	9.96	－	－
U010	4. 腹泻性疾病	0.29	－	－	－	－	－	－	－	－	－	－	0.32	－	－	2.05	－	1.5	－	－	－	－
U011	5. 好发于儿童期的疾病	0.04	－	－	－	－	－	－	－	－	－	－	－	－	－	－	－	－	－	－	6.96	－
U012	a. 百日咳	－	－	－	－	－	－	－	－	－	－	－	－	－	－	－	－	－	－	－	－	－
U013	b. 脊髓灰质炎及后遗症	－	－	－	－	－	－	－	－	－	－	－	－	－	－	－	－	－	－	－	－	－
U014	c. 白喉	－	－	－	－	－	－	－	－	－	－	－	－	－	－	－	－	－	－	－	－	－
U015	d. 麻疹	－	－	－	－	－	－	－	－	－	－	－	－	－	－	－	－	－	－	－	－	－
U016	e. 破伤风	0.04	－	－	－	－	－	－	－	－	－	－	－	－	－	－	－	－	－	－	6.96	－
U017	6. 脑膜炎	0.21	－	－	0.83	－	0.62	0.49	－	－	－	－	－	－	－	－	－	1.5	－	－	6.96	－
U018	7. 乙型肝炎	1.01	－	－	－	－	－	－	－	－	0.43	0.44	1.3	4.28	1.59	1.03	1.21	4.49	10.29	9.96	－	－
U019	丙型肝炎	0.29	－	－	－	－	－	－	－	－	0.43	1.75	0.32	1.07	－	－	－	－	－	－	－	－
U020	8. 疟疾	－	－	－	－	－	－	－	－	－	－	－	－	－	－	－	－	－	－	－	－	－
U021	9. 热带病	－	－	－	－	－	－	－	－	－	－	－	－	－	－	－	－	－	－	－	－	－
U022	a. 锥虫病	－	－	－	－	－	－	－	－	－	－	－	－	－	－	－	－	－	－	－	－	－
U023	b. 南美锥虫病	－	－	－	－	－	－	－	－	－	－	－	－	－	－	－	－	－	－	－	－	－
U024	c. 血吸虫病	－	－	－	－	－	－	－	－	－	－	－	－	－	－	－	－	－	－	－	－	－
U025	d. 利什曼病	－	－	－	－	－	－	－	－	－	－	－	－	－	－	－	－	－	－	－	－	－
U026	e. 淋巴丝虫病	－	－	－	－	－	－	－	－	－	－	－	－	－	－	－	－	－	－	－	－	－
U027	f. 盘尾丝虫病	－	－	－	－	－	－	－	－	－	－	－	－	－	－	－	－	－	－	－	－	－
U028	10. 麻风病	－	－	－	－	－	－	－	－	－	－	－	－	－	－	－	－	－	－	－	－	－
U029	11. 登革热	－	－	－	－	－	－	－	－	－	－	－	－	－	－	－	－	－	－	－	－	－
U030	12. 流行性乙型脑炎	－	－	－	－	－	－	－	－	－	－	－	－	－	－	－	－	－	－	－	－	－
U031	13. 沙眼	－	－	－	－	－	－	－	－	－	－	－	－	－	－	－	－	－	－	－	－	－
U032	14. 肠线虫感染	－	－	－	－	－	－	－	－	－	－	－	－	－	－	－	－	－	－	－	－	－

续表

疾病编码	疾病名称	总计	年龄组（岁）																			不详
			0-	1-	5-	10-	15-	20-	25-	30-	35-	40-	45-	50-	55-	60-	65-	70-	75-	80-	85及以上	
U033	a. 蛔虫病	-	-	-	-	-	-	-	-	-	-	-	-	-	-	-	-	-	-	-	-	-
U034	b. 鞭虫病	-	-	-	-	-	-	-	-	-	-	-	-	-	-	-	-	-	-	-	-	-
U035	c. 钩虫病	-	-	-	-	-	-	-	-	-	-	-	-	-	-	-	-	-	-	-	-	-
U036	d. 其他	-	-	-	-	-	-	-	-	-	-	-	-	-	-	-	-	-	-	-	-	-
U037	其他传染病	1.34	13.09	-	-	-	-	-	0.69	-	0.43	-	0.32	2.14	0.79	5.14	3.62	4.49	4.12	6.64	13.92	-
U038	B. 呼吸系统感染	15.67	26.18	3.57	0.83	1.33	-	-	0.69	2.49	0.85	1.75	3.9	7.48	4.76	17.46	38.62	44.91	113.17	242.43	849.11	-
U039	1. 下呼吸道感染	15.41	26.18	2.38	0.83	1.33	-	-	0.62	0.62	0.85	1.75	3.9	7.48	4.76	17.46	37.42	44.91	113.17	239.11	828.23	-
U040	2. 上呼吸道感染	0.25	-	1.19	-	-	-	-	-	-	-	-	-	-	-	-	1.21	-	-	3.32	20.88	-
U041	3. 中耳炎	-	-	-	-	-	-	-	-	-	-	-	-	-	-	-	-	-	-	-	-	-
U042	C. 妊娠、分娩和产褥期并发症	0.08	-	-	-	-	-	0.49	-	-	0.43	-	-	-	-	-	-	-	-	-	-	-
U043	1. 孕产妇出血	-	-	-	-	-	-	-	-	-	-	-	-	-	-	-	-	-	-	-	-	-
U044	2. 产妇败血症	-	-	-	-	-	-	-	-	-	-	-	-	-	-	-	-	-	-	-	-	-
U045	3. 妊娠高血压综合征	-	-	-	-	-	-	-	-	-	-	-	-	-	-	-	-	-	-	-	-	-
U046	4. 梗阻性分娩	-	-	-	-	-	-	-	-	-	-	-	-	-	-	-	-	-	-	-	-	-
U047	5. 流产	-	-	-	-	-	-	-	-	-	-	-	-	-	-	-	-	-	-	-	-	-
U048	其他	0.08	-	-	-	-	-	0.49	-	-	0.43	-	-	-	-	-	-	-	-	-	-	-
U049	D. 起源于围生期的情况	3.11	322.95	-	-	-	-	-	-	-	-	-	-	-	-	-	-	-	-	-	-	-
U050	1. 出生低体重	0.55	56.73	-	-	-	-	-	-	-	-	-	-	-	-	-	-	-	-	-	-	-
U051	2. 出生产伤和窒息	2.27	235.66	-	-	-	-	-	-	-	-	-	-	-	-	-	-	-	-	-	-	-
U052	其他	0.29	30.55	-	-	-	-	-	-	-	-	-	-	-	-	-	-	-	-	-	-	-
U053	E. 营养缺乏	4.54	4.36	-	0.83	0.67	-	-	-	0.62	-	-	0.65	1.07	-	3.08	4.83	10.48	24.69	79.7	354.96	-
U054	1. 蛋白质-能量营养不良	2.77	4.36	-	0.83	-	-	-	-	-	-	-	0.32	1.07	-	-	-	4.49	18.52	56.46	229.68	-
U055	2. 碘缺乏	-	-	-	-	-	-	-	-	-	-	-	-	-	-	-	-	-	-	-	-	-
U056	3. 维生素 A 缺乏	-	-	-	-	-	-	-	-	-	-	-	-	-	-	-	-	-	-	-	-	-
U057	4. 缺铁性贫血	0.63	-	-	-	0.67	-	-	-	-	-	-	0.32	-	-	1.03	3.62	4.49	4.12	-	27.84	-
U058	其他营养疾病	1.13	-	-	-	-	-	-	-	0.62	-	-	-	-	-	2.05	1.21	1.5	2.06	23.25	97.44	-
U059	II. 慢性非传染性疾病	542.63	130.92	15.47	10.74	8.67	12.96	13.3	31.63	52.19	45.52	110.46	118.27	633.95	350.32	842.3	1355.41	2412.92	4380.66	8481.67	18624.72	-
U060	A. 恶性肿瘤	104.62	-	2.38	3.31	2.67	2.47	3.94	7.56	16.77	13.61	37.11	42.24	222.36	133.95	299.94	426.06	627.18	693.42	886.69	967.43	-
U061	1. 唇、口腔和咽恶性肿瘤	1.93	-	-	-	-	-	-	-	-	-	-	1.62	6.41	3.17	7.19	1.21	14.97	10.29	13.28	20.88	-
U062	2. 食道癌	2.48	-	-	-	-	-	-	-	-	-	1.75	1.3	12.83	4.76	4.11	12.07	8.98	8.23	19.93	6.96	-
U063	3. 胃癌	7.1	-	-	-	-	-	-	-	2.18	-	2.18	2.6	14.97	11.1	20.54	33.79	49.4	45.27	63.1	41.76	-
U064	4. 结直肠癌	10.21	-	-	0.83	-	-	0.69	0.62	-	-	3.49	3.57	13.9	10.3	24.65	38.62	58.38	80.25	126.2	118.32	-
U065	5. 肝癌	14.95	-	-	-	-	0.62	-	0.69	3.11	2.13	7.86	7.47	40.62	24.57	44.17	55.52	97.3	84.36	83.02	97.44	-

续表

疾病编码	疾病名称	总计	0-	1-	5-	10-	15-	20-	25-	30-	35-	40-	45-	50-	55-	60-	65-	70-	75-	80-	85及以上	不详
									年龄组（岁）													
U066	6. 胰腺癌	4.58	-	-	-	-	-	0.49	-	0.62	0.43	1.31	1.95	6.41	6.34	11.3	28.97	20.96	26.75	49.81	41.76	-
U067	7. 肺癌	32.59	-	-	-	-	-	0.49	-	3.11	2.55	6.11	7.47	50.25	35.67	112.99	159.32	223.03	234.57	282.28	313.2	-
U068	8. 皮肤癌	1.05	-	-	-	-	-	-	-	-	-	1.31	0.32	2.14	0.79	1.03	2.41	7.48	6.17	6.64	34.8	-
U069	9. 乳腺癌	2.27	-	-	-	-	-	-	-	1.24	0.43	1.75	2.6	16.04	2.38	3.08	7.24	7.48	6.17	9.96	6.96	-
U070	10. 子宫颈癌	1.85	-	-	-	-	-	-	-	-	0.43	1.75	1.62	6.41	4.76	9.24	7.24	4.49	4.12	3.32	6.96	-
U071	11. 子宫体癌	0.67	-	-	-	-	-	-	-	-	-	0.44	0.32	2.14	0.79	3.08	4.83	2.99	4.12	-	-	-
U072	12. 卵巢癌	1.05	-	-	-	-	-	-	-	0.62	0.85	0.87	0.97	3.21	0.79	4.11	6.03	2.99	2.06	3.32	-	-
U073	13. 前列腺癌	2.14	-	-	-	-	-	-	-	-	-	-	-	-	1.59	2.05	2.41	10.48	30.86	49.81	69.6	-
U074	14. 膀胱癌	2.31	-	-	-	-	-	-	-	-	0.43	0.44	0.32	2.14	1.59	3.08	6.03	11.97	20.58	43.17	62.64	-
U075	15. 淋巴瘤与多发性骨髓瘤	2.86	-	2.38	-	-	1.23	0.99	1.38	3.11	0.43	0.87	1.62	5.35	6.34	6.16	10.86	13.47	22.63	29.89	6.96	-
U076	16. 白血病	3.53	-	-	1.65	2	0.62	0.49	3.44	4.35	2.98	1.31	1.62	9.62	1.59	7.19	8.45	20.96	24.69	13.28	13.92	-
U077	其他	13.06	-	-	0.83	0.67	0.62	0.49	-	-	-	5.68	6.82	29.93	9.02	35.95	41.04	71.85	82.3	89.67	125.28	-
U078	B. 其他肿瘤	1.81	-	-	-	-	-	-	-	1.24	1.28	0.44	-	5.35	2.38	4.11	2.41	7.48	20.58	9.96	13.92	-
U079	C. 糖尿病	17.3	-	2.38	-	-	-	-	-	1.86	0.85	2.18	3.9	33.14	20.61	40.06	55.52	82.33	133.74	199.26	445.43	-
U080	D. 内分泌紊乱	3.86	-	-	-	-	-	-	-	0.62	0.43	1.31	1.95	1.07	2.38	3.08	3.62	13.47	10.29	56.46	243.6	-
U081	E. 神经系统和精神神经障碍疾病	21.29	13.09	7.14	4.96	1.33	3.09	2.96	6.88	8.7	4.25	6.11	3.25	23.52	7.13	12.33	21.73	52.39	107	345.38	1197.1	-
U082	1. 单相精神抑郁	0.04	-	-	-	-	-	-	-	-	-	-	-	-	-	-	-	1.5	-	-	-	-
U083	2. 双相情感障碍	0.04	-	-	-	-	-	-	0.62	0.62	-	-	-	-	-	-	-	-	-	-	-	-
U084	3. 精神分裂症	1.13	-	1.19	0.83	-	0.62	0.99	2.06	1.86	0.85	0.87	0.65	4.28	0.79	2.05	6.03	2.99	2.06	9.96	27.84	-
U085	4. 癫痫症	1.55	-	-	-	-	0.62	-	2.75	1.86	1.7	1.75	-	5.35	2.38	1.03	-	2.99	-	6.64	6.96	-
U086	5. 酒精使用所致精神障碍	0.38	-	-	-	-	-	-	-	1.24	0.43	0.44	0.97	1.07	-	-	-	-	-	-	-	-
U087	6. 阿尔茨海默病和其他痴呆	11.89	-	-	-	-	-	-	0.69	-	-	-	-	5.35	1.59	4.11	9.66	25.45	82.3	269	863.03	-
U088	7. 帕金森病	1.01	-	-	-	-	-	-	-	-	-	-	-	-	-	2.05	2.41	10.48	8.23	19.93	13.92	-
U089	8. 多发性硬化	-	-	-	-	-	-	-	-	-	-	-	-	-	-	-	-	-	-	-	-	-
U090	9. 药物使用所致精神障碍	0.34	-	-	-	-	-	0.69	-	1.24	0.43	0.44	0.65	-	-	-	-	-	-	-	-	-
U091	10. 创伤后应激障碍	-	-	-	-	-	-	-	-	-	-	-	-	-	-	-	-	-	-	-	-	-
U092	11. 强迫症	-	-	-	-	-	-	-	-	-	-	-	-	-	-	-	-	-	-	-	-	-
U093	12. 惊恐障碍	-	-	-	-	-	-	-	-	-	-	-	-	-	-	-	-	-	-	-	-	-
U094	13. 失眠症	-	-	-	-	-	-	-	-	-	-	-	-	-	-	-	-	-	-	-	-	-
U095	14. 偏头痛	-	-	-	-	-	-	-	-	-	-	-	-	-	-	-	-	-	-	-	-	-
U096	15. 由于铅暴露引起的精神发育障碍	0.21	-	-	-	-	-	-	-	0.62	-	-	-	1.07	-	1.03	-	-	-	-	6.96	-
U097	其他	4.49	-	5.95	4.13	1.33	2.47	1.97	0.69	3.11	0.85	1.31	0.65	6.41	1.59	2.05	2.41	8.98	14.4	33.21	-	-
U098	F. 感官疾病	0.13	-	-	-	-	-	0.69	0.69	-	-	-	-	-	-	1.03	-	1.5	-	-	271.44	-

续 表

疾病编码	疾病名称	总计	0 -	1 -	5 -	10 -	15 -	20 -	25 -	30 -	35 -	40 -	45 -	50 -	55 -	60 -	65 -	70 -	75 -	80 -	85及以上	不详
U099	1.青光眼	—	—	—	—	—	—	—	—	—	—	—	—	—	—	—	—	—	—	—	—	—
U100	2.白内障	—	—	—	—	—	—	—	—	—	—	—	—	—	—	—	—	—	—	—	—	—
U101	3.与年龄有关的视觉障碍	—	—	—	—	—	—	—	—	—	—	—	—	—	—	—	—	—	—	—	—	—
U102	4.成年开始的听力损失	—	—	—	—	—	—	—	—	—	—	—	—	—	—	—	—	—	—	—	—	—
U103	其他	0.13	—	—	—	—	—	—	0.69	—	—	—	—	—	—	1.03	—	1.5	—	—	—	—
U104	G.心血管疾病	231.71	13.09	—	—	0.67	3.09	3.45	6.88	11.18	17.02	41.48	43.54	240.54	135.53	325.62	578.13	1055.28	2034.98	3862.25	8038.7	—
U105	1.风湿性心脏病	4.41	—	—	—	—	—	—	—	0.62	0.43	0.44	2.27	3.21	5.55	9.24	9.66	23.95	39.09	49.81	125.28	—
U106	2.高血压及并发症	22.55	—	—	—	—	—	—	—	—	0.85	2.18	2.27	14.97	8.72	19.52	44.66	64.36	195.47	471.57	1127.51	—
U107	3.缺血性心脏病	65.01	—	—	—	—	—	1.48	2.75	4.97	7.23	13.1	11.7	62.01	29.33	94.5	129.14	284.4	526.75	1052.74	2735.25	—
U108	4.脑血管病	125.45	4.36	—	—	1.85	—	0.99	2.75	4.97	5.96	18.34	20.8	131.49	82.43	174.62	339.15	630.17	1197.53	2118.76	3695.71	—
U109	5.炎性心脏病	3.36	8.73	—	—	—	—	—	1.38	—	0.85	2.62	1.3	9.62	2.38	7.19	14.48	8.98	18.52	19.93	97.44	—
U110	其他	10.75	—	—	0.83	0.67	0.62	0.99	1.38	0.62	1.7	4.8	5.2	19.24	7.13	20.54	39.83	43.41	55.56	149.44	243.6	—
U111	H.主要呼吸系统疾病	106.05	—	—	—	—	—	—	—	—	0.85	3.49	4.87	34.21	22.19	84.23	162.94	390.68	987.65	2248.27	5554.01	—
U112	1.慢性阻塞性肺病	100.29	—	—	—	—	—	—	0.69	1.24	0.85	1.31	2.92	29.93	19.81	79.09	156.9	365.23	921.81	2158.61	5352.17	—
U113	2.哮喘	1.64	—	—	—	—	—	—	—	—	—	1.31	0.32	1.07	1.59	1.03	1.21	7.48	16.46	29.89	48.72	—
U114	其他	4.12	—	—	0.83	0.67	—	—	0.69	—	0.87	0.87	1.62	3.21	0.79	4.11	4.83	17.96	49.38	59.78	153.12	—
U115	I.主要消化系统疾病	39.94	8.73	—	—	0.67	—	—	3.44	8.08	4.25	11.79	12.02	51.31	15.85	51.36	72.42	119.75	277.78	667.51	1823.5	—
U116	1.消化性溃疡	5.59	—	—	—	—	—	—	—	—	—	0.44	0.97	3.21	2.38	7.19	18.1	16.47	47.33	106.27	243.6	—
U117	2.肝硬化	6.64	—	—	—	—	0.62	—	2.06	1.24	2.13	6.11	6.5	24.59	6.34	20.54	16.9	22.45	26.75	43.17	48.72	—
U118	3.阑尾炎	0.21	—	—	—	—	—	—	—	—	—	0.32	0.32	—	—	2.05	—	—	2.06	2.06	6.96	—
U119	其他	27.47	8.73	—	—	—	—	—	1.38	6.83	1.7	5.24	4.22	23.52	7.13	21.57	37.42	80.83	201.65	518.07	1524.22	—
U120	J.主要泌尿生殖系统疾病	7.52	—	—	—	0.67	—	0.49	1.38	1.24	0.85	3.06	3.57	10.69	8.72	12.33	16.9	28.44	65.84	96.31	180.96	—
U121	1.肾炎和肾病	6.51	—	—	—	0.67	—	0.49	1.38	1.24	0.85	3.06	3.57	9.62	8.72	12.33	15.69	26.94	61.73	69.74	104.4	—
U122	2.前列腺增生	0.38	—	—	—	—	—	—	—	—	—	—	—	—	—	—	—	—	—	—	41.76	—
U123	其他	0.63	—	—	—	—	—	—	—	—	—	—	—	1.07	—	—	1.21	1.5	4.12	9.96	34.8	—
U124	K.皮肤病	0.59	—	—	—	—	—	—	—	—	—	—	—	—	—	—	1.21	4.49	2.06	16.6	34.8	—
U125	L.肌肉骨骼和结缔组织疾病	5.92	—	—	0.83	0.83	1.85	—	—	1.24	1.7	1.75	2.92	9.62	1.59	7.19	14.48	26.94	45.27	96.31	125.28	—
U126	1.风湿性关节炎	2.02	—	—	—	—	—	—	—	—	—	0.44	0.32	2.14	—	6.16	6.03	13.47	18.52	26.57	48.72	—
U127	2.骨关节炎	—	—	—	—	—	—	—	—	—	—	—	—	—	—	—	—	—	—	—	—	—
U128	3.痛风	1.26	—	—	—	—	—	—	—	—	0.43	0.87	0.65	4.28	1.59	1.03	2.41	1.5	10.29	13.28	20.88	—
U129	4.腰痛	0.04	—	—	—	—	—	—	—	—	—	—	—	—	—	—	1.21	—	—	—	—	—
U130	其他	2.56	—	—	0.83	0.67	1.85	—	1.24	1.24	1.28	0.44	1.62	3.21	—	1.03	4.83	11.97	16.46	46.49	55.68	—
U131	M.先天异常	1.81	96.01	3.57	—	1.33	1.23	0.99	1.38	—	0.43	1.31	0.99	2.14	—	—	—	1.5	2.06	—	—	—

续　表

疾病编码	疾病名称	总计	0 -	1 -	5 -	10 -	15 -	20 -	25 -	30 -	35 -	40 -	45 -	50 -	55 -	60 -	65 -	70 -	75 -	80 -	85及以上	不详
U132	1. 腹壁缺损	-	-	-	-	-	-	-	-	-	-	-	-	-	-	-	-	-	-	-	-	-
U133	2. 无脑畸形	-	-	-	-	-	-	-	-	-	-	-	-	-	-	-	-	-	-	-	-	-
U134	3. 肛门直肠闭锁	-	-	-	-	-	-	-	-	-	-	-	-	-	-	-	-	-	-	-	-	-
U135	4. 唇裂	-	-	-	-	-	-	-	-	-	-	-	-	-	-	-	-	-	-	-	-	-
U136	5. 腭裂	0.04	4.36	-	-	-	-	-	-	-	-	-	-	-	-	-	-	-	-	-	-	-
U137	6. 食管闭锁	0.04	4.36	-	-	-	-	-	-	-	-	-	-	-	-	-	-	-	-	-	-	-
U138	7. 肾发育不全	-	-	-	-	-	-	-	-	-	-	-	-	-	-	-	-	-	-	-	-	-
U139	8. 唐氏综合症	-	-	-	-	-	-	-	-	-	-	-	-	-	-	-	-	-	-	-	-	-
U140	9. 先天性心脏异常	1.51	69.83	3.57	0.83	0.67	1.23	0.99	1.38	-	0.43	1.31	-	2.14	-	1.03	-	1.5	2.06	-	-	-
U141	10. 脊柱裂	-	-	-	-	-	-	-	-	-	-	-	-	-	-	-	-	-	-	-	-	-
U142	其他	0.21	17.46	-	-	0.67	-	-	-	-	-	-	-	-	-	-	-	-	-	-	-	-
U143	N. 口腔疾病	0.08	-	-	-	-	-	-	-	-	0.44	0.44	-	-	-	-	-	1.5	-	-	-	-
U144	1. 龋齿	-	-	-	-	-	-	-	-	-	-	-	-	-	-	-	-	-	-	-	-	-
U145	2. 牙周病	-	-	-	-	-	-	-	-	-	-	-	-	-	-	-	-	-	-	-	-	-
U146	3. 无牙症	-	-	-	-	-	-	-	-	-	-	-	-	-	-	-	-	-	-	-	-	-
U147	其他	0.08	-	-	-	-	-	-	-	-	0.44	0.44	-	-	-	-	-	1.5	-	-	-	-
U148	III. 伤害	71.52	43.64	19.04	16.53	14.01	22.83	19.21	43.33	49.08	30.2	53.7	39.32	134.7	54.69	121.21	135.18	184.11	257.2	557.92	1823.5	-
U149	A. 意外伤害	64.38	43.64	19.04	15.7	12.01	19.13	16.25	37.14	41	24.67	46.72	34.44	120.8	53.9	107.85	115.87	166.15	224.28	524.71	1774.78	-
U150	1. 道路交通事故	16.34	8.73	7.14	6.61	2.67	9.26	7.88	16.5	16.77	8.93	18.34	12.02	39.56	20.61	36.98	27.76	31.43	26.75	63.1	83.52	-
U151	2. 意外中毒	4.83	-	1.19	-	0.67	2.47	1.48	5.5	5.59	5.1	6.55	5.52	7.48	5.55	9.24	9.66	7.48	6.17	9.96	20.88	-
U152	3. 意外跌落	29.61	4.36	-	0.83	0.67	3.7	3.45	6.19	8.08	3.4	8.73	9.75	48.11	7.44	41.09	55.52	100.29	164.61	361.98	1391.98	-
U153	4. 火灾	0.25	-	-	-	-	-	-	-	-	-	0.44	0.32	-	-	1.03	1.5	1.5	4.12	-	-	-
U154	5. 溺水	3.82	-	5.95	8.26	5.34	2.47	0.49	2.06	3.11	2.13	1.75	2.27	4.28	3.17	6.16	6.03	16.47	4.12	13.28	20.88	-
U155	其他	9.53	30.55	4.76	-	2.67	1.23	2.96	6.88	7.46	5.1	10.91	4.55	21.38	7.13	13.35	16.9	8.98	18.52	76.38	257.52	-
U156	B. 故意伤害	7.01	-	-	0.83	2	3.7	2.96	6.19	8.08	5.1	6.99	4.87	13.9	3.79	13.35	18.1	17.96	30.86	33.21	48.72	-
U157	1. 自杀及后遗症	5.84	-	-	-	1.33	3.09	1.97	2.75	5.59	4.68	5.24	3.57	12.83	0.79	12.33	15.69	16.47	30.86	33.21	48.72	-
U158	2. 他杀及后遗症	1.13	4.36	-	0.83	0.67	0.62	0.99	3.44	2.49	0.43	1.75	0.97	1.07	-	1.03	2.41	1.5	-	-	-	-
U159	3. 战争	-	-	-	-	-	-	-	-	-	-	-	-	-	-	-	-	-	-	-	-	-
U160	其他	0.04	4.36	-	-	-	-	-	-	-	-	-	-	-	-	-	-	-	-	-	-	-
U161	其他剩余疾病	1.01	-	-	-	-	-	-	0.69	0.62	0.43	-	0.32	2.14	-	2.05	-	1.5	-	19.93	62.64	-

表4-17 2018年玉溪市死因别、年龄别死亡率（男）

（单位：1/10万）

疾病编码	疾病名称	总计	0-	1-	5-	10-	15-	20-	25-	30-	35-	40-	45-	50-	55-	60-	65-	70-	75-	80-	85及以上	不详
U000	全死因	712.12	555.79	45.98	36.46	33.74	45.5	52.37	116.98	161.26	113.83	233.1	225.29	1067.56	573.76	1281.92	1991.28	3202.94	5724.05	11165.82	24582.61	-
U001	I.传染病、母婴疾病和营养缺乏性疾病	30.28	412.63	11.5	3.17	1.3	-	-	1.33	8.36	4.84	11.57	11.89	25.32	12.64	48.6	50.56	90.48	181.72	416.64	1420.07	-
U002	A.传染病和寄生虫病	6.63	16.84	4.6	1.59	-	-	-	-	7.17	4.04	8.27	6.26	14.77	6.32	20.25	7.22	21.11	21.63	45.45	57.57	-
U003	1.结核病	1.55	-	-	-	-	-	-	-	1.19	-	3.31	1.88	-	-	-	2.41	3.02	4.33	7.58	-	-
U004	2.性传播疾病	-	-	-	-	-	-	-	-	-	-	-	-	-	-	-	-	-	-	-	-	-
U005	a.梅毒	-	-	-	-	-	-	-	-	-	-	-	-	-	-	-	-	-	-	-	-	-
U006	b.衣原体病	-	-	-	-	-	-	-	-	-	-	-	-	-	-	-	-	-	-	-	-	-
U007	c.淋病	-	-	-	-	-	-	-	-	-	-	-	-	-	-	-	-	-	-	-	-	-
U008	d.其他	-	-	-	-	-	-	-	-	-	-	-	-	-	-	-	-	-	-	-	-	-
U009	3.艾滋病	0.82	-	-	-	-	-	-	-	1.19	3.23	1.65	0.63	4.22	-	-	-	-	-	-	-	-
U010	4.病毒性肝炎	0.25	-	-	-	-	-	-	-	-	-	-	-	-	-	2.03	-	-	-	15.15	19.19	-
U011	5.好发于儿童期的疾病	0.08	-	-	1.59	-	-	-	-	-	-	-	-	-	-	-	-	-	-	-	-	-
U012	a.百日咳	-	-	-	-	-	-	-	-	-	-	-	-	-	-	-	-	-	-	-	-	-
U013	b.脊髓灰质炎及后遗症	-	-	-	-	-	-	-	-	-	-	-	-	-	-	-	-	-	-	-	-	-
U014	c.白喉	-	-	-	-	-	-	-	-	-	-	-	-	-	-	-	-	-	-	-	-	-
U015	d.麻疹	-	-	-	-	-	-	-	-	-	-	-	-	-	-	-	-	-	-	-	-	-
U016	e.破伤风	0.08	-	-	-	-	-	-	-	-	-	-	-	-	-	-	-	-	-	-	19.19	-
U017	6.脑膜炎	0.25	-	-	-	-	-	-	-	-	-	-	-	-	-	-	-	3.02	-	-	19.19	-
U018	7.乙型肝炎	1.31	-	-	-	-	-	-	-	-	-	0.83	2.5	6.33	3.16	-	-	6.03	12.98	7.58	-	-
U019	丙型肝炎	0.49	-	-	-	-	-	-	-	-	0.81	2.48	0.63	2.11	-	-	-	-	-	-	-	-
U020	8.疟疾	-	-	-	-	-	-	-	-	-	-	-	-	-	-	-	-	-	-	-	-	-
U021	9.热带病	-	-	-	-	-	-	-	-	-	-	-	-	-	-	-	-	-	-	-	-	-
U022	a.锥虫病	-	-	-	-	-	-	-	-	-	-	-	-	-	-	-	-	-	-	-	-	-
U023	b.南美锥虫病	-	-	-	-	-	-	-	-	-	-	-	-	-	-	-	-	-	-	-	-	-
U024	c.血吸虫病	-	-	-	-	-	-	-	-	-	-	-	-	-	-	-	-	-	-	-	-	-
U025	d.利什曼病	-	-	-	-	-	-	-	-	-	-	-	-	-	-	-	-	-	-	-	-	-
U026	e.淋巴丝虫病	-	-	-	-	-	-	-	-	-	-	-	-	-	-	-	-	-	-	-	-	-
U027	f.盘尾丝虫病	-	-	-	-	-	-	-	-	-	-	-	-	-	-	-	-	-	-	-	-	-
U028	10.麻风病	-	-	-	-	-	-	-	-	-	-	-	-	-	-	-	-	-	-	-	-	-
U029	11.登革热	-	-	-	-	-	-	-	-	-	-	-	-	-	-	-	-	-	-	-	-	-
U030	12.流行性乙型脑炎	-	-	-	-	-	-	-	-	-	-	-	-	-	-	-	-	-	-	-	-	-
U031	13.沙眼	-	-	-	-	-	-	-	-	-	-	-	-	-	-	-	-	-	-	-	-	-
U032	14.肠线虫感染	-	-	-	-	-	-	-	-	-	-	-	-	-	-	-	-	-	-	-	-	-

续 表

疾病编码	疾病名称	总计	0–	1–	5–	10–	15–	20–	25–	30–	35–	40–	45–	50–	55–	60–	65–	70–	75–	80–	85及以上	不详
U033	a. 蛔虫病	—	—	—	—	—	—	—	—	—	—	—	—	—	—	—	—	—	—	—	—	—
U034	b. 鞭虫病	—	—	—	—	—	—	—	—	—	—	—	—	—	—	—	—	—	—	—	—	—
U035	c. 钩虫病	—	—	—	—	—	—	—	—	—	—	—	—	—	—	—	—	—	—	—	—	—
U036	d. 其他	—	—	—	—	—	—	—	—	—	—	—	—	—	—	—	—	—	—	—	—	—
U037	其他传染病	1.88	16.84	4.6	—	—	—	—	—	4.78	—	—	0.63	2.11	—	8.1	4.82	9.05	4.33	15.15	19.19	—
U038	B. 呼吸系统感染	17.1	33.68	6.9	—	—	—	—	1.33	1.19	0.81	3.31	5.01	8.44	6.32	24.3	38.53	60.32	129.8	303.01	1170.6	—
U039	1. 下呼吸道感染	16.78	33.68	4.6	—	—	—	—	1.33	1.19	0.81	3.31	5.01	8.44	6.32	24.3	36.12	60.32	129.8	295.43	1151.41	—
U040	2. 上呼吸道感染	0.33	—	2.3	—	—	—	—	—	—	—	—	—	—	—	—	2.41	—	—	7.58	19.19	—
U041	3. 中耳炎	—	—	—	—	—	—	—	—	—	—	—	—	—	—	—	—	—	—	—	—	—
U042	C. 妊娠、分娩和产褥期并发症	—	—	—	—	—	—	—	—	—	—	—	—	—	—	—	—	—	—	—	—	—
U043	1. 孕产妇出血	—	—	—	—	—	—	—	—	—	—	—	—	—	—	—	—	—	—	—	—	—
U044	2. 产褥期败血症	—	—	—	—	—	—	—	—	—	—	—	—	—	—	—	—	—	—	—	—	—
U045	3. 妊娠高血压综合征	—	—	—	—	—	—	—	—	—	—	—	—	—	—	—	—	—	—	—	—	—
U046	4. 梗阻性分娩	—	—	—	—	—	—	—	—	—	—	—	—	—	—	—	—	—	—	—	—	—
U047	5. 流产	—	—	—	—	—	—	—	—	—	—	—	—	—	—	—	—	—	—	—	—	—
U048	其他	—	—	—	—	—	—	—	—	—	—	—	—	—	—	—	—	—	—	—	—	—
U049	D. 起源于围生期的情况	3.52	362.11	—	1.59	1.3	—	—	—	—	—	—	—	—	—	—	—	—	—	—	—	—
U050	1. 出生低体重	0.65	67.37	—	—	—	—	—	—	—	—	—	—	—	—	—	—	—	—	—	—	—
U051	2. 出生损伤和窒息	2.54	261.05	—	1.59	1.3	—	—	—	—	—	—	—	—	—	—	—	—	—	—	—	—
U052	其他	0.33	33.68	—	—	—	—	—	—	—	—	—	—	—	—	—	—	—	—	—	—	—
U053	E. 营养缺乏	3.03	—	—	—	—	—	—	—	—	—	—	0.63	2.11	—	4.05	4.82	9.05	30.29	68.18	191.9	—
U054	1. 蛋白质-能量营养不良	1.96	—	—	—	—	—	—	—	—	—	—	0.63	2.11	—	4.05	—	3.02	25.96	53.03	134.33	—
U055	2. 碘缺乏	—	—	—	—	—	—	—	—	—	—	—	—	—	—	—	—	—	—	—	—	—
U056	3. 维生素 A 缺乏病	—	—	—	—	—	—	—	—	—	—	—	—	—	—	—	—	—	—	—	—	—
U057	4. 缺铁性贫血	0.57	—	—	—	—	—	—	—	—	—	—	—	—	—	2.03	2.41	6.03	4.33	—	19.19	—
U058	其他营养病症	0.49	—	—	—	—	—	—	—	—	—	—	—	—	—	2.03	2.41	—	—	15.15	38.38	—
U059	II. 慢性非传染性疾病	590.92	109.47	16.09	12.68	11.68	15.57	18.43	46.53	71.67	58.12	144.65	153.32	833.37	478.92	1075.36	1740.87	2853.09	5269.76	10097.72	21416.23	—
U060	A. 恶性肿瘤	132.49	—	4.6	3.17	—	—	5.82	9.31	20.31	16.15	43.81	45.68	272.16	183.35	390.85	580.29	826.37	969.15	1295.36	1669.55	—
U061	1. 唇、口腔和咽恶性肿瘤	2.78	—	—	—	—	—	—	—	—	—	—	—	8.44	3.16	12.15	2.41	24.13	17.31	7.58	38.38	—
U062	2. 食道癌	4.42	—	—	—	—	—	0.97	1.33	—	—	3.31	—	23.21	9.48	6.08	21.67	18.1	17.31	37.88	19.19	—
U063	3. 胃癌	9.25	—	—	—	—	—	—	—	—	—	4.13	3.75	14.77	15.81	28.35	45.75	63.34	64.9	83.33	95.95	—
U064	4. 结直肠癌	11.87	—	—	—	—	—	0.97	—	1.19	2.42	5.79	3.13	18.99	15.81	28.35	50.56	66.35	103.84	151.5	153.52	—
U065	5. 肝癌	20.05	—	—	—	—	—	—	—	4.78	3.23	12.4	12.52	65.4	35.52	60.75	72.24	135.72	86.53	113.63	115.14	—

年龄组（岁）

续表

疾病编码	疾病名称	总计	年龄组（岁）																			不详
			0-	1-	5-	10-	15-	20-	25-	30-	35-	40-	45-	50-	55-	60-	65-	70-	75-	80-	85及以上	
U066	6.胰腺癌	5.73	-	-	-	-	-	-	-	-	0.81	2.48	1.88	12.66	9.48	14.18	38.53	24.13	38.94	60.6	57.57	-
U067	7.肺癌	47.55	-	-	-	-	-	0.97	-	3.58	3.23	4.96	8.14	65.4	53.74	176.19	269.68	322.71	380.74	477.24	614.09	-
U068	8.皮肤癌	1.06	-	-	-	-	-	-	-	-	-	0.83	0.63	2.11	1.58	-	4.82	6.03	8.65	7.58	38.38	-
U069	9.乳腺癌	0.16	-	-	-	-	-	-	-	-	-	-	-	-	-	2.03	2.41	-	-	-	-	-
U070	10.子宫颈癌	-	-	-	-	-	-	-	-	-	-	-	-	-	-	-	-	-	-	-	-	-
U071	11.子宫体癌	-	-	-	-	-	-	-	-	-	-	-	-	-	-	-	-	-	-	-	-	-
U072	12.卵巢癌	-	-	-	-	-	-	-	-	-	-	-	-	-	-	-	-	-	-	-	-	-
U073	13.前列腺癌	4.17	-	-	-	-	-	-	-	-	-	-	-	2.11	3.16	4.05	4.82	21.11	64.9	113.63	191.9	-
U074	14.膀胱癌	3.6	-	-	-	-	-	-	-	-	0.81	-	-	-	9.48	6.08	7.22	21.11	38.94	75.75	134.33	-
U075	15.淋巴瘤与多发性骨髓瘤	2.95	-	-	-	-	-	1.94	-	-	-	1.65	1.88	8.44	3.16	8.1	7.22	18.1	8.65	30.3	38.38	-
U076	16.白血病	4.75	-	4.6	1.59	3.89	-	-	2.66	4.78	1.61	1.65	-	14.77	3.16	10.13	7.22	27.14	43.27	30.3	38.38	-
U077	17.其他	14.16	-	-	1.59	1.3	-	0.97	3.99	5.97	4.04	5.79	8.76	35.87	18.97	34.43	45.75	78.41	95.18	106.05	172.71	-
U078	B.其他肿瘤	1.72	-	-	-	-	-	-	-	-	0.81	-	-	4.22	3.16	6.08	-	9.05	21.63	15.15	19.19	-
U079	C.糖尿病	15.14	-	-	-	-	-	-	1.33	3.58	1.61	3.31	5.63	33.76	26.87	40.5	48.16	63.34	121.14	174.23	402.99	-
U080	D.内分泌紊乱	2.86	16.84	-	-	-	-	0.97	-	-	0.81	1.65	2.5	-	1.58	4.05	7.22	15.08	4.33	30.3	153.52	-
U081	E.神经系统和精神障碍疾病	20.05	-	4.6	6.34	2.6	3.59	3.88	10.63	14.33	3.23	10.75	5.63	35.87	9.48	14.18	36.12	42.22	116.82	325.73	1055.46	-
U082	1.单相情感抑郁	0.08	-	-	-	-	-	-	-	-	-	-	-	-	-	-	-	-	-	-	-	-
U083	2.双相情感障碍	1.23	-	-	-	-	-	-	-	1.19	-	-	-	-	-	-	-	-	-	-	-	-
U084	3.精神分裂症	1.88	-	-	-	-	1.2	0.97	3.99	3.58	0.81	2.48	0.63	8.44	4.74	2.03	12.04	3.02	-	7.58	19.19	-
U085	4.癫痫症	0.74	-	2.3	-	-	-	-	-	-	-	0.83	1.88	2.11	-	-	-	-	-	-	-	-
U086	5.酒精使用所致精神障碍	9.9	-	-	-	-	-	0.97	-	2.39	0.81	0.83	1.88	10.55	-	2.03	-	-	-	-	-	-
U087	6.阿尔茨海默病和其他痴呆	0.98	-	-	-	-	-	-	1.33	-	0.83	0.83	-	-	3.16	4.05	14.45	18.1	99.51	265.13	767.61	-
U088	7.帕金森病	0.98	-	-	-	-	-	-	-	-	-	-	-	-	-	2.03	2.41	9.05	8.65	15.15	38.38	-
U089	8.多发性硬化	0.65	-	-	-	-	-	-	-	-	-	-	1.25	-	-	-	-	-	-	-	-	-
U090	9.药物使用所致精神障碍	-	-	-	-	-	-	-	-	-	-	-	-	-	-	-	-	-	-	-	-	-
U091	10.创伤后应激障碍	-	-	-	-	-	-	-	-	-	-	-	-	-	-	-	-	-	-	-	-	-
U092	11.强迫症	-	-	-	-	-	-	-	-	-	-	-	-	-	-	-	-	-	-	-	-	-
U093	12.惊恐障碍	-	-	-	-	-	-	-	-	-	-	-	-	-	-	-	-	-	-	-	-	-
U094	13.失眠症	-	-	-	-	-	-	-	-	-	-	-	-	-	-	-	-	-	-	-	-	-
U095	14.偏头痛	-	-	-	-	-	-	-	-	-	-	-	-	-	-	-	-	-	-	-	-	-
U096	15.由于铅暴露引起的精神发育障碍	0.16	-	-	-	-	-	-	-	-	-	-	0.63	-	-	-	-	-	-	-	-	-
U097	其他	4.26	0.63	2.3	6.34	2.6	2.39	2.91	1.33	4.78	1.33	2.48	1.25	8.44	1.58	4.05	4.82	9.05	8.65	30.3	230.28	-
U098	F.感官疾病	0.16	-	-	-	-	-	-	1.33	-	-	-	-	2.11	-	2.03	-	-	-	-	-	-

续 表

年龄组（岁）

疾病编码	疾病名称	总计	0-	1-	5-	10-	15-	20-	25-	30-	35-	40-	45-	50-	55-	60-	65-	70-	75-	80-	85及以上	不详
U099	1. 青光眼	—	—	—	—	—	—	—	—	—	—	—	—	—	—	—	—	—	—	—	—	—
U100	2. 白内障	—	—	—	—	—	—	—	—	—	—	—	—	—	—	—	—	—	—	—	—	—
U101	3. 与年龄有关的视觉障碍	—	—	—	—	—	—	—	—	—	—	—	—	—	—	—	—	—	—	—	—	—
U102	4. 成年开始的听力损失	—	—	—	—	—	—	—	—	—	—	—	—	—	—	—	—	—	—	—	—	—
U103	其他	0.16	—	—	—	—	—	—	1.33	—	—	—	—	—	—	2.03	—	—	—	—	—	—
U104	G. 心血管疾病	236.09	8.42	—	—	1.3	5.99	5.82	9.31	16.72	22.6	57.86	61.95	337.57	184.93	405.03	719.94	1155.11	2193.57	4242.1	8213.4	—
U105	1. 风湿性心脏病	3.44	—	—	1.59	—	—	—	—	—	—	—	1.88	4.22	3.16	8.1	12.04	15.08	25.96	60.6	134.33	—
U106	2. 高血压及并发症	18.49	—	—	—	—	—	—	—	—	1.61	3.31	1.25	18.99	14.23	24.3	60.2	51.27	168.74	393.91	1055.46	—
U107	3. 缺血性心脏病	64.89	—	—	—	—	—	1.94	3.99	8.36	9.69	17.36	19.4	94.94	41.1	125.56	170.96	277.47	558.13	1151.43	2686.62	—
U108	4. 脑血管病	131.83	—	—	—	—	3.59	1.94	3.99	8.36	7.27	28.1	30.04	175.11	109.06	204.54	402.11	753.99	1332.58	2424.06	3972.37	—
U109	5. 炎性心脏病	3.85	8.42	—	—	—	1.2	—	—	—	0.81	3.31	1.25	14.77	4.74	6.08	24.08	9.05	21.63	22.73	76.76	—
U110	其他	13.42	—	—	—	1.3	1.2	1.94	1.33	3.23	3.23	5.79	8.14	29.54	12.64	36.45	48.16	48.26	82.2	189.38	287.85	—
U111	H. 主要呼吸系统疾病	120.21	—	—	—	—	—	—	2.66	2.39	1.61	4.96	6.88	42.2	3.61	117.46	223.93	533.82	1371.52	2977.05	7023.6	—
U112	1. 慢性阻塞性肺疾病	114.32	—	—	—	—	—	—	—	2.39	1.61	2.48	5.01	37.98	22.45	109.36	221.52	500.65	1293.64	2848.27	6889.27	—
U113	2. 哮喘	1.8	—	—	—	—	—	—	—	—	—	0.83	—	2.11	1.58	—	—	12.06	21.63	53.03	19.19	—
U114	其他	4.09	—	—	1.59	1.3	—	—	1.33	—	1.65	1.65	1.88	2.11	1.58	8.1	—	21.11	56.25	75.75	115.14	—
U115	I. 主要消化系统疾病	44.52	8.42	—	—	1.3	1.2	—	6.65	10.75	7.27	15.71	20.65	80.17	25.29	70.88	89.09	150.8	328.82	719.64	2302.82	—
U116	1. 消化性溃疡	7.61	—	—	—	—	—	—	—	—	0.83	0.83	1.88	6.33	4.74	12.15	28.89	27.14	73.55	151.5	364.61	—
U117	2. 肝硬化	9.57	—	—	—	—	1.2	—	3.99	2.39	4.04	7.44	11.89	35.87	1.06	32.4	26.49	30.16	30.29	45.45	76.76	—
U118	3. 阑尾炎	0.08	—	—	—	—	—	—	—	—	—	—	0.63	—	—	—	—	—	—	—	—	—
U119	其他	27.17	8.42	—	—	—	—	—	2.66	8.36	2.42	7.44	6.26	37.98	9.48	26.33	33.71	93.49	224.98	522.69	1861.45	—
U120	J. 主要泌尿生殖系统疾病	9.17	—	—	—	—	—	0.97	2.66	2.39	1.61	4.13	2.5	8.44	9.48	14.18	21.67	30.16	82.2	174.23	345.42	—
U121	1. 肾炎和肾病	7.45	—	—	—	—	—	0.97	2.66	2.39	1.61	4.13	2.5	8.44	9.48	14.18	19.26	27.14	73.55	113.63	172.71	—
U122	2. 前列腺增生	0.74	—	—	—	—	—	—	—	—	—	—	—	—	—	—	—	—	—	22.73	115.14	—
U123	其他	0.98	—	—	—	—	—	—	—	—	—	—	—	—	—	—	2.41	3.02	8.65	37.88	57.57	—
U124	K. 皮肤病	0.41	—	—	—	—	—	—	—	—	—	—	—	—	—	—	—	—	—	15.15	57.57	—
U125	L. 肌肉骨骼和结缔组织疾病	6.3	—	—	—	—	3.59	—	—	—	1.61	1.65	1.88	14.77	3.16	10.13	14.45	21.11	60.57	128.78	172.71	—
U126	1. 风湿性关节炎	1.72	—	—	—	—	—	—	—	—	—	—	—	2.11	—	8.1	2.41	9.05	21.63	30.3	57.57	—
U127	2. 骨关节炎	—	—	—	—	—	—	—	—	—	—	—	—	—	—	—	—	—	—	—	—	—
U128	3. 痛风	2.21	—	—	—	—	—	—	—	—	0.81	1.65	1.25	8.44	3.16	2.03	4.82	3.02	21.63	37.88	38.38	—
U129	4. 腰痛	—	—	—	—	—	—	—	—	—	—	—	—	—	—	—	—	—	—	—	—	—
U130	其他	2.37	—	—	—	—	3.59	—	2.66	—	0.81	0.83	0.63	4.22	3.16	—	7.22	9.05	17.31	60.6	76.76	—
U131	M. 先天异常	1.72	75.79	6.9	1.59	—	1.2	0.97	2.66	0.81	0.81	0.83	0.63	2.11	—	—	—	3.02	—	—	76.76	—

续 表

疾病编码	疾病名称	总计	年龄组（岁）																		
			0-	1-	5-	10-	15-	20-	25-	30-	35-	40-	45-	50-	55-	60-	65-	70-	75-	80-	85及以上	不详
U132	1.腹壁缺损	-	-	-	-	-	-	-	-	-	-	-	-	-	-	-	-	-	-	-	-	-	-
U133	2.无脑畸形	-	-	-	-	-	-	-	-	-	-	-	-	-	-	-	-	-	-	-	-	-	-
U134	3.肛门直肠闭锁	-	-	-	-	-	-	-	-	-	-	-	-	-	-	-	-	-	-	-	-	-	-
U135	4.唇裂	-	-	-	-	-	-	-	-	-	-	-	-	-	-	-	-	-	-	-	-	-	-
U136	5.腭裂	-	-	-	-	-	-	-	-	-	-	-	-	-	-	-	-	-	-	-	-	-	-
U137	6.食管闭锁	0.08	8.42	-	-	-	-	-	-	-	-	-	-	-	-	-	-	-	-	-	-	-	-
U138	7.肾发育不全	-	-	-	-	-	-	-	-	-	-	-	-	-	-	-	-	-	-	-	-	-	-
U139	8.唐氏综合征	-	-	-	-	-	-	-	-	-	-	-	-	-	-	-	-	-	-	-	-	-	-
U140	9.先天性心脏异常	1.55	58.95	6.9	1.59	-	1.2	0.97	2.66	-	0.81	0.83	-	2.11	-	-	-	-	3.02	-	-	-	-
U141	10.脊柱裂	-	-	-	-	-	-	-	-	-	-	-	-	-	-	-	-	-	-	-	-	-	-
U142	其他	-	-	-	-	-	-	-	-	-	-	-	-	-	-	-	-	-	-	-	-	-	-
U143	N.口腔疾病	0.08	8.42	-	-	-	-	-	-	-	-	-	-	-	-	-	-	-	-	-	-	-	-
U144	1.龋齿	0.08	8.42	-	-	-	-	-	-	-	-	-	-	-	-	-	-	-	-	-	-	-	-
U145	2.牙周病	-	-	-	-	-	-	-	-	-	-	-	-	-	-	-	-	-	-	-	-	-	-
U146	3.无牙症	-	-	-	-	-	-	-	-	-	-	-	-	-	-	-	-	-	-	-	-	-	-
U147	其他	0.08	-	-	-	-	-	-	-	-	-	-	-	-	-	-	-	3.02	-	-	-	-	-
U148	Ⅲ.伤害	89.85	25.26	18.39	20.61	20.76	29.94	33.94	67.8	80.03	50.05	76.87	60.08	204.65	82.19	155.94	199.85	256.36	272.57	636.32	1688.74	-
U149	A.意外伤害	80.93	25.26	18.39	20.61	19.46	27.54	29.09	58.49	69.28	41.17	67.78	53.19	183.55	80.61	139.74	178.18	229.21	250.94	583.29	1631.16	-
U150	1.道路交通事故	22.18	8.42	6.9	4.76	2.6	11.97	13.58	26.59	25.09	14.53	24.8	15.02	48.53	30.03	42.53	45.75	51.27	25.96	106.05	115.14	-
U151	2.意外中毒	7.2	-	-	-	-	3.59	2.91	10.63	10.75	8.88	9.92	9.39	10.55	7.9	10.13	9.63	12.06	8.65	7.58	-	-
U152	3.意外跌落	33.55	-	2.3	-	1.3	2.39	2.91	10.63	14.33	14.33	14.05	17.52	86.5	28.45	60.75	84.27	120.64	190.37	378.76	1362.5	-
U153	4.火灾	0.33	-	-	-	-	-	-	-	-	0.83	0.83	0.63	-	-	2.03	-	-	-	4.33	-	-
U154	5.溺水	5.65	-	4.6	15.85	10.38	5.99	5.82	6.65	5.97	-	2.48	3.13	4.22	3.16	4.05	7.22	15.08	4.33	15.15	38.38	-
U155	其他	12.03	16.84	4.6	-	5.19	3.59	3.97	3.99	13.14	4.04	15.71	7.51	33.76	11.06	20.25	31.3	30.16	21.63	75.75	115.14	-
U156	B.故意伤害	8.76	-	-	-	1.3	2.39	5.82	9.31	10.75	8.07	9.09	6.88	21.1	1.58	16.2	19.26	27.14	21.63	53.03	57.57	-
U157	1.自杀及后遗症	7.12	-	-	-	-	2.39	4.85	5.32	7.17	7.27	7.44	5.01	18.99	1.58	14.45	14.18	24.13	17.31	53.03	57.57	-
U158	2.他杀及后遗症	1.55	-	-	-	1.3	-	1.94	3.99	3.58	0.81	1.65	1.25	2.11	-	-	4.82	3.02	4.33	-	-	-
U159	3.战争	-	-	-	-	-	-	-	-	-	-	-	-	-	-	-	-	-	-	-	-	-
U160	其他	0.08	-	-	-	-	-	-	-	-	-	-	0.63	-	-	-	-	-	-	-	-	-
U161	其他剩余疾病	1.06	8.42	-	-	-	-	-	-	-	0.81	-	-	4.22	-	2.03	2.03	3.02	-	15.15	57.57	-

表 4 - 18　2018 年玉溪市死因别、性别、年龄别死亡率（女）

（单位：1/10 万）

疾病编码	疾病名称	总计	0 –	1 –	5 –	10 –	15 –	20 –	25 –	30 –	35 –	40 –	45 –	50 –	55 –	60 –	65 –	70 –	75 –	80 –	85及以上	不详
												年龄组（岁）										
U000	全死因	570.91	543.53	34.52	20.71	15.11	26.74	14.01	34.19	47.9	42.27	102.71	103.4	502.8	252.77	708.72	1089.01	2142.64	3947.11	8048.02	20137.6	–
U001	I. 传染病、母婴疾病和营养缺乏性疾病	26.06	326.12	–	–	2.75	1.27	2	1.42	1.29	2.7	2.78	6.08	10.84	4.77	18.76	50.82	50.52	129.48	307.49	1135.74	–
U002	A. 传染病和寄生虫病	2.93	18.12	–	–	–	1.27	1	1.42	–	0.9	2.78	2.7	4.33	1.59	6.25	7.26	8.92	11.77	23.65	21.84	–
U003	1. 结核病	0.52	9.06	–	–	–	–	–	–	–	–	–	0.68	–	–	–	2.42	2.97	–	5.91	10.92	–
U004	2. 性传播疾病	–	–	–	–	–	–	–	–	–	–	–	–	–	–	–	–	–	–	–	–	–
U005	a. 梅毒	–	–	–	–	–	–	–	–	–	–	–	–	–	–	–	–	–	–	–	–	–
U006	b. 衣原体病	–	–	–	–	–	–	–	–	–	–	–	–	–	–	–	–	–	–	–	–	–
U007	c. 淋病	–	–	–	–	–	–	–	–	–	–	–	–	–	–	–	–	–	–	–	–	–
U008	d. 其他	–	–	–	–	–	–	–	–	–	–	–	–	–	–	–	–	–	–	–	–	–
U009	3. 艾滋病	0.35	–	–	–	–	–	–	–	–	–	1.85	1.35	–	–	–	–	–	–	–	–	–
U010	4. 腹泻性疾病	0.35	–	–	–	–	–	–	–	–	–	–	0.68	–	–	2.08	–	2.97	–	5.91	–	–
U011	5. 好发于儿童期的疾病	–	–	–	–	–	–	–	–	–	–	–	–	–	–	–	–	–	–	–	–	–
U012	a. 百日咳	–	–	–	–	–	–	–	–	–	–	–	–	–	–	–	–	–	–	–	–	–
U013	b. 脊髓灰质炎及后遗症	–	–	–	–	–	–	–	–	–	–	–	–	–	–	–	–	–	–	–	–	–
U014	c. 白喉	–	–	–	–	–	–	–	–	–	–	–	–	–	–	–	–	–	–	–	–	–
U015	d. 麻疹	–	–	–	–	–	–	–	–	–	–	–	–	–	–	–	–	–	–	–	–	–
U016	d. 破伤风	0.17	–	–	–	–	1.27	–	–	–	–	–	–	–	–	–	–	–	–	–	–	–
U017	6. 脑膜炎	–	–	–	–	–	–	–	–	–	–	–	–	–	–	–	–	–	–	–	–	–
U018	7. 乙型肝炎	0.69	–	–	–	–	–	–	–	–	–	–	–	2.17	–	2.08	2.42	2.97	7.85	11.83	–	–
U019	丙型肝炎	0.09	–	–	–	–	–	–	–	–	–	0.93	–	–	–	–	–	–	–	–	–	–
U020	8. 疟疾	–	–	–	–	–	–	–	–	–	–	–	–	–	–	–	–	–	–	–	–	–
U021	9. 热带病	–	–	–	–	–	–	–	–	–	–	–	–	–	–	–	–	–	–	–	–	–
U022	a. 锥虫病	–	–	–	–	–	–	–	–	–	–	–	–	–	–	–	–	–	–	–	–	–
U023	b. 南美锥虫病	–	–	–	–	–	–	–	–	–	–	–	–	–	–	–	–	–	–	–	–	–
U024	c. 血吸虫病	–	–	–	–	–	–	–	–	–	–	–	–	–	–	–	–	–	–	–	–	–
U025	d. 利什曼病	–	–	–	–	–	–	–	–	–	–	–	–	–	–	–	–	–	–	–	–	–
U026	e. 淋巴性丝虫病	–	–	–	–	–	–	–	–	–	–	–	–	–	–	–	–	–	–	–	–	–
U027	f. 盘尾丝虫病	–	–	–	–	–	–	–	–	–	–	–	–	–	–	–	–	–	–	–	–	–
U028	10. 麻风病	–	–	–	–	–	–	–	–	–	–	–	–	–	–	–	–	–	–	–	–	–
U029	11. 登革热	–	–	–	–	–	–	–	–	–	–	–	–	–	–	–	–	–	–	–	–	–
U030	12. 流行性乙型脑炎	–	–	–	–	–	–	–	–	–	–	–	–	–	–	–	–	–	–	–	–	–
U031	13. 沙眼	–	–	–	–	–	–	–	–	–	–	–	–	–	–	–	–	–	–	–	–	–
U032	14. 肠线虫感染	–	–	–	–	–	–	–	–	–	–	–	–	–	–	–	–	–	–	–	–	–

续表

疾病编码	疾病名称	总计	0-	1-	5-	10-	15-	20-	25-	30-	35-	40-	45-	50-	55-	60-	65-	70-	75-	80-	85及以上	不详
U033	a. 蛔虫病	-	-	-	-	-	-	-	-	-	-	-	-	-	-	-	-	-	-	-	-	-
U034	b. 鞭虫病	-	-	-	-	-	-	-	-	-	-	-	-	-	-	-	-	-	-	-	-	-
U035	c. 钩虫病	-	-	-	-	-	-	-	-	-	-	-	-	-	-	-	-	-	-	-	-	-
U036	d. 其他	-	-	-	-	-	-	-	-	-	-	-	-	-	-	-	-	-	-	-	-	-
U037	其他传染病	0.78	9.06	-	-	-	-	-	1.42	-	0.9	-	-	-	2.17	1.59	2.08	2.42	-	3.92	-	10.92	-
U038	B. 呼吸系统感染	14.15	18.12	-	-	2.75	-	-	-	-	0.9	-	2.7	6.5	3.18	10.42	38.72	29.72	98.09	195.14	666.16	-
U039	1. 下呼吸道感染	13.98	18.12	-	-	2.75	-	-	-	-	0.9	-	2.7	6.5	3.18	10.42	38.72	29.72	98.09	195.14	644.32	-
U040	2. 上呼吸道感染	0.17	-	-	-	-	-	-	-	-	-	-	-	-	-	-	-	-	-	-	21.84	-
U041	3. 中耳炎	-	-	-	-	-	-	-	-	-	-	-	-	-	-	-	-	-	-	-	-	-
U042	C. 妊娠、分娩和产褥期并发症	0.17	-	-	-	-	-	1	-	-	0.9	-	-	-	-	-	-	-	-	-	-	-
U043	1. 孕产妇出血	-	-	-	-	-	-	-	-	-	-	-	-	-	-	-	-	-	-	-	-	-
U044	2. 产妇败血症	-	-	-	-	-	-	-	-	-	-	-	-	-	-	-	-	-	-	-	-	-
U045	3. 妊娠高血压综合征	-	-	-	-	-	-	-	-	-	-	-	-	-	-	-	-	-	-	-	-	-
U046	4. 梗阻性分娩	-	-	-	-	-	-	-	-	-	-	-	-	-	-	-	-	-	-	-	-	-
U047	5. 流产	-	-	-	-	-	-	-	-	-	-	-	-	-	-	-	-	-	-	-	-	-
U048	其他	0.17	-	-	-	-	-	1	-	-	0.9	-	-	-	-	-	-	-	-	-	-	-
U049	D. 起源于围生期的情况	2.67	280.82	-	-	-	-	-	-	-	-	-	-	-	-	-	-	-	-	-	-	-
U050	1. 出生低体重	0.43	45.29	-	-	-	-	-	-	-	-	-	-	-	-	-	-	-	-	-	-	-
U051	2. 出生产伤和窒息	1.98	208.35	-	-	-	-	-	-	-	-	-	-	-	-	-	-	-	-	-	-	-
U052	其他	0.26	27.18	-	-	-	-	-	-	-	-	-	-	-	-	-	-	-	-	-	-	-
U053	E. 营养缺乏	6.13	9.06	-	-	-	-	-	-	1.29	-	-	0.68	-	-	2.08	4.84	11.89	19.62	88.7	447.74	-
U054	1. 蛋白质-能量营养不良	3.62	9.06	-	-	-	-	-	-	1.29	-	-	-	-	-	-	-	5.94	11.77	59.13	283.94	-
U055	2. 碘缺乏	-	-	-	-	-	-	-	-	-	-	-	-	-	-	-	-	-	-	-	-	-
U056	3. 维生素 A 缺乏病	-	-	-	-	-	-	-	-	-	-	-	-	-	-	-	-	-	-	-	-	-
U057	4. 缺铁性贫血	0.69	-	-	-	-	-	-	-	-	-	-	0.68	-	-	-	-	-	3.92	-	32.76	-
U058	其他营养缺乏症	1.81	-	-	-	-	-	-	-	-	-	-	-	-	-	2.08	4.84	2.97	3.92	29.57	131.05	-
U059	II. 慢性非传染性疾病	491.71	154	14.79	8.63	5.49	10.19	8.01	15.67	31.07	31.48	72.18	80.42	429.11	220.97	602.41	968.01	1979.2	3574.37	7220.15	17036.15	-
U060	A. 恶性肿瘤	75.24	-	-	3.45	-	5.09	2	5.7	12.94	10.79	29.61	38.52	171.21	84.26	206.36	271.04	430.91	443.36	567.68	567.87	-
U061	1. 唇、口腔和咽恶性肿瘤	1.04	-	-	-	-	-	-	-	-	-	-	0.68	-	3.18	2.08	-	-	3.92	17.74	10.92	-
U062	2. 食道癌	0.43	-	-	-	-	-	-	-	-	-	-	-	2.17	-	2.08	2.42	5.94	-	5.91	-	-
U063	3. 胃癌	4.83	-	-	-	-	-	-	-	-	1.8	0.93	1.35	15.17	6.36	12.51	21.78	35.66	27.46	47.31	10.92	-
U064	4. 结直肠癌	8.46	-	-	1.73	-	-	-	1.42	-	1.8	0.93	4.05	8.67	4.77	20.84	26.62	50.52	58.85	106.44	98.29	-
U065	5. 肝癌	9.58	-	-	-	-	1.27	-	1.42	1.29	0.9	2.78	2.03	15.17	9.54	27.1	38.72	59.44	82.39	59.13	87.36	-

年龄组（岁）

续　表

年龄组（岁）

疾病编码	疾病名称	总计	0-	1-	5-	10-	15-	20-	25-	30-	35-	40-	45-	50-	55-	60-	65-	70-	75-	80-	85及以上	不详
U066	6.胰腺癌	3.36	-	-	-	-	-	1	-	1.29	-	-	2.03	-	3.18	8.34	19.36	17.83	15.69	41.39	32.76	-
U067	7.肺癌	16.82	-	-	-	-	-	-	-	2.59	1.8	7.4	6.76	34.68	17.49	47.94	48.4	124.81	102.01	130.09	141.97	-
U068	8.皮肤癌	1.04	-	-	-	-	-	-	-	-	-	1.85	-	2.17	-	2.08	-	8.92	3.92	5.91	32.76	-
U069	9.乳腺癌	4.49	-	-	-	-	-	-	-	2.59	0.9	3.7	5.41	32.51	4.77	4.17	12.1	14.86	11.77	17.74	10.92	-
U070	10.子宫颈癌	3.8	-	-	-	-	-	-	-	-	0.9	3.7	3.38	13	9.54	18.76	14.52	8.92	7.85	5.91	10.92	-
U071	11.子宫体癌	1.38	-	-	-	-	-	-	-	-	-	0.93	0.68	4.33	1.59	6.25	9.68	5.94	7.85	-	-	-
U072	12.卵巢癌	2.16	-	-	-	-	-	-	-	1.29	1.8	1.85	2.03	6.5	1.59	8.34	12.1	5.94	3.92	5.91	-	-
U073	13.前列腺癌	-	-	-	-	-	-	-	-	-	-	-	-	-	-	-	-	-	-	-	-	-
U074	14.膀胱癌	0.95	-	-	-	-	-	-	-	-	-	-	0.68	2.17	-	-	4.84	2.97	3.92	17.74	21.84	-
U075	15.淋巴瘤与多发性骨髓瘤	2.76	-	-	-	-	-	-	-	-	0.9	0.93	1.35	2.17	3.18	4.17	14.52	8.92	35.31	29.57	10.92	-
U076	16.白血病	2.24	-	-	1.73	-	2.55	-	-	1.29	0.93	0.93	3.38	4.33	-	4.17	9.68	14.86	7.85	-	-	-
U077	其他	11.91	-	-	-	-	1.27	-	2.85	2.59	1.8	5.55	4.73	23.84	13.08	37.52	36.3	65.38	70.62	76.87	98.29	-
U078	B.其他肿瘤	1.9	-	-	-	-	1.27	-	-	1.29	1.8	0.93	1.35	6.5	1.59	2.08	4.84	5.94	19.62	5.91	10.92	-
U079	C.糖尿病	19.59	-	4.93	-	-	-	-	1.42	-	-	0.93	2.03	32.51	14.31	39.6	62.92	101.04	145.17	218.79	469.59	-
U080	D.内分泌紊乱	4.92	9.06	-	-	-	-	-	-	1.29	0.93	0.93	1.35	-	5.18	2.08	-	11.89	15.69	76.87	294.86	-
U081	E.神经系统和精神障碍疾病	22.61	9.86	-	3.45	-	2.55	2	2.85	2.59	5.4	-	0.68	10.84	4.77	10.42	7.26	62.41	98.09	360.71	1277.71	-
U082	1.单相精神抑郁	0.09	-	-	-	-	-	-	-	-	-	-	-	-	-	-	-	2.97	-	-	-	-
U083	2.双相情感障碍	-	-	-	-	-	-	-	-	-	-	-	-	-	-	-	-	-	-	-	-	-
U084	3.精神分裂症	1.04	-	-	1.73	-	-	-	1.42	-	0.9	-	-	4.33	1.59	-	-	2.97	3.92	11.83	32.76	-
U085	4.癫痫症	1.21	-	-	-	-	-	-	1.42	-	2.7	-	0.68	2.17	-	2.08	-	2.97	-	11.83	10.92	-
U086	5.酒精使用所致精神病和其他精神障碍	-	-	-	-	-	-	-	-	-	-	-	-	-	-	-	-	-	-	-	-	-
U087	6.阿尔茨海默病和其他痴呆	13.98	-	-	-	-	-	-	-	-	-	-	-	-	-	4.17	4.84	32.69	66.7	272.01	917.33	-
U088	7.帕金森病	1.04	-	-	-	-	-	-	-	-	-	-	-	-	-	2.08	2.42	11.89	7.85	23.65	-	-
U089	8.多发性硬化	-	-	-	-	-	-	-	-	-	-	-	-	-	-	-	-	-	-	-	-	-
U090	9.药物使用所致精神障碍	-	-	-	-	-	-	-	-	-	-	-	-	-	-	-	-	-	-	-	-	-
U091	10.创伤后应激障碍	-	-	-	-	-	-	-	-	-	-	-	-	-	-	-	-	-	-	-	-	-
U092	11.强迫症	-	-	-	-	-	-	-	-	-	-	-	-	-	-	-	-	-	-	-	-	-
U093	12.惊恐障碍	-	-	-	-	-	-	-	-	-	-	-	-	-	-	-	-	-	-	-	-	-
U094	13.失眠症	-	-	-	-	-	-	-	-	-	-	-	-	-	-	-	-	-	-	-	-	-
U095	14.偏头痛	-	-	-	-	-	-	-	-	-	-	-	-	-	-	-	-	-	-	-	-	-
U096	15.由于精神障碍引起的精神发育障碍	0.26	-	-	-	-	-	-	-	1.29	-	-	-	-	-	-	-	-	-	-	-	-
U097	其他	4.75	-	9.86	1.73	-	2.55	-	-	1.29	1.8	-	-	4.33	1.59	2.08	-	8.92	19.62	35.48	10.92	-
U098	F.感官疾病	0.09	-	-	-	-	-	-	-	-	-	-	-	-	-	-	-	2.97	-	-	294.86	-

续表

疾病编码	疾病名称	总计	年龄组（岁）																		不详
			0 –	1 –	5 –	10 –	15 –	20 –	25 –	30 –	35 –	40 –	45 –	50 –	55 –	60 –	65 –	70 –	75 –	80 –	85 及以上	
U099	青光眼	—	—	—	—	—	—	—	—	—	—	—	—	—	—	—	—	—	—	—	—	—
U100	1. 白内障	—	—	—	—	—	—	—	—	—	—	—	—	—	—	—	—	—	—	—	—	—
U101	2. 与年龄有关的视觉障碍	—	—	—	—	—	—	—	—	—	—	—	—	—	—	—	—	—	—	—	—	—
U102	3. 成年开始的听力损失	—	—	—	—	—	—	—	—	—	—	—	—	—	—	—	—	—	—	—	—	—
U103	其他	0.09	—	—	—	—	—	—	—	—	—	—	—	—	—	—	—	2.97	—	—	—	—
U104	G. 心血管疾病	227.09	18.12	—	—	—	—	1	4.27	5.18	10.79	23.13	23.65	140.87	85.85	243.88	435.6	956.91	1891.16	3565.73	7939.28	—
U105	1. 风湿性心脏病	5.44	—	—	—	—	—	—	—	1.29	0.9	0.93	2.7	2.17	7.95	10.42	7.26	32.69	51.01	41.39	120.13	—
U106	2. 高血压及并发症	26.83	—	—	—	—	—	—	—	—	—	0.93	3.38	10.84	3.18	14.59	29.04	77.27	219.72	532.2	1168.51	—
U107	3. 缺血性心脏病	65.14	—	—	—	—	—	1	1.42	1.29	4.5	8.33	3.38	28.17	17.49	62.53	87.12	291.23	498.29	975.7	2762.91	—
U108	4. 脑血管病	118.72	—	—	—	—	—	—	1.42	1.29	4.5	7.4	10.81	86.69	55.64	143.83	275.88	508.17	1075.06	1880.43	3538.28	—
U109	5. 炎性心脏病	2.85	—	—	—	—	—	—	—	—	0.9	1.85	1.35	4.33	—	8.34	4.84	8.92	15.69	17.74	109.21	—
U110	其他	7.94	18.12	—	—	—	—	—	1.42	1.29	—	3.7	2.03	8.67	1.59	4.17	31.46	38.63	31.39	118.27	218.41	—
U111	H. 主要呼吸系统疾病	91.11	—	—	—	1.37	—	—	1.42	—	—	1.85	0.68	26.01	12.72	50.03	101.64	249.63	639.54	1679.38	4717.7	—
U112	1. 慢性阻塞性肺疾病	85.5	—	—	—	1.37	—	—	1.42	—	—	1.85	0.68	21.67	11.13	47.94	91.96	231.8	584.61	1620.25	4477.45	—
U113	2. 哮喘	1.47	—	—	—	—	—	—	—	—	—	—	—	—	1.59	2.08	—	2.97	11.77	11.83	65.52	—
U114	其他	4.14	—	—	—	—	—	—	—	—	—	—	—	4.33	—	—	9.68	14.86	43.16	47.31	174.73	—
U115	I. 主要消化系统疾病	35.12	9.06	—	—	1.37	—	—	5.18	5.18	0.9	7.4	2.7	21.67	6.36	31.27	55.66	89.15	231.49	626.81	1550.73	—
U116	1. 消化性溃疡	3.45	—	—	—	—	—	—	—	—	—	—	—	—	—	2.08	7.26	5.94	23.54	70.96	174.73	—
U117	2. 肝硬化	3.54	—	—	—	—	—	—	—	—	—	4.63	0.68	13	1.59	8.34	7.26	14.86	23.54	41.39	32.76	—
U118	3. 阑尾炎	0.35	—	—	—	—	—	—	—	—	—	—	—	—	—	4.17	—	—	3.92	—	10.92	—
U119	其他	27.78	9.06	—	—	1.37	—	—	5.18	5.18	0.9	2.78	2.03	8.67	4.77	16.68	41.14	68.35	180.48	514.46	1332.31	—
U120	J. 主要泌尿生殖系统疾病	5.78	—	—	—	—	—	—	—	—	—	1.85	4.73	13	7.95	10.42	12.1	26.75	51.01	35.48	87.36	—
U121	1. 肾炎和肾病	5.52	—	—	—	—	—	—	—	—	—	1.85	4.73	10.84	7.95	10.42	12.1	26.75	51.01	35.48	65.52	—
U122	2. 前列腺增生	—	—	—	—	—	—	—	—	—	—	—	—	—	—	—	—	—	—	—	—	—
U123	其他	0.26	—	—	—	—	—	—	—	—	—	—	—	2.17	—	—	—	—	—	—	21.84	—
U124	K. 皮肤病	0.78	—	—	—	—	—	—	—	—	—	—	—	—	—	—	2.42	8.92	3.92	11.83	21.84	—
U125	L. 肌肉骨骼和结缔组织疾病	5.52	—	—	1.73	1.37	—	—	—	—	—	1.85	4.05	4.33	—	4.17	14.52	32.69	31.39	70.96	98.29	—
U126	1. 风湿性关节炎	2.33	—	—	—	—	—	—	—	—	—	1.85	1.35	2.17	—	4.17	9.68	17.83	15.69	23.65	43.68	—
U127	2. 骨关节炎	—	—	—	—	—	—	—	—	—	—	—	—	—	—	—	—	—	—	—	—	—
U128	3. 痛风	0.26	—	—	—	—	—	—	—	—	—	—	—	—	—	—	2.42	—	—	11.83	—	—
U129	4. 腰痛	0.09	—	—	—	—	—	—	—	—	—	—	—	—	—	—	—	—	—	—	10.92	—
U130	其他	2.76	—	—	1.73	1.37	—	—	—	—	—	—	2.7	2.17	—	—	2.42	14.86	15.69	35.48	43.68	—
U131	M. 先天异常	1.9	117.76	—	—	2.75	1.27	1	—	—	—	—	—	—	—	—	—	—	—	—	—	—

续　表

疾病编码	疾病名称	总计	年龄组(岁)																		
			0-	1-	5-	10-	15-	20-	25-	30-	35-	40-	45-	50-	55-	60-	65-	70-	75-	80-	85及以上	不详
U132	1. 腹壁缺损	-	-	-	-	-	-	-	-	-	-	-	-	-	-	-	-	-	-	-	-	-
U133	2. 无脑畸形	-	-	-	-	-	-	-	-	-	-	-	-	-	-	-	-	-	-	-	-	-
U134	3. 肛门直肠闭锁	-	-	-	-	-	-	-	-	-	-	-	-	-	-	-	-	-	-	-	-	-
U135	4. 唇裂	-	-	-	-	-	-	-	-	-	-	-	-	-	-	-	-	-	-	-	-	-
U136	5. 腭裂	0.09	9.05	-	-	-	-	-	-	-	-	-	-	-	-	-	-	-	-	-	-	-
U137	6. 食管闭锁	-	-	-	-	-	-	-	-	-	-	-	-	-	-	-	-	-	-	-	-	-
U138	7. 肾发育不全	-	-	-	-	-	-	-	-	-	-	-	-	-	-	-	-	-	-	-	-	-
U139	8. 唐氏综合征	-	-	-	-	-	-	-	-	-	-	-	-	-	-	-	-	-	-	-	-	-
U140	9. 先天性心脏异常	1.47	81.53	-	-	1.37	1.27	1	-	-	-	1.85	-	2.17	-	2.08	-	-	3.92	-	-	-
U141	10. 脊柱裂	-	-	-	-	-	-	-	-	-	-	-	-	-	-	-	-	-	-	-	-	-
U142	其他	0.35	27.18	-	-	-	-	-	-	-	-	-	-	-	-	-	-	-	-	-	-	-
U143	N. 口腔疾病	0.09	-	-	-	-	-	-	-	-	-	0.93	-	-	-	-	-	-	-	-	-	-
U144	1. 龋齿	-	-	-	-	-	-	-	-	-	-	-	-	-	-	-	-	-	-	-	-	-
U145	2. 牙周病	-	-	-	-	-	-	-	-	-	-	-	-	-	-	-	-	-	-	-	-	-
U146	3. 无牙症	-	-	-	-	-	-	-	-	-	-	-	-	-	-	-	-	-	-	-	-	-
U147	其他	0.09	-	-	-	-	-	-	-	-	-	0.93	-	-	-	-	-	-	-	-	-	-
U148	III. 伤害	52.2	63.41	19.72	12.08	6.87	15.28	4	17.1	15.53	8.09	27.76	16.9	62.85	27.03	85.46	70.18	112.93	243.26	496.72	1900.19	-
U149	A. 意外伤害	46.94	63.41	19.72	10.36	4.12	10.19	3	14.25	10.36	6.3	23.13	14.19	56.35	27.03	75.04	53.24	104.01	200.1	478.98	1856.5	-
U150	1. 道路交通事故	10.18	9.06	7.4	8.63	2.75	6.37	2	5.7	7.77	2.7	11.1	8.79	30.34	11.13	31.27	9.68	11.89	27.46	29.57	65.52	-
U151	2. 意外中毒	2.33	-	-	-	1.37	1.27	-	-	0.9	0.9	2.78	1.35	4.33	3.18	8.34	9.68	2.97	3.92	11.83	32.76	-
U152	3. 意外跌落	25.45	9.06	-	1.73	-	1.27	1	5.7	1.29	0.9	2.78	1.35	8.67	6.36	20.84	26.62	80.24	141.25	348.89	1408.76	-
U153	4. 火灾	0.17	-	-	-	-	-	-	-	-	-	-	-	-	-	-	-	2.97	-	-	-	-
U154	5. 溺水	1.9	-	7.4	-	-	-	-	-	-	-	0.93	1.35	4.33	3.18	8.34	4.84	2.97	3.92	11.83	10.92	-
U155	其他	6.9	45.23	4.93	-	-	1.27	-	2.85	1.29	1.8	5.55	1.35	8.67	3.18	6.25	2.42	2.97	19.62	76.87	338.54	-
U156	B. 故意伤害	5.18	-	-	1.73	2.75	5.09	1	2.85	5.18	1.8	4.63	2.7	6.5	-	10.42	16.94	8.92	39.24	17.74	43.68	-
U157	1. 自杀及后遗症	4.49	-	-	1.73	2.75	3.82	1	-	3.88	1.8	2.78	2.03	6.5	-	10.42	16.94	8.92	39.24	17.74	43.68	-
U158	2. 他杀及后遗症	0.69	-	-	-	-	1.27	-	2.85	1.29	-	1.85	0.68	-	-	-	-	-	-	-	-	-
U159	3. 战争	-	-	-	-	-	-	-	-	-	-	-	-	-	-	-	-	-	-	-	-	-
U160	其他	-	-	-	-	-	-	-	-	-	-	-	-	-	-	-	-	-	-	-	-	-
U161	其他剩余疾病	0.95	-	-	-	-	-	-	-	-	-	-	-	-	-	2.08	-	-	-	23.65	65.52	-

表 4－19　2018 年保山市死因别、年龄别死亡率（男女合计）

（单位：1/10 万）

年龄组（岁）

疾病编码	疾病名称	总计	0—	1—	5—	10—	15—	20—	25—	30—	35—	40—	45—	50—	55—	60—	65—	70—	75—	80—	85及以上	不详
U000	全死因	662.62	515.38	53.44	22.43	22.84	45.61	65.9	71.76	124.04	103.59	183.48	257.3	603.51	574.88	1277.5	1743.6	2745.82	4139.72	7906.55	18657.75	—
U001	I. 传染病、母婴疾病和营养缺乏性疾病	27.54	340.52	7.13	0.7	0.57	0.99	2.01	4.89	5.5	3.38	8.32	9.85	13.53	9.86	19.67	31.07	55.27	124.05	308.83	1192.51	—
U002	A. 传染病和寄生虫病	6.35	9.2	4.45	—	—	—	2.01	4.35	1.83	3.38	5.82	5.91	10.15	6.57	15.92	17.26	17.45	35.44	31.45	32.09	—
U003	1. 结核病	1.91	—	—	—	—	—	—	1.09	0.61	—	0.83	0.79	2.03	3.29	7.49	8.06	10.18	14.18	11.44	5.35	—
U004	2. 性传播疾病	0.08	—	—	—	—	—	—	—	—	—	—	—	—	—	—	1.15	—	1.77	—	—	—
U005	a. 梅毒	—	—	—	—	—	—	—	—	—	—	—	—	—	—	—	—	—	—	—	—	—
U006	b. 衣原体病	—	—	—	—	—	—	—	—	—	—	—	—	—	—	—	—	—	—	—	—	—
U007	c. 淋病	—	—	—	—	—	—	—	—	—	—	—	—	—	—	—	—	—	—	—	—	—
U008	d. 其他	0.08	—	—	—	—	—	—	—	—	—	—	—	—	—	—	1.15	—	1.77	—	—	—
U009	3. 艾滋病	0.69	—	—	—	—	—	—	0.54	—	2.11	2.08	1.58	1.35	0.66	—	—	—	—	—	—	—
U010	4. 腹泻性疾病	0.11	—	—	—	—	—	—	—	—	—	—	—	—	—	—	—	—	—	2.86	5.35	—
U011	5. 好发于儿童期的疾病	0.11	3.07	—	—	—	—	—	—	—	—	—	—	—	—	—	—	—	—	—	—	—
U012	a. 百日咳	—	—	—	—	—	—	—	—	—	—	—	—	—	—	—	—	—	—	—	—	—
U013	b. 脊髓灰质炎及后遗症	—	—	—	—	—	—	—	—	—	—	—	—	—	—	—	—	—	—	—	—	—
U014	c. 白喉	—	—	—	—	—	—	—	—	—	—	—	—	—	—	—	—	—	—	—	—	—
U015	d. 麻疹	0.04	—	—	—	—	—	—	—	—	—	—	—	—	—	—	—	—	—	—	—	—
U016	e. 破伤风	0.08	—	—	—	—	—	—	—	—	—	—	—	—	0.66	—	—	—	—	—	—	—
U017	6. 脑膜炎	0.54	—	1.78	—	—	—	1.01	1.63	—	—	1.66	1.18	0.68	0.66	—	1.15	1.45	1.77	2.86	5.35	—
U018	7. 乙型肝炎	1.64	—	—	—	—	—	—	0.54	0.85	0.85	1.66	1.18	5.41	1.31	5.62	4.6	2.91	15.95	—	—	—
U019	丙型肝炎	0.08	—	—	—	—	—	—	—	—	—	—	0.39	—	—	0.94	—	—	—	—	—	—
U020	8. 疟疾	0.04	—	—	—	—	—	—	—	0.61	—	—	—	—	—	—	—	—	—	—	—	—
U021	9. 热带病	—	—	—	—	—	—	—	—	—	—	—	—	—	—	—	—	—	—	—	—	—
U022	a. 锥虫病	—	—	—	—	—	—	—	—	—	—	—	—	—	—	—	—	—	—	—	—	—
U023	b. 南美锥虫病	—	—	—	—	—	—	—	—	—	—	—	—	—	—	—	—	—	—	—	—	—
U024	c. 血吸虫病	—	—	—	—	—	—	—	—	—	—	—	—	—	—	—	—	—	—	—	—	—
U025	d. 利什曼病	—	—	—	—	—	—	—	—	—	—	—	—	—	—	—	—	—	—	—	—	—
U026	e. 淋巴丝虫病	—	—	—	—	—	—	—	—	—	—	—	—	—	—	—	—	—	—	—	—	—
U027	f. 盘尾丝虫病	—	—	—	—	—	—	—	—	—	—	—	—	—	—	—	—	—	—	—	—	—
U028	10. 麻风病	0.08	—	—	—	—	—	—	—	—	—	—	—	—	—	—	—	—	—	5.72	—	—
U029	11. 登革热	—	—	—	—	—	—	—	—	—	—	—	—	—	—	—	—	—	—	—	—	—
U030	12. 流行性乙型脑炎	—	—	—	—	—	—	—	—	—	—	—	—	—	—	—	—	—	—	—	—	—
U031	13. 沙眼	—	—	—	—	—	—	—	—	—	—	—	—	—	—	—	—	—	—	—	—	—
U032	14. 肠线虫感染	0.04	—	—	—	—	—	—	—	—	—	—	—	—	—	—	—	—	—	2.86	—	—

续　表

疾病编码	疾病名称	总计	0–	1–	5–	10–	15–	20–	25–	30–	35–	40–	45–	50–	55–	60–	65–	70–	75–	80–	85及以上	不详
U033	a. 蛔虫病	–	–	–	–	–	–	–	–	–	–	–	–	–	–	–	–	–	–	–	–	–
U034	b. 鞭虫病	–	–	–	–	–	–	–	–	–	–	–	–	–	–	–	–	–	–	–	–	–
U035	c. 钩虫病	0.04	–	–	–	–	–	–	–	–	–	–	–	–	–	–	–	–	–	2.86	–	–
U036	d. 其他	–	–	–	–	–	–	–	–	–	–	–	–	–	–	–	–	–	–	–	–	–
U037	其他传染病	1.03	–	2.67	–	–	–	1.01	0.54	–	0.42	1.25	0.79	0.68	–	1.87	2.3	2.91	1.77	8.58	10.7	–
U038	B. 呼吸系统感染	7.84	27.61	2.67	–	0.57	0.99	–	–	1.22	–	2.08	3.15	3.38	1.31	3.75	12.66	20.36	53.16	100.08	395.72	–
U039	1. 下呼吸道感染	7.61	27.61	1.78	–	0.57	0.99	–	–	1.22	–	2.08	3.15	3.38	1.31	3.75	11.51	20.36	49.62	97.22	390.37	–
U040	2. 上呼吸道感染	0.23	–	0.89	–	–	–	–	–	–	–	–	–	–	–	–	1.15	–	3.54	2.86	5.35	–
U041	3. 中耳炎	–	–	–	–	–	–	–	–	–	–	–	–	–	–	–	–	–	–	–	–	–
U042	C. 妊娠、分娩和产褥期并发症	0.19	–	–	–	–	–	–	0.54	1.83	–	–	0.39	–	–	–	–	–	–	–	–	–
U043	1. 孕产妇出血	0.11	–	–	–	–	–	–	0.54	1.22	–	–	–	–	–	–	–	–	–	–	–	–
U044	2. 产妇败血症	–	–	–	–	–	–	–	–	–	–	–	–	–	–	–	–	–	–	–	–	–
U045	3. 妊娠高血压综合征	0.04	–	–	–	–	–	–	–	0.61	–	–	–	–	–	–	–	–	–	–	–	–
U046	4. 梗阻性分娩	–	–	–	–	–	–	–	–	–	–	–	–	–	–	–	–	–	–	–	–	–
U047	5. 流产	–	–	–	–	–	–	–	–	–	–	–	–	–	–	–	–	–	–	–	–	–
U048	其他	0.04	–	–	–	–	–	–	–	–	–	–	0.39	–	–	–	–	–	–	–	–	–
U049	D. 起源于围生期的情况	3.71	297.57	–	–	–	–	–	–	–	–	–	–	–	–	–	–	–	–	–	–	–
U050	1. 出生低体重	0.38	30.68	–	–	–	–	–	–	–	–	–	–	–	–	–	–	–	–	–	–	–
U051	2. 出生产伤和窒息	2.49	199.4	–	–	–	–	–	–	–	–	–	–	–	–	–	–	–	–	–	–	–
U052	其他	0.84	67.49	–	–	–	–	–	–	–	–	–	–	–	–	–	–	–	–	–	–	–
U053	E. 营养缺乏	9.45	6.14	–	0.7	–	–	–	–	0.61	–	0.42	0.39	–	.97	–	1.15	17.45	35.44	177.29	764.71	–
U054	1. 蛋白质-能量营养不良	8.03	3.07	–	–	–	–	–	–	0.61	–	0.42	0.39	–	.31	–	1.15	14.54	31.9	154.41	657.75	–
U055	2. 碘缺乏	–	–	–	–	–	–	–	–	–	–	–	–	–	–	–	–	–	–	–	–	–
U056	3. 维生素 A 缺乏病	–	–	–	–	–	–	–	–	–	–	–	–	–	–	–	–	–	–	–	–	–
U057	4. 缺铁性贫血	0.54	–	–	–	–	–	–	–	–	–	0.42	–	–	0.66	–	–	2.91	1.77	8.58	26.74	–
U058	其他营养病症	0.88	3.07	–	–	–	–	–	–	0.61	–	–	–	–	–	–	–	–	1.77	14.3	80.21	–
U059	II. 慢性非传染性疾病	556.27	128.85	24.94	8.41	8.56	16.85	22.64	28.81	51.33	58.77	118.16	184.8	475.64	484.22	1112.66	1576.72	2537.85	3772.88	7163.08	15823.53	–
U060	A. 恶性肿瘤	76.74	3.07	6.23	4.21	3.43	1.98	5.53	7.61	14.05	15.22	32.04	50.44	133.29	136	318.44	315.34	397.04	334.93	406.05	379.68	–
U061	1. 唇、口腔和咽恶性肿瘤	1.72	–	–	–	–	–	–	–	–	–	–	–	–	5.26	8.43	5.75	10.18	–	5.72	10.7	–
U062	2. 食道癌	3.1	–	–	–	–	–	–	–	–	0.85	0.42	1.18	4.06	5.91	15.92	17.26	17.45	15.95	20.02	–	–
U063	3. 胃癌	8.61	–	–	–	–	–	–	0.54	1.22	0.42	3.74	3.94	10.83	10.51	39.34	37.98	50.9	65.57	54.33	21.39	–
U064	4. 结直肠癌	7.08	–	–	–	–	–	1.51	0.54	0.61	0.42	2.91	2.36	10.15	11.17	25.29	28.77	49.45	38.99	37.17	64.17	–
U065	5. 肝癌	11.32	3.07	0.89	–	–	0.5	0.54	0.54	1.83	2.54	8.74	9.46	27.74	23	52.45	31.07	46.54	42.53	42.89	48.13	–

续表

年龄组（岁）

疾病编码	疾病名称	总计	0-	1-	5-	10-	15-	20-	25-	30-	35-	40-	45-	50-	55-	60-	65-	70-	75-	80-	85及以上	不详
U066	6.胰腺癌	2.1	-	-	-	-	-	-	1.09	-	-	0.42	1.58	1.35	3.29	16.86	6.91	8.73	10.63	5.72	16.04	-
U067	7.肺癌	16.53	-	-	-	-	-	-	0.54	1.83	0.85	4.58	8.27	31.8	28.25	73.05	88.62	91.62	76.2	88.64	64.17	-
U068	8.皮肤癌	0.96	-	-	-	-	-	0.5	-	-	-	-	0.39	6.77	1.31	0.94	4.6	7.27	7.09	8.58	21.39	-
U069	9.乳腺癌	2.33	-	-	-	-	-	-	0.54	1.22	2.54	1.25	4.33	6.09	5.26	6.56	5.75	2.91	3.54	2.86	16.04	-
U070	10.子宫颈癌	2.91	-	-	-	0.57	0.99	-	0.54	1.22	2.11	1.25	3.94	6.09	5.26	11.24	8.06	18.91	1.77	14.3	-	-
U071	11.子宫体癌	0.84	-	-	-	-	-	-	-	-	0.85	-	1.18	4.74	1.31	3.75	2.3	1.45	1.77	5.72	5.35	-
U072	12.卵巢癌	0.73	-	-	-	-	-	-	-	-	-	-	-	0.68	0.66	2.81	1.15	1.45	-	2.86	-	-
U073	13.前列腺癌	1.07	-	-	-	-	-	-	-	-	-	-	-	0.68	1.31	3.75	1.15	4.36	7.09	20.02	37.43	-
U074	14.膀胱癌	1.3	-	-	-	-	-	-	-	-	-	0.42	-	0.68	-	0.94	3.45	7.27	12.4	25.74	26.74	-
U075	15.淋巴瘤与多发性骨髓瘤	1.45	-	-	0.7	-	0.5	-	0.54	-	0.42	2.5	2.36	2.71	2.63	6.56	6.91	2.91	5.32	8.58	-	-
U076	16.白血病	2.52	-	0.89	1.4	1.71	0.99	1.01	1.09	2.44	1.69	2.5	1.58	2.71	5.26	6.56	11.51	5.82	3.54	2.86	5.35	-
U077	其他	12.17	-	4.45	2.1	1.71	0.5	2.01	1.63	3.67	2.54	5.82	8.67	16.24	20.37	44.02	54.09	69.81	42.53	60.05	42.78	-
U078	B.其他肿瘤	1.49	3.07	1.78	0.7	-	0.5	1.51	-	-	-	1.66	0.79	2.03	1.97	4.68	8.06	2.91	5.32	14.3	5.35	-
U079	C.糖尿病	13.62	-	-	-	-	-	1.01	0.54	1.22	0.85	2.91	4.73	12.86	14.45	36.53	62.15	63.99	99.24	142.98	229.95	-
U080	D.内分泌紊乱	3.52	3.07	0.89	-	-	-	-	-	1.22	2.11	0.83	1.97	4.74	3.29	3.75	6.91	4.36	15.95	40.03	133.69	-
U081	E.神经系统和精神障碍疾病	10.67	6.14	3.56	2.1	2.85	4.46	3.52	5.98	2.44	3.38	6.66	4.73	9.47	5.91	14.99	14.96	26.18	42.53	120.1	331.55	-
U082	1.单相精神抑郁障碍	0.11	-	-	-	-	-	-	-	-	-	0.42	-	-	0.66	-	-	-	-	5.72	-	-
U083	2.双相情感障碍	-	-	-	-	-	-	0.5	-	-	-	-	-	-	-	-	-	-	-	-	-	-
U084	3.精神分裂症	0.92	-	-	-	-	1.49	2.01	4.35	-	0.42	0.42	0.79	-	1.31	2.81	3.45	1.45	10.63	8.58	5.35	-
U085	4.癫痫症	1.64	0.89	0.89	0.7	1.71	-	0.54	0.54	1.22	1.27	0.83	0.79	3.38	0.66	4.68	1.15	1.45	-	2.86	-	-
U086	5.酒精使用所致精神障碍	0.38	-	-	-	-	-	-	-	-	-	0.42	0.79	2.03	0.66	0.66	-	1.45	-	2.86	-	-
U087	6.阿尔茨海默病和其他痴呆	3.79	-	-	-	-	-	-	-	0.61	-	0.42	0.39	0.68	0.66	1.87	5.75	13.09	24.81	68.63	213.9	-
U088	7.帕金森病	0.38	-	-	-	-	-	-	-	-	-	-	-	-	-	0.94	2.3	4.36	-	5.72	10.7	-
U089	8.多发性硬化	-	-	-	-	-	-	-	-	-	-	-	-	-	-	-	-	-	-	-	-	-
U090	9.药物使用所致精神障碍	0.31	-	-	-	-	-	-	0.54	-	0.85	1.25	-	1.35	-	-	-	-	-	-	-	-
U091	10.创伤后应激障碍	-	-	-	-	-	-	-	-	-	-	-	-	-	-	-	-	-	-	-	-	-
U092	11.强迫症	-	-	-	-	-	-	-	-	-	-	-	-	-	-	-	-	-	-	-	-	-
U093	12.惊恐症	-	-	-	-	-	-	-	-	-	-	-	-	-	-	-	-	-	-	-	-	-
U094	13.失眠症	-	-	-	-	-	-	-	-	-	-	-	-	-	-	-	-	-	-	-	-	-
U095	14.偏头痛	-	-	-	-	-	-	-	-	-	-	-	-	-	-	-	-	-	-	-	-	-
U096	15.由于铅暴露引起的精神发育障碍	0.04	-	-	-	-	-	-	-	-	-	0.42	-	-	-	-	-	-	-	-	-	-
U097	其他	3.06	6.14	2.67	1.4	1.14	2.97	1.01	0.54	0.61	0.85	2.91	1.97	2.03	1.97	4.68	2.3	4.36	7.09	25.74	96.26	-
U098	F.感官疾病	0.04	-	-	-	-	-	-	-	-	-	-	-	-	-	-	-	-	1.77	-	-	-

续　表

疾病编码	疾病名称	总计	0 –	1 –	5 –	10 –	15 –	20 –	25 –	30 –	35 –	40 –	45 –	50 –	55 –	60 –	65 –	70 –	75 –	80 –	85及以上	不详
										年龄组（岁）												
U099	1. 青光眼	–	–	–	–	–	–	–	–	–	–	–	–	–	–	–	–	–	–	–	–	–
U100	2. 白内障	–	–	–	–	–	–	–	–	–	–	–	–	–	–	–	–	–	–	–	–	–
U101	3. 与年龄有关的视觉障碍	–	–	–	–	–	–	–	–	–	–	–	–	–	–	–	–	–	–	–	–	–
U102	4. 成年开始的听力损失	–	–	–	–	–	–	–	–	–	–	–	–	–	–	–	–	–	1.77	–	–	–
U103	其他	0.04	–	–	–	–	–	–	–	–	–	–	–	–	–	–	–	–	–	–	–	–
U104	G. 心血管疾病	325.71	15.34	–	–	0.57	5.45	6.54	9.24	20.77	25.37	49.51	78.41	239.51	239.81	530.11	860.87	1489.26	2461.5	4692.46	10518.72	–
U105	1. 风湿性心脏病	5.97	–	–	–	–	–	–	–	1.22	1.27	0.42	1.18	5.41	5.91	4.68	17.26	34.9	42.53	68.63	203.21	–
U106	2. 高血压及并发症	24.18	–	–	–	–	0.5	–	–	–	1.27	0.42	4.73	9.47	1.17	28.1	58.7	120.71	178.99	440.36	882.35	–
U107	3. 缺血性心脏病	100.11	–	–	–	–	1.98	3.52	3.81	10.39	11.84	22.05	27.98	85.93	87.38	163.9	233.63	415.95	747.84	1286.78	3390.37	–
U108	4. 脑血管病	178.73	–	–	–	0.57	1.49	1.51	4.35	5.5	9.3	22.47	40.98	127.87	125.49	306.26	494.88	869.7	1410.62	2705.1	5304.81	–
U109	5. 炎性心脏病	3.02	6.14	0.89	–	–	0.5	0.5	1.09	1.83	0.42	–	1.18	3.38	1.31	3.75	12.66	8.73	10.63	28.6	106.95	–
U110	其他	12.89	9.2	–	–	–	0.99	1.01	–	1.83	1.27	4.16	2.36	7.44	8.54	21.54	42.58	36.36	65.57	148.69	588.24	–
U111	H. 主要呼吸系统疾病	78.65	3.07	3.56	–	–	1.49	1.01	3.26	1.22	1.27	4.99	11.82	33.83	36.14	103.02	187.6	366.5	591.89	1272.48	3155.08	–
U112	1. 慢性阻塞性肺疾病	69.97	–	–	–	–	–	–	–	0.61	1.27	2.91	7.49	24.36	27.59	83.36	166.88	333.05	554.68	1155.24	2877.01	–
U113	2. 哮喘	3.75	–	0.89	–	–	0.99	0.5	–	–	–	0.83	1.18	1.35	2.63	5.62	6.91	17.45	17.72	71.49	144.39	–
U114	其他	4.93	3.07	2.67	–	0.57	0.5	0.5	–	0.61	–	1.25	3.15	8.12	5.91	14.05	13.81	16	19.49	45.75	133.69	–
U115	I. 主要消化系统疾病	27.89	9.2	1.78	–	–	–	–	3.26	4.28	6.34	12.9	21.28	28.42	35.51	66.5	73.66	123.62	134.68	283.09	647.06	–
U116	1. 消化性溃疡	4.02	–	–	–	–	–	–	0.54	0.54	0.85	0.83	1.18	2.71	3.94	6.56	14.96	21.82	21.27	57.19	106.95	–
U117	2. 肝硬化	9.68	–	–	–	–	–	1.09	1.09	2.44	4.23	8.74	16.55	19.62	20.37	30.91	29.92	37.81	28.35	17.16	37.43	–
U118	3. 阑尾炎	0.5	–	–	–	–	–	–	–	–	–	–	–	0.68	0.66	–	1.15	5.82	5.32	11.44	–	–
U119	其他	13.7	9.2	–	–	0.57	–	0.5	1.63	1.83	1.27	3.33	3.55	6.09	8.54	29.03	27.62	58.17	79.75	197.31	502.67	–
U120	J. 主要泌尿生殖系统疾病	11.4	–	–	0.7	–	0.99	1.01	0.54	4.28	1.69	4.16	8.27	8.8	9.86	24.35	28.77	42.18	70.89	142.98	278.07	–
U121	1. 肾炎和肾病	8.91	–	–	0.7	–	0.99	1.01	0.54	4.28	1.69	4.16	7.49	7.44	7.23	22.48	23.02	32	58.48	85.79	192.51	–
U122	2. 前列腺增生	0.46	–	–	–	–	–	–	–	–	–	–	–	0.68	–	–	1.15	2.91	–	17.16	16.04	–
U123	其他	2.03	–	–	–	–	–	–	–	–	–	0.79	0.79	1.35	2.63	1.87	4.6	7.27	12.4	40.03	69.52	–
U124	K. 皮肤病	0.31	–	–	–	–	–	–	–	0.54	–	0.42	0.39	–	–	–	–	1.45	–	–	21.39	–
U125	L. 肌肉骨骼和结缔组织疾病	4.17	3.07	–	–	–	0.5	1.51	0.54	0.61	1.27	1.25	1.18	2.03	1.97	9.37	17.26	20.36	14.18	48.61	122.99	–
U126	1. 风湿性关节炎	1.84	–	–	–	–	–	–	–	–	–	–	–	–	0.66	6.56	5.75	11.63	3.54	31.45	74.87	–
U127	2. 骨关节炎	0.04	–	–	–	–	–	–	–	–	–	–	–	0.68	–	–	–	–	–	–	–	–
U128	3. 痛风	0.38	–	–	–	–	–	–	–	–	–	–	–	–	–	1.87	3.45	2.91	3.54	–	5.35	–
U129	4. 腰痛	0.11	–	–	–	–	–	–	–	–	–	–	–	–	–	0.94	1.15	–	1.77	–	–	–
U130	其他	1.76	–	–	–	–	0.5	1.51	0.54	0.61	1.27	1.18	1.18	1.35	1.31	6.91	6.91	5.82	5.32	17.16	42.78	–
U131	M. 先天异常	2.07	82.83	6.23	0.7	0.57	0.99	0.5	0.54	1.22	1.27	0.83	0.79	0.68	1.31	0.94	1.15	–	–	–	–	–

续表

疾病编码	疾病名称	总计	年龄组（岁）																			
			0–	1–	5–	10–	15–	20–	25–	30–	35–	40–	45–	50–	55–	60–	65–	70–	75–	80–	85及以上	不详
U132	1. 腹壁缺损	–	–	–	–	–	–	–	–	–	–	–	–	–	–	–	–	–	–	–	–	–	–
U133	2. 无脑畸形	–	–	–	–	–	–	–	–	–	–	–	–	–	–	–	–	–	–	–	–	–	–
U134	3. 肛门直肠闭锁	0.08	6.14	–	–	–	–	–	–	–	–	–	–	–	–	–	–	–	–	–	–	32.09	–
U135	4. 唇裂	–	–	–	–	–	–	–	–	–	–	–	–	–	–	–	–	–	–	–	–	–	–
U136	5. 腭裂	–	–	–	–	–	–	–	–	–	–	–	–	–	–	–	–	–	–	–	–	–	–
U137	6. 食管闭锁	0.04	3.07	–	–	–	–	–	–	–	–	–	–	–	–	–	–	–	–	–	–	–	–
U138	7. 肾发育不全	0.04	3.07	–	–	–	–	–	–	–	–	–	–	–	–	–	–	–	–	–	–	–	–
U139	8. 唐氏综合征	–	–	–	–	–	–	–	–	–	–	–	–	–	–	–	–	–	–	–	–	–	–
U140	9. 先天性心脏异常	1.34	39.88	3.56	0.7	0.57	0.5	0.5	0.54	1.22	1.27	0.83	0.79	0.68	1.31	0.94	1.15	–	–	–	–	–	–
U141	10. 脊柱裂	–	–	–	–	–	–	–	–	–	–	–	–	–	–	–	–	–	–	–	–	–	–
U142	其他	0.57	30.68	2.67	–	–	–	–	–	–	–	–	–	–	–	–	–	–	–	–	–	–	–
U143	Ⅳ. 口腔疾病	–	–	–	–	–	–	–	–	–	–	–	–	–	–	–	–	–	–	–	–	–	–
U144	1. 龋齿	–	–	–	–	–	–	–	–	–	–	–	–	–	–	–	–	–	–	–	–	–	–
U145	2. 牙周病	–	–	–	–	–	–	–	–	–	–	–	–	–	–	–	–	–	–	–	–	–	–
U146	3. 无牙症	–	–	–	–	–	–	–	–	–	–	–	–	–	–	–	–	–	–	–	–	–	–
U147	其他	–	–	–	–	–	–	–	–	–	–	–	–	–	–	–	–	–	–	–	–	–	–
U148	Ⅲ. 伤害	73.83	36.81	21.38	13.32	13.7	26.77	40.75	37.51	66.6	40.59	55.75	60.68	113.67	77.53	140.49	133.5	146.89	235.69	414.63	1192.51	–
U149	A. 意外伤害	62.36	33.75	20.49	12.62	12.56	18.84	31.19	32.62	54.38	30.44	41.61	51.62	94.72	67.01	116.14	116.24	116.35	196.71	374.6	1149.73	–
U150	1. 道路交通事故	17.1	3.07	6.23	2.1	1.14	10.41	20.12	16.85	28.11	13.11	14.56	20.49	33.83	21.02	24.35	24.17	26.18	28.35	25.74	32.09	–
U151	2. 意外中毒	6.08	–	–	0.7	0.57	–	2.01	3.81	4.28	5.07	8.32	7.49	14.21	9.86	15.92	8.06	11.63	19.49	22.88	5.35	–
U152	3. 意外跌落	27.77	9.2	4.45	0.7	2.85	3.97	3.52	3.81	9.78	4.23	9.57	14.58	27.74	24.31	57.13	65.6	65.45	127.59	294.53	1005.35	–
U153	4. 火灾	0.27	–	–	–	–	–	–	–	0.61	–	–	–	1.35	–	–	–	–	1.77	5.72	–	–
U154	5. 溺水	3.83	–	–	2.8	6.85	3.97	2.01	3.81	3.06	0.85	2.91	1.58	2.71	1.97	6.56	4.6	5.82	8.86	14.3	16.04	–
U155	其他	7.31	21.47	–	–	1.14	7.93	3.52	4.35	8.55	7.19	6.24	7.49	14.88	9.86	12.18	12.66	7.27	10.63	11.44	90.91	–
U156	B. 故意伤害	11.36	3.07	0.89	0.7	1.14	5.95	9.56	4.89	11.61	10.15	13.73	9.06	18.94	10.51	24.35	17.26	30.54	37.21	40.03	42.78	–
U157	1. 自杀及后遗症	9.98	–	–	–	–	1.49	7.04	3.81	8.55	8.03	13.31	7.88	16.91	10.51	22.48	16.11	30.54	37.21	40.03	37.43	–
U158	2. 他杀及后遗症	1.07	3.07	0.89	0.7	0.57	–	2.01	1.09	2.44	1.69	1.69	0.79	1.35	–	0.94	1.15	–	–	–	–	–
U159	3. 战争	–	–	–	–	–	–	–	–	–	–	–	–	–	–	–	–	–	–	–	–	–
U160	其他	0.31	–	–	–	–	0.5	0.5	–	0.61	0.42	0.42	0.39	0.68	–	0.94	–	–	–	–	5.35	–
U161	其他剩余疾病	4.97	9.2	–	–	–	0.99	0.5	0.54	0.61	0.85	1.25	1.97	0.68	3.29	4.68	2.3	5.82	7.09	20.02	449.2	–

表4-20　2018年保山市死因别、年龄别死亡率（男）

（单位：1/10万）

疾病编码	疾病名称	总计	年龄组（岁）																		不详
			0-	1-	5-	10-	15-	20-	25-	30-	35-	40-	45-	50-	55-	60-	65-	70-	75-	80-	85及以上	
U000	全死因	735.16	582.68	61.67	24.24	30.44	64.2	93.01	110.18	174.28	135.64	262.57	357.9	805.59	738.47	1677.29	2263.41	3178.91	5221.37	8969.17	21895.23	-
U001	I.传染病、母婴疾病和营养缺乏性疾病	28.03	419.53	6.85	1.35	-	0.96	2.94	6.3	5.93	4.82	13.44	11.5	14.36	16.99	31.51	45.82	56.03	147.19	311.57	1248.07	-
U002	A.传染病和寄生虫病	8.8	17.48	5.14	-	-	-	2.94	6.3	3.56	4.82	10.28	8.43	10.45	11.76	24.09	22.91	26.54	46.48	46.4	30.82	-
U003	1.结核病	3.28	-	-	-	-	-	-	2.1	1.19	-	1.58	1.53	1.31	6.53	12.97	16.04	17.69	30.99	13.26	15.41	-
U004	2.性传播疾病	-	-	-	-	-	-	-	-	-	-	-	-	-	-	-	-	-	-	-	-	-
U005	a.梅毒	-	-	-	-	-	-	-	-	-	-	-	-	-	-	-	-	-	-	-	-	-
U006	b.衣原体病	-	-	-	-	-	-	-	-	-	-	-	-	-	-	-	-	-	-	-	-	-
U007	c.淋病	-	-	-	-	-	-	-	-	-	-	-	-	-	-	-	-	-	-	-	-	-
U008	d.其他	-	-	-	-	-	-	-	-	-	-	-	-	-	-	-	-	-	-	-	-	-
U009	3.艾滋病	0.82	-	-	-	-	-	-	-	-	2.41	3.16	1.53	1.31	-	-	-	-	-	-	-	-
U010	4.腹泻性疾病	0.15	5.83	-	-	-	-	-	-	-	-	-	-	-	-	-	-	-	-	-	-	-
U011	5.好发于儿童期的疾病	0.07	-	-	-	-	-	-	-	-	-	-	-	-	1.31	-	-	-	3.87	6.63	-	-
U012	a.百日咳	-	-	-	-	-	-	-	-	-	-	-	-	-	-	-	-	-	-	-	-	-
U013	b.脊髓灰质炎及后遗症	-	-	-	-	-	-	-	-	-	-	-	-	-	-	-	-	-	-	-	-	-
U014	c.白喉	-	-	-	-	-	-	-	-	-	-	-	-	-	-	-	-	-	-	-	-	-
U015	d.麻疹	-	-	-	-	-	-	-	-	-	-	-	-	-	-	-	-	-	-	-	-	-
U016	e.破伤风	0.07	-	-	-	-	-	-	-	-	-	-	-	-	-	-	-	-	-	6.63	-	-
U017	6.脑膜炎	0.6	-	3.43	-	-	-	0.98	2.1	-	-	-	0.77	1.31	-	-	-	-	-	-	-	-
U018	7.乙型肝炎	2.31	-	-	-	-	-	-	1.05	1.19	1.61	3.16	2.3	6.53	2.61	9.27	4.58	5.9	11.62	-	15.41	-
U019	丙型肝炎	0.07	-	-	-	-	-	-	-	-	-	-	0.77	-	-	-	-	-	-	-	-	-
U020	8.疟疾	0.07	-	-	-	-	-	-	-	1.19	-	-	-	-	-	-	-	-	-	-	-	-
U021	9.热带病	-	-	-	-	-	-	-	-	-	-	-	-	-	-	-	-	-	-	-	-	-
U022	a.锥虫病	-	-	-	-	-	-	-	-	-	-	-	-	-	-	-	-	-	-	-	-	-
U023	b.南美锥虫病	-	-	-	-	-	-	-	-	-	-	-	-	-	-	-	-	-	-	-	-	-
U024	c.血吸虫病	-	-	-	-	-	-	-	-	-	-	-	-	-	-	-	-	-	-	-	-	-
U025	d.利什曼病	-	-	-	-	-	-	-	-	-	-	-	-	-	-	-	-	-	-	-	-	-
U026	e.淋巴性丝虫病	-	-	-	-	-	-	-	-	-	-	-	-	-	-	-	-	-	-	-	-	-
U027	f.盘尾丝虫病	-	-	-	-	-	-	-	-	-	-	-	-	-	-	-	-	-	-	-	-	-
U028	10.麻风病	0.15	-	-	-	-	-	-	-	-	-	-	-	-	-	-	-	-	-	13.26	-	-
U029	11.登革热	-	-	-	-	-	-	-	-	-	-	-	-	-	-	-	-	-	-	-	-	-
U030	12.流行性乙型脑炎	-	-	-	-	-	-	-	-	-	-	-	-	-	-	-	-	-	-	-	-	-
U031	13.沙眼	-	-	-	-	-	-	-	-	-	-	-	-	-	-	-	-	-	-	-	-	-
U032	14.肠线虫感染	-	-	-	-	-	-	-	-	-	-	-	-	-	-	-	-	-	-	-	-	-

续表

病因编码	疾病名称	总计	年龄组（岁）																			
			0 –	1 –	5 –	10 –	15 –	20 –	25 –	30 –	35 –	40 –	45 –	50 –	55 –	60 –	65 –	70 –	75 –	80 –	85及以上	不详
U033	a. 蛔虫病	–	–	–	–	–	–	–	–	–	–	–	–	–	–	–	–	–	–	–	–	–
U034	b. 鞭虫病	–	–	–	–	–	–	–	–	–	–	–	–	–	–	–	–	–	–	–	–	–
U035	c. 钩虫病	–	–	–	–	–	–	–	–	–	–	–	–	–	–	–	–	–	–	–	–	–
U036	d. 其他	–	–	–	–	–	–	–	–	–	–	–	–	–	–	–	–	–	–	–	–	–
U037	其他传染病	1.27	11.65	1.71	–	–	–	1.96	1.05	–	0.8	2.37	1.53	–	–	1.85	2.29	2.95	–	13.26	–	–
U038	B. 呼吸系统感染	7.53	29.13	1.71	–	–	0.96	–	–	1.19	–	3.16	3.07	3.92	1.31	7.41	20.62	17.69	61.97	106.07	462.25	–
U039	1. 下呼吸道感染	7.38	29.13	1.71	–	–	0.96	–	–	1.19	–	3.16	3.07	3.92	1.31	7.41	20.62	17.69	54.23	106.07	462.25	–
U040	2. 上呼吸道感染	0.15	–	–	–	–	–	–	–	–	–	–	–	–	–	–	–	–	7.75	–	–	–
U041	3. 中耳炎	–	–	–	–	–	–	–	–	–	–	–	–	–	–	–	–	–	–	–	–	–
U042	C. 妊娠、分娩和产褥期并发症	–	–	–	–	–	–	–	–	–	–	–	–	–	–	–	–	–	–	–	–	–
U043	1. 孕产妇出血	–	–	–	–	–	–	–	–	–	–	–	–	–	–	–	–	–	–	–	–	–
U044	2. 产妇败血症	–	–	–	–	–	–	–	–	–	–	–	–	–	–	–	–	–	–	–	–	–
U045	3. 妊娠高血压综合征	–	–	–	–	–	–	–	–	–	–	–	–	–	–	–	–	–	–	–	–	–
U046	4. 梗阻性分娩	–	–	–	–	–	–	–	–	–	–	–	–	–	–	–	–	–	–	–	–	–
U047	5. 流产	–	–	–	–	–	–	–	–	–	–	–	–	–	–	–	–	–	–	–	–	–
U048	其他	–	–	–	–	–	–	–	–	–	–	–	–	–	–	–	–	–	–	–	–	–
U049	D. 起源于围生期的情况	4.62	361.26	–	–	–	–	–	–	–	–	–	–	–	–	–	–	–	–	–	–	–
U050	1. 出生低体重	0.6	46.61	–	–	–	–	–	–	–	–	–	–	–	–	–	–	–	–	–	–	–
U051	2. 出生产伤和窒息	3.06	238.9	–	–	–	–	–	–	–	–	–	–	–	–	–	–	–	–	–	–	–
U052	其他	0.97	75.75	–	–	–	–	–	–	–	–	–	–	–	–	–	–	–	–	–	–	–
U053	E. 营养缺乏	7.08	11.65	–	1.35	–	–	–	–	1.19	–	–	–	–	3.92	–	2.29	11.8	38.73	159.1	755.01	–
U054	1. 蛋白质-能量营养不良	5.81	5.83	–	–	–	–	–	–	–	–	–	–	–	2.61	–	2.29	8.85	34.86	139.21	631.74	–
U055	2. 碘缺乏	–	–	–	–	–	–	–	–	–	–	–	–	–	–	–	–	–	–	–	–	–
U056	3. 维生素 A 缺乏病	–	–	–	–	–	–	–	–	–	–	–	–	–	–	–	–	–	–	–	–	–
U057	4. 缺铁性贫血	0.52	–	–	–	–	–	–	–	–	–	–	–	–	1.31	–	–	2.95	3.87	13.26	15.41	–
U058	其他营养缺乏症	0.75	5.83	–	1.35	–	–	–	–	1.19	–	–	–	–	–	–	–	–	–	6.63	107.86	–
U059	II. 慢性非传染性疾病	606.13	116.54	32.55	6.73	8.7	24.91	26.43	44.07	58.09	74.64	162.92	246.78	616.27	622.09	1434.5	2032.03	2957.74	4756.56	8167.05	19137.13	–
U060	A. 恶性肿瘤	94.75	5.83	6.85	1.35	3.26	3.83	7.83	10.49	15.41	37.17	59.01	–	163.21	167.29	413.3	428.4	516.06	488.05	550.22	662.56	–
U061	1. 唇、口腔和咽恶性肿瘤	2.61	–	–	–	–	–	0.98	–	–	1.61	–	1.53	7.83	7.84	12.97	9.16	14.74	6.63	6.63	15.41	–
U062	2. 食道癌	5.52	–	–	–	–	–	–	–	2.37	–	–	2.3	9.14	11.76	27.8	34.36	29.49	30.99	46.4	15.41	–
U063	3. 胃癌	11.7	–	–	–	–	–	–	1.05	2.37	3.95	–	5.36	15.67	13.07	59.31	59.56	73.72	92.96	72.92	30.82	–
U064	4. 结直肠癌	8.05	–	–	–	–	0.96	0.98	1.05	1.19	–	2.37	3.83	13.06	11.76	27.8	38.95	56.03	46.48	46.4	107.86	–
U065	5. 肝癌	15.88	5.83	1.71	–	–	0.96	1.05	1.05	3.56	4.82	14.24	16.09	41.78	35.29	70.43	32.07	67.82	61.97	46.4	77.04	–

续表

疾病编码	疾病名称	总计	0-	1-	5-	10-	15-	20-	25-	30-	35-	40-	45-	50-	55-	60-	65-	70-	75-	80-	85及以上	不详
U066	6. 胰腺癌	2.91	-	-	-	-	-	-	2.1	-	-	0.79	2.3	2.61	3.92	24.09	9.16	11.8	15.49	6.63	30.82	-
U067	7. 肿瘤	24.08	-	-	-	-	-	-	1.05	3.56	0.8	5.54	11.5	47	45.74	113.06	137.45	132.7	108.46	132.58	169.49	-
U068	8. 皮肤癌	1.12	-	-	-	-	-	0.98	1.05	-	-	-	0.77	-	1.31	-	4.58	11.8	11.62	13.26	15.41	-
U069	9. 乳腺癌	-	-	-	-	-	-	-	-	-	-	-	-	-	-	-	-	-	-	-	-	-
U070	10. 子宫颈癌	-	-	-	-	-	-	-	-	-	-	-	-	-	-	-	-	-	-	-	-	-
U071	11. 子宫体癌	-	-	-	-	-	-	-	-	-	-	-	-	-	-	-	-	-	-	-	-	-
U072	12. 卵巢癌	-	-	-	-	-	-	-	-	-	-	-	-	-	-	-	-	-	-	-	-	-
U073	13. 前列腺癌	2.09	-	-	-	-	-	-	-	-	-	-	-	1.31	1.31	7.41	2.29	8.85	15.49	46.4	107.86	-
U074	14. 膀胱癌	1.86	-	-	-	-	-	-	-	-	-	0.79	-	-	2.61	1.85	6.87	11.8	23.24	39.77	30.82	-
U075	15. 淋巴瘤与多发性骨髓瘤	1.79	-	-	-	-	-	-	1.05	-	-	-	3.07	3.92	3.92	7.41	9.16	2.95	11.62	6.63	-	-
U076	16. 白血病	2.68	-	1.71	1.35	1.09	0.96	1.96	2.1	-	1.61	3.95	1.53	1.31	7.84	5.56	16.04	5.9	-	-	-	-
U077	其他	14.46	-	3.43	-	2.17	1.92	2.94	1.05	4.74	1.61	5.54	10.73	19.58	20.91	55.6	68.73	88.47	69.72	86.18	77.04	-
U078	B. 其他肿瘤	1.34	5.83	1.71	1.35	-	-	-	-	-	-	-	1.53	1.31	1.31	3.71	9.16	5.9	3.87	6.63	-	-
U079	C. 糖尿病	12.67	-	-	-	1.09	-	1.96	1.05	2.37	0.8	3.95	6.13	15.67	10.46	29.65	66.44	64.88	112.33	119.32	246.53	-
U080	D. 内分泌紊乱	2.98	-	1.71	-	-	0.96	-	-	-	2.41	-	2.3	6.53	2.61	3.71	4.58	5.9	19.37	33.15	138.67	-
U081	E. 神经系统和精神障碍疾病	11.33	11.65	6.85	2.69	2.17	7.67	5.87	7.35	2.37	4.01	11.07	7.66	14.36	6.53	22.24	16.04	20.64	42.61	106.07	323.57	-
U082	1. 单相精神抑郁	-	-	-	-	-	-	-	-	-	-	-	-	-	-	-	-	-	-	-	-	-
U083	2. 双相情感障碍	-	-	-	-	-	-	-	-	-	-	-	-	-	-	-	-	-	-	-	-	-
U084	3. 精神分裂症	1.27	-	-	-	-	-	-	-	-	1.61	0.79	1.53	-	1.31	5.56	2.29	2.95	15.49	13.26	-	-
U085	4. 癫痫症	2.09	-	1.71	1.35	2.17	1.92	2.94	5.25	1.19	0.8	1.58	1.53	3.92	1.31	7.41	2.29	-	-	-	-	-
U086	5. 酒精使用所致精神障碍	0.75	-	-	-	-	-	-	1.05	-	-	0.79	1.53	3.92	1.31	-	-	2.95	-	-	-	-
U087	6. 阿尔茨海默病和其他痴呆	3.06	-	-	-	-	-	-	-	-	-	0.79	0.77	1.31	1.31	1.85	6.87	8.85	23.24	66.29	215.72	-
U088	7. 帕金森病	0.15	-	-	-	-	-	-	-	-	-	-	-	-	-	-	-	2.95	-	6.63	-	-
U089	8. 多发性硬化	-	-	-	-	-	-	-	-	-	-	-	-	-	-	-	-	-	-	-	-	-
U090	9. 药物使用所致精神障碍	0.6	-	-	-	-	-	-	1.05	-	1.61	-	-	2.61	-	-	-	-	-	-	-	-
U091	10. 创伤后应激障碍	-	-	-	-	-	-	-	-	-	-	2.37	-	-	-	-	-	-	-	-	-	-
U092	11. 强迫症	-	-	-	-	-	-	-	-	-	-	-	-	-	-	-	-	-	-	-	-	-
U093	12. 惊恐障碍	-	-	-	-	-	-	-	-	-	-	-	-	-	-	-	-	-	-	-	-	-
U094	13. 失眠症	-	-	-	-	-	-	-	-	-	-	-	-	-	-	-	-	-	-	-	-	-
U095	14. 偏头痛	-	-	-	-	-	-	-	-	-	-	-	-	-	-	-	-	-	-	-	-	-
U096	15. 由于铅暴露引起的精神发育障碍	-	-	-	-	-	-	-	-	-	-	-	-	-	-	-	-	-	-	-	-	-
U097	其他	3.35	11.65	5.14	1.35	-	5.75	1.96	1.05	1.19	1.61	4.75	2.3	2.61	1.31	7.41	4.58	2.95	3.87	13.26	92.45	-
U098	F. 感官疾病	-	-	-	-	-	-	-	-	-	-	-	-	-	-	-	-	-	-	-	-	-

续　表

疾病编码	疾病名称	总计	0 –	1 –	5 –	10 –	15 –	20 –	25 –	30 –	35 –	40 –	45 –	50 –	55 –	60 –	65 –	70 –	75 –	80 –	85及以上	不详
															年龄组（岁）							
U099	1. 青光眼	–	–	–	–	–	–	–	–	–	–	–	–	–	–	–	–	–	–	–	–	–
U100	2. 白内障	–	–	–	–	–	–	–	–	–	–	–	–	–	–	–	–	–	–	–	–	–
U101	3. 与年龄有关的视觉障碍	–	–	–	–	–	–	–	–	–	–	–	–	–	–	–	–	–	–	–	–	–
U102	4. 成年开始的听力损失	–	–	–	–	–	–	–	–	–	–	–	–	–	–	–	–	–	–	–	–	–
U103	其他	–	–	–	–	–	–	–	–	–	–	–	–	–	–	–	–	–	–	–	–	–
U104	G. 心血管疾病	337.32	11.65	1.71	–	–	7.67	7.83	16.79	26.08	38.53	73.55	104.23	298.99	308.43	644.97	1076.72	1633.69	2959.29	5177.33	12465.33	–
U105	1. 风湿性心脏病	4.62	–	–	–	–	–	–	–	1.19	1.61	0.79	1.53	7.83	3.92	1.85	13.75	29.49	38.73	33.15	231.12	–
U106	2. 高血压及并发症	23.26	–	–	–	–	0.96	–	–	–	2.41	0.79	5.36	7.83	13.07	33.36	66.44	126.8	213.04	477.3	1032.36	–
U107	3. 缺血性心脏病	104.36	–	–	–	–	2.87	2.94	6.3	14.23	17.66	34.01	43.68	113.59	111.09	220.55	272.62	462.98	925.75	1398.74	3651.77	–
U108	4. 脑血管病	187.33	–	–	–	–	2.87	1.96	8.39	7.11	13.64	32.43	49.05	156.68	171.21	355.85	636.87	961.34	1681.06	3075.9	6579.35	–
U109	5. 炎性心脏病	3.58	5.83	1.71	–	–	–	0.98	2.1	2.37	0.8	–	1.53	2.61	1.31	7.41	18.33	11.8	11.62	39.77	154.08	–
U110	其他	13.34	5.83	–	–	–	0.96	1.96	–	1.19	2.41	5.54	3.07	10.45	7.84	25.95	66.44	38.34	81.34	132.58	755.01	–
U111	H. 主要呼吸系统疾病	90.27	–	5.14	–	1.09	1.92	0.98	–	1.19	2.41	3.95	16.86	54.84	52.28	159.39	268.04	474.77	821.16	1657.28	4021.57	–
U112	1. 慢性阻塞性肺疾病	79.47	–	–	–	–	0.96	–	–	–	2.41	–	9.96	39.17	36.59	124.18	231.38	427.59	778.56	1518.06	3744.22	–
U113	2. 哮喘	4.17	–	–	–	1.09	–	0.98	–	1.19	–	1.58	1.53	2.61	3.92	11.12	11.45	20.64	23.24	86.18	154.08	–
U114	其他	6.63	–	5.14	–	–	0.96	–	–	–	–	2.37	5.36	13.06	11.76	24.09	25.2	26.54	19.37	53.03	123.27	–
U115	I. 主要消化系统疾病	36.83	–	1.71	1.35	1.09	0.96	0.98	6.3	7.11	12.04	22.94	37.55	48.31	56.2	114.91	103.09	171.04	189.8	291.68	739.6	–
U116	1. 消化性溃疡	5.37	–	–	1.35	–	–	–	1.05	–	1.61	1.58	2.3	2.61	6.53	11.12	20.62	32.44	38.73	66.29	169.49	–
U117	2. 肝硬化	16.55	–	–	–	–	–	–	2.1	3.56	8.03	16.61	30.66	36.56	37.9	55.6	45.82	58.98	46.48	19.89	61.63	–
U118	3. 阑尾炎	0.22	–	–	–	–	–	–	–	–	–	–	–	–	1.31	–	–	2.95	–	6.63	–	–
U119	其他	14.69	–	1.71	–	1.09	0.96	0.98	3.15	3.56	2.41	4.75	4.6	9.14	10.46	48.19	36.65	76.67	104.58	198.87	508.47	–
U120	J. 主要泌尿生殖系统疾病	13.05	–	–	–	–	0.96	0.98	–	3.56	3.21	3.16	9.96	10.45	15.68	24.09	41.24	44.23	100.71	198.87	400.62	–
U121	1. 肾炎和肾病	9.62	–	–	–	–	0.96	0.98	–	3.56	3.21	3.16	9.96	7.83	13.07	22.24	32.07	29.49	81.34	92.81	231.12	–
U122	2. 前列腺增生	0.89	–	–	–	–	–	–	–	–	–	–	–	–	–	–	2.29	5.9	19.37	39.77	46.22	–
U123	其他	2.53	–	–	–	–	–	–	–	–	–	–	–	2.61	2.61	1.85	6.87	8.85	–	66.29	123.27	–
U124	K. 皮肤病	0.22	–	–	–	–	–	–	1.05	–	–	–	–	–	–	–	–	–	–	–	–	–
U125	L. 肌肉骨骼和结缔组织疾病	3.58	5.83	–	–	1.09	–	–	–	–	–	1.58	1.53	1.31	1.31	16.68	18.33	17.69	19.37	26.52	138.67	–
U126	1. 风湿性关节炎	1.64	–	–	–	–	–	–	–	–	–	1.58	–	1.31	1.31	11.12	6.87	8.85	7.75	19.89	61.63	–
U127	2. 骨关节炎	0.07	–	–	–	–	–	–	–	–	–	–	–	–	–	–	–	–	–	–	–	–
U128	3. 痛风	0.67	–	–	–	–	–	–	–	–	–	–	–	–	–	3.71	6.87	2.95	7.75	6.63	15.41	–
U129	4. 腰痛	0.22	–	–	–	–	–	–	–	–	–	–	–	–	–	1.85	2.29	–	3.87	–	–	–
U130	其他	0.89	–	–	–	1.09	–	–	–	–	–	–	1.53	–	–	–	2.29	5.9	–	–	61.63	–
U131	M. 先天异常	1.79	75.75	6.85	–	–	1.92	–	1.05	–	0.8	–	–	1.31	–	1.85	–	–	–	–	–	–

续　表

疾病编码	疾病名称	总计	0–	1–	5–	10–	15–	20–	25–	30–	35–	40–	45–	50–	55–	60–	65–	70–	75–	80–	85及以上	不详
U132	1. 腹壁缺损	—	—	—	—	—	—	—	—	—	—	—	—	—	—	—	—	—	—	—	—	—
U133	2. 无脑畸形	—	—	—	—	—	—	—	—	—	—	—	—	—	—	—	—	—	—	—	—	—
U134	3. 肛门直肠闭锁	0.07	5.33	—	—	—	—	—	—	—	—	—	—	—	—	—	—	—	—	—	—	—
U135	4. 唇裂	—	—	—	—	—	—	—	—	—	—	—	—	—	—	—	—	—	—	—	—	—
U136	5. 腭裂	—	—	—	—	—	—	—	—	—	—	—	—	—	—	—	—	—	—	—	—	—
U137	6. 食管闭锁	0.07	5.83	—	—	—	—	—	—	—	—	—	—	—	—	—	—	—	—	—	—	—
U138	7. 肾发育不全	—	—	—	—	—	—	—	—	—	—	—	—	—	—	—	—	—	—	—	—	—
U139	8. 唐氏综合征	0.07	5.83	—	—	—	—	—	—	—	—	—	—	—	—	—	—	—	—	—	—	—
U140	9. 先天性心脏异常	0.89	29.13	1.71	—	1.09	0.96	—	1.05	—	0.8	—	—	1.31	—	1.85	—	—	—	—	—	—
U141	10. 其他	—	—	—	—	—	—	—	—	—	—	—	—	—	—	—	—	—	—	—	—	—
U142	N. 口腔疾病	0.67	29.13	5.14	—	—	0.96	—	—	—	—	—	—	—	—	—	—	—	—	—	—	—
U143	1. 龋齿	—	—	—	—	—	—	—	—	—	—	—	—	—	—	—	—	—	—	—	—	—
U144	2. 牙周病	—	—	—	—	—	—	—	—	—	—	—	—	—	—	—	—	—	—	—	—	—
U145	3. 无牙症	—	—	—	—	—	—	—	—	—	—	—	—	—	—	—	—	—	—	—	—	—
U146	其他	0.67	29.13	5.14	—	—	0.96	—	—	—	—	—	—	—	—	—	—	—	—	—	—	—
U147	其他	—	—	—	—	—	—	—	—	—	—	—	—	—	—	—	—	—	—	—	—	—
U148	Ⅲ. 伤害	96.98	34.96	22.27	16.16	21.74	37.37	62.66	58.76	109.08	56.18	83.83	96.56	173.65	122.85	202.02	183.27	165.14	306	457.41	1186.44	—
U149	A. 意外伤害	82.67	34.96	22.27	14.81	20.65	27.79	50.91	53.52	92.48	43.34	66.43	83.54	148.84	135.86	170.51	160.36	135.65	251.77	404.38	1140.22	—
U150	1. 道路交通事故	25.57	—	5.14	2.69	2.17	13.42	36.22	29.38	48.61	19.26	22.14	30.66	54.84	32.67	31.51	34.36	23.59	34.86	39.77	30.82	—
U151	2. 意外中毒	10.06	—	—	—	1.09	—	1.96	6.3	5.93	6.42	15.03	13.79	23.5	18.3	29.65	13.75	20.64	34.86	33.15	15.41	—
U152	3. 意外跌落	30.71	17.48	5.14	—	3.26	6.71	2.94	6.3	17.78	5.62	15.82	24.52	40.48	33.98	81.55	91.64	73.72	151.06	304.94	955.32	—
U153	4. 火灾	0.45	—	—	—	—	—	—	—	1.19	—	—	2.61	2.61	—	—	—	—	3.87	6.63	6.63	—
U154	5. 溺水	5.52	—	8.57	9.43	13.04	6.71	2.94	5.25	4.74	0.8	3.16	2.3	3.92	2.61	9.27	2.29	8.85	15.49	13.26	46.22	—
U155	其他	10.36	17.48	3.43	2.69	1.09	0.96	6.85	6.3	14.23	11.24	10.28	12.26	23.5	18.3	18.53	16.04	8.85	11.62	6.63	92.45	—
U156	B. 故意伤害	14.24	—	—	1.35	1.09	9.58	11.75	5.25	16.6	12.84	16.61	13.03	24.81	16.99	31.51	22.91	29.49	54.23	53.03	46.22	—
U157	1. 自杀及后遗症	12.37	—	—	—	1.09	6.71	8.81	4.2	11.86	9.63	15.82	11.5	20.89	16.99	29.65	20.62	29.49	54.23	53.03	46.22	—
U158	2. 他杀及后遗症	1.27	17.48	—	1.35	—	1.92	1.96	1.05	3.56	2.41	0.77	0.77	2.61	—	—	2.29	—	—	—	—	—
U159	3. 战争	—	—	—	—	—	—	—	—	—	—	—	—	—	—	—	—	—	—	—	—	—
U160	其他	0.6	—	—	—	0.96	0.96	0.98	—	1.19	0.8	0.79	0.77	1.31	—	1.85	—	—	—	—	—	—
U161	其他剩余疾病	4.03	11.65	—	1.35	1.09	0.96	0.98	1.05	1.19	2.37	2.37	3.07	1.31	6.53	9.27	2.29	—	11.62	33.15	323.57	—

年龄组（岁）

表 4－21　2018 年保山市死因别、年龄别死亡率（女）

（单位：1/10 万）

疾病编码	疾病名称	总计	0—	1—	5—	10—	15—	20—	25—	30—	35—	40—	45—	50—	55—	60—	65—	70—	75—	80—	85 及以上	不详
																						年龄组（岁）
U000	全死因	586.15	440.56	44.52	20.46	14.43	25.67	37.25	30.46	70.6	67.91	95.69	150.84	386.18	379.18	869.07	1218.84	2324.38	3227.49	7100.47	16936.94	-
U001	I.传染病、母婴疾病和营养缺乏性疾病	27.03	252.67	7.42	-	1.2	1.03	1.03	3.38	5.04	1.79	2.63	8.11	12.64	2.64	7.57	16.19	54.52	104.53	306.75	1162.98	-
U002	A.传染病和寄生虫病	3.77	-	3.71	-	-	1.03	1.03	2.26	5.04	1.79	0.88	3.24	9.83	1.32	7.57	11.56	8.61	26.13	20.11	32.76	-
U003	1.结核病	0.47	-	-	-	-	-	-	-	-	-	-	-	2.81	-	1.89	2.31	2.87	-	10.06	-	-
U004	2.性传播疾病	0.16	-	-	-	-	-	-	-	-	-	-	-	-	-	-	2.31	-	3.27	-	-	-
U005	a.梅毒	-	-	-	-	-	-	-	-	-	-	-	-	-	-	-	-	-	-	-	-	-
U006	b.衣原体病	-	-	-	-	-	-	-	-	-	-	-	-	-	-	-	-	-	-	-	-	-
U007	c.淋病	-	-	-	-	-	-	-	-	-	-	-	-	-	-	-	-	-	-	-	-	-
U008	d.其他	0.16	-	-	-	-	-	-	-	-	-	-	-	-	-	-	2.31	-	3.27	-	-	-
U009	3.艾滋病	0.55	-	-	-	-	-	-	1.13	-	1.79	0.88	1.62	1.4	-	-	-	-	3.27	-	-	-
U010	4.腹泻性疾病	0.08	-	-	-	-	-	-	-	-	-	-	-	-	-	-	-	-	-	-	8.19	-
U011	5.好发于儿童期的疾病	0.16	-	-	-	-	-	-	-	-	-	-	-	-	1.32	-	-	-	-	-	8.19	-
U012	a.百日咳	-	-	-	-	-	-	-	-	-	-	-	-	-	-	-	-	-	-	-	-	-
U013	b.脊髓灰质炎及后遗症	-	-	-	-	-	-	-	-	-	-	-	-	-	-	-	-	-	-	-	-	-
U014	c.白喉	-	-	-	-	-	-	-	-	-	-	-	-	-	-	-	-	-	-	-	-	-
U015	d.麻疹	0.08	-	-	-	-	-	-	-	-	-	-	-	-	-	-	-	-	-	-	8.19	-
U016	e.破伤风	0.08	-	-	-	-	-	-	-	-	-	-	-	-	1.32	-	-	-	-	-	-	-
U017	6.脑膜炎	0.47	-	-	-	-	1.03	1.03	1.13	-	-	-	1.62	-	-	-	2.31	2.87	-	-	-	-
U018	7.乙型肝炎	0.94	-	-	-	-	-	-	-	-	-	-	-	4.21	-	1.89	4.63	-	19.6	-	-	-
U019	丙型肝炎	0.08	-	-	-	-	-	-	-	-	-	-	-	-	-	1.89	-	-	-	-	-	-
U020	8.疟疾	-	-	-	-	-	-	-	-	-	-	-	-	-	-	-	-	-	-	-	-	-
U021	9.热带病	-	-	-	-	-	-	-	-	-	-	-	-	-	-	-	-	-	-	-	-	-
U022	a.锥虫病	-	-	-	-	-	-	-	-	-	-	-	-	-	-	-	-	-	-	-	-	-
U023	b.南美锥虫病	-	-	-	-	-	-	-	-	-	-	-	-	-	-	-	-	-	-	-	-	-
U024	c.血吸虫病	-	-	-	-	-	-	-	-	-	-	-	-	-	-	-	-	-	-	-	-	-
U025	d.利什曼病	-	-	-	-	-	-	-	-	-	-	-	-	-	-	-	-	-	-	-	-	-
U026	e.淋巴丝虫病	-	-	-	-	-	-	-	-	-	-	-	-	-	-	-	-	-	-	-	-	-
U027	f.盘尾丝虫病	-	-	-	-	-	-	-	-	-	-	-	-	-	-	-	-	-	-	-	-	-
U028	10.麻风病	-	-	-	-	-	-	-	-	-	-	-	-	-	-	-	-	-	-	-	-	-
U029	11.登革热	-	-	-	-	-	-	-	-	-	-	-	-	-	-	-	-	-	-	-	-	-
U030	12.流行性乙型脑炎	-	-	-	-	-	-	-	-	-	-	-	-	-	-	-	-	-	-	-	-	-
U031	13.沙眼	-	-	-	-	-	-	-	-	-	-	-	-	-	-	-	-	-	-	-	-	-
U032	14.肠线虫感染	0.08	-	-	-	-	-	-	-	-	-	-	-	-	-	-	-	-	-	5.03	-	-

续　表

疾病编码	疾病名称	总计	0-	1-	5-	10-	15-	20-	25-	30-	35-	40-	45-	50-	55-	60-	65-	70-	75-	80-	85及以上	不详
U033	a. 蛔虫病	-	-	-	-	-	-	-	-	-	-	-	-	-	-	-	-	-	-	-	-	-
U034	b. 鞭虫病	-	-	-	-	-	-	-	-	-	-	-	-	-	-	-	-	-	-	-	-	-
U035	c. 钩虫病	0.08	-	-	-	-	-	-	-	-	-	-	-	-	-	-	-	-	-	5.03	-	-
U036	d. 其他	-	-	-	-	-	-	-	-	-	-	-	-	-	-	-	-	-	-	-	-	-
U037	其他传染病	0.79	3.71	-	-	-	-	-	-	-	-	-	-	1.4	-	1.89	2.31	2.87	3.27	5.03	16.38	-
U038	B. 呼吸系统感染	8.17	25.92	3.71	-	1.2	1.03	-	-	1.26	-	0.88	3.24	2.81	1.32	-	4.63	22.96	45.73	95.54	360.36	-
U039	1. 下呼吸道感染	7.86	25.92	1.86	-	1.2	1.03	-	-	1.26	-	0.88	3.24	2.81	1.32	-	2.31	22.96	45.73	90.52	352.17	-
U040	2. 上呼吸道感染	0.31	-	1.86	-	-	-	-	-	-	-	-	-	-	-	-	2.31	-	-	5.03	8.19	-
U041	3. 中耳炎	-	-	-	-	-	-	-	-	-	-	-	-	-	-	-	-	-	-	-	-	-
U042	C. 妊娠、分娩和产褥期并发症	0.39	-	-	-	-	-	-	1.13	3.78	-	-	0.81	-	-	-	-	-	-	-	-	-
U043	1. 孕产妇出血	0.24	-	-	-	-	-	-	1.13	2.52	-	-	-	-	-	-	-	-	-	-	-	-
U044	2. 产妇败血症	-	-	-	-	-	-	-	-	-	-	-	-	-	-	-	-	-	-	-	-	-
U045	3. 妊娠高血压综合征	0.08	-	-	-	-	-	-	-	1.26	-	-	-	-	-	-	-	-	-	-	-	-
U046	4. 梗阻性分娩	-	-	-	-	-	-	-	-	-	-	-	-	-	-	-	-	-	-	-	-	-
U047	5. 流产	-	-	-	-	-	-	-	-	-	-	-	-	-	-	-	-	-	-	-	-	-
U048	其他	0.08	-	-	-	-	-	-	-	-	-	-	0.81	-	-	-	-	-	-	-	-	-
U049	D. 起源于围生期的情况	2.75	226.76	-	-	-	-	-	-	-	-	-	-	-	-	-	-	-	-	-	-	-
U050	1. 出生低体重	0.16	12.96	-	-	-	-	-	-	-	-	-	-	-	-	-	-	-	-	-	-	-
U051	2. 出生产伤和窒息	1.89	155.49	-	-	-	-	-	-	-	-	-	-	-	-	-	-	-	-	-	-	-
U052	其他	0.71	58.31	-	-	-	-	-	-	-	-	-	-	-	-	-	-	-	-	-	-	-
U053	E. 营养缺乏	11.94	-	-	-	-	-	-	-	-	-	0.88	0.81	-	-	0.81	-	22.96	32.67	191.09	769.86	-
U054	1. 蛋白质 - 能量营养不良	10.37	-	-	-	-	-	-	-	-	-	0.88	0.81	-	-	0.81	-	20.09	29.4	165.95	671.58	-
U055	2. 碘缺乏	-	-	-	-	-	-	-	-	-	-	-	-	-	-	-	-	-	-	-	-	-
U056	3. 维生素 A 缺乏病	-	-	-	-	-	-	-	-	-	-	-	-	-	-	-	-	-	-	-	-	-
U057	4. 缺铁性贫血	0.55	-	-	-	-	-	-	-	-	-	0.88	-	-	-	-	-	2.87	-	5.03	32.76	-
U058	其他营养缺乏症	1.02	-	-	-	-	-	2.07	-	-	-	-	-	-	-	-	-	-	3.27	20.11	65.52	-
U059	II. 慢性非传染性疾病	503.72	142.53	16.7	10.23	8.42	8.22	18.63	12.41	44.13	41.1	68.48	119.21	324.39	344.83	783.87	1117.07	2129.25	2943.29	6401.49	14062.24	-
U060	A. 恶性肿瘤	57.76	-	5.57	7.31	3.61	-	3.1	4.51	12.61	20.55	26.34	41.36	101.11	104.37	221.53	201.21	281.22	205.8	296.69	229.32	-
U061	1. 唇、口腔和咽恶性肿瘤	0.79	-	-	-	-	-	-	-	-	-	0.88	-	-	2.64	3.79	2.31	5.74	-	5.03	8.19	-
U062	2. 食道癌	0.55	-	-	-	-	-	-	-	-	-	-	-	2.81	-	3.79	-	5.74	3.27	-	-	-
U063	3. 胃癌	5.34	-	-	-	-	-	-	-	-	0.89	3.51	2.43	5.62	7.93	18.93	16.19	28.7	42.47	40.23	16.38	-
U064	4. 结肠和直肠癌	6.05	-	-	-	-	-	-	-	-	0.89	3.51	0.81	7.02	10.57	22.72	18.5	43.04	32.67	30.17	40.95	-
U065	5. 肝癌	6.52	-	-	-	-	-	-	-	-	-	2.63	2.43	12.64	10.57	34.08	30.07	25.83	26.13	40.23	32.76	-

续 表

疾病编码	疾病名称	总计	0-	1-	5-	10-	15-	20-	25-	30-	35-	40-	45-	50-	55-	60-	65-	70-	75-	80-	85及以上	不详
U066	6. 胰腺癌	1.26	-	-	-	-	-	-	-	-	-	-	0.81	15.45	2.64	9.47	4.63	5.74	6.53	5.03	8.19	-
U067	7. 肺癌	8.57	-	-	-	-	-	-	-	-	0.89	3.51	4.87	-	10.57	32.19	39.32	51.65	49	55.32	8.19	-
U068	8. 皮肤癌	0.79	-	-	-	-	-	-	-	-	-	-	-	-	1.32	1.89	4.63	2.87	3.27	5.03	24.57	-
U069	9. 乳腺癌	4.79	-	-	-	-	-	-	1.13	2.52	5.36	2.63	8.92	14.04	10.57	13.25	11.56	5.74	6.53	5.03	24.57	-
U070	10. 子宫颈癌	5.97	-	-	-	-	-	-	1.13	2.52	4.47	2.63	8.11	12.64	10.57	22.72	16.19	37.3	3.27	25.14	-	-
U071	11. 子宫体癌	1.73	-	-	-	-	-	-	-	-	1.79	-	0.81	-	10.57	7.57	4.63	2.87	3.27	10.06	-	-
U072	12. 卵巢癌	1.49	-	-	-	-	-	-	-	-	-	-	2.43	9.83	2.64	5.68	2.31	2.87	-	-	8.19	-
U073	13. 前列腺癌	-	-	-	-	-	-	-	-	-	-	-	-	-	-	-	-	-	-	-	-	-
U074	14. 膀胱癌	0.71	-	-	-	-	-	-	-	-	-	-	-	1.4	1.32	5.68	4.63	2.87	-	15.09	24.57	-
U075	15. 淋巴瘤与多发性骨髓瘤	1.1	-	-	1.46	-	-	-	-	-	0.89	-	1.62	1.4	2.64	5.68	6.94	2.87	-	10.06	-	-
U076	16. 白血病	2.36	-	-	1.46	2.41	-	-	-	5.04	1.79	-	1.62	4.21	19.82	7.57	39.32	5.74	19.6	5.03	8.19	-
U077	其他	9.74	-	5.57	4.38	1.2	-	1.03	-	2.52	3.57	2.63	6.49	12.64	2.64	32.19	6.94	51.65	6.53	40.23	24.57	-
U078	B. 其他肿瘤	1.65	-	1.86	-	-	1.03	1.03	-	-	-	-	-	2.81	-	5.68	-	-	-	20.11	8.19	-
U079	C. 糖尿病	14.62	-	-	-	-	1.03	-	-	-	0.89	1.76	3.24	9.83	18.5	43.55	57.82	63.13	88.2	160.92	221.13	-
U080	D. 内分泌紊乱	4.09	6.48	-	-	-	-	2.07	-	2.52	1.79	1.76	1.62	2.81	3.96	3.79	9.25	2.87	13.07	45.26	131.04	-
U081	E. 神经系统和精神障碍疾病	9.98	-	-	1.46	3.61	1.03	1.03	4.51	2.52	2.68	1.76	1.62	4.21	5.28	7.57	13.88	31.57	42.47	130.75	335.79	-
U082	1. 单相精神抑郁	0.24	-	-	-	-	-	-	-	-	-	-	-	-	1.32	-	-	-	-	10.06	-	-
U083	2. 双相情感障碍	-	-	-	-	-	-	-	-	-	-	-	-	-	-	-	-	-	-	-	-	-
U084	3. 精神分裂症	0.55	-	-	-	-	-	-	-	1.26	-	-	-	-	1.32	-	4.63	-	-	5.03	8.19	-
U085	4. 癫痫症	1.18	-	-	-	1.2	1.03	1.03	3.38	1.26	2.68	-	-	2.81	-	1.89	-	2.87	6.53	5.03	-	-
U086	5. 酒精使用所致精神障碍	-	-	-	-	-	-	-	-	-	-	-	-	-	-	-	-	-	-	-	-	-
U087	6. 阿尔茨海默病和其他痴呆	4.56	-	-	-	-	-	-	-	1.26	-	-	-	-	-	1.89	4.63	17.22	26.13	70.4	212.94	-
U088	7. 帕金森病	0.63	-	-	-	-	-	-	-	-	-	-	-	-	-	1.89	-	5.74	-	5.03	16.38	-
U089	8. 多发性硬化	-	-	-	-	-	-	-	-	-	-	-	-	-	-	-	-	-	-	-	-	-
U090	9. 药物使用所致精神障碍	-	-	-	-	-	-	-	-	-	-	-	-	-	-	-	-	-	-	-	-	-
U091	10. 创伤后应激障碍	-	-	-	-	-	-	-	-	-	-	-	-	-	-	-	-	-	-	-	-	-
U092	11. 强迫症	-	-	-	-	-	-	-	-	-	-	-	-	-	-	-	-	-	-	-	-	-
U093	12. 惊恐障碍	-	-	-	-	-	-	-	-	-	-	-	-	-	-	-	-	-	-	-	-	-
U094	13. 失眠症	-	-	-	-	-	-	-	-	-	-	-	-	-	-	-	-	-	-	-	-	-
U095	14. 偏头痛	-	-	-	-	-	-	-	-	-	-	-	-	-	-	-	-	-	-	-	-	-
U096	15. 由于铅暴露引起的精神发育障碍	0.08	-	-	-	-	-	-	-	-	-	0.88	-	-	-	-	-	-	-	-	-	-
U097	其他	2.75	-	-	1.46	2.41	-	-	1.13	-	-	0.88	1.62	1.4	2.64	1.89	1.89	5.74	9.8	35.2	98.28	-
U098	F. 感官疾病	0.08	-	-	-	-	-	-	-	-	-	-	-	-	-	-	-	-	3.27	-	-	-

续　表

年龄组（岁）

疾病编码	疾病名称	总计	0 –	1 –	5 –	10 –	15 –	20 –	25 –	30 –	35 –	40 –	45 –	50 –	55 –	60 –	65 –	70 –	75 –	80 –	85及以上	不详
U099	1. 青光眼	–	–	–	–	–	–	–	–	–	–	–	–	–	–	–	–	–	–	–	–	–
U100	2. 白内障	–	–	–	–	–	–	–	–	–	–	–	–	–	–	–	–	–	–	–	–	–
U101	3. 与年龄有关的视觉障碍	–	–	–	–	–	–	–	–	–	–	–	–	–	–	–	–	–	–	–	–	–
U102	4. 成年开始的听力损失	–	–	–	–	–	–	–	–	–	–	–	–	–	–	–	–	–	–	–	–	–
U103	其他	0.08	–	–	–	–	–	–	–	–	–	–	–	–	–	–	–	–	3.27	–	–	–
U104	G. 心血管疾病	313.47	19.44	–	–	1.2	3.08	5.17	1.13	15.13	10.72	22.83	51.09	175.53	170.43	412.76	642.95	1348.71	2041.68	4324.65	9484.03	–
U105	1. 风湿性心脏病	7.39	–	–	–	–	–	–	–	1.26	0.89	–	0.81	2.81	7.93	7.57	20.82	40.17	45.73	95.54	188.37	–
U106	2. 高血压及并发症	25.15	–	–	–	–	–	–	–	–	–	–	4.05	11.23	9.25	22.72	50.88	114.78	150.27	412.35	802.62	–
U107	3. 缺血性心脏病	95.64	–	–	–	–	1.03	4.14	1.13	6.3	5.36	8.78	11.35	56.17	63.42	106.03	194.27	370.18	597.8	1201.85	3251.43	–
U108	4. 脑血管病	169.66	6.48	–	–	–	–	1.03	–	3.78	4.47	11.41	32.44	96.9	79.27	255.61	351.54	780.53	1182.54	2423.82	4627.35	–
U109	5. 炎性心脏病	2.44	–	–	–	1.2	1.03	–	–	1.26	–	–	–	4.21	1.32	–	6.94	5.74	9.8	20.11	81.9	–
U110	其他	12.42	12.96	–	–	–	–	–	–	2.52	–	2.63	1.62	4.21	9.25	17.04	18.5	34.44	52.27	160.92	499.59	–
U111	H. 主要呼吸系统疾病	66.4	6.48	1.86	–	–	1.03	1.03	–	1.26	–	1.76	6.49	11.23	19.82	45.44	106.39	261.13	398.54	980.59	2694.51	–
U112	1. 慢性阻塞性肺疾病	59.96	–	–	–	–	1.03	1.03	–	1.26	–	1.76	4.87	8.43	18.5	41.65	101.76	241.05	365.87	880.02	2416.05	–
U113	2. 哮喘	3.3	–	1.86	–	–	–	–	–	–	–	–	0.81	–	1.32	–	2.31	14.35	13.07	60.34	139.23	–
U114	其他	3.14	6.48	–	–	–	–	–	–	–	–	–	0.81	2.81	–	3.79	2.31	5.74	19.6	40.23	139.23	–
U115	I. 主要消化系统疾病	18.47	19.44	1.86	–	–	1.03	–	1.13	1.26	–	1.76	4.05	7.02	10.57	17.04	43.94	77.48	88.2	276.58	597.87	–
U116	1. 消化性溃疡	2.59	–	–	–	–	–	–	–	–	–	–	–	2.81	1.32	1.89	9.25	11.48	6.53	50.29	73.71	–
U117	2. 肝硬化	2.44	–	–	–	–	–	–	–	1.26	–	–	1.62	1.4	2.64	5.68	13.88	17.22	13.07	15.09	24.57	–
U118	3. 阑尾炎	0.79	–	–	–	–	–	–	–	–	–	–	–	–	–	–	2.31	8.61	9.8	15.09	15.09	–
U119	其他	12.65	19.44	1.86	–	–	1.03	1.03	–	5.04	–	–	2.43	2.81	6.61	9.47	18.5	40.17	58.8	196.12	499.59	–
U120	J. 主要泌尿生殖系统疾病	9.67	–	–	–	–	1.03	1.03	1.13	5.04	–	5.27	6.49	7.02	3.96	24.61	16.19	40.17	45.73	100.57	212.94	–
U121	1. 肾炎和肾病	8.17	–	–	–	–	1.03	1.03	1.13	5.04	–	5.27	4.87	7.02	1.32	22.72	13.88	34.44	39.2	80.46	171.99	–
U122	2. 前列腺增生	–	–	–	–	–	–	–	–	–	–	–	–	–	–	–	–	–	–	–	–	–
U123	其他	1.49	–	–	–	–	1.03	3.1	1.13	1.26	–	–	1.62	2.81	2.64	1.89	2.31	5.74	6.53	20.11	40.95	–
U124	K. 皮肤病	0.39	–	–	–	–	–	–	–	–	–	–	0.81	–	–	–	–	–	–	–	32.76	–
U125	L. 肌肉骨骼和结缔组织疾病	4.79	–	–	–	–	1.03	3.1	–	1.26	2.68	0.88	0.81	2.81	2.64	1.89	16.19	22.96	9.8	65.37	114.66	–
U126	1. 风湿性关节炎	2.04	–	–	–	–	–	–	–	–	2.68	0.88	–	–	–	1.89	4.63	14.35	9.8	40.23	81.9	–
U127	2. 骨关节炎	–	–	–	–	–	–	–	–	–	–	–	–	–	–	–	–	–	–	–	–	–
U128	3. 痛风	0.08	–	–	–	–	–	–	–	–	–	–	–	–	–	–	–	2.87	–	–	–	–
U129	4. 腰痛	–	–	–	–	–	–	–	–	–	–	–	–	–	–	–	–	–	–	–	–	–
U130	其他	2.67	–	–	–	–	1.03	3.1	1.13	1.26	2.68	0.88	0.81	2.81	2.64	11.56	11.56	5.74	9.8	25.14	32.76	–
U131	M. 先天异常	2.36	90.7	5.57	1.46	–	1.03	1.03	1.13	2.52	1.79	1.76	1.62	2.81	2.64	2.31	2.31	2.87	–	–	–	–

续表

疾病编码	疾病名称	总计	0–	1–	5–	10–	15–	20–	25–	30–	35–	40–	45–	50–	55–	60–	65–	70–	75–	80–	85及以上	不详
U132	1.腹壁缺损	–	–	–	–	–	–	–	–	–	–	–	–	–	–	–	–	–	–	–	–	–
U133	2.无脑畸形	–	–	–	–	–	–	–	–	–	–	–	–	–	–	–	–	–	–	–	–	–
U134	3.肛门直肠闭锁	0.08	6.48	–	–	–	–	–	–	–	–	–	–	–	–	–	–	–	–	–	–	–
U135	4.唇裂	–	–	–	–	–	–	–	–	–	–	–	–	–	–	–	–	–	–	–	–	–
U136	5.腭裂	–	–	–	–	–	–	–	–	–	–	–	–	–	–	–	–	–	–	–	–	–
U137	6.食管闭锁	–	–	–	–	–	–	–	–	–	–	–	–	–	–	–	–	–	–	–	–	–
U138	7.肾发育不全	–	–	–	–	–	–	–	–	–	–	–	–	–	–	–	–	–	–	–	–	–
U139	8.唐氏综合征	–	–	–	–	–	–	–	–	–	–	–	–	–	–	–	–	–	–	–	–	–
U140	9.先天性心脏异常	1.81	51.83	5.57	1.46	–	–	–	–	2.52	1.79	1.76	1.62	–	2.64	–	2.31	–	–	–	–	–
U141	10.其他	–	–	–	–	–	–	–	–	–	–	–	–	–	–	–	–	–	–	–	–	–
U142	N.口腔疾病	0.47	32.39	–	–	–	–	1.03	–	–	–	–	–	–	–	–	–	–	–	–	–	–
U143	其他	–	–	–	–	–	–	–	–	–	–	–	–	–	–	–	–	–	–	–	–	–
U144	1.龋齿	–	–	–	–	–	–	–	–	–	–	–	–	–	–	–	–	–	–	–	–	–
U145	2.牙周病	–	–	–	–	–	–	–	–	–	–	–	–	–	–	–	–	–	–	–	–	–
U146	3.无牙症	–	–	–	–	–	–	–	–	–	–	–	–	–	–	–	–	–	–	–	–	–
U147	其他	–	–	–	–	–	–	–	–	–	–	–	–	–	–	–	–	–	–	–	–	–
U148	Ⅲ.伤害	49.43	38.87	20.41	10.23	4.81	15.4	17.59	14.67	21.43	23.23	24.58	22.71	49.15	31.71	77.63	83.26	129.13	176.4	382.18	1195.74	–
U149	A.意外伤害	40.94	32.39	18.55	10.23	3.61	9.24	10.35	10.15	13.87	16.08	14.05	17.84	36.51	27.75	60.59	71.7	97.57	150.27	352.01	1154.79	–
U150	1.道路交通事故	8.17	6.48	7.42	1.46	–	7.19	3.1	3.38	6.3	6.25	6.15	9.73	11.23	9.25	17.04	13.88	28.7	22.87	15.09	32.76	–
U151	2.意外中毒	1.89	–	–	1.46	–	–	2.07	1.13	2.52	3.57	0.88	0.81	4.21	1.32	1.89	2.31	2.87	6.53	15.09	–	–
U152	3.意外跌落	24.68	–	3.71	1.46	2.41	1.03	4.14	1.13	1.26	2.68	2.63	4.05	14.04	14.53	32.19	39.32	57.39	107.8	286.63	1031.94	–
U153	4.火灾	0.08	–	–	–	–	–	–	–	–	–	–	–	–	–	–	–	–	–	5.03	–	–
U154	5.溺水	2.04	–	3.71	2.92	–	1.03	1.03	2.26	1.26	0.89	2.63	0.81	1.4	1.32	3.79	6.94	2.87	3.27	15.09	–	–
U155	6.其他	4.09	25.92	3.71	2.92	1.2	1.03	–	2.26	2.52	2.68	1.76	2.43	5.62	1.32	5.68	9.25	5.74	9.8	15.09	90.09	–
U156	B.故意伤害	8.33	6.48	1.86	–	1.2	6.16	7.24	4.51	6.3	7.15	10.53	4.87	12.64	3.96	17.04	11.56	31.57	22.87	30.17	40.95	–
U157	1.自杀及后遗症	7.47	–	–	1.46	1.2	5.13	5.17	3.38	5.04	6.25	10.53	4.05	12.64	3.96	15.15	11.56	31.57	22.87	30.17	32.76	–
U158	2.他杀及后遗症	0.86	6.48	1.86	–	–	1.03	2.07	1.13	1.26	0.89	–	0.81	–	–	1.89	–	–	–	–	8.19	–
U159	3.战争	–	–	–	–	–	–	–	–	–	–	–	–	–	–	–	–	–	–	–	–	–
U160	其他	–	–	–	–	–	–	–	–	–	–	–	–	–	–	–	–	–	–	–	–	–
U161	其他和余疾病	5.97	6.48	–	–	–	1.03	–	–	–	1.79	–	0.81	–	–	–	2.31	11.48	3.27	10.06	515.97	–

表 4－22　2018 年昭通市死因别、年龄别死亡率（男女合计）

（单位：1/10 万）

疾病编码	疾病名称	总计	年龄组（岁）																				不详
			0 –	1 –	5 –	10 –	15 –	20 –	25 –	30 –	35 –	40 –	45 –	50 –	55 –	60 –	65 –	70 –	75 –	80 –	85 及以上	
U000	全死因	609.5	533.18	81.78	31.87	34.86	59.77	56.5	107.22	149.08	164.88	291.05	327.46	1029.71	744.86	1485.14	1924.94	2664.11	6111.93	8696.35	23954.14	–
U001	1. 传染病、母婴病和营养缺乏性疾病	40.58	300.32	16.9	5.85	2.32	2.42	2.58	5.71	6.52	12.12	15.49	16.55	57.8	44.09	74.56	91.46	133.46	360.79	534.1	1686.66	–
U002	A. 传染病和寄生虫病	19.16	28.29	7.43	4.77	0.93	2.05	2.09	3.97	4.17	9.6	12.44	13.02	41.43	33.29	49.3	61.68	67.46	146.85	223.57	531.23	–
U003	1. 结核病	3.56	–	–	0.22	–	0.37	1.13	0.74	1.04	3.2	3.05	3.75	8.7	8.21	16.23	12.76	13.93	27.85	17.74	22.13	–
U004	2. 性传播疾病	0.13	–	–	–	–	–	–	–	–	–	0.25	0.22	1.02	0.86	–	0.71	–	–	–	–	–
U005	a. 梅毒	–	–	–	–	–	–	–	–	–	–	–	–	–	–	–	–	–	–	–	–	–
U006	b. 衣原体病	0.04	–	–	–	–	–	–	–	–	–	–	–	–	0.43	–	–	–	–	–	–	–
U007	c. 淋病	0.09	–	–	–	–	–	–	–	–	–	–	–	–	0.43	–	–	–	–	–	–	–
U008	d. 其他	–	–	–	–	–	–	–	–	–	–	–	–	–	–	–	–	–	–	–	–	–
U009	3. 艾滋病	1.01	–	–	–	–	–	0.16	–	1.04	1.6	1.78	1.32	3.58	2.59	1.8	4.96	2.93	1.27	5.32	–	–
U010	4. 腹泻性疾病	0.54	2.18	0.34	0.22	–	0.19	–	–	–	–	–	–	0.51	0.86	0.6	2.13	2.2	8.86	3.55	30.99	–
U011	5. 易于儿童期的疾病	0.09	–	–	–	–	–	–	–	–	0.23	–	–	–	0.43	–	–	–	1.27	–	–	–
U012	a. 百日咳	–	–	–	–	–	–	–	–	–	–	–	–	–	–	–	–	–	–	–	–	–
U013	b. 脊髓灰质炎及后遗症	–	–	–	–	–	–	–	–	–	–	–	–	–	–	–	–	–	–	–	–	–
U014	c. 白喉	–	–	–	–	–	–	–	–	–	–	–	–	–	–	–	–	–	–	–	–	–
U015	d. 麻疹	–	–	–	–	–	–	–	–	–	–	–	–	–	–	–	–	–	–	–	–	–
U016	6. 破伤风	0.09	–	–	0.22	0.7	0.37	0.32	0.25	–	0.23	–	–	–	–	0.6	–	–	–	–	–	–
U017	7. 脑膜炎	1.1	6.53	1.35	1.52	–	0.37	–	–	–	0.23	0.76	–	2.05	3.43	0.6	–	–	11.39	12.42	4.43	–
U018	7. 乙型肝炎	5.06	2.18	–	–	–	–	0.99	0.99	1.04	2.06	4.57	6.18	22	14.27	15.03	18.43	23.47	17.72	42.59	70.83	–
U019	丙型肝炎	0.13	–	–	–	–	–	–	–	–	–	0.25	0.66	0.51	–	–	–	–	–	1.77	–	–
U020	8. 疟疾	–	–	–	–	–	–	–	–	–	–	–	–	–	–	–	–	–	–	–	–	–
U021	9. 热带病	–	–	–	–	–	–	–	–	–	–	–	–	–	–	–	–	–	–	–	–	–
U022	a. 锥虫病	–	–	–	–	–	–	–	–	–	–	–	–	–	–	–	–	–	–	–	–	–
U023	b. 南美锥虫病	–	–	–	–	–	–	–	–	–	–	–	–	–	–	–	–	–	–	–	–	–
U024	c. 血吸虫病	–	–	–	–	–	–	–	–	–	–	–	–	–	–	–	–	–	–	–	–	–
U025	d. 利什曼病	–	–	–	–	–	–	–	–	–	–	–	–	–	–	–	–	–	–	–	–	–
U026	e. 淋巴丝虫病	–	–	–	–	–	–	–	–	–	–	–	–	–	–	–	–	–	–	–	–	–
U027	f. 盘尾丝虫病	–	–	–	–	–	–	–	–	–	–	–	–	–	–	–	–	–	–	–	–	–
U028	10. 麻风病	–	–	–	–	–	–	–	–	–	–	–	–	–	–	–	–	–	–	–	–	–
U029	11. 登革热	–	–	–	–	–	–	–	–	–	–	–	–	–	–	–	–	–	–	–	–	–
U030	12. 流行性乙型脑炎	0.02	–	–	0.22	–	–	–	–	–	–	–	–	–	–	–	–	–	–	–	–	–
U031	13. 沙眼	–	–	–	–	–	–	–	–	–	–	–	–	–	–	–	–	–	–	–	–	–
U032	14. 肠线虫感染	–	–	–	–	–	–	–	–	–	–	–	–	–	–	–	–	–	–	–	–	–

续 表

疾病编码	疾病名称	总计	年龄组（岁）																		
			0 -	1 -	5 -	10 -	15 -	20 -	25 -	30 -	35 -	40 -	45 -	50 -	55 -	60 -	65 -	70 -	75 -	80 -	85及以上	不详
U033	a. 蛔虫病	-	-	-	-	-	-	-	-	-	-	-	-	-	-	-	-	-	-	-	-	-
U034	b. 鞭虫病	-	-	-	-	-	-	-	-	-	-	-	-	-	-	-	-	-	-	-	-	-
U035	c. 钩虫病	-	-	-	-	-	-	-	-	-	-	-	-	-	-	-	-	-	-	-	-	-
U036	d. 其他	-	-	-	-	-	-	-	-	-	-	-	-	-	-	-	-	-	-	-	-	-
U037	其他传染病	7.53	17.41	5.74	2.38	0.23	0.74	0.48	1.99	1.04	2.06	1.78	0.88	3.07	5.62	15.03	18.43	22.73	78.49	140.18	402.85	-
U038	B. 呼吸系统感染	16.81	64.2	8.11	0.65	1.39	0.37	0.48	1.24	1.82	0.91	2.79	2.43	14.83	9.94	24.65	28.36	61.6	210.15	299.87	1075.74	-
U039	1. 下呼吸道感染	16.67	64.2	7.43	0.65	1.39	0.37	0.48	1.24	1.82	0.91	2.79	2.43	14.83	9.51	24.05	28.36	60.86	208.88	298.1	1071.32	-
U040	2. 上呼吸道感染	0.14	-	0.68	-	-	-	-	-	-	-	-	-	0.6	0.43	0.6	-	0.73	1.27	1.77	4.43	-
U041	3. 中耳炎	-	-	-	-	-	-	-	-	-	-	-	-	-	-	-	-	-	-	-	-	-
U042	C. 妊娠，分娩和产褥期并发症	0.18	-	-	-	-	-	-	0.5	0.52	0.91	0.25	0.22	-	-	-	-	-	-	-	-	-
U043	1. 孕产妇出血	0.05	-	-	-	-	-	-	-	-	0.46	0.25	-	-	-	-	-	-	-	-	-	-
U044	2. 产妇败血症	-	-	-	-	-	-	-	-	-	-	-	-	-	-	-	-	-	-	-	-	-
U045	3. 妊娠高血压综合征	-	-	-	-	-	-	-	-	-	-	-	-	-	-	-	-	-	-	-	-	-
U046	4. 梗阻性分娩	-	-	-	-	-	-	-	-	-	-	-	-	-	-	-	-	-	-	-	-	-
U047	5. 流产	0.04	-	-	-	-	-	0.5	0.5	-	-	-	-	-	-	-	-	-	-	-	-	-
U048	其他	0.09	-	-	-	-	-	-	-	0.52	0.46	-	0.22	-	-	-	-	-	-	-	-	-
U049	D. 起源于围生期的情况	3.54	207.83	1.35	0.22	-	-	-	-	-	-	-	-	-	-	-	-	-	-	-	-	-
U050	1. 出生低体重	0.43	26.12	-	-	-	-	-	-	-	-	-	-	-	-	-	-	-	-	-	-	-
U051	2. 出生产伤和窒息	2.51	146.9	1.35	-	-	-	-	-	-	-	-	-	-	-	-	-	-	-	-	-	-
U052	其他	0.6	34.82	-	0.22	-	-	-	-	-	-	-	-	-	-	-	-	-	-	-	-	-
U053	E. 营养缺乏	0.88	-	-	0.22	-	-	-	-	-	0.69	0.88	0.88	1.53	0.86	0.6	1.42	4.4	3.8	10.65	79.68	-
U054	1. 蛋白质 - 能量营养不良	0.58	-	-	0.22	-	-	-	-	-	0.46	0.46	0.44	1.02	0.86	0.6	-	2.2	2.53	7.1	57.55	-
U055	2. 碘缺乏	-	-	-	-	-	-	-	-	-	-	-	-	-	-	-	-	-	-	-	-	-
U056	3. 维生素 A 缺乏	-	-	-	-	-	-	-	-	-	-	-	-	-	-	-	-	-	-	-	-	-
U057	4. 缺铁性贫血	0.13	-	-	-	-	-	-	-	-	-	-	0.22	-	-	-	-	1.47	1.27	-	-	-
U058	其他营养缺乏症	0.18	-	-	-	-	-	-	-	-	0.23	-	0.22	0.51	-	0.73	-	-	-	3.55	22.13	-
U059	II. 慢性非传染性疾病	476.03	134.93	27.03	9.54	13.01	22.34	18.67	40.95	69.33	83.92	182.6	229.49	790.31	586.2	1260.27	1674.67	2337.79	5377.69	7338.93	19164.2	-
U060	A. 恶性肿瘤	78.29	5.44	5.41	1.95	3.95	7.63	4.35	10.67	18.76	26.98	54.09	74.58	222.52	163.84	315.07	389.95	346.86	620.31	603.3	1080.17	-
U061	1. 唇，口腔和咽恶性肿瘤	1.44	-	-	0.22	-	0.19	-	0.74	0.46	0.46	2.03	1.32	2.56	4.32	6.61	5.67	8.07	3.8	8.87	22.13	-
U062	2. 食道癌	2.98	-	-	-	-	0.19	0.16	-	0.23	-	0.51	3.97	7.67	5.62	15.03	20.56	16.13	30.38	17.74	17.71	-
U063	3. 胃癌	8.33	-	-	-	-	-	-	0.25	1.3	1.6	3.05	4.19	18.42	16	28.86	46.09	45.47	91.15	83.4	221.35	-
U064	4. 结直肠癌	4.77	-	-	-	-	0.37	-	0.25	0.78	1.37	1.52	2.87	9.72	11.67	20.44	27.65	21.27	53.17	53.23	53.12	-
U065	5. 肝癌	10.33	-	-	-	0.46	0.19	0.99	0.99	2.35	6.17	9.9	14.12	40.92	20.75	47.5	43.25	36.67	62.03	62.1	106.25	-

续 表

疾病编码	疾病名称	总计	_年龄组（岁）_ 0-	1-	5-	10-	15-	20-	25-	30-	35-	40-	45-	50-	55-	60-	65-	70-	75-	80-	85及以上	不详
U066	6. 胰腺癌	1.21	-	-	-	-	-	-	-	0.52	0.23	0.51	1.99	4.6	1.73	4.81	6.38	7.33	10.13	1.77	17.71	-
U067	7. 肺癌	15.39	-	-	-	0.46	0.19	0.48	-	1.82	3.43	8.63	12.36	35.81	35.88	60.13	81.54	83.6	143.05	138.4	270.04	-
U068	8. 皮肤癌	0.65	-	-	-	-	-	-	0.25	-	0.46	1.02	1.02	1.02	3.03	2.41	2.13	2.2	8.86	10.65	17.71	-
U069	9. 乳腺癌	1.19	-	-	0.43	1.39	-	-	0.5	0.26	0.46	1.52	1.54	5.63	3.03	5.41	2.84	5.13	5.06	7.1	8.85	-
U070	10. 子宫颈癌	2.26	-	-	-	-	-	0.64	-	0.78	1.6	2.79	3.31	9.72	9.51	6.61	11.34	6.6	-	8.87	13.28	-
U071	11. 子宫体癌	0.92	-	-	-	-	0.19	-	0.5	-	-	1.02	1.32	6.65	3.46	1.8	4.25	1.47	3.8	3.55	8.85	-
U072	12. 卵巢癌	0.2	-	-	-	-	-	-	-	0.26	-	0.51	0.22	1.02	0.43	0.6	0.71	-	-	1.77	-	-
U073	13. 前列腺癌	0.81	-	-	-	-	-	-	-	-	-	-	0.22	0.51	0.86	1.2	4.96	6.6	8.86	19.52	22.13	-
U074	14. 膀胱癌	0.72	-	-	-	-	-	-	-	-	0.23	-	0.44	1.02	-	3.01	3.55	4.4	8.86	12.42	22.13	-
U075	15. 淋巴瘤与多发性骨髓瘤	1.43	2.18	0.68	1.08	0.46	0.56	0.48	0.5	0.52	0.91	1.52	2.43	2.05	4.32	1.8	8.51	1.47	8.86	8.87	4.43	-
U076	16. 白血病	2.4	3.26	2.03	0.43	1.16	2.98	1.29	2.98	2.35	1.6	2.03	2.87	3.07	2.16	7.82	4.25	2.93	7.6	1.77	-	-
U077	其他	23.26	-	2.7	-	1.39	2.79	1.29	3.72	7.56	8.23	17.52	21.4	72.13	44.09	101.01	116.28	97.53	174.7	163.25	274.47	-
U078	B. 其他肿瘤	0.87	-	-	-	-	-	0.16	0.25	0.52	0.46	0.25	1.1	2.05	2.16	3.61	2.13	5.13	7.6	3.55	13.28	-
U079	C. 糖尿病	8.11	-	-	-	0.46	0.19	0.32	0.5	0.52	0.91	3.05	4.41	16.37	13.83	26.46	46.09	46.2	91.15	101.14	190.36	-
U080	D. 内分泌紊乱	1.68	5.44	1.35	-	-	0.37	-	0.25	-	1.14	1.02	0.66	3.07	1.3	3.61	4.25	8.07	15.19	14.2	57.55	-
U081	E. 神经系统和精神障碍疾病	10.98	8.71	4.06	3.04	3.25	2.23	1.61	2.98	4.43	6.17	7.62	6.84	15.86	13.4	16.23	17.02	33.73	75.96	143.73	535.66	-
U082	1. 单相精神抑郁	0.05	-	-	-	-	0.19	-	-	-	-	0.25	-	-	-	-	-	-	1.27	-	-	-
U083	2. 双相情感障碍	0.02	-	-	-	-	-	-	-	-	-	-	-	-	-	-	-	-	-	-	-	-
U084	3. 精神分裂症	0.58	2.18	1.35	0.43	-	0.19	0.16	0.25	0.26	0.23	1.02	0.66	3.58	0.86	1.2	2.13	2.2	1.27	3.55	4.43	-
U085	4. 癫痫症	1.84	-	-	0.22	1.86	0.56	0.32	1.49	1.56	3.43	2.29	1.32	2.56	3.03	3.01	1.42	3.67	7.6	10.65	13.28	-
U086	5. 酒精使用所致精神障碍	0.87	-	-	-	-	-	-	-	1.04	0.91	1.27	2.43	5.63	2.59	2.41	0.71	-	-	4.43	4.43	-
U087	6. 阿尔茨海默病和其他痴呆	2.64	-	-	-	-	-	-	-	0.52	0.23	0.25	0.44	0.51	0.86	3.01	3.55	5.13	32.91	83.4	208.07	-
U088	7. 帕金森病	0.27	-	-	-	-	-	-	-	-	-	-	-	-	-	1.2	1.42	1.47	1.27	8.87	13.28	-
U089	8. 多发性硬化	-	-	-	-	-	-	-	-	-	-	-	-	-	-	-	-	-	-	-	-	-
U090	9. 药物使用所致精神障碍	0.13	1.09	-	-	-	-	-	0.5	-	0.46	-	-	-	0.43	-	-	-	-	-	-	-
U091	10. 创伤后应激障碍	-	-	-	-	-	-	-	-	-	-	-	-	-	-	-	-	-	-	-	-	-
U092	11. 强迫症	-	-	-	-	-	-	-	-	-	-	-	-	-	-	-	-	-	-	-	-	-
U093	12. 惊恐障碍	-	-	-	-	-	-	-	-	-	-	-	-	-	-	-	-	-	-	-	-	-
U094	13. 失眠症	-	-	-	-	-	-	-	0.25	-	-	-	-	-	-	-	-	-	-	-	-	-
U095	14. 偏头痛	0.05	-	-	-	-	0.37	-	-	-	0.23	-	-	-	-	-	-	-	-	-	-	-
U096	15. 由于铅暴露引起的精神发育障碍	0.05	-	-	-	-	-	-	-	-	-	-	0.22	-	-	-	-	-	-	-	4.43	-
U097	其他	4.39	5.44	2.7	2.38	1.39	0.93	1.13	0.5	1.04	0.69	2.29	1.77	3.58	5.62	5.41	7.8	18.33	30.38	37.26	287.75	-
U098	F. 感官疾病	0.02	-	-	-	-	-	-	-	-	-	0.25	-	-	-	-	-	-	-	-	-	-

续　表

疾病编码	疾病名称	总计	年龄组（岁）																			
			0 -	1 -	5 -	10 -	15 -	20 -	25 -	30 -	35 -	40 -	45 -	50 -	55 -	60 -	65 -	70 -	75 -	80 -	85及以上	不详
U099	1.青光眼	-	-	-	-	-	-	-	-	-	-	-	-	-	-	-	-	-	-	-	-	-	-
U100	2.白内障	-	-	-	-	-	-	-	-	-	-	-	-	-	-	-	-	-	-	-	-	-	-
U101	3.与年龄有关的视觉障碍	-	-	-	-	-	-	-	-	-	-	-	-	-	-	-	-	-	-	-	-	-	-
U102	4.成年开始的所听力损失	-	-	-	-	-	-	-	-	-	-	-	-	-	-	-	-	-	-	-	-	-	-
U103	其他	0.02	-	-	-	-	-	-	-	-	-	0.25	-	-	-	-	-	-	-	-	-	-	-
U104	G.心血管疾病	209.77	11.97	3.38	1.52	2.09	6.14	7.4	15.39	30.49	28.13	72.38	85.4	328.4	245.12	551.37	725.31	1026.63	2501.49	3357.17	9331.98	-
U105	1.风湿性心脏病	11.49	-	-	-	-	0.74	0.8	0.99	1.3	2.74	3.81	4.63	19.44	13.4	29.46	48.21	60.13	121.53	179.21	464.83	-
U106	2.高血压及并发症	26.95	1.09	-	-	-	-	0.64	0.5	1.56	1.14	5.84	8.16	32.74	28.96	66.74	87.21	151.8	336.74	477.31	1359.07	-
U107	3.缺血性心脏病	41.86	-	-	0.23	0.23	1.49	1.13	3.47	7.3	5.49	21.59	21.4	86.96	63.98	128.67	151.02	186.99	475.99	566.03	1589.27	-
U108	4.脑血管病	83.37	1.09	0.34	0.87	0.93	2.05	3.7	8.93	14.86	13.03	27.68	39.28	150.9	99.43	227.28	304.16	415.05	979.83	1298.86	3236.09	-
U109	5.炎性心脏病	2.31	1.09	-	0.22	-	1.12	-	0.25	0.78	0.69	2.03	2.43	3.07	1.73	3.61	7.09	5.13	22.79	28.39	119.53	-
U110	其他	42.55	7.62	3.04	0.43	0.93	0.74	1.13	1.24	4.69	4.8	10.92	8.83	35.3	35.45	89.59	123.37	204.59	541.82	798.48	2501.22	-
U111	H.主要呼吸系统疾病	121.02	10.88	2.7	0.43	1.16	1.86	2.09	3.97	4.95	6.63	11.94	21.18	87.98	68.3	202.63	337.49	677.58	1695.09	2645.63	6857.32	-
U112	1.慢性阻塞性肺疾病	104.03	-	-	-	-	0.37	0.8	0.25	1.3	1.83	5.33	14.34	66.5	51.01	159.94	285.73	602.78	1515.32	2377.7	6095.89	-
U113	2.哮喘	6.79	-	-	0.23	0.23	0.19	-	0.5	1.3	0.46	0.51	1.32	4.6	6.48	21.04	25.52	38.13	93.68	127.76	305.46	-
U114	其他	10.2	10.88	2.7	0.43	0.93	1.3	1.29	3.23	3.65	4.34	6.1	5.52	16.88	10.81	21.65	26.23	36.67	86.08	140.18	455.97	-
U115	I.主要消化系统疾病	33.61	14.15	3.04	0.22	0.93	1.68	1.13	2.73	6.52	9.83	26.41	28.24	89.01	63.12	113.04	123.37	150.33	287.37	356.65	849.97	-
U116	1.消化性溃疡	6.03	-	0.34	-	0.56	-	0.8	1.24	1.56	2.06	4.06	2.87	6.65	10.38	15.63	26.94	31.53	54.44	85.17	203.64	-
U117	2.肝硬化	13.94	-	-	-	-	0.19	0.8	1.24	3.65	5.26	16.25	19.86	58.83	33.29	55.32	51.76	47.67	81.02	90.49	146.09	-
U118	3.阑尾炎	0.34	-	-	-	-	-	-	0.25	-	0.23	-	0.22	-	0.43	1.2	2.13	1.47	2.53	5.32	17.71	-
U119	其他	13.27	14.15	2.7	0.22	0.93	0.93	0.32	0.25	1.3	2.06	6.1	5.3	23.53	19.02	40.89	42.54	69.66	149.38	175.67	482.54	-
U120	J.主要泌尿生殖系统疾病	7.3	-	0.34	0.87	0.46	0.74	0.97	2.98	2.35	2.97	3.81	5.3	20.46	9.51	20.44	20.56	33.73	68.36	85.17	181.5	-
U121	1.肾炎和肾病	6.52	-	0.34	0.87	0.46	0.74	0.97	2.98	2.08	2.74	3.81	4.63	19.95	7.78	18.64	20.56	31.53	56.97	70.98	137.23	-
U122	2.前列腺增生	0.18	-	-	-	-	-	-	-	0.26	-	-	-	-	-	-	-	2.2	5.06	1.77	22.13	-
U123	其他	0.6	-	-	-	-	-	-	-	-	-	0.23	0.66	0.51	1.73	1.8	2.13	1.47	6.33	12.42	22.13	-
U124	K.皮肤病	0.36	1.09	0.34	-	-	-	-	-	-	-	-	-	1.2	0.43	1.2	-	-	-	7.1	17.71	-
U125	L.肌肉骨骼和结缔组织疾病	1.91	2.18	-	-	-	-	-	0.25	0.26	-	1.52	1.77	4.09	3.89	6.61	6.38	8.07	15.19	21.29	48.7	-
U126	1.风湿性关节炎	0.6	-	-	-	-	0.19	-	0.25	-	-	0.66	0.66	1.02	1.3	0.6	2.84	2.2	8.86	8.87	17.71	-
U127	2.骨关节炎	0.02	-	-	-	-	-	-	-	-	-	-	-	-	-	-	-	-	-	1.77	-	-
U128	3.痛风	0.27	-	-	-	-	-	-	-	-	-	0.25	-	-	0.86	1.2	0.71	1.47	2.53	-	4.43	-
U129	4.腰痛	0.04	-	-	-	-	-	-	-	-	-	-	0.44	-	-	-	-	-	-	-	-	-
U130	其他	0.94	2.18	-	-	-	0.19	-	0.25	-	-	1.27	0.66	2.05	1.73	4.21	2.84	4.4	3.8	7.1	26.56	-
U131	M.先天异常	2.09	75.08	6.08	1.08	0.7	1.3	0.64	0.74	0.26	0.46	0.25	-	0.51	0.86	-	-	-	-	-	-	-

续　表

疾病编码	疾病名称	总计	0—	1—	5—	10—	15—	20—	25—	30—	35—	40—	45—	50—	55—	60—	65—	70—	75—	80—	85及以上	不详
U132	1. 腹壁缺损	—	—	—	—	—	—	—	—	—	—	—	—	—	—	—	—	—	—	—	—	—
U133	2. 无脑畸形	—	—	—	—	—	—	—	—	—	—	—	—	—	—	—	—	—	—	—	—	—
U134	3. 肛门直肠闭锁	0.04	2.18	—	—	—	—	—	—	—	—	—	—	—	—	—	—	—	—	—	—	—
U135	4. 唇裂	—	—	—	—	—	—	—	—	—	—	—	—	—	—	—	—	—	—	—	—	—
U136	5. 腭裂	—	—	—	—	—	—	—	—	—	—	—	—	—	—	—	—	—	—	—	—	—
U137	6. 食管闭锁	0.02	1.09	—	—	—	—	—	—	—	—	—	—	—	—	—	—	—	—	—	—	—
U138	7. 肾发育不全	0.02	—	—	—	—	—	—	—	—	—	—	—	—	0.43	—	—	—	—	—	—	—
U139	8. 唐氏综合征	0.02	1.09	—	—	—	—	—	—	—	—	—	—	—	—	—	—	—	—	—	—	—
U140	9. 先天性心脏心脏异常	1.75	59.85	6.08	0.87	0.7	1.12	0.64	0.74	0.26	0.23	0.25	—	0.51	—	—	—	—	—	—	—	—
U141	10. 脊柱裂	—	—	—	—	—	—	—	—	—	—	—	—	—	—	—	—	—	—	—	—	—
U142	其他	0.25	10.88	—	—	—	—	—	—	—	—	—	—	—	0.43	—	—	—	—	—	—	—
U143	N. 口腔疾病	0.02	—	—	0.22	—	0.19	—	—	—	0.23	—	—	—	0.43	—	—	—	—	—	—	—
U144	1. 龋齿	—	—	—	—	—	—	—	—	—	—	—	—	—	—	—	—	—	—	—	—	—
U145	2. 牙周病	—	—	—	—	—	—	—	—	—	—	—	—	—	—	—	—	—	—	—	—	—
U146	3. 无牙症	—	—	—	—	—	—	—	—	—	—	—	—	—	—	—	—	—	—	—	—	—
U147	其他	0.02	—	—	—	—	—	—	—	—	—	—	—	—	C.43	—	—	—	—	—	—	—
U148	Ⅲ. 伤害	65.14	50.05	31.09	14.74	16.73	30.72	32.03	53.11	64.37	63.11	82.03	73.04	156.02	102.02	123.86	131.17	126.86	217.74	292.78	584.36	—
U149	A. 意外伤害	54.31	48.97	30.41	14.52	14.18	25.88	26.56	45.91	54.47	53.97	68.32	60.68	127.88	86.46	99.81	104.93	96.06	165.84	234.22	478.11	—
U150	1. 道路交通事故	20.37	3.26	10.14	5.2	4.88	11.17	14	23.83	28.41	25.84	28.7	27.36	52.18	33.72	27.66	33.32	19.07	32.91	33.71	17.71	—
U151	2. 意外中毒	6	2.18	0.34	0.65	0.23	1.49	1.77	3.97	4.95	3.89	9.4	6.62	18.93	14.7	22.85	20.56	17.6	18.99	8.87	22.13	—
U152	3. 意外跌落	14.12	3.26	4.06	2.38	2.09	3.54	3.54	7.45	10.42	10.06	11.68	13.68	27.62	22.05	31.87	29.07	42.53	79.75	145.5	363.01	—
U153	4. 火灾	0.43	—	—	0.43	0.46	—	—	0.26	0.26	—	0.25	0.44	—	C.43	1.8	0.71	1.47	5.06	5.32	8.85	—
U154	5. 溺水	3.96	1.09	10.48	4.55	3.72	5.4	2.9	2.98	2.87	2.97	4.06	2.65	5.12	2.16	3.01	4.25	2.93	2.53	7.1	13.28	—
U155	其他	9.43	39.17	5.41	1.3	2.79	4.28	4.35	7.69	7.56	11.21	14.22	9.93	24.04	13.4	12.63	17.02	12.47	26.58	33.71	53.12	—
U156	B. 故意伤害	9.28	—	—	0.22	1.86	4.66	4.51	6.45	7.3	7.32	12.95	11.47	23.02	13.4	22.25	21.98	26.4	45.57	49.68	84.11	—
U157	1. 自杀及后遗症	8.81	—	—	—	1.63	4.1	4.35	5.71	6.25	7.09	12.19	10.59	22.51	12.97	21.65	21.98	26.4	44.31	49.68	79.68	—
U158	2. 他杀及后遗症	0.4	—	—	0.22	0.23	0.56	0.16	0.5	0.78	0.23	0.51	0.66	0.51	0.43	0.6	—	—	1.27	—	4.43	—
U159	3. 战争	—	—	—	—	—	—	—	—	—	—	—	—	—	—	—	—	—	—	—	—	—
U160	其他	0.07	—	—	—	—	—	—	0.25	0.26	—	0.25	0.22	—	—	—	—	—	—	—	—	—
U161	其他剩余疾病	27.83	47.88	6.76	1.73	2.79	4.28	3.22	7.45	8.86	5.72	10.92	8.39	25.58	12.54	26.46	27.65	66	155.71	530.55	2518.93	—

表4-23 2018年昭通市死因别、年龄别死亡率（男）

（单位：1/10万）

疾病编码	疾病名称	总计	0-	1-	5-	10-	15-	20-	25-	30-	35-	40-	45-	50-	55-	60-	65-	70-	75-	80-	85及以上	不详
U000	全死因	707.66	563.35	86.97	36.57	42.3	77.21	77.72	147.47	218.03	244.63	442.24	474.76	1452.22	1049.38	2017.55	2587.01	3334.55	7191.65	10197.9	28488.78	-
U001	Ⅰ.传染病、母婴疾病和营养缺乏性疾病	44.83	311.64	15.7	4.52	3.08	2.81	3.72	6.33	8.29	18.58	24.65	25.86	80.24	63.52	106.19	129.06	153.23	392.27	565.43	1990.28	-
U002	A.传染病和寄生虫病	24.17	29.97	7.25	3.7	1.32	2.46	3.41	5.43	5.85	15.99	20.78	21.19	59.44	50.82	71.18	87.01	87.99	176.12	246.37	752.14	-
U003	1.结核病	5.13	-	-	-	-	-	1.86	1.36	1.46	5.62	5.8	6.78	11.89	10.16	25.67	17.4	16.69	45.36	20.19	57.86	-
U004	2.性传播疾病	0.07	-	-	-	-	-	-	-	-	-	0.48	-	-	0.85	-	-	-	-	-	-	-
U005	a.梅毒	-	-	-	-	-	-	-	-	-	-	-	-	-	-	-	-	-	-	-	-	-
U006	b.衣原体病	-	-	-	-	-	-	-	-	-	-	-	-	-	-	-	-	-	-	-	-	-
U007	c.淋病	0.07	-	-	-	-	-	-	-	-	-	0.48	-	-	0.85	-	-	-	-	-	-	-
U008	d.其他	-	-	-	-	-	-	-	-	-	-	-	-	-	-	-	-	-	-	-	-	-
U009	3.艾滋病	1.48	-	-	-	-	-	-	0.45	1.46	1.3	2.9	2.54	5.94	2.54	3.5	7.25	6.07	2.67	8.08	57.86	-
U010	4.腹泻性疾病	0.55	2	-	-	-	-	-	-	-	-	-	1.98	0.99	1.69	-	-	-	-	-	-	-
U011	5.好发于儿童期的疾病	0.1	-	-	-	-	0.35	0.31	-	-	0.43	0.48	-	-	0.85	-	-	-	-	-	-	-
U012	a.百日咳	-	-	-	-	-	-	-	-	-	-	-	-	-	-	-	-	-	-	-	-	-
U013	b.脊髓灰质炎及后遗症	-	-	-	-	-	-	-	-	-	-	-	-	-	-	-	-	-	-	-	-	-
U014	c.白喉	-	-	-	-	-	-	-	-	-	-	-	-	-	-	-	-	-	-	-	-	-
U015	d.麻疹	-	-	-	-	-	-	-	-	-	-	-	-	-	-	-	-	-	-	-	-	-
U016	e.破伤风	0.1	-	-	-	-	0.35	0.31	-	-	0.43	0.48	-	-	0.85	-	-	-	-	-	-	-
U017	6.脑膜炎	1.07	9.99	1.21	1.23	0.88	-	-	-	-	-	-	-	-	-	1.17	2.9	3.03	8.01	4.04	-	-
U018	7.乙型肝炎	7.26	-	-	-	-	0.7	-	1.36	1.46	3.89	7.25	9.75	32.69	24.56	23.34	26.1	30.34	24.02	64.62	127.29	-
U019	丙型肝炎	0.14	-	-	-	-	-	-	-	-	-	-	0.85	-	0.85	1.17	-	1.52	-	-	-	-
U020	8.疟疾	-	-	-	-	-	-	-	-	-	-	-	-	-	-	-	-	-	-	-	-	-
U021	9.热带病	-	-	-	-	-	-	-	-	-	-	-	-	-	-	-	-	-	-	-	-	-
U022	a.锥虫病	-	-	-	-	-	-	-	-	-	-	-	-	-	-	-	-	-	-	-	-	-
U023	b.南美锥虫病	-	-	-	-	-	-	-	-	-	-	-	-	-	-	-	-	-	-	-	-	-
U024	c.血吸虫病	-	-	-	-	-	-	-	-	-	-	-	-	-	-	-	-	-	-	-	-	-
U025	d.利什曼病	-	-	-	-	-	-	-	-	-	-	-	-	-	-	-	-	-	-	-	-	-
U026	e.淋巴丝虫病	-	-	-	-	-	-	-	-	-	-	-	-	-	-	-	-	-	-	-	-	-
U027	f.盘尾丝虫病	-	-	-	-	-	-	-	-	-	-	-	-	-	-	-	-	-	-	-	-	-
U028	10.麻风病	-	-	-	-	-	-	-	-	-	-	-	-	-	-	-	-	-	-	-	-	-
U029	11.登革热	-	-	-	-	-	-	-	-	-	-	-	-	-	-	-	-	-	-	-	-	-
U030	12.流行性乙型脑炎	-	-	-	-	-	-	-	-	-	-	-	-	-	-	-	-	-	-	-	-	-
U031	13.沙眼	-	-	-	-	-	-	-	-	-	-	-	-	-	-	-	-	-	-	-	-	-
U032	14.肠线虫感染	-	-	-	-	-	-	-	-	-	-	-	-	-	-	-	-	-	-	-	-	-

续 表

年龄组（岁）

疾病编码	疾病名称	总计	0–	1–	5–	10–	15–	20–	25–	30–	35–	40–	45–	50–	55–	60–	65–	70–	75–	80–	85及以上	不详
U033	a. 蛔虫病	—	—	—	—	—	—	—	—	—	—	—	—	—	—	—	—	—	—	—	—	—
U034	b. 囊虫病	—	—	—	—	—	—	—	—	—	—	—	—	—	—	—	—	—	—	—	—	—
U035	c. 钩虫病	—	—	—	—	—	—	—	—	—	—	—	—	—	—	—	—	—	—	—	—	—
U036	d. 其他	—	—	—	—	—	—	—	—	—	—	—	—	—	—	—	—	—	—	—	—	—
U037	其他感染病	8.37	17.98	6.04	2.47	0.44	1.05	0.93	2.26	1.46	3.89	3.38	1.27	5.94	9.32	17.5	26.1	30.34	88.06	149.43	509.14	—
U038	B. 呼吸系统感染	15.87	67.92	6.04	0.82	1.76	0.35	0.31	0.9	2.44	1.3	3.87	3.39	18.82	11.86	33.84	40.6	62.2	208.14	302.91	1145.57	—
U039	1. 下呼吸道感染	15.66	67.92	4.83	0.82	1.76	0.35	0.31	0.9	2.44	1.3	3.87	3.39	18.82	11.86	32.67	40.6	60.68	205.48	298.87	1145.57	—
U040	2. 上呼吸道感染	0.21	—	1.21	—	—	—	—	—	—	—	—	—	—	—	1.17	—	1.52	2.67	4.04	—	—
U041	3. 中耳炎	—	—	—	—	—	—	—	—	—	—	—	—	—	—	—	—	—	—	—	—	—
U042	C. 妊娠、分娩和产褥期并发症	—	—	—	—	—	—	—	—	—	—	—	—	—	—	—	—	—	—	—	—	—
U043	1. 孕产妇出血	—	—	—	—	—	—	—	—	—	—	—	—	—	—	—	—	—	—	—	—	—
U044	2. 产妇败血症	—	—	—	—	—	—	—	—	—	—	—	—	—	—	—	—	—	—	—	—	—
U045	3. 妊娠高血压综合征	—	—	—	—	—	—	—	—	—	—	—	—	—	—	—	—	—	—	—	—	—
U046	4. 梗阻性分娩	—	—	—	—	—	—	—	—	—	—	—	—	—	—	—	—	—	—	—	—	—
U047	5. 流产	—	—	—	—	—	—	—	—	—	—	—	—	—	—	—	—	—	—	—	—	—
U048	其他	—	—	—	—	—	—	—	—	—	—	—	—	—	—	—	—	—	—	—	—	—
U049	D. 起源于围生期的情况	3.82	213.75	2.42	—	—	—	—	—	—	—	—	—	—	—	—	—	—	—	—	—	—
U050	1. 出生低体重	0.34	19.98	—	—	—	—	—	—	—	—	—	—	—	—	—	—	—	—	—	—	—
U051	2. 出生产伤和窒息	2.89	159.81	2.42	—	—	—	—	—	—	—	—	—	—	—	—	—	—	—	—	—	—
U052	其他	0.59	33.96	—	—	—	—	—	—	—	—	—	—	—	—	—	—	—	—	—	—	—
U053	E. 营养缺乏	0.96	—	—	—	—	—	—	—	—	1.3	—	1.27	1.98	0.85	1.17	1.45	3.03	8.01	16.16	92.57	—
U054	1. 蛋白质 – 能量营养不良	0.65	—	—	—	—	—	—	—	—	0.86	—	0.85	1.98	0.85	1.17	—	1.52	5.34	12.12	57.86	—
U055	2. 碘缺乏	—	—	—	—	—	—	—	—	—	—	—	—	—	—	—	—	—	—	—	—	—
U056	3. 维生素 A 缺乏	—	—	—	—	—	—	—	—	—	—	—	—	—	—	—	—	—	—	—	—	—
U057	4. 缺铁性贫血	0.14	—	—	—	—	—	—	—	—	—	—	0.42	—	—	—	1.45	1.52	2.67	4.04	34.71	—
U058	其他营养缺乏症	0.17	—	—	—	—	—	—	—	—	0.43	—	—	—	—	—	—	—	—	—	—	—
U059	II. 慢性非传染性疾病	543.75	145.83	27.78	12.74	13.22	28.43	23.84	53.83	99.99	118.42	273.56	324.7	1084.71	813.08	1689.65	2267.98	2955.28	6348.4	8727.79	22795.65	—
U060	A. 恶性肿瘤	96.4	5.99	4.83	1.23	3.53	9.12	4.33	9.95	26.83	38.03	71.05	98.34	277.37	279.36	425.91	552.49	456.64	771.2	771.41	1469.57	—
U061	1. 唇、口腔和咽恶性肿瘤	2	—	—	—	—	—	—	—	—	—	2.42	1.7	3.96	6.78	12.84	8.7	10.62	2.67	16.16	34.71	—
U062	2. 食道癌	4.61	—	—	—	—	0.35	0.31	0.45	0.49	0.86	0.97	5.93	14.86	11.01	25.67	33.35	24.27	48.03	24.23	34.71	—
U063	3. 胃癌	8.95	—	—	—	—	—	—	—	1.95	—	3.87	5.93	20.8	19.48	38.51	62.35	51.58	98.74	64.62	266.14	—
U064	4. 结直肠癌	5.75	—	—	—	—	—	—	—	0.98	1.73	1.45	3.82	8.92	16.09	30.34	37.7	27.31	77.39	56.54	69.43	—
U065	5. 肝癌	15.25	—	—	—	0.44	0.7	—	1.36	3.9	9.94	17.88	23.31	66.37	22.18	66.51	73.96	56.13	85.39	84.81	150.43	—

续 表

疾病编码	疾病名称	总计	年龄组（岁）																		不详
			0 –	1 –	5 –	10 –	15 –	20 –	25 –	30 –	35 –	40 –	45 –	50 –	55 –	60 –	65 –	70 –	75 –	80 –	85 及以上	
U066	6.胰腺癌	1.45	–	–	–	–	–	–	–	0.98	0.43	0.97	1.27	4.95	3.39	7	8.7	10.62	10.67	–	23.14	–
U067	7.肿癌	19.83	–	–	–	0.44	–	0.93	–	2.44	5.19	11.6	15.26	50.52	57.59	85.18	120.36	112.26	176.12	193.86	370.28	–
U068	8.皮肤癌	0.72	–	–	–	–	–	–	0.45	–	–	–	–	0.99	0.85	2.33	2.9	3.03	5.34	20.19	23.14	–
U069	9.乳腺癌	0.17	–	–	–	–	–	–	–	–	–	1.45	0.42	–	–	1.17	1.45	–	2.67	–	–	–
U070	10.子宫颈癌	–	–	–	–	–	–	–	–	–	–	–	–	–	–	–	–	–	–	–	–	–
U071	11.子宫体癌	–	–	–	–	–	–	–	–	–	–	–	–	–	–	–	–	–	–	–	–	–
U072	12.卵巢癌	–	–	–	–	–	–	–	–	–	–	–	–	–	–	–	–	–	–	–	–	–
U073	13.前列腺癌	1.55	–	–	–	–	–	–	–	–	–	–	0.42	0.99	1.69	2.33	10.15	13.65	18.68	44.43	57.86	–
U074	14.膀胱癌	1.1	–	–	–	–	–	–	–	–	–	–	0.85	0.99	–	5.83	7.25	6.07	18.68	24.23	23.14	–
U075	15.淋巴瘤与多发性骨髓瘤	1.76	–	0.6	–	0.44	0.7	–	0.9	0.98	1.3	2.42	2.12	0.99	5.08	3.5	13.05	1.52	13.34	16.16	11.57	–
U076	16.白血病	2.65	4	1.21	1.23	1.32	3.51	1.24	1.36	2.93	2.16	2.42	4.24	1.98	2.54	8.17	7.25	3.03	8.01	4.04	–	–
U077	其他	30.61	2	3.02	–	0.88	3.51	1.86	5.43	12.19	14.26	25.62	33.06	101.04	62.67	136.53	165.31	136.54	205.48	222.13	405	–
U078	B.其他肿瘤	0.96	–	–	–	–	–	–	–	0.49	0.43	–	1.7	1.98	2.54	3.5	4.35	4.55	8.01	4.04	34.71	–
U079	C.糖尿病	7.68	5.99	1.81	–	–	–	–	0.9	0.98	1.3	4.83	4.66	14.86	16.09	21	44.95	51.58	98.74	96.93	185.14	–
U080	D.内分泌紊乱	2.03	9.99	–	–	0.35	0.35	0.31	–	–	1.3	1.45	0.85	4.95	2.54	5.83	2.9	10.62	24.02	16.16	92.57	–
U081	E.神经系统和精神障碍疾病	13.29	9.99	4.83	4.11	4.85	2.81	2.79	3.62	6.34	9.08	12.57	11.45	25.76	22.02	22.17	18.85	42.48	98.74	141.36	648	–
U082	1.单相精神抑郁	0.07	–	–	–	–	0.35	–	–	–	–	0.48	–	–	–	–	–	–	–	–	–	–
U083	2.双相情感障碍	–	–	–	–	–	–	–	–	–	–	–	–	–	–	–	–	–	–	–	–	–
U084	3.精神分裂症	0.69	4	1.81	0.41	3.08	–	0.31	–	1.95	–	1.93	0.85	3.96	1.69	2.33	2.9	1.52	2.67	4.04	–	–
U085	4.癫痫症	2.48	4	–	–	–	0.7	0.62	2.26	1.95	4.32	3.87	1.7	4.95	5.08	1.17	1.17	4.55	16.01	8.08	11.57	–
U086	5.酒精使用所致精神障碍	1.55	–	–	–	–	–	–	–	1.95	1.73	1.93	4.66	9.91	4.23	4.67	1.45	7.59	26.69	–	11.57	–
U087	6.阿尔茨海默病和其他痴呆	2.38	–	–	–	–	–	–	–	0.98	0.43	0.48	0.85	0.99	0.85	3.5	1.45	1.52	2.67	80.78	254.57	–
U088	7.帕金森病	0.31	–	–	–	–	–	–	–	–	–	–	–	–	–	–	–	–	–	8.08	11.57	–
U089	8.多发性硬化	–	–	–	–	–	–	–	–	–	–	–	–	–	–	–	–	–	–	–	–	–
U090	9.药物使用所致精神障碍	0.24	–	–	–	–	–	–	0.9	–	0.86	0.48	–	–	0.85	–	2.9	–	–	–	–	–
U091	10.创伤后应激障碍	–	–	–	–	–	–	–	–	–	–	–	–	–	–	–	–	–	–	–	–	–
U092	11.强迫症	–	–	–	–	–	–	–	–	–	–	–	–	–	–	–	–	–	–	–	–	–
U093	12.焦恐惧障碍	–	–	–	–	–	–	–	–	–	–	–	–	–	–	–	–	–	–	–	–	–
U094	13.失眠症	–	–	–	–	–	–	–	–	–	–	–	–	–	–	–	–	–	–	–	–	–
U095	14.偏头痛	0.03	–	–	–	–	–	–	–	–	0.43	–	–	–	–	–	–	–	–	–	–	–
U096	15.由于铅暴露引起的精神发育障碍	0.03	–	–	–	–	0.35	–	–	–	–	–	–	–	–	–	–	–	–	–	–	–
U097	其他	5.41	4	3.02	3.29	1.76	1.4	1.86	0.45	1.46	1.3	3.38	3.39	5.94	9.32	8.17	10.15	24.27	48.03	40.39	358.71	–
U098	F.感官疾病	–	–	–	–	–	–	–	–	–	–	–	–	–	–	–	–	–	–	–	–	–

续 表

疾病编码	疾病名称	总计	0-	1-	5-	10-	15-	20-	25-	30-	35-	40-	45-	50-	55-	60-	65-	70-	75-	80-	85及以上	不详
															年龄组（岁）							
U099	1. 青光眼	-	-	-	-	-	-	-	-	-	-	-	-	-	-	-	-	-	-	-	-	-	-
U100	2. 白内障	-	-	-	-	-	-	-	-	-	-	-	-	-	-	-	-	-	-	-	-	-	-
U101	3. 与年龄有关的视觉障碍	-	-	-	-	-	-	-	-	-	-	-	-	-	-	-	-	-	-	-	-	-	-
U102	4. 成年开始的听力损失	-	-	-	-	-	-	-	-	-	-	-	-	-	-	-	-	-	-	-	-	-	-
U103	其他	-	-	-	-	-	-	-	-	-	-	-	-	-	-	-	-	-	-	-	-	-	-
U104	G. 心血管疾病	232.59	11.99	3.62	2.47	2.2	8.07	9.6	23.52	43.9	40.19	111.16	120.81	452.7	343.02	745.64	948.38	1215.18	2841.97	3901.45	10900.26	-
U105	1. 风湿性心脏病	11.19	7.99	-	-	-	1.05	0.62	1.81	1.46	3.46	5.8	5.51	14.86	15.25	29.17	59.45	54.61	125.42	193.86	578.57	-
U106	2. 高血压及并发症	29.71	7.99	2.42	-	-	-	0.93	0.9	1.46	0.86	10.63	10.6	49.53	45.74	86.35	118.91	206.32	378.93	541.2	1550.57	-
U107	3. 缺血性心脏病	48.13	-	-	-	0.88	2.46	1.55	5.43	11.22	8.64	32.87	31.37	123.82	87.24	168.03	208.82	207.84	541.71	654.28	1978.71	-
U108	4. 脑血管病	96.81	2	1.64	1.64	0.88	2.46	5.26	13.57	23.41	19.02	43.02	57.23	214.96	139.75	315.06	397.33	502.15	1171.48	1611.47	3934.27	-
U109	5. 炎性心脏病	2.69	-	-	0.41	-	0.7	-	-	0.98	1.3	3.87	3.82	3.96	2.54	4.67	8.7	3.03	24.02	28.27	208.29	-
U110	其他	42.72	7.99	3.62	0.41	1.32	1.4	1.24	1.81	5.37	6.48	14.02	12.29	45.57	49.97	133.03	152.26	238.18	571.06	856.22	2591.99	-
U111	H. 主要呼吸系统疾病	132.51	7.99	2.42	0.82	0.88	2.81	3.1	4.98	7.32	8.64	18.85	30.94	133.73	92.32	267.22	481.44	911.77	2078.77	3162.36	8018.98	-
U112	1. 慢性阻塞性肺疾病	113.2	-	-	-	-	0.7	1.24	-	1.95	1.73	7.73	21.19	100.05	67.76	211.21	413.28	810.12	1894.65	2855.41	7058.55	-
U113	2. 哮喘	6.99	-	-	0.44	0.44	2.11	1.86	0.9	-	0.86	0.97	1.7	7.92	8.47	25.67	26.1	51.58	93.4	129.24	381.86	-
U114	其他	12.33	7.99	2.42	0.82	0.44	-	-	4.07	5.37	6.05	10.15	8.05	25.76	16.09	30.34	42.05	50.06	90.73	177.71	578.57	-
U115	I. 主要消化系统疾病	44.93	15.98	4.23	0.41	0.88	1.05	1.55	4.52	9.76	15.13	45.92	47.9	146.61	98.25	166.87	182.71	221.49	312.22	480.61	1053	-
U116	1. 消化性溃疡	6.71	-	-	-	-	-	-	1.81	1.46	2.16	6.77	3.82	8.92	16.94	15.17	29	45.51	48.03	121.16	231.43	-
U117	2. 肝硬化	21.76	-	-	0.82	-	-	1.55	2.26	5.85	9.51	29.48	35.18	101.04	49.97	92.18	89.91	75.85	112.08	133.28	196.71	-
U118	3. 阑尾炎	0.52	-	-	-	-	-	-	-	-	0.43	0.42	-	-	0.85	2.33	2.9	3.03	2.67	8.08	34.71	-
U119	其他	15.91	15.98	4.23	-	0.88	1.05	-	0.45	2.44	2.59	9.67	8.48	36.65	30.49	57.18	60.9	97.09	149.44	218.09	590.14	-
U120	J. 主要泌尿生殖系统疾病	8.3	-	1.23	0.41	0.44	1.05	1.24	3.62	2.93	3.89	4.83	5.51	20.8	10.16	23.34	23.2	31.86	96.07	125.2	312.43	-
U121	1. 肾炎和肾病	7.3	-	1.23	0.41	0.44	1.05	1.24	3.62	2.44	3.89	4.83	5.09	20.8	8.47	23.34	23.2	30.34	74.72	100.97	196.71	-
U122	2. 前列腺增生	0.34	-	-	-	-	-	-	-	-	-	-	-	-	-	-	-	-	-	4.04	57.86	-
U123	其他	0.65	-	-	0.82	-	0.35	-	-	0.49	-	-	0.42	-	1.69	-	-	1.52	10.67	20.19	57.86	-
U124	K. 皮肤病	0.31	-	0.6	-	-	-	-	0.45	0.49	0.49	-	-	-	0.85	1.17	1.45	-	10.67	4.04	23.14	-
U125	L. 肌肉骨骼和结缔组织疾病	2.13	-	-	-	-	-	-	0.45	0.49	0.49	2.42	2.54	4.95	5.08	7	7.25	9.1	18.68	24.23	57.86	-
U126	1. 风湿性关节炎	0.62	-	-	0.82	-	0.35	-	-	0.49	-	-	0.85	0.99	1.69	1.17	2.9	3.03	10.67	8.08	11.57	-
U127	2. 骨关节炎	-	-	-	-	-	-	-	-	-	-	-	-	-	-	-	-	-	-	-	-	-	-
U128	3. 痛风	0.31	-	-	-	-	-	-	-	-	0.48	-	-	0.99	1.69	-	-	1.52	2.67	8.08	11.57	-
U129	4. 腰痛	0.07	-	-	-	-	-	-	-	-	-	-	0.85	-	-	-	-	-	-	-	-	-
U130	其他	1.14	-	-	0.82	-	0.35	-	0.45	0.49	-	1.93	0.85	2.97	1.69	5.83	4.35	4.55	5.34	8.08	34.71	-
U131	M. 先天异常	2.58	87.9	5.44	1.64	0.44	2.46	0.93	1.36	0.49	0.43	0.48	-	0.99	-	-	-	-	-	-	-	-

续　表

年龄组（岁）

编码	疾病名称	总计	0–	1–	5–	10–	15–	20–	25–	30–	35–	40–	45–	50–	55–	60–	65–	70–	75–	80–	85及以上	不详
UI132	1. 腹壁缺损	–	–	–	–	–	–	–	–	–	–	–	–	–	–	–	–	–	–	–	–	–
UI133	2. 无脑畸形	0.07	4	–	–	–	–	–	–	–	–	–	–	–	–	–	–	–	–	–	–	–
UI134	3. 肛门直肠闭锁	–	–	–	–	–	–	–	–	–	–	–	–	–	–	–	–	–	–	–	–	–
UI135	4. 唇裂	–	–	–	–	–	–	–	–	–	–	–	–	–	–	–	–	–	–	–	–	–
UI136	5. 腭裂	–	–	–	–	–	–	–	–	–	–	–	–	–	–	–	–	–	–	–	–	–
UI137	6. 食管闭锁	0.03	2	–	–	–	–	–	–	–	–	–	–	–	–	–	–	–	–	–	–	–
UI138	7. 肾发育不全	–	–	–	–	–	–	–	–	–	–	–	–	–	–	–	–	–	–	–	–	–
UI139	8. 唐氏综合征	0.03	2	–	–	–	–	–	–	–	–	–	–	–	–	–	–	–	–	–	–	–
UI140	9. 先天性心脏异常	2.13	65.92	5.44	1.64	0.44	2.11	0.93	1.36	0.49	–	0.48	–	0.99	–	–	–	–	–	–	–	–
UI141	10. 脊柱裂	0.31	13.98	–	–	–	0.35	–	–	–	–	–	–	–	–	–	–	–	–	–	–	–
UI142	其他	0.03	–	–	–	–	–	–	–	–	0.43	–	–	–	–	–	–	–	–	–	–	–
UI143	N. 口腔疾病	–	–	–	–	–	–	–	–	–	–	–	–	–	–	–	–	–	–	–	–	–
UI144	1. 龋齿	–	–	–	–	–	–	–	–	–	–	–	–	–	–	–	–	–	–	–	–	–
UI145	2. 牙周病	–	–	–	–	–	–	–	–	–	–	–	–	–	–	–	–	–	–	–	–	–
UI146	3. 无牙症	–	–	–	–	–	–	–	–	–	–	–	–	–	–	–	–	–	–	–	–	–
UI147	其他	0.03	–	–	–	–	–	–	–	–	–	–	–	–	0.85	–	–	–	–	–	–	–
UI148	III. 伤害	89.41	59.93	36.24	16.84	21.59	40.01	44.9	75.09	96.09	98.54	127.11	111.91	241.71	152.45	182.03	163.86	148.67	269.52	351.37	705.86	–
UI149	A. 意外伤害	75.84	59.93	35.03	16.84	17.63	36.15	38.7	66.04	84.87	84.71	107.78	94.95	199.11	127.89	151.7	136.31	113.78	208.14	270.6	543.86	–
UI150	1. 道路交通事故	29.23	5.99	12.68	5.75	5.29	15.09	20.13	35.28	44.88	38.03	44.47	40.69	77.27	50.82	38.51	40.6	24.27	37.36	56.54	23.14	–
UI151	2. 意外中毒	8.57	2	0.6	0.82	0.44	1.05	2.17	4.52	6.83	6.92	14.5	12.29	31.7	22.02	37.34	26.1	21.24	26.69	4.04	23.14	–
UI152	3. 意外跌落	18.32	2	3.62	2.88	1.76	4.91	4.95	9.5	17.56	17.29	18.85	22.47	47.55	31.34	46.68	37.7	48.55	96.07	161.55	416.57	–
UI153	4. 火灾	0.59	–	–	0.41	0.44	–	–	–	0.49	–	0.48	0.85	–	–	–	1.45	3.03	5.34	8.08	11.57	–
UI154	5. 溺水	5.51	–	13.29	5.34	6.61	8.77	4.52	3.9	3.9	3.89	6.77	3.82	4.95	1.69	3.5	5.8	1.52	5.34	4.04	–	–
UI155	其他	13.63	47.94	4.83	1.64	3.08	6.32	6.5	12.21	11.22	18.58	22.72	14.84	37.64	22.02	22.17	24.65	15.17	37.36	36.35	69.43	–
UI156	B. 故意伤害	11.26	–	–	–	–	3.51	4.33	7.69	7.32	10.81	17.88	16.11	33.68	21.17	29.17	20.3	30.34	50.7	68.66	127.29	–
UI157	1. 自杀及后遗症	10.74	–	–	–	–	2.81	4.33	6.79	5.85	10.81	16.43	14.84	33.68	20.33	29.17	20.3	30.34	50.7	68.66	127.29	–
UI158	2. 他杀及后遗症	0.38	–	–	–	–	0.7	–	0.45	0.98	–	0.97	0.85	–	0.85	–	–	–	–	–	–	–
UI159	3. 战争	–	–	–	–	–	–	–	–	–	–	–	–	–	–	–	–	–	–	–	–	–
UI160	其他	0.14	–	–	–	–	–	–	0.45	0.49	–	0.48	0.42	–	–	–	–	–	–	–	–	–
UI161	其他剩余疾病	29.68	45.95	7.25	2.47	4.41	5.97	5.26	12.21	13.66	9.08	16.92	12.29	45.57	20.33	39.67	26.1	77.37	181.46	553.31	2996.99	–

表 4-24　2018 年昭通市死因别、性别、年龄别死亡率（女）

（单位：1/10 万）

疾病编码	疾病名称	总计	0-	1-	5-	10-	15-	20-	25-	30-	35-	40-	45-	50-	55-	60-	65-	70-	75-	80-	85及以上	不详
											年龄组（岁）										
U000	全死因	501.37	497.1	75.19	26.62	26.56	40.06	33.52	58.29	69.96	75.27	123.63	167.53	578.57	427.38	919.17	1291.57	2036.85	5137.41	7519.7	21144.33	-
U001	I. 传染病、母婴疾病和营养缺乏性疾病	35.9	286.79	18.41	7.34	1.48	1.98	1.34	4.95	4.48	4.86	5.35	6.44	33.85	23.84	40.93	55.49	114.97	332.38	509.54	1498.53	-
U002	A. 传染病和寄生虫病	13.64	26.29	7.67	5.97	0.49	1.59	0.67	2.2	2.24	2.43	3.21	4.14	22.21	15.01	26.05	37.46	48.26	120.43	205.72	394.35	-
U003	1. 结核病	1.82	-	-	0.46	-	0.79	0.34	-	0.56	0.49	-	0.46	5.29	6.18	6.2	8.32	11.36	12.04	15.82	-	-
U004	2. 性传播疾病	0.19	-	-	-	-	-	-	-	-	-	-	0.46	2.12	0.88	-	1.39	-	-	-	-	-
U005	a. 梅毒	-	-	-	-	-	-	-	-	-	-	-	-	-	-	-	-	-	-	-	-	-
U006	b. 衣原体病	-	-	-	-	-	-	-	-	-	-	-	-	-	-	-	-	-	-	-	-	-
U007	c. 淋病	-	-	-	-	-	-	-	-	-	-	-	-	-	-	-	-	-	-	-	-	-
U008	d. 其他	0.19	-	-	-	-	-	-	-	-	-	-	0.46	2.12	0.88	-	1.39	-	-	-	-	-
U009	3. 艾滋病	0.49	-	-	-	-	-	-	-	0.56	1.94	-	-	1.06	2.65	-	2.77	2.84	-	3.16	-	-
U010	4. 腹泻性疾病	0.53	-	0.77	-	-	-	-	-	-	0.54	-	-	-	-	-	1.39	-	9.63	6.33	14.34	-
U011	5. 好发于儿童期的疾病	0.08	2.39	-	0.46	0.49	0.4	-	-	-	-	-	-	-	-	-	-	-	2.41	-	-	-
U012	a. 百日咳	-	-	-	-	-	-	-	-	-	-	-	-	-	-	-	-	-	-	-	-	-
U013	b. 脊髓灰质炎及后遗症	-	-	-	-	-	-	-	-	-	-	-	-	-	-	-	-	-	-	-	-	-
U014	c. 白喉	-	-	-	-	-	-	-	-	-	-	-	-	-	-	-	-	-	-	-	-	-
U015	d. 麻疹	-	-	-	-	-	-	-	-	-	-	-	-	-	-	-	-	-	-	-	-	-
U016	e. 破伤风	0.08	2.39	-	0.46	0.49	0.4	-	-	-	-	-	-	-	-	-	-	-	2.41	-	-	-
U017	6. 脑膜炎	1.14	4.78	1.53	1.84	-	-	-	-	-	-	1.07	-	2.12	-	1.24	1.39	1.42	14.45	18.99	7.17	-
U018	7. 乙型肝炎	2.62	-	-	-	-	-	-	0.55	-	-	1.61	2.3	10.58	3.53	6.2	11.1	17.03	12.04	25.32	35.85	-
U019	丙型肝炎	0.11	-	-	-	-	-	-	-	-	-	-	0.46	1.06	-	-	-	-	-	3.16	-	-
U020	8. 疟疾	-	-	-	-	-	-	-	-	-	-	-	-	-	-	-	-	-	-	-	-	-
U021	9. 热带病	-	-	-	-	-	-	-	-	-	-	-	-	-	-	-	-	-	-	-	-	-
U022	a. 锥虫病	-	-	-	-	-	-	-	-	-	-	-	-	-	-	-	-	-	-	-	-	-
U023	b. 南美锥虫病	-	-	-	-	-	-	-	-	-	-	-	-	-	-	-	-	-	-	-	-	-
U024	c. 血吸虫病	-	-	-	-	-	-	-	-	-	-	-	-	-	-	-	-	-	-	-	-	-
U025	d. 利什曼病	-	-	-	-	-	-	-	-	-	-	-	-	-	-	-	-	-	-	-	-	-
U026	e. 淋巴性丝虫病	-	-	-	-	-	-	-	-	-	-	-	-	-	-	-	-	-	-	-	-	-
U027	f. 盘尾丝虫病	-	-	-	-	-	-	-	-	-	-	-	-	-	-	-	-	-	-	-	-	-
U028	10. 麻风病	-	-	-	-	-	-	-	-	-	-	-	-	-	-	-	-	-	-	-	-	-
U029	11. 登革热	-	-	-	-	-	-	-	-	-	-	-	-	-	-	-	-	-	-	-	-	-
U030	12. 流行性乙型脑炎	0.04	-	-	0.46	-	-	-	-	-	-	-	-	-	-	-	-	-	-	-	-	-
U031	13. 沙眼	-	-	-	-	-	-	-	-	-	-	-	-	-	-	-	-	-	-	-	-	-
U032	14. 肠线虫感染	-	-	-	-	-	-	-	-	-	-	-	-	-	-	-	-	-	-	-	-	-

续 表

疾病编码	疾病名称	总计	0–	1–	5–	10–	15–	20–	25–	30–	35–	40–	45–	50–	55–	60–	65–	70–	75–	80–	85及以上	不详
U033	a. 蛔虫病	–	–	–	–	–	–	–	–	–	–	–	–	–	–	–	–	–	–	–	–	–
U034	b. 鞭虫病	–	–	–	–	–	–	–	–	–	–	–	–	–	–	–	–	–	–	–	–	–
U035	c. 钩虫病	–	–	–	–	–	–	–	–	–	–	–	–	–	–	–	–	–	–	–	–	–
U036	d. 其他	–	–	–	–	–	–	–	–	–	–	–	–	–	–	–	–	–	–	–	–	–
U037	其他传染病	6.61	16.73	5.37	2.29	–	0.4	–	1.65	0.56	–	–	0.46	–	1.77	12.4	11.1	15.61	69.85	132.92	336.99	–
U038	B. 呼吸系统感染	17.85	59.75	10.74	0.46	0.98	0.4	0.67	1.65	1.12	0.49	1.61	1.38	10.58	7.95	14.89	16.65	61.03	211.95	297.5	1032.48	–
U039	1. 下呼吸道感染	17.78	59.75	10.74	0.46	0.98	0.4	0.67	1.65	1.12	0.49	1.61	1.38	10.58	7.06	14.89	16.65	61.03	211.95	297.5	1025.31	–
U040	2. 上呼吸道感染	0.08	–	–	–	–	–	–	–	–	–	–	–	–	0.88	–	–	–	–	–	7.17	–
U041	3. 中耳炎	–	–	–	–	–	–	–	–	–	–	–	–	–	–	–	–	–	–	–	–	–
U042	C. 妊娠、分娩和产褥期并发症	0.38	–	–	–	–	–	–	1.1	1.12	1.94	0.54	0.46	–	–	–	–	–	–	–	–	–
U043	1. 孕产妇出血	0.11	–	–	–	–	–	–	–	–	0.97	0.54	–	–	–	–	–	–	–	–	–	–
U044	2. 产妇败血症	–	–	–	–	–	–	–	–	–	–	–	–	–	–	–	–	–	–	–	–	–
U045	3. 妊娠高血压综合征	–	–	–	–	–	–	–	–	–	–	–	–	–	–	–	–	–	–	–	–	–
U046	4. 梗阻性分娩	–	–	–	–	–	–	–	–	–	–	–	–	–	–	–	–	–	–	–	–	–
U047	5. 流产	0.08	–	–	–	–	–	–	1.1	–	–	–	–	–	–	–	–	–	–	–	–	–
U048	其他	0.19	–	–	–	–	–	–	–	1.12	0.97	–	0.46	–	–	–	–	–	–	–	–	–
U049	D. 起源于围生期的情况	3.23	200.75	–	0.46	–	–	–	–	–	–	–	–	–	–	–	–	–	–	–	–	–
U050	1. 出生低体重	0.53	33.46	–	–	–	–	–	–	–	–	–	–	–	–	–	–	–	–	–	–	–
U051	2. 出生产伤和窒息	2.09	131.44	–	–	–	–	–	–	–	–	–	–	–	–	–	–	–	–	–	–	–
U052	其他	0.61	35.85	–	–	–	–	–	–	–	–	–	–	–	–	–	–	–	–	–	–	–
U053	E. 营养缺乏	0.8	–	–	0.46	–	–	–	–	–	–	–	0.46	1.06	0.88	–	1.39	5.68	–	6.33	71.7	–
U054	1. 蛋白质－能量营养不良	0.49	–	–	0.46	–	–	–	–	–	–	–	–	–	0.88	–	–	2.84	–	3.16	57.36	–
U055	2. 碘缺乏	–	–	–	–	–	–	–	–	–	–	–	–	–	–	–	–	–	–	–	–	–
U056	3. 维生素A缺乏病	–	–	–	–	–	–	–	–	–	–	–	–	–	–	–	–	–	–	–	–	–
U057	4. 缺铁性贫血	0.11	–	–	–	–	–	–	–	–	–	–	–	–	–	–	1.39	1.42	–	–	14.34	–
U058	其他营养性疾病	0.19	–	–	–	–	–	–	–	–	–	–	–	1.06	–	–	–	1.42	–	3.16	–	–
U059	II. 慢性非传染性疾病	401.31	121.88	26.09	5.97	12.79	15.47	13.07	25.29	34.14	45.16	81.88	126.11	475.97	349.67	803.81	1107.06	1760.06	4501.55	6250.59	16914.03	–
U060	A. 恶性肿瘤	58.31	4.78	6.14	2.75	4.43	5.95	4.36	11.55	9.51	14.57	35.32	48.79	163.95	105.96	197.23	234.45	244.14	484.12	471.56	838.89	–
U061	1. 唇，口腔和咽恶性肿瘤	0.84	–	–	–	–	–	–	–	–	0.49	1.61	0.92	1.06	1.77	–	2.77	5.68	4.82	3.16	14.34	–
U062	2. 食道癌	1.18	–	–	–	–	–	–	1.1	–	–	–	1.84	–	–	3.72	8.32	8.52	14.45	12.66	7.17	–
U063	3. 胃癌	7.64	–	–	0.46	–	–	–	0.55	0.56	1.46	2.14	2.3	15.87	12.36	18.61	30.52	39.74	84.3	98.11	193.59	–
U064	4. 结直肠癌	3.68	–	–	0.46	–	–	–	0.55	0.56	0.97	1.61	1.84	10.58	7.06	9.92	18.03	15.61	31.31	50.64	43.02	–
U065	5. 肝癌	4.9	–	–	–	0.49	0.4	–	0.55	0.56	1.94	1.07	4.14	13.75	8.83	27.29	13.87	18.45	40.95	44.31	78.87	–

年龄组（岁）

续表

疾病编码	疾病名称	总计	\<年龄组（岁）\> 0 –	1 –	5 –	10 –	15 –	20 –	25 –	30 –	35 –	40 –	45 –	50 –	55 –	60 –	65 –	70 –	75 –	80 –	85及以上	不详
U066	6. 胰腺癌	0.95	-	-	-	-	-	-	-	-	-	-	2.76	4.23	-	2.48	4.16	4.26	9.63	3.16	14.34	-
U067	7. 肺癌	10.48	-	-	-	0.49	0.4	-	-	1.12	1.46	5.35	9.2	20.1	13.25	33.49	44.39	56.78	113.2	94.95	207.93	-
U068	8. 皮肤癌	0.57	-	-	-	-	-	-	-	-	0.49	0.54	-	1.06	-	2.48	1.39	1.42	12.04	3.16	14.34	-
U069	9. 乳腺癌	2.32	-	-	0.92	0.98	-	1.34	1.1	0.56	0.97	3.21	2.76	11.63	5.3	9.92	4.16	9.94	7.23	12.66	14.34	-
U070	10. 子宫颈癌	4.75	-	-	-	-	0.4	-	-	1.68	3.4	5.89	6.9	20.1	19.43	13.64	22.2	12.77	-	15.82	21.51	-
U071	11. 子宫体癌	1.94	-	-	-	-	0.4	-	1.1	-	-	2.14	2.76	13.75	7.06	3.72	8.32	2.84	7.23	6.33	14.34	-
U072	12. 阴茎癌	0.42	-	-	-	-	-	-	-	0.56	-	1.07	0.46	2.12	0.88	1.24	1.39	-	-	3.16	-	-
U073	13. 前列腺癌	-	-	-	-	-	-	-	-	-	-	-	-	-	-	-	-	-	-	-	-	-
U074	14. 膀胱癌	0.3	-	-	-	-	0.4	-	-	-	0.49	-	-	1.06	-	-	-	2.84	-	3.16	21.51	-
U075	15. 淋巴瘤与多发性骨髓瘤	1.06	-	0.77	-	0.49	0.4	1.01	-	1.68	0.49	0.54	2.76	3.17	3.53	-	4.16	1.42	4.82	3.16	-	-
U076	16. 白血病	2.13	-	3.07	0.92	0.98	2.38	1.34	4.95	2.24	0.97	1.61	1.38	4.23	1.77	7.44	1.39	2.84	7.23	-	-	-
U077	其他	15.16	4.78	2.3	0.92	1.97	1.98	0.67	1.65	-	1.46	8.56	8.74	41.25	24.72	63.26	69.36	61.03	146.92	117.1	193.59	-
U078	B. 其他肿瘤	0.76	-	-	-	-	-	0.34	-	0.56	0.49	0.54	0.46	2.12	1.77	3.72	-	5.68	7.23	3.16	-	-
U079	C. 糖尿病	8.59	4.78	0.77	-	0.98	0.4	0.34	0.55	-	0.49	1.07	4.14	17.98	11.48	32.25	47.17	41.16	84.3	104.44	193.59	-
U080	D. 内分泌紊乱	1.29	7.17	3.07	1.84	0.98	0.4	0.34	-	-	0.97	0.54	0.46	1.06	-	1.24	5.55	5.68	7.23	12.66	35.85	-
U081	E. 神经系统和精神障碍疾病	8.43	7.17	3.07	1.84	1.48	1.59	0.34	2.2	2.24	2.91	2.14	1.84	5.29	4.42	9.92	15.26	25.55	55.4	145.58	466.05	-
U082	1. 单相精神抑郁	0.04	-	-	-	-	-	-	-	-	-	-	-	-	-	-	-	-	-	-	-	-
U083	2. 双相情感障碍	0.04	-	-	-	-	-	-	-	-	-	-	-	-	-	-	-	-	2.41	-	-	-
U084	3. 精神分裂症	0.46	-	0.77	0.46	0.49	0.4	-	0.55	0.56	0.49	0.54	0.46	3.17	-	4.96	1.39	2.84	-	3.16	7.17	-
U085	4. 癫痫症	1.14	-	-	-	-	-	-	0.55	1.12	2.43	0.54	0.92	-	0.88	-	2.77	2.84	-	12.66	14.34	-
U086	5. 酒精使用所致精神障碍	0.11	-	-	-	-	-	-	-	-	-	0.54	-	1.06	0.88	-	-	-	-	-	-	-
U087	6. 阿尔茨海默病和其他痴呆	2.93	-	-	-	-	-	-	-	-	-	-	-	-	0.88	2.48	5.55	2.84	38.54	85.45	179.25	-
U088	7. 帕金森病	0.23	-	-	-	-	-	-	-	-	-	-	-	-	-	-	1.42	1.42	1.42	9.49	14.34	-
U089	8. 多发性硬化	-	-	-	-	-	-	-	-	-	-	-	-	-	-	-	-	-	-	-	-	-
U090	9. 药物使用所致精神障碍	-	-	-	-	-	-	-	-	-	-	-	-	-	-	-	-	-	-	-	-	-
U091	10. 创伤后应激障碍	-	-	-	-	-	-	-	-	-	-	-	-	-	-	-	-	-	-	-	-	-
U092	11. 强迫症	-	-	-	-	-	-	-	-	-	-	-	-	-	-	-	-	-	-	-	-	-
U093	12. 惊恐障碍	-	-	-	-	-	-	-	-	-	-	-	-	-	-	-	-	-	-	-	-	-
U094	13. 失眠症	-	-	-	-	-	-	-	-	-	-	-	-	-	-	-	-	-	-	-	-	-
U095	14. 偏头痛	0.08	-	-	-	-	0.4	-	0.55	0.56	-	-	-	-	-	-	-	-	-	-	-	-
U096	15. 由于铅暴露引起的精神发育障碍	0.08	-	-	-	-	-	-	-	-	-	-	0.46	-	-	-	-	-	-	-	7.17	-
U097	其他	3.27	7.17	2.3	1.38	0.98	0.4	0.34	0.55	0.56	-	1.07	-	1.06	1.77	2.48	5.55	12.77	14.45	34.81	243.78	-
U098	F. 感官疾病	0.04	-	-	-	-	-	-	-	-	-	0.54	-	-	-	-	-	-	-	-	-	-

续表

疾病编码	疾病名称	总计	年龄组（岁）																			不详
			0–	1–	5–	10–	15–	20–	25–	30–	35–	40–	45–	50–	55–	60–	65–	70–	75–	80–	85 及以上	
U099	1. 青光眼	–	–	–	–	–	–	–	–	–	–	–	–	–	–	–	–	–	–	–	–	–
U100	2. 白内障	–	–	–	–	–	–	–	–	–	–	–	–	–	–	–	–	–	–	–	–	–
U101	3. 与年龄有关的视觉障碍	–	–	–	–	–	–	–	–	–	–	–	–	–	–	–	–	–	–	–	–	–
U102	4. 成年开始的听力损失	–	–	–	–	–	–	–	–	–	–	–	–	–	–	–	–	–	–	–	–	–
U103	其他	0.04	–	–	–	–	–	–	–	–	–	0.54	–	–	–	–	–	–	–	–	–	–
U104	G. 心血管疾病	184.58	11.95	3.07	0.46	1.97	3.97	5.03	5.5	15.11	14.57	29.44	46.94	195.68	143.05	344.84	511.91	850.22	2194.18	2930.66	8360.22	–
U105	1. 风湿性心脏病	11.81	–	–	–	–	0.4	1.01	–	1.12	1.94	1.61	3.68	24.33	11.48	29.77	37.46	65.29	118.02	167.74	394.35	–
U106	2. 高血压及并发症	23.89	2.39	–	–	0.49	0.4	0.34	1.68	1.68	1.46	0.54	5.52	14.81	11.48	45.9	56.88	100.78	298.66	427.26	1240.41	–
U107	3. 缺血性心脏病	34.95	–	–	0.49	0.49	0.4	0.67	1.1	2.8	1.94	9.1	10.59	47.6	39.74	86.83	95.72	167.49	416.68	496.88	1347.96	–
U108	4. 脑血管病	68.53	–	0.77	–	0.98	1.59	2.01	3.3	5.04	6.31	10.7	19.79	82.5	57.4	133.97	215.03	333.56	806.86	1053.9	2803.47	–
U109	5. 炎性心脏病	1.9	2.39	–	–	–	1.59	–	0.55	0.56	–	–	0.92	2.12	0.88	2.48	5.55	7.1	21.68	28.48	64.53	–
U110	其他	42.36	7.17	2.3	0.46	0.49	–	1.01	0.55	3.92	2.91	7.49	5.06	24.33	20.31	43.42	95.72	173.17	515.43	753.24	2444.97	–
U111	H. 主要呼吸系统疾病	108.34	14.34	3.07	–	1.48	0.79	1.01	2.75	2.24	4.37	4.28	10.59	39.14	43.27	133.97	199.77	458.47	1348.78	2240.72	6137.52	–
U112	1. 慢性阻塞性肺疾病	93.91	–	–	–	–	–	0.34	0.56	2.24	1.94	2.68	6.9	30.67	33.55	105.44	163.7	408.79	1172.96	2003.35	5499.39	–
U113	2. 哮喘	6.57	–	–	–	–	0.4	–	–	–	–	0.92	1.06	4.42	16.13	24.97	25.55	93.93	126.59	258.12		–
U114	其他	7.86	14.34	3.07	–	1.48	0.4	0.67	2.2	1.68	2.43	1.61	2.76	7.4	5.3	12.4	11.1	24.13	81.89	110.77	380.01	–
U115	I. 主要消化系统疾病	21.12	11.95	1.53	–	0.98	2.38	0.67	0.55	2.8	3.88	4.82	6.9	27.5	26.49	55.82	66.59	83.74	264.94	259.52	724.17	–
U116	1. 消化性溃疡	5.28	–	0.77	–	–	1.19	–	–	1.68	1.94	1.07	1.84	4.23	3.53	16.13	24.97	18.45	60.21	56.97	186.42	–
U117	2. 肝硬化	5.32	–	–	–	–	0.4	–	0.55	1.12	0.49	1.61	3.22	13.75	15.89	16.13	15.26	21.29	52.99	56.97	114.72	–
U118	3. 阑尾炎	0.15	–	–	–	–	–	–	–	–	–	–	–	–	–	–	1.39	–	2.41	3.16	7.17	–
U119	其他	10.37	11.95	–	–	0.98	0.79	0.67	2.2	1.68	1.46	2.14	1.84	9.52	7.06	23.57	24.97	44	149.33	142.42	415.86	–
U120	J. 主要泌尿生殖系统疾病	6.19	–	–	–	0.49	0.4	0.67	2.2	1.68	1.94	2.68	5.06	20.1	8.83	17.37	18.03	35.49	43.35	53.8	100.38	–
U121	1. 肾炎和肾病	5.66	–	0.77	0.46	0.49	0.4	0.67	2.2	1.68	1.46	2.68	4.14	19.04	7.06	13.64	18.03	32.65	40.95	47.47	100.38	–
U122	2. 前列腺增生	–	–	–	–	–	–	–	–	–	–	–	–	–	–	–	–	–	–	–	–	–
U123	其他	0.53	–	–	–	–	–	–	–	–	0.49	–	0.92	1.06	1.77	3.72	–	2.84	2.41	6.33	–	–
U124	K. 皮肤病	0.42	2.39	–	–	–	–	–	–	–	–	–	–	–	–	1.24	2.77	2.84	–	9.49	14.34	–
U125	L. 肌肉骨骼和结缔组织疾病	1.67	4.78	0.77	–	–	–	–	–	–	0.49	0.54	0.92	3.17	2.65	6.2	5.55	7.1	12.04	18.99	43.02	–
U126	1. 风湿性关节炎	0.57	–	–	–	–	–	–	–	–	–	0.46	0.46	1.06	0.88	–	2.77	1.42	7.23	9.49	21.51	–
U127	2. 骨关节炎	0.04	–	–	–	–	–	–	–	–	–	–	–	–	–	–	–	–	–	3.16	–	–
U128	3. 痛风	0.23	–	–	–	–	–	–	–	–	–	–	–	1.06	–	2.48	1.39	1.42	2.41	–	–	–
U129	4. 腰痛	–	–	–	–	–	–	–	–	–	–	–	–	–	–	–	–	–	–	–	–	–
U130	其他	0.72	4.78	–	0.46	–	–	–	–	–	–	0.46	0.46	1.06	1.77	2.48	1.39	4.26	2.41	6.33	21.51	–
U131	M. 先天异常	1.56	59.75	6.91	0.46	0.98	–	0.34	–	–	0.49	–	–	–	–	–	–	–	–	–	–	–

续　表

疾病编码	疾病名称	总计	0-	1-	5-	10-	15-	20-	25-	30-	35-	40-	45-	50-	55-	60-	65-	70-	75-	80-	85及以上	不详
U132	1. 腹壁缺损	-	-	-	-	-	-	-	-	-	-	-	-	-	-	-	-	-	-	-	-	-
U133	2. 无脑畸形	-	-	-	-	-	-	-	-	-	-	-	-	-	-	-	-	-	-	-	-	-
U134	3. 肛门直肠闭锁	-	-	-	-	-	-	-	-	-	-	-	-	-	-	-	-	-	-	-	-	-
U135	4. 唇裂	-	-	-	-	-	-	-	-	-	-	-	-	-	-	-	-	-	-	-	-	-
U136	5. 腭裂	-	-	-	-	-	-	-	-	-	-	-	-	-	-	-	-	-	-	-	-	-
U137	6. 食管闭锁	-	-	-	-	-	-	-	-	-	-	-	-	-	-	-	-	-	-	-	-	-
U138	7. 肾发育不全	0.04	-	-	-	-	-	-	-	-	-	-	-	-	-	0.88	-	-	-	-	-	-	-
U139	8. 雷氏综合征	-	-	-	-	-	-	-	-	-	-	-	-	-	-	-	-	-	-	-	-	-
U140	9. 先天性心脏异常	1.33	52.58	6.91	-	0.98	-	0.34	-	-	-	-	-	-	-	-	-	-	-	-	-	-
U141	10. 脊柱裂	-	-	-	-	-	-	-	-	-	-	-	-	-	-	-	-	-	-	-	-	-
U142	其他	0.19	7.17	-	0.46	-	-	-	-	-	0.49	-	-	-	0.88	-	-	-	-	-	-	-
U143	N. 口腔疾病	-	-	-	-	-	-	-	-	-	-	-	-	-	-	-	-	-	-	-	-	-
U144	1. 龋齿	-	-	-	-	-	-	-	-	-	-	-	-	-	-	-	-	-	-	-	-	-
U145	2. 牙周病	-	-	-	-	-	-	-	-	-	-	-	-	-	-	-	-	-	-	-	-	-
U146	3. 无牙症	-	-	-	-	-	-	-	-	-	-	-	-	-	-	-	-	-	-	-	-	-
U147	其他	-	-	-	-	-	-	-	-	-	-	-	-	-	-	-	-	-	-	-	-	-
U148	Ⅲ. 伤害	38.37	38.24	24.55	12.39	11.31	20.23	18.1	26.39	27.98	23.31	32.11	30.84	64.52	49.45	62.02	99.88	106.46	171.01	246.86	509.07	-
U149	A. 意外伤害	30.54	35.85	24.55	11.93	10.33	14.28	13.41	21.45	19.59	19.42	24.62	23.47	51.83	43.27	44.66	74.91	79.49	127.65	205.72	437.37	-
U150	1. 道路交通事故	10.6	-	6.91	4.59	4.43	6.74	7.38	9.9	9.51	12.14	11.24	12.89	25.39	15.89	16.13	26.36	14.19	28.9	15.82	14.34	-
U151	2. 意外中毒	3.15	2.39	-	0.46	-	1.98	1.34	3.3	2.8	0.49	3.75	0.46	5.29	7.06	7.44	15.26	14.19	12.04	12.66	21.51	-
U152	3. 意外跌落	9.5	4.78	4.6	1.84	2.46	1.98	2.01	4.95	2.24	1.94	3.75	4.14	6.35	12.36	16.13	20.81	36.9	65.03	132.92	329.82	-
U153	4. 火灾	0.27	-	-	0.46	0.49	-	-	-	-	-	-	-	-	-	-	-	-	4.82	3.16	7.17	-
U154	5. 溺水	2.24	-	6.91	3.67	0.49	1.59	0.67	1.1	1.68	1.94	1.07	1.38	5.29	2.65	2.48	2.77	4.26	-	9.49	21.51	-
U155	其他	4.79	28.68	6.14	0.92	2.46	1.98	2.01	2.2	3.36	2.91	4.82	4.6	9.52	4.42	2.48	9.71	9.94	16.86	31.65	43.02	-
U156	B. 故意伤害	7.1	-	-	0.46	0.98	5.95	4.69	4.95	7.28	3.4	7.49	6.44	11.63	5.3	14.89	23.58	22.71	40.95	34.81	57.36	-
U157	1. 自杀及后遗症	6.69	-	-	-	0.98	5.55	4.36	4.4	6.72	2.91	7.49	5.98	10.58	5.3	13.64	23.58	22.71	38.54	34.81	50.19	-
U158	2. 他杀及后遗症	0.42	-	-	0.46	-	0.4	0.34	0.55	0.56	0.49	-	0.46	1.06	-	1.24	-	-	2.41	-	7.17	-
U159	3. 战争	-	-	-	-	-	-	-	-	-	-	-	-	-	-	-	-	-	-	-	-	-
U160	其他	-	-	-	-	-	-	-	-	-	-	-	-	-	-	-	-	-	-	-	-	-
U161	其他剩余疾病	25.79	50.19	6.14	0.92	0.98	2.38	1.01	1.65	3.36	1.94	4.28	4.14	4.23	4.42	12.4	29.13	55.36	132.47	512.71	2222.7	-

表 4 - 25 2018 年丽江市死因别、年龄别死亡率（男女合计）

（单位：1/10万）

疾病编码	疾病名称	总计	0 -	1 -	5 -	10 -	15 -	20 -	25 -	30 -	35 -	40 -	45 -	50 -	55 -	60 -	65 -	70 -	75 -	80 -	85 及以上	不详
U000	全死因	629.46	939.82	109.64	37.67	26.61	39.23	63.26	90.36	128.66	119.81	197.87	292.27	806.52	639.91	1208.61	1666.03	2731.64	5186.08	10179.69	18191.67	-
U001	Ⅰ.传染病、母婴疾病和营养缺乏性疾病	74.11	576.53	24.82	5.8	1.4	2.12	-	2.08	3.06	3.15	7.18	8.48	15.92	17	49.29	93.09	255.32	628.88	1955.2	4133.77	-
U002	A.传染病和寄生虫病	9.61	55.28	4.14	2.9	-	2.12	-	1.04	2.04	3.15	6.38	5.4	14.15	10.82	23.57	26.26	46.67	64.61	94.99	123.86	-
U003	1.结核病	1.71	-	-	-	-	2.12	-	1.04	1.02	-	1.6	-	-	-	4.29	4.77	10.98	21.54	15.83	-	-
U004	2.性传播疾病	-	-	-	-	-	-	-	-	-	-	-	-	-	-	-	-	-	-	-	-	-
U005	a.梅毒	-	-	-	-	-	-	-	-	-	-	-	-	-	-	-	-	-	-	-	-	-
U006	b.衣原体病	-	-	-	-	-	-	-	-	-	-	-	-	-	-	-	-	-	-	-	-	-
U007	c.淋病	-	-	-	-	-	-	-	-	-	-	-	-	-	-	-	-	-	-	-	-	-
U008	d.其他	-	-	-	-	-	-	-	-	-	-	-	-	-	-	-	-	-	-	-	-	-
U009	3.艾滋病	0.16	-	-	-	-	-	-	-	-	-	-	0.77	1.77	-	-	-	2.75	-	-	-	-
U010	4.腹泻性疾病	0.08	-	2.07	-	-	-	-	-	-	-	-	-	-	-	-	-	-	-	-	-	-
U011	5.好发于儿童期的疾病	0.16	-	-	-	-	-	-	-	-	-	0.8	0.77	-	-	-	-	2.75	-	-	-	-
U012	a.百日咳	-	-	-	-	-	-	-	-	-	-	-	-	-	-	-	-	-	-	-	-	-
U013	b.脊髓灰质炎及后遗症	-	-	-	-	-	-	-	-	-	-	-	-	-	-	-	-	-	-	-	-	-
U014	c.白喉	-	-	-	-	-	-	-	-	-	-	-	-	-	-	-	-	-	-	-	-	-
U015	d.麻疹	-	-	-	-	-	-	-	-	-	-	-	-	-	-	-	-	-	-	-	-	-
U016	e.破伤风	0.16	-	-	-	-	-	-	-	-	-	-	-	-	1.55	2.14	-	-	-	7.92	-	-
U017	6.脑膜炎	0.62	23.69	-	1.45	-	-	-	-	-	-	-	-	-	-	-	-	-	-	-	-	-
U018	7.乙型肝炎	4.34	-	-	-	-	-	-	-	-	2.36	3.19	3.08	5.31	9.27	12.86	14.32	19.22	30.15	39.58	77.41	-
U019	丙型肝炎	-	-	-	-	-	-	-	-	-	-	-	-	-	-	-	-	-	-	-	-	-
U020	8.疟疾	-	-	-	-	-	-	-	-	-	-	-	-	-	-	-	-	-	-	-	-	-
U021	9.热带病	-	-	-	-	-	-	-	-	-	-	-	-	-	-	-	-	-	-	-	-	-
U022	a.锥虫病	-	-	-	-	-	-	-	-	-	-	-	-	-	-	-	-	-	-	-	-	-
U023	b.南美锥虫病	-	-	-	-	-	-	-	-	-	-	-	-	-	-	-	-	-	-	-	-	-
U024	c.血吸虫病	-	-	-	-	-	-	-	-	-	-	-	-	-	-	-	-	-	-	-	-	-
U025	d.利什曼病	-	-	-	-	-	-	-	-	-	-	-	-	-	-	-	-	-	-	-	-	-
U026	e.淋巴丝虫病	-	-	-	-	-	-	-	-	-	-	-	-	-	-	-	-	-	-	-	-	-
U027	f.盘尾丝虫病	-	-	-	-	-	-	-	-	-	-	-	-	-	-	-	-	-	-	-	-	-
U028	10.麻风病	-	-	-	-	-	-	-	-	-	-	-	-	-	-	-	-	-	-	-	-	-
U029	11.登革热	-	-	-	-	-	-	-	-	-	-	-	-	-	-	-	-	-	-	-	-	-
U030	12.流行性乙型脑炎	-	-	-	-	-	-	-	-	-	-	-	-	-	-	-	-	-	-	-	-	-
U031	13.沙眼	-	-	-	-	-	-	-	-	-	-	-	-	-	-	-	-	-	-	-	-	-
U032	14.肠线虫感染	-	-	-	-	-	-	-	-	-	-	-	-	-	-	-	-	-	-	-	-	-

续　表

疾病编码	疾病名称	总计	0—	1—	5—	10—	15—	20—	25—	30—	35—	40—	45—	50—	55—	60—	65—	70—	75—	80—	85及以上	不详
										年龄组（岁）												
U033	a. 蛔虫病	—	—	—	—	—	—	—	—	—	—	—	—	—	—	—	—	—	—	—	—	—
U034	b. 鞭虫病	—	—	—	—	—	—	—	—	—	—	—	—	—	—	—	—	—	—	—	—	—
U035	c. 钩虫病	—	—	—	—	—	—	—	—	—	—	—	—	—	—	—	—	—	—	—	—	—
U036	d. 其他	—	—	—	—	—	—	—	—	—	—	—	—	—	—	—	—	—	—	—	—	—
U037	其他传染病	2.56	31.59	2.07	1.45	1.4	—	—	—	1.02	0.79	0.8	1.54	5.31	—	4.29	7.16	10.98	12.92	31.66	46.45	—
U038	B. 呼吸系统感染	57.05	86.87	16.55	1.45	1.4	—	—	1.04	—	—	0.8	0.77	1.77	6.18	23.57	57.28	205.9	547.04	1828.54	3700.26	—
U039	1. 下呼吸道感染	56.9	86.87	16.55	1.45	1.4	—	—	1.04	—	—	0.8	0.77	1.77	6.18	23.57	57.28	205.9	542.73	1820.63	3700.26	—
U040	2. 上呼吸道感染	0.16	—	—	—	—	—	—	—	—	—	—	—	—	—	—	—	—	4.31	7.92	—	—
U041	3. 中耳炎	—	—	—	—	—	—	—	—	—	—	—	—	—	—	—	—	—	—	—	—	—
U042	C. 妊娠、分娩和产褥期并发症	0.08	—	—	—	—	—	—	—	1.02	—	—	—	—	—	—	—	—	—	—	—	—
U043	1. 孕产妇出血	—	—	—	—	—	—	—	—	—	—	—	—	—	—	—	—	—	—	—	—	—
U044	2. 产妇败血症	—	—	—	—	—	—	—	—	—	—	—	—	—	—	—	—	—	—	—	—	—
U045	3. 妊娠高血压综合征	—	—	—	—	—	—	—	—	—	—	—	—	—	—	—	—	—	—	—	—	—
U046	4. 梗阻性分娩	—	—	—	—	—	—	—	—	—	—	—	—	—	—	—	—	—	—	—	—	—
U047	5. 流产	—	—	—	—	—	—	—	—	—	—	—	—	—	—	—	—	—	—	—	—	—
U048	其他	0.08	—	—	—	—	—	—	—	1.02	—	—	—	—	—	—	—	—	—	—	—	—
U049	D. 起源于围生期的情况	4.26	418.58	4.14	—	—	—	—	—	—	—	—	—	—	—	—	—	—	—	—	—	—
U050	1. 出生低体重	2.02	205.34	—	—	—	—	—	—	—	—	—	—	—	—	—	—	—	—	—	—	—
U051	2. 出生产伤和窒息	1.71	157.95	4.14	—	—	—	—	—	—	—	—	—	—	—	—	—	—	—	—	—	—
U052	其他	0.54	55.28	—	—	—	—	—	—	—	—	—	—	—	—	—	—	—	—	—	—	—
U053	E. 营养缺乏	3.1	15.8	—	1.45	—	—	—	—	—	—	—	2.31	—	—	2.14	9.55	2.75	17.23	31.66	309.65	—
U054	1. 蛋白质 - 能量营养不良	1.32	7.9	—	—	—	—	—	—	—	—	—	1.54	—	—	—	2.39	—	8.61	31.66	108.38	—
U055	2. 碘缺乏	—	—	—	—	—	—	—	—	—	—	—	—	—	—	—	—	—	—	—	—	—
U056	3. 维生素 A 缺乏病	—	—	—	—	—	—	—	—	—	—	—	—	—	—	—	—	—	—	—	—	—
U057	4. 缺铁性贫血	0.39	—	—	1.45	—	—	—	—	—	—	—	—	—	—	2.14	2.39	—	4.31	—	—	—
U058	其他营养缺乏症	1.4	7.9	—	—	—	—	—	—	—	—	—	0.77	—	—	—	4.77	2.75	4.31	—	201.27	—
U059	II. 慢性非传染性疾病	494.11	268.52	39.3	13.04	14	16.96	30.86	42.58	70.46	70.15	124.47	213.61	661.49	559.53	1045.75	1472.69	2377.49	4376.29	8002.85	13624.4	—
U060	A. 恶性肿瘤	84.65	7.9	2.07	4.35	5.6	2.12	3.09	6.23	14.3	14.98	42.29	66.32	205.17	159.2	362.16	286.42	354.15	581.5	712.42	572.84	—
U061	1. 唇、口腔和咽恶性肿瘤	2.48	—	—	—	1.4	—	—	—	—	0.79	2.39	1.54	5.31	7.73	8.57	7.16	10.98	17.23	7.92	15.48	—
U062	2. 食道癌	6.51	—	—	—	—	—	—	1.04	—	—	2.39	3.08	14.15	18.55	34.29	16.71	43.93	51.69	31.66	—	—
U063	3. 胃癌	14.42	—	—	—	—	—	—	—	3.06	1.58	7.98	12.34	31.84	27.82	53.57	62.06	60.4	103.38	126.65	92.89	—
U064	4. 结直肠癌	6.2	—	—	—	—	—	—	—	1.02	—	1.6	4.63	14.15	9.27	30	14.32	32.94	21.54	118.74	77.41	—
U065	5. 肝癌	15.19	—	—	—	—	—	0.77	1.04	1.02	6.31	11.97	13.88	38.91	27.82	60	66.83	52.16	94.76	102.91	30.96	—

续表

疾病编码	疾病名称	总计	0-	1-	5-	10-	15-	20-	25-	30-	35-	40-	45-	50-	55-	60-	65-	70-	75-	80-	85及以上	不详
U066	6.胰腺癌	1.47	-	-	-	-	-	-	-	-	-	-	1.54	8.84	1.55	4.29	4.77	2.75	12.92	15.83	15.48	-
U067	7.肺癌	14.19	-	-	-	-	-	-	-	1.02	-	3.99	9.25	44.22	24.73	66.43	40.58	60.4	111.99	134.57	170.31	-
U068	8.皮肤癌	0.47	-	-	-	-	-	-	-	-	-	0.8	0.77	3.54	1.55	4.29	4.77	2.75	4.31	15.83	-	-
U069	9.乳腺癌	1.71	-	-	-	-	-	-	-	-	-	-	3.08	8.84	3.09	4.29	-	10.98	8.61	7.92	-	-
U070	10.子宫颈癌	2.4	-	-	-	-	-	-	-	1.02	2.36	1.6	2.31	7.07	7.73	19.29	-	-	-	-	-	-
U071	11.子宫体癌	1.4	-	-	-	-	-	-	1.04	-	0.79	0.8	0.77	7.07	7.73	6.43	4.77	2.75	4.31	7.92	-	-
U072	12.卵巢癌	0.54	-	-	-	-	-	-	-	-	-	0.8	-	1.77	-	6.43	-	-	-	-	-	-
U073	13.前列腺癌	1.01	-	-	-	-	-	-	-	-	-	-	0.77	-	-	6.43	2.39	2.75	17.23	15.83	30.96	-
U074	14.膀胱癌	1.09	-	-	-	-	-	-	-	-	-	-	0.77	-	-	8.57	-	-	12.92	15.83	46.45	-
U075	15.淋巴瘤与多发性骨髓瘤	1.63	-	-	1.45	-	1.06	-	-	-	-	0.8	1.54	-	3.09	2.14	11.93	8.24	12.92	15.83	-	-
U076	16.白血病	1.94	7.9	-	1.45	2.8	1.06	0.77	-	2.04	-	1.6	1.54	-	3.09	6.43	7.16	8.24	8.61	-	-	-
U077	其他	12.02	-	2.07	1.45	1.4	-	1.54	2.08	4.08	3.15	5.59	8.48	19.46	15.46	45	42.96	54.91	99.07	94.99	92.89	-
U078	B.其他肿瘤	1.01	7.9	-	-	-	-	0.77	-	-	-	0.8	-	-	1.55	4.29	4.77	4.31	4.31	15.83	30.96	-
U079	C.糖尿病	10.39	-	-	-	-	2.12	0.77	1.04	2.04	1.58	3.19	3.08	15.92	12.37	21.43	62.06	68.63	77.53	142.48	154.82	-
U080	D.内分泌、营养和代谢疾病	1.71	-	-	-	-	-	-	-	-	1.58	2.39	0.77	-	1.55	2.14	4.77	2.75	12.92	15.83	-	-
U081	E.神经系统和精神障碍疾病	9.53	4.14	-	2.9	2.8	2.12	4.63	5.19	3.06	3.15	4.79	3.08	10.61	10.82	4.29	16.71	16.47	68.92	118.74	433.5	-
U082	1.单相精神抑郁部	0.39	-	-	-	-	1.06	-	2.08	-	-	-	-	-	1.55	-	-	2.75	4.31	-	-	-
U083	2.双相情感障碍	0.16	-	-	-	-	-	-	-	-	0.79	-	-	-	-	-	-	-	-	-	-	-
U084	3.精神分裂症	0.31	-	-	-	-	-	1.54	1.04	-	-	-	0.77	1.77	1.55	-	-	-	-	-	-	-
U085	4.癫痫症	0.85	4.14	-	2.9	-	1.06	1.54	1.04	-	-	0.8	-	1.77	3.09	2.14	-	-	-	-	-	-
U086	5.酒精使用所致精神障碍	0.78	-	-	-	-	-	-	-	1.02	0.79	0.8	0.77	3.54	1.55	-	2.39	-	-	-	-	-
U087	6.阿尔茨海默病和其他痴呆	3.18	-	-	-	-	-	-	-	-	0.79	-	-	-	-	-	-	10.98	34.46	71.24	247.72	-
U088	7.帕金森病	0.39	-	-	-	-	-	-	-	-	-	0.8	-	-	-	-	-	-	-	-	-	-
U089	8.多发性硬化	-	-	-	-	-	-	-	-	-	-	-	-	-	-	-	-	-	-	-	-	-
U090	9.药物使用所致精神障碍	0.23	-	-	-	-	-	-	-	-	-	1.6	-	-	-	-	4.77	-	-	-	30.96	-
U091	10.创伤后应激障碍	-	-	-	-	-	-	-	-	-	-	-	-	-	-	-	-	-	-	-	-	-
U092	11.强迫症	-	-	-	-	-	-	-	-	-	-	-	-	-	-	-	-	-	-	-	-	-
U093	12.惊恐障碍	-	-	-	-	-	-	-	-	-	-	-	-	-	-	-	-	-	-	-	-	-
U094	13.失眠症	-	-	-	-	-	-	-	-	-	-	-	-	-	-	-	-	-	-	-	-	-
U095	14.偏头痛	-	-	-	-	-	-	-	-	-	-	-	-	-	-	-	-	-	-	-	-	-
U096	15.由于铅暴露引起的精神发育障碍	-	-	-	-	-	-	-	-	-	-	-	-	-	-	-	-	-	-	-	-	-
U097	其他	3.02	-	-	2.9	1.4	-	1.54	1.04	1.02	0.79	-	2.31	1.77	3.09	2.14	7.16	2.75	30.15	39.58	123.86	-
U098	F.感官疾病	0.08	-	-	-	-	-	-	-	-	-	-	-	1.77	-	-	-	-	-	-	-	-

续 表

疾病编码	疾病名称	总计	\(\leftarrow\) 年龄组（岁） \(\rightarrow\)																			
			0–	1–	5–	10–	15–	20–	25–	30–	35–	40–	45–	50–	55–	60–	65–	70–	75–	80–	85及以上	不详
U099	1. 青光眼	—	—	—	—	—	—	—	—	—	—	—	—	—	—	—	—	—	—	—	—	—
U100	2. 白内障	—	—	—	—	—	—	—	—	—	—	—	—	—	—	—	—	—	—	—	—	—
U101	3. 与年龄有关的视觉障碍	—	—	—	—	—	—	—	—	—	—	—	—	—	—	—	—	—	—	—	—	—
U102	4. 成年开始的听力损失	—	—	—	—	—	—	—	—	—	—	—	—	—	—	—	—	—	—	—	—	—
U103	其他	0.08	—	—	—	—	—	—	—	—	—	—	—	1.77	—	—	—	—	—	—	—	—
U104	G. 心血管疾病	284.73	—	4.14	2.9	—	6.36	12.34	21.81	35.74	40.2	48.67	114.9	328.98	282.86	501.45	801.99	1411.12	2674.88	5200.67	9273.88	—
U105	1. 风湿性心脏病	11.05	—	—	—	—	2.12	—	1.04	—	2.36	0.8	6.17	17.69	7.73	17.14	38.19	57.65	133.53	174.15	232.23	—
U106	2. 高血压及并发症	64.57	—	—	—	—	—	0.77	1.04	2.04	0.79	0.8	13.11	37.14	34	90	147.99	321.21	719.33	1511.91	2910.67	—
U107	3. 缺血性心脏病	81.01	—	—	1.45	—	3.18	2.31	11.42	14.3	10.25	13.56	36.25	111.43	81.92	167.15	253.01	373.37	607.34	1583.16	2508.13	—
U108	4. 脑血管病	106.36	—	—	—	—	—	5.4	6.23	13.27	22.86	23.94	48.58	139.73	136.02	201.44	300.74	549.07	1025.16	1630.65	2941.63	—
U109	5. 炎性心脏病	4.26	—	2.07	1.45	—	1.06	—	1.04	1.02	0.79	1.6	3.08	10.61	9.27	2.14	9.55	10.98	34.46	55.41	123.86	—
U110	其他	16.9	—	2.07	—	—	1.06	3.86	1.04	5.11	2.36	7.98	7.71	12.38	13.91	23.57	50.12	96.09	150.76	245.39	510.92	—
U111	H. 主要呼吸系统疾病	65.35	7.9	4.14	—	1.4	—	0.77	—	1.02	—	4.79	4.63	37.14	30.91	90	190.95	359.64	758.1	1488.17	2585.54	—
U112	1. 慢性阻塞性肺疾病	60.08	—	—	—	1.4	—	—	—	1.02	1.02	1.6	3.86	31.84	27.82	83.57	181.4	334.93	676.26	1424.84	2446.2	—
U113	2. 哮喘	2.79	—	—	—	—	—	0.77	—	—	—	0.8	—	5.31	3.09	2.14	7.16	13.73	25.84	63.33	92.89	—
U114	其他	2.48	7.9	4.14	—	1.4	—	—	—	1.02	—	2.39	0.77	—	—	4.29	2.39	10.98	56	46.45	46.45	—
U115	I. 主要消化系统疾病	17.52	23.69	4.14	1.45	—	1.06	0.77	—	8.17	5.52	12.77	13.88	35.37	37.1	38.57	52.51	98.83	94.76	126.65	170.31	—
U116	1. 消化性溃疡	2.25	—	—	—	—	—	—	—	2.04	0.79	3.99	2.31	5.31	1.55	—	4.77	13.73	8.61	23.75	30.96	—
U117	2. 肝硬化	8.68	—	—	—	—	—	0.77	—	3.06	3.15	3.99	8.48	26.53	27.82	32.14	28.64	49.42	21.54	31.66	15.48	—
U118	3. 阑尾炎	0.23	—	—	—	—	—	—	—	—	—	—	—	—	—	—	—	—	4.31	—	30.96	—
U119	其他	6.36	23.69	4.14	1.45	—	1.06	—	—	3.06	1.58	4.79	3.08	3.54	7.73	6.43	19.09	35.69	60.3	71.24	92.89	—
U120	J. 主要泌尿生殖系统疾病	13.57	—	—	—	1.4	1.06	7.71	7.27	4.08	3.15	3.99	5.4	24.76	20.09	17.14	38.19	63.14	94.76	166.23	294.16	—
U121	1. 肾炎和肾病	12.48	—	—	—	1.4	1.06	7.71	7.27	4.08	3.15	3.99	5.4	24.76	18.55	17.14	33.42	63.14	81.84	126.65	247.72	—
U122	2. 前列腺增生	0.08	—	—	—	—	—	—	—	—	—	—	—	—	—	—	—	—	—	7.92	—	—
U123	其他	1.01	—	—	—	—	—	—	—	—	—	—	—	1.55	—	—	4.77	—	12.92	31.66	92.89	—
U124	K. 皮肤病	0.47	—	—	—	—	—	—	—	—	—	—	—	—	—	—	2.39	—	4.31	7.92	46.45	—
U125	L. 肌肉骨骼和结缔组织疾病	1.32	—	—	—	—	—	—	—	1.02	—	0.8	0.77	—	1.55	4.29	11.93	2.75	—	7.92	61.93	—
U126	1. 风湿性关节炎	0.54	—	—	—	—	—	—	—	1.02	—	—	0.77	—	—	4.29	2.39	2.75	—	7.92	30.96	—
U127	2. 骨关节炎	—	—	—	—	—	—	—	—	—	—	—	—	—	—	—	—	—	—	—	—	—
U128	3. 痛风	0.31	—	—	—	—	—	—	—	—	—	—	—	—	—	—	7.16	—	—	—	—	—
U129	4. 腰痛	—	—	—	—	—	—	—	—	—	—	—	—	—	—	—	—	—	—	—	—	—
U130	其他	0.47	—	—	—	—	—	—	—	1.02	—	—	—	—	1.55	—	2.39	2.75	—	—	30.96	—
U131	M. 先天异常	3.8	221.13	20.69	1.45	2.8	2.12	—	1.04	1.02	—	—	0.77	1.77	1.55	—	2.39	—	4.31	—	30.96	—

续　表

疾病编码	疾病名称	总计	\n年龄组（岁）																			
			0 –	1 –	5 –	10 –	15 –	20 –	25 –	30 –	35 –	40 –	45 –	50 –	55 –	60 –	65 –	70 –	75 –	80 –	85 及以上	不详
U132	1. 腹壁缺损	–	–	–	–	–	–	–	–	–	–	–	–	–	–	–	–	–	–	–	–	–
U133	2. 无脑畸形	–	–	–	–	–	–	–	–	–	–	–	–	–	–	–	–	–	–	–	–	–
U134	3. 肛门直肠闭锁	–	–	–	–	–	–	–	–	–	–	–	–	–	–	–	–	–	–	–	–	–
U135	4. 唇裂	–	–	–	–	–	–	–	–	–	–	–	–	–	–	–	–	–	–	–	–	–
U136	5. 腭裂	0.16	15.8	–	–	–	–	–	–	–	–	–	–	–	–	–	–	–	–	–	–	–
U137	6. 食管闭锁	–	–	–	–	–	–	–	–	–	–	–	–	–	–	–	–	–	–	–	–	–
U138	7. 肾发育不全	–	–	–	–	–	–	–	–	–	–	–	–	–	–	–	–	–	–	–	–	–
U139	8. 唐氏综合征	0.08	7.9	–	–	–	–	–	–	–	–	–	–	–	–	–	–	–	–	–	–	–
U140	9. 先天性心脏异常	3.1	157.95	20.69	1.45	2.8	2.12	–	1.04	1.02	–	–	0.77	1.77	1.55	–	–	–	–	–	–	–
U141	10. 脊柱裂	0.08	7.9	–	–	–	–	–	–	–	–	–	–	–	–	–	–	–	–	–	–	–
U142	其他	0.39	31.59	–	–	–	–	–	–	–	–	–	–	–	–	–	–	–	4.31	–	–	–
U143	N. 口腔疾病	–	–	–	–	–	–	–	–	–	–	–	–	–	–	–	–	–	–	–	–	–
U144	1. 龋齿	–	–	–	–	–	–	–	–	–	–	–	–	–	–	–	–	–	–	–	–	–
U145	2. 牙周病	–	–	–	–	–	–	–	–	–	–	–	–	–	–	–	–	–	–	–	–	–
U146	3. 无牙症	–	–	–	–	–	–	–	–	–	–	–	–	–	–	–	–	–	–	–	–	–
U147	其他	–	–	–	–	–	–	–	–	–	–	–	–	–	–	–	–	–	–	–	–	–
U148	Ⅲ. 伤害	59.46	86.87	43.44	18.84	11.2	18.02	32.4	45.7	55.14	44.14	65.43	68.63	127.35	60.28	111.43	100.25	98.83	159.37	213.73	387.06	–
U149	A. 意外伤害	45.97	86.87	43.44	17.39	9.8	15.9	22.37	34.27	50.03	37.05	48.67	52.44	102.58	41.73	75	69.22	65.89	103.38	166.23	340.61	–
U150	1. 道路交通事故	19.38	–	16.55	5.8	1.4	10.6	12.34	24.93	30.63	17.34	24.73	19.28	37.14	17	32.14	28.64	19.22	21.54	31.66	61.93	–
U151	2. 意外中毒	9.77	–	–	–	1.4	1.06	3.09	3.12	9.19	9.46	11.97	16.97	35.37	17	19.29	9.55	21.96	25.84	7.92	15.48	–
U152	3. 意外跌落	8.22	–	2.07	1.45	1.4	–	3.09	3.12	5.11	4.73	5.59	10.8	15.92	6.18	12.86	23.87	16.47	30.15	94.99	154.82	–
U153	4. 火灾	0.7	7.9	–	–	–	–	0.77	–	–	0.8	0.8	0.77	–	–	–	–	–	4.31	–	–	–
U154	5. 溺水	3.64	15.8	14.48	8.69	7	3.18	2.31	–	4.08	2.36	0.8	2.31	1.77	1.55	2.14	2.39	5.49	8.61	7.92	15.48	–
U155	其他	4.26	63.18	10.34	1.45	1.4	1.06	0.77	3.12	1.02	3.15	4.79	2.31	12.38	–	6.43	4.77	2.75	12.92	15.83	61.93	–
U156	B. 故意伤害	13.49	–	–	1.45	1.4	2.12	10.03	11.42	5.11	7.09	16.76	16.19	24.76	18.55	36.43	31.03	32.94	56	47.49	46.45	–
U157	1. 自杀及后遗症	12.56	–	–	1.45	1.4	2.12	10.03	7.27	5.11	6.31	15.96	14.65	22.99	18.55	32.14	31.03	30.2	56	47.49	46.45	–
U158	2. 他杀及后遗症	0.93	–	–	–	–	–	–	4.15	–	0.79	0.8	1.54	1.77	–	4.29	–	2.75	–	–	–	–
U159	3. 战争	–	–	–	–	–	–	–	–	–	–	–	–	–	–	–	–	–	–	–	–	–
U160	其他	–	–	–	–	–	–	–	–	–	–	–	–	–	–	–	–	–	–	–	–	–
U161	其他剩余疾病	1.78	7.9	2.07	–	–	2.12	–	–	–	2.36	0.8	1.54	1.77	3.09	2.14	–	–	21.54	7.92	46.45	–

表 4-26 2018 年丽江市死因别、年龄别死亡率（男）

（单位：1/10 万）

疾病编码	疾病名称	总计	年龄组（岁）																			不详
			0-	1-	5-	10-	15-	20-	25-	30-	35-	40-	45-	50-	55-	60-	65-	70-	75-	80-	85及以上	
U000	全死因	702.05	1185.89	113.08	54.38	40.47	63.02	83.52	127.7	188.08	170.12	281.03	411.65	1075.05	889.09	1623.79	2236.89	3321.29	6099.94	11588.07	20258.81	-
U001	I. 传染病、母婴疾病和营养缺乏性疾病	68.87	756	38.99	5.44	-	4.2	-	2	1.96	4.36	13.31	11.6	20.03	27.31	55.55	118.25	273.86	634.39	2021.17	4596.16	-
U002	A. 传染病和寄生虫病	11.4	88.94	3.9	2.72	-	4.2	-	2	1.96	4.36	11.83	7.25	16.69	18.21	25.64	39.42	40.79	29.28	153.99	223.11	-
U003	1. 结核病	1.95	-	-	-	-	4.2	-	2	1.96	2.96	-	-	-	-	4.27	4.93	11.65	9.76	38.5	-	-
U004	2. 性传播疾病	-	-	-	-	-	-	-	-	-	-	-	-	-	-	-	-	-	-	-	-	-
U005	a. 梅毒	-	-	-	-	-	-	-	-	-	-	-	-	-	-	-	-	-	-	-	-	-
U006	b. 衣原体病	-	-	-	-	-	-	-	-	-	-	-	-	-	-	-	-	-	-	-	-	-
U007	c. 淋病	-	-	-	-	-	-	-	-	-	-	-	-	-	-	-	-	-	-	-	-	-
U008	d. 其他	-	-	-	-	-	-	-	-	-	-	-	-	-	-	-	-	-	-	-	-	-
U009	3. 艾滋病	0.3	-	-	-	-	-	-	-	-	-	-	-	3.34	-	-	-	-	-	19.25	-	-
U010	4. 腹泻性疾病	-	-	-	-	-	-	-	-	-	-	-	-	-	-	-	-	-	-	-	-	-
U011	5. 好发于儿童期的疾病	0.3	-	-	-	-	-	-	-	-	-	-	1.45	-	-	-	-	5.83	-	-	-	-
U012	a. 百日咳	-	-	-	-	-	-	-	-	-	-	-	-	-	-	-	-	-	-	-	-	-
U013	b. 脊髓灰质炎及后遗症	-	-	-	-	-	-	-	-	-	-	-	-	-	-	-	-	-	-	-	-	-
U014	c. 白喉	-	-	-	-	-	-	-	-	-	-	-	-	-	-	-	-	-	-	-	-	-
U015	d. 麻疹	-	-	-	-	-	-	-	-	-	-	-	-	-	-	-	-	-	-	-	-	-
U016	e. 破伤风	0.3	44.47	-	-	-	-	-	-	-	-	-	-	-	-	-	-	-	-	-	-	-
U017	6. 脑膜炎	1.05	-	-	-	-	-	-	-	-	-	1.48	1.45	-	3.03	4.27	-	5.83	-	-	-	-
U018	7. 乙型肝炎	5.55	-	-	2.72	-	-	-	-	-	-	5.92	5.8	10.02	15.17	12.82	19.71	17.48	9.76	77	133.87	-
U019	丙型肝炎	-	-	-	-	-	-	-	-	-	-	-	-	-	-	-	-	-	-	-	-	-
U020	8. 疟疾	-	-	-	-	-	-	-	-	-	-	-	-	-	-	-	-	-	-	-	-	-
U021	9. 热带病	-	-	-	-	-	-	-	-	-	-	-	-	-	-	-	-	-	-	-	-	-
U022	a. 锥虫病	-	-	-	-	-	-	-	-	-	-	-	-	-	-	-	-	-	-	-	-	-
U023	b. 南美锥虫病	-	-	-	-	-	-	-	-	-	-	-	-	-	-	-	-	-	-	-	-	-
U024	c. 血吸虫病	-	-	-	-	-	-	-	-	-	-	-	-	-	-	-	-	-	-	-	-	-
U025	d. 利什曼病	-	-	-	-	-	-	-	-	-	-	-	-	-	-	-	-	-	-	-	-	-
U026	e. 淋巴丝虫病	-	-	-	-	-	-	-	-	-	-	-	-	-	-	-	-	-	-	-	-	-
U027	f. 盘尾丝虫病	-	-	-	-	-	-	-	-	-	-	-	-	-	-	-	-	-	-	-	-	-
U028	10. 麻风病	-	-	-	-	-	-	-	-	-	-	-	-	-	-	-	-	-	-	-	-	-
U029	11. 登革热	-	-	-	-	-	-	-	-	-	-	-	-	-	-	-	-	-	-	-	-	-
U030	12. 流行性乙型脑炎	-	-	-	-	-	-	-	-	-	-	-	-	-	-	-	-	-	-	-	-	-
U031	13. 沙眼	-	-	-	-	-	-	-	-	-	-	-	-	-	-	-	-	-	-	-	-	-
U032	14. 肠线虫感染	-	-	-	-	-	-	-	-	-	-	-	-	-	-	-	-	-	-	-	-	-

续表

疾病编码	疾病名称	总计	0-	1-	5-	10-	15-	20-	25-	30-	35-	40-	45-	50-	55-	60-	65-	70-	75-	80-	85及以上	不详
														年龄组（岁）								
U033	a. 蛔虫病	-	-	-	-	-	-	-	-	-	-	-	-	-	-	-	-	-	-	-	-	-
U034	b. 囊虫病	-	-	-	-	-	-	-	-	-	-	-	-	-	-	-	-	-	-	-	-	-
U035	c. 钩虫病	-	-	-	-	-	-	-	-	-	-	-	-	-	-	-	-	-	-	-	-	-
U036	d. 其他	-	-	-	-	-	-	-	-	-	-	-	-	-	-	-	-	-	-	-	-	-
U037	其他传染病	2.25	44.47	3.9	-	-	-	-	-	-	-	1.48	-	3.34	-	4.27	14.78	5.83	9.76	19.25	89.25	-
U038	B. 呼吸系统感染	49.81	118.59	27.29	-	-	-	-	-	-	-	1.48	-	3.34	9.1	29.91	73.91	233.07	585.59	1867.18	4105.31	-
U039	1. 下呼吸道感染	49.66	118.59	27.29	-	-	-	-	-	-	-	1.48	-	3.34	9.1	29.91	73.91	233.07	575.83	1867.18	4105.31	-
U040	2. 上呼吸道感染	0.15	-	-	-	-	-	-	-	-	-	-	-	-	-	-	-	-	9.76	-	-	-
U041	3. 中耳炎	-	-	-	-	-	-	-	-	-	-	-	-	-	-	-	-	-	-	-	-	-
U042	C. 妊娠、分娩和产褥期并发症	5.55	-	-	-	-	-	-	-	-	-	-	-	-	-	-	-	-	-	-	-	-
U043	1. 孕产妇出血	2.4	-	-	-	-	-	-	-	-	-	-	-	-	-	-	-	-	-	-	-	-
U044	2. 产妇败血症	2.4	-	-	-	-	-	-	-	-	-	-	-	-	-	-	-	-	-	-	-	-
U045	3. 妊娠高血压综合征	0.75	-	-	-	-	-	-	-	-	-	-	-	-	-	-	-	-	-	-	-	-
U046	4. 梗阻性分娩	-	-	-	-	-	-	-	-	-	-	-	-	-	-	-	-	-	-	-	-	-
U047	5. 流产	-	-	-	-	-	-	-	-	-	-	-	-	-	-	-	-	-	-	-	-	-
U048	其他	-	-	-	-	-	-	-	-	-	-	-	-	-	-	-	-	-	-	-	-	-
U049	D. 起源于围生期的情况	—	518.83	7.8	-	-	-	-	-	-	-	-	-	-	-	-	-	-	-	-	-	-
U050	1. 出生低体重	—	237.18	-	-	-	-	-	-	-	-	-	-	-	-	-	-	-	-	-	-	-
U051	2. 出生产伤和窒息	—	207.53	7.8	-	-	-	-	-	-	-	-	-	-	-	-	-	-	-	-	-	-
U052	其他	—	74.12	-	-	-	-	-	-	-	-	-	-	-	-	-	-	-	-	-	-	-
U053	E. 营养缺乏	2.1	29.65	-	2.72	-	-	-	-	-	-	-	2.9	-	-	-	4.93	-	19.52	-	267.74	-
U054	1. 蛋白质－能量营养不良	0.75	14.82	-	-	-	-	-	-	-	-	-	-	-	-	-	-	-	-	-	-	-
U055	2. 碘缺乏	-	-	-	-	-	-	-	-	-	-	-	-	-	-	-	-	-	-	-	-	-
U056	3. 维生素 A 缺乏病	-	-	-	-	-	-	-	-	-	-	-	-	-	-	-	-	-	-	-	-	-
U057	4. 缺铁性贫血	0.15	14.82	-	-	-	-	-	-	-	-	-	-	-	-	-	-	-	-	-	-	-
U058	其他营养缺乏	1.2	-	-	2.72	-	-	-	-	-	-	-	2.9	-	-	-	4.93	-	9.76	-	267.74	-
U059	II. 慢性非传染性疾病	548.71	340.94	38.99	13.6	21.59	25.21	34.03	49.88	101.88	98.87	173.06	302.94	868.06	779.85	1427.23	1960.98	2913.41	5221.55	9239.65	15261.04	-
U060	A. 恶性肿瘤	103.23	14.82	14.82	5.44	8.09	2.1	6.19	7.98	17.63	15.99	56.21	81.17	257.08	200.27	482.86	438.51	448.67	702.71	943.21	713.97	-
U061	1. 唇、口腔和咽恶性肿瘤	2.7	-	-	-	2.7	-	-	2	1.45	-	2.96	1.45	10.02	12.14	12.82	9.85	-	-	-	38.5	-
U062	2. 食道癌	10.35	-	-	-	-	-	-	2	-	1.45	4.44	4.35	23.37	33.38	68.37	34.49	81.58	48.8	38.5	192.49	-
U063	3. 胃癌	16.8	-	-	-	-	-	-	-	3.92	-	11.83	15.94	43.4	24.28	72.64	83.76	75.75	97.6	192.49	89.25	-
U064	4. 结直肠癌	6.45	-	-	-	-	-	-	-	-	1.45	1.48	24.64	16.69	15.17	34.19	24.64	40.79	29.28	115.5	89.25	-
U065	5. 肝癌	22.66	-	-	-	-	-	1.55	2	1.96	11.63	17.75	24.64	60.1	42.48	98.28	103.47	64.1	165.92	115.5	44.62	-

续　表

疾病编码	疾病名称	总计	0–	1–	5–	10–	15–	20–	25–	30–	35–	40–	45–	50–	55–	60–	65–	70–	75–	80–	85及以上	不详
U066	6. 胰腺癌	1.65	-	-	-	-	-	-	-	-	-	-	2.9	13.35	45.52	4.27	9.85	-	9.76	19.25	-	-
U067	7. 肿瘤	20.26	-	-	-	-	-	-	-	1.96	-	5.92	14.49	63.43	-	94.01	73.91	99.06	156.16	211.74	223.11	-
U068	8. 皮肤癌	0.15	-	-	-	-	-	-	-	-	-	-	-	-	-	-	-	-	-	19.25	-	-
U069	9. 乳腺癌	0.15	-	-	-	-	-	-	-	-	-	-	-	-	-	4.27	-	-	-	-	-	-
U070	10. 子宫颈癌	-	-	-	-	-	-	-	-	-	-	-	-	-	-	-	-	-	-	-	-	-
U071	11. 子宫体癌	-	-	-	-	-	-	-	-	-	-	-	-	-	-	-	-	-	-	-	-	-
U072	12. 卵巢癌	-	-	-	-	-	-	-	-	-	-	-	-	-	-	-	-	-	-	-	-	-
U073	13. 前列腺癌	1.95	-	-	-	-	-	-	-	-	-	-	1.45	-	-	12.82	-	5.83	39.04	38.5	89.25	-
U074	14. 膀胱癌	1.8	-	-	-	-	-	-	-	-	-	-	1.45	-	-	12.82	4.93	5.83	29.28	38.5	89.25	-
U075	15. 淋巴瘤与多发性骨髓瘤	1.65	14.82	-	2.72	2.7	2.1	1.55	-	1.96	-	1.48	1.45	-	3.03	-	14.78	17.48	-	38.5	-	-
U076	16. 白血病	2.55	-	-	2.72	2.7	-	3.09	-	1.96	-	1.48	1.45	-	6.07	8.55	9.85	-	-	-	-	-
U077	其他	14.1	-	-	-	-	-	-	2	5.88	1.45	8.87	10.15	26.71	18.21	59.82	68.98	58.27	126.88	115.5	89.25	-
U078	B. 其他肿瘤	0.9	-	-	-	-	-	1.55	-	-	-	-	-	-	-	4.27	9.85	-	-	19.25	44.62	-
U079	C. 糖尿病	11.7	-	-	-	-	-	-	-	-	2.91	4.44	4.35	20.03	15.17	17.09	64.05	99.06	97.6	173.24	267.74	-
U080	D. 内分泌紊乱	1.95	-	-	-	-	4.2	-	-	3.92	1.45	2.96	1.45	-	3.03	4.27	4.93	-	9.76	19.25	-	-
U081	E. 神经系统和精神障碍疾病	10.2	-	7.8	2.72	2.7	4.2	6.19	3.99	3.92	2.91	7.4	5.8	10.02	21.24	-	14.78	17.48	87.84	115.5	535.48	-
U082	1. 单相抑郁障碍	0.3	-	-	-	-	2.1	-	-	-	-	-	-	-	3.03	-	-	-	-	-	-	-
U083	2. 双相情感障碍	-	-	-	-	-	-	-	-	-	-	-	-	-	-	-	-	-	-	-	-	-
U084	3. 精神分裂症	0.15	-	7.8	-	-	-	1.55	2	-	-	-	-	-	3.03	-	-	-	-	-	-	-
U085	4. 癫痫症	1.2	-	-	-	-	2.1	3.09	-	-	-	1.48	1.45	-	6.07	-	-	-	-	-	-	-
U086	5. 酒精使用所致精神障碍	1.2	-	-	-	-	-	-	-	-	1.45	1.48	1.45	6.68	3.03	-	4.93	-	-	-	-	-
U087	6. 阿尔茨海默病和其他痴呆	3.15	-	-	-	-	-	-	-	-	-	-	-	3.34	6.07	-	-	11.65	48.8	77	356.98	-
U088	7. 帕金森病	0.6	-	-	-	-	-	-	-	-	-	1.48	-	-	-	-	-	-	-	-	-	-
U089	8. 多发性硬化	-	-	-	-	-	-	-	-	-	-	-	-	-	-	-	9.85	-	-	-	44.62	-
U090	9. 药物使用所致精神障碍	0.45	-	-	-	-	-	-	-	1.96	-	2.96	-	-	-	-	-	-	-	-	-	-
U091	10. 创伤后应激障碍	-	-	-	-	-	-	-	-	-	-	-	-	-	-	-	-	-	-	-	-	-
U092	11. 强迫症	-	-	-	-	-	-	-	-	-	-	-	-	-	-	-	-	-	-	-	-	-
U093	12. 惊恐障碍	-	-	-	-	-	-	-	-	-	-	-	-	-	-	-	-	-	-	-	-	-
U094	13. 失眠症	-	-	-	-	-	-	-	-	-	-	-	-	-	-	-	-	-	-	-	-	-
U095	14. 偏头痛	-	-	-	-	-	-	-	-	-	-	-	-	-	-	-	-	-	-	-	-	-
U096	15. 由于铅暴露引起的精神发育障碍	-	-	-	-	-	-	-	-	-	-	-	-	-	-	-	-	-	-	-	-	-
U097	其他	3	-	-	2.72	2.7	-	1.55	2	1.96	1.45	-	4.35	-	6.07	-	-	5.83	39.04	38.5	89.25	-
U098	F. 感官疾病	0.15	-	-	-	-	-	-	-	-	-	-	-	3.34	-	-	-	-	-	-	-	-

续表

疾病编码	疾病名称	总计	0–	1–	5–	10–	15–	20–	25–	30–	35–	40–	45–	50–	55–	60–	65–	70–	75–	80–	85及以上	不详
U099	青光眼	—	—	—	—	—	—	—	—	—	—	—	—	—	—	—	—	—	—	—	—	—
U100	白内障	—	—	—	—	—	—	—	—	—	—	—	—	—	—	—	—	—	—	—	—	—
U101	与年龄有关的视觉障碍	—	—	—	—	—	—	—	—	—	—	—	—	—	—	—	—	—	—	—	—	—
U102	成年开始的听力损失	—	—	—	—	—	—	—	—	—	—	—	—	—	—	—	—	—	—	—	—	—
U103	其他	0.15	—	—	—	—	—	—	—	—	—	—	—	3.34	—	—	—	—	—	—	—	—
U104	G.心血管疾病	302.64	—	3.9	5.44	10.5	15.47	—	25.94	52.9	61.07	68.04	171.04	437.37	412.68	692.25	1029.76	1608.2	3132.93	5543.79	10263.28	—
U105	1.风湿性心脏病	10.2	—	—	—	—	2.1	—	2	1.96	4.36	1.48	8.7	20.03	9.1	21.37	44.34	64.1	107.36	115.5	267.74	—
U106	2.高血压及并发症	60.02	—	—	2.72	—	—	—	—	1.96	—	1.45	17.39	46.74	48.55	111.1	177.37	396.22	800.31	1424.45	3034.36	—
U107	3.缺血性心脏病	93.03	—	—	—	—	—	4.64	15.96	21.55	15.99	19.23	56.53	163.6	124.41	264.41	325.19	419.53	761.27	1809.43	3212.85	—
U108	4.脑血管病	115.83	—	—	2.72	6.3	6.19	—	7.98	19.59	31.99	31.06	72.47	173.61	191.17	256.39	394.17	617.64	1239.51	1924.93	3123.61	—
U109	5.炎症性心脏病	4.95	—	—	—	—	—	—	—	—	—	2.96	4.35	16.69	12.14	4.27	9.85	11.65	48.8	96.25	89.25	—
U110	6.其他	18.31	—	3.9	—	2.1	4.64	9.8	4.36	11.83	11.6	16.69	27.31	34.19	—	—	78.83	99.06	165.92	173.24	535.48	—
U111	H.主要呼吸系统疾病	71.27	14.82	7.8	—	2.7	—	—	1.96	1.96	8.87	—	5.8	46.74	42.48	149.56	241.43	501.11	956.47	1944.18	2855.87	—
U112	1.慢性阻塞性肺疾病	65.72	—	—	—	—	—	—	—	1.96	—	2.96	4.35	40.06	39.45	136.74	231.57	483.63	878.39	1847.93	2677.38	—
U113	2.哮喘	3.15	—	—	—	—	—	—	—	—	—	1.48	—	6.68	3.03	4.27	4.93	5.83	48.8	96.25	178.49	—
U114	3.其他	2.4	14.82	7.8	—	2.7	—	—	—	1.96	—	4.44	1.45	6.68	—	8.55	4.93	11.65	29.28	96.25	89.25	—
U115	I.主要消化系统疾病	25.36	29.65	—	—	—	1.55	1.55	13.71	10.18	—	19.23	21.74	66.77	63.72	64.1	73.91	151.5	117.12	211.74	89.25	—
U116	1.消化性溃疡	3.75	—	—	—	—	—	—	—	1.45	1.45	7.4	4.35	10.02	3.03	—	9.85	23.31	19.52	38.5	—	—
U117	2.肝硬化	13.35	—	—	—	—	1.55	1.55	—	3.92	5.82	5.92	11.6	50.08	48.55	59.82	39.42	75.75	29.28	19.25	19.25	—
U118	3.阑尾炎	—	—	—	—	—	—	—	—	—	—	—	—	—	—	—	—	—	—	—	—	—
U119	4.其他	8.25	29.65	—	—	—	—	3.09	5.88	2.91	5.8	5.92	5.8	6.68	12.14	4.27	24.64	52.44	68.32	153.99	89.25	—
U120	J.主要泌尿生殖系统疾病	15.3	—	—	—	—	—	3.09	9.98	7.84	4.36	4.44	10.15	26.71	21.24	12.82	59.12	81.58	107.36	250.24	401.61	—
U121	1.肾炎和肾病	13.95	—	—	—	—	—	3.09	9.98	7.84	4.36	4.44	10.15	26.71	21.24	12.82	54.2	81.58	87.84	173.24	312.36	—
U122	2.前列腺增生	0.15	—	—	—	—	—	—	—	—	—	—	—	—	—	—	—	—	—	—	—	—
U123	3.其他	1.2	—	—	—	—	—	—	—	—	—	—	—	—	—	—	4.93	—	19.52	77.09	89.25	—
U124	K.皮肤病	0.3	—	—	—	—	—	—	—	—	—	—	—	—	—	—	—	—	9.76	—	44.62	—
U125	L.肌肉骨骼和结缔组织疾病	1.5	—	—	—	—	—	—	—	—	—	—	1.45	—	—	—	24.64	5.83	—	—	44.62	—
U126	1.风湿性关节炎	0.6	—	—	—	—	—	—	—	—	—	—	1.45	—	—	—	4.93	—	—	—	44.62	—
U127	2.骨关节炎	—	—	—	—	—	—	—	—	—	—	—	—	—	—	—	—	—	—	—	—	—
U128	3.痛风	0.6	—	—	—	—	—	—	—	—	—	—	—	—	—	—	14.78	5.83	—	—	—	—
U129	4.腰痛	—	—	—	—	—	—	—	—	—	—	—	—	—	—	—	—	—	—	—	—	—
U130	5.其他	0.3	—	—	—	—	—	—	—	—	—	1.48	—	—	—	—	4.93	—	—	—	—	—
U131	M.先天异常	4.2	281.65	15.6	5.4	5.4	4.2	—	2	—	—	1.48	—	—	—	—	—	—	—	—	—	—

续 表

编码	疾病名称	总计	年龄组（岁）																			
			0-	1-	5-	10-	15-	20-	25-	30-	35-	40-	45-	50-	55-	60-	65-	70-	75-	80-	85及以上	不详
U132	1. 腹壁缺损	-	-	-	-	-	-	-	-	-	-	-	-	-	-	-	-	-	-	-	-	-
U133	2. 无脑畸形	-	-	-	-	-	-	-	-	-	-	-	-	-	-	-	-	-	-	-	-	-
U134	3. 肛门直肠闭锁	-	-	-	-	-	-	-	-	-	-	-	-	-	-	-	-	-	-	-	-	-
U135	4. 唇裂	0.15	14.82	-	-	-	-	-	-	-	-	-	-	-	-	-	-	-	-	-	-	-
U136	5. 腭裂	-	-	-	-	-	-	-	-	-	-	-	-	-	-	-	-	-	-	-	-	-
U137	6. 食管闭锁	-	-	-	-	-	-	-	-	-	-	-	-	-	-	-	-	-	-	-	-	-
U138	7. 肾发育不全	0.15	14.82	-	-	-	-	-	-	-	-	-	-	-	-	-	-	-	-	-	-	-
U139	8. 唐氏综合征	0.15	14.82	-	-	-	-	-	-	-	-	-	-	-	-	-	-	-	-	-	-	-
U140	9. 先天性心脏异常	3.3	192.71	15.6	-	5.4	4.2	-	2	-	-	-	-	-	-	-	-	-	-	-	-	-
U141	10. 脊柱裂	0.15	14.82	-	-	-	-	-	-	-	-	-	-	-	-	-	-	-	-	-	-	-
U142	其他	0.45	44.47	-	-	-	-	-	-	-	-	-	-	-	-	-	-	-	-	-	-	-
U143	N. 口腔疾病	-	-	-	-	-	-	-	-	-	-	-	-	-	-	-	-	-	-	-	-	-
U144	1. 龋齿	-	-	-	-	-	-	-	-	-	-	-	-	-	-	-	-	-	-	-	-	-
U145	2. 牙周病	-	-	-	-	-	-	-	-	-	-	-	-	-	-	-	-	-	-	-	-	-
U146	3. 无牙症	-	-	-	-	-	-	-	-	-	-	-	-	-	-	-	-	-	-	-	-	-
U147	其他	-	-	-	-	-	-	-	-	-	-	-	-	-	-	-	-	-	-	-	-	-
	III. 伤害																					
U148	A. 意外伤害	81.77	74.12	31.19	35.35	18.89	29.41	49.49	75.82	84.25	62.52	93.18	95.67	183.63	75.86	136.74	157.67	134.02	224.48	307.99	312.36	-
U149	1. 道路交通事故	66.62	74.12	31.19	32.63	16.19	25.21	40.21	55.87	76.41	55.25	75.43	79.72	156.92	51.59	111.1	113.32	87.4	165.92	250.24	267.74	-
U150	2. 意外中毒	28.81	-	7.8	10.88	2.7	16.8	21.65	39.91	50.94	26.17	35.5	27.54	53.42	13.21	47	59.12	23.31	29.28	38.5	89.25	-
U151	3. 意外跌落	16.05	-	-	2.72	2.7	2.1	4.64	5.99	5.88	7.27	8.87	15.94	20.03	6.07	21.37	29.56	11.65	48.8	173.24	44.62	-
U152	4. 火灾	0.6	-	-	-	-	-	1.55	-	-	-	1.48	-	-	-	-	-	-	-	-	-	-
U153	5. 溺水	4.8	74.12	19.5	16.32	-	4.2	4.64	-	3.92	2.91	1.48	2.9	23.37	3.03	4.27	4.93	5.83	9.76	-	44.62	-
U154	其他	6	-	3.9	2.72	10.79	-	1.55	3.99	1.96	5.82	8.87	2.9	-	-	8.55	9.85	5.83	19.52	19.25	89.25	-
U155	B. 故意伤害	15.15	-	-	2.72	2.7	4.2	9.28	19.95	7.84	7.27	17.75	15.94	26.71	24.28	25.64	44.34	46.61	58.56	57.75	44.62	-
U156	1. 自杀及后遗症	13.8	-	-	2.72	2.7	4.2	9.28	11.97	7.84	5.82	17.75	15.94	23.37	24.28	17.09	44.34	40.79	58.56	57.75	44.62	-
U157	2. 他杀及后遗症	1.35	-	-	-	-	-	-	7.98	-	1.45	-	-	3.34	-	8.55	-	5.83	-	-	-	-
U158	3. 战争	-	-	-	-	-	-	-	-	-	-	-	-	-	-	-	-	-	-	-	-	-
U159	其他	-	-	-	-	-	-	-	-	-	-	-	-	-	-	-	-	-	-	-	-	-
U160		-	-	-	-	-	-	-	-	-	-	-	-	-	-	-	-	-	-	-	-	-
U161	其他剩余疾病	2.7	14.82	3.9	-	-	4.2	-	-	-	4.36	1.48	1.45	3.34	6.07	4.27	-	-	19.52	19.25	89.25	-

表 4－27 2018 年丽江市死因因别、年龄别死亡率（女）

（单位：1/10 万）

疾病编码	疾病名称	总计	0-	1-	5-	10-	15-	20-	25-	30-	35-	40-	45-	50-	55-	60-	65-	70-	75-	80-	85及以上	不详
U000	全死因	551.86	659.23	105.75	18.61	11.64	14.98	43.1	49.82	63.98	60.25	100.47	156.55	504.01	381.2	790.96	1129.63	2206.3	4464.15	9196.02	17093.41	－
U001	I. 传染病、母婴疾病和营养缺乏性疾病	79.71	371.87	8.81	6.2	2.91	－	－	2.17	4.27	1.72	－	4.94	11.28	6.3	42.99	69.44	238.8	624.52	1909.12	3888.1	－
U002	A. 传染病和寄生虫病	7.7	16.9	4.41	3.1	－	－	－	－	2.13	1.72	－	3.3	11.28	3.15	21.49	13.89	51.91	92.52	53.78	71.12	－
U003	1. 结核病	1.44	－	－	－	－	－	－	－	－	－	3.76	－	－	4.3	4.63	10.38	30.84	－	－		－
U004	2. 性传播疾病	－	－	－	－	－	－	－	－	－	－	－	－	－	－	－	－	－	－	－	－	－
U005	a. 梅毒	－	－	－	－	－	－	－	－	－	－	－	－	－	－	－	－	－	－	－	－	－
U006	b. 衣原体疾病	－	－	－	－	－	－	－	－	－	－	－	－	－	－	－	－	－	－	－	－	－
U007	c. 淋病	－	－	－	－	－	－	－	－	－	－	－	－	－	－	－	－	－	－	－	－	－
U008	d. 其他	－	－	－	－	－	－	－	－	－	－	－	－	－	－	－	－	－	－	－	－	－
U009	3. 艾滋病	－	－	－	－	－	－	－	－	－	－	－	－	－	－	－	－	－	－	－	－	－
U010	4. 腹泻性疾病	0.16	－	4.41	－	－	－	－	－	－	－	－	－	－	－	－	－	－	－	－	－	－
U011	5. 好发于儿童期的疾病	－	－	－	－	－	－	－	－	－	－	－	－	－	－	－	－	－	－	－	－	－
U012	a. 百日咳	－	－	－	－	－	－	－	－	－	－	－	－	－	－	－	－	－	－	－	－	－
U013	b. 脊髓灰质炎及后遗症	－	－	－	－	－	－	－	－	－	－	－	－	－	－	－	－	－	－	－	－	－
U014	c. 白喉	－	－	－	－	－	－	－	－	－	－	－	－	－	－	－	－	－	－	－	－	－
U015	d. 麻疹	－	－	－	－	－	－	－	－	－	－	－	－	－	－	－	－	－	－	－	－	－
U016	e. 破伤风	－	－	－	－	－	－	－	－	－	－	－	－	－	－	－	－	－	－	－	－	－
U017	6. 脑膜炎	0.16	－	－	－	－	－	－	－	－	－	－	－	－	－	－	－	5.19	－	－	－	－
U018	7. 乙型肝炎	3.05	－	－	－	－	－	－	－	－	－	－	－	－	3.15	12.9	9.26	20.77	46.26	13.44	47.42	－
U019	丙型肝炎	－	－	－	－	－	－	－	－	－	－	－	－	－	－	－	－	－	－	－	－	－
U020	8. 疟疾	－	－	－	－	－	－	－	－	－	－	－	－	－	－	－	－	－	－	－	－	－
U021	9. 热带病	－	－	－	－	－	－	－	－	－	－	－	－	－	－	－	－	－	－	－	－	－
U022	维虫病	－	－	－	－	－	－	－	－	－	－	－	－	－	－	－	－	－	－	－	－	－
U023	南美锥虫病	－	－	－	－	－	－	－	－	－	－	－	－	－	－	－	－	－	－	－	－	－
U024	c. 血吸虫病	－	－	－	－	－	－	－	－	－	－	－	－	－	－	－	－	－	－	－	－	－
U025	e. 利什曼病	－	－	－	－	－	－	－	－	－	－	－	－	－	－	－	－	－	－	－	－	－
U026	淋巴性丝虫病	－	－	－	－	－	－	－	－	－	－	－	－	－	－	－	－	－	－	－	－	－
U027	f. 盘尾丝虫病	－	－	－	－	－	－	－	－	－	－	－	－	－	－	－	－	－	－	－	－	－
U028	10. 麻风病	－	－	－	－	－	－	－	－	－	－	－	－	－	－	－	－	－	－	－	－	－
U029	11. 登革热	－	－	－	－	－	－	－	－	－	－	－	－	－	－	－	－	－	－	－	－	－
U030	12. 流行性乙型脑炎	－	－	－	－	－	－	－	－	－	－	－	－	－	－	－	－	－	－	－	－	－
U031	13. 沙眼	－	－	－	－	－	－	－	－	－	－	－	－	－	－	－	－	－	－	－	－	－
U032	14. 肠线虫感染	－	－	－	－	－	－	－	－	－	－	－	－	－	－	－	－	－	－	－	－	－

年龄组（岁）

续　表

疾病编码	疾病名称	总计	年龄组（岁）																			不详
			0-	1-	5-	10-	15-	20-	25-	30-	35-	40-	45-	50-	55-	60-	65-	70-	75-	80-	85及以上	
U033	a.蛔虫病	—	—	—	—	—	—	—	—	—	—	—	—	—	—	—	—	—	—	—	—	—
U034	b.鞭虫病	—	—	—	—	—	—	—	—	—	—	—	—	—	—	—	—	—	—	—	—	—
U035	c.钩虫病	—	—	—	—	—	—	—	—	—	—	—	—	—	—	—	—	—	—	—	—	—
U036	d.其他	—	—	—	—	—	—	—	—	—	—	—	—	—	—	—	—	—	—	—	—	—
U037	其他传染病	2.89	16.9	—	3.1	—	—	—	—	2.13	1.72	—	—	7.52	—	4.3	—	15.57	15.42	40.33	23.71	—
U038	B.呼吸系统感染	64.79	50.71	4.41	3.1	2.91	—	—	2.17	—	—	—	—	—	3.15	17.19	41.67	181.7	516.58	1801.56	3485.06	—
U039	1.下呼吸道感染	64.63	50.71	4.41	3.1	2.91	—	—	2.17	—	—	—	—	—	3.15	17.19	41.67	181.7	516.58	1788.12	3485.06	—
U040	2.上呼吸道感染	0.16	—	—	—	—	—	—	—	—	—	—	—	—	—	—	—	—	—	13.44	—	—
U041	中耳炎	—	—	—	—	—	—	—	—	—	—	—	—	—	—	—	—	—	—	—	—	—
U042	C.妊娠、分娩和产褥期并发症	0.16	—	—	—	—	—	—	—	2.13	—	—	—	—	—	—	—	—	—	—	—	—
U043	1.孕产妇出血	—	—	—	—	—	—	—	—	—	—	—	—	—	—	—	—	—	—	—	—	—
U044	2.产妇败血症	—	—	—	—	—	—	—	—	—	—	—	—	—	—	—	—	—	—	—	—	—
U045	3.妊娠高血压综合征	—	—	—	—	—	—	—	—	—	—	—	—	—	—	—	—	—	—	—	—	—
U046	4.梗阻性分娩	—	—	—	—	—	—	—	—	—	—	—	—	—	—	—	—	—	—	—	—	—
U047	5.流产	—	—	—	—	—	—	—	—	—	—	—	—	—	—	—	—	—	—	—	—	—
U048	其他	0.16	—	—	—	—	—	—	—	2.13	—	—	—	—	—	—	—	—	—	—	—	—
U049	D.起源于围生期的情况	2.89	304.26	—	—	—	—	—	—	—	—	—	—	—	—	—	—	—	—	—	—	—
U050	1.出生低体重	1.6	169.03	—	—	—	—	—	—	—	—	—	—	—	—	—	—	—	—	—	—	—
U051	2.出生产伤和窒息	0.96	101.42	—	—	—	—	—	—	—	—	—	—	—	—	—	—	—	—	—	—	—
U052	其他	0.32	33.81	—	—	—	—	—	—	—	—	—	—	—	—	—	—	—	—	—	—	—
U053	E.营养缺乏	4.17	—	—	—	—	—	—	—	—	—	—	1.65	—	—	4.3	13.89	5.19	15.42	53.78	331.91	—
U054	1.蛋白质-能量营养不良	1.92	—	—	—	—	—	—	—	—	—	—	—	—	—	—	7.71	—	—	53.78	165.96	—
U055	2.碘缺乏	—	—	—	—	—	—	—	—	—	—	—	—	—	—	—	—	—	—	—	—	—
U056	3.维生素A缺乏病	—	—	—	—	—	—	—	—	—	—	—	—	—	—	—	—	—	—	—	—	—
U057	4.缺铁性贫血	—	—	—	—	—	—	—	—	—	—	—	1.65	—	—	—	4.63	—	7.71	—	165.96	—
U058	其他营养疾病	1.6	—	—	—	—	—	—	—	—	—	—	—	—	—	4.3	9.26	5.19	—	—	165.96	—
U059	II.慢性非传染性疾病	435.75	185.94	39.65	12.41	5.82	8.56	27.71	34.66	36.25	36.15	67.56	112.06	428.78	330.79	662	1013.89	1900.02	3708.56	7139.02	12754.86	—
U060	A.恶性肿瘤	64.79	—	4.41	3.1	2.91	2.14	—	4.33	10.66	13.77	25.98	49.44	146.69	186.56	240.73	143.52	269.95	485.74	551.22	497.87	—
U061	1.唇、口腔和咽恶性肿瘤	2.25	—	—	—	—	—	—	—	—	—	1.73	1.65	3.15	3.15	4.3	4.63	20.77	30.84	13.44	23.71	—
U062	2.食道癌	2.41	—	—	—	—	—	—	—	—	—	—	1.65	3.76	3.15	4.3	—	10.38	53.97	26.89	—	—
U063	3.胃癌	11.87	—	—	—	—	—	—	—	2.13	1.72	3.46	8.24	18.81	31.5	34.39	41.67	46.72	107.94	80.67	94.83	—
U064	4.结直肠癌	5.93	—	—	—	—	—	—	—	2.13	—	1.73	8.24	11.28	3.15	25.79	4.63	25.96	15.42	121	71.12	—
U065	5.肝癌	7.22	—	—	—	—	—	—	—	2.13	—	5.2	1.65	15.04	12.6	21.49	32.41	41.53	38.55	94.11	23.71	—

续 表

疾病编码	疾病名称	总计	年龄组（岁）																			
			0-	1-	5-	10-	15-	20-	25-	30-	35-	40-	45-	50-	55-	60-	65-	70-	75-	80-	85及以上	不详
U066	6. 胰腺癌	1.28	-	-	-	-	-	-	-	-	-	-	-	3.76	3.15	4.3	-	5.19	15.42	13.44	23.71	-
U067	7. 肺癌	7.7	-	-	-	-	-	-	-	-	-	1.73	3.3	22.57	3.15	38.69	9.26	25.96	77.1	80.67	142.25	-
U068	8. 皮肤癌	0.8	-	-	-	-	-	-	-	-	-	1.73	1.65	7.52	3.15	4.3	9.26	5.19	7.71	13.44	-	-
U069	9. 乳腺癌	3.37	-	-	-	-	-	-	-	-	5.16	1.73	6.59	18.81	6.3	4.3	9.26	5.19	7.71	13.44	-	-
U070	10. 子宫颈癌	4.97	-	-	-	-	-	-	2.17	2.13	1.72	3.46	4.94	15.04	15.75	38.69	-	20.77	15.42	-	-	-
U071	11. 子宫体癌	2.89	-	-	-	-	-	-	-	-	-	1.73	1.65	15.04	15.75	12.9	9.26	5.19	7.71	13.44	-	-
U072	12. 卵巢癌	1.12	-	-	-	-	-	-	2.17	-	-	1.73	-	3.76	-	12.9	9.26	-	-	-	23.71	-
U073	13. 前列腺癌		-	-	-	-	-	-	-	-	-	-	-	-	-	-	-	-	-	-	-	-
U074	14. 膀胱癌	0.32	-	-	-	-	-	-	-	-	-	-	1.65	3.76	3.15	4.3	9.26	10.38	23.13	-	-	-
U075	15. 淋巴瘤与多发性骨髓瘤	1.6	-	-	-	2.91	-	-	-	2.13	-	1.73	1.65	-	-	4.3	4.63	10.38	23.13	-	-	-
U076	16. 白血病	1.28	-	-	3.1	-	2.14	-	2.13	2.13	5.16	1.73	6.59	11.28	12.6	30.09	18.52	51.91	77.1	80.67	94.83	-
U077	其他	9.78	-	4.41	3.1	-	-	1.54	2.17	2.13	-	1.73	1.65	11.28	3.15	4.3	9.26	41.53	61.68	121	94.83	-
U078	B. 其他肿瘤	1.12	16.9	-	-	-	-	-	-	-	-	1.73	1.65	-	-	4.3	-	5.19	7.71	13.44	23.71	-
U079	C. 糖尿病	8.98	-	-	2.91	-	-	1.54	6.5	2.13	1.72	1.73	1.65	11.28	9.45	25.79	60.19	41.53	61.68	121	94.83	-
U080	D. 内分泌紊乱	1.44	-	-	-	-	-	-	4.33	-	3.44	1.73	-	11.28	-	8.6	18.52	15.57	53.97	121	379.33	-
U081	E. 神经系统和精神障碍疾病	8.82	-	-	3.1	2.91	-	3.08	6.5	2.13	3.44	1.73	-	11.28	-	8.6	18.52	15.57	53.97	121	379.33	-
U082	1. 单相情神抑郁	0.48	-	-	-	-	-	-	-	-	-	-	-	-	-	-	-	5.19	-	-	-	-
U083	2. 双相情感障碍	0.32	-	-	-	-	-	-	4.33	-	-	-	-	-	-	-	-	-	7.71	-	-	-
U084	3. 精神分裂症	0.48	-	-	-	-	-	1.54	-	-	1.72	1.73	-	-	-	-	-	-	-	-	-	-
U085	4. 癫痫症	0.48	-	-	-	-	-	-	2.17	-	-	-	-	3.76	-	4.3	-	-	-	-	-	-
U086	5. 酒精使用所致精神障碍	0.32	-	-	-	-	-	-	-	2.13	1.72	-	-	3.76	-	-	-	-	-	-	-	-
U087	6. 阿尔茨海默病和其他痴呆	3.21	-	-	-	2.91	-	-	-	-	-	-	-	-	-	-	4.63	10.38	23.13	67.22	189.66	-
U088	7. 帕金森病	0.16	-	-	-	-	-	-	-	-	-	-	-	-	-	-	-	-	23.13	-	23.71	-
U089	8. 多发性硬化		-	-	-	-	-	-	-	-	-	-	-	-	-	-	-	-	-	-	-	-
U090	9. 药物使用所致精神障碍		-	-	-	-	-	-	-	-	-	-	-	-	-	-	-	-	-	-	-	-
U091	10. 创伤后应激障碍		-	-	-	-	-	-	-	-	-	-	-	-	-	-	-	-	-	-	-	-
U092	11. 强迫症		-	-	-	-	-	-	-	-	-	-	-	-	-	-	-	-	-	-	-	-
U093	12. 惊恐障碍		-	-	-	-	-	-	-	-	-	-	-	-	-	-	-	-	-	-	-	-
U094	13. 失眠症		-	-	-	-	-	-	-	-	-	-	-	-	-	-	-	-	-	-	-	-
U095	14. 偏头痛		-	-	-	-	-	-	-	-	-	-	-	-	-	-	-	-	-	-	-	-
U096	15. 由于铅暴露引起的精神发育障碍		-	-	-	-	-	-	-	-	-	-	-	-	-	-	-	-	-	-	-	-
U097	其他	3.05	-	-	3.1	-	-	1.54	-	-	-	-	-	3.76	-	4.3	13.89	-	23.13	40.33	142.25	-
U098	F. 感官疾病		-	-	-	-	-	-	-	-	-	-	-	-	-	-	-	-	-	-	-	-

续　表

疾病编码	疾病名称	总计	0–	1–	5–	10–	15–	20–	25–	30–	35–	40–	45–	50–	55–	60–	65–	70–	75–	80–	85及以上	不详
U099	1. 青光眼	–	–	–	–	–	–	–	–	–	–	–	–	–	–	–	–	–	–	–	–	
U100	2. 白内障	–	–	–	–	–	–	–	–	–	–	–	–	–	–	–	–	–	–	–	–	
U101	3. 与年龄有关的视觉障碍	–	–	–	–	–	–	–	–	–	–	–	–	–	–	–	–	–	–	–	–	
U102	4. 成年开始的听力损失	–	–	–	–	–	–	–	–	–	–	–	–	–	–	–	–	–	–	–	–	
U103	其他	–	–	–	–	–	–	–	–	–	–	–	–	–	–	–	–	–	–	–	–	
U104	G. 心血管疾病	265.59	4.41	–	–	–	2.14	9.24	17.33	17.06	15.49	25.98	51.09	206.87	148.07	309.5	587.96	1235.53	2313.03	4961.01	8748.22	
U105	1. 风湿性心脏病	12.03	–	–	–	–	2.14	–	2.17	–	–	–	3.3	15.04	6.3	12.9	32.41	51.91	154.2	215.11	213.37	
U106	2. 高血压及并发症	69.44	–	–	–	–	–	1.54	–	2.13	3.44	6.93	8.24	26.33	18.9	68.78	120.37	254.37	655.36	1573	2844.95	
U107	3. 缺血性心脏病	68.16	–	–	–	–	–	–	6.5	6.4	3.44	6.93	13.18	52.66	37.8	68.78	185.19	332.24	485.74	1425.11	2133.71	
U108	4. 脑血管病	96.23	–	–	–	–	–	4.62	4.33	6.4	12.05	15.59	21.42	101.55	78.76	146.15	212.96	487.98	855.82	1425.11	2844.95	
U109	5. 炎性心脏病	3.53	4.41	–	–	–	2.14	–	2.17	2.13	–	–	1.65	3.76	6.3	–	9.26	10.38	23.13	26.89	142.25	
U110	其他	15.4	–	–	–	–	–	3.08	2.17	2.13	–	–	3.3	7.52	–	12.9	23.15	93.44	138.78	295.78	497.87	
U111	H. 主要呼吸系统疾病	59.02	4.41	–	–	–	–	1.54	–	3.3	–	3.46	3.3	26.33	18.9	30.09	143.52	233.61	601.39	1169.67	2441.92	
U112	1. 慢性阻塞性肺疾病	54.05	–	–	–	–	–	–	–	–	3.3	–	3.3	22.57	15.75	30.09	134.26	202.46	516.58	1129.34	2323.38	
U113	2. 哮喘	2.41	–	–	–	–	–	1.54	–	–	–	1.73	3.76	3.76	3.15	–	9.26	20.77	7.71	40.33	47.42	
U114	其他	2.57	4.41	–	3.1	–	–	–	–	–	–	–	–	–	–	–	–	10.38	77.1	–	71.12	
U115	I. 主要消化系统疾病	9.14	16.9	–	–	–	2.14	–	–	–	–	5.2	4.94	–	9.45	12.9	32.41	51.91	77.1	67.22	213.37	
U116	1. 消化性溃疡	0.64	–	–	–	–	–	–	–	–	–	–	–	–	–	–	–	5.19	–	13.44	47.42	
U117	2. 肝硬化	3.69	–	–	–	–	–	2.13	–	–	–	1.73	4.94	–	5.3	4.3	18.52	25.96	15.42	40.33	23.71	
U118	3. 阑尾炎	0.48	–	–	–	–	–	–	–	–	–	–	–	–	–	–	–	–	7.71	–	47.42	
U119	其他	4.33	16.9	–	3.1	–	2.14	–	–	–	3.46	–	–	3.46	3.15	8.6	13.89	20.77	53.97	13.44	94.83	
U120	J. 主要泌尿生殖系统疾病	11.71	–	–	–	–	2.14	12.31	4.33	–	1.72	3.46	22.57	22.57	18.9	21.49	18.52	46.72	84.81	107.56	237.08	
U121	1. 肾炎和肾病	10.91	–	–	–	–	2.14	12.31	4.33	–	1.72	3.46	22.57	22.57	15.75	21.49	13.89	46.72	77.1	94.11	213.37	
U122	2. 前列腺增生	–	–	–	–	–	–	–	–	–	–	–	–	–	–	–	–	–	–	–	–	
U123	其他	0.8	–	–	–	–	–	–	–	–	–	–	–	–	3.15	–	4.63	–	7.71	13.44	23.71	
U124	K. 皮肤病	0.64	–	–	–	–	–	–	–	–	–	–	–	–	–	–	4.63	–	–	13.44	47.42	
U125	L. 肌肉骨骼和结缔组织疾病	1.12	–	–	–	–	–	–	–	2.13	–	–	–	–	3.15	8.6	–	–	–	–	71.12	
U126	1. 风湿性关节炎	0.48	–	–	–	–	–	–	–	–	–	–	–	–	3.15	8.6	–	–	–	–	23.71	
U127	2. 骨关节炎	–	–	–	–	–	–	–	–	–	–	–	–	–	–	–	–	–	–	–	–	
U128	3. 痛风	–	–	–	–	–	–	–	–	–	–	–	–	–	–	–	–	–	–	–	–	
U129	4. 腰痛	–	–	–	–	–	–	–	–	–	–	–	–	–	–	–	–	–	–	–	–	
U130	其他	0.64	–	–	–	–	–	–	–	2.13	–	–	–	–	3.15	–	–	–	–	–	47.42	
U131	M. 先天异常	3.37	152.13	26.44	3.1	–	–	–	–	2.13	–	–	1.65	3.76	3.15	–	–	–	7.71	–	–	

续表

疾病编码	疾病名称	总计	0 -	1 -	5 -	10 -	15 -	20 -	25 -	30 -	35 -	40 -	45 -	50 -	55 -	60 -	65 -	70 -	75 -	80 -	85及以上	不详
U132	1. 腹壁缺损	—	—	—	—	—	—	—	—	—	—	—	—	—	—	—	—	—	—	—	—	—
U133	2. 无脑畸形	—	—	—	—	—	—	—	—	—	—	—	—	—	—	—	—	—	—	—	—	—
U134	3. 肛门直肠闭锁	—	—	—	—	—	—	—	—	—	—	—	—	—	—	—	—	—	—	—	—	—
U135	4. 唇裂	—	—	—	—	—	—	—	—	—	—	—	—	—	—	—	—	—	—	—	—	—
U136	5. 腭裂	0.16	16.9	—	—	—	—	—	—	—	—	—	—	—	—	—	—	—	—	—	—	—
U137	6. 食管闭锁	—	—	—	—	—	—	—	—	—	—	—	—	—	—	—	—	—	—	—	—	—
U138	7. 肾发育不全	—	—	—	—	—	—	—	—	—	—	—	—	—	—	—	—	—	—	—	—	—
U139	8. 唐氏综合征	—	—	—	—	—	—	—	—	—	—	—	—	—	—	—	—	—	—	—	—	—
U140	9. 先天性心脏异常	2.89	118.32	26.44	3.1	—	—	—	—	2.13	—	—	1.65	3.76	3.15	—	—	—	—	—	—	—
U141	10. 脊柱裂	0.32	16.9	—	—	—	—	—	—	—	—	—	—	—	—	—	—	—	—	—	—	—
U142	其他	—	—	—	—	—	—	—	—	—	—	—	—	—	—	—	—	—	7.71	—	—	—
U143	N. 口腔疾病	—	—	—	—	—	—	—	—	—	—	—	—	—	—	—	—	—	—	—	—	—
U144	1. 龋齿	—	—	—	—	—	—	—	—	—	—	—	—	—	—	—	—	—	—	—	—	—
U145	2. 牙周病	—	—	—	—	—	—	—	—	—	—	—	—	—	—	—	—	—	—	—	—	—
U146	3. 无牙症	—	—	—	—	—	—	—	—	—	—	—	—	—	—	—	—	—	—	—	—	—
U147	其他	—	—	—	—	—	—	—	—	—	—	—	—	—	—	—	—	—	—	—	—	—
U148	III. 伤害	35.6	101.42	57.28	—	2.91	6.42	15.39	13	23.46	22.38	32.91	37.9	63.94	44.11	85.97	46.3	67.49	107.94	147.89	426.74	—
U149	A. 意外伤害	23.9	101.42	57.28	—	2.91	6.42	4.62	10.83	21.33	15.49	17.32	21.42	41.37	31.5	38.69	27.78	46.72	53.97	107.56	379.33	—
U150	1. 道路交通事故	9.3	—	26.44	—	—	4.28	3.08	8.66	8.53	6.89	12.13	9.89	18.81	15.75	17.19	—	15.57	15.42	26.89	47.42	—
U151	2. 意外中毒	3.05	—	—	—	—	—	—	—	4.27	5.16	3.46	1.65	7.52	9.45	8.6	9.26	5.19	—	—	23.71	—
U152	3. 意外跌落	5.93	16.9	4.41	—	—	—	1.54	—	4.27	1.72	1.73	4.94	11.28	6.3	4.3	18.52	20.77	15.42	40.33	213.37	—
U153	4. 火灾	0.8	—	—	—	—	—	—	—	—	—	—	—	—	—	4.3	—	—	7.71	13.44	23.71	—
U154	5. 溺水	2.41	33.81	8.81	—	2.91	2.14	—	2.17	4.27	1.72	—	1.65	—	—	—	—	5.19	7.71	13.44	23.71	—
U155	其他	2.41	50.71	17.62	—	—	—	—	—	—	—	—	3.3	—	—	4.3	—	—	7.71	13.44	47.42	—
U156	B. 故意伤害	11.71	—	—	—	—	—	10.77	2.17	2.13	6.89	15.59	16.48	22.57	12.6	47.29	18.52	20.77	53.97	40.33	47.42	—
U157	1. 自杀及后遗症	11.23	—	—	—	—	—	10.77	2.17	2.13	6.89	13.86	13.18	22.57	12.6	47.29	18.52	20.77	53.97	40.33	47.42	—
U158	2. 他杀及后遗症	0.48	—	—	—	—	—	—	—	—	—	1.73	3.3	—	—	—	—	—	—	—	—	—
U159	3. 战争	—	—	—	—	—	—	—	—	—	—	—	—	—	—	—	—	—	—	—	—	—
U160	其他	—	—	—	—	—	—	—	—	—	—	—	—	—	—	—	—	—	—	—	—	—
U161	其他剩余疾病	0.8	—	—	—	—	—	—	—	—	—	—	1.65	—	—	—	—	—	23.13	—	23.71	—

（单位：1/10万）

表4-28　2018年普洱市死因别、年龄别死亡率（男女合计）

疾病编码	疾病名称	总计	0-	1-	5-	10-	15-	20-	25-	30-	35-	40-	45-	50-	55-	60-	65-	70-	75-	80-	85及以上	不详
	全死因	634.69	506.14	73.07	24.7	42.13	53.94	52.25	83.19	129.15	188.28	292.45	363.1	720.94	801.97	1339.5	1895.44	3011.49	4725.88	7946.32	18272.43	-
U000	I. 传染病、母婴疾病和营养缺乏性疾病	35.17	335.1	19.6	3.22	4.05	4.72	6.42	5.43	7.75	11.77	18.59	20.96	36.67	42	61.75	93.34	138.64	240.42	340.09	642.3	-
U001	A. 传染病和寄生虫病	16.22	13.96	7.13	1.61	-	2.7	4.12	4.18	4.74	9.02	13.95	16.25	29.47	29.32	38	53.85	64.49	82.5	91.42	118.12	-
U002	1. 结核病	7.27	-	-	0.54	-	2.02	1.37	1.67	2.15	4.71	6.76	6.42	13.75	15.06	17.1	26.33	37.08	35.36	40.23	22.15	-
U003	2. 性传播疾病	0.23	-	-	-	-	-	-	-	0.43	-	-	-	-	0.79	1.9	-	-	2.36	-	7.38	-
U004	a. 梅毒	-	-	-	-	-	-	-	-	-	-	-	-	-	-	-	-	-	-	-	-	-
U005	b. 衣原体病	0.08	-	-	-	-	-	-	-	-	-	-	-	-	-	0.95	-	-	-	-	-	-
U006	c. 淋病	0.11	-	-	-	-	-	-	-	-	-	-	-	-	0.79	0.95	-	-	2.36	-	7.38	-
U007	d. 其他	0.04	-	-	-	-	-	-	-	0.43	-	-	-	-	-	-	-	-	-	-	-	-
U008	3. 艾滋病	1.07	3.49	-	-	-	-	0.92	1.25	1.29	1.57	1.69	2.14	0.65	1.58	-	2.39	-	-	-	-	-
U009	4. 腹泻性疾病	0.46	-	-	0.54	-	-	-	-	-	-	0.42	-	0.65	2.38	-	-	-	4.71	7.31	7.38	-
U010	5. 好发于儿童期的疾病	-	-	-	-	-	-	-	-	-	-	-	-	-	-	-	-	-	-	-	-	-
U011	a. 百日咳	-	-	-	-	-	-	-	-	-	-	-	-	-	-	-	-	-	-	-	-	-
U012	b. 脊髓灰质炎及后遗症	-	-	-	-	-	-	-	-	-	-	-	-	-	-	-	-	-	-	-	-	-
U013	c. 白喉	-	-	-	-	-	-	-	-	-	-	-	-	-	-	-	-	-	-	-	-	-
U014	d. 麻疹	-	-	-	-	-	-	-	-	-	-	-	-	-	-	-	-	-	-	-	-	-
U015	e. 破伤风	-	-	-	-	-	-	-	-	-	-	-	-	-	-	-	-	-	-	-	-	-
U016	6. 脑膜炎	0.57	-	1.78	-	-	-	0.46	0.84	-	1.57	-	-	-	-	1.9	3.59	1.61	4.71	3.66	7.38	-
U017	7. 乙型肝炎	3.24	-	-	-	-	-	-	0.42	-	-	2.54	4.7	8.51	4.75	8.55	14.36	16.12	14.14	18.28	14.77	-
U018	丙型肝炎	0.08	-	-	-	-	-	-	-	-	0.39	0.42	-	-	-	-	-	-	-	-	-	-
U019	8. 疟疾	-	-	-	-	-	-	-	-	-	-	-	-	-	-	-	-	-	-	-	-	-
U020	9. 热带病	-	-	-	-	-	-	-	-	-	-	-	-	-	-	-	-	-	-	-	-	-
U021	a. 锥虫病	-	-	-	-	-	-	-	-	-	-	-	-	-	-	-	-	-	-	-	-	-
U022	b. 南美锥虫病	-	-	-	-	-	-	-	-	-	-	-	-	-	-	-	-	-	-	-	-	-
U023	c. 血吸虫病	-	-	-	-	-	-	-	-	-	-	-	-	-	-	-	-	-	-	-	-	-
U024	d. 利什曼病	-	-	-	-	-	-	-	-	-	-	-	-	-	-	-	-	-	-	-	-	-
U025	e. 淋巴性丝虫病	-	-	-	-	-	-	-	-	-	-	-	-	-	-	-	-	-	-	-	-	-
U026	f. 盘尾丝虫病	-	-	-	-	-	-	-	-	-	-	-	-	-	-	-	-	-	-	-	-	-
U027	10. 麻风病	0.11	-	-	-	-	-	-	-	-	-	-	-	0.65	-	-	-	-	-	-	14.77	-
U028	11. 登革热	-	-	-	-	-	-	-	-	-	-	-	-	-	-	-	-	-	-	-	-	-
U029	12. 流行性乙型脑炎	0.04	-	-	-	-	-	-	-	-	-	0.42	-	-	-	-	-	-	-	-	-	-
U030	13. 沙眼	-	-	-	-	-	-	-	-	-	-	-	-	-	-	-	-	-	-	-	-	-
U031	14. 肠线虫感染	-	-	-	-	-	-	-	-	-	-	-	-	-	-	-	-	-	-	-	-	-

续 表

疾病编码	疾病名称	总计	0–	1–	5–	10–	15–	20–	25–	30–	35–	40–	45–	50–	55–	60–	65–	70–	75–	80–	85及以上	不详
													年龄组（岁）									
U033	a. 蛔虫病	–	–	–	–	–	–	–	–	–	–	–	–	–	–	–	–	–	–	–	–	–
U034	b. 鞭虫病	–	–	–	–	–	–	–	–	–	–	–	–	–	–	–	–	–	–	–	–	–
U035	c. 钩虫病	–	–	–	–	–	–	–	–	–	–	–	–	–	–	–	–	–	–	–	–	–
U036	d. 其他	–	–	–	–	–	–	–	–	–	–	–	–	–	–	–	–	–	–	–	–	–
U037	其他传染病	3.16	10.47	5.35	0.54	–	0.67	1.37	–	0.86	0.78	1.69	2.99	5.24	4.75	6.65	7.18	9.67	21.21	21.94	44.3	–
U038	B. 呼吸系统疾病	14.43	66.32	8.91	1.61	4.05	1.35	1.37	1.25	3.01	1.57	4.65	3.42	6.55	11.89	22.8	34.7	69.32	141.42	223.07	457.73	–
U039	1. 下呼吸道感染	14.2	66.32	8.91	1.07	4.05	1.35	1.37	1.25	3.01	1.57	4.23	3.42	6.55	11.89	21.85	34.7	67.71	141.42	223.07	442.97	–
U040	2. 上呼吸道感染	0.23	–	–	0.54	–	–	–	–	–	–	0.42	–	–	–	0.95	–	1.61	–	–	14.77	–
U041	3. 中耳炎	–	–	–	–	–	–	–	–	–	–	–	–	–	–	–	–	–	–	–	–	–
U042	C. 妊娠、分娩和产褥期并发症	0.11	–	–	–	–	0.67	0.46	–	–	0.39	–	–	–	–	–	–	–	–	–	–	–
U043	1. 孕产妇出血	0.08	–	–	–	–	0.67	0.46	–	–	–	–	–	–	–	–	–	–	–	–	–	–
U044	2. 产妇败血症	–	–	–	–	–	–	–	–	–	–	–	–	–	–	–	–	–	–	–	–	–
U045	3. 妊娠高血压综合征	–	–	–	–	–	–	–	–	–	–	–	–	–	–	–	–	–	–	–	–	–
U046	4. 阻塞性分娩	–	–	–	–	–	–	–	–	–	–	–	–	–	–	–	–	–	–	–	–	–
U047	5. 流产	–	–	–	–	–	–	–	–	–	–	–	–	–	–	–	–	–	–	–	–	–
U048	其他	0.04	–	–	–	–	–	–	–	–	0.39	–	–	–	–	–	–	–	–	–	–	–
U049	D. 起源于围生期的情况	2.82	251.33	1.78	–	–	–	–	–	–	–	–	–	–	–	–	–	–	–	–	–	–
U050	1. 出生低体重	0.65	55.85	0.89	–	–	–	–	–	–	–	–	–	–	–	–	–	–	–	–	–	–
U051	2. 出生产伤和窒息	1.56	143.12	–	–	–	–	–	–	–	–	–	–	–	–	–	–	–	–	–	–	–
U052	其他	0.61	52.36	0.89	–	–	–	–	–	–	–	–	–	–	–	–	–	–	–	–	–	–
U053	E. 营养缺乏	1.6	3.49	1.78	–	–	–	0.46	–	0.78	–	–	1.28	0.65	0.79	0.95	4.79	4.84	16.5	25.6	66.45	–
U054	1. 蛋白质-能量营养不良	0.69	3.49	0.89	–	–	–	0.46	–	0.39	–	–	0.43	0.65	1.2	–	1.2	3.22	4.71	18.28	14.77	–
U055	2. 碘缺乏	0.04	–	–	–	–	–	–	–	–	–	–	–	–	–	–	–	–	–	–	–	–
U056	3. 维生素 A 缺乏病	–	–	–	–	–	–	–	–	–	–	–	–	–	–	–	–	–	–	–	–	–
U057	4. 缺铁性贫血	0.49	–	–	–	–	–	–	–	–	0.39	–	0.86	–	0.79	0.95	2.39	1.61	7.07	–	14.77	–
U058	其他营养缺乏症	0.38	–	0.89	–	–	–	–	–	–	–	–	–	–	–	0.95	1.2	–	4.71	7.31	29.53	–
U059	II. 慢性非传染性疾病	533.8	139.63	32.97	14.5	17.01	20.23	22.92	36.37	74.04	124.74	211.31	279.28	583.43	668.84	1160.9	1689.62	2711.64	4226.18	7262.49	16662.97	–
U060	A. 恶性肿瘤	91.4	3.49	6.24	5.37	0.81	4.72	3.21	5.85	15.5	30.6	55.78	79.12	157.15	170.38	318.25	378.13	480.42	546.83	621.66	856.4	–
U061	1. 唇、口腔和咽恶性肿瘤	1.98	–	–	–	–	0.67	–	0.42	–	–	0.85	3.42	1.96	4.75	4.75	7.18	17.73	14.14	10.97	–	–
U062	2. 食道癌	6.7	–	–	–	–	–	–	0.84	1.18	1.18	4.23	4.7	16.37	13.47	21.85	28.72	37.08	54.21	25.6	59.06	–
U063	3. 胃癌	12.11	–	–	–	–	–	–	0.84	0.86	3.53	5.92	9.41	16.37	21.4	50.35	57.44	74.16	70.71	91.42	110.74	–
U064	4. 结直肠癌	6.36	–	–	–	–	–	0.92	0.84	1.72	1.18	2.54	3.85	10.48	3.96	18.05	37.1	35.47	33	73.14	103.36	–
U065	5. 肝癌	18.39	–	–	0.54	–	0.67	1.37	0.42	2.58	8.63	16.48	18.82	40.6	49.93	67.45	63.42	70.93	80.14	98.73	88.59	–

续 表

疾病编码	疾病名称	总计	年龄组（岁）																			
			0–	1–	5–	10–	15–	20–	25–	30–	35–	40–	45–	50–	55–	60–	65–	70–	75–	80–	85及以上	不详
U066	6.胰腺癌	1.1	–	–	–	–	–	–	0.42	–	–	0.85	0.43	0.65	2.38	3.8	2.39	6.45	18.86	7.31	7.38	–
U067	7.肺癌	16.75	–	–	–	–	–	–	0.42	1.29	4.31	5.92	9.41	22.26	28.53	62.7	86.16	120.91	103.71	124.33	206.72	–
U068	8.皮肤癌	0.72	–	–	–	–	–	–	–	0.43	–	0.85	0.43	–	2.38	1.9	–	4.84	–	14.63	22.15	–
U069	9.乳腺癌	1.71	–	–	–	–	–	–	0.42	0.43	1.96	3.8	1.71	2.62	5.55	3.8	2.39	6.45	7.07	3.66	–	–
U070	10.子宫颈癌	2.17	–	–	–	–	–	–	0.42	0.43	1.18	2.11	2.14	5.24	3.17	3.8	7.18	8.06	11.79	21.94	29.53	–
U071	11.子宫体癌	1.6	–	–	–	–	–	–	0.42	0.43	0.39	0.42	3.42	1.96	3.96	4.75	9.57	4.84	4.71	3.66	22.15	–
U072	12.卵巢癌	0.61	–	–	–	–	–	–	–	0.43	0.39	0.42	1.71	1.31	0.79	3.8	1.2	–	2.36	–	–	–
U073	13.前列腺癌	0.65	–	–	–	–	–	–	–	–	–	0.42	0.43	0.65	1.58	2.85	4.79	8.06	7.07	10.97	14.77	–
U074	14.膀胱癌	1.03	–	0.89	–	–	–	–	0.42	0.86	0.42	0.42	2.14	1.96	0.79	3.8	7.18	4.84	7.07	14.63	36.91	–
U075	15.淋巴瘤与多发性骨髓瘤	1.41	–	0.89	1.07	–	2.02	–	–	1.72	2.35	1.69	2.14	5.89	3.17	6.65	4.79	6.45	11.79	7.31	22.15	–
U076	16.白血病	2.44	–	–	–	0.81	1.35	0.92	0.42	–	–	–	–	–	–	6.65	4.79	6.45	11.79	10.97	7.38	–
U077	其他	15.68	3.49	4.46	3.76	–	–	–	–	4.3	5.49	8.87	14.97	28.81	24.57	54.15	58.63	67.71	110.78	102.39	125.51	–
U078	B.其他肿瘤	1.37	–	0.89	–	–	–	–	–	0.86	1.18	0.85	0.43	0.65	3.17	6.65	4.79	6.45	14.14	10.97	–	–
U079	C.糖尿病	6.93	6.98	3.56	1.07	–	–	–	0.42	0.86	0.78	2.11	3.85	11.13	11.09	25.65	33.51	37.08	73.07	54.85	59.06	–
U080	D.内分泌紊乱	2.7	–	–	–	–	0.67	0.46	–	1.72	0.39	1.69	1.71	3.27	5.55	2.85	2.39	12.9	11.79	25.6	81.21	–
U081	E.神经系统和精神障碍疾病	11.91	6.98	7.13	3.76	4.05	4.05	3.21	4.18	3.87	5.1	5.07	4.7	15.72	10.3	16.15	29.92	51.59	82.5	113.36	339.61	–
U082	1.单相精神抑郁	0.04	–	–	–	–	–	–	–	–	–	–	–	–	0.79	–	–	–	–	–	–	–
U083	2.双相情感障碍	0.08	–	–	–	–	–	–	–	–	–	–	–	–	–	–	–	1.61	–	–	–	–
U084	3.精神分裂症	1.22	–	–	–	–	–	–	0.42	0.86	0.78	–	1.71	3.93	2.38	1.9	7.18	4.84	2.36	2.36	29.53	–
U085	4.癫痫症	1.41	–	–	–	0.81	1.35	0.92	1.25	1.29	1.96	2.11	0.86	3.93	–	1.9	–	3.22	2.36	–	7.38	–
U086	5.酒精使用所致精神障碍	0.99	–	–	–	0.89	–	–	1.25	1.29	1.96	0.42	0.86	3.27	0.79	3.8	2.39	3.22	–	–	–	–
U087	6.阿尔茨海默病和其他痴呆	3.24	–	–	–	–	–	–	–	–	–	–	–	1.31	0.79	3.8	3.59	14.51	35.36	62.17	221.48	–
U088	7.帕金森病	0.23	–	–	–	–	–	–	–	–	–	–	–	–	–	–	2.39	1.61	–	3.66	–	–
U089	8.多发性硬化	–	–	–	–	–	–	–	–	–	–	–	–	–	–	–	–	–	–	–	–	–
U090	9.药物使用所致精神障碍	0.19	–	–	–	–	–	0.46	0.42	0.43	–	–	–	0.65	–	0.65	–	–	–	–	7.38	–
U091	10.创伤后应激障碍	–	–	–	–	–	–	–	–	–	–	–	–	–	–	–	–	–	–	–	–	–
U092	11.强迫症	–	–	–	–	–	–	–	–	–	–	–	–	–	–	–	–	–	–	–	–	–
U093	12.惊恐障碍	–	–	–	–	–	–	–	–	–	–	–	–	–	–	–	–	–	–	–	–	–
U094	13.失眠症	–	–	–	–	–	–	–	–	–	–	–	–	–	–	–	–	–	–	–	–	–
U095	14.偏头痛	–	–	–	–	–	–	–	–	–	–	–	–	–	–	–	–	–	–	–	–	–
U096	15.由于铅暴露引起的精神发育障碍	–	–	–	–	–	–	–	–	–	–	–	–	–	–	–	–	–	–	–	–	–
U097	其他	4.49	6.98	6.24	3.76	2.43	0.67	1.37	1.25	0.86	1.18	1.69	0.43	1.96	4.75	4.75	14.36	25.79	42.43	47.54	66.45	–
U098	F.感官疾病	0.11	–	–	–	–	–	–	–	–	–	–	0.43	–	–	–	2.39	1.61	–	–	–	–

续表

疾病编码	疾病名称	总计	0-	1-	5-	10-	15-	20-	25-	30-	35-	40-	45-	50-	55-	60-	65-	70-	75-	80-	85及以上	不详
U099	1. 青光眼	-	-	-	-	-	-	-	-	-	-	-	-	-	-	-	-	-	-	-	-	-
U100	2. 白内障	0.04	-	-	-	-	-	-	-	-	-	-	-	-	-	-	-	1.61	-	-	-	-
U101	3. 与年龄有关的视觉障碍病	-	-	-	-	-	-	-	-	-	-	-	-	-	-	-	-	-	-	-	-	-
U102	4. 成年开始的听力损失	-	-	-	-	-	-	-	-	-	-	-	-	-	-	-	-	-	-	-	-	-
U103	其他	0.08	-	-	-	-	-	-	-	-	-	-	-	-	-	-	2.39	-	-	-	-	-
U104	G. 心血管疾病	299.2	10.47	1.78	1.07	4.05	7.42	5.04	14.63	30.56	50.99	89.59	118.9	268.47	316.98	571.9	927.38	1571.85	2630.46	4859.94	11022.52	-
U105	1. 风湿性心脏病	15.19	-	-	-	-	-	0.46	0.42	1.29	1.57	3.38	3.42	9.17	12.68	33.25	40.68	96.73	146.14	241.35	642.3	-
U106	2. 高血压及并发症	39.36	-	-	-	0.81	2.7	0.92	1.67	3.44	5.1	9.72	14.97	32.74	45.17	83.6	122.05	219.25	358.27	650.92	1373.2	-
U107	3. 缺血性心脏病	73.24	-	-	-	-	-	0.92	3.76	8.18	13.34	16.9	27.37	47.8	69.74	107.35	208.21	338.55	615.19	1301.84	3514.21	-
U108	4. 脑血管病	136.01	-	-	0.54	-	3.37	1.83	5.02	10.76	22.75	43.11	55.6	146.68	155.32	288.8	455.91	780.28	1249.23	2040.52	4126.98	-
U109	5. 炎性心脏病	7.65	-	-	-	1.62	1.35	0.46	2.09	3.44	1.57	5.49	6.42	5.89	6.34	11.4	16.75	27.41	56.57	117.02	273.16	-
U110	其他	19	6.98	1.78	0.54	1.62	-	0.46	1.67	3.01	4.71	6.34	7.7	22.92	17.43	30.4	57.44	70.93	129.64	343.74	760.43	-
U111	H. 主要呼吸系统疾病	59.38	3.49	3.56	1.07	2.43	1.35	2.75	0.84	5.6	5.88	7.61	11.12	29.47	33.28	77.9	135.22	298.25	579.83	1148.25	3270.58	-
U112	1. 慢性阻塞性肺疾病	46.17	-	-	-	0.81	-	0.46	0.42	1.72	3.14	4.65	4.28	11.79	23.77	60.8	95.73	236.99	487.91	950.78	2739.02	-
U113	2. 哮喘	1.94	-	-	-	-	-	0.46	-	0.43	-	-	0.43	0.65	3.17	-	14.36	8.06	16.5	40.23	59.06	-
U114	其他	11.27	3.49	3.56	1.07	1.62	-	1.83	0.42	3.44	2.75	2.96	6.42	17.02	6.34	17.1	25.13	53.2	75.43	157.24	472.5	-
U115	I. 主要消化系统疾病	37.61	6.98	3.56	1.07	-	1.35	3.21	5.43	12.05	24.32	37.19	43.62	70.06	87.17	91.2	114.88	137.03	164.99	212.1	413.44	-
U116	1. 消化性溃疡	5.75	-	-	-	0.81	-	1.37	-	2.58	1.96	2.96	4.28	8.51	11.89	11.4	21.54	30.63	42.43	51.2	81.21	-
U117	2. 肝硬化	18.77	-	0.89	0.54	-	-	0.92	2.93	6.89	14.91	26.2	27.8	44.53	50.72	48.45	62.22	45.14	42.43	43.88	73.83	-
U118	3. 阑尾炎	0.57	-	-	-	-	-	-	0.42	-	0.78	0.42	0.86	-	2.38	0.95	1.2	1.61	2.36	-	-	-
U119	其他	12.49	6.98	2.67	0.54	0.81	0.67	0.92	2.09	2.58	6.67	7.61	10.69	17.02	22.19	30.4	29.92	59.65	77.78	117.02	258.4	-
U120	J. 主要泌尿生殖系统疾病	17.13	3.49	-	-	-	0.67	4.12	3.76	2.58	5.1	8.45	12.4	25.54	23.77	42.75	52.65	91.89	103.71	175.53	398.67	-
U121	1. 肾炎和肾病	14.62	3.49	-	-	0.81	0.67	3.21	3.76	2.58	4.71	7.18	10.69	23.57	19.02	38.95	44.27	70.93	87.21	153.59	324.84	-
U122	2. 前列腺增生	0.23	-	-	-	-	-	-	-	-	-	-	-	-	-	-	1.2	-	-	-	44.3	-
U123	其他	2.28	-	-	-	-	-	0.92	-	-	0.39	-	1.71	1.96	0.79	3.8	7.18	20.96	16.5	21.94	29.53	-
U124	K. 皮肤病	0.72	-	0.89	-	-	-	-	0.42	-	-	-	0.43	0.43	-	-	1.2	-	2.36	7.31	44.3	-
U125	L. 肌肉骨骼和结缔组织疾病	3.31	-	-	-	1.62	0.67	-	-	-	-	-	-	-	3.96	-	-	-	-	-	36.91	-
U126	1. 风湿性关节炎	1.83	-	-	-	1.62	-	0.46	-	1.29	-	2.54	1.71	1.96	2.38	6.65	7.18	19.35	14.14	29.25	184.57	-
U127	2. 骨关节炎	-	-	-	-	0.81	-	-	-	-	-	-	-	-	0.79	4.75	3.59	11.29	14.14	21.94	132.89	-
U128	其他	0.3	-	-	-	-	-	-	-	-	-	1.69	0.43	0.65	-	-	1.2	-	-	-	-	-
U129	3. 痛风	0.08	-	-	-	-	-	0.46	-	1.29	-	-	-	-	-	-	2.39	1.61	-	-	7.38	-
U130	4. 腰痛	1.1	-	-	-	0.81	0.67	-	-	-	0.39	0.85	1.28	1.31	1.58	1.9	-	6.45	2.36	3.66	44.3	-
U131	M. 先天异常	2.02	97.74	5.35	1.07	1.62	0.67	0.46	0.84	-	0.39	0.42	1.28	-	0.79	0.95	-	3.22	2.36	3.66	44.3	-

续　表

疾病编码	疾病名称	总计	0–	1–	5–	10–	15–	20–	25–	30–	35–	40–	45–	50–	55–	60–	65–	70–	75–	80–	85及以上	不详
U132	1. 腹壁缺损	–	–	–	–	–	–	–	–	–	–	–	–	–	–	–	–	–	–	–	–	–
U133	2. 无脑畸形	–	–	–	–	–	–	–	–	–	–	–	–	–	–	–	–	–	–	–	–	–
U134	3. 肛门直肠闭锁	0.08	6.98	–	–	–	–	–	–	–	–	–	–	–	–	–	–	–	–	–	–	–
U135	4. 唇裂	–	–	–	–	–	–	–	–	–	–	–	–	–	–	–	–	–	–	–	–	–
U136	5. 腭裂	–	–	–	–	–	–	–	–	–	–	–	–	–	–	–	–	–	–	–	–	–
U137	6. 食管闭锁	0.04	3.49	–	–	–	–	–	–	–	–	–	–	–	–	–	–	–	–	–	–	–
U138	7. 肾发育不全	0.19	–	–	–	–	–	–	–	–	–	–	0.43	–	–	0.95	–	3.22	2.36	–	–	–
U139	8. 唐氏综合征	0.04	–	–	–	0.81	–	–	–	–	–	–	–	–	–	–	–	–	–	–	–	–
U140	9. 先天性心脏异常	1.52	76.79	5.35	1.07	0.81	0.67	0.46	0.84	–	0.39	0.42	0.86	–	–	–	–	–	–	3.66	–	–
U141	10. 脊柱裂	0.04	–	–	–	–	–	–	–	–	–	–	–	–	0.79	–	–	–	–	–	–	–
U142	其他	0.11	10.47	–	–	–	–	–	–	–	–	–	–	–	–	–	–	–	–	–	–	–
U143	N. 口腔疾病	–	–	–	–	–	–	–	–	–	–	–	–	–	–	–	–	–	–	–	–	–
U144	1. 龋齿	–	–	–	–	–	–	–	–	–	–	–	–	–	–	–	–	–	–	–	–	–
U145	2. 牙周病	–	–	–	–	–	–	–	–	–	–	–	–	–	–	–	–	–	–	–	–	–
U146	3. 无牙症	–	–	–	–	–	–	–	–	–	–	–	–	–	–	–	–	–	–	–	–	–
U147	其他	–	–	–	–	–	–	–	–	–	–	–	–	–	–	–	–	–	–	–	–	–
U148	III. 伤害	56.07	13.96	17.82	5.91	17.01	26.29	20.17	38.88	44.34	47.46	56.21	57.74	91.67	83.76	103.55	93.34	137.03	200.35	223.07	583.24	–
U149	A. 意外伤害	44.16	13.96	17.82	5.91	11.34	21.57	17.42	32.19	32.72	36.09	41.42	43.62	73.99	64.19	69.35	67.01	108.01	181.49	201.13	546.33	–
U150	1. 道路交通事故	13.55	–	3.56	2.15	4.05	12.14	10.08	19.65	17.22	13.34	13.95	15.4	18.99	13.47	19.95	11.97	25.79	23.57	25.6	22.15	–
U151	2. 意外中毒	8.18	1.78	–	0.54	–	1.35	1.83	4.18	5.6	8.24	9.72	12.4	18.99	15.64	16.15	16.75	17.73	16.5	25.6	29.53	–
U152	3. 意外跌落	13.86	–	1.78	1.07	3.24	1.35	0.46	1.67	4.3	5.1	8.03	8.98	18.99	22.98	23.75	32.31	58.04	108.42	131.65	442.97	–
U153	4. 火灾	0.34	–	–	–	–	–	–	–	0.43	0.39	0.86	0.86	–	–	–	–	3.22	4.71	–	7.38	–
U154	5. 溺水	2.7	–	11.58	1.07	4.86	–	–	–	–	–	2.54	1.71	3.93	2.58	1.9	1.2	–	4.71	–	–	–
U155	其他	5.52	13.96	0.89	1.07	2.43	3.37	2.29	2.51	2.15	3.92	7.18	4.28	13.1	9.51	7.6	4.79	3.22	23.57	18.28	44.3	–
U156	B. 故意伤害	10.7	–	–	–	0.81	4.05	2.75	5.85	11.19	10.59	12.68	12.83	17.02	20.6	31.35	22.74	27.41	18.86	18.28	36.91	–
U157	1. 自杀及后遗症	10.16	–	–	–	0.81	3.37	1.37	5.85	9.47	9.81	12.26	12.83	15.72	19.81	29.45	22.74	27.41	18.86	18.28	36.91	–
U158	2. 他杀及后遗症	0.49	–	–	–	–	0.67	1.37	–	1.72	0.78	0.42	–	0.65	0.79	1.9	–	–	–	–	–	–
U159	3. 战争	–	–	–	–	–	–	–	–	–	–	–	–	–	–	–	–	–	–	–	–	–
U160	其他	0.04	–	–	–	–	–	–	–	–	–	–	–	0.65	–	–	–	–	–	–	–	–
U161	其他剩余疾病	9.44	17.45	2.67	1.07	4.05	2.7	2.75	2.51	3.01	4.31	6.34	5.13	9.17	2.38	13.3	19.15	24.18	58.93	120.68	383.91	–

表 4-29 2018 年普洱市死因别、年龄别死亡率（男）

（单位：1/10 万）

疾病编码	疾病名称	总计	0-	1-	5-	10-	15-	20-	25-	30-	35-	40-	45-	50-	55-	60-	65-	70-	75-	80-	85及以上	不详
													年龄组（岁）								
U000	全死因	732.51	541.34	90.73	24	46.12	76.48	78.18	119.02	186.22	271.58	422.77	513.73	1022.58	1144.45	1790.58	2407.63	3664.85	5528.22	9111.81	20091.32	-
U001	I.传染病、母婴疾病和营养缺乏性疾病	41.89	367.57	23.97	4.17	4.61	5.1	8.78	7.14	9.59	17.91	28.54	31.23	55.24	62.9	90.19	115.23	151.3	289.09	383.21	722.98	-
U002	A.传染病和寄生虫病	21.92	13.37	5.14	2.09	-	3.82	5.27	4.76	6.39	14.33	20.83	23.42	44.19	46.02	56.37	73.55	94.14	106.51	119.22	133.18	-
U003	1.结核病	10.78	-	-	-	-	2.55	2.64	2.38	4	7.88	10.8	10.93	22.1	24.55	24.43	36.78	53.8	45.65	68.13	38.05	-
U004	2.性传播疾病	0.22	-	-	-	-	-	-	-	-	-	-	-	-	1.53	1.88	-	-	5.07	-	-	-
U005	a.梅毒	-	-	-	-	-	-	-	-	-	-	-	-	-	-	-	-	-	-	-	-	-
U006	b.衣原体病	0.07	-	-	-	-	-	-	-	-	-	-	-	-	1.53	-	-	-	-	-	-	-
U007	c.淋病	-	-	-	-	-	-	-	-	-	-	-	-	-	-	-	-	-	-	-	-	-
U008	d.其他	0.14	-	-	-	-	-	-	-	-	-	-	-	-	-	1.88	-	-	5.07	-	-	-
U009	3.艾滋病	1.23	-	-	-	-	-	0.88	1.59	0.8	1.43	2.31	2.34	1.23	3.07	1.88	2.45	-	-	-	-	-
U010	4.腹泻性疾病	0.43	-	-	1.04	-	-	-	-	-	-	0.77	-	1.23	3.07	1.88	-	-	-	-	-	-
U011	5.好发于儿童期的疾病	-	-	-	-	-	-	-	-	-	-	-	-	-	-	-	-	-	-	-	-	-
U012	a.百日咳	-	-	-	-	-	-	-	-	-	-	-	-	-	-	-	-	-	-	-	-	-
U013	b.脊髓灰质炎及后遗症	-	-	-	-	-	-	-	-	-	-	-	-	-	-	-	-	-	-	-	-	-
U014	c.白喉	-	-	-	-	-	-	-	-	-	-	-	-	-	-	-	-	-	-	-	-	-
U015	d.麻疹	-	-	-	-	-	-	-	-	-	-	-	-	-	-	-	-	-	-	-	-	-
U016	e.破伤风	-	-	-	-	-	-	-	-	-	-	-	-	-	-	-	-	-	-	-	-	-
U017	6.脑膜炎	0.58	-	1.71	-	-	-	-	0.79	-	-	-	-	-	-	1.88	4.9	3.36	5.07	8.52	-	-
U018	7.乙型肝炎	4.78	-	-	-	-	-	-	-	2.87	-	4.63	6.25	14.73	7.67	13.15	22.07	26.9	20.29	17.03	19.03	-
U019	丙型肝炎	0.07	-	-	-	-	-	-	-	-	0.72	-	-	-	-	-	-	-	-	-	-	-
U020	8.疟疾	-	-	-	-	-	-	-	-	-	-	-	-	-	-	-	-	-	-	-	-	-
U021	9.热带病	-	-	-	-	-	-	-	-	-	-	-	-	-	-	-	-	-	-	-	-	-
U022	a.锥虫病	-	-	-	-	-	-	-	-	-	-	-	-	-	-	-	-	-	-	-	-	-
U023	b.南美锥虫病	-	-	-	-	-	-	-	-	-	-	-	-	-	-	-	-	-	-	-	-	-
U024	c.血吸虫病	-	-	-	-	-	-	-	-	-	-	-	-	-	-	-	-	-	-	-	-	-
U025	d.利什曼病	-	-	-	-	-	-	-	-	-	-	-	-	-	-	-	-	-	-	-	-	-
U026	e.淋巴性丝虫病	-	-	-	-	-	-	-	-	-	-	-	-	-	-	-	-	-	-	-	-	-
U027	f.盘尾丝虫病	-	-	-	-	-	-	-	-	-	-	-	-	-	-	-	-	-	-	-	-	-
U028	10.麻风病	0.07	-	-	-	-	-	-	-	-	-	-	-	-	-	-	-	-	-	-	19.03	-
U029	11.登革热	-	-	-	-	-	-	-	-	-	-	-	-	-	-	-	-	-	-	-	-	-
U030	12.流行性乙型脑炎	-	-	-	-	-	-	-	-	-	-	-	-	-	-	-	-	-	-	-	-	-
U031	13.沙眼	-	-	-	-	-	-	-	-	-	-	-	-	-	-	-	-	-	-	-	-	-
U032	14.肠线虫感染	-	-	-	-	-	-	-	-	-	-	-	-	-	-	-	-	-	-	-	-	-

续　表

疾病编码	疾病名称	总计	0-	1-	5-	10-	15-	20-	25-	30-	35-	40-	45-	50-	55-	60-	65-	70-	75-	80-	85及以上	不详
U033	a. 蛔虫病	-	-	-	-	-	-	-	-	-	-	-	-	-	-	-	-	-	-	-	-	-
U034	b. 鞭虫病	-	-	-	-	-	-	-	-	-	-	-	-	-	-	-	-	-	-	-	-	-
U035	c. 钩虫病	-	-	-	-	-	-	-	-	-	-	-	-	-	-	-	-	-	-	-	-	-
U036	d. 其他	-	-	-	-	-	-	-	-	-	-	-	-	-	-	-	-	-	-	-	-	-
U037	其他传染病	3.76	3.37	3.42	1.04	-	1.27	1.76	-	1.6	1.43	2.31	3.9	4.91	6.14	11.27	7.36	10.09	30.43	25.55	57.08	-
U038	B. 呼吸系统感染	15.85	80.2	11.98	2.09	4.61	1.27	2.64	2.38	3.2	2.87	7.71	5.47	9.82	16.88	33.82	36.78	57.16	177.51	255.47	551.75	-
U039	1. 下呼吸道感染	15.56	80.2	11.98	2.09	4.61	1.27	2.64	2.38	3.2	2.87	6.94	5.47	9.82	16.88	31.94	36.78	57.16	177.51	255.47	513.7	-
U040	2. 上呼吸道感染	0.29	-	-	-	-	-	-	-	-	-	0.77	-	-	-	1.88	-	-	-	-	38.05	-
U041	3. 中耳炎	-	-	-	-	-	-	-	-	-	-	-	-	-	-	-	-	-	-	-	-	-
U042	C. 妊娠、分娩和产褥期并发症	-	-	-	-	-	-	-	-	-	-	-	-	-	-	-	-	-	-	-	-	-
U043	1. 孕产妇产出血	-	-	-	-	-	-	-	-	-	-	-	-	-	-	-	-	-	-	-	-	-
U044	2. 产妇败血症	-	-	-	-	-	-	-	-	-	-	-	-	-	-	-	-	-	-	-	-	-
U045	3. 妊娠高血压综合征	-	-	-	-	-	-	-	-	-	-	-	-	-	-	-	-	-	-	-	-	-
U046	4. 梗阻性分娩	-	-	-	-	-	-	-	-	-	-	-	-	-	-	-	-	-	-	-	-	-
U047	5. 流产	-	-	-	-	-	-	-	-	-	-	-	-	-	-	-	-	-	-	-	-	-
U048	其他	-	-	-	-	-	-	-	-	-	-	-	-	-	-	-	-	-	-	-	-	-
U049	D. 起源于围生期的情况	3.11	274.01	3.42	-	-	-	-	-	-	-	-	-	-	-	-	-	-	-	-	-	-
U050	1. 出生低体重	0.94	80.2	1.71	-	-	-	-	-	-	-	-	-	-	-	-	-	-	-	-	-	-
U051	2. 出生产伤和窒息	1.52	40.35	1.71	-	-	-	-	-	-	-	-	-	-	-	-	-	-	-	-	-	-
U052	其他	0.65	53.47	-	-	-	-	-	-	-	-	-	-	-	-	-	-	-	-	-	-	-
U053	E. 营养缺乏	1.01	-	3.42	-	-	-	0.88	-	-	0.72	-	2.34	1.23	-	-	4.9	-	5.07	8.52	38.05	-
U054	1. 蛋白质 - 能量营养不良	0.58	-	1.71	-	-	-	0.88	-	-	0.72	-	0.78	1.23	-	-	2.45	-	-	8.52	19.03	-
U055	2. 碘缺乏	-	-	-	-	-	-	-	-	-	-	-	-	-	-	-	-	-	-	-	-	-
U056	3. 维生素 A 缺乏病	-	-	-	-	-	-	-	-	-	-	-	-	-	-	-	-	-	-	-	-	-
U057	4. 缺铁性贫血	0.22	-	-	-	-	-	-	-	-	-	-	1.56	-	-	-	-	-	-	-	19.03	-
U058	其他营养性疾病	0.22	-	1.71	-	-	-	-	-	-	-	-	-	-	-	-	2.45	-	5.07	-	-	-
U059	II. 慢性非传染性疾病	601.55	147.03	37.66	12.52	19.99	24.22	32.5	47.61	101.5	175.56	297.79	387.25	823.71	937.35	1542.57	2142.84	3321.9	4939.9	8328.37	18826.79	-
U060	A. 恶性肿瘤	114.03	-	5.14	4.17	1.54	6.37	4.39	5.55	17.58	35.83	72.52	99.93	212.37	230.12	432.14	529.58	662.36	715.12	757.9	1160.58	-
U061	1. 唇、口腔和咽恶性肿瘤	2.39	-	-	-	-	1.27	-	-	-	-	1.54	-	2.46	6.14	-	12.26	20.17	20.29	8.52	-	-
U062	2. 食道癌	11.21	-	-	-	-	-	-	-	-	2.15	6.17	8.59	30.69	26.08	39.46	56.39	67.24	101.44	25.55	57.08	-
U063	3. 胃癌	14.98	-	-	-	-	-	-	-	0.8	5.02	7.71	13.27	22.1	27.61	69.52	85.81	100.87	76.08	110.7	114.16	-
U064	4. 结直肠癌	7.67	-	-	-	-	-	1.76	1.59	1.6	0.72	3.86	4.68	14.73	1.53	22.55	44.13	47.07	55.79	93.67	171.23	-
U065	5. 肝癌	27.28	-	-	-	1.27	1.27	1.76	0.79	4.8	14.33	27	29.67	62.61	82.84	103.34	98.07	100.87	101.44	119.22	190.26	-

续　表

疾病编码	疾病名称	总计	0-	1-	5-	10-	15-	20-	25-	30-	35-	40-	45-	50-	55-	60-	65-	70-	75-	80-	85及以上	不详
												年龄组（岁）										
U066	6.胰腺癌	1.3	-	-	-	-	-	-	-	-	-	0.77	-	-	3.07	5.64	4.9	13.45	20.29	17.03	-	-
U067	7.肺癌	22.57	-	-	-	-	-	-	0.79	1.6	6.45	9.26	13.27	29.46	46.02	92.07	127.49	178.2	152.15	144.77	304.41	-
U068	8.皮肤癌	0.87	-	-	-	-	-	-	-	0.8	-	0.77	0.78	-	1.53	3.76	-	6.72	25.55	25.55	19.03	-
U069	9.乳腺癌	0.14	-	-	-	-	-	-	-	-	-	-	-	1.23	-	-	-	-	-	8.52	-	-
U070	10.子宫颈癌	-	-	-	-	-	-	-	-	-	-	-	-	-	-	-	-	-	-	-	-	-
U071	11.子宫体癌	-	-	-	-	-	-	-	-	-	-	-	-	-	-	-	-	-	-	-	-	-
U072	12.卵巢癌	-	-	-	-	-	-	-	-	-	-	-	-	-	-	-	-	-	-	-	-	-
U073	13.前列腺癌	1.23	-	-	-	-	-	-	-	-	-	-	0.78	1.23	1.53	7.52	-	16.81	15.22	25.55	38.05	-
U074	14.膀胱癌	1.66	-	-	-	-	-	-	-	-	-	0.77	3.9	3.68	-	3.76	7.36	10.09	15.22	34.06	76.1	-
U075	15.淋巴瘤与多发性骨髓瘤	1.59	-	-	-	-	-	-	-	1.6	-	0.77	-	3.68	-	1.88	4.9	6.72	10.14	17.03	38.05	-
U076	16.白血病	2.17	-	-	1.04	-	1.27	0.88	-	0.8	1.43	2.31	-	9.82	3.07	7.52	4.9	6.72	10.14	8.52	-	-
U077	其他	18.96	-	5.14	3.13	1.54	2.55	-	0.79	5.59	5.73	11.57	19.52	34.37	30.68	75.16	83.36	87.42	136.94	119.22	152.21	-
U078	B.其他肿瘤	1.59	-	1.71	-	-	-	-	-	-	-	-	0.78	-	6.14	9.39	2.45	10.09	20.29	25.55	-	-
U079	C.糖尿病	6.22	-	-	2.09	-	-	-	0.79	1.6	1.43	1.54	3.9	17.19	9.2	30.06	31.87	16.81	65.93	42.58	38.05	-
U080	D.内分泌紊乱	2.82	6.68	1.71	2.09	-	-	-	-	1.6	0.72	1.54	2.34	3.68	6.14	1.88	4.9	10.09	20.29	42.58	95.13	-
U081	E.神经系统和精神障碍疾病	13.02	6.68	8.56	-	6.15	6.37	3.51	6.35	3.2	7.17	6.17	7.03	20.87	15.34	22.55	24.52	53.8	116.65	93.67	399.54	-
U082	1.单相精神抑郁	0.07	-	-	-	-	-	0.88	-	-	-	-	-	-	-	-	-	-	-	-	-	-
U083	2.双相情感障碍	0.07	-	-	-	-	-	-	-	-	-	-	-	-	1.53	-	-	-	-	-	-	-
U084	3.精神分裂症	1.45	-	-	-	1.54	2.55	-	2.38	1.6	0.72	0.77	2.34	4.91	3.07	3.76	9.81	6.72	-	-	-	-
U085	4.癫痫症	1.66	-	-	-	-	-	-	0.79	-	3.58	1.54	0.78	4.91	1.53	1.88	-	-	5.07	-	19.03	-
U086	5.酒精使用所致精神障碍	1.81	-	-	-	1.54	2.55	1.76	0.79	0.8	2.15	0.77	3.12	6.14	1.53	7.52	2.45	-	-	-	19.03	-
U087	6.阿尔次海默病和其他痴呆	3.4	-	-	-	-	-	-	-	-	-	0.77	-	2.46	-	5.64	2.45	20.17	55.79	42.58	304.41	-
U088	7.帕金森病	0.22	-	-	-	-	-	-	-	-	-	-	-	1.23	-	-	-	-	-	8.52	-	-
U089	8.多发性硬化	-	-	-	-	-	-	-	-	-	-	-	-	-	-	-	-	-	-	-	-	-
U090	9.药物使用所致精神障碍	0.14	-	-	-	-	-	0.88	0.79	-	-	-	-	-	-	-	-	-	-	-	-	-
U091	10.创伤后应激障碍	-	-	-	-	-	-	-	-	-	-	-	-	-	-	-	-	-	-	-	-	-
U092	11.强迫症	-	-	-	-	-	-	-	-	-	-	-	-	-	-	-	-	-	-	-	-	-
U093	12.惊恐障碍	-	-	-	-	-	-	-	-	-	-	-	-	-	-	-	-	-	-	-	-	-
U094	13.失眠症	-	-	-	-	-	-	-	-	-	-	-	-	-	-	-	-	-	-	-	-	-
U095	14.偏头痛	-	-	-	-	-	-	-	-	-	-	-	-	-	-	-	-	-	-	-	-	-
U096	15.由于铅暴露引起的精神发育障碍	-	-	-	-	-	-	-	-	-	-	-	-	-	-	-	-	-	-	-	-	-
U097	其他	4.2	6.68	8.56	2.09	3.07	1.27	-	1.59	0.8	0.72	2.31	0.78	1.23	7.67	3.76	9.81	26.9	55.79	42.58	57.08	-
U098	F.感官疾病	0.14	-	-	-	-	-	-	-	-	-	-	-	-	-	-	4.9	4.9	-	-	-	-

续　表

疾病编码	疾病名称	总计	年龄组（岁）																			不详
			0-	1-	5-	10-	15-	20-	25-	30-	35-	40-	45-	50-	55-	60-	65-	70-	75-	80-	85及以上	
U099	青光眼	—	—	—	—	—	—	—	—	—	—	—	—	—	—	—	—	—	—	—	—	—
U100	1. 白内障	—	—	—	—	—	—	—	—	—	—	—	—	—	—	—	—	—	—	—	—	—
U101	2. 与年龄有关的视觉障碍	—	—	—	—	—	—	—	—	—	—	—	—	—	—	—	—	—	—	—	—	—
U102	3. 与年龄有关的听力损碍	—	—	—	—	—	—	—	—	—	—	—	—	—	—	—	—	—	—	—	—	—
U103	4. 成年开始的听力损失	0.14	—	—	—	—	—	—	—	—	—	—	—	—	—	—	4.9	—	—	—	—	—
U104	G. 心血管疾病	321.47	6.68	1.71	1.04	6.15	10.2	7.91	18.25	47.16	73.81	128.84	167.86	375.64	449.5	747.8	1144.97	1876.13	2956.84	5441.54	11567.73	—
U105	1. 风湿性心脏病	12.95	—	—	—	—	—	0.88	—	2.4	2.15	4.63	2.34	7.37	5.2	35.7	49.04	100.87	111.58	204.38	684.93	—
U106	2. 高血压及并发症	39.22	—	—	—	—	—	1.76	0.79	4.8	5.73	13.12	20.3	40.51	56.76	107.1	129.94	221.91	370.24	800.48	1312.79	—
U107	3. 缺血性心脏病	73.22	—	—	1.54	—	3.82	1.76	3.97	12.79	21.5	20.83	39.82	76.11	107.39	125.89	225.56	410.19	608.61	1302.9	3633.94	—
U108	4. 脑血管病	157.01	—	—	—	—	5.1	1.76	9.52	15.98	32.96	66.35	78.85	206.23	225.52	402.08	603.13	988.5	1546.89	2426.98	4566.21	—
U109	5. 炎性心脏病	8.54	—	—	—	1.54	—	0.88	2.38	4.8	2.87	6.94	10.15	9.82	5.2	15.03	19.61	33.62	65.93	127.74	247.34	—
U110	其他	21.49	6.68	1.71	1.04	3.07	1.27	0.88	1.59	5.59	5.73	10.03	11.71	30.69	25.15	45.09	85.81	73.97	152.15	417.27	780.06	—
U111	H. 主要呼吸系统疾病	62.66	—	6.85	1.04	4.61	—	5.27	1.59	6.39	8.6	13.12	14.83	44.19	52.16	107.1	174.08	373.21	704.98	1294.39	3691.02	—
U112	1. 慢性阻塞性肺疾病	47.68	—	—	1.54	1.54	—	0.88	0.79	1.6	4.3	7.71	4.68	19.64	35.89	84.55	134.85	282.43	583.25	1081.5	3120.24	—
U113	2. 哮喘	1.95	—	—	—	—	—	0.88	—	0.8	—	—	0.78	—	6.14	—	14.71	10.09	15.22	42.58	57.08	—
U114	其他	13.02	6.85	6.85	1.04	3.07	—	3.51	0.79	4	4.3	5.4	9.37	24.55	6.14	22.55	24.52	80.69	106.51	170.31	513.7	—
U115	I. 主要消化系统疾病	53.47	13.37	3.42	—	—	—	2.64	9.52	19.98	42.99	61.72	69.49	114.17	127.33	139.04	152.01	168.11	207.94	306.57	513.7	—
U116	1. 消化性溃疡	7.16	—	—	—	—	—	—	—	4	3.58	4.63	7.81	12.28	13.81	13.15	24.52	33.62	50.72	85.16	133.18	—
U117	2. 肝硬化	30.75	—	—	1.04	—	—	1.76	5.55	12.79	27.23	43.97	43.72	76.11	84.38	78.91	93.17	73.97	71	85.16	114.16	—
U118	3. 阑尾炎	0.36	—	—	—	—	—	—	—	—	1.43	1.56	—	—	1.53	—	—	—	—	—	—	—
U119	其他	15.19	13.37	3.42	—	—	—	0.88	3.97	3.2	10.75	13.12	16.4	25.78	27.61	46.97	34.32	60.52	86.22	136.25	266.36	—
U120	J. 主要泌尿生殖系统疾病	19.9	—	—	—	—	—	7.03	4.76	4	5.02	7.71	16.4	33.14	29.15	45.09	61.29	121.04	116.65	281.02	589.8	—
U121	1. 肾炎和肾病	16.86	—	—	—	—	—	6.15	4.76	4	4.3	6.94	14.83	30.69	23.01	37.58	46.58	94.14	96.36	255.47	475.65	—
U122	2. 前列腺增生	0.43	—	—	—	—	—	—	—	—	—	—	—	—	1.53	—	2.45	2.45	—	—	76.1	—
U123	其他	2.6	—	—	—	—	—	0.88	0.79	—	0.72	0.77	1.56	2.46	4.6	7.52	12.26	26.9	20.29	25.55	38.05	—
U124	K. 皮肤病	0.58	—	—	—	—	—	—	0.79	—	—	—	0.78	—	6.14	—	—	—	—	—	38.05	—
U125	L. 肌肉骨骼和结缔组织疾病	3.26	—	—	—	—	—	0.88	—	—	2.34	3.86	2.34	2.46	4.6	5.64	12.26	23.54	15.22	42.58	133.18	—
U126	1. 风湿性关节炎	1.59	—	—	—	—	—	—	—	—	—	—	—	1.23	1.53	3.76	4.9	13.45	15.22	34.06	76.1	—
U127	2. 骨关节炎	—	—	—	—	—	—	—	—	—	—	—	—	—	—	—	—	—	—	—	—	—
U128	3. 痛风	0.58	—	—	—	—	—	—	—	—	3.09	—	—	—	—	—	2.45	3.36	—	8.52	19.03	—
U129	4. 腰痛	0.14	—	—	—	—	—	0.88	—	—	—	—	—	—	—	—	—	—	—	—	—	—
U130	其他	0.94	—	—	—	—	—	—	—	—	—	0.77	1.56	1.23	3.07	1.88	4.9	6.72	—	—	38.05	—
U131	M. 先天异常	2.39	13.61	8.56	2.09	—	1.27	0.88	—	—	—	0.77	1.56	1.23	1.53	1.88	—	6.72	—	—	38.05	—

续表

疾病编码	疾病名称	总计	0-	1-	5-	10-	15-	20-	25-	30-	35-	40-	45-	50-	55-	60-	65-	70-	75-	80-	85及以上	不详
U132	1. 腹壁缺损	-	-	-	-	-	-	-	-	-	-	-	-	-	-	-	-	-	-	-	-	-
U133	2. 无脑畸形	-	-	-	-	-	-	-	-	-	-	-	-	-	-	-	-	-	-	-	-	-
U134	3. 肛门直肠闭锁	0.07	6.68	-	-	-	-	-	-	-	-	-	-	-	-	-	-	-	-	-	-	-
U135	4. 唇裂	-	-	-	-	-	-	-	-	-	-	-	-	-	-	-	-	-	-	-	-	-
U136	5. 腭裂	-	-	-	-	-	-	-	-	-	-	-	-	-	-	-	-	-	-	-	-	-
U137	6. 食管闭锁	0.07	6.68	-	-	-	-	-	-	-	-	-	-	-	-	-	-	6.72	-	-	-	-
U138	7. 肾发育不全	0.29	-	-	-	-	-	-	-	-	-	-	0.78	-	-	1.88	-	-	-	-	-	-
U139	8. 庙氏综合征	-	-	-	-	-	-	-	-	-	-	-	-	-	-	-	-	-	-	-	-	-
U140	9. 先天性心脏异常	1.81	93.56	8.56	2.09	-	1.27	0.88	-	-	-	0.77	0.78	-	-	-	-	-	-	-	-	-
U141	10. 脊柱裂	0.07	-	-	-	-	-	-	-	-	-	-	-	-	1.53	-	-	-	-	-	-	-
U142	其他	0.07	6.68	-	-	-	-	-	-	-	-	-	-	-	-	-	-	-	-	-	-	-
U143	N. 口腔疾病	-	-	-	-	-	-	-	-	-	-	-	-	-	-	-	-	-	-	-	-	-
U144	1. 龋齿	-	-	-	-	-	-	-	-	-	-	-	-	-	-	-	-	-	-	-	-	-
U145	2. 牙周病	-	-	-	-	-	-	-	-	-	-	-	-	-	-	-	-	-	-	-	-	-
U146	3. 无牙症	-	-	-	-	-	-	-	-	-	-	-	-	-	-	-	-	-	-	-	-	-
U147	其他	-	-	-	-	-	-	-	-	-	-	-	-	-	-	-	-	-	-	-	-	-
U148	Ⅲ. 伤害	78	13.37	25.68	5.22	16.91	42.06	34.26	61.1	71.13	73.09	84.86	86.66	131.35	139.6	135.28	125.04	164.75	233.3	263.99	703.96	-
U149	A. 意外伤害	62.01	13.37	25.68	5.22	12.3	35.69	31.62	50.78	53.55	58.76	64.8	68.7	108.03	101.25	93.94	93.17	124.4	197.8	221.41	646.88	-
U150	1. 道路交通事故	20.11	-	3.42	2.09	3.07	19.12	17.57	32.53	29.57	21.5	17.74	23.42	25.78	21.48	28.18	17.16	23.54	35.5	34.06	19.03	-
U151	2. 意外中毒	11.79	-	3.42	1.04	-	1.27	3.51	5.55	7.99	12.9	15.43	20.3	27.01	24.55	26.3	24.52	20.17	10.14	17.03	38.05	-
U152	3. 意外跌落	17.29	6.68	3.42	1.04	6.15	2.55	0.88	3.17	7.19	9.32	14.66	14.05	29.46	38.35	28.18	39.23	67.24	126.79	144.77	494.67	-
U153	4. 火灾	0.36	-	-	-	-	-	-	-	-	0.72	-	0.78	-	-	-	-	6.72	-	-	19.03	-
U154	5. 溺水	3.98	17.12	17.12	1.04	4.61	6.37	4.39	2.38	4	6.45	3.86	3.12	6.14	1.53	1.88	2.45	-	-	-	-	-
U155	其他	8.47	13.37	1.71	1.04	3.07	6.37	5.27	7.14	4.8	7.88	13.12	7.03	19.64	15.34	9.39	9.81	6.72	25.36	25.55	76.1	-
U156	B. 故意伤害	14.11	-	-	-	4.61	5.1	0.88	8.73	16.78	13.61	16.2	15.61	22.1	32.22	37.58	26.97	36.98	35.5	34.06	57.08	-
U157	1. 自杀及后遗症	13.46	-	-	-	3.07	5.1	0.88	8.73	14.39	12.9	15.43	15.61	20.87	32.22	33.82	26.97	36.98	35.5	34.06	57.08	-
U158	2. 他杀及后遗症	0.58	-	-	-	1.54	-	-	-	-	0.72	0.77	0.78	-	-	3.76	-	-	-	-	-	-
U159	3. 战争	-	-	-	-	-	-	-	-	-	-	-	-	-	-	-	-	-	-	-	-	-
U160	其他	0.07	-	-	-	-	-	-	-	-	-	-	-	1.23	-	-	-	-	-	-	-	-
U161	其他剩余疾病	11.07	13.37	3.42	2.09	4.61	5.1	2.64	3.17	4	5.02	11.57	8.59	12.28	4.6	22.55	24.52	26.9	65.93	136.25	437.6	-

年龄组（岁）

表 4－30　2018 年普洱市死因别、年龄别死亡率（女）

（单位：1/10 万）

疾病编码	疾病名称	总计	年龄组（岁）																			不详
			0 -	1 -	5 -	10 -	15 -	20 -	25 -	30 -	35 -	40 -	45 -	50 -	55 -	60 -	65 -	70 -	75 -	80 -	85 及以上	
U000	全死因	525.58	460.36	53.9	25.45	37.68	28.62	23.96	43.29	62.51	87.54	134.58	180.64	376.11	436.03	878.17	1407.13	2409.64	4029.24	7069.15	17119.07	-
U001	I. 传染病、母婴疾病和营养缺乏性疾病	27.71	299.6	14.87	2.21	3.43	4.29	3.83	3.53	5.6	4.33	6.54	8.51	15.44	19.67	32.67	72.46	126.99	198.16	307.63	591.14	-
U002	A. 传染病和寄生虫病	9.88	14.61	9.29	1.11	-	1.43	2.87	3.53	2.8	2.6	5.61	7.57	12.63	11.47	19.22	35.06	37.17	61.65	70.5	108.58	-
U003	1. 结核病	3.37	-	-	1.11	-	1.43	-	0.88	-	0.87	1.87	0.95	4.21	4.92	9.61	16.36	21.68	26.42	19.23	12.06	-
U004	2. 性传播疾病	0.24	-	-	-	-	-	-	-	0.93	-	-	-	-	-	1.92	-	-	-	-	12.06	-
U005	a. 梅毒	-	-	-	-	-	-	-	-	-	-	-	-	-	-	-	-	-	-	-	-	-
U006	b. 衣原体病	0.08	-	-	-	-	-	-	-	-	-	-	-	-	-	1.92	-	-	-	-	-	-
U007	c. 淋病	0.08	-	-	-	-	-	-	-	-	-	-	-	-	-	-	-	-	-	-	12.06	-
U008	d. 其他	0.08	-	-	-	-	-	-	-	0.93	-	-	-	-	-	-	-	-	-	-	-	-
U009	3. 艾滋病	0.88	7.31	-	-	-	-	0.96	0.88	1.87	1.73	0.93	1.89	-	-	-	2.34	-	-	-	12.06	-
U010	4. 腹泻性疾病	0.48	-	-	-	-	-	-	-	-	-	-	-	-	1.64	-	-	-	8.81	12.82	-	-
U011	5. 好发于儿童期的疾病	-	-	1.86	-	-	-	-	-	-	-	-	-	-	-	-	-	-	-	-	-	-
U012	a. 百日咳	-	-	-	-	-	-	-	-	-	-	-	-	-	-	-	-	-	-	-	-	-
U013	b. 脊髓灰质炎及后遗症	-	-	-	-	-	-	-	-	-	-	-	-	-	-	-	-	-	-	-	-	-
U014	c. 白喉	-	-	-	-	-	-	-	-	-	-	-	-	-	-	-	-	-	-	-	-	-
U015	d. 麻疹	-	-	-	-	-	-	-	-	-	-	-	-	-	-	-	-	-	-	-	-	-
U016	e. 破伤风	-	-	-	-	-	-	-	-	-	-	-	-	-	-	-	-	-	-	-	-	-
U017	6. 脑膜炎	0.56	-	-	-	-	-	-	-	-	-	-	-	-	-	1.92	2.34	-	4.4	-	12.06	-
U018	7. 乙型肝炎	1.53	-	-	-	-	-	-	0.88	-	-	-	2.84	1.4	1.64	3.84	7.01	6.19	8.81	19.23	12.06	-
U019	丙型肝炎	0.08	-	-	-	-	-	-	-	-	-	0.93	-	-	-	-	-	-	-	-	-	-
U020	8. 疟疾	-	-	-	-	-	-	-	-	-	-	-	-	-	-	-	-	-	-	-	-	-
U021	9. 热带病	-	-	-	-	-	-	-	-	-	-	-	-	-	-	-	-	-	-	-	-	-
U022	a. 锥虫病	-	-	-	-	-	-	-	-	-	-	-	-	-	-	-	-	-	-	-	-	-
U023	b. 南美锥虫病	-	-	-	-	-	-	-	-	-	-	-	-	-	-	-	-	-	-	-	-	-
U024	c. 血吸虫病	-	-	-	-	-	-	-	-	-	-	-	-	-	-	-	-	-	-	-	-	-
U025	d. 利什曼病	-	-	-	-	-	-	-	-	-	-	-	-	-	-	-	-	-	-	-	-	-
U026	e. 淋巴丝虫病	-	-	-	-	-	-	-	-	-	-	-	-	-	-	-	-	-	-	-	-	-
U027	f. 盘尾丝虫病	-	-	-	-	-	-	-	-	-	-	-	-	-	-	-	-	-	-	-	-	-
U028	10. 麻风病	0.16	-	-	-	-	-	-	-	-	-	-	-	1.4	-	-	-	-	-	-	12.06	-
U029	11. 登革热	-	-	-	-	-	-	-	-	-	-	-	-	-	-	-	-	-	-	-	-	-
U030	12. 流行性乙型脑炎	0.08	-	-	-	-	-	-	-	-	-	0.93	-	-	-	-	-	-	-	-	-	-
U031	13. 沙眼	-	-	-	-	-	-	-	-	-	-	-	-	-	-	-	-	-	-	-	-	-
U032	14. 肠线虫感染	-	-	-	-	-	-	-	-	-	-	-	-	-	-	-	-	-	-	-	-	-

续　表

疾病编码	疾病名称	总计	年龄组（岁）																		
			0 –	1 –	5 –	10 –	15 –	20 –	25 –	30 –	35 –	40 –	45 –	50 –	55 –	60 –	65 –	70 –	75 –	80 –	85及以上	不详
U033	a. 蛔虫病	–	–	–	–	–	–	–	–	–	–	–	–	–	–	–	–	–	–	–	–	–
U034	b. 鞭虫病	–	–	–	–	–	–	–	–	–	–	–	–	–	–	–	–	–	–	–	–	–
U035	c. 钩虫病	–	–	–	–	–	–	–	–	–	–	–	–	–	–	–	–	–	–	–	–	–
U036	d. 其他	–	–	–	–	–	–	–	–	–	–	–	–	–	–	–	–	–	–	–	–	–
U037	其他传染病	2.49	7.31	7.43	1.11	3.43	1.43	0.96	–	–	–	0.93	1.89	5.61	3.28	1.92	7.01	9.29	13.21	19.23	36.19	–
U038	B. 呼吸系统疾病	12.85	51.15	5.58	1.11	3.43	1.43	–	–	2.8	–	0.93	0.95	2.81	6.56	11.53	32.72	80.53	110.09	198.68	398.12	–
U039	1. 下呼吸道感染	12.69	51.15	5.58	1.11	3.43	1.43	–	–	2.8	–	0.93	0.95	2.81	6.56	11.53	32.72	77.43	110.09	198.68	398.12	–
U040	2. 上呼吸道感染	0.16	–	–	–	–	–	–	–	–	–	–	–	–	–	–	–	3.1	–	–	–	–
U041	中耳炎	–	–	–	–	–	–	–	–	–	–	–	–	–	–	–	–	–	–	–	–	–
U042	C. 妊娠、分娩和产褥期并发症	0.24	–	–	–	–	–	0.96	–	–	0.87	–	–	–	–	–	–	–	–	–	–	–
U043	1. 孕产妇出血	0.16	–	–	–	–	1.43	0.96	–	–	–	–	–	–	–	–	–	–	–	–	–	–
U044	2. 产妇败血症	–	–	–	–	–	–	–	–	–	–	–	–	–	–	–	–	–	–	–	–	–
U045	3. 妊娠高血压综合征	–	–	–	–	–	–	–	–	–	–	–	–	–	–	–	–	–	–	–	–	–
U046	4. 梗阻性分娩	–	–	–	–	–	–	–	–	–	–	–	–	–	–	–	–	–	–	–	–	–
U047	5. 流产	–	–	–	–	–	–	–	–	–	–	–	–	–	–	–	–	–	–	–	–	–
U048	其他	0.08	–	–	–	–	–	–	–	–	0.87	–	–	–	–	–	–	–	–	–	–	–
U049	D. 起源于围生期的情况	2.49	226.53	–	–	–	–	–	–	–	–	–	–	–	–	–	–	–	–	–	–	–
U050	1. 出生低体重	0.32	29.23	–	–	–	–	–	–	–	–	–	–	–	–	–	–	–	–	–	–	–
U051	2. 出生产伤和窒息	1.61	146.15	–	–	–	–	–	–	–	–	–	–	–	–	–	–	–	–	–	–	–
U052	其他	0.56	51.15	–	–	–	–	–	–	–	–	–	–	–	–	–	–	–	–	–	–	–
U053	E. 营养缺乏	2.25	7.31	–	–	–	–	–	–	–	0.87	–	–	–	1.64	1.92	4.67	9.29	26.42	38.45	84.45	–
U054	1. 蛋白质 - 能量营养不良	0.8	7.31	–	–	–	–	–	–	–	–	–	–	–	–	–	–	6.19	8.81	25.64	12.06	–
U055	2. 碘缺乏	0.08	–	–	–	–	–	–	–	–	–	–	–	–	–	–	–	–	–	–	12.06	–
U056	3. 维生素 A 缺乏病	–	–	–	–	–	–	–	–	–	–	–	–	–	–	–	–	–	–	–	–	–
U057	4. 缺铁性贫血	0.8	–	–	–	–	–	–	–	–	0.87	–	–	–	1.64	1.92	4.67	3.1	13.21	–	12.06	–
U058	其他营养病症	0.56	–	–	–	–	–	–	–	–	–	–	–	–	–	–	–	–	4.4	12.82	48.26	–
U059	II. 慢性非传染性疾病	458.51	124.22	27.88	16.6	13.7	15.74	12.46	23.86	41.99	63.27	106.54	148.49	308.75	381.94	770.56	1257.54	2149.47	3606.5	6460.3	15671.37	–
U060	A. 恶性肿瘤	66.27	7.31	7.43	6.64	–	2.86	1.92	6.18	13.06	24.27	35.51	53.91	94.03	106.55	201.77	233.74	312.82	400.72	519.13	663.53	–
U061	1. 唇、口腔和咽恶性肿瘤	1.53	–	–	–	–	–	–	–	–	–	–	0.95	1.4	3.28	9.61	2.34	15.49	8.81	12.82	–	–
U062	2. 食道癌	1.69	–	–	–	–	–	–	0.88	–	1.87	–	–	–	–	3.84	2.34	9.29	13.21	25.64	60.32	–
U063	3. 胃癌	8.92	–	–	–	–	–	–	1.77	0.93	3.74	4.73	9.82	14.75	30.75	30.39	49.56	66.05	76.91	108.58	–	–
U064	4. 结直肠癌	4.9	–	–	–	–	–	–	–	1.87	0.93	2.84	5.61	6.56	13.45	24.78	30.39	57.68	13.21	57.68	60.32	–
U065	5. 肝癌	8.51	–	–	1.11	–	–	0.96	1.73	1.73	1.73	3.74	5.67	15.44	14.75	30.75	30.39	43.36	61.65	83.32	24.13	–

续　表

疾病编码	疾病名称	总计	年龄组（岁）																			不详
			0 -	1 -	5 -	10 -	15 -	20 -	25 -	30 -	35 -	40 -	45 -	50 -	55 -	60 -	65 -	70 -	75 -	80 -	85及以上	
U066	6. 胰腺癌	0.88	-	-	-	-	-	-	-	0.88	-	0.93	0.95	1.4	1.64	1.92	-	-	17.61	-	12.06	-
U067	7. 肺癌	10.28	-	-	-	-	-	-	-	0.93	0.93	1.87	4.73	14.03	9.84	32.67	46.75	68.14	61.65	108.95	144.77	-
U068	8. 皮肤癌	0.56	-	-	-	-	-	-	-	-	-	0.93	-	-	5.28	-	-	3.1	-	6.41	24.13	-
U069	9. 乳腺癌	3.45	-	-	-	-	-	-	-	0.93	1.73	8.41	3.78	4.21	11.47	7.69	4.67	12.39	13.21	38.45	48.26	-
U070	10. 子宫颈癌	4.58	-	-	-	-	-	-	0.88	0.93	4.33	4.67	4.73	11.23	6.56	7.69	14.02	15.49	22.02	38.45	36.19	-
U071	11. 子宫体癌	3.37	-	-	-	-	-	-	0.88	0.93	2.6	0.93	7.57	4.21	3.2	9.61	18.7	9.29	8.81	6.41	-	-
U072	12. 卵巢癌	1.29	-	-	-	-	-	0.96	-	0.93	0.87	0.93	3.78	2.81	1.64	7.69	2.34	-	4.4	-	-	-
U073	13. 前列腺癌	-	-	-	-	-	-	-	-	-	-	-	-	-	-	-	-	-	-	-	-	-
U074	14. 膀胱癌	0.32	-	-	-	-	-	-	-	-	-	-	-	1.4	1.64	1.92	2.34	-	-	12.82	12.06	-
U075	15. 淋巴瘤与多发性骨髓瘤	1.2	-	1.86	-	-	-	-	0.88	-	-	-	-	-	1.64	5.76	9.35	6.19	8.81	-	12.06	-
U076	16. 白血病	2.73	-	1.86	1.11	-	2.86	0.96	0.88	-	0.87	0.93	4.73	-	3.28	5.76	4.67	6.19	13.21	12.82	12.06	-
U077	其他	12.05	-	3.72	4.43	-	-	-	-	2.8	3.47	5.61	9.46	22.45	18.03	32.67	35.06	49.56	88.07	89.73	108.58	-
U078	B. 其他肿瘤	1.12	-	-	-	-	-	-	-	-	-	1.87	-	1.4	-	3.84	7.01	3.1	8.81	8.81	-	-
U079	C. 糖尿病	7.71	-	-	-	-	-	-	-	2.8	5.2	2.8	3.78	4.21	15.11	21.14	35.06	55.75	79.26	64.09	72.39	-
U080	D. 内分泌紊乱	2.57	7.31	5.58	-	-	-	-	-	1.87	2.6	1.87	0.95	2.81	4.92	3.84	35.06	15.49	4.4	12.82	72.39	-
U081	E. 神经系统和精神障碍疾病	10.68	7.31	5.58	5.53	1.71	1.43	2.87	1.77	4.67	2.6	3.74	1.89	9.82	4.92	9.61	4.67	49.56	52.84	128.18	301.6	-
U082	1. 单相精神抑郁	0.08	-	-	-	-	-	-	-	-	-	-	-	-	-	-	-	-	-	-	-	-
U083	2. 双相情感障碍	0.96	-	-	-	-	-	-	-	-	-	-	-	-	-	-	-	3.1	-	-	-	-
U084	3. 精神分裂症	1.12	-	-	-	-	-	-	0.88	-	-	-	0.95	2.81	1.64	1.92	2.34	3.1	-	-	36.19	-
U085	4. 癫痫症	0.08	-	-	-	-	1.43	-	-	-	-	-	-	-	-	-	-	-	-	-	-	-
U086	5. 酒精使用所致精神障碍	3.05	-	-	-	-	-	-	-	2.8	0.87	2.8	0.95	2.81	1.64	1.92	4.67	6.19	4.4	-	-	-
U087	6. 阿尔茨海默病和其他痴呆	0.24	-	1.86	-	-	-	-	-	-	-	-	-	-	-	-	4.67	9.29	17.61	76.91	168.9	-
U088	7. 帕金森病	-	-	-	-	-	-	-	-	-	-	-	-	-	-	-	-	-	-	-	-	-
U089	8. 多发性硬化	0.24	-	-	-	-	-	-	-	-	-	-	-	-	-	-	-	3.1	-	-	-	-
U090	9. 药物使用所致精神障碍	-	-	-	-	-	-	-	0.88	0.93	-	0.93	-	1.4	-	-	-	-	-	-	12.06	-
U091	10. 创伤后应激障碍	-	-	-	-	-	-	-	-	-	-	-	-	-	-	-	-	-	-	-	-	-
U092	11. 强迫症	-	-	-	-	-	-	-	-	-	-	-	-	-	-	-	-	-	-	-	-	-
U093	12. 惊恐障碍	-	-	-	-	-	-	-	-	-	-	-	-	-	-	-	-	-	-	-	-	-
U094	13. 失眠症	-	-	-	-	-	-	-	-	-	-	-	-	-	-	-	-	-	-	-	-	-
U095	14. 偏头痛	-	-	-	-	-	-	-	-	-	-	-	-	-	-	-	-	-	-	-	-	-
U096	15. 由于铅暴露引起的精神发育障碍	-	-	-	-	-	-	-	-	-	-	-	-	-	-	-	-	-	-	-	-	-
U097	其他	4.82	7.31	3.72	5.53	1.71	1.43	2.87	-	0.93	1.73	-	-	2.81	1.64	5.76	18.7	24.78	30.82	51.27	72.39	-
U098	F. 感官疾病	0.08	-	-	-	-	-	-	-	-	-	-	-	-	-	-	-	3.1	-	-	-	-

续　表

疾病编码	疾病名称	总计	0-	1-	5-	10-	15-	20-	25-	30-	35-	40-	45-	50-	55-	60-	65-	70-	75-	80-	85及以上	不详
U099	1. 青光眼	-	-	-	-	-	-	-	-	-	-	-	-	-	-	-	-	-	-	-	-	-
U100	2. 白内障	0.08	-	-	-	-	-	-	-	-	-	-	-	-	-	-	-	3.1	-	-	-	-
U101	3. 与年龄有关的视觉障碍	-	-	-	-	-	-	-	-	-	-	-	-	-	-	-	-	-	-	-	-	-
U102	4. 成年开始的听力损失	-	-	-	-	-	-	-	-	-	-	-	-	-	-	-	-	-	-	-	-	-
U103	其他	-	-	-	-	-	-	-	-	-	-	-	-	-	-	-	-	-	-	-	-	-
U104	G. 心血管疾病	274.48	14.61	1.86	1.11	1.71	4.29	1.92	10.6	11.2	23.4	42.06	59.58	145.95	175.4	392.01	719.93	1291.54	2347.09	4422.23	10676.8	-
U105	1. 风湿性心脏病	17.67	-	-	-	-	-	-	0.88	-	0.87	1.87	4.73	11.23	16.39	30.75	32.72	92.92	176.14	269.18	615.27	-
U106	2. 高血压及并发症	39.52	-	-	-	-	-	-	2.65	1.87	4.33	5.61	8.51	23.86	32.78	59.57	114.53	216.81	347.88	538.36	1411.51	-
U107	3. 缺血性心脏病	73.26	-	-	1.11	-	1.43	3.53	2.8	2.8	3.47	12.15	12.3	15.44	29.51	88.39	191.67	272.56	620.9	1301.03	3438.29	-
U108	4. 脑血管病	112.7	-	-	-	1.71	1.43	1.92	-	4.67	10.4	14.95	27.43	78.59	80.32	172.94	315.55	588.47	990.8	1749.66	3848.47	-
U109	5. 炎性心脏病	6.67	-	1.86	-	1.71	-	-	1.77	1.87	-	3.74	1.89	1.4	3.28	7.69	14.02	21.68	48.44	108.95	289.54	-
U110	其他	16.23	7.31	-	1.11	-	1.43	-	1.77	-	3.47	1.87	2.84	14.03	4.92	15.37	30.39	68.14	110.09	288.41	747.98	-
U111	H. 主要呼吸系统疾病	55.75	7.31	-	-	-	-	-	-	4.67	2.6	0.93	6.62	12.63	13.11	48.04	98.17	229.19	471.18	1038.26	3003.98	-
U112	1. 慢性阻塞性肺疾病	44.5	-	-	-	-	-	-	-	1.87	1.73	0.93	3.78	2.81	6.56	36.51	58.44	195.12	405.13	852.4	2497.29	-
U113	2. 哮喘	1.93	-	-	-	-	-	-	-	-	-	-	-	1.4	-	-	14.02	6.19	17.61	38.45	60.32	-
U114	其他	9.32	7.31	-	1.11	-	2.86	-	0.88	2.8	0.87	-	2.84	8.42	6.56	11.53	25.71	27.87	48.44	147.41	446.37	-
U115	I. 主要消化系统疾病	20	-	3.72	2.21	-	2.86	3.83	2.65	2.8	1.73	7.48	12.3	19.65	44.26	42.28	79.47	108.4	127.7	141	349.86	-
U116	1. 消化性溃疡	4.18	-	-	1.11	-	-	2.87	-	0.93	-	0.93	-	4.21	9.84	9.61	18.7	27.87	35.23	25.64	48.26	-
U117	2. 肝硬化	5.46	-	1.86	1.11	-	-	-	-	-	-	4.67	8.51	8.42	14.75	17.29	32.72	18.58	17.61	12.82	48.26	-
U118	3. 阑尾炎	0.8	-	1.86	-	-	-	0.96	-	-	-	-	-	-	-	1.92	2.34	3.1	4.4	12.82	-	-
U119	其他	9.48	7.31	-	-	1.71	1.43	-	2.65	1.87	1.73	9.35	3.78	7.02	16.39	13.45	25.71	58.85	70.46	102.54	253.35	-
U120	J. 主要泌尿生殖系统疾病	14.06	-	-	-	1.71	1.43	0.96	0.93	0.93	5.2	7.48	7.57	16.84	18.03	40.35	44.41	65.04	92.47	96.14	277.48	-
U121	1. 肾炎和肾病	12.13	7.31	-	-	1.71	1.43	-	0.93	0.93	5.2	-	5.67	15.44	14.75	40.35	42.07	49.56	79.26	76.91	229.22	-
U122	2. 前列腺增生	-	-	-	-	-	-	-	-	-	-	-	-	-	-	-	-	-	-	-	-	-
U123	其他	1.93	-	-	-	-	-	0.96	-	-	-	1.87	1.89	1.4	3.28	-	2.34	3.1	13.21	19.23	48.26	-
U124	K. 皮肤病	0.88	-	1.86	-	-	-	-	-	-	-	-	-	-	1.64	-	2.34	-	4.4	12.82	36.19	-
U125	L. 肌肉骨骼和结缔组织疾病	3.37	-	-	-	3.43	1.43	-	-	2.8	-	-	0.95	1.4	-	7.69	2.34	15.49	13.21	19.23	217.16	-
U126	1. 风湿性关节炎	2.09	-	-	-	1.71	-	-	-	-	-	0.93	0.95	1.4	-	5.76	2.34	9.29	13.21	12.82	168.9	-
U127	2. 骨关节炎	-	-	-	-	-	-	-	-	-	-	-	-	-	-	-	-	-	-	-	-	-
U128	3. 痛风	-	-	-	-	-	-	-	-	-	-	-	-	-	-	-	-	-	-	-	-	-
U129	4. 腰痛	-	-	-	-	-	-	-	-	-	-	-	-	-	-	-	-	-	-	-	-	-
U130	其他	1.29	-	-	-	1.71	1.43	-	-	2.8	-	-	-	-	-	1.92	-	6.19	-	6.41	48.26	-
U131	M. 先天异常	1.53	73.07	1.86	-	3.43	-	-	1.77	-	0.87	0.95	0.95	1.4	-	1.92	2.34	4.4	4.4	6.41	48.26	-

续 表

编码	疾病名称	总计	0 -	1 -	5 -	10 -	15 -	20 -	25 -	30 -	35 -	40 -	45 -	50 -	55 -	60 -	65 -	70 -	75 -	80 -	85及以上	不详
U132	1. 腹壁缺损	—	—	—	—	—	—	—	—	—	—	—	—	—	—	—	—	—	—	—	—	—
U133	2. 无脑畸形	—	—	—	—	—	—	—	—	—	—	—	—	—	—	—	—	—	—	—	—	—
U134	3. 肛门直肠闭锁	0.08	7.31	3.72	—	—	—	—	—	—	—	—	—	—	—	—	—	—	—	—	—	—
U135	4. 唇裂	—	—	—	—	—	—	—	—	—	—	—	—	—	—	—	—	—	—	—	—	—
U136	5. 腭裂	—	—	—	—	—	—	—	—	—	—	—	—	—	—	—	—	—	—	—	—	—
U137	6. 食管闭锁	—	—	—	—	—	—	—	—	—	—	—	—	—	—	—	—	—	—	—	—	—
U138	7. 肾发育不全	0.08	—	—	—	—	—	—	—	—	—	—	—	—	—	—	—	—	4.4	—	—	—
U139	8. 唐氏综合征	0.08	—	—	—	1.71	—	—	—	—	—	—	—	—	—	—	—	—	—	—	—	—
U140	9. 先天性心脏异常	1.2	58.46	1.86	—	1.71	—	—	1.77	—	0.87	—	0.95	—	—	—	—	—	—	6.41	—	—
U141	10. 脊柱裂	—	—	—	—	—	—	—	—	—	—	—	—	—	—	—	—	—	—	—	—	—
U142	其他	0.08	7.31	—	—	—	—	—	—	—	—	—	—	—	—	—	—	—	—	—	—	—
U143	N. 口腔疾病	—	—	—	—	—	—	—	—	—	—	—	—	—	—	—	—	—	—	—	—	—
U144	1. 龋齿	—	—	—	—	—	—	—	—	—	—	—	—	—	—	—	—	—	—	—	—	—
U145	2. 牙周病	—	—	—	—	—	—	—	—	—	—	—	—	—	—	—	—	—	—	—	—	—
U146	3. 无牙症	—	—	—	—	—	—	—	—	—	—	—	—	—	—	—	—	—	—	—	—	—
U147	其他	—	—	—	—	—	—	—	—	—	—	—	—	—	—	—	—	—	—	—	—	—
U148	Ⅲ. 伤害	31.73	14.61	9.29	6.64	17.13	8.59	4.79	14.14	13.06	16.47	21.49	22.7	46.31	34.42	71.1	63.11	111.5	171.74	192.27	506.7	—
U149	A. 意外伤害	24.34	14.61	9.29	6.64	10.28	5.72	1.92	11.49	8.4	8.67	13.08	13.24	35.08	24.59	44.2	42.07	92.92	167.33	185.86	482.57	—
U150	1. 道路交通事故	6.27	—	3.72	2.21	5.14	4.29	1.92	5.3	2.8	3.47	9.35	5.67	11.23	4.92	11.53	7.01	27.87	13.21	19.23	24.13	—
U151	2. 意外中毒	4.18	—	—	1.11	—	1.43	1.92	2.65	2.8	2.6	2.8	2.84	9.82	8.2	5.76	9.35	15.49	22.02	32.05	24.13	—
U152	3. 意外跌落	10.04	—	—	—	—	—	—	2.65	0.93	0.87	2.8	2.84	7.02	5.56	19.22	25.71	49.56	92.47	121.77	410.18	—
U153	4. 火灾	0.32	—	—	1.11	—	—	—	—	0.93	—	0.93	0.95	1.4	1.64	—	—	—	8.81	—	—	—
U154	5. 溺水	1.29	14.61	5.58	2.21	3.43	—	—	2.65	—	—	—	—	—	1.64	1.92	—	8.81	8.81	—	—	—
U155	其他	2.25	—	—	—	1.71	—	—	0.88	—	1.73	—	0.95	5.61	3.28	5.76	—	—	22.02	12.82	24.13	—
U156	B. 故意伤害	6.91	—	—	—	5.14	2.86	1.92	2.65	4.67	6.93	8.41	9.46	11.23	3.2	24.98	18.7	18.58	4.4	6.41	24.13	—
U157	1. 自杀及后遗症	6.51	—	—	—	5.14	1.43	1.92	2.65	3.73	6.07	8.41	9.46	9.82	6.56	24.98	18.7	18.58	4.4	6.41	24.13	—
U158	2. 他杀及后遗症	0.4	—	—	—	—	1.43	—	—	0.93	0.87	—	1.4	1.4	1.64	—	—	—	—	—	—	—
U159	3. 战争	—	—	—	—	—	—	—	—	—	—	—	—	—	—	—	—	—	—	—	—	—
U160	其他	—	—	—	—	—	—	—	—	—	—	—	—	—	—	—	—	—	—	—	—	—
U161	其他剩余疾病	7.63	21.92	1.86	—	3.43	—	2.87	1.77	1.87	3.47	—	0.95	5.61	—	3.84	14.02	21.68	52.84	108.95	349.86	—

年龄组（岁）

表4-31 2018年临沧市死因别、年龄别死亡率（男女合计）

（单位：1/10万）

疾病编码	疾病名称	总计	年龄组（岁）																			
			0-	1-	5-	10-	15-	20-	25-	30-	35-	40-	45-	50-	55-	60-	65-	70-	75-	80-	85及以上	不详
U000	全死因	620.59	462.38	49.68	15.25	37.06	60.68	52.59	79.91	153.91	212.18	312.1	348.99	818.76	761.37	1441.44	1770.82	3026.47	4536.52	8214.92	17737	-
U001	I. 传染病、母婴疾病和营养缺乏性疾病	25.93	313.76	17.99	1.69	2.1	4.9	3.54	3.42	13.03	12.19	22.29	12.51	36.48	31.72	53.95	56.3	90.29	121.72	196.81	359.33	-
U002	A. 传染病和寄生虫病	13.26	23.12	2.57	1.13	1.4	2.45	2.65	2.56	11.1	10.38	18.97	10.42	24.83	25.05	31.29	40.94	52.37	60.86	31.49	61.16	-
U003	1. 结核病	4.71	-	-	-	-	1.23	0.88	0.43	3.38	2.26	2.37	3.75	10.09	13.36	15.1	23.03	25.28	28.09	3.94	-	-
U004	2. 性传播疾病	0.2	-	-	-	-	-	-	-	-	-	0.47	-	2.33	0.83	-	-	-	-	-	-	-
U005	a. 梅毒	-	-	-	-	-	-	-	-	-	-	-	-	-	-	-	-	-	-	-	-	-
U006	b. 衣原体病	-	-	-	-	-	-	-	-	-	-	-	-	-	-	-	-	-	-	-	-	-
U007	c. 淋病	-	-	-	-	-	-	-	-	-	-	-	-	-	-	-	-	-	-	-	-	-
U008	d. 其他	0.2	-	-	-	-	-	-	-	-	-	0.47	-	2.33	0.83	-	-	-	-	-	-	-
U009	3. 艾滋病	2.18	3.3	-	-	-	-	-	1.28	4.82	5.42	8.54	2.92	2.33	2.33	0.83	-	-	2.34	-	-	-
U010	4. 病毒性肝炎	0.16	-	0.86	-	-	-	-	-	-	-	-	-	-	-	-	-	-	-	7.87	7.65	-
U011	5. 好发于儿童期的疾病	0.08	-	-	-	-	-	-	-	-	-	-	-	-	-	-	-	1.81	-	-	-	-
U012	a. 百日咳	-	-	-	-	-	-	-	-	-	-	-	-	-	-	-	-	-	-	-	-	-
U013	b. 脊髓灰质炎及后遗症	-	-	-	-	-	-	-	-	-	-	-	-	-	-	-	-	-	-	-	-	-
U014	c. 白喉	-	-	-	-	-	-	-	-	-	-	-	-	-	-	-	-	-	-	-	-	-
U015	d. 麻疹	0.04	-	0.86	-	-	-	-	-	-	-	-	-	-	-	-	-	-	-	-	-	-
U016	e. 破伤风	0.04	-	-	-	-	-	-	-	-	-	-	-	-	-	-	1.81	-	-	-	-	-
U017	6. 脑膜炎	0.63	6.61	-	-	0.7	0.61	0.44	0.43	0.45	-	0.95	-	0.78	-	1.08	1.28	-	-	-	7.65	-
U018	7. 乙型肝炎	2.49	-	-	-	-	-	0.44	-	1.93	0.9	2.37	2.08	7.76	5.84	10.79	6.4	9.03	9.36	11.81	15.29	-
U019	丙型肝炎	0.16	-	-	-	-	-	-	-	-	0.47	-	-	-	-	-	-	1.81	-	-	-	-
U020	8. 疟疾	-	-	-	-	-	-	-	-	-	-	-	-	-	-	-	-	-	-	-	-	-
U021	9. 热带病	-	-	-	-	-	-	-	-	-	-	-	-	-	-	-	-	-	-	-	-	-
U022	a. 锥虫病	-	-	-	-	-	-	-	-	-	-	-	-	-	-	-	-	-	-	-	-	-
U023	b. 南美锥虫病	-	-	-	-	-	-	-	-	-	-	-	-	-	-	-	-	-	-	-	-	-
U024	c. 血吸虫病	-	-	-	-	-	-	-	-	-	-	-	-	-	-	-	-	-	-	-	-	-
U025	d. 利什曼病	-	-	-	-	-	-	-	-	-	-	-	-	-	-	-	-	-	-	-	-	-
U026	e. 淋巴丝虫病	-	-	-	-	-	-	-	-	-	-	-	-	-	-	-	-	-	-	-	-	-
U027	f. 盘尾丝虫病	-	-	-	-	-	-	-	-	-	-	-	-	-	-	-	-	-	-	-	-	-
U028	10. 麻风病	-	-	-	-	-	-	-	-	-	-	-	-	-	-	-	-	-	-	-	-	-
U029	11. 登革热	-	-	-	-	-	-	-	-	-	-	-	-	-	-	-	-	-	-	-	-	-
U030	12. 流行性乙型脑炎	-	-	-	-	-	-	-	-	-	-	-	-	-	-	-	-	-	-	-	-	-
U031	13. 沙眼	-	-	-	-	-	-	-	-	-	-	-	-	-	-	-	-	-	-	-	-	-
U032	14. 肠线虫感染	-	-	-	-	-	-	-	-	-	-	-	-	-	-	-	-	-	-	-	-	-

续 表

疾病编码	疾病名称	总计	0–	1–	5–	10–	15–	20–	25–	30–	35–	40–	45–	50–	55–	60–	65–	70–	75–	80–	85及以上	不详
U033	a. 蛔虫病	–	–	–	–	–	–	–	–	–	–	–	–	–	–	–	–	–	–	–	–	–
U034	b. 丝虫病	–	–	–	–	–	–	–	–	–	–	–	–	–	–	–	–	–	–	–	–	–
U035	c. 钩虫病	–	–	–	–	–	–	–	–	–	–	–	–	–	–	–	–	–	–	–	–	–
U036	d. 其他	–	–	–	–	–	–	–	–	–	–	–	–	–	–	–	–	–	–	–	–	–
U037	其他传染病	2.65	13.21	1.71	1.13	0.7	0.61	0.88	0.43	0.96	0.45	3.79	1.67	1.55	4.17	4.32	10.24	14.45	14.04	7.87	30.58	–
U038	B. 呼吸系统感染	8.12	56.15	11.14	0.56	0.7	1.23	0.88	0.96	0.96	1.35	2.85	2.08	10.87	5.84	20.5	14.07	28.89	42.13	141.7	237	–
U039	1. 下呼吸道感染	8	52.84	11.14	0.56	0.7	1.23	0.88	0.96	0.96	1.35	2.85	2.08	10.87	5.84	20.5	14.07	28.89	37.45	141.7	237	–
U040	2. 上呼吸道感染	0.12	3.3	–	–	–	–	–	–	–	–	–	–	–	–	–	–	–	4.68	–	–	–
U041	3. 中耳炎	–	–	–	–	–	–	–	–	–	–	–	–	–	–	–	–	–	–	–	–	–
U042	C. 妊娠，分娩和产褥期并发症	0.16	–	–	–	–	0.61	–	0.48	–	–	0.47	–	–	–	–	–	–	–	–	–	–
U043	1. 孕产妇出血	0.08	–	–	–	–	0.61	–	0.43	–	–	–	–	–	–	–	–	–	–	–	–	–
U044	2. 产妇败血症	–	–	–	–	–	–	–	–	–	–	–	–	–	–	–	–	–	–	–	–	–
U045	3. 妊娠高血压综合征	–	–	–	–	–	–	–	–	–	–	–	–	–	–	–	–	–	–	–	–	–
U046	4. 梗阻性分娩	–	–	–	–	–	–	–	–	–	–	–	–	–	–	–	–	–	–	–	–	–
U047	5. 流产	–	–	–	–	–	–	–	–	–	–	–	–	–	–	–	–	–	–	–	–	–
U048	其他	0.04	–	–	–	–	–	–	–	–	–	0.47	–	–	–	–	–	–	–	–	–	–
U049	D. 起源于围生期的情况	2.89	224.59	4.28	–	–	–	–	–	–	–	–	–	–	–	–	–	–	–	–	–	–
U050	1. 出生低体重	0.44	33.03	0.86	–	–	–	–	–	–	–	–	–	–	–	–	–	–	–	–	–	–
U051	2. 出生产伤和窒息	1.66	132.11	1.71	–	–	–	–	–	–	–	–	–	–	–	–	–	–	–	–	–	–
U052	其他	0.79	59.45	1.71	–	–	–	–	–	–	–	–	–	–	–	–	–	–	–	–	–	–
U053	E. 营养缺乏	1.5	9.91	–	–	–	0.61	–	–	0.48	0.45	–	–	0.78	3.83	2.16	1.28	9.03	18.73	23.62	61.16	–
U054	1. 蛋白质-能量营养不良	1.03	9.91	–	–	–	0.61	–	–	–	0.45	–	–	–	1.08	1.08	–	5.42	14.04	15.74	53.52	–
U055	2. 碘缺乏	–	–	–	–	–	–	–	–	–	–	–	–	–	–	–	–	–	–	–	–	–
U056	3. 维生素 A 缺乏病	–	–	–	–	–	–	–	–	–	–	–	–	–	–	–	–	–	–	–	–	–
U057	4. 缺铁性贫血	0.2	–	–	–	–	–	–	–	–	–	–	–	0.78	0.83	1.08	–	1.81	2.34	–	7.65	–
U058	其他营养病	0.28	–	–	–	–	–	–	–	0.48	–	–	–	–	–	–	1.28	1.81	2.34	7.87	–	–
U059	II. 慢性非传染性疾病	529.57	128.81	17.99	6.78	16.78	23.9	20.33	36.75	83.95	134.98	215.34	267.27	676.73	652.01	1266.66	1607.04	2802.56	4276.69	7652.04	16322.63	–
U060	A. 恶性肿瘤	65.99	6.61	3.43	1.13	3.5	3.68	5.3	7.69	14.96	18.96	39.84	59.21	159.87	158.62	290.23	293	292.53	297.28	318.83	412.84	–
U061	1. 唇，口腔和咽恶性肿瘤	1.15	–	–	–	–	–	–	0.43	0.48	0.45	0.95	0.42	3.1	2.5	8.63	3.84	7.22	2.34	–	2.34	–
U062	2. 食道癌	4.55	–	–	–	–	–	–	–	0.48	–	2.37	2.08	13.97	14.19	31.29	25.59	25.28	7.02	–	22.94	–
U063	3. 胃癌	10.89	–	–	–	–	–	0.88	1.28	1.93	0.9	4.74	8.76	24.06	31.72	52.87	46.06	52.37	56.18	66.92	61.16	–
U064	4. 结直肠癌	5.66	–	–	–	–	–	0.44	0.85	1.45	2.71	1.9	5	8.54	9.18	24.82	29.43	25.28	37.45	23.62	84.1	–
U065	5. 肝癌	11.16	–	–	–	–	–	0.88	0.43	2.89	5.42	10.43	16.68	29.49	28.38	38.84	53.74	37.92	28.09	43.3	38.23	–

年龄组（岁）

续表

疾病编码	疾病名称	总计	0-	1-	5-	10-	15-	20-	25-	30-	35-	40-	45-	50-	55-	60-	65-	70-	75-	80-	85及以上	不详
U066	6.胰腺癌	0.87	-	-	-	-	-	-	-	0.48	0.45	-	-	3.1	1.67	2.16	6.4	7.22	2.34	7.87	-	-
U067	7.肺癌	10.61	-	-	-	-	-	0.44	0.43	1.45	1.35	4.74	6.25	22.51	24.21	46.39	49.9	68.62	77.25	55.11	76.45	-
U068	8.皮肤癌	0.36	-	-	-	-	-	-	-	-	-	-	0.42	-	0.83	2.16	-	-	2.34	3.94	22.94	-
U069	9.乳腺癌	1.46	-	-	-	-	-	-	-	-	0.9	1.9	3.75	4.66	3.34	7.55	1.28	1.81	2.34	11.81	-	-
U070	10.子宫颈癌	1.11	-	-	-	-	-	-	0.43	0.48	0.9	1.9	0.42	3.1	3.34	5.39	1.28	3.61	2.34	11.81	7.65	-
U071	11.子宫体癌	0.79	-	-	-	-	-	-	0.43	0.48	-	0.47	0.42	4.66	2.5	3.24	5.12	1.81	2.34	-	7.65	-
U072	12.卵巢癌	0.4	-	-	-	-	-	-	-	-	-	-	-	-	-	1.08	-	-	-	-	-	-
U073	13.前列腺癌	0.55	-	-	-	-	-	-	-	-	-	-	-	0.78	-	1.08	3.84	3.61	9.36	11.81	7.65	-
U074	14.膀胱癌	0.63	-	-	-	-	-	-	-	0.9	0.9	-	-	0.78	-	-	2.56	5.42	9.36	11.81	7.65	-
U075	15.淋巴瘤与多发性骨髓瘤	1.43	-	-	-	-	-	0.88	-	0.9	0.9	0.95	1.25	2.33	7.51	7.55	5.12	5.42	7.02	7.87	-	-
U076	16.白血病	2.41	3.3	3.43	0.56	2.1	3.68	-	1.28	1.93	3.16	1.9	2.92	3.1	-	-	6.4	-	-	-	-	-
U077	其他	11.96	3.3	3.3	0.56	1.4	-	-	2.56	2.89	3.16	7.59	10.42	32.6	25.88	53.95	52.46	45.14	51.5	55.11	84.1	-
U078	B.其他肿瘤	1.03	-	-	-	1.4	-	-	0.43	0.96	-	-	0.42	0.78	0.83	3.24	5.12	5.42	4.68	7.87	15.29	-
U079	C.糖尿病	11.44	19.82	0.86	-	-	-	0.44	0.85	0.96	1.81	1.42	2.92	10.09	21.71	38.84	42.22	72.23	107.68	161.39	275.23	-
U080	D.内分泌紊乱	6.93	6.61	-	1.69	1.4	0.61	1.77	0.43	2.41	2.26	1.42	2.92	3.1	9.18	8.63	15.35	32.5	65.54	90.53	298.17	-
U081	E.神经系统和精神障碍疾病	24.51	6.61	-	1.69	2.1	1.84	1.77	3.42	3.38	4.51	9.49	7.09	11.64	15.86	24.82	40.94	108.35	220.04	468.41	1376.15	-
U082	1.单相抑郁症(单相精神抑郁)	0.04	-	-	-	-	-	-	-	-	-	-	-	0.78	-	-	-	-	-	-	-	-
U083	2.双相情感障碍	0.04	-	-	-	-	-	-	-	-	-	-	-	-	-	2.16	-	-	-	-	-	-
U084	3.精神分裂症	0.51	-	-	-	-	0.61	0.44	1.28	0.96	1.35	0.47	0.83	-	0.83	1.08	3.84	1.81	-	-	-	-
U085	4.癫痫病	1.07	-	-	1.13	-	0.61	-	0.43	0.48	-	-	0.83	-	1.67	3.24	2.56	1.81	2.34	-	-	-
U086	5.酒精使用所致精神障碍	0.79	-	-	-	-	-	0.44	-	0.96	0.9	2.37	-	-	1.67	-	1.28	-	2.34	-	-	-
U087	6.阿尔茨海默病和其他痴呆	5.15	-	-	-	-	-	-	-	-	-	0.47	0.42	0.78	4.17	8.63	14.07	25.28	44.48	122.02	298.17	-
U088	7.帕金森病	0.28	-	-	-	-	-	-	-	-	-	-	-	-	0.83	-	1.28	1.81	1.81	11.81	-	-
U089	8.多发性硬化	-	-	-	-	-	-	-	-	-	-	-	-	-	-	-	-	-	-	-	-	-
U090	9.药物使用所致精神障碍	0.24	-	-	-	-	-	0.44	-	0.96	-	0.47	-	-	0.83	-	-	-	-	-	-	-
U091	10.创伤后应激障碍	-	-	-	-	-	-	-	-	-	-	-	-	-	-	-	-	-	-	-	-	-
U092	11.强迫症	-	-	-	-	-	-	-	-	-	-	-	-	-	-	-	-	-	-	-	-	-
U093	12.惊恐障碍	-	-	-	-	-	-	-	-	-	-	-	-	-	-	-	-	-	-	-	-	-
U094	13.失眠症	-	-	-	-	-	-	-	-	-	-	-	-	-	-	-	-	-	-	-	-	-
U095	14.偏头痛	-	-	-	-	-	-	-	-	-	-	-	-	-	-	-	-	-	-	-	-	-
U096	15.由于铅暴露引起的精神发育障碍	-	-	-	-	-	-	-	-	-	-	-	-	-	-	-	-	-	-	-	-	-
U097	其他	16.11	6.61	-	0.56	2.1	1.23	0.44	0.43	0.96	1.35	3.79	5	6.98	5.01	8.63	17.91	77.65	163.86	326.71	1062.69	-
U098	F.感官疾病	-	-	-	-	-	-	-	-	-	-	-	-	-	-	-	-	-	-	-	-	-

续 表

疾病编码	疾病名称	总计	0-	1-	5-	10-	15-	20-	25-	30-	35-	40-	45-	50-	55-	60-	65-	70-	75-	80-	85及以上	不详
U099	1. 青光眼	-	-	-	-	-	-	-	-	-	-	-	-	-	-	-	-	-	-	-	-	-
U100	2. 白内障	-	-	-	-	-	-	-	-	-	-	-	-	-	-	-	-	-	-	-	-	-
U101	3. 与年龄有关的视觉障碍	-	-	-	-	-	-	-	-	-	-	-	-	-	-	-	-	-	-	-	-	-
U102	4. 成年开始的听力损失	-	-	-	-	-	-	-	-	-	-	-	-	-	-	-	-	-	-	-	-	-
U103	其他	-	-	-	-	-	-	-	-	-	-	-	-	-	-	-	-	-	-	-	-	-
U104	G. 心血管疾病	303.56	6.61	2.57	-	1.4	11.65	6.63	15.81	31.36	58.24	97.71	117.16	322.07	233.03	651.67	918.68	1706.45	2757.49	5105.29	10711.01	-
U105	1. 风湿性心脏病	7.56	-	-	-	-	-	-	0.43	-	1.35	2.37	0.83	6.98	5.84	15.1	26.87	54.17	60.86	114.15	336.39	-
U106	2. 高血压及并发症	38.56	-	-	-	-	-	-	-	2.41	4.97	5.69	10.84	34.92	27.55	72.29	107.48	218.5	381.55	759.69	1636.09	-
U107	3. 缺血性心脏病	84.05	-	-	-	-	1.23	1.77	2.14	9.65	17.15	27.04	35.02	76.83	69.29	189.89	221.35	464.08	723.31	1515.45	3295.11	-
U108	4. 脑血管病	133.29	-	0.86	-	0.7	7.97	3.54	8.97	14.47	25.73	46.01	54.62	159.87	156.95	315.05	469.57	767.45	1259.36	1972.05	3753.82	-
U109	5. 炎性心脏病	10.37	3.3	-	-	0.7	0.61	0.44	2.14	1.93	1.81	5.69	3.75	9.31	10.02	16.18	21.75	46.95	88.95	196.81	412.84	-
U110	其他	27.59	3.3	1.71	-	3.5	1.23	0.88	-	2.89	6.77	10.91	10.84	28.71	17.53	34.53	65.25	140.85	222.38	531.39	1269.11	-
U111	H. 主要呼吸系统疾病	52.49	9.91	1.71	1.13	-	1.23	2.65	0.43	6.27	5.42	9.49	12.51	31.04	35.9	90.63	117.71	292.53	529.03	1035.23	2446.48	-
U112	1. 慢性阻塞性肺疾病	41.13	-	0.86	-	-	-	-	-	1.93	1.81	6.17	7.09	18.63	21.71	69.05	95.96	251	423.69	921.08	1957.19	-
U113	2. 哮喘	3.05	-	-	-	0.7	-	-	-	-	0.45	0.47	2.08	2.33	2.5	2.16	5.12	14.45	46.82	39.36	152.91	-
U114	其他	8.31	9.91	0.86	1.13	2.8	1.23	2.65	0.43	4.34	3.16	2.85	3.34	10.09	11.69	19.42	16.63	27.09	58.52	74.79	336.39	-
U115	I. 主要消化系统疾病	40.42	26.42	4.28	1.69	2.1	0.61	1.77	2.99	13.03	33.86	41.74	51.29	108.65	85.82	91.71	107.48	167.94	161.52	236.17	321.1	-
U116	1. 消化性溃疡	3.25	-	-	-	-	-	0.44	0.85	0.96	1.81	2.37	1.25	6.21	5.01	11.87	12.79	16.25	16.39	23.62	61.16	-
U117	2. 肝硬化	23.59	-	-	0.56	-	-	0.88	1.71	11.1	24.38	32.25	43.36	79.16	63.45	51.79	48.62	57.78	56.18	51.17	61.16	-
U118	3. 阑尾炎	0.32	3.3	-	-	0.7	-	-	-	0.45	-	-	-	-	0.83	-	1.28	1.81	2.34	-	-	-
U119	其他	13.26	23.12	4.28	1.13	1.4	0.61	0.44	0.43	0.96	7.22	7.11	6.67	23.28	17.53	28.05	44.78	92.09	86.61	161.39	198.78	-
U120	J. 主要泌尿生殖系统疾病	18.25	-	-	-	0.7	1.84	0.44	2.56	7.72	8.13	9.01	12.51	25.61	29.22	61.5	58.86	108.35	110.02	177.13	336.39	-
U121	1. 肾炎和肾病	17.62	-	-	-	0.7	1.84	0.44	2.14	7.72	7.67	9.01	12.09	25.61	29.22	61.5	56.3	104.73	105.34	169.26	298.17	-
U122	2. 前列腺增生	0.12	-	-	-	-	-	-	-	-	-	-	-	-	-	-	-	-	2.34	-	15.29	-
U123	其他	0.51	-	-	-	-	-	-	0.43	0.45	0.45	-	0.42	-	-	-	2.56	3.61	2.34	7.87	22.94	-
U124	K. 皮肤病	0.2	-	-	-	-	-	-	-	-	0.45	0.47	-	-	-	-	-	1.81	2.34	-	7.65	-
U125	L. 肌肉骨骼和结缔组织疾病	2.81	-	0.86	-	-	-	0.44	0.43	0.96	0.45	1.9	-	3.88	-	5.39	6.4	14.45	21.07	51.17	122.32	-
U126	1. 风湿性关节炎	1.46	-	-	-	-	-	-	-	-	-	-	-	-	-	1.08	3.84	7.22	11.7	43.3	99.39	-
U127	2. 骨关节炎	-	-	-	-	-	-	-	-	-	-	-	-	-	-	-	-	-	-	-	-	-
U128	3. 痛风	0.4	-	-	-	-	-	-	-	-	-	-	-	2.33	-	-	-	5.42	4.68	3.94	22.94	-
U129	4. 腰痛	0.08	-	-	-	-	-	-	-	0.48	-	0.47	-	-	-	-	1.28	-	-	-	-	-
U130	其他	0.83	-	0.86	-	-	-	0.44	0.43	0.48	0.45	1.42	-	1.55	-	4.32	1.28	-	4.68	3.94	22.94	-
U131	M. 先天异常	1.9	52.84	4.28	1.13	2.1	2.45	0.88	1.71	2.89	0.45	0.95	1.25	-	-	-	-	-	-	-	-	-

续表

疾病编码	疾病名称	总计	0-	1-	5-	10-	15-	20-	25-	30-	35-	40-	45-	50-	55-	60-	65-	70-	75-	80-	85及以上	不详
U132	1. 腹壁缺损	-	-	-	-	-	-	-	-	-	-	-	-	-	-	-	-	-	-	-	-	-
U133	2. 无脑畸形	-	-	-	-	-	-	-	-	-	-	-	-	-	-	-	-	-	-	-	-	-
U134	3. 肛门直肠闭锁	-	-	-	-	-	-	-	-	-	-	-	-	-	-	-	-	-	-	-	-	-
U135	4. 唇裂	-	-	-	-	-	-	-	-	-	-	-	-	-	-	-	-	-	-	-	-	-
U136	5. 腭裂	-	-	-	-	-	-	-	-	-	-	-	-	-	-	-	-	-	-	-	-	-
U137	6. 食管闭锁	-	-	-	-	-	-	-	-	-	-	-	-	-	-	-	-	-	-	-	-	-
U138	7. 肾发育不全	-	-	-	-	-	-	-	-	-	-	-	-	-	-	-	-	-	-	-	-	-
U139	8. 唐氏综合征	-	-	-	-	-	-	-	-	-	-	-	-	-	-	-	-	-	-	-	-	-
U140	9. 先天性心脏异常	1.62	46.24	4.28	1.13	2.1	1.84	0.44	1.71	2.89	0.45	0.47	0.42	-	-	-	-	-	-	-	-	-
U141	10. 脊柱裂	-	-	-	-	-	-	-	-	-	-	-	-	-	-	-	-	-	-	-	-	-
U142	其他	0.28	6.61	-	-	-	0.61	0.44	-	-	0.47	-	0.83	-	-	-	-	-	-	-	-	-
U143	N. 口腔疾病	0.04	-	-	-	-	-	-	-	-	-	-	-	-	-	-	1.28	-	-	-	-	-
U144	1. 龋齿	-	-	-	-	-	-	-	-	-	-	-	-	-	-	-	-	-	-	-	-	-
U145	2. 牙周病	-	-	-	-	-	-	-	-	-	-	-	-	-	-	-	-	-	-	-	-	-
U146	3. 无牙症	-	-	-	-	-	-	-	-	-	-	-	-	-	-	-	-	-	-	-	-	-
U147	其他	0.04	-	-	-	-	-	-	-	-	-	-	-	-	-	-	1.28	-	-	-	-	-
U148	III. 伤害	56.37	13.21	13.71	6.21	15.38	28.81	26.52	36.75	55.97	60.49	69.25	64.63	96.23	70.96	108.97	97.24	97.51	98.31	244.05	634.56	-
U149	A. 意外伤害	42.83	6.61	13.71	6.21	13.28	24.52	20.33	29.06	42.46	45.6	52.65	49.2	69.07	50.93	74.45	61.42	65.01	72.57	204.68	581.04	-
U150	1. 道路交通事故	15.64	-	4.28	2.26	6.29	13.48	13.7	17.95	21.23	18.06	21.82	20.01	29.49	15.03	17.26	12.79	12.64	4.68	31.49	38.23	-
U151	2. 意外中毒	6.65	-	0.86	1.13	1.4	-	1.77	2.14	7.72	9.03	9.96	10.01	14.75	12.52	19.42	11.52	10.83	4.68	11.81	7.65	-
U152	3. 意外跌落	13.7	-	0.86	1.13	2.1	4.29	-	3.85	6.75	10.38	13.28	10.01	18.63	15.03	28.05	30.71	34.31	58.52	133.83	496.94	-
U153	4. 火灾	0.2	-	-	-	-	-	0.44	-	-	-	-	0.42	-	0.83	1.08	-	-	-	-	-	-
U154	5. 溺水	1.11	6.61	-	1.69	2.8	3.68	1.33	0.43	0.96	0.45	1.25	1.42	0.78	-	3.24	-	-	-	3.94	-	-
U155	其他	5.54	3.3	7.71	-	0.7	3.06	3.09	4.7	5.79	7.67	6.17	7.51	5.43	7.51	5.39	6.4	7.22	4.68	19.68	38.23	-
U156	B. 故意伤害	12.79	-	-	-	2.1	4.29	4.86	7.26	12.54	14.45	16.6	13.34	25.61	18.37	34.53	35.83	30.7	23.41	39.36	53.52	-
U157	1. 自杀及后遗症	11.76	3.3	-	-	2.1	3.68	3.98	6.41	10.61	11.74	16.6	11.67	24.06	18.37	32.37	33.27	30.7	23.41	39.36	53.52	-
U158	2. 他杀及后遗症	0.95	-	-	-	0.61	0.61	0.88	0.85	1.45	2.71	1.67	1.55	-	-	1.08	2.56	-	-	-	-	-
U159	3. 战争	-	-	-	-	-	-	-	-	-	-	-	-	-	-	-	-	-	-	-	-	-
U160	其他	0.08	-	-	-	-	-	-	-	0.48	-	-	-	-	-	1.08	-	-	-	-	-	-
U161	其他剩余疾病	8.71	6.61	-	0.56	2.8	3.06	2.21	0.96	0.96	4.51	5.22	4.59	9.31	6.68	11.87	10.24	36.12	39.79	122.02	420.49	-

年龄组（岁）

表 4 – 32　2018 年临沧市死因别、年龄别死亡率（男）

（单位：1/10 万）

疾病编码	疾病名称	总计	0–	1–	5–	10–	15–	20–	25–	30–	35–	40–	45–	50–	55–	60–	65–	70–	75–	80–	85及以上	不详
U000	全死因	727.43	490.95	51.02	17.46	49.49	89.93	78.76	121.54	224.78	303.43	460.43	506	1132.24	1066.27	1954.87	2328.69	3844.58	5369.61	9876.78	20258.8	–
U001	I.传染病、母婴疾病和营养缺乏性疾病	30.96	350.68	14.81	1.09	2.67	7.19	5.99	4.89	16.81	17.9	30.7	17.85	53.56	59.07	76	72.05	115.49	142.65	225.75	360.63	–
U002	A.传染病和寄生虫病	18.27	31.88	1.65	1.09	1.34	3.6	5.14	4.89	15.04	14.64	27.28	13.97	41.66	30.93	48.55	64.33	74.51	61.13	37.63	63.64	–
U003	1.结核病	7.25	–	–	–	–	1.2	1.71	0.82	5.31	3.25	4.26	5.43	17.85	21.16	27.44	38.6	37.25	30.57	9.41	–	–
U004	2.性传播疾病	–	–	–	–	–	–	–	–	–	–	–	–	–	–	–	–	–	–	–	–	–
U005	a.梅毒	–	–	–	–	–	–	–	–	–	–	–	–	–	–	–	–	–	–	–	–	–
U006	b.衣原体病	–	–	–	–	–	–	–	–	–	–	–	–	–	–	–	–	–	–	–	–	–
U007	c.淋病	–	–	–	–	–	–	–	–	–	–	–	–	–	–	–	–	–	–	–	–	–
U008	d.其他	–	–	–	–	–	–	–	–	–	–	–	–	–	–	–	–	–	–	–	–	–
U009	3.艾滋病	3.25	–	–	–	–	–	–	2.45	6.19	7.32	11.94	3.88	4.46	1.63	–	–	–	5.09	–	–	–
U010	4.病毒性肝炎	0.08	6.38	–	–	–	–	–	–	–	–	–	–	–	–	–	–	–	–	–	–	–
U011	5.好发于儿童期的疾病	0.15	–	1.65	–	–	–	–	–	–	–	–	–	–	–	–	–	3.73	–	–	–	–
U012	a.百日咳	–	–	–	–	–	–	–	–	–	–	–	–	–	–	–	–	–	–	–	–	–
U013	b.脊髓灰质炎及后遗症	–	–	–	–	–	–	–	–	–	–	–	–	–	–	–	–	–	–	–	–	–
U014	c.白喉	–	–	–	–	–	–	–	–	–	–	–	–	–	–	–	–	–	–	–	–	–
U015	d.麻疹	0.08	–	1.65	–	–	–	–	–	–	–	–	–	–	–	–	–	–	–	–	–	–
U016	e.破伤风	0.08	–	–	–	–	–	–	–	–	–	–	–	–	–	–	–	3.73	–	–	–	–
U017	6.脑膜炎	0.6	6.38	–	–	–	–	0.86	–	–	–	0.85	–	1.49	–	2.11	–	–	–	–	–	–
U018	7.乙型肝炎	3.32	–	–	–	–	–	0.86	–	1.77	1.63	4.26	3.88	14.88	6.51	12.67	7.72	11.18	5.09	18.81	–	–
U019	丙型肝炎	0.23	–	–	–	–	–	–	–	–	1.63	0.85	–	–	–	–	–	–	–	–	–	–
U020	8.疟疾	–	–	–	–	–	–	–	–	–	–	–	–	–	–	–	–	–	–	–	–	–
U021	9.热带病	–	–	–	–	–	–	–	–	–	–	–	–	–	–	–	–	–	–	–	–	–
U022	a.锥虫病	–	–	–	–	–	–	–	–	–	–	–	–	–	–	–	–	–	–	–	–	–
U023	b.南美锥虫病	–	–	–	–	–	–	–	–	–	–	–	–	–	–	–	–	–	–	–	–	–
U024	c.血吸虫病	–	–	–	–	–	–	–	–	–	–	–	–	–	–	–	–	–	–	–	–	–
U025	d.利什曼病	–	–	–	–	–	–	–	–	–	–	–	–	–	–	–	–	–	–	–	–	–
U026	e.淋巴丝虫病	–	–	–	–	–	–	–	–	–	–	–	–	–	–	–	–	–	–	–	–	–
U027	f.盘尾丝虫病	–	–	–	–	–	–	–	–	–	–	–	–	–	–	–	–	–	–	–	–	–
U028	10.麻风病	–	–	–	–	–	–	–	–	–	–	–	–	–	–	–	–	–	–	–	–	–
U029	11.登革热	–	–	–	–	–	–	–	–	–	–	–	–	–	–	–	–	–	–	–	–	–
U030	12.流行性乙型脑炎	–	–	–	–	–	–	–	–	–	–	–	–	–	–	–	–	–	–	–	–	–
U031	13.沙眼	–	–	–	–	–	–	–	–	–	–	–	–	–	–	–	–	–	–	–	–	–
U032	14.肠线虫感染	–	–	–	–	–	–	–	–	–	–	–	–	–	–	–	–	–	–	–	–	–

续　表

疾病编码	疾病名称	总计	年龄组（岁）																			不详
			0 -	1 -	5 -	10 -	15 -	20 -	25 -	30 -	35 -	40 -	45 -	50 -	55 -	60 -	65 -	70 -	75 -	80 -	85及以上	
U033	a.蛔虫病	-	-	-	-	-	-	-	-	-	-	-	-	-	-	-	-	-	-	-	-	-
U034	b.鞭虫病	-	-	-	-	-	-	-	-	-	-	-	-	-	-	-	-	-	-	-	-	-
U035	c.钩虫病	-	-	-	-	-	-	-	-	-	-	-	-	-	-	-	-	-	-	-	-	-
U036	d.其他	-	-	-	-	-	-	-	-	-	-	-	-	-	-	-	-	-	-	-	-	-
U037	其他传染病	3.4	19.13	-	1.09	1.34	1.2	0.82	1.71	1.77	0.81	5.12	0.78	2.98	1.63	6.33	18.01	22.35	15.28	9.41	63.64	-
U038	B.呼吸系统疾病	8.23	44.63	9.88	-	1.34	2.4	-	0.86	1.77	2.44	3.41	3.88	11.9	6.51	25.33	7.72	33.53	61.13	178.72	233.35	-
U039	1.下呼吸道感染	8.08	38.26	9.88	-	1.34	2.4	-	0.86	1.77	2.44	3.41	3.88	11.9	6.51	25.33	7.72	33.53	56.04	178.72	233.35	-
U040	2.上呼吸道感染	0.15	6.38	-	-	-	-	-	-	-	-	-	-	-	-	-	-	-	5.09	-	-	-
U041	3.中耳炎	-	-	-	-	-	-	-	-	-	-	-	-	-	-	-	-	-	-	-	-	-
U042	C.妊娠,分娩和产褥期并发症	-	-	-	-	-	-	-	-	-	-	-	-	-	-	-	-	-	-	-	-	-
U043	1.孕产妇出血	-	-	-	-	-	-	-	-	-	-	-	-	-	-	-	-	-	-	-	-	-
U044	2.产妇败血症	-	-	-	-	-	-	-	-	-	-	-	-	-	-	-	-	-	-	-	-	-
U045	3.妊娠高血压综合征	-	-	-	-	-	-	-	-	-	-	-	-	-	-	-	-	-	-	-	-	-
U046	4.梗阻性分娩	-	-	-	-	-	-	-	-	-	-	-	-	-	-	-	-	-	-	-	-	-
U047	5.流产	-	-	-	-	-	-	-	-	-	-	-	-	-	-	-	-	-	-	-	-	-
U048	其他	-	-	-	-	-	-	-	-	-	-	-	-	-	-	-	-	-	-	-	-	-
U049	D.起源于围生期的情况	3.25	261.41	3.29	-	-	-	-	-	-	-	-	-	-	-	-	-	-	-	-	-	-
U050	1.出生低体重	0.53	38.26	1.65	-	-	-	-	-	-	-	-	-	-	-	-	-	-	-	-	-	-
U051	2.出生产伤和窒息	1.96	165.77	-	-	-	-	-	-	-	-	-	-	-	-	-	-	-	-	-	-	-
U052	其他	0.76	57.38	1.65	-	-	-	-	-	-	-	-	-	-	-	-	-	-	-	-	-	-
U053	E.营养缺乏	1.21	12.75	-	-	1.2	-	-	0.81	-	0.81	-	-	-	1.63	2.11	-	7.45	20.38	9.41	63.64	-
U054	1.蛋白质-能量营养不良	0.83	12.75	-	-	1.2	-	-	0.81	-	0.81	-	-	-	-	-	-	3.73	15.28	-	63.64	-
U055	2.碘缺乏	-	-	-	-	-	-	-	-	-	-	-	-	-	-	-	-	-	-	-	-	-
U056	3.维生素A缺乏	-	-	-	-	-	-	-	-	-	-	-	-	-	-	-	-	-	-	-	-	-
U057	4.缺铁性贫血	0.23	-	-	-	-	-	-	-	-	-	-	-	-	1.63	2.11	-	-	-	-	-	-
U058	其他营养病症	0.15	-	-	-	-	-	-	-	-	-	-	-	-	-	-	-	3.73	5.09	9.41	-	-
U059	II.慢性非传染性疾病	604.73	114.77	19.75	7.64	21.4	35.97	27.39	51.39	121.24	183.85	317.19	378.72	922.45	903.48	1718.42	2107.4	3542.82	5063.94	9152.48	18710.22	-
U060	A.恶性肿瘤	84.64	-	4.94	1.09	5.35	6	5.99	9.79	20.35	53.72	78.38	206.81	216.51	380	427.14	402.34	438.13	404.48	509.12	-	-
U061	1.唇,口腔和咽恶性肿瘤	1.81	-	-	-	-	-	-	-	-	-	1.71	-	5.95	4.88	16.89	7.72	7.45	5.09	7.45	-	-
U062	2.食道癌	8.23	-	-	-	-	-	-	-	0.88	1.63	4.26	3.88	26.78	26.05	54.89	77.19	67	52.16	48.89	42.43	-
U063	3.胃癌	14.35	-	-	-	-	-	-	0.86	1.63	-	8.53	10.86	31.24	45.58	73.89	77.19	67.06	81.51	75.25	84.85	-
U064	4.结直肠癌	6.64	-	-	-	-	-	-	-	2.65	0.81	2.56	6.21	11.9	11.4	25.33	38.6	29.8	56.04	37.63	127.28	-
U065	5.肝癌	16.38	-	-	-	-	-	1.71	0.82	7.32	15.35	27.94	43.15	39.07	57	92.63	44.7	35.66	75.25	37.63	42.43	-

续　表

疾病编码	疾病名称	总计	0-	1-	5-	10-	15-	20-	25-	30-	35-	40-	45-	50-	55-	60-	65-	70-	75-	80-	85及以上	不详
											年龄组（岁）										
U066	6.胰腺癌	1.13	-	-	-	-	-	-	-	0.88	-	-	-	4.46	1.63	2.11	7.72	14.9	5.09	9.41	-	-
U067	7.肺癌	14.2	-	-	-	-	-	-	0.82	2.65	2.44	7.67	8.54	31.24	32.56	63.33	69.47	104.31	122.27	56.44	106.07	-
U068	8.皮肤癌	0.3	-	-	-	-	-	-	-	-	-	-	-	-	1.63	4.22	-	-	-	9.41	-	-
U069	9.乳腺癌	-	-	-	-	-	-	-	-	-	-	-	-	-	-	-	-	-	-	-	-	-
U070	10.子宫颈癌	-	-	-	-	-	-	-	-	-	-	-	-	-	-	-	-	-	-	-	-	-
U071	11.子宫体癌	-	-	-	-	-	-	-	-	-	-	-	-	-	-	-	-	-	-	-	-	-
U072	12.卵巢癌	-	-	-	-	-	-	-	-	-	-	-	-	-	-	-	-	-	-	-	-	-
U073	13.前列腺癌	1.06	-	-	-	-	-	-	-	-	-	-	-	1.49	-	2.11	7.72	7.45	20.38	28.22	-	-
U074	14.膀胱癌	0.98	-	-	-	-	-	-	-	-	0.81	-	-	1.49	-	-	5.15	11.18	20.38	18.81	-	-
U075	15.淋巴瘤与多发性骨髓瘤	1.66	-	-	-	-	-	1.71	1.63	1.77	0.81	1.71	1.55	2.98	8.14	10.56	2.57	3.73	10.19	9.41	-	-
U076	16.白血病	2.49	-	4.94	1.09	2.67	6	0.86	2.45	5.31	-	2.56	2.33	1.49	4.88	2.11	7.72	3.73	10.19	9.41	-	-
U077	其他	15.4	-	-	-	-	-	-	-	-	4.07	9.38	17.07	44.63	40.7	67.55	61.76	55.88	66.23	84.66	106.07	-
U078	B.其他肿瘤	0.91	-	-	-	-	-	-	-	-	0.81	0.85	-	1.49	-	4.22	7.72	-	10.19	9.41	21.21	-
U079	C.糖尿病	11.02	-	1.65	-	-	-	-	0.82	1.77	1.63	1.71	4.66	8.93	22.79	48.55	51.46	89.41	71.32	188.13	254.56	-
U080	D.内分泌系统疾病	8.31	25.5	-	-	-	-	-	0.82	1.77	2.44	2.56	3.88	2.98	13.02	10.56	18.01	52.16	86.61	141.1	445.48	-
U081	E.神经系统和精神障碍疾病	24.92	6.38	-	3.27	2.67	2.4	2.57	5.71	6.19	6.51	16.2	9.31	17.85	16.28	27.44	51.46	156.47	178.31	583.2	1527.37	-
U082	1.单相精神抑郁部	-	-	-	-	-	-	-	-	-	-	-	-	-	-	-	-	-	-	-	-	-
U083	2.双相情感障碍	0.08	-	-	-	-	-	-	-	-	-	-	-	-	-	-	-	-	-	-	-	-
U084	3.精神分裂症	0.45	-	-	-	-	-	-	-	-	0.81	0.85	-	-	-	-	2.57	3.73	-	-	-	-
U085	4.癫痫症	1.43	-	-	2.18	-	-	0.86	-	0.88	2.44	4.26	1.55	-	1.63	6.33	5.15	3.73	-	-	-	-
U086	5.酒精使用所致精神障碍	1.51	-	-	-	-	-	-	0.82	1.77	1.63	1.71	-	2.98	1.63	6.33	2.57	-	-	-	-	-
U087	6.阿尔茨海默病和其他痴呆	4.91	-	-	-	-	-	-	-	-	-	0.85	-	1.49	4.88	6.33	15.44	37.25	40.76	178.72	296.99	-
U088	7.帕金森病	0.3	-	-	-	-	-	-	0.82	-	-	-	-	-	-	-	-	3.73	-	18.81	-	-
U089	8.多发性硬化	-	-	-	-	-	-	-	-	-	-	-	-	-	-	-	-	-	-	-	-	-
U090	9.药物使用所致精神障碍	0.45	-	-	-	-	-	0.86	-	1.77	0.81	0.85	-	-	1.63	-	-	-	-	-	-	-
U091	10.创伤后应激障碍	-	-	-	-	-	-	-	-	-	-	-	-	-	-	-	-	-	-	-	-	-
U092	11.强迫症	-	-	-	-	-	-	-	-	-	-	-	-	-	-	-	-	-	-	-	-	-
U093	12.惊恐障碍	-	-	-	-	-	-	-	-	-	-	-	-	-	-	-	-	-	-	-	-	-
U094	13.失眠症	-	-	-	-	-	-	-	-	-	-	-	-	-	-	-	-	-	-	-	-	-
U095	14.偏头痛	-	-	-	-	-	-	-	-	-	-	-	-	-	-	-	-	-	-	-	-	-
U096	15.由于铝暴露引起的精神发育障碍	-	-	-	-	-	-	-	-	-	-	-	-	-	-	-	-	-	-	-	-	-
U097	其他	15.63	6.38	-	1.09	2.67	2.4	0.86	0.82	1.77	0.81	6.82	6.98	10.41	8.14	12.67	25.73	108.04	132.46	366.85	1209.16	-
U098	F.感官疾病	-	-	-	-	-	-	-	-	-	-	-	-	-	-	-	-	-	-	-	-	-

续　表

疾病编码	疾病名称	总计	0-	1-	5-	10-	15-	20-	25-	30-	35-	40-	45-	50-	55-	60-	65-	70-	75-	80-	85及以上	不详
														年龄组（岁）								
U099	1.青光眼	-	-	-	-	-	-	-	-	-	-	-	-	-	-	-	-	-	-	-	-	-
U100	2.白内障	-	-	-	-	-	-	-	-	-	-	-	-	-	-	-	-	-	-	-	-	-
U101	3.与年龄有关的视觉障碍	-	-	-	-	-	-	-	-	-	-	-	-	-	-	-	-	-	-	-	-	-
U102	4.成年开始的听力损失	-	-	-	-	-	-	-	-	-	-	-	-	-	-	-	-	-	-	-	-	-
U103	其他	-	-	-	-	-	-	-	-	-	-	-	-	-	-	-	-	-	-	-	-	-
U104	G.心血管疾病	331.7	-	3.29	2.67	2.67	17.99	11.98	21.21	46.02	82.16	144.1	159.87	428.49	413.49	878.21	1137.33	2101.11	3194.25	6133.01	11943.15	-
U105	1.风湿性心脏病	7.4	-	-	1.09	-	-	-	-	-	0.81	4.26	0.78	7.44	6.51	21.11	33.45	59.61	61.13	131.69	360.63	-
U106	2.高血压并发症	41.98	-	-	-	-	-	-	-	3.54	8.13	7.67	13.19	41.66	39.07	103.44	133.8	290.58	412.65	940.65	2206.19	-
U107	3.缺血性心脏病	87.74	-	-	-	-	1.2	2.57	1.63	15.04	21.15	40.93	45.79	96.71	104.19	255.44	262.46	521.55	840.59	1759.01	3436.57	-
U108	4.脑血管病	150.94	-	-	-	1.34	14.39	6.85	13.87	21.24	39.05	67.36	76.05	218.71	214.88	420.11	576.38	987.22	1513.07	2361.02	4157.83	-
U109	5.炎性心脏病	11.4	-	1.65	-	1.34	-	0.86	2.45	2.65	2.44	8.53	5.43	13.39	14.65	23.22	28.3	59.61	112.08	216.35	466.69	-
U110	其他	29.6	-	1.65	1.09	2.67	2.4	1.71	3.26	3.54	10.58	15.35	17.07	43.15	24.42	44.33	90.06	163.92	234.35	705.48	1294.02	-
U111	H.主要呼吸系统疾病	57.01	6.38	1.65	1.09	1.34	2.4	2.57	0.82	7.96	7.32	16.2	20.95	43.15	43.95	139.33	174.97	365.09	662.29	1138.18	2991.09	-
U112	1.慢性阻塞性肺疾病	44.32	-	1.65	-	1.34	-	-	-	2.65	2.44	11.08	11.64	26.78	26.05	103.44	151.82	305.48	514.54	1006.49	2524.4	-
U113	2.哮喘	3.1	-	-	-	-	-	-	-	0.81	0.81	-	3.88	2.98	1.63	2.11	7.72	26.08	61.13	28.22	127.28	-
U114	其他	9.59	6.38	-	2.18	4.01	2.4	2.57	0.82	5.31	4.07	5.12	5.43	13.39	16.28	33.78	15.44	33.53	86.61	103.47	339.41	-
U115	I.主要消化系统疾病	60.71	12.75	-	-	1.34	1.2	2.57	5.71	21.24	52.88	69.06	86.14	180.03	146.51	145.66	159.53	208.62	249.63	329.23	466.69	-
U116	1.消化性溃疡	4.45	-	1.65	-	1.34	-	0.86	1.63	1.77	1.63	3.41	1.55	10.41	8.14	16.89	15.44	26.08	25.47	28.22	106.07	-
U117	2.肝硬化	40.17	6.38	-	1.09	1.34	-	1.71	3.26	17.7	40.67	57.13	75.28	142.83	109.07	90.78	77.19	81.96	106.98	94.06	63.64	-
U118	3.阑尾炎	0.45	-	-	-	-	-	-	-	0.82	-	-	-	-	1.63	-	2.57	-	5.09	-	-	-
U119	其他	15.63	6.38	1.65	1.09	2.67	1.2	0.86	0.82	1.77	10.58	8.53	9.31	26.78	27.67	38	64.33	100.58	112.08	206.94	296.99	-
U120	J.主要泌尿生殖系统疾病	20.46	-	-	-	-	1.2	0.86	3.26	10.62	10.58	11.94	13.19	26.78	29.3	78.11	69.47	141.56	147.74	188.13	445.48	-
U121	1.肾炎和肾病	19.63	-	-	-	1.34	1.2	0.86	2.45	10.62	10.58	11.94	13.19	26.78	29.3	78.11	66.9	137.84	137.55	169.32	360.63	-
U122	2.前列腺增生	0.23	-	-	-	-	-	-	-	-	-	-	-	-	-	-	-	-	5.09	-	42.43	-
U123	其他	0.6	-	-	-	-	-	-	-	-	-	-	-	-	-	-	-	-	5.09	18.81	42.43	-
U124	K.皮肤病	0.23	-	-	-	-	-	-	-	-	-	-	-	-	1.63	-	-	3.73	5.09	-	-	-
U125	L.肌肉骨骼和结缔组织疾病	2.64	-	1.65	-	-	-	-	-	1.77	0.81	0.85	-	5.95	-	6.33	7.72	22.35	20.38	37.63	-	-
U126	1.风湿性关节炎	1.13	-	-	-	-	-	-	-	-	-	-	-	-	-	-	5.15	11.18	5.09	-	106.07	-
U127	2.骨关节炎	-	-	-	-	-	-	-	-	-	-	-	-	-	-	2.11	-	-	-	-	-	-
U128	3.痛风	0.6	-	-	-	-	-	-	-	-	-	-	-	2.98	-	-	2.57	11.18	2.57	-	-	-
U129	4.腰痛	0.15	-	-	-	-	-	-	-	-	-	-	-	-	-	-	-	-	10.19	-	-	-
U130	其他	0.76	-	1.65	-	1.65	-	-	0.82	-	0.81	0.85	-	2.98	-	4.22	-	-	-	28.22	106.07	-
U131	M.先天异常	2.11	63.76	4.94	-	-	4.8	0.86	2.45	3.54	0.81	-	2.33	-	-	-	-	-	5.09	9.41	-	-

续表

疾病编码	疾病名称	总计	0—	1—	5—	10—	15—	20—	25—	30—	35—	40—	45—	50—	55—	60—	65—	70—	75—	80—	85及以上	不详
U132	1. 腹壁缺损	—	—	—	—	—	—	—	—	—	—	—	—	—	—	—	—	—	—	—	—	—
U133	2. 无脑畸形	—	—	—	—	—	—	—	—	—	—	—	—	—	—	—	—	—	—	—	—	—
U134	3. 肛门直肠闭锁	—	—	—	—	—	—	—	—	—	—	—	—	—	—	—	—	—	—	—	—	—
U135	4. 唇裂	—	—	—	—	—	—	—	—	—	—	—	—	—	—	—	—	—	—	—	—	—
U136	5. 腭裂	—	—	—	—	—	—	—	—	—	—	—	—	—	—	—	—	—	—	—	—	—
U137	6. 食管闭锁	—	—	—	—	—	—	—	—	—	—	—	—	—	—	—	—	—	—	—	—	—
U138	7. 肾发育不全	—	—	—	—	—	—	—	—	—	—	—	—	—	—	—	—	—	—	—	—	—
U139	8. 唐氏综合征	—	—	—	—	—	—	—	—	—	—	—	—	—	—	—	—	—	—	—	—	—
U140	9. 先天性心脏异常	1.81	53.76	4.94	—	—	3.6	—	2.45	3.54	—	—	0.78	—	—	—	—	—	—	—	—	—
U141	10. 脊柱裂	—	—	—	—	—	—	—	—	—	—	—	—	—	—	—	—	—	—	—	—	—
U142	其他	0.3	—	—	—	—	1.2	0.86	—	—	—	—	1.55	—	—	—	2.57	—	—	—	—	—
U143	N. 口腔疾病	0.08	—	—	—	—	—	—	—	—	—	—	—	—	—	—	—	—	—	—	—	—
U144	1. 龋齿	—	—	—	—	—	—	—	—	—	—	—	—	—	—	—	—	—	—	—	—	—
U145	2. 牙周病	—	—	—	—	—	—	—	—	—	—	—	—	—	—	—	—	—	—	—	—	—
U146	3. 无牙症	—	—	—	—	—	—	—	—	—	—	—	—	—	—	—	—	—	—	—	—	—
U147	其他	0.08	—	—	—	—	—	—	—	0.88	—	—	—	—	—	—	2.57	—	—	—	—	—
U148	III. 伤害	81.4	12.75	16.46	7.64	20.06	44.37	42.8	60.36	84.96	93.55	103.17	102.44	141.34	115.58	143.55	138.95	141.56	117.17	319.82	763.68	—
U149	A. 意外伤害	61.69	16.46	16.46	7.64	18.72	39.57	33.39	47.31	63.72	71.59	80.15	78.38	102.66	84.65	95	87.49	85.68	86.61	263.38	700.04	—
U150	1. 道路交通事故	23.33	—	6.58	4.37	10.7	22.78	22.26	27.73	29.2	27.66	32.4	29.49	40.17	22.79	19	18.01	14.9	10.19	47.03	63.64	—
U151	2. 意外中毒	10.5	—	1.65	1.09	1.34	—	2.57	3.26	13.27	14.64	15.35	17.07	23.81	19.53	29.56	18.01	18.63	10.19	9.41	—	—
U152	3. 意外跌落	17.14	—	1.65	—	2.67	7.19	—	6.53	11.5	15.46	19.61	15.52	28.27	26.05	31.67	41.17	40.98	61.13	178.72	551.55	—
U153	4. 火灾	0.38	—	—	—	—	—	0.86	—	—	—	—	—	—	1.63	2.11	—	—	9.41	—	9.41	—
U154	5. 溺水	1.89	—	—	—	4.01	7.19	2.57	0.82	0.88	0.81	1.71	2.33	1.49	—	6.33	—	—	—	9.41	—	—
U155	其他	8.46	—	6.58	2.18	—	2.4	5.14	8.97	8.85	13.02	11.08	13.19	8.93	14.65	6.33	10.29	11.18	5.09	9.41	84.85	—
U156	B. 故意伤害	18.35	6.38	—	—	1.34	4.8	7.7	12.24	19.47	21.15	23.02	20.18	35.71	27.67	48.55	51.46	52.16	25.47	56.44	63.64	—
U157	1. 自杀及后遗症	16.76	6.38	—	—	1.34	3.6	6.85	11.42	15.93	17.08	23.02	17.07	34.22	27.67	46.44	46.32	52.16	25.47	56.44	63.64	—
U158	2. 他杀及后遗症	1.51	—	—	—	—	1.2	0.86	0.82	2.65	4.07	—	3.1	1.49	—	2.11	5.15	—	—	—	—	—
U159	3. 战争	—	—	—	—	—	—	—	—	—	—	—	—	—	—	—	—	—	—	—	—	—
U160	其他	0.08	—	—	—	—	—	—	—	—	—	—	—	—	—	—	—	—	—	—	—	—
U161	其他剩余疾病	10.34	12.75	—	1.09	5.35	2.4	2.57	4.89	1.77	8.13	9.38	6.98	14.88	8.14	16.89	10.29	44.7	45.85	178.72	424.27	—

表 4-33　2018 年临沧市死因别、年龄别死亡率（女）

（单位：1/10 万）

疾病编码	疾病名称	总计	年龄组（岁）																				不详
			0-	1-	5-	10-	15-	20-	25-	30-	35-	40-	45-	50-	55-	60-	65-	70-	75-	80-	85及以上	
U000	全死因	502.83	431.68	48.23	12.88	23.44	30.09	24.67	34.1	68.95	98.39	126.14	166.7	476.95	440.41	904.76	1219.05	2256.88	3828.33	7019.09	16316.04	-
U001	I. 传染病、母婴疾病和营养缺乏性疾病	20.39	274.09	21.44	2.34	1.46	2.51	0.91	1.79	8.49	5.07	11.76	6.31	17.84	23.99	30.89	40.72	66.58	103.94	175.98	358.59	-
U002	A. 传染病和寄生虫病	7.74	13.7	3.57	1.17	1.46	1.25	-	-	6.36	5.07	8.55	6.31	6.49	18.85	13.24	17.81	31.54	60.63	27.07	59.77	-
U003	1. 结核病	1.91	-	-	-	-	1.25	-	-	1.06	1.01	-	1.8	1.62	5.14	2.21	7.63	14.02	25.98	-	-	-
U004	2. 性传播疾病	0.42	-	-	-	-	-	-	-	-	-	1.07	-	4.87	1.71	-	-	-	-	-	-	-
U005	a. 梅毒	-	-	-	-	-	-	-	-	-	-	-	-	-	-	-	-	-	-	-	-	-
U006	b. 衣原体病	-	-	-	-	-	-	-	-	-	-	-	-	-	-	-	-	-	-	-	-	-
U007	c. 淋病	-	-	-	-	-	-	-	-	-	-	-	-	-	-	-	-	-	-	-	-	-
U008	d. 其他	0.42	-	-	-	-	-	-	-	-	-	1.07	-	4.87	1.71	-	-	-	-	-	-	-
U009	3. 艾滋病	1	-	-	-	-	-	-	-	3.18	3.04	4.28	1.8	-	-	-	-	-	-	-	-	-
U010	4. 病毒性肝炎	0.25	-	-	-	-	-	-	-	-	-	-	-	-	-	-	-	-	-	13.54	11.95	-
U011	5. 好发于儿童期的疾病	-	-	-	-	-	-	-	-	-	-	-	-	-	-	-	-	-	-	-	-	-
U012	a. 百日咳	-	-	-	-	-	-	-	-	-	-	-	-	-	-	-	-	-	-	-	-	-
U013	b. 脊髓灰质炎及后遗症	-	-	-	-	-	-	-	-	-	-	-	-	-	-	-	-	-	-	-	-	-
U014	c. 白喉	-	-	-	-	-	-	-	-	-	-	-	-	-	-	-	-	-	-	-	-	-
U015	d. 麻疹	-	-	-	-	-	-	-	-	-	-	-	-	-	-	-	-	-	-	-	-	-
U016	e. 破伤风	-	-	-	-	-	-	-	-	-	-	-	-	-	-	-	-	-	-	-	-	-
U017	6. 脑膜炎	0.67	6.85	-	-	1.46	-	-	-	2.12	1.01	1.07	-	-	5.14	8.83	2.54	-	8.66	-	11.95	-
U018	7. 乙型肝炎	1.58	-	-	-	-	-	-	-	-	-	-	-	-	-	-	5.09	7.01	12.99	6.77	23.91	-
U019	丙型肝炎	0.08	-	-	-	-	-	-	-	-	-	-	-	-	-	-	-	3.5	-	-	-	-
U020	8. 疟疾	-	-	-	-	-	-	-	-	-	-	-	-	-	-	-	-	-	-	-	-	-
U021	9. 热带病	-	-	-	-	-	-	-	-	-	-	-	-	-	-	-	-	-	-	-	-	-
U022	a. 锥虫病	-	-	-	-	-	-	-	-	-	-	-	-	-	-	-	-	-	-	-	-	-
U023	b. 南美锥虫病	-	-	-	-	-	-	-	-	-	-	-	-	-	-	-	-	-	-	-	-	-
U024	c. 血吸虫病	-	-	-	-	-	-	-	-	-	-	-	-	-	-	-	-	-	-	-	-	-
U025	d. 利什曼病	-	-	-	-	-	-	-	-	-	-	-	-	-	-	-	-	-	-	-	-	-
U026	e. 淋巴丝虫病	-	-	-	-	-	-	-	-	-	-	-	-	-	-	-	-	-	-	-	-	-
U027	f. 盘尾丝虫病	-	-	-	-	-	-	-	-	-	-	-	-	-	-	-	-	-	-	-	-	-
U028	10. 麻风病	-	-	-	-	-	-	-	-	-	-	-	-	-	-	-	-	-	-	-	-	-
U029	11. 登革热	-	-	-	-	-	-	-	-	-	-	-	-	-	-	-	-	-	-	-	-	-
U030	12. 流行性乙型脑炎	-	-	-	-	-	-	-	-	-	-	-	-	-	-	-	-	-	-	-	-	-
U031	13. 沙眼	-	-	-	-	-	-	-	-	-	-	-	-	-	-	-	-	-	-	-	-	-
U032	14. 肠线虫感染	-	-	-	-	-	-	-	-	-	-	-	-	-	-	-	-	-	-	-	-	-

续　表

年龄组（岁）

疾病编码	疾病名称	总计	0-	1-	5-	10-	15-	20-	25-	30-	35-	40-	45-	50-	55-	60-	65-	70-	75-	80-	85及以上	不详
U033	a. 蛔虫病	-	-	-	-	-	-	-	-	-	-	-	-	-	-	-	-	-	-	-	-	-
U034	b. 鞭虫病	-	-	-	-	-	-	-	-	-	-	-	-	-	-	-	-	-	-	-	-	-
U035	c. 钩虫病	-	-	-	-	-	-	-	-	-	-	-	-	-	-	-	-	-	-	-	-	-
U036	d. 其他	-	-	-	-	-	-	-	-	-	-	-	-	-	-	-	-	-	-	-	-	-
U037	其他传染病	1.83	6.85	3.57	1.17	-	-	-	-	-	-	2.14	2.7	-	6.85	2.21	2.54	7.01	12.99	6.77	11.95	-
U038	B. 呼吸系统感染	7.99	68.52	12.5	1.17	-	-	0.91	0.9	-	-	2.14	-	9.73	5.14	15.45	20.36	24.53	25.98	115.07	239.06	-
U039	1. 下呼吸道感染	7.91	68.52	12.5	1.17	-	-	0.91	-	-	-	2.14	-	9.73	5.14	15.45	20.36	24.53	21.65	115.07	239.06	-
U040	2. 上呼吸道感染	0.08	-	-	-	-	-	-	-	-	-	-	-	-	-	-	-	-	4.33	-	-	-
U041	3. 中耳炎	-	-	-	-	-	-	-	-	-	-	-	-	-	-	-	-	-	-	-	-	-
U042	C. 妊娠，分娩和产褥期并发症	0.33	-	-	-	-	1.25	-	0.9	-	-	1.07	-	-	-	-	-	-	-	-	-	-
U043	1. 孕产妇出血	0.17	-	-	-	-	1.25	-	0.9	-	-	-	-	-	-	-	-	-	-	-	-	-
U044	2. 产妇败血症	-	-	-	-	-	-	-	-	-	-	-	-	-	-	-	-	-	-	-	-	-
U045	3. 妊娠高血压综合征	-	-	-	-	-	-	-	-	-	-	-	-	-	-	-	-	-	-	-	-	-
U046	4. 梗阻性分娩	-	-	-	-	-	-	-	-	-	-	-	-	-	-	-	-	-	-	-	-	-
U047	5. 流产	-	-	-	-	-	-	-	-	-	-	-	-	-	-	-	-	-	-	-	-	-
U048	其他	0.08	-	-	-	-	-	-	-	-	-	1.07	-	-	-	-	-	-	-	-	-	-
U049	D. 起源于围生期的情况	2.5	185.01	5.36	-	-	-	-	-	-	-	-	-	-	-	-	-	-	-	-	-	-
U050	1. 出生低体重	0.33	27.41	-	-	-	-	-	-	-	-	-	-	-	-	-	-	-	-	-	-	-
U051	2. 出生产伤和窒息	1.33	95.93	3.57	-	-	-	-	-	-	-	-	-	-	-	-	-	-	-	-	-	-
U052	其他	0.83	61.67	1.79	-	-	-	-	-	-	-	-	-	-	-	-	-	-	-	-	-	-
U053	E. 营养缺乏	1.83	6.85	-	-	-	-	-	-	1.06	-	-	-	1.62	-	2.21	2.54	10.51	17.32	33.84	59.77	-
U054	1. 蛋白质-能量营养不良	1.25	6.85	-	-	-	-	-	-	-	-	-	-	-	-	2.21	-	7.01	12.99	27.07	47.81	-
U055	2. 碘缺乏	-	-	-	-	-	-	-	-	-	-	-	-	-	-	-	-	-	-	-	-	-
U056	3. 维生素 A 缺乏病	-	-	-	-	-	-	-	-	-	-	-	-	-	-	-	-	-	-	-	-	-
U057	4. 缺铁性贫血	0.17	-	-	-	-	-	-	-	-	-	-	-	1.62	-	-	-	-	4.33	-	-	-
U058	其他营养缺乏症	0.42	-	-	-	-	-	-	-	1.06	-	-	-	-	-	-	2.54	3.5	-	6.77	11.95	-
U059	II. 慢性非传染性疾病	446.73	143.89	16.08	5.86	11.72	11.28	12.79	20.64	39.25	74.05	87.65	137.86	408.81	387.28	794.42	1112.16	2106.19	3607.47	6572.36	14977.29	-
U060	A. 恶性肿瘤	45.44	13.7	1.79	1.17	1.46	1.25	4.57	5.38	8.49	19.27	22.45	36.94	108.69	97.68	196.4	160.33	189.24	177.56	257.21	358.59	-
U061	1. 唇，口腔和咽恶性肿瘤	0.42	-	-	-	-	-	-	1.06	1.06	1.01	0.9	0.9	-	-	-	-	7.01	-	-	-	-
U062	2. 食道癌	0.5	-	-	-	-	-	-	-	-	-	-	-	-	1.71	6.62	2.54	-	-	-	11.95	-
U063	3. 胃癌	7.07	-	-	-	-	-	0.91	0.9	3.18	6.31	6.31	6.31	16.22	17.14	30.89	15.27	38.55	34.65	60.92	47.81	-
U064	4. 结直肠癌	4.58	-	-	-	-	-	0.91	-	5.07	-	1.07	3.6	4.87	6.85	24.27	20.36	21.03	21.65	13.54	59.77	-
U065	5. 肝癌	5.41	-	-	-	-	-	-	-	3.04	5.07	4.28	3.6	14.6	17.14	19.86	15.27	31.54	21.65	20.31	35.86	-

续表

疾病编码	疾病名称	总计	年龄组（岁）																			
			0 –	1 –	5 –	10 –	15 –	20 –	25 –	30 –	35 –	40 –	45 –	50 –	55 –	60 –	65 –	70 –	75 –	80 –	85及以上	不详
U066	6.胰腺癌	0.58	–	–	–	–	–	–	–	–	1.01	–	–	1.62	1.71	2.21	5.09	–	–	6.77	–	–
U067	7.肺癌	6.66	–	–	–	–	–	0.91	–	–	–	1.07	3.6	12.98	15.42	28.69	30.54	35.04	38.98	54.15	59.77	–
U068	8.皮肤癌	0.42	–	–	–	–	–	–	–	–	–	–	0.9	–	–	–	–	–	4.33	–	35.86	–
U069	9.乳腺癌	3.08	–	–	–	–	–	–	–	–	1.01	4.28	8.11	9.73	6.85	15.45	2.54	3.5	4.33	20.31	–	–
U070	10.子宫颈癌	2.33	–	–	–	–	–	–	1.06	2.03	4.28	0.9	6.49	6.85	11.03	2.54	7.01	4.33	20.31	–	–	–
U071	11.子宫体癌	1.66	–	–	–	–	–	0.9	1.06	1.01	1.07	0.9	9.73	–	6.62	10.18	3.5	4.33	–	11.95	–	–
U072	12.卵巢癌	0.83	–	–	–	–	–	–	–	–	–	0.9	6.49	5.14	2.21	–	–	–	–	–	–	–
U073	13.前列腺癌	–	–	–	–	–	–	–	–	–	–	–	–	–	–	–	7.63	–	–	6.77	11.95	–
U074	14.膀胱癌	0.25	–	–	–	–	–	–	–	–	1.01	1.07	–	1.62	–	4.41	5.09	–	–	6.77	11.95	–
U075	15.淋巴瘤与多发性骨髓瘤	1.17	–	–	–	–	–	–	–	–	1.01	–	3.6	4.87	6.85	4.41	–	–	–	13.54	–	–
U076	16.白血病	2.33	6.85	1.79	1.17	1.46	1.25	0.91	0.9	2.12	2.03	5.34	2.7	19.47	1.71	39.72	43.26	35.04	4.33	33.84	71.72	–
U077	其他	8.16	6.85	–	–	1.46	–	0.91	2.69	–	1.01	–	–	–	10.28	2.21	2.54	10.51	38.98	–	71.72	–
U078	B.其他肿瘤	1.17	–	–	–	–	–	0.91	0.9	–	–	2.14	0.9	11.36	1.71	6.62	–	–	–	–	11.95	–
U079	C.糖尿病	11.9	13.7	–	–	–	–	–	0.9	–	2.03	1.07	0.9	3.24	20.56	28.69	33.08	56.07	138.58	142.14	286.88	–
U080	D.内分泌紊乱	5.41	–	–	–	1.46	1.25	–	–	3.18	2.03	1.07	1.8	4.87	5.14	6.62	12.72	14.02	47.64	54.15	215.16	–
U081	E.神经系统和精神障碍疾病	24.05	6.85	–	–	1.46	1.25	0.91	0.9	–	2.03	1.07	4.51	1.62	15.42	22.07	30.54	63.08	255.51	385.81	1290.94	–
U082	1.单相精神抑郁	0.08	–	–	–	–	–	–	–	–	–	–	–	1.62	–	–	–	–	–	–	–	–
U083	2.双相情感障碍	–	–	–	–	–	–	–	–	–	–	–	–	–	–	–	–	–	–	–	–	–
U084	3.精神分裂症	0.58	–	–	–	–	–	0.91	–	–	–	–	–	–	3.43	2.21	5.09	–	4.33	–	–	–
U085	4.癫痫症	0.67	–	–	–	–	1.25	0.91	0.9	–	–	–	0.9	–	3.43	2.21	–	–	4.33	–	–	–
U086	5.酒精使用所致精神障碍	–	–	–	–	–	–	–	–	–	–	1.07	0.9	–	–	–	–	–	–	–	–	–
U087	6.阿尔次海默病和其他痴呆	5.41	–	–	–	–	–	–	–	–	–	–	0.9	–	3.43	11.03	12.72	14.02	47.64	81.22	298.83	–
U088	7.帕金森病	0.25	–	–	–	–	–	–	–	–	–	–	–	–	1.71	–	2.54	14.02	–	6.77	–	–
U089	8.多发性硬化	–	–	–	–	–	–	–	–	–	–	–	–	–	–	–	–	–	–	–	–	–
U090	9.药物使用所致精神障碍	–	–	–	–	–	–	–	–	–	–	–	–	–	–	–	–	–	–	–	–	–
U091	10.创伤后应激障碍	–	–	–	–	–	–	–	–	–	–	–	–	–	–	–	–	–	–	–	–	–
U092	11.强迫症	–	–	–	–	–	–	–	–	–	–	–	–	–	–	–	–	–	–	–	–	–
U093	12.惊恐障碍	–	–	–	–	–	–	–	–	–	–	–	–	–	–	–	–	–	–	–	–	–
U094	13.失眠症	–	–	–	–	–	–	–	–	–	–	–	–	–	–	–	–	–	–	–	–	–
U095	14.偏头痛	–	–	–	–	–	–	–	–	–	–	–	–	–	–	–	–	–	–	–	–	–
U096	15.由于铅暴露引起的精神发育障碍	–	–	–	–	–	–	–	–	–	–	–	–	–	–	–	–	–	–	–	–	–
U097	其他	16.64	6.85	–	–	1.46	–	–	–	–	2.03	–	–	3.24	1.71	4.41	10.18	49.06	190.55	297.82	980.16	–
U098	F.感官疾病	–	–	–	–	–	–	–	–	–	–	–	–	–	–	–	–	–	–	–	–	–

续 表

疾病编码	疾病名称	总计	年龄组（岁）																		
			0 –	1 –	5 –	10 –	15 –	20 –	25 –	30 –	35 –	40 –	45 –	50 –	55 –	60 –	65 –	70 –	75 –	80 –	85及以上	不详
U099	1. 青光眼	-	-	-	-	-	-	-	-	-	-	-	-	-	-	-	-	-	-	-	-	-
U100	2. 白内障	-	-	-	-	-	-	-	-	-	-	-	-	-	-	-	-	-	-	-	-	-
U101	3. 与年龄有关的视觉障碍	-	-	-	-	-	-	-	-	-	-	-	-	-	-	-	-	-	-	-	-	-
U102	4. 成年开始的听力损失	-	-	-	-	-	-	-	-	-	-	-	-	-	-	-	-	-	-	-	-	-
U103	其他	-	-	-	-	-	-	-	-	-	-	-	-	-	-	-	-	-	-	-	-	-
U104	G. 心血管疾病	272.55	13.7	1.79	-	-	5.02	0.91	9.87	13.79	28.4	39.55	67.58	206.03	166.22	414.86	702.42	1335.2	2386.21	4365.78	10016.73	-
U105	1. 风湿性心脏病	7.74	-	-	-	-	-	-	0.9	-	2.03	-	0.9	6.49	5.14	8.83	20.36	49.06	60.63	101.53	322.73	-
U106	2. 高血压及并发症	34.79	-	-	-	-	-	-	-	1.06	1.01	3.21	8.11	27.58	15.42	39.72	81.44	150.69	355.12	629.48	1314.85	-
U107	3. 缺血性心脏病	79.98	-	-	-	-	1.25	0.91	2.69	3.18	12.17	9.62	22.53	55.16	32.56	121.37	180.69	410.02	623.62	1340.19	3215.4	-
U108	4. 脑血管病	113.85	-	-	-	-	1.25	-	3.59	6.36	9.13	19.24	29.73	95.71	55.96	205.23	363.93	560.71	1043.7	1692.16	3526.18	-
U109	5. 炎性心脏病	9.24	6.85	-	-	-	1.25	-	1.79	1.06	1.01	2.14	1.8	4.87	5.14	8.83	15.27	35.04	69.29	182.75	382.5	-
U110	其他	25.38	6.85	1.79	-	-	-	-	0.9	2.12	2.03	5.34	3.6	12.98	10.28	24.27	40.72	119.15	212.2	406.12	1255.08	-
U111	H. 主要呼吸系统疾病	47.52	13.7	1.79	1.17	4.39	-	2.74	-	4.24	3.04	1.07	2.7	17.84	27.42	39.72	61.08	224.29	415.75	961.15	2139.61	-
U112	1. 慢性阻塞性肺疾病	37.62	-	-	-	-	-	-	-	1.06	1.01	-	1.8	9.73	17.14	33.1	40.72	199.75	346.46	859.62	1637.58	-
U113	2. 哮喘	3	-	-	-	-	-	-	-	-	-	1.07	-	1.62	3.43	2.21	2.54	3.5	34.65	47.38	167.34	-
U114	其他	6.91	13.7	1.79	1.17	4.39	-	2.74	-	3.18	2.03	-	0.9	6.49	6.85	4.41	17.81	21.03	34.65	54.15	334.69	-
U115	I. 主要消化系统疾病	18.06	41.11	7.15	1.17	-	0.91	-	3.18	3.18	10.14	7.48	10.81	30.82	23.99	35.31	55.99	129.67	86.61	169.22	239.06	-
U116	1. 消化性溃疡	1.91	-	-	-	-	-	-	-	-	2.03	1.07	0.9	1.62	1.71	6.62	10.18	7.01	8.66	20.31	35.86	-
U117	2. 肝硬化	5.33	-	-	-	-	-	-	3.18	3.18	4.06	1.07	6.31	9.73	15.42	11.03	20.36	35.04	12.99	20.31	59.77	-
U118	3. 阑尾炎	0.17	-	-	-	-	-	-	-	-	1.01	-	-	-	-	-	-	3.5	-	-	-	-
U119	其他	10.65	41.11	7.15	1.17	-	0.91	-	-	-	3.04	5.34	3.6	19.47	6.85	17.65	25.45	84.11	64.96	128.6	143.44	-
U120	J. 主要泌尿生殖系统疾病	15.81	-	-	-	-	2.51	-	1.79	4.24	5.07	5.34	11.71	24.33	29.13	44.13	48.35	77.1	77.95	169.22	274.92	-
U121	1. 肾炎和肾病	15.4	-	-	-	-	2.51	-	1.79	4.24	4.06	5.34	10.81	24.33	29.13	44.13	45.81	73.59	77.95	169.22	262.97	-
U122	2. 前列腺增生	-	-	-	-	-	-	-	-	-	-	-	-	-	-	-	-	-	-	-	-	-
U123	其他	0.42	-	-	-	-	-	-	-	-	1.01	-	0.9	-	-	-	2.54	3.5	-	-	11.95	-
U124	K. 皮肤病	0.17	-	-	-	-	-	-	-	-	-	-	-	-	-	-	-	-	-	-	11.95	-
U125	L. 肌肉骨骼和结缔组织疾病	3	-	-	-	-	-	-	-	-	1.01	3.21	-	1.62	-	4.41	5.09	7.01	21.65	60.92	131.48	-
U126	1. 风湿性关节炎	1.83	-	-	-	-	-	-	-	-	-	-	-	-	-	4.41	2.54	3.5	17.32	54.15	95.63	-
U127	2. 骨关节炎	-	-	-	-	-	-	-	-	-	-	-	-	-	-	-	-	-	-	-	-	-
U128	3. 痛风	0.17	-	-	-	-	-	-	-	-	-	-	-	-	-	-	-	-	-	6.77	-	-
U129	4. 腰痛	-	-	-	-	-	-	-	-	-	-	-	-	-	-	-	-	-	-	-	-	-
U130	其他	0.92	-	-	-	-	-	-	-	-	1.01	3.21	-	1.62	-	-	2.54	3.5	4.33	-	35.86	-
U131	M. 先天异常	1.66	41.11	3.57	2.34	4.39	0.91	0.91	0.9	2.12	1.01	2.14	-	-	-	-	-	-	-	-	35.86	-

续表

疾病编码	疾病名称	总计	0 –	1 –	5 –	10 –	15 –	20 –	25 –	30 –	35 –	40 –	45 –	50 –	55 –	60 –	65 –	70 –	75 –	80 –	85 及以上	不详
											年龄组（岁）											
U132	1. 腹壁缺损	–	–	–	–	–	–	–	–	–	–	–	–	–	–	–	–	–	–	–	–	–
U133	2. 无脑畸形	–	–	–	–	–	–	–	–	–	–	–	–	–	–	–	–	–	–	–	–	–
U134	3. 肛门直肠闭锁	–	–	–	–	–	–	–	–	–	–	–	–	–	–	–	–	–	–	–	–	–
U135	4. 唇裂	–	–	–	–	–	–	–	–	–	–	–	–	–	–	–	–	–	–	–	–	–
U136	5. 腭裂	–	–	–	–	–	–	–	–	–	–	–	–	–	–	–	–	–	–	–	–	–
U137	6. 食管闭锁	–	–	–	–	–	–	–	–	–	–	–	–	–	–	–	–	–	–	–	–	–
U138	7. 肾发育不全	–	–	–	–	–	–	–	–	–	–	–	–	–	–	–	–	–	–	–	–	–
U139	8. 唐氏综合征	–	–	–	–	–	–	–	–	–	–	–	–	–	–	–	–	–	–	–	–	–
U140	9. 先天性心脏异常	1.41	27.41	3.57	2.34	4.39	–	0.91	0.9	2.12	1.01	1.07	–	–	–	–	–	–	–	–	–	–
U141	10. 脊柱裂	–	–	–	–	–	–	–	–	–	–	–	–	–	–	–	–	–	–	–	–	–
U142	其他	0.25	13.7	–	–	–	–	–	–	–	–	1.07	–	–	–	–	–	–	–	–	–	–
U143	N. 口腔疾病	–	–	–	–	–	–	–	–	–	–	–	–	–	–	–	–	–	–	–	–	–
U144	1. 龋齿	–	–	–	–	–	–	–	–	–	–	–	–	–	–	–	–	–	–	–	–	–
U145	2. 牙周病	–	–	–	–	–	–	–	–	–	–	–	–	–	–	–	–	–	–	–	–	–
U146	3. 无牙症	–	–	–	–	–	–	–	–	–	–	–	–	–	–	–	–	–	–	–	–	–
U147	其他	–	–	–	–	–	–	–	–	–	–	–	–	–	–	–	–	–	–	–	–	–
U148	Ⅲ. 伤害	28.79	13.7	10.72	4.69	10.25	12.54	9.14	10.77	21.22	19.27	26.72	20.72	47.05	23.99	72.82	55.99	56.07	82.28	189.52	561.8	–
U149	A. 意外伤害	22.05	13.7	10.72	4.69	7.32	8.78	6.4	8.97	16.97	13.19	18.17	15.32	32.45	15.42	52.96	35.63	45.56	60.63	162.45	513.99	–
U150	1. 道路交通事故	7.16	1.79	–	1.46	1.46	3.76	4.57	7.18	11.67	6.09	8.55	9.01	17.84	6.85	15.45	7.63	10.51	–	20.31	23.91	–
U151	2. 意外中毒	2.41	–	–	2.34	1.46	–	0.91	0.9	1.06	2.03	3.21	1.8	4.87	5.14	8.83	5.09	3.5	–	13.54	11.95	–
U152	3. 意外跌落	9.9	–	–	1.17	1.46	1.25	0.91	0.9	1.06	4.06	5.34	3.6	8.11	3.43	24.27	20.36	28.04	56.3	101.53	466.17	–
U153	4. 火灾	0.25	–	–	–	–	–	–	–	–	–	–	–	–	–	–	–	–	–	–	–	–
U154	5. 溺水	0.25	–	–	–	1.46	–	–	–	–	–	–	–	–	–	–	–	–	–	–	–	–
U155	其他	2.33	13.7	8.93	1.17	2.93	3.76	0.91	1.79	2.12	1.01	–	0.9	1.62	–	4.41	2.54	3.5	4.33	27.07	11.95	–
U156	B. 故意伤害	6.66	–	–	–	2.93	3.76	1.83	1.8	4.24	6.09	8.55	5.41	14.6	8.57	19.86	20.36	10.51	21.65	27.07	47.81	–
U157	1. 自杀及后遗症	6.24	–	–	–	2.93	3.76	0.91	0.9	4.24	5.07	8.55	5.41	12.98	8.57	17.65	20.36	10.51	21.65	27.07	47.81	–
U158	2. 他杀及后遗症	0.33	–	–	–	–	–	0.91	0.9	–	1.01	–	–	1.62	–	–	–	–	–	–	–	–
U159	3. 战争	–	–	–	–	–	–	–	–	–	–	–	–	–	–	–	–	–	–	–	–	–
U160	其他	0.08	–	–	–	–	–	–	–	–	–	–	–	–	–	2.21	–	–	–	–	–	–
U161	其他剩余疾病	6.91	–	–	–	–	3.76	1.83	0.9	–	–	–	1.8	3.24	5.14	6.62	10.18	28.04	34.65	81.22	418.36	–

表 4－34 2018年楚雄州死因别、年龄别死亡率（男女合计）

（单位：1/10万）

疾病编码	疾病名称	总计	0-	1-	5-	10-	15-	20-	25-	30-	35-	40-	45-	50-	55-	60-	65-	70-	75-	80-	85及以上	不详
										年龄组（岁）												
U000	全死因	681.45	304.87	62.17	22.96	19.52	42.42	46.05	89.55	95.74	107.27	190.63	240.17	597.25	946.11	1325.16	1809.81	3349.76	4620.89	8425.35	18637.33	-
U001	I.传染病、母婴疾病和营养缺乏性疾病	26.35	185.1	9.99	2.09	1.3	1.12	1.72	3.58	4.3	9.19	8.61	8.06	19.42	38.76	42.14	61.51	102.29	131.62	296.84	775.45	-
U002	A.传染病和寄生虫病	9.26	10.89	3.33	1.39	-	-	0.43	2.39	3.76	6.9	4.49	5.76	12.75	22.8	26.9	24.99	36.02	30.24	55.48	99.42	-
U003	1.结核病	2.41	-	-	-	-	-	-	-	1.61	2.3	1.12	0.86	0.61	3.8	9.86	12.49	10.09	16.01	5.55	19.88	-
U004	2.性传播疾病	-	-	-	-	-	-	-	-	-	-	-	-	-	-	-	-	-	-	-	-	-
U005	a.梅毒	-	-	-	-	-	-	-	-	-	-	-	-	-	-	-	-	-	-	-	-	-
U006	b.衣原体病	-	-	-	-	-	-	-	-	-	-	-	-	-	-	-	-	-	-	-	-	-
U007	c.淋病	-	-	-	-	-	-	-	-	-	-	-	-	-	-	-	-	-	-	-	-	-
U008	d.其他	-	-	-	-	-	-	-	-	-	-	-	-	-	-	-	-	-	-	-	-	-
U009	3.艾滋病	0.73	-	-	-	-	-	-	0.6	0.54	1.53	0.75	1.15	1.82	2.28	-	0.96	-	1.78	-	-	-
U010	4.腹泻性疾病	0.15	-	1.11	-	-	-	-	-	-	-	-	-	-	0.61	-	-	-	-	-	6.63	-
U011	5.好发于儿童期的疾病	0.15	-	-	-	-	-	-	-	-	0.38	-	-	1.52	-	-	-	-	-	-	-	-
U012	a.百日咳	-	-	-	-	-	-	-	-	-	-	-	-	-	-	-	-	-	-	-	-	-
U013	b.脊髓灰质炎及后遗症	-	-	-	-	-	-	-	-	-	-	-	-	-	-	-	-	-	-	-	-	-
U014	c.白喉	-	-	-	-	-	-	-	-	-	-	-	-	-	-	-	-	-	-	-	-	-
U015	d.麻疹	-	-	-	-	-	-	-	-	-	-	-	-	-	-	-	-	-	-	-	-	-
U016	e.破伤风	0.15	-	-	-	-	-	-	-	-	0.38	-	-	1.52	-	-	-	-	-	-	-	-
U017	6.脑膜炎	0.47	-	-	0.7	-	-	-	-	0.54	-	-	-	-	1.82	0.9	-	2.88	-	-	-	-
U018	7.乙型肝炎	3.06	-	-	-	-	-	-	-	-	1.15	1.12	3.17	6.68	7.6	13.45	5.77	17.29	8.89	19.42	-	-
U019	丙型肝炎	0.18	-	-	-	-	-	-	-	-	1.15	0.29	-	0.76	-	-	-	-	-	-	-	-
U020	8.疟疾	-	-	-	-	-	-	-	-	-	-	-	-	-	-	-	-	-	-	-	-	-
U021	9.热带病	0.04	-	-	-	-	-	-	-	-	-	-	-	-	-	-	-	-	-	2.77	-	-
U022	a.锥虫病	-	-	-	-	-	-	-	-	-	-	-	-	-	-	-	-	-	-	-	-	-
U023	b.南美锥虫病	0.04	-	-	-	-	-	-	-	-	-	-	-	-	-	-	-	-	-	2.77	-	-
U024	c.血吸虫病	-	-	-	-	-	-	-	-	-	-	-	-	-	-	-	-	-	-	-	-	-
U025	d.利什曼病	-	-	-	-	-	-	-	-	-	-	-	-	-	-	-	-	-	-	-	-	-
U026	e.淋巴性丝虫病	-	-	-	-	-	-	-	-	-	-	-	-	-	-	-	-	-	-	-	-	-
U027	f.盘尾丝虫病	-	-	-	-	-	-	-	-	-	-	-	-	-	-	-	-	-	-	-	-	-
U028	10.麻风病	-	-	-	-	-	-	-	-	-	-	-	-	-	-	-	-	-	-	-	-	-
U029	11.登革热	-	-	-	-	-	-	-	-	-	-	-	-	-	-	-	-	-	-	-	-	-
U030	12.流行性乙型脑炎	-	-	-	-	-	-	-	-	-	-	-	-	-	-	-	-	-	-	-	-	-
U031	13.沙眼	-	-	-	-	-	-	-	-	-	-	-	-	-	-	-	-	-	-	-	-	-
U032	14.肠线虫感染	-	-	-	-	-	-	-	-	-	-	-	-	-	-	-	-	-	-	-	-	-

续 表

疾病编码	疾病名称	总计	年龄组（岁）																			
			0 –	1 –	5 –	10 –	15 –	20 –	25 –	30 –	35 –	40 –	45 –	50 –	55 –	60 –	65 –	70 –	75 –	80 –	85 及以上	不详
U033	a. 蛔虫病	—	—	—	—	—	—	—	—	—	—	—	—	—	—	—	—	—	—	—	—	—
U034	b. 蛲虫病	—	—	—	—	—	—	—	—	—	—	—	—	—	—	—	—	—	—	—	—	—
U035	c. 钩虫病	—	—	—	—	—	—	—	—	—	—	—	—	—	—	—	—	—	—	—	—	—
U036	d. 其他	—	—	—	—	—	—	—	—	—	—	—	—	—	—	—	—	—	—	—	—	—
U037	其他传染病	2.08	10.89	2.22	—	—	—	1.19	0.54	0.54	—	1.12	0.29	5.32	1.21	2.69	5.77	5.76	3.56	27.74	72.91	—
U038	B. 呼吸系统感染	14.72	36.29	6.66	—	0.56	0.56	1.29	0.6	0.54	1.92	3.75	1.44	15.96	6.68	14.35	33.64	64.83	94.27	224.71	649.52	—
U039	1. 下呼吸道感染	14.61	36.29	6.66	—	1.3	0.56	1.29	0.54	0.54	1.92	3.75	1.44	15.96	6.68	14.35	33.64	63.39	94.27	221.94	642.9	—
U040	2. 上呼吸道感染	0.07	—	—	—	—	—	—	—	—	—	—	—	—	—	—	—	1.44	—	2.77	—	—
U041	3. 中耳炎	0.04	—	—	—	—	—	—	—	—	—	—	—	—	—	—	—	—	—	—	6.63	—
U042	C. 妊娠、分娩和产褥期并发症	0.07	—	—	—	—	—	—	0.6	—	—	0.37	—	—	—	—	—	—	—	—	—	—
U043	1. 孕产妇出血	—	—	—	—	—	—	—	—	—	—	—	—	—	—	—	—	—	—	—	—	—
U044	2. 产妇败血症	—	—	—	—	—	—	—	—	—	—	—	—	—	—	—	—	—	—	—	—	—
U045	3. 妊娠高血压综合征	—	—	—	—	—	—	—	—	—	—	—	—	—	—	—	—	—	—	—	—	—
U046	4. 梗阻性分娩	—	—	—	—	—	—	—	—	—	—	—	—	—	—	—	—	—	—	—	—	—
U047	5. 流产	—	—	—	—	—	—	—	—	—	—	—	—	—	—	—	—	—	—	—	—	—
U048	其他	0.07	—	—	—	—	—	—	0.6	—	—	0.37	—	—	—	—	—	—	—	—	—	—
U049	D. 起源于围生期的情况	1.42	137.92	—	0.7	—	—	—	—	—	—	—	—	—	—	—	—	—	—	—	—	—
U050	1. 出生低体重	0.07	7.26	—	—	—	—	—	—	—	—	—	—	—	—	—	—	—	—	—	—	—
U051	2. 出生产伤和窒息	1.02	97.99	—	0.7	—	—	—	—	—	—	—	—	—	—	—	—	—	—	—	—	—
U052	其他	0.33	32.66	—	—	—	—	—	—	—	—	—	—	—	—	—	—	—	—	—	—	—
U053	E. 营养缺乏	0.87	—	—	—	—	0.56	—	—	—	0.38	—	0.86	—	—	0.9	2.88	1.44	7.11	16.65	26.51	—
U054	1. 蛋白质 – 能量营养不良	0.33	—	—	—	—	—	—	—	—	—	—	—	—	—	0.9	0.96	—	3.56	11.1	6.63	—
U055	2. 贫血缺乏	—	—	—	—	—	—	—	—	—	—	—	—	—	—	—	—	—	—	—	—	—
U056	3. 维生素 A 缺乏病	—	—	—	—	—	—	—	—	—	—	—	—	—	—	—	—	—	—	—	—	—
U057	4. 缺铁性贫血	0.18	—	—	—	—	0.56	—	—	—	0.38	—	—	—	—	—	0.96	1.44	—	—	6.63	—
U058	其他营养缺乏	0.36	—	—	—	—	0.56	—	—	—	0.38	—	0.86	—	—	—	0.96	—	3.56	2.77	13.26	—
U059	Ⅱ. 慢性非传染性疾病	580.03	76.22	13.32	6.26	5.86	15.07	19.8	31.64	50.02	59	128.46	169.04	727.25	487.39	1141.36	1607.01	3041.44	4220.69	7765.08	17059.91	—
U060	A. 恶性肿瘤	75.58	3.63	1.11	2.09	3.9	5.58	4.73	7.16	12.91	12.26	31.83	43.2	181.62	131.1	292.29	311.41	352.99	336.16	377.3	424.18	—
U061	1. 唇、口腔和咽恶性肿瘤	1.17	—	—	—	—	—	0.43	0.6	—	0.38	1.12	0.86	3.04	3.64	1.79	2.88	5.76	1.78	5.55	6.63	—
U062	2. 食道癌	2.51	—	—	—	—	—	—	—	—	—	0.37	1.15	4.56	8.5	13.45	11.53	7.2	10.67	16.65	—	—
U063	3. 胃癌	6.81	—	—	—	—	—	—	—	0.54	1.53	1.87	2.88	12.16	10.93	32.28	28.83	31.7	39.13	38.84	59.65	—
U064	4. 结直肠癌	7	—	—	—	—	—	—	1.19	—	1.15	1.12	3.74	9.88	12.14	23.31	33.64	38.9	40.91	44.39	66.28	—
U065	5. 肝癌	15.42	—	—	—	—	0.56	—	0.6	1.08	3.06	10.11	11.23	46.36	26.1	67.24	59.59	74.92	40.91	55.48	59.65	—

续　表

疾病编码	疾病名称	总计	年龄组（岁）																			
			0-	1-	5-	10-	15-	20-	25-	30-	35-	40-	45-	50-	55-	60-	65-	70-	75-	80-	85及以上	不详
U066	6.胰腺癌	2.66	-	-	-	-	-	-	-	-	0.77	0.37	1.15	4.56	6.07	9.86	6.73	12.97	16.01	24.97	33.14	-
U067	7.肺癌	16.95	-	-	-	-	-	-	-	2.15	1.53	6.37	6.91	31.16	19.42	74.42	92.27	93.65	88.93	97.1	92.79	-
U068	8.皮肤癌	0.77	-	-	-	-	-	-	-	-	0.77	0.75	-	3.04	0.61	2.69	3.84	1.44	1.78	5.55	6.63	-
U069	9.乳腺癌	1.86	-	-	-	-	-	-	-	0.54	0.38	0.75	2.59	10.64	2.43	5.38	7.69	1.44	3.56	2.77	13.26	-
U070	10.子宫颈癌	2.66	-	-	-	-	-	-	1.79	0.54	0.38	-	3.17	12.16	6.68	6.28	9.61	11.53	12.45	2.77	-	-
U071	11.子宫体癌	1.13	-	-	-	-	-	-	-	-	-	0.75	0.58	5.32	3.03	3.59	4.81	1.44	5.34	2.77	-	-
U072	12.卵巢癌	0.66	-	-	-	-	-	-	0.6	-	0.38	-	-	4.56	0.61	-	0.96	5.76	3.56	-	13.26	-
U073	13.前列腺癌	0.69	-	-	-	-	-	-	-	-	-	0.37	0.29	0.76	0.61	0.9	2.88	4.32	7.11	11.1	13.26	-
U074	14.膀胱癌	1.06	-	-	-	-	-	-	-	-	0.38	0.75	0.86	1.52	0.61	2.69	4.81	7.2	5.34	13.87	6.63	-
U075	15.淋巴瘤与多发性骨髓瘤	1.46	3.63	-	-	-	0.56	1.72	0.6	0.54	0.38	1.44	1.44	2.28	3.03	2.69	5.77	8.64	7.11	5.55	-	-
U076	16.白血病	2.51	-	1.11	2.09	2.6	3.35	2.58	1.19	2.69	-	3.37	6.34	3.8	4.86	7.17	4.81	2.88	5.34	8.32	-	-
U077	其他	10.28	-	-	-	1.3	0.56	0.86	0.6	4.84	1.15	3.75	0.58	25.84	21.85	38.55	30.76	43.22	46.24	41.61	53.02	-
U078	B.其他肿瘤	0.98	-	-	1.39	-	-	-	-	-	0.77	0.37	-	-	-	2.69	3.84	5.76	1.78	11.1	6.63	-
U079	C.糖尿病	12.61	-	-	-	-	-	-	-	0.77	0.77	1.87	2.88	14.44	15.17	24.21	49.02	74.92	115.61	155.36	225.34	-
U080	D.内分泌紊乱	2.44	-	-	1.39	-	-	-	-	0.77	-	1.12	1.44	3.04	1.82	2.69	3.84	18.73	17.79	66.28	66.28	-
U081	E.神经系统和精神障碍疾病	8.86	7.26	1.11	0.7	0.65	2.23	3.87	6.57	2.15	1.53	4.87	3.74	17.48	6.07	7.17	15.38	25.93	32.02	97.1	344.64	-
U082	1.单相精神抑郁	0.26	-	-	-	-	-	-	-	0.54	-	-	0.29	2.28	-	-	-	1.44	1.78	-	6.63	-
U083	2.双相情感障碍	0.04	-	-	-	-	-	-	-	-	-	-	-	-	-	-	-	-	-	-	-	-
U084	3.精神分裂症	0.4	3.63	-	-	-	-	0.43	0.6	1.61	-	0.37	0.58	1.52	3.61	-	0.96	2.88	3.56	3.56	-	-
U085	4.癫痫	1.06	-	-	-	-	-	0.86	2.39	-	0.38	2.62	-	3.8	0.61	2.69	4.81	2.88	-	-	6.63	-
U086	5.酒精使用所致精神障碍	0.91	-	-	-	-	-	-	1.19	0.38	-	0.37	2.3	1.52	2.43	0.9	2.88	-	-	-	-	-
U087	6.阿尔茨海默病和其他痴呆	4.15	-	-	-	-	-	-	-	0.38	-	0.37	-	1.52	1.21	0.9	1.92	14.41	23.12	88.78	318.13	-
U088	7.帕金森病	0.15	-	-	-	-	-	-	-	-	-	-	-	-	-	-	-	1.44	-	1.44	-	-
U089	8.多发性硬化	-	-	-	-	-	-	-	-	-	-	-	-	-	-	-	-	-	-	-	-	-
U090	9.药物使用所致精神障碍	0.15	-	-	-	-	-	0.43	-	-	0.38	-	-	0.76	-	-	0.96	-	-	-	-	-
U091	10.创伤后应激障碍	-	-	-	-	-	-	-	-	-	-	-	-	-	-	-	-	-	-	-	-	-
U092	11.强迫症	-	-	-	-	-	-	-	-	-	-	-	-	-	-	-	-	-	-	-	-	-
U093	12.惊恐障碍	-	-	-	-	-	-	-	-	-	-	-	-	-	-	-	-	-	-	-	-	-
U094	13.失眠症	-	-	-	-	-	-	-	-	-	-	-	-	-	-	-	-	-	-	-	-	-
U095	14.偏头痛	-	-	-	-	-	-	-	-	-	-	-	-	-	-	-	-	-	-	-	-	-
U096	15.由于铅暴露引起的精神发育障碍	0.04	-	-	-	-	-	-	-	-	-	-	-	-	-	-	-	-	-	-	-	-
U097	其他	1.71	3.63	1.11	0.7	0.65	2.23	2.15	2.39	0.38	0.38	1.12	0.58	5.32	1.21	2.69	3.84	2.88	3.56	8.32	6.63	-
U098	F.感官疾病	0.04	-	-	-	-	-	-	-	-	-	-	-	-	-	-	-	-	-	2.77	-	-

续表

疾病编码	疾病名称	总计	0-	1-	5-	10-	15-	20-	25-	30-	35-	40-	45-	50-	55-	60-	65-	70-	75-	80-	85及以上	不详
U099	1.青光眼	-	-	-	-	-	-	-	-	-	-	-	-	-	-	-	-	-	-	-	-	-
U100	2.白内障	-	-	-	-	-	-	-	-	-	-	-	-	-	-	-	-	-	-	-	-	-
U101	3.与年龄有关的视觉障碍	-	-	-	-	-	-	-	-	-	-	-	-	-	-	-	-	-	-	-	-	-
U102	4.成年开始的听力损失	-	-	-	-	-	-	-	-	-	-	-	-	-	-	-	-	-	-	-	-	-
U103	其他	0.04	-	-	-	-	-	-	-	-	-	-	-	-	-	-	-	-	-	2.77	-	-
U104	G.心血管疾病	307.03	-	-	-	0.65	3.35	4.73	10.75	18.29	24.9	58.05	78.33	348.05	230.64	564.85	836.18	1690.01	2338.9	4380.51	9663.31	-
U105	1.风湿性心脏病	11.04	-	-	-	-	-	-	0.6	0.54	0.77	1.12	1.73	13.68	6.68	18.83	36.52	66.27	69.37	174.78	364.53	-
U106	2.高血压及并发症	37.76	-	-	-	-	-	-	0.6	0.54	0.77	4.12	3.46	28.12	18.21	64.55	90.35	195.94	321.93	640.85	1504.51	-
U107	3.缺血性心脏病	105.58	-	-	-	-	0.56	1.72	4.78	9.14	8.05	21.35	33.98	120.83	77.69	180.21	246.05	563.34	720.35	1500.86	3910.39	-
U108	4.脑血管病	133.71	-	-	-	-	1.67	1.72	1.79	4.84	8.43	23.59	27.64	144.39	107.43	260.01	405.6	780.89	1116.98	1930.87	3472.96	-
U109	5.炎性心脏病	5.87	-	-	-	-	0.56	0.43	1.19	-	2.3	3	2.59	13.68	7.89	16.14	20.18	23.05	35.57	30.52	112.67	-
U110	其他	12.72	-	-	0.7	0.65	0.56	0.43	2.39	4.3	4.6	4.87	8.93	26.6	12.75	23.31	36.52	57.63	71.15	99.87	298.25	-
U111	H.主要呼吸系统疾病	124.45	-	-	-	-	-	-	1.19	2.15	2.68	8.99	10.94	58.51	47.34	150.63	261.43	651.22	1122.32	2299.84	5487.8	-
U112	1.慢性阻塞性肺疾病	118.66	-	-	-	-	-	-	0.6	1.53	1.53	6.74	10.08	48.64	41.88	134.49	250.86	618.08	1077.85	2244.35	5341.99	-
U113	2.哮喘	2.22	-	-	-	-	-	-	0.6	1.08	-	0.37	0.29	0.76	0.61	3.59	7.69	18.73	16.01	30.52	59.65	-
U114	其他	3.57	-	-	0.7	-	-	-	-	1.08	1.15	1.87	0.58	9.12	4.86	12.55	2.88	14.41	28.46	24.97	86.16	-
U115	I.主要消化系统疾病	32.58	10.89	2.22	-	0.65	1.67	1.29	2.98	5.38	11.49	17.23	22.46	74.47	40.67	77.11	79.77	145.52	174.31	294.07	490.46	-
U116	1.消化性溃疡	4.92	-	-	-	-	-	-	-	0.54	0.77	1.73	1.73	9.88	3.64	8.97	15.38	36.02	32.02	44.39	125.93	-
U117	2.肝硬化	13.34	-	-	-	-	-	0.43	1.19	3.76	7.66	11.24	12.67	47.12	25.49	39.45	37.48	30.26	44.47	63.81	39.77	-
U118	3.阑尾炎	0.29	-	-	-	-	-	-	-	-	-	0.37	-	1.52	-	-	-	1.44	3.56	5.55	-	-
U119	其他	14.03	10.89	2.22	-	0.65	1.67	0.86	1.79	1.08	3.06	4.49	8.06	15.96	11.53	28.69	26.91	77.8	94.27	180.33	324.76	-
U120	J.主要泌尿生殖系统疾病	10.64	3.63	-	-	-	-	1.29	1.19	2.69	2.68	3.37	4.03	22.8	12.75	16.14	35.56	60.51	58.69	88.78	245.23	-
U121	1.肾炎和肾病	9.66	3.63	-	-	-	-	1.29	1.19	2.69	2.68	3.37	4.03	20.52	11.53	13.45	31.72	54.75	49.8	77.68	231.97	-
U122	2.前列腺增生	0.11	-	-	-	-	-	-	-	-	-	-	-	-	-	-	-	1.44	1.78	2.77	-	-
U123	其他	0.87	-	-	-	-	-	-	-	-	-	-	-	2.28	1.21	2.69	3.84	4.32	7.11	8.32	13.26	-
U124	K.皮肤病	0.33	-	-	-	-	-	-	-	-	-	0.37	0.29	-	-	-	1.92	2.88	1.78	2.77	6.63	-
U125	L.肌肉骨骼和结缔组织疾病	2.84	-	-	-	-	-	0.86	-	-	-	0.86	0.86	5.32	1.21	3.59	8.65	12.97	21.34	27.74	92.79	-
U126	1.风湿性关节炎	1.53	-	-	-	-	-	-	2.15	-	-	0.29	-	1.52	0.61	1.79	6.73	8.64	12.45	13.87	72.91	-
U127	2.骨关节炎	0.04	-	-	-	-	-	-	-	-	-	-	-	-	-	-	0.96	-	-	-	-	-
U128	3.痛风	0.07	-	-	-	-	-	-	-	-	-	-	-	-	-	-	-	-	1.78	2.77	-	-
U129	4.腰痛	0.04	-	-	-	-	-	-	-	-	-	-	-	0.76	-	-	-	-	-	-	-	-
U130	其他	1.17	-	-	-	-	-	0.86	0.6	2.15	0.38	0.58	0.58	3.04	0.61	1.79	0.96	4.32	7.11	11.1	19.88	-
U131	M.先天异常	1.57	50.81	8.88	-	-	1.67	2.15	0.6	-	1.53	-	-	0.76	0.61	-	-	-	1.78	2.77	-	-

续　表

疾病编码	疾病名称	总计	0—	1—	5—	10—	15—	20—	25—	30—	35—	40—	45—	50—	55—	60—	65—	70—	75—	80—	85及以上	不详
U132	1.腹壁缺损	—	—	—	—	—	—	—	—	—	—	—	—	—	—	—	—	—	—	—	—	—
U133	2.无脑畸形	—	—	—	—	—	—	—	—	—	—	—	—	—	—	—	—	—	—	—	—	—
U134	3.肛门直肠闭锁	—	—	—	—	—	—	—	—	—	—	—	—	—	—	—	—	—	—	—	—	—
U135	4.唇裂	—	—	—	—	—	—	—	—	—	—	—	—	—	—	—	—	—	—	—	—	—
U136	5.腭裂	—	—	—	—	—	—	—	—	—	—	—	—	—	—	—	—	—	—	—	—	—
U137	6.食管闭锁	0.04	3.63	—	—	—	—	—	—	—	—	—	—	—	—	—	—	—	—	—	—	—
U138	7.肾发育不全	—	—	—	—	—	—	—	—	—	—	—	—	—	—	—	—	—	—	—	—	—
U139	8.唐氏综合征	—	—	—	—	—	—	—	—	—	—	—	—	—	—	—	—	—	—	—	—	—
U140	9.先天性心脏异常	1.2	29.03	7.77	—	—	1.12	2.15	0.6	2.15	1.53	—	0.29	0.76	—	—	—	—	—	—	—	—
U141	10.脊柱裂	—	—	—	—	—	—	—	—	—	—	—	—	—	—	—	—	—	—	—	—	—
U142	其他	0.33	18.15	1.11	—	—	0.56	—	—	—	—	—	—	—	0.61	—	—	—	—	2.77	—	—
U143	N.口腔疾病	0.07	—	—	—	—	—	—	—	—	—	—	—	0.76	0.76	—	—	—	—	—	6.63	—
U144	1.龋齿	—	—	—	—	—	—	—	—	—	—	—	—	—	—	—	—	—	—	—	—	—
U145	2.牙周病	—	—	—	—	—	—	—	—	—	—	—	—	—	—	—	—	—	—	—	—	—
U146	3.无牙症	—	—	—	—	—	—	—	—	—	—	—	—	—	—	—	—	—	—	—	—	—
U147	其他	0.07	—	—	—	—	—	—	—	—	—	—	—	0.76	0.76	—	—	—	—	—	6.63	—
U148	III.伤害	72.49	39.92	35.53	13.92	12.36	26.23	23.67	53.73	41.41	37.16	50.56	62.2	175.54	88.01	138.97	140.33	197.38	254.34	352.33	702.55	—
U149	A.意外伤害	55.87	39.92	34.42	13.22	11.71	22.88	20.23	41.79	31.73	28.35	40.07	46.94	136.79	61.91	95.04	102.84	129.67	199.21	294.07	596.5	—
U150	1.道路交通事故	18.22	10.89	9.99	1.39	3.9	9.49	8.61	22.09	15.6	12.26	17.98	18.72	50.91	24.28	29.59	29.8	31.7	32.02	38.84	46.39	—
U151	2.意外中毒	7.73	3.63	1.39	1.39	—	2.23	2.58	1.19	2.69	4.98	6.37	9.5	23.56	12.14	15.24	22.11	17.29	23.12	19.42	46.39	—
U152	3.意外跌落	17.67	—	3.33	1.39	0.65	0.56	1.72	8.36	4.84	4.6	8.99	8.93	33.44	16.39	29.59	42.29	54.75	117.39	188.65	424.18	—
U153	4.火灾	0.91	—	1.11	1.39	—	—	0.43	—	0.54	0.38	0.37	0.86	1.52	0.61	1.79	—	1.44	10.67	2.77	13.26	—
U154	5.溺水	5.17	—	11.1	7.65	6.51	6.14	3.01	4.78	4.3	1.92	1.12	2.02	9.12	6.07	12.55	2.88	12.97	7.11	16.65	26.51	—
U155	其他	6.16	25.41	8.88	—	1.3	4.46	3.87	5.37	3.76	4.21	5.24	6.91	18.24	2.43	6.28	5.77	11.53	8.89	27.74	39.77	—
U156	B.故意伤害	15.42	—	—	—	0.65	3.35	3.44	11.94	9.68	8.43	9.74	14.11	38	22.46	43.93	35.56	66.27	46.24	38.84	92.79	—
U157	1.自杀及后遗症	15.01	—	—	—	0.65	3.35	3.01	11.94	9.14	7.28	8.99	13.82	36.48	21.85	43.93	35.56	66.27	46.24	38.84	92.79	—
U158	2.他杀及后遗症	0.36	—	—	—	—	—	0.43	—	0.54	1.15	0.75	1.52	—	0.61	—	—	—	—	—	—	—
U159	3.战争	—	—	—	—	—	—	—	—	—	—	—	—	—	—	—	—	—	—	—	—	—
U160	其他	0.04	—	—	—	—	—	—	—	—	—	0.29	—	—	—	—	—	—	—	—	—	—
U161	其他剩余疾病	2.59	3.63	3.33	0.7	—	—	0.86	0.6	1.92	1.92	3	0.86	4.56	2.43	2.69	0.96	8.64	14.23	11.1	99.42	—

表 4 - 35　2018 年楚雄州死因别、年龄别死亡率（男）

（单位：1/10万）

疾病编码	疾病名称	总计	年龄组（岁）																			不详
			0 -	1 -	5 -	10 -	15 -	20 -	25 -	30 -	35 -	40 -	45 -	50 -	55 -	60 -	65 -	70 -	75 -	80 -	85 及以上	
U000	全死因	773.89	348.78	69.32	20.16	25.48	57.51	65.49	130.05	142.48	157.34	273.58	344.82	1253.37	823.66	1738.56	2311.27	3928.99	5369.26	9184.06	20856.26	-
U001	Ⅰ. 传染病、母婴疾病和营养缺乏性疾病	31.38	213.54	10.83	2.69	1.27	2.21	2.59	3.55	7.33	14.64	11.25	13.14	57.36	26.04	53.9	92.14	115.38	158.03	349.87	894.09	-
U002	A. 传染病和寄生虫病	12.17	-	6.5	1.34	-	-	-	2.36	6.29	10.25	6.33	9.85	34.42	18.93	36.51	39.21	38.46	50.11	37.49	85.97	-
U003	1. 结核病	3.49	-	-	-	-	-	-	-	3.14	3.66	2.11	1.64	5.74	1.18	13.91	19.6	14.79	23.13	-	17.19	-
U004	2. 性传播疾病	-	-	-	-	-	-	-	-	-	-	-	-	-	-	-	-	-	-	-	-	-
U005	a. 梅毒	-	-	-	-	-	-	-	-	-	-	-	-	-	-	-	-	-	-	-	-	-
U006	b. 衣原体病	-	-	-	-	-	-	-	-	-	-	-	-	-	-	-	-	-	-	-	-	-
U007	c. 淋病	-	-	-	-	-	-	-	-	-	-	-	-	-	-	-	-	-	-	-	-	-
U008	d. 其他	-	-	-	-	-	-	-	-	-	-	-	-	-	-	-	-	-	-	-	-	-
U009	3. 艾滋病	0.92	-	-	-	-	-	-	-	-	2.2	0.7	2.19	1.43	2.37	-	1.96	-	3.85	-	-	-
U010	4. 腹泻性疾病	0.28	-	2.17	1.34	-	-	-	-	-	-	-	-	-	1.18	-	-	-	-	-	17.19	-
U011	5. 好发于儿童期的疾病	0.21	-	-	-	-	-	-	-	1.05	-	-	-	2.87	-	-	-	-	-	-	17.19	-
U012	a. 百日咳	-	-	-	-	-	-	-	-	-	-	-	-	-	-	-	-	-	-	-	-	-
U013	b. 脊髓灰质炎及后遗症	-	-	-	-	-	-	-	-	-	-	-	-	-	-	-	-	-	-	-	-	-
U014	c. 白喉	-	-	-	-	-	-	-	-	-	-	-	-	-	-	-	-	-	-	-	-	-
U015	d. 麻疹	-	-	-	-	-	-	-	-	-	-	-	-	-	-	-	-	-	-	-	-	-
U016	e. 破伤风	0.21	-	-	-	-	-	-	-	1.05	-	-	-	-	-	-	-	-	-	-	-	-
U017	6. 脑膜炎	0.5	-	-	-	-	-	-	-	1.05	0.73	0.7	-	-	3.55	1.74	-	-	-	-	-	-
U018	7. 乙型肝炎	4.2	-	-	-	-	-	-	1.18	-	2.2	1.41	4.93	12.91	10.65	17.39	11.76	11.83	15.42	12.5	-	-
U019	丙型肝炎	0.28	-	-	-	-	-	-	-	-	1.46	-	0.55	1.43	-	-	-	-	-	-	-	-
U020	8. 疟疾	-	-	-	-	-	-	-	-	-	-	-	-	-	-	-	-	-	-	-	-	-
U021	9. 热带病	0.07	-	-	-	-	-	-	-	-	-	-	-	-	-	-	-	-	-	6.25	-	-
U022	a. 锥虫病	-	-	-	-	-	-	-	-	-	-	-	-	-	-	-	-	-	-	-	-	-
U023	b. 南美锥虫病	0.07	-	-	-	-	-	-	-	-	-	-	-	-	-	-	-	-	-	6.25	-	-
U024	c. 血吸虫病	-	-	-	-	-	-	-	-	-	-	-	-	-	-	-	-	-	-	-	-	-
U025	d. 利什曼病	-	-	-	-	-	-	-	-	-	-	-	-	-	-	-	-	-	-	-	-	-
U026	e. 淋巴性丝虫病	-	-	-	-	-	-	-	-	-	-	-	-	-	-	-	-	-	-	-	-	-
U027	f. 盘尾丝虫病	-	-	-	-	-	-	-	-	-	-	-	-	-	-	-	-	-	-	-	-	-
U028	10. 麻风病	-	-	-	-	-	-	-	-	-	-	-	-	-	-	-	-	-	-	-	-	-
U029	11. 登革热	-	-	-	-	-	-	-	-	-	-	-	-	-	-	-	-	-	-	-	-	-
U030	12. 流行性乙型脑炎	-	-	-	-	-	-	-	-	-	-	-	-	-	-	-	-	-	-	-	-	-
U031	13. 沙眼	-	-	-	-	-	-	-	-	-	-	-	-	-	-	-	-	-	-	-	-	-
U032	14. 肠线虫感染	-	-	-	-	-	-	-	-	-	-	-	-	-	-	-	-	-	-	-	-	-

续　表

疾病编码	疾病名称	总计	\<年龄组（岁）\>																		
			0—	1—	5—	10—	15—	20—	25—	30—	35—	40—	45—	50—	55—	60—	65—	70—	75—	80—	85及以上	不详
U033	a. 蛔虫病	—	—	—	—	—	—	—	—	—	—	—	—	—	—	—	—	—	—	—	—	—
U034	b. 囊虫病	—	—	—	—	—	—	—	—	—	—	—	—	—	—	—	—	—	—	—	—	—
U035	c. 钩虫病	—	—	—	—	—	—	—	—	—	—	—	—	—	—	—	—	—	—	—	—	—
U036	d. 其他	—	—	—	—	—	—	—	—	—	—	—	—	—	—	—	—	—	—	—	—	—
U037	其他传染病	2.21	—	4.33	—	—	—	—	1.18	1.05	—	1.41	0.55	10.04	—	3.48	5.88	11.83	7.71	18.74	51.58	—
U038	B. 呼吸系统感染	16.79	49.83	4.33	—	1.27	1.11	2.59	1.18	1.05	3.66	4.92	2.74	22.94	7.1	17.39	49.01	76.92	100.22	293.64	808.12	—
U039	1. 下呼吸道感染	16.72	49.83	4.33	—	1.27	1.11	2.59	1.18	1.05	3.66	4.92	2.74	22.94	7.1	17.39	49.01	73.96	100.22	293.64	808.12	—
U040	2. 上呼吸道感染	0.07	—	—	—	—	—	—	—	—	—	—	—	—	—	—	—	2.96	—	—	—	—
U041	3. 中耳炎	—	—	—	—	—	—	—	—	—	—	—	—	—	—	—	—	—	—	—	—	—
U042	C. 妊娠、分娩和产褥期并发症	—	—	—	—	—	—	—	—	—	—	—	—	—	—	—	—	—	—	—	—	—
U043	1. 孕产妇出血	—	—	—	—	—	—	—	—	—	—	—	—	—	—	—	—	—	—	—	—	—
U044	2. 产妇败血症	—	—	—	—	—	—	—	—	—	—	—	—	—	—	—	—	—	—	—	—	—
U045	3. 妊娠高血压综合症	—	—	—	—	—	—	—	—	—	—	—	—	—	—	—	—	—	—	—	—	—
U046	4. 梗阻性分娩	—	—	—	—	—	—	—	—	—	—	—	—	—	—	—	—	—	—	—	—	—
U047	5. 流产	—	—	—	—	—	—	—	—	—	—	—	—	—	—	—	—	—	—	—	—	—
U048	其他	—	—	—	—	—	—	—	—	—	—	—	—	—	—	—	—	—	—	—	—	—
U049	D. 起源于围生期的情况	1.71	163.71	—	1.34	—	—	—	—	—	—	—	—	—	—	—	—	—	—	—	—	—
U050	1. 出生低体重	1.28	121.01	—	—	—	—	—	—	—	—	—	—	—	—	—	—	—	—	—	—	—
U051	2. 出生产伤和窒息	0.43	42.71	—	1.34	—	—	—	—	—	—	—	—	—	—	—	—	—	—	—	—	—
U052	其他	—	—	—	—	—	—	—	—	—	—	—	—	—	—	—	—	—	—	—	—	—
U053	E. 营养缺乏	0.71	—	—	—	—	1.11	—	—	—	0.73	—	0.55	—	—	—	3.92	—	7.71	18.74	—	—
U054	1. 蛋白质－能量营养不良	0.28	—	—	—	—	—	—	—	—	—	—	—	—	—	—	—	—	3.85	18.74	—	—
U055	2. 碘缺乏	—	—	—	—	—	—	—	—	—	—	—	—	—	—	—	—	—	—	—	—	—
U056	3. 维生素 A 缺乏病	—	—	—	—	—	—	—	—	—	—	—	—	—	—	—	—	—	—	—	—	—
U057	4. 缺铁性贫血	0.14	—	—	—	—	—	—	—	—	0.73	—	0.55	—	—	—	1.96	—	—	—	—	—
U058	其他营养缺乏症	0.28	—	—	—	—	1.11	—	—	—	—	—	—	—	—	1.96	—	—	3.85	—	—	—
U059	II. 慢性非传染性疾病	644.47	71.18	15.16	4.03	6.37	18.8	26.71	37.83	68.1	84.89	180.75	241.37	945.05	666.26	1502.11	2027.01	3579.88	4922.14	8465.58	19119.67	—
U060	A. 恶性肿瘤	95.34	—	2.17	—	5.1	7.74	6.03	8.28	15.71	16.1	37.98	52	202.2	179.88	391.18	445	473.37	439.41	456.08	618.98	—
U061	1. 唇、口腔和咽恶性肿瘤	1.64	—	—	—	—	—	—	—	—	0.73	1.41	0.55	2.87	7.1	3.48	3.92	8.88	3.85	12.5	—	—
U062	2. 食道癌	4.41	—	—	—	—	—	—	—	—	—	0.7	2.19	7.17	16.57	24.34	23.52	11.83	19.27	18.74	—	—
U063	3. 胃癌	8.11	—	—	—	—	—	—	—	1.05	2.2	1.41	3.83	14.34	16.57	45.2	37.25	32.54	53.96	31.24	34.39	—
U064	4. 结直肠癌	8.4	—	—	—	—	—	—	2.36	—	1.46	4.38	4.38	5.74	17.75	33.03	49.01	53.25	46.25	43.73	85.97	—
U065	5. 肝癌	23.41	—	—	—	—	1.11	—	1.18	2.1	5.85	16.88	18.61	77.44	43.79	102.57	96.06	109.47	46.25	37.49	85.97	—

续　表

年龄组（岁）

疾病编码	疾病名称	总计	0-	1-	5-	10-	15-	20-	25-	30-	35-	40-	45-	50-	55-	60-	65-	70-	75-	80-	85及以上	不详
U066	6. 胰腺癌	4.06	-	-	-	-	-	-	-	-	1.46	0.7	1.64	7.17	10.65	13.72	13.91	20.71	23.13	37.49	51.58	-
U067	7. 肺癌	24.4	-	-	-	-	-	-	2.1	-	1.46	7.03	10.4	43.02	22.48	111.27	145.07	156.8	134.91	156.19	171.94	-
U068	8. 皮肤癌	0.5	-	-	-	-	-	-	-	-	0.73	0.7	-	4.3	-	-	1.96	-	-	6.25	17.19	-
U069	9. 乳腺癌	-	-	-	-	-	-	-	-	-	-	-	-	-	-	-	-	-	-	-	-	-
U070	10. 子宫颈癌	-	-	-	-	-	-	-	-	-	-	-	-	-	-	-	-	-	-	-	-	-
U071	11. 子宫体癌	-	-	-	-	-	-	-	-	-	-	-	-	-	-	-	-	-	-	-	-	-
U072	12. 卵巢癌	-	-	-	-	-	-	-	-	-	-	-	-	-	-	-	-	-	-	-	-	-
U073	13. 前列腺癌	1.35	-	-	-	-	-	-	-	-	-	-	0.55	1.43	1.18	1.74	5.88	8.88	15.42	24.99	34.39	-
U074	14. 膀胱癌	1.71	-	-	-	-	-	-	-	-	0.73	0.7	0.55	1.43	1.18	5.22	7.84	11.83	7.71	24.99	34.39	-
U075	15. 淋巴瘤与多发性骨髓瘤	1.92	-	-	-	-	1.11	-	-	1.05	-	1.41	0.55	2.87	5.92	5.22	5.88	11.83	11.56	6.25	-	-
U076	16. 白血病	2.85	-	-	-	2.55	3.32	2.59	2.36	2.1	-	2.11	2.19	2.87	5.92	6.95	7.84	2.96	7.71	18.74	-	-
U077	其他	12.59	2.17	-	2.69	2.55	1.11	3.45	1.18	7.33	0.73	4.92	7.12	31.55	30.77	38.25	47.05	44.38	69.38	43.73	103.16	-
U078	B. 其他肿瘤	0.92	-	-	-	-	-	-	-	-	-	2.11	-	-	-	5.22	1.96	2.96	-	12.5	17.19	-
U079	C. 糖尿病	11.6	-	-	-	-	-	1.72	-	-	0.73	2.11	4.38	18.64	15.38	27.82	54.89	68.05	115.63	112.46	171.94	-
U080	D. 内分泌紊乱	2.06	-	-	-	-	-	-	-	-	-	-	2.19	1.43	1.18	1.74	3.92	20.71	19.27	31.24	51.58	-
U081	E. 神经系统和精神障碍疾病	10.1	7.12	2.17	1.34	-	4.42	4.31	5.91	3.14	1.46	6.33	7.12	21.51	8.28	10.43	21.56	29.59	42.4	112.46	343.88	-
U082	1. 单相精神抑郁	0.28	-	-	-	-	-	-	-	1.05	-	-	0.55	-	-	-	-	-	3.85	-	-	-
U083	2. 双相情感障碍	0.07	-	-	-	-	-	-	-	-	-	-	0.55	-	-	-	-	-	-	-	-	-
U084	3. 精神分裂症	0.5	-	-	-	-	-	0.86	-	-	-	3.52	1.09	2.87	1.18	-	-	5.92	-	-	17.19	-
U085	4. 癫痫症	1.21	-	-	-	-	-	-	1.18	2.1	-	0.7	-	2.87	1.18	1.74	7.84	5.92	7.71	-	-	-
U086	5. 酒精使用所致精神障碍	1.57	-	-	-	-	-	-	2.36	-	-	-	4.38	2.87	4.73	1.74	7.84	11.83	-	106.21	17.19	-
U087	6. 阿尔茨海默病和其他痴呆	3.63	-	-	-	-	-	-	-	-	0.73	-	-	-	1.18	1.74	1.96	2.96	26.98	106.21	309.49	-
U088	7. 帕金森病	0.28	-	-	-	-	-	-	-	-	-	-	-	-	-	1.74	3.92	-	-	-	-	-
U089	8. 多发性硬化	-	-	-	-	-	-	-	-	-	-	-	-	-	-	-	-	-	-	-	-	-
U090	9. 药物使用所致精神障碍	0.28	-	-	-	-	-	0.86	-	-	0.73	-	-	-	-	-	1.96	-	-	-	-	-
U091	10. 创伤后应激障碍	-	-	-	-	-	-	-	-	-	-	-	-	-	-	-	-	-	-	-	-	-
U092	11. 强迫症	-	-	-	-	-	-	-	-	-	-	-	-	-	-	-	-	-	-	-	-	-
U093	12. 惊恐障碍	-	-	-	-	-	-	-	-	-	-	-	-	-	-	-	-	-	-	-	-	-
U094	13. 失眠症	-	-	-	-	-	-	-	-	-	-	-	-	-	-	-	-	-	-	-	-	-
U095	14. 偏头痛	-	-	-	-	-	-	-	-	-	-	-	-	-	-	-	-	-	-	-	-	-
U096	15. 由于铅暴露引起的精神发育障碍	0.07	-	-	-	-	-	-	-	-	-	-	-	1.43	-	-	-	-	-	-	-	-
U097	其他	2.21	7.12	2.17	1.34	-	4.42	2.59	2.36	-	-	2.11	1.09	7.17	-	5.22	5.88	2.96	3.85	6.25	6.25	-
U098	F. 感官疾病	-	-	-	-	-	-	-	-	-	-	-	-	-	-	-	-	-	-	-	-	-

续 表

疾病编码	疾病名称	总计	0–	1–	5–	10–	15–	20–	25–	30–	35–	40–	45–	50–	55–	60–	65–	70–	75–	80–	85及以上	不详
U099	1.青光眼	–	–	–	–	–	–	–	–	–	–	–	–	–	–	–	–	–	–	–	–	–
U100	2.白内障	–	–	–	–	–	–	–	–	–	–	–	–	–	–	–	–	–	–	–	–	–
U101	3.与年龄有关的视觉障碍	–	–	–	–	–	–	–	–	–	–	–	–	–	–	–	–	–	–	–	–	–
U102	4.成年开始的听力损失	–	–	–	–	–	–	–	–	–	–	–	–	–	–	–	–	–	–	–	–	–
U103	其他	–	–	–	–	–	–	–	–	–	–	–	–	–	–	–	–	–	–	–	–	–
U104	G.心血管疾病	328	–	–	–	1.27	3.32	7.76	15.37	28.29	38.05	90.72	113.3	457.47	306.51	711.07	989.98	1905.33	2597.9	4691.99	10453.92	–
U105	1.风湿性心脏病	9.39	–	–	–	–	–	–	–	–	1.46	0.7	2.19	7.17	5.92	22.6	37.25	62.13	53.96	137.45	447.04	–
U106	2.高血压及并发症	37.28	–	–	–	–	–	0.86	1.18	1.05	1.46	6.33	6.02	30.12	23.67	74.76	92.14	227.81	335.34	724.73	1513.07	–
U107	3.缺血性心脏病	113.2	–	–	–	3.32	1.72	5.91	12.57	13.9	33.76	48.71	179.26	97.04	231.23	278.37	653.85	821	1618.14	4143.74	–	–
U108	4.脑血管病	143.65	–	–	1.27	3.32	3.45	3.55	9.43	10.25	35.87	39.41	177.82	145.93	326.85	499.89	855.03	1256.55	2074.22	3851.44	–	–
U109	5.炎性心脏病	7.9	–	–	–	–	0.86	1.18	–	–	4.39	5.63	4.93	18.64	11.83	22.6	31.37	41.42	42.4	12.5	120.36	–
U110	其他	16.22	–	–	1.27	–	0.86	3.55	5.24	6.59	8.44	12.04	43.02	20.12	31.29	49.01	59.17	88.65	124.95	378.27	–	–
U111	H.主要呼吸系统疾病	132.77	–	–	–	–	–	–	7.33	2.93	11.25	15.87	86.04	74.56	215.58	331.3	792.9	1356.77	2499.06	6430.54	–	–
U112	1.慢性阻塞性肺疾病	125.44	–	–	–	–	–	–	4.19	1.46	7.74	14.78	70.27	65.09	187.76	325.42	742.6	1298.95	2449.08	6207.02	–	–
U113	2.哮喘	2.21	–	–	–	–	–	–	2.1	–	0.7	–	5.22	–	3.92	29.59	19.27	24.99	68.78	–	–	–
U114	其他	5.12	–	–	–	–	–	1.05	1.05	1.46	2.81	1.09	15.77	9.47	22.6	1.96	20.71	38.54	24.99	154.75	–	–
U115	I.主要消化系统疾病	46.32	14.24	2.17	–	–	1.11	1.72	4.73	9.43	19.76	28.13	39.41	119.03	65.09	116.48	123.5	189.35	238.98	393.6	618.98	–
U116	1.消化性溃疡	6.47	–	–	–	–	–	1.05	1.05	1.46	1.41	2.74	15.77	5.92	12.17	25.48	44.38	38.54	62.48	171.94	–	–
U117	2.肝硬化	22.7	–	–	–	–	0.86	2.36	6.29	13.9	20.4	21.89	81.74	41.42	66.07	66.65	50.3	77.09	106.21	68.78	–	–
U118	3.阑尾炎	0.5	–	–	–	–	–	–	–	0.7	2.87	–	–	2.96	7.71	6.25	–	–	–	–	–	–
U119	其他	16.65	14.24	2.17	–	–	1.11	0.86	2.36	2.1	4.39	5.63	14.78	18.64	17.75	38.25	31.37	91.72	115.63	218.67	378.27	–
U120	J.主要泌尿生殖系统疾病	12.88	7.12	7.12	–	–	–	1.72	1.18	1.05	4.39	4.22	5.47	31.55	13.02	19.12	39.21	85.8	77.09	124.95	361.07	–
U121	1.肾炎和肾病	11.53	7.12	7.12	–	–	–	1.72	1.18	1.05	4.39	4.22	5.47	28.68	11.83	17.39	33.33	73.96	65.53	99.96	343.88	–
U122	2.前列腺增生	0.21	–	–	–	–	–	–	–	–	–	–	–	–	–	–	–	2.96	3.85	6.25	–	–
U123	其他	1.14	–	–	–	–	–	0.86	–	–	–	0.7	–	2.87	1.18	1.74	5.88	8.88	7.71	18.74	17.19	–
U124	K.皮肤病	0.36	–	–	–	–	–	–	–	–	–	–	0.55	–	1.18	–	1.96	2.96	3.85	6.25	17.19	–
U125	L.肌肉骨骼和结缔组织疾病	2.49	–	–	–	–	–	–	0.86	–	–	–	1.09	5.74	1.18	3.48	15.68	8.88	30.84	24.99	34.39	–
U126	1.风湿性关节炎	1.57	–	–	–	–	–	–	–	–	–	–	0.55	1.43	1.18	3.48	11.76	5.92	19.27	12.5	–	–
U127	2.骨关节炎	0.07	–	–	–	–	–	–	–	–	–	–	–	–	–	–	1.96	–	–	–	–	–
U128	3.痛风	0.14	–	–	–	–	–	–	–	–	–	–	–	1.43	–	–	–	–	–	–	–	–
U129	4.腰痛	0.07	–	–	–	–	–	–	–	–	–	–	0.55	–	–	–	–	–	–	–	–	–
U130	其他	0.64	–	–	–	–	–	0.86	–	–	–	–	0.55	2.87	–	–	1.96	2.96	3.85	6.25	34.39	–
U131	M.先天异常	1.64	42.71	8.66	–	–	2.21	2.59	1.18	3.14	1.46	–	–	1.43	1.18	–	–	–	–	7.71	6.25	–

续表

年龄组（岁）

疾病编码	疾病名称	总计	0-	1-	5-	10-	15-	20-	25-	30-	35-	40-	45-	50-	55-	60-	65-	70-	75-	80-	85及以上	不详
U132	1.腹壁缺损	-	-	-	-	-	-	-	-	-	-	-	-	-	-	-	-	-	-	-	-	-
U133	2.无脑畸形	-	-	-	-	-	-	-	-	-	-	-	-	-	-	-	-	-	-	-	-	-
U134	3.肛门直肠闭锁	-	-	-	-	-	-	-	-	-	-	-	-	-	-	-	-	-	-	-	-	-
U135	4.唇裂	-	-	-	-	-	-	-	-	-	-	-	-	-	-	-	-	-	-	-	-	-
U136	5.腭裂	-	-	-	-	-	-	-	-	-	-	-	-	-	-	-	-	-	-	-	-	-
U137	6.食管闭锁	-	-	-	-	-	-	-	-	-	-	-	-	-	-	-	-	-	-	-	-	-
U138	7.肾发育不全	-	-	-	-	-	-	-	-	-	-	-	-	-	-	-	-	-	-	-	-	-
U139	8.唐氏综合征	-	-	-	-	-	-	-	-	-	-	-	-	-	-	-	-	-	-	-	-	-
U140	9.先天性心脏异常	1.35	28.47	8.66	-	-	1.11	2.59	1.18	3.14	1.46	-	-	1.43	-	-	-	-	-	-	-	-
U141	10.脊柱裂	-	-	-	-	-	-	-	-	-	-	-	-	-	-	-	-	-	-	-	-	-
U142	其他	0.28	14.24	-	-	-	1.11	-	-	-	-	-	-	-	1.18	-	-	-	-	-	-	-
U143	N.口腔疾病	-	-	-	-	-	-	-	-	-	-	-	-	-	-	-	-	-	-	-	-	-
U144	1.龋齿	-	-	-	-	-	-	-	-	-	-	-	-	-	-	-	-	-	-	-	-	-
U145	2.牙周病	-	-	-	-	-	-	-	-	-	-	-	-	-	-	-	-	-	-	-	-	-
U146	3.无牙症	-	-	-	-	-	-	-	-	-	-	-	-	-	-	-	-	-	-	-	-	-
U147	其他	-	-	-	-	-	-	-	-	-	-	-	-	-	-	-	-	-	-	-	-	-
U148	III.伤害	95.06	64.06	38.99	13.44	17.83	36.49	35.33	87.49	67.05	54.89	76.66	89.21	246.66	127.81	180.81	190.16	227.81	269.81	343.62	739.34	-
U149	A.意外伤害	73.78	64.06	38.99	12.1	16.56	30.96	30.16	72.12	52.38	43.91	59.78	70.61	199.33	91.12	113.01	137.23	153.85	212	293.64	601.79	-
U150	1.道路交通事故	24.76	7.12	4.33	-	6.37	13.27	14.65	33.1	25.14	19.76	24.62	25.72	73.14	34.32	34.77	43.13	32.54	26.98	49.98	34.39	-
U151	2.意外中毒	10.81	-	-	-	-	3.32	2.59	2.36	3.14	7.32	9.85	15.33	38.72	16.57	20.86	29.41	20.71	30.84	24.99	34.39	-
U152	3.意外跌落	20.99	7.12	4.33	-	8.92	-	1.72	16.55	9.43	7.32	14.77	13.68	48.76	26.04	38.25	50.97	73.96	111.78	181.18	412.65	-
U153	4.火灾	1.14	-	2.17	-	-	-	-	-	1.05	0.73	0.7	1.09	1.43	1.18	1.74	-	2.96	15.42	6.25	17.19	-
U154	5.溺水	6.76	-	15.16	12.1	1.27	6.64	4.31	9.46	7.33	2.2	1.41	2.74	11.47	8.28	12.17	3.92	11.83	11.56	18.74	34.39	-
U155	其他	9.32	49.83	13	-	1.27	7.74	6.89	10.64	6.29	6.59	8.44	12.04	25.81	4.73	5.22	9.8	11.83	15.42	12.5	68.78	-
U156	B.故意伤害	19.78	-	-	-	1.27	5.53	5.17	15.37	14.67	10.25	15.47	16.97	45.89	30.77	67.8	49.01	71.01	46.25	43.73	120.36	-
U157	1.自杀及后遗症	19.28	-	-	-	1.27	5.53	4.31	15.37	14.67	10.25	14.07	16.42	43.02	29.59	67.8	49.01	71.01	46.25	43.73	120.36	-
U158	2.他杀及后遗症	0.43	-	-	-	-	-	0.86	-	-	-	1.41	-	2.87	1.18	-	-	-	-	-	-	-
U159	3.战争	-	-	-	-	-	-	-	-	-	-	-	-	-	-	-	-	-	-	-	-	-
U160	其他	0.07	-	-	-	-	-	-	-	-	-	-	0.55	-	-	-	-	-	-	-	-	-
U161	其他剩余疾病	2.99	-	4.33	-	-	-	0.86	1.18	2.93	2.93	4.92	1.09	4.3	3.55	1.74	1.96	5.92	19.27	24.99	103.16	-

表 4－36　2018 年楚雄州死因别、年龄别死亡率（女）

（单位：1/10万）

疾病编码	疾病名称	总计	0-	1-	5-	10-	15-	20-	25-	30-	35-	40-	45-	50-	55-	60-	65-	70-	75-	80-	85及以上	不详
										年龄组（岁）												
U000	全死因	584.38	259.18	54.66	25.97	13.3	27.04	26.65	48.24	46.42	52.26	96.13	123.97	199.74	358.86	884.94	1327.48	2799.93	3979.66	7819.66	17245.47	-
U001	I. 传染病、母婴疾病和营养缺乏性疾病	21.07	155.51	9.11	1.44	1.33	-	0.86	3.62	1.11	3.22	5.61	2.43	17.78	12.46	29.62	32.06	89.87	108.99	254.49	701.04	-
U002	A. 传染病和寄生虫病	6.2	32.22	-	1.44	-	-	0.86	2.41	1.11	3.22	2.4	1.22	9.7	6.23	16.66	11.31	33.7	13.21	69.86	107.85	-
U003	1. 结核病	1.27	-	-	-	-	-	-	-	-	0.8	-	-	1.62	-	5.55	5.66	5.62	9.91	9.98	21.57	-
U004	2. 性传播疾病	-	-	-	-	-	-	-	-	-	-	-	-	-	-	-	-	-	-	-	-	-
U005	a. 梅毒	-	-	-	-	-	-	-	-	-	-	-	-	-	-	-	-	-	-	-	-	-
U006	b. 衣原体病	-	-	-	-	-	-	-	-	-	-	-	-	-	-	-	-	-	-	-	-	-
U007	c. 淋病	-	-	-	-	-	-	-	-	-	-	-	-	-	-	-	-	-	-	-	-	-
U008	d. 其他	-	-	-	-	-	-	-	-	-	-	-	-	-	-	-	-	-	-	-	-	-
U009	3. 艾滋病	0.52	-	-	-	-	-	-	1.21	1.11	0.8	0.8	-	3.23	1.25	-	-	-	-	-	-	-
U010	4. 腹泻性疾病	-	-	-	-	-	-	-	-	-	-	-	-	-	-	-	-	-	-	-	-	-
U011	5. 好发于儿童期的疾病	0.07	-	-	1.44	-	-	-	-	-	-	-	-	-	-	-	-	-	-	-	-	-
U012	a. 百日咳	-	-	-	-	-	-	-	-	-	-	-	-	-	-	-	-	-	-	-	-	-
U013	b. 脊髓灰质炎及后遗症	-	-	-	-	-	-	-	-	-	-	-	-	-	-	-	-	-	-	-	-	-
U014	c. 白喉	-	-	-	-	-	-	-	-	-	-	-	-	-	-	-	-	-	-	-	-	-
U015	d. 麻疹	-	-	-	-	-	-	-	-	-	-	-	-	-	-	-	-	-	-	-	-	-
U016	e. 破伤风	0.07	-	-	-	-	-	-	-	-	0.8	-	-	-	-	-	-	-	-	-	-	-
U017	6. 脑膜炎	0.45	-	-	-	-	-	0.86	-	-	-	-	-	3.23	-	-	-	-	-	-	-	-
U018	7. 乙型肝炎	1.87	-	-	-	-	-	-	-	-	-	0.8	1.22	1.62	2.49	9.26	-	22.47	3.3	24.95	-	-
U019	丙型肝炎	0.07	-	-	-	-	-	-	-	-	0.8	-	-	-	-	-	-	-	-	-	-	-
U020	8. 疟疾	-	-	-	-	-	-	-	-	-	-	-	-	-	-	-	-	-	-	-	-	-
U021	9. 热带病	-	-	-	-	-	-	-	-	-	-	-	-	-	-	-	-	-	-	-	-	-
U022	a. 锥虫病	-	-	-	-	-	-	-	-	-	-	-	-	-	-	-	-	-	-	-	-	-
U023	b. 南美锥虫病	-	-	-	-	-	-	-	-	-	-	-	-	-	-	-	-	-	-	-	-	-
U024	c. 血吸虫病	-	-	-	-	-	-	-	-	-	-	-	-	-	-	-	-	-	-	-	-	-
U025	d. 利什曼病	-	-	-	-	-	-	-	-	-	-	-	-	-	-	-	-	-	-	-	-	-
U026	e. 淋巴丝虫病	-	-	-	-	-	-	-	-	-	-	-	-	-	-	-	-	-	-	-	-	-
U027	f. 盘尾丝虫病	-	-	-	-	-	-	-	-	-	-	-	-	-	-	-	-	-	-	-	-	-
U028	10. 麻风病	-	-	-	-	-	-	-	-	-	-	-	-	-	-	-	-	-	-	-	-	-
U029	11. 登革热	-	-	-	-	-	-	-	-	-	-	-	-	-	-	-	-	-	-	-	-	-
U030	12. 流行性乙型脑炎	-	-	-	-	-	-	-	-	-	-	-	-	-	-	-	-	-	-	-	-	-
U031	13. 沙眼	-	-	-	-	-	-	-	-	-	-	-	-	-	-	-	-	-	-	-	-	-
U032	14. 肠线虫感染	-	-	-	-	-	-	-	-	-	-	-	-	-	-	-	-	-	-	-	-	-

续　表

疾病编码	疾病名称	总计	0—	1—	5—	10—	15—	20—	25—	30—	35—	40—	45—	50—	55—	60—	65—	70—	75—	80—	85及以上	不详
U033	a. 蛔虫病	—	—	—	—	—	—	—	—	—	—	—	—	—	—	—	—	—	—	—	—	—
U034	b. 鞭虫病	—	—	—	—	—	—	—	—	—	—	—	—	—	—	—	—	—	—	—	—	—
U035	c. 钩虫病	—	—	—	—	—	—	—	—	—	—	—	—	—	—	—	—	—	—	—	—	—
U036	d. 其他	—	—	—	—	—	—	—	—	—	—	—	—	—	—	—	—	—	—	—	—	—
U037	其他传染病	1.94	22.22	—	—	1.21	—	—	1.21	—	—	0.8	—	—	—	—	5.66	—	—	34.93	86.28	—
U038	B. 呼吸系统感染	12.55	22.22	9.11	—	1.33	—	—	—	—	—	2.4	—	8.08	6.23	11.11	18.86	53.36	89.17	169.66	550.04	—
U039	1. 下呼吸道感染	12.4	22.22	9.11	—	1.33	—	—	—	—	—	2.4	—	8.08	6.23	11.11	18.86	53.36	89.17	164.67	539.26	—
U040	2. 上呼吸道感染	0.07	—	—	—	—	—	—	—	—	—	—	—	—	—	—	—	—	—	4.99	—	—
U041	3. 中耳炎	0.07	—	—	—	—	—	—	—	—	—	—	—	—	—	—	—	—	—	—	10.79	—
U042	C. 妊娠、分娩和产褥期并发症	0.15	—	—	—	—	—	—	1.21	—	—	0.8	—	—	—	—	—	—	—	—	—	—
U043	1. 孕产妇出血	—	—	—	—	—	—	—	—	—	—	—	—	—	—	—	—	—	—	—	—	—
U044	2. 产妇败血症	—	—	—	—	—	—	—	—	—	—	—	—	—	—	—	—	—	—	—	—	—
U045	3. 妊娠高血压综合征	—	—	—	—	—	—	—	—	—	—	—	—	—	—	—	—	—	—	—	—	—
U046	4. 梗阻性分娩	—	—	—	—	—	—	—	—	—	—	—	—	—	—	—	—	—	—	—	—	—
U047	5. 流产	—	—	—	—	—	—	—	—	—	—	—	—	—	—	—	—	—	—	—	—	—
U048	其他	0.15	—	—	—	—	—	—	1.21	—	—	0.8	—	—	—	—	—	—	—	—	—	—
U049	D. 起源于围生期的情况	1.12	111.08	—	—	—	—	—	—	—	—	—	—	—	—	—	—	—	—	—	—	—
U050	1. 出生低体重	0.15	14.81	—	—	—	—	—	—	—	—	—	—	—	—	—	—	—	—	—	—	—
U051	2. 出生产伤和窒息	0.75	74.05	—	—	—	—	—	—	—	—	—	—	—	—	—	—	—	—	—	—	—
U052	其他	0.22	22.22	—	—	—	—	—	—	—	—	—	—	—	—	—	—	—	—	—	—	—
U053	E. 营养缺乏	1.05	—	—	—	—	—	—	—	—	—	—	1.22	—	—	1.85	1.89	2.81	6.61	14.97	43.14	—
U054	1. 蛋白质-能量营养不良	0.37	—	—	—	—	—	—	—	—	—	—	—	—	—	1.85	1.89	—	—	4.99	10.79	—
U055	2. 碘缺乏	—	—	—	—	—	—	—	—	—	—	—	—	—	—	—	—	—	—	—	—	—
U056	3. 维生素 A 缺乏病	—	—	—	—	—	—	—	—	—	—	—	—	—	—	—	—	—	—	—	—	—
U057	4. 缺铁性贫血	0.22	—	—	—	—	—	—	—	—	—	—	1.22	—	—	—	—	2.81	—	—	10.79	—
U058	其他营养缺乏症	0.45	—	—	—	—	—	—	—	—	—	—	—	—	—	—	—	—	—	4.99	21.57	—
U059	II. 慢性非传染性疾病	512.36	81.46	11.39	8.66	5.32	11.27	12.9	25.33	30.95	30.55	68.9	88.72	481.73	299.05	757.2	1203.02	2530.33	3619.67	7205.59	15767.9	—
U060	A. 恶性肿瘤	54.84	7.41	—	4.33	2.66	3.38	3.44	6.03	9.95	8.04	24.83	33.42	158.42	79.75	186.99	182.9	238.71	247.7	314.37	301.98	—
U061	1. 唇、口腔和咽恶性肿瘤	0.67	—	—	—	—	—	0.86	—	—	—	0.8	1.22	3.23	—	1.85	1.89	2.81	3.3	—	10.79	—
U062	2. 食道癌	0.52	—	—	—	—	—	—	—	—	—	—	—	1.62	—	1.85	—	2.81	3.3	14.97	—	—
U063	3. 胃癌	5.45	—	—	—	—	—	—	—	0.8	—	2.4	1.82	9.7	4.98	18.51	20.74	30.89	26.42	44.91	75.5	—
U064	4. 结直肠癌	5.53	—	—	—	—	—	—	—	0.8	—	2.4	3.04	14.55	6.23	12.96	18.86	25.28	36.33	44.91	53.93	—
U065	5. 肝癌	7.02	—	—	—	—	—	—	—	—	—	2.4	3.04	11.32	7.48	29.62	24.51	42.13	36.33	69.86	43.14	—

年龄组（岁）

续　表

疾病编码	疾病名称	总计	年龄组（岁）																			不详
			0–	1–	5–	10–	15–	20–	25–	30–	35–	40–	45–	50–	55–	60–	65–	70–	75–	80–	85及以上	
U066	6. 胰腺癌	1.2	-	-	-	-	-	-	-	-	-	-	0.61	1.62	1.25	5.55	-	5.62	9.91	14.97	21.57	-
U067	7. 肺癌	9.11	-	-	-	-	-	-	-	2.21	1.61	5.61	3.04	17.78	16.2	35.18	41.48	33.7	49.54	49.9	43.14	-
U068	8. 皮肤癌	1.05	-	-	-	-	-	-	-	-	0.8	0.8	-	1.62	1.25	5.55	5.66	2.81	3.3	9.98	-	-
U069	9. 乳腺癌	3.81	-	-	-	-	-	-	-	1.11	0.8	1.6	5.47	22.63	4.98	11.11	15.08	2.81	6.61	4.99	21.57	-
U070	10. 子宫颈癌	5.45	-	-	-	-	-	-	3.62	1.11	0.8	-	6.68	25.86	15.71	12.96	18.86	22.47	23.12	4.99	-	-
U071	11. 子宫体癌	2.32	-	-	-	-	-	-	-	-	-	-	1.22	11.32	6.23	7.41	9.43	2.81	9.91	4.99	-	-
U072	12. 卵巢癌	1.34	-	-	-	-	-	-	1.21	-	0.8	1.6	-	9.7	1.25	-	1.89	11.23	6.61	-	-	-
U073	13. 前列腺癌	-	-	-	-	-	-	-	-	-	-	-	-	-	-	-	-	-	-	-	-	-
U074	14. 膀胱癌	0.37	-	-	-	-	-	-	-	-	-	-	-	1.62	-	-	1.89	2.81	3.3	4.99	-	-
U075	15. 淋巴瘤与多发性骨髓瘤	0.97	7.41	-	-	-	-	-	1.21	-	-	-	1.22	1.62	3.74	-	5.66	5.62	3.3	4.99	10.79	-
U076	16. 白血病	2.17	-	-	-	2.66	3.38	0.86	-	3.32	1.61	4.81	0.61	4.85	3.74	7.41	1.89	2.81	3.3	-	-	-
U077	其他	7.84	-	-	4.33	-	-	1.72	-	2.21	-	2.4	5.47	19.4	12.46	38.88	15.08	42.13	26.42	39.92	21.57	-
U078	其他肿瘤	1.05	-	-	-	-	-	-	-	-	1.61	0.8	1.22	-	-	-	5.66	8.43	3.3	9.98	-	-
U079	C. 糖尿病	13.67	-	-	-	-	-	-	1.21	-	0.8	1.6	1.22	9.7	14.95	20.36	43.37	81.44	115.59	189.62	258.84	-
U080	D. 内分泌紊乱	2.84	-	-	2.89	1.33	-	-	-	-	-	2.4	0.61	4.85	2.49	3.7	3.77	16.85	16.51	19.96	75.5	-
U081	E. 神经系统和精神障碍疾病	7.55	7.41	-	-	-	-	3.44	7.24	1.11	1.61	3.2	-	12.93	3.74	3.7	9.43	22.47	23.12	84.83	345.13	-
U082	1. 单相精神抑郁	0.22	-	-	-	-	-	-	-	-	-	-	-	1.62	-	-	-	2.81	-	-	10.79	-
U083	2. 双相情感障碍	-	-	-	-	-	-	-	-	-	-	-	-	-	-	-	-	-	-	-	-	-
U084	3. 精神分裂症	0.3	-	-	-	-	-	0.86	1.21	-	0.8	0.8	-	-	-	-	1.89	-	-	-	-	-
U085	4. 癫痫症	0.9	7.41	-	-	-	-	-	-	-	-	-	-	4.85	-	-	-	-	-	-	-	-
U086	5. 酒精使用所致精神障碍	0.22	-	-	-	-	-	0.86	3.62	1.11	0.8	1.6	-	-	1.25	3.7	1.89	-	-	-	-	-
U087	6. 阿尔茨海默病和其他痴呆	4.71	-	-	-	-	-	-	-	-	-	0.8	-	3.23	-	-	3.77	16.85	19.82	74.85	323.55	-
U088	7. 创伤后应激障碍	-	-	-	-	-	-	-	-	-	-	-	-	-	-	-	-	-	-	-	-	-
U089	8. 多发性硬化	-	-	-	-	-	-	-	-	-	-	-	-	-	-	-	-	-	-	-	-	-
U090	9. 药物使用所致精神障碍	-	-	-	-	-	-	-	-	-	-	-	-	-	-	-	-	-	-	-	-	-
U091	10. 创伤后应激障碍	-	-	-	-	-	-	-	-	-	-	-	-	-	-	-	-	-	-	-	-	-
U092	11. 强迫症	-	-	-	-	-	-	-	-	-	-	-	-	-	-	-	-	-	-	-	-	-
U093	12. 惊恐障碍	-	-	-	-	-	-	-	-	-	-	-	-	-	-	-	-	-	-	-	-	-
U094	13. 失眠症	-	-	-	-	-	-	-	-	-	-	-	-	-	-	-	-	-	-	-	-	-
U095	14. 偏头痛	-	-	-	-	-	-	-	-	-	-	-	-	-	-	-	-	-	-	-	-	-
U096	15. 由于铅暴露引起的精神发育障碍	-	-	-	-	-	-	-	-	-	-	-	-	-	-	-	-	-	-	-	-	-
U097	其他	1.2	-	-	-	1.33	-	1.72	2.41	-	0.8	-	-	3.23	2.49	-	1.89	2.81	3.3	9.98	10.79	-
U098	F. 感官疾病	0.07	-	-	-	-	-	-	-	-	-	-	-	-	-	-	-	-	-	4.99	-	-

续 表

疾病编码	疾病名称	总计	年龄组（岁）																			
			0 –	1 –	5 –	10 –	15 –	20 –	25 –	30 –	35 –	40 –	45 –	50 –	55 –	60 –	65 –	70 –	75 –	80 –	85 及以上	不详
U099	1. 青光眼	—	—	—	—	—	—	—	—	—	—	—	—	—	—	—	—	—	—	—	—	—
U100	2. 白内障	—	—	—	—	—	—	—	—	—	—	—	—	—	—	—	—	—	—	—	—	—
U101	3. 与年龄有关的视觉障碍	—	—	—	—	—	—	—	—	—	—	—	—	—	—	—	—	—	—	—	—	—
U102	4. 成年开始的听力损失	—	—	—	—	—	—	—	—	—	—	—	—	—	—	—	—	—	—	—	—	—
U103	其他	0.07	—	—	—	—	—	—	—	—	—	—	—	—	—	—	—	—	—	4.99	—	—
U104	G. 心血管疾病	285.02	—	—	—	—	3.38	1.72	6.03	7.74	10.45	20.83	39.5	224.7	150.77	409.15	688.25	1485.62	2116.98	4131.74	9167.39	—
U105	1. 风湿性心脏病	12.78	—	—	—	—	—	—	—	1.11	—	1.6	1.22	21.02	7.48	14.81	35.83	70.21	82.57	204.59	312.77	—
U106	2. 高血压及并发症	38.25	—	—	—	—	—	—	—	—	—	1.6	0.61	25.86	12.46	53.69	88.62	165.69	310.45	573.85	1499.14	—
U107	3. 缺血性心脏病	97.57	—	—	—	—	1.13	1.72	3.62	5.53	1.61	7.21	17.62	54.96	57.32	125.89	214.96	477.42	634.1	1407.19	3764.02	—
U108	4. 脑血管病	123.27	—	—	—	—	—	—	1.21	—	6.43	9.61	14.58	106.69	64.79	188.84	314.9	710.51	997.39	1816.37	3235.55	—
U109	5. 炎性心脏病	3.74	—	—	—	—	—	—	1.21	—	—	—	—	8.08	3.74	9.26	9.43	5.62	29.72	44.91	107.85	—
U110	其他	9.04	—	—	—	—	1.13	—	1.21	1.11	2.41	0.8	5.47	8.08	4.98	14.81	24.51	56.17	56.14	79.84	248.06	—
U111	H. 主要呼吸系统疾病	115.73	—	—	1.44	—	—	—	2.41	1.11	2.41	6.41	5.47	27.48	18.69	81.46	194.22	516.74	921.43	2140.72	4896.46	—
U112	1. 慢性阻塞性肺疾病	111.54	—	—	—	—	—	—	1.21	—	1.61	5.61	4.86	24.25	17.44	77.76	179.13	499.89	888.4	2080.84	4799.4	—
U113	2. 哮喘	2.24	—	—	—	—	—	—	—	—	—	—	0.61	1.62	1.25	1.85	11.31	8.43	13.21	34.93	53.93	—
U114	其他	1.94	—	—	1.44	—	—	—	—	—	—	—	0.61	1.62	—	1.85	3.77	8.43	19.82	24.95	43.14	—
U115	I. 主要消化系统疾病	18.15	7.41	—	—	1.33	2.25	0.86	1.21	1.11	2.41	4.81	3.65	24.25	14.95	35.18	37.71	103.91	118.89	214.57	409.84	—
U116	1. 消化性溃疡	3.29	—	—	—	—	—	—	—	—	—	0.8	0.61	3.23	1.25	5.55	5.66	28.08	26.42	29.94	97.07	—
U117	2. 肝硬化	3.51	—	—	—	—	—	—	—	1.11	0.8	0.8	2.43	8.08	8.72	11.11	9.43	11.23	16.51	29.94	21.57	—
U118	3. 阑尾炎	0.07	—	—	—	—	—	0.86	—	—	—	—	—	—	—	—	—	—	—	4.99	—	—
U119	其他	11.28	7.41	—	—	1.33	2.25	0.86	1.21	—	1.61	3.2	0.61	12.93	4.98	18.51	22.63	64.59	75.96	149.7	291.2	—
U120	J. 主要泌尿生殖系统疾病	8.29	—	—	—	—	—	0.86	1.21	4.42	0.8	2.4	2.43	12.93	12.46	12.96	32.06	36.51	42.93	59.88	172.56	—
U121	1. 肾炎和肾病	7.7	—	—	—	—	—	0.86	1.21	4.42	0.8	2.4	2.43	11.32	11.21	9.26	30.17	36.51	36.33	59.88	161.78	—
U122	2. 前列腺增生	—	—	—	—	—	—	—	—	—	—	—	—	—	—	—	—	—	—	—	—	—
U123	其他	0.6	—	—	—	—	—	—	—	—	—	—	0.61	1.62	1.25	3.7	1.89	—	6.61	—	10.79	—
U124	K. 皮肤病	0.3	—	—	—	—	—	—	—	—	—	—	—	—	—	—	3.77	2.81	—	—	—	—
U125	L. 肌肉骨骼和结缔组织疾病	3.21	—	—	—	—	—	—	—	4.42	—	0.8	0.61	4.85	—	3.7	1.89	16.85	13.21	29.94	129.42	—
U126	1. 风湿性关节炎	1.49	—	—	—	—	—	—	—	—	—	0.8	—	1.62	—	3.7	1.89	11.23	6.61	14.97	97.07	—
U127	2. 骨关节炎	—	—	—	—	—	—	—	—	—	—	—	—	—	—	—	—	—	—	—	—	—
U128	3. 痛风	—	—	—	—	—	—	—	—	—	—	—	—	—	—	—	—	—	—	—	—	—
U129	4. 腰痛	—	—	—	—	—	—	—	—	—	—	—	—	—	—	—	—	—	—	—	—	—
U130	其他	1.72	—	—	—	—	—	0.86	—	4.42	0.8	—	0.61	3.23	1.25	3.7	—	5.62	6.61	14.97	32.36	—
U131	M. 先天异常	1.49	59.24	9.11	—	—	1.13	1.72	—	1.11	1.61	—	0.61	—	—	—	—	—	—	4.99	—	—

续　表

疾病编码	疾病名称	总计	年龄组（岁）																			不详
			0–	1–	5–	10–	15–	20–	25–	30–	35–	40–	45–	50–	55–	60–	65–	70–	75–	80–	85及以上	
U132	1. 腹壁缺损	-	-	-	-	-	-	-	-	-	-	-	-	-	-	-	-	-	-	-	-	-	-
U133	2. 无脑畸形	-	-	-	-	-	-	-	-	-	-	-	-	-	-	-	-	-	-	-	-	-	-
U134	3. 肛门直肠闭锁	-	-	-	-	-	-	-	-	-	-	-	-	-	-	-	-	-	-	-	-	-	-
U135	4. 唇裂	-	-	-	-	-	-	-	-	-	-	-	-	-	-	-	-	-	-	-	-	-	-
U136	5. 腭裂	-	-	-	-	-	-	-	-	-	-	-	-	-	-	-	-	-	-	-	-	-	-
U137	6. 食管闭锁	0.07	7.41	-	-	-	-	-	-	-	-	-	-	-	-	-	-	-	-	-	-	-	-
U138	7. 肾发育不全	-	-	-	-	-	-	-	-	-	-	-	-	-	-	-	-	-	-	-	-	-	-
U139	8. 唐氏综合征	-	-	-	-	-	-	-	-	-	-	-	-	-	-	-	-	-	-	-	-	-	-
U140	9. 先天性心脏异常	1.05	29.62	6.83	-	-	1.13	1.72	-	1.11	1.61	-	0.61	-	-	-	-	-	-	-	-	-	-
U141	10. 脊柱裂	-	-	-	-	-	-	-	-	-	-	-	-	-	-	-	-	-	-	-	-	-	-
U142	其他	0.37	22.22	2.28	-	-	-	-	-	-	-	-	-	-	-	-	-	-	-	4.99	-	-	-
U143	N. 口腔疾病	0.15	-	-	-	-	-	-	-	-	-	-	-	1.62	-	-	-	-	-	-	10.79	-	-
U144	1. 龋齿	-	-	-	-	-	-	-	-	-	-	-	-	-	-	-	-	-	-	-	-	-	-
U145	2. 牙周病	-	-	-	-	-	-	-	-	-	-	-	-	-	-	-	-	-	-	-	-	-	-
U146	3. 无牙症	-	-	-	-	-	-	-	-	-	-	-	-	-	-	-	-	-	-	-	-	-	-
U147	其他	0.15	-	-	-	-	-	-	-	-	-	-	-	1.62	-	-	-	-	-	-	10.79	-	-
U148	III. 伤害	48.79	14.81	31.88	14.43	6.65	15.77	12.04	19.3	14.37	17.69	20.83	32.21	95.38	46.1	94.42	92.4	168.5	241.09	359.28	679.47	-
U149	A. 意外伤害	37.06	14.81	29.61	14.43	6.65	14.65	10.32	10.85	9.95	11.26	17.62	20.66	66.28	31.15	75.9	69.77	106.72	188.25	294.41	593.18	-
U150	1. 道路交通事故	11.36	14.81	15.94	2.89	1.33	5.63	2.58	10.85	5.53	4.02	10.41	10.94	25.86	13.71	24.07	16.97	30.89	36.33	29.94	53.93	-
U151	2. 意外中毒	4.48	-	-	2.89	-	1.13	2.58	-	2.21	2.41	2.4	3.04	6.47	7.48	9.26	15.08	14.04	16.51	14.97	53.93	-
U152	3. 意外跌落	14.19	-	2.28	2.89	-	1.13	1.72	-	-	1.61	2.4	3.65	16.17	6.23	20.36	33.94	36.51	122.2	194.61	431.41	-
U153	4. 火灾	0.67	-	-	-	-	-	0.86	-	-	-	-	0.61	1.62	-	1.85	-	-	6.61	-	10.79	-
U154	5. 溺水	3.51	-	6.83	2.89	3.99	5.63	1.72	-	1.11	1.61	0.8	1.22	6.47	3.74	12.96	1.89	14.04	3.3	14.97	21.57	-
U155	其他	2.84	-	4.55	2.89	1.33	1.13	0.86	-	1.11	1.61	1.6	1.22	9.7	-	7.41	1.89	11.23	3.3	39.92	21.57	-
U156	B. 故意伤害	10.83	-	-	-	-	1.13	1.72	8.44	4.42	6.43	3.2	10.94	29.1	13.71	18.51	22.63	61.78	46.24	34.93	75.5	-
U157	1. 自杀及后遗症	10.53	-	-	-	-	1.13	1.72	8.44	3.32	4.02	3.2	10.94	29.1	13.71	18.51	22.63	61.78	46.24	34.93	75.5	-
U158	2. 他杀及后遗症	0.3	-	-	-	-	-	-	-	1.11	2.41	-	-	-	-	-	-	-	-	-	-	-
U159	3. 战争	-	-	-	-	-	-	-	-	-	-	-	-	-	-	-	-	-	-	-	-	-
U160	其他	-	-	-	-	-	-	-	-	-	-	-	-	-	-	-	-	-	-	-	-	-
U161	其他剩余疾病	2.17	7.41	2.28	1.44	-	0.86	-	-	0.8	0.8	0.8	0.61	4.85	1.25	3.7	-	11.23	9.91	-	97.07	-

云南省死因监测数据集 2018

表 4-37 2018 年红河州死因别、年龄别死亡率（男女合计）

（单位：1/10 万）

疾病编码	疾病名称	总计	0—	1—	5—	10—	15—	20—	25—	30—	35—	40—	45—	50—	55—	60—	65—	70—	75—	80—	85及以上	不详
U000	全死因	623.54	500.56	73.6	31.51	35.29	49.61	54.6	80.86	111.51	150.73	231.09	310.31	848.44	649.96	1269.83	2066.95	2724.99	4808.42	8164.36	17378.87	—
U001	I. 传染病、母婴疾病和营养缺乏性疾病	40.17	312.63	17.42	6.82	2.8	2.2	3.78	6.71	13.63	17.6	26.28	22.97	55.14	30.48	61.73	77.46	119.74	209.31	403.23	1207.31	—
U002	A. 传染病和寄生虫病	17.38	11.96	4.79	3.9	2.1	1.57	2.36	4.67	12	15.43	21.31	18.5	39.32	22.24	39.68	38.73	47.04	61.63	101.77	142.97	—
U003	1. 结核病	5.33	—	0.44	0.32	0.35	0.94	0.95	0.58	4.09	4.82	5.45	4.47	14.11	7.83	15.43	11.92	19.67	22.09	26.88	31.77	—
U004	2. 性传播疾病	0.25	—	—	—	—	—	—	0.29	0.27	—	—	—	0.85	0.41	1.65	0.74	0.86	1.16	—	3.97	—
U005	a. 梅毒	0.06	—	—	—	—	—	—	0.29	—	—	—	—	—	—	—	—	—	1.16	—	—	—
U006	b. 衣原体病	0.02	—	—	—	—	—	—	—	—	—	—	—	—	—	—	0.74	—	—	—	3.97	—
U007	c. 淋病	—	—	—	—	—	—	—	—	—	—	—	—	—	—	—	—	—	—	—	—	—
U008	d. 其他	0.17	—	—	—	—	—	—	—	0.27	—	—	—	0.85	0.41	1.65	—	0.86	—	—	—	—
U009	3. 艾滋病	4.94	—	0.44	—	—	—	1.18	2.92	5.45	8.68	10.89	8.29	11.11	3.71	4.96	7.45	9.41	4.65	13.44	11.91	—
U010	4. 腹泻性疾病	0.19	—	0.87	—	—	—	—	—	—	—	—	—	—	—	—	2.23	—	1.16	—	—	—
U011	5. 好发于儿童期的疾病	0.11	—	—	—	—	0.31	—	—	—	—	—	0.21	—	0.41	0.55	0.74	—	—	—	—	—
U012	a. 百日咳	—	—	—	—	—	—	—	—	—	—	—	—	—	—	—	—	—	—	—	—	—
U013	b. 脊髓灰质炎及后遗症	—	—	—	—	—	—	—	—	—	—	—	—	—	—	—	—	—	—	—	—	—
U014	c. 白喉	—	—	—	—	—	—	—	—	—	—	—	—	—	—	—	—	—	—	—	—	—
U015	d. 麻疹	—	—	—	—	—	—	—	—	—	—	—	—	—	—	—	—	—	—	—	—	—
U016	e. 破伤风	0.11	—	—	—	—	0.31	—	—	—	—	—	0.21	—	0.41	0.55	0.74	—	—	—	—	—
U017	6. 脑膜炎	0.66	1.71	0.87	1.62	1.05	—	—	—	0.27	—	0.47	—	—	0.41	1.65	1.49	1.71	3.49	3.84	11.91	—
U018	7. 乙型肝炎	2.82	—	—	—	—	—	0.24	0.29	1.36	0.96	2.13	2.34	7.27	6.59	11.02	6.7	6.84	15.12	17.28	39.71	—
U019	丙型肝炎	0.42	—	—	—	—	—	—	—	—	0.72	1.42	1.49	1.28	—	—	0.74	—	—	—	—	—
U020	8. 疟疾	—	—	—	—	—	—	—	—	—	—	—	—	—	—	—	—	—	—	—	—	—
U021	9. 热带病	—	—	—	—	—	—	—	—	—	—	—	—	—	—	—	—	—	—	—	—	—
U022	a. 锥虫病	—	—	—	—	—	—	—	—	—	—	—	—	—	—	—	—	—	—	—	—	—
U023	b. 南美锥虫病	—	—	—	—	—	—	—	—	—	—	—	—	—	—	—	—	—	—	—	—	—
U024	c. 血吸虫病	—	—	—	—	—	—	—	—	—	—	—	—	—	—	—	—	—	—	—	—	—
U025	d. 利什曼病	—	—	—	—	—	—	—	—	—	—	—	—	—	—	—	—	—	—	—	—	—
U026	e. 淋巴性丝虫病	—	—	—	—	—	—	—	—	—	—	—	—	—	—	—	—	—	—	—	—	—
U027	f. 盘尾丝虫病	—	—	—	—	—	—	—	—	—	—	—	—	—	—	—	—	—	—	—	—	—
U028	10. 麻风病	0.02	—	—	—	—	—	—	—	—	—	—	—	—	—	—	—	0.86	—	—	—	—
U029	11. 登革热	—	—	—	—	—	—	—	—	—	—	—	—	—	—	—	—	—	—	—	—	—
U030	12. 流行性乙型脑炎	—	—	—	—	—	—	—	—	—	—	—	—	—	—	—	—	—	—	—	—	—
U031	13. 沙眼	—	—	—	—	—	—	—	—	—	—	—	—	—	—	—	—	—	—	—	—	—
U032	14. 肠线虫感染	—	—	—	—	—	—	—	—	—	—	—	—	—	—	—	—	—	—	—	—	—

续　表

疾病编码	疾病名称	总计	0 –	1 –	5 –	10 –	15 –	20 –	25 –	30 –	35 –	40 –	45 –	50 –	55 –	60 –	65 –	70 –	75 –	80 –	85 及以上	不详
U033	a. 蛔虫病	–	–	–	–	–	–	–	–	–	–	–	–	–	–	–	–	–	–	–	–	–
U034	b. 鞭虫病	–	–	–	–	–	–	–	–	–	–	–	–	–	–	–	–	–	–	–	–	–
U035	c. 钩虫病	–	–	–	–	–	–	–	–	–	–	–	–	–	–	–	–	–	–	–	–	–
U036	d. 其他	–	–	–	–	–	–	–	–	–	–	–	–	–	–	–	–	–	–	–	–	–
U037	其他传染病	2.63	10.25	2.18	1.95	0.7	0.31	–	0.58	0.27	0.24	0.95	1.7	4.7	2.88	4.41	6.7	7.7	13.95	40.32	43.69	–
U038	B. 呼吸系统疾病	15.79	51.25	9.15	2.27	0.7	0.63	1.42	1.46	0.82	1.69	4.03	3.83	13.68	7.83	19.29	33.52	63.29	129.08	236.18	742.65	–
U039	1. 下呼吸道感染	15.64	51.25	8.71	2.27	0.7	0.63	1.18	1.46	0.82	1.69	4.03	3.83	13.68	7.83	18.74	33.52	62.44	127.91	234.25	738.68	–
U040	2. 上呼吸道感染	0.13	0.44	–	–	–	–	–	–	–	–	–	–	–	–	0.55	–	0.86	1.16	1.92	3.97	–
U041	3. 中耳炎	0.02	–	–	–	–	–	0.24	–	–	–	–	–	–	–	–	–	–	–	–	–	–
U042	C. 妊娠, 分娩和产褥期并发症	0.11	–	–	–	–	–	–	0.29	0.55	0.24	–	0.21	–	–	–	–	–	–	–	–	–
U043	1. 孕产妇出血	–	–	–	–	–	–	–	–	–	–	–	–	–	–	–	–	–	–	–	–	–
U044	2. 产妇败血症	–	–	–	–	–	–	–	–	–	–	–	–	–	–	–	–	–	–	–	–	–
U045	3. 妊娠高血压综合征	–	–	–	–	–	–	–	–	–	–	–	–	–	–	–	–	–	–	–	–	–
U046	4. 梗阻性分娩	–	–	–	–	–	–	–	–	–	–	–	–	–	–	–	–	–	–	–	–	–
U047	5. 流产	–	–	–	–	–	–	–	–	–	–	–	–	–	–	–	–	–	–	–	–	–
U048	其他	0.08	–	–	–	–	–	–	0.29	0.27	0.24	–	0.21	–	–	–	–	–	–	–	–	–
U049	D. 起源于围生期的情况	3.2	247.72	2.18	0.32	–	–	–	–	–	–	–	–	–	–	–	–	–	–	–	–	–
U050	1. 出生低体重	0.87	66.63	0.87	–	–	–	–	–	–	–	–	–	–	–	–	–	–	–	–	–	–
U051	2. 出生产伤和窒息	1.61	126.42	0.44	0.32	–	–	–	–	–	–	–	–	–	–	–	–	–	–	–	–	–
U052	其他	0.72	54.67	0.87	–	–	–	–	–	–	–	–	–	–	–	–	–	–	–	–	–	–
U053	E. 营养缺乏	3.69	1.71	1.31	0.32	–	–	–	0.29	0.27	0.24	0.95	0.43	2.14	0.41	2.76	5.21	9.41	18.61	65.28	321.68	–
U054	1. 蛋白质 – 能量营养不良	3.25	1.71	1.31	0.32	–	–	–	0.29	–	0.47	0.47	0.43	1.71	0.41	1.65	4.47	7.7	16.28	65.28	297.86	–
U055	2. 碘缺乏	–	–	–	–	–	–	–	–	–	–	–	–	–	–	–	–	–	–	–	–	–
U056	3. 维生素 A 缺乏症	–	–	–	–	–	–	–	–	–	–	–	–	–	–	–	–	–	–	–	–	–
U057	4. 缺铁性贫血	0.23	–	0.44	–	–	–	–	–	0.27	–	0.47	–	0.43	–	1.1	0.74	0.86	–	–	7.94	–
U058	其他营养病症	0.21	–	0.87	–	–	–	–	–	–	0.24	–	–	–	–	–	–	0.86	2.33	–	15.89	–
U059	II. 慢性非传染性疾病	511.97	100.79	23.52	9.1	11.53	14.76	18.67	34.45	49.62	79.1	141.35	222.89	662.51	535.98	1084.09	1852.43	2453.86	4323.51	7332.95	15230.34	–
U060	A. 恶性肿瘤	77.04	1.71	3.48	2.27	4.89	1.88	5.67	7.88	12	14.71	31.96	56.36	179.09	130.16	266.75	358.27	362.65	486.07	601	730.74	–
U061	1. 唇, 口腔和咽恶性肿瘤	1.49	–	–	–	–	–	–	–	0.27	0.72	–	2.34	5.98	2.47	4.96	6.7	5.99	2.33	9.6	11.91	–
U062	2. 食道癌	1.7	–	–	–	–	–	–	–	0.27	–	0.47	1.49	5.56	3.71	9.92	5.96	5.99	11.63	3.84	11.91	–
U063	3. 胃癌	5.11	–	–	–	–	–	0.24	–	–	0.48	1.66	2.98	10.26	10.3	18.19	21.6	29.94	39.54	42.24	59.57	–
U064	4. 结直肠癌	6.94	–	–	–	–	–	–	0.58	0.55	1.21	1.66	4.25	8.55	14	22.05	36.5	35.92	46.51	71.04	115.17	–
U065	5. 肝癌	13.43	–	–	–	0.7	–	0.24	0.58	2.73	4.82	9.47	13.4	39.32	23.07	45.74	59.59	50.46	67.45	80.65	99.29	–

年龄组 (岁)

续 表

疾病编码	疾病名称	总计	年龄组（岁）																		不详
			0-	1-	5-	10-	15-	20-	25-	30-	35-	40-	45-	50-	55-	60-	65-	70-	75-	80-	85及以上	
U066	6. 胰腺癌	1.59	-	-	-	-	-	-	-	-	-	0.71	0.43	4.27	2.88	8.82	2.98	11.97	11.63	17.28	-	-
U067	7. 肺癌	22.45	-	-	-	-	0.31	0.95	-	0.55	1.45	5.68	12.34	45.31	29.66	83.22	131.84	123.16	166.29	209.29	242.26	-
U068	8. 皮肤癌	0.59	-	-	-	-	-	-	-	-	-	0.24	0.64	2.14	-	1.1	1.49	5.13	1.16	9.6	11.91	-
U069	9. 乳腺癌	2.4	-	-	-	-	-	0.24	0.29	1.91	1.45	1.42	2.13	8.12	6.18	10.47	7.45	5.99	5.81	5.76	15.89	-
U070	10. 子宫颈癌	1.36	-	-	-	-	-	-	0.29	0.55	0.48	0.71	2.34	7.27	2.47	3.31	2.98	3.42	6.98	3.84	-	-
U071	11. 子宫体癌	1.38	-	-	-	-	-	0.24	0.58	0.27	0.24	0.24	1.28	3.85	2.88	5.51	7.45	6.84	4.65	5.76	7.94	-
U072	12. 卵巢癌	0.62	-	-	-	-	-	-	-	-	-	-	0.85	1.28	2.06	2.2	2.98	4.28	3.49	-	3.97	-
U073	13. 前列腺癌	1.12	-	-	-	-	-	-	-	-	-	-	0.21	0.85	0.41	1.65	3.72	5.13	17.44	23.04	31.77	-
U074	14. 膀胱癌	0.93	-	-	-	-	-	-	-	-	-	-	0.21	0.85	1.24	2.2	2.98	6.84	8.14	24.96	11.91	-
U075	15. 淋巴瘤与多发性骨髓瘤	1.87	1.71	-	-	-	-	-	1.17	1.09	0.24	0.71	1.7	2.56	4.12	8.82	8.19	8.55	9.3	3.84	11.91	-
U076	16. 白血病	2.95	2.18	2.18	0.97	2.45	1.57	2.13	1.17	1.91	0.96	2.84	2.98	5.13	2.88	6.61	7.45	8.55	9.3	13.44	7.94	-
U077	其他	11.12	1.71	1.31	1.3	1.05	-	1.65	3.21	1.91	2.65	6.16	7.02	27.78	21.83	31.97	48.41	44.48	74.42	76.8	87.37	-
U078	B. 其他肿瘤	1.4	0.44	0.44	-	-	-	0.47	0.29	0.27	0.72	1.18	0.64	4.27	2.06	1.65	5.21	5.99	3.49	15.36	27.8	-
U079	C. 糖尿病	13.03	-	-	-	-	-	-	0.29	0.27	2.65	2.6	4.25	15.81	14.83	31.41	68.53	87.24	104.66	161.29	274.03	-
U080	D. 内分泌紊乱	4.33	8.54	2.18	0.32	0.35	-	0.71	1.17	0.27	0.72	2.13	1.49	5.98	3.3	5.51	11.92	8.55	13.95	61.44	250.2	-
U081	E. 神经系统和精神障碍疾病	15.55	5.13	3.48	1.95	1.4	3.45	2.84	4.96	5.18	7.48	6.63	7.02	14.53	8.65	14.88	32.77	40.2	80.24	228.49	794.28	-
U082	1. 单相情感精神障碍	0.17	-	-	-	-	-	-	-	-	-	-	-	-	-	-	-	-	-	1.92	-	-
U083	2. 双相情感障碍	0.04	-	-	-	-	-	-	-	-	-	-	-	-	-	-	1.49	-	-	-	-	-
U084	3. 精神分裂症	0.85	-	-	-	-	-	-	-	-	-	0.21	0.21	-	-	0.55	-	-	-	-	-	-
U085	4. 癫痫病	1.1	1.71	-	-	-	-	-	0.88	0.55	1.69	0.95	0.64	1.28	0.41	2.2	2.98	1.71	1.16	5.76	3.97	-
U086	5. 酒精使用所致精神障碍	1.15	-	0.44	0.32	-	0.94	0.95	0.58	0.82	0.72	0.95	0.64	4.7	1.24	1.1	2.98	4.28	-	1.92	-	-
U087	6. 阿尔次海默病和其他痴呆	6.51	-	-	-	-	-	0.24	0.88	1.36	1.21	1.66	1.28	4.27	2.47	3.31	10.43	17.11	41.86	161.29	583.8	-
U088	7. 帕金森病	0.25	-	-	-	-	-	-	-	-	-	-	-	-	-	0.55	0.74	1.71	3.49	3.84	7.94	-
U089	8. 多发性硬化	0.04	-	-	-	-	-	-	-	-	-	-	-	-	-	0.55	-	-	-	-	-	-
U090	9. 药物使用所致精神障碍	0.68	-	-	-	-	-	-	-	-	-	0.24	-	-	0.41	0.55	-	-	-	-	-	-
U091	10. 创伤后应激障碍	-	-	-	-	-	-	-	-	-	-	-	-	-	-	-	-	-	-	-	-	-
U092	11. 强迫症	-	-	-	-	-	-	-	-	-	-	-	-	-	-	-	-	-	-	-	-	-
U093	12. 惊恐障碍	-	-	-	-	-	-	-	-	-	-	-	-	-	-	-	-	-	-	-	-	-
U094	13. 失眠症	-	-	-	-	-	-	-	-	-	-	-	-	-	-	-	-	-	-	-	-	-
U095	14. 偏头痛	-	-	-	-	-	-	-	-	-	-	-	-	-	-	-	-	-	-	-	-	-
U096	15. 由于铅暴露引起的精神发育障碍	0.06	-	-	-	-	-	-	-	0.27	-	0.24	-	-	-	-	-	-	-	-	-	-
U097	其他	4.56	3.42	3.05	1.3	1.4	1.88	0.71	0.88	1.09	1.69	1.18	2.34	3.85	2.88	5.51	9.68	13.68	31.4	53.76	194.6	-
U098	F. 感官疾病	0.08	-	-	-	-	-	-	-	-	-	-	0.21	0.43	-	0.55	-	0.86	-	-	3.97	-

续　表

疾病编码	疾病名称	总计	0–	1–	5–	10–	15–	20–	25–	30–	35–	40–	45–	50–	55–	60–	65–	70–	75–	80–	85及以上	不详
													年龄组（岁）									
U099	1. 青光眼	—	—	—	—	—	—	—	—	—	—	—	—	—	—	—	—	—	—	—	—	—
U100	2. 白内障	0.02	—	—	—	—	—	—	—	—	—	—	—	—	—	—	—	—	—	—	3.97	—
U101	3. 与年龄有关的视觉障碍	—	—	—	—	—	—	—	—	—	—	—	—	—	—	—	—	—	—	—	—	—
U102	4. 成年开始的听力损失	—	—	—	—	—	—	—	—	—	—	—	—	—	—	—	—	—	—	—	—	—
U103	其他	0.06	—	—	—	—	—	—	—	—	—	—	0.21	0.43	—	0.55	—	—	—	—	—	—
U104	G. 心血管疾病	241.89	6.83	1.74	1.62	0.7	4.08	3.78	11.38	17.72	30.15	59.67	100.18	294.92	264.84	507.05	881.9	1181.17	2150.13	3721.2	7144.56	—
U105	1. 风湿性心脏病	6.07	—	—	—	—	—	—	—	0.27	0.72	1.18	2.13	7.27	9.06	17.64	19.37	25.66	52.33	84.49	202.54	—
U106	2. 高血压及并发症	32.29	—	—	—	0.35	0.31	—	0.88	2.18	3.62	6.16	10.42	26.5	26.36	56.77	106.51	157.38	325.6	566.44	1143.76	—
U107	3. 缺血性心脏病	65.71	—	—	—	1.26	1.26	0.24	5.25	6.27	11.09	17.52	29.14	77.36	63.84	144.4	236.86	311.33	565.15	986.94	2041.3	—
U108	4. 脑血管病	122.66	—	0.44	—	—	1.26	1.42	4.38	6	10.85	30.31	48.49	164.56	145.81	254.63	480.43	626.08	1118.67	1872.12	3244.64	—
U109	5. 炎性心脏病	3.35	1.71	—	1.3	—	—	0.24	0.29	0.82	1.45	1.42	2.34	5.13	4.53	6.61	13.41	9.41	13.95	38.4	115.17	—
U110	其他	11.08	5.13	0.87	0.97	0.35	1.26	1.89	0.58	2.18	2.41	3.08	7.02	13.25	12.77	24.25	24.58	49.61	69.77	163.21	381.25	—
U111	H. 主要呼吸系统疾病	96.97	10.25	3.05	0.32	0.35	1.26	0.24	2.34	2.18	3.14	7.58	15.53	45.73	49.01	135.03	295.7	523.44	1052.39	1810.68	4332.8	—
U112	1. 慢性阻塞性肺疾病	89.07	3.42	—	0.32	—	1.57	0.24	1.46	1.09	2.65	6.63	12.55	40.61	42.42	121.25	274.85	494.36	979.13	1682.03	3987.29	—
U113	2. 哮喘	2.16	1.71	—	—	—	—	—	—	0.27	—	0.24	—	1.28	2.47	4.96	10.43	7.7	18.61	32.64	99.29	—
U114	其他	5.73	5.13	3.05	0.65	—	—	—	0.88	0.82	0.48	0.71	2.98	3.85	4.12	8.82	10.43	21.38	54.65	96.01	246.23	—
U115	I. 主要消化系统疾病	42.22	13.67	2.18	0.32	1.05	0.63	2.13	2.63	7.09	13.75	21.55	26.16	71.38	44.48	84.88	141.52	177.05	288.39	533.79	1207.31	—
U116	1. 消化性溃疡	5.77	—	—	—	—	—	0.24	0.29	1.64	0.96	2.37	2.76	5.98	6.18	14.33	23.84	22.24	50	72.96	170.77	—
U117	2. 肝硬化	9.48	—	—	—	—	—	0.47	0.58	3	6.75	11.36	10.42	31.63	14.42	21.49	37.24	37.63	38.37	38.4	47.66	—
U118	3. 阑尾炎	0.34	—	—	—	—	—	—	—	—	0.24	0.24	0.64	0.43	—	0.55	2.23	0.86	2.33	3.84	3.97	—
U119	其他	26.63	13.67	2.18	0.32	1.05	0.63	1.42	1.75	2.45	5.79	7.58	12.34	33.34	23.89	48.5	78.21	116.32	197.69	418.59	984.91	—
U120	J. 主要泌尿生殖系统疾病	14.13	—	—	0.35	0.35	1.88	1.65	2.34	2.45	4.1	7.1	8.72	23.08	17.71	30.31	46.18	47.04	120.94	155.53	369.34	—
U121	1. 肾炎和肾病	12.2	—	—	0.35	—	1.57	1.18	2.34	2.45	3.86	6.63	7.87	18.81	16.06	27.01	42.46	36.78	100.01	124.81	329.63	—
U122	2. 前列腺增生	0.21	—	—	—	—	—	—	—	—	—	—	—	0.43	—	0.74	0.74	2.57	3.49	1.92	3.97	—
U123	其他	1.72	—	—	—	—	0.31	0.47	—	—	0.24	0.47	0.85	3.85	1.65	2.57	2.98	7.7	17.44	28.8	35.74	—
U124	K. 皮肤病	0.45	1.71	—	—	—	—	0.24	0.29	—	—	—	0.21	0.55	0.41	0.55	—	1.71	1.16	5.76	23.83	—
U125	L. 肌肉骨骼和结缔组织疾病	3.12	—	0.44	—	0.32	0.35	1.26	0.47	1.09	0.72	0.71	1.49	5.56	3.71	4.96	10.43	17.11	22.09	38.4	67.51	—
U126	1. 风湿性关节炎	0.51	—	0.44	—	—	—	—	—	—	—	0.24	—	1.28	—	1.1	1.49	4.28	4.65	3.84	11.91	—
U127	2. 骨关节炎	0.04	—	—	—	—	—	—	—	—	—	—	—	—	—	—	—	—	1.16	1.92	—	—
U128	3. 痛风	0.98	—	—	—	—	—	—	—	0.55	—	—	—	2.14	0.82	1.65	5.96	3.42	5.81	17.28	11.91	—
U129	4. 腰痛	—	—	—	—	—	—	—	—	—	—	—	—	—	—	—	—	—	—	—	—	—
U130	其他	1.53	—	0.44	0.32	0.35	1.26	0.47	0.55	0.55	0.72	0.47	0.43	1.71	2.06	2.2	2.98	7.7	10.47	15.36	43.69	—
U131	M. 先天异常	1.74	52.96	6.1	1.3	1.4	1.26	0.47	0.88	1.09	0.72	0.24	0.64	1.71	0.82	0.55	—	1.71	—	—	—	—

续表

疾病编码	疾病名称	总计	0-	1-	5-	10-	15-	20-	25-	30-	35-	40-	45-	50-	55-	60-	65-	70-	75-	80-	85及以上	不详
U132	1. 腹壁缺损	-	-	-	-	-	-	-	-	-	-	-	-	-	-	-	-	-	-	-	-	-
U133	2. 无脑畸形	-	-	-	-	-	-	-	-	-	-	-	-	-	-	-	-	-	-	-	-	-
U134	3. 肛门直肠闭锁	-	-	-	-	-	-	-	-	-	-	-	-	-	-	-	-	-	-	-	-	-
U135	4. 唇裂	-	-	-	-	-	-	-	-	-	-	-	-	-	-	-	-	-	-	-	-	-
U136	5. 腭裂	-	-	-	-	-	-	-	-	-	-	-	-	-	-	-	-	-	-	-	-	-
U137	6. 食管闭锁	0.02	-	-	-	-	-	-	-	-	-	-	-	-	0.41	-	-	-	-	-	-	-
U138	7. 肾发育不全	0.06	-	-	-	-	-	-	-	-	-	-	-	0.43	-	-	-	0.86	-	-	-	-
U139	8. 唐氏综合征	-	-	-	-	-	-	-	-	-	-	-	-	-	-	-	-	-	-	-	-	-
U140	9. 先天性心脏异常	1.19	29.04	4.79	0.97	0.7	1.26	0.47	0.88	1.09	0.48	0.24	0.64	0.85	-	0.55	-	0.86	-	-	-	-
U141	10. 脊柱裂	0.02	1.71	1.31	0.32	0.35	-	-	-	-	-	-	-	-	-	-	-	-	-	-	-	-
U142	其他	0.45	22.21	-	-	-	-	-	-	-	-	-	-	-	-	-	-	-	-	-	-	-
U143	N. 口腔疾病	0.02	-	-	-	-	-	-	-	-	0.24	-	-	0.43	0.41	-	-	-	-	-	3.97	-
U144	1. 龋齿	-	-	-	-	-	-	-	-	-	-	-	-	-	-	-	-	-	-	-	-	-
U145	2. 牙周病	-	-	-	-	-	-	-	-	-	-	-	-	-	-	-	-	-	-	-	-	-
U146	3. 无牙症	-	-	-	-	-	-	-	-	-	-	-	-	-	-	-	-	-	-	-	-	-
U147	其他	0.02	-	-	-	-	-	-	-	-	0.24	-	-	0.43	0.41	-	-	-	-	-	3.97	-
U148	Ⅲ. 伤害	64.55	54.67	29.18	14.29	20.26	31.71	30.96	37.95	46.89	51.85	60.14	61.47	126.09	74.14	116.29	122.9	141.12	217.45	343.7	663.22	-
U149	A. 意外伤害	55.49	54.67	28.74	13.97	18.87	26.06	25.53	32.4	39.81	43.65	51.14	51.26	111.56	63.02	96.45	104.28	117.18	187.22	295.7	607.63	-
U150	1. 道路交通事故	19.2	5.13	6.53	4.55	7.69	16.01	16.78	20.14	22.08	20.26	20.6	20.42	47.44	20.59	25.35	32.03	20.53	31.4	17.28	7.94	-
U151	2. 意外中毒	6.73	-	2.18	0.65	0.35	1.88	1.89	3.5	4.36	6.99	9.47	10.21	17.52	12.36	11.57	10.43	15.4	13.95	19.2	15.89	-
U152	3. 意外跌落	16.85	1.71	3.48	2.27	3.49	1.57	1.65	2.04	3.82	4.82	9.47	10.42	24.79	14	41.34	41.71	60.73	108.15	218.89	496.43	-
U153	4. 火灾	0.57	1.71	1.31	-	-	0.63	0.71	-	-	0.24	0.24	0.43	0.43	0.41	1.1	2.98	0.86	1.16	3.84	7.94	-
U154	5. 溺水	4.01	1.71	9.15	5.52	6.99	3.14	0.95	2.04	1.91	1.93	2.13	2.76	6.41	4.53	4.41	6.7	5.99	15.12	7.68	19.86	-
U155	其他	8.13	44.42	6.1	0.97	0.35	2.83	3.55	4.67	7.63	9.41	9.23	7.02	14.96	11.12	12.68	10.43	13.68	17.44	28.8	59.57	-
U156	B. 故意伤害	8.11	-	-	-	1.4	5.34	4.25	5.25	6.27	7.48	8.29	8.72	13.25	9.89	18.74	16.39	23.09	27.91	46.08	35.74	-
U157	1. 自杀及后遗症	6.83	-	-	-	1.05	3.77	3.07	3.79	4.91	5.79	6.16	6.38	11.11	9.06	17.09	16.39	22.24	27.91	46.08	31.77	-
U158	2. 他杀及后遗症	0.91	-	-	-	0.35	1.57	0.71	1.46	1.09	0.96	1.18	1.49	1.71	0.41	1.1	-	0.86	-	-	3.97	-
U159	3. 战争	-	-	-	-	-	-	-	-	-	-	-	-	-	-	-	-	-	-	-	-	-
U160	其他	0.36	-	-	-	-	0.47	0.47	-	0.27	0.72	0.95	0.85	0.43	0.41	0.55	0.55	-	-	-	-	-
U161	其他剩余疾病	6.85	32.46	3.48	1.3	0.7	0.94	1.18	1.75	1.36	2.17	3.31	2.98	4.7	5.35	7.72	14.15	10.26	58.14	84.49	278	-

表 4－38　2018 年红河州死因别、性别、年龄别死亡率（男）

（单位：1/10 万）

疾病编码	疾病名称	总计	年龄组（岁）																				不详
			0 –	1 –	5 –	10 –	15 –	20 –	25 –	30 –	35 –	40 –	45 –	50 –	55 –	60 –	65 –	70 –	75 –	80 –	85 及以上	
U000	全死因	716.72	617.26	83.14	42.99	43.06	63.17	85.68	116.55	153.58	226.45	344.16	452.92	1190.95	915.43	1700.23	2719.58	3429.07	5910.19	9391.64	20360.5	–
U001	I. 传染病、母婴疾病和营养缺乏性疾病	47.06	383.79	17.93	9.83	3.86	2.32	5.89	10.99	17.01	25.57	40.2	35.31	81.22	45.81	87.98	98.98	182.67	223.75	428.74	1201.68	–
U002	A. 传染病和寄生虫病	24.16	12.79	4.89	6.14	3.21	1.16	4.08	8.25	15.46	24.2	33.42	29.15	59.67	33.54	58.29	57.86	72.34	66.87	121.85	181.39	–
U003	1. 结核病	7.55	–	0.82	0.61	0.64	1.16	1.36	1.1	4.12	7.76	9.03	6.16	23.21	12.27	24.19	18.27	32.55	25.72	27.08	45.35	–
U004	2. 性传播疾病	0.08	–	–	–	–	–	–	0.55	–	–	–	–	–	–	–	–	–	–	–	11.34	–
U005	a. 梅毒	0.04	–	–	–	–	–	–	0.55	–	–	–	–	–	–	–	–	–	–	–	–	–
U006	b. 衣原体疾病	0.04	–	–	–	–	–	–	–	0.55	–	–	–	–	–	–	–	–	–	–	11.34	–
U007	c. 淋病	–	–	–	–	–	–	–	–	–	–	–	–	–	–	–	–	–	–	–	–	–
U008	d. 其他	–	–	–	–	–	–	–	–	–	–	–	–	–	–	–	–	–	–	–	–	–
U009	3. 艾滋病	7.88	–	0.82	–	–	–	2.27	4.95	9.28	12.78	17.61	13.14	18.23	5.73	7.7	10.66	16.28	10.29	22.57	–	–
U010	4. 腹泻性疾病	0.16	–	0.82	–	–	–	–	–	–	–	–	–	–	–	–	4.57	–	–	–	–	–
U011	5. 好发于儿童期的疾病	0.12	–	0.82	–	–	–	–	–	–	–	–	0.41	–	3.82	–	1.52	–	–	–	–	–
U012	a. 百日咳	–	–	–	–	–	–	–	–	–	–	–	–	–	–	–	–	–	–	–	–	–
U013	b. 脊髓灰质炎及后遗症	–	–	–	–	–	–	–	–	–	–	–	–	–	–	–	–	–	–	–	–	–
U014	c. 白喉	–	–	–	–	–	–	–	–	–	–	–	–	–	–	–	–	–	–	–	–	–
U015	d. 麻疹	–	–	–	–	–	–	–	–	–	–	–	–	–	–	–	–	–	–	–	–	–
U016	e. 破伤风	0.12	–	–	–	–	–	–	–	–	–	–	0.41	–	0.82	–	1.52	–	1.52	–	–	–
U017	6. 脑膜炎	0.73	–	–	2.46	1.93	–	0.45	–	–	–	0.45	–	–	0.82	2.2	1.52	1.81	5.14	9.03	22.67	–
U018	7. 乙型肝炎	3.84	–	–	–	–	–	–	0.55	1.55	1.83	3.16	4.11	12.43	5.82	17.6	9.14	9.04	7.72	18.05	79.36	–
U019	丙型肝炎	0.69	–	–	–	–	–	–	–	–	1.37	1.81	2.87	1.66	–	–	1.52	–	–	–	–	–
U020	8. 疟疾	–	–	–	–	–	–	–	–	–	–	–	–	–	–	–	–	–	–	–	–	–
U021	9. 热带病	–	–	–	–	–	–	–	–	–	–	–	–	–	–	–	–	–	–	–	–	–
U022	a. 锥虫病	–	–	–	–	–	–	–	–	–	–	–	–	–	–	–	–	–	–	–	–	–
U023	b. 南美锥虫病	–	–	–	–	–	–	–	–	–	–	–	–	–	–	–	–	–	–	–	–	–
U024	c. 血吸虫病	–	–	–	–	–	–	–	–	–	–	–	–	–	–	–	–	–	–	–	–	–
U025	d. 利什曼病	–	–	–	–	–	–	–	–	–	–	–	–	–	–	–	–	–	–	–	–	–
U026	e. 淋巴丝虫病	–	–	–	–	–	–	–	–	–	–	–	–	–	–	–	–	–	–	–	–	–
U027	f. 盘尾丝虫病	–	–	–	–	–	–	–	–	–	–	–	–	–	–	–	–	–	–	–	–	–
U028	10. 麻风病	0.04	–	–	–	–	–	–	–	–	–	–	–	–	–	–	–	1.81	–	–	–	–
U029	11. 登革热	–	–	–	–	–	–	–	–	–	–	–	–	–	–	–	–	–	–	–	–	–
U030	12. 流行性乙型脑炎	–	–	–	–	–	–	–	–	–	–	–	–	–	–	–	–	–	–	–	–	–
U031	13. 沙眼	–	–	–	–	–	–	–	–	–	–	–	–	–	–	–	–	–	–	–	–	–
U032	14. 肠线虫感染	–	–	–	–	–	–	–	–	–	–	–	–	–	–	–	–	–	–	–	–	–

续 表

疾病编码	疾病名称	总计	0-	1-	5-	10-	15-	20-	25-	30-	35-	40-	45-	50-	55-	60-	65-	70-	75-	80-	85及以上	不详
U033	a.蛔虫病	-	-	-	-	-	-	-	-	-	-	-	-	-	-	-	-	-	-	-	-	-
U034	b.鞭虫病	-	-	-	-	-	-	-	-	-	-	-	-	-	-	-	-	-	-	-	-	-
U035	c.钩虫病	-	-	-	-	-	-	-	-	-	-	-	-	-	-	-	-	-	-	-	-	-
U036	d.其他	-	-	-	-	-	-	-	-	-	-	-	-	-	-	-	-	-	-	-	-	-
U037	其他传染病	3.06	12.79	2.45	3.07	0.64	-	-	1.1	0.52	0.46	1.35	2.46	4.14	4.91	6.6	10.66	10.85	18	45.13	22.67	-
U038	B.呼吸系统感染	15.96	54.37	8.15	3.07	0.64	1.16	1.81	2.2	1.03	1.37	5.42	5.75	19.06	11.45	27.49	36.55	92.24	133.74	261.76	793.56	-
U039	1.下呼吸道感染	15.84	54.37	7.34	3.07	0.64	1.16	1.36	2.2	1.03	1.37	5.42	5.75	19.06	11.45	27.49	36.55	92.24	133.74	257.24	793.56	-
U040	2.上呼吸道感染	0.08	-	0.82	-	-	-	-	-	-	-	-	-	-	-	-	-	-	-	4.51	-	-
U041	3.中耳炎	0.04	-	-	-	-	-	0.45	-	-	-	-	-	-	-	-	-	-	-	-	-	-
U042	C.妊娠、分娩和产褥期并发症	-	-	-	-	-	-	-	-	-	-	-	-	-	-	-	-	-	-	-	-	-
U043	1.孕产妇出血	-	-	-	-	-	-	-	-	-	-	-	-	-	-	-	-	-	-	-	-	-
U044	2.产妇败血症	-	-	-	-	-	-	-	-	-	-	-	-	-	-	-	-	-	-	-	-	-
U045	3.妊娠高血压综合征	-	-	-	-	-	-	-	-	-	-	-	-	-	-	-	-	-	-	-	-	-
U046	4.梗阻性分娩	-	-	-	-	-	-	-	-	-	-	-	-	-	-	-	-	-	-	-	-	-
U047	5.流产	-	-	-	-	-	-	-	-	-	-	-	-	-	-	-	-	-	-	-	-	-
U048	其他	-	-	-	-	-	-	-	-	-	-	-	-	-	-	-	-	-	-	-	-	-
U049	D.起源于围生期的情况	4.16	313.43	3.26	-	-	-	-	-	-	-	-	-	-	-	-	-	-	-	-	-	-
U050	1.出生低体重	1.14	83.15	1.63	-	-	-	-	-	-	-	-	-	-	-	-	-	-	-	-	-	-
U051	2.出生产伤和窒息	2.12	166.31	-	-	-	-	-	-	-	-	-	-	-	-	-	-	-	-	-	-	-
U052	其他	0.9	63.97	1.63	-	-	-	-	-	-	-	-	-	-	-	-	-	-	-	-	-	-
U053	E.营养缺乏	2.78	3.2	1.63	0.61	-	-	-	0.55	0.52	-	1.35	0.41	2.49	0.82	2.2	4.57	18.09	23.15	45.13	226.73	-
U054	1.蛋白质-能量营养不良	2.33	3.2	-	0.61	-	-	-	0.55	-	-	0.9	0.41	2.49	0.82	-	3.05	16.28	18	45.13	215.4	-
U055	2.碘缺乏	-	-	-	-	-	-	-	-	-	-	-	-	-	-	-	-	-	-	-	-	-
U056	3.维生素 A 缺乏病	-	-	-	-	-	-	-	-	-	-	-	-	-	-	-	-	-	-	-	-	-
U057	4.缺铁性贫血	0.29	-	-	-	-	-	0.45	-	0.52	-	0.45	-	-	2.2	-	1.52	1.81	-	-	-	-
U058	其他营养缺乏症	0.16	-	-	-	-	-	-	-	-	-	-	-	-	-	-	-	-	5.14	-	11.34	-
U059	Ⅱ.慢性非传染性疾病	573.62	124.73	24.45	12.28	12.85	16.23	24.93	46.18	63.39	115.51	208.66	314.13	910.82	748.55	1435.19	2436.35	3042.03	5372.67	8511.6	18127.2	-
U060	A.恶性肿瘤	94.49	3.2	-	3.07	5.78	2.32	7.25	8.8	11.85	16.89	43.81	69.4	224.6	167.71	354.12	487.27	473.85	681.55	839.43	1156.33	-
U061	1.唇、口腔和咽恶性肿瘤	2	-	-	-	-	-	-	-	0.52	0.91	-	3.29	7.46	4.91	7.7	9.14	5.43	5.14	13.54	22.67	-
U062	2.食道癌	2.82	-	-	-	-	-	-	-	-	-	0.9	2.87	9.95	7.36	18.7	12.18	10.85	12.86	-	22.67	-
U063	3.胃癌	6.08	-	-	-	-	-	0.45	-	-	0.46	1.81	3.7	15.75	12.27	26.39	28.93	37.98	61.73	31.59	56.68	-
U064	4.结直肠癌	8.04	-	-	-	-	-	-	-	1.03	1.37	2.26	4.52	12.43	16.36	32.99	48.73	43.41	54.01	99.29	136.04	-
U065	5.肝癌	18.57	-	-	-	0.64	-	-	1.1	3.09	8.67	16.26	20.53	58.84	31.91	69.28	88.32	66.92	92.59	117.34	124.7	-

续表

疾病编码	疾病名称	总计	年龄组（岁）																		85及以上	不详
			0 –	1 –	5 –	10 –	15 –	20 –	25 –	30 –	35 –	40 –	45 –	50 –	55 –	60 –	65 –	70 –	75 –	80 –		
U066	6. 胰腺癌	1.8	–	–	–	–	–	–	–	–	–	0.9	0.82	4.97	3.27	12.1	1.52	14.47	12.86	22.57	–	–
U067	7. 肺癌	30.98	–	–	–	–	0.58	1.36	–	1.03	0.91	8.13	16.01	63.82	51.54	120.97	196.43	186.28	272.62	306.89	430.79	–
U068	8. 皮肤癌	0.78	–	–	–	–	–	–	–	–	–	0.45	0.82	4.14	–	2.2	1.52	9.04	–	13.54	–	–
U069	9. 乳腺癌	0.08	–	–	–	–	–	–	0.55	–	–	–	–	–	–	–	–	–	–	–	11.34	–
U070	10. 子宫颈癌	–	–	–	–	–	–	–	–	–	–	–	–	–	–	–	–	–	–	–	–	–
U071	11. 子宫体癌	–	–	–	–	–	–	–	–	–	–	–	–	–	–	–	–	–	–	–	–	–
U072	12. 卵巢癌	–	–	–	–	–	–	–	–	–	–	–	–	–	–	–	–	–	–	–	–	–
U073	13. 前列腺癌	2.16	–	–	–	–	–	–	–	–	–	–	0.41	1.66	0.82	3.3	7.61	10.85	38.58	54.16	90.69	–
U074	14. 膀胱癌	1.27	–	–	–	–	–	–	–	–	–	–	–	1.66	2.45	3.3	1.52	9.04	10.29	45.13	34.01	–
U075	15. 淋巴瘤与多发性骨髓瘤	2.57	–	–	–	0.64	–	–	0.55	2.06	0.46	1.35	2.05	2.49	5.73	13.2	15.23	12.66	12.86	4.51	34.01	–
U076	16. 白血病	3.47	3.2	3.26	1.23	2.57	1.74	2.72	1.65	1.55	0.46	3.16	4.52	4.97	4.91	6.6	7.61	12.66	7.72	22.57	22.67	–
U077	其他	13.88	–	0.82	1.84	1.93	2.72	2.72	4.95	2.06	3.65	8.58	9.86	36.47	26.18	37.39	68.52	54.26	100.3	108.31	170.05	–
U078	B. 其他肿瘤	1.31	–	0.82	–	0.64	–	–	0.55	–	–	1.35	0.41	4.14	3.27	1.1	4.57	9.04	2.57	13.54	34.01	–
U079	C. 糖尿病	12.2	–	–	–	–	0.91	–	–	0.52	4.57	3.61	6.16	17.4	20.45	34.09	70.05	81.39	95.16	144.42	294.75	–
U080	D. 内分泌紊乱	4.12	15.99	0.82	–	0.64	0.45	0.45	1.65	0.46	0.46	2.26	2.46	4.97	5.73	7.7	19.8	12.66	10.29	76.72	192.72	–
U081	E. 神经系统和精神障碍疾病	17.02	3.2	3.26	2.46	2.57	5.8	4.08	8.25	8.76	11.41	9.48	9.44	21.55	13.09	20.9	38.07	48.83	108.02	243.7	850.24	–
U082	1. 单相精神抑郁	0.24	–	–	–	–	–	–	0.55	0.52	0.46	–	–	–	–	–	1.52	–	–	4.51	–	–
U083	2. 双相情感障碍	–	–	–	–	–	–	–	–	–	–	–	–	–	–	–	–	–	–	–	–	–
U084	3. 精神分裂症	1.02	–	–	0.61	–	–	0.91	1.1	0.52	2.28	1.35	0.41	0.83	0.82	2.2	4.57	3.62	2.57	4.51	–	–
U085	4. 癫痫	1.55	–	0.82	0.61	–	1.74	0.91	1.1	1.55	0.46	1.35	0.82	6.63	1.64	2.2	4.57	7.23	–	–	11.34	–
U086	5. 酒精使用所致精神障碍	2.12	–	–	–	–	–	0.45	1.1	2.58	2.28	3.16	2.46	8.29	4.91	5.5	6.09	–	2.57	–	–	–
U087	6. 阿尔茨海默病和其他痴呆	5.55	–	–	–	–	–	–	–	–	–	–	0.41	–	0.82	1.1	10.66	19.89	59.15	162.47	634.85	–
U088	7. 帕金森病	0.33	–	–	–	–	–	–	–	–	–	–	0.41	–	–	–	–	1.81	5.14	4.51	22.67	–
U089	8. 多发性硬化	–	–	–	–	–	–	–	–	–	–	–	–	–	–	–	–	–	–	–	–	–
U090	9. 药物使用所致精神障碍	1.31	–	–	–	–	1.16	0.45	2.75	1.55	3.65	2.71	1.64	0.83	0.82	1.1	–	–	–	–	–	–
U091	10. 创伤后应激障碍	–	–	–	–	–	–	–	–	–	–	–	–	–	–	–	–	–	–	–	–	–
U092	11. 强迫症	–	–	–	–	–	–	–	–	–	–	–	–	–	–	–	–	–	–	–	–	–
U093	12. 惊恐障碍	–	–	–	–	–	–	–	–	–	–	–	–	–	–	–	–	–	–	–	–	–
U094	13. 失眠症	–	–	–	–	–	–	–	–	–	–	–	–	–	–	–	–	–	–	–	–	–
U095	14. 偏头痛	–	–	–	–	–	–	–	–	–	–	–	–	–	–	–	–	–	–	–	–	–
U096	15. 由于铅暴露引起的精神发育障碍	0.08	–	–	–	–	–	–	–	–	–	0.45	–	–	–	–	–	–	–	–	–	–
U097	其他	4.65	3.2	2.45	1.23	2.57	2.9	1.36	1.65	2.06	2.28	0.45	2.87	5.8	3.27	8.8	9.14	12.66	36.01	67.7	170.05	–
U098	F. 感官疾病	0.12	–	–	–	–	–	–	–	–	–	0.41	0.41	–	–	1.1	–	1.81	–	–	11.34	–

续　表

疾病编码	疾病名称	总计	0—	1—	5—	10—	15—	20—	25—	30—	35—	40—	45—	50—	55—	60—	65—	70—	75—	80—	85及以上	不详
									年龄组（岁）													
U099	1. 青光眼	-	-	-	-	-	-	-	-	-	-	-	-	-	-	-	-	-	-	-	-	-
U100	2. 白内障	0.04	-	-	-	-	-	-	-	-	-	-	-	-	-	-	-	-	-	-	11.34	-
U101	3. 与年龄有关的视觉障碍	-	-	-	-	-	-	-	-	-	-	-	-	-	-	-	-	-	-	-	-	-
U102	4. 成年开始的听力损失	-	-	-	-	-	-	-	-	-	-	-	-	-	-	-	-	-	-	-	-	-
U103	其他	0.08	-	-	-	-	-	-	-	-	-	-	0.41	-	-	1.1	-	-	-	-	-	-
U104	G. 心血管疾病	263.87	9.59	0.82	1.84	1.29	3.48	4.53	16.49	23.71	46.57	87.62	146.59	405.27	371.41	668.65	1137.47	1412.5	2533.31	4282.88	7912.94	-
U105	1. 风湿性心脏病	5.27	-	-	-	-	-	-	-	0.52	-	1.81	2.46	7.46	9.82	18.7	25.89	27.13	51.44	67.7	147.38	-
U106	2. 高血压及并发症	33.71	-	-	-	0.64	0.58	-	0.55	2.06	5.02	9.03	16.01	38.12	39.27	64.89	149.23	175.43	396.07	573.16	1371.73	-
U107	3. 缺血性心脏病	68.73	-	-	-	-	0.58	2.27	7.15	8.76	18.72	26.65	42.71	104.43	89.17	184.76	312.16	340.01	596.68	1028.97	2187.96	-
U108	4. 脑血管病	138.98	-	-	1.84	-	1.74	2.27	7.7	9.79	17.81	42.91	71.04	227.91	203.7	353.02	603	788.54	1388.82	2333.24	3661.72	-
U109	5. 炎性心脏病	3.47	-	0.82	1.84	-	-	0.45	0.55	1.03	1.83	2.26	2.46	6.63	7.36	7.7	16.75	12.66	10.29	45.13	79.36	-
U110	其他	13.18	9.59	0.82	1.84	0.64	1.16	1.81	0.55	1.55	3.2	4.97	10.68	20.72	18.82	35.19	30.45	68.73	87.44	230.17	464.8	-
U111	H. 主要呼吸系统疾病	107.71	15.99	3.26	1.84	-	-	0.45	2.75	3.09	5.02	11.29	23.82	72.1	69.54	175.96	394.38	696.3	1386.25	2270.06	5702.3	-
U112	1. 慢性阻塞性肺疾病	99.3	3.2	-	0.61	-	0.45	0.45	2.2	1.03	4.11	9.94	20.12	65.47	59.72	156.17	368.5	663.75	1309.09	2121.13	5237.5	-
U113	2. 哮喘	2.16	3.2	3.26	-	-	-	-	-	0.52	-	0.45	-	0.83	3.27	6.6	12.18	5.43	20.58	18.05	181.39	-
U114	其他	6.24	9.59	2.45	1.23	0.64	1.16	-	0.55	1.55	0.91	0.9	3.7	5.8	6.54	13.2	13.7	27.13	56.58	130.88	283.41	-
U115	I. 主要消化系统疾病	49.67	15.99	2.45	0.61	0.64	1.16	3.63	3.3	10.31	22.37	37.49	39.83	118.51	64.63	125.37	197.95	222.46	354.92	419.71	1383.06	-
U116	1. 消化性溃疡	6.53	-	-	-	-	-	0.45	-	1.55	1.83	3.61	4.11	9.12	7.36	17.6	30.45	34.36	61.73	67.7	226.73	-
U117	2. 肝硬化	16.04	-	-	-	-	-	0.91	0.55	5.67	12.78	20.78	17.66	58.01	26.18	37.39	65.48	66.92	61.73	63.18	90.69	-
U118	3. 阑尾炎	0.49	-	-	-	-	-	-	-	-	0.46	0.45	0.82	0.83	-	1.1	3.05	-	5.14	9.03	-	-
U119	其他	26.61	15.99	2.45	0.61	0.64	1.16	2.27	2.75	3.09	7.3	12.65	17.25	50.56	31.09	69.28	98.98	121.17	226.33	279.81	1065.64	-
U120	J. 主要泌尿生殖系统疾病	17.26	-	-	-	-	2.32	2.27	3.3	2.58	5.94	11.29	11.91	33.15	27	38.49	70.05	57.87	169.74	176.01	510.15	-
U121	1. 肾炎和肾病	14.41	-	-	-	-	2.32	1.36	3.3	2.58	5.94	10.39	10.27	24.86	23.72	34.09	63.95	41.6	128.59	135.39	442.13	-
U122	2. 前列腺增生	0.41	-	-	-	-	-	-	-	-	-	-	-	0.83	-	-	1.52	5.43	7.72	4.51	11.34	-
U123	其他	2.45	-	-	-	-	-	0.91	-	-	-	0.9	1.64	7.46	3.27	4.4	4.57	10.85	33.43	36.1	56.68	-
U124	K. 皮肤病	0.41	-	-	-	-	-	-	0.55	-	0.46	-	0.41	-	0.82	-	3.62	-	2.57	4.51	11.34	-
U125	L. 肌肉骨骼和结缔组织疾病	3.39	-	0.82	0.61	-	-	0.45	-	-	0.91	0.45	2.46	7.46	4.09	6.6	16.75	21.7	28.29	40.62	68.02	-
U126	1. 风湿性关节炎	0.53	-	-	-	-	-	-	-	-	-	-	-	2.49	0.82	1.1	1.52	7.23	2.57	4.51	11.34	-
U127	2. 骨关节炎	0.04	-	-	-	-	-	-	-	-	-	-	2.49	-	-	-	-	-	2.57	-	-	-
U128	3. 痛风	1.51	-	-	-	-	-	-	-	1.03	-	-	-	-	1.64	3.3	12.18	3.62	7.72	22.57	22.67	-
U129	4. 腰痛	-	-	-	-	-	-	-	-	-	-	-	-	-	-	-	-	-	-	-	-	-
U130	其他	1.27	-	0.82	0.61	-	0.58	-	1.55	-	0.91	0.45	0.41	0.83	1.64	2.2	3.05	9.04	15.43	13.54	34.01	-
U131	M. 先天异常	2.04	60.77	8.15	1.84	1.29	0.58	0.91	0.55	1.55	0.91	0.45	0.82	1.66	0.82	1.1	-	1.81	-	-	34.01	-

续表

年龄组（岁）

疾病编码	疾病名称	总计	0–	1–	5–	10–	15–	20–	25–	30–	35–	40–	45–	50–	55–	60–	65–	70–	75–	80–	85及以上	不详
U132	1.腹壁缺损	–	–	–	–	–	–	–	–	–	–	–	–	–	–	–	–	–	–	–	–	–
U133	2.无脑畸形	–	–	–	–	–	–	–	–	–	–	–	–	–	–	–	–	–	–	–	–	–
U134	3.肛门直肠闭锁	–	–	–	–	–	–	–	–	–	–	–	–	–	–	–	–	–	–	–	–	–
U135	4.唇裂	–	–	–	–	–	–	–	–	–	–	–	–	–	–	–	–	–	–	–	–	–
U136	5.腭裂	–	–	–	–	–	–	–	–	–	–	–	–	–	–	–	–	–	–	–	–	–
U137	6.食管闭锁	0.04	–	–	–	–	–	–	–	–	–	–	–	–	0.82	–	–	–	–	–	–	–
U138	7.肾发育不全	0.08	–	–	–	0.64	–	–	–	–	–	–	–	–	–	–	–	1.81	–	–	–	–
U139	8.唐氏综合征	–	–	–	–	–	–	–	–	–	–	–	–	–	–	–	–	–	–	–	–	–
U140	9.先天性心脏异常	1.31	31.98	5.71	1.23	–	0.58	0.91	0.55	1.55	0.91	–	0.82	0.83	–	1.1	–	–	–	–	–	–
U141	10.脊柱裂	0.04	3.2	–	–	–	–	–	–	–	–	–	–	–	–	–	–	–	–	–	–	–
U142	其他	0.57	25.59	2.45	0.61	0.64	–	–	–	–	–	–	–	0.83	–	–	–	–	–	–	–	–
U143	N.口腔疾病	–	–	–	–	–	–	–	–	–	–	–	–	–	–	–	–	–	–	–	–	–
U144	1.龋齿	–	–	–	–	–	–	–	–	–	–	–	–	–	–	–	–	–	–	–	–	–
U145	2.牙周病	–	–	–	–	–	–	–	–	–	–	–	–	–	–	–	–	–	–	–	–	–
U146	3.无牙症	–	–	–	–	–	–	–	–	–	–	–	–	–	–	–	–	–	–	–	–	–
U147	其他	–	–	–	–	–	–	–	–	–	–	–	–	–	–	–	–	–	–	–	–	–
U148	Ⅲ.伤害	88.49	63.97	35.05	19.65	25.07	44.05	53.04	57.17	71.12	82.64	89.88	98.96	192.28	114.53	163.86	165.98	189.9	246.9	374.58	725.54	–
U149	A.意外伤害	76.81	63.97	34.23	19.04	23.14	38.83	44.88	50.03	61.84	71.22	77.23	83.77	173.21	97.35	139.67	141.61	162.77	205.75	306.89	668.86	–
U150	1.道路交通事故	28.12	–	6.52	5.53	9	24.34	30.83	30.24	35.05	31.5	27.1	33.67	69.62	28.63	32.99	39.59	34.36	33.43	27.08	11.34	–
U151	2.意外中毒	10.86	–	3.26	–	0.64	2.32	3.63	5.5	6.18	12.33	17.16	16.01	29.84	20.45	18.7	19.8	23.51	23.15	27.08	45.35	–
U152	3.意外跌落	20.16	3.2	4.08	1.84	5.78	2.32	2.27	2.75	6.18	8.22	14.9	16.43	39.78	21.27	63.79	62.43	77.77	123.45	216.63	532.82	–
U153	4.火灾	0.69	3.2	1.63	–	–	1.16	0.45	–	–	0.46	0.45	0.82	0.83	0.82	2.2	1.52	1.81	2.57	4.51	–	–
U154	5.溺水	5.06	3.2	13.86	9.83	7.07	3.48	1.81	3.3	2.06	2.74	2.71	4.93	9.95	6.54	5.5	6.09	5.43	5.14	–	–	–
U155	其他	11.92	54.37	4.89	1.84	0.64	5.22	5.89	8.25	12.37	15.98	14.9	11.91	23.21	15.63	16.5	12.18	19.89	18	31.59	79.36	–
U156	B.故意伤害	10.2	–	–	–	–	5.22	6.35	6.6	7.73	10.04	11.29	12.73	16.58	14.73	23.09	19.8	25.32	36.01	67.7	45.35	–
U157	1.自杀及后遗症	8.33	–	–	–	–	2.9	4.53	4.95	5.67	6.85	8.13	9.44	14.09	13.09	20.9	19.8	25.32	36.01	67.7	34.01	–
U158	2.他杀及后遗症	1.22	–	–	–	–	2.32	0.91	1.65	1.55	1.83	1.35	1.64	1.66	0.82	2.2	–	–	–	–	11.34	–
U159	3.战争	–	–	–	–	–	–	–	–	–	–	–	–	–	–	–	–	–	–	–	–	–
U160	其他	0.65	–	–	–	–	–	0.91	–	0.52	1.37	1.81	1.64	0.83	0.82	–	–	–	–	–	–	–
U161	其他剩余疾病	7.55	44.78	5.71	1.23	1.29	0.58	1.81	2.2	2.06	2.74	5.42	4.52	6.63	6.54	13.2	18.27	14.47	66.87	76.72	306.09	–

表 4-39 2018年红河州死因别、年龄别死亡率（女）

（单位：1/10万）

疾病编码	疾病名称	总计	0-	1-	5-	10-	15-	20-	25-	30-	35-	40-	45-	50-	55-	60-	65-	70-	75-	80-	85及以上	不详
										年龄组（岁）												
U000	全死因	522.65	366.73	62.67	18.62	26.03	33.58	20.74	40.46	64.25	65.94	106.5	157.07	483.68	380.76	837.45	1442.03	2093.27	3899.14	7255.53	15771.14	-
U001	I. 传染病、母婴疾病和营养缺乏性疾病	32.7	231.04	16.84	3.45	1.53	2.06	1.48	1.87	9.84	8.69	10.95	9.71	27.36	14.93	35.35	56.86	63.28	197.4	384.33	1210.34	-
U002	A. 传染病和寄生虫病	10.03	11	4.68	1.38	0.77	2.06	0.49	0.62	8.1	5.62	7.96	7.06	17.65	10.78	20.99	20.41	24.34	57.31	86.89	122.26	-
U003	1. 结核病	2.92	-	-	-	-	0.69	0.49	-	4.05	1.53	1.49	2.65	4.41	3.32	6.63	5.83	8.11	19.1	26.74	24.45	-
U004	2. 性传播疾病	0.44	-	-	-	-	-	-	-	0.58	-	-	-	1.77	0.83	3.31	1.46	1.62	2.12	-	-	-
U005	a. 梅毒	0.09	-	-	-	-	-	-	-	-	-	-	-	-	-	-	1.46	-	2.12	-	-	-
U006	b. 衣原体病	-	-	-	-	-	-	-	-	-	-	-	-	-	-	-	-	-	-	-	-	-
U007	c. 淋病	-	-	-	-	-	-	-	-	-	-	-	-	-	-	-	-	-	-	-	-	-
U008	d. 其他	0.35	-	-	-	-	-	-	-	0.58	-	-	-	1.77	0.83	3.31	-	1.62	-	-	-	-
U009	3. 艾滋病	1.77	-	-	-	-	-	-	0.62	1.16	4.09	3.48	3.09	3.53	1.66	2.21	4.37	3.25	2.12	6.68	18.34	-
U010	4. 腹泻性疾病	0.22	0.94	-	-	-	-	-	-	-	-	-	-	-	-	-	-	-	-	-	-	-
U011	5. 好发于儿童期的疾病	0.09	3.67	-	-	-	-	-	-	-	-	-	-	-	-	-	-	-	-	-	-	-
U012	a. 百日咳	-	-	-	-	-	-	-	-	-	-	-	-	-	-	-	-	-	-	-	-	-
U013	b. 脊髓灰质炎及后遗症	-	-	-	-	-	-	-	-	-	-	-	-	-	-	-	-	-	-	-	-	-
U014	c. 白喉	-	-	-	-	-	-	-	-	-	-	-	-	-	-	-	-	-	-	-	-	-
U015	d. 麻疹	-	-	-	-	-	-	-	-	-	-	-	-	-	-	-	-	-	-	-	-	-
U016	e. 破伤风	0.09	3.67	-	-	-	-	-	-	-	-	-	-	-	-	-	-	-	-	-	-	-
U017	6. 脑膜炎	0.57	-	1.87	-	-	-	-	-	0.58	-	0.5	-	-	0.83	1.1	1.46	1.62	2.12	-	6.11	-
U018	7. 乙型肝炎	1.72	-	-	-	-	-	-	-	1.16	-	1	0.44	1.77	3.32	4.42	4.37	4.87	21.23	16.71	18.34	-
U019	丙型肝炎	0.13	-	-	-	-	-	-	-	-	-	1	-	0.88	-	-	-	-	-	-	-	-
U020	8. 疟疾	-	-	-	-	-	-	-	-	-	-	-	-	-	-	-	-	-	-	-	-	-
U021	9. 热带病	-	-	-	-	-	-	-	-	-	-	-	-	-	-	-	-	-	-	-	-	-
U022	a. 锥虫病	-	-	-	-	-	-	-	-	-	-	-	-	-	-	-	-	-	-	-	-	-
U023	b. 南美锥虫病	-	-	-	-	-	-	-	-	-	-	-	-	-	-	-	-	-	-	-	-	-
U024	c. 血吸虫病	-	-	-	-	-	-	-	-	-	-	-	-	-	-	-	-	-	-	-	-	-
U025	d. 利什曼病	-	-	-	-	-	-	-	-	-	-	-	-	-	-	-	-	-	-	-	-	-
U026	e. 淋巴丝虫病	-	-	-	-	-	-	-	-	-	-	-	-	-	-	-	-	-	-	-	-	-
U027	f. 盘尾丝虫病	-	-	-	-	-	-	-	-	-	-	-	-	-	-	-	-	-	-	-	-	-
U028	10. 麻风病	-	-	-	-	-	-	-	-	-	-	-	-	-	-	-	-	-	-	-	-	-
U029	11. 登革热	-	-	-	-	-	-	-	-	-	-	-	-	-	-	-	-	-	-	-	-	-
U030	12. 流行性乙型脑炎	-	-	-	-	-	-	-	-	-	-	-	-	-	-	-	-	-	-	-	-	-
U031	13. 沙眼	-	-	-	-	-	-	-	-	-	-	-	-	-	-	-	-	-	-	-	-	-
U032	14. 肠线虫感染	-	-	-	-	-	-	-	-	-	-	-	-	-	-	-	-	-	-	-	-	-

续　表

疾病编码	疾病名称	总计	0 –	1 –	5 –	10 –	15 –	20 –	25 –	30 –	35 –	40 –	45 –	50 –	55 –	60 –	65 –	70 –	75 –	80 –	85及以上	不详
U033	a. 蛔虫病	–	–	–	–	–	–	–	–	–	–	–	–	–	–	–	–	–	–	–	–	–
U034	b. 糖虫病	–	–	–	–	–	–	–	–	–	–	–	–	–	–	–	–	–	–	–	–	–
U035	c. 钩虫病	–	–	–	–	–	–	–	–	–	–	–	–	–	–	–	–	–	–	–	–	–
U036	d. 其他	–	–	–	–	–	–	–	–	–	–	–	–	–	–	–	–	–	–	–	–	–
U037	其他传染病	2.17	–	1.87	0.69	0.77	0.69	–	–	–	–	0.5	0.88	5.3	0.83	2.21	2.92	4.87	10.61	36.76	55.02	–
U038	B. 呼吸系统感染	15.6	47.67	10.29	1.38	0.77	–	0.99	0.58	0.58	2.04	2.49	1.76	7.94	4.15	11.05	30.62	37.32	125.23	217.23	715.2	–
U039	1. 下呼吸道感染	15.42	47.67	10.29	1.38	0.77	–	0.99	0.58	0.58	2.04	2.49	1.76	7.94	4.15	9.94	30.62	35.7	123.11	217.23	709.09	–
U040	2. 上呼吸道感染	0.18	–	–	–	–	–	–	–	–	–	–	–	–	–	1.1	–	1.62	2.12	–	6.11	–
U041	3. 中耳炎	–	–	–	–	–	–	–	–	–	–	–	–	–	–	–	–	–	–	–	–	–
U042	C. 妊娠、分娩和产褥期并发症	0.22	–	–	–	–	–	–	–	1.16	0.51	–	0.44	–	–	–	–	–	–	–	–	–
U043	1. 孕产妇出血	–	–	–	–	–	–	–	–	–	–	–	–	–	–	–	–	–	–	–	–	–
U044	2. 产妇贫血	–	–	–	–	–	–	–	–	–	–	–	–	–	–	–	–	–	–	–	–	–
U045	3. 妊娠高血压综合征	–	–	–	–	–	–	–	–	–	–	–	–	–	–	–	–	–	–	–	–	–
U046	4. 梗阻性分娩	–	–	–	–	–	–	–	–	–	–	–	–	–	–	–	–	–	–	–	–	–
U047	5. 流产	–	–	–	–	–	–	–	–	–	–	–	–	–	–	–	–	–	–	–	–	–
U048	其他	0.18	–	–	–	–	–	0.62	–	–	0.51	–	0.44	–	–	–	–	–	–	–	–	–
U049	D. 起源于围生期的情况	2.17	172.36	0.94	0.69	–	–	–	–	–	–	–	–	–	–	–	–	–	–	–	–	–
U050	1. 出生低体重	0.57	47.67	0.94	–	–	–	–	–	–	–	–	–	–	–	–	–	–	–	–	–	–
U051	2. 出生产伤和窒息	1.06	80.68	0.94	0.69	–	–	–	–	–	–	–	–	–	–	–	–	–	–	–	–	–
U052	其他	0.53	44.01	–	–	–	–	–	–	–	–	–	–	–	–	–	–	–	–	–	–	–
U053	E. 营养缺乏	4.68	–	0.94	–	–	–	–	–	–	0.51	0.5	0.44	1.77	–	3.31	5.83	1.62	14.86	80.21	372.88	–
U054	1. 蛋白质 - 能量营养不良	4.24	–	–	–	–	–	–	–	–	0.51	0.5	0.44	0.88	–	3.31	5.83	–	14.86	80.21	342.32	–
U055	2. 碘缺乏	–	–	–	–	–	–	–	–	–	–	–	–	–	–	–	–	–	–	–	–	–
U056	3. 维生素 A 缺乏病	–	–	–	–	–	–	–	–	–	–	–	–	–	–	–	–	–	–	–	–	–
U057	4. 缺铁性贫血	0.18	–	–	–	–	–	–	–	–	–	0.5	–	0.88	–	–	–	–	–	–	–	–
U058	其他营养缺乏症	0.27	–	0.94	–	–	–	–	–	–	0.51	–	–	–	–	–	–	1.62	–	–	12.23	–
U059	II. 慢性非传染性疾病	445.23	73.35	22.45	5.52	9.95	13.02	11.85	21.16	34.15	38.34	67.18	124.86	398.07	328.5	731.39	1293.3	1926.14	3457.64	6460.13	13668.32	18.34
U060	A. 恶性肿瘤	58.16	–	2.81	1.38	3.83	1.37	3.95	6.85	12.16	12.27	18.91	42.36	130.63	92.08	178.98	234.75	262.88	324.75	424.44	501.25	–
U061	1. 唇、口腔和咽恶性肿瘤	0.93	–	–	–	–	–	–	–	–	0.51	1.32	1.32	4.41	–	2.21	4.37	6.49	10.61	6.68	6.11	–
U062	2. 食道癌	0.49	–	–	–	–	–	–	–	–	–	0.88	–	0.88	–	1.1	–	1.62	–	6.68	6.11	–
U063	3. 胃癌	4.07	–	–	–	–	–	–	–	–	1.49	2.21	2.21	4.41	8.3	9.94	14.58	22.72	21.23	50.13	61.13	–
U064	4. 结直肠癌	5.74	–	–	–	–	–	1.24	–	–	1.02	1	3.97	4.41	11.61	11.05	24.79	29.21	40.33	50.13	103.92	–
U065	5. 肝癌	7.87	–	–	–	0.77	–	0.49	2.32	–	0.51	1.99	5.74	18.54	14.1	22.1	32.08	35.7	46.7	53.47	85.58	–

续 表

疾病编码	疾病名称	总计	0 -	1 -	5 -	10 -	15 -	20 -	25 -	30 -	35 -	40 -	45 -	50 -	55 -	60 -	65 -	70 -	75 -	80 -	85及以上	不详
											年龄组（岁）											
U066	6. 胰腺癌	1.37	-	-	-	-	-	-	-	-	-	0.5	-	3.53	2.49	5.52	4.37	9.74	10.61	13.37	-	-
U067	7. 肺癌	13.21	-	-	-	-	-	0.49	-	-	2.04	2.99	8.38	25.6	7.47	45.3	69.99	66.53	78.53	137.02	140.6	-
U068	8. 皮肤癌	0.4	-	-	-	-	-	-	-	-	-	-	0.44	-	-	-	1.46	1.62	2.12	6.68	18.34	-
U069	9. 乳腺癌	4.91	-	-	-	-	-	0.49	0.62	4.05	3.07	2.99	4.41	16.77	12.44	20.99	14.58	11.36	10.61	10.03	18.34	-
U070	10. 子宫颈癌	2.83	-	-	-	-	-	0.49	1.24	1.16	1.02	1.49	4.85	15	4.98	6.63	5.83	6.49	12.74	6.68	-	-
U071	11. 子宫体癌	2.87	-	-	-	-	-	-	-	0.58	0.51	0.5	2.65	7.94	5.81	11.05	14.58	12.98	8.49	10.03	12.23	-
U072	12. 卵巢癌	1.28	-	-	-	-	-	-	-	-	-	-	1.76	2.65	4.15	4.42	5.83	8.11	6.37	-	6.11	-
U073	13. 前列腺癌	-	-	-	-	-	-	-	-	-	-	-	-	-	-	-	-	-	-	10.03	-	-
U074	14. 膀胱癌	0.57	-	-	-	0.77	-	-	1.87	-	-	-	-	-	-	1.1	4.37	4.87	6.37	3.34	-	-
U075	15. 淋巴瘤与多发性骨髓瘤	1.1	-	0.94	0.69	-	1.37	1.48	0.62	2.32	1.53	-	1.32	2.65	2.49	4.42	1.46	4.87	6.37	6.68	-	-
U076	16. 白血病	2.39	-	1.87	0.69	2.3	-	0.49	1.24	1.74	1.53	2.49	1.32	5.3	0.83	6.63	7.29	4.87	10.61	53.47	42.79	-
U077	其他	8.13	-	-	-	-	-	-	-	0.58	1.53	3.48	3.97	18.54	17.42	26.52	29.16	35.7	53.06	16.71	24.45	-
U078	B. 其他肿瘤	1.5	-	0.94	0.69	0.77	-	-	0.62	0.58	0.51	1	0.88	4.41	0.83	2.21	5.83	3.25	4.25	-	-	-
U079	C. 糖尿病	13.92	-	-	-	-	-	0.99	0.62	0.58	1.02	1.49	2.21	14.12	9.12	28.73	67.07	92.49	112.5	173.79	262.85	-
U080	D. 内分泌紊乱	4.55	-	3.74	1.38	-	0.69	-	-	-	-	1.99	0.44	7.06	0.83	3.31	4.37	4.87	16.98	50.13	281.19	-
U081	E. 神经系统和精神障碍疾病	13.96	7.33	3.74	-	-	-	1.48	1.24	1.16	3.07	3.48	4.41	7.06	4.15	8.84	27.7	32.45	57.31	217.23	764.11	-
U082	1. 单相抑郁症	0.09	-	-	-	-	-	0.49	-	-	-	-	-	-	-	1.1	1.46	1.46	-	-	-	-
U083	2. 双相情感障碍	0.09	-	-	-	-	-	-	-	-	-	-	-	-	-	-	-	-	-	-	-	-
U084	3. 精神分裂症	0.66	-	-	-	-	-	0.99	0.62	0.62	1.02	0.5	0.88	2.65	0.83	2.21	1.46	1.46	-	6.68	-	-
U085	4. 癫痫症	0.62	3.67	-	-	-	-	-	-	-	1.02	0.5	0.44	2.65	-	1.1	-	1.62	-	3.34	-	-
U086	5. 酒精使用所致精神障碍	0.09	-	-	-	-	-	-	-	-	-	-	0.44	-	0.83	-	-	-	-	-	-	-
U087	6. 阿尔茨海默病和其他痴呆	7.56	-	-	-	-	-	-	-	-	-	-	-	-	-	1.1	10.21	14.6	27.59	160.42	556.27	-
U088	7. 帕金森病	0.18	-	-	-	-	-	-	-	-	-	-	-	-	-	-	1.46	1.62	2.12	3.34	-	-
U089	8. 多发性硬化	0.09	-	-	-	-	-	-	-	-	-	-	-	-	-	-	-	-	-	-	-	-
U090	9. 药物使用所致精神障碍	-	-	-	-	-	-	-	-	-	-	0.5	0.44	-	-	-	-	-	-	-	-	-
U091	10. 创伤后应激障碍	-	-	-	-	-	-	-	-	-	-	-	-	-	-	-	-	-	-	-	-	-
U092	11. 强迫症	-	-	-	-	-	-	-	-	-	-	-	-	-	-	-	-	-	-	-	-	-
U093	12. 惊恐障碍	-	-	-	-	-	-	-	-	-	-	-	-	-	-	-	-	-	-	-	-	-
U094	13. 失眠症	-	-	-	-	-	-	-	-	-	-	-	-	-	-	-	-	-	-	-	-	-
U095	14. 偏头痛	-	-	-	-	-	-	-	-	-	-	-	-	-	-	-	-	-	-	-	-	-
U096	15. 由于铅暴露引起的精神发育障碍	0.04	-	-	-	-	-	-	-	0.58	-	-	-	-	-	-	-	-	-	-	-	-
U097	其他	4.46	3.67	3.74	1.38	-	0.69	-	-	-	1.02	1.99	1.76	1.77	2.49	2.21	10.21	14.6	27.59	43.45	207.84	-
U098	F. 感官疾病	0.04	-	-	-	-	-	-	-	-	-	-	-	0.88	-	-	-	-	-	-	-	-

续 表

疾病编码	疾病名称	总计	年龄组（岁）																			不详
			0 -	1 -	5 -	10 -	15 -	20 -	25 -	30 -	35 -	40 -	45 -	50 -	55 -	60 -	65 -	70 -	75 -	80 -	85及以上	
U099	1. 青光眼	-	-	-	-	-	-	-	-	-	-	-	-	-	-	-	-	-	-	-	-	-	-
U100	2. 白内障	-	-	-	-	-	-	-	-	-	-	-	-	-	-	-	-	-	-	-	-	-	-
U101	3. 与年龄有关的视觉障碍	-	-	-	-	-	-	-	-	-	-	-	-	-	-	-	-	-	-	-	-	-	-
U102	4. 成年开始的听力损失	-	-	-	-	-	-	-	-	-	-	-	-	-	-	-	-	-	-	-	-	-	-
U103	其他	0.04	-	-	-	-	-	-	-	-	-	-	-	0.88	-	-	-	-	-	-	-	-	-
U104	G. 心血管疾病	218.08	3.67	2.81	1.38	-	4.8	2.96	5.6	11	11.76	28.86	50.3	177.41	156.78	344.7	637.17	973.62	1833.89	3305.26	6730.24	-
U105	1. 风湿性心脏病	6.94	-	-	-	-	-	-	-	-	1.53	0.5	1.76	7.06	8.3	16.57	13.12	24.34	53.06	96.92	232.29	-
U106	2. 高血压及并发症	30.76	-	-	-	-	0.69	-	1.24	2.32	2.04	2.99	4.41	14.12	13.27	48.61	65.61	141.17	267.44	561.46	1020.84	-
U107	3. 缺血性心脏病	62.44	-	0.94	-	-	2.06	0.49	3.11	3.47	2.56	7.46	14.56	48.54	38.16	103.85	164.76	285.59	539.13	955.82	1962.22	-
U108	4. 脑血管病	105	-	-	-	-	0.69	0.49	0.62	1.74	3.07	16.42	24.27	97.09	87.1	155.78	363.06	480.32	895.72	1530.65	3019.74	-
U109	5. 炎性心脏病	3.23	3.67	-	0.69	-	-	-	-	0.58	1.02	0.5	2.21	3.53	1.66	5.52	10.21	6.49	16.98	33.42	134.48	-
U110	其他	8.79	-	0.94	-	-	1.37	1.98	0.62	2.89	1.53	1	3.09	5.3	6.64	13.26	18.95	32.45	55.19	113.63	336.21	-
U111	H. 主要呼吸系统疾病	85.33	3.67	2.81	-	-	-	-	1.87	1.16	1.02	3.48	6.62	17.65	28.2	93.91	201.21	368.35	776.86	1470.49	3594.35	-
U112	1. 慢性阻塞性肺疾病	78	3.67	-	-	-	-	-	0.62	1.16	1.02	2.99	4.41	14.12	24.89	86.18	185.17	342.39	706.81	1356.86	3313.16	-
U113	2. 哮喘	2.17	-	-	-	-	-	-	-	-	-	-	-	1.77	1.66	3.31	8.75	9.74	16.98	43.45	55.02	-
U114	其他	5.17	-	2.81	-	-	-	-	1.24	-	-	0.5	2.21	1.77	1.56	4.42	7.29	16.23	53.06	70.18	226.18	-
U115	I. 主要消化系统疾病	34.16	11	1.87	-	1.53	-	0.49	1.87	3.47	4.09	3.98	11.47	21.18	24.06	44.19	87.48	136.31	233.48	618.27	1112.54	-
U116	1. 消化性溃疡	4.95	-	-	-	-	-	0.62	0.62	1.74	-	1	1.32	2.65	4.38	11.05	17.5	11.36	40.33	76.87	140.6	-
U117	2. 肝硬化	2.39	-	-	-	-	-	0.62	-	-	-	-	2.65	3.53	2.49	5.52	10.21	11.36	19.1	20.05	24.45	-
U118	3. 阑尾炎	0.18	-	-	-	-	-	-	-	-	-	0.44	-	-	-	-	1.46	1.62	-	-	6.11	-
U119	其他	26.65	11	1.87	-	1.53	-	0.49	0.62	1.74	4.09	1.99	7.06	15	16.59	27.62	58.32	111.97	174.05	521.36	941.38	-
U120	J. 主要泌尿生殖系统病	10.74	-	-	-	0.77	1.37	0.99	1.24	2.32	2.04	2.49	5.29	12.36	8.3	22.1	23.33	37.32	80.66	140.36	293.42	-
U121	1. 肾炎和肾病	9.81	-	-	-	0.77	0.69	0.99	1.24	2.32	1.53	2.49	5.29	12.36	8.3	19.89	21.87	32.45	76.41	116.97	268.97	-
U122	2. 前列腺增生	-	-	-	-	-	-	-	-	-	-	-	-	-	-	-	-	-	-	-	-	-	-
U123	其他	0.93	-	-	-	-	0.69	-	-	-	0.51	-	-	-	-	2.21	1.46	4.87	4.25	23.39	24.45	-
U124	K. 皮肤病	0.49	3.67	-	-	-	-	-	-	-	-	-	-	-	-	1.1	-	-	-	6.68	30.56	-
U125	L. 肌肉骨骼和结缔组织疾病	2.83	-	-	-	-	-	-	1.16	1.16	0.51	1	0.44	3.53	3.32	3.31	4.37	12.98	16.98	36.76	67.24	-
U126	1. 风湿性关节炎	0.49	-	-	-	0.77	2.06	-	-	-	0.51	0.5	-	-	0.83	1.1	1.46	1.62	6.37	3.34	12.23	-
U127	2. 骨关节炎	0.04	-	-	-	-	-	-	-	-	-	-	-	-	-	-	-	-	-	3.34	-	-
U128	3. 痛风	0.4	-	-	-	-	-	-	-	-	-	-	-	-	-	-	-	3.25	4.25	13.37	6.11	-
U129	4. 腰痛	-	-	-	-	-	-	-	-	-	-	-	-	-	-	-	-	-	-	-	-	-
U130	其他	1.81	-	-	-	-	-	-	1.16	1.16	0.51	0.5	0.44	2.65	2.49	2.21	2.92	6.49	6.37	16.71	48.9	-
U131	M. 先天异常	1.41	44.01	3.74	0.69	1.53	2.06	0.99	1.24	0.58	0.51	0.5	0.44	1.77	0.83	-	-	1.62	-	-	1.62	-

续 表

疾病编码	疾病名称	总计	0–	1–	5–	10–	15–	20–	25–	30–	35–	40–	45–	50–	55–	60–	65–	70–	75–	80–	85及以上	不详
U132	1. 腹壁缺损	—	—	—	—	—	—	—	—	—	—	—	—	—	—	—	—	—	—	—	—	—
U133	2. 无脑畸形	—	—	—	—	—	—	—	—	—	—	—	—	—	—	—	—	—	—	—	—	—
U134	3. 肛门直肠闭锁	—	—	—	—	—	—	—	—	—	—	—	—	—	—	—	—	—	—	—	—	—
U135	4. 唇裂	—	—	—	—	—	—	—	—	—	—	—	—	—	—	—	—	—	—	—	—	—
U136	5. 腭裂	—	—	—	—	—	—	—	—	—	—	—	—	—	—	—	—	—	—	—	—	—
U137	6. 食管闭锁	—	—	—	—	—	—	—	—	—	—	—	—	—	—	—	—	—	—	—	—	—
U138	7. 肾发育不全	0.04	—	—	—	—	—	—	—	—	—	—	—	0.88	—	—	—	—	—	—	—	—
U139	8. 唐氏综合征	—	—	—	—	—	—	—	—	—	—	—	—	—	—	—	—	—	—	—	—	—
U140	9. 先天性心脏异常	1.06	25.67	3.74	0.69	1.53	2.06	—	1.24	0.58	—	0.5	0.44	0.88	—	—	—	1.62	—	—	—	—
U141	10. 脊柱裂	0.31	18.34	—	—	—	—	—	—	—	—	—	—	—	—	—	—	—	—	—	—	—
U142	其他	0.04	—	—	—	—	—	—	—	—	0.51	—	—	—	—	—	—	—	—	—	—	—
U143	N. 口腔疾病	—	—	—	—	—	—	—	—	—	—	—	—	—	—	—	—	—	—	—	—	—
U144	1. 龋齿	—	—	—	—	—	—	—	—	—	—	—	—	—	—	—	—	—	—	—	—	—
U145	2. 牙周病	—	—	—	—	—	—	—	—	—	—	—	—	—	0.83	—	—	—	—	—	6.11	—
U146	3. 无牙症	—	—	—	—	—	—	—	—	—	—	—	—	—	—	—	—	—	—	—	—	—
U147	其他	0.04	—	—	—	—	—	—	—	—	—	—	—	—	—	—	—	—	—	—	6.11	—
U148	III. 伤害	38.62	44.01	22.45	8.27	14.55	17.13	6.91	16.18	19.68	17.38	27.37	21.18	55.61	33.18	68.5	81.65	97.36	193.15	320.83	629.62	—
U149	A. 意外伤害	32.39	44.01	22.45	8.27	13.78	10.96	4.44	12.45	15.05	12.78	22.39	16.32	45.9	28.2	53.03	68.53	76.27	171.93	287.41	574.61	—
U150	1. 道路交通事故	9.55	11	6.55	3.45	6.12	6.17	1.48	8.71	7.53	7.67	13.44	6.18	23.83	12.44	17.68	24.79	8.11	29.72	10.03	6.11	—
U151	2. 意外中毒	2.25	0.94	0.94	1.38	—	1.37	—	1.24	2.32	1.02	1	3.97	4.41	4.15	4.42	1.46	8.11	6.37	13.37	—	—
U152	3. 意外跌落	13.26	2.81	2.81	2.76	0.77	0.69	0.99	1.24	1.16	1.02	3.48	3.97	8.83	6.64	18.78	21.87	45.44	95.52	220.57	476.8	—
U153	4. 火灾	0.44	0.94	0.94	0.69	—	—	0.99	0.62	—	—	—	0.44	—	—	—	—	—	—	—	—	—
U154	5. 溺水	2.87	3.74	3.74	—	6.89	2.74	0.99	0.62	1.74	1.02	1.49	—	2.65	2.49	3.31	7.29	6.49	23.35	6.68	12.23	—
U155	其他	4.02	7.48	7.48	—	0.77	—	0.99	—	2.32	—	—	—	6.18	2.49	8.84	8.75	8.11	16.98	26.74	48.9	—
U156	B. 故意伤害	5.83	33.01	—	—	—	5.48	1.98	3.73	4.63	4.6	4.98	9.71	9.71	4.98	14.36	13.12	21.09	21.23	30.08	30.56	—
U157	1. 自杀及后遗症	5.21	—	—	—	—	4.8	1.48	2.49	4.05	4.6	3.98	7.94	7.94	4.98	13.26	13.12	19.47	21.23	30.08	30.56	—
U158	2. 他杀及后遗症	0.57	—	—	—	—	0.69	0.49	1.24	0.58	—	1	1.32	1.77	—	—	—	1.62	—	—	30.56	—
U159	3. 战争	—	—	—	—	—	—	—	—	—	—	—	—	—	—	—	—	—	—	—	—	—
U160	其他	0.04	—	—	—	—	—	—	—	—	—	—	—	—	—	1.1	—	—	—	—	—	—
U161	其他剩余疾病	6.1	18.34	0.94	1.38	—	1.37	0.49	1.24	0.58	1.53	1	1.32	2.65	4.15	2.21	10.21	6.49	50.94	90.23	262.85	—

表 4－40　2018 年文山州死因别、年龄别死亡率（男女合计）

（单位：1/10万）

疾病编码	疾病名称	总计	年龄组（岁）																			
			0－	1－	5－	10－	15－	20－	25－	30－	35－	40－	45－	50－	55－	60－	65－	70－	75－	80－	85及以上	不详
U000	全死因	651.62	661.29	97.8	49.2	45.48	63.82	59.97	86.84	130.12	173.78	282.05	393.29	983.66	699.03	1481.39	1964.59	3370.3	4791.72	7645.47	19141.95	–
U001	1. 传染病、母婴疾病和营养缺乏性疾病	44.69	380.81	19.56	5.08	1.62	4.23	3.19	8.4	10.14	14.22	20.29	28.44	61.48	38.05	78.48	107.03	188.13	255.6	542.6	1126	–
U002	A. 传染病和寄生虫病	20.98	47.89	6.85	1.56	0.41	2.69	2.32	5.95	9.13	11.37	17.01	23.21	49.06	29.46	53.81	69.84	87.88	118.09	122.76	182.45	–
U003	1. 结核病	8.88	–	–	–	–	1.54	1.45	2.8	2.7	6.64	5.89	9.48	19.87	15.96	23.17	38.09	43.32	71.18	41.74	15.64	–
U004	2. 性传播疾病	–	–	–	–	–	–	–	–	–	–	–	–	–	–	–	–	–	–	–	–	–
U005	a. 梅毒	–	–	–	–	–	–	–	–	–	–	–	–	–	–	–	–	–	–	–	–	–
U006	b. 衣原体病	–	–	–	–	–	–	–	–	–	–	–	–	–	–	–	–	–	–	–	–	–
U007	c. 淋病	–	–	–	–	–	–	–	–	–	–	–	–	–	–	–	–	–	–	–	–	–
U008	d. 其他	–	–	–	–	–	–	–	–	–	–	–	–	–	–	–	–	–	–	–	–	–
U009	3. 艾滋病	1.4	–	–	–	0.41	–	0.29	1.05	2.7	0.95	2.29	2.94	3.1	2.45	2.99	0.91	4.95	–	2.46	2.46	–
U010	4. 病毒性肝炎	0.36	6.84	1.96	–	–	–	–	–	–	–	0.65	0.62	0.61	–	–	–	1.24	1.62	2.46	–	–
U011	5. 好发于儿童期的疾病	0.3	–	–	–	–	–	–	–	0.34	–	0.33	0.33	0.62	–	1.49	0.91	–	3.24	2.46	5.21	–
U012	a. 百日咳	–	–	–	–	–	–	–	–	–	–	–	–	–	–	–	–	–	–	–	–	–
U013	b. 脊髓灰质炎及后遗症	–	–	–	–	–	–	–	–	–	–	–	–	–	–	–	–	–	–	–	–	–
U014	c. 白喉	–	–	–	–	–	–	–	–	–	–	–	–	–	–	–	–	–	–	–	–	–
U015	d. 麻疹	–	–	–	–	–	–	–	–	–	–	–	–	–	–	–	–	–	–	–	–	–
U016	e. 破伤风	0.3	–	–	–	–	–	–	–	0.34	–	0.33	0.33	0.62	–	1.49	0.91	–	3.24	2.46	5.21	–
U017	6. 脑膜炎	0.8	15.96	1.96	1.17	–	0.77	0.29	0.35	0.68	0.32	0.33	0.65	–	–	0.75	0.91	3.24	1.62	2.46	–	–
U018	7. 乙型肝炎	5.61	2.28	–	–	–	–	–	1.05	1.69	2.84	5.56	6.54	19.87	7.36	18.69	22.68	19.8	27.5	29.46	52.13	–
U019	丙型肝炎	0.06	–	–	–	–	–	–	–	–	–	–	–	–	–	–	–	1.24	–	–	–	–
U020	8. 疟疾	0.06	–	–	–	–	–	–	–	0.34	–	–	–	–	–	–	–	–	–	–	–	–
U021	9. 热带病	–	–	–	–	–	–	–	–	–	–	–	–	–	–	–	–	–	–	–	–	–
U022	a. 锥虫病	–	–	–	–	–	–	–	–	–	–	–	–	–	–	–	–	–	–	–	–	–
U023	b. 南美锥虫病	–	–	–	–	–	–	–	–	–	–	–	–	–	–	–	–	–	–	–	–	–
U024	c. 血吸虫病	–	–	–	–	–	–	–	–	–	–	–	–	–	–	–	–	–	–	–	–	–
U025	d. 利什曼病	–	–	–	–	–	–	–	–	–	–	–	–	–	–	–	–	–	–	–	–	–
U026	e. 淋巴丝虫病	–	–	–	–	–	–	–	–	–	–	–	–	–	–	–	–	–	–	–	–	–
U027	f. 盘尾丝虫病	–	–	–	–	–	–	–	–	–	–	–	–	–	–	–	–	–	–	–	–	–
U028	10. 麻风病	0.14	–	–	–	–	–	–	–	–	–	–	0.33	–	–	–	1.81	–	–	2.46	5.21	–
U029	11. 登革热	–	–	–	–	–	–	–	–	–	–	–	–	–	–	–	–	–	–	–	–	–
U030	12. 流行性乙型脑炎	–	–	–	–	–	–	–	–	–	–	–	–	–	–	–	–	–	–	–	–	–
U031	13. 沙眼	–	–	–	–	–	–	–	–	–	–	–	–	–	–	–	–	–	–	–	–	–
U032	14. 肠线虫感染	0.03	–	–	–	–	–	–	–	–	–	–	–	0.62	–	–	–	–	–	–	–	–

云南省死因监测数据集 2018

续 表

疾病编码	疾病名称	总计	0-	1-	5-	10-	15-	20-	25-	30-	35-	40-	45-	50-	55-	60-	65-	70-	75-	80-	85及以上	不详
U033	a.蛔虫病	-	-	-	-	-	-	-	-	-	-	-	-	-	-	-	-	-	-	-	-	-
U034	b.鞭虫病	-	-	-	-	-	-	-	-	-	-	-	-	-	-	-	-	-	-	-	-	-
U035	c.钩虫病	-	-	-	-	-	-	-	-	-	-	-	-	-	-	-	-	-	-	-	-	-
U036	d.其他	0.03	-	-	-	-	-	-	-	-	-	-	-	0.62	-	-	-	-	-	-	-	-
U037	其他传染病	3.36	22.8	2.93	0.39	-	0.38	0.29	0.7	0.63	0.63	2.62	1.63	4.35	3.07	6.73	4.54	17.33	12.94	39.28	104.26	-
U038	B.呼吸系统疾病	19.8	107.17	10.27	3.51	1.22	1.15	0.58	2.1	2.53	2.62	2.62	4.9	12.42	7.98	23.92	34.47	97.78	132.65	400.2	880.99	-
U039	1.下呼吸道感染	19.61	107.17	10.27	3.51	1.22	1.15	0.58	2.1	2.21	2.21	2.62	4.9	12.42	7.98	23.92	32.65	94.07	131.04	400.2	880.99	-
U040	2.上呼吸道感染	0.19	-	-	-	-	-	-	-	-	-	-	-	-	-	-	1.81	3.71	1.62	-	-	-
U041	3.中耳炎	-	-	-	-	-	-	-	-	-	-	-	-	-	-	-	-	-	-	-	-	-
U042	C.妊娠、分娩和产褥期并发症	0.08	-	-	-	-	-	0.29	0.35	0.34	-	-	-	-	-	-	-	-	-	-	-	-
U043	1.孕产妇出血	-	-	-	-	-	-	-	-	-	-	-	-	-	-	-	-	-	-	-	-	-
U044	2.产妇败血症	0.03	-	-	-	-	-	0.29	-	-	-	-	-	-	-	-	-	-	-	-	-	-
U045	3.妊娠高血压综合征	-	-	-	-	-	-	-	-	-	-	-	-	-	-	-	-	-	-	-	-	-
U046	4.阻塞性分娩	-	-	-	-	-	-	-	-	-	-	-	-	-	-	-	-	-	-	-	-	-
U047	5.流产	-	-	-	-	-	-	-	-	-	-	-	-	-	-	-	-	-	-	-	-	-
U048	其他	0.06	-	-	-	-	-	-	0.35	0.34	-	-	-	-	-	-	-	-	-	-	-	-
U049	D.起源于围生期的情况	2.86	223.47	2.44	-	-	-	-	-	-	-	0.33	-	-	-	-	-	-	-	-	-	-
U050	1.出生低体重	0.47	38.76	-	-	-	-	-	-	-	-	-	-	-	-	-	-	-	-	-	-	-
U051	2.出生产伤和窒息	1.62	127.7	0.98	-	-	-	-	-	-	-	0.33	-	-	-	-	-	-	-	-	-	-
U052	其他	0.77	57.01	1.47	-	-	-	-	-	-	-	-	-	-	-	-	-	-	-	-	-	-
U053	E.营养缺乏	0.96	2.28	-	-	-	0.38	-	-	0.32	0.32	0.33	0.33	-	0.61	0.75	2.72	2.48	4.85	19.64	62.56	-
U054	1.蛋白质-能量营养不良	0.19	-	-	-	-	-	-	-	0.33	-	0.33	-	-	-	0.75	0.91	-	-	2.46	15.64	-
U055	2.碘缺乏	-	-	-	-	-	-	-	-	-	-	-	-	-	-	-	-	-	-	-	-	-
U056	3.维生素A缺乏病	-	-	-	-	-	-	-	-	-	-	-	-	-	-	-	-	-	-	-	-	-
U057	4.缺铁性贫血	0.36	2.28	-	-	-	0.38	-	-	-	0.32	-	0.33	-	0.61	-	1.81	1.24	3.24	4.91	10.43	-
U058	其他营养病症	0.41	-	-	-	-	-	-	-	-	-	-	-	-	-	-	1.24	1.24	1.62	12.28	36.49	-
U059	II.慢性非传染性疾病	512.43	161.9	29.34	12.89	15.02	16.15	23.18	35.02	67.26	92.26	184.55	274.94	743.34	577.51	1257.17	1693.39	2955.67	4178.6	6459.61	15753.53	-
U060	A.恶性肿瘤	84.79	15.96	6.36	3.9	4.87	5.38	4.64	11.56	20.95	25.59	57.59	84.67	227.91	161.41	336.34	351.92	428.25	415.76	468.94	719.39	-
U061	1.唇、口腔和咽恶性肿瘤	1.38	-	-	-	-	-	-	-	0.34	0.65	0.65	2.94	5.59	1.23	3.74	5.44	6.19	-	14.73	15.64	-
U062	2.食道癌	3.58	-	-	-	-	-	-	-	-	1.64	3.92	3.92	8.07	11.05	23.92	17.23	14.85	11.32	14.73	31.28	-
U063	3.胃癌	8.31	-	-	-	-	-	0.29	2.03	1.58	3.27	5.23	15.52	8.59	34.38	48.98	47.03	58.24	71.2	114.68	114.68	-
U064	4.结直肠癌	6.63	-	-	-	0.41	-	0.35	0.35	1.01	1.9	3.93	16.77	9.82	20.93	34.47	49.51	42.06	58.92	46.92	-	-
U065	5.肝癌	13.48	-	0.98	-	-	-	0.29	1.05	4.06	7.27	12.43	47.82	30.69	52.32	43.54	51.98	51.77	29.46	104.26	-	-

续　表

疾病编码	疾病名称	总计	0-	1-	5-	10-	15-	20-	25-	30-	35-	40-	45-	50-	55-	60-	65-	70-	75-	80-	85及以上	不详
										年龄组（岁）												
U066	6. 胰腺癌	1.71	-	-	-	-	-	-	0.35	-	0.32	1.64	1.31	4.35	4.3	6.73	6.35	7.43	9.71	17.19	10.43	-
U067	7. 肺癌	16.56	-	-	-	-	0.38	0.29	1.05	2.03	3.79	9.49	10.46	40.99	27	79.97	75.28	102.73	97.06	110.48	156.39	-
U068	8. 皮肤癌	0.5	-	-	-	-	-	0.29	-	-	-	0.33	0.33	0.62	0.61	-	0.91	3.71	4.85	7.37	15.64	-
U069	9. 乳腺癌	1.82	-	-	-	-	0.38	-	0.7	0.68	1.26	2.62	3.6	5.59	4.3	6.73	3.63	3.71	4.85	4.91	15.64	-
U070	10. 子宫颈癌	2.17	-	-	-	-	-	-	-	1.69	0.32	2.62	3.92	13.04	4.91	6.73	5.44	4.95	-	2.46	10.43	-
U071	11. 子宫体癌	0.85	-	-	-	-	-	-	-	-	0.63	0.33	1.63	3.1	1.23	3.74	1.81	1.24	8.09	2.46	-	-
U072	12. 卵巢癌	0.55	-	-	-	-	-	-	-	0.34	-	-	-	2.48	3.68	1.49	-	1.24	1.62	9.82	-	-
U073	13. 前列腺癌	0.5	-	-	-	-	-	-	-	-	-	-	0.98	-	-	0.75	2.72	4.95	3.24	9.82	10.43	-
U074	14. 膀胱癌	0.83	-	-	-	-	-	-	-	-	-	0.33	-	1.24	0.61	1.49	4.54	2.48	6.47	9.82	26.06	-
U075	15. 淋巴瘤与多发性骨髓瘤	2.59	1.47	1.96	3.12	2.84	1.92	-	3.85	1.01	0.95	0.98	2.62	6.21	5.52	11.21	9.07	18.57	11.32	7.37	15.64	-
U076	16. 白血病	3.69	1.96	1.96	0.78	1.22	2.69	1.16	3.5	2.37	2.21	2.62	2.94	5.59	4.3	11.21	8.16	7.43	8.09	12.28	15.64	-
U077	其他	19.69	11.4	0.98	0.39	1.62	0.38	1.74	0.35	4.39	4.42	14.72	21.25	50.3	43.57	71.01	84.35	100.25	97.06	95.75	130.32	-
U078	B. 其他肿瘤	0.8	4.56	-	-	-	-	-	0.35	0.34	0.32	0.33	0.65	-	0.61	3.74	4.54	2.48	8.09	2.46	-	-
U079	C. 糖尿病	11.03	-	-	-	-	-	-	0.35	0.34	2.21	3.27	7.19	15.52	15.96	51.57	39	70.55	77.65	125.21	208.52	-
U080	D. 内分泌紊乱	2.67	9.12	2.93	0.78	0.41	0.38	1.45	0.7	0.68	2.21	1.96	0.98	3.1	3.68	3.74	6.35	13.61	16.18	17.19	41.7	-
U081	E. 神经系统和精神障碍疾病	15.07	6.84	2.44	1.95	3.25	1.54	4.64	4.9	2.7	7.9	3.6	4.58	13.66	12.27	22.42	26.3	53.22	113.24	201.33	724.6	-
U082	1. 单相精神抑郁部	0.06	-	-	-	-	-	0.29	-	-	-	-	-	-	-	-	-	-	-	-	5.21	-
U083	2. 双相情感障碍	-	-	-	-	-	-	-	-	-	-	-	-	-	-	-	-	-	-	-	-	-
U084	3. 精神分裂症	1.32	-	-	-	0.41	0.38	0.58	1.4	0.68	2.84	-	0.33	1.24	2.45	3.74	-	3.71	11.32	14.73	5.21	-
U085	4. 癫痫症	1.71	-	0.49	-	1.22	0.38	3.48	2.1	1.01	0.95	0.65	0.98	6.21	1.23	2.24	2.72	2.48	6.47	4.91	10.43	-
U086	5. 酒精使用所致精神障碍	0.74	-	-	-	-	-	-	-	0.34	0.95	0.98	0.98	1.86	1.23	4.48	1.81	3.71	1.62	3.71	-	-
U087	6. 阿尔茨海默病和其他痴呆	5.94	-	-	-	-	-	-	-	-	-	-	0.33	1.86	2.45	2.24	11.79	24.75	55	112.94	479.59	-
U088	7. 帕金森病	0.39	-	-	-	-	-	-	-	-	-	-	-	0.62	-	-	0.91	-	1.62	7.37	41.7	-
U089	8. 多发性硬化	-	-	-	-	-	-	-	-	-	-	-	-	-	-	-	-	-	-	-	-	-
U090	9. 药物使用所致精神障碍	0.14	-	-	-	-	-	-	0.35	-	-	0.33	0.33	-	0.51	-	-	-	-	-	5.21	-
U091	10. 创伤后应激障碍	-	-	-	-	-	-	-	-	-	-	-	-	-	-	-	-	-	-	-	-	-
U092	11. 强迫症	-	-	-	-	-	-	-	-	-	-	-	-	-	-	-	-	-	-	-	-	-
U093	12. 惊恐障碍	-	-	-	-	-	-	-	-	-	-	-	-	-	-	-	-	-	-	-	-	-
U094	13. 失眠症	-	-	-	-	-	-	-	-	-	-	-	-	-	-	-	-	-	-	-	-	-
U095	14. 偏头痛	-	-	-	-	-	-	-	-	-	-	-	-	-	-	-	-	-	-	-	-	-
U096	15. 由于铅暴露引起的精神发育障碍	-	-	-	-	-	-	-	-	-	-	-	-	-	-	-	-	-	-	-	-	-
U097	其他	4.68	6.84	1.96	1.56	1.62	0.77	0.29	1.05	0.68	3.16	1.31	1.63	1.86	4.3	8.97	9.07	18.57	37.21	58.92	177.24	-
U098	F. 感官疾病	0.06	-	-	0.39	-	-	-	-	-	-	-	-	0.62	-	-	-	-	-	-	-	-

续表

疾病编码	疾病名称	总计	年龄组（岁）																			
			0 –	1 –	5 –	10 –	15 –	20 –	25 –	30 –	35 –	40 –	45 –	50 –	55 –	60 –	65 –	70 –	75 –	80 –	85及以上	不详
U099	1. 青光眼	—	—	—	—	—	—	—	—	—	—	—	—	—	—	—	—	—	—	—	—	—
U100	2. 白内障	—	—	—	—	—	—	—	—	—	—	—	—	—	—	—	—	—	—	—	—	—
U101	3. 与年龄有关的视觉障碍	—	—	—	—	—	—	—	—	—	—	—	—	—	—	—	—	—	—	—	—	—
U102	4. 成年开始的听力损失	—	—	—	—	—	—	—	—	—	—	—	—	—	—	—	—	—	—	—	—	—
U103	其他	0.06	—	—	—	—	—	—	—	—	—	—	—	0.62	—	—	—	—	—	—	—	—
U104	G. 心血管疾病	263.31	6.84	0.49	0.39	3.25	5	6.66	9.8	26.02	31.28	78.2	120.96	339.69	285.99	557.58	896.13	1587.99	2365.12	3604.22	9122.66	—
U105	1. 风湿性心脏病	9.35	—	—	0.39	—	—	—	—	0.68	0.63	1.31	2.29	10.56	9.21	15.7	32.65	60.65	82.5	169.41	349.27	—
U106	2. 高血压及并发症	19.09	—	—	0.41	—	—	0.29	0.35	2.03	1.58	4.25	7.19	19.25	22.71	46.34	59.86	121.3	184.42	233.24	729.81	—
U107	3. 缺血性心脏病	56.35	—	—	0.41	0.41	0.38	1.45	3.15	7.1	6.32	20.61	25.5	67.07	57.69	108.38	177.77	339.13	537.09	790.57	1980.92	—
U108	4. 脑血管病	150.47	—	—	0.39	0.81	3.84	3.19	4.55	12.5	18.96	44.83	77.81	214.24	174.91	354.28	572.33	929.52	1316.83	1934.69	4556.12	—
U109	5. 炎性心脏病	2.56	2.28	0.49	—	—	—	—	0.35	0.68	0.32	0.98	1.31	2.48	3.07	2.99	5.44	16.09	27.5	34.37	83.41	—
U110	其他	24.97	4.56	—	—	1.22	0.38	1.74	1.4	3.04	3.48	6.22	6.87	25.46	17.8	29.9	43.54	117.58	211.92	437.02	1407.5	—
U111	H. 主要呼吸系统疾病	88.83	18.24	3.42	0.39	0.41	0.38	1.74	2.1	4.06	5.37	11.78	20.27	56.51	47.26	156.21	234.01	596.58	896.22	1622.88	3862.8	—
U112	1. 慢性阻塞性肺疾病	77.09	2.28	0.98	—	—	—	1.74	0.7	2.37	2.84	8.83	15.04	44.71	40.51	134.54	209.52	523.55	794.31	1480.48	3351.93	—
U113	2. 哮喘	3.22	—	—	—	—	—	—	—	0.68	—	—	0.33	1.24	1.23	5.23	9.98	21.04	40.44	46.65	161.6	—
U114	其他	8.53	15.96	—	0.39	—	0.38	1.74	1.4	1.01	2.53	2.94	4.9	10.56	5.52	16.44	14.51	51.98	61.47	95.75	349.27	—
U115	I. 主要消化系统疾病	29.4	41.05	4.4	1.17	—	1.54	0.58	1.75	6.76	9.79	16.03	27.13	52.78	35.6	97.17	91.61	138.62	203.83	260.25	662.04	—
U116	1. 消化性溃疡	4.68	—	—	—	—	0.38	—	0.7	0.34	1.58	2.29	2.94	9.31	6.75	15.7	12.7	22.28	40.44	46.65	114.68	—
U117	2. 肝硬化	8.5	—	—	—	—	0.38	—	0.7	3.72	4.74	7.85	12.75	22.98	14.73	31.39	24.49	34.66	29.12	51.56	109.47	—
U118	3. 阑尾炎	0.3	—	—	—	—	—	—	—	0.68	—	—	—	1.24	—	—	2.72	—	1.62	2.46	10.43	—
U119	其他	15.9	41.05	4.4	1.17	1.22	1.15	0.58	0.35	2.03	3.48	5.89	11.44	19.25	14.12	50.08	50.79	81.69	132.65	159.59	427.46	—
U120	J. 主要泌尿生殖系统疾病	12.49	2.28	1.47	0.39	1.22	1.15	2.03	1.4	4.73	6.64	8.83	6.87	27.94	11.66	24.66	35.37	54.46	77.65	135.04	344.05	—
U121	1. 肾炎和肾病	11.69	2.28	1.47	0.39	1.22	1.15	2.03	1.4	4.39	6.64	8.83	6.21	25.46	11.66	22.42	33.56	53.22	72.8	122.76	302.35	—
U122	2. 前列腺增生	0.06	—	—	—	—	—	—	—	—	—	—	—	—	—	0.75	—	—	—	—	5.21	—
U123	其他	0.74	—	—	—	—	—	—	0.34	—	—	0.65	0.65	2.48	1.23	1.49	1.81	1.24	4.85	12.28	36.49	—
U124	K. 皮肤病	0.41	2.28	—	—	—	—	—	—	—	—	0.65	0.33	1.24	—	—	0.91	1.24	1.62	2.46	10.43	—
U125	L. 肌肉骨骼和结缔组织疾病	1.79	—	—	—	—	—	—	0.7	0.34	0.32	0.98	1.31	4.35	1.84	3.74	7.26	8.66	1.62	19.64	57.34	—
U126	1. 风湿性关节炎	0.69	—	—	0.39	0.41	0.38	0.29	0.34	—	—	0.65	0.65	1.86	1.23	0.75	2.72	2.48	1.62	12.28	20.85	—
U127	2. 骨关节炎	—	—	—	—	—	—	—	—	—	—	—	—	—	—	—	—	—	—	—	5.21	—
U128	3. 痛风	0.33	—	—	—	—	—	—	—	—	0.32	—	—	2.48	—	2.24	3.63	2.48	—	12.28	36.49	—
U129	4. 腰痛	0.06	—	—	—	—	—	—	0.35	—	—	—	—	—	—	—	—	—	1.62	2.46	10.43	—
U130	其他	0.66	—	—	0.39	0.41	0.38	0.29	1.4	—	—	0.33	0.33	2.48	0.61	0.75	0.91	2.48	—	4.91	31.28	—
U131	M. 先天异常	1.76	59.29	6.85	2.73	1.22	—	1.16	1.4	—	—	1.31	0.33	2.48	—	—	—	—	—	—	—	—

续表

疾病编码	疾病名称	总计	0–	1–	5–	10–	15–	20–	25–	30–	35–	40–	45–	50–	55–	60–	65–	70–	75–	80–	85及以上	不详
U132	1.腹壁缺损	–	–	–	–	–	–	–	–	–	–	–	–	–	–	–	–	–	–	–	–	–
U133	2.无脑畸形	0.03	–	0.49	–	–	–	–	–	–	–	–	–	–	–	–	–	–	–	–	–	–
U134	3.肛门直肠闭锁	–	–	–	–	–	–	–	–	–	–	–	–	–	–	–	–	–	–	–	–	–
U135	4.唇裂	–	–	–	–	–	–	–	–	–	–	–	–	–	–	–	–	–	–	–	–	–
U136	5.腭裂	–	–	–	–	–	–	–	–	–	–	–	–	–	–	–	–	–	–	–	–	–
U137	6.食管闭锁	–	–	–	–	–	–	–	–	–	–	–	–	–	–	–	–	–	–	–	–	–
U138	7.肾发育不全	–	–	–	–	–	–	–	–	–	–	–	–	–	–	–	–	–	–	–	–	–
U139	8.唐氏综合征	–	–	–	–	–	–	–	–	–	–	–	–	–	–	–	–	–	–	–	–	–
U140	9.先天性心脏异常	1.65	54.73	6.36	2.73	1.22	–	1.16	1.4	0.34	0.32	0.98	–	–	–	–	–	–	–	–	–	–
U141	10.脊柱裂	–	–	–	–	–	–	–	–	–	–	–	–	–	–	–	–	–	–	–	–	–
U142	其他	0.08	4.56	–	–	–	–	–	–	–	–	–	–	–	–	–	–	–	–	–	–	–
U143	N.口腔疾病	0.03	–	–	–	–	–	–	–	–	–	–	–	–	–	–	–	–	1.62	–	–	–
U144	1.龋齿	–	–	–	–	–	–	–	–	–	–	–	–	–	–	–	–	–	–	–	–	–
U145	2.牙周病	–	–	–	–	–	–	–	–	–	–	–	–	–	–	–	–	–	–	–	–	–
U146	3.无牙症	–	–	–	–	–	–	–	–	–	–	–	–	–	–	–	–	–	–	–	–	–
U147	其他	0.03	–	–	–	–	–	–	–	–	–	–	–	–	–	–	–	–	1.62	–	–	–
U148	Ⅲ.伤害	82.67	86.65	45.47	28.89	26.39	41.52	33.03	40.62	50.36	64.77	73.62	85	170.15	74.25	137.53	153.29	196.8	307.37	505.77	1334.51	–
U149	A.意外伤害	72.94	79.81	44.5	28.5	25.58	38.06	28.68	35.37	45.29	57.19	65.11	75.19	148.42	64.44	103.89	136.96	168.33	258.84	446.85	1225.04	–
U150	1.道路交通事故	20.79	11.4	13.69	3.9	6.09	18.07	15.64	17.51	18.93	23.06	23.56	34	54.65	18.41	25.41	29.93	28.47	27.5	29.46	26.06	–
U151	2.意外中毒	11.36	2.28	2.93	0.39	0.81	4.23	2.61	5.95	9.13	11.37	14.07	16.35	36.02	16.57	21.68	30.84	35.89	33.97	22.1	15.64	–
U152	3.意外跌落	16.53	2.28	5.87	2.34	2.84	3.08	2.61	5.6	4.73	9.79	10.8	10.13	31.05	11.66	34.38	40.82	45.8	116.48	191.51	448.31	–
U153	4.火灾	0.94	–	–	–	0.41	0.77	0.29	0.35	–	0.32	0.33	–	1.86	0.61	2.24	2.72	3.71	8.09	12.28	20.85	–
U154	5.溺水	6.19	4.56	15.65	16.4	12.59	7.3	2.03	1.4	2.03	3.79	4.58	1.96	6.21	4.91	6.73	4.54	7.43	4.85	14.73	15.64	–
U155	其他	17.13	59.29	6.36	5.47	2.84	4.61	5.5	4.55	10.48	8.85	11.78	12.75	18.63	12.27	13.45	28.12	47.03	67.94	176.77	698.54	–
U156	B.故意伤害	8.44	–	0.49	0.39	0.81	2.69	4.06	4.2	4.39	6.64	6.87	8.5	18.63	8.59	27.65	16.33	25.99	43.68	56.47	99.05	–
U157	1.自杀及后遗症	7.92	–	–	0.39	0.81	2.31	3.19	3.5	4.06	6	6.54	7.52	18.01	8.59	26.91	15.42	25.99	42.06	54.01	99.05	–
U158	2.他杀及后遗症	0.52	–	0.49	–	–	0.38	0.87	0.7	0.34	0.63	0.33	0.98	0.62	–	0.75	0.91	–	1.62	2.46	–	–
U159	3.战争	–	–	–	–	–	–	–	–	–	–	–	–	–	–	–	–	–	–	–	–	–
U160	其他	–	–	–	–	–	–	–	–	–	–	–	–	–	–	–	–	–	–	–	–	–
U161	其他剩余疾病	11.83	31.92	3.42	2.34	2.44	1.92	0.58	2.8	2.37	2.53	3.6	4.9	8.69	9.21	8.22	10.88	29.71	50.15	137.49	927.9	–

表 4-41 2018 年文山州死因别、年龄别死亡率（男）

（单位：1/10 万）

疾病编码	疾病名称	总计	0-	1-	5-	10-	15-	20-	25-	30-	35-	40-	45-	50-	55-	60-	65-	70-	75-	80-	85及以上	不详
U000	全死因	745.54	736.74	104.21	61.76	54.76	87.11	86.19	117.45	193.87	252.58	413.99	577.55	1397.41	1012.25	2010.94	2627.95	4167.64	5766.23	8842.94	21807.56	-
U001	I. 传染病、母婴疾病和营养缺乏性疾病	51.67	432.62	19.37	4.41	2.22	4.28	4.54	10.74	15.26	23.75	32.54	45.96	92.44	59.9	110.29	141.55	203.17	329.6	624.48	1139.09	-
U002	A. 传染病和寄生虫病	29.2	55.68	10.14	1.47	0.74	3.57	3.97	8.73	14.62	19.7	26.51	37.88	70.83	47.68	77.05	102.44	109.4	187.84	153.18	239.81	-
U003	1. 结核病	12.42	-	-	-	-	2.14	2.27	3.36	3.81	11.01	9.64	14.9	28.81	26.9	33.24	55.87	52.1	106.32	53.02	29.98	-
U004	2. 性传播疾病	-	-	-	-	-	-	-	-	-	-	-	-	-	-	-	-	-	-	-	-	-
U005	a. 梅毒	-	-	-	-	-	-	-	-	-	-	-	-	-	-	-	-	-	-	-	-	-
U006	b. 衣原体病	-	-	-	-	-	-	-	-	-	-	-	-	-	-	-	-	-	-	-	-	-
U007	c. 淋病	-	-	-	-	-	-	-	-	-	-	-	-	-	-	-	-	-	-	-	-	-
U008	d. 其他	-	-	-	-	-	-	-	-	-	-	-	-	-	-	-	-	-	-	-	-	-
U009	3. 艾滋病	2.26	-	-	-	0.74	-	0.57	1.34	4.45	1.74	3.01	4.97	4.8	3.67	4.53	1.86	10.42	-	5.89	-	-
U010	4. 腹泻性疾病	0.58	8.57	2.77	-	-	-	-	-	-	-	-	1.24	-	1.22	-	-	2.6	3.54	5.89	-	-
U011	5. 好发于儿童期的疾病	0.42	17.13	3.69	-	-	-	-	-	0.64	-	0.6	0.62	1.2	-	1.51	1.86	-	3.54	-	14.99	-
U012	a. 百日咳	-	-	-	-	-	-	-	-	-	-	-	-	-	-	-	-	-	-	-	-	-
U013	b. 脊髓灰质炎及后遗症	-	-	-	-	-	-	-	-	-	-	-	-	-	-	-	-	-	-	-	-	-
U014	c. 白喉	-	-	-	-	-	-	-	-	-	-	-	-	-	-	-	-	-	-	-	-	-
U015	d. 麻疹	-	-	-	-	-	-	-	-	-	-	-	-	-	-	-	-	-	-	-	-	-
U016	e. 破伤风	0.42	17.13	3.69	-	-	-	-	-	0.64	-	0.6	0.62	1.2	-	1.51	1.86	-	3.54	-	14.99	-
U017	6. 脑膜炎	1.05	4.28	-	0.74	-	0.71	0.57	0.67	0.64	0.58	0.6	0.62	1.2	-	1.51	-	-	-	-	-	-
U018	7. 乙型肝炎	8.31	-	-	-	-	-	-	2.01	3.18	5.21	9.04	10.56	28.81	12.23	30.22	33.52	23.44	53.16	35.35	89.93	-
U019	丙型肝炎	0.05	-	-	-	-	-	-	-	-	-	-	0.62	-	-	-	-	-	-	-	-	-
U020	8. 疟疾	0.11	-	-	-	-	-	-	-	0.64	-	-	-	-	-	-	-	-	-	-	-	-
U021	9. 热带病	-	-	-	-	-	-	-	-	-	-	-	-	-	-	-	-	-	-	-	-	-
U022	a. 锥虫病	-	-	-	-	-	-	-	-	-	-	-	-	-	-	-	-	-	-	-	-	-
U023	b. 南美锥虫病	-	-	-	-	-	-	-	-	-	-	-	-	-	-	-	-	-	-	-	-	-
U024	c. 血吸虫病	-	-	-	-	-	-	-	-	-	-	-	-	-	-	-	-	-	-	-	-	-
U025	d. 利什曼病	-	-	-	-	-	-	-	-	-	-	-	-	-	-	-	-	-	-	-	-	-
U026	e. 淋巴丝虫病	-	-	-	-	-	-	-	-	-	-	-	-	-	-	-	-	-	-	-	-	-
U027	f. 盘尾丝虫病	-	-	-	-	-	-	-	-	-	-	-	-	-	-	-	-	-	-	-	-	-
U028	10. 麻风病	0.21	-	-	-	-	-	-	-	-	-	-	-	-	-	-	3.72	-	-	5.89	-	-
U029	11. 登革热	-	-	-	-	-	-	-	-	-	-	-	-	-	-	-	-	-	-	-	-	-
U030	12. 流行性乙型脑炎	-	-	-	-	-	-	-	-	-	-	-	-	-	-	-	-	-	-	-	-	-
U031	13. 沙眼	-	-	-	-	-	-	-	-	-	-	-	-	-	-	-	-	-	-	-	-	-
U032	14. 肠线虫感染	-	-	-	-	-	-	-	-	-	-	-	-	-	-	-	-	-	-	-	-	-

续表

疾病编码	疾病名称	总计	0－	1－	5－	10－	15－	20－	25－	30－	35－	40－	45－	50－	55－	60－	65－	70－	75－	80－	85及以上	不详
U033	a. 蛔虫病	—	—	—	—	—	—	—	—	—	—	—	—	—	—	—	—	—	—	—	—	—
U034	b. 鞭虫病	—	—	—	—	—	—	—	—	—	—	—	—	—	—	—	—	—	—	—	—	—
U035	c. 钩虫病	—	—	—	—	—	—	—	—	—	—	—	—	—	—	—	—	—	—	—	—	—
U036	d. 其他	—	—	—	—	—	—	—	—	—	—	—	—	—	—	—	—	—	—	—	—	—
U037	其他传染病	3.79	25.7	3.69	0.74	—	0.71	0.57	1.34	1.27	1.16	3.62	3.11	6	3.67	6.04	5.59	20.84	17.72	41.24	104.92	—
U038	B. 呼吸系统感染	18.15	111.37	8.3	2.94	1.48	0.71	0.57	2.01	0.64	3.48	4.82	8.07	21.61	11	31.73	33.52	88.56	134.68	447.74	854.32	—
U039	1. 下呼吸道感染	18.05	111.37	8.3	2.94	1.48	0.71	0.57	2.01	0.64	2.9	4.82	8.07	21.61	11	31.73	33.52	85.96	134.68	447.74	854.32	—
U040	2. 上呼吸道感染	0.11	—	—	—	—	—	—	—	—	0.58	—	—	—	—	—	—	2.6	—	—	—	—
U041	3. 中耳炎	—	—	—	—	—	—	—	—	—	—	—	—	—	—	—	—	—	—	—	—	—
U042	C. 妊娠、分娩和产褥期并发症	—	—	—	—	—	—	—	—	—	—	—	—	—	—	—	—	—	—	—	—	—
U043	1. 孕产妇出血	—	—	—	—	—	—	—	—	—	—	—	—	—	—	—	—	—	—	—	—	—
U044	2. 产妇败血症	—	—	—	—	—	—	—	—	—	—	—	—	—	—	—	—	—	—	—	—	—
U045	3. 妊娠高血压综合征	—	—	—	—	—	—	—	—	—	—	—	—	—	—	—	—	—	—	—	—	—
U046	4. 梗阻性分娩	—	—	—	—	—	—	—	—	—	—	—	—	—	—	—	—	—	—	—	—	—
U047	5. 流产	—	—	—	—	—	—	—	—	—	—	—	—	—	—	—	—	—	—	—	—	—
U048	其他	—	—	—	—	—	—	—	—	—	—	—	—	—	—	—	—	—	—	—	—	—
U049	D. 起源于围生期的情况	3.37	265.57	0.92	—	—	—	—	—	—	—	0.6	—	—	—	—	—	—	—	—	—	—
U050	1. 出生低体重	0.58	47.12	—	—	—	—	—	—	—	—	—	—	—	—	—	—	—	—	—	—	—
U051	2. 出生产伤和窒息	1.79	141.35	—	—	—	—	—	—	—	—	0.6	—	—	—	—	—	—	—	—	—	—
U052	其他	1	77.1	0.92	—	—	—	—	—	—	—	—	—	—	—	—	—	—	—	—	—	—
U053	E. 营养缺乏	0.95	—	—	—	—	—	—	—	—	0.58	0.6	—	—	1.22	1.51	5.59	5.21	7.09	23.57	44.96	—
U054	1. 蛋白质－能量营养不良	0.26	—	—	—	—	—	—	—	—	—	0.6	—	—	—	1.51	1.86	—	—	5.89	14.99	—
U055	2. 碘缺乏	—	—	—	—	—	—	—	—	—	—	—	—	—	—	—	—	—	—	—	—	—
U056	3. 维生素A缺乏病	—	—	—	—	—	—	—	—	—	—	—	—	—	—	—	—	—	—	—	—	—
U057	4. 缺铁性贫血	0.32	—	—	—	—	—	—	—	—	0.58	—	—	—	1.22	—	—	2.6	3.54	17.67	29.98	—
U058	其他营养病症	0.37	—	—	—	—	—	—	—	—	—	—	—	—	—	—	3.72	2.6	3.54	—	—	—
U059	II. 慢性非传染性疾病	570.59	171.34	35.96	15.14	15.54	17.85	30.62	40.27	92.17	124.55	264.54	390.62	1021.65	825.2	1666.47	2246.14	3688.36	4986.53	7499.71	18330.34	—
U060	A. 恶性肿瘤	104.45	21.42	5.53	4.41	6.66	5	7.37	12.75	26.06	29.55	75.33	110.54	290.53	224.94	460.81	484.24	560.03	528.07	624.48	959.23	—
U061	1. 唇、口腔和咽恶性肿瘤	1.63	—	—	—	—	—	—	0.64	0.64	0.58	1.21	2.48	10.8	1.22	6.04	3.72	5.21	—	17.67	29.98	—
U062	2. 食道癌	5.63	—	—	—	—	—	0.57	—	—	2.9	3.01	6.83	10.8	19.56	45.33	27.94	28.65	14.18	29.46	14.99	—
U063	3. 胃癌	9.42	—	—	—	—	—	0.57	—	1.27	2.9	5.42	7.45	19.21	8.56	48.35	63.32	70.33	46.07	64.81	149.88	—
U064	4. 结肠直肠癌	7.68	—	0.92	—	0.74	—	0.57	—	1.91	1.74	3.73	—	22.81	14.67	21.15	44.7	67.72	42.53	76.59	44.96	—
U065	5. 肝癌	20.15	—	0.92	—	—	—	—	2.01	6.36	11.01	20.49	31.67	78.03	53.79	80.07	63.32	85.96	74.43	41.24	104.92	—

年龄组（岁）

续表

疾病编码	疾病名称	总计	年龄组（岁）																			不详
			0—	1—	5—	10—	15—	20—	25—	30—	35—	40—	45—	50—	55—	60—	65—	70—	75—	80—	85及以上	
U066	6. 胰腺癌	2	—	—	—	—	—	—	—	—	0.58	1.21	1.86	7.2	7.34	9.07	9.31	5.21	14.18	17.67	—	—
U067	7. 肺癌	21.94	—	—	—	—	0.71	0.57	1.34	1.91	2.32	13.86	14.9	58.83	35.45	120.87	121.06	132.84	155.94	141.39	254.8	—
U068	8. 皮肤癌	0.37	—	—	—	—	—	0.57	—	—	—	0.6	0.62	—	—	—	—	—	7.09	5.89	14.99	—
U069	9. 乳腺癌	0.16	—	—	—	—	—	—	—	—	—	—	—	—	—	1.51	—	—	7.09	—	—	—
U070	10. 子宫颈癌	—	—	—	—	—	—	—	—	—	—	—	—	—	—	—	—	—	—	—	—	—
U071	11. 子宫体癌	—	—	—	—	—	—	—	—	—	—	—	—	—	—	—	—	—	—	—	—	—
U072	12. 卵巢癌	0.95	—	—	—	—	—	—	0.67	—	0.58	—	1.86	1.2	—	1.51	5.59	10.42	—	23.57	29.98	—
U073	13. 前列腺癌	1.53	—	—	—	—	—	—	—	—	—	—	—	2.4	1.22	3.02	7.45	5.21	7.09	23.57	74.94	—
U074	14. 膀胱癌	3.05	—	0.92	—	0.74	—	—	—	—	1.16	0.6	3.73	8.4	6.11	13.6	11.17	20.84	14.18	11.78	14.99	—
U075	15. 淋巴瘤与多发性骨髓瘤	4.05	—	2.77	2.21	—	—	2.27	—	—	2.9	3.62	0.62	4.8	4.89	6.04	9.31	7.81	21.26	17.67	29.98	—
U076	16. 白血病	25.89	17.13	2.77	3.68	4.44	2.14	2.27	4.7	4.45	5.79	19.28	34.78	66.03	72.13	104.25	117.34	119.82	116.95	153.18	194.84	—
U077	其他	0.89	4.28	0.92	0.74	0.74	0.71	—	0.67	0.64	0.58	—	0.62	—	—	1.51	—	2.6	—	5.89	—	—
U078	B. 其他肿瘤	10.94	—	—	—	—	—	—	—	1.27	2.32	3.62	8.69	22.81	22.01	52.88	37.25	85.96	77.97	141.39	179.86	—
U079	C. 糖尿病	2.58	4.28	2.77	—	—	—	—	0.67	—	2.9	2.41	1.24	3.6	3.67	4.53	5.59	15.63	14.18	11.78	14.99	—
U080	D. 内分泌系紊乱	15.52	8.57	4.61	2.21	2.22	2.14	2.27	7.38	4.45	11.01	6.63	8.07	18.01	19.56	25.68	35.39	70.33	102.78	176.74	779.38	—
U081	E. 神经系统和精神病障碍疾病	—	—	—	—	—	—	—	—	—	—	—	—	—	—	—	—	—	—	—	—	—
U082	1. 单相精神神经郁	1.58	—	—	—	—	—	1.13	1.34	1.27	2.9	—	0.62	2.4	3.67	6.04	1.86	5.21	10.63	17.67	14.99	—
U083	2. 双相情感障碍	2.21	—	—	—	—	—	—	—	—	—	—	—	—	—	1.51	—	—	—	—	—	—
U084	3. 精神分裂症	1.32	—	—	—	—	—	—	—	—	—	—	—	—	—	9.07	—	—	—	—	—	—
U085	4. 癫痫症	5.05	—	0.92	—	0.74	0.71	5.67	3.36	1.27	1.74	1.21	1.86	7.2	2.45	—	1.86	2.6	7.09	5.89	—	—
U086	5. 酒精使用所致精神障碍	0.21	—	—	—	—	—	—	—	0.64	1.74	1.81	0.62	3.6	2.45	—	—	7.81	—	—	—	—
U087	6. 阿尔茨海默病和其他痴呆	—	—	—	—	—	—	—	—	—	—	—	—	2.4	—	—	20.49	31.26	35.44	111.94	554.56	—
U088	7. 帕金森病	0.21	—	—	—	—	—	—	—	—	—	—	—	—	—	—	1.86	—	—	5.89	29.98	—
U089	8. 多发性硬化	—	—	—	—	—	—	—	—	—	—	—	—	—	—	—	—	—	—	—	—	—
U090	9. 药物使用所致精神障碍	—	—	—	—	—	—	—	0.67	—	—	0.6	0.62	—	—	—	—	—	—	—	—	—
U091	10. 创伤后应激障碍	—	—	—	—	—	—	—	—	—	—	—	—	—	1.22	—	—	—	—	—	—	—
U092	11. 强迫症	—	—	—	—	—	—	—	—	—	—	—	—	—	—	—	—	—	—	—	—	—
U093	12. 惊恐障碍	—	—	—	—	—	—	—	—	—	—	—	—	—	—	—	—	—	—	—	—	—
U094	13. 失眠症	—	—	—	—	—	—	—	—	—	—	—	—	—	—	—	—	—	—	—	—	—
U095	14. 偏头痛	—	—	—	—	—	—	—	—	—	—	—	—	—	—	—	—	—	—	—	—	—
U096	15. 由于铅暴露引起的精神发育障碍	—	—	—	—	—	—	—	—	—	—	—	—	—	—	—	—	—	—	—	—	—
U097	其他	4.84	8.57	3.69	2.21	1.48	1.43	0.57	2.01	1.27	4.63	2.41	2.48	2.4	4.89	7.55	9.31	23.44	49.62	35.35	179.86	—
U098	F. 感官疾病	0.11	—	0.74	—	—	—	—	—	—	—	—	—	1.2	—	—	—	—	—	—	—	—

续 表

疾病编码	疾病名称	总计	0-	1-	5-	10-	15-	20-	25-	30-	35-	40-	45-	50-	55-	60-	65-	70-	75-	80-	85及以上	不详
U099	1. 青光眼	-	-	-	-	-	-	-	-	-	-	-	-	-	-	-	-	-	-	-	-	-
U100	2. 白内障	-	-	-	-	-	-	-	-	-	-	-	-	-	-	-	-	-	-	-	-	-
U101	3. 与年龄有关的视觉障碍	-	-	-	-	-	-	-	-	-	-	-	-	-	-	-	-	-	-	-	-	-
U102	4. 成年开始的听力损失	-	-	-	-	-	-	-	-	-	-	-	-	-	-	-	-	-	-	-	-	-
U103	其他	0.11	-	-	-	-	-	-	-	-	-	-	-	1.2	-	-	-	-	-	-	-	-
U104	G. 心血管疾病	288.03	12.85	-	0.74	2.96	7.14	7.94	12.08	38.14	46.92	117.51	178.85	468.2	422.99	716.14	1169.63	1977.03	2842.36	4123.95	10476.62	-
U105	1. 风湿性心脏病	9.16	-	-	-	-	-	1.86	-	0.64	0.58	1.21	1.86	14.41	8.56	16.62	37.25	70.33	95.69	200.31	434.65	-
U106	2. 高血压及并发症	19.26	-	-	0.74	-	-	-	2.54	-	2.9	6.03	9.32	27.61	33.01	57.41	76.36	151.08	173.66	241.55	779.38	-
U107	3. 缺血性心脏病	58.98	-	-	-	0.71	0.71	2.27	4.7	8.9	9.27	30.73	39.75	90.04	81.91	126.91	229.08	406.35	648.57	813.01	2068.35	-
U108	4. 脑血管病	172.53	-	-	0.74	1.48	5.71	4.54	5.37	19.07	30.12	69.3	115.51	303.73	271.4	481.96	750.58	1200.8	1601.93	2309.41	5500.6	-
U109	5. 炎性心脏病	2.53	4.28	-	-	-	-	-	-	1.27	0.58	1.21	1.24	4.8	6.11	1.51	7.45	15.63	35.44	35.35	59.95	-
U110	其他	24.99	8.57	-	0.74	0.74	0.71	1.13	2.01	5.72	3.48	9.04	11.18	27.61	20.78	31.73	63.32	130.24	276.44	512.55	1618.71	-
U111	H. 主要呼吸系统疾病	94.03	17.13	5.53	0.74	-	-	1.7	3.36	3.81	6.95	16.27	29.19	81.64	67.24	223.61	335.25	742.36	1066.77	1950.04	4616.31	-
U112	1. 慢性阻塞性肺疾病	80.14	4.28	1.84	-	-	-	-	0.67	2.54	3.48	12.65	21.11	62.43	57.46	187.35	296.13	635.57	935.64	1755.63	3986.81	-
U113	2. 哮喘	3.84	-	-	-	-	-	-	-	0.64	-	-	-	1.2	2.45	7.55	16.76	36.47	53.16	70.7	224.82	-
U114	其他	10.05	12.85	-	0.74	-	-	1.7	2.68	1.27	3.48	3.62	8.07	18.01	7.34	28.71	22.35	70.33	77.97	123.72	404.68	-
U115	I. 主要消化系统疾病	35.46	42.83	5.53	1.47	-	0.71	-	0.67	10.81	16.8	24.71	42.23	91.24	47.68	142.02	113.61	156.29	251.63	282.79	749.4	-
U116	1. 消化性溃疡	5.16	-	-	-	-	-	-	-	0.64	2.32	3.62	3.73	15.61	9.78	27.2	14.9	18.23	46.07	41.24	104.92	-
U117	2. 肝硬化	13.52	-	1.84	-	-	-	-	0.67	5.72	8.69	13.26	22.36	42.02	22.01	55.9	40.97	46.89	53.16	94.26	194.84	-
U118	3. 阑尾炎	0.26	-	-	-	-	-	-	-	0.64	-	-	-	-	-	-	1.86	-	3.54	-	-	-
U119	其他	16.52	42.83	5.53	1.47	0.74	0.71	-	-	3.81	5.79	7.83	16.15	31.21	15.89	58.92	55.87	91.17	148.85	147.28	449.64	-
U120	J. 主要泌尿生殖系统疾病	14.26	4.28	1.84	-	0.74	2.14	2.84	2.01	5.72	6.37	13.86	9.32	38.42	14.67	31.73	40.97	65.12	88.6	170.85	479.62	-
U121	1. 肾炎和肾病	13.15	4.28	1.84	-	0.74	2.14	2.84	2.01	5.72	6.37	13.86	8.07	34.82	14.67	28.71	40.97	65.12	77.97	153.18	359.71	-
U122	2. 前列腺增生	0.11	-	-	-	-	-	-	-	-	-	-	-	-	-	1.51	-	-	-	-	14.99	-
U123	其他	1	-	-	-	-	-	-	-	-	-	-	1.24	3.6	1.22	1.51	-	2.6	10.63	17.67	104.92	-
U124	K. 皮肤病	0.32	-	-	-	-	-	-	-	-	0.58	-	1.21	1.2	1.22	-	1.86	2.6	-	-	-	-
U125	L. 肌肉骨骼和结缔组织疾病	1.89	-	-	0.74	-	-	-	-	-	0.58	1.21	1.86	4.8	1.22	7.55	13.04	10.42	-	11.78	74.94	-
U126	1. 风湿性关节炎	0.74	-	-	-	-	-	-	-	-	-	1.21	1.24	2.4	1.22	1.51	5.59	2.6	-	-	14.99	-
U127	2. 脊柱关节炎	-	-	-	-	-	-	-	-	-	-	-	-	-	-	-	-	-	-	-	-	-
U128	3. 痛风	0.63	-	-	-	-	-	-	-	-	0.58	-	0.62	-	-	4.53	7.45	5.21	-	-	14.99	-
U129	4. 腰痛	-	-	-	-	-	-	-	-	-	-	-	-	-	-	-	-	-	-	-	-	-
U130	其他	0.47	-	-	0.74	-	-	-	-	-	0.58	-	-	2.4	-	1.51	-	-	-	11.78	44.96	-
U131	M. 先天异常	2.1	59.97	9.22	3.68	2.22	-	1.13	0.67	0.58	0.58	1.81	-	-	-	-	-	-	-	-	-	-

续表

疾病编码	疾病名称	总计	0–	1–	5–	10–	15–	20–	25–	30–	35–	40–	45–	50–	55–	60–	65–	70–	75–	80–	85及以上	不详
U132	1. 腹裂缺损	–	–	–	–	–	–	–	–	–	–	–	–	–	–	–	–	–	–	–	–	–
U133	2. 无脑畸形	0.05	–	0.92	–	–	–	–	–	–	–	–	–	–	–	–	–	–	–	–	–	–
U134	3. 肛门直肠闭锁	–	–	–	–	–	–	–	–	–	–	–	–	–	–	–	–	–	–	–	–	–
U135	4. 唇裂	–	–	–	–	–	–	–	–	–	–	–	–	–	–	–	–	–	–	–	–	–
U136	5. 腭裂	–	–	–	–	–	–	–	–	–	–	–	–	–	–	–	–	–	–	–	–	–
U137	6. 食管闭锁	–	–	–	–	–	–	–	–	–	–	–	–	–	–	–	–	–	–	–	–	–
U138	7. 肾发育不全	–	–	–	–	–	–	–	–	–	–	–	–	–	–	–	–	–	–	–	–	–
U139	8. 唐氏综合征	–	–	–	–	–	–	–	–	–	–	–	–	–	–	–	–	–	–	–	–	–
U140	9. 先天性心脏异常	1.95	51.4	8.3	3.68	2.22	–	1.13	0.67	0.64	0.58	1.81	–	–	–	–	–	–	–	–	–	–
U141	10. 脊柱裂	–	–	–	–	–	–	–	–	–	–	–	–	–	–	–	–	–	–	–	–	–
U142	其他	0.11	8.57	–	–	–	–	–	–	–	–	–	–	–	–	–	–	–	–	–	–	–
U143	N. 口腔疾病	–	–	–	–	–	–	–	–	–	–	–	–	–	–	–	–	–	–	–	–	–
U144	1. 龋齿	–	–	–	–	–	–	–	–	–	–	–	–	–	–	–	–	–	–	–	–	–
U145	2. 牙周病	–	–	–	–	–	–	–	–	–	–	–	–	–	–	–	–	–	–	–	–	–
U146	3. 无牙症	–	–	–	–	–	–	–	–	–	–	–	–	–	–	–	–	–	–	–	–	–
U147	其他	–	–	–	–	–	–	–	–	–	–	–	–	–	–	–	–	–	–	–	–	–
U148	III. 伤害	111.23	102.8	45.19	39.7	32.56	62.83	50.47	61.75	82.63	100.22	112.08	132.28	267.72	111.25	222.09	219.77	237.03	379.22	565.57	1483.81	–
U149	A. 意外伤害	99.29	98.52	44.26	39.7	32.56	57.83	44.8	55.71	75.01	89.22	97.62	120.48	235.3	101.47	167.7	201.15	210.99	315.42	524.33	1348.92	–
U150	1. 道路交通事故	30.89	17.13	16.6	5.88	6.66	27.85	27.79	27.52	31.15	34.18	34.35	50.3	84.04	28.12	40.79	39.11	33.86	38.98	41.24	14.99	–
U151	2. 意外中毒	18.1	–	1.84	0.74	0.74	6.43	2.27	7.38	13.98	19.7	22.9	28.57	64.83	29.34	39.28	57.74	52.1	46.07	35.35	29.98	–
U152	3. 意外跌落	19.84	4.28	1.84	2.94	4.44	5	2.27	9.4	6.99	14.48	15.07	18.01	49.22	19.56	54.39	50.29	62.51	134.68	200.31	494.6	–
U153	4. 火灾	1.21	–	–	–	–	1.43	0.67	0.67	–	0.58	0.6	–	2.4	1.22	3.02	3.72	5.21	10.63	17.67	44.96	–
U154	5. 溺水	8.63	4.28	22.13	23.53	16.28	10.71	3.4	2.68	3.81	6.37	6.03	2.48	6	4.89	7.55	9.31	10.42	7.09	17.67	14.99	–
U155	其他	20.63	72.82	1.84	6.62	4.44	6.43	9.07	8.05	19.07	13.9	18.68	21.11	28.81	18.34	22.66	40.97	46.89	77.97	212.09	749.4	–
U156	B. 故意伤害	9.94	–	–	–	–	3.57	5.1	4.7	6.36	9.27	12.05	9.94	26.41	7.34	42.3	18.62	23.44	56.71	35.35	134.89	–
U157	1. 自杀及后遗症	9.31	–	–	–	–	2.86	3.4	4.03	5.72	8.69	11.45	8.69	25.21	7.34	40.79	18.62	23.44	56.71	35.35	134.89	–
U158	2. 他杀及后遗症	0.63	–	–	–	–	0.71	1.7	0.64	0.64	0.58	0.6	1.24	1.2	–	1.51	–	–	–	–	–	–
U159	3. 战争	–	–	–	–	–	–	–	–	–	–	–	–	–	–	–	–	–	–	–	–	–
U160	其他	–	–	–	–	–	–	–	–	–	–	–	–	–	–	–	–	–	–	–	–	–
U161	其他剩余疾病	12.05	29.98	3.69	2.21	4.44	2.14	0.57	4.7	3.81	4.06	4.82	8.69	15.61	15.89	12.09	20.49	39.07	70.88	153.18	854.32	–

年龄组（岁）

表 4－42　2018 年文山州死因别、年龄别死亡率（女）

（单位：1/10 万）

疾病编码	疾病名称	总计	0-	1-	5-	10-	15-	20-	25-	30-	35-	40-	45-	50-	55-	60-	65-	70-	75-	80-	85及以上	不详
														年龄组（岁）								
U000	全死因	548.77	575.39	90.56	34.98	34.2	36.65	32.58	53.45	57.74	79.23	125.3	188.46	540.3	383.28	962.95	1334.87	2648.4	3973.33	6789.86	17720.41	-
U001	Ⅰ.传染病、母婴疾病和营养缺乏性疾病	37.05	321.83	19.78	5.83	0.9	4.16	1.78	5.86	4.33	2.78	5.73	8.97	28.3	16.02	47.33	74.26	174.52	193.46	484.09	1119.02	-
U002	A.传染病和寄生虫病	11.98	39.01	3.12	1.67	-	1.67	0.59	2.93	2.89	1.39	5.73	6.9	25.73	11.09	31.06	38.9	68.39	59.53	101.03	151.87	-
U003	1.结核病	5.01	-	-	-	-	0.83	0.59	2.2	1.44	1.39	1.43	3.45	10.29	4.93	13.31	21.22	35.37	41.67	33.68	7.99	-
U004	2.性传播疾病	-	-	-	-	-	-	-	-	-	-	-	-	-	-	-	-	-	-	-	-	-
U005	a.梅毒	-	-	-	-	-	-	-	-	-	-	-	-	-	-	-	-	-	-	-	-	-
U006	b.衣原体病	-	-	-	-	-	-	-	-	-	-	-	-	-	-	-	-	-	-	-	-	-
U007	c.淋病	-	-	-	-	-	-	-	-	-	-	-	-	-	-	-	-	-	-	-	-	-
U008	d.其他	-	-	-	-	-	-	-	-	-	-	-	-	-	-	-	-	-	-	-	-	-
U009	3.艾滋病	0.46	-	-	-	-	-	-	0.73	0.72	-	1.43	0.69	1.29	1.23	1.48	-	-	-	-	-	-
U010	4.腹泻性疾病	0.12	4.88	1.04	-	-	-	-	-	-	-	-	-	-	-	-	-	-	-	-	-	-
U011	5.好发于儿童期的疾病	0.17	14.63	-	-	-	-	-	-	-	-	-	-	-	-	1.48	-	-	2.98	4.21	-	-
U012	a.百日咳	-	-	-	-	-	-	-	-	-	-	-	-	-	-	-	-	-	-	-	-	-
U013	b.脊髓灰质炎及后遗症	-	-	-	-	-	-	-	-	-	-	-	-	-	-	-	-	-	-	-	-	-
U014	c.白喉	-	-	-	-	-	-	-	-	-	-	-	-	-	-	-	-	-	-	-	-	-
U015	d.麻疹	-	-	-	-	-	-	-	-	-	-	-	-	-	-	-	-	-	-	-	-	-
U016	e.破伤风	0.17	14.63	-	-	-	-	-	-	-	-	-	-	-	-	1.48	-	-	2.98	4.21	-	-
U017	6.脑膜炎	0.52	-	-	1.67	-	0.83	-	-	0.72	-	-	0.69	-	-	-	1.77	-	-	-	-	-
U018	7.乙型肝炎	2.65	-	-	-	-	-	-	-	-	-	1.43	2.07	10.29	2.46	7.4	12.38	16.51	5.95	25.26	31.97	-
U019	丙型肝炎	0.06	-	-	-	-	-	-	-	-	-	-	-	-	-	-	-	2.36	-	-	-	-
U020	8.疟疾	-	-	-	-	-	-	-	-	-	-	-	-	-	-	-	-	-	-	-	-	-
U021	9.热带病	-	-	-	-	-	-	-	-	-	-	-	-	-	-	-	-	-	-	-	-	-
U022	a.锥虫病	-	-	-	-	-	-	-	-	-	-	-	-	-	-	-	-	-	-	-	-	-
U023	b.南美锥虫病	-	-	-	-	-	-	-	-	-	-	-	-	-	-	-	-	-	-	-	-	-
U024	c.血吸虫病	-	-	-	-	-	-	-	-	-	-	-	-	-	-	-	-	-	-	-	-	-
U025	d.利什曼病	-	-	-	-	-	-	-	-	-	-	-	-	-	-	-	-	-	-	-	-	-
U026	e.淋巴性丝虫病	-	-	-	-	-	-	-	-	-	-	-	-	-	-	-	-	-	-	-	-	-
U027	f.盘尾丝虫病	-	-	-	-	-	-	-	-	-	-	-	-	-	-	-	-	-	-	-	-	-
U028	10.麻风病	0.06	-	-	-	-	-	-	-	-	-	-	-	-	-	-	-	-	-	-	7.99	-
U029	11.登革热	-	-	-	-	-	-	-	-	-	-	-	-	-	-	-	-	-	-	-	-	-
U030	12.流行性乙型脑炎	-	-	-	-	-	-	-	-	-	-	-	-	-	-	-	-	-	-	-	-	-
U031	13.沙眼	-	-	-	-	-	-	-	-	-	-	-	-	-	-	-	-	-	-	-	-	-
U032	14.肠线虫感染	0.06	-	-	-	-	-	-	-	-	-	-	-	1.29	-	-	-	-	-	-	-	-

续 表

疾病编码	疾病名称	总计	0–	1–	5–	10–	15–	20–	25–	30–	35–	40–	45–	50–	55–	60–	65–	70–	75–	80–	85及以上	不详
U033	a. 蛔虫病	—	—	—	—	—	—	—	—	—	—	—	—	—	—	—	—	—	—	—	—	—
U034	b. 鞭虫病	—	—	—	—	—	—	—	—	—	—	—	—	—	—	—	—	—	—	—	—	—
U035	c. 钩虫病	0.06	—	—	—	—	—	—	—	—	—	—	—	—	—	—	—	—	—	—	—	—
U036	d. 其他	0.06	—	—	—	—	—	—	—	—	—	—	—	1.29	—	—	—	—	—	—	—	—
U037	其他传染病	2.88	19.5	2.08	—	—	—	—	—	—	—	1.43	—	2.57	2.46	7.4	3.54	14.15	8.93	37.89	103.91	—
U038	B. 呼吸系统感染	21.61	102.4	12.49	4.16	0.9	1.67	0.59	2.2	0.72	1.39	—	1.38	2.57	4.93	16.27	35.36	106.12	130.96	366.22	895.21	—
U039	1. 下呼吸道感染	21.32	102.4	12.49	4.16	0.9	1.67	0.59	2.2	0.72	1.39	—	1.38	2.57	4.93	16.27	31.82	101.41	127.98	366.22	895.21	—
U040	2. 上呼吸道感染	0.29	—	—	—	—	—	—	—	—	—	—	—	—	—	—	3.54	4.72	2.98	—	—	—
U041	3. 中耳炎	—	—	—	—	—	—	—	—	—	—	—	—	—	—	—	—	—	—	—	—	—
U042	C. 妊娠、分娩和产褥期并发症	0.17	—	—	—	—	—	0.59	0.73	0.72	—	—	—	—	—	—	—	—	—	—	—	—
U043	1. 孕产妇出血	—	—	—	—	—	—	—	—	—	—	—	—	—	—	—	—	—	—	—	—	—
U044	2. 产妇败血症	0.06	—	—	—	—	—	0.59	—	—	—	—	—	—	—	—	—	—	—	—	—	—
U045	3. 妊娠高血压综合征	—	—	—	—	—	—	—	—	—	—	—	—	—	—	—	—	—	—	—	—	—
U046	4. 梗阻性分娩	—	—	—	—	—	—	—	—	—	—	—	—	—	—	—	—	—	—	—	—	—
U047	5. 流产	—	—	—	—	—	—	—	—	—	—	—	—	—	—	—	—	—	—	—	—	—
U048	其他	0.12	—	—	—	—	—	—	0.73	0.72	—	—	—	—	—	—	—	—	—	—	—	—
U049	D. 起源于围生期的情况	2.3	175.54	4.16	—	—	—	—	—	—	—	—	—	—	—	—	—	—	—	—	—	—
U050	1. 出生低体重	0.35	29.26	—	—	—	—	—	—	—	—	—	—	—	—	—	—	—	—	—	—	—
U051	2. 出生产伤和窒息	1.44	112.15	2.08	—	—	—	—	—	—	—	—	—	—	—	—	—	—	—	—	—	—
U052	其他	0.52	34.13	2.08	—	—	—	—	—	—	—	—	—	—	—	—	—	—	—	—	—	—
U053	E. 营养缺乏	0.98	4.88	—	—	—	0.83	—	—	—	—	—	0.69	—	—	—	—	—	2.98	16.84	71.94	—
U054	1. 蛋白质－能量营养不良	0.12	—	—	—	—	—	—	—	—	—	—	—	—	—	—	—	—	—	—	15.99	—
U055	2. 碘缺乏	—	—	—	—	—	—	—	—	—	—	—	—	—	—	—	—	—	—	—	—	—
U056	3. 维生素 A 缺乏病	—	—	—	—	—	—	—	—	—	—	—	—	—	—	—	—	—	—	—	—	—
U057	4. 缺铁性贫血	0.4	4.88	—	—	—	0.83	—	—	—	—	—	0.69	—	—	—	—	—	2.98	8.42	15.99	—
U058	其他营养缺乏症	0.46	—	—	—	—	—	—	—	—	—	—	—	—	—	—	—	—	—	8.42	39.96	—
U059	II. 慢性非传染性疾病	448.74	151.16	21.86	9.99	14.4	14.16	15.4	29.29	38.97	53.52	89.5	146.35	445.11	327.82	856.45	1168.67	2292.29	3500.1	5716.45	14379.35	—
U060	A. 恶性肿瘤	63.27	9.75	7.29	3.33	2.7	5.83	1.78	10.25	15.16	20.85	36.51	55.92	160.8	97.36	214.48	226.31	308.94	321.44	357.8	591.48	—
U061	1. 唇、口腔和咽恶性肿瘤	1.09	—	—	—	—	—	—	—	—	0.7	—	3.45	—	1.23	1.48	7.07	7.07	—	12.63	7.99	—
U062	2. 食道癌	1.33	—	—	—	—	—	—	—	—	—	0.72	0.69	5.15	2.46	2.96	7.07	2.36	8.93	4.21	39.96	—
U063	3. 胃癌	7.09	—	—	—	—	—	—	—	2.89	—	—	2.76	11.58	8.63	20.71	35.36	25.94	68.45	75.77	95.92	—
U064	4. 结直肠癌	5.47	—	—	—	—	—	—	0.73	—	2.09	2.15	2.07	10.29	4.93	20.71	24.75	33.02	41.67	46.3	47.96	—
U065	5. 肝癌	6.17	—	1.04	—	—	—	—	—	1.44	2.78	2.86	6.21	15.44	7.39	25.15	24.75	21.22	32.74	21.05	103.91	—

续表

疾病编码	疾病名称	总计	年龄组（岁）																			不详
			0 –	1 –	5 –	10 –	15 –	20 –	25 –	30 –	35 –	40 –	45 –	50 –	55 –	60 –	65 –	70 –	75 –	80 –	85及以上	
U066	6. 胰腺癌	1.38	—	—	—	—	—	—	0.73	—	—	2.15	0.69	1.29	1.23	4.44	3.54	9.43	5.95	16.84	15.99	—
U067	7. 肺癌	10.66	—	—	—	—	—	—	0.73	2.17	5.56	4.3	5.52	21.87	13.49	39.94	31.82	75.47	47.62	88.4	103.91	—
U068	8. 皮肤癌	0.63	—	—	—	—	—	—	—	—	—	—	—	1.29	1.23	—	1.77	7.07	2.98	8.42	15.99	—
U069	9. 乳腺癌	3.63	—	—	—	—	0.83	—	—	1.44	2.78	5.73	7.59	11.58	8.63	11.83	7.07	7.07	2.98	8.42	23.98	—
U070	10. 子宫颈癌	4.55	—	—	—	—	—	0.59	1.46	3.61	0.7	5.73	8.28	27.02	9.86	13.31	10.61	9.43	—	4.21	15.99	—
U071	11. 子宫体癌	1.79	—	—	—	—	—	—	1.44	1.44	1.39	0.72	3.45	6.43	2.46	7.4	3.54	2.36	14.88	4.21	—	—
U072	12. 卵巢癌	1.15	—	—	—	—	—	—	0.73	0.72	—	—	2.07	5.15	7.39	2.96	—	2.36	2.98	4.21	—	—
U073	13. 前列腺癌	—	—	—	—	—	—	—	—	—	—	—	—	—	—	—	—	—	—	—	—	—
U074	14. 膀胱癌	0.06	—	—	—	—	—	—	—	—	—	—	—	—	—	—	1.77	—	—	—	—	—
U075	15. 淋巴瘤与多发性骨髓瘤	2.07	—	2.08	2.5	0.9	1.67	—	3.66	0.72	0.7	1.43	1.38	3.86	4.93	8.88	7.07	16.51	2.98	4.21	15.99	—
U076	16. 白血病	3.28	4.88	1.04	0.83	1.8	3.33	1.18	2.2	—	1.39	1.43	5.52	6.43	3.7	16.27	7.07	7.07	8.93	8.42	7.99	—
U077	其他	12.91	4.88	3.12	0.83	—	0.83	1.18	2.2	0.72	2.78	9.31	6.21	33.45	14.79	38.46	53.04	82.54	80.36	54.72	95.92	—
U078	B. 其他肿瘤	0.69	—	—	—	—	—	—	—	—	—	0.72	0.69	—	1.23	5.92	—	2.36	2.98	—	—	—
U079	C. 糖尿病	11.12	14.63	1.04	0.83	—	—	—	0.73	0.72	2.09	2.86	5.52	7.72	9.86	50.29	40.66	56.6	77.38	113.66	223.8	—
U080	D. 内分泌紊乱	2.77	4.88	3.12	1.67	—	—	0.59	0.73	0.72	1.39	1.43	0.69	2.57	3.7	2.96	7.07	11.79	17.86	21.05	55.95	—
U081	E. 神经系统和精神障碍疾病	14.58	4.88	3.12	1.67	4.5	0.83	1.78	2.2	0.72	4.17	—	0.69	9.01	4.93	19.23	17.68	37.73	122.03	218.89	695.39	—
U082	1. 单相精神抑郁	0.12	—	—	—	—	—	0.59	—	—	—	—	—	—	—	—	—	—	—	—	—	—	—
U083	2. 双相情感障碍	—	—	—	—	—	—	—	—	—	—	—	—	—	—	—	—	—	—	—	—	7.99	—
U084	3. 精神分裂症	1.04	—	—	—	0.9	0.83	—	1.46	—	2.78	—	—	—	1.23	1.48	—	2.36	11.91	12.63	—	—
U085	4. 癫痫症	1.15	—	—	—	1.8	—	—	0.73	0.72	—	—	—	5.15	—	2.96	3.54	2.36	5.95	4.21	15.99	—
U086	5. 酒精使用所致精神障碍	0.12	—	—	—	—	—	—	—	—	—	—	—	—	—	—	—	—	2.98	—	—	—
U087	6. 阿尔茨海默病和其他痴呆	6.91	—	—	—	—	—	—	—	—	—	—	—	1.29	—	4.44	3.54	18.87	71.43	113.66	439.61	—
U088	7. 帕金森病	0.58	—	—	—	—	—	—	—	—	—	—	—	1.29	—	—	—	—	2.98	8.42	47.96	—
U089	8. 多发性硬化	—	—	—	—	—	—	—	—	—	—	—	—	—	—	—	—	—	—	—	—	—
U090	9. 药物使用所致精神障碍	0.06	—	—	—	—	—	—	—	—	—	—	—	—	—	—	—	—	—	—	7.99	—
U091	10. 创伤后应激障碍	—	—	—	—	—	—	—	—	—	—	—	—	—	—	—	—	—	—	—	—	—
U092	11. 强迫症	—	—	—	—	—	—	—	—	—	—	—	—	—	—	—	—	—	—	—	—	—
U093	12. 惊恐障碍	—	—	—	—	—	—	—	—	—	—	—	—	—	—	—	—	—	—	—	—	—
U094	13. 失眠症	—	—	—	—	—	—	—	—	—	—	—	—	—	—	—	—	—	—	—	—	—
U095	14. 偏头痛	—	—	—	—	—	—	—	—	—	—	—	—	—	—	—	—	—	—	—	—	—
U096	15. 由于铅暴露引起的精神发育障碍	—	—	—	—	—	—	—	—	—	—	—	—	—	—	—	—	—	—	—	—	—
U097	其他	4.49	4.88	—	0.83	1.8	—	—	—	—	1.39	—	0.69	1.29	3.7	10.35	8.84	14.15	26.79	75.77	175.85	—
U098	F. 感官疾病	—	—	—	—	—	—	—	—	—	—	—	—	—	—	—	—	—	—	—	—	—

续表

疾病编码	疾病名称	总计	0–	1–	5–	10–	15–	20–	25–	30–	35–	40–	45–	50–	55–	60–	65–	70–	75–	80–	85及以上	不详
U099	1. 青光眼	—	—	—	—	—	—	—	—	—	—	—	—	—	—	—	—	—	—	—	—	—
U100	2. 白内障	—	—	—	—	—	—	—	—	—	—	—	—	—	—	—	—	—	—	—	—	—
U101	3. 与年龄有关的视觉障碍	—	—	—	—	—	—	—	—	—	—	—	—	—	—	—	—	—	—	—	—	—
U102	4. 成年开始的听力丧失	—	—	—	—	—	—	—	—	—	—	—	—	—	—	—	—	—	—	—	—	—
U103	其他	—	—	—	—	—	—	—	—	—	—	—	—	—	—	—	—	—	—	—	—	—
U104	G. 心血管疾病	236.24	—	1.04	—	3.6	2.5	5.33	7.32	12.27	12.51	31.5	56.61	201.97	147.89	402.34	636.49	1235.76	1964.34	3232.87	8400.61	—
U105	1. 风湿性心脏病	9.56	—	—	—	—	—	—	0.72	0.72	0.7	1.43	2.76	6.43	9.86	14.79	28.29	51.88	71.43	147.33	303.73	—
U106	2. 高血压及并发症	18.9	—	—	—	—	—	0.59	1.44	1.44	2.15	2.15	4.83	10.29	12.32	35.5	44.2	94.33	193.46	227.31	703.38	—
U107	3. 缺血性心脏病	53.47	—	—	—	0.9	—	0.59	1.46	5.05	2.78	8.59	9.66	42.45	33.28	90.23	129.07	278.28	443.47	774.54	1934.3	—
U108	4. 脑血管病	126.3	—	—	—	—	1.67	1.78	3.66	5.05	5.56	15.75	35.9	118.35	77.64	229.27	403.11	683.91	1077.41	1666.95	4052.43	—
U109	5. 炎性心脏病	2.59	—	1.04	—	—	0.83	—	0.73	—	—	0.72	1.38	0.72	—	4.44	3.54	16.51	20.83	33.68	95.92	—
U110	其他	24.95	—	—	—	1.8	0.83	2.37	0.73	4.33	3.48	2.86	2.07	23.16	14.79	28.1	24.75	106.12	157.74	383.06	1294.86	—
U111	H. 主要呼吸系统疾病	83.15	19.5	1.04	—	0.9	0.83	1.78	0.73	4.33	3.48	6.44	10.36	29.59	27.11	90.23	137.91	464.59	753	1389.12	3460.95	—
U112	1. 慢性阻塞性肺病	73.75	—	1.04	—	0.9	0.83	1.78	0.73	2.17	2.09	4.3	8.28	25.73	23.42	82.83	127.3	422.14	675.62	1283.89	3013.35	—
U113	2. 哮喘	2.54	—	—	—	—	—	—	—	1.44	—	—	0.69	1.29	3.7	2.96	3.54	7.07	29.76	29.47	127.89	—
U114	其他	6.86	19.5	1.04	0.83	0.9	0.83	1.78	—	0.72	1.39	2.15	1.38	2.57	3.7	4.44	7.07	35.37	47.62	75.77	319.72	—
U115	I. 主要消化系统疾病	22.76	39.01	3.12	—	—	2.5	1.18	2.93	2.17	1.39	5.73	10.36	11.58	23.42	53.25	70.72	122.63	163.7	244.15	615.46	—
U116	1. 消化性溃疡	4.15	—	—	—	—	0.83	—	1.46	—	0.7	0.72	2.07	2.57	3.7	4.44	10.61	25.94	35.72	50.51	119.89	—
U117	2. 肝硬化	3	—	—	—	—	—	0.73	—	1.44	—	1.43	2.07	2.57	7.39	7.4	8.84	23.58	8.93	21.05	63.94	—
U118	3. 阑尾炎	0.35	—	—	—	—	—	—	—	—	—	—	—	—	—	—	3.54	—	—	4.21	15.99	—
U119	其他	15.21	39.01	3.12	0.83	1.8	1.67	1.18	0.73	0.7	0.7	3.58	6.21	6.43	12.32	41.42	45.97	73.11	119.05	168.38	415.63	—
U120	J. 主要泌尿生殖系统疾病	10.54	39.01	1.04	0.83	1.8	0.83	1.18	0.73	3.61	6.95	2.86	4.14	16.72	8.63	17.75	30.06	44.81	68.45	109.45	271.76	—
U121	1. 肾炎和肾病	10.08	—	1.04	0.83	1.8	0.83	1.18	0.73	2.89	6.95	2.86	4.14	15.44	8.63	16.27	26.52	42.45	68.45	101.03	271.76	—
U122	2. 前列腺增生	—	—	—	—	—	—	—	—	—	—	—	—	—	—	—	—	—	—	—	—	—
U123	其他	0.46	—	—	—	—	—	—	—	0.72	0.7	—	0.69	1.29	1.23	1.48	3.54	2.36	—	—	8.42	—
U124	K. 皮肤病	0.52	4.88	—	—	—	—	—	—	—	—	—	—	—	—	—	—	2.36	2.98	4.21	15.99	—
U125	1. 肌肉骨骼和结缔组织疾病	1.67	—	—	—	0.9	0.83	0.59	1.46	—	—	0.72	0.69	3.86	2.46	—	1.77	7.07	2.98	25.26	47.96	—
U126	2. 风湿性关节炎	0.63	—	—	—	—	0.83	—	—	—	—	0.72	0.69	1.29	1.23	—	—	2.36	—	21.05	23.98	—
U127	3. 骨关节炎	—	—	—	—	—	—	—	—	—	—	—	—	—	—	—	—	—	—	—	—	—
U128	4. 痛风	—	—	—	—	—	—	—	—	—	—	—	—	—	—	—	—	—	—	—	—	—
U129	腰痛	0.12	—	—	—	—	—	—	—	0.73	—	—	—	—	—	—	—	—	—	—	—	—
U130	其他	0.86	—	—	—	0.9	0.83	0.59	0.73	0.73	—	0.72	0.69	2.57	1.23	—	1.77	4.72	2.98	—	23.98	—
U131	M. 先天异常	1.38	58.51	4.16	1.67	—	—	1.18	2.2	—	0.72	0.72	—	2.57	1.23	—	—	—	—	—	23.98	—

年龄组（岁）

续表

疾病编码	疾病名称	总计	0–	1–	5–	10–	15–	20–	25–	30–	35–	40–	45–	50–	55–	60–	65–	70–	75–	80–	85及以上	不详
U132	1. 腹壁缺损	–	–	–	–	–	–	–	–	–	–	–	–	–	–	–	–	–	–	–	–	–
U133	2. 无脑畸形	–	–	–	–	–	–	–	–	–	–	–	–	–	–	–	–	–	–	–	–	–
U134	3. 肛门直肠闭锁	–	–	–	–	–	–	–	–	–	–	–	–	–	–	–	–	–	–	–	–	–
U135	4. 唇裂	–	–	–	–	–	–	–	–	–	–	–	–	–	–	–	–	–	–	–	–	–
U136	5. 腭裂	–	–	–	–	–	–	–	–	–	–	–	–	–	–	–	–	–	–	–	–	–
U137	6. 食管闭锁	–	–	–	–	–	–	–	–	–	–	–	–	–	–	–	–	–	–	–	–	–
U138	7. 肾发育不全	–	–	–	–	–	–	–	–	–	–	–	–	–	–	–	–	–	–	–	–	–
U139	8. 唐氏综合症	–	–	–	–	–	–	–	–	–	–	–	–	–	–	–	–	–	–	–	–	–
U140	9. 先天性心脏异常	1.33	58.51	4.16	1.67	–	–	1.18	2.2	–	–	–	–	–	–	–	–	–	–	–	–	–
U141	10. 脊柱裂	–	–	–	–	–	–	–	–	–	–	–	–	–	–	–	–	–	–	–	–	–
U142	其他	0.06	–	–	–	–	–	–	–	–	–	0.72	–	–	–	–	–	–	–	–	–	–
U143	N. 口腔疾病	0.06	–	–	–	–	–	–	–	–	–	–	–	–	–	–	–	–	2.98	–	–	–
U144	1. 龋齿	–	–	–	–	–	–	–	–	–	–	–	–	–	–	–	–	–	–	–	–	–
U145	2. 牙周病	–	–	–	–	–	–	–	–	–	–	–	–	–	–	–	–	–	–	–	–	–
U146	3. 无牙症	–	–	–	–	–	–	–	–	–	–	–	–	–	–	–	–	–	–	–	–	–
U147	其他	0.06	–	–	–	–	–	–	–	–	–	–	–	–	–	–	–	–	–	2.98	–	–
U148	Ⅲ. 伤害	51.4	68.27	45.8	16.66	18.9	16.66	14.81	17.57	13.71	22.24	27.92	32.45	65.61	36.97	54.73	90.17	160.37	247.03	463.04	1254.9	–
U149	A. 意外伤害	44.08	58.51	44.76	15.82	17.1	14.99	11.85	13.18	11.55	18.77	26.49	24.85	55.32	27.11	41.42	76.03	129.71	211.32	391.48	1158.98	–
U150	1. 道路交通事故	9.74	4.88	10.41	1.67	5.4	6.66	2.96	6.59	5.05	9.73	10.74	15.88	23.16	8.63	10.35	21.22	23.58	17.86	21.05	31.97	–
U151	2. 意外中毒	3.98	4.88	4.16	–	0.9	1.67	2.96	4.39	3.61	1.39	3.58	2.76	5.15	3.7	4.44	5.3	21.22	23.81	12.63	7.99	–
U152	3. 意外跌落	12.91	10.41	10.41	1.67	0.9	0.83	2.96	1.46	2.17	4.17	5.73	1.38	11.58	3.7	14.79	31.82	30.66	101.19	185.22	423.63	–
U153	4. 火灾	0.63	–	–	–	0.9	–	0.59	–	–	0.7	–	1.29	–	–	1.48	1.77	2.36	5.95	8.42	7.99	–
U154	5. 溺水	3.51	4.88	8.33	8.33	8.1	2.5	0.59	–	–	–	2.86	1.38	6.43	4.93	5.92	–	4.72	2.98	12.63	15.99	–
U155	其他	13.31	43.89	11.45	4.16	0.9	3.33	1.78	0.73	0.72	2.78	3.58	3.45	7.72	6.16	4.44	15.91	47.17	59.53	151.54	671.41	–
U156	B. 故意伤害	6.8	–	1.04	0.83	1.8	1.67	2.96	2.17	2.17	3.48	0.72	6.9	10.29	9.86	13.31	14.14	28.3	32.74	71.56	79.93	–
U157	1. 自杀及后遗症	6.4	–	–	0.83	1.8	1.67	2.96	2.17	2.78	2.78	0.72	6.21	10.29	9.86	13.31	12.38	28.3	29.76	67.35	79.93	–
U158	2. 他杀及后遗症	0.4	–	1.04	–	–	–	–	–	–	0.7	–	0.69	–	–	–	1.77	–	2.98	4.21	–	–
U159	3. 战争	–	–	–	–	–	–	–	–	–	–	–	–	–	–	–	–	–	–	–	–	–
U160	其他	–	–	–	–	–	–	–	–	–	–	–	–	–	–	–	–	–	–	–	–	–
U161	其他剩余疾病	11.58	34.13	3.12	2.5	–	1.67	0.59	0.73	0.72	0.7	2.15	0.69	1.29	2.46	4.44	1.77	21.22	32.74	126.28	967.15	–

表4-43 2018年西双版纳州死因别、年龄别死亡率（男女合计）

（单位：1/10万）

疾病编码	疾病名称	总计	0-	1-	5-	10-	15-	20-	25-	30-	35-	40-	45-	50-	55-	60-	65-	70-	75-	80-	85及以上	不详
U000	全死因	644.83	840.27	82.55	18.5	44.89	61.25	74.68	97.65	174.97	176.68	253.17	369.09	715.21	1093.27	1475.32	2407.98	3329.05	4412.06	9076.87	18191.84	-
U001	I.传染病、母婴疾病和营养缺乏性疾病	41.53	626.52	14.36	2.85	-	1.39	6.3	5.48	14.31	7.4	14.26	25.51	30.62	32.27	61.37	126.55	144.92	203.94	526.99	1433.3	-
U002	A.传染病和寄生虫病	15.93	14.74	1.79	1.42	-	-	4.5	2.74	12.11	6.48	8.91	20.41	26.94	24.67	49.1	83.16	66.25	64.66	99.95	110.25	-
U003	1.结核病	8.64	-	-	-	-	-	0.9	0.91	2.2	2.78	4.46	11.91	13.47	9.49	29.46	57.85	41.41	54.72	63.6	73.5	-
U004	2.性传播疾病	-	-	-	-	-	-	-	-	-	-	-	-	-	-	-	-	-	-	-	-	-
U005	a.梅毒	-	-	-	-	-	-	-	-	-	-	-	-	-	-	-	-	-	-	-	-	-
U006	b.衣原体病	-	-	-	-	-	-	-	-	-	-	-	-	-	-	-	-	-	-	-	-	-
U007	c.淋病	-	-	-	-	-	-	-	-	-	-	-	-	-	-	-	-	-	-	-	-	-
U008	d.其他	-	-	-	-	-	-	-	-	-	-	-	-	-	-	-	-	-	-	-	-	-
U009	3.艾滋病	2.8	-	-	-	-	-	1.8	-	6.6	2.78	2.67	5.95	3.67	3.8	4.91	7.23	8.28	-	27.26	-	-
U010	4.腹泻性疾病	0.17	7.37	-	-	-	-	-	-	-	-	-	-	-	-	-	3.62	-	-	-	-	-
U011	5.好发于儿童期的疾病	0.17	-	-	-	-	-	-	-	-	-	-	-	-	-	-	-	4.14	4.97	-	18.38	-
U012	a.百日咳	-	-	-	-	-	-	-	-	-	-	-	-	-	-	-	-	-	-	-	-	-
U013	b.脊髓灰质炎及后遗症	-	-	-	-	-	-	-	-	-	-	-	-	-	-	-	-	-	-	-	-	-
U014	c.白喉	-	-	-	-	-	-	-	-	-	-	-	-	-	-	-	-	-	-	-	-	-
U015	d.麻疹	-	-	-	-	-	-	-	-	-	-	-	-	-	-	-	-	-	-	-	-	-
U016	e.破伤风	0.17	-	-	-	-	-	-	-	-	-	-	-	-	-	-	-	4.14	4.97	-	18.38	-
U017	6.脑膜炎	0.17	-	-	1.42	-	-	-	-	2.2	-	-	-	-	-	-	-	-	-	-	-	-
U018	7.乙型肝炎	0.68	-	-	-	-	-	-	-	-	-	-	-	-	-	2.45	-	12.42	-	-	-	-
U019	丙型肝炎	1.36	-	-	-	-	-	-	-	-	0.93	-	1.7	4.9	5.69	-	-	-	-	-	-	-
U020	8.疟疾	-	-	-	-	-	-	-	-	-	-	-	-	-	-	-	-	-	-	-	-	-
U021	9.热带病	-	-	-	-	-	-	-	-	-	-	-	-	-	-	-	-	-	-	-	-	-
U022	a.锥虫病	-	-	-	-	-	-	-	-	-	-	-	-	-	-	-	-	-	-	-	-	-
U023	b.南美锥虫病	-	-	-	-	-	-	-	-	-	-	-	-	-	-	-	-	-	-	-	-	-
U024	c.血吸虫病	-	-	-	-	-	-	-	-	-	-	-	-	-	-	-	-	-	-	-	-	-
U025	d.利什曼病	-	-	-	-	-	-	-	-	-	-	-	-	-	-	-	-	-	-	-	-	-
U026	e.淋巴丝虫病	-	-	-	-	-	-	-	-	-	-	-	-	-	-	-	-	-	-	-	-	-
U027	f.盘尾丝虫病	-	-	-	-	-	-	-	-	-	-	-	-	-	-	-	-	-	-	-	-	-
U028	10.麻风病	0.08	-	-	-	-	-	-	-	-	-	-	-	-	-	-	-	-	4.97	-	-	-
U029	11.登革热	-	-	-	-	-	-	-	-	-	-	-	-	-	-	-	-	-	-	-	-	-
U030	12.流行性乙型脑炎	-	-	-	-	-	-	-	-	-	-	-	-	-	-	-	-	-	-	-	-	-
U031	13.沙眼	-	-	-	-	-	-	-	-	-	-	-	-	-	-	-	-	-	-	-	-	-
U032	14.肠线虫感染	-	-	-	-	-	-	-	-	-	-	-	-	-	-	-	-	-	-	-	-	-

续　表

疾病编码	疾病名称	总计	0-	1-	5-	10-	15-	20-	25-	30-	35-	40-	45-	50-	55-	60-	65-	70-	75-	80-	85及以上	不详
												年龄组（岁）										
U033	a. 蛔虫病	-	-	-	-	-	-	-	-	-	-	-	-	-	-	-	-	-	-	-	-	-
U034	b. 鞭虫病	-	-	-	-	-	-	-	-	-	-	-	-	-	-	-	-	-	-	-	-	-
U035	c. 钩虫病	-	-	-	-	-	-	-	-	-	-	-	-	-	-	-	-	-	-	-	-	-
U036	d. 其他	-	-	-	-	-	-	-	-	-	-	-	-	-	-	-	-	-	-	-	-	-
U037	其他传染病	2.03	7.37	1.79	-	-	-	1.8	1.83	1.1	-	1.78	0.85	4.9	5.69	12.27	3.62	-	-	9.09	-	-
U038	B. 呼吸系统疾病	16.53	103.19	5.38	1.42	-	1.39	-	-	-	0.93	3.57	4.25	3.67	5.69	12.27	36.16	74.53	114.41	381.61	1139.29	-
U039	1. 下呼吸道感染	16.53	103.19	5.38	1.42	-	1.39	-	-	-	0.93	3.57	4.25	3.67	5.69	12.27	36.16	74.53	114.41	381.61	1139.29	-
U040	2. 上呼吸道感染	-	-	-	-	-	-	-	-	-	-	-	-	-	-	-	-	-	-	-	-	-
U041	3. 中耳炎	-	-	-	-	-	-	-	-	-	-	-	-	-	-	-	-	-	-	-	-	-
U042	C. 妊娠，分娩和产褥期并发症	0.68	-	-	-	-	-	1.8	2.74	2.2	-	-	0.85	-	-	-	-	-	-	-	-	-
U043	1. 孕产妇出血	0.17	-	-	-	-	-	-	-	1.1	-	-	-	-	-	-	-	-	-	-	-	-
U044	2. 产妇贫血	-	-	-	-	-	-	-	-	-	-	-	-	-	-	-	-	-	-	-	-	-
U045	3. 妊娠高血压综合征	-	-	-	-	-	-	-	-	-	-	-	-	-	-	-	-	-	-	-	-	-
U046	4. 梗阻性分娩	-	-	-	-	-	-	-	-	-	-	-	-	-	-	-	-	-	-	-	-	-
U047	5. 流产	0.17	-	-	-	-	-	0.9	2.74	-	-	-	0.85	-	-	-	-	-	-	-	-	-
U048	其他	0.34	-	-	-	-	-	0.9	-	1.1	-	-	-	-	-	-	-	-	-	-	-	-
U049	D. 起源于围生期的情况	6.1	508.59	5.38	-	-	-	-	-	-	-	-	-	-	-	-	-	-	-	-	-	-
U050	1. 出生低体重	2.03	176.9	-	-	-	-	-	-	-	-	-	-	-	-	-	-	-	-	-	-	-
U051	2. 出生产伤和窒息	2.8	228.5	3.59	-	-	-	-	-	-	-	-	-	-	-	-	-	-	-	-	-	-
U052	其他	1.27	103.19	1.79	-	-	-	-	-	-	-	-	-	-	-	-	-	-	-	-	-	-
U053	E. 营养缺乏	2.29	-	1.79	-	-	-	-	-	-	-	1.78	-	-	1.9	-	7.23	4.14	24.87	45.43	183.76	-
U054	1. 蛋白质-能量营养不良	1.36	-	-	-	-	-	-	-	-	-	0.89	-	-	-	-	-	-	19.9	18.17	165.38	-
U055	2. 碘缺乏	-	-	-	-	-	-	-	-	-	-	-	-	-	-	-	-	-	-	-	-	-
U056	3. 维生素A缺乏症	-	-	-	-	-	-	-	-	-	-	-	-	-	-	-	-	-	-	-	-	-
U057	4. 缺铁性贫血	0.76	-	-	-	-	-	-	-	-	-	0.89	-	-	1.9	-	7.23	4.14	4.97	18.17	-	-
U058	其他营养缺乏症	0.17	-	-	-	-	-	-	-	-	-	-	-	-	-	-	-	-	-	9.09	18.38	-
U059	II. 慢性非传染性疾病	521.78	169.53	32.3	9.96	14.37	20.88	22.49	34.68	73.73	90.65	171.16	270.44	571.93	935.63	1283.85	2154.89	3043.35	4068.84	8222.79	14884.23	-
U060	A. 恶性肿瘤	92.97	7.18	-	2.85	1.8	6.96	3.6	9.13	19.81	28.68	51.7	70.59	150.64	263.83	343.67	462.8	546.56	462.59	808.65	679.9	-
U061	1. 唇，口腔和咽恶性肿瘤	1.78	-	-	-	-	-	-	0.91	1.1	-	-	1.7	2.45	9.49	4.91	-	12.42	9.95	18.17	-	-
U062	2. 食道癌	2.2	-	-	-	-	-	-	-	-	-	-	2.55	2.45	9.49	2.45	7.23	33.12	4.97	27.26	-	-
U063	3. 胃癌	10.08	-	-	-	-	-	0.9	-	1.85	1.85	5.35	2.55	13.47	36.06	41.73	50.62	78.67	74.61	63.6	91.88	-
U064	4. 结直肠癌	10.17	-	-	-	-	-	1.8	1.83	1.1	1.85	4.46	7.65	17.15	24.67	29.46	57.85	66.25	39.79	145.38	73.5	-
U065	5. 肝癌	16.19	-	-	-	-	-	-	0.91	2.2	5.55	16.05	16.16	33.07	47.45	56.46	86.77	86.95	79.59	54.52	55.13	-

续表

疾病编码	疾病名称	总计	0–	1–	5–	10–	15–	20–	25–	30–	35–	40–	45–	50–	55–	60–	65–	70–	75–	80–	85及以上	不详
															年龄组（岁）							
U066	6. 胸腺癌	2.63	-	-	-	-	-	-	-	-	-	5.35	2.55	2.45	5.69	19.64	7.23	28.98	9.95	36.34	-	-
U067	7. 肺癌	21.61	-	-	-	-	-	-	-	1.1	4.63	5.35	11.91	29.39	53.15	98.19	130.16	165.62	129.33	208.98	220.51	-
U068	8. 皮肤癌	0.59	-	-	-	-	-	-	-	-	-	0.89	0.85	-	1.9	2.45	-	4.14	-	9.09	18.38	-
U069	9. 孔腺癌	3.39	-	-	-	-	-	-	-	-	0.93	-	8.5	8.57	13.29	22.09	14.46	12.42	24.87	-	36.75	-
U070	10. 子宫颈癌	4.49	-	-	-	-	-	-	-	4.4	3.7	2.67	3.4	12.25	9.49	17.18	21.69	12.42	24.87	9.09	-	-
U071	11. 子宫体癌	1.1	-	-	-	-	-	-	-	1.1	0.93	0.89	2.55	-	3.8	7.36	3.62	8.28	4.97	-	9.09	-
U072	12. 阴巢癌	1.1	-	-	-	-	-	-	-	-	-	0.89	-	2.45	3.8	-	7.23	8.28	9.95	45.43	18.38	-
U073	13. 前列腺癌	1.36	-	-	-	-	-	-	-	-	-	-	-	-	1.9	2.45	10.85	8.28	4.97	27.26	-	-
U074	14. 膀胱癌	1.27	-	-	-	-	-	-	-	-	-	-	-	1.22	1.9	-	7.23	8.28	9.95	45.43	55.13	-
U075	15. 淋巴瘤与多发性骨髓瘤	2.2	-	-	-	-	1.39	-	2.74	1.1	0.93	0.89	1.7	3.67	3.8	7.36	7.23	-	4.97	9.09	18.38	-
U076	16. 白血病	3.98	3.59	3.59	2.85	1.8	4.18	0.9	2.74	4.4	3.7	5.35	1.7	4.9	9.49	12.27	10.85	20.7	34.82	-	-	-
U077	其他	8.81	-	-	-	-	1.39	-	1.83	3.3	3.7	8.02	6.8	13.47	24.67	17.18	47	-	-	109.03	110.25	-
U078	B. 其他肿瘤	1.1	1.79	-	-	-	1.39	-	-	-	-	-	0.85	-	3.8	2.45	7.23	12.42	4.97	9.09	18.38	-
U079	C. 糖尿病	20.17	7.37	-	1.42	-	1.39	-	0.91	3.3	0.93	7.13	5.1	23.27	41.76	56.46	97.62	111.8	189.02	290.75	551.27	-
U080	D. 内分泌紊乱	2.37	22.11	5.38	2.85	-	-	-	1.85	-	1.85	0.89	0.85	2.45	7.59	2.45	7.23	4.14	19.9	27.26	18.38	-
U081	E. 神经系统和精神障碍疾病	10	3.59	3.59	2.85	3.59	1.39	2.7	3.65	5.5	4.63	6.24	8.5	11.02	11.39	14.73	3.62	41.41	54.72	154.46	257.26	-
U082	1. 单相抑郁	0.08	-	-	-	-	-	-	-	-	-	-	-	-	-	-	-	-	-	-	-	-
U083	2. 双相情感障碍	-	-	-	-	-	-	-	-	-	-	-	-	-	-	-	-	-	-	-	-	-
U084	3. 精神分裂症	1.61	-	-	-	-	-	1.8	1.83	3.3	0.93	0.89	-	2.45	3.8	4.91	-	16.56	-	18.17	-	-
U085	4. 癫痫症	1.61	7.37	-	-	-	-	-	0.91	-	-	3.57	3.4	3.67	1.9	2.45	4.97	-	-	-	-	-
U086	5. 酒精使用所致精神障碍	0.68	-	-	-	-	-	-	0.91	-	0.93	1.78	1.7	-	-	2.45	-	4.14	4.97	-	-	-
U087	6. 阿尔茨海默病和其他痴呆	2.2	-	-	-	-	-	-	-	-	-	-	-	1.22	-	2.45	4.14	4.14	14.92	63.6	220.51	-
U088	7. 帕金森病	0.42	-	-	-	-	-	-	-	-	-	-	-	-	-	-	8.28	8.28	4.97	9.09	9.09	-
U089	8. 多发性硬化	-	-	-	-	-	-	-	-	-	-	-	-	-	-	-	-	-	-	-	-	-
U090	9. 药物使用所致精神障碍	0.17	-	-	-	-	-	-	-	1.1	-	-	-	1.22	-	-	-	-	-	-	-	-
U091	10. 创伤后应激障碍	-	-	-	-	-	-	-	-	-	-	-	-	-	-	-	-	-	-	-	-	-
U092	11. 强迫症	-	-	-	-	-	-	-	-	-	-	-	-	-	-	-	-	-	-	-	-	-
U093	12. 惊恐障碍	-	-	-	-	-	-	-	-	-	-	-	-	-	-	-	-	-	-	-	-	-
U094	13. 失眠症	-	-	-	-	-	-	-	-	-	-	-	-	-	-	-	-	-	-	-	-	-
U095	14. 偏头痛	-	-	-	-	-	-	-	-	-	-	-	-	-	-	-	-	-	-	-	-	-
U096	15. 由于暴露引起的精神发育障碍	0.08	-	-	-	-	-	-	-	-	-	-	-	-	-	-	-	-	-	9.09	-	-
U097	其他	2.97	14.74	3.59	2.85	-	-	0.9	0.91	1.1	0.93	-	3.4	2.45	5.69	2.45	3.62	4.14	19.9	54.52	36.75	-
U098	F. 感官疾病	-	-	-	-	-	-	-	-	-	-	-	-	-	-	-	-	-	-	-	-	-

续　表

疾病编码	疾病名称	总计	0–	1–	5–	10–	15–	20–	25–	30–	35–	40–	45–	50–	55–	60–	65–	70–	75–	80–	85及以上	不详
U099	1. 青光眼	–	–	–	–	–	–	–	–	–	–	–	–	–	–	–	–	–	–	–	–	–
U100	2. 白内障	–	–	–	–	–	–	–	–	–	–	–	–	–	–	–	–	–	–	–	–	–
U101	3. 与年龄有关的视觉障碍	–	–	–	–	–	–	–	–	–	–	–	–	–	–	–	–	–	–	–	–	–
U102	4. 成年开始的听力损失	–	–	–	–	–	–	–	–	–	–	–	–	–	–	–	–	–	–	–	–	–
U103	其他	–	–	–	–	–	–	–	–	–	–	–	–	–	–	–	–	–	–	–	–	–
U104	G. 心血管疾病	295.25	7.37	1.79	1.42	1.8	4.18	10.8	12.78	29.71	34.23	78.45	142.02	297.6	485.9	689.79	1254.61	1743.2	2561.68	5069.96	9389.93	–
U105	1. 风湿性心脏病	9.32	–	–	–	–	–	–	–	–	0.93	1.78	1.7	9.8	9.49	17.18	36.16	37.27	94.51	208.98	441.01	–
U106	2. 高血压及并发症	23.81	–	–	–	–	–	–	–	1.1	–	4.46	5.95	13.47	26.57	46.64	86.77	161.48	283.53	472.47	955.53	–
U107	3. 缺血性心脏病	76.1	–	–	–	–	1.39	6.3	0.91	2.2	7.4	14.26	29.77	61.23	94.9	189.02	314.56	472.03	606.84	1371.98	3399.49	–
U108	4. 脑血管病	160.34	–	–	1.42	–	–	–	7.3	14.31	18.5	46.36	84.19	181.25	313.18	368.22	744.81	964.76	1452.45	2589.5	3895.63	–
U109	5. 炎性心脏病	4.15	–	–	–	–	–	2.7	–	1.1	0.89	–	5.1	9.8	13.29	12.27	7.23	16.56	14.92	54.52	55.13	–
U110	其他	21.44	7.37	1.79	–	1.8	2.78	1.8	4.56	11	7.4	10.7	15.31	22.04	28.47	56.46	65.08	91.09	109.43	372.52	624.77	–
U111	H. 主要呼吸系统疾病	44.24	–	1.79	–	–	–	0.9	0.91	1.1	1.85	–	2.55	12.25	30.37	46.64	137.39	306.41	437.72	1108.49	2682.84	–
U112	1. 慢性阻塞性肺疾病	36.44	–	–	–	–	–	0.9	–	0.9	0.93	–	1.7	8.57	18.98	36.82	108.47	231.87	378.03	990.37	2260.2	–
U113	2. 哮喘	2.37	–	–	–	–	–	–	–	–	–	–	0.85	1.22	–	–	14.46	24.84	14.92	45.43	128.63	–
U114	其他	5.42	–	1.79	–	–	–	–	0.91	–	0.93	–	–	2.45	11.39	9.82	14.46	49.69	44.77	72.69	294.01	–
U115	I. 主要消化系统疾病	31.53	22.11	1.79	–	1.8	2.78	2.7	2.74	4.4	14.8	17.83	27.21	42.86	47.45	81.01	101.24	153.2	213.89	408.87	771.78	–
U116	1. 消化性溃疡	5.08	–	–	–	1.8	–	–	–	1.1	0.93	0.89	3.4	8.57	7.59	9.82	39.77	28.98	29.84	90.86	91.88	–
U117	2. 肝硬化	11.19	–	–	–	–	1.39	0.9	0.91	3.3	10.18	8.91	15.31	22.04	20.88	31.91	18.08	41.41	69.64	63.6	165.38	–
U118	3. 阑尾炎	0.08	–	–	–	–	–	–	–	–	–	–	–	–	–	2.45	–	–	–	–	–	–
U119	其他	15.17	22.11	1.79	–	–	1.39	1.8	1.83	1.1	3.7	8.02	8.5	12.25	13.98	36.82	43.39	82.81	114.41	254.41	514.52	–
U120	J. 主要泌尿生殖系统疾病	18.05	14.74	–	–	–	–	–	2.74	8.8	3.7	5.35	10.21	25.72	37.96	44.19	83.16	86.95	114.41	281.66	349.14	–
U121	1. 肾炎和肾病	16.53	14.74	–	–	–	–	–	2.74	7.7	3.7	5.35	9.35	24.49	34.16	41.73	79.54	78.67	99.48	245.32	312.39	–
U122	2. 前列腺增生	–	–	–	–	–	–	–	–	–	–	–	–	–	–	–	–	–	–	–	–	–
U123	其他	1.53	–	–	–	–	–	–	–	1.1	–	–	0.85	1.22	3.8	2.45	3.62	8.28	14.92	36.34	36.75	–
U124	K. 皮肤病	0.08	–	–	–	–	–	–	–	–	–	–	0.85	–	–	–	–	–	–	–	–	–
U125	L. 肌肉骨骼和结缔组织疾病	3.64	–	–	–	–	–	–	–	–	–	2.67	0.85	4.9	7.59	2.45	7.23	37.27	9.95	63.6	165.38	–
U126	1. 风湿性关节炎	1.27	–	–	–	–	1.39	–	–	–	–	–	–	–	–	–	3.62	8.28	4.97	45.43	110.25	–
U127	2. 骨关节炎	–	–	–	–	–	–	–	–	–	–	–	–	–	–	–	–	–	–	–	–	–
U128	3. 痛风	0.85	–	–	–	–	–	–	–	–	–	–	0.85	1.22	3.8	2.45	–	8.28	4.97	9.09	36.75	–
U129	4. 腰痛	0.08	–	–	–	–	–	–	–	–	–	–	–	–	–	–	–	4.14	–	–	–	–
U130	其他	1.44	–	–	–	–	1.39	–	–	–	–	2.67	0.85	3.67	3.8	–	3.62	16.56	4.97	9.09	18.38	–
U131	M. 先天异常	2.37	95.82	8.97	1.42	5.39	2.78	–	–	1.1	–	0.89	0.85	1.22	–	–	–	–	–	9.09	18.38	–

续 表

疾病编码	疾病名称	总计	年龄组（岁）																			不详
			0—	1—	5—	10—	15—	20—	25—	30—	35—	40—	45—	50—	55—	60—	65—	70—	75—	80—	85及以上	
UL132	1. 腹壁缺损	—	—	—	—	—	—	—	—	—	—	—	—	—	—	—	—	—	—	—	—	—
UL133	2. 无脑畸形	—	—	—	—	—	—	—	—	—	—	—	—	—	—	—	—	—	—	—	—	—
UL134	3. 肛门直肠闭锁	—	—	—	—	—	—	—	—	—	—	—	—	—	—	—	—	—	—	—	—	—
UL135	4. 唇裂	—	—	—	—	—	—	—	—	—	—	—	—	—	—	—	—	—	—	—	—	—
UL136	5. 腭裂	—	—	—	—	—	—	—	—	—	—	—	—	—	—	—	—	—	—	—	—	—
UL137	6. 食管闭锁	—	—	—	—	—	—	—	—	—	—	—	—	—	—	—	—	—	—	—	—	—
UL138	7. 肾发育不全	0.17	7.37	—	—	—	—	—	—	—	—	—	—	—	—	—	—	—	—	—	—	—
UL139	8. 唐氏综合征	1.86	66.34	7.18	1.42	5.39	2.78	—	—	—	—	—	—	—	—	—	—	—	—	—	—	—
UL140	9. 先天性心脏异常	—	—	—	—	—	—	—	—	1.1	—	0.89	—	1.22	—	—	—	—	—	—	—	—
UL141	10. 脊柱裂	—	—	—	—	—	—	—	—	—	—	—	0.85	—	—	—	—	—	—	—	—	—
UL142	其他	0.34	22.11	1.79	—	—	—	—	—	—	—	—	—	—	—	—	—	—	—	—	—	—
UL143	N. 口腔疾病	—	—	—	—	—	—	—	—	—	—	—	—	—	—	—	—	—	—	—	—	—
UL144	1. 龋齿	—	—	—	—	—	—	—	—	—	—	—	—	—	—	—	—	—	—	—	—	—
UL145	2. 牙周病	—	—	—	—	—	—	—	—	—	—	—	—	—	—	—	—	—	—	—	—	—
UL146	3. 无牙症	—	—	—	—	—	—	—	—	—	—	—	—	—	—	—	—	—	—	—	—	—
UL147	其他	—	—	—	—	—	—	—	—	—	—	—	—	—	—	—	—	—	—	—	—	—
UL148	Ⅲ. 伤害	71.69	22.11	34.1	5.69	30.53	38.98	45.89	57.5	85.84	74.93	66.86	72.29	111.45	121.47	125.19	126.55	132.5	109.43	218.06	422.64	—
UL149	A. 意外伤害	55.93	22.11	32.3	4.27	28.73	34.8	36.89	44.72	71.53	49.95	54.38	58.68	74.71	87.31	88.37	90.39	115.94	99.48	163.55	404.26	—
UL150	1. 道路交通事故	25.76	—	10.77	1.42	7.18	22.27	22.49	34.68	37.42	24.05	27.64	29.77	31.84	43.65	41.73	32.54	20.7	4.97	45.43	36.75	—
UL151	2. 意外中毒	7.8	—	1.79	—	1.8	1.39	0.9	1.83	14.31	11.1	8.91	15.31	11.02	17.08	17.18	10.85	4.14	14.92	27.26	—	—
UL152	3. 意外跌落	9.49	—	1.8	1.8	1.8	1.39	1.8	1.83	6.6	1.85	3.57	7.65	11.02	9.49	17.18	39.77	62.11	54.72	72.69	349.14	—
UL153	4. 火灾	0.25	—	—	—	—	—	—	—	—	—	—	—	1.22	—	—	—	—	—	—	—	—
UL154	5. 溺水	5.85	—	16.15	2.85	17.96	5.57	7.2	3.65	4.4	1.85	3.57	2.55	7.35	5.69	4.91	3.62	16.56	9.95	9.09	—	—
UL155	其他	6.78	22.11	3.59	—	5.57	5.57	3.6	2.74	8.8	11.1	10.7	3.4	12.25	11.39	7.36	3.62	12.42	14.92	9.09	18.38	—
UL156	B. 故意伤害	12.88	—	—	2.85	1.8	2.78	7.2	12.78	11	18.5	12.48	11.06	30.62	28.47	27	32.54	12.42	4.97	45.43	18.38	—
UL157	1. 自杀及后遗症	10.85	—	—	2.85	1.8	2.78	7.2	10.95	9.9	15.73	7.13	8.5	23.27	24.67	27	28.92	12.42	4.97	45.43	18.38	—
UL158	2. 他杀及后遗症	0.76	—	—	—	—	—	1.83	1.83	0.93	0.93	0.85	0.85	2.45	3.8	—	3.62	—	—	—	—	—
UL159	3. 战争	—	—	—	—	—	—	—	—	—	—	—	—	—	—	—	—	—	—	—	—	—
UL160	其他	1.27	—	—	—	—	—	—	—	1.1	5.35	1.7	1.7	4.9	1.9	—	—	—	—	—	—	—
UL161	其他剩余疾病	9.83	22.11	1.79	—	—	—	—	—	1.1	3.7	0.89	0.85	1.22	1.9	4.91	—	8.28	29.84	109.03	1451.67	—

（单位：1/10万）

表4-44 2018年西双版纳州死因别、年龄别死亡率（男）

疾病编码	疾病名称	总计	年龄组（岁）																				不详
			0-	1-	5-	10-	15-	20-	25-	30-	35-	40-	45-	50-	55-	60-	65-	70-	75-	80-	85及以上	
U000	全死因	759.57	1027.5	79.79	27.33	59.31	90.74	97.9	145.29	251.3	268.26	357.86	524.33	962.05	1509.11	1959	3239.36	4332.94	5300.58	9656.14	19176.84	—
U001	Ⅰ.传染病、母婴疾病和营养缺乏性疾病	46.23	781.48	24.29	5.47	—	—	6.99	—	20.77	10.45	15.19	35.38	39.41	44.28	76.64	129.88	180.16	290.89	519.79	1537.77	—
U002	A.传染病和寄生虫病	21.09	14.47	3.47	2.73	—	—	6.99	—	20.77	8.71	10.13	28.95	34.77	33.21	62.27	114.6	63.06	118.51	139.94	271.37	—
U003	1.结核病	11.23	—	—	—	—	—	1.75	—	4.15	3.48	6.75	14.48	23.18	7.38	33.53	84.04	36.03	107.74	59.98	180.91	—
U004	2.性传播疾病	—	—	—	—	—	—	—	—	—	—	—	—	—	—	—	—	—	—	—	—	—
U005	a.梅毒	—	—	—	—	—	—	—	—	—	—	—	—	—	—	—	—	—	—	—	—	—
U006	b.衣原体病	—	—	—	—	—	—	—	—	—	—	—	—	—	—	—	—	—	—	—	—	—
U007	c.淋病	—	—	—	—	—	—	—	—	—	—	—	—	—	—	—	—	—	—	—	—	—
U008	d.其他	—	—	—	—	—	—	—	—	—	—	—	—	—	—	—	—	—	—	—	—	—
U009	3.艾滋病	4.25	—	—	—	—	—	3.5	—	10.38	3.48	1.69	11.26	2.32	7.38	—	7.64	18.02	—	59.98	—	—
U010	4.腹泻性疾病	0.33	—	—	—	—	—	—	—	—	—	—	—	—	—	—	7.64	—	—	—	45.23	—
U011	5.好发于儿童期的疾病	0.16	—	—	—	—	—	—	—	—	—	—	—	—	—	—	—	—	10.77	—	—	—
U012	a.百日咳	—	—	—	—	—	—	—	—	—	—	—	—	—	—	—	—	—	—	—	—	—
U013	b.脊髓灰质炎及后遗症	—	—	—	—	—	—	—	—	—	—	—	—	—	—	—	—	—	—	—	—	—
U014	c.白喉	—	—	—	—	—	—	—	—	—	—	—	—	—	—	—	—	—	—	—	—	—
U015	d.麻疹	—	—	—	—	—	—	—	—	—	—	—	—	—	—	—	—	—	—	—	—	—
U016	e.破伤风	0.16	—	—	2.73	—	—	—	—	—	—	—	—	—	—	—	—	—	—	—	—	—
U017	6.脑膜炎	0.82	—	—	—	—	—	—	—	4.15	—	—	—	—	—	9.58	—	—	10.77	—	—	—
U018	7.乙型肝炎	2.13	—	—	—	—	—	—	—	—	1.74	—	1.61	9.27	11.07	4.79	7.64	9.01	—	—	45.23	—
U019	丙型肝炎	—	—	—	—	—	—	—	—	—	—	—	—	—	—	—	—	—	—	—	—	—
U020	8.疟疾	—	—	—	—	—	—	—	—	—	—	—	—	—	—	—	—	—	—	—	—	—
U021	9.热带病	—	—	—	—	—	—	—	—	—	—	—	—	—	—	—	—	—	—	—	—	—
U022	a.锥虫病	—	—	—	—	—	—	—	—	—	—	—	—	—	—	—	—	—	—	—	—	—
U023	b.南美锥虫病	—	—	—	—	—	—	—	—	—	—	—	—	—	—	—	—	—	—	—	—	—
U024	c.血吸虫病	—	—	—	—	—	—	—	—	—	—	—	—	—	—	—	—	—	—	—	—	—
U025	d.利什曼病	—	—	—	—	—	—	—	—	—	—	—	—	—	—	—	—	—	—	—	—	—
U026	e.淋巴性丝虫病	—	—	—	—	—	—	—	—	—	—	—	—	—	—	—	—	—	—	—	—	—
U027	f.盘尾丝虫病	—	—	—	—	—	—	—	—	—	—	—	—	—	—	—	—	—	—	—	—	—
U028	10.麻风病	—	—	—	—	—	—	—	—	—	—	—	—	—	—	—	—	—	—	—	—	—
U029	11.登革热	—	—	—	—	—	—	—	—	—	—	—	—	—	—	—	—	—	—	—	—	—
U030	12.流行性乙型脑炎	—	—	—	—	—	—	—	—	—	—	—	—	—	—	—	—	—	—	—	—	—
U031	13.沙眼	—	—	—	—	—	—	—	—	—	—	—	—	—	—	—	—	—	—	—	—	—
U032	14.肠线虫感染	—	—	—	—	—	—	—	—	—	—	—	—	—	—	—	—	—	—	—	—	—

续表

疾病编码	疾病名称	总计	年龄组（岁）																			
			0-	1-	5-	10-	15-	20-	25-	30-	35-	40-	45-	50-	55-	60-	65-	70-	75-	80-	85及以上	不详
U033	a.蛔虫病	—	—	—	—	—	—	—	—	—	—	—	—	—	—	—	—	—	—	—	—	—
U034	b.鞭虫病	—	—	—	—	—	—	—	—	—	—	—	—	—	—	—	—	—	—	—	—	—
U035	c.钩虫病	—	—	—	—	—	—	—	—	—	—	—	—	—	—	—	—	—	—	—	—	—
U036	d.其他	—	—	—	—	—	—	—	—	—	—	—	—	—	—	—	—	—	—	—	—	—
U037	其他传染病	2.13	14.47	3.47	—	—	—	1.75	—	2.08	—	1.69	1.61	4.64	7.38	14.37	7.64	108.1	140.06	19.99	—	—
U038	B.呼吸系统感染	15.53	115.77	6.94	2.73	—	—	—	—	—	1.74	3.38	6.43	4.64	7.38	14.37	7.64	108.1	140.06	359.86	1175.94	—
U039	1.下呼吸道感染	15.53	115.77	6.94	2.73	—	—	—	—	—	1.74	3.38	6.43	4.64	7.38	14.37	7.64	108.1	140.06	359.86	1175.94	—
U040	2.上呼吸道感染	—	—	—	—	—	—	—	—	—	—	—	—	—	—	—	—	—	—	—	—	—
U041	3.中耳炎	—	—	—	—	—	—	—	—	—	—	—	—	—	—	—	—	—	—	—	—	—
U042	C.妊娠、分娩和产褥期并发症	—	—	—	—	—	—	—	—	—	—	—	—	—	—	—	—	—	—	—	—	—
U043	1.孕产妇出血	—	—	—	—	—	—	—	—	—	—	—	—	—	—	—	—	—	—	—	—	—
U044	2.产妇败血症	—	—	—	—	—	—	—	—	—	—	—	—	—	—	—	—	—	—	—	—	—
U045	3.妊娠高血压综合征	—	—	—	—	—	—	—	—	—	—	—	—	—	—	—	—	—	—	—	—	—
U046	4.梗阻性分娩	—	—	—	—	—	—	—	—	—	—	—	—	—	—	—	—	—	—	—	—	—
U047	5.流产	—	—	—	—	—	—	—	—	—	—	—	—	—	—	—	—	—	—	—	—	—
U048	其他	—	—	—	—	—	—	—	—	—	—	—	—	—	—	—	—	—	—	—	—	—
U049	D.起源于围生期的情况	7.85	651.23	10.41	—	—	—	—	—	—	—	—	—	—	—	—	—	—	—	—	—	—
U050	1.出生低体重	2.78	246.02	—	—	—	—	—	—	—	—	—	—	—	—	—	—	—	—	—	—	—
U051	2.出生产伤和窒息	3.76	303.91	6.94	—	—	—	—	—	—	—	—	—	—	—	—	—	—	—	—	—	—
U052	其他	1.31	101.3	3.47	—	—	—	—	—	—	—	—	—	—	—	—	—	—	—	—	—	—
U053	E.营养缺乏	1.8	—	—	3.47	—	—	—	—	—	—	1.69	—	—	3.69	—	7.64	9.01	32.32	19.99	90.46	—
U054	1.蛋白质-能量营养不良	0.82	—	—	—	—	—	—	—	—	—	—	—	—	—	—	7.64	9.01	32.32	19.99	90.46	—
U055	2.碘缺乏	—	—	—	—	—	—	—	—	—	—	—	—	—	—	—	—	—	—	—	—	—
U056	3.维生素A缺乏病	—	—	—	—	—	—	—	—	—	—	—	—	—	—	—	—	—	—	—	—	—
U057	4.缺铁性贫血	0.82	—	—	3.47	—	—	—	—	—	—	1.69	—	—	3.69	—	—	—	—	19.99	—	—
U058	其他营养性疾病	0.16	—	—	—	—	—	—	—	—	—	—	—	—	—	—	—	—	—	19.99	—	—
U059	II.慢性非传染性疾病	598.8	188.13	20.82	13.67	10.47	21.35	22.73	56.01	91.38	125.42	234.63	373.14	751.1	1269.28	1666.83	2941.4	3990.63	4837.32	8816.47	16327.45	—
U060	A.恶性肿瘤	112.34	—	3.47	5.47	3.49	2.67	3.5	15.75	8.31	26.13	62.46	70.77	164.59	328.39	440.66	672.32	801.73	592.54	1259.5	1085.48	—
U061	1.唇、口腔和咽恶性肿瘤	2.45	—	—	—	—	—	1.75	1.75	—	—	3.22	3.22	4.64	18.45	4.79	15.28	9.01	10.77	19.99	—	—
U062	2.食道癌	3.76	—	—	—	—	—	—	—	—	—	1.69	1.69	4.64	18.45	4.79	15.28	63.06	10.77	39.98	—	—
U063	3.胃癌	13.41	—	—	—	—	—	—	1.75	3.48	3.48	5.06	1.61	23.18	51.66	62.27	91.68	108.1	75.41	99.96	135.69	—
U064	4.结直肠癌	11.28	—	—	—	—	—	1.75	2.08	2.08	1.74	6.75	6.43	13.91	18.45	43.11	76.4	63.06	53.87	259.9	90.46	—
U065	5.肝癌	24.53	—	—	—	—	—	1.75	1.75	6.97	6.97	28.7	22.52	41.73	73.8	105.37	129.88	153.14	129.28	99.96	90.46	—

续表

疾病编码	疾病名称	总计	0-	1-	5-	10-	15-	20-	25-	30-	35-	40-	45-	50-	55-	60-	65-	70-	75-	80-	85及以上	不详
U066	6.胸腺癌	3.92	-	-	-	-	-	-	-	-	-	-	3.22	4.64	11.07	23.95	15.28	45.04	10.77	79.97	-	-
U067	7.肺癌	30.58	-	-	-	-	-	-	-	-	6.97	8.44	12.87	44.05	66.42	134.11	221.56	288.26	204.7	299.88	452.28	-
U068	8.皮肤癌	0.65	-	-	-	-	-	-	-	-	-	-	1.61	-	3.69	4.79	-	-	-	-	45.23	-
U069	9.乳腺癌	0.49	-	-	-	-	-	-	-	-	-	-	1.61	-	3.69	4.79	-	-	-	-	-	-
U070	10.子宫颈癌	-	-	-	-	-	-	-	-	-	-	-	-	-	-	-	-	-	-	-	-	-
U071	11.子宫体癌	-	-	-	-	-	-	-	-	-	-	-	-	-	-	-	-	-	-	-	-	-
U072	12.卵巢癌	-	-	-	-	-	-	-	-	-	-	-	-	-	-	-	-	-	-	-	-	-
U073	13.前列腺癌	2.62	-	-	-	-	-	-	-	-	-	-	-	4.64	7.38	-	15.28	18.02	21.55	99.96	45.23	-
U074	14.膀胱癌	2.29	-	-	-	-	-	-	-	-	-	-	-	-	3.69	4.79	22.92	18.02	10.77	59.98	135.69	-
U075	15.淋巴瘤与多发性骨髓瘤	2.78	-	-	-	-	2.67	-	-	-	1.74	-	3.22	4.64	7.38	9.58	7.64	9.01	10.77	79.97	-	-
U076	16.白血病	3.6	-	3.47	5.47	3.49	-	1.75	5.25	2.08	1.74	3.38	3.22	4.64	7.38	19.16	7.64	9.01	10.77	-	-	-
U077	其他	9.97	-	-	-	-	-	-	3.5	2.08	1.74	8.44	8.04	18.55	36.9	19.16	68.76	27.02	43.09	119.95	90.46	-
U078	B.其他肿瘤	1.31	-	3.47	-	-	-	-	3.5	-	1.74	-	1.61	-	3.69	-	-	18.02	10.77	-	-	-
U079	C.糖尿病	17.99	-	-	-	-	-	-	1.75	4.15	1.74	11.82	6.43	25.5	7.97	71.85	76.4	99.09	150.83	159.94	587.97	-
U080	D.内分泌病	2.62	14.47	-	2.73	-	-	-	1.75	-	1.74	-	-	2.32	11.07	4.79	7.64	9.01	32.32	39.98	45.23	-
U081	E.神经系统和精神障碍疾病	11.77	28.94	-	-	3.49	2.67	1.75	3.5	10.38	8.71	8.44	16.08	16.23	14.76	19.16	-	54.05	75.41	139.94	226.14	-
U082	1.单相情神抑郁	0.16	-	-	-	-	-	-	-	-	-	-	-	-	-	-	-	10.77	-	-	-	-
U083	2.双相情感障碍	-	-	-	-	-	-	-	-	-	-	-	-	-	-	-	-	-	-	-	-	-
U084	3.精神分裂症	2.13	-	-	-	-	2.67	1.75	1.75	-	1.74	1.69	6.43	4.64	3.69	4.79	-	18.02	-	39.98	-	-
U085	4.癫痫症	2.45	-	-	-	-	-	-	1.75	6.23	1.74	3.38	3.22	4.64	3.69	4.79	-	9.01	10.77	-	-	-
U086	5.酒精使用所致精神障碍	1.31	-	-	-	-	-	-	-	-	1.74	3.38	3.22	-	-	4.79	-	9.01	32.32	-	-	-
U087	6.阿尔茨海默病和其他痴呆	2.29	-	-	-	-	-	-	-	-	1.74	-	-	-	-	-	-	9.01	32.32	79.97	226.14	-
U088	7.帕金森病	0.49	-	-	-	-	-	-	-	-	-	-	-	-	-	4.79	-	9.01	-	19.99	-	-
U089	8.多发性硬化	-	-	-	-	-	-	-	-	-	-	-	-	-	-	-	-	-	-	-	-	-
U090	9.药物使用所致精神障碍	0.33	-	-	-	-	-	-	-	2.08	-	-	-	2.32	-	-	-	-	-	-	-	-
U091	10.创伤后应激障碍	-	-	-	-	-	-	-	-	-	-	-	-	-	-	-	-	-	-	-	-	-
U092	11.强迫症	-	-	-	-	-	-	-	-	-	-	-	-	-	-	-	-	-	-	-	-	-
U093	12.惊恐障碍	-	-	-	-	-	-	-	-	-	-	-	-	-	-	-	-	-	-	-	-	-
U094	13.失眠症	-	-	-	-	-	-	-	-	-	-	-	-	-	-	-	-	-	-	-	-	-
U095	14.偏头痛	-	-	-	-	-	-	-	-	-	-	-	-	-	-	-	-	-	-	-	-	-
U096	15.由于铅暴露引起的精神发育障碍	-	-	-	-	-	-	-	-	-	-	-	-	-	-	-	-	-	-	-	-	-
U097	其他	2.62	28.94	-	-	3.49	-	-	-	2.08	1.74	-	6.43	4.64	7.38	-	-	9.01	21.55	-	-	-
U098	F.感官疾病	-	-	-	-	-	-	-	-	-	-	-	-	-	-	-	-	-	-	-	-	-

续 表

疾病编码	疾病名称	总计	0 –	1 –	5 –	10 –	15 –	20 –	25 –	30 –	35 –	40 –	45 –	50 –	55 –	60 –	65 –	70 –	75 –	80 –	85及以上	不详
U099	1.青光眼	—	—	—	—	—	—	—	—	—	—	—	—	—	—	—	—	—	—	—	—	—
U100	2.白内障	—	—	—	—	—	—	—	—	—	—	—	—	—	—	—	—	—	—	—	—	—
U101	3.与年龄有关的视觉障碍	—	—	—	—	—	—	—	—	—	—	—	—	—	—	—	—	—	—	—	—	—
U102	4.成年开始的听力损失	—	—	—	—	—	—	—	—	—	—	—	—	—	—	—	—	—	—	—	—	—
U103	其他	—	—	—	—	—	—	—	—	—	—	—	—	—	—	—	—	—	—	—	—	—
U104	G.心血管疾病	333.9	14.47	—	2.73	—	5.34	12.24	21.01	49.84	54	119.85	212.3	419.59	682.61	934	1711.36	2207.01	2984.27	5057.98	9090.91	—
U105	1.风湿性心脏病	8.18	—	—	—	—	—	—	—	—	1.74	1.69	6.43	9.27	7.38	19.16	45.84	36.03	86.19	179.93	497.51	—
U106	2.高血压及并发症	24.53	—	—	—	—	—	—	—	2.08	—	6.75	—	18.55	40.59	71.85	91.68	216.2	323.21	399.84	949.8	—
U107	3.缺血性心脏病	78	—	—	—	—	—	—	—	4.15	12.19	23.63	46.64	83.46	143.9	229.91	382	585.53	754.15	1199.52	2578.02	—
U108	4.脑血管病	193.11	—	—	2.73	—	2.67	6.99	14	22.85	27.87	70.9	125.45	259.64	442.77	531.66	1100.16	1243.13	1691.45	2898.84	4206.24	—
U109	5.炎性心脏病	5.23	—	—	—	—	—	3.5	—	2.08	—	—	9.65	13.91	18.45	9.58	7.64	18.02	21.55	79.97	45.23	—
U110	其他	24.69	14.47	—	—	—	2.67	1.75	7	18.69	12.19	16.88	24.13	34.77	29.52	71.85	84.04	108.1	107.74	299.88	768.88	—
U111	H.主要呼吸系统疾病	48.73	3.47	—	—	—	—	1.75	1.75	—	—	—	3.22	16.23	40.59	52.69	206.28	405.37	495.58	1239.5	3799.19	—
U112	1.慢性阻塞性肺疾病	39.57	—	—	—	—	—	1.75	—	—	—	—	1.61	11.59	29.52	38.32	152.8	315.29	409.39	1099.56	3211.22	—
U113	2.哮喘	2.78	—	—	—	—	—	—	—	—	—	—	—	—	—	—	30.56	27.02	21.55	59.98	180.91	—
U114	其他	6.38	3.47	—	—	—	—	1.75	1.75	—	—	—	1.61	4.64	11.07	14.37	22.92	63.06	64.64	79.97	407.06	—
U115	I.主要消化系统疾病	42.02	28.94	—	—	—	5.34	—	3.5	8.31	26.13	23.63	46.64	69.55	81.17	105.37	160.44	189.17	323.21	499.8	768.88	—
U116	1.消化性溃疡	7.03	—	—	—	—	—	—	—	—	—	1.69	4.83	16.23	14.76	9.58	76.4	27.02	53.87	99.96	135.69	—
U117	2.肝硬化	18.64	—	—	—	—	2.67	1.75	1.75	6.23	—	15.19	28.95	39.41	33.21	52.69	22.92	81.07	118.51	119.95	226.14	—
U118	3.阑尾炎	—	—	—	—	—	—	—	—	—	—	—	—	—	—	—	—	—	—	—	—	—
U119	其他	16.35	28.94	—	—	3.49	2.67	1.75	1.75	2.08	6.97	6.75	12.87	13.91	33.21	43.11	61.12	81.07	150.83	279.89	407.06	—
U120	J.主要泌尿生殖系统疾病	21.58	14.47	—	—	3.49	—	1.75	5.25	10.38	6.97	6.75	11.26	27.82	47.97	38.32	99.32	144.13	161.6	359.86	497.51	—
U121	1.肾炎和肾病	19.29	14.47	—	—	—	—	1.75	5.25	10.38	6.97	6.75	9.65	25.5	40.59	38.32	99.32	126.11	129.28	299.88	407.06	—
U122	2.前列腺增生	—	—	—	—	—	—	—	—	—	—	—	—	—	—	—	—	—	—	—	—	—
U123	其他	2.29	—	—	—	—	—	—	—	—	—	—	1.61	2.32	7.38	—	—	18.02	32.32	59.98	90.46	—
U124	K.皮肤病	0.16	—	—	—	—	—	—	—	—	—	—	1.61	—	—	—	—	—	—	—	—	—
U125	L.肌肉骨骼和结缔组织疾病	4.25	—	—	—	—	2.67	—	—	—	—	1.69	1.61	6.95	11.07	—	7.64	63.06	10.77	59.98	226.14	—
U126	1.风湿性关节炎	1.47	—	—	—	—	—	—	—	—	—	—	—	—	—	—	7.64	18.02	10.77	59.98	135.69	—
U127	2.骨关节炎	—	—	—	—	—	—	—	—	—	—	—	—	—	—	—	—	—	—	—	—	—
U128	3.痛风	1.14	—	—	—	—	—	—	—	—	—	—	—	2.32	7.38	—	—	18.02	10.77	59.98	45.23	—
U129	4.腰痛	0.16	—	—	—	—	—	—	—	—	—	—	—	—	—	—	—	9.01	—	—	—	—
U130	其他	1.47	—	—	—	—	2.67	—	—	—	—	—	1.61	4.64	3.69	—	—	18.02	—	—	—	—
U131	M.先天异常	2.13	86.83	10.41	2.73	—	2.67	—	—	—	—	—	1.61	2.32	—	—	—	—	—	—	45.23	—

续　表

疾病编码	疾病名称	总计	0—	1—	5—	10—	15—	20—	25—	30—	35—	40—	45—	50—	55—	60—	65—	70—	75—	80—	85及以上	不详
U132	1. 腹壁缺损	—	—	—	—	—	—	—	—	—	—	—	—	—	—	—	—	—	—	—	—	—
U133	2. 无脑畸形	—	—	—	—	—	—	—	—	—	—	—	—	—	—	—	—	—	—	—	—	—
U134	3. 肛门直肠闭锁	—	—	—	—	—	—	—	—	—	—	—	—	—	—	—	—	—	—	—	—	—
U135	4. 唇裂	—	—	—	—	—	—	—	—	—	—	—	—	—	—	—	—	—	—	—	—	—
U136	5. 腭裂	—	—	—	—	—	—	—	—	—	—	—	—	—	—	—	—	—	—	—	—	—
U137	6. 食管闭锁	—	—	—	—	—	—	—	—	—	—	—	—	—	—	—	—	—	—	—	—	—
U138	7. 肾发育不全	0.33	14.47	—	—	—	—	—	—	—	—	—	—	—	—	—	—	—	—	—	—	—
U139	8. 唐氏综合征	1.31	43.42	6.94	—	—	—	—	—	—	—	—	—	—	—	—	—	—	—	—	—	—
U140	9. 先天性心脏异常	1.31	28.94	—	—	—	2.67	—	—	—	—	—	1.61	2.32	—	—	—	—	—	—	—	—
U141	10. 脊柱裂	0.49	—	3.47	2.73	—	—	—	—	—	—	—	—	—	—	—	—	—	—	—	—	—
U142	其他	—	—	—	—	—	—	—	—	—	—	—	—	—	—	—	—	—	—	—	—	—
U143	N. 口腔疾病	—	—	—	—	—	—	—	—	—	—	—	—	—	—	—	—	—	—	—	—	—
U144	1. 龋齿	—	—	—	—	—	—	—	—	—	—	—	—	—	—	—	—	—	—	—	—	—
U145	2. 牙周病	—	—	—	—	—	—	—	—	—	—	—	—	—	—	—	—	—	—	—	—	—
U146	3. 无牙症	—	—	—	—	—	—	—	—	—	—	—	—	—	—	—	—	—	—	—	—	—
U147	其他	—	—	—	—	—	—	—	—	—	—	—	—	—	—	—	—	—	—	—	—	—
U148	Ⅲ. 伤害	107.59	14.47	31.22	8.2	48.84	69.39	68.18	89.27	139.15	127.16	106.35	114.19	169.23	191.87	210.75	168.08	153.14	150.83	219.91	361.83	—
U149	A. 意外伤害	85.85	14.47	31.22	5.47	48.84	64.05	59.44	68.27	120.46	87.1	87.78	94.89	120.55	136.52	158.06	129.88	144.13	129.28	179.93	316.6	—
U150	1. 道路交通事故	39.08	—	10.41	—	10.47	40.03	36.71	52.51	56.07	40.06	42.2	46.64	51	62.73	71.85	38.2	18.02	—	39.98	—	—
U151	2. 意外中毒	13.9	—	—	—	—	—	—	1.75	27	20.9	16.88	27.34	18.55	29.52	33.53	15.28	9.01	32.32	59.98	—	—
U152	3. 意外跌落	12.26	—	—	—	3.49	2.67	3.5	3.5	12.46	1.74	5.06	14.48	18.55	14.76	28.74	68.76	72.07	53.87	59.98	316.6	—
U153	4. 火灾	0.16	—	—	—	—	—	—	—	2.32	—	—	—	—	—	—	—	—	—	—	—	—
U154	5. 溺水	8.99	—	13.88	5.47	31.4	10.67	12.24	5.25	8.31	3.48	5.06	1.61	11.59	1.07	9.58	7.64	27.02	10.77	19.99	—	—
U155	6. 其他	11.45	14.47	6.94	—	3.49	10.67	6.99	5.25	16.61	20.9	18.57	4.83	18.55	18.45	14.37	—	18.02	32.32	—	—	—
U156	B. 故意伤害	17.17	—	—	2.67	—	2.67	5.24	21.01	14.54	29.61	18.57	16.08	37.09	44.28	33.53	30.56	9.01	10.77	39.98	45.23	—
U157	1. 自杀及后遗症	13.74	—	—	2.67	—	2.67	5.24	19.25	12.46	24.39	10.13	11.26	23.18	35.9	33.53	30.56	9.01	10.77	39.98	45.23	—
U158	2. 他杀及后遗症	1.14	—	—	—	—	—	—	1.75	1.74	—	—	1.61	4.64	7.38	—	—	—	—	—	—	—
U159	3. 战争	—	—	—	—	—	—	—	—	—	—	—	—	—	—	—	—	—	—	—	—	—
U160	其他	2.29	—	—	—	—	—	—	—	2.08	3.48	8.44	3.22	9.27	—	—	—	—	—	19.99	—	—
U161	其他剩余疾病	6.7	43.42	3.47	—	—	—	—	—	2.32	5.23	1.69	1.61	2.32	3.69	4.79	—	9.01	21.55	99.96	949.8	—

表4－45 2018年西双版纳州死因别、年龄别死亡率（女）

（单位：1/10万）

疾病编码	疾病名称	总计	0－	1－	5－	10－	15－	20－	25－	30－	35－	40－	45－	50－	55－	60－	65－	70－	75－	80－	85及以上	不详
U000	全死因	521.6	645.94	85.5	8.9	29.6	29.1	50.05	45.76	88.95	72.98	136.02	194.91	438.77	652.75	966.82	1661.06	2475.1	3649.97	8594.27	17517.8	-
U001	I. 传染病、母婴疾病和营养缺乏性疾病	36.42	465.68	3.72	-	-	2.91	5.56	11.44	7.02	3.94	13.22	14.44	20.77	19.54	45.32	123.55	114.94	129.37	532.98	1361.81	-
U002	A. 传染病和寄生虫病	10.38	15.02	-	-	-	-	1.85	5.72	2.34	3.94	7.56	10.83	18.17	15.63	35.25	54.91	68.97	18.48	66.62	-	-
U003	1. 结核病	5.81	-	-	-	-	-	-	1.91	-	1.97	1.89	9.02	2.6	11.73	25.18	34.32	45.98	9.24	66.62	-	-
U004	2. 性传播疾病	-	-	-	-	-	-	-	-	-	-	-	-	-	-	-	-	-	-	-	-	-
U005	a. 梅毒	-	-	-	-	-	-	-	-	-	-	-	-	-	-	-	-	-	-	-	-	-
U006	b. 衣原体病	-	-	-	-	-	-	-	-	-	-	-	-	-	-	-	-	-	-	-	-	-
U007	c. 淋病	-	-	-	-	-	-	-	-	-	-	-	-	-	-	-	-	-	-	-	-	-
U008	d. 其他	-	-	-	-	-	-	-	-	-	-	-	-	-	-	-	-	-	-	-	-	-
U009	3. 艾滋病	1.23	-	-	-	-	-	-	-	2.34	1.97	3.78	-	5.19	-	-	6.86	-	-	-	-	-
U010	4. 腹泻性疾病	-	-	-	-	-	-	-	-	-	-	-	-	-	-	-	-	-	-	-	-	-
U011	5. 好发于儿童期的疾病	0.18	-	-	-	-	-	-	-	-	-	-	-	-	-	-	-	7.66	-	-	-	-
U012	a. 百日咳	-	-	-	-	-	-	-	-	-	-	-	-	-	-	-	-	-	-	-	-	-
U013	b. 脊髓灰质炎及后遗症	-	-	-	-	-	-	-	-	-	-	-	-	-	-	-	-	-	-	-	-	-
U014	c. 白喉	-	-	-	-	-	-	-	-	-	-	-	-	-	-	-	-	-	-	-	-	-
U015	d. 麻疹	-	-	-	-	-	-	-	-	-	-	-	-	-	-	-	-	-	-	-	-	-
U016	e. 破伤风	0.18	-	-	-	-	-	-	-	-	-	-	-	-	-	-	-	7.66	-	-	-	-
U017	6. 脑膜炎	0.53	15.02	-	-	-	-	-	-	-	-	-	-	-	-	-	13.73	-	-	-	-	-
U018	7. 乙型肝炎	0.53	-	-	-	-	-	-	-	-	-	-	1.8	-	-	-	-	15.33	-	-	-	-
U019	丙型肝炎	-	-	-	-	-	-	-	-	-	-	-	-	-	-	-	-	-	-	-	-	-
U020	8. 疟疾	-	-	-	-	-	-	-	-	-	-	-	-	-	-	-	-	-	-	-	-	-
U021	9. 热带病	-	-	-	-	-	-	-	-	-	-	-	-	-	-	-	-	-	-	-	-	-
U022	a. 锥虫病	-	-	-	-	-	-	-	-	-	-	-	-	-	-	-	-	-	-	-	-	-
U023	b. 南美锥虫病	-	-	-	-	-	-	-	-	-	-	-	-	-	-	-	-	-	-	-	-	-
U024	c. 血吸虫病	-	-	-	-	-	-	-	-	-	-	-	-	-	-	-	-	-	-	-	-	-
U025	d. 利什曼病	-	-	-	-	-	-	-	-	-	-	-	-	-	-	-	-	-	-	-	-	-
U026	e. 淋巴丝虫病	-	-	-	-	-	-	-	-	-	-	-	-	-	-	-	-	-	-	-	-	-
U027	f. 盘尾丝虫病	-	-	-	-	-	-	-	-	-	-	-	-	-	-	-	-	-	-	-	-	-
U028	10. 麻风病	0.18	-	-	-	-	-	-	-	-	-	-	-	-	-	-	-	-	9.24	-	-	-
U029	11. 登革热	-	-	-	-	-	-	-	-	-	-	-	-	-	-	-	-	-	-	-	-	-
U030	12. 流行性乙型脑炎	-	-	-	-	-	-	-	-	-	-	-	-	-	-	-	-	-	-	-	-	-
U031	13. 沙眼	-	-	-	-	-	-	-	-	-	-	-	-	-	-	-	-	-	-	-	-	-
U032	14. 肠线虫感染	-	-	-	-	-	-	-	-	-	-	-	-	-	-	-	-	-	-	-	-	-

续表

疾病编码	疾病名称	总计	0—	1—	5—	10—	15—	20—	25—	30—	35—	40—	45—	50—	55—	60—	65—	70—	75—	80—	85及以上	不详
U033	a.蛔虫病	—	—	—	—	—	—	—	—	—	—	—	—	—	—	—	—	—	—	—	—	—
U034	b.蛲虫病	—	—	—	—	—	—	—	—	—	—	—	—	—	—	—	—	—	—	—	—	—
U035	c.钩虫病	—	—	—	—	—	—	—	—	—	—	—	—	—	—	—	—	—	—	—	—	—
U036	d.其他	—	—	—	—	—	—	—	—	—	—	—	—	—	—	—	—	—	—	—	—	—
U037	其他传染病	1.94	—	—	—	—	—	1.85	3.81	—	—	1.89	—	10.39	3.91	10.07	—	—	—	—	—	—
U038	B.呼吸系统疾病	17.59	90.13	3.72	—	—	2.91	—	—	—	—	3.78	1.8	2.6	3.91	10.07	61.77	45.98	92.4	399.73	1114.21	—
U039	1.下呼吸道感染	17.59	90.13	3.72	—	—	2.91	—	—	—	—	3.78	1.8	2.6	3.91	10.07	61.77	45.98	92.4	399.73	1114.21	—
U040	2.上呼吸道感染	—	—	—	—	—	—	—	—	—	—	—	—	—	—	—	—	—	—	—	—	—
U041	3.中耳炎	—	—	—	—	—	—	—	—	—	—	—	—	—	—	—	—	—	—	—	—	—
U042	C.妊娠、分娩和产褥期并发症	1.41	—	—	—	—	—	3.71	5.72	4.68	—	—	1.8	—	—	—	—	—	—	—	—	—
U043	1.孕产妇出血	0.35	—	—	—	—	—	1.85	—	2.34	—	—	—	—	—	—	—	—	—	—	—	—
U044	2.产妇败血症	—	—	—	—	—	—	—	—	—	—	—	—	—	—	—	—	—	—	—	—	—
U045	3.妊娠高血压综合征	—	—	—	—	—	—	—	—	—	—	—	—	—	—	—	—	—	—	—	—	—
U046	4.梗阻性分娩	—	—	—	—	—	—	—	—	—	—	—	—	—	—	—	—	—	—	—	—	—
U047	5.流产	0.35	—	—	—	—	—	1.85	—	—	—	—	1.8	—	—	—	—	—	—	—	—	—
U048	其他	0.7	—	—	—	—	—	—	5.72	2.34	—	—	—	—	—	—	—	—	—	—	—	—
U049	D.起源于围生期的情况	4.22	360.52	—	—	—	—	—	—	—	—	—	—	—	—	—	—	—	—	—	—	—
U050	1.出生低体重	1.23	105.15	—	—	—	—	—	—	—	—	—	—	—	—	—	—	—	—	—	—	—
U051	2.出生产伤和窒息	1.76	150.22	—	—	—	—	—	—	—	—	—	—	—	—	—	—	—	—	—	—	—
U052	其他	1.23	105.15	—	—	—	—	—	—	—	—	—	—	—	—	—	—	—	—	—	—	—
U053	E.营养缺乏	2.81	—	—	—	—	—	—	—	—	—	1.89	—	—	—	—	6.86	—	18.48	66.62	247.6	—
U054	1.蛋白质－能量营养不良	1.94	—	—	—	—	—	—	—	—	—	1.89	—	—	—	—	—	—	9.24	33.31	216.65	—
U055	2.碘缺乏	—	—	—	—	—	—	—	—	—	—	—	—	—	—	—	—	—	—	—	—	—
U056	3.维生素A缺乏	—	—	—	—	—	—	—	—	—	—	—	—	—	—	—	—	—	—	—	—	—
U057	4.缺铁性贫血	0.7	—	—	—	—	—	—	—	—	—	—	—	—	—	—	6.86	—	9.24	33.31	—	—
U058	其他营养缺乏症	0.18	—	—	—	—	—	—	—	—	—	—	—	—	—	—	—	—	—	—	30.95	—
U059	Ⅱ.慢性非传染性疾病	438.92	150.22	44.61	5.93	18.5	20.37	22.25	11.44	53.84	51.28	100.12	155.2	371.26	586.3	881.21	1448.28	2237.55	3409.72	7728.18	13896.63	—
U060	A.恶性肿瘤	72.13	—	11.15	—	—	11.64	3.71	1.91	32.77	31.56	39.67	70.38	135.01	195.43	241.7	274.56	329.5	351.14	433.04	402.35	—
U061	1.唇、口腔和咽恶性肿瘤	1.06	—	—	—	—	—	—	—	2.34	—	—	1.8	—	—	5.04	—	15.33	9.24	16.66	—	—
U062	2.食道癌	0.53	—	—	—	—	—	—	—	—	—	—	—	—	—	—	—	7.66	—	16.66	—	—
U063	3.胃癌	6.51	—	—	—	—	—	1.85	—	—	—	5.67	3.61	2.6	19.54	20.14	13.73	53.64	73.92	33.31	61.9	—
U064	4.结直肠癌	8.97	—	—	—	—	—	1.85	1.91	—	1.97	1.89	9.02	20.77	31.27	15.11	41.18	68.97	27.72	49.97	61.9	—
U065	5.肝癌	7.21	—	—	—	—	—	—	—	2.34	3.94	1.89	9.02	23.37	19.54	5.04	48.05	30.65	36.96	16.66	30.95	—

年龄组（岁）

续表

疾病编码	疾病名称	总计	0–	1–	5–	10–	15–	20–	25–	30–	35–	40–	45–	50–	55–	60–	65–	70–	75–	80–	85及以上	不详
U066	6.胰腺癌	1.23	—	—	—	—	—	—	—	—	—	—	1.8	12.98	39.09	15.11	48.05	15.33	9.24	133.24	61.9	—
U067	7.肺癌	11.96	—	—	—	—	—	—	—	2.34	1.97	1.89	10.83	—	—	60.43	61.3	61.3	64.68	16.66	61.9	—
U068	8.皮肤癌	0.53	—	—	—	—	—	—	—	—	—	1.89	—	—	—	—	—	7.66	—	—	—	—
U069	9.乳腺癌	6.51	—	—	—	—	—	—	—	—	—	—	—	—	23.45	40.28	27.46	22.99	18.48	16.66	61.9	—
U070	10.子宫颈癌	9.32	—	—	—	—	—	—	—	9.36	7.89	5.67	16.24	18.17	19.54	35.25	41.18	15.33	46.2	16.66	61.9	—
U071	11.子宫体癌	2.29	—	—	—	—	—	—	—	—	—	1.89	7.22	25.96	11.73	15.11	6.86	—	9.24	—	—	—
U072	12.卵巢癌	2.29	—	—	—	—	—	—	—	2.34	1.97	1.89	5.41	7.79	7.82	5.04	—	15.33	18.48	—	—	—
U073	13.前列腺癌	0.18	—	—	—	—	—	—	—	—	—	—	—	—	—	—	—	—	—	—	—	—
U074	14.膀胱癌	1.58	—	—	—	—	—	—	—	—	—	—	—	2.6	3.91	5.04	13.73	—	—	16.66	—	—
U075	15.淋巴瘤与多发性骨髓瘤	4.4	—	3.72	—	—	8.73	—	—	2.34	—	1.89	—	2.6	11.73	5.04	6.86	15.33	9.24	16.66	123.8	—
U076	16.白血病	7.56	—	7.43	—	—	2.91	—	—	7.02	5.92	7.56	7.56	10.39	11.73	15.11	27.46	15.33	27.72	16.66	30.95	—
U077	其他	0.88	—	—	—	—	2.91	—	—	4.68	5.92	7.56	5.41	7.79	3.91	5.04	—	7.66	—	—	—	—
U078	B.其他肿瘤	22.52	—	—	—	—	—	1.85	—	2.34	1.97	1.89	3.61	20.77	35.18	40.28	116.69	122.61	221.77	399.73	526.15	—
U079	C.糖尿病	2.11	11.15	—	—	—	—	—	—	—	—	—	—	2.6	3.91	10.07	6.86	30.65	36.96	166.56	278.55	—
U080	D.内分泌紊乱	8.09	15.02	7.43	5.93	3.7	—	3.71	3.81	—	1.97	3.78	1.8	5.19	7.82	—	6.86	—	—	—	—	—
U081	E.神经系统和精神障碍疾病	—	—	—	—	—	—	—	—	—	—	—	—	—	—	—	—	—	—	—	—	—
U082	1.单相精神抑郁	—	—	—	—	—	—	—	—	—	—	—	—	—	—	—	—	—	—	—	—	—
U083	2.双相情感障碍	1.06	—	—	—	—	—	—	—	—	—	—	—	—	—	—	—	—	—	—	—	—
U084	3.精神分裂症	0.7	15.02	—	—	—	—	1.85	1.91	—	—	3.78	—	2.6	3.91	5.04	—	15.33	—	—	—	—
U085	4.癫痫症	—	—	—	—	—	—	—	—	—	—	—	—	—	—	—	—	—	—	—	—	—
U086	5.酒精使用所致精神障碍	2.11	—	—	—	—	—	—	—	—	—	—	—	—	—	—	—	—	—	—	—	—
U087	6.阿尔茨海默病和其他痴呆	0.35	—	—	—	—	—	—	—	—	—	—	—	2.6	—	5.04	—	7.66	9.24	49.97	216.65	—
U088	7.帕金森病	—	—	—	—	—	—	—	—	—	—	—	—	—	—	—	—	—	—	—	—	—
U089	8.多发性硬化	—	—	—	—	—	—	—	—	—	—	—	—	—	—	—	—	—	—	—	—	—
U090	9.药物使用所致精神障碍	—	—	—	—	—	—	—	—	—	—	—	—	—	—	—	—	—	—	—	—	—
U091	10.创伤后应激障碍	—	—	—	—	—	—	—	—	—	—	—	—	—	—	—	—	—	—	—	—	—
U092	11.强迫症	—	—	—	—	—	—	—	—	—	—	—	—	—	—	—	—	—	—	—	—	—
U093	12.惊恐障碍	—	—	—	—	—	—	—	—	—	—	—	—	—	—	—	—	—	—	—	—	—
U094	13.失眠症	—	—	—	—	—	—	—	—	—	—	—	—	—	—	—	—	—	—	—	—	—
U095	14.偏头痛	—	—	—	—	—	—	—	—	—	—	—	—	—	—	—	—	—	—	—	—	—
U096	15.由于铅暴露引起的精神发育障碍	0.18	—	—	—	—	—	1.85	1.91	—	—	—	—	—	—	—	6.86	—	—	16.66	—	—
U097	其他	3.34	—	7.43	—	3.7	—	—	—	—	—	—	—	—	3.91	—	—	18.48	18.48	99.93	61.9	—
U098	F.感官疾病	—	—	—	—	—	—	—	—	—	—	—	—	—	—	—	—	—	—	—	—	—

年龄组（岁）

续 表

疾病编码	疾病名称	总计	0–	1–	5–	10–	15–	20–	25–	30–	35–	40–	45–	50–	55–	60–	65–	70–	75–	80–	85及以上	不详
U099	1. 青光眼	-	-	-	-	-	-	-	-	-	-	-	-	-	-	-	-	-	-	-	-	-
U100	2. 白内障	-	-	-	-	-	-	-	-	-	-	-	-	-	-	-	-	-	-	-	-	-
U101	3. 与年龄有关的视觉障碍	-	-	-	-	-	-	-	-	-	-	-	-	-	-	-	-	-	-	-	-	-
U102	4. 成年开始的听力损失	-	-	-	-	-	-	-	-	-	-	-	-	-	-	-	-	-	-	-	-	-
U103	其他	-	-	-	-	-	-	-	-	-	-	-	-	-	-	-	-	-	-	-	-	-
U104	G. 心血管疾病	253.63	-	3.72	-	3.7	2.91	9.27	3.81	7.02	11.83	32.11	63.16	160.97	277.52	433.05	844.26	1348.66	2199.22	5079.95	9594.55	-
U105	1. 风湿性心脏病	10.55	-	-	-	-	-	-	-	-	-	1.89	3.61	10.39	11.73	15.11	27.46	38.31	101.64	233.18	402.35	-
U106	2. 高血压及并发症	23.05	-	-	-	-	-	-	-	-	-	1.89	5.41	7.79	11.73	20.14	82.37	114.94	249.49	532.98	959.46	-
U107	3. 缺血性心脏病	74.06	-	-	-	-	-	-	1.91	-	1.97	3.78	10.83	36.35	43	146.03	253.96	375.48	480.5	1515.66	3961.62	-
U108	4. 脑血管病	125.05	-	-	-	-	-	5.56	-	4.68	7.89	18.89	37.9	93.47	175.89	196.38	425.56	727.97	1247.46	2331.78	3683.07	-
U109	5. 炎性心脏病	2.99	-	-	-	-	-	1.85	-	-	-	1.89	-	5.19	7.82	15.11	6.86	15.33	9.24	33.31	61.9	-
U110	其他	17.94	-	3.72	-	3.7	2.91	1.85	1.91	2.34	1.97	3.78	5.41	7.79	27.36	40.28	48.05	76.63	110.89	433.04	526.15	-
U111	H. 主要呼吸系统疾病	39.41	-	-	-	-	-	-	-	2.34	3.94	-	1.8	7.79	19.54	40.28	75.5	222.22	388.1	999.33	1918.91	-
U112	1. 慢性阻塞性肺疾病	33.07	-	-	-	-	-	-	-	-	1.97	-	1.8	5.19	7.82	35.25	68.64	160.92	351.14	899.4	1609.41	-
U113	2. 哮喘	1.94	-	-	-	-	-	-	-	2.34	-	-	-	2.6	-	-	-	22.99	9.24	33.31	92.85	-
U114	其他	4.4	-	-	-	-	-	-	-	-	1.97	-	-	2.6	11.73	5.04	6.86	38.31	27.72	66.62	216.65	-
U115	I. 主要消化系统疾病	20.23	15.02	3.72	-	-	-	-	1.91	-	1.97	11.33	5.41	12.98	1.73	55.39	48.05	122.61	120.13	333.11	773.75	-
U116	1. 消化性溃疡	2.99	-	-	-	-	-	-	-	-	1.97	-	1.8	-	-	10.07	6.86	30.65	9.24	83.28	61.9	-
U117	2. 肝硬化	3.17	-	-	-	-	-	1.85	-	-	-	1.89	-	2.6	7.82	10.07	-	7.66	27.72	16.66	123.8	-
U118	3. 阑尾炎	0.18	-	-	-	-	-	-	-	-	-	-	-	-	-	5.04	-	-	-	-	-	-
U119	其他	13.9	15.02	3.72	-	-	-	1.85	1.91	7.02	-	9.45	3.61	10.39	3.91	30.21	27.46	84.29	83.16	233.18	588.05	-
U120	J. 主要泌尿生殖系统疾病	14.25	15.02	-	-	-	-	-	-	-	3.78	3.78	9.02	23.37	27.36	50.36	68.64	38.31	73.92	216.52	247.6	-
U121	1. 肾炎和肾病	13.55	15.02	-	-	-	-	-	-	4.68	3.78	3.78	9.02	23.37	27.36	45.32	61.77	38.31	73.92	199.87	247.6	-
U122	2. 前列腺增生	-	-	-	-	-	-	-	-	-	-	-	-	-	-	-	-	-	-	-	-	-
U123	其他	0.7	-	-	-	-	-	-	-	-	-	2.34	-	-	-	5.04	6.86	-	-	16.66	-	-
U124	K. 皮肤病	-	-	-	-	-	-	-	-	-	-	-	-	-	-	-	-	-	-	-	-	-
U125	L. 肌肉骨骼和结缔组织疾病	2.99	-	-	-	-	-	-	-	-	-	3.78	-	2.6	3.91	5.04	6.86	15.33	9.24	66.62	123.8	-
U126	1. 风湿性关节炎	1.06	-	-	-	-	-	-	-	-	-	-	-	-	-	-	6.86	15.33	9.24	33.31	92.85	-
U127	2. 骨关节炎	-	-	-	-	-	-	-	-	-	-	-	-	-	-	-	-	-	-	-	-	-
U128	3. 痛风	0.53	-	-	-	-	-	-	-	-	-	-	-	-	3.91	5.04	-	-	-	16.66	16.66	-
U129	4. 腰痛	-	-	-	-	-	-	-	-	-	-	-	-	-	-	-	-	-	-	-	-	-
U130	其他	1.41	-	-	-	-	-	-	-	-	-	3.78	-	2.6	3.91	-	6.86	15.33	-	16.66	30.95	-
U131	M. 先天异常	2.64	105.15	7.43	-	11.1	2.91	-	-	2.34	-	1.89	-	-	-	-	-	-	-	-	-	-

续 表

疾病编码	疾病名称	总计	年龄组（岁）																			
			0 –	1 –	5 –	10 –	15 –	20 –	25 –	30 –	35 –	40 –	45 –	50 –	55 –	60 –	65 –	70 –	75 –	80 –	85及以上	不详
U132	1. 腹壁缺损	—	—	—	—	—	—	—	—	—	—	—	—	—	—	—	—	—	—	—	—	—
U133	2. 无脑畸形	—	—	—	—	—	—	—	—	—	—	—	—	—	—	—	—	—	—	—	—	—
U134	3. 肛门直肠闭锁	—	—	—	—	—	—	—	—	—	—	—	—	—	—	—	—	—	—	—	—	—
U135	4. 唇裂	—	—	—	—	—	—	—	—	—	—	—	—	—	—	—	—	—	—	—	—	—
U136	5. 腭裂	—	—	—	—	—	—	—	—	—	—	—	—	—	—	—	—	—	—	—	—	—
U137	6. 食管闭锁	—	—	—	—	—	—	—	—	—	—	—	—	—	—	—	—	—	—	—	—	—
U138	7. 肾发育不全	—	—	—	—	—	—	—	—	—	—	—	—	—	—	—	—	—	—	—	—	—
U139	8. 唐氏综合征	—	—	—	—	—	—	—	—	—	—	—	—	—	—	—	—	—	—	—	—	—
U140	9. 先天性心脏异常	2.46	90.13	7.43	—	11.1	2.91	—	—	2.34	—	1.89	—	—	—	—	—	—	—	—	—	—
U141	10. 脊柱裂	—	—	—	—	—	—	—	—	—	—	—	—	—	—	—	—	—	—	—	—	—
U142	其他	0.18	15.02	—	—	—	—	—	—	—	—	—	—	—	—	—	—	—	—	—	—	—
U143	N. 口腔疾病	—	—	—	—	—	—	—	—	—	—	—	—	—	—	—	—	—	—	—	—	—
U144	1. 龋齿	—	—	—	—	—	—	—	—	—	—	—	—	—	—	—	—	—	—	—	—	—
U145	2. 牙周病	—	—	—	—	—	—	—	—	—	—	—	—	—	—	—	—	—	—	—	—	—
U146	3. 无牙症	—	—	—	—	—	—	—	—	—	—	—	—	—	—	—	—	—	—	—	—	—
U147	其他	—	—	—	—	—	—	—	—	—	—	—	—	—	—	—	—	—	—	—	—	—
U148	Ⅲ. 伤害	33.07	30.04	37.17	2.97	11.1	5.82	22.25	22.88	25.75	15.78	22.67	25.27	46.73	46.9	35.25	89.23	114.94	73.92	216.52	464.25	—
U149	A. 意外伤害	23.75	30.04	33.45	2.97	7.4	2.91	12.98	19.07	16.39	7.89	17	18.05	23.37	35.18	15.11	54.91	91.95	73.92	149.9	464.25	—
U150	1. 道路交通事故	11.43	—	11.15	2.97	3.7	2.91	7.42	15.25	16.39	5.92	11.33	10.83	10.39	23.45	10.07	27.46	22.99	9.24	49.97	61.9	—
U151	2. 意外中毒	1.23	—	3.72	—	—	—	1.85	1.91	—	1.97	1.89	1.8	2.6	3.91	—	6.86	—	—	—	—	—
U152	3. 意外跌落	6.51	—	—	—	—	—	—	—	—	1.97	—	—	2.6	3.91	5.04	13.73	53.64	55.44	83.28	371.4	—
U153	4. 火灾	0.35	—	—	—	—	—	1.85	—	—	—	—	—	2.6	—	—	—	—	—	16.66	—	—
U154	5. 溺水	2.46	18.59	—	—	3.7	—	1.85	1.91	—	—	1.89	3.61	—	—	—	7.66	7.66	9.24	—	—	—
U155	其他	1.76	30.04	—	—	—	—	—	—	—	—	1.89	1.8	5.19	3.91	—	6.86	7.66	—	—	30.95	—
U156	B. 故意伤害	8.27	—	—	—	3.7	2.91	9.27	3.81	7.02	5.92	5.67	5.41	23.37	11.73	20.14	34.32	15.33	—	49.97	—	—
U157	1. 自杀及后遗症	7.74	—	—	—	3.7	2.91	9.27	1.91	7.02	5.92	3.78	5.41	23.37	11.73	20.14	27.46	15.33	—	49.97	—	—
U158	2. 他杀及后遗症	0.35	—	—	—	—	—	1.91	1.91	—	—	—	—	—	—	—	6.86	—	—	—	—	—
U159	3. 战争	—	—	—	—	—	—	—	—	—	—	—	—	—	—	—	—	—	—	—	—	—
U160	其他	0.18	—	—	—	—	—	—	—	—	—	1.89	—	—	—	—	—	—	—	—	—	—
U161	其他剩余疾病	13.19	—	—	—	—	—	—	—	2.34	1.97	—	—	—	—	5.04	7.66	7.66	36.96	116.59	1795.11	—

表 4 - 46　2018 年大理州死因别、年龄别死亡率（男女合计）

（单位：1/10 万）

疾病编码	疾病名称	总计	0 -	1 -	5 -	10 -	15 -	20 -	25 -	30 -	35 -	40 -	45 -	50 -	55 -	60 -	65 -	70 -	75 -	80 -	85 及以上	不详
															年龄组（岁）							
U000	全死因	632.06	463.88	45.25	17.68	21.63	45.51	41.13	70.66	79.42	91.85	203.21	234.9	721.7	459.41	1177.84	1639.85	3212.53	4134.61	7992.91	21657.82	-
U001	I. 传染病、母婴疾病和营养缺乏性疾病	28.99	295.69	5.19	0.96	0.9	2.68	1.62	3.65	5.32	4.58	15	12.46	33.01	13.11	40.78	65.12	104.89	129.38	327.06	1045.8	-
U002	A. 传染病和寄生虫病	12.56	10.85	0.74	0.48	0.9	0.89	0.97	1.82	4.18	3.72	14.41	10.42	24.91	10.3	29.53	48.65	48.41	58.56	92.84	108.19	-
U003	1. 结核病	3.85	2.71	-	-	-	-	0.65	0.91	1.52	-	4.41	1.78	5.79	1.4	12.66	21.18	14.98	28.6	27.43	10.3	-
U004	2. 性传播疾病	-	-	-	-	-	-	-	-	-	-	-	-	-	-	-	-	-	-	-	-	-
U005	a. 梅毒	-	-	-	-	-	-	-	-	-	-	-	-	-	-	-	-	-	-	-	-	-
U006	b. 衣原体病	-	-	-	-	-	-	-	-	-	-	-	-	-	-	-	-	-	-	-	-	-
U007	c. 淋病	-	-	-	-	-	-	-	-	-	-	-	-	-	-	-	-	-	-	-	-	-
U008	d. 其他	-	-	-	-	-	-	-	-	-	-	-	-	-	-	-	-	-	-	-	-	-
U009	3. 艾滋病	1.84	-	-	-	-	-	-	0.46	1.52	2.29	4.71	2.8	4.05	0.47	1.41	3.92	3.46	5.45	8.44	-	-
U010	4. 病毒性肝炎	0.2	2.71	-	-	-	-	-	-	-	0.29	-	-	-	0.47	-	-	1.15	-	4.22	15.46	-
U011	5. 好发于儿童期的疾病	0.06	-	-	-	-	-	-	-	-	-	-	-	-	-	-	-	-	-	-	-	-
U012	a. 百日咳	-	-	-	-	-	-	-	-	-	-	-	-	-	-	-	-	-	-	-	-	-
U013	b. 脊髓灰质炎及后遗症	-	-	-	-	-	-	-	-	-	-	-	-	-	-	-	-	-	-	-	-	-
U014	c. 白喉	-	-	-	-	-	-	-	-	-	-	-	-	-	-	-	-	-	-	-	-	-
U015	d. 麻疹	-	-	-	-	-	-	-	-	-	-	-	-	-	-	-	-	-	-	-	-	-
U016	e. 破伤风	0.06	2.71	-	-	-	-	-	-	-	-	-	-	-	0.47	-	-	-	-	-	-	-
U017	6. 脑膜炎	0.25	-	-	-	-	-	-	-	-	-	-	0.51	0.58	-	-	-	1.15	-	-	-	-
U018	7. 乙型肝炎	3.04	-	-	-	-	-	-	-	0.38	0.86	2.94	3.81	9.27	5.15	7.03	14.12	2.31	13.62	14.77	30.91	-
U019	丙型肝炎	0.08	-	-	-	-	-	-	-	-	-	-	-	-	-	0.7	-	2.31	-	-	-	-
U020	8. 疟疾	-	-	-	-	-	-	-	-	-	-	-	-	-	-	-	-	-	-	-	-	-
U021	9. 热带病	1.51	-	-	-	-	-	-	-	-	-	0.88	1.02	1.16	1.4	3.52	6.28	13.83	6.81	14.77	25.76	-
U022	a. 锥虫病	-	-	-	-	-	-	-	-	-	-	-	-	-	-	-	-	-	-	-	-	-
U023	b. 南美锥虫病	-	-	-	-	-	-	-	-	-	-	-	-	-	-	-	-	-	-	-	-	-
U024	c. 血吸虫病	1.51	-	-	-	-	-	-	-	-	-	0.88	1.02	1.16	1.4	3.52	6.28	13.83	6.81	14.77	25.76	-
U025	d. 利什曼病	-	-	-	-	-	-	-	-	-	-	-	-	-	-	-	-	-	-	-	-	-
U026	e. 淋巴性丝虫病	-	-	-	-	-	-	-	-	-	-	-	-	-	-	-	-	-	-	-	-	-
U027	f. 盘尾丝虫病	-	-	-	-	-	-	-	-	-	-	-	-	-	-	-	-	-	-	-	-	-
U028	10. 麻风病	0.06	-	-	-	-	-	-	-	-	-	-	-	-	-	-	0.78	-	-	2.11	-	-
U029	11. 登革热	-	-	-	-	-	-	-	-	-	-	-	-	-	-	-	-	-	-	-	-	-
U030	12. 流行性乙型脑炎	-	-	-	-	-	-	-	-	-	-	-	-	-	-	-	-	-	-	-	-	-
U031	13. 沙眼	-	-	-	-	-	-	-	-	-	-	-	-	-	-	-	-	-	-	-	-	-
U032	14. 肠线虫感染	-	-	-	-	-	-	-	-	-	-	-	-	-	-	-	-	-	-	-	-	-

续表

年龄组（岁）

疾病编码	疾病名称	总计	0-	1-	5-	10-	15-	20-	25-	30-	35-	40-	45-	50-	55-	60-	65-	70-	75-	80-	85及以上	不详
U033	a. 蛔虫病	-	-	-	-	-	-	-	-	-	-	-	-	-	-	-	-	-	-	-	-	-
U034	b. 蛲虫病	-	-	-	-	-	-	-	-	-	-	-	-	-	-	-	-	-	-	-	-	-
U035	c. 钩虫病	-	-	-	-	-	-	-	-	-	-	-	-	-	-	-	-	-	-	-	-	-
U036	d. 其他	-	-	-	-	-	-	-	-	-	-	-	-	-	-	-	-	-	-	-	-	-
U037	其他传染病	1.67	2.71	-	-	-	0.89	0.32	0.46	0.38	0.29	1.47	0.51	4.05	1.4	4.22	2.35	9.22	4.09	21.1	25.76	-
U038	B. 呼吸系统感染	7.87	51.54	4.45	0.48	-	1.34	0.65	1.37	0.76	0.57	-	1.78	6.37	1.87	9.14	12.55	34.58	44.94	105.5	412.14	-
U039	1. 下呼吸道感染	7.56	51.54	3.71	0.48	-	0.89	0.65	1.37	0.76	0.57	-	1.78	6.37	1.87	9.14	10.98	31.12	43.58	103.39	401.83	-
U040	2. 上呼吸道感染	0.31	-	0.74	-	-	0.45	-	-	-	-	-	-	-	-	-	1.57	3.46	1.36	2.11	10.3	-
U041	3. 中耳炎	-	-	-	-	-	-	-	-	-	-	-	-	-	-	-	-	-	-	-	-	-
U042	C. 妊娠、分娩和产褥期并发症	0.03	-	-	-	-	-	-	-	0.38	-	-	-	-	-	-	-	-	-	-	-	-
U043	1. 孕产妇出血	-	-	-	-	-	-	-	-	-	-	-	-	-	-	-	-	-	-	-	-	-
U044	2. 产褥期败血症	-	-	-	-	-	-	-	-	-	-	-	-	-	-	-	-	-	-	-	-	-
U045	3. 妊娠高血压综合征	-	-	-	-	-	-	-	-	-	-	-	-	-	-	-	-	-	-	-	-	-
U046	4. 梗阻性分娩	-	-	-	-	-	-	-	-	-	-	-	-	-	-	-	-	-	-	-	-	-
U047	5. 流产	-	-	-	-	-	-	-	-	-	-	-	-	-	-	-	-	-	-	-	-	-
U048	其他	0.03	-	-	-	-	-	-	-	0.38	-	-	-	-	-	-	-	-	-	-	-	-
U049	D. 起源于围生期的情况	2.34	227.87	-	-	-	-	-	-	-	-	-	-	-	-	-	-	-	-	-	-	-
U050	1. 出生低体重	0.42	40.69	-	-	-	-	-	-	-	-	-	-	-	-	-	-	-	-	-	-	-
U051	2. 出生产伤和窒息	1.51	146.49	-	-	-	-	-	-	-	-	-	-	-	-	-	-	-	-	-	-	-
U052	其他	0.42	40.69	-	-	-	-	-	-	-	-	-	-	-	-	-	-	-	-	-	-	-
U053	E. 营养缺乏	6.19	5.43	-	-	-	0.45	-	0.46	0.29	0.29	0.59	0.25	1.74	0.94	2.11	3.92	21.9	25.88	128.71	525.48	-
U054	1. 蛋白质-能量营养不良	4.41	5.43	-	-	-	0.45	-	-	0.29	0.29	0.59	0.25	1.16	-	-	1.57	16.14	13.62	97.06	406.99	-
U055	2. 碘缺乏	-	-	-	-	-	-	-	-	-	-	-	-	-	-	-	-	-	-	-	-	-
U056	3. 维生素 A 缺乏病	-	-	-	-	-	-	-	-	-	-	-	-	-	-	-	-	-	-	-	-	-
U057	4. 缺铁性贫血	1	-	-	-	-	-	-	-	-	-	-	-	-	-	2.11	2.35	3.46	9.53	12.66	51.52	-
U058	其他营养缺病症	0.78	-	-	-	-	-	-	-	-	-	-	-	0.58	0.47	-	-	2.31	2.72	18.99	66.97	-
U059	II. 慢性非传染性疾病	537.56	127.5	12.61	6.69	7.21	16.51	14.9	30.55	36.1	50.36	125.57	164.48	553.72	379.79	1022.43	1471.94	2941.65	3832.27	7279.71	19391.07	-
U060	A. 恶性肿瘤	74.89	5.43	2.97	1.91	1.8	3.12	2.91	6.84	10.26	12.88	42.64	51.1	162.18	121.29	286.9	294.23	413.81	384.04	379.81	401.83	-
U061	1. 唇、口腔和咽恶性肿瘤	1.26	-	-	-	-	-	-	-	0.29	0.29	1.18	1.27	4.63	1.87	4.22	6.28	4.61	4.09	2.11	5.15	-
U062	2. 食道癌	4.72	-	-	-	-	-	-	0.46	-	0.88	0.88	2.03	10.43	8.9	29.53	16.48	26.51	32.68	14.77	15.46	-
U063	3. 胃癌	8.79	-	-	-	-	-	-	0.46	0.38	0.86	3.53	3.05	13.32	14.99	32.35	41.58	61.09	54.47	56.97	61.82	-
U064	4. 结直肠癌	6.75	-	-	-	-	-	-	0.46	0.38	0.86	1.76	3.3	8.69	10.77	22.5	36.09	40.34	49.03	48.53	41.21	-
U065	5. 肝癌	13.28	2.71	-	0.48	-	-	0.97	-	0.76	3.15	8.23	13.22	30.12	25.29	54.85	52.57	65.7	54.47	40.09	56.67	-

续　表

疾病编码	疾病名称	总计	0–	1–	5–	10–	15–	20–	25–	30–	35–	40–	45–	50–	55–	60–	65–	70–	75–	80–	85及以上	不详
												年龄组（岁）										
U066	6. 胰腺癌	2.73	–	–	–	–	–	–	–	0.38	0.57	1.76	1.27	5.79	2.81	14.77	10.2	12.68	14.98	14.77	25.76	–
U067	7. 肺癌	13.48	–	–	–	–	–	0.65	0.46	0.76	1.14	5	7.63	24.33	20.61	54.15	58.06	93.37	70.82	92.84	66.97	–
U068	8. 皮肤癌	0.56	–	–	–	–	–	0.32	–	–	–	–	0.51	0.58	0.47	1.41	0.78	1.15	6.81	2.11	10.3	–
U069	9. 乳腺癌	2.59	–	–	–	–	–	–	–	1.52	1.72	0.88	4.07	10.43	3.75	9.14	8.63	9.22	2.72	6.33	5.15	–
U070	10. 子宫颈癌	2.18	–	–	–	–	–	–	–	–	–	4.12	3.81	8.11	2.81	7.74	4.71	4.61	8.17	4.22	–	–
U071	11. 子宫体癌	0.92	–	–	–	–	–	–	–	–	–	1.18	0.51	3.48	2.34	2.81	2.35	5.76	4.09	2.11	5.15	–
U072	12. 卵巢癌	0.78	–	–	–	–	–	–	–	–	0.57	0.29	0.51	1.74	1.4	0.7	7.06	5.76	–	2.11	–	–
U073	13. 前列腺癌	0.81	–	–	–	–	–	–	–	–	–	–	–	–	0.47	2.81	2.35	3.46	2.72	21.1	30.91	–
U074	14. 膀胱癌	1.34	–	–	–	–	–	–	–	–	–	–	0.51	1.74	0.94	5.63	5.49	5.76	13.62	16.88	15.46	–
U075	15. 淋巴瘤与多发性骨髓瘤	2.01	–	0.74	0.48	0.9	1.78	0.32	2.28	0.76	1.14	0.59	1.27	3.48	3.28	7.03	3.92	13.83	9.53	8.44	5.15	–
U076	16. 白血病	2.51	0.74	0.74	0.96	0.9	–	–	1.82	2.28	1.14	3.23	1.27	6.95	0.94	6.33	7.06	5.76	9.53	12.66	–	–
U077	其他	10.18	2.71	1.48	–	–	1.34	0.65	0.91	3.04	1.43	9.12	6.86	28.38	9.67	30.94	30.6	54.18	46.3	33.76	56.67	–
U078	B. 其他肿瘤	1.03	2.71	–	0.48	0.45	–	–	–	0.76	0.57	1.47	1.02	3.48	3.94	3.52	2.35	3.46	2.72	8.44	5.15	–
U079	C. 糖尿病	14.48	–	–	–	–	–	0.32	1.82	0.76	1.14	1.47	3.81	17.38	8.9	35.16	50.22	118.73	126.65	160.36	273.04	–
U080	D. 内分泌和代谢紊乱	2.01	2.71	–	–	0.45	0.89	0.32	–	0.76	0.57	0.76	0.76	2.9	1.4	3.52	3.92	4.61	10.89	27.43	77.28	–
U081	E. 神经系统和精神障碍疾病	10.41	2.23	2.23	2.87	1.35	2.68	1.94	3.65	3.04	2.86	4.12	6.36	9.85	7.49	12.66	19.62	40.34	42.22	113.94	453.35	–
U082	1. 单相精神抑郁部	0.28	–	–	–	–	–	–	–	–	–	–	0.25	1.16	0.47	–	1.57	2.31	1.36	2.11	–	–
U083	2. 双相情感障碍	0.06	–	–	–	–	–	–	–	–	–	0.51	0.51	–	–	–	–	–	–	–	–	–
U084	3. 精神分裂症	0.56	0.74	0.74	0.48	–	0.89	0.32	–	0.38	0.86	0.59	0.51	0.58	0.47	2.11	0.78	1.15	2.72	4.22	–	–
U085	4. 癫痫症	1.23	–	–	–	–	0.89	1.62	0.91	1.14	–	1.18	2.29	1.74	0.94	2.11	1.57	3.46	–	2.11	–	–
U086	5. 酒精使用所致精神障碍	0.53	–	–	–	–	–	–	0.46	–	–	0.88	1.53	1.74	0.47	0.7	1.57	1.15	–	–	–	–
U087	6. 阿尔茨海默病和其他痴呆	3.29	–	–	–	–	–	–	0.46	–	–	–	–	–	0.94	2.11	3.14	14.98	21.79	48.53	288.5	–
U088	7. 帕金森病	0.31	–	–	–	–	–	–	–	–	–	–	–	0.58	0.94	–	3.92	2.31	1.36	–	–	–
U089	8. 多发性硬化	–	–	–	–	–	–	–	–	–	–	–	–	–	–	–	–	–	–	–	–	–
U090	9. 药物使用所致精神障碍	0.14	–	–	–	–	–	0.46	0.46	–	–	0.29	–	1.16	–	0.7	–	–	–	–	–	–
U091	10. 创伤后应激障碍	–	–	–	–	–	–	–	–	–	–	–	–	–	–	–	–	–	–	–	–	–
U092	11. 强迫症	–	–	–	–	–	–	–	–	–	–	–	–	–	–	–	–	–	–	–	–	–
U093	12. 惊恐障碍	–	–	–	–	–	–	–	–	–	–	–	–	–	–	–	–	–	–	–	–	–
U094	13. 失眠症	–	–	–	–	–	–	–	–	–	–	–	–	–	–	–	–	–	–	–	–	–
U095	14. 偏头痛	–	–	–	–	–	–	–	–	–	–	–	–	–	–	–	–	–	–	–	–	–
U096	15. 由于铅暴露引起的精神发育障碍	0.08	–	–	–	0.45	–	–	–	–	–	–	0.25	–	0.47	–	–	–	–	–	–	–
U097	其他	3.88	1.48	1.48	2.39	0.9	1.78	–	1.37	1.52	0.86	1.18	1.02	2.9	2.31	4.92	7.85	13.83	14.98	52.75	164.85	–
U098	F. 感官疾病	–	–	–	–	–	–	–	–	–	–	–	–	–	–	–	–	–	–	–	–	–

续　表

疾病编码	疾病名称	总计	年龄组（岁）																			不详
			0—	1—	5—	10—	15—	20—	25—	30—	35—	40—	45—	50—	55—	60—	65—	70—	75—	80—	85及以上	
U099	1. 青光眼	—	—	—	—	—	—	—	—	—	—	—	—	—	—	—	—	—	—	—	—	—
U100	2. 白内障	—	—	—	—	—	—	—	—	—	—	—	—	—	—	—	—	—	—	—	—	—
U101	3. 与年龄有关的视觉障碍	—	—	—	—	—	—	—	—	—	—	—	—	—	—	—	—	—	—	—	—	—
U102	4. 成年开始的听力损失	—	—	—	—	—	—	—	—	—	—	—	—	—	—	—	—	—	—	—	—	—
U103	其他	—	—	—	—	—	—	—	—	—	—	—	—	—	—	—	—	—	—	—	—	—
U104	G. 心血管疾病	248.05	—	—	0.96	0.45	4.91	5.18	10.03	14.06	18.6	47.94	59.23	228.79	154.54	443.01	671.63	1379.76	1820.81	3553.34	9844.93	—
U105	1. 风湿性心脏病	10.63	—	—	—	—	0.45	—	0.91	0.76	0.57	0.88	3.3	11	7.02	21.1	29.82	65.7	84.44	149.81	340.01	—
U106	2. 高血压及并发症	35.46	—	—	—	—	—	—	0.91	1.14	1.43	2.94	3.05	21.43	11.24	36.57	63.55	168.29	228.79	607.7	2282.21	—
U107	3. 缺血性心脏病	77.06	—	—	—	—	0.89	1.3	1.82	6.08	8.58	20	22.37	82.25	52.45	133.61	193.02	391.91	494.36	1071.91	3343.47	—
U108	4. 脑血管病	108.18	—	—	—	—	2.23	2.59	4.1	5.32	6.01	19.7	24.66	91.52	71.18	215.17	342.09	676.63	907	1491.81	3317.71	—
U109	5. 炎性心脏病	2.46	—	—	—	—	0.45	0.32	—	0.38	—	1.47	2.03	6.37	1.87	9.14	7.06	9.22	8.17	14.77	72.12	—
U110	其他	13.53	—	—	0.48	0.45	0.45	0.65	2.28	0.38	1.72	2.65	3.81	15.64	10.3	23.91	32.95	66.86	96.69	208.9	468.81	—
U111	H. 主要呼吸系统疾病	134.71	2.71	—	—	—	1.34	3.65	0.46	0.38	1.14	4.41	13.22	52.13	39.34	138.53	309.14	749.25	1182.09	2445.56	6738.45	—
U112	1. 慢性阻塞性肺疾病	126.4	—	—	—	—	0.45	—	0.46	0.38	0.57	2.94	10.68	36.49	33.25	123.06	280.11	705.44	1130.34	2348.5	6455.1	—
U113	2. 哮喘	4.02	—	—	—	—	—	—	—	—	0.29	—	0.51	2.32	2.34	4.22	14.12	23.05	32.68	54.86	190.61	—
U114	其他	4.3	2.71	0.74	—	—	0.89	0.46	—	—	0.29	1.47	2.03	13.32	3.75	11.25	14.91	20.75	19.07	42.2	92.73	—
U115	I. 主要消化系统疾病	33.79	5.43	2.23	—	0.45	0.45	1.3	4.1	3.04	7.73	17.35	17.8	49.23	31.38	70.32	69.05	164.83	177.04	417.79	1112.77	—
U116	1. 消化性溃疡	3.68	—	—	—	—	—	0.32	—	—	0.29	0.88	0.51	4.63	3.28	10.55	3.92	21.9	23.15	61.19	128.79	—
U117	2. 肝硬化	10.04	—	—	—	—	—	0.32	1.82	0.76	6.01	11.47	12.46	24.91	14.99	28.13	28.25	42.65	46.3	23.21	56.67	—
U118	3. 阑尾炎	0.28	—	0.74	—	—	—	—	—	—	—	—	0.25	0.58	—	0.7	0.78	2.31	—	4.22	5.15	—
U119	其他	19.7	5.43	1.48	—	0.45	0.45	0.65	2.28	2.28	1.43	5	4.58	18.53	12.64	30.94	36.09	96.83	107.59	329.17	922.16	—
U120	J. 主要泌尿生殖系统疾病	12.03	—	0.74	0.48	—	0.89	1.62	1.82	2.28	3.15	3.53	8.39	20.85	9.37	23.21	35.31	44.95	62.65	139.26	365.77	—
U121	1. 肾炎和肾病	10.38	—	0.74	0.48	—	0.89	1.62	1.82	2.28	3.15	3.23	7.63	19.11	9.37	21.1	32.17	35.73	47.67	107.61	309.1	—
U122	2. 前列腺增生	0.45	—	—	—	—	—	—	—	—	—	—	—	—	—	—	0.78	2.31	6.81	6.33	25.76	—
U123	其他	1.2	—	—	—	—	—	—	—	—	—	0.29	0.76	1.74	—	2.11	2.35	6.92	8.17	25.32	30.91	—
U124	K. 皮肤病	0.78	—	—	—	—	—	—	—	—	—	—	—	—	—	1.41	1.57	4.61	5.45	16.88	36.06	—
U125	L. 肌肉骨骼和结缔组织疾病	3.24	—	—	—	—	0.89	1.62	0.76	0.76	0.29	2.06	1.53	5.79	4.21	4.22	13.34	17.29	17.7	16.88	77.28	—
U126	1. 风湿性关节炎	1.42	—	—	—	—	—	—	—	—	—	0.59	0.25	0.58	1.87	1.41	7.85	13.83	12.26	10.55	25.76	—
U127	2. 骨关节炎	0.06	—	—	—	—	—	—	—	—	—	—	—	0.58	—	—	—	—	—	—	5.15	—
U128	3. 痛风	0.5	—	—	—	—	—	—	—	—	—	0.29	0.25	1.16	0.94	0.7	3.14	1.15	2.72	—	20.61	—
U129	4. 腰痛	—	—	—	—	—	—	—	—	—	—	—	—	—	—	—	—	—	—	—	—	—
U130	其他	1.26	—	—	—	—	0.89	1.62	0.76	0.76	0.29	1.18	1.02	3.48	1.4	2.11	2.35	2.31	2.72	6.33	25.76	—
U131	M. 先天异常	2.15	108.51	3.71	—	2.25	1.34	—	1.82	0.76	1.14	0.59	1.27	1.16	0.94	—	1.57	—	—	—	5.15	—

续　表

疾病编码	疾病名称	总计	0–	1–	5–	10–	15–	20–	25–	30–	35–	40–	45–	50–	55–	60–	65–	70–	75–	80–	85及以上	不详
										年龄组（岁）												
U132	1. 腹壁缺损	-	-	-	-	-	-	-	-	-	-	-	-	-	-	-	-	-	-	-	-	-
U133	2. 无脑畸形	-	-	-	-	-	-	-	-	-	-	-	-	-	-	-	-	-	-	-	-	-
U134	3. 肛门直肠闭锁	0.03	2.71	-	-	-	-	-	-	-	-	-	-	-	-	-	-	-	-	-	-	-
U135	4. 唇裂	-	-	-	-	-	-	-	-	-	-	-	-	-	-	-	-	-	-	-	-	-
U136	5. 腭裂	-	-	-	-	-	-	-	-	-	-	-	-	-	-	-	-	-	-	-	-	-
U137	6. 食管闭锁	-	-	-	-	-	-	-	-	-	-	-	-	-	-	-	-	-	-	-	-	-
U138	7. 肾发育不全	0.06	-	-	-	-	-	-	-	-	-	-	-	-	-	-	-	-	-	-	5.15	-
U139	8. 唐氏综合征	0.06	2.71	-	-	-	0.45	-	-	-	-	-	-	-	-	-	0.78	-	-	-	-	-
U140	9. 先天性心脏异常	1.56	70.53	2.97	2.87	2.25	0.89	-	1.37	0.76	0.86	0.59	1.27	1.16	0.47	-	0.78	-	-	-	-	-
U141	10. 脊柱裂	0.03	2.71	-	-	-	-	-	-	-	-	-	-	-	-	-	-	-	-	-	-	-
U142	其他	0.42	29.84	0.74	-	-	-	-	0.46	-	0.29	-	-	-	0.47	-	-	-	-	-	-	-
U143	N. 口腔疾病	-	-	-	-	-	-	-	-	-	-	-	-	-	-	-	-	-	-	-	-	-
U144	1. 龋齿	-	-	-	-	-	-	-	-	-	-	-	-	-	-	-	-	-	-	-	-	-
U145	2. 牙周病	-	-	-	-	-	-	-	-	-	-	-	-	-	-	-	-	-	-	-	-	-
U146	3. 无牙症	-	-	-	-	-	-	-	-	-	-	-	-	-	-	-	-	-	-	-	-	-
U147	其他	-	-	-	-	-	-	-	-	-	-	-	-	-	-	-	-	-	-	-	-	-
U148	Ⅲ. 伤害	60.27	29.84	25.22	9.08	13.07	24.99	24.29	35.56	36.1	36.05	61.17	56.44	128.01	64.63	110.4	98.08	155.61	159.34	329.17	813.97	-
U149	A. 意外伤害	48.1	29.84	23.74	8.6	12.17	21.42	18.14	28.27	27.74	27.18	47.94	45	95.57	46.36	83.68	70.62	121.03	129.38	295.41	767.61	-
U150	1. 道路交通事故	14.43	-	6.68	2.87	3.15	10.26	10.36	12.77	14.44	11.16	15.88	16.78	31.28	15.45	31.64	22.75	23.05	14.98	33.76	36.06	-
U151	2. 意外中毒	6.89	-	1.48	-	0.9	2.68	1.3	4.56	4.56	4.29	12.06	8.64	20.85	10.77	13.36	12.55	13.83	9.53	10.55	15.46	-
U152	3. 意外跌落	16.8	-	5.19	1.43	1.35	2.23	1.94	2.74	2.66	6.58	7.65	10.68	20.85	12.18	27.42	27.46	57.63	74.9	221.56	659.42	-
U153	4. 火灾	0.36	-	-	-	0.45	0.45	-	-	-	-	0.88	-	0.58	0.47	-	0.78	2.31	2.72	2.11	-	-
U154	5. 溺水	3.24	-	5.93	3.34	5.41	2.23	1.3	3.19	1.14	0.57	2.06	2.03	5.21	2.81	3.52	3.14	8.07	16.34	14.77	15.46	-
U155	其他	6.39	29.84	4.45	0.96	0.9	3.57	3.24	5.01	4.94	4.58	9.41	6.86	16.8	4.58	7.74	3.92	16.14	10.89	12.66	41.21	-
U156	B. 故意伤害	11.61	-	-	-	0.9	3.57	5.51	7.29	8.36	8.01	12.35	11.19	31.28	18.26	26.02	27.24	33.43	27.24	31.65	41.21	-
U157	1. 自杀及后遗症	10.66	-	-	-	0.45	2.23	4.21	5.93	7.98	6.87	11.18	10.42	28.38	16.86	24.61	26.68	33.43	27.24	31.65	41.21	-
U158	2. 他杀及后遗症	0.92	-	-	-	0.45	1.34	1.3	0.91	0.38	1.14	1.18	0.76	2.9	1.4	1.41	0.78	-	-	-	-	-
U159	3. 战争	-	-	-	-	-	-	-	-	-	-	-	-	-	-	-	-	-	-	-	-	-
U160	其他	0.03	-	-	-	-	-	-	0.46	-	-	-	-	-	-	-	-	-	-	-	-	-
U161	其他剩余疾病	5.25	10.85	2.23	0.96	0.45	1.34	0.32	0.91	1.9	0.86	1.47	1.53	6.95	1.87	4.22	4.71	10.37	13.62	56.97	406.99	-

表4-47 2018年大理州死因别、年龄别死亡率（男）

（单位：1/10万）

疾病编码	疾病名称	总计	0-	1-	5-	10-	15-	20-	25-	30-	35-	40-	45-	50-	55-	60-	65-	70-	75-	80-	85及以上	不详
U000	全死因	717.04	552.75	66.61	20.48	25.71	61.24	58.12	103.82	117.58	147.75	289.9	331.43	1012.67	656.34	1614.7	2130.42	3935.08	4985.51	9007.02	22714.72	-
U001	I.传染病、母婴疾病和营养缺乏性疾病	32.9	342.18	7.24	-	-	1.78	2.61	3.58	7.49	8.76	26.15	21.57	41.86	18.65	50.72	80.09	128.19	143.38	368.13	1065.37	-
U002	A.传染病和寄生虫病	16.84	15.79	1.45	-	0.89	0.89	1.96	1.79	6.74	7.11	25.04	18.14	33.94	14.92	38.04	57.67	62.88	71.69	117.8	105.22	-
U003	1.结核病	6.05	5.26	-	-	-	-	1.31	0.89	3	3.43	8.35	3.43	9.05	1.86	19.73	33.64	26.6	35.85	49.08	26.31	-
U004	2.性传播疾病	-	-	-	-	-	-	-	-	-	-	-	-	-	-	-	-	-	-	-	-	-
U005	a.梅毒	-	-	-	-	-	-	-	-	-	-	-	-	-	-	-	-	-	-	-	-	-
U006	b.衣原体病	-	-	-	-	-	-	-	-	-	-	-	-	-	-	-	-	-	-	-	-	-
U007	c.淋病	-	-	-	-	-	-	-	-	-	-	-	-	-	-	-	-	-	-	-	-	-
U008	d.其他	-	-	-	-	-	-	-	-	-	-	-	-	-	-	-	-	-	-	-	-	-
U009	3.艾滋病	3.03	-	-	-	-	-	-	0.89	2.25	4.38	7.79	4.9	5.66	-	1.41	6.41	7.26	5.97	19.63	-	-
U010	4.腹泻性疾病	0.22	5.26	-	-	-	-	-	-	-	-	-	-	-	-	-	-	2.42	5.97	4.91	13.15	-
U011	5.好发于儿童期的疾病	0.11	-	-	-	-	-	-	-	-	0.55	-	-	-	0.93	-	-	-	-	-	-	-
U012	a.百日咳	-	-	-	-	-	-	-	-	-	-	-	-	-	-	-	-	-	-	-	-	-
U013	b.脊髓灰质炎及后遗症	-	-	-	-	-	-	-	-	-	-	-	-	-	-	-	-	-	-	-	-	-
U014	c.白喉	-	-	-	-	-	-	-	-	-	-	-	-	-	-	-	-	-	-	-	-	-
U015	d.麻疹	-	-	-	-	-	-	-	-	-	-	-	-	-	-	-	-	-	-	-	-	-
U016	e.破伤风	0.11	-	-	-	0.89	-	-	-	-	0.55	-	-	-	-	-	-	-	-	-	-	-
U017	6.脑膜炎	0.33	5.26	-	-	-	-	-	-	-	-	-	0.98	1.13	0.93	-	-	-	-	-	-	-
U018	7.乙型肝炎	4.02	-	-	-	-	-	-	-	0.75	1.64	5.56	6.86	10.18	8.39	8.45	16.02	2.42	17.92	4.91	39.46	-
U019	丙型肝炎	0.11	-	-	-	-	-	-	-	-	-	-	-	-	-	1.41	-	2.42	-	-	-	-
U020	8.疟疾	-	-	-	-	-	-	-	-	-	-	-	-	-	-	-	-	-	-	-	-	-
U021	9.热带病	1.1	-	-	-	-	-	-	-	-	-	1.67	-	1.13	-	4.23	1.6	7.26	5.97	-	13.15	-
U022	a.锥虫病	-	-	-	-	-	-	-	-	-	-	-	-	-	-	-	-	-	-	-	-	-
U023	b.南美锥虫病	-	-	-	-	-	-	-	-	-	-	-	-	-	-	-	-	-	-	-	-	-
U024	c.血吸虫病	1.1	-	-	-	-	-	-	-	-	-	1.67	-	1.13	-	4.23	1.6	7.26	5.97	-	13.15	-
U025	d.利什曼病	-	-	-	-	-	-	-	-	-	-	-	-	-	-	-	-	-	-	-	-	-
U026	e.淋巴丝虫病	-	-	-	-	-	-	-	-	-	-	-	-	-	-	-	-	-	-	-	-	-
U027	f.盘尾丝虫病	-	-	-	-	-	-	-	-	-	-	-	-	-	-	-	-	-	-	-	-	-
U028	10.麻风病	0.06	-	-	-	-	-	-	-	-	-	-	-	-	-	-	-	-	-	4.91	-	-
U029	11.登革热	-	-	-	-	-	-	-	-	-	-	-	-	-	-	-	-	-	-	-	-	-
U030	12.流行性乙型脑炎	-	-	-	-	-	-	-	-	-	-	-	-	-	-	-	-	-	-	-	-	-
U031	13.沙眼	-	-	-	-	-	-	-	-	-	-	-	-	-	-	-	-	-	-	-	-	-
U032	14.肠线虫感染	-	-	-	-	-	-	-	-	-	-	-	-	-	-	-	-	-	-	-	-	-

续 表

年龄组（岁）

疾病编码	疾病名称	总计	0–	1–	5–	10–	15–	20–	25–	30–	35–	40–	45–	50–	55–	60–	65–	70–	75–	80–	85及以上	不详
U033	a. 蛔虫病	–	–	–	–	–	–	–	–	–	–	–	–	–	–	–	–	–	–	–	–	–
U034	b. 鞭虫病	–	–	–	–	–	–	–	–	–	–	–	–	–	–	–	–	–	–	–	–	–
U035	c. 钩虫病	–	–	–	–	–	–	–	–	–	–	–	–	–	–	–	–	–	–	–	–	–
U036	d. 其他	–	–	–	–	–	–	–	–	–	–	–	–	–	–	–	–	–	–	–	–	–
U037	其他传染病	1.82	–	1.45	–	–	0.89	0.65	–	0.75	0.55	1.67	0.49	6.79	0.93	2.82	–	12.09	5.97	34.36	13.15	–
U038	B. 呼吸系统疾病	8.47	52.64	5.79	–	–	0.89	0.65	1.79	0.75	1.09	–	2.94	6.79	2.8	11.27	20.82	36.28	50.78	137.44	486.65	–
U039	1. 下呼吸道感染	8.09	52.64	4.34	–	–	–	0.65	1.79	0.75	1.09	–	2.94	6.79	2.8	11.27	17.62	33.86	47.79	137.44	473.5	–
U040	2. 上呼吸道感染	0.39	–	1.45	–	–	0.89	–	–	–	–	–	–	–	–	–	3.2	2.42	2.99	–	13.15	–
U041	3. 中耳炎	–	–	–	–	–	–	–	–	–	–	–	–	–	–	–	–	–	–	–	–	–
U042	C. 妊娠、分娩和产褥期并发症	–	–	–	–	–	–	–	–	–	–	–	–	–	–	–	–	–	–	–	–	–
U043	1. 孕产妇出血	–	–	–	–	–	–	–	–	–	–	–	–	–	–	–	–	–	–	–	–	–
U044	2. 产妇败血症	–	–	–	–	–	–	–	–	–	–	–	–	–	–	–	–	–	–	–	–	–
U045	3. 妊娠高血压综合征	–	–	–	–	–	–	–	–	–	–	–	–	–	–	–	–	–	–	–	–	–
U046	4. 梗阻性分娩	–	–	–	–	–	–	–	–	–	–	–	–	–	–	–	–	–	–	–	–	–
U047	5. 流产	–	–	–	–	–	–	–	–	–	–	–	–	–	–	–	–	–	–	–	–	–
U048	其他	–	–	–	–	–	–	–	–	–	–	–	–	–	–	–	–	–	–	–	–	–
U049	D. 起源于围生期的情况	2.81	268.48	–	–	–	–	–	–	–	–	–	–	–	–	–	–	–	–	–	–	–
U050	1. 出生低体重	0.44	42.11	–	–	–	–	–	–	–	–	–	–	–	–	–	–	–	–	–	–	–
U051	2. 出生产伤和窒息	1.76	168.46	–	–	–	–	–	–	–	–	–	–	–	–	–	–	–	–	–	–	–
U052	其他	0.61	57.91	–	–	–	–	–	–	–	–	–	–	–	–	–	–	–	–	–	–	–
U053	E. 营养缺乏	4.79	5.26	–	–	–	–	–	–	–	0.55	1.11	0.49	1.13	0.93	1.41	3.2	29.02	20.91	112.89	473.5	–
U054	1. 蛋白质–能量营养不良	3.14	5.26	–	–	–	–	–	–	–	0.55	1.11	0.49	1.13	–	–	1.6	19.35	11.95	78.54	328.82	–
U055	2. 碘缺乏	–	–	–	–	–	–	–	–	–	–	–	–	–	–	–	–	–	–	–	–	–
U056	3. 维生素A缺乏病	–	–	–	–	–	–	–	–	–	–	–	–	–	–	–	–	–	–	–	–	–
U057	4. 缺铁性贫血	0.94	–	–	–	–	–	–	–	–	–	–	–	–	–	–	1.6	4.84	5.97	24.54	52.61	–
U058	其他营养缺乏症	0.72	–	–	–	–	–	–	–	–	–	–	–	–	0.93	1.41	–	4.84	2.99	9.82	92.07	–
U059	II. 慢性非传染性疾病	595.34	47.4	14.48	6.52	7.09	22.19	16.33	42.06	50.18	78.25	168.04	219.64	760.35	535.14	1383.62	1901.36	3608.57	4636.02	8265.84	20623.44	–
U060	A. 恶性肿瘤	94.46	10.53	2.9	0.93	1.77	3.55	3.27	7.16	9.74	19.7	47.3	63.25	198.01	169.68	404.38	390.84	551.44	504.82	510.48	539.26	–
U061	1. 唇、口腔和咽恶性肿瘤	1.87	–	–	–	–	–	–	–	–	0.55	–	1.96	7.92	2.8	7.04	8.01	9.67	5.97	4.91	–	–
U062	2. 食道癌	8.53	–	–	–	–	–	–	0.89	–	–	1.67	3.92	20.37	17.71	57.77	32.04	41.12	62.73	29.45	13.15	–
U063	3. 胃癌	11	–	–	–	–	–	–	–	–	1.64	5.01	4.9	18.1	24.24	42.27	51.26	87.07	62.73	63.81	52.61	–
U064	4. 结直肠癌	8.36	–	–	–	–	–	–	–	0.75	1.64	1.11	3.92	10.18	14.92	31	49.66	50.79	65.72	63.81	39.46	–
U065	5. 肝癌	18.71	5.26	–	0.93	–	–	0.65	–	1.5	6.02	13.35	20.59	45.26	39.6	83.13	68.88	87.07	68.7	53.99	52.61	–

续表

疾病编码	疾病名称	总计	0-	1-	5-	10-	15-	20-	25-	30-	35-	40-	45-	50-	55-	60-	65-	70-	75-	80-	85及以上	不详
U066	6. 胰腺癌	3.47	-	-	-	-	-	-	0.75	0.75	1.09	2.23	1.96	10.18	2.8	18.32	12.81	16.93	11.95	19.63	52.61	-
U067	7. 肺癌	20.41	-	-	-	-	-	-	0.89	0.75	2.19	6.12	11.77	35.08	33.56	85.95	99.31	149.95	110.52	152.16	131.53	-
U068	8. 皮肤癌	0.77	-	-	-	-	-	0.65	-	-	-	-	-	1.13	-	2.82	1.6	2.42	5.97	-	26.31	-
U069	9. 乳腺癌	0.06	-	-	-	-	-	-	-	-	-	1.11	-	-	-	1.41	-	-	-	-	-	-
U070	10. 子宫颈癌	-	-	-	-	-	-	-	-	-	-	-	-	-	-	-	-	-	-	-	-	-
U071	11. 子宫体癌	-	-	-	-	-	-	-	-	-	-	-	-	-	-	-	-	-	-	-	-	-
U072	12. 卵巢癌	-	-	-	-	-	-	-	-	-	-	-	-	-	-	-	-	-	-	-	-	-
U073	13. 前列腺癌	1.6	-	-	-	-	-	-	-	-	-	-	-	-	0.93	5.64	4.81	7.26	5.97	49.08	78.92	-
U074	14. 膀胱癌	2.04	-	-	-	-	-	-	-	-	-	-	0.98	2.26	1.86	9.86	9.61	7.26	20.91	29.45	26.31	-
U075	15. 淋巴瘤与多发性骨髓瘤	2.37	-	1.45	-	-	-	-	1.79	1.5	2.19	1.11	1.96	2.26	4.66	7.04	4.81	19.35	11.95	14.73	13.15	-
U076	16. 白血病	2.48	-	1.45	-	-	1.78	0.65	0.89	1.5	1.64	3.34	0.98	10.18	1.86	5.64	8.01	2.42	11.95	-	52.61	-
U077	其他	12.82	5.26	1.45	-	1.77	1.78	1.31	1.79	3	2.74	11.13	9.32	35.08	25.17	46.5	40.05	70.14	59.74	29.45	52.61	-
U078	B. 其他肿瘤	0.99	-	-	-	-	-	-	-	0.55	0.55	-	0.98	2.26	1.86	4.23	3.2	4.84	-	9.82	-	-
U079	C. 糖尿病	13.81	-	-	4.65	2.66	-	1.96	2.68	1.5	1.09	1.67	4.41	24.89	11.19	36.63	54.46	111.26	113.51	137.44	341.97	-
U080	D. 内分泌紊乱	1.98	-	-	-	-	1.78	-	-	-	0.55	2.78	0.49	2.26	1.86	2.82	4.81	7.26	8.96	29.45	78.92	-
U081	E. 神经系统和精神障碍疾病	11.11	-	2.9	-	2.66	2.66	1.96	4.47	4.49	4.38	5.56	8.82	15.84	8.39	16.91	17.62	45.95	38.83	137.44	434.04	-
U082	1. 单相抑郁障碍	0.22	-	-	-	-	-	-	-	-	-	-	0.49	-	-	-	3.2	2.42	-	-	-	-
U083	2. 双相情感障碍	-	-	-	-	-	-	-	-	-	-	-	-	-	-	-	-	-	-	-	-	-
U084	3. 精神分裂症	0.66	-	-	-	-	-	-	0.89	0.75	1.09	0.56	0.49	1.13	-	4.23	-	4.84	2.99	9.82	-	-
U085	4. 癫痫症	1.71	-	1.45	0.93	-	-	1.96	-	1.5	1.64	1.11	3.92	3.39	1.86	2.82	-	4.84	2.99	4.91	9.82	-
U086	5. 酒精使用所致精神障碍	0.94	-	-	-	-	-	-	0.89	1.5	1.64	1.11	2.94	3.39	0.93	3.2	-	2.42	-	4.91	-	-
U087	6. 阿尔茨海默病和其他痴呆	2.97	-	-	-	-	-	-	-	-	-	-	-	1.13	1.86	4.23	1.6	14.51	23.9	58.9	276.21	-
U088	7. 帕金森病	0.22	-	-	-	-	-	-	-	-	-	-	-	-	-	-	1.6	2.42	2.99	-	-	-
U089	8. 多发性硬化	-	-	-	-	-	-	-	-	-	-	-	-	-	-	-	-	-	-	-	-	-
U090	9. 药物使用所致精神障碍	0.28	-	-	-	-	-	-	0.89	-	-	0.56	-	-	-	1.41	-	-	-	-	-	-
U091	10. 创伤后应激障碍	-	-	-	-	-	-	-	-	-	-	-	-	-	-	-	-	-	-	-	-	-
U092	11. 强迫症	-	-	-	-	-	-	-	-	-	-	-	-	-	-	-	-	-	-	-	-	-
U093	12. 惊恐障碍	-	-	-	-	-	-	-	-	-	-	-	-	-	-	-	-	-	-	-	-	-
U094	13. 失眠症	-	-	-	-	-	-	-	-	-	-	-	-	-	-	-	-	-	-	-	-	-
U095	14. 偏头痛	-	-	-	-	-	-	-	-	-	-	-	-	-	-	-	-	-	-	-	-	-
U096	15. 由于铅暴露引起的精神发育障碍	0.11	-	-	-	0.89	-	-	-	-	-	-	-	-	0.93	-	-	-	-	-	-	-
U097	其他	3.91	-	1.45	3.72	1.77	2.66	-	1.79	2.25	1.64	2.23	0.98	4.53	2.8	4.23	6.41	16.93	8.96	53.99	157.83	-
U098	F. 感官疾病	-	-	-	-	-	-	-	-	-	-	-	-	-	-	-	-	-	-	-	-	-

续　表

疾病编码	疾病名称	总计	年龄组（岁）																			
			0 –	1 –	5 –	10 –	15 –	20 –	25 –	30 –	35 –	40 –	45 –	50 –	55 –	60 –	65 –	70 –	75 –	80 –	85及以上	不详
U099	1. 青光眼	-	-	-	-	-	-	-	-	-	-	-	-	-	-	-	-	-	-	-	-	-	-
U100	2. 白内障	-	-	-	-	-	-	-	-	-	-	-	-	-	-	-	-	-	-	-	-	-	-
U101	3. 与年龄有关的视觉障碍	-	-	-	-	-	-	-	-	-	-	-	-	-	-	-	-	-	-	-	-	-	-
U102	4. 成年开始的听力损失	-	-	-	-	-	-	-	-	-	-	-	-	-	-	-	-	-	-	-	-	-	-
U103	其他	-	-	-	-	-	-	-	-	-	-	-	-	-	-	-	-	-	-	-	-	-	-
U104	G. 心血管疾病	257.43	-	-	0.93	0.89	7.1	5.88	14.32	23.97	30.1	67.88	77.46	313.42	208.84	572.05	789.7	1589.03	2070.08	3764.79	9996.06	-
U105	1. 风湿性心脏病	9.57	-	-	-	-	0.89	-	0.89	0.75	0.55	-	1.96	14.71	8.39	21.13	30.43	45.95	86.63	161.98	381.43	-
U106	2. 高血压及并发症	32.35	-	-	-	-	-	-	0.89	1.5	2.19	3.89	2.45	26.02	16.78	42.27	76.89	183.81	262.87	593.92	2170.2	-
U107	3. 缺血性心脏病	81.59	-	-	-	-	1.78	1.96	3.58	11.98	15.87	29.49	33.34	122.2	68.99	187.4	225.86	459.54	582.49	1065.14	3288.18	-
U108	4. 脑血管病	115.0-	-	-	-	-	2.66	3.27	6.26	8.24	9.3	27.82	31.38	112.02	100.69	270.53	397.25	788.47	1021.6	1703.23	3577.54	-
U109	5. 炎性心脏病	2.86	-	-	-	0.89	-	-	-	-	-	2.23	3.43	11.31	2.8	12.68	8.01	7.26	2.99	19.63	52.61	-
U110	其他	15.18	-	-	-	-	-	-	2.68	0.75	1.64	4.45	4.9	27.16	10.26	35.22	46.45	104	110.52	215.97	486.65	-
U111	H. 主要呼吸系统疾病	153.22	5.26	-	-	-	1.78	-	-	0.75	2.19	6.12	21.57	90.52	58.74	202.89	467.73	998.89	1589.15	3077.6	7510.19	-
U112	1. 慢性阻塞性肺疾病	142.66	-	-	-	-	0.89	-	-	0.75	1.09	3.89	16.67	61.1	50.34	180.35	414.87	938.42	1532.4	2984.34	7155.07	-
U113	2. 哮喘	4.07	-	-	-	-	-	-	-	-	0.55	-	0.98	4.53	1.86	4.23	24.03	31.44	29.87	39.27	210.44	-
U114	其他	6.49	5.26	-	-	0.89	0.89	-	-	-	0.55	2.23	3.92	24.89	6.53	18.32	28.83	29.02	26.88	53.99	144.68	-
U115	I. 主要消化系统疾病	41.59	10.53	1.45	-	0.89	0.89	1.96	8.05	4.49	13.68	28.93	29.91	79.2	54.07	112.72	107.32	215.26	200.14	392.68	1104.83	-
U116	1. 消化性溃疡	4.46	-	-	-	-	-	0.65	-	-	0.55	1.67	0.98	9.05	5.59	18.32	6.41	24.19	26.88	63.81	144.68	-
U117	2. 肝硬化	17.33	-	-	-	-	-	0.65	3.58	1.5	10.4	20.59	22.06	41.86	27.04	53.54	52.86	82.23	62.73	44.18	78.92	-
U118	3. 阑尾炎	0.22	-	-	-	-	-	-	-	-	-	-	-	1.13	-	-	-	2.42	-	4.91	13.15	-
U119	其他	19.42	10.53	1.45	-	0.89	0.89	0.65	4.47	3	2.74	6.68	6.86	26.02	20.51	40.86	48.05	104	110.52	279.78	868.08	-
U120	J. 主要泌尿生殖系统疾病	14.25	-	1.45	-	-	1.78	1.31	2.68	2.25	3.83	5.01	9.32	28.29	13.98	28.18	46.45	60.47	86.63	157.07	499.8	-
U121	1. 肾炎和肾病	11.77	-	1.45	-	-	1.78	1.31	2.68	2.25	3.83	5.01	8.82	24.89	13.98	25.36	41.65	45.95	59.74	103.08	368.28	-
U122	2. 前列腺增生	0.88	-	-	-	-	-	-	-	-	-	-	-	-	-	1.6	4.84	14.94	14.73	14.73	65.76	-
U123	其他	1.6	-	-	-	-	-	-	-	-	-	-	0.49	3.39	-	2.82	3.2	9.67	11.95	39.27	65.76	-
U124	K. 皮肤病	0.88	-	-	-	-	-	-	-	-	-	-	-	-	-	1.41	3.2	4.84	8.96	29.45	13.15	-
U125	L. 肌肉骨骼和结缔组织疾病	3.25	-	-	-	-	0.89	1.96	-	-	0.55	2.23	2.45	5.66	5.59	1.41	12.81	19.35	14.94	19.63	105.22	-
U126	1. 风湿性关节炎	1.32	-	-	-	-	-	-	-	-	-	1.11	0.49	1.13	3.73	1.41	4.81	14.51	8.96	14.73	26.31	-
U127	2. 骨关节炎	0.11	-	-	-	-	-	-	-	-	-	-	-	1.13	-	-	-	-	-	-	13.15	-
U128	3. 痛风	0.88	-	-	-	-	-	-	-	-	-	0.56	0.49	2.26	1.86	1.41	6.41	2.42	2.99	26.31	39.46	-
U129	4. 腰痛	-	-	-	-	-	-	-	-	-	-	-	-	-	-	-	-	-	-	-	-	-
U130	其他	0.94	-	-	-	-	0.89	1.96	-	-	0.55	0.56	1.47	2.26	-	1.41	1.6	2.42	2.99	26.31	26.31	-
U131	M. 先天异常	2.37	121.08	5.79	-	0.89	1.78	-	2.68	1.5	1.09	0.56	0.98	-	0.93	3.2	3.2	2.42	2.99	4.91	-	-

续 表

疾病编码	疾病名称	总计	0–	1–	5–	10–	15–	20–	25–	30–	35–	40–	45–	50–	55–	60–	65–	70–	75–	80–	85及以上	不详
U132	1. 腹壁缺损	–	–	–	–	–	–	–	–	–	–	–	–	–	–	–	–	–	–	–	–	–
U133	2. 无脑畸形	0.06	5.26	–	–	–	–	–	–	–	–	–	–	–	–	–	–	–	–	–	–	–
U134	3. 肛门直肠闭锁	–	–	–	–	–	–	–	–	–	–	–	–	–	–	–	–	–	–	–	–	–
U135	4. 唇裂	–	–	–	–	–	–	–	–	–	–	–	–	–	–	–	–	–	–	–	–	–
U136	5. 腭裂	–	–	–	–	–	–	–	–	–	–	–	–	–	–	–	–	–	–	–	–	–
U137	6. 食管闭锁	–	–	–	–	–	–	–	–	–	–	–	–	–	–	–	–	–	–	–	–	–
U138	7. 肾发育不全	0.06	–	–	–	–	–	–	–	–	–	–	–	–	–	–	–	–	–	–	–	–
U139	8. 唐氏综合征	0.06	–	–	–	–	–	–	–	–	–	–	–	–	–	–	1.6	–	–	–	–	–
U140	9. 先天性心脏异常	1.82	94.76	4.34	–	0.89	0.89	–	1.79	1.5	1.09	0.56	0.98	–	–	–	1.6	–	–	–	–	–
U141	10. 脊柱裂	–	–	–	–	–	–	–	–	–	–	–	–	–	–	–	–	–	–	–	–	–
U142	其他	0.39	21.06	1.45	–	–	–	–	0.89	–	–	–	–	–	0.93	–	–	–	–	–	–	–
U143	N. 口腔疾病	–	–	–	–	–	–	–	–	–	–	–	–	–	–	–	–	–	–	–	–	–
U144	1. 龋齿	–	–	–	–	–	–	–	–	–	–	–	–	–	–	–	–	–	–	–	–	–
U145	2. 牙周病	–	–	–	–	–	–	–	–	–	–	–	–	–	–	–	–	–	–	–	–	–
U146	3. 无牙症	–	–	–	–	–	–	–	–	–	–	–	–	–	–	–	–	–	–	–	–	–
U147	其他	–	–	–	–	–	–	–	–	–	–	–	–	–	–	–	–	–	–	–	–	–
U148	Ⅲ. 伤害	83.85	52.64	40.54	13.03	17.73	35.5	39.18	58.17	58.42	59.65	92.92	87.27	200.27	98.82	173.31	140.96	188.65	200.14	323.96	657.64	–
U149	A. 意外伤害	67.89	52.64	37.65	13.03	16.84	30.18	31.35	49.22	47.18	47.06	76.23	74.03	150.49	72.72	133.85	99.31	154.79	161.3	294.51	591.87	–
U150	1. 道路交通事故	21.46	–	8.69	4.65	4.43	13.31	18.28	22.37	23.97	18.06	24.48	24.02	47.52	22.38	49.31	30.43	29.02	17.92	34.36	39.46	–
U151	2. 意外中毒	11.17	–	1.45	0.89	0.89	3.55	2.61	8.05	8.24	8.21	20.03	15.2	33.94	17.71	22.54	19.22	16.93	8.96	14.73	13.15	–
U152	3. 意外跌落	19.97	7.24	1.86	–	0.89	4.44	2.61	5.37	4.49	10.94	11.68	19.12	32.81	19.58	47.91	41.65	79.81	98.58	201.25	486.65	–
U153	4. 火灾	0.5	–	–	–	0.89	0.89	–	–	–	0.56	0.56	–	1.13	0.93	–	–	4.84	2.99	4.91	–	–
U154	5. 溺水	4.62	–	11.58	5.59	7.98	2.66	1.96	4.47	2.25	1.09	2.78	3.43	7.92	4.66	4.23	–	9.67	17.92	24.54	13.15	–
U155	其他	10.18	52.64	8.69	0.93	1.77	5.33	5.88	8.95	8.24	8.76	16.69	12.26	27.16	7.46	9.86	4.81	14.51	14.94	14.73	39.46	–
U156	B. 故意伤害	15.29	–	–	–	0.89	5.33	6.53	8.95	11.23	11.49	15.58	12.75	47.52	26.1	39.45	41.65	33.86	38.83	29.45	52.61	–
U157	1. 自杀及后遗症	14.19	–	–	–	0.89	3.55	4.57	8.05	10.48	10.4	15.02	12.26	43	24.24	38.04	40.05	33.86	38.83	29.45	52.61	–
U158	2. 他杀及后遗症	1.05	–	–	–	0.89	1.78	1.96	–	0.75	1.09	0.56	0.49	4.53	1.86	1.41	1.6	–	–	–	–	–
U159	3. 战争	–	–	–	–	–	–	–	–	–	–	–	–	–	–	–	–	–	–	–	–	–
U160	其他	0.06	–	–	–	–	–	–	0.89	–	–	–	–	–	–	–	–	–	–	–	–	–
U161	其他剩余疾病	4.95	10.53	4.34	0.93	1.78	–	–	–	1.5	1.09	2.78	2.94	10.18	3.73	7.04	8.01	9.67	5.97	49.08	368.28	–

年龄组（岁）

表 4 - 48 2018 年大理州死因别、年龄别死亡率（女）

（单位：1/10 万）

疾病编码	疾病名称	总计	0 -	1 -	5 -	10 -	15 -	20 -	25 -	30 -	35 -	40 -	45 -	50 -	55 -	60 -	65 -	70 -	75 -	80 -	85 及以上	不详
U000	全死因	544.55	363.8	22.81	14.73	17.41	29.61	24.41	36.24	40.11	30.59	106.04	130.94	416.52	260.64	742.59	1168.84	2554.62	3421.61	7228.25	20977.3	—
U001	I. 传染病、母婴疾病和营养缺乏性疾病	24.9?	246.26	3.04	1.96	0.92	3.59	0.64	3.72	3.09	—	2.5	2.64	23.73	7.53	30.88	50.75	83.69	117.64	296.09	1033.2	—
U002	A. 传染病和寄生虫病	8.15	5.6	—	0.98	0.92	0.9	—	1.86	1.54	—	2.5	2.11	15.43	5.65	21.06	39.99	35.24	47.56	74.02	110.09	—
U003	1. 结核病	1.59	—	—	—	—	—	—	0.93	—	—	—	—	2.37	0.94	5.62	9.23	4.4	22.53	11.1	—	—
U004	2. 性传播疾病	—	—	—	—	—	—	—	—	—	—	—	—	—	—	—	—	—	—	—	—	—
U005	a. 梅毒	—	—	—	—	—	—	—	—	—	—	—	—	—	—	—	—	—	—	—	—	—
U006	b. 衣原体病	—	—	—	—	—	—	—	—	—	—	—	—	—	—	—	—	—	—	—	—	—
U007	c. 淋病	—	—	—	—	—	—	—	—	—	—	—	—	—	—	—	—	—	—	—	—	—
U008	d. 其他	—	—	—	—	—	—	—	—	—	—	—	—	—	—	—	—	—	—	—	—	—
U009	3. 艾滋病	0.62	—	—	—	—	—	—	—	0.77	—	1.25	0.53	2.37	0.94	1.4	1.54	—	5.01	—	—	—
U010	4. 腹泻性疾病	0.17	—	—	—	—	—	—	—	—	—	—	—	—	—	—	—	—	—	3.7	16.94	—
U011	5. 好发于儿童期的疾病	—	—	—	—	—	—	—	—	—	—	—	—	—	—	—	—	—	—	—	—	—
U012	a. 百日咳	—	—	—	—	—	—	—	—	—	—	—	—	—	—	—	—	—	—	—	—	—
U013	b. 脊髓灰质炎及后遗症	—	—	—	—	—	—	—	—	—	—	—	—	—	—	—	—	—	—	—	—	—
U014	c. 白喉	—	—	—	—	—	—	—	—	—	—	—	—	—	—	—	—	—	—	—	—	—
U015	d. 麻疹	—	—	—	—	—	—	—	—	—	—	—	—	—	—	—	—	—	—	—	—	—
U016	e. 破伤风	—	—	—	—	—	—	—	—	—	—	—	—	—	—	—	—	—	—	—	—	—
U017	6. 脑膜炎	0.17	—	—	0.98	0.92	—	—	—	0.77	—	—	—	—	—	—	—	—	—	—	—	—
U018	7. 乙型肝炎	2.04	—	—	—	—	—	—	—	—	—	—	0.53	8.31	1.88	5.62	12.3	2.2	10.01	22.21	25.41	—
U019	丙型肝炎	0.06	—	—	—	—	—	—	—	—	—	—	—	—	—	—	—	2.2	—	—	—	—
U020	8. 疟疾	—	—	—	—	—	—	—	—	—	—	—	—	—	—	—	—	—	—	—	—	—
U021	9. 热带病	1.92	—	—	—	—	—	—	—	—	—	—	0.53	1.19	—	2.81	10.77	19.82	7.51	25.91	33.88	—
U022	a. 锥虫病	—	—	—	—	—	—	—	—	—	—	—	—	—	—	—	—	—	—	—	—	—
U023	b. 南美锥虫病	—	—	—	—	—	—	—	—	—	—	—	—	—	—	—	—	—	—	—	—	—
U024	c. 血吸虫病	1.92	—	—	—	—	—	—	—	—	—	—	0.53	1.19	—	2.81	10.77	19.82	7.51	25.91	33.88	—
U025	d. 利什曼病	—	—	—	—	—	—	—	—	—	—	—	—	—	—	—	—	—	—	—	—	—
U026	e. 淋巴丝虫病	—	—	—	—	—	—	—	—	—	—	—	—	—	—	—	—	—	—	—	—	—
U027	f. 盘尾丝虫病	—	—	—	—	—	—	—	—	—	—	—	—	—	—	—	1.54	—	—	—	—	—
U028	10. 麻风病	0.06	—	—	—	—	—	—	—	—	—	—	—	—	—	—	—	—	—	—	—	—
U029	11. 登革热	—	—	—	—	—	—	—	—	—	—	—	—	—	—	—	—	—	—	—	—	—
U030	12. 流行性乙型脑炎	—	—	—	—	—	—	—	—	—	—	—	—	—	—	—	—	—	—	—	—	—
U031	13. 沙眼	—	—	—	—	—	—	—	—	—	—	—	—	—	—	—	—	—	—	—	—	—
U032	14. 肠线虫感染	—	—	—	—	—	—	—	—	—	—	—	—	—	—	—	—	—	—	—	—	—

续 表

疾病编码	疾病名称	总计	年龄组（岁） 0–	1–	5–	10–	15–	20–	25–	30–	35–	40–	45–	50–	55–	60–	65–	70–	75–	80–	85及以上	不详
U033	a. 蛔虫病	–	–	–	–	–	–	–	–	–	–	–	–	–	–	–	–	–	–	–	–	–
U034	b. 鞭虫病	–	–	–	–	–	–	–	–	–	–	–	–	–	–	–	–	–	–	–	–	–
U035	c. 钩虫病	–	–	–	–	–	–	–	–	–	–	–	–	–	–	–	–	–	–	–	–	–
U036	d. 其他	–	–	–	–	–	–	–	–	–	–	–	–	–	–	–	–	–	–	–	–	–
U037	其他传染病	1.53	5.6	–	–	7.33	0.9	–	0.93	–	–	1.25	0.53	1.19	1.88	5.62	4.61	6.61	2.5	11.1	33.88	–
U038	B. 呼吸系统感染	7.25	50.37	3.04	0.98	1.83	1.79	0.64	0.93	0.77	–	–	0.53	5.93	0.94	7.02	4.61	33.03	40.05	81.42	364.16	–
U039	1. 下呼吸道感染	7.02	50.37	3.04	0.98	1.83	1.79	0.64	0.93	0.77	–	–	0.53	5.93	0.94	7.02	4.61	28.63	40.05	77.72	355.69	–
U040	2. 上呼吸道感染	0.23	–	–	–	–	–	–	–	–	–	–	–	–	–	–	–	4.4	–	3.7	8.47	–
U041	3. 中耳炎	–	–	–	–	–	–	–	–	–	–	–	–	–	–	–	–	–	–	–	–	–
U042	C. 妊娠、分娩和产褥期并发症	0.06	–	–	–	–	–	–	–	0.77	–	–	–	–	–	–	–	–	–	–	–	–
U043	1. 孕产妇出血	–	–	–	–	–	–	–	–	–	–	–	–	–	–	–	–	–	–	–	–	–
U044	2. 产妇败血症	–	–	–	–	–	–	–	–	–	–	–	–	–	–	–	–	–	–	–	–	–
U045	3. 妊娠高血压综合征	–	–	–	–	–	–	–	–	–	–	–	–	–	–	–	–	–	–	–	–	–
U046	4. 梗阻性分娩	–	–	–	–	–	–	–	–	–	–	–	–	–	–	–	–	–	–	–	–	–
U047	5. 流产	–	–	–	–	–	–	–	–	–	–	–	–	–	–	–	–	–	–	–	–	–
U048	其他	0.06	–	–	–	–	–	–	–	0.77	–	–	–	–	–	–	–	–	–	–	–	–
U049	D. 起源于围生期的情况	1.87	184.7	–	–	–	–	–	–	–	–	–	–	–	–	–	–	–	–	–	–	–
U050	1. 出生低体重	0.4	39.18	–	–	–	–	–	–	–	–	–	–	–	–	–	–	–	–	–	–	–
U051	2. 出生产伤和窒息	1.25	123.13	–	–	–	–	–	–	–	–	–	–	–	–	–	–	–	–	–	–	–
U052	其他	0.23	22.39	–	–	–	–	–	–	–	–	–	–	–	–	–	–	–	–	–	–	–
U053	E. 营养缺乏	7.64	5.6	–	–	–	0.9	–	0.93	–	–	–	–	2.37	0.94	2.81	6.15	15.42	30.04	140.64	558.94	–
U054	1. 蛋白质-能量营养不良	5.72	5.6	–	–	–	0.9	–	0.93	–	–	–	–	1.19	–	2.81	3.08	13.21	15.02	111.03	457.32	–
U055	2. 碘缺乏	–	–	–	–	–	–	–	–	–	–	–	–	–	–	–	–	–	–	–	–	–
U056	3. 维生素 A 缺乏病	–	–	–	–	–	–	–	–	–	–	–	–	–	–	–	–	–	–	–	–	–
U057	4. 缺铁性贫血	1.08	–	–	–	–	–	–	–	–	–	–	–	–	–	2.81	3.08	2.2	12.52	3.7	50.81	–
U058	其他营养性疾病	0.85	–	–	–	–	–	–	–	–	–	–	–	1.19	0.94	–	3.08	–	2.5	25.91	50.81	–
U059	II. 慢性非传染性疾病	478.04	100.74	10.64	6.87	10.77	10.77	13.49	18.58	21.6	19.79	77.97	105.07	337.02	223	662.58	1059.64	2334.39	3158.79	6536.14	18597.56	–
U060	A. 恶性肿瘤	54.74	–	3.04	2.95	1.83	2.69	2.57	6.5	10.8	5.4	37.43	38.01	124.6	72.45	169.86	201.47	288.5	282.84	281.28	313.35	–
U061	1. 唇、口腔和咽恶性肿瘤	0.62	–	–	–	–	–	–	–	–	–	–	0.53	1.19	0.94	1.4	4.61	–	2.5	–	8.47	–
U062	2. 食道癌	0.79	–	–	–	–	–	–	–	–	–	–	–	1.4	–	1.4	1.54	13.21	7.51	3.7	16.94	–
U063	3. 胃癌	6.51	–	–	–	–	–	–	0.93	0.77	1.87	1.06	8.31	5.65	22.46	32.3	37.44	47.56	51.82	67.75	–	–
U064	4. 结直肠癌	5.1	–	–	–	–	–	–	–	–	2.5	2.64	7.12	6.59	14.04	23.07	30.83	35.04	37.01	42.34	–	–
U065	5. 肝癌	7.7	–	–	–	–	1.28	–	–	–	2.5	5.28	14.24	11.29	26.67	36.91	46.25	42.55	29.61	59.28	–	–

续 表

年龄组（岁）

疾病编码	疾病名称	总计	0-	1-	5-	10-	15-	20-	25-	30-	35-	40-	45-	50-	55-	60-	65-	70-	75-	80-	85及以上	不详
U066	6. 胰腺癌	1.98	-	-	-	-	-	-	-	-	-	1.25	0.53	1.19	2.82	11.23	7.69	8.81	17.52	11.1	8.47	-
U067	7. 肺癌	6.34	-	-	-	-	-	1.28	-	0.77	-	3.74	3.17	13.05	7.53	22.46	18.46	41.84	37.55	48.11	25.41	-
U068	8. 皮肤癌	0.34	-	-	-	-	-	-	-	-	-	0.62	-	0.94	0.94	-	-	-	7.51	3.7	-	-
U069	9. 乳腺癌	5.21	-	-	-	-	-	-	-	3.09	3.6	1.87	8.45	21.36	7.53	16.85	16.92	17.62	5.01	11.1	8.47	-
U070	10. 子宫颈癌	4.42	-	-	-	-	-	-	-	-	-	8.73	7.92	16.61	5.65	15.44	9.23	8.81	15.02	7.4	-	-
U071	11. 子宫体癌	1.87	-	-	-	-	-	-	-	-	-	2.5	1.06	7.12	4.7	5.62	4.61	11.01	7.51	3.7	-	-
U072	12. 卵巢癌	1.59	-	-	-	-	-	-	-	-	1.2	0.62	1.06	3.56	2.82	1.4	13.84	11.01	-	-	8.47	-
U073	13. 前列腺癌		-	-	-	-	-	-	-	-	-	-	-	-	-	-	-	-	-	-	-	-
U074	14. 膀胱癌	0.62	-	-	-	-	-	-	-	-	-	-	-	1.19	-	1.4	1.54	4.4	7.51	7.4	8.47	-
U075	15. 淋巴瘤与多发性骨髓瘤	1.64	-	-	0.98	-	-	-	2.79	-	-	-	0.53	4.75	1.88	7.02	3.08	8.81	7.51	14.8	-	-
U076	16. 白血病	2.55	-	1.52	1.96	1.83	1.79	-	2.79	3.09	0.6	3.12	1.58	3.56	-	7.02	6.15	8.81	7.51	11.1	-	-
U077	其他	7.47	-	1.52	-	0.92	0.9	-	-	3.09	-	6.86	4.22	21.36	14.11	15.44	21.53	39.64	35.04	37.01	59.28	-
U078	B. 其他肿瘤	1.08	5.6	-	0.98	-	-	-	-	-	0.6	1.25	1.06	4.75	-	2.81	1.54	2.2	5.01	7.4	8.47	-
U079	C. 糖尿病	15.17	-	-	-	-	-	0.64	0.93	-	1.2	1.25	3.17	9.49	6.59	33.69	46.14	125.53	137.67	177.65	228.66	-
U080	D. 内分泌疾病	2.04	5.6	-	0.98	0.92	-	-	-	-	0.6	-	1.06	3.56	0.94	4.21	3.08	2.2	12.52	25.91	76.22	-
U081	E. 神经系统和精神障碍疾病	9.68	-	1.52	0.98	-	2.69	1.93	2.79	1.54	1.2	2.5	3.7	3.56	6.59	8.42	21.53	35.24	45.05	96.23	465.79	-
U082	1. 单相精神抑郁	0.34	-	-	-	-	-	-	-	-	-	-	1.06	2.37	-	-	-	-	2.5	3.7	-	-
U083	2. 双相情感障碍	0.11	-	-	-	-	-	-	-	-	-	-	-	-	-	-	-	-	-	-	-	-
U084	3. 精神分裂症	0.45	-	-	-	-	-	0.64	-	-	-	0.62	0.53	-	0.94	1.4	1.54	2.2	2.5	-	-	-
U085	4. 癫痫症	0.74	-	-	-	-	1.79	1.28	0.93	0.77	-	1.25	0.53	-	-	1.4	1.54	2.2	-	-	-	-
U086	5. 酒精使用所致精神障碍	0.11	-	-	-	-	-	-	-	-	-	0.62	-	-	-	-	-	-	-	-	-	-
U087	6. 阿尔茨海默病和其他痴呆	3.62	-	-	-	-	-	-	-	-	-	-	-	-	-	-	3.08	15.42	20.02	40.71	296.41	-
U088	7. 帕金森病	0.4	-	-	-	-	-	-	-	-	-	-	-	-	1.88	-	6.15	2.2	-	-	-	-
U089	8. 多发性硬化		-	-	-	-	-	-	-	-	-	-	-	-	-	-	-	-	-	-	-	-
U090	9. 药物使用所致精神障碍		-	-	-	-	-	-	-	-	-	-	-	-	-	-	-	-	-	-	-	-
U091	10. 创伤后应激障碍		-	-	-	-	-	-	-	-	-	-	-	-	-	-	-	-	-	-	-	-
U092	11. 强迫症		-	-	-	-	-	-	-	-	-	-	-	-	-	-	-	-	-	-	-	-
U093	12. 惊恐障碍		-	-	-	-	-	-	-	-	-	-	-	-	-	-	-	-	-	-	-	-
U094	13. 失眠症		-	-	-	-	-	-	-	-	-	-	-	-	-	-	-	-	-	-	-	-
U095	14. 偏头痛		-	-	-	-	-	-	-	-	-	-	-	-	-	-	-	-	-	-	-	-
U096	15. 由于铅暴露引起的精神发育障碍	0.06	-	-	-	-	-	-	-	-	-	-	0.53	-	-	-	-	-	-	-	-	-
U097	其他	3.85	-	1.52	0.98	-	0.9	-	0.93	0.77	-	-	1.06	1.19	2.82	5.62	9.23	11.01	20.02	51.82	169.38	-
U098	F. 感官疾病		-	-	-	-	-	-	-	-	-	-	-	-	-	-	-	-	-	-	-	-

续 表

年龄组（岁）

疾病编码	疾病名称	总计	0–	1–	5–	10–	15–	20–	25–	30–	35–	40–	45–	50–	55–	60–	65–	70–	75–	80–	85及以上	不详
U099	1. 青光眼	–	–	–	–	–	–	–	–	–	–	–	–	–	–	–	–	–	–	–	–	–
U100	2. 白内障	–	–	–	–	–	–	–	–	–	–	–	–	–	–	–	–	–	–	–	–	–
U101	3. 与年龄有关的视觉障碍	–	–	–	–	–	–	–	–	–	–	–	–	–	–	–	–	–	–	–	–	–
U102	4. 成年开始的听力损失	–	–	–	–	–	–	–	–	–	–	–	–	–	–	–	–	–	–	–	–	–
U103	其他	–	–	–	–	–	–	–	–	–	–	–	–	–	–	–	–	–	–	–	–	–
U104	G. 心血管疾病	238.4	–	–	0.98	–	2.69	4.5	5.58	3.86	6	25.57	39.6	140.03	99.74	314.44	558.27	1189.22	1611.93	3393.91	9747.63	–
U105	1. 风湿性心脏病	11.72	–	1.52	–	–	–	–	0.93	0.77	0.6	1.87	4.75	7.12	5.65	21.06	29.22	83.69	82.6	140.64	313.35	–
U106	2. 高血压及并发症	38.67	–	–	–	–	–	–	0.93	0.77	0.6	1.87	3.7	16.61	5.65	30.88	50.75	154.16	200.24	618.08	2354.34	–
U107	3. 缺血性心脏病	72.41	–	3.04	–	–	–	0.64	–	–	0.6	9.36	10.56	40.35	35.76	80.01	161.48	330.34	420.5	1077.02	3379.07	–
U108	4. 脑血管病	101.11	–	–	–	–	1.79	1.93	1.86	2.31	2.4	10.6	17.42	70.01	41.4	160.03	289.13	574.79	810.97	1332.4	3150.41	–
U109	5. 炎性心脏病	2.04	–	–	0.98	–	–	–	–	–	–	0.62	0.53	1.19	0.94	5.62	6.15	11.01	12.52	11.1	84.69	–
U110	其他	11.83	–	1.52	0.98	–	0.9	1.28	–	–	1.8	0.62	2.64	3.56	10.35	12.63	19.99	33.03	85.1	203.56	457.32	–
U111	H. 主要呼吸系统疾病	115.66	–	–	–	–	0.9	–	0.93	0.93	–	2.5	4.22	11.87	19.76	74.4	156.87	521.93	841.01	1968.98	6241.53	–
U112	1. 慢性阻塞性肺疾病	109.66	–	1.52	–	–	–	–	–	–	–	1.87	4.22	10.68	16	65.98	150.72	493.31	793.45	1869.06	6004.4	–
U113	2. 哮喘	3.96	–	–	–	–	–	–	–	–	–	–	–	–	2.82	4.21	4.61	15.42	35.04	66.62	177.85	–
U114	其他	2.04	–	1.52	–	–	0.9	–	–	–	–	0.62	4.75	1.19	0.94	4.21	1.54	13.21	12.52	33.31	59.28	–
U115	I. 主要消化系统疾病	25.76	–	1.52	–	–	–	0.64	–	1.54	1.2	4.37	2.11	17.8	8.47	28.08	32.3	118.92	157.69	436.73	1117.89	–
U116	1. 消化性溃疡	2.89	–	–	–	–	–	–	–	–	–	1.25	0.53	1.54	0.94	2.81	1.54	19.82	20.02	59.22	118.56	–
U117	2. 肝硬化	2.55	–	–	–	–	–	–	–	–	1.2	1.25	2.11	7.12	2.82	2.81	4.61	6.61	32.54	7.4	42.34	–
U118	3. 阑尾炎	0.34	–	–	–	–	–	–	–	–	–	–	–	–	–	1.4	1.54	2.2	–	3.7	–	–
U119	其他	19.98	–	1.52	0.98	–	–	0.64	0.93	1.54	2.4	3.12	2.11	10.68	4.7	21.06	24.61	90.29	105.13	366.41	956.98	–
U120	J. 主要泌尿生殖系统疾病	9.74	–	–	–	–	–	1.93	0.93	2.31	2.4	1.87	7.39	13.05	4.7	18.25	24.61	30.83	42.55	125.84	279.47	–
U121	1. 肾炎和肾病	8.94	–	–	0.98	–	–	1.93	0.93	2.31	–	1.25	6.34	13.05	4.7	16.85	23.07	26.43	37.55	111.03	271	–
U122	2. 前列腺增生	–	–	–	–	–	–	–	–	–	–	–	–	–	–	–	–	–	–	–	–	–
U123	其他	0.79	–	–	–	–	–	–	–	–	–	0.62	1.06	–	–	1.4	1.54	4.4	5.01	14.8	8.47	–
U124	K. 皮肤病	0.68	–	–	–	–	–	–	–	–	–	–	–	–	–	1.4	–	4.4	2.5	7.4	50.81	–
U125	L. 肌肉骨骼和结缔组织疾病	3.23	–	–	–	–	0.9	1.28	–	–	–	1.87	0.53	5.93	2.82	7.02	13.84	15.42	20.02	14.8	59.28	–
U126	1. 风湿性关节炎	1.53	–	–	–	–	–	–	–	–	–	–	1.87	1.19	2.82	2.81	10.77	13.21	15.02	7.4	25.41	–
U127	2. 骨关节炎	–	–	–	–	–	–	–	–	–	–	–	–	–	–	–	–	–	–	–	–	–
U128	3. 痛风	0.11	–	–	–	–	–	–	–	–	–	–	–	–	–	–	–	–	2.5	2.5	8.47	–
U129	4. 腰痛	–	–	–	–	–	–	–	–	–	–	–	–	–	–	–	–	–	–	–	–	–
U130	其他	1.59	–	–	–	–	0.9	1.28	–	1.54	–	1.87	0.53	4.75	2.82	4.21	3.08	2.2	2.5	7.4	25.41	–
U131	M. 先天异常	1.87	89.55	1.52	–	3.67	0.9	0.93	0.93	1.54	1.2	0.62	1.58	2.37	0.94	–	–	–	–	–	8.47	–

续　表

疾病编码	疾病名称	总计	0 –	1 –	5 –	10 –	15 –	20 –	25 –	30 –	35 –	40 –	45 –	50 –	55 –	60 –	65 –	70 –	75 –	80 –	85 及以上	不详
U132	1. 腹壁缺损	–	–	–	–	–	–	–	–	–	–	–	–	–	–	–	–	–	–	–	–	–
U133	2. 无脑畸形	–	–	–	–	–	–	–	–	–	–	–	–	–	–	–	–	–	–	–	–	–
U134	3. 肛门直肠闭锁	–	–	–	–	–	–	–	–	–	–	–	–	–	–	–	–	–	–	–	–	–
U135	4. 唇裂	–	–	–	–	–	–	–	–	–	–	–	–	–	–	–	–	–	–	–	–	–
U136	5. 腭裂	–	–	–	–	–	–	–	–	–	–	–	–	–	–	–	–	–	–	–	–	–
U137	6. 食管闭锁	–	–	–	–	–	–	–	–	–	–	–	–	–	–	–	–	–	–	–	–	–
U138	7. 肾发育不全	0.06	–	–	–	–	–	–	–	–	–	–	–	–	–	–	–	–	–	–	8.47	–
U139	8. 唐氏综合征	0.06	5.6	–	–	–	–	–	–	–	–	–	–	–	–	–	–	–	–	–	–	–
U140	9. 先天性心脏异常	1.3	44.78	1.52	–	3.67	0.9	–	0.93	–	0.6	0.62	1.58	2.37	0.94	–	–	–	–	–	–	–
U141	10. 脊柱裂	0.06	5.6	–	–	–	–	–	–	–	–	–	–	–	–	–	–	–	–	–	–	–
U142	其他	0.4	33.58	–	–	–	–	–	–	–	0.6	–	–	–	–	–	–	–	–	–	–	–
	N. 口腔疾病																					
U143	其他	–	–	–	–	–	–	–	–	–	–	–	–	–	–	–	–	–	–	–	–	–
U144	1. 龋齿	–	–	–	–	–	–	–	–	–	–	–	–	–	–	–	–	–	–	–	–	–
U145	2. 牙周病	–	–	–	–	–	–	–	–	–	–	–	–	–	–	–	–	–	–	–	–	–
U146	3. 无牙症	–	–	–	–	–	–	–	–	–	–	–	–	–	–	–	–	–	–	–	–	–
U147	其他	–	–	–	–	–	–	–	–	–	–	–	–	–	–	–	–	–	–	–	–	–
	Ⅲ. 伤害																					
U148	伤害	36.01	5.6	9.12	4.91	8.25	14.36	9.64	12.08	13.11	10.2	25.57	23.23	52.21	30.11	47.73	56.9	125.53	125.15	333.1	914.63	–
U149	A. 意外伤害	27.74	5.6	9.12	3.93	7.33	12.56	5.14	6.5	7.71	5.4	16.22	13.73	37.97	19.76	33.69	43.06	90.29	102.62	296.09	880.76	–
U150	1. 道路交通事故	7.19	–	4.56	0.98	1.83	7.18	2.57	2.79	4.63	3.6	6.24	8.98	14.24	8.47	14.04	15.38	17.62	12.52	33.31	33.88	–
U151	2. 意外中毒	2.49	–	1.52	–	0.92	1.79	–	0.93	0.77	–	1.58	1.58	7.12	3.76	4.21	6.15	11.01	10.01	7.4	16.94	–
U152	3. 意外跌落	13.53	–	3.04	0.98	1.83	–	1.28	–	0.77	1.8	3.12	1.58	8.31	4.7	7.02	13.84	37.44	55.07	236.87	770.66	–
U153	4. 火灾	0.23	–	–	–	–	–	–	–	–	–	1.25	–	–	–	–	–	–	2.5	–	–	–
U154	5. 溺水	1.81	–	–	0.98	2.75	1.79	0.64	1.86	–	–	1.25	0.53	2.37	0.94	2.81	3.08	6.61	15.02	7.4	16.94	–
U155	其他	2.49	5.6	–	0.98	–	1.79	0.64	0.93	1.54	–	1.25	1.06	5.93	1.88	5.62	3.08	17.62	7.51	11.1	42.34	–
U156	B. 故意伤害	7.81	–	–	–	0.92	1.79	4.5	5.58	5.4	4.2	8.73	9.5	14.24	10.35	12.63	13.84	33.03	17.52	33.31	33.88	–
U157	1. 自杀及后遗症	7.02	–	–	–	0.92	0.9	3.85	3.72	5.4	3	6.86	8.45	13.05	9.41	11.23	13.84	33.03	17.52	33.31	33.88	–
U158	2. 他杀及后遗症	0.79	–	–	–	–	0.9	0.64	1.86	–	1.2	1.87	1.06	1.19	0.94	1.4	–	–	–	–	–	–
U159	3. 战争	–	–	–	–	–	–	–	–	–	–	–	–	–	–	–	–	–	–	–	–	–
U160	其他	–	–	–	–	–	–	–	–	–	–	–	–	–	–	–	–	–	–	–	–	–
U161	其他剩余疾病	5.55	11.19	–	0.98	0.92	0.9	0.64	1.86	2.31	0.6	–	–	3.56	–	1.4	1.54	11.01	20.02	62.92	431.91	–

表 4－49 2018 年德宏州死因别、年龄别死亡率（男女合计）

（单位：1/10 万）

疾病编码	疾病名称	总计	年龄组（岁）																				
			0-	1-	5-	10-	15-	20-	25-	30-	35-	40-	45-	50-	55-	60-	65-	70-	75-	80-	85及以上	不详
U000	全死因	593.43	696.55	77.46	26.17	26.93	70.45	58.31	117.92	196.62	241.94	308.26	410.52	569.87	943.91	1410.82	1802.11	2814.95	4656.29	9133.78	18328.65	-
U001	I. 传染病、母婴疾病和营养缺乏性疾病	39.8	522.41	14.61	8.33	4.04	2.43	4.73	7.47	21.2	24.79	30.66	29.39	26.01	47.46	40.89	45.34	81.85	143.43	461.98	1562.5	-
U002	A. 传染病和寄生虫病	17.04	28.09	5.85	1.19	2.69	1.21	3.94	5.81	17.35	22.23	28.17	28.47	22.46	31.64	34.08	17	42.7	56.35	48.12	52.67	-
U003	1. 结核病	2.9	-	-	-	-	-	-	2.49	4.82	-	2.49	2.76	3.55	8.79	9.09	8.5	10.68	10.24	28.87	17.56	-
U004	2. 性传播疾病	-	-	-	-	-	-	-	-	-	-	-	-	-	-	-	-	-	-	-	-	-
U005	a. 梅毒	-	-	-	-	-	-	-	-	-	-	-	-	-	-	-	-	-	-	-	-	-
U006	b. 衣原体病	-	-	-	-	-	-	-	-	-	-	-	-	-	-	-	-	-	-	-	-	-
U007	c. 淋病	-	-	-	-	-	-	-	-	-	-	-	-	-	-	-	-	-	-	-	-	-
U008	d. 其他	-	-	-	-	-	-	-	-	-	-	-	-	-	-	-	-	-	-	-	-	-
U009	3. 艾滋病	9.17	-	1.46	-	1.35	1.58	-	2.49	9.64	20.52	22.37	16.53	16.55	10.55	18.17	5.67	7.12	5.12	9.62	-	-
U010	4. 腹泻性疾病	0.23	11.23	-	-	-	-	-	-	-	-	-	-	-	1.76	-	-	-	-	-	-	-
U011	5. 好发于儿童期的疾病	-	-	-	-	-	-	-	-	-	-	-	-	-	-	-	-	-	-	-	-	-
U012	a. 百日咳	-	-	-	-	-	-	-	-	-	-	-	-	-	-	-	-	-	-	-	-	-
U013	b. 脊髓灰质炎及后遗症	-	-	-	-	-	-	-	-	-	-	-	-	-	-	-	-	-	-	-	-	-
U014	c. 白喉	-	-	-	-	-	-	-	-	-	-	-	-	-	-	-	-	-	-	-	-	-
U015	d. 麻疹	-	-	-	-	-	-	-	-	-	-	-	-	-	-	-	-	-	-	-	-	-
U016	e. 破伤风	-	-	-	-	-	-	-	-	-	-	-	-	-	-	-	-	-	-	-	-	-
U017	6. 脑膜炎	0.53	5.62	1.46	-	1.35	-	-	-	-	-	0.83	-	-	-	-	-	-	10.24	-	-	-
U018	7. 乙型肝炎	1.53	-	-	-	-	-	-	-	0.85	0.85	0.83	5.51	1.18	7.03	4.54	-	14.23	5.12	-	-	-
U019	丙型肝炎	0.23	-	-	-	-	-	-	-	-	-	-	0.92	-	3.52	-	-	-	-	-	-	-
U020	8. 疟疾	-	-	-	-	-	-	-	-	-	-	-	-	-	-	-	-	-	-	-	-	-
U021	9. 热带病	-	-	-	-	-	-	-	-	-	-	-	-	-	-	-	-	-	-	-	-	-
U022	a. 锥虫病	-	-	-	-	-	-	-	-	-	-	-	-	-	-	-	-	-	-	-	-	-
U023	b. 南美锥虫病	-	-	-	-	-	-	-	-	-	-	-	-	-	-	-	-	-	-	-	-	-
U024	c. 血吸虫病	-	-	-	-	-	-	-	-	-	-	-	-	-	-	-	-	-	-	-	-	-
U025	d. 利什曼病	-	-	-	-	-	-	-	-	-	-	-	-	-	-	-	-	-	-	-	-	-
U026	e. 淋巴丝虫病	-	-	-	-	-	-	-	-	-	-	-	-	-	-	-	-	-	-	-	-	-
U027	f. 盘尾丝虫病	-	-	-	-	-	-	-	-	-	-	-	-	-	-	-	-	-	-	-	-	-
U028	10. 麻风病	-	-	-	-	-	-	-	-	-	-	-	-	-	-	-	-	-	-	-	-	-
U029	11. 登革热	-	-	-	-	-	-	-	-	-	-	-	-	-	-	-	-	-	-	-	-	-
U030	12. 流行性乙型脑炎	-	-	-	-	-	-	-	-	-	-	-	-	-	-	-	-	-	-	-	-	-
U031	13. 沙眼	-	-	-	-	-	-	-	-	-	-	-	-	-	-	-	-	-	-	-	-	-
U032	14. 肠线虫感染	-	-	-	-	-	-	-	-	-	-	-	-	-	-	-	-	-	-	-	-	-

续 表

疾病编码	疾病名称	总计	0–	1–	5–	10–	15–	20–	25–	30–	35–	40–	45–	50–	55–	60–	65–	70–	75–	80–	85及以上	不详
U033	a. 蛔虫病	–	–	–	–	–	–	–	–	–	–	–	–	–	–	–	–	–	–	–	–	–
U034	b. 鞭虫病	–	–	–	–	–	–	–	–	–	–	–	–	–	–	–	–	–	–	–	–	–
U035	c. 钩虫病	–	–	–	–	–	–	–	–	–	–	–	–	–	–	–	–	–	–	–	–	–
U036	d. 其他	–	–	–	–	–	–	–	–	–	–	–	–	–	–	–	–	–	–	–	–	–
U037	其他传染病	2.44	11.23	2.92	1.19	–	–	2.36	0.83	2.89	0.85	1.66	2.76	1.18	–	2.27	2.83	10.68	25.61	9.62	35.11	–
U038	B. 呼吸系统感染	11.25	67.41	5.85	3.57	1.35	–	0.79	0.83	0.96	1.71	0.83	0.92	3.55	8.79	4.54	22.67	21.35	56.35	298.36	948.03	–
U039	1. 下呼吸道感染	11.25	67.41	5.85	3.57	1.35	–	0.79	0.83	0.96	1.71	0.83	0.92	3.55	8.79	4.54	22.67	21.35	56.35	298.36	948.03	–
U040	2. 上呼吸道感染	–	–	–	–	–	–	–	–	–	–	–	–	–	–	–	–	–	–	–	–	–
U041	3. 中耳炎	–	–	–	–	–	–	–	–	–	–	–	–	–	–	–	–	–	–	–	–	–
U042	C. 妊娠、分娩和产褥期并发症	0.15	–	–	–	–	–	–	0.83	0.96	–	–	–	–	–	–	–	–	–	–	–	–
U043	1. 孕产妇出血	–	–	–	–	–	–	–	–	–	–	–	–	–	–	–	–	–	–	–	–	–
U044	2. 产妇败血症	–	–	–	–	–	–	–	–	–	–	–	–	–	–	–	–	–	–	–	–	–
U045	3. 妊娠高血压综合征	–	–	–	–	–	–	–	–	–	–	–	–	–	–	–	–	–	–	–	–	–
U046	4. 梗阻性分娩	–	–	–	–	–	–	–	–	–	–	–	–	–	–	–	–	–	–	–	–	–
U047	5. 流产	0.15	–	–	–	–	–	–	0.83	0.96	–	–	–	–	–	–	–	–	–	–	–	–
U048	其他	–	–	–	–	–	–	–	–	–	–	–	–	–	–	–	–	–	–	–	–	–
U049	D. 起源于围生期的情况	5.81	415.68	1.46	1.19	–	–	–	–	–	–	–	–	–	–	–	–	–	–	–	–	–
U050	1. 出生低体重	1.38	101.11	–	–	–	–	–	–	–	–	–	–	–	–	–	–	–	–	–	–	–
U051	2. 出生产伤和窒息	3.82	275.25	–	1.19	–	–	–	–	–	–	–	–	–	–	–	–	–	–	–	–	–
U052	其他	0.61	39.32	1.46	–	–	–	–	–	–	–	–	–	–	–	–	–	–	–	–	–	–
U053	E. 营养缺乏	5.5	11.23	1.46	2.38	–	1.21	–	–	0.96	0.85	1.66	2.76	5.91	7.03	2.27	5.67	17.79	30.73	115.5	561.8	–
U054	1. 蛋白质－能量营养不良	3.13	5.62	1.46	2.38	–	1.21	–	–	0.96	0.85	1.66	2.76	5.91	1.76	2.27	–	7.12	10.24	67.37	403.79	–
U055	2. 碘缺乏	–	–	–	–	–	–	–	–	–	–	–	–	–	–	–	–	–	–	–	–	–
U056	3. 维生素 A 缺乏病	–	–	–	–	–	–	–	–	–	–	–	–	–	–	–	–	–	–	–	–	–
U057	4. 缺铁性贫血	0.61	–	–	–	–	–	–	–	–	–	–	–	–	–	–	2.83	10.68	5.12	9.62	–	–
U058	其他营养性疾病	1.76	5.62	–	–	–	–	–	–	–	–	–	–	–	5.27	–	2.83	–	15.37	38.5	158.01	–
U059	Ⅱ. 慢性非传染性疾病	464.25	106.73	17.54	10.71	9.42	23.08	10.24	55.64	85.78	130.8	174.85	291.13	442.18	764.62	1215.44	1617.93	2590.75	4220.88	7930.7	15273.88	–
U060	A. 恶性肿瘤	74.26	16.85	5.85	2.38	4.04	4.86	0.79	14.12	14.46	28.21	41.43	71.63	119.41	233.9	313.52	348.52	352.31	471.26	567.85	596.91	–
U061	1. 唇, 口腔和咽恶性肿瘤	2.14	–	–	–	–	–	–	–	–	0.85	0.83	2.76	3.55	5.27	9.09	14.17	7.12	30.73	–	17.56	–
U062	2. 食道癌	2.22	–	–	–	–	–	–	–	–	0.85	–	2.76	5.91	5.27	11.36	5.67	28.47	5.12	9.62	–	–
U063	3. 胃癌	6.34	–	–	–	–	–	–	0.83	0.96	2.56	1.66	8.27	13.01	2.09	31.81	31.17	32.03	15.37	38.5	52.67	–
U064	4. 结直肠癌	5.73	–	–	–	–	1.21	–	0.83	0.96	1.71	2.49	2.76	5.91	12.3	22.72	31.17	32.03	35.86	86.62	105.34	–
U065	5. 肝癌	12.61	–	–	–	–	–	–	1.66	1.93	4.27	9.94	20.2	30.74	33.4	56.8	42.5	46.26	56.35	77	87.78	–

续 表

疾病编码	疾病名称	总计	0-	1-	5-	10-	15-	20-	25-	30-	35-	40-	45-	50-	55-	60-	65-	70-	75-	80-	85及以上	不详
U066	6.胰腺癌	2.14	-	-	-	-	-	-	-	-	-	-	1.84	1.18	8.79	6.82	14.17	10.68	30.73	19.25	17.56	-
U067	7.肺癌	15.51	-	-	-	-	-	-	0.83	0.96	5.98	10.77	9.18	9.46	35.15	84.06	76.5	81.85	158.8	144.37	175.56	-
U068	8.皮肤癌	0.46	-	-	-	-	-	-	-	1.93	0.85	0.83	-	1.18	1.76	-	5.67	3.56	-	-	-	-
U069	9.乳腺癌	2.44	-	-	-	-	-	-	-	-	0.85	0.83	4.59	11.82	7.03	4.54	11.33	3.56	5.12	-	17.56	-
U070	10.子宫颈癌	1.91	-	-	-	-	-	-	0.83	0.96	2.56	1.66	1.84	7.09	8.79	6.82	5.67	3.56	-	-	-	-
U071	11.子宫体癌	0.92	-	-	-	-	-	-	-	-	-	-	1.84	1.18	1.76	-	11.33	-	-	-	-	-
U072	12.卵巢癌	0.31	-	-	-	-	-	-	-	0.96	-	2.49	-	2.36	1.76	-	-	3.56	-	-	-	-
U073	13.前列腺癌	1.76	-	-	-	-	-	-	-	-	-	-	-	-	-	2.27	11.33	14.23	20.49	67.37	52.67	-
U074	14.膀胱癌	1.38	-	-	-	-	-	-	-	-	-	-	-	-	1.76	4.54	8.5	14.23	20.49	28.87	17.56	-
U075	15.淋巴瘤与多发性骨髓瘤	2.83	5.62	-	-	-	2.43	-	1.66	1.93	3.42	0.83	3.67	2.36	5.27	15.9	17	14.23	-	9.62	17.56	-
U076	16.白血病	3.13	11.23	1.46	1.19	2.69	1.21	0.79	1.66	0.96	2.56	1.66	0.92	4.73	14.06	13.63	5.67	7.12	15.37	9.62	17.56	-
U077	其他	12.45	-	4.38	1.19	-	-	0.79	5.81	3.86	3.42	7.46	11.02	18.92	40.43	43.17	56.67	49.82	76.84	77	35.11	-
U078	B.其他肿瘤	1.6	-	-	-	-	-	-	-	-	-	0.83	0.92	1.18	5.27	9.09	8.5	-	10.24	28.87	35.11	-
U079	C.糖尿病	19.86	5.62	-	2.38	-	2.43	-	1.66	2.89	5.13	4.97	10.1	14.19	35.15	88.6	79.34	156.58	210.02	288.74	368.68	-
U080	D.内分泌紊乱	4.51	-	-	-	-	-	-	2.49	2.89	2.56	4.14	0.92	4.73	3.52	13.63	2.83	24.91	20.49	38.5	193.12	-
U081	E.神经系统和精神障碍疾病	14.82	11.23	7.31	4.76	5.39	3.64	2.36	7.47	7.71	10.26	14.09	10.1	9.46	5.27	31.81	39.67	49.82	61.47	211.74	509.13	-
U082	1.单相抑郁神经郁	0.08	-	-	-	-	-	-	0.83	0.96	0.85	-	-	-	-	2.27	-	-	-	-	-	-
U083	2.双相情感障碍	-	-	-	-	-	-	-	-	-	-	-	-	-	-	-	-	-	-	-	-	-
U084	3.精神分裂症	0.69	-	-	-	-	-	-	4.98	1.93	2.56	2.49	-	-	1.76	2.27	5.67	3.56	-	9.62	-	-
U085	4.癫痫症	1.6	-	-	-	-	-	1.58	-	-	-	1.66	0.92	1.18	1.76	-	-	-	-	-	-	-
U086	5.酒精使用所致精神障碍	0.84	-	-	-	-	-	-	-	-	0.85	1.66	0.92	1.18	1.76	4.54	2.83	3.56	5.12	9.62	-	-
U087	6.阿尔茨海默病和其他痴呆	2.29	-	-	-	-	-	-	-	-	-	0.83	-	-	-	4.54	11.33	3.56	25.61	77	158.01	-
U088	7.帕金森病	0.76	-	-	-	-	-	-	-	-	-	-	0.92	1.18	-	-	5.67	3.56	5.12	28.87	35.11	-
U089	8.多发性硬化	0.08	-	-	-	-	1.21	-	-	-	-	-	-	-	-	-	-	-	-	-	-	-
U090	9.药物使用所致精神障碍	2.06	-	-	-	-	-	-	-	2.89	5.13	4.97	4.59	2.36	-	4.54	2.83	3.56	-	9.62	-	-
U091	10.创伤后应激障碍	-	-	-	-	-	-	-	-	-	-	-	-	-	-	-	-	-	-	-	-	-
U092	11.强迫症	-	-	-	-	-	-	-	-	-	-	-	-	-	-	-	-	-	-	-	-	-
U093	12.惊恐障碍	-	-	-	-	-	-	-	-	-	-	-	-	-	-	-	-	-	-	-	-	-
U094	13.失眠症	-	-	-	-	-	-	-	-	-	-	-	-	-	-	-	-	-	-	-	-	-
U095	14.偏头痛	-	-	-	-	-	-	-	-	-	-	-	-	-	-	-	-	-	-	-	-	-
U096	15.由于铅暴露引起的精神发育障碍	0.08	-	-	-	1.35	-	-	-	-	-	-	-	-	-	-	-	-	-	-	-	-
U097	其他	6.26	11.23	7.31	4.76	4.04	2.43	0.79	1.66	1.93	0.85	4.14	2.76	3.55	1.76	13.63	11.33	32.03	20.49	67.37	316.01	-
U098	F.感官疾病	0.08	-	-	-	-	-	-	-	-	-	-	-	-	-	-	-	-	-	-	17.56	-

续 表

疾病编码	疾病名称	总计	年龄组（岁）																			不详
			0-	1-	5-	10-	15-	20-	25-	30-	35-	40-	45-	50-	55-	60-	65-	70-	75-	80-	85及以上	
U099	1.青光眼	-	-	-	-	-	-	-	-	-	-	-	-	-	-	-	-	-	-	-	-	-	-
U100	2.白内障	-	-	-	-	-	-	-	-	-	-	-	-	-	-	-	-	-	-	-	-	-	-
U101	3.与年龄有关的视觉障碍	-	-	-	-	-	-	-	-	-	-	-	-	-	-	-	-	-	-	-	-	-	-
U102	4.成年开始的听力损失	-	-	-	-	-	-	-	-	-	-	-	-	-	-	-	-	-	-	-	-	-	-
U103	其他	0.08	-	-	-	-	-	-	-	-	-	-	-	-	-	-	-	-	-	-	17.56	-
U104	G.心血管疾病	274.4	5.62	1.46	-	-	8.5	4.73	13.29	30.84	50.44	67.12	132.25	199.81	390.22	631.57	918.06	1686.83	2796.84	5640.04	11341.29	-
U105	1.风湿性心脏病	6.26	-	-	-	-	-	-	0.83	0.96	0.85	4.14	7.35	10.64	8.79	18.17	11.33	32.03	46.1	105.87	193.12	-
U106	2.高血压及并发症	24.6	-	-	-	-	-	-	1.66	1.93	3.42	5.8	8.27	7.09	45.7	34.08	76.5	167.26	281.73	683.35	895.37	-
U107	3.缺血性心脏病	95.03	-	-	-	-	3.64	0.79	5.81	12.53	23.08	22.37	48.67	67.39	131.83	209.01	274.85	533.81	814.47	1896.05	5021.07	-
U108	4.脑血管病	132.7	-	-	-	-	1.21	1.58	3.32	5.78	19.66	33.97	60.61	105.23	195.11	333.96	507.2	900.36	1500.87	2666.03	4301.26	-
U109	5.炎性心脏病	3.36	-	-	-	-	1.21	-	0.83	3.86	-	-	-	3.55	-	-	8.5	10.68	30.73	77	228.23	-
U110	其他	12.3	5.62	1.46	-	-	2.43	2.36	0.83	5.78	3.42	0.83	7.35	5.91	8.79	31.81	39.67	42.7	122.94	211.74	667.13	-
U111	H.主要呼吸系统疾病	23.22	5.62	-	-	-	-	-	2.49	1.93	1.71	2.49	6.43	11.82	21.09	31.81	62.34	163.7	302.22	596.73	1070.93	-
U112	1.慢性阻塞性肺疾病	14.9	-	-	-	-	-	-	1.66	1.93	0.85	1.66	1.84	5.91	12.3	24.99	53.84	110.32	194.65	346.49	684.69	-
U113	2.哮喘	3.59	-	-	-	-	-	-	-	-	-	0.83	0.92	2.36	7.03	6.82	2.83	32.03	46.1	96.25	122.89	-
U114	其他	4.74	5.62	-	-	-	-	-	0.83	0.85	0.85	-	3.67	3.55	1.76	-	5.67	21.35	61.47	153.99	263.34	-
U115	I.主要消化系统疾病	37.89	5.62	1.46	1.19	-	-	0.79	9.97	18.31	28.21	33.15	47.76	69.76	86.13	74.97	127.51	99.64	245.88	365.74	632.02	-
U116	1.消化性溃疡	6.49	-	-	-	-	-	-	0.83	1.93	2.56	2.49	6.43	9.46	17.58	13.63	19.83	42.7	46.1	96.25	122.89	-
U117	2.肝硬化	19.79	-	-	-	-	-	0.79	4.98	12.53	22.23	26.52	30.31	49.66	50.97	43.17	59.5	35.59	97.33	48.12	70.22	-
U118	3.阑尾炎	0.38	-	-	-	-	-	-	-	-	-	-	-	1.18	-	-	2.83	3.56	5.12	-	17.56	-
U119	其他	11.23	5.62	1.46	1.19	-	-	0.79	4.15	3.86	3.42	4.14	11.02	9.46	17.58	18.17	45.34	17.79	97.33	221.37	421.35	-
U120	J.主要泌尿生殖系统疾病	9.01	-	-	-	-	-	-	2.49	6.75	2.56	4.97	8.27	4.73	8.79	18.17	22.67	42.7	87.08	173.24	316.01	-
U121	1.肾炎和肾病	7.94	-	-	-	-	-	-	2.49	6.75	2.56	4.97	8.27	4.73	8.79	15.9	19.83	35.59	76.84	125.12	263.34	-
U122	2.前列腺增生	0.23	-	-	-	-	-	-	-	-	-	-	-	-	-	-	-	3.56	5.12	9.62	-	-
U123	其他	0.84	-	-	-	-	-	-	-	-	-	-	0.92	1.18	-	2.27	2.83	3.56	5.12	38.5	52.67	-
U124	K.皮肤病	0.61	5.62	-	-	-	1.21	-	-	-	-	-	-	-	-	-	-	10.68	-	9.62	17.56	-
U125	L.肌肉骨骼和结缔组织疾病	2.9	-	-	-	-	2.43	0.79	1.66	1.93	0.85	1.66	1.84	4.73	5.27	2.27	5.67	10.68	15.37	9.62	158.01	-
U126	1.风湿性关节炎	0.38	-	-	-	-	-	-	-	-	-	-	-	-	-	-	-	7.12	-	9.62	35.11	-
U127	2.骨关节炎	-	-	-	-	-	-	-	-	-	-	-	-	-	-	-	-	-	-	-	-	-
U128	3.痛风	0.38	-	-	-	-	-	-	-	-	-	0.83	-	-	-	-	2.83	-	-	-	52.67	-
U129	4.腰痛	-	-	-	-	-	-	-	-	-	-	-	-	-	-	-	-	-	-	-	-	-
U130	其他	2.14	-	-	-	-	2.43	0.79	1.66	1.93	0.85	0.83	1.84	4.73	5.27	2.27	2.83	3.56	15.37	-	70.22	-
U131	M.先天异常	0.99	50.56	1.46	-	-	-	-	0.96	-	-	-	-	1.18	-	-	-	3.56	-	-	-	-

续　表

疾病编码	疾病名称	总计	0–	1–	5–	10–	15–	20–	25–	30–	35–	40–	45–	50–	55–	60–	65–	70–	75–	80–	85及以上	不详
U132	1.腹壁缺损	—	—	—	—	—	—	—	—	—	—	—	—	—	—	—	—	—	—	—	—	—
U133	2.无脑畸形	—	—	—	—	—	—	—	—	—	—	—	—	—	—	—	—	—	—	—	—	—
U134	3.肛门直肠闭锁	—	—	—	—	—	—	—	—	—	—	—	—	—	—	—	—	—	—	—	—	—
U135	4.唇裂	—	—	—	—	—	—	—	—	—	—	—	—	—	—	—	—	—	—	—	—	—
U136	5.腭裂	—	—	—	—	—	—	—	—	—	—	—	—	—	—	—	—	—	—	—	—	—
U137	6.食管闭锁	—	—	—	—	—	—	—	—	—	—	—	—	—	—	—	—	—	—	—	—	—
U138	7.脊髓发育不全	—	—	—	—	—	—	—	—	—	—	—	—	—	—	—	—	—	—	—	—	—
U139	8.唐氏综合征	—	—	—	—	—	—	—	—	—	—	—	—	—	—	—	—	—	—	—	—	—
U140	9.先天性心脏异常	0.46	16.85	1.46	—	—	—	—	—	—	—	—	—	1.18	—	—	—	3.56	—	—	—	—
U141	10.脊柱裂	—	—	—	—	—	—	—	—	—	—	—	—	—	—	—	—	—	—	—	—	—
U142	其他	0.53	33.7	—	—	—	—	—	—	—	—	—	—	—	—	—	—	—	—	—	—	—
U143	N.口腔疾病	0.08	—	—	—	—	—	—	—	0.96	—	—	—	—	—	—	—	—	—	—	17.56	—
U144	1.龋齿	—	—	—	—	—	—	—	—	—	—	—	—	—	—	—	—	—	—	—	—	—
U145	2.牙周病	—	—	—	—	—	—	—	—	—	—	—	—	—	—	—	—	—	—	—	—	—
U146	3.无牙症	—	—	—	—	—	—	—	—	—	—	—	—	—	—	—	—	—	—	—	—	—
U147	其他	0.08	—	—	—	—	—	—	—	—	—	—	—	—	—	—	—	—	—	—	17.56	—
U148	Ⅲ.伤害	83.58	61.79	42.38	7.14	13.46	44.94	42.55	53.98	82.89	83.78	98.61	85.41	98.13	126.56	152.21	130.34	135.23	261.24	664.1	1053.37	—
U149	A.意外伤害	75.55	61.79	39.46	7.14	12.12	41.3	36.25	43.18	76.14	75.23	88.67	77.14	87.49	117.77	136.31	107.67	121	251	615.98	1053.37	—
U150	1.道路交通事故	22.15	5.62	11.69	—	9.42	26.72	22.06	14.12	26.99	20.52	29.83	22.96	23.65	35.15	40.89	31.17	24.91	25.61	96.25	52.67	—
U151	2.意外中毒	18.87	—	—	2.38	1.35	2.43	5.52	12.46	31.81	29.92	32.32	30.31	33.1	29.88	34.08	28.34	14.23	30.73	19.25	17.56	—
U152	3.意外跌落	22.77	—	8.77	1.19	1.35	2.43	3.15	4.15	4.82	10.26	14.09	10.1	22.46	35.15	45.44	34	78.29	179.28	471.61	983.15	—
U153	4.火灾	0.99	—	4.38	—	—	—	—	—	0.96	0.85	—	—	1.18	—	—	8.5	—	5.12	19.25	—	—
U154	5.溺水	3.44	—	7.31	3.57	—	3.64	2.36	3.32	3.86	5.98	5.8	1.84	1.18	3.52	2.27	2.83	3.56	5.12	—	—	—
U155	其他	7.33	56.17	7.31	—	1.35	6.07	3.15	9.13	7.71	7.69	6.63	11.94	5.91	14.06	13.63	2.83	7.12	5.12	9.62	—	—
U156	B.故意伤害	6.11	—	1.46	—	—	3.64	4.73	10.8	4.82	5.98	9.12	4.59	9.46	7.03	9.09	19.83	—	10.24	—	—	—
U157	1.自杀及后遗症	5.04	—	—	—	—	1.21	3.15	6.64	3.86	5.98	9.12	4.59	8.28	7.03	6.82	17	7.12	10.24	19.25	—	—
U158	2.他杀及后遗症	0.92	—	1.46	—	—	2.43	1.58	2.49	0.96	—	—	—	1.18	—	2.27	2.83	—	10.24	19.25	—	—
U159	3.战争	0.08	—	—	—	—	—	—	0.83	—	—	—	—	—	—	—	—	—	—	—	—	—
U160	其他	0.08	—	—	—	—	—	—	0.83	—	—	—	—	—	—	—	—	—	—	—	—	—
U161	其他剩余疾病	5.81	5.62	2.92	—	—	—	0.79	0.83	6.75	2.56	4.14	4.59	3.55	5.27	2.27	8.5	7.12	30.73	77	438.9	—

表4－50　2018年德宏州死因别、性别、年龄别死亡率（男）

（单位：1/10万）

疾病编码	疾病名称	总计	年龄组（岁）																			
			0－	1－	5－	10－	15－	20－	25－	30－	35－	40－	45－	50－	55－	60－	65－	70－	75－	80－	85及以上	不详
U000	全死因	703.3	906.09	100.97	24.94	40.58	107.72	76.13	166.38	276.94	383.14	468.76	598.44	821.7	1346.12	1830.13	2396.37	3383.87	5591.05	11023.99	22821.58	－
U001	I. 传染病、母婴疾病和营养缺乏性疾病	50.29	703.55	19.63	9.07	2.54	2.29	6.09	7.92	28.96	38.64	49.77	45.36	41.66	69.75	63.89	72.62	117.22	136.92	668.82	1815.35	－
U002	A. 传染病和寄生虫病	25.1ᵃ	42.64	2.8	2.27	－	－	4.57	7.92	25.34	33.81	46.55	45.36	34.72	48.82	54.77	30.26	70.33	68.46	92.25	51.87	－
U003	1. 结核病	4.44	－	－	－	－	－	－	4.75	7.24	－	4.82	5.23	2.31	13.95	13.69	12.1	23.44	11.41	69.19	－	－
U004	2. 性传播疾病	－	－	－	－	－	－	－	－	－	－	－	－	－	－	－	－	－	－	－	－	－
U005	a. 梅毒	－	－	－	－	－	－	－	－	－	－	－	－	－	－	－	－	－	－	－	－	－
U006	b. 衣原体病	－	－	－	－	－	－	－	－	－	－	－	－	－	－	－	－	－	－	－	－	－
U007	c. 淋病	－	－	－	－	－	－	－	－	－	－	－	－	－	－	－	－	－	－	－	－	－
U008	d. 其他	－	－	－	－	－	－	－	－	－	－	－	－	－	－	－	－	－	－	－	－	－
U009	3. 艾滋病	14.05	－	－	－	－	－	1.52	1.58	12.67	32.2	36.92	24.43	27.78	13.95	31.95	12.1	15.63	11.41	－	23.06	－
U010	4. 腹泻性疾病	0.3	10.66	－	－	－	－	－	－	－	－	－	－	－	－	－	－	－	－	－	－	－
U011	5. 好发于儿童期的疾病	－	－	－	－	－	－	－	－	－	－	－	－	－	－	－	－	－	－	－	－	－
U012	a. 百日咳	－	－	－	－	－	－	－	－	－	－	－	－	－	－	－	－	－	－	－	－	－
U013	b. 脊髓灰质炎及后遗症	－	－	－	－	－	－	－	－	－	－	－	－	－	－	－	－	－	－	－	－	－
U014	c. 白喉	－	－	－	－	－	－	－	－	－	－	－	－	－	－	－	－	－	－	－	－	－
U015	d. 麻疹	－	－	－	－	－	－	－	－	－	－	－	－	－	－	－	－	－	－	－	－	－
U016	e. 破伤风	－	－	－	－	－	－	－	－	－	－	－	－	－	－	－	－	－	－	－	－	－
U017	6. 脑膜炎	0.44	10.66	2.8	－	－	－	－	－	－	－	－	－	－	－	－	－	－	11.41	－	－	－
U018	7. 乙型肝炎	2.22	－	－	－	－	－	－	－	1.61	1.61	1.61	10.47	2.31	0.46	4.56	－	7.81	11.41	－	－	－
U019	丙型肝炎	0.44	－	－	－	－	－	－	－	－	－	－	1.74	－	5.97	－	－	－	－	－	－	－
U020	8. 疟疾	－	－	－	－	－	－	－	－	－	－	－	－	－	－	－	－	－	－	－	－	－
U021	9. 热带病	－	－	－	－	－	－	－	－	－	－	－	－	－	－	－	－	－	－	－	－	－
U022	a. 锥虫病	－	－	－	－	－	－	－	－	－	－	－	－	－	－	－	－	－	－	－	－	－
U023	b. 南美锥虫病	－	－	－	－	－	－	－	－	－	－	－	－	－	－	－	－	－	－	－	－	－
U024	c. 血吸虫病	－	－	－	－	－	－	－	－	－	－	－	－	－	－	－	－	－	－	－	－	－
U025	d. 利什曼病	－	－	－	－	－	－	－	－	－	－	－	－	－	－	－	－	－	－	－	－	－
U026	e. 淋巴丝虫病	－	－	－	－	－	－	－	－	－	－	－	－	－	－	－	－	－	－	－	－	－
U027	f. 盘尾丝虫病	－	－	－	－	－	－	－	－	－	－	－	－	－	－	－	－	－	－	－	－	－
U028	10. 麻风病	－	－	－	－	－	－	－	－	－	－	－	－	－	－	－	－	－	－	－	－	－
U029	11. 登革热	－	－	－	－	－	－	－	－	－	－	－	－	－	－	－	－	－	－	－	－	－
U030	12. 流行性乙型脑炎	－	－	－	－	－	－	－	－	－	－	－	－	－	－	－	－	－	－	－	－	－
U031	13. 沙眼	－	－	－	－	－	－	－	－	－	－	－	－	－	－	－	－	－	－	－	－	－
U032	14. 肠线虫感染	－	－	－	－	－	－	－	－	－	－	－	－	－	－	－	－	－	－	－	－	－

续　表

疾病编码	疾病名称	总计	年龄组（岁）																			不详
			0 –	1 –	5 –	10 –	15 –	20 –	25 –	30 –	35 –	40 –	45 –	50 –	55 –	60 –	65 –	70 –	75 –	80 –	85及以上	
U033	a. 蛔虫病	–	–	–	–	–	–	–	–	–	–	–	–	–	–	–	–	–	–	–	–	–
U034	b. 鞭虫病	–	–	–	–	–	–	–	–	–	–	–	–	–	–	–	–	–	–	–	–	–
U035	c. 钩虫病	–	–	–	–	–	–	–	–	–	–	–	–	–	–	–	–	–	–	–	–	–
U036	d. 其他	–	–	–	–	–	–	–	–	–	–	–	–	–	–	–	–	–	–	–	–	–
U037	其他传染病	3.25	–	–	2.27	2.54	–	3.05	1.58	5.43	–	3.21	3.49	2.31	–	4.56	6.05	23.44	22.82	–	51.87	–
U038	B. 呼吸系统疾病	12.57	95.94	11.22	4.53	2.54	–	1.52	–	1.81	3.22	1.61	–	6.94	13.95	4.56	36.31	31.26	57.05	415.13	1192.95	–
U039	1. 下呼吸道感染	12.57	95.94	11.22	4.53	2.54	–	1.52	–	1.81	3.22	1.61	–	6.94	13.95	4.56	36.31	31.26	57.05	415.13	1192.95	–
U040	2. 上呼吸道感染	–	–	–	–	–	–	–	–	–	–	–	–	–	–	–	–	–	–	–	–	–
U041	3. 中耳炎	–	–	–	–	–	–	–	–	–	–	–	–	–	–	–	–	–	–	–	–	–
U042	C. 妊娠、分娩和产褥期并发症	–	–	–	–	–	–	–	–	–	–	–	–	–	–	–	–	–	–	–	–	–
U043	1. 孕产妇出血	–	–	–	–	–	–	–	–	–	–	–	–	–	–	–	–	–	–	–	–	–
U044	2. 产妇败血症	–	–	–	–	–	–	–	–	–	–	–	–	–	–	–	–	–	–	–	–	–
U045	3. 妊娠高血压综合征	–	–	–	–	–	–	–	–	–	–	–	–	–	–	–	–	–	–	–	–	–
U046	4. 梗阻性分娩	–	–	–	–	–	–	–	–	–	–	–	–	–	–	–	–	–	–	–	–	–
U047	5. 流产	–	–	–	–	–	–	–	–	–	–	–	–	–	–	–	–	–	–	–	–	–
U048	其他	–	–	–	–	–	–	–	–	–	–	–	–	–	–	–	–	–	–	–	–	–
U049	D. 起源于围生期的情况	7.84	543.65	8.41	2.27	–	–	–	–	–	–	–	–	–	–	–	–	–	–	–	–	–
U050	1. 出生低体重	2.07	149.24	–	–	–	–	–	–	–	–	–	–	–	–	–	–	–	–	–	–	–
U051	2. 出生产伤和窒息	5.18	362.43	5.61	2.27	–	–	–	–	–	–	–	–	–	–	–	–	–	–	–	–	–
U052	其他	0.59	31.98	2.8	–	–	–	–	–	–	–	–	–	–	–	–	–	–	–	–	–	–
U053	E. 营养缺乏	4.73	21.32	2.8	–	–	2.29	–	–	–	1.81	1.61	1.61	–	–	6.97	4.56	6.05	15.63	11.41	161.44	570.54	–
U054	1. 蛋白质 – 能量营养不良	2.51	10.66	2.8	–	–	2.29	–	–	–	1.81	–	–	–	–	–	4.56	–	–	–	92.25	466.81	–
U055	2. 碘缺乏	–	–	–	–	–	–	–	–	–	–	–	–	–	–	–	–	–	–	–	–	–
U056	3. 维生素 A 缺乏病	–	–	–	–	–	–	–	–	–	–	–	–	–	–	–	–	–	–	–	–	–
U057	4. 缺铁性贫血	0.44	–	–	–	–	–	–	–	–	–	1.61	–	–	–	–	–	–	15.63	–	–	–	–
U058	其他营养病症	1.77	10.66	–	–	–	–	–	–	–	–	–	1.61	–	–	6.97	–	6.05	–	11.41	69.19	103.73	–
U059	Ⅱ. 慢性非传染性疾病	526.4	127.92	19.63	9.07	15.22	25.21	7.61	58.63	106.79	202.84	242.41	396.05	615.7	1081.08	1542.6	2142.21	3141.61	5157.46	9663.28	19346.47	–
U060	A. 恶性肿瘤	90.22	31.98	5.61	2.27	7.61	9.17	–	17.43	12.67	35.42	44.95	83.75	122.68	278.99	374.24	520.42	476.71	661.8	968.63	985.48	–
U061	a. 唇、口腔和咽恶性肿瘤	2.22	–	–	–	–	–	–	–	–	–	1.61	3.49	2.31	6.97	9.13	18.15	7.81	34.23	–	–	–
U062	b. 食道癌	3.7	–	–	–	–	–	–	–	–	1.61	–	5.23	11.57	10.46	13.69	12.1	54.7	–	23.06	–	–
U063	c. 胃癌	7.84	–	–	–	–	–	–	–	1.81	4.83	1.61	10.47	13.89	31.39	41.08	54.46	39.07	22.82	46.13	51.87	–
U064	d. 结直肠癌	6.95	–	–	–	–	2.29	–	1.58	1.81	3.22	3.21	3.49	11.57	17.44	22.82	42.36	31.26	45.64	138.38	103.73	–
U065	e. 肝癌	17.01	–	–	–	–	–	–	3.17	3.62	6.44	17.66	29.66	39.35	48.82	68.46	72.62	54.7	57.05	115.31	207.47	–

续　表

年龄组（岁）

疾病编码	疾病名称	总计	0–	1–	5–	10–	15–	20–	25–	30–	35–	40–	45–	50–	55–	60–	65–	70–	75–	80–	85及以上	不详
U066	6. 胰腺癌	3.25	–	–	–	–	–	–	–	–	–	–	3.49	2.31	13.95	13.69	30.26	–	45.64	46.13	51.87	–
U067	7. 肺癌	21.3	–	–	–	–	–	–	1.58	–	4.83	12.84	13.96	11.57	59.29	114.1	127.08	132.85	262.44	230.63	311.2	–
U068	8. 皮肤癌	0.44	–	–	–	–	–	–	–	–	–	–	–	2.31	–	–	6.05	7.81	–	–	–	–
U069	9. 乳腺癌	–	–	–	–	–	–	–	–	–	–	–	–	–	–	–	–	–	–	–	–	–
U070	10. 子宫颈癌	–	–	–	–	–	–	–	–	–	–	–	–	–	–	–	–	–	–	–	–	–
U071	11. 子宫体癌	–	–	–	–	–	–	–	–	–	–	–	–	–	–	–	–	–	–	–	–	–
U072	12. 卵巢癌	–	–	–	–	–	–	–	–	–	–	–	–	–	–	–	–	–	–	–	–	–
U073	13. 前列腺癌	3.4	–	–	–	–	–	–	–	–	–	–	–	–	–	4.56	24.21	31.26	45.64	161.44	155.6	–
U074	14. 膀胱癌	2.22	–	–	–	–	–	–	–	–	–	–	–	–	3.49	4.56	12.1	31.26	34.23	69.19	51.87	–
U075	15. 淋巴瘤与多发性骨髓瘤	3.85	10.66	–	–	–	4.58	–	1.58	1.81	4.83	1.61	3.49	2.31	6.97	27.38	30.26	15.63	22.82	23.06	51.87	–
U076	16. 白血病	4.29	–	2.8	–	2.54	2.29	–	3.17	1.81	3.22	3.21	1.74	2.31	17.44	13.69	12.1	15.63	22.82	23.06	51.87	–
U077	其他	13.76	21.32	2.8	2.27	5.07	2.29	–	6.34	3.62	6.44	3.21	8.72	23.15	62.77	41.08	78.67	54.7	91.28	92.25	–	–
U078	B. 其他肿瘤	1.77	–	–	–	–	–	1.52	–	–	–	–	–	2.31	10.46	9.13	6.05	–	11.41	46.13	51.87	–
U079	C. 糖尿病	17.16	–	–	–	–	–	–	–	–	8.05	9.63	13.96	25.46	52.31	82.15	42.36	140.67	114.1	207.56	466.81	–
U080	D. 内分泌紊乱	3.4	–	–	–	–	2.29	–	1.58	3.62	3.22	3.21	–	4.63	6.97	13.69	6.05	15.63	22.82	–	155.6	–
U081	E. 神经系统和精神神经障碍疾病	16.27	21.32	5.61	6.8	7.61	2.29	1.52	6.34	10.86	19.32	25.69	15.7	16.2	3.49	41.08	42.36	39.07	57.05	184.5	466.81	–
U082	1. 单相精神抑郁	–	–	–	–	–	–	–	–	–	–	–	–	–	–	–	–	–	–	–	–	–
U083	2. 双相情感障碍	–	–	–	–	–	–	–	–	–	–	–	–	–	–	–	–	–	–	–	–	–
U084	3. 精神分裂症	0.15	–	–	–	–	–	–	–	–	–	–	–	–	–	–	–	–	–	–	–	–
U085	4. 癫痫症	2.22	–	–	–	–	–	1.52	4.75	3.62	4.83	3.21	1.74	–	3.49	9.13	6.05	7.81	–	23.06	–	–
U086	5. 酒精使用所致精神障碍	1.48	–	–	–	–	–	–	–	–	1.61	3.21	1.74	2.31	–	9.13	6.05	7.81	–	23.06	–	–
U087	6. 阿尔次海默病和其他痴呆	1.77	–	–	–	–	–	–	–	–	–	1.74	1.74	–	–	4.56	12.1	–	34.23	46.13	155.6	–
U088	7. 帕金森	0.3	–	–	–	–	–	–	–	–	–	1.61	–	2.31	–	–	–	–	–	–	–	–
U089	8. 多发性硬化	–	–	–	–	–	–	–	–	–	–	–	–	–	–	–	–	–	–	–	–	–
U090	9. 药物使用所致精神神经障碍	3.99	–	–	–	–	–	–	–	5.43	9.66	9.63	8.72	4.63	–	9.13	6.05	7.81	–	23.06	–	–
U091	10. 创伤后应激障碍	–	–	–	–	–	–	–	–	–	–	–	–	–	–	–	–	–	–	–	–	–
U092	11. 强迫症	–	–	–	–	–	–	–	–	–	–	–	–	–	–	–	–	–	–	–	–	–
U093	12. 惊恐障碍	–	–	–	–	–	–	–	–	–	–	–	–	–	–	–	–	–	–	–	–	–
U094	13. 失眠症	–	–	–	–	–	–	–	–	–	–	–	–	–	–	–	–	–	–	–	–	–
U095	14. 偏头痛	–	–	–	–	–	–	–	–	–	–	–	–	–	–	–	–	–	–	–	–	–
U096	15. 由于铅暴露引起的精神发育障碍	0.15	–	–	–	2.54	–	–	–	–	–	–	–	–	–	–	–	–	–	–	–	–
U097	其他	6.06	21.32	5.61	6.8	5.07	2.29	–	1.58	1.81	1.61	8.03	1.74	6.94	–	18.26	18.15	15.63	11.41	69.19	311.2	–
U098	F. 感染疾病	–	–	–	–	–	–	–	–	–	–	–	–	–	–	–	–	–	–	–	–	–

续 表

疾病编码	疾病名称	总计	年龄组（岁）																			
			0 -	1 -	5 -	10 -	15 -	20 -	25 -	30 -	35 -	40 -	45 -	50 -	55 -	60 -	65 -	70 -	75 -	80 -	85及以上	不详
U009	1. 青光眼	-	-	-	-	-	-	-	-	-	-	-	-	-	-	-	-	-	-	-	-	-
U100	2. 白内障	5.18	-	-	-	-	-	-	-	-	-	-	-	-	-	-	-	-	-	-	-	-
U101	3. 与年龄有关的视觉障碍	25	-	-	-	-	-	-	-	-	-	-	-	-	-	-	-	-	-	-	-	-
U102	4. 成年开始的听力损失	-	-	-	-	-	-	-	-	-	-	-	-	-	-	-	-	-	-	-	-	-
U103	其他	-	-	-	-	-	-	3.05	-	-	-	-	-	-	-	-	-	-	-	-	-	-
U104	G. 心血管疾病	299.22	-	2.8	-	-	9.17	4.57	12.68	36.2	83.71	88.29	186.68	296.28	564.95	839.76	1204.24	1969.37	3354.63	6642.07	13796.68	-
U105	1. 风湿性心脏病	13.31	-	-	-	-	-	-	-	1.61	1.61	4.82	6.98	13.89	13.95	22.82	12.1	15.63	34.23	46.13	311.2	-
U106	2. 高血压及并发症	30.03	-	-	-	-	-	-	-	1.81	4.83	4.82	12.21	13.89	59.29	36.51	90.77	211	353.72	691.88	1089.21	-
U107	3. 缺血性心脏病	101.76	-	-	-	-	4.58	1.52	7.92	14.48	43.46	32.11	69.79	94.9	205.75	296.65	357.03	554.86	878.59	2329.34	5809.13	-
U108	4. 脑血管病	151.31	-	-	-	-	2.29	-	4.75	10.86	27.37	49.77	85.49	157.4	275.5	433.57	689.86	1156.61	1916.93	3274.91	5290.46	-
U109	5. 炎性心脏病	2.66	-	-	-	-	2.29	-	-	1.81	-	1.81	-	6.94	-	9.13	6.05	7.81	-	69.19	311.2	-
U110	其他	20.56	10.66	2.8	-	-	3.05	-	7.24	-	6.44	1.61	12.21	9.26	10.46	41.08	48.41	23.44	171.15	230.63	985.48	-
U111	H. 主要呼吸系统疾病	54.58	10.66	2.8	-	-	-	-	4.75	1.81	1.61	3.21	5.23	20.83	27.9	50.2	78.67	281.34	456.41	922.51	1815.35	-
U112	1. 慢性阻塞性肺疾病	31.95	-	-	-	-	-	-	3.17	1.81	1.61	1.61	3.49	11.57	17.44	45.64	72.62	195.37	319.49	507.38	1348.55	-
U113	2. 哮喘	4.29	-	-	-	-	-	-	-	-	-	1.61	-	4.63	6.97	4.56	-	54.7	79.87	161.44	103.73	-
U114	其他	5.18	10.66	2.8	-	-	-	-	1.58	-	1.61	-	1.74	4.63	3.49	-	6.05	31.26	57.05	253.69	363.07	-
U115	I. 主要消化系统疾病	54.58	-	2.8	-	-	-	-	12.68	30.77	46.68	61	82	113.42	122.06	123.23	193.65	156.3	319.49	438.19	985.48	-
U116	1. 消化性溃疡	9.32	-	-	-	-	-	-	1.58	3.62	4.83	4.82	8.72	16.2	17.44	22.82	36.31	62.52	91.28	115.31	259.34	-
U117	2. 肝硬化	31.95	-	-	-	-	-	-	6.34	21.72	37.03	49.77	54.09	81.01	83.7	68.46	96.82	78.15	125.51	46.13	103.73	-
U118	3. 阑尾炎	0.44	-	-	-	-	-	-	-	-	-	-	-	2.31	-	-	-	7.81	-	-	-	-
U119	其他	12.87	-	-	-	-	-	-	4.75	5.43	4.83	6.42	19.19	13.89	20.92	31.95	60.51	7.81	102.69	276.75	51.87	-
U120	J. 主要泌尿生殖系统疾病	10.06	-	-	-	-	-	-	1.58	9.05	3.22	4.82	6.98	6.94	10.46	9.13	42.36	54.7	136.92	230.63	570.54	-
U121	1. 肾炎和肾病	8.28	-	-	-	-	-	-	1.58	9.05	3.22	4.82	6.98	6.94	10.46	9.13	36.31	39.07	114.1	138.38	466.81	-
U122	2. 前列腺增生	0.44	-	-	-	-	-	-	-	-	-	-	-	-	-	-	6.05	7.81	11.41	23.06	311.2	-
U123	其他	1.33	-	-	-	-	-	-	-	-	-	-	-	-	-	-	6.05	-	-	-	-	-
U124	K. 皮肤病	0.89	-	-	-	-	-	-	-	-	-	-	1.74	2.31	2.31	-	6.05	7.81	11.41	69.19	155.6	-
U125	L. 肌肉骨骼和结缔组织疾病	1.63	-	-	-	-	2.29	-	1.58	-	1.61	-	1.74	2.31	3.49	3.49	-	7.81	22.82	-	-	-
U126	1. 风湿性关节炎	0.44	-	-	-	-	-	-	-	-	-	-	-	2.31	-	-	-	7.81	-	23.06	155.6	-
U127	2. 骨关节炎	-	-	-	-	-	-	-	-	-	-	-	-	-	-	-	-	7.81	-	-	-	-
U128	3. 痛风	0.15	-	-	-	-	-	-	-	-	1.61	-	-	-	-	-	6.05	-	-	-	-	-
U129	4. 腰痛	-	-	-	-	-	2.29	-	1.58	-	-	-	-	-	3.49	-	-	-	-	-	-	-
U130	其他	1.04	-	-	-	-	2.29	-	1.58	1.81	-	-	-	2.31	3.49	-	6.05	7.81	22.82	69.19	103.73	-
U131	M. 先天异常	1.18	53.3	2.8	-	-	-	-	-	1.81	-	-	-	2.31	-	-	-	-	-	23.06	51.87	-

续　表

编码	疾病名称	总计	年龄组（岁）																		
			0-	1-	5-	10-	15-	20-	25-	30-	35-	40-	45-	50-	55-	60-	65-	70-	75-	80-	85及以上	不详
U132	1.腹壁缺损	-	-	-	-	-	-	-	-	-	-	-	-	-	-	-	-	-	-	-	-	-	-
U133	2.无脑畸形	-	-	-	-	-	-	-	-	-	-	-	-	-	-	-	-	-	-	-	-	-	-
U134	3.肛门直肠闭锁	-	-	-	-	-	-	-	-	-	-	-	-	-	-	-	-	-	-	-	-	-	-
U135	4.唇裂	-	-	-	-	-	-	-	-	-	-	-	-	-	-	-	-	-	-	-	-	-	-
U136	5.腭裂	-	-	-	-	-	-	-	-	-	-	-	-	-	-	-	-	-	-	-	-	-	-
U137	6.食管闭锁	-	-	-	-	-	-	-	-	-	-	-	-	-	-	-	-	-	-	-	-	-	-
U138	7.肾发育不全	-	-	-	-	-	-	-	-	-	-	-	-	-	-	-	-	-	-	-	-	-	-
U139	8.唐氏综合征	-	-	-	-	-	-	-	-	-	-	-	-	-	-	-	-	-	-	-	-	-	-
U140	9.先天性心脏异常	0.3	-	2.8	-	-	-	-	-	-	-	-	-	-	2.31	-	-	-	-	-	-	-	-
U141	10.脊柱裂	-	-	-	-	-	-	-	-	-	-	-	-	-	-	-	-	-	-	-	-	-	-
U142	其他	0.89	53.3	-	-	-	-	-	-	1.81	-	-	-	-	-	-	-	-	-	-	-	-	-
U143	N.口腔疾病	-	-	-	-	-	-	-	-	-	-	-	-	-	-	-	-	-	-	-	-	-	-
U144	1.龋齿	-	-	-	-	-	-	-	-	-	-	-	-	-	-	-	-	-	-	-	-	-	-
U145	2.牙周病	-	-	-	-	-	-	-	-	-	-	-	-	-	-	-	-	-	-	-	-	-	-
U146	3.无牙症	-	-	-	-	-	-	-	-	-	-	-	-	-	-	-	-	-	-	-	-	-	-
U147	其他	-	-	-	-	-	-	-	-	-	-	-	-	-	-	-	-	-	-	-	-	-	-
U148	Ⅲ.伤害	120.25	74.62	56.09	6.8	22.83	80.22	60.9	98.24	130.32	138.44	168.56	148.3	157.4	188.32	219.07	169.44	117.22	273.85	599.63	1348.55	-
U149	A.意外伤害	109.45	74.62	53.29	6.8	20.29	75.63	56.34	79.23	123.08	125.57	152.51	134.34	143.51	174.37	191.68	157.34	93.78	273.85	530.44	1348.55	-
U150	1.道路交通事故	34.02	10.66	14.02	-	15.22	50.42	31.97	26.94	45.25	30.59	46.55	38.38	37.03	41.85	54.77	48.41	31.26	34.23	138.38	103.73	-
U151	2.意外中毒	32.39	-	-	-	-	2.29	9.14	23.77	47.06	51.51	61	54.09	62.5	52.31	50.2	54.46	15.63	45.64	46.13	-	-
U152	3.意外跌落	24.85	-	11.22	-	2.54	4.58	4.57	6.34	9.05	19.32	24.08	19.19	34.72	59.29	63.89	36.31	39.07	171.15	345.94	1244.81	-
U153	4.火灾	0.89	-	5.61	2.27	-	-	-	-	1.81	-	-	-	-	-	-	-	-	-	-	-	-
U154	5.溺水	6.06	-	11.22	4.53	-	6.88	4.57	6.34	7.24	11.27	11.24	3.49	4.63	-	4.56	6.05	7.81	11.41	-	-	-
U155	其他	11.24	63.96	11.22	-	2.54	11.46	6.09	15.85	12.67	12.88	9.63	19.19	4.63	22.92	18.26	6.05	15.63	11.41	-	-	-
U156	B.故意伤害	7.54	-	-	-	-	4.58	3.05	19.01	3.62	8.05	14.45	6.98	11.57	10.46	13.69	6.05	15.63	-	23.06	-	-
U157	1.自杀及后遗症	6.21	-	-	-	-	2.29	1.52	11.09	3.62	8.05	14.45	6.98	9.26	10.46	13.69	-	15.63	-	23.06	-	-
U158	2.他杀及后遗症	1.04	-	-	-	-	2.29	1.52	4.75	-	-	-	-	2.31	-	-	6.05	-	-	-	-	-
U159	3.战争	0.15	-	-	-	-	-	-	1.58	-	-	-	-	-	-	-	-	-	-	-	-	-
U160	其他	0.15	-	-	-	-	-	-	1.58	-	-	-	-	-	-	-	-	-	-	-	-	-
U161	其他剩余疾病	6.36	-	5.61	-	-	1.52	1.52	1.58	10.86	3.22	8.03	8.72	6.94	6.97	4.56	12.1	7.81	22.82	92.25	311.2	-

表 4－51 2018 年德宏州死因别、年龄别死亡率（女）

（单位：1/10 万）

疾病编码	疾病名称	总计	年龄组（岁）																				不详
			0 -	1 -	5 -	10 -	15 -	20 -	25 -	30 -	35 -	40 -	45 -	50 -	55 -	60 -	65 -	70 -	75 -	80 -	85 及以上	
U000	全死因	476.06	463.13	51.88	27.53	11.48	28.43	39.2	64.56	105.14	82.04	137.02	201.67	306.93	535.16	995.2	1278.84	2339.26	3894.78	7779.98	16029.73	-
U001	I. 传染病、母婴疾病和营养缺乏性疾病	28.6	320.63	9.15	7.51	5.74	2.58	3.27	6.98	12.37	9.12	10.28	11.63	9.67	24.81	18.09	21.31	52.27	148.73	313.84	1433.12	-
U002	A. 传染病和寄生虫病	8.37	11.88	9.15	-	5.74	2.58	3.27	3.49	8.25	9.12	8.56	9.7	9.67	14.18	13.57	5.33	19.6	46.48	16.52	53.08	-
U003	1. 结核病	1.26	-	-	-	-	-	-	-	2.06	-	-	-	4.83	3.54	4.52	5.33	-	9.3	-	26.54	-
U004	2. 性传播疾病	-	-	-	-	-	-	-	-	-	-	-	-	-	-	-	-	-	-	-	-	-
U005	a. 梅毒	-	-	-	-	-	-	-	-	-	-	-	-	-	-	-	-	-	-	-	-	-
U006	b. 衣原体病	-	-	-	-	-	-	-	-	-	-	-	-	-	-	-	-	-	-	-	-	-
U007	c. 淋病	-	-	-	-	-	-	-	-	-	-	-	-	-	-	-	-	-	-	-	-	-
U008	d. 其他	-	-	-	-	-	-	-	-	-	-	-	-	-	-	-	-	-	-	-	-	-
U009	3. 艾滋病	3.95	-	3.05	-	2.87	-	1.63	3.49	6.18	7.29	6.85	7.76	4.83	7.09	4.52	-	-	-	-	-	-
U010	4. 腹泻性疾病	0.16	11.88	-	-	-	-	-	-	-	-	-	-	-	-	-	-	-	-	-	-	-
U011	5. 好发于儿童期的疾病	-	-	-	-	-	-	-	-	-	-	-	-	-	-	-	-	-	-	-	-	-
U012	a. 百日咳	-	-	-	-	-	-	-	-	-	-	-	-	-	-	-	-	-	-	-	-	-
U013	b. 脊髓灰质炎及后遗症	-	-	-	-	-	-	-	-	-	-	-	-	-	-	-	-	-	-	-	-	-
U014	c. 白喉	-	-	-	-	-	-	-	-	-	-	-	-	-	-	-	-	-	-	-	-	-
U015	d. 麻疹	-	-	-	-	-	-	-	-	-	-	-	-	-	-	-	-	-	-	-	-	-
U016	e. 破伤风	-	-	-	-	-	-	-	-	-	-	-	-	-	-	-	-	-	-	-	-	-
U017	6. 脑膜炎	0.63	-	-	-	2.87	2.58	-	-	-	-	-	-	-	-	-	-	-	-	-	-	-
U018	7. 乙型肝炎	0.79	-	-	-	-	-	-	-	-	-	1.71	-	-	-	-	-	19.6	9.3	-	-	-
U019	丙型肝炎	-	-	-	-	-	-	-	-	-	-	-	-	-	-	-	-	-	-	-	-	-
U020	8. 疟疾	-	-	-	-	-	-	-	-	-	-	-	-	-	-	-	-	-	-	-	-	-
U021	9. 热带病	-	-	-	-	-	-	-	-	-	-	-	-	-	-	-	-	-	-	-	-	-
U022	a. 锥虫病	-	-	-	-	-	-	-	-	-	-	-	-	-	-	-	-	-	-	-	-	-
U023	b. 南美锥虫病	-	-	-	-	-	-	-	-	-	-	-	-	-	-	-	-	-	-	-	-	-
U024	c. 血吸虫病	-	-	-	-	-	-	-	-	-	-	-	-	-	-	-	-	-	-	-	-	-
U025	d. 利什曼病	-	-	-	-	-	-	-	-	-	-	-	-	-	-	-	-	-	-	-	-	-
U026	e. 淋巴丝虫病	-	-	-	-	-	-	-	-	-	-	-	-	-	-	-	-	-	-	-	-	-
U027	f. 盘尾丝虫病	-	-	-	-	-	-	-	-	-	-	-	-	-	-	-	-	-	-	-	-	-
U028	10. 麻风病	-	-	-	-	-	-	-	-	-	-	-	-	-	-	-	-	-	-	-	-	-
U029	11. 登革热	-	-	-	-	-	-	-	-	-	-	-	-	-	-	-	-	-	-	-	-	-
U030	12. 流行性乙型脑炎	-	-	-	-	-	-	-	-	-	-	-	-	-	-	-	-	-	-	-	-	-
U031	13. 沙眼	-	-	-	-	-	-	-	-	-	-	-	-	-	-	-	-	-	-	-	-	-
U032	14. 肠线虫感染	-	-	-	-	-	-	-	-	-	-	-	-	-	-	-	-	-	-	-	-	-

续　表

疾病编码	疾病名称	总计	0-	1-	5-	10-	15-	20-	25-	30-	35-	40-	45-	50-	55-	60-	65-	70-	75-	80-	85及以上	不详
U033	a. 蛔虫病	-	-	-	-	-	-	-	-	-	-	-	-	-	-	-	-	-	-	-	-	-
U034	b. 丝虫病	-	-	-	-	-	-	-	-	-	-	-	-	-	-	-	-	-	-	-	-	-
U035	c. 钩虫病	-	-	-	-	-	-	-	-	-	-	-	-	-	-	-	-	-	-	-	-	-
U036	d. 其他	-	-	-	-	-	-	-	-	-	-	-	-	-	-	-	-	-	-	-	-	-
U037	其他传染病	1.58	-	6.1	-	-	-	1.63	-	-	1.82	-	-	-	-	-	-	-	27.89	16.52	26.54	-
U038	B. 呼吸系统感染	9.8	35.63	-	2.5	-	-	-	1.74	-	-	-	1.94	-	3.54	4.52	10.66	13.07	55.77	214.73	822.72	-
U039	1. 下呼吸道感染	9.8	35.63	-	2.5	-	-	-	1.74	-	-	-	1.94	-	3.54	4.52	10.66	13.07	55.77	214.73	822.72	-
U040	2. 上呼吸道感染	-	-	-	-	-	-	-	-	-	-	-	-	-	-	-	-	-	-	-	-	-
U041	3. 中耳炎	-	-	-	-	-	-	-	-	-	-	-	-	-	-	-	-	-	-	-	-	-
U042	C. 妊娠、分娩和产褥期并发症	0.32	-	-	-	-	-	-	-	2.06	-	-	-	-	-	-	-	-	-	-	-	-
U043	1. 孕产妇出血	-	-	-	-	-	-	-	-	-	-	-	-	-	-	-	-	-	-	-	-	-
U044	2. 产妇败血症	-	-	-	-	-	-	-	-	-	-	-	-	-	-	-	-	-	-	-	-	-
U045	3. 妊娠高血压综合征	-	-	-	-	-	-	-	-	-	-	-	-	-	-	-	-	-	-	-	-	-
U046	4. 梗阻性分娩	-	-	-	-	-	-	-	-	-	-	-	-	-	-	-	-	-	-	-	-	-
U047	5. 流产	0.32	-	-	-	-	-	-	1.74	2.06	-	-	-	-	-	-	-	-	-	-	-	-
U048	其他	-	-	-	-	-	-	-	-	-	-	-	-	-	-	-	-	-	-	-	-	-
U049	D. 起源于围生期的情况	3.63	273.13	-	-	-	-	-	-	-	-	-	-	-	-	-	-	-	-	-	-	-
U050	1. 出生低体重	0.63	47.5	-	-	-	-	-	-	-	-	-	-	-	-	-	-	-	-	-	-	-
U051	2. 出生产伤和窒息	2.37	178.13	-	-	-	-	-	-	-	-	-	-	-	-	-	-	-	-	-	-	-
U052	其他	0.63	47.5	-	-	-	-	-	-	-	-	-	-	-	-	-	-	-	-	-	-	-
U053	E. 营养缺乏	6.32	-	-	5.01	-	-	-	-	-	-	1.71	-	-	7.09	-	5.33	19.6	46.48	82.59	557.32	-
U054	1. 蛋白质-能量营养不良	3.79	-	-	5.01	-	-	-	-	-	-	-	-	-	3.54	-	-	13.07	18.59	49.55	371.55	-
U055	2. 碘缺乏	-	-	-	-	-	-	-	-	-	-	-	-	-	-	-	-	-	-	-	-	-
U056	3. 维生素 A 缺乏病	-	-	-	-	-	-	-	-	-	-	-	-	-	-	-	-	-	-	-	-	-
U057	4. 缺铁性贫血	0.79	-	-	-	-	-	-	-	-	-	1.71	-	-	-	-	6.53	-	9.3	16.52	-	-
U058	其他营养病症	1.74	-	-	-	-	-	-	-	-	-	-	-	-	3.54	-	-	-	18.59	16.52	185.77	-
U059	II. 慢性非传染性疾病	397.85	83.13	15.26	12.51	2.87	20.67	13.07	52.35	61.84	49.22	102.76	174.52	261.01	443.01	891.16	1156.28	2130.16	3457.89	6689.79	13190.02	-
U060	A. 恶性肿瘤	57.2	-	6.1	-	-	-	1.63	10.47	16.49	20.05	37.68	58.17	116.01	127.59	253.32	197.15	248.3	316.04	280.81	398.09	-
U061	1. 唇、口腔和咽恶性肿瘤	2.05	-	-	2.5	-	-	-	-	-	-	-	1.94	-	3.54	9.05	10.66	6.53	27.89	-	26.54	-
U062	2. 食道癌	0.63	-	-	-	-	-	-	-	-	-	-	-	-	-	9.05	6.53	6.53	9.3	-	-	-
U063	3. 胃癌	4.74	-	-	-	-	-	-	1.74	2.06	-	1.71	5.82	12.08	1C.63	22.62	10.66	26.14	9.3	33.04	53.08	-
U064	4. 结直肠癌	4.42	-	-	-	-	-	-	-	-	-	1.71	1.94	-	7.09	22.62	21.31	32.67	27.89	49.55	106.16	-
U065	5. 肝癌	7.9	-	-	-	-	-	-	-	-	1.82	1.71	9.7	21.75	17.72	45.24	15.99	39.21	55.77	49.55	26.54	-

续表

疾病编码	疾病名称	总计	0-	1-	5-	10-	15-	20-	25-	30-	35-	40-	45-	50-	55-	60-	65-	70-	75-	80-	85及以上	不详
											年龄组（岁）											
U066	6.胰腺癌	0.95	-	-	-	-	-	-	-	-	-	-	3.88	-	3.54	-	-	19.6	18.59	-	-	-
U067	7.肺癌	9.32	-	-	-	-	-	-	-	2.06	7.29	8.56	3.88	7.25	10.63	54.28	31.97	39.21	74.36	82.59	106.16	-
U068	8.皮肤癌	0.47	-	-	-	-	-	-	-	-	-	-	-	-	-	9.05	5.33	-	-	-	-	-
U069	9.乳腺癌	5.06	-	-	-	-	-	-	1.74	4.12	1.82	1.71	9.7	24.17	14.18	13.57	21.31	6.53	9.3	-	26.54	-
U070	10.子宫颈癌	3.95	-	-	-	-	-	-	-	-	5.47	3.43	3.88	14.5	17.72	-	10.66	6.53	-	-	-	-
U071	11.子宫体癌	1.9	-	-	-	-	-	-	-	-	-	5.14	-	2.42	3.54	-	21.31	-	-	-	-	-
U072	12.卵巢癌	0.63	-	-	-	-	-	-	-	2.06	-	-	-	4.83	3.54	-	-	6.53	-	-	-	-
U073	13.前列腺癌	-	-	-	-	-	-	-	-	-	-	-	-	-	-	-	-	-	-	-	-	-
U074	14.膀胱癌	0.47	-	-	-	-	-	-	-	-	-	-	-	-	-	4.52	5.33	-	9.3	-	-	-
U075	15.淋巴瘤与多发性骨髓瘤	1.74	-	-	-	-	-	-	1.74	2.06	1.82	-	3.88	2.42	3.54	4.52	5.33	13.07	-	-	-	-
U076	16.白血病	1.9	-	-	2.5	-	-	-	-	-	1.82	-	-	7.25	10.63	13.57	-	-	9.3	-	-	-
U077	其他	11.06	-	6.1	-	-	-	1.63	5.23	4.12	-	11.99	13.57	14.5	17.72	45.24	37.3	45.74	65.07	66.07	53.08	-
U078	B.其他肿瘤	1.42	-	-	-	-	-	-	-	-	-	1.71	1.94	-	-	9.05	10.66	-	9.3	16.52	26.54	-
U079	C.内分泌紊乱	22.75	-	-	-	-	-	-	3.49	-	1.82	-	5.82	2.42	17.72	95	111.9	169.89	288.16	346.88	318.47	-
U080	D.营养代谢疾病	5.69	-	-	5.01	2.87	2.58	-	3.49	-	-	5.14	1.94	4.83	-	13.57	-	32.67	18.59	66.07	212.31	-
U081	E.神经系统和精神障碍疾病	13.27	-	9.15	2.5	-	5.17	3.27	8.72	4.12	-	1.71	3.88	2.42	7.09	22.62	37.3	58.81	65.07	231.25	530.79	-
U082	1.单相抑郁症	0.16	-	-	-	-	-	-	-	-	-	-	-	-	-	-	-	-	-	-	-	-
U083	2.双相情感障碍	-	-	-	-	-	-	-	-	-	-	-	-	-	-	-	-	-	-	-	-	-
U084	3.精神分裂症	1.26	-	-	-	-	-	1.63	-	2.06	-	-	-	-	3.54	4.52	10.66	6.53	-	16.52	-	-
U085	4.癫痫症	0.95	-	-	-	-	-	-	5.23	-	-	1.71	-	-	-	-	-	-	9.3	-	-	-
U086	5.酒精使用所致精神和其他障碍	0.16	-	-	-	-	-	-	-	-	-	-	-	-	-	-	-	-	-	-	-	-
U087	6.阿尔茨海默病和其他痴呆	2.84	-	-	-	-	-	-	-	-	-	-	-	-	-	4.52	10.66	6.53	18.59	99.11	159.24	-
U088	7.帕金森病	1.26	-	-	-	-	-	-	-	-	-	-	-	-	-	-	10.66	-	9.3	49.55	53.08	-
U089	8.多发性硬化	0.16	-	-	-	-	2.58	-	-	-	-	-	-	-	-	-	-	-	-	-	-	-
U090	9.药物使用所致精神发育障碍	-	-	-	-	-	-	-	-	-	-	-	-	-	-	-	-	-	-	-	-	-
U091	10.创伤后应激障碍	-	-	-	-	-	-	-	-	-	-	-	-	-	-	-	-	-	-	-	-	-
U092	11.强迫症	-	-	-	-	-	-	-	-	-	-	-	-	-	-	-	-	-	-	-	-	-
U093	12.惊恐障碍	-	-	-	-	-	-	-	-	-	-	-	-	-	-	-	-	-	-	-	-	-
U094	13.失眠症	-	-	-	-	-	-	-	-	-	-	-	-	-	-	-	-	-	-	-	-	-
U095	14.偏头痛	-	-	-	-	-	-	-	-	-	-	-	-	-	-	-	-	-	-	-	-	-
U096	15.由于铅暴露引起的精神发育障碍	-	-	-	-	-	-	-	-	-	-	-	-	-	-	-	-	-	-	-	-	-
U097	其他	6.48	-	9.15	2.5	2.87	2.58	1.63	1.74	2.06	-	-	3.88	-	3.54	9.05	5.33	45.74	27.89	66.07	318.47	-
U098	F.感官疾病	0.16	-	-	-	-	-	-	-	-	-	-	-	-	-	-	-	-	-	-	26.54	-

续　表

疾病编码	疾病名称	总计	年龄组（岁）																			
			0 –	1 –	5 –	10 –	15 –	20 –	25 –	30 –	35 –	40 –	45 –	50 –	55 –	60 –	65 –	70 –	75 –	80 –	85及以上	不详
U099	1. 青光眼	–	–	–	–	–	–	–	–	–	–	–	–	–	–	–	–	–	–	–	–	–
U100	2. 白内障	–	–	–	–	–	–	–	–	–	–	–	–	–	–	–	–	–	–	–	–	–
U101	3. 与年龄有关的视觉障碍	–	–	–	–	–	–	–	–	–	–	–	–	–	–	–	–	–	–	–	–	–
U102	4. 成年开始的听力损失	–	–	–	–	–	–	–	–	–	–	–	–	–	–	–	–	–	–	–	–	–
U103	其他	0.16	–	–	–	–	–	–	–	–	–	–	–	–	–	–	–	–	–	–	26.54	–
U104	G. 心血管疾病	247.91	11.88	–	–	–	7.75	4.9	13.96	24.74	12.76	44.53	71.75	99.09	212.65	425.22	666.06	1450.6	2342.44	4922.37	10084.93	–
U105	1. 风湿性心脏病	7.43	–	–	–	–	–	–	1.74	2.06	–	8.56	7.76	7.25	3.54	13.57	10.66	45.74	55.77	148.66	132.7	–
U106	2. 高血压及并发症	24.17	–	–	–	–	–	–	3.49	2.06	1.82	6.85	3.88	–	3.9	31.67	63.94	130.68	223.09	677.24	796.18	–
U107	3. 缺血性心脏病	87.85	–	–	–	–	2.58	3.27	3.49	10.31	–	11.99	25.21	38.67	56.71	122.14	202.48	516.2	762.22	1585.73	4617.83	–
U108	4. 脑血管病	112.81	–	–	–	–	–	–	1.74	–	10.94	17.13	32.96	50.75	115.41	235.23	346.35	686.1	1161.93	2229.93	3795.12	–
U109	5. 炎性心脏病	4.11	–	–	–	–	–	–	1.74	6.18	–	–	–	–	–	–	10.66	13.07	55.77	82.59	185.77	–
U110	其他	11.22	11.88	–	–	–	5.17	1.63	1.74	4.12	–	–	1.94	2.42	7.09	22.62	31.97	58.81	83.66	198.22	504.25	–
U111	H. 主要呼吸系统疾病	15.96	–	–	–	–	–	–	–	2.06	1.82	1.71	7.76	2.42	14.18	13.57	47.96	65.34	176.61	363.4	690.02	–
U112	1. 慢性阻塞性肺疾病	8.85	–	–	–	–	–	–	–	2.06	1.82	1.71	–	2.42	7.09	4.52	37.3	39.21	92.95	231.25	345.01	–
U113	2. 哮喘	2.84	–	–	–	–	–	–	–	–	–	–	1.94	–	7.09	9.05	5.33	13.07	18.59	49.55	132.7	–
U114	其他	4.27	–	–	–	–	–	–	–	–	–	–	5.82	–	–	–	5.33	13.07	65.07	82.59	212.31	–
U115	I. 主要消化系统疾病	20.07	11.88	–	2.5	–	–	1.63	6.98	4.12	7.29	3.43	9.7	24.17	49.62	27.14	69.27	52.27	185.91	313.84	451.17	–
U116	1. 消化性溃疡	3.48	–	–	–	–	–	–	3.49	2.06	–	–	3.88	2.42	7.72	4.52	5.33	26.14	9.3	82.59	53.08	–
U117	2. 肝硬化	6.79	–	–	–	–	–	–	–	–	5.47	1.71	3.88	16.92	17.72	18.09	26.64	–	74.36	49.55	53.08	–
U118	3. 阑尾炎	0.32	–	–	–	–	–	–	–	–	–	–	–	–	–	–	5.33	–	9.3	–	–	–
U119	其他	9.48	11.88	–	2.5	–	–	1.63	3.49	2.06	1.82	1.71	1.94	4.83	24.18	4.52	31.97	26.14	92.95	181.7	345.01	–
U120	J. 主要泌尿生殖系统疾病	7.9	–	–	–	–	–	–	3.49	4.12	1.82	5.14	9.7	2.42	7.09	27.14	5.33	32.67	46.48	132.14	238.85	–
U121	1. 肾炎和肾病	7.58	–	–	–	–	–	–	3.49	4.12	1.82	5.14	9.7	2.42	7.09	22.62	5.33	32.67	46.48	115.63	238.85	–
U122	2. 前列腺增生	–	–	–	–	–	–	–	–	–	–	–	–	–	–	–	–	–	–	–	–	–
U123	其他	0.32	–	–	–	–	–	–	–	–	–	–	–	–	–	4.52	–	–	–	16.52	–	–
U124	K. 皮肤病	0.32	–	–	–	–	2.58	–	–	–	–	–	–	–	–	–	–	–	–	–	26.54	–
U125	L. 肌肉骨骼和结缔组织疾病	4.27	–	–	–	–	2.58	1.63	1.74	4.12	1.82	1.71	3.88	7.25	7.09	4.52	10.66	13.07	9.3	16.52	159.24	–
U126	1. 风湿性关节炎	0.63	–	–	–	–	–	–	–	–	–	1.71	–	–	–	–	–	6.53	–	16.52	–	–
U127	2. 骨关节炎	–	–	–	–	–	–	–	–	–	–	–	–	–	–	–	–	–	–	–	53.08	–
U128	3. 痛风	0.32	–	–	–	–	–	–	–	–	–	–	–	–	–	–	5.33	–	–	–	26.54	–
U129	4. 腰痛	–	–	–	–	–	–	–	–	–	–	–	–	–	–	–	–	–	–	–	–	–
U130	其他	3.32	–	–	–	–	2.58	1.63	1.74	4.12	1.82	1.71	3.88	7.25	7.05	4.52	5.33	6.53	9.3	–	79.62	–
U131	M. 先天异常	0.79	47.5	–	–	–	–	–	–	–	–	–	–	–	–	–	–	6.53	9.3	–	–	–

续表

疾病编码	疾病名称	总计	年龄组（岁）																			
			0 –	1 –	5 –	10 –	15 –	20 –	25 –	30 –	35 –	40 –	45 –	50 –	55 –	60 –	65 –	70 –	75 –	80 –	85及以上	不详
UI132	1. 腹壁缺损	–	–	–	–	–	–	–	–	–	–	–	–	–	–	–	–	–	–	–	–	–
UI133	2. 无脑畸形	–	–	–	–	–	–	–	–	–	–	–	–	–	–	–	–	–	–	–	–	–
UI134	3. 肛门直肠闭锁	–	–	–	–	–	–	–	–	–	–	–	–	–	–	–	–	–	–	–	–	–
UI135	4. 唇裂	–	–	–	–	–	–	–	–	–	–	–	–	–	–	–	–	–	–	–	–	–
UI136	5. 腭裂	–	–	–	–	–	–	–	–	–	–	–	–	–	–	–	–	–	–	–	–	–
UI137	6. 食管闭锁	–	–	–	–	–	–	–	–	–	–	–	–	–	–	–	–	–	–	–	–	–
UI138	7. 肓发育不全	–	–	–	–	–	–	–	–	–	–	–	–	–	–	–	–	–	–	–	–	–
UI139	8. 唐氏综合征	–	–	–	–	–	–	–	–	–	–	–	–	–	–	–	–	–	–	–	–	–
UI140	9. 先天性心脏异常	0.63	35.63	–	–	–	–	–	–	–	–	–	–	–	–	–	–	6.53	–	–	–	–
UI141	10. 脊柱裂	–	–	–	–	–	–	–	–	–	–	–	–	–	–	–	–	–	–	–	–	–
UI142	其他	0.16	11.88	–	–	–	–	–	–	–	–	–	–	–	–	–	–	–	–	–	–	–
UI143	N. 口腔疾病	0.16	–	–	–	–	–	–	–	–	–	–	–	–	–	–	–	–	–	–	26.54	–
UI144	1. 龋齿	–	–	–	–	–	–	–	–	–	–	–	–	–	–	–	–	–	–	–	–	–
UI145	2. 牙周病	–	–	–	–	–	–	–	–	–	–	–	–	–	–	–	–	–	–	–	–	–
UI146	3. 无牙症	–	–	–	–	–	–	–	–	–	–	–	–	–	–	–	–	–	–	–	–	–
UI147	其他	0.16	–	–	–	–	–	–	–	–	–	–	–	–	–	–	–	–	–	–	26.54	–
UI148	Ⅲ. 伤害	44.4	47.5	27.46	7.51	2.87	5.17	22.87	5.23	28.86	21.88	23.98	15.51	36.25	63.79	85.95	95.91	150.29	250.98	710.27	902.34	–
UI149	A. 意外伤害	39.34	47.5	24.41	7.51	2.87	2.58	14.7	3.49	22.68	18.23	20.55	13.57	29	60.25	81.43	63.94	143.75	232.39	677.24	902.34	–
UI150	1. 道路交通事故	9.48	–	9.15	–	2.87	–	11.43	–	6.18	9.12	11.99	5.82	9.67	28.35	27.14	15.99	19.6	18.59	66.07	26.54	–
UI151	2. 意外中毒	4.42	–	6.1	5.01	–	2.58	1.63	1.74	14.43	5.47	1.71	3.88	2.42	7.09	18.09	5.33	13.07	18.59	–	26.54	–
UI152	3. 意外跌落	20.54	–	3.05	–	–	2.58	1.63	1.74	–	1.82	3.43	3.88	9.67	10.63	27.14	31.97	111.08	185.91	561.61	849.26	–
UI153	4. 火灾	1.11	–	3.05	2.5	–	–	–	–	–	1.82	–	–	–	7.09	–	10.66	–	9.3	33.04	–	–
UI154	5. 溺水	0.63	47.5	3.05	–	–	–	–	–	–	–	–	–	–	7.09	–	–	–	–	–	–	–
UI155	其他	3.16	–	3.05	–	–	2.58	6.53	1.74	2.06	1.82	3.43	3.88	7.25	7.09	9.05	–	–	–	16.52	–	–
UI156	B. 故意伤害	4.58	–	–	–	–	2.58	6.53	1.74	6.18	3.65	3.43	1.94	7.25	3.54	4.52	31.97	–	18.59	16.52	–	–
UI157	1. 自杀及后遗症	3.79	–	3.05	–	–	–	4.9	1.74	4.12	3.65	3.43	1.94	7.25	3.54	4.52	31.97	–	18.59	16.52	–	–
UI158	2. 他杀及后遗症	0.79	–	–	–	–	2.58	1.63	–	2.06	–	–	–	–	–	–	–	–	–	–	–	–
UI159	3. 战争	–	–	–	–	–	–	–	–	–	–	–	–	–	–	–	–	–	–	–	–	–
UI160	其他	–	–	–	–	–	–	–	–	–	–	–	–	–	–	–	–	–	–	–	–	–
UI161	其他剩余疾病	5.21	11.88	–	–	–	–	–	–	1.82	–	–	–	–	3.54	–	5.33	6.53	37.18	66.07	504.25	–

表4－52　2018年怒江州死因别、年龄别死亡率（男女合计）

（单位：1/10万）

年龄组（岁）

疾病编码	疾病名称	总计	0-	1-	5-	10-	15-	20-	25-	30-	35-	40-	45-	50-	55-	60-	65-	70-	75-	80-	85及以上	不详
U000	全死因	654.84	2000.88	122.58	36.39	50.78	73.46	84.29	129.1	238.29	277.85	410.05	447.66	834.4	897.99	1592.48	2232.41	3031.76	3980.1	8844.08	20078.23	-
U001	I. 传染病、母婴疾病和营养缺乏性疾病	77.15	1650.36	72.11	13	6.35	-	4.11	22.78	34.04	25.26	42.71	32.6	52.62	37.24	96.19	157.85	163.1	266.96	818.53	2651.02	-
U002	A. 传染病和寄生虫病	28.52	116.84	14.42	10.4	6.35	-	4.11	20.88	28.03	23.32	29.9	28.25	41.34	33.11	80.16	120.26	76.75	72.81	39.93	347.67	-
U003	1. 结核病	11.33	-	-	2.6	-	-	-	13.29	12.01	15.54	14.95	13.04	22.55	8.28	21.38	75.17	19.19	12.13	39.93	-	-
U004	2. 性传播疾病	0.18	-	-	-	-	-	-	-	-	-	-	-	-	-	5.34	-	-	-	-	-	-
U005	a. 梅毒	-	-	-	-	-	-	-	-	-	-	-	-	-	-	-	-	-	-	-	-	-
U006	b. 衣原体病	-	-	-	-	-	-	-	-	-	-	-	-	-	-	-	-	-	-	-	-	-
U007	c. 淋病	-	-	-	-	-	-	-	-	-	-	-	-	-	-	-	-	-	-	-	-	-
U008	d. 其他	0.18	-	-	-	-	-	-	-	-	-	-	-	-	-	5.34	-	-	-	-	-	-
U009	3. 艾滋病	2.74	-	-	-	-	-	-	7.59	10.01	1.94	4.27	2.17	7.52	-	-	7.52	-	-	-	-	-
U010	4. 腹泻性疾病	0.91	14.6	3.61	-	-	-	-	-	-	-	2.14	-	-	-	-	-	-	-	-	-	-
U011	5. 好发于儿童期的疾病	0.18	-	-	-	-	-	-	-	-	-	-	2.17	-	-	-	-	-	-	-	-	-
U012	a. 百日咳	-	-	-	-	-	-	-	-	-	-	-	-	-	-	-	-	-	-	-	-	-
U013	b. 脊髓灰质炎及后遗症	-	-	-	-	-	-	-	-	-	-	-	-	-	-	-	-	-	-	-	-	-
U014	c. 白喉	-	-	-	-	-	-	-	-	-	-	-	-	-	-	-	-	-	-	-	-	-
U015	d. 麻疹	-	-	-	-	-	-	-	-	-	-	-	-	-	-	-	-	-	-	-	-	-
U016	e. 破伤风	0.18	-	-	-	-	-	-	-	-	-	-	2.17	-	-	-	-	-	-	-	-	-
U017	6. 脑膜炎	1.83	-	7.21	5.2	3.17	-	-	-	-	-	-	-	-	-	5.34	7.52	-	-	-	43.46	-
U018	7. 乙型肝炎	6.22	-	-	-	-	-	-	-	4	3.89	6.41	6.52	11.28	12.41	37.41	22.55	57.57	12.13	-	43.46	-
U019	丙型肝炎	-	-	-	-	-	-	-	-	-	-	-	-	-	-	-	-	-	-	-	-	-
U020	8. 疟疾	-	-	-	-	-	-	-	-	-	-	-	-	-	-	-	-	-	-	-	-	-
U021	9. 热带病	-	-	-	-	-	-	-	-	-	-	-	-	-	-	-	-	-	-	-	-	-
U022	a. 锥虫病	-	-	-	-	-	-	-	-	-	-	-	-	-	-	-	-	-	-	-	-	-
U023	b. 南美锥虫病	-	-	-	-	-	-	-	-	-	-	-	-	-	-	-	-	-	-	-	-	-
U024	c. 血吸虫病	-	-	-	-	-	-	-	-	-	-	-	-	-	-	-	-	-	-	-	-	-
U025	d. 利什曼病	-	-	-	-	-	-	-	-	-	-	-	-	-	-	-	-	-	-	-	-	-
U026	e. 淋巴性丝虫病	-	-	-	-	-	-	-	-	-	-	-	-	-	-	-	-	-	-	-	-	-
U027	f. 盘尾丝虫病	0.18	-	-	-	-	-	-	-	-	-	-	-	-	-	-	-	-	-	-	-	-
U028	10. 麻风病	-	-	-	-	-	-	-	-	-	-	-	-	-	-	-	-	-	-	-	-	-
U029	11. 登革热	-	-	-	-	-	-	-	-	-	-	-	-	-	-	-	-	-	-	-	-	-
U030	12. 流行性乙型脑炎	-	-	-	-	-	-	-	-	-	-	-	-	-	-	-	-	-	12.13	-	-	-
U031	13. 沙眼	-	-	-	-	-	-	-	-	-	-	-	-	-	-	-	-	-	-	-	-	-
U032	14. 肠线虫感染	-	-	-	-	-	-	-	-	-	-	-	-	-	-	-	-	-	-	-	-	-

续　表

年龄组（岁）

疾病编码	疾病名称	总计	0-	1-	5-	10-	15-	20-	25-	30-	35-	40-	45-	50-	55-	60-	65-	70-	75-	80-	85及以上	不详
U033	a. 蛔虫病	—	—	—	—	—	—	—	—	—	—	—	—	—	—	—	—	—	—	—	—	—
U034	b. 鞭虫病	—	—	—	—	—	—	—	—	—	—	—	—	—	—	—	—	—	—	—	—	—
U035	c. 钩虫病	—	—	—	—	—	—	—	—	—	—	—	—	—	—	—	—	—	—	—	—	—
U036	d. 其他	—	—	—	—	—	—	—	—	—	—	—	—	—	—	—	—	—	—	—	—	—
U037	其他传染病	4.94	102.23	3.61	2.6	3.17	—	—	—	2	1.94	—	2.17	—	12.41	10.69	7.52	—	24.27	—	260.76	—
U038	B. 呼吸系统感染	33.09	481.96	54.08	—	—	—	—	1.9	4	1.94	8.54	4.35	11.28	4.14	10.69	37.58	86.35	182.02	718.71	2259.89	—
U039	1. 下呼吸道感染	32.54	481.96	54.08	—	—	—	—	1.9	4	1.94	8.54	4.35	11.28	4.14	10.69	37.58	76.75	169.88	718.71	2216.43	—
U040	2. 上呼吸道感染	0.55	—	—	—	—	—	—	—	—	—	—	—	—	—	—	—	9.59	12.13	—	43.46	—
U041	3. 中耳炎	—	—	—	—	—	—	—	—	—	—	—	—	—	—	—	—	—	—	—	—	—
U042	C. 妊娠、分娩和产褥期并发症	0.37	—	—	—	—	—	—	—	—	—	2.14	—	—	—	—	—	—	—	—	—	—
U043	1. 孕产妇出血	—	—	—	—	—	—	—	—	—	—	—	—	—	—	—	—	—	—	—	—	—
U044	2. 产妇败血症	0.18	—	—	—	—	—	—	—	—	—	—	—	—	—	—	—	—	—	—	—	—
U045	3. 妊娠高血压综合征	—	—	—	—	—	—	—	—	—	—	—	—	—	—	—	—	—	—	—	—	—
U046	4. 梗阻性分娩	—	—	—	—	—	—	—	—	—	—	—	—	—	—	—	—	—	—	—	—	—
U047	5. 流产	—	—	—	—	—	—	—	—	—	—	—	—	—	—	—	—	—	—	—	—	—
U048	其他	0.18	—	—	—	—	—	—	—	—	—	2.14	—	—	—	—	—	—	—	—	—	—
U049	D. 起源于围生期的情况	13.35	1051.56	3.61	—	—	—	—	—	—	—	—	—	—	—	—	—	—	—	—	—	—
U050	1. 出生低体重	3.47	277.49	—	—	—	—	—	—	—	—	—	—	—	—	—	—	—	—	—	—	—
U051	2. 出生产伤和窒息	7.86	613.41	3.61	—	—	—	—	—	—	—	—	—	—	—	—	—	—	—	—	—	—
U052	其他	2.01	160.65	—	—	—	—	—	—	—	—	—	—	—	—	—	—	—	—	—	—	—
U053	E. 营养缺乏	1.83	—	—	2.6	—	—	4.11	—	—	—	2.14	—	—	—	5.34	—	—	—	59.89	43.46	—
U054	1. 蛋白质-能量营养不良	0.55	—	—	—	—	—	4.11	—	—	—	2.14	—	—	—	—	—	—	—	—	—	—
U055	2. 碘缺乏	0.18	—	—	—	—	—	—	—	—	—	—	—	—	—	—	—	—	—	—	—	—
U056	3. 维生素 A 缺乏病	—	—	—	—	—	—	—	—	—	—	—	—	—	—	—	—	—	—	—	—	—
U057	4. 缺铁性贫血	0.55	—	—	2.6	—	—	—	—	—	—	—	—	—	—	5.34	—	—	12.13	19.96	43.46	—
U058	其他营养病症	0.55	—	—	—	—	—	—	—	—	—	—	—	—	—	—	—	—	—	19.96	43.46	—
U059	II. 慢性非传染性疾病	482.27	233.68	32.45	13	19.04	34.11	26.73	41.77	114.14	165.16	252.01	317.27	635.2	711.77	1346.66	1841.55	2667.18	3458.32	7686.17	15688.83	—
U060	A. 恶性肿瘤	63.99	—	14.6	2.6	—	7.87	2.06	3.8	18.02	7.77	40.58	58.67	154.1	186.22	261.85	420.93	316.61	376.17	399.28	347.67	—
U061	1. 唇、口腔和咽恶性肿瘤	0.91	—	—	—	—	—	—	—	—	—	—	—	—	—	10.69	15.03	—	—	—	—	—
U062	2. 食道癌	7.86	—	—	—	—	—	—	—	—	—	6.41	2.17	22.55	20.69	48.09	67.65	38.38	36.4	19.96	43.46	—
U063	3. 胃癌	13.35	—	—	—	—	2.62	—	—	4	3.89	10.68	10.87	26.31	24.83	64.13	60.13	105.54	72.81	159.71	43.46	—
U064	4. 结直肠癌	4.2	—	—	—	—	—	2.06	—	4	—	4.27	7.52	7.52	4.14	10.69	52.62	9.59	60.67	39.93	—	—
U065	5. 肝癌	6.22	—	—	—	—	—	—	1.9	—	1.94	4.27	10.87	15.03	33.11	21.38	37.58	9.59	36.4	—	—	—

续表

年龄组（岁）

疾病编码	疾病名称	总计	0–	1–	5–	10–	15–	20–	25–	30–	35–	40–	45–	50–	55–	60–	65–	70–	75–	80–	85及以上	不详
U066	6.胰腺癌	0.91	—	—	—	—	—	—	—	—	—	—	2.17	15.03	4.14	21.38	7.52	19.19	12.13	—	43.46	—
U067	7.肺癌	6.4	—	—	—	—	—	—	—	4	—	—	4.35	3.76	24.83	10.69	82.68	19.19	36.4	19.96	—	—
U068	8.皮肤癌	0.73	—	—	—	—	—	—	—	2	—	—	2.17	3.76	4.14	5.34	7.52	—	12.13	19.96	—	—
U069	9.乳腺癌	1.83	—	—	—	—	—	—	—	—	—	4.27	4.35	3.76	8.28	10.69	15.03	—	—	—	—	—
U070	10.子宫颈癌	2.01	—	—	—	—	—	—	—	2	—	—	2.17	7.52	4.14	5.34	7.52	9.59	—	19.96	—	—
U071	11.子宫体癌	1.46	—	—	—	—	—	—	—	—	—	2.14	—	3.76	4.14	—	—	—	—	—	130.38	—
U072	12.卵巢癌	0.55	—	—	—	—	2.62	—	—	—	—	2.14	—	—	—	—	—	—	—	—	—	—
U073	13.前列腺癌	0.73	—	—	—	—	—	—	—	—	—	—	—	3.76	—	—	7.52	9.59	—	39.93	—	—
U074	14.膀胱癌	2.0	—	—	—	—	—	—	—	—	1.94	—	—	—	8.28	16.03	7.52	—	24.27	19.96	130.38	—
U075	15.淋巴瘤与多发性骨髓瘤	1.28	—	—	—	—	—	—	—	—	—	2.14	2.17	3.76	4.14	5.34	—	9.59	24.27	—	—	—
U076	16.白血病	1.8	—	—	—	—	2.62	—	1.9	—	1.94	—	—	—	8.28	—	—	—	12.13	—	86.92	—
U077	其他	11.7	14.6	—	2.6	—	—	—	—	—	—	4.27	17.38	26.31	28.97	48.09	60.13	105.54	48.54	59.89	86.92	—
U078	B.其他肿瘤	0.37	—	—	—	—	—	—	—	—	—	—	—	—	—	5.34	—	—	—	—	217.3	—
U079	C.糖尿病	8.23	—	—	—	—	—	—	—	2	1.94	6.41	6.52	11.28	20.69	21.38	37.58	28.78	72.81	119.78	86.92	—
U080	D.内分泌紊乱	3.84	14.6	—	—	—	—	—	1.9	—	1.94	—	4.35	—	4.14	16.03	15.03	57.57	12.13	19.96	—	—
U081	E.神经系统和精神障碍疾病	22.45	—	14.42	5.2	6.35	2.62	6.17	5.7	16.02	15.54	21.36	15.21	37.59	16.55	42.75	75.17	86.35	72.81	359.35	434.59	—
U082	1.单相精神抑郁	—	—	—	—	—	—	—	—	—	—	—	—	—	—	—	—	—	—	—	—	—
U083	2.双相情感障碍	0.18	—	—	—	—	—	—	—	—	—	—	—	—	—	—	—	—	—	—	—	—
U084	3.精神分裂症	1.46	—	—	2.6	—	—	—	1.9	4	5.83	2.14	2.17	—	—	5.34	7.52	9.59	12.13	39.93	—	—
U085	4.癫痫症	2.56	—	—	—	—	—	—	—	—	5.83	12.81	6.52	26.31	—	—	22.55	28.78	24.27	—	—	—
U086	5.酒精使用所致精神障碍	6.4	—	—	—	—	—	6.17	—	4	—	12.81	6.52	—	12.41	—	—	28.78	24.27	—	—	—
U087	6.阿尔茨海默病和其他痴呆	4.02	—	—	—	—	—	—	—	—	1.94	—	—	—	—	—	—	—	—	219.6	260.76	—
U088	7.帕金森病	0.55	—	—	—	—	—	—	—	—	—	—	—	—	4.14	10.69	—	—	—	—	43.46	—
U089	8.多发性硬化	—	—	—	—	—	—	—	—	—	—	—	—	—	—	—	—	—	—	—	—	—
U090	9.药物使用所致精神障碍	—	—	—	—	—	—	—	—	—	—	—	—	—	—	—	—	—	—	—	—	—
U091	10.创伤后应激障碍	—	—	—	—	—	—	—	—	—	—	—	—	—	—	—	—	—	—	—	—	—
U092	11.强迫症	—	—	—	—	—	—	—	—	—	—	—	—	—	—	—	—	—	—	—	—	—
U093	12.惊恐障碍	—	—	—	—	—	—	—	—	—	—	—	—	—	—	—	—	—	—	—	—	—
U094	13.失眠症	—	—	—	—	—	—	—	—	—	—	—	—	—	—	—	—	—	—	—	—	—
U095	14.偏头痛	—	—	—	—	—	—	—	—	—	—	—	—	—	—	—	—	—	—	—	—	—
U096	15.由于铝暴露引起的精神发育障碍	—	—	—	—	—	—	—	—	—	—	—	—	—	—	—	—	—	—	—	—	—
U097	其他	7.31	—	14.42	2.6	6.35	2.62	—	3.8	2	1.94	6.41	—	11.28	—	26.72	37.58	19.19	24.27	99.82	130.38	—
U098	F.感官疾病	—	—	—	—	—	—	—	—	—	—	—	—	—	—	—	—	—	—	—	—	—

续 表

疾病编码	疾病名称	总计	年龄组（岁）																			
			0 –	1 –	5 –	10 –	15 –	20 –	25 –	30 –	35 –	40 –	45 –	50 –	55 –	60 –	65 –	70 –	75 –	80 –	85 及以上	不详
U099	1. 青光眼	–	–	–	–	–	–	–	–	–	–	–	–	–	–	–	–	–	–	–	–	–
U100	2. 白内障	–	–	–	–	–	–	–	–	–	–	–	–	–	–	–	–	–	–	–	–	–
U101	3. 与年龄有关的视觉障碍	–	–	–	–	–	–	–	–	–	–	–	–	–	–	–	–	–	–	–	–	–
U102	4. 成年开始的听力损失	–	–	–	–	–	–	–	–	–	–	–	–	–	–	–	–	–	–	–	–	–
U103	其他	–	–	–	–	–	–	–	–	–	–	–	–	–	–	–	–	–	–	–	–	–
U104	G. 心血管疾病	207.31	14.6	10.82	2.6	3.17	10.49	10.28	18.99	36.04	56.35	102.51	110.83	221.75	293.81	598.51	766.69	1285.62	1577.48	3673.39	7388.09	–
U105	1. 风湿性心脏病	12.25	–	–	–	–	2.62	4.11	–	4	–	4.27	4.35	7.52	12.41	42.75	60.13	86.35	84.94	139.75	608.43	–
U106	2. 高血压及并发症	31.44	–	–	–	–	–	–	–	4	5.83	8.54	34.77	15.03	62.07	85.5	67.65	153.51	291.23	598.92	1434.16	–
U107	3. 缺血性心脏病	38.03	–	–	–	3.17	2.62	2.06	1.9	8.01	9.72	23.49	15.21	41.34	57.94	144.28	142.81	191.88	206.29	818.53	1260.32	–
U108	4. 脑血管病	102.38	–	3.61	2.6	3.17	2.62	4.11	11.39	14.02	29.15	44.85	54.33	135.31	132.42	251.16	390.86	738.75	873.68	1696.95	3389.83	–
U109	5. 炎性心脏病	4.2	–	–	–	–	–	–	3.8	–	3.89	4.27	2.17	3.76	8.28	5.34	22.55	47.97	24.27	319.43	86.92	–
U110	其他	16.45	14.6	3.61	2.6	–	2.62	–	1.9	6.01	5.83	12.81	–	18.79	20.69	64.13	75.17	47.97	97.08	319.43	564.97	–
U111	H. 主要呼吸系统疾病	87.2	14.6	3.61	2.6	3.17	2.62	4.11	1.9	2	17.49	14.95	13.04	45.1	49.66	117.57	248.05	527.68	873.68	2355.76	5302.04	–
U112	1. 慢性阻塞性肺疾病	77.15	–	–	–	–	–	–	–	2	5.83	4.27	10.87	37.59	41.38	96.19	225.5	460.52	788.74	2295.87	4997.83	–
U113	2. 哮喘	3.84	–	–	–	–	–	–	–	–	3.89	–	–	3.76	–	5.34	–	47.97	72.81	19.96	173.84	–
U114	其他	6.22	14.6	3.61	2.6	3.17	2.62	4.11	7.59	–	7.77	10.68	2.17	3.76	8.28	16.03	22.55	19.19	12.13	39.93	130.38	–
U115	I. 主要消化系统疾病	65.08	131.44	–	–	–	–	2.06	7.59	30.04	52.46	55.53	86.92	142.82	115.87	208.41	210.46	249.45	291.23	459.17	1216.86	–
U116	1. 消化性溃疡	4.75	–	–	–	–	–	–	–	6.01	–	6.41	2.17	15.03	4.14	21.38	15.03	28.78	12.13	39.93	86.92	–
U117	2. 肝硬化	36.2	–	–	–	–	–	2.06	12.01	12.01	44.69	44.85	60.85	97.72	74.49	133.6	127.78	134.32	97.08	79.86	260.76	–
U118	3. 阑尾炎	0.18	–	–	–	–	–	–	–	–	–	–	–	–	–	–	7.52	–	–	–	–	–
U119	其他	23.95	131.44	–	–	–	–	–	5.7	12.01	7.77	4.27	23.9	30.07	37.24	53.44	60.13	86.35	182.02	339.39	869.19	–
U120	J. 主要泌尿生殖系统疾病	14.08	–	–	–	–	–	–	6.01	6.01	9.72	6.41	17.38	15.03	24.83	48.09	67.65	57.57	145.61	139.75	173.84	–
U121	1. 肾炎和肾病	12.43	–	–	–	–	–	–	6.01	6.01	7.77	6.41	17.38	11.28	20.69	42.75	52.62	57.57	145.61	119.78	86.92	–
U122	2. 前列腺增生	0.18	–	–	–	–	–	–	–	–	–	–	–	–	–	–	–	–	–	–	86.92	–
U123	其他	1.46	–	–	–	–	–	–	–	–	1.94	–	2.17	3.76	4.14	5.34	15.03	19.96	19.96	19.96	43.46	–
U124	K. 皮肤病	0.55	–	–	–	–	–	–	–	–	–	–	2.17	–	5.34	5.34	15.03	–	19.96	–	43.46	–
U125	L. 肌肉骨骼和结缔组织疾病	6.58	–	–	–	–	–	–	–	–	1.94	2.14	2.17	3.76	21.38	21.38	–	57.57	36.4	159.71	434.59	–
U126	1. 风湿性关节炎	4.94	–	–	–	–	–	–	–	–	1.94	2.14	2.17	3.76	21.38	21.38	–	47.97	36.4	159.71	434.59	–
U127	2. 骨关节炎	–	–	–	–	–	–	–	–	–	–	–	–	–	–	–	57.57	12.13	12.13	–	304.22	–
U128	3. 痛风	0.37	–	–	–	–	–	–	–	–	1.94	–	–	–	–	–	–	–	–	–	–	–
U129	4. 腰痛	0.18	–	–	–	–	–	–	–	–	1.94	2.14	–	–	–	–	–	–	–	–	86.92	–
U130	其他	1.1	–	–	–	6.35	5.25	2.06	1.9	4	1.94	2.14	–	–	–	–	–	9.59	24.27	–	–	–
U131	M. 先天异常	2.38	43.81	3.61	–	–	2.62	2.06	1.9	4	2.14	2.14	–	–	–	–	–	–	–	–	43.46	–

续　表

疾病编码	疾病名称	总计	0–	1–	5–	10–	15–	20–	25–	30–	35–	40–	45–	50–	55–	60–	65–	70–	75–	80–	85及以上	不详
										年龄组（岁）												
U132	1. 腹壁缺损	–	–	–	–	–	–	–	–	–	–	–	–	–	–	–	–	–	–	–	–	–
U133	2. 无脑畸形	–	–	–	–	–	–	–	–	–	–	–	–	–	–	–	–	–	–	–	–	–
U134	3. 肛门直肠闭锁	–	–	–	–	–	–	–	–	–	–	–	–	–	–	–	–	–	–	–	–	–
U135	4. 唇裂	–	–	–	–	–	–	–	–	–	–	–	–	–	–	–	–	–	–	–	–	–
U136	5. 腭裂	–	–	–	–	–	–	–	–	–	–	–	–	–	–	–	–	–	–	–	–	–
U137	6. 食管闭锁	–	–	–	–	–	–	–	–	–	–	–	–	–	–	–	–	–	–	–	–	–
U138	7. 肾发育不全	–	–	–	–	–	–	–	–	–	–	–	–	–	–	–	–	–	–	–	–	–
U139	8. 唐氏综合征	–	–	–	–	–	–	–	–	–	–	–	–	–	–	–	–	–	–	–	–	–
U140	9. 先天性心脏异常	2.01	29.21	3.61	–	3.17	5.25	2.06	1.9	4	–	2.14	–	–	–	–	–	–	–	–	–	–
U141	10. 脊柱裂	–	–	–	–	–	–	–	–	–	–	–	–	–	–	–	–	–	–	–	–	–
U142	其他	0.37	14.6	–	–	–	–	–	–	–	–	–	–	–	–	–	–	–	–	–	43.46	–
U143	N. 口腔疾病	0.18	–	–	–	3.17	–	–	–	–	–	–	–	–	–	–	–	–	–	–	–	–
U144	1. 龋齿	–	–	–	–	–	–	–	–	–	–	–	–	–	–	–	–	–	–	–	–	–
U145	2. 牙周病	–	–	–	–	–	–	–	–	–	–	–	–	–	–	–	–	–	–	–	–	–
U146	3. 无牙症	–	–	–	–	–	–	–	–	–	–	–	–	–	–	–	–	–	–	–	–	–
U147	其他	0.18	–	–	–	–	–	–	–	–	–	–	–	–	–	–	–	–	–	–	43.46	–
U148	III. 伤害	80.99	87.63	10.82	10.4	19.04	39.35	53.45	62.65	80.1	75.78	104.65	91.27	124.03	132.42	122.91	202.95	172.7	218.42	199.64	825.73	–
U149	A. 意外伤害	66.36	87.63	10.82	10.4	19.04	28.86	37.01	49.36	66.08	62.18	76.89	78.23	101.48	20.01	96.19	172.88	143.91	182.02	139.75	782.27	–
U150	1. 道路交通事故	17.18	–	–	2.6	6.35	5.25	12.34	17.09	28.03	17.49	25.63	23.9	30.07	28.97	26.72	37.58	28.78	12.13	–	43.46	–
U151	2. 意外中毒	8.41	–	–	–	–	5.25	2.06	3.8	8.01	5.83	10.68	10.87	22.55	24.83	16.03	30.07	28.78	–	–	43.46	–
U152	3. 意外跌落	22.85	–	3.61	2.6	9.52	6.17	3.8	16.02	7.77	27.76	23.9	37.24	37.59	26.72	26.72	90.2	76.75	145.61	–	608.43	–
U153	4. 火灾	0.91	–	–	–	–	–	–	–	4	1.94	–	4.35	–	4.14	10.69	–	–	–	–	–	–
U154	5. 溺水	2.74	–	3.61	–	–	7.87	4.11	–	–	1.94	–	–	–	4.14	–	–	–	–	–	–	–
U155	其他	14.26	87.63	3.61	5.2	3.17	5.25	12.34	18.99	10.01	29.15	21.36	13.04	11.28	20.69	16.03	15.03	9.59	24.27	–	130.38	–
U156	B. 故意伤害	11.88	–	–	–	–	10.49	16.45	11.39	8.01	9.72	17.09	10.87	22.55	3.28	16.03	30.07	19.19	24.27	59.89	43.46	–
U157	1. 自杀及后遗症	10.24	–	–	–	–	10.49	16.45	9.49	6.01	7.77	7.77	8.69	22.55	3.28	16.03	30.07	9.59	24.27	39.93	–	–
U158	2. 他杀及后遗症	1.65	–	–	–	–	–	–	1.9	2	1.94	4.27	2.17	–	–	–	–	9.59	–	19.96	43.46	–
U159	3. 战争	–	–	–	–	–	–	–	–	–	–	–	–	–	–	–	–	–	–	–	–	–
U160	其他	–	–	–	–	–	–	–	–	–	–	–	–	–	–	–	–	–	–	–	–	–
U161	其他剩余疾病	14.44	29.21	7.21	–	6.35	–	–	1.9	10.01	11.66	10.68	6.52	22.55	15.55	26.72	30.07	28.78	36.4	139.75	912.65	–

表4-53 2018年怒江州死因别、年龄别死亡率（男）

（单位：1/10万）

疾病编码	疾病名称	总计	年龄组（岁）																			不详
			0-	1-	5-	10-	15-	20-	25-	30-	35-	40-	45-	50-	55-	60-	65-	70-	75-	80-	85及以上	
U000	全死因	771.97	2076.32	126.26	45.42	55.83	106.45	119.26	201.28	349.99	409.72	583.3	607.17	1204.9	1143.32	2128.33	2999.69	3582.15	4663.89	10341.81	21860.99	-
U001	I. 传染病、母婴疾病和营养缺乏性疾病	87.08	1739.62	49.1	20.19	6.2	-	3.98	38.84	51.04	34.14	61	51.59	70.88	57.17	115.9	248.68	200.12	338.72	876.42	2914.8	-
U002	A. 传染病和寄生虫病	38.7	84.18	7.01	15.14	6.2	-	-	35.31	43.75	34.14	45.75	43.65	56.7	49	94.83	186.51	100.06	78.17	87.64	448.43	-
U003	1. 结核病	18.31	-	-	5.05	-	-	-	21.19	21.87	23.9	22.87	15.87	35.44	16.33	42.15	124.34	20.01	26.06	87.64	-	-
U004	2. 性传播疾病	-	-	-	-	-	-	-	-	-	-	-	-	-	-	-	-	-	-	-	-	-
U005	a. 梅毒	-	-	-	-	-	-	-	-	-	-	-	-	-	-	-	-	-	-	-	-	-
U006	b. 衣原体病	-	-	-	-	-	-	-	-	-	-	-	-	-	-	-	-	-	-	-	-	-
U007	c. 淋病	-	-	-	-	-	-	-	-	-	-	-	-	-	-	-	-	-	-	-	-	-
U008	d. 其他	-	-	-	-	-	-	-	-	-	-	-	-	-	-	-	-	-	-	-	-	-
U009	3. 艾滋病	4.15	-	-	-	-	-	-	14.12	14.58	3.41	3.81	3.97	7.09	-	-	-	-	-	-	-	-
U010	4. 腹泻性疾病	1.04	28.06	-	-	-	-	-	-	-	-	-	-	-	-	-	-	-	-	-	-	-
U011	5. 好发于儿童期的疾病	0.35	-	-	-	-	-	-	-	-	-	-	3.97	-	-	-	-	-	-	-	-	-
U012	a. 百日咳	-	-	-	-	-	-	-	-	-	-	-	-	-	-	-	-	-	-	-	-	-
U013	b. 脊髓灰质炎及后遗症	-	-	-	-	-	-	-	-	-	-	-	-	-	-	-	-	-	-	-	-	-
U014	c. 白喉	-	-	-	-	-	-	-	-	-	-	-	-	-	-	-	-	-	-	-	-	-
U015	d. 麻疹	-	-	-	-	-	-	-	-	-	-	-	-	-	-	-	-	-	-	-	-	-
U016	e. 破伤风	0.35	-	-	-	-	-	-	-	-	-	-	3.97	-	-	-	-	-	-	-	-	-
U017	6. 脑膜炎	2.42	-	-	10.09	6.2	-	-	-	-	-	3.81	-	-	-	10.54	15.54	-	-	-	112.11	-
U018	7. 乙型肝炎	7.6	-	-	-	-	-	-	3.65	-	6.83	11.44	11.91	14.18	16.33	31.61	31.08	80.05	-	-	-	-
U019	丙型肝炎	-	-	-	-	-	-	-	-	-	-	-	-	-	-	-	-	-	-	-	-	-
U020	8. 疟疾	-	-	-	-	-	-	-	-	-	-	-	-	-	-	-	-	-	-	-	-	-
U021	9. 热带病	-	-	-	-	-	-	-	-	-	-	-	-	-	-	-	-	-	-	-	-	-
U022	a. 锥虫病	-	-	-	-	-	-	-	-	-	-	-	-	-	-	-	-	-	-	-	-	-
U023	b. 南美锥虫病	-	-	-	-	-	-	-	-	-	-	-	-	-	-	-	-	-	-	-	-	-
U024	c. 血吸虫病	-	-	-	-	-	-	-	-	-	-	-	-	-	-	-	-	-	-	-	-	-
U025	d. 利什曼病	-	-	-	-	-	-	-	-	-	-	-	-	-	-	-	-	-	-	-	-	-
U026	e. 淋巴丝虫病	-	-	-	-	-	-	-	-	-	-	-	-	-	-	-	-	-	-	-	-	-
U027	f. 盘尾丝虫病	-	-	-	-	-	-	-	-	-	-	-	-	-	-	-	-	-	-	-	-	-
U028	10. 麻风病	0.35	-	-	-	-	-	-	-	-	-	-	-	-	-	-	-	-	26.06	-	-	-
U029	11. 登革热	-	-	-	-	-	-	-	-	-	-	-	-	-	-	-	-	-	-	-	-	-
U030	12. 流行性乙型脑炎	-	-	-	-	-	-	-	-	-	-	-	-	-	-	-	-	-	-	-	-	-
U031	13. 沙眼	-	-	-	-	-	-	-	-	-	-	-	-	-	-	-	-	-	-	-	-	-
U032	14. 肠线虫感染	-	-	-	-	-	-	-	-	-	-	-	-	-	-	-	-	-	-	-	-	-

续表

疾病编码	疾病名称	总计	0–	1–	5–	10–	15–	20–	25–	30–	35–	40–	45–	50–	55–	60–	65–	70–	75–	80–	85及以上	不详
U033	a. 蛔虫病	–	–	–	–	–	–	–	–	–	–	–	–	–	–	–	–	–	–	–	–	–
U034	b. 鞭虫病	–	–	–	–	–	–	–	–	–	–	–	–	–	–	–	–	–	–	–	–	–
U035	c. 钩虫病	–	–	–	–	–	–	–	–	–	–	–	–	–	–	–	–	–	–	–	–	–
U036	d. 其他	–	–	–	–	–	–	–	–	–	–	–	–	–	–	–	–	–	–	–	–	–
U037	其他传染病	4.49	56.12	7.01	–	–	–	–	–	3.65	–	–	3.97	–	16.33	10.54	15.54	–	26.06	–	336.32	–
U038	B. 呼吸系统感染	32.14	476.99	35.07	–	–	–	–	3.53	7.29	–	11.44	7.94	14.18	8.17	21.07	62.17	100.06	260.55	788.78	2354.26	–
U039	1. 下呼吸道感染	31.79	476.99	35.07	–	–	–	–	3.53	7.29	–	11.44	7.94	14.18	8.17	21.07	62.17	100.06	260.55	788.78	2242.15	–
U040	2. 上呼吸道感染	0.35	–	–	–	–	–	–	–	–	–	–	–	–	–	–	–	–	–	–	112.11	–
U041	3. 中耳炎	–	–	–	–	–	–	–	–	–	–	–	–	–	–	–	–	–	–	–	–	–
U042	C. 妊娠、分娩和产褥期并发症	–	–	–	–	–	–	–	–	–	–	–	–	–	–	–	–	–	–	–	–	–
U043	1. 孕产妇出血	–	–	–	–	–	–	–	–	–	–	–	–	–	–	–	–	–	–	–	–	–
U044	2. 产妇败血症	–	–	–	–	–	–	–	–	–	–	–	–	–	–	–	–	–	–	–	–	–
U045	3. 妊娠高血压综合征	–	–	–	–	–	–	–	–	–	–	–	–	–	–	–	–	–	–	–	–	–
U046	4. 梗阻性分娩	–	–	–	–	–	–	–	–	–	–	–	–	–	–	–	–	–	–	–	–	–
U047	5. 流产	–	–	–	–	–	–	–	–	–	–	–	–	–	–	–	–	–	–	–	–	–
U048	其他	–	–	–	–	–	–	–	–	–	–	–	–	–	–	–	–	–	–	–	–	–
U049	D. 起源于围生期的情况	14.86	1178.45	7.01	–	–	–	–	–	–	–	–	–	–	–	–	–	–	–	–	–	–
U050	1. 出生低体重	3.8	308.64	–	–	–	–	–	–	–	–	–	–	–	–	–	–	–	–	–	–	–
U051	2. 出生产伤和窒息	9.33	729.52	7.01	–	–	–	–	–	–	–	–	–	–	–	–	–	–	–	–	–	–
U052	其他	1.73	140.29	–	–	–	–	–	–	–	–	–	–	–	–	–	–	–	–	–	–	–
U053	E. 营养缺乏	1.38	–	–	5.05	–	–	3.98	–	–	–	3.81	–	–	–	–	–	–	–	–	112.11	–
U054	1. 蛋白质 - 能量营养不良	0.69	–	–	–	–	–	3.98	–	–	–	3.81	–	–	–	–	–	–	–	–	–	–
U055	2. 碘缺乏	–	–	–	–	–	–	–	–	–	–	–	–	–	–	–	–	–	–	–	–	–
U056	3. 维生素 A 缺乏病	–	–	–	–	–	–	–	–	–	–	–	–	–	–	–	–	–	–	–	–	–
U057	4. 缺铁性贫血	–	–	–	–	–	–	–	–	–	–	–	–	–	–	–	–	–	–	–	–	–
U058	其他营养缺乏症	0.69	–	–	5.05	–	–	–	–	–	–	–	–	–	–	–	–	–	–	–	112.11	–
U059	II. 慢性非传染性疾病	552.89	252.53	49.1	10.09	18.61	40.55	31.8	56.5	153.12	239.01	350.74	428.59	900.13	873.83	1791.17	2440.16	3141.89	4012.51	9114.81	17376.68	–
U060	A. 恶性肿瘤	78.1	28.06	–	–	–	5.07	–	7.06	10.94	13.66	45.75	79.37	191.37	223.66	316.09	590.61	400.24	547.16	657.32	448.43	–
U061	1. 唇、口腔和咽恶性肿瘤	1.04	–	–	–	–	–	–	–	–	–	–	–	–	–	31.08	–	–	–	–	–	–
U062	2. 食道癌	12.44	–	–	–	–	–	–	–	3.65	–	7.62	3.97	42.53	40.83	63.22	124.34	60.04	78.17	43.82	112.11	–
U063	3. 胃癌	19.01	–	–	–	–	–	–	–	3.65	6.83	19.06	19.84	49.61	32.67	94.83	93.25	80.05	156.33	262.93	112.11	–
U064	4. 结直肠癌	4.15	–	–	–	–	–	–	–	–	–	3.81	–	7.09	–	10.54	77.71	20.01	52.11	43.82	–	–
U065	5. 肝癌	7.95	–	–	–	–	–	–	3.53	–	3.41	7.62	11.91	21.26	40.83	31.61	46.63	–	52.11	–	–	–

年龄组（岁）

续表

疾病编码	疾病名称	总计	0 –	1 –	5 –	10 –	15 –	20 –	25 –	30 –	35 –	40 –	45 –	50 –	55 –	60 –	65 –	70 –	75 –	80 –	85 及以上	不详
U066	6. 胰腺癌	1.38	—	—	—	—	—	—	—	—	—	—	3.97	—	8.17	31.61	15.54	20.01	78.17	43.82	112.11	—
U067	7. 肺癌	8.29	—	—	—	—	—	—	—	—	—	7.94	7.94	21.26	32.67	—	108.8	20.01	78.17	43.82	—	—
U068	8. 皮肤癌	1.04	—	—	—	—	—	—	—	3.65	—	—	—	—	—	—	15.54	—	—	—	—	—
U069	9. 乳腺癌	—	—	—	—	—	—	—	—	—	—	—	—	—	—	—	—	—	—	—	—	—
U070	10. 子宫颈癌	—	—	—	—	—	—	—	—	—	—	—	—	—	—	—	—	—	—	—	—	—
U071	11. 子宫体癌	—	—	—	—	—	—	—	—	—	—	—	—	—	—	—	—	—	—	—	—	—
U072	12. 卵巢癌	—	—	—	—	—	—	—	—	—	—	—	—	—	—	—	—	—	—	—	—	—
U073	13. 前列腺癌	1.38	—	—	—	—	—	—	—	—	—	—	—	—	8.17	—	—	20.01	—	87.64	—	—
U074	14. 膀胱癌	2.76	—	—	—	—	—	—	—	—	3.41	—	—	7.09	8.17	—	15.54	—	26.06	43.82	224.22	—
U075	15. 淋巴瘤与多发性骨髓瘤	1.38	—	—	—	—	—	—	—	—	—	—	—	—	8.17	21.07	—	20.01	—	—	—	—
U076	16. 白血病	1.73	—	—	—	—	5.07	—	3.53	—	—	—	—	7.09	8.17	—	—	—	26.06	—	—	—
U077	其他	15.55	—	28.06	5.05	—	—	—	—	—	—	7.62	31.75	35.44	40.83	63.22	62.17	180.11	78.17	87.64	336.32	—
U078	B. 其他肿瘤	0.69	—	—	—	—	—	—	—	—	—	—	—	—	—	10.54	—	—	—	—	—	—
U079	C. 糖尿病	9.68	—	—	—	—	—	—	—	3.65	3.41	7.62	7.94	7.09	24.5	31.61	31.08	40.02	78.17	175.28	—	—
U080	D. 内分泌紊乱	3.8	—	—	—	—	—	—	—	—	3.41	7.62	7.94	14.18	—	31.61	—	60.04	26.06	43.82	—	—
U081	E. 神经系统和精神障碍疾病	30.41	—	28.06	—	6.2	5.07	7.95	10.59	25.52	27.31	34.31	23.81	56.7	16.33	52.68	139.88	160.1	104.22	306.75	336.32	—
U082	1. 单相精神抑郁部	—	—	—	—	—	—	—	—	—	—	—	—	—	—	—	—	—	—	—	—	—
U083	2. 双相情感障碍	—	—	—	—	—	—	—	—	—	—	—	—	—	—	—	—	—	—	—	—	—
U084	3. 精神分裂症	2.42	—	—	—	—	—	—	—	7.29	—	—	3.97	—	—	—	15.54	—	26.06	87.64	—	—
U085	4. 癫痫症	4.49	—	—	5.05	—	—	—	—	7.29	10.24	3.81	7.94	20.01	—	—	15.54	20.01	26.06	—	—	—
U086	5. 酒精使用所致精神障碍	10.71	—	—	—	—	—	7.95	—	7.29	10.24	22.87	11.91	42.53	16.33	—	31.08	60.04	52.11	87.64	—	—
U087	6. 阿尔次海默病和其他痴呆	2.07	—	—	—	—	—	—	—	—	3.41	—	—	—	—	10.54	—	40.02	—	87.64	112.11	—
U088	7. 帕金森病	0.69	—	—	—	—	—	—	—	—	—	—	—	—	—	—	—	—	—	—	112.11	—
U089	8. 多发性硬化	—	—	—	—	—	—	—	—	—	—	—	—	—	—	—	—	—	—	—	—	—
U090	9. 药物使用所致精神障碍	—	—	—	—	—	—	—	—	—	—	—	—	—	—	—	—	—	—	—	—	—
U091	10. 创伤后应激障碍	—	—	—	—	—	—	—	—	—	—	—	—	—	—	—	—	—	—	—	—	—
U092	11. 强迫症	—	—	—	—	—	—	—	—	—	—	—	—	—	—	—	—	—	—	—	—	—
U093	12. 惊恐障碍	—	—	—	—	—	—	—	—	—	—	—	—	—	—	—	—	—	—	—	—	—
U094	13. 失眠症	—	—	—	—	—	—	—	—	—	—	—	—	—	—	—	—	—	—	—	—	—
U095	14. 偏头痛	—	—	—	—	—	—	—	—	—	—	—	—	—	—	—	—	—	—	—	—	—
U096	15. 由于暴露引起的精神发育障碍	—	—	—	—	—	—	—	—	—	—	—	—	—	—	—	—	—	—	112.11	112.11	—
U097	其他	10.02	—	28.06	—	6.2	5.07	—	7.06	3.65	3.41	7.62	—	14.18	—	42.15	77.71	40.02	—	131.46	112.11	—
U098	F. 感官疾病	—	—	—	—	—	—	—	—	—	—	—	—	—	—	—	—	—	—	—	—	—

续　表

疾病编码	疾病名称	总计	年龄组（岁）																			
			0 –	1 –	5 –	10 –	15 –	20 –	25 –	30 –	35 –	40 –	45 –	50 –	55 –	60 –	65 –	70 –	75 –	80 –	85 及以上	不详
U099	1. 青光眼	–	–	–	–	–	–	–	–	–	–	–	–	–	–	–	–	–	–	–	–	–
U100	2. 白内障	–	–	–	–	–	–	–	–	–	–	–	–	–	–	–	–	–	–	–	–	–
U101	3. 与年龄有关的视觉障碍	–	–	–	–	–	–	–	–	–	–	–	–	–	–	–	–	–	–	–	–	–
U102	4. 成年开始的听力损失	–	–	–	–	–	–	–	–	–	–	–	–	–	–	–	–	–	–	–	–	–
U103	其他	–	–	–	–	–	–	–	–	–	–	–	–	–	–	–	–	–	–	–	–	–
U104	G. 心血管疾病	230.83	–	14.03	5.05	6.2	10.14	15.9	31.78	61.98	81.94	144.87	134.93	297.68	359.33	790.22	932.55	1420.85	1797.81	4206.84	8856.5	–
U105	1. 风湿性心脏病	12.79	–	–	–	–	–	7.95	7.29	7.29	–	7.62	3.97	7.09	16.33	42.15	62.17	60.04	130.28	131.46	896.86	–
U106	2. 高血压及并发症	32.14	–	–	–	–	–	–	7.29	7.29	3.41	15.25	43.65	21.26	73.5	105.36	62.17	160.1	390.83	613.5	1345.29	–
U107	3. 缺血性心脏病	42.5	–	–	5.05	6.2	–	3.98	3.53	14.58	10.24	30.5	19.84	70.88	73.5	189.65	170.97	200.12	182.39	1095.53	1233.18	–
U108	4. 脑血管病	116.45	–	7.01	6.2	–	5.07	3.98	17.66	21.87	47.8	72.44	67.46	177.19	163.33	368.77	497.36	840.5	911.93	1796.67	4596.41	–
U109	5. 炎症性心脏病	5.87	–	–	–	–	–	–	7.06	–	6.83	7.62	–	7.09	8.17	10.54	31.08	80.05	52.11	–	–	–
U110	其他	19.01	–	7.01	–	–	5.07	–	3.53	10.94	10.24	11.44	14.18	14.18	24.5	73.75	108.8	80.05	130.28	394.39	672.65	–
U111	H. 主要呼吸系统疾病	84.66	28.06	7.01	6.2	–	5.07	3.98	–	–	20.49	15.25	19.84	63.79	57.17	136.97	326.39	600.36	833.77	2936.02	5156.95	–
U112	1. 慢性阻塞性肺疾病	73.95	–	–	–	–	–	–	–	6.83	6.83	15.87	15.87	49.61	40.83	115.9	295.31	500.3	781.66	2892.2	5044.84	–
U113	2. 哮喘	2.42	–	–	–	–	–	–	–	–	–	–	–	7.09	–	10.54	–	60.04	52.11	–	–	–
U114	其他	8.29	28.06	7.01	6.2	–	5.07	3.98	–	–	13.66	13.66	3.97	7.09	16.33	10.54	31.08	40.02	52.11	43.82	112.11	–
U115	I. 主要消化系统疾病	91.23	140.29	–	–	–	–	–	7.06	43.75	78.53	95.31	134.93	248.07	163.33	337.16	310.85	320.19	416.88	438.21	1457.4	–
U116	1. 消化性溃疡	7.26	–	–	–	–	–	–	–	7.29	–	11.44	3.97	28.35	8.17	31.61	31.08	40.02	26.06	43.82	112.11	–
U117	2. 肝硬化	57.02	–	–	–	–	–	3.98	21.87	21.87	64.87	76.25	99.21	170.1	98	231.8	186.51	200.12	182.39	175.28	336.32	–
U118	3. 阑尾炎	0.35	–	–	–	–	–	–	–	–	–	–	–	–	–	–	15.54	–	–	–	–	–
U119	其他	26.61	140.29	–	–	–	–	–	7.06	14.58	13.66	7.62	31.75	49.61	57.17	73.75	77.71	80.05	208.44	219.11	1008.97	–
U120	J. 主要泌尿生殖系统疾病	13.82	–	–	–	–	5.07	–	–	3.65	10.24	3.81	11.91	21.26	24.5	42.15	108.8	40.02	182.39	175.28	112.11	–
U121	1. 肾炎和肾病	11.4	–	–	–	–	5.07	–	–	3.65	6.83	3.81	11.91	14.18	24.5	31.61	77.71	40.02	182.39	131.46	–	–
U122	2. 前列腺增生	0.35	–	–	–	–	–	–	–	–	–	–	–	–	–	–	–	–	–	–	–	–
U123	其他	2.07	–	–	–	–	–	–	–	–	3.41	–	–	7.09	–	10.54	–	–	–	43.82	112.11	–
U124	K. 皮肤病	1.04	–	–	–	–	–	–	–	–	–	–	3.97	–	–	10.54	31.08	–	–	–	112.11	–
U125	L. 肌肉骨骼和结缔组织疾病	6.91	–	–	–	–	–	–	–	–	–	3.97	3.97	7.09	–	31.61	31.08	100.06	26.06	175.28	560.54	–
U126	1. 风湿性关节炎	5.53	–	–	–	–	–	–	–	–	–	3.97	3.97	–	–	31.61	–	80.05	80.05	175.28	448.43	–
U127	2. 骨关节炎	–	–	–	–	–	–	–	–	–	–	–	–	–	–	–	–	–	–	–	–	–
U128	3. 痛风	–	–	–	–	–	–	–	–	–	–	–	–	–	–	–	–	–	–	–	–	–
U129	4. 腰痛	–	–	–	–	–	–	–	–	–	–	–	–	–	–	–	–	–	–	–	–	–
U130	其他	1.38	–	–	–	–	–	–	–	3.65	–	3.81	–	–	–	–	–	–	26.06	–	112.11	–
U131	M. 先天异常	1.73	56.12	–	–	–	10.14	–	–	3.65	–	3.81	–	–	–	–	–	20.01	26.06	112.11	112.11	–

续表

疾病编码	疾病名称	总计	0-	1-	5-	10-	15-	20-	25-	30-	35-	40-	45-	50-	55-	60-	65-	70-	75-	80-	85及以上	不详
U132	1.腹壁缺损	—	—	—	—	—	—	—	—	—	—	—	—	—	—	—	—	—	—	—	—	—
U133	2.无脑畸形	—	—	—	—	—	—	—	—	—	—	—	—	—	—	—	—	—	—	—	—	—
U134	3.肛门直肠闭锁	—	—	—	—	—	—	—	—	—	—	—	—	—	—	—	—	—	—	—	—	—
U135	4.唇裂	—	—	—	—	—	—	—	—	—	—	—	—	—	—	—	—	—	—	—	—	—
U136	5.腭裂	—	—	—	—	—	—	—	—	—	—	—	—	—	—	—	—	—	—	—	—	—
U137	6.食管闭锁	—	—	—	—	—	—	—	—	—	—	—	—	—	—	—	—	—	—	—	—	—
U138	7.肾发育不全	—	—	—	—	—	—	—	—	—	—	—	—	—	—	—	—	—	—	—	—	—
U139	8.痔氏综合征	—	—	—	—	—	—	—	—	—	—	—	—	—	—	—	—	—	—	—	—	—
U140	9.先天性心脏异常	1.38	28.06	—	—	—	10.14	—	—	3.65	—	—	—	—	—	—	—	—	—	—	—	—
U141	10.脊柱裂	—	—	—	—	—	—	—	—	—	—	—	—	—	—	—	—	—	—	—	—	—
U142	其他	0.35	28.06	—	—	—	—	—	—	—	—	—	—	—	—	—	—	—	—	—	—	—
U143	N.口腔疾病	—	—	—	—	—	—	—	—	—	—	—	—	—	—	—	—	—	—	—	—	—
U144	1.龋齿	—	—	—	—	—	—	—	—	—	—	—	—	—	—	—	—	—	—	—	—	—
U145	2.牙周病	—	—	—	—	—	—	—	—	—	—	—	—	—	—	—	—	—	—	—	—	—
U146	3.无牙症	—	—	—	—	—	—	—	—	—	—	—	—	—	—	—	—	—	—	—	—	—
U147	其他	—	—	—	—	—	—	—	—	—	—	—	—	—	—	—	—	—	—	—	—	—
U148	Ⅲ.伤害	115.41	56.12	21.04	15.14	18.61	65.9	83.48	102.4	127.6	119.5	156.31	119.05	198.45	187.83	179.12	279.76	220.13	312.66	175.28	672.65	—
U149	A.意外伤害	95.72	56.12	21.04	15.14	18.61	45.62	63.61	84.75	109.37	102.43	110.56	103.18	155.93	187.83	136.97	264.22	200.12	260.55	87.64	560.54	—
U150	1.道路交通事故	27.64	—	—	5.05	12.41	10.14	23.85	28.25	47.4	30.73	38.12	39.68	35.44	40.83	42.15	46.63	40.02	26.06	—	—	—
U151	2.意外中毒	11.75	—	7.01	5.05	—	5.07	—	7.06	14.58	10.24	15.25	7.94	35.44	40.83	21.07	46.63	40.02	26.06	—	—	—
U152	3.意外跌落	29.72	—	—	5.05	6.2	5.07	11.93	3.53	29.17	13.66	38.12	31.75	63.79	49	42.15	155.42	100.06	208.44	87.64	448.43	—
U153	4.火灾	1.04	—	—	—	—	—	—	—	—	3.41	3.81	3.97	—	8.17	10.54	—	—	—	—	—	—
U154	5.溺水	4.84	—	7.01	—	—	15.21	3.98	10.59	7.29	—	—	3.97	21.26	8.17	—	—	—	—	—	—	—
U155	其他	20.73	56.12	7.01	—	—	10.14	23.85	35.31	10.94	44.39	15.25	15.87	—	40.83	21.07	15.54	20.01	26.06	—	112.11	—
U156	B.故意伤害	15.2	—	—	—	—	20.28	19.88	14.12	10.94	15.25	34.31	11.91	42.53	40.83	42.15	15.54	20.01	26.06	87.64	112.11	—
U157	1.自杀及后遗症	13.13	—	—	—	—	20.28	19.88	10.59	7.29	11.91	30.5	11.91	42.53	40.83	21.07	15.54	20.01	26.06	43.82	112.11	—
U158	2.他杀及后遗症	2.07	—	—	—	—	—	—	3.53	3.65	3.81	3.81	—	—	—	21.07	—	—	—	43.82	—	—
U159	3.战争	—	—	—	—	—	—	—	—	—	—	—	—	—	—	—	—	—	—	—	—	—
U160	其他	—	—	—	—	—	—	—	—	—	—	—	—	—	—	—	—	—	—	—	—	—
U161	其他剩余疾病	16.59	28.06	7.01	—	12.41	—	—	3.53	18.23	17.07	15.25	7.94	35.44	24.5	42.15	31.08	20.01	—	175.28	896.86	—

年龄组（岁）

表4－54　2018年怒江州死因别、年龄别死亡率（女）

（单位：1/10万）

疾病编码	疾病名称	总计	年龄组（岁）																			不详
			0－	1－	5－	10－	15－	20－	25－	30－	35－	40－	45－	50－	55－	60－	65－	70－	75－	80－	85及以上	
U000	全死因	523.27	1918.98	118.69	26.8	45.49	38.07	46.83	45.17	102.17	103.71	189.38	254.59	416.1	645.97	1040.99	1513.83	2524.88	3384.06	7590.76	18949.61	–
U001	I.传染病、母婴疾病和营养缺乏性疾病	65.99	1553.46	96.44	5.36	6.5	–	4.26	4.11	13.33	13.53	19.42	9.61	32.01	16.78	75.91	72.78	129.01	204.41	770.08	2484.03	–
U002	A.传染病和寄生虫病	17.08	152.3	22.26	5.36	6.5	–	4.11	4.11	8.88	9.02	9.71	9.61	24.01	16.78	65.06	58.22	55.29	68.14	–	283.89	–
U003	1.结核病	3.49	–	–	–	–	–	–	–	–	4.51	4.86	9.61	8	–	–	29.11	18.43	–	–	–	–
U004	2.性传播疾病	0.39	–	–	–	–	–	–	–	–	–	–	–	–	–	10.84	–	–	–	–	–	–
U005	a.梅毒	–	–	–	–	–	–	–	–	–	–	–	–	–	–	–	–	–	–	–	–	–
U006	b.衣原体病	–	–	–	–	–	–	–	–	–	–	–	–	–	–	–	–	–	–	–	–	–
U007	c.淋病	–	–	–	–	–	–	–	–	–	–	–	–	–	–	–	–	–	–	–	–	–
U008	d.其他	0.39	–	–	–	–	–	–	–	–	–	–	–	–	–	10.84	–	–	–	–	–	–
U009	3.艾滋病	1.16	–	7.42	–	–	–	–	–	4.44	–	4.86	–	8	–	–	–	–	–	–	–	–
U010	4.腹泻性疾病	0.78	–	–	–	–	–	–	–	–	–	–	–	–	–	–	14.56	–	–	–	–	–
U011	5.好发于儿童期的疾病	–	–	–	–	–	–	–	–	–	–	–	–	–	–	–	–	–	–	–	–	–
U012	a.百日咳	–	–	–	–	–	–	–	–	–	–	–	–	–	–	–	–	–	–	–	–	–
U013	b.脊髓灰质炎及其后遗症	–	–	–	–	–	–	–	–	–	–	–	–	–	–	–	–	–	–	–	–	–
U014	c.白喉	–	–	–	–	–	–	–	–	–	–	–	–	–	–	–	–	–	–	–	–	–
U015	d.麻疹	–	–	–	–	–	–	–	–	–	–	–	–	–	–	–	–	–	–	–	–	–
U016	e.破伤风	–	–	–	–	–	–	–	–	–	–	–	–	–	–	–	–	–	–	–	–	–
U017	6.脑膜炎	1.16	14.84	–	–	–	–	–	–	–	–	–	–	–	–	–	–	–	–	–	–	–
U018	7.乙型肝炎	4.66	–	–	–	–	–	–	–	4.44	–	–	–	8	8.39	43.37	14.56	36.86	22.71	–	–	–
U019	丙型肝炎	–	–	–	–	–	–	–	–	–	–	–	–	–	–	–	–	–	–	–	–	–
U020	8.疟疾	–	–	–	–	–	–	–	–	–	–	–	–	–	–	–	–	–	–	–	–	–
U021	9.热带病	–	–	–	–	–	–	–	–	–	–	–	–	–	–	–	–	–	–	–	–	–
U022	a.锥虫病	–	–	–	–	–	–	–	–	–	–	–	–	–	–	–	–	–	–	–	–	–
U023	b.南美锥虫病	–	–	–	–	–	–	–	–	–	–	–	–	–	–	–	–	–	–	–	–	–
U024	c.血吸虫病	–	–	–	–	–	–	–	–	–	–	–	–	–	–	–	–	–	–	–	–	–
U025	d.利什曼病	–	–	–	–	–	–	–	–	–	–	–	–	–	–	–	–	–	–	–	–	–
U026	e.淋巴丝虫病	–	–	–	–	–	–	–	–	–	–	–	–	–	–	–	–	–	–	–	–	–
U027	f.盘尾丝虫病	–	–	–	–	–	–	–	–	–	–	–	–	–	–	–	–	–	–	–	–	–
U028	10.麻风病	–	–	–	–	–	–	–	–	–	–	–	–	–	–	–	–	–	–	–	–	–
U029	11.登革热	–	–	–	–	–	–	–	–	–	–	–	–	–	–	–	–	–	–	–	–	–
U030	12.流行性乙型脑炎	–	–	–	–	–	–	–	–	–	–	–	–	–	–	–	–	–	22.71	–	70.97	–
U031	13.沙眼	–	–	–	–	–	–	–	–	–	–	–	–	–	–	–	–	–	–	–	–	–
U032	14.肠线虫感染	–	–	–	–	–	–	–	–	–	–	–	–	–	–	–	–	–	–	–	–	–

续　表

疾病编码	疾病名称	总计	0 –	1 –	5 –	10 –	15 –	20 –	25 –	30 –	35 –	40 –	45 –	50 –	55 –	60 –	65 –	70 –	75 –	80 –	85及以上	不详
																					年龄组（岁）
U033	a. 蛔虫病	–	–	–	–	–	–	–	–	–	–	–	–	–	–	–	–	–	–	–	–	–
U034	b. 鞭虫病	–	–	–	–	–	–	–	–	–	–	–	–	–	–	–	–	–	–	–	–	–
U035	c. 钩虫病	–	–	–	–	–	–	–	–	–	–	–	–	–	–	–	–	–	–	–	–	–
U036	d. 其他	–	–	–	–	–	–	–	–	–	–	–	–	–	–	–	–	–	–	–	–	–
U037	其他传染病	5.43	152.3	–	5.36	6.5	–	–	–	–	4.51	–	–	–	8.39	10.84	–	–	22.71	–	212.92	–
U038	B. 呼吸系统感染	34.16	487.36	74.18	–	–	–	–	–	–	4.51	4.86	–	–	–	–	14.56	73.72	113.56	660.07	2200.14	–
U039	1. 下呼吸道感染	33.38	487.36	74.18	–	–	–	–	–	–	4.51	4.86	–	8	–	–	14.56	55.29	90.85	660.07	2200.14	–
U040	2. 上呼吸道感染	0.78	–	–	–	–	–	–	–	–	–	–	–	8	–	–	–	18.43	22.71	–	–	–
U041	3. 中耳炎	–	–	–	–	–	–	–	–	–	–	–	–	–	–	–	–	–	–	–	–	–
U042	C. 妊娠、分娩和产褥期并发症	0.78	–	–	–	–	–	–	–	4.44	–	4.86	–	–	–	–	–	–	–	–	–	–
U043	1. 孕产妇出血	–	–	–	–	–	–	–	–	–	–	–	–	–	–	–	–	–	–	–	–	–
U044	2. 产妇败血症	0.39	–	–	–	–	–	–	–	4.44	–	–	–	–	–	–	–	–	–	–	–	–
U045	3. 妊娠高血压综合征	–	–	–	–	–	–	–	–	–	–	–	–	–	–	–	–	–	–	–	–	–
U046	4. 梗阻性分娩	–	–	–	–	–	–	–	–	–	–	–	–	–	–	–	–	–	–	–	–	–
U047	5. 流产	–	–	–	–	–	–	–	–	–	–	–	–	–	–	–	–	–	–	–	–	–
U048	其他	0.39	–	–	–	–	–	–	–	–	–	4.86	–	–	–	–	–	–	–	–	–	–
U049	D. 起源于围生期的情况	11.65	913.8	–	–	–	–	–	–	–	–	–	–	–	–	–	–	–	–	–	–	–
U050	1. 出生低体重	3.11	243.68	–	–	–	–	–	–	–	–	–	–	–	–	–	–	–	–	–	–	–
U051	2. 出生产伤和窒息	6.21	487.36	–	–	–	–	–	–	–	–	–	–	–	–	–	–	–	–	–	–	–
U052	其他	2.33	182.76	–	–	–	–	–	–	–	–	–	–	–	–	–	–	–	–	–	–	–
U053	E. 营养缺乏	2.33	–	–	–	–	–	4.26	–	–	–	–	–	–	–	10.84	–	–	22.71	110.01	–	–
U054	1. 蛋白质 – 能量营养不良	0.39	–	–	–	–	–	4.26	–	–	–	–	–	–	–	–	–	–	–	–	–	–
U055	2. 碘缺乏	0.39	–	–	–	–	–	–	–	–	–	–	–	–	–	–	–	–	–	36.67	–	–
U056	3. 维生素 A 缺乏病	–	–	–	–	–	–	–	–	–	–	–	–	–	–	–	–	–	–	–	–	–
U057	4. 缺铁性贫血	1.16	–	–	–	–	–	–	–	–	–	–	–	–	–	10.84	–	–	22.71	36.67	–	–
U058	其他营养缺乏	0.39	–	–	–	–	–	–	–	–	–	–	–	–	–	–	–	–	–	36.67	–	–
U059	II. 慢性非传染性疾病	402.93	213.22	14.84	16.08	19.49	27.15	21.29	24.64	66.63	67.63	126.26	182.53	336.08	545.3	889.18	1280.93	2230	2975.24	6490.65	14620.3	–
U060	A. 恶性肿瘤	48.13	–	5.36	5.36	10.88	10.88	4.26	26.65	26.65	–	33.99	33.62	112.03	142.62	206.03	262.01	239.59	227.12	183.35	283.89	–
U061	1. 唇、口腔和咽恶性肿瘤	0.78	–	–	–	–	–	–	–	–	–	–	–	–	–	21.69	–	–	–	–	–	–
U062	2. 食道癌	2.72	–	–	–	–	5.44	–	–	–	4.86	–	–	–	–	32.53	14.56	18.43	–	–	–	–
U063	3. 胃癌	6.99	–	–	–	–	–	–	–	4.44	–	–	–	–	16.78	32.53	29.11	129.01	–	73.34	70.97	–
U064	4. 结直肠癌	4.27	–	–	–	–	–	4.26	–	–	–	–	–	8	8.39	10.84	29.11	18.43	68.14	36.67	–	–
U065	5. 肝癌	4.27	–	–	–	–	–	–	–	–	–	–	9.61	8	25.17	10.84	29.11	18.43	22.71	–	–	–

续　表

疾病编码	疾病名称	总计	0-	1-	5-	10-	15-	20-	25-	30-	35-	40-	45-	50-	55-	60-	65-	70-	75-	80-	85及以上	不详
U066	6. 胰腺癌	0.39	-	-	-	-	-	-	-	-	-	-	-	-	-	-	-	-	22.71	-	-	-
U067	7. 肺癌	4.27	-	-	-	-	-	-	-	8.88	-	-	-	8	16.78	10.84	58.22	18.43	-	-	-	-
U068	8. 皮肤癌	0.39	-	-	-	-	-	-	-	-	-	-	-	8	-	21.69	29.11	-	-	-	-	-
U069	9. 乳腺癌	3.88	-	-	-	-	-	-	-	-	-	9.71	4.8	8	8.39	10.84	14.56	-	-	-	-	-
U070	10. 子宫颈癌	4.27	-	-	-	-	-	-	-	4.44	-	4.86	9.61	32.01	16.78	-	-	-	-	-	-	-
U071	11. 子宫体癌	3.11	-	-	-	-	5.44	-	-	-	-	4.86	4.8	16	8.39	-	-	18.43	-	36.67	-	-
U072	12. 卵巢癌	1.16	-	-	-	-	-	-	-	-	-	-	-	8	8.39	-	-	-	-	-	-	-
U073	13. 前列腺癌	-	-	-	-	-	-	-	-	-	-	-	-	-	-	-	-	-	-	-	-	-
U074	14. 膀胱癌	1.16	-	-	-	-	-	-	-	-	-	-	-	8	8.39	-	-	-	22.71	-	70.97	-
U075	15. 淋巴瘤与多发性骨髓瘤	1.16	-	-	-	-	-	-	-	-	-	-	-	-	-	10.84	-	-	45.42	-	-	-
U076	16. 白血病	1.94	-	-	5.36	-	-	-	-	4.44	-	4.86	4.8	-	8.39	10.84	-	-	-	-	-	-
U077	其他	7.38	-	-	-	-	-	-	-	4.44	-	4.86	4.8	16	16.78	32.53	58.22	36.86	22.71	73.34	141.94	-
U078	B. 其他肿瘤	-	-	-	-	-	-	-	-	-	-	-	-	-	-	-	-	-	-	-	-	-
U079	C. 糖尿病	6.6	-	-	-	-	-	-	-	-	-	-	-	8	16.78	10.84	43.67	18.43	68.14	73.34	141.94	-
U080	D. 内分泌营养紊乱	3.88	30.46	-	-	-	-	-	4.11	-	-	-	-	-	8.39	-	29.11	55.29	-	-	141.94	-
U081	E. 神经系统和精神障碍疾病	13.59	-	-	5.36	6.5	-	4.26	-	4.44	-	4.86	4.8	16	16.78	32.53	14.56	18.43	45.42	403.37	496.81	-
U082	1. 单相精神抑郁	-	-	-	-	-	-	-	-	-	-	-	-	-	-	-	-	-	-	-	-	-
U083	2. 双相情感障碍	0.39	-	-	-	-	-	-	-	4.44	-	-	-	-	-	-	-	-	-	-	-	-
U084	3. 精神分裂症	0.39	-	-	-	-	-	-	-	-	-	-	-	-	-	10.84	-	-	-	-	-	-
U085	4. 癫痫症	0.39	-	-	-	-	-	-	-	-	-	-	4.8	-	-	-	-	-	-	-	-	-
U086	5. 酒精使用所致精神障碍	1.55	-	-	-	-	-	4.26	-	-	-	-	-	8	8.39	-	14.56	-	-	-	-	-
U087	6. 阿尔次海默病和其他痴呆	6.21	-	-	-	-	-	-	-	-	-	-	-	-	8.39	-	-	18.43	-	330.03	354.86	-
U088	7. 帕金森病	0.39	-	-	-	-	-	-	-	-	-	-	-	-	-	10.84	-	-	-	-	-	-
U089	8. 多发性硬化	-	-	-	-	-	-	-	-	-	-	-	-	-	-	-	-	-	-	-	-	-
U090	9. 药物使用所致精神障碍	-	-	-	-	-	-	-	-	-	-	-	-	-	-	-	-	-	-	-	-	-
U091	10. 创伤后应激障碍	-	-	-	-	-	-	-	-	-	-	-	-	-	-	-	-	-	-	-	-	-
U092	11. 强迫症	-	-	-	-	-	-	-	-	-	-	-	-	-	-	-	-	-	-	-	-	-
U093	12. 惊恐障碍	-	-	-	-	-	-	-	-	-	-	-	-	-	-	-	-	-	-	-	-	-
U094	13. 失眠症	-	-	-	-	-	-	-	-	-	-	-	-	-	-	-	-	-	-	-	-	-
U095	14. 偏头痛	-	-	-	-	-	-	-	-	-	-	-	-	-	-	-	-	-	-	-	-	-
U096	15. 由于铅暴露引起的精神发育障碍	-	-	-	-	-	-	-	-	-	-	-	-	-	-	-	-	-	-	-	-	-
U097	其他	4.27	-	-	5.36	6.5	-	-	-	-	-	4.86	-	8	-	10.84	-	-	45.42	73.34	141.94	-
U098	F. 感官疾病	-	-	-	-	-	-	-	-	-	-	-	-	-	-	-	-	-	-	-	-	-

年龄组（岁）

续 表

疾病编码	疾病名称	总计	年龄组（岁）																		不详
			0 –	1 –	5 –	10 –	15 –	20 –	25 –	30 –	35 –	40 –	45 –	50 –	55 –	60 –	65 –	70 –	75 –	80 –	85 及以上	
U099	1. 青光眼	—	—	—	—	—	—	—	—	—	—	—	—	—	—	—	—	—	—	—	—	—
U100	2. 白内障	—	—	—	—	—	—	—	—	—	—	—	—	—	—	—	—	—	—	—	—	—
U101	3. 与年龄有关的视觉障碍	—	—	—	—	—	—	—	—	—	—	—	—	—	—	—	—	—	—	—	—	—
U102	4. 成年开始的听力损失	—	—	—	—	—	—	—	—	—	—	—	—	—	—	—	—	—	—	—	—	—
U103	其他	—	—	—	—	—	—	—	—	—	—	—	—	—	—	—	—	—	—	—	—	—
U104	G. 心血管疾病	180.89	30.46	7.42	—	—	10.88	4.26	4.11	4.44	22.54	48.56	81.66	136.03	226.51	401.21	611.35	1161.08	1385.42	3226.99	6458.48	—
U105	1. 风湿性心脏病	11.65					5.44						4.8	8	8.39	43.37	58.22	110.58	45.42	146.68	425.83	—
U106	2. 高血压及并发症	30.67									9.02		24.02	8	50.34	65.06	72.78	147.44	204.41	586.73	1490.42	—
U107	3. 缺血性心脏病	33					5.44				9.02	14.57	9.61	8	41.95	97.59	116.45	184.3	227.12	586.73	1277.5	—
U108	4. 脑血管病	86.56						4.26	4.11	4.44	4.51		38.43	88.02	100.67	130.12	291.12	645.04	840.34	1613.49	2625.98	—
U109	5. 炎性心脏病	2.33											4.8		8.39			18.43			141.94	—
U110	其他	13.59	30.46									14.57		24.01	16.78	54.22	14.56	18.43	68.14	256.69	496.81	—
U111	H. 主要呼吸系统疾病	90.06	121.84					4.26	4.11	4.44	13.53	14.57	4.8	24.01	41.95	97.59	174.67	460.74	908.47	1870.19	5393.9	—
U112	1. 慢性阻塞性肺疾病	80.74								4.44	4.51	9.71	4.8	24.01	41.95	75.91	160.12	423.89	794.91	1796.85	4968.06	—
U113	2. 哮喘	5.43							4.11	4.44	9.02		9.71					36.86	90.85	36.67		—
U114	其他	3.88			5.36			4.26				4.86				21.69	14.56		22.71	36.67	141.94	—
U115	I. 主要消化系统疾病	35.71	121.84						8.21	13.33	18.04	4.86	28.82	24.01	67.11	75.91	116.45	184.3	181.69	476.71	1064.58	—
U116	1. 消化性溃疡	1.94								4.44								18.43		36.67	70.97	—
U117	2. 肝硬化	12.81							4.11		18.04	4.86	14.41	16	50.34	32.53	72.78	73.72	22.71		212.92	—
U118	3. 阑尾炎	—	—	—	—	—	—	—	—	—	—	—	—	—	—	—	—	—	—	—	—	—
U119	其他	20.96	121.84					4.26		8.88	9.02		14.41	8	16.78	32.53	43.67	92.15	158.98	440.04	780.7	—
U120	J. 主要泌尿生殖系统疾病	14.36								8.88	9.02		24.02	8	25.17	54.22	29.11	73.72	113.56	110.01	212.92	—
U121	1. 肾炎和肾病	13.59								8.88	9.02		24.02	8	16.78	54.22	29.11	73.72	113.56	110.01	141.94	—
U122	2. 前列腺增生	—	—	—	—	—	—	—	—	—	—	—	—	—	—	—	—	—	—	—	—	—
U123	其他	0.78													8.39						70.97	—
U124	K. 皮肤病	—	—	—	—	—	—	—	—	—	—	—	—	—	—	—	—	—	—	—	—	—
U125	L. 肌肉骨骼和结缔组织疾病	6.21					5.44				4.51			8		10.84	18.43	18.43	45.42	146.68	354.86	—
U126	1. 风湿性关节炎	4.27												8		10.84	18.43	18.43	22.71	146.68	212.92	—
U127	2. 骨关节炎	—	—	—	—	—	—	—	—	—	—	—	—	—	—	—	—	—	—	—	—	—
U128	3. 痛风	0.78																				—
U129	4. 腰痛	0.39									4.51											—
U130	其他	0.78					5.44												22.71		141.94	—
U131	M. 先天异常	3.11	30.46	7.42		13		4.26	4.11	4.44		4.86										—

续表

疾病编码	疾病名称	总计	0 –	1 –	5 –	10 –	15 –	20 –	25 –	30 –	35 –	40 –	45 –	50 –	55 –	60 –	65 –	70 –	75 –	80 –	85 及以上	不详
U132	1. 腹壁缺损	–	–	–	–	–	–	–	–	–	–	–	–	–	–	–	–	–	–	–	–	–
U133	2. 无脑畸形	–	–	–	–	–	–	–	–	–	–	–	–	–	–	–	–	–	–	–	–	–
U134	3. 肛门直肠闭锁	–	–	–	–	–	–	–	–	–	–	–	–	–	–	–	–	–	–	–	–	–
U135	4. 唇裂	–	–	–	–	–	–	–	–	–	–	–	–	–	–	–	–	–	–	–	–	–
U136	5. 腭裂	–	–	–	–	–	–	–	–	–	–	–	–	–	–	–	–	–	–	–	–	–
U137	6. 食管闭锁	–	–	–	–	–	–	–	–	–	–	–	–	–	–	–	–	–	–	–	–	–
U138	7. 肾发育不全	–	–	–	–	–	–	–	–	–	–	–	–	–	–	–	–	–	–	–	–	–
U139	8. 唐氏综合征	–	–	–	–	–	–	–	–	–	–	–	–	–	–	–	–	–	–	–	–	–
U140	9. 先天性心脏异常	2.72	30.46	7.42	–	6.5	–	4.26	4.11	4.44	–	4.86	–	–	–	–	–	–	–	–	–	–
U141	10. 脊柱裂	–	–	–	–	–	–	–	–	–	–	–	–	–	–	–	–	–	–	–	–	–
U142	其他	0.39	–	–	–	6.5	–	–	–	–	–	–	–	–	–	–	–	–	–	–	–	–
U143	N. 口腔疾病	0.39	–	–	–	–	–	–	–	–	–	–	–	–	–	–	–	–	–	–	70.97	–
U144	1. 龋齿	–	–	–	–	–	–	–	–	–	–	–	–	–	–	–	–	–	–	–	–	–
U145	2. 牙周病	–	–	–	–	–	–	–	–	–	–	–	–	–	–	–	–	–	–	–	–	–
U146	3. 无牙症	–	–	–	–	–	–	–	–	–	–	–	–	–	–	–	–	–	–	–	–	–
U147	其他	0.39	–	–	–	–	–	–	–	–	–	–	–	–	–	–	–	–	–	–	70.97	–
	Ⅲ. 伤害																					
U148	伤害	42.31	121.84	–	5.36	19.49	10.88	21.29	16.43	22.21	18.04	38.85	57.64	40.01	75.5	65.06	131	129.01	136.27	220.02	922.64	–
U149	A. 意外伤害	33.38	121.84	–	5.36	19.49	10.88	8.52	8.21	13.33	9.02	33.99	48.04	40.01	50.34	54.22	87.34	92.15	113.56	183.35	922.64	–
U150	1. 道路交通事故	5.43	–	–	–	–	–	4.11	4.11	4.44	–	9.71	4.8	24.01	6.78	10.84	29.11	18.43	–	–	–	–
U151	2. 意外中毒	4.66	–	–	–	13	5.44	4.26	–	–	–	4.86	14.41	8	3.39	10.84	14.56	18.43	–	–	–	–
U152	3. 意外跌落	15.14	–	–	–	–	5.44	–	4.11	–	–	14.57	14.41	8	25.17	10.84	29.11	55.29	90.85	183.35	709.72	–
U153	4. 火灾	0.78	–	–	–	–	–	–	–	–	–	4.8	4.8	–	–	10.84	–	–	–	–	–	–
U154	5. 溺水	0.39	–	–	–	6.5	–	–	–	–	–	–	–	–	–	–	–	–	–	–	–	–
U155	其他	6.99	121.84	–	5.36	–	–	–	–	8.88	9.02	–	9.61	–	15.78	10.84	14.56	–	22.71	–	141.94	–
U156	B. 故意伤害	8.15	–	–	–	–	–	12.77	8.21	8.88	9.02	4.86	9.61	–	15.78	10.84	43.67	36.86	22.71	36.67	–	–
U157	1. 自杀及后遗症	6.99	–	–	–	–	–	12.77	8.21	4.44	9.02	–	4.8	–	15.78	10.84	43.67	18.43	22.71	36.67	–	–
U158	2. 他杀及后遗症	1.16	–	–	–	–	–	–	–	4.44	–	4.86	4.8	–	–	–	–	18.43	–	–	–	–
U159	3. 战争	–	–	–	–	–	–	–	–	–	–	–	–	–	–	–	–	–	–	–	–	–
U160	其他	–	–	–	–	–	–	–	–	–	–	–	–	–	–	–	–	–	–	–	–	–
U161	其他剩余疾病	12.03	30.46	7.42	–	–	–	–	–	–	4.51	4.86	4.8	8	8.39	10.84	29.11	36.86	68.14	110.01	922.64	–

注：表头"年龄组（岁）"。

表4－55　2018年迪庆州死因别、年龄别死亡率（男女合计）

（单位：1/10万）

疾病编码	疾病名称	总计	0-	1-	5-	10-	15-	20-	25-	30-	35-	40-	45-	50-	55-	60-	65-	70-	75-	80-	85及以上	不详
U000	全死因	635.44	1322.69	103.05	23.4	23.8	59.38	86.22	97.44	191.43	225.18	276.91	409.99	979.52	837.14	1630.8	1896.97	2961.02	5280.58	8798.22	19521.41	-
U001	I.传染病、母婴疾病和营养缺乏性疾病	30.34	1003.42	24.25	7.8	-	-	4.66	-	-	7.34	7.99	24.28	16.7	38.55	37.23	17.4	60.43	94.58	388.57	944.58	-
U002	A.传染病和寄生虫病	8.25	114.03	6.06	3.9	-	-	2.33	-	-	2.45	-	18.88	11.13	33.05	29.79	17.4	20.14	-	-	62.97	-
U003	1.结核病	3.4	-	-	-	-	-	-	-	-	2.45	-	13.49	11.13	22.03	-	17.4	10.07	-	27.75	62.97	-
U004	2.性传播疾病	0.24	-	-	-	-	-	-	-	-	-	-	2.7	-	-	-	-	-	-	-	-	-
U005	a.梅毒	-	-	-	-	-	-	-	-	-	-	-	-	-	-	-	-	-	-	-	-	-
U006	b.衣原体疾病	-	-	-	-	-	-	-	-	-	-	-	-	-	-	-	-	-	-	-	-	-
U007	c.淋病	-	-	-	-	-	-	-	-	-	-	-	-	-	-	-	-	-	-	-	-	-
U008	d.其他	0.24	-	-	-	-	-	-	-	-	-	-	2.7	-	-	-	-	-	-	-	-	-
U009	3.艾滋病	0.24	-	-	-	-	-	-	-	-	-	-	2.7	-	-	-	-	-	-	27.75	-	-
U010	4.腹泻性疾病	-	-	-	-	-	-	-	-	-	-	-	-	-	-	-	-	-	-	-	-	-
U011	5.好发于儿童期的疾病	-	-	-	-	-	-	-	-	-	-	-	-	-	-	-	-	-	-	-	-	-
U012	a.百日咳	-	-	-	-	-	-	-	-	-	-	-	-	-	-	-	-	-	-	-	-	-
U013	b.脊髓灰质炎及后遗症	-	-	-	-	-	-	-	-	-	-	-	-	-	-	-	-	-	-	-	-	-
U014	c.白喉	-	-	-	-	-	-	-	-	-	-	-	-	-	-	-	-	-	-	-	-	-
U015	d.麻疹	-	-	-	-	-	-	-	-	-	-	-	-	-	-	-	-	-	-	-	-	-
U016	e.破伤风	-	-	-	-	-	-	-	-	-	-	-	-	-	-	-	-	-	-	-	-	-
U017	6.脑膜炎	0.97	45.61	-	3.9	-	-	2.33	-	-	-	-	-	-	-	-	-	-	-	-	-	-
U018	7.乙型肝炎	1.94	-	-	-	-	-	-	-	-	-	-	2.7	5.57	11.02	14.89	17.4	-	-	-	-	-
U019	丙型肝炎	-	-	-	-	-	-	-	-	-	-	-	-	-	-	-	-	-	-	-	-	-
U020	8.疟疾	-	-	-	-	-	-	-	-	-	-	-	-	-	-	-	-	-	-	-	-	-
U021	9.热带病	-	-	-	-	-	-	-	-	-	-	-	-	-	-	-	-	-	-	-	-	-
U022	a.锥虫病	-	-	-	-	-	-	-	-	-	-	-	-	-	-	-	-	-	-	-	-	-
U023	b.南美锥虫病	-	-	-	-	-	-	-	-	-	-	-	-	-	-	-	-	-	-	-	-	-
U024	c.血吸虫病	-	-	-	-	-	-	-	-	-	-	-	-	-	-	-	-	-	-	-	-	-
U025	d.利什曼病	-	-	-	-	-	-	-	-	-	-	-	-	-	-	-	-	-	-	-	-	-
U026	e.淋巴丝虫病	-	-	-	-	-	-	-	-	-	-	-	-	-	-	-	-	-	-	-	-	-
U027	f.盘尾丝虫病	-	-	-	-	-	-	-	-	-	-	-	-	-	-	-	-	-	-	-	-	-
U028	10.麻风病	-	-	-	-	-	-	-	-	-	-	-	-	-	-	-	-	-	-	-	-	-
U029	11.登革热	-	-	-	-	-	-	-	-	-	-	-	-	-	-	-	-	-	-	-	-	-
U030	12.流行性乙型脑炎	-	-	-	-	-	-	-	-	-	-	-	-	-	-	-	-	-	-	-	-	-
U031	13.沙眼	-	-	-	-	-	-	-	-	-	-	-	-	-	-	-	-	-	-	-	-	-
U032	14.肠线虫感染	-	-	-	-	-	-	-	-	-	-	-	-	-	-	-	-	-	-	-	-	-

续表

疾病编码	疾病名称	总计	年龄组（岁）																			不详
			0—	1—	5—	10—	15—	20—	25—	30—	35—	40—	45—	50—	55—	60—	65—	70—	75—	80—	85及以上	
U033	a. 蛔虫病	—	—	—	—	—	—	—	—	—	—	—	—	—	—	—	—	—	—	—	—	—
U034	b. 鞭虫病	—	—	—	—	—	—	—	—	—	—	—	—	—	—	—	—	—	—	—	—	—
U035	c. 钩虫病	—	—	—	—	—	—	—	—	—	—	—	—	—	—	—	—	—	—	—	—	—
U036	d. 其他	—	—	—	—	—	—	—	—	—	—	—	—	—	—	—	—	—	—	—	—	—
U037	其他传染病	1.46	68.42	—	—	—	—	—	—	—	—	—	—	5.57	—	—	—	10.07	—	—	—	—
U038	B. 呼吸系统感染	11.89	182.44	6.06	3.9	—	—	2.33	—	—	2.45	7.99	5.39	5.57	—	7.45	—	40.29	94.58	277.55	629.72	—
U039	1. 下呼吸道感染	11.65	182.44	—	3.9	—	—	2.33	—	—	2.45	7.99	5.39	5.57	—	7.45	—	40.29	94.58	277.55	629.72	—
U040	2. 上呼吸道感染	0.24	—	6.06	—	—	—	—	—	—	—	—	—	—	—	—	—	—	—	—	—	—
U041	3. 中耳炎	—	—	—	—	—	—	—	—	—	—	—	—	—	—	—	—	—	—	—	—	—
U042	C. 妊娠、分娩和产褥期并发症	0.24	—	—	—	—	—	—	—	—	2.45	—	—	—	—	—	—	—	—	—	—	—
U043	1. 孕产妇出血	—	—	—	—	—	—	—	—	—	—	—	—	—	—	—	—	—	—	—	—	—
U044	2. 产妇败血症	—	—	—	—	—	—	—	—	—	—	—	—	—	—	—	—	—	—	—	—	—
U045	3. 妊娠高血压综合征	0.24	—	—	—	—	—	—	—	—	2.45	—	—	—	—	—	—	—	—	—	—	—
U046	4. 梗阻性分娩	—	—	—	—	—	—	—	—	—	—	—	—	—	—	—	—	—	—	—	—	—
U047	5. 流产	—	—	—	—	—	—	—	—	—	—	—	—	—	—	—	—	—	—	—	—	—
U048	其他	—	—	—	—	—	—	—	—	—	—	—	—	—	—	—	—	—	—	—	—	—
U049	D. 起源于围生期的情况	8.01	706.96	12.12	—	—	—	—	—	—	—	—	—	—	—	—	—	—	—	—	—	—
U050	1. 出生低体重	1.94	159.64	6.06	—	—	—	—	—	—	—	—	—	—	—	—	—	—	—	—	—	—
U051	2. 出生产伤和窒息	4.13	387.69	—	—	—	—	—	—	—	—	—	—	—	—	—	—	—	—	—	—	—
U052	其他	1.94	159.64	6.06	—	—	—	—	—	—	—	—	—	—	—	—	—	—	—	—	—	—
U053	E. 营养缺乏	1.94	—	—	—	—	—	—	—	—	—	—	—	—	5.51	—	—	—	—	83.26	251.89	—
U054	1. 蛋白质 - 能量营养不良	1.7	—	—	—	—	—	—	—	—	—	—	—	—	5.51	—	—	—	—	55.51	251.89	—
U055	2. 碘缺乏	—	—	—	—	—	—	—	—	—	—	—	—	—	—	—	—	—	—	—	—	—
U056	3. 维生素 A 缺乏病	—	—	—	—	—	—	—	—	—	—	—	—	—	—	—	—	—	—	—	—	—
U057	4. 缺铁性贫血	—	—	—	—	—	—	—	—	—	—	—	—	—	—	—	—	—	—	—	—	—
U058	其他营养病症	0.24	—	—	—	—	—	—	—	—	—	—	—	—	—	—	—	—	—	27.75	—	—
U059	II. 慢性非传染性疾病	509.95	296.47	42.43	15.6	9.52	14.84	20.97	23.08	74.45	110.14	165.08	277.82	768.03	677.42	1377.62	1801.25	2799.88	4965.32	8048.85	17569.27	—
U060	A. 恶性肿瘤	78.4	22.81	—	3.9	4.76	—	2.33	7.69	15.95	31.82	31.95	48.55	222.62	159.72	268.08	461.19	392.79	551.7	499.58	1070.53	—
U061	1. 唇、口腔和咽恶性肿瘤	0.97	—	—	—	—	—	—	—	—	—	2.66	—	—	—	—	8.7	10.07	—	—	—	—
U062	2. 食道癌	7.52	—	—	—	—	—	—	—	—	—	—	5.39	5.57	16.52	37.23	69.61	50.36	47.29	55.51	—	—
U063	3. 胃癌	20.63	—	—	—	—	—	—	2.56	2.66	12.24	—	5.39	61.22	49.57	59.57	121.82	130.93	173.39	83.26	440.81	—
U064	4. 结直肠癌	3.4	—	—	—	—	—	—	—	—	2.45	—	—	16.7	5.39	7.45	26.11	10.07	31.53	—	62.97	—
U065	5. 肝癌	15.29	—	—	—	—	—	—	—	10.64	9.79	10.65	8.09	33.39	27.54	96.81	87.02	60.43	31.53	111.02	125.94	—

续表

疾病编码	疾病名称	总计	0-	1-	5-	10-	15-	20-	25-	30-	35-	40-	45-	50-	55-	60-	65-	70-	75-	80-	85及以上	不详
U066	6.胰腺癌	1.7														7.45	8.7		47.29		62.97	
U067	7.肿瘤	6.8										2.66	8.09	22.26	33.05	22.34	26.11	30.21	31.53	55.51	62.97	
U068	8.皮肤癌	1.21										2.66						10.07	31.53	27.75	62.97	
U069	9.乳腺癌	0.49										2.66						10.07				
U070	10.子宫颈癌	1.94									2.45	2.66			5.51	7.45	26.11		15.76			
U071	11.子宫体癌	0.73											2.7				8.7	10.07				
U072	12.卵巢癌																					
U073	13.前列腺癌	1.21													5.51	14.89		10.07			62.97	
U074	14.膀胱癌	2.43												5.57	5.51			30.21	31.53	27.75	125.94	
U075	15.淋巴瘤与多发性骨髓瘤	0.49																		27.75		
U076	16.白血病	2.67			3.9			2.33	2.56			5.33	2.7	11.13		7.45	17.4		31.53			
U077	其他	10.92	22.81		3.9	4.76		2.33	2.56		4.9	5.33	10.79	44.52	16.52	7.45	60.91	30.21	110.34	111.02	62.97	
U078	B.其他肿瘤	1.21									2.45					7.45	8.7	10.07				
U079	C.糖尿病	7.28									2.45		5.39	22.26	27.54	7.45	43.51	30.21	110.34	83.26	62.97	
U080	D.内分泌紊乱	0.49		6.06														10.07				
U081	E.神经系统和精神障碍疾病	9.22	22.81	18.19	3.9			4.66	2.56	7.98	7.34	5.33	13.49	5.51	5.51	14.89	8.7	30.21	47.29	194.28		
U082	1.单相精神抑郁																					
U083	2.双相情感障碍	0.49											2.7					10.07				
U084	3.精神分裂症	0.24								5.32												
U085	4.癫痫	1.94	22.81					2.33			2.45	2.66	5.39		5.51	7.45	8.7	10.07				
U086	5.酒精使用所致精神和其他障碍	1.21									2.45					7.45			15.76	83.26		
U087	6.阿尔次海默病和其他痴呆	0.97																10.07				
U088	7.帕金森病	0.49																10.07		27.75		
U089	8.多发性硬化																					
U090	9.药物使用所致精神障碍	0.24											2.7									
U091	10.创伤后应激障碍																					
U092	11.强迫症																					
U093	12.惊恐障碍																					
U094	13.失眠症																					
U095	14.偏头痛																					
U096	15.由于铅暴露引起的精神发育障碍																					
U097	其他	3.4	18.19	18.19	3.9			2.33	2.56	2.66		2.66				7.45		10.07	31.53	55.51		
U098	F.感官疾病	0.24												5.57								

续　表

疾病编码	疾病名称	总计	年龄组（岁）																			不详
			0 –	1 –	5 –	10 –	15 –	20 –	25 –	30 –	35 –	40 –	45 –	50 –	55 –	60 –	65 –	70 –	75 –	80 –	85及以上	
U099	1. 青光眼	–	–	–	–	–	–	–	–	–	–	–	–	–	–	–	–	–	–	–	–	–
U100	2. 白内障	–	–	–	–	–	–	–	–	–	–	–	–	–	–	–	–	–	–	–	–	–
U101	3. 与年龄有关的视觉障碍	–	–	–	–	–	–	–	–	–	–	–	–	–	–	–	–	–	–	–	–	–
U102	4. 成年开始的听力损失	–	–	–	–	–	–	–	–	–	–	–	–	–	–	–	–	–	–	–	–	–
U103	其他	0.2~	–	–	–	–	–	–	–	–	–	–	–	5.57	–	–	–	–	–	–	–	–
U104	G. 心血管疾病	278.88	22.81	–	3.9	–	11.13	6.99	2.56	26.59	36.71	71.89	134.87	333.93	302.91	729.76	809.26	1571.16	3073.77	5412.16	11712.85	–
U105	1. 风湿性心脏病	18.93	–	6.06	–	–	–	–	–	7.98	–	2.66	2.7	16.7	11.02	59.57	60.91	110.79	204.92	388.57	944.58	–
U106	2. 高血压及并发症	34.95	–	–	–	–	–	–	–	–	2.45	–	2.7	16.7	22.03	74.47	78.32	151.07	551.7	860.39	2204.03	–
U107	3. 缺血性心脏病	60.19	–	–	3.9	–	–	2.33	–	5.32	19.58	29.29	53.95	72.35	71.6	223.4	104.42	251.79	551.79	943.66	2770.78	–
U108	4. 脑血管病	137.86	–	–	–	–	3.71	2.33	–	10.64	12.24	37.28	72.83	189.23	159.72	297.86	452.49	946.72	1513.24	2636.69	4722.92	–
U109	5. 炎性心脏病	1.21	–	–	–	–	–	–	–	2.66	2.45	–	–	–	5.51	7.45	8.7	–	–	–	–	–
U110	其他	21.36	22.81	–	–	–	7.42	2.33	2.56	2.66	–	2.66	2.7	27.83	27.54	52.13	52.21	100.72	204.92	527.34	1007.56	–
U111	H. 主要呼吸系统疾病	74.27	22.81	6.06	–	–	–	–	2.66	2.66	4.9	5.33	16.18	22.26	49.57	141.48	243.65	564	866.96	1526.51	4219.14	–
U112	1. 慢性阻塞性肺疾病	65.27	–	–	–	–	–	–	–	–	5.33	5.33	5.39	16.7	38.55	134.04	200.14	513.65	819.67	1359.98	3904.28	–
U113	2. 哮喘	0.24	–	–	–	–	–	–	–	–	–	–	–	–	–	–	–	–	–	–	–	–
U114	其他	8.74	22.81	6.06	–	–	–	–	2.66	2.66	4.9	–	10.79	5.57	11.02	7.45	43.51	50.36	47.29	138.77	314.86	–
U115	I. 主要消化系统疾病	42.23	–	–	–	–	–	2.33	5.13	21.27	17.13	42.6	48.55	144.7	121.17	163.82	174.03	130.93	126.1	222.04	188.92	–
U116	1. 消化性溃疡	3.16	–	–	–	–	–	–	2.56	–	–	7.99	–	–	–	7.45	17.4	20.14	15.76	55.51	62.97	–
U117	2. 肝硬化	30.58	–	–	–	–	–	2.33	–	18.61	17.13	29.29	32.37	111.31	110.15	126.59	113.12	70.5	110.34	111.02	–	–
U118	3. 阑尾炎	0.49	–	–	–	–	–	–	–	–	–	–	–	–	–	7.45	–	10.07	–	–	–	–
U119	其他	8.01	–	–	3.9	–	–	–	2.56	2.66	–	5.33	16.18	33.39	11.02	22.34	43.51	30.21	–	55.51	125.94	–
U120	J. 主要泌尿生殖系统疾病	12.14	22.81	–	–	–	–	–	–	–	9.79	7.99	5.39	5.57	11.02	52.13	52.21	40.29	173.39	55.51	251.89	–
U121	1. 肾炎和肾病	11.41	22.81	–	3.9	–	–	–	–	–	9.79	7.99	5.39	5.57	11.02	52.13	52.21	40.29	157.63	27.75	188.92	–
U122	2. 前列腺增生	0.24	–	–	–	–	–	–	–	–	–	–	–	–	–	–	–	–	–	27.75	–	–
U123	其他	0.49	–	–	–	–	–	–	–	–	–	–	–	–	–	–	–	–	15.76	27.75	62.97	–
U124	K. 皮肤病	0.49	–	–	–	–	–	–	–	–	–	–	–	–	–	–	–	–	15.76	–	–	–
U125	L. 肌肉骨骼和结缔组织疾病	1.7	–	–	–	–	–	–	–	–	–	–	2.7	5.57	–	–	–	20.14	–	55.51	62.97	–
U126	1. 风湿性关节炎	0.97	–	–	–	–	–	–	–	–	–	–	2.7	5.57	–	–	–	10.07	–	55.51	62.97	–
U127	2. 骨关节炎	–	–	–	–	–	–	–	–	–	–	–	–	–	–	–	–	–	27.75	27.75	188.92	–
U128	3. 痛风	0.24	–	–	–	–	–	–	–	–	–	–	–	5.57	–	–	–	–	–	–	–	–
U129	4. 腰痛	–	–	–	–	–	–	–	–	–	–	–	–	–	–	–	–	10.07	–	27.75	62.97	–
U130	其他	0.49	–	–	–	–	–	–	–	–	–	–	2.7	–	–	–	–	–	–	–	–	–
U131	M. 先天异常	3.4	182.44	12.12	4.76	–	3.71	4.66	–	–	–	–	–	5.57	–	–	–	–	–	–	62.97	–

续表

疾病编码	疾病名称	总计	0 –	1 –	5 –	10 –	15 –	20 –	25 –	30 –	35 –	40 –	45 –	50 –	55 –	60 –	65 –	70 –	75 –	80 –	85及以上	不详
U132	1.腹壁缺损	–	–	–	–	–	–	–	–	–	–	–	–	–	–	–	–	–	–	–	–	–
U133	2.无脑畸形	–	–	–	–	–	–	–	–	–	–	–	–	–	–	–	–	–	–	–	–	–
U134	3.肛门直肠闭锁	–	–	–	–	–	–	–	–	–	–	–	–	–	–	–	–	–	–	–	–	–
U135	4.唇裂	–	–	–	–	–	–	–	–	–	–	–	–	–	–	–	–	–	–	–	–	–
U136	5.腭裂	0.24	22.81	–	–	–	–	–	–	–	–	–	–	–	–	–	–	–	–	–	–	–
U137	6.食管闭锁	–	–	–	–	–	–	–	–	–	–	–	–	–	–	–	–	–	–	–	–	–
U138	7.肾发育不全	0.24	22.81	–	–	–	–	–	–	–	–	–	–	–	–	–	–	–	–	–	–	–
U139	8.唐氏综合征	1.94	45.61	12.12	–	4.76	3.71	4.66	–	–	–	–	–	–	–	–	–	–	–	–	–	–
U140	9.先天性心脏异常	–	–	–	–	–	–	–	–	–	–	–	–	–	–	–	–	–	–	–	–	–
U141	10.脊柱裂	–	–	–	–	–	–	–	–	–	–	–	–	–	–	–	–	–	–	–	–	–
U142	其他	0.97	91.22	–	–	–	–	–	–	–	–	–	–	–	–	–	–	–	–	–	–	–
U143	N. 口腔疾病																					
U144	1.龋齿	–	–	–	–	–	–	–	–	–	–	–	–	–	–	–	–	–	–	–	–	–
U145	2.牙周病	–	–	–	–	–	–	–	–	–	–	–	–	–	–	–	–	–	–	–	–	–
U146	3.无牙症	–	–	–	–	–	–	–	–	–	–	–	–	–	–	–	–	–	–	–	–	–
U147	其他	–	–	–	–	–	–	–	–	–	–	–	–	–	–	–	–	–	–	–	–	–
U148	Ⅲ. 伤害	85.44	36.37	36.37	–	9.52	44.53	60.58	74.36	111.67	102.8	101.18	102.5	183.66	115.66	208.5	52.21	70.5	157.63	222.04	251.89	–
U149	A. 意外伤害	70.63	36.37	36.37	–	4.76	37.11	44.27	58.98	85.08	85.66	95.85	78.22	155.83	104.64	193.61	26.11	60.43	141.87	166.53	188.92	–
U150	1.道路交通事故	31.31	6.06	–	–	4.76	33.4	30.29	33.34	42.54	53.85	39.94	29.67	72.35	27.54	67.02	8.7	20.14	15.76	–	–	–
U151	2.意外中毒	9.22	–	–	–	–	–	2.33	5.13	15.95	4.9	26.63	8.09	5.57	11.02	52.13	8.7	30.21	–	–	–	–
U152	3.意外跌落	16.75	6.06	–	–	–	–	2.33	5.13	7.98	19.58	15.98	24.28	44.52	44.06	44.68	8.7	30.21	94.58	138.77	125.94	–
U153	4.火灾	0.49	–	–	–	–	–	–	–	–	–	–	–	–	–	–	–	–	–	–	–	–
U154	5.溺水	2.43	6.06	–	–	–	–	–	2.56	–	2.45	–	2.7	–	5.51	14.89	–	–	–	27.75	–	–
U155	其他	10.44	18.19	–	–	–	3.71	9.32	12.82	18.61	4.9	2.66	13.49	33.39	16.52	14.89	–	10.07	31.53	–	62.97	–
U156	B. 故意伤害	13.11	–	–	–	4.76	3.71	11.65	15.39	23.93	17.13	10.65	21.58	22.26	11.02	7.45	26.11	10.07	15.76	55.51	62.97	–
U157	1.自杀及后遗症	10.92	–	–	–	4.76	3.71	11.65	12.82	15.95	14.69	5.33	16.18	16.7	11.02	7.45	26.11	10.07	15.76	55.51	62.97	–
U158	2.他杀及后遗症	1.46	–	–	–	–	–	–	2.56	7.98	2.45	5.33	2.7	5.57	–	–	–	–	–	–	–	–
U159	3.战争	–	–	–	–	–	–	–	–	–	–	–	–	–	–	–	–	–	–	–	–	–
U160	其他	0.73	–	–	–	–	–	–	–	–	–	–	–	–	–	–	–	–	–	–	–	–
U161	其他剩余疾病	9.71	22.81	–	–	4.76	–	–	–	5.32	4.9	2.66	5.39	11.13	5.51	7.45	26.11	30.21	63.05	138.77	755.67	–

表 4－56　2018 年迪庆州死因别、年龄别死亡率（男）

（单位：1/10 万）

疾病编码	疾病名称	总计	0-	1-	5-	10-	15-	20-	25-	30-	35-	40-	45-	50-	55-	60-	65-	70-	75-	80-	85及以上	不详
										年龄组（岁）												
U000	全死因	735.42	1863.35	190.61	14.97	46.96	93.94	119.61	128.85	269.23	317.74	394.92	540.13	1382.44	1105.09	2200.38	2534.15	3733.62	6839.53	10598.76	19898.82	-
U001	I. 传染病、母婴疾病和营养缺乏性疾病	34.63	1419.7	47.65	7.48	-	-	-	-	-	8.71	14.27	23.9	30.95	52.13	58.68	17.97	65.5	112.74	412.94	674.54	-
U002	A. 传染病和寄生虫病	10.94	221.83	11.91	-	-	-	-	-	-	4.35	-	19.12	20.63	41.7	44.01	17.97	21.83	21.83	-	168.63	-
U003	1. 结核病	4.1	-	-	-	-	-	-	-	-	4.35	-	9.56	-	31.28	-	-	21.83	-	-	168.63	-
U004	2. 性传播疾病	-	-	-	-	-	-	-	-	-	-	-	-	-	-	-	-	-	-	-	-	-
U005	a. 梅毒	-	-	-	-	-	-	-	-	-	-	-	-	-	-	-	-	-	-	-	-	-
U006	b. 衣原体病	-	-	-	-	-	-	-	-	-	-	-	-	-	-	-	-	-	-	-	-	-
U007	c. 淋病	-	-	-	-	-	-	-	-	-	-	-	-	-	-	-	-	-	-	-	-	-
U008	d. 其他	-	-	-	-	-	-	-	-	-	-	-	-	-	-	-	-	-	-	-	-	-
U009	3. 艾滋病	0.46	-	-	-	-	-	-	-	-	-	-	4.78	-	-	14.67	-	-	-	-	-	-	-
U010	4. 腹泻性疾病	-	-	-	-	-	-	-	-	-	-	-	-	-	-	-	-	-	-	-	-	-
U011	5. 好发于儿童期的疾病	-	-	-	-	-	-	-	-	-	-	-	-	-	-	-	-	-	-	-	-	-
U012	a. 百日咳	-	-	-	-	-	-	-	-	-	-	-	-	-	-	-	-	-	-	-	-	-
U013	b. 脊髓灰质炎及后遗症	-	-	-	-	-	-	-	-	-	-	-	-	-	-	-	-	-	-	-	-	-
U014	c. 白喉	-	-	-	-	-	-	-	-	-	-	-	-	-	-	-	-	-	-	-	-	-
U015	d. 麻疹	-	-	-	-	-	-	-	-	-	-	-	-	-	-	-	-	-	-	-	-	-
U016	e. 破伤风	-	-	-	-	-	-	-	-	-	-	-	-	-	-	-	-	-	-	-	-	-
U017	6. 脑膜炎	1.37	88.73	-	7.48	-	-	-	-	-	-	-	-	-	-	29.34	-	-	-	-	-	-	-
U018	7. 乙型肝炎	2.73	-	-	-	-	-	-	-	-	-	-	4.78	10.32	10.43	-	17.97	-	-	-	-	-	-
U019	丙型肝炎	-	-	-	-	-	-	-	-	-	-	-	-	-	-	-	-	-	-	-	-	-
U020	8. 疟疾	-	-	-	-	-	-	-	-	-	-	-	-	-	-	-	-	-	-	-	-	-
U021	9. 热带病	-	-	-	-	-	-	-	-	-	-	-	-	-	-	-	-	-	-	-	-	-
U022	a. 锥虫病	-	-	-	-	-	-	-	-	-	-	-	-	-	-	-	-	-	-	-	-	-
U023	b. 南美锥虫病	-	-	-	-	-	-	-	-	-	-	-	-	-	-	-	-	-	-	-	-	-
U024	c. 血吸虫病	-	-	-	-	-	-	-	-	-	-	-	-	-	-	-	-	-	-	-	-	-
U025	d. 利什曼病	-	-	-	-	-	-	-	-	-	-	-	-	-	-	-	-	-	-	-	-	-
U026	e. 淋巴丝虫病	-	-	-	-	-	-	-	-	-	-	-	-	-	-	-	-	-	-	-	-	-
U027	f. 盘尾丝虫病	-	-	-	-	-	-	-	-	-	-	-	-	-	-	-	-	-	-	-	-	-
U028	10. 麻风病	-	-	-	-	-	-	-	-	-	-	-	-	-	-	-	-	-	-	-	-	-
U029	11. 登革热	-	-	-	-	-	-	-	-	-	-	-	-	-	-	-	-	-	-	-	-	-
U030	12. 流行性乙型脑炎	-	-	-	-	-	-	-	-	-	-	-	-	-	-	-	-	-	-	-	-	-
U031	13. 沙眼	-	-	-	-	-	-	-	-	-	-	-	-	-	-	-	-	-	-	-	-	-
U032	14. 肠线虫感染	-	-	-	-	-	-	-	-	-	-	-	-	-	-	-	-	-	-	-	-	-

续表

年龄组（岁）

疾病编码	疾病名称	总计	0-	1-	5-	10-	15-	20-	25-	30-	35-	40-	45-	50-	55-	60-	65-	70-	75-	80-	85及以上	不详
U033	a. 蛔虫病	-	-	-	-	-	-	-	-	-	-	-	-	-	-	-	-	-	-	-	-	-
U034	b. 囊虫病	-	-	-	-	-	-	-	-	-	-	-	-	-	-	-	-	-	-	-	-	-
U035	c. 钩虫病	-	-	-	-	-	-	-	-	-	-	-	-	-	-	-	-	-	-	-	-	-
U036	d. 其他	-	-	-	-	-	-	-	-	-	-	-	-	-	-	-	-	-	-	-	-	-
U037	其他传染病	2.28	133.1	11.91	-	-	-	-	-	-	-	-	-	10.32	-	-	-	-	-	-	-	-
U038	B. 呼吸系统感染	11.85	266.19	11.91	-	-	-	-	-	-	4.35	14.27	4.78	10.32	-	14.67	-	43.67	112.74	275.29	505.9	-
U039	1. 下呼吸道感染	11.39	266.19	-	-	-	-	-	-	-	4.35	14.27	4.78	10.32	-	14.67	-	43.67	112.74	275.29	505.9	-
U040	2. 上呼吸道感染	0.46	-	11.91	-	-	-	-	-	-	-	-	-	-	-	-	-	-	-	-	-	-
U041	3. 中耳炎	-	-	-	-	-	-	-	-	-	-	-	-	-	-	-	-	-	-	-	-	-
U042	C. 妊娠、分娩和产褥期并发症	-	-	-	-	-	-	-	-	-	-	-	-	-	-	-	-	-	-	-	-	-
U043	1. 孕产妇出血	-	-	-	-	-	-	-	-	-	-	-	-	-	-	-	-	-	-	-	-	-
U044	2. 产褥败血症	-	-	-	-	-	-	-	-	-	-	-	-	-	-	-	-	-	-	-	-	-
U045	3. 妊娠高血压综合征	-	-	-	-	-	-	-	-	-	-	-	-	-	-	-	-	-	-	-	-	-
U046	4. 梗阻性分娩	-	-	-	-	-	-	-	-	-	-	-	-	-	-	-	-	-	-	-	-	-
U047	5. 流产	-	-	-	-	-	-	-	-	-	-	-	-	-	-	-	-	-	-	-	-	-
U048	其他	-	-	-	-	-	-	-	-	-	-	-	-	-	-	-	-	-	-	-	-	-
U049	D. 起源于围生期的情况	10.48	931.68	23.83	-	-	-	-	-	-	-	-	-	-	-	-	-	-	-	-	-	-
U050	1. 出生低体重	2.28	177.46	11.91	-	-	-	-	-	-	-	-	-	-	-	-	-	-	-	-	-	-
U051	2. 出生产伤和窒息	5.92	576.75	-	-	-	-	-	-	-	-	-	-	-	-	-	-	-	-	-	-	-
U052	其他	2.28	177.46	11.91	-	-	-	-	-	-	-	-	-	-	-	-	-	-	-	-	-	-
U053	E. 营养缺乏	1.37	-	-	-	-	-	-	-	-	-	-	-	-	10.43	-	-	-	-	137.65	-	-
U054	1. 蛋白质 - 能量营养不良	0.91	-	-	-	-	-	-	-	-	-	-	-	-	10.43	-	-	-	-	68.82	-	-
U055	2. 碘缺乏	-	-	-	-	-	-	-	-	-	-	-	-	-	-	-	-	-	-	-	-	-
U056	3. 维生素 A 缺乏病	-	-	-	-	-	-	-	-	-	-	-	-	-	-	-	-	-	-	-	-	-
U057	4. 贫血性疾病	-	-	-	-	-	-	-	-	-	-	-	-	-	-	-	-	-	-	-	-	-
U058	其他营养性疾病	0.46	-	-	-	-	-	-	-	-	-	-	-	-	-	-	-	-	-	68.82	-	-
U059	II. 慢性非传染性疾病	560	399.29	83.39	7.48	18.78	7.23	17.72	18.41	81.73	161.04	209.35	372.83	1052.31	875.73	1804.31	2390.37	3580.79	6463.74	9704.06	17875.21	-
U060	A. 恶性肿瘤	102.52	44.37	-	-	9.39	-	4.43	13.81	24.04	34.82	28.55	66.92	309.5	239.78	396.07	682.96	655.02	714.02	688.23	1517.71	-
U061	1. 唇、口腔和咽恶性肿瘤	1.37	-	-	-	-	-	-	-	-	-	4.76	-	-	-	-	17.97	21.83	-	-	-	-
U062	2. 食道癌	12.76	-	-	-	-	-	-	-	-	-	-	9.56	30.95	31.28	58.68	125.81	109.17	112.74	68.82	-	-
U063	3. 胃癌	25.52	-	-	-	-	-	-	4.6	8.71	-	-	4.78	92.85	62.55	88.02	143.78	218.34	225.48	137.65	674.54	-
U064	4. 结直肠癌	5.01	-	-	-	-	-	-	-	4.35	-	-	9.56	14.67	-	14.67	53.92	21.83	75.16	68.82	168.63	-
U065	5. 肝癌	22.78	-	-	-	-	-	-	-	19.23	17.41	19.03	14.34	61.9	41.7	161.36	125.81	87.34	37.58	68.82	168.63	-

续 表

疾病编码	疾病名称	总计	年龄组（岁）																			不详
			0–	1–	5–	10–	15–	20–	25–	30–	35–	40–	45–	50–	55–	60–	65–	70–	75–	80–	85及以上	
U066	6. 胰腺癌	1.37	—	—	—	—	—	—	—	—	—	—	—	—	—	—	17.97	—	75.16	—	—	—
U067	7. 肺癌	10.02	—	—	—	—	—	—	—	—	—	—	9.56	41.27	52.13	29.34	53.92	65.5	75.16	68.82	—	—
U068	8. 皮肤癌	0.9	—	—	—	—	—	—	—	—	—	—	—	—	—	—	—	—	37.58	68.82	—	—
U069	9. 乳腺癌	—	—	—	—	—	—	—	—	—	—	—	—	—	—	—	—	—	—	—	—	—
U070	10. 子宫颈癌	—	—	—	—	—	—	—	—	—	—	—	—	—	—	—	—	—	—	—	—	—
U071	11. 子宫体癌	—	—	—	—	—	—	—	—	—	—	—	—	—	—	—	—	—	—	—	—	—
U072	12. 卵巢癌	—	—	—	—	—	—	—	—	—	—	—	—	—	—	—	—	—	—	—	—	—
U073	13. 前列腺癌	2.28	—	—	—	—	—	—	—	—	—	—	—	—	10.43	29.34	—	21.83	37.58	—	168.63	—
U074	14. 膀胱癌	3.15	—	—	—	—	—	—	—	—	—	—	—	—	10.43	—	—	43.67	37.58	68.82	337.27	—
U075	15. 淋巴瘤与多发性骨髓瘤	0.91	—	—	—	—	—	—	4.6	—	—	—	—	—	—	—	—	—	—	—	—	—
U076	16. 白血病	2.73	—	—	—	—	—	4.43	4.6	—	—	—	—	10.32	—	—	35.95	—	—	—	—	—
U077	其他	13.67	44.37	—	—	9.39	—	—	—	—	4.35	4.76	14.34	72.22	31.28	14.67	107.84	65.5	37.58	137.65	—	—
U078	B. 其他肿瘤	0.91	—	—	—	—	—	—	—	—	—	—	—	—	—	14.67	17.97	—	—	—	—	—
U079	C. 糖尿病	7.75	—	—	—	—	—	—	—	—	—	—	9.56	20.63	20.85	—	35.95	43.67	150.32	—	168.63	—
U080	D. 内分泌紊乱	0.46	—	11.91	—	—	—	—	—	—	—	—	—	—	—	—	—	—	—	—	—	—
U081	E. 神经系统和精神障碍疾病	10.02	44.37	35.74	7.48	—	—	—	—	—	13.06	9.52	19.12	—	10.43	29.34	35.95	43.67	37.58	137.65	—	—
U082	1. 单相精神抑郁	—	—	—	—	—	—	—	—	—	—	—	—	—	—	—	—	—	—	—	—	—
U083	2. 双相情感障碍	—	—	—	—	—	—	—	—	—	—	—	—	—	—	—	—	—	—	—	—	—
U084	3. 精神分裂症	0.46	—	—	—	—	—	—	—	—	4.35	—	—	—	—	—	—	—	—	—	—	—
U085	4. 癫痫症	1.82	44.37	—	—	—	—	—	—	—	4.35	4.76	—	—	10.43	—	—	—	—	—	—	—
U086	5. 酒精使用所致精神障碍	2.28	—	—	—	—	—	—	—	—	4.35	4.76	9.56	—	—	14.67	—	—	37.58	—	—	—
U087	6. 阿尔茨海默病和其他痴呆	0.91	—	—	—	—	—	—	—	—	—	—	—	—	—	—	35.95	—	37.58	68.82	—	—
U088	7. 帕金森森	0.46	—	—	—	—	—	—	—	—	—	—	—	—	—	—	—	21.83	—	—	—	—
U089	8. 多发性硬化	—	—	—	—	—	—	—	—	—	—	—	—	—	—	—	—	—	—	—	—	—
U090	9. 药物使用所致精神障碍	0.46	—	—	—	—	—	—	—	—	—	—	4.78	—	—	—	—	—	—	—	—	—
U091	10. 创伤后应激障碍	—	—	—	—	—	—	—	—	—	—	—	—	—	—	—	—	—	—	—	—	—
U092	11. 强迫症	—	—	—	—	—	—	—	—	—	—	—	—	—	—	—	—	—	—	—	—	—
U093	12. 惊恐障碍	—	—	—	—	—	—	—	—	—	—	—	—	—	—	—	—	—	—	—	—	—
U094	13. 失眠症	—	—	—	—	—	—	—	—	—	—	—	—	—	—	—	—	—	—	—	—	—
U095	14. 偏头痛	—	—	—	—	—	—	—	—	—	—	—	—	—	—	—	—	—	—	—	—	—
U096	15. 由于接触铅引起的精神发育障碍	—	—	—	—	—	—	—	—	—	—	—	—	—	—	—	—	—	—	—	—	—
U097	其他	3.65	35.74	35.74	—	—	—	—	—	—	—	—	4.78	—	—	14.67	—	21.83	—	68.82	—	—
U098	F. 感官疾病	0.46	—	—	—	—	—	—	—	—	—	—	—	10.32	—	—	—	—	—	—	—	—

续 表

疾病编码	疾病名称	总计	年龄组（岁）																			不详
			0-	1-	5-	10-	15-	20-	25-	30-	35-	40-	45-	50-	55-	60-	65-	70-	75-	80-	85及以上	
U099	1.青光眼	-	-	-	-	-	-	-	-	-	-	-	-	-	-	-	-	-	-	-	-	-
U100	2.白内障	-	-	-	-	-	-	-	-	-	-	-	-	-	-	-	-	-	-	-	-	-
U101	3.与年龄有关的视觉障碍	-	-	-	-	-	-	-	-	-	-	-	-	-	-	-	-	-	-	-	-	-
U102	4.成年开始的听力损失	-	-	-	-	-	-	-	-	-	-	-	-	-	-	-	-	-	-	-	-	-
U103	其他	0.46	-	-	-	-	-	-	-	-	-	-	-	10.32	-	-	-	-	-	-	-	-
U104	G. 心血管疾病	285.69	44.37	-	-	-	7.23	8.86	24.04	24.04	56.58	90.4	172.08	474.57	364.89	909.49	1132.28	1834.06	4096.2	6331.73	9949.41	-
U105	1.风湿性心脏病	13.67	-	-	-	-	-	-	-	-	-	4.76	4.78	-	10.43	29.34	35.95	87.34	225.48	412.94	1011.8	-
U106	2.高血压及并发症	33.26	-	-	-	-	-	-	-	9.62	4.35	38.06	-	10.32	31.28	102.68	125.81	152.84	751.6	963.52	2192.24	-
U107	3.缺血性心脏病	62.88	-	-	-	-	-	-	-	-	26.12	-	62.14	103.17	83.4	293.38	161.75	349.35	789.18	963.52	1854.97	-
U108	4.脑血管病	146.72	-	-	-	-	-	4.43	-	14.42	21.76	47.58	100.38	299.18	208.51	396.07	647.02	1069.87	1916.57	3165.86	4047.22	-
U109	5.炎性心脏病	1.37	-	-	-	-	7.23	4.43	-	-	4.35	-	-	-	10.43	14.67	-	-	-	-	-	-
U110	其他	22.33	44.37	-	-	-	-	-	4.81	4.81	8.71	4.76	4.78	41.27	20.85	44.01	89.86	152.84	300.64	757.05	843.17	-
U111	H. 主要呼吸系统疾病	77.92	44.37	11.91	-	-	-	-	-	-	-	-	19.12	30.95	62.55	205.37	215.67	720.52	1089.82	2064.69	5733.56	-
U112	1.慢性阻塞性肺疾病	68.35	-	-	-	-	-	-	-	4.81	-	4.76	4.78	20.63	62.55	190.7	179.73	676.86	977.08	1927.05	5396.29	-
U113	2.哮喘	-	-	-	-	-	-	-	-	-	-	-	-	-	-	-	-	-	-	-	-	-
U114	其他	9.57	44.37	11.91	-	-	-	4.43	4.6	4.81	8.71	-	14.34	10.32	-	14.67	35.95	43.67	112.74	137.65	337.27	-
U115	I. 主要消化系统疾病	58.32	-	-	-	-	-	-	4.6	28.85	30.47	66.61	76.48	185.7	156.38	205.37	269.59	240.17	187.9	206.47	337.27	-
U116	1.消化性溃疡	5.01	-	-	-	-	-	-	-	-	14.27	-	-	-	-	14.67	35.95	43.67	37.58	68.82	168.63	-
U117	2.肝硬化	39.64	-	-	-	-	-	4.43	4.6	24.04	30.47	42.82	52.58	123.8	145.95	132.02	143.78	131	150.32	68.82	-	-
U118	3.阑尾炎	0.46	-	-	-	-	-	-	-	-	-	-	-	-	-	14.67	-	-	-	-	-	-
U119	其他	13.21	-	-	-	-	-	-	4.81	4.81	-	9.52	23.9	61.9	10.43	44.01	89.86	65.5	-	68.82	168.63	-
U120	J. 主要泌尿生殖系统疾病	11.39	-	-	-	-	-	-	-	17.41	17.41	9.52	9.56	10.32	20.85	44.01	35.95	43.67	187.9	68.82	168.63	-
U121	1.肾炎和肾病	10.48	-	-	-	-	-	-	-	17.41	17.41	9.52	9.56	10.32	20.85	44.01	35.95	43.67	150.32	68.82	168.63	-
U122	2.前列腺增生	0.46	-	-	-	-	-	-	-	-	-	-	-	-	-	-	-	-	-	-	68.82	-
U123	其他	0.46	-	-	-	-	-	-	-	-	-	-	-	-	-	-	-	-	-	-	68.82	-
U124	K. 皮肤病	-	-	-	-	-	-	-	-	-	-	-	-	-	-	-	-	-	-	-	-	-
U125	L. 肌肉骨骼和结缔组织疾病	0.91	-	-	-	-	-	-	-	-	-	-	-	10.32	-	-	-	-	37.58	-	-	-
U126	1.风湿性关节炎	0.46	-	-	-	-	-	-	-	-	-	-	-	-	-	-	-	-	37.58	-	-	-
U127	2.骨关节炎	-	-	-	-	-	-	-	-	-	-	-	-	-	-	-	-	-	-	-	-	-
U128	3.痛风	-	-	-	-	-	-	-	-	-	-	-	-	-	-	-	-	-	-	-	-	-
U129	4.腰痛	-	-	-	-	-	-	-	-	-	-	-	-	-	-	-	-	-	-	-	-	-
U130	其他	0.46	-	-	-	-	-	-	-	-	-	-	-	10.32	-	-	-	-	-	-	-	-
U131	M. 先天异常	3.65	221.83	23.83	-	9.39	-	-	-	-	-	-	-	-	-	-	-	-	-	-	-	-

续　表

疾病编码	疾病名称	总计	0–	1–	5–	10–	15–	20–	25–	30–	35–	40–	45–	50–	55–	60–	65–	70–	75–	80–	85及以上	不详
											年龄组（岁）											
U132	1. 腹壁缺损	–	–	–	–	–	–	–	–	–	–	–	–	–	–	–	–	–	–	–	–	–
U133	2. 无脑畸形	–	–	–	–	–	–	–	–	–	–	–	–	–	–	–	–	–	–	–	–	–
U134	3. 肛门直肠闭锁	–	–	–	–	–	–	–	–	–	–	–	–	–	–	–	–	–	–	–	–	–
U135	4. 唇裂	–	–	–	–	–	–	–	–	–	–	–	–	–	–	–	–	–	–	–	–	–
U136	5. 腭裂	–	–	–	–	–	–	–	–	–	–	–	–	–	–	–	–	–	–	–	–	–
U137	6. 食管闭锁	–	–	–	–	–	–	–	–	–	–	–	–	–	–	–	–	–	–	–	–	–
U138	7. 肾发育不全	–	–	–	–	–	–	–	–	–	–	–	–	–	–	–	–	–	–	–	–	–
U139	8. 唐氏综合征	–	–	–	–	–	–	–	–	–	–	–	–	–	–	–	–	–	–	–	–	–
U140	9. 先天性心脏异常	1.82	44.37	23.83	–	9.39	–	–	–	–	–	–	–	–	–	–	–	–	–	–	–	–
U141	10. 脊柱裂	–	–	–	–	–	–	–	–	–	–	–	–	–	–	–	–	–	–	–	–	–
U142	其他	1.82	177.46	–	–	–	–	–	–	–	–	–	–	–	–	–	–	–	–	–	–	–
U143	N. 口腔疾病	–	–	–	–	–	–	–	–	–	–	–	–	–	–	–	–	–	–	–	–	–
U144	1. 龋齿	–	–	–	–	–	–	–	–	–	–	–	–	–	–	–	–	–	–	–	–	–
U145	2. 牙周病	–	–	–	–	–	–	–	–	–	–	–	–	–	–	–	–	–	–	–	–	–
U146	3. 无牙症	–	–	–	–	–	–	–	–	–	–	–	–	–	–	–	–	–	–	–	–	–
U147	其他	–	–	–	–	–	–	–	–	–	–	–	–	–	–	–	–	–	–	–	–	–
U148	Ⅲ. 伤害	130.3	–	59.57	–	18.78	86.71	101.89	110.45	177.88	143.63	166.53	138.62	288.87	166.81	322.72	89.86	65.5	187.9	344.12	337.27	–
U149	A. 意外伤害	110.2	–	59.57	–	9.39	72.26	84.17	87.44	134.62	126.22	157.02	119.5	247.6	156.38	293.38	53.92	65.5	150.32	206.47	168.63	–
U150	1. 道路交通事故	53.77	–	11.91	–	9.39	65.03	57.59	55.22	62.5	82.7	71.37	43.02	123.8	52.13	117.35	17.97	–	–	–	–	–
U151	2. 意外中毒	13.67	–	–	–	–	–	4.43	9.2	24.04	8.71	38.06	14.34	10.32	10.43	73.35	17.97	21.83	–	–	–	–
U152	3. 意外跌落	23.24	–	11.91	–	–	–	4.43	4.6	14.42	30.47	23.79	38.24	61.9	62.55	73.35	17.97	43.67	75.16	137.65	168.63	–
U153	4. 火灾	0.91	–	–	–	–	–	–	–	–	–	4.76	–	–	–	–	–	–	–	–	–	–
U154	5. 溺水	2.73	–	23.83	–	–	–	–	4.6	–	–	–	–	–	10.43	–	–	–	–	68.82	–	–
U155	其他	15.95	–	11.91	–	–	7.23	17.72	13.81	33.65	4.35	19.03	19.12	51.58	20.85	29.34	–	–	75.16	–	–	–
U156	B. 故意伤害	16.86	–	–	–	9.39	7.23	8.86	23.01	38.46	17.41	9.52	14.34	30.95	10.43	14.67	35.95	–	37.58	137.65	168.63	–
U157	1. 自杀及后遗症	13.67	–	–	–	9.39	7.23	8.86	18.41	28.85	13.06	9.52	9.56	20.63	10.43	14.67	35.95	–	37.58	137.65	168.63	–
U158	2. 他杀及后遗症	1.82	–	–	–	–	–	–	–	9.62	–	–	–	10.32	–	–	–	–	–	–	–	–
U159	3. 战争	–	–	–	–	–	–	–	–	–	–	–	–	–	–	–	–	–	–	–	–	–
U160	其他	1.37	–	–	–	–	–	–	4.6	–	4.35	–	4.78	–	–	–	–	–	–	–	–	–
U161	其他剩余疾病	10.48	44.37	–	–	9.39	–	–	4.6	9.62	4.35	4.76	4.78	10.32	10.43	14.67	35.95	21.83	75.16	137.65	1011.8	–

表 4-57 2018 年迪庆州死因别、年龄别死亡率（女）

（单位：1/10 万）

疾病编码	疾病名称	总计	年龄组（岁）																			
			0 –	1 –	5 –	10 –	15 –	20 –	25 –	30 –	35 –	40 –	45 –	50 –	55 –	60 –	65 –	70 –	75 –	80 –	85 及以上	不详
U000	全死因	521.47	750.82	12.34	32.57	-	22.89	49.16	57.91	95.18	106.25	126.96	241.44	507.55	537.07	1043.56	1298.92	2299.5	4154.22	7581.4	19296.48	-
U001	1. 传染病、母婴疾病和营养缺乏性疾病	25.45	563.12	-	8.14	-	-	9.83	-	-	5.59	-	24.76	-	23.35	15.12	16.87	56.09	81.46	372.09	1105.53	-
U002	A. 传染病和寄生虫病	5.19	-	-	-	-	-	4.92	-	-	-	-	18.57	-	23.35	15.12	16.87	18.7	-	46.51	-	-
U003	1. 结核病	2.6	-	-	-	-	-	-	-	-	-	-	18.57	-	11.68	15.12	-	-	-	-	-	-
U004	2. 性传播疾病	0.52	-	-	-	-	-	-	-	-	-	-	-	-	-	-	-	-	-	46.51	-	-
U005	a. 梅毒	-	-	-	-	-	-	-	-	-	-	-	-	-	-	-	-	-	-	-	-	-
U006	b. 衣原体病	-	-	-	-	-	-	-	-	-	-	-	-	-	-	-	-	-	-	-	-	-
U007	c. 淋病	-	-	-	-	-	-	-	-	-	-	-	-	-	-	-	-	-	-	-	-	-
U008	d. 其他	0.52	-	-	-	-	-	-	-	-	-	-	-	-	-	-	-	-	-	46.51	-	-
U009	3. 艾滋病	-	-	-	-	-	-	-	-	-	-	-	-	-	-	-	-	-	-	-	-	-
U010	4. 腹泻性疾病	-	-	-	-	-	-	-	-	-	-	-	-	-	-	-	-	-	-	-	-	-
U011	5. 好发于儿童期的疾病	-	-	-	-	-	-	-	-	-	-	-	-	-	-	-	-	-	-	-	-	-
U012	a. 百日咳	-	-	-	-	-	-	-	-	-	-	-	-	-	-	-	-	-	-	-	-	-
U013	b. 脊髓灰质炎及后遗症	-	-	-	-	-	-	-	-	-	-	-	-	-	-	-	-	-	-	-	-	-
U014	c. 白喉	-	-	-	-	-	-	-	-	-	-	-	-	-	-	-	-	-	-	-	-	-
U015	d. 麻疹	-	-	-	-	-	-	-	-	-	-	-	-	-	-	-	-	-	-	-	-	-
U016	e. 破伤风	-	-	-	-	-	-	-	-	-	-	-	-	-	-	-	-	-	-	-	-	-
U017	6. 脑膜炎	0.52	-	-	-	-	-	4.92	-	-	-	-	-	-	-	-	-	-	-	-	-	-
U018	7. 乙型肝炎	1.04	-	-	-	-	-	-	-	-	-	-	-	-	11.68	-	16.87	-	-	-	-	-
U019	丙型肝炎	-	-	-	-	-	-	-	-	-	-	-	-	-	-	-	-	-	-	-	-	-
U020	8. 疟疾	-	-	-	-	-	-	-	-	-	-	-	-	-	-	-	-	-	-	-	-	-
U021	9. 热带病	-	-	-	-	-	-	-	-	-	-	-	-	-	-	-	-	-	-	-	-	-
U022	a. 锥虫病	-	-	-	-	-	-	-	-	-	-	-	-	-	-	-	-	-	-	-	-	-
U023	b. 南美锥虫病	-	-	-	-	-	-	-	-	-	-	-	-	-	-	-	-	-	-	-	-	-
U024	c. 血吸虫病	-	-	-	-	-	-	-	-	-	-	-	-	-	-	-	-	-	-	-	-	-
U025	d. 利什曼病	-	-	-	-	-	-	-	-	-	-	-	-	-	-	-	-	-	-	-	-	-
U026	e. 淋巴丝虫病	-	-	-	-	-	-	-	-	-	-	-	-	-	-	-	-	-	-	-	-	-
U027	f. 盘尾丝虫病	-	-	-	-	-	-	-	-	-	-	-	-	-	-	-	-	-	-	-	-	-
U028	10. 麻风病	-	-	-	-	-	-	-	-	-	-	-	-	-	-	-	-	-	-	-	-	-
U029	11. 登革热	-	-	-	-	-	-	-	-	-	-	-	-	-	-	-	-	-	-	-	-	-
U030	12. 流行性乙型脑炎	-	-	-	-	-	-	-	-	-	-	-	-	-	-	-	-	-	-	-	-	-
U031	13. 沙眼	-	-	-	-	-	-	-	-	-	-	-	-	-	-	-	-	-	-	-	-	-
U032	14. 肠线虫感染	-	-	-	-	-	-	-	-	-	-	-	-	-	-	-	-	-	-	-	-	-

续 表

疾病编码	疾病名称	总计	0 –	1 –	5 –	10 –	15 –	20 –	25 –	30 –	35 –	40 –	45 –	50 –	55 –	60 –	65 –	70 –	75 –	80 –	85 及以上	不详
U033	a. 蛔虫病	–	–	–	–	–	–	–	–	–	–	–	–	–	–	–	–	–	–	–	–	–
U034	b. 鞭虫病	–	–	–	–	–	–	–	–	–	–	–	–	–	–	–	–	–	–	–	–	–
U035	c. 钩虫病	–	–	–	–	–	–	–	–	–	–	–	–	–	–	–	–	–	–	–	–	–
U036	d. 其他	–	–	–	–	–	–	–	–	–	–	–	–	–	–	–	–	–	–	–	–	–
U037	其他传染病	0.52	–	–	–	–	–	–	–	–	–	–	–	–	–	–	18.7	–	–	–	–
U038	B. 呼吸系统感染	11.95	93.85	–	8.14	–	–	4.92	–	–	–	–	6.19	–	–	–	–	37.39	81.46	279.07	703.52	–
U039	1. 下呼吸道感染	11.95	93.85	–	8.14	–	–	4.92	–	–	–	–	6.19	–	–	–	–	37.39	81.46	279.07	703.52	–
U040	2. 上呼吸道感染	–	–	–	–	–	–	–	–	–	–	–	–	–	–	–	–	–	–	–	–	–
U041	3. 中耳炎	–	–	–	–	–	–	–	–	–	–	–	–	–	–	–	–	–	–	–	–	–
U042	C. 妊娠、分娩和产褥期并发症	0.52	–	–	–	–	–	–	–	–	5.59	–	–	–	–	–	–	–	–	–	–	–
U043	1. 孕产妇出血	–	–	–	–	–	–	–	–	–	–	–	–	–	–	–	–	–	–	–	–	–
U044	2. 产妇败血症	–	–	–	–	–	–	–	–	–	–	–	–	–	–	–	–	–	–	–	–	–
U045	3. 妊娠高血压综合征	0.52	–	–	–	–	–	–	–	–	5.59	–	–	–	–	–	–	–	–	–	–	–
U046	4. 梗阻性分娩	–	–	–	–	–	–	–	–	–	–	–	–	–	–	–	–	–	–	–	–	–
U047	5. 流产	–	–	–	–	–	–	–	–	–	–	–	–	–	–	–	–	–	–	–	–	–
U048	其他	–	–	–	–	–	–	–	–	–	–	–	–	–	–	–	–	–	–	–	–	–
U049	D. 起源于围生期的情况	5.19	469.26	–	–	–	–	–	–	–	–	–	–	–	–	–	–	–	–	–	–	–
U050	1. 出生低体重	1.56	140.78	–	–	–	–	–	–	–	–	–	–	–	–	–	–	–	–	–	–	–
U051	2. 出生产伤和窒息	2.08	187.71	–	–	–	–	–	–	–	–	–	–	–	–	–	–	–	–	–	–	–
U052	其他	1.56	140.78	–	–	–	–	–	–	–	–	–	–	–	–	–	–	–	–	–	–	–
U053	E. 营养缺乏	2.6	–	–	–	–	–	–	–	–	–	–	–	–	–	–	–	–	–	–	–	–
U054	1. 蛋白质 – 能量营养不良	2.6	–	–	–	–	–	–	–	–	–	–	–	–	–	–	–	–	–	–	–	–
U055	2. 碘缺乏	–	–	–	–	–	–	–	–	–	–	–	–	–	–	–	–	–	–	–	–	–
U056	3. 维生素 A 缺乏病	–	–	–	–	–	–	–	–	–	–	–	–	–	–	–	–	–	–	–	–	–
U057	4. 缺铁性贫血	–	–	–	–	–	–	–	–	–	–	–	–	–	–	–	–	–	–	–	–	–
U058	其他营养缺乏症	–	–	–	–	–	–	–	–	–	–	–	–	–	–	–	–	–	–	–	–	–
U059	II. 慢性非传染性疾病	452.9	187.71	–	24.43	–	22.89	24.58	28.96	65.43	44.74	108.83	154.77	435.05	455.34	937.69	1248.31	2131.24	3882.7	6930.23	17386.93	–
U060	A. 恶性肿瘤	50.9	–	–	8.14	–	–	–	–	5.95	27.96	36.28	24.76	120.85	70.05	136.12	253.04	168.26	434.43	372.09	804.02	–
U061	1. 唇，口腔和咽恶性肿瘤	0.52	–	–	–	–	–	–	–	–	–	–	–	12.08	–	–	–	–	–	–	–	–
U062	2. 食道癌	1.56	–	–	–	–	–	–	–	–	–	–	–	–	–	15.12	16.87	–	–	46.51	–	–
U063	3. 胃癌	15.06	–	–	–	–	–	–	–	–	16.78	–	6.19	24.17	35.03	30.25	101.21	56.09	135.76	46.51	301.51	–
U064	4. 结直肠癌	1.56	–	–	–	–	–	–	–	–	–	–	–	36.25	–	–	–	–	–	–	–	–
U065	5. 肝癌	6.75	–	–	–	–	–	–	–	–	–	–	–	–	11.68	30.25	50.61	37.39	27.15	139.53	100.5	–

续表

疾病编码	疾病名称	总计	年龄组（岁）																			
			0 –	1 –	5 –	10 –	15 –	20 –	25 –	30 –	35 –	40 –	45 –	50 –	55 –	60 –	65 –	70 –	75 –	80 –	85 及以上	不详
U066	6. 胰腺癌	2.08	–	–	–	–	–	–	–	–	–	–	–	12.08	–	15.12	–	–	27.15	–	100.5	–
U067	7. 肺癌	3.12	–	–	–	–	–	–	–	–	–	6.05	6.19	–	11.68	15.12	16.87	18.7	27.15	46.51	100.5	–
U068	8. 皮肤癌	1.56	–	–	–	–	–	–	–	–	–	–	–	–	–	–	–	18.7	27.15	–	100.5	–
U069	9. 乳腺癌	1.04	–	–	–	–	–	–	–	–	–	6.05	–	–	–	–	–	18.7	–	–	–	–
U070	10. 子宫颈癌	4.16	–	–	–	–	–	–	–	–	5.59	6.05	6.19	–	11.68	15.12	50.61	–	27.15	–	–	–
U071	11. 子宫体癌	1.56	–	–	–	–	–	–	–	–	–	–	6.19	–	–	–	16.87	18.7	27.15	–	–	–
U072	12. 卵巢癌	–	–	–	–	–	–	–	–	–	–	–	–	–	–	–	–	–	–	–	–	–
U073	13. 前列腺癌	–	–	–	–	–	–	–	–	–	–	–	–	–	–	–	–	–	–	–	–	–
U074	14. 膀胱癌	1.56	–	–	–	–	–	–	–	–	–	–	–	12.08	–	–	–	18.7	27.15	–	–	–
U075	15. 淋巴瘤与多发性骨髓瘤	–	–	–	–	–	–	–	–	–	–	–	–	–	–	–	–	–	–	–	–	–
U076	16. 白血病	7.79	–	–	8.14	–	–	–	–	–	5.59	6.05	6.19	–	–	–	16.87	–	162.91	93.02	100.5	–
U077	其他	2.6	–	–	–	–	–	–	–	5.95	–	12.09	–	12.08	–	15.12	–	–	–	–	–	–
U078	B. 其他肿瘤	1.56	–	–	–	–	–	–	–	–	5.59	6.05	6.19	–	–	–	16.87	18.7	–	–	–	–
U079	C. 糖尿病	6.75	–	–	–	–	–	–	–	–	–	–	–	24.17	35.03	–	50.61	18.7	81.46	46.51	–	–
U080	D. 内分泌紊乱	0.52	–	–	–	–	–	–	–	–	–	–	–	–	–	–	–	18.7	–	–	–	–
U081	E. 神经系统和精神障碍疾病	8.31	–	–	–	–	–	9.83	5.79	17.85	–	6.05	6.19	–	–	–	16.87	18.7	54.3	232.56	–	–
U082	1. 单相精神抑郁	–	–	–	–	–	–	–	–	–	–	–	–	–	–	–	–	–	–	–	–	–
U083	2. 双相情感障碍	1.04	–	–	–	–	–	–	–	–	–	–	6.19	–	–	–	–	18.7	–	–	–	–
U084	3. 精神分裂症	–	–	–	–	–	–	–	–	–	–	–	–	–	–	–	–	–	–	–	–	–
U085	4. 癫痫症	2.08	–	–	–	–	–	4.92	–	11.9	–	–	–	–	–	–	16.87	–	–	–	–	–
U086	5. 酒精使用所致精神障碍	–	–	–	–	–	–	–	–	–	–	–	–	–	–	–	–	–	–	–	–	–
U087	6. 阿尔茨海默病和其他痴呆	1.04	–	–	–	–	–	–	–	–	–	–	–	–	–	–	–	–	–	93.02	–	–
U088	7. 帕金森病	0.52	–	–	–	–	–	–	–	–	–	–	–	–	–	–	–	–	–	46.51	–	–
U089	8. 多发性硬化	–	–	–	–	–	–	–	–	–	–	–	–	–	–	–	–	–	–	–	–	–
U090	9. 药物使用所致精神障碍	–	–	–	–	–	–	–	–	–	–	–	–	–	–	–	–	–	–	–	–	–
U091	10. 创伤后应激障碍	–	–	–	–	–	–	–	–	–	–	–	–	–	–	–	–	–	–	–	–	–
U092	11. 强迫症	–	–	–	–	–	–	–	–	–	–	–	–	–	–	–	–	–	–	–	–	–
U093	12. 惊恐障碍	–	–	–	–	–	–	–	–	–	–	–	–	–	–	–	–	–	–	–	–	–
U094	13. 失眠症	–	–	–	–	–	–	–	–	–	–	–	–	–	–	–	–	–	–	–	–	–
U095	14. 偏头痛	–	–	–	–	–	–	–	–	–	–	–	–	–	–	–	–	–	–	–	–	–
U096	15. 由于铅暴露引起的特发育障碍	–	–	–	–	–	–	–	–	–	–	–	–	–	–	–	–	–	–	–	–	–
U097	其他	3.12	–	–	–	–	–	4.92	5.79	5.95	–	–	–	–	–	–	–	–	54.3	46.51	–	–
U098	F. 感官疾病	–	–	–	–	–	–	–	–	–	–	–	–	–	–	–	–	–	–	–	–	–

续　表

疾病编码	疾病名称	总计	0-	1-	5-	10-	15-	20-	25-	30-	35-	40-	45-	50-	55-	60-	65-	70-	75-	80-	85及以上	不详
U099	1. 青光眼	-	-	-	-	-	-	-	-	-	-	-	-	-	-	-	-	-	-	-	-	-
U100	2. 白内障	-	-	-	-	-	-	-	-	-	-	-	-	-	-	-	-	-	-	-	-	-
U101	3. 与年龄有关的视觉障碍	-	-	-	-	-	-	-	-	-	-	-	-	-	-	-	-	-	-	-	-	-
U102	4. 成年开始的听力损失	-	-	-	-	-	-	-	-	-	-	-	-	-	-	-	-	-	-	-	-	-
U103	其他	-	-	-	-	-	-	-	-	-	-	-	-	-	-	-	-	-	-	-	-	-
U104	G. 心血管疾病	271.12	-	-	8.14	-	15.26	4.92	5.79	29.74	11.18	48.37	86.67	169.18	233.51	544.46	506.07	1346.05	2335.05	4790.7	12763.82	-
U105	1. 风湿性心脏病	24.93	-	-	-	-	-	-	-	17.85	-	-	-	-	11.68	90.74	84.35	130.87	190.06	372.09	904.52	-
U106	2. 高血压及并发症	36.88	-	-	-	-	-	-	-	-	-	6.19	6.19	24.17	11.68	45.37	33.74	149.56	407.28	790.7	2211.06	-
U107	3. 缺血性心脏病	57.13	-	-	-	-	-	4.92	-	-	11.18	18.14	43.34	36.25	53.38	151.24	50.61	168.26	380.12	930.23	3316.58	-
U108	4. 脑血管病	127.77	-	-	8.14	-	7.63	-	-	5.95	-	24.18	37.14	60.42	115.08	196.61	269.91	841.28	1221.83	2279.07	5125.63	-
U109	5. 炎性心脏病	1.04	-	-	-	-	-	-	-	5.95	-	-	-	-	-	-	16.87	-	-	-	-	-
U110	其他	20.26	-	-	-	-	7.63	-	5.79	-	-	-	-	-	-	60.5	16.87	56.09	135.76	372.09	1105.53	-
U111	H. 主要呼吸系统疾病	70.12	-	-	-	-	-	-	-	-	-	6.05	12.38	12.08	35.03	75.62	269.91	429.99	705.95	1162.79	3316.58	-
U112	1. 慢性阻塞性肺疾病	61.81	-	-	-	-	-	-	-	-	-	6.05	6.19	12.08	11.68	75.62	219.3	373.9	705.95	976.74	3015.08	-
U113	2. 哮喘	0.52	-	-	-	-	-	-	-	-	-	-	-	-	-	-	-	-	-	46.51	-	-
U114	其他	7.79	-	-	-	-	-	-	-	-	-	-	6.19	-	23.35	-	50.61	56.09	-	139.53	301.51	-
U115	I. 主要消化系统疾病	23.89	-	-	-	-	-	-	5.79	11.9	-	12.09	12.38	96.68	81.73	120.99	84.35	37.39	81.46	232.56	100.5	-
U116	1. 消化性溃疡	1.04	-	-	-	-	-	-	-	-	-	-	-	-	-	-	-	-	-	-	-	-
U117	2. 肝硬化	20.26	-	-	-	-	-	-	5.79	11.9	-	12.09	6.19	96.68	70.05	120.99	84.35	37.39	81.46	139.53	-	-
U118	3. 阑尾炎	0.52	-	-	-	-	-	-	-	-	-	-	-	-	-	-	-	18.7	-	-	-	-
U119	其他	2.08	-	-	-	-	-	-	-	-	-	-	6.19	-	11.68	-	-	-	-	46.51	-	-
U120	J. 主要泌尿生殖系统疾病	12.98	46.93	-	8.14	-	-	-	11.58	-	-	6.05	-	-	-	60.5	67.48	37.39	162.91	46.51	301.51	-
U121	1. 肾炎和肾病	12.47	46.93	-	8.14	-	-	-	11.58	-	-	6.05	-	-	-	60.5	67.48	37.39	162.91	46.51	201.01	-
U122	2. 前列腺增生	-	-	-	-	-	-	-	-	-	-	-	-	-	-	-	-	-	-	-	-	-
U123	其他	0.52	-	-	-	-	-	-	-	-	-	-	-	-	-	-	-	-	-	-	100.5	-
U124	K. 皮肤病	1.04	-	-	-	-	-	-	-	-	-	-	-	-	-	-	-	-	27.15	-	-	-
U125	L. 肌肉骨骼和结缔组织疾病	2.6	-	-	-	-	-	-	-	-	-	6.19	6.19	-	-	-	37.39	37.39	-	46.51	100.5	-
U126	1. 风湿性关节炎	1.56	-	-	-	-	-	-	-	-	-	6.19	6.19	-	-	-	-	-	-	46.51	100.5	-
U127	2. 骨关节炎	-	-	-	-	-	-	-	-	-	-	-	-	-	-	-	-	-	-	-	-	-
U128	3. 痛风	0.52	-	-	-	-	-	-	-	-	-	-	-	-	-	-	-	18.7	-	-	-	-
U129	4. 腰痛	-	-	-	-	-	-	-	-	-	-	-	-	-	-	-	-	-	-	-	-	-
U130	其他	0.52	-	-	-	-	-	-	-	-	-	-	-	-	-	-	-	18.7	-	-	-	-
U131	M. 先天异常	3.12	140.78	-	-	-	7.63	9.83	-	9.83	-	-	6.19	-	-	-	-	-	-	-	-	-

续 表

疾病编码	疾病名称	总计	\(0-\)	\(1-\)	\(5-\)	\(10-\)	\(15-\)	\(20-\)	\(25-\)	\(30-\)	\(35-\)	\(40-\)	\(45-\)	\(50-\)	\(55-\)	\(60-\)	\(65-\)	\(70-\)	\(75-\)	\(80-\)	85及以上	不详
												年龄组（岁）										
U132	1. 腹壁缺损	-	-	-	-	-	-	-	-	-	-	-	-	-	-	-	-	-	-	-	-	-
U133	2. 无脑畸形	-	-	-	-	-	-	-	-	-	-	-	-	-	-	-	-	-	-	-	-	-
U134	3. 肛门直肠闭锁	-	-	-	-	-	-	-	-	-	-	-	-	-	-	-	-	-	-	-	-	-
U135	4. 唇裂	0.52	46.93	-	-	-	-	-	-	-	-	-	-	-	-	-	-	-	-	-	-	-
U136	5. 腭裂	-	-	-	-	-	-	-	-	-	-	-	-	-	-	-	-	-	-	-	-	-
U137	6. 食管闭锁	-	-	-	-	-	-	-	-	-	-	-	-	-	-	-	-	-	-	-	-	-
U138	7. 肾发育不全	0.52	46.93	-	-	-	-	-	-	-	-	-	-	-	-	-	-	-	-	-	-	-
U139	8. 唐氏综合征	-	-	-	-	-	-	-	-	-	-	-	-	-	-	-	-	-	-	-	-	-
U140	9. 先天性心脏异常	2.08	46.93	-	-	-	7.63	9.83	-	-	-	-	-	-	-	-	-	-	-	-	-	-
U141	10. 脊柱裂	-	-	-	-	-	-	-	-	-	-	-	-	-	-	-	-	-	-	-	-	-
U142	其他	-	-	-	-	-	-	-	-	-	-	-	-	-	-	-	-	-	-	-	-	-
U143	N. 口腔疾病	-	-	-	-	-	-	-	-	-	-	-	-	-	-	-	-	-	-	-	-	-
U144	1. 龋齿	-	-	-	-	-	-	-	-	-	-	-	-	-	-	-	-	-	-	-	-	-
U145	2. 牙周病	-	-	-	-	-	-	-	-	-	-	-	-	-	-	-	-	-	-	-	-	-
U146	3. 无牙症	-	-	-	-	-	-	-	-	-	-	-	-	-	-	-	-	-	-	-	-	-
U147	其他	-	-	-	-	-	-	-	-	-	-	-	-	-	-	-	-	-	-	-	-	-
U148	III. 伤害	34.28	-	12.34	-	-	-	14.75	28.96	29.74	50.33	18.14	55.72	60.42	58.38	90.74	16.87	74.78	135.76	139.53	201.01	-
U149	A. 意外伤害	25.45	-	12.34	-	-	-	-	23.17	23.79	33.55	18.14	24.76	48.34	46.7	90.74	-	56.09	135.76	139.53	201.01	-
U150	1. 道路交通事故	5.71	-	-	-	-	-	5.79	17.85	16.78	-	12.09	12.38	12.08	11.68	15.12	-	18.7	27.15	-	-	-
U151	2. 意外中毒	4.16	-	-	-	-	-	-	-	-	-	-	6.19	12.08	11.68	30.25	-	18.7	-	-	100.5	-
U152	3. 意外跌落	9.35	-	-	-	-	-	-	-	5.95	-	6.05	6.19	24.17	23.35	15.12	-	18.7	108.61	139.53	100.5	-
U153	4. 火灾	2.08	-	-	-	-	-	-	-	-	5.59	-	-	-	-	-	-	-	-	-	-	-
U154	5. 溺水	4.16	-	12.34	-	-	-	-	-	-	-	-	-	-	-	30.25	-	-	-	-	-	-
U155	其他	-	-	-	-	-	-	-	-	-	-	-	-	-	-	-	-	-	-	-	-	-
U156	B. 故意伤害	8.83	-	-	-	-	-	14.75	5.79	5.95	16.78	-	30.95	12.08	11.68	-	16.87	18.7	-	-	-	-
U157	1. 自杀及后遗症	7.79	-	-	-	-	-	14.75	5.79	5.95	16.78	-	24.76	12.08	11.68	-	16.87	18.7	-	-	-	-
U158	2. 他杀及后遗症	1.04	-	-	-	-	-	-	-	-	-	-	6.19	-	-	-	-	-	-	-	-	-
U159	3. 战争	-	-	-	-	-	-	-	-	-	-	-	-	-	-	-	-	-	-	-	-	-
U160	其他	-	-	-	-	-	-	-	-	-	-	-	-	-	-	-	-	-	-	-	-	-
U161	其他剩余疾病	8.83	-	-	-	-	-	-	-	-	5.59	-	6.19	12.08	-	-	16.87	37.39	54.3	139.53	603.02	-

附　录

死因分类 ICD – 10
编码对照表

死因分类 ICD－10 编码对照表

GBD 编码	疾病名称	ICD－10 编码
U000	全死因	
U001	I. 传染病、母婴疾病和营养缺乏性疾病	A00－B99，G00－G04，N70－N73，J00－J18，J20－J22，H65－H66，O00－O99，P00－P96，E00－E46，E50，D50－D53，D64.9，E51－64
U002	A. 传染病和寄生虫病	A00－B99，G00，G03－G04，N70－N73
U003	1. 结核病	A15－A19，B90
U004	2. 性传播疾病	A50－A64，N70－N73
U005	a. 梅毒	A50－A53
U006	b. 衣原体病	A55－A56
U007	c. 淋病	A54
U008	d. 其他	A57－A64，N70－N73
U009	3. 艾滋病	B20－B24
U010	4. 腹泻性疾病	A00，A01，A03，A04，A06－A09
U011	5. 好发于儿童期的疾病	A33－A37，A80，B05，B91
U012	a. 百日咳	A37
U013	b. 脊髓灰质炎及后遗症	A80，B91
U014	c. 白喉	A36
U015	d. 麻疹	B05
U016	e. 破伤风	A33－A35
U017	6. 脑膜炎	A39，G00，G03
U018	7. 乙型肝炎	B16－B19（不包括 B17.1，B18.2）
U019	丙型肝炎	B17.1，B18.2
U020	8. 疟疾	B50－B54
U021	9. 热带病	B55－B57，B56，B73，B74.0－B74.2
U022	a. 锥虫病	B56
U023	b. 南美锥虫病	B57
U024	c. 血吸虫病	B65
U025	d. 利什曼病	B55
U026	e. 淋巴性丝虫病	B74.0－B74.2
U027	f. 盘尾丝虫病	B73
U028	10. 麻风病	A30
U029	11. 登革热	A90－A91
U030	12. 流行性乙型脑炎	A83.0
U031	13. 沙眼	A71
U032	14. 肠线虫感染	B76－B81
U033	a. 蛔虫病	B77
U034	b. 鞭虫病	B79
U035	c. 钩虫病	B76
U036	d. 其他	B78，B80，B81

续 表

GBD 编码	疾病名称	ICD - 10 编码
U037	其他传染病	A02, A05, A20 – A28, A31, A32, A40 – A49, A65 – A70, A74 – A79, A81, A82, A83.1 – A83.9, A92 – A99, B00 – B04, B06 – B15, B25 – B49, B58 – B60, B66 – B72, B74.3 – B74.9, B75, B82 – B89, B92 – B99, G04
U038	B. 呼吸系统感染	J00 – J06, J10 – J18, J20 – J22, H65 – H66
U039	1. 下呼吸道感染	J10 – J18, J20 – J22
U040	2. 上呼吸道感染	J00 – J06
U041	3. 中耳炎	H65 – H66
U042	C. 妊娠、分娩和产褥期并发症	O00 – O99
U043	1. 孕产妇出血	O44 – O46, O67, O72
U044	2. 产妇败血症	O85 – O86
U045	3. 妊娠高血压综合征	O10 – O16
U046	4. 梗阻性分娩	O64 – O66
U047	5. 流产	O00 – O07
U048	其他	O20 – O43, O47 – O63, O68 – O71, O73 – O75, O87 – O99
U049	D. 起源于围生期的情况	P00 – P96
U050	1. 出生低体重	P05 – P07
U051	2. 出生产伤和窒息	P03, P10 – P15, P20 – P29
U052	其他	P00 – P02, P04, P08, P35 – P96
U053	E. 营养缺乏	E00 – E02, E40 – E46, E50, D50 – D53, D64.9, E51 – E64
U054	1. 蛋白质 - 能量营养不良	E40 – E46
U055	2. 碘缺乏	E00 – E02
U056	3. 维生素 A 缺乏病	E50
U057	4. 缺铁性贫血	D50, D64.9
U058	其他营养病症	D51 – D53, E51 – E64
U059	Ⅱ. 慢性非传染性疾病	C00 – C97, D00 – D48, D55 – D64（不包括 D64.9）, D65 – D89, E03 – E07, E10 – E16, E20 – E34, E65 – E88, F01 – F99, G06 – G98, H00 – H61, H68 – H93, I00 – I99, J30 – J98, K00 – K92, N00 – N64, N75 – N98, L00 – L98, M00 – M99, Q00 – Q99
U060	A. 恶性肿瘤	C00 – C97
U061	1. 唇、口腔和咽恶性肿瘤	C00 – C14
U062	2. 食道癌	C15
U063	3. 胃癌	C16
U064	4. 结直肠癌	C18 – C21
U065	5. 肝癌	C22
U066	6. 胰腺癌	C25
U067	7. 肺癌	C33 – C34
U068	8. 皮肤癌	C43 – C44
U069	9. 乳腺癌	C50
U070	10. 子宫颈癌	C53

续 表

GBD 编码	疾病名称	ICD - 10 编码
U071	11. 子宫体癌	C54 - C55
U072	12. 卵巢癌	C56
U073	13. 前列腺癌	C61
U074	14. 膀胱癌	C67
U075	15. 淋巴癌与多发性骨髓瘤	C81 - C90，C96
U076	16. 白血病	C91 - C95
U077	其他	C17，C23，C24，C26 - C32，C37 - C41，C45 - C49，C51，C52，C57 - C60，C62 - C66，C68 - C80，C97
U078	B. 其他肿瘤	D00 - D48
U079	C. 糖尿病	E10 - E14
U080	D. 内分泌紊乱	D55 - D64（不包括 D64.9），D65 - D89，E03 - E07，E15 - E16，E20 - E34，E65 - E88
U081	E. 神经系统和精神障碍疾病	F01 - F99，G06 - G98
U082	1. 单相精神抑郁	F32 - F33
U083	2. 双相情感障碍	F30 - F31
U084	3. 精神分裂症	F20 - F29
U085	4. 癫痫症	G40 - G41
U086	5. 酒精使用所致精神障碍	F10
U087	6. 阿尔兹海默病和其他痴呆	F01，F03，G30 - G31
U088	7. 帕金森病	G20 - G21
U089	8. 多发性硬化	G35
U090	9. 药物使用所致精神障碍	F11 - F16，F18 - F19
U091	10. 创伤后应激障碍	F43.1
U092	11. 强迫症	F42
U093	12. 惊恐障碍	F40.0，F41.0
U094	13. 失眠症	F51
U095	14. 偏头痛	G43
U096	15. 由于铅暴露引起的精神发育障碍	F70 - F79
U097	其他	F04 - F09，F17，F34 - F39，F40.1 - F40.9，F41.1 - F41.9，F43（不包括 F43.1），F44 - F50，F52 - F69，F80 - F99，G06 - G12，G23 - G25，G36，G37，G44 - G98
U098	F. 感官疾病	H00 - H61，H68 - H93
U099	1. 青光眼	H40
U100	2. 白内障	H25 - H26
U101	3. 与年龄有关的视觉障碍	H52.4
U102	4. 成年开始的听力损失	H90 - H91
U103	其他	H00 - H21，H27 - H35，H43 - H61（不包括 H52.4），H68 - H83，H92 - H93
U104	G. 心血管疾病	I00 - I99

续 表

GBD 编码	疾病名称	ICD – 10 编码
U105	1. 风湿性心脏病	I01 – I09
U106	2. 高血压及并发症	I10 – I13
U107	3. 缺血性心脏病	I20 – I25
U108	4. 脑血管病	I60 – I69
U109	5. 炎性心脏病	I30 – I33，I38，I40，I42
U110	其他	I00，I26 – I28，I34 – I37，I44 – I51，I70 – I99
U111	H. 主要呼吸统疾病	J30 – J98
U112	1. 慢性阻塞性疾病	
U113	2. 哮喘	J45 – J46
U114	其他	J30 – J39，J47 – J98
U115	I. 主要消化系统疾病	K20 – K92
U116	1. 消化性溃疡	K25 – K27
U117	2. 肝硬化	K70，K74
U118	3. 阑尾炎	K35 – K37
U119	其他	K20 – K22，K28 – K31，K38，K40 – K66，K71 – K73，K75 – K92
U120	J. 主要泌尿生殖系统疾病	N00 – N64，N75 – N98
U121	1. 肾炎和肾病	N00 – N19
U122	2. 前列腺增生	N40
U123	其他	N20 – N39，N41 – N64，N75 – N98
U124	K. 皮肤病	L00 – L98
U125	L. 肌肉骨骼和结缔组织疾病	M00 – M99
U126	1. 风湿性关节炎	M05 – M06
U127	2. 骨关节病	M15 – M19
U128	3. 痛风	M10
U129	4. 腰痛	M45 – M48，M54（不包括 M54.2）
U130	其他	M00 – M02，M08，M11 – M13，M20 – M43，M50 – M53，M54.2，M55 – M99
U131	M. 先天异常	Q00 – Q99
U132	1. 腹壁缺损	Q79.2 – Q79.5
U133	2. 无脑畸形	Q00
U134	3. 肛门直肠闭锁	Q42
U135	4. 唇裂	Q36
U136	5. 腭裂	Q35，Q37
U137	6. 食道闭锁	Q39.0 – Q39.1
U138	7. 肾发育不全	Q60
U139	8. 唐氏综合征	Q90
U140	9. 先天性心脏异常	Q20 – Q28
U141	10. 脊柱裂	Q05

续 表

GBD 编码	疾病名称	ICD – 10 编码
U142	其他	Q01 – Q04, Q06 – Q18, Q30 – Q34, Q38, Q39.2 – Q39.9, Q40 – Q41, Q43 – Q56, Q61 – Q78, Q79.0, Q79.1, Q79.6, Q79.8, Q79.9, Q80 – Q89, Q91 – Q99
U143	N. 口腔疾病	K00 – K14
U144	1. 龋齿	K02
U145	2. 牙周病	K05
U146	3. 无牙症	–
U147	其他	K00, K01, K03, K04, K06 – K14
U148	Ⅲ. 伤害	V01 – Y89
U149	A. 意外伤害	V01 – X59, Y40 – Y86, Y88, Y89
U150	1. 道路交通伤害	V06, V01 – V04, V99, V89, V87, V09 – V80
U151	2. 意外中毒	X40 – X49
U152	3. 意外跌落	W00 – W19
U153	4. 火灾	X00 – X09
U154	5. 溺水	W65 – W74
U155	其他	其余 V 编码, W20 – W64, W75 – W99, X10 – X39, X50 – X59, Y40 – Y86, Y88, Y89
U156	B. 故意伤害	X60 – Y09, Y35 – Y36, Y87.0, Y87.1
U157	1. 自杀及后遗症	X60 – X84, Y87.0
U158	2. 他杀及后遗症	X85 – Y09, Y87.1
U159	3. 战争	Y36
U160	其他	Y35